Comprehensive Dermatologic Drug Therapy
皮肤科综合药物治疗学

（第 3 版）

原　著　Stephen E. Wolverton

主　译　娜仁花

北京大学医学出版社

PIFUKE ZONGHE YAOWU ZHILIAOXUE

图书在版编目（CIP）数据

　皮肤科综合药物治疗学：第 3 版/（美）沃尔弗顿
（Wolverton，S. E.）原著；娜仁花译. —北京：
北京大学医学出版社，2016.1
　书名原文：Comprehensive Dermatologic Drug Therapy，3/E
　ISBN 978-7-5659-1301-3

　Ⅰ. ①皮…　Ⅱ. ①沃…　②娜…　Ⅲ. ①皮肤病—药物
疗法　Ⅳ. ①R751.05

　中国版本图书馆 CIP 数据核字（2015）第 303792 号

北京市版权局著作权合同登记号：图字：01-2015-7691

ELSEVIER

Elsevier（Singapore）Pte Ltd.
3 KillineyRoad，♯08-01 Winsland House I，Singapore 239519
Tel：(65) 6349-0200，Fax：(65) 6733-1817

皮肤科综合药物治疗学（第 3 版）

主　　译：娜仁花
出版发行：北京大学医学出版社
地　　址：(100191) 北京市海淀区学院路 38 号　北京大学医学部院内
电　　话：发行部 010-82802230；图书邮购 010-82802495
网　　址：http://www. pumpress. com. cn
E - mail：booksale@bjmu. edu. cn
印　　刷：中煤涿州制图印刷厂北京分厂
经　　销：新华书店
策划编辑：王智敏
责任编辑：王智敏　张李娜　　责任校对：金彤文　　责任印制：李　啸
开　　本：889mm×1194mm　1/16　印张：49.25　插页：1　字数：1660 千字
版　　次：2016 年 1 月第 1 版　2016 年 1 月第 1 次印刷
书　　号：ISBN 978-7-5659-1301-3
定　　价：249.00
版权所有，违者必究
（凡属质量问题请与本社发行部联系退换）

主译和副主译简介

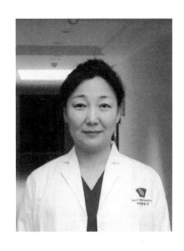

主 译 娜仁花

北京和睦家医院皮肤科医生，和睦家医疗集团机构审查委员会主任。北京和睦家医院皮肤科的主要创立者，多年从事皮肤科一线临床工作。

毕业于北京医科大学（现北京大学医学部），于丹麦哥本哈根大学继续深造并获得理学博士学位。涉及的主要研究领域包括皮肤光学诊断、光线疗法、光防护及皮肤癌的诊断和治疗。

曾任职于北京医科大学第三医院（现北京大学第三医院）皮肤科及丹麦哥本哈根大学 Bispebjerg 医院皮肤科，并在美国华盛顿大学医学院皮肤科、美国佛罗里达州 Hecker 皮肤病诊疗集团等国外机构接受过培训。曾于丹麦 LEO 制药公司皮肤科研中心、德国汉堡拜尔斯道夫公司科研中心及瑞典林雪平大学皮肤科讲学。在许多国际专业杂志发表过科学论著，并参与医学教科书《Evidence Based Dermatology》《皮肤病性病中西医结合治疗学》等的编写工作。

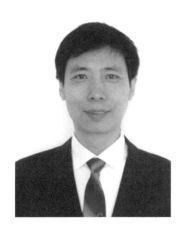

副主译 李邻峰（李林峰）

医学博士，教授，主任医师，博士生导师。

1992 年在北京医科大学获医学博士学位。1992—1995 年在北京大学第三医院皮肤科历任主治医师、副主任医师，1995—1998 年在美国伊利诺伊大学皮肤病学系及遗传学系任客座副教授，1998—2014 年历任北京大学第三医院皮肤科副教授、教授、科主任、北京大学二级教授。2014 年 5 月以人才引进方式就职于首都医科大学，任北京友谊医院皮肤科、北京友谊医院过敏诊治中心主任。

主编《湿疹皮炎与皮肤过敏反应的诊断与治疗》《特应性皮炎》《接触性皮炎与皮肤变态反应》等专著 10 余部，发表中英文论文 100 余篇，SCI 论文 40 余篇。自1994 年起，一直主持全国湿疹皮炎与皮肤过敏诊治学习班。研究方向为过敏性皮肤病、免疫性皮肤病及皮肤美容。

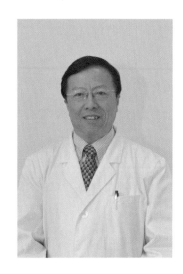

副主译 张春雷

北京医科大学皮肤病与性病学博士，瑞士苏黎世大学医院皮肤科博士后，美国德州大学 MD 安德森癌症中心皮肤科助理教授。

现任北京大学皮肤性病学系主任，北京大学第三医院皮肤科特聘教授、科主任和博士生导师。

擅长皮肤肿瘤，尤其是皮肤淋巴瘤及 T 细胞介导的其他皮肤疾病（如银屑病和特应性皮炎）的临床、基础和转化医学研究。

曾获得美国皮肤淋巴瘤基金会杰出青年研究奖、美国皮肤科基金会研究基金奖和美国妇女白血病/淋巴瘤协会研究基金奖、美国和日本皮肤科学会奖、美国哈佛大学医学院和美国德州大学 MD 安德森癌症中心 CME 特邀讲者、中国皮肤科医师协会优秀论文一等奖等多项荣誉或奖励。

参编（副主编或编者）多部国家级教材，发表 SCI 文章 20 余篇，总影响因子120 余分，其中 2 篇文章单篇引用率 100 余次，总引用率 1000 余次。现主持多项国家/省部级科研课题和国际/国内多中心临床试验研究。

译者名单

北京和睦家医院皮肤科

娜仁花　赵　娜　袁　姗　张　霞　王玉英　仓　田

首都医科大学附属北京友谊医院皮肤科

李林峰　赵　暕

北京大学第三医院皮肤科

张春雷　关　欣　刘子莲　谷晓广　戴　珊　赵　丽

高　第　葛　杰　闫慧敏　张　芊　韩　玉　曹　源

兰宇贞　叶珍珍　郭金竹　周亚彬　李春婷　门月华

蒋丽潇　王艺萌　王晓宇

天津市中医药研究院附属医院（长征医院）中西医结合皮肤科

王　磊

卫生部北京医院皮肤科

杨　敏

重庆医科大学附属儿童医院皮肤科

罗晓燕

北京空军总医院皮肤科

袁小英

武警新疆总队吐鲁番支队

庄紫伟

原著者名单

David R. Adams MD, PharmD Associate Professor of Dermatology, Penn State Milton S. Hershey Medical Center, Hershey, PA, USA

Stephanie S. Badalamenti MD, PhD, LLC Fellow, Department of Medicine, Saint Barnabas Medical Center, West Orange, NJ, USA

Mark A. Bechtel MD Director of Dermatology, The Ohio State University College of Medicine, Columbus, OH, USA

Brian Berman MD, PhD Voluntary Professor of Dermatology and Cutaneous Surgery, Department of Dermatology and Cutaneous Surgery, University of Miami Miller School of Medicine, Miami, FL; Skin and Cancer Associates, LLP and Center for Clinical and Cosmetic Research, Aventura, FL, USA

Tina Bhutani MD Clinical Fellow, Psoriasis and Skin Treatment Center, University of California, San Francisco, CA, USA

Robert Bissonnette MD, FRCPC Director, Innovaderm Research, Montreal, QC, Canada

Robert T. Brodell MD Professor of Internal Medicine; Clinical Professor of Dermatopathology in Pathology; Master Teacher, Northeast Ohio Medical University, Rootstown, OH; Associate Clinical Professor of Dermatology, Department of Dermatology, Case Western Reserve University, Cleveland, OH; Instructor in Dermatology, University of Rochester School of Medicine and Dentistry, Rochester, NY, USA

David G. Brodland MD Private Practice; Assistant Clinical Professor, Departments of Dermatology and Otolaryngology, University of Pittsburgh, Pittsburgh, PA, USA

Jeffrey P. Callen MD, FACP Professor of Medicine in Dermatology; Chief, Division of Dermatology, University of Louisville School of Medicine, Louisville, KY, USA

Charles Camisa MD, FAAD Director of Phototherapy and Camisa Psoriasis Center, Riverchase Dermatology, Naples and Fort Myers, FL; Affiliate Associate Professor, Department of Dermatology and Cutaneous Surgery, University of South Florida, Tampa, FL, USA

Caroline V. Caperton MD, MSPH Clinical Research Fellow, Department of Dermatology and Cutaneous Surgery, and Internal Medicine, University of Miami, Miller School of Medicine, FL, USA

Jaehyuk Choi MD, PhD Instructor in Dermatology, Yale School of Medicine, New Haven, CT, USA

Richard A. Clark MD Director, Burn and Nonscar Healing Program, RCCC Armed Forces Institute of Regenerative Medicine; Professor, Biomedical Engineering and Dermatology, Stony Brook, NY, USA

Kevin D. Cooper MD Professor and Chair, Department of Dermatology; Director, Skin Diseases Research Center, University Hospitals of Cleveland and Case Western Reserve University, Cleveland, OH, USA

Julio C. Cruz-Ramon MD Dermatologist, Private Practice, Buckeye Dermatology, Dublin, OH, USA

Marc A. Darst MD Private Practice, Darst Dermatology; Laboratory Director, Charlotte Dermatopathology, Charlotte, NC, USA

Loretta S. Davis MD Professor of Dermatology, Division of Dermatology, Georgia Health Sciences University, Augusta, GA, USA

Cynthia M. C. DeKlotz MD, MASt Chief Resident in Internal Medicine/Dermatology, Division of Dermatology and Department of Medicine, Georgetown University Hospital; Department of Dermatology and Department of Medicine, Washington Hospital Center, Washington, DC, USA

James Q. Del Rosso DO, FAOCD Dermatology Residency Program Director, Valley Hospital Medical Center, Las Vegas, NV; Clinical Professor (Dermatology), Touro University College of Osteopathic Medicine, Henderson, NV; Dermatology and Cutaneous Surgery, Las Vegas Skin and Cancer Clinics, Las Vegas, NV and Henderson, NV, USA

Catherine M. DiGiorgio MS, MD Clinical Research Fellow, Center for Clinical Studies, Dermatological Association of Texas, Houston, TX, USA

Zoe D. Draelos MD Consulting Professor, Department of Dermatology, Duke University School of Medicine, Durham, NC, USA

William H. Eaglstein MD Consultant, IHP Consulting, Inc.; Chairman Emeritus, Department of Dermatology, University of Miami, Miller School of Medicine, FL, USA

Kim Edhegard MD Immuno-Dermatology Fellow, Department of Dermatology, Duke University School of Medicine, Durham, NC, USA

Dirk Elston MD Managing Director, Ackerman Academy of Dermatopathology, New York, NY, USA

Jason J. Emer MD Resident Physician, Department of Dermatology, Mount Sinai School of Medicine, New York, NY, USA

Steven R. Feldman MD, PhD Center for Dermatology Research, Departments of Dermatology, Pathology and Public Health Sciences, Wake Forest University School of Medicine, Winston-Salem, NC, USA

Ashley N. Feneran DO Internal Medicine Resident, Carilion Clinic, Roanoke, VA, USA

Laura K. Ferris MD, PhD Assistant Professor, Department of Dermatology, University of Pittsburgh, Pittsburgh, PA, USA

Seth B. Forman MD Private Practice, Forman Dermatology and Skin Cancer Institute, Tampa, FL, USA

Mark S. Fradin MD Clinical Associate Professor of Dermatology, University of North Carolina at Chapel Hill, NC, USA

Algin B. Garrett MD Professor and Chairman, Department of Dermatology, Virginia Commonwealth University Medical Center, Richmond, VA, USA

Joel M. Gelfand MD, MSCE Medical Director, Clinical Studies Unit; Assistant Professor of Dermatology and Epidemiology; Senior Scholar, Center for Clinical Epidemiology and Biostatistics, University of Pennsylvania, Philadelphia, PA, USA

Jennifer G. Gill PhD, MD Graduate student, Washington University School of Medicine, St Louis, MO, USA

Michael Girardi MD Associate Professor; Residency Director, Department of Dermatology, Yale University School of Medicine, New Haven, CT, USA

Tobias Goerge MD Assistant Professor of Dermatology, Department of Dermatology, University Hospital Münster, Germany

Cristina Gómez-Fernández MD Dermatologist, Department of Dermatology, University Hospital La Paz, Madrid, Spain

Kenneth B. Gordon MD Professor of Dermatology, Northwestern University, Feinberg School of Medicine, Chicago, IL, USA

Malcolm W. Greaves MD, PhD, FRCP Emeritus Professor of Dermatology, Cutaneous Allergy Clinic, St John's Institute of Dermatology, St Thomas' Hospital; The London Allergy Clinic, London, UK

Aditya K. Gupta MD, PhD, MBA/HCM, MA (Cantab), CCI, CCTI, CCRP, DABD, FAAD, FRCPC Professor, Division of Dermatology, Department of Medicine, University of Toronto, Toronto, ON, Canada

Anita N. Haggstrom MD Associate Professor, Dermatology and Pediatrics, Indiana University, Indianapolis, IN, USA

Kassie A. Haitz MD Center for Clinical Studies, Houston, TX, USA

Russell P. Hall III MD J. Lamar Callaway Professor and Chair, Department of Dermatology, Duke University School of Medicine, Durham, NC, USA

Peter W. Heald MD Professor of Dermatology, Department of Dermatology, Yale University School of Medicine, New Haven, CT, USA

Michael P. Heffernan MD Private Practice, Central Dermatology, St Louis, MO, USA

Yolanda R. Helfrich MD Assistant Professor, Dermatology, University of Michigan Medical School, Ann Arbor, MI, USA

Adam B. Hessel MD Dermatologist, Private Practice, Buckeye Dermatology, Dublin; Clinical Assistant Professor, Division of Dermatology, The Ohio State University College of Medicine and Public Health, Columbus, OH, USA

Whitney A. High MD, JD, MEng Associate Professor, Dermatology and Pathology; Vice Chair, Clinical Affairs, University of Colorado Health Sciences Center, Denver, CO, USA

Ginette A. Hinds MD Assistant Professor of Dermatology; Director, Ethnic Skin Program; Director, Department of Dermatology, Johns Hopkins Bayview Medical Center, Baltimore MD, USA

Sylvia Hsu MD Professor of Dermatology, Department of Dermatology, Baylor College of Medicine; Chief of Dermatology, Ben Taub General Hospital, Houston, TX, USA

Michael J. Huether MD Medical Director, Arizona Skin Cancer Surgery Center, Tucson, AZ, USA

Michael S. Kaminer MD Assistant Professor of Dermatology, Yale Medical School, New Haven, CT and Dartmouth Medical School, Hanover, NH; Dermatologist, SkinCare Physicians, Chestnut Hill, MA, USA

Swetha Kandula MD FACP Resident, Dermatolgy, Indiana University School of Medicine, Indianapolis, IN, USA

Sewon Kang MD Noxell Professor and Chairman, Department of Dermatology, Johns Hopkins School of Medicine, Baltimore, MD, USA

Marshall B. Kapp JD, MPH Director, Center for Innovative Collaboration in Medicine and Law; Professor, Department of Geriatrics; Courtesy Professor, College of Law; Florida State University, Tallahassee, FL, USA

Francisco A. Kerdel MD Voluntary Professor of Clinical Dermatology, Department of Dermatology, University of Miami School of Medicine; Director, Dermatology Inpatient Services, Cedars Medical Center, Miami, FL, USA

Susun Kim DO Adjunct Assistant Professor (Dermatology), Touro University College of Osteopathic Medicine, Henderson, NV; Dermatology and Cutaneous Surgery, Las Vegas Skin and Cancer Clinics, Las Vegas, NV and Henderson, NV, USA

Grace K. Kim DO Dermatology Resident, Valley Hospital Medical Center, Las Vegas, NV, USA

Youn H. Kim MD Joanne and Peter Haas Jr. Professor for Cutaneous Lymphoma Research; Director, Multidisciplinary Cutaneous Lymphoma Program; Medical Director, Photopheresis Service, Stanford University School of Medicine, Stanford, CA, USA

Melanie Kingsley MD Director of Cosmetic Dermatology & Laser Surgery; Assistant Professor of Dermatology, Indiana University School of Medicine, Indianapolis, IN, USA

Melanie Kingsley MD Director of Cosmetic Dermatology & Laser Surgery; Assistant Professor of Dermatology, Indiana University School of Medicine, Indianapolis, IN, USA

Dana M. Klinger MD Dermatology Resident, LSU Department of Dermatology, New Orleans, LA, USA

Alfred L. Knable Jr. MD Associate Clinical Professor of Dermatology, University of Louisville, Louisville, KY, USA

Sandra R. Knowles BScPhm Lecturer, Faculty of Pharmacy, University of Toronto; Drug Safety Pharmacist, Sunnybrook Health Sciences Center, Toronto, Canada

John Y. M. Koo MD Professor and Vice Chairman, Department of Dermatology; Director, Psoriasis Treatment Center, University of California Medical Center, San Francisco, CA, USA

Shiva S. Krishnan PhD Research Associate, Division of Cancer Epidemiology and Biomakers Prevention, Georgetown University Lombardi Cancer Center, Washington DC, USA

Carol L. Kulp-Shorten BS, MD Clinical Professor of Medicine, Division of Dermatology, University of Louisville School of Medicine, KY, USA

Mario E. Lacouture MD Dermatologist, Dermatology Service, Department of Medicine, Memorial Sloan-Kettering Cancer Center, New York, NY, USA

Megan N. Landis MD Dermatology Resident, Department of Dermatology, Mayo Clinic, Jacksonville, FL, USA

Sinéad M. Langan MRCP, PhD NIHR Clinician Scientist and Honorary Consultant Dermatologist, London School of Hygiene and Tropical Medicine and St John's Institute of Dermatology, London, UK

Whitney J. Lapolla MD Clinical Research Fellow, Center for Clinical Studies, Houston, TX, USA

Amir Larian MD Clinical Instructor, Department of Dermatology, Mount Sinai School of Medicine, New York, NY, USA

Sancy A. Leachman MD, PhD Professor, Department of Dermatology; Director, Melanoma & Cutaneous Oncology Program, Huntsman Cancer Institute at the University of Utah, Salt Lake City, UT, USA

Keith G. LeBlanc Jr. MD Chief Resident, Division of Dermatology, Georgia Health Sciences University, Augusta, GA, USA

Mark G. Lebwohl MD Professor and Chairman, Department of Dermatology, Mount Sinai School of Medicine, New York, NY, USA

Chai S. Lee MD, MS Dermatologist, Department of Dermatology, Kaiser Permanente, Milpitas, CA, USA

Samantha M. Lee BSE Medical Student, Perelman School of Medicine, University of Pennsylvania, Philadelphia, PA, USA

Katherine B. Lee MD, MA Resident Physician, Department of Dermatology, Indiana University Medical Center, Indianapolis, IN, USA

Craig L. Leonardi MD, FAAD Clinical Professor of Dermatology, Saint Louis University School of Medicine; Private Practice, Central Dermatology, St Louis, MO, USA

Michelle M. Levender MD Center for Dermatology Research, Department of Dermatology, Wake Forest University School of Medicine, Winston-Salem, NC, USA

Stanley B. Levy MD Adjunct Clinical Professor of Dermatology, Department of Dermatology, University of North Carolina at Chapel Hill; Clinical Associate in Medicine, Duke University Medical School, Durham, NC, USA

Amy B. Lewis MD, PC Dermatologist, Private Practice, New York, NY; Clinical Assistant Professor, Department of Dermatology, Yale University School of Medicine, New Haven, CT, USA

Andrew N. Lin MD, FRCPC Associate Professor, Division of Dermatology and Cutaneous Science, University of Alberta, Edmonton, AB, Canada

Benjamin N. Lockshin MD Clinical Instructor, Department of Dermatology, Johns Hopkins University, Baltimore; DermAssociates PC, Silver Spring, MD, USA

Thomas A. Luger MD Professor and Chairman, Department of Dermatology, University of Münster, Germany

George D. Magel MD Clinical Research Fellow, Department of Dermatology, Indiana University School of Medicine, Indianapolis, IN, USA

Lawrence A. Mark MD, PhD Assistant Professor of Dermatology, Department of Dermatology, Indiana University, Indianapolis, IN, USA

Linda F. McElhiney PharMD, RPh, FIACP, FASHP Compounding Pharmacy Operations Coordinator, Pharmacy, Clarian Health Partners Inc, Indianapolis, IN, USA

Stephanie Mehlis MD Associate Professor of Dermatology, University of Chicago Pritzker School of Medicine, Chicago, IL, USA

Natalia Mendoza MD Center for Clinical Studies, Houston, TX, USA

Andrei I. Metelitsa MD, FRCPC, FAAD Assistant Professor of Dermatology, Division of Dermatology, University of Calgary, Calgary, AB, Canada

Brent D. Michaels DO Dermatology Resident, Valley Hospital Medical Center, Las Vegas, NV, USA

Ginat W. Mirowski DMD, MD Adjunct Associate Professor, Departments of Oral Pathology; Medicine; Radiology, Indiana University School of Dentistry, Indianapolis, IN, USA

Anjali V. Morales MD, PhD Department of Dermatology, Stanford University Medical Center, Redwood City, CA , USA

Warwick L. Morison MB, BS, MD, FRCP Professor, Department of Dermatology, Johns Hopkins University School of Medicine, Baltimore, MD, USA

Kiran Motaparthi MD Dermatology Resident, Department of Dermatology, Baylor College of Medicine, Houston, TX, USA

Nico Mousdicas MBCHB, MMED, MD Director, Contact Dermatitis Center; Clinical Associate Professor, Dermatology, Indiana University, Indianapolis, IN, USA

Christian Murray MD, FRCPC, FACMS Assistant Professor, Division of Dermatology, Department of Medicine, University of Toronto, Women's College Hospital, Toronto, ON, Canada

Cindy E. Owen MD Assistant Professor of Medicine; Assistant Program Director, Division of Dermatology, University of Louisville, Louisville, KY, USA

Timothy J. Patton DO Assistant Professor of Dermatology, Department of Dermatology, University of Pittsburgh, Pittsburgh, PA, USA

Rhea M. Phillips MD Dermatologist, Department of Dermatology, St Francis Memorial Hospital, San Francisco, CA, USA

Sarika M. Ramachandran BS, MD Instructor, Department of Dermatology, New York University, New York, NY, USA

Jaggi Rao MD, FRCPC Associate Clinical Professor of Medicine, Division of Dermatology and Cutaneous Sciences, University of Alberta, Edmonton, AB, Canada

Jennifer Reddan PharmD Manager, Drug Use Policy/Quality, Clarian Health Partners, Indianapolis, IN, USA

Kathleen A. Remlinger MD Associate Professor of Dermatology, Rush-Presbyterian St. Luke's Medical Center, Chicago, IL; Central DuPage Physician Group, Central DuPage Hospital, Winfield, IL, USA

Elisabeth G. Richard MD Assistant Professor, Department of Dermatology, Johns Hopkins University, Baltimore, MD, USA

Alyx C. Rosen BSofE Clinical Research Fellow, Department of Medicine, Dermatology Service, Memorial Sloan-Kettering Cancer Center, New York, NY, USA

Theodore Rosen MD Professor of Dermatology, Department of Dermatology, Baylor College of Medicine; Chief, Dermatology Service, Michael E. DeBakey VA Medical Center, Houston, TX, USA

Katherine Roy MD Dermatology Resident, Department of Dermatology, University of North Carolina, Chapel Hill, NC, USA

Dana L. Sachs MD Assistant Professor of Dermatology, Department of Dermatology, University of Michigan Medical School, Ann Arbor, MI, USA

Naveed Sami MD Assistant Professor, Department of Dermatology, University of Alabama, Birmingham, AL, USA

Marty E. Sawaya MD, PhD Director, InflamaCore, University of Miami Miller School of Medicine, Miami, FL, USA

Courtney R. Schadt MD Clinical Instructor, Department of Medicine, Division of Dermatology, University of Louisville, Louisville, KY, USA

Bethanee J. Schlosser MD, PhD Assistant Professor; Director, Women's Skin Health Program, Department of Dermatology, Northwestern University Feinberg School of Medicine, Chicago, IL, USA

Lori E. Shapiro MD, FRCPC Assistant Professor of Medicine, University of Toronto, Staff Dermatology and Drug Safety Clinic, Sunnybrook Health Sciences Centre, Toronto, ON, Canada

Neil H. Shear BASc, MD, FRCPC, FACP Professor and Chief of Dermatology, University of Toronto and Sunnybrook Health Sciences Center; Professor of Medicine, Departments of Pediatrics, Pharmacy and Pharmacology; Director, Drug Safety Research Group and Drug Safety Clinic,Toronto, Canada

Michael Sheehan MD Dermatology, Indiana University School of Medicine, Indianapolis, IN, USA

Pranav B. Sheth MD, FAAD Director, Dermatology Research Center of Cincinnati, General Dermatology and Psoriasis Practice; Group Health Associates, Trihealth, Cincinnati, OH; Volunteer Associate Professor, Department of Dermatology, University of Cincinnati College of Medicine, OH, USA

Nowell Solish MD, FRCP Assistant Professor of Dermatology, Division of Dermatology, Department of Medicine, University of Toronto, ON, Canada

Najwa Somani MD Associate Director of Dermatopathology; Assistant Professor of Dermatology; Departments of Dermatology and Pathology and Laboratory Medicine, Indiana University, Indianapolis, IN, USA

Ally-Khan Somani MD, PhD, FAAD Assistant Professor; Director of Dermatologic Surgery & Cutaneous Oncology, Department of Dermatology, Indiana University School of Medicine, Indianapolis, IN, USA

Brandie T. Styron MD Private Practice, Associates in Dermatology, Westlake, OH, USA

Eunice Y. Tsai MD Associate Physician, Department of Dermatology, Kaiser Permanente, Union City, CA, USA

Stephen K. Tyring MD, PhD, MBA Clinical Professor of Dermatology, Microbiology/ Molecular Genetics and Internal Medicine, University of Texas Health Science Center, Houston, TX, USA

Susan J. Walker MD, FAAD Director, Division of Dermatology and Dental Products, Center for Drug Evaluation and Research, Food and Drug Administration, Silver Spring, MD; Visiting Consultant, National Capital Consortium Dermatology Residency Program, Walter Reed National Military Medical Center, Bethesda, MD, USA

Michael R. Warner MD Founder and President, Private Practice, The Cosmetic and Skin Surgery Center, Frederick, MD, USA

Christine H. Weinberger MD Mohs Micrographic Surgeon; Assistant Professor, Division of Dermatology, Department of Medicine, The University of Vermont, Fletcher Allen Health Care, Burlington, VT, USA

Stephen E. Wolverton MD Theodore Arlook Professor of Clinical Dermatology, Department of Dermatology, Indiana University School of Medicine; Chief of Dermatology, Roudebush VA Medical Center, Indianapolis, IN, USA

Henry K. Wong MD, PhD Associate Professor of Medicine, Division of Dermatology, Ohio State University, Gahanna, OH, USA

Blair K. Young DO Pre-residential Fellowship, Neuro-ophthalmology, Michigan State University, East Lansing, MI, USA

John A. Zic MD Associate Professor of Medicine and Dermatology, Division of Dermatology, Vanderbilt University School of Medicine, Nashville, TN, USA

Matthew J. Zirwas MD Assistant Professor, Department of Dermatology, University of Pittsburgh, Pittsburgh, PA, USA

Jeffrey P. Zwerner MD, PhD Assistant Professor, Medicine, Division of Dermatology, Vanderbilt University, Nashville, TN, USA

译者前言

药物治疗是皮肤科治疗的最重要部分。虽然随着学科的发展，不断有新的治疗方法加入临床实践，但系统性及局部应用的药物治疗仍然是治疗的主体。大多数皮肤科疾病均有系统性因素在发病机制中起作用，合理的系统性药物治疗便成为疾病治疗和控制的关键。局部药物是皮肤科在治疗上最具优势和特色之处，对局部用药的熟知和应用以及不断的改进和优化可以更好地发挥皮肤科的优势。

几年前看到《Comprehensive Dermatologic Drug Therapy》第 2 版时就感到这是一本很有特色、对临床实践很有帮助、与时俱进的关于皮肤科治疗的好书，并有了将其翻译成中文的想法。当第 3 版以更好的版式问世时，在北京大学医学出版社的帮助下，该想法得以实施。翻译过程中北京和睦家医院皮肤科的全体同事在忙碌的临床工作之余付出了大量辛苦的工作，特别是赵娜医生花费了很多心血帮助完成、修改并校对了大量稿件。北京大学第三医院、首都医科大学附属北京友谊医院以及其他医院的专家们也付出了很多的心血和努力。北京大学医学出版社的王智敏编辑和张李娜编辑给了我们大力的支持和耐心的指导，进行了不厌其烦的意见交换和邮件往来。

《皮肤科综合药物治疗学》内容全面丰富，涵盖了皮肤科药物治疗中所涉及的大量药物，并及时收录了最新上市或即将上市的一些新药。编排新颖合理，相关内容便于查找，每章开头以问题的形式列出重点，并将相关内容在文中加了标示；大量的表格和方框中列出了重点信息，如药名、生产厂商、剂量、适应证和禁忌证、常见不良反应、药物相互作用、监测指南及治疗指南等，全面而简洁，非常适于在繁忙的临床工作中快速查找及参考。原著作者们对大量的文献做了回顾和总结，在文中进行阐述，每章文后列出了推荐阅读及参考文献。这使读者得以了解第一手资料，且提示我们知识与信息在不断的变化完善之中，需要我们持续不断的关注和更新。

虽然我们尽了很大的努力，但因水平和时间所限，翻译上有不尽人意之处，还有可能出现偏差乃至错误。请读者不吝指教，我们会及时改进。希望本书对皮肤科同仁们的临床实践以及医学生们的学习有所帮助。

娜仁花
2016 年 1 月

原著前言

《皮肤科综合药物治疗学》第3版的编辑是既有挑战性又愉快的过程。具有挑战性主要是指得跟上皮肤科治疗的快速发展和变化。而能够以一种不断完善的方法将大量的皮肤科用药信息以读者喜爱的形式进行总结是个令人愉快的过程。更何况，将传统印刷与电子媒体相结合用于医学书籍的出版是一个如此具有创意的挑战。

回看最初的版本，1991年出版的《Systemic Drugs for Skin Diseases》，原有的17章先是增加为50章（以本书名《Comprehensive Dermatologic Drug Therapy》出版的第1版），而后在第2版增加为60章，直到目前第3版的70章。在继续专注于对本书编写的改进，以帮助临床医生和学生了解皮肤科药理学的同时，我还想就该书第3版中涉及的3方面问题做个简单的交待：新内容有哪些、哪些内容没变。

在此，我还要衷心感谢本书的杰出作者们，感谢他们无私地分享他们的知识、经历和临床经验，以及在编写本书共70章的过程中所表现出来的创造性。感谢你们的杰出贡献！我相信大家也会喜欢这部通过自己的才智和劳动所创造出来的作品。

新内容有哪些？

新的章节：下述可能为全新的章节，或者是从原有的章节衍生、划分而来，以更好地充实和强调相关内容。

第4章　药物治疗的依从性

第7章　撤市药物：重要教训

第11章　系统性抗寄生虫药

第15章　吗替麦考酚酯和麦考酚酸

第26章　白介素12/23抑制剂

第27章　利妥昔单抗及未来的生物治疗

第33章　系统性应用抗肿瘤药物：皮肤科适应证和不良反应

第39章　外用抗寄生虫药

第49章　化学换肤（化学剥脱）

第50章　慢性创面的护理

第53章　刺激和过敏：何时应怀疑外用治疗药物所致

第57章　真皮内及皮下注射用填充剂

第63章　皮肤科药物引起的神经系统不良反应

皮肤科治疗中的生物制剂：新增加的第26和27章同附录Ⅰ一起继续着重介绍这一快速发展的令人兴奋的、皮肤科治疗的新领域。

与皮肤外科/皮肤科有创治疗相关的章节：新加入的第49章〔化学换肤（化学剥脱）〕和第57章（真皮内及皮下注射用填充剂）关注我们专业不断发展的有创治疗领域。另外介绍用于护理皮肤慢性创面的产品的第50章对旧版中局部麻醉剂以及肉毒杆菌毒素部分的内容做了补充，后两者在皮肤科也是一个飞速发展的领域。

新作者：共有12位新的高年资作者贡献了全新的章节，另有6位新的高年资作者对原有章节进行了更新。

重要的问题：有共将近800个问题（在第2版大约为500个）分别列于每章的开头部分，帮助读者找到本领域具有核心重要意义的、挑战性的内容。

哪些内容没变？

监测指南框：本书一直以来突出重视的药物安全话题在本版中继续保持并有更新。

药物相互作用表格：这些表格的内容提取自下述文献和数据库：《Facts and comparisons》《Epocrates》《The Medical Letter of Drugs and Therapeutics》以及Hansten和Horn的《Top 100 Drug Interactions》，且按照下述原则组成：①相似的药物不良反应种类；②将药物按种类归类和比较。

适应证和禁忌证框：这是本书的另一个传统话题，此版本也进行了更新和完善。

一般原理：我力图在不到800页的文字内，为读者提供尽可能精准、实用和有意义的信息。

重视信息的快速检索：大量的表格和框，加上不同层次的标题的强调使用，对于需要快速检索信息的、忙碌的临床工作者们而言极具价值。

希望各位能享受学习的过程！

Stephen E. Wolverton MD

（娜仁花　译）

献　辞

这本书献给下列人员：

我的妻子 Cheryl，感谢她在本书写作及编辑的 22 个月里给予我的支持和帮助，更感谢我们 32 年的婚姻中她一贯的支持和帮助。

我的儿子 Jay Edward（26 岁）和 Justin David（24 岁），他们即将圆满完成研究生和大学的学业。感谢他们在过去的二十多年中有如此广泛的兴趣，以及带给我的持续不断的欢乐和偶尔的一些挑战。

我的母亲 Elizabeth Ann（1924—2000 年）和父亲 George M. Wolverton Sr. 博士（1925—2011 年），感谢他们用一生所付出的激情、睿智、博爱和鼓舞，这些素质仍然每天都在影响着我的生活。

还有我可爱的核心大家庭——三个姐妹（Anne、Cynthia 和 Pam）和五个兄弟［George（1951—1996 年）、Greg、Jeff、Doug 和 Dan］，感谢他们的善良和相互之间的关心，以及我们面对任何挑战时一贯的同心同德。

（娜仁花　译）

致　谢

我想对下列人士表达我衷心的感谢和赞美，他们在《皮肤科综合药物治疗学》一书第 3 版写作和编辑的过程中给予了我许多积极有力的、好心的支持。对你们所做出的努力我感激不尽。

来自英国（Elsevier 方面）

Martin Mellor（项目策划编辑）在过去的 18 个月内，以他具有外交风度的自信（和温和的执着）频繁地组织电话会议，并给作者们发了无数的电子邮件，使得 70 章的第 1、2 稿得以推进。

Sukanthi Sukumar（项目经理）对细节格外关心且极具效率，从发现重复的或不完整的参考文献到针对内容的深刻的提问，再到合理易读的排版都有她的贡献。

Belinda Kuhn 及其前任 Rus Gabbedy（组稿编辑）参与了本书早期的策划和监管，在组织协调参与本书出版的许多部门方面做了大量工作。

WB Saunders（本书印刷商）及 Elsevier 在从早期策划直到最终出版物的市场宣传中发挥了组织监管作用。

来自美国（印第安纳大学皮肤科方面）

我在印第安纳大学皮肤科的同事们——Nico Mousdicas、Gary Dillon、Lawrence Mark 和 Joanne Trockman——分担了我的许多出诊以及会诊工作，使我有了一些弥足珍贵的长周末甚至整周的时间用于本书的编写。

印第安纳大学皮肤科的一些同事（现在的和过去的）还参与了本书部分章节的编写，他们是：Marc Darst、Anita Haggstrom、Swetha Kandula、Melanie Kingsley、Kathy Lee、Ben Lockshin、George Magel、Lawrence Mark、Ginat Mirowski、Nico Mousdicas、Michael Sheehan、Ally-Khan Somani、Najwa Somani 和 Brandie Tackett Styron.

四位当时是印第安纳大学医学院二年级的医学生（现在已经四年级）就书中许多有矛盾的内容以及困难尖锐的问题做了大量的信息检索工作。他们是 Lina Gordy、Brittany Hedrick、Theresa Tassey 和 Anthony Zabel，他们在本项目早期还帮助我做了大量的组织协调工作。

来自美国以及全世界（作者们）

本版的 132 位作者出色地完成了更新原有章节和创作全新章节的任务。这些作者们以杰出姿态应对了赋予他们的挑战。对此，我特别要提到如下人员：

参与了本书全部 4 个版本（包括最初 1991 年版的《Systemic Drugs from Skin Diseases》）编写的作者有：Brian Berman、Jeff Callen、Charles Camisa、Loree Davis、Marshall Kapp 和 Carol Kulp-Shorten。

来自加拿大和欧洲的国际作者们：Robert Bissonnette、Tobias Goerge、Malcolm Greaves、Aditya Gupta、Sandra Knowles、Andrew Lin、Thomas Luger、Christian Murray、Jaggi Rao、Lori Shapiro、Neil Shear 和 Nowell Solish。

参与编写超过两章的作者：Andrew Lin 参与了三章，Jeff Callen、Charles Camisa、Seth Forman、Melanie Kingsley、John Koo、Megan Landis、Chai Sue Lee、Ben Lockshin、Andrei Metelitsa、Katherine Roy 和 Neil Shear 均参与了两章。

最后，感谢所有其他的作者们，在忙碌的临床和教学工作之余抽出时间参与编写工作，在《皮肤科综合药物治疗学》第 3 版的其他章节中贡献了海量的个人经验和专业知识，也提出很多新鲜的观点。

（娜仁花　译）

帮助读者合理使用本书的数个建议

- 如果您需要查找某个具体皮肤病药物治疗的一般信息和参考文献，本书提供三种途径：适应证及禁忌证框、容易查找的相关文字及围绕相关内容组织的参考文献。这三种途径带您找到治疗患者的相关信息。

- 如果您想检索或学习复杂的有关药物相互作用的内容，书中的药物相互作用表格会帮到您。前一版已有的大约 30 个药物相互作用表格沿用至本版，总结了 4 个最广为接受的数据库中的有关内容。格式易于检索，有助于理解药物相互作用的一般原理。

- 如果您是在准备药剂师或者皮肤科医师的执照考试（更不用说有效了解一般皮肤科药物治疗的知识），每一章开头部分精炼出来的问题对您会有所帮助。有了页码的索引和独特符号的标记，每个问题的答案都很容易在文中找到。

- 如果您想知道每个药物是如何起作用的，每个讨论具体药物的章节中都有"作用机制"部分。这些部分重点介绍药物治疗作用及不良反应发生的机制，许多内容以表格的形式做了总结。另外，更加深入的有关药物作用机制的知识可在详细的注解及精彩的图示中查找。

- 如果您想简单了解药物的药理学概念和产品信息，文中有相关药物的表格以及多数系统性药物及外用药物的关键药理学概念的描述。

- 如果您希望在使用系统性治疗时，通过相关的化验及检查最大限度地保证用药安全，监测指南框列出了早期发现最重要的药物不良反应的监测标准。

- 如果您想广泛了解某个药物或一类药物的不良反应，每一章都有"不良反应"部分涵盖主要药物的不良反应。有些章节以框的形式总结、归纳、强调重要的药物不良反应。并且有 7 章（第 60～66 章）用来专门探讨药物不良反应。如果您想了解药物的化学结构，特别是比较同类药物的结构，书中有大约 100 个药物结构帮助您了解相关知识。

- 附录 I 中列出了最新发布的（或获得认可的）、没来得及收入书中的药物。

- 如果您想对代表性药物治疗知情同意书（如氨苯砜的治疗知情同意书）的内容及其作为患者宣教材料的可用性进行评估，附录 II 中给出了例子。

- 如果您想进一步阅读有关某个药物或一类药物的相关信息及药理学内容，每一章最后的"推荐阅读"部分都列出了 6～8 篇最近出版的综述、书籍章节等的信息。

- 或者，如果您只是想全面有效地学习或复习《皮肤科综合药物治疗学》中的相关内容，书中编排良好的章节及相应的表格、框及图示能帮助您最有效地学习。您只需好好享受这个有趣的学习过程。

Stephen E. Wolverton MD

（娜仁花　译）

药物相互作用表格参考文献

CliniSphere 2.0 CD-ROM. *Facts & Comparisons*. St. Louis: 2006.

The Medical Letter Adverse Drug Interactions Program 2005. *The Medical Letter of Drugs and Therapeutics*. New Rochelle, NY: 2005.

E-pocrates Online Premium Reference. *Epocrates*. San Mateo, CA: 2006.

Hansten PD, Horn JR, editors. *The top 100 drug interactions: a guide to patient management*. Freeland, WA: H & H Publications; 2006.

目　录

第 1 部分　引言

第 1 章　药理学基本原则

Stephen E. Wolverton

赵　娜　译　娜仁花　审校

问题

问题 1-1 "药物代谢动力学（药动学）""药物效应动力学（药效学）"和"药物遗传学"的最简单定义是什么？（第 1 页，表 1-1）

问题 1-2 吸收可随（a）食物、（b）阳离子（例如铁、钙和镁），以及（c）胃部 pH 值改变而改变的几种药物或者药物家族是什么？（第 2 页）

问题 1-3 根据（a）实际体重或（b）理想体重而计算药物剂量的利与弊各是什么？（第 3 页）

问题 1-4 持续暴露于某种药物可在药物受体水平降低正面或负面的药理学效应的例子有哪些？（第 4 页，表 1-4）

问题 1-5 在受体水平最重要的几个兴奋剂和拮抗剂是什么？（第 4 页，表 1-5）

问题 1-6 药物抑制特定生物酶的最重要的例子有哪些？（第 4 页，表 1-6）

问题 1-7 关于活性药物和活性代谢物的关系，最重要的几个例子有哪些？（第 6 页，表 1-9）

问题 1-8 关于药物前体和活性药物的关系，最重要的几个例子有哪些？（第 7 页，表 1-8）

问题 1-9 关于药物排泄，（a）药物排泄的三个重要途径是什么？（b）药物排泄需要其活性特征发生什么样的变化？（第 7 页）

问题 1-10 决定外用药经皮吸收的 5 个最重要的因素是什么？（第 7 页）

问题 1-11 改变患者经皮吸收程度的其他皮肤特征和治疗策略是什么？（第 8 页，表 1-10）

概述

本章简单概括了药理学的基本原则，为更好地理解本书其他章节做准备。部分内容与其他章节有所重叠，这是为了从不同角度强调相关问题。与本章相关的章节有：第 2 章"皮肤科药物治疗的安全性最大化原则"、第 60 章"皮肤科药物治疗的肝毒性"（包含药物肝代谢的详细信息）和第 65 章"药物相互作用"。建议读者进一步阅读作为示例解释药理学基本原理的相关药物的详细信息及参考文献（在相关药物的章节中列出）。本章关于药理学总体原则的参考文献以"推荐阅读"的形式展示。

本章的主要焦点是与系统性药物有关的药理学原则，末尾有很简短的一部分介绍外用药的经皮吸收。本章（以及本书的其他部分）的主要目的是描述并展示皮肤科药物治疗的药理学原则，帮助皮肤科医生实现疗效最大化、风险（不良反应、药物相互作用）最小化。笔者希望本章能为大家理解药理学提供广阔基础，从而使临床医生能够：

1. 更有效地了解药物最新信息；
2. 适应患者对药物的不可预知的反应；
3. 更好地长期保留药物治疗各个方面的重要信息。

本章提纲

问题 1-1 传统上对基本药理学的讨论分为两个部分（表 1-1）：药物代谢动力学（药动学，机体对药物的作用）和药物效应动力学（药效学，药物对机体的作用）。笔者将用一种新颖的方法来展示这部分信息，就好像药物的"眼睛"看到它自己在人体内经历的一系列过程，大体顺序如下：

1. 药动学（第 Ⅰ 部分——吸收、分布、生物利用度）　药物必须进入人体，转运至发挥药效的部位，并能够被利用；

2. 药效学　药物与受体/效应器相互作用，产生治疗作用或不良反应；

3. 药动学（第 Ⅱ 部分——代谢、排泄）　药物和（或）它的代谢产物必须离开人体。

以上每一步都有很多可变因素（可预见或无法预见

1

的因素），因此，临床医生应该至少具备基本常识。这些可变因素将在相应的章节中详细阐述。

表 1-1　三个入门级概念

术语	定义
药动学	机体对药物的作用——药物和（或）其代谢产物从进入人体直至被排泄
药效学	药物对机体的作用——到达作用部位即刻起，从与受体结合到最后发挥作用（治疗作用或不良反应）
药物遗传学	个体间遗传学差异可导致药物治疗的药动学和药效学差异

药动学——第 I 部分
（表 1-2 和表 1-3）

表 1-2　药动学——主要组分 *

组分	最重要的问题
吸收	相对亲脂性的药物更容易经胃肠外吸收，亲脂性或亲水性药物经肠吸收率基本相同
分布	药物分布到机体的不同部位，重要分布部位包括脂肪组织和血脑屏障
生物利用度	药物进入循环的百分比，也与游离（活性）形式和蛋白结合形式的药物比例有关
代谢	亲脂性药物被转化为相对亲水性的代谢产物，以促进排泄
排泄	上述转化为亲水性的代谢产物利于肾或胆汁排泄，其他同义词——清除、消除

* 这些组分都与口服（胃肠）或胃肠外用药有关

药物吸收（药物必须被吸收并进入循环）

与皮肤科有关的给药途径按照应用频率由多至少的顺序，分别是外用、口服、肌内及皮损内。静脉给药在皮肤科相对较少。通常，必须是相对亲脂性的（非离子化的、非极性的）药物才能通过外用或者口服进入机体，而相对亲水性的（离子化的、极性的）药物可通过肌内注射或静脉给药方式 进入机体。一旦被吸收，药物还必须穿透其他细胞膜才能到达靶位点。同样，亲脂性药物因为具有穿透脂质双膜的能力，从而更容易到达发挥作用的位点。

有其他几个可变因素会影响口服药的吸收。 问题 1-2 食物会降低某些药物的吸收率。按照由高至低的顺序，食物对四环素家族吸收的影响分别是：四环素＞多西环素＞米诺环素。牛奶中的二价和三价阳离子（钙）、传统抗酸药（含铝、含镁及含钙制剂）和含铁产品可降低上述四环素类和氟喹诺酮类药物的

表 1-3　理解药动学的关键性定义和概念

术语	定义
生物激活作用	（a）前体药物转化为活性药物，或者（b）活性药物转化为反应性亲电子的代谢中间物
生物等效性 *	一般是指两种有可比性的药物间基本相等的生物利用度，通常用于比较同一种药物的品牌药和非专利药
生物转化	总体而言是指亲脂性药物转化为偏亲水性的代谢产物，以利于经肾或胆汁排泄
血脑屏障	对大脑神经元的保护性机制。由于大脑毛细血管的紧密连接（及缺乏细胞间孔）而形成。高度亲脂性药物会克服这种屏障
解毒	反应性亲电子中间物经代谢转化为更稳定、通常也更亲水的复合物
肠内	经胃肠道给药
肠肝循环	药物经胃肠道吸收，然后经肝排泄到胆汁和小肠，随后被胃肠道重新吸收
首关效应	在广泛的系统性分布之前经肝代谢的药物——胃肠道吸收之后，经门静脉到肝
半衰期	已吸收且可被生物利用的药物中 50％ 被代谢和排泄需要的时间
胃肠外	字面意思是指"胃肠周围"。静脉给药、肌内注射或皮下给药
药物遗传学	药动学和药效学的遗传学特性，能改变药理学反应（正性作用或负性作用）
前体药	生物活性药物的非活性前体
稳态	药物吸收和排泄的平衡。一般而言，达到稳态的时间是 4～5 个半衰期
终末清除	药物从所有身体组织被清除/根除
治疗指数	达到药理学效应需要的药量与导致严重不良反应的药量的比值
治疗范围	实现最佳疗效和最小不良反应的循环中药物的浓度范围
组织储存库	药物分布的机体部位。药物可以从这些部位（包括脂肪组织、角质层）缓慢释放

* 美国 FDA 对生物等效性的定义要求非专利药的生物利用度必须在品牌药生物利用度的 80％～120％ 之间有 95％ 的置信区间

吸收。胃内 pH 值是影响药物吸收的另一因素，例如酮康唑和伊曲康唑就需要一个相对低的胃内 pH 值才能被更好地吸收，而对于氟康唑来说，则不是决定其吸收的关键因素。这些影响吸收的因素是很多不涉及细胞色素 P450（CYP）系统的药物之间相互作用的基础。

还有一些问题值得注意。有些药物口服给药吸收甚微，而胃肠道内药物则可以产生药理作用。例如口服色甘酸钠治疗肥大细胞增生症的胃肠道症状，以及口服制霉菌素降低肠道念珠菌水平。很多药物有缓释

剂型，其药物赋形剂经过修饰，可以实现稳定而缓慢的药物吸收。最后，在局麻药中加入血管收缩药（肾上腺素）可以延缓麻醉药的吸收，从而延长皮损内注射后麻醉药的作用时间。

分布（药物必须到达作用位点或者储存库）

这一部分在皮肤科治疗中有几种应用。口服药治疗皮肤病过程中，至少有 4 个重要部分与药物分布有关：

1. 循环　对药物的全身效果很重要，包括治疗作用和副作用。

2. 皮肤　是皮肤科药物治疗中最核心的部分。

3. 脂肪组织　包括皮肤和内脏的脂肪。对高度亲脂性药物非常重要，为药物（例如阿维 A 酯）的长时间释放建立一个储存库。

4. 通过血脑屏障　对皮肤科来说，主要是亲脂性药物，有导致镇静或其他中枢神经系统副作用的可能性（第一代 H_1 抗组胺药：镇静；米诺环素：头晕）。

幸运的是，上述药物都有不容易通过血脑屏障的替代品（第二代 H_1 抗组胺药，多西环素、四环素）。

问题 1-3　本书中讨论的很多系统性药物都是根据体重来计算剂量，包括根据千克体重计算（异维 A 酸、阿维 A 酯）及根据体表面积（贝沙罗汀）计算。而对特别肥胖的患者，药量的计算则会出现问题。用药剂量高时，需考虑用药花费和潜在不良反应。笔者建议根据理想体重计算剂量，理由如下：除了脂膜炎以外，其他适应证的药效作用位点都不是脂肪组织。高度亲脂性药物很容易分布到脂肪组织，而一旦达到稳态，就会向循环中稳定释放。考虑到患者的疗效、风险和花费，这三点都更倾向按照理想（或接近理想）体重（IBW）计算最大剂量。而对传统治疗无反应的超重患者，可允许存在容差系数。人寿保险业有一套计算理想体重的公式：①女性 IBW = 5 英尺高为 100 磅 + 5 磅/英寸（超过 5 英尺部分）；②男性 IBW = 5 英尺高为 106 磅 + 6 磅/英寸（超出 5 英尺部分）[①]；③身形较大者可向上调整最多 10%。

概念上讲，有三个药物储存库对皮肤科有重要意义。第一个是在系统循环中，以药物-蛋白结合的形式存在。结合的药物没有药理学活性，而未结合的药物 = 游离药物 = 药理活性药物。酸性药物最常与白蛋白结合，而碱性药物优先和 α_1 酸性糖蛋白结合。亲脂性药物与细胞内受体结合的过程中，有些值得注意的例外情况，例如糖皮质激素和维 A 酸类药物。循环中与蛋白结合的甲氨蝶呤可以被阿司匹林、非甾体消炎药

和磺胺类药物等置换出来，导致游离药物水平突然上升，这可以显著增加全血细胞减少的风险（尽管随着时间延长，机体可以对这种药物置换做出调整）。对高度亲脂性药物来说，第二个重要的药物储存库是各种脂肪组织（包括但不限于皮下脂肪），本章之前已经提到过这一点。第三个药物储存库（角质层）与外用药的经皮吸收有关。在上述三种情况下，游离药物和储存库中的药物是平衡的。随着游离药物被代谢和排泄，组织和循环储存库中相应数量的药物可被释放为游离/活性药物。

生物利用度（药物必须在预期作用位点可用）

生物利用度是指药物中能进入人体循环的百分比。口服药肝代谢的首关效应会降低生物利用度。生物利用度的计算包括游离和与蛋白结合的药物。系统性应用阿昔洛韦的生物利用度较低，而阿昔洛韦的前体药伐昔洛韦的生物利用度至少高出 3 倍。与之相反，氟喹诺酮类药物的口服吸收（以及生物利用度）非常完全，所以这类药物的很多成员口服和静脉给药的剂量相同。更优的方法是计算作用位点的生物利用度（如果可行的话）。本书讨论的药物都基于作用位点，即不同的皮肤结构。目前这种理想的生物利用度计算方式还不能常规进行。

本书中讨论系统性用药的多数章节都有表格介绍如下数据：生物利用度百分比和蛋白结合百分比。生物利用度百分比是计算理想口服药剂量要考虑的一个因素，使循环药物水平达到安全有效的治疗范围。蛋白结合百分比对药物间相互作用非常重要，之前提到的甲氨蝶呤就是一个很好的例子。有严重的肝、肾疾病时，白蛋白水平发生变化，因此，很有必要对那些与蛋白高度结合的药物（如甲氨蝶呤）的剂量进行相应调整。

寻找新剂型以优化生物利用度是制药企业的重要任务。过去 20 年中，有很多老药都更新了剂型，以提高生物利用度、达到预期生物利用度或者两者兼具。某些治疗指数较窄的药物（环孢素、甲氧沙林）的吸收和生物利用度都有明显改善。环孢素软胶囊（代替了之前的环孢素剂型——环孢素注射液）就是一个很好的例子，表明新剂型的生物利用度百分比提高且生物利用度更可预见。同样，优可舒的这两项指标也比甲氧沙林的老剂型有改善。此外，将以前的灰黄霉素剂型改进为微小剂型，然后又改为超微小剂型，明显增加了灰黄霉素的疗效。上述过程的每一步都改善了

---

①　1 英尺 = 12 英寸 ≈ 0.3048 米，1 英寸 ≈ 2.54 厘米，1 磅 ≈ 0.4536 千克

药物的生物利用度，并减少了达到足够疗效所需的灰黄霉素剂量。

药效学（药物产生预期效果）

药效学部分非常复杂。它是药物作用机制背后的基础科学。考虑到本书中讨论的多种作用机制（更不用说全部药物作用机制的多样性），我们不可能总结出一个总体原则。但是，我们可以抽取一些重要部分来理解药效学，其中包括药物受体的概念、药物对酶的抑制、信号转导以及转录因子。

定义（表 1-4）

总体来说，与药动学部分相比，多数临床医生对药效学部分的定义比较陌生。这些术语与如下因素有关：

1. 表述药物与受体结合的相关问题（配体、亲和性）；

2. 将药物信号传递给最后的效应器的机制（信号转导、第二信使）；

3. 增加药物疗效（药物激动剂、部分激动剂）；

4. 降低不良生理或药理反应（药物拮抗剂或受体阻滞剂）；

5. 问题 1-4 重复用药导致药效或不良反应降低（耐受、交叉耐受、抵抗、下调、快速耐受）。

这些药效学概念中只有一部分会在后面部分讨论到。

药物受体

表 1-4 给出了药物受体的最宽泛定义。该定义指出，与药物结合后能启动效应器机制从而产生特定药效的任何分子都是药物受体。而药物蛋白结合中的蛋白只是药物储存库或者转运位点，因此，它们不是受体。

最有特征的药物受体亚型是位于细胞表面的内源性神经激素配体的受体。类似的还有一些生长因子和其他细胞因子的受体。问题 1-5 上述药物受体是目前治疗策略和药物发展中的常用靶点。另外，亲脂性药物很容易通过细胞膜被吸收，可能它们有细胞内药物受体。系统和外用糖皮质激素和维 A 酸类药物可以利用细胞内生理受体发挥作用。值得注意的是，这两类药物的药效和不良反应都是通过同样的生理受体介导的。有意思的是，甲氨蝶呤发挥抗炎作用（如甲硫氨酸合成酶）的受体和产生不良反应（二氢叶酸还原酶，DHFR）的受体是分离的。补充叶酸可以竞争性拮抗甲氨蝶呤对 DHFR 的抑制，从而在不影响疗效的情况下使不良反应最小化。表 1-5 列出了部分药物，它们与细胞受体结合后，产生拮抗或激动作用。

表 1-4　理解药动学的关键性定义和概念

术语	定义
活性代谢物	保留与母体药相同/类似的药理学活性的药物代谢产物
亲和力（结合力）	反映药物配基对特定受体分子吸引力的物理测量
激动剂	结合到特定受体后启动效应器机制的药物
拮抗剂	结合到受体但不能活化效应器机制的药物
交叉耐药	（见耐药）应用新的、化学结构相关的药物时，其药理学效应降低
下调	受体数目/可用性降低，可能由于负反馈机制
反向激动剂	能稳定对非活性构象有一定固有活性的受体的药物
配基	与药物受体结合的任何分子（药物），可通过氢键、离子键或共价键结合
部分激动剂	与受体结合后可微弱地启动效应器机制并导致反应的药物
受体	药物（配基）与之结合后启动效应器反应的分子，可位于细胞膜上、细胞质内或细胞核内
不应性	（同义词——脱敏、快速耐药性）对药物的反应性暂时缺失
第二信使	信号转导中将受体/效应器启动的信号进行传递的生物化学中介物（通常是钙或环腺苷酸）
信号转导	将第二信使的信号从受体传递到效应器机制的细胞生物化学途径
快速耐受	重复用药后药理学反应降低，可能是由于下调或受体封存（对药物的一过性不能利用）
耐药性	重复用药后效果降低（通常是不良反应）（最常见的是镇静药耐药，如抗组胺药）

少数药物对其受体分子有理想的特异性。三环类抗抑郁药（如多塞平）和第一代 H_1 抗组胺药（如苯海拉明、羟嗪）还可结合毒蕈碱抗胆碱受体，产生口干、视力模糊和体位性低血压等不良反应。这类药物的新一代有更高的受体选择性。选择性 5-羟色胺再摄取抑制剂（例如氟西汀、舍曲林）和二代 H_1 抗组胺药（如非索非那定、氯雷他定）因为有很高的受体选择性，不良反应明显减少。值得注意的是，应用第一代 H_1 抗组胺药一段时间后，其嗜睡的不良反应可慢慢发生耐受。

可被药物抑制的酶系统

问题 1-6 表 1-6 列出了一些选择性抑制某一酶系统的药物。有些药物能抑制与核酸合成有关的酶系统，它们在肿瘤或自身免疫病的免疫抑制治疗中很有应用前景。针对细菌、病毒和真菌的抗微生物药就是通过抑制微生物的关键酶系统，起到杀灭微生物但不影响宿主的作用。最后，很多药物通过抑制某些酶，对下

表 1-5　药动学——选择性受体拮抗剂和激动剂

药物	影响的受体	生物学结果
受体拮抗剂（受体阻滞剂）		
H_1 抗组胺药	H_1 抗组胺受体	通过受体拮抗组胺效应——血管扩张、增加血管通透性等
H_2 抗组胺药	H_2 抗组胺受体	通过受体拮抗组胺效应——胃酸分泌降低、抑制 T 细胞效应
螺内酯、氟他胺	雄激素受体*	通过受体拮抗睾酮和二氢睾酮效应——对头皮和面部毛发有不同的作用，也降低皮脂分泌
选择性 5-羟色胺再摄取抑制剂	5-羟色胺转运蛋白	拮抗 5-羟色胺再摄取机制（净效应：增加 5-羟色胺作为神经介质的持续时间）
激素受体拮抗剂		
糖皮质激素	糖皮质激素受体	由同一受体介导预期的药理学效应及不良反应
卡泊三醇	维生素 D_3 受体	通过受体促进维生素 D_3 效应——包括角质形成细胞和成纤维细胞的分化
维 A 酸类	维 A 酸受体（RAR）维 A 酸 X 受体（RXR）	通过基因反应元件促进维生素 A 介导的不同反应

* 螺内酯的原发药理学（利尿）效应是通过盐皮质激素受体介导，抗雄激素效应是通过二氢睾酮和睾酮的雄激素受体介导

游炎症介质产生影响，从而起到抗炎症反应的作用。表格中列出的所有三类酶系统中，药物受体可以本身就是酶（甲氨蝶呤和 DHFR），或通过其他受体/效应器机制间接作用（例如糖皮质激素对磷脂酶 A_2 的抑制，可能就是通过脂调素介导的）。

信号转导和转录因子

药效学的这两方面有很多概念上的相似点，但它们的作用机制完全不同。信号转导是指将药物起始的信号或者信使传递到特定效应器的一系列中介步骤。各种受体/信号转导（6 个主要家族）的分类细节本章无法全部涵盖，但可以从"推荐阅读"中找到。这种效应器机制通常是通过 DNA 转录和随后的蛋白质翻译完成的。也有很多时候信号转导要通过某一 DNA 转录因子完成。T 细胞表面的信号 1 是一个很好的例证。T 细胞受体结合抗原后，活化 T 细胞表面的信号 1，随后通过与 IL-2 及 IL-2 受体结合而扩增。大致过程如下：①T 细胞受体与抗原结合；②CD3 分子为基础的 T 细胞活化；③钙调磷酸酶为基础的 NFAT-1 产生，后者是对 IL-2 上调很重要的一个 DNA 转录因子。

表 1-6　药动学——特定药物抑制酶的例证

药物	抑制的酶	生物学结果
DNA 合成的重要酶		
甲氨蝶呤	二氢蝶酸还原酶	完全还原的叶酸前体合成降低，从而影响嘌呤和胸苷酸合成
吗替麦考酚酯	黄嘌呤单核苷酸脱氢酶	抑制嘌呤（鸟苷）核苷酸的从头合成——主要影响白细胞各个亚群（其他细胞能利用补救途径）
对微生物生长和存活重要的酶		
磺胺类、氨苯砜	二氢蝶酸合成酶	对细菌中该酶的影响远大于对哺乳动物中该酶的影响，是叶酸降低的两个关键酶途径的第一步
甲氧苄啶、甲氨蝶呤	二氢叶酸还原酶	对细菌中该酶的影响远大于对哺乳动物中该酶的影响，是叶酸降低的两个关键酶途径的第二步
伊曲康唑、氟康唑	羊毛固醇 14-α 脱甲基酶	该酶的三唑类抑制作用可抑制麦角固醇合成，后者是真菌细胞壁的重要成分
特比萘芬、萘替芬	鲨烯环氧酶	丙烯胺对该酶的抑制可降低麦角固醇并增加鲨烯累积
阿昔洛韦、伐昔洛韦、泛昔洛韦	DNA 聚合酶	这些药物的磷酸化形式*对病毒 DNA 聚合酶的抑制作用远远大于对人体内该酶的抑制作用
对炎症反应很重要的其他酶		
维 A 酸类	鸟氨酸脱羧酶	这是蛋白激酶 C（PKC）活化启动的多胺途径的限速酶
氨苯砜	髓过氧化物酶	中性粒细胞和巨噬细胞中（嗜酸性粒细胞中也有）的这种酶对杀灭微生物非常重要
环孢素、他克莫司	钙调磷酸酶	这一钙依赖性信号转导酶对增加依赖于 NFAT-1[†] 的 IL-2 的产生非常重要
糖皮质激素	磷脂酶 A_2	可能通过脂调素介导抑制；净效应是前列腺素、白三烯和其他花生酸类降低，这些物质对炎症反应非常重要

* 见表 1-8 关于前体药与活性成分的关系。

[†]NFAT-1（核因子活化的 T 细胞）是一种转录因子，对增加 T 细胞产生 IL-2 和上调 IL-2 受体非常重要

环孢素和他克莫司都可以通过抑制钙调磷酸酶而干扰这一信号转导途径，导致转录因子 NFAT-1 活性的降低。

第二信使也非常重要。与药理学有关的两个最重要的第二信使分别是钙和环腺苷酸（cAMP）。钙是上述 T 细胞信号转导系统中的重要组分，有两部分都需要它；钙调磷酸酶是钙依赖性酶，它的一个钙结合蛋白（钙调蛋白）也很重要。尽管跟皮肤科没有直接关系，但 cAMP 作为第二信使在 β 受体拮抗剂治疗哮喘中的作用值得注意。表 1-4 对快速耐受做了定义，β 受

体拮抗剂就有这个特点。

还要介绍另外两个重要药物以及它们对信号转导（维 A 酸）和转录因子（皮质激素）的作用。多胺途径有个过程称为炎性增生，这是银屑病和很多恶性病发病中的一个重要部分。维 A 酸能抑制鸟氨酸脱羧酶的活性，后者是多胺途径的限速酶。这种对信号转导途径酶的抑制对系统性维 A 酸在银屑病的治疗以及器官移植者中皮肤恶性肿瘤的抑制非常重要。

皮质激素通过两种机制抑制转录因子 NFκB（核因子 κB）的活性。其可增加 NFκB 抑制因子（IκB）的产生，也可直接结合并灭活 NFκB。该转录因子对很多参与炎症反应的重要细胞因子的上调起关键作用。通过 NFκB 途径发生的炎症反应有巨大的扩增潜力。同样，皮质激素（外用或者系统性）的大部分抗炎作用可能都是通过抑制这一重要转录因子实现的。目前还不清楚 I 类外用激素经常出现的快速耐受现象是否跟特定途径中受体的下调有关。

药效学——第 II 部分

代谢（药物变得偏亲水性从而利于经肾或者胆汁排泄）

这个题目将在第 60 章"皮肤科药物治疗的肝毒性"中展开讨论。这里只做一个简单摘要。多数药物都是通过 I 相反应（氧化反应）和 II 相反应（结合和解毒反应）被代谢。I 相的起始氧化反应是通过不同的 CYP 异构体完成的，后者主要存在于肝（但很多其他脏器也有，包括皮肤）。经过这些酶的作用后，药物变成亲水性更强的代谢产物，这些代谢产物为随后的结合反应提供依附位点。有时会产生反应性亲电子的中间产物，在没有充足的 II 相解毒系统存在时，它们可以诱导重要的代谢或免疫并发症（表 1-7），从而使该过程变得更为复杂。II 相结合反应（糖脂化、硫化、乙酰化）和解毒系统（例如谷胱甘肽和环氧化物酶）可以生成亲水性显著增加的代谢产物，并稳定前面提到的反应性中间产物。 问题 1-7 要注意，很多药物的代谢产物保留了原药的药理学活性（表 1-8）。伊曲康唑的代谢产物羟基伊曲康唑仍有抗真菌活性就是一个典型例子。大多数药物代谢产物都会失去药物活性。

药物遗传学着重强调上述代谢酶系统的遗传学异同。有时这些遗传学上的不同可以解释药物的特殊不良反应。与 I 相和 II 相代谢系统有关的遗传多态性如下：

表 1-7　与不良反应有关的定义

术语	定义
不良反应	药物的负性或不良效应（发生于毒性剂量或药理剂量）
特异体质	预期之外的药物不良反应
免疫特异性体质	发生在免疫学基础上的（通常由于超敏反应）、预期之外的药物不良反应[*]
代谢特异性体质	由代谢副产品（活性中间体）引发的预期之外的药物不良反应
药理学效应	预料中的药物正性或负性作用，可在正常剂量和（或）药物浓度水平发生
副作用	不良反应的同义词（强调药物的不良效应时更倾向于使用"不良反应"）
毒性/毒性效应	由于剂量和（或）药物浓度过高导致的预料中的不良效应

[*] 令人困惑的是，免疫学超敏反应可因为活性代谢产物过多而出现，导致以前正常的内源性蛋白变得具有免疫原性（见第 60 章"皮肤科药物治疗的肝毒性"）

表 1-8　皮肤科重要的前体药

前体药	活性药物
抗病毒药	
伐昔洛韦	阿昔洛韦
泛昔洛韦	喷昔洛韦
糖皮质激素	
泼尼松	泼尼松龙
可的松	氢化可的松（皮质醇）
其他免疫抑制剂	
硫唑嘌呤	巯嘌呤→硫鸟嘌呤
吗替麦考酚酯	麦考酚酸
环磷酰胺	磷酰胺氮芥
抗组胺药	
特非那定	非索非那定

1. CYP2D6 多态性　可以使异构体之间的活性相差至少 50 倍，结果之一是数种抗抑郁药（包括多塞平）会导致意想不到的深度嗜睡，以及其他一些"代谢不良"药物成为致嗜睡药物。

2. 慢性乙酰化者　该多态性的结果之一是药物诱导的红斑狼疮发生率更高。

3. 谷胱甘肽消耗［一部分是由于营养不良或人类免疫缺陷病毒（HIV）感染］ 导致这类人群发生磺胺类药物过敏的风险显著增加。

这一重要内容的关键性研究内容是发展一些检测项目，用于预测哪些患者有发生严重药物不良反应的高风险。正如口服氨苯砜患者基线葡糖-6-磷酸脱氢酶（G6PD）的检测和口服硫唑嘌呤患者基线硫代嘌呤甲基转移酶的检测能够更好地预测患者发生严重不良反应的风险。目前市面上已经有针对 CYP2D6、2C9 和 2C19 多态性的遗传学预测检验项目。

药物代谢最重要的指标是药物的半衰期。对于药物半衰期的多种亚型，如终末清除半衰期等，本章不予讨论。开始特定药物治疗后，药物半衰期对确定达到稳态的时间（4～5 个半衰期）以及终止治疗后药物被完全清除的时间（同样为 4～5 个半衰期）非常重要。

问题 1-8 药效学的这种线性模型的缺陷与前体药有关，放在药动学的两个部分之间进行讨论（表1-9）。这些前体药没有药理学活性，通常要经过对酯键或胺键的水解代谢转变为活性药物。泼尼松（前体药）到泼尼松龙（活性药物）的转换依赖于肝酶，因此，有终末期肝病的患者不能产生足够治疗量的活性泼尼松龙。一旦前体药被代谢为活性药物，我们要关注药物的分布、生物利用度和药动学，以及与其他活性药物的相互作用。

表 1-9 活性药物、活性代谢物关系的部分例证

活性药物	活性代谢物
抗组胺药	
羟嗪	西替利嗪→左西替利嗪
氯雷他定	地氯雷他定
抗抑郁药	
多塞平	去甲多虑平
西酞普兰	艾司西酞普兰
抗真菌药	
伊曲康唑	羟基伊曲康唑

排泄（亲水性药物代谢产物必须离开机体）

问题 1-9 系统性药物离开机体主要有 3 个途径，分别是：①肾排泄；②亲水性更强的药物可通过消化道的胆汁排泄；③未被吸收的口服药可经消化道排泄。排泄的药物可以是原药、代谢产物或者两者都有。相对亲水性的药物可以原药形式直接通过肾排泄。典型例子是氟康唑，其具有亲水性特征，相当一部分药物可以以原药形式直接经肾排泄。相对亲脂性药物通常须通过前面提到的Ⅰ相和Ⅱ相的代谢步骤变为相对亲水性，然后才能通过肾或胆汁途径被排泄。高亲水性利于经肾排泄，肾的排泄能力比肝胆途径大得多。

实际上，本书讨论的药物都是经过数种途径以游离或代谢产物的形式被排泄。关于这一点可以参考系统性药物的药理学关键概念一表。还有很多药物在肝结合，排泄到胆汁，随后在小肠发生水解并被重吸收（肠肝循环），如此反复循环，最终可通过肾排泄。

应谨记，对于疾病诱发或年龄相关的肾功能降低患者临床医生应减少其经肾排泄药物的剂量。典型例子是，对疾病或者年龄相关性肾功能降低的患者，如果仍给予标准剂量的甲氨蝶呤，其发生全血细胞减少和其他并发症的风险就会增加。同样，有进展期肝病的患者要适当降低经肝代谢和排泄的药物的剂量。

经皮吸收

总体原则

表 1-10 和表 1-11 列出了很多相关信息。问题 1-10 有 5 个重要因素会影响皮肤科外用药的经皮吸收：

1. 角质层厚度和屏障功能的完整性；
2. 药物分配系数——药物离开赋形剂并进入角质层的能力；
3. 药物扩散系数——药物从角质层穿透皮肤全层的能力（药物内在分子特征）；

表 1-10 经皮吸收的变量

变量	生物学结果
药物变量	
浓度	特定皮肤部位的 PCA 与外用药的浓度（而不是用量）直接相关
亲脂性	多数外用有效的药物都有一定的亲脂性
分子大小	多数有效的外用药分子量都＜600（由于分子量较低，外用他克莫司的吸收比环孢素高）
赋形剂变量（表1-11）	
脂质含量	软膏剂在转运药物至角质层脂质过程中有最合适的分配系数，因此是最强的赋形剂（溶液通常是最弱的赋形剂）
刺激性	刺激性赋形剂会改变皮肤屏障功能并增加 PCA
皮肤的固有变量	
角质层厚度	PCA 的限速位点，角质层厚度与 PCA 呈负相关
皮肤血管分布	皮肤血管分布增多可增加局部和系统性用药的效果
吸收的面积	用药面积增大会增加总体 PCA，但不增加特定部位的 PCA（对特定部位来说，浓度是更为重要的变量）
黏膜表面	内在屏障功能明显较低，通常角质层发育不良；经黏膜给药基本都能产生系统性效应

续表

变量	生物学结果
病变皮肤变量	
炎性皮肤	总体来说增加 PCA，因为屏障功能改变且血管扩张增加
溃疡	外用药疗效与系统性用药类似（腿部溃疡应用杆菌肽有过敏风险）
其他变量	
皮肤水化增加	外用药物前水化皮肤（用不同方法）能增加 PCA
药物封包	外用药物后局部（保鲜膜）或大范围（桑拿服）封包能显著增加 PCA，经皮给予系统性药物采用的程序类似
患者年龄	婴儿和儿童的体表面积与体积之比较大，因此，相对较高的吸收面积导致其系统性吸收的风险也较大

PCA＝经皮吸收

表 1-11 不同赋形剂的临床对比——概况

特性	软膏	乳膏	凝胶	洗剂/溶液
成分	油包水乳化	水包油乳化	乙醇基质中的半固体乳化	粉剂溶于水中（有些溶于油中）
相对强度	强	中等	强	弱
水化或干燥特性	水化	稍微水化	干燥	干燥（可变）
非专利药和品牌药的差异性	相对较小	可能明显	可能明显	可能明显
治疗皮炎的期别	慢性	急性到亚急性	急性到亚急性	急性
致敏风险	很低	明显	明显	明显
刺激风险	很低	很低	相对高	中等
最有效的身体部位	非皱褶部位	几乎所有部位	口腔、头皮	头皮、皱褶部位
避免应用的身体部位	面部、手、腹股沟、其他皮肤皱褶处	浸渍部位	裂缝、糜烂，还有浸渍部位	裂缝、糜烂
患者喜好	往往因为油腻不喜欢	患者接受度很高	不一定	患者接受度很高

4. 药物浓度——特定外用药物的浓度；

5. 浅表皮肤血管丛——这是外用药物被系统性吸收的部位。

问题 1-11 能增加经皮吸收的措施被认为是"双刃剑"。这些措施可增强药物的药理学作用。例如，强效激素做成软膏制剂，皮肤水化后应用，并加上全身封包，对泛发性银屑病效果极佳。缺点是，这些措施会显著增加外用激素的系统性吸收，从而增加不良反应的发生。短时间应用尚无需权衡。应用 2～3 周或更久以后就会发生系统不良反应，如体重增加、水潴留、高血压、低血钾以及向心性肥胖等。值得注意的是，所有外用药物吸收都是通过被动扩散发生的。

外用药可发生即刻过敏反应（Coombs-Gell Ⅰ型），特别是将外用药涂在有溃疡的皮肤时，被抹药物几乎可以立即进入系统循环。曾有外用杆菌肽或新霉素发生过敏的报道。同样，黏膜给药（例如眼药水、阴道栓剂、直肠泡沫或栓剂）也可导致明显的系统性吸收，并跳过小肠和肝的首关效应。尽管上述部位外用药物后出现风险的可能性较低，临床医生仍要警惕系统性吸收的可能性。

赋形剂

选择正确的赋形剂是皮肤科外用药治疗的一门艺术（表 1-11）。总体而言，赋形剂的选择和药物的选择一样重要。特定赋形剂常出现如下两种反应：

1. 刺激 最常见于高浓度的丙二醇。其他醇类或某些酸性赋形剂也可以造成刺激，尤其是对于屏障功能改变的病损皮肤。

2. 接触性过敏/敏感 常见于以水作为基质的外用药（乳膏、洗剂、溶液）中的防腐剂，包括各种对羟苯甲酸酯以及甲醛释放剂（如夸特-15、咪唑烷基脲、尿素醛防腐剂）。

临床医生要警惕赋形剂的潜在不良反应，尤其是患者外用药物治疗后改善不明显或者加重时要想到这种可能性。减少赋形剂不良反应的最简单、最安全的方法是选择不含刺激物和过敏原的外用药。如对外用制剂有疑问并希望得到更多信息时，可参考第 40 章"外用皮质类固醇"和第 53 章"刺激和过敏：何时应该怀疑外用治疗药物所致"。

快速耐受

笔者的经验是，外用强效激素（Ⅰ类）时，快速耐受是一个相当常见的现象。（这一争议性问题的其他观点可参考第 4 章"药物治疗的依从性"）。随着外用时间的增加，之前提到的可导致系统性吸收过多的措施还可以引起疗效的降低。临床医生应该知道，连续每日 1～2 次外用Ⅰ类激素（不用任何其他增加经皮吸收的方法）至炎症轻微的皮损处 2～4 周后，容易出现快速耐受。但这是一个容易逆转的过程，特别是当临床医生对快速耐受有警觉的时候。周末或者隔天用强效激素通常可以防止快速耐受的发生；完全停药一周可引起激素受体分子上调，从而导致疗效恢复。

经皮给药药物剂型

　　最后一个与皮肤科无关的局部给药途径值得在此提及。经皮给药可避免某些药物经过肝和小肠的首关代谢后生物利用度下降的问题。典型例子是雌激素经皮给药，药物可被直接吸收进入血液循环。这样就避免了口服雌激素的首关代谢问题，药物的生物利用度也得到提高。还有很多其他药物都可通过各种传送系统稳定持续地将活性成分经皮肤输入人体。

　　考虑到理解经皮吸收的重要性，我们建议有兴趣的读者从"推荐阅读"中找到相应章节了解更详细的信息。希望所有读者都能通过原理、临床例证以及图表，充分理解经皮吸收中的重要概念，以及药物赋形剂的重要性。本书中与外用药有关的三章中，每一部分都会阐述经皮吸收的原理。

推荐阅读

Systemic drugs

Buxton ILO, Benet LZ. Pharmacokinetics: the dynamics of drug absorption, distribution, metabolism, and elimination. In: Brunton LL, Chabner BA, Knollman BC, editors. *Goodman and Gilman's the pharmacologic basis of therapeutics*, 12th ed. New York: McGraw Hill; 2011. pp. 17–39.

Blumenthal DK, Garrison JC. Pharmacodynamics: molecular mechanisms of drug action. In: Brunton LL, Chabner BA, Knollman BC, editors. *Goodman and Gilman's the pharmacologic basis of therapeutics*, 12th ed. New York: McGraw Hill; 2011. pp. 41–72.

Gonzales FJ, Coughtrie M, Tukey RH. Drug metabolism. In: Brunton LL, Chabner BA, Knollman BC, editors. *Goodman and Gilman's the pharmacologic basis of therapeutics*, 12th ed. New York: McGraw Hill; 2011. pp. 123–43.

Relling MV, Giacomina KM. Pharmacogenetics. In: Brunton LL, Chabner BA, Knollman BC, editors. *Goodman and Gilman's the pharmacologic basis of therapeutics*, 12th ed. New York: McGraw Hill; 2011. pp. 145–68.

Percutaneous absorption

Burkhart C, Morell D, Goldsmith L. Dermatogic pharmacology. In: Brunton LL, Chabner BA, Knollman BC, editors. *Goodman and Gilman's the pharmacologic basis of therapeutics*, 12th ed. New York: McGraw Hill; 2011. pp. 1803–32.

第2章 皮肤科药物治疗的安全性最大化原则

Stephen E. Wolverton

赵　娜　译　娜仁花　审校

概述

本章内容在该书中较为特殊，所阐述的原则包括科学、文献报道、个人经验和共识。本章不提供参考文献，我们鼓励读者在其他章节中选择性阅读与相关药物或药物分类有关的详细信息和参考文献。由于系统性用药比外用或者皮损内用药的潜在风险更大，因此所举例证多数针对系统性药物治疗。

问题 2-1 有 4 个词可以概括药物安全性最大化的措施：预见、预防、诊断和治疗。药物安全性最大化的主要目标是：

1. 预见什么样的患者（有合并症及同时服用其他药物者）和什么治疗方案有可能发生严重不良反应；

2. 采取安全性措施预防不良反应的发生；

3. 在不良反应发生的早期、可逆阶段及时诊断；

4. 采用安全有效的手段治疗不良反应。

笔者将会列举很多系统性用药安全性和疗效最大化的常用原则。针对每一原则都会列出几种相关药物例证。

与其他医学专业不同，皮肤科医生在系统性用药时通常需要更加谨慎，原因如下：皮肤科的系统性用药多是从其他专业用药发展而来，如风湿免疫科、肿瘤科、感染科和移植外科等。通常这些专业的患者病情更严重，甚至危及生命，而皮肤科患者病情相对较轻。任何领域的临床医生都要避免药物不良反应风险大于疾病本身风险的情况发生。这是皮肤科系统用药需要仔细监测的基本原则。必须增强药物安全性、降低治疗风险。

如何针对药物不良反应做到最佳预见、预防、诊断和治疗，从而使药物安全性最大化是本章和本书的核心主题。这比仅仅监测不良反应意义更为深远。我们的最终目的是：①使患者用药的安全性最大化；②增加患者和医生应用系统性药物的舒适度；③为了降低医学法律学方面的风险，遵照正确的标准化方案进行。这些目标是相互依赖的。例如，遵照标准化治疗时，患者安全性就是这些标准的焦点。另外，药物治疗中临床医生将患者的安全和精神安慰视为核心问题时，医学法律学上的风险也可被忽略。当患者要同时承担系统性药物治疗的疗效和风险时，患者和医生就形成一种治疗伙伴关系。

要明确标准化治疗的确切来源有一定难度。

问题 2-2 总体来讲，来源有以下一种或多种：

1. 专业的正式治疗指南，例如美国皮肤科学会的诊疗规范；

2. 制药公司关于某药的治疗指南，如异维 A 酸（iPLEDGE）在育龄期妇女的应用；

3. FDA 咨询委员会的推荐，如 20 世纪 80 年代初提出监测氨苯砜的血液系统并发症的指南；

4. 会议出版物，如 2004 年出版的异维 A 酸治疗痤疮的共识指南；

5. 来自医药公司的、在 FDA 监督下的、提供医生和其他卫生保健从业人员最新药物不良反应信息的信件。这些信件通常以"亲爱的卫生保健从业人员"（以前以"亲爱的医生们"）开头。

现实情况是，药物的标准化治疗经常有数种来源，有时会有一定程度的分歧。

历史上的标准化治疗是基于社区医生的实践。现在进入信息时代，我们希望创建的标准化治疗能适用于全国，甚至是全球。这些标准应被看作指南，而不是命令，应依据患者个体情况及科学证据拥有一定灵活性。

我们一定要尽力确保药物的严重不良反应绝不发生。 问题 2-3 　最严重的不良反应的特征包括：① 突然发作；② 没有先兆症状；③ 没有预见性实验室检查；④ 基本不可逆；⑤ 潜在后果很严重。严重不良反应包括：① 血液学并发症（硫唑嘌呤或甲氨蝶呤引起的全血细胞减少，氨苯砜引起的粒细胞缺乏）；② 异维 A 酸致畸；③ 皮质激素引起骨质疏松；④ TNF（肿瘤坏死因子）抑制剂引起的机会性感染。减少各种并发症的原则的阐述见于本章的如下四个部分。

首先是几个基本概念。无论临床医生多么谨慎，迟早都可能出现药物治疗导致患者不良后果发生的情况。由于人体的不可预知性，任何风险降低系统都不是完美的。如果患者和医生组成强有力的治疗伙伴，或者医生能和患者一起快速诊断并处理药物并发症，则可出现如下较好的结果：① 患者疗效最佳化；② 医生能完成道德义务；③ 医学法律学风险最小化。临床医生对意外并发症必须保持终生学习的态度，仔细分析每一例发生药物并发症的病例，并学习如何避免类似不良反应发生。

下面将列出增强皮肤科用药安全性的 33 项原则，以及超过 80 种特定药物治疗的例证。

预见

这部分内容被分为 5 个小部分：① 患者选择；② 患者教育；③ 基线实验室检查及相关检查；④ 同时应用的其他药物——药物相互作用；⑤ 参考指南——危险因素。

患者选择

原则 1

仔细比较疾病风险和对该患者进行药物治疗的风险，即风险-风险评估。

● 系统性应用大剂量激素治疗严重寻常型天疱疮的风险和同样方案治疗落叶型天疱疮或局限性获得性大疱性表皮松解症的风险比较。

● 口服环孢素 6～12 个月治疗小面积斑块型银屑病的风险和同样方案治疗严重泛发性坏疽性脓皮病的风险比较。

原则 2

选择能理解治疗方案且依从性好的患者，这样在预防和监测系统性用药引起的严重并发症方面，患者能够配合医生。这方面的典型例子包括：

● 长期接受大剂量泼尼松治疗的患者避免突然中止治疗的重要性——有发生下丘脑-垂体-肾上腺轴（HPA 轴）并发症的风险，如艾迪生危象。

● 育龄期妇女应用异维 A 酸治疗过程中避孕的重要性。

● 严重银屑病患者长期甲氨蝶呤治疗过程中，以及育龄期妇女长期口服阿维 A 治疗银屑病过程中避免大量饮酒的重要性。

原则 3

就药物不良反应风险来说，患者并不是"生来平等"的。有可能发生如下严重不良反应的患者（除了与用药方式相关的特定反应外）包括：

● 甲氨蝶呤的肝毒性：肥胖、酗酒、糖尿病、肾功能不全患者。

● 皮质激素和骨质疏松：绝经后妇女，特别是瘦削、不爱活动者。

● 皮质激素和骨质疏松：近期有明显局部伤口、酗酒、吸烟以及已经存在或潜在高凝血性疾病者。

● 有多发性硬化病史或家族史、应用 TNF 抑制剂的患者。

基本原则是针对患者临床表现选择最安全有效的治疗方案与患者进行"配对"。"配对"将不同危险因素与患者特定临床表现联系起来。最佳例证是甲氨蝶呤，它治疗类风湿关节炎（RA）的风险明显低于治疗银屑病的风险。这种风险降低是由于：① 风湿科医生对患者的选择更加谨慎；② RA 患者发生代谢综合征的风险明显低于银屑病患者。

患者教育

系统性药物治疗过程中会有很多可变因素，有时候临床医生很难完全把握。因此，患者（通常缺乏医学常识）不能理解药物治疗风险很常见。问题 2-4 患者至少需要了解如下信息：①如何用药，尤其是正确的剂量和时间；②可能发生的不良反应；③发生什么症状要告知医生；④采用实验室和相关的诊断性化验进行监测。尤其在告诉患者重要脏器或系统可能发生严重危险时，患者的情绪反应常提示我们可能难以长时间进行这种治疗。上述要点和其他概念是下面这些原则的基础。

原则 4

仔细而全面的患者教育是知情同意的核心（见第 68 章）

● 患者是决定治疗计划的主要参与者，临床医生要用简单易懂的文字向患者解释相关事项。

● 另外，在开始治疗前，患者有权提出问题并有充足时间来考虑。

原则 5

使用患者手册，用简单平实的语言强化药物治疗的重要信息和相关指导。

● 临床医生必须强调手册中的关键信息，但手册永远代替不了正确的医患沟通。

● 应指导患者，如对手册有任何疑问均需告知医生。

● 要指导患者治疗中发生异常症状需及时报告（即便他们不能肯定这些症状是否由治疗所引发）。

● 患者手册信息来源于国家银屑病基金会（银屑病的系统性治疗，包括生物制剂）、制药公司（阿维 A/阿维 A 胶囊）和美国医学联合会（激素及很多其他药）。

可以考虑针对你常处方的药物建立你个人的患者教育小手册。

原则 6

教育患者如果出现多种症状要及时报告，因为这对发现药物的严重并发症非常重要。这些症状可能在患者手册中没有被强调过。

● 皮质激素引起的骨坏死：受累关节出现明显的局灶性疼痛伴活动受限（尤其是髋、膝和肩关节）。

● 异维 A 酸引起的假性脑瘤：头痛、视力改变、恶心和呕吐。

● TNF 抑制剂引发的机会性感染：发热及局部症状（如咳嗽）。

● 氨苯砜引起的过敏症状：发热、乏力、咽痛、淋巴结肿大以及麻疹样皮疹。

开放的医患沟通这一双向通道对系统性用药安全性最大化至关重要。就改善治疗结果来说，临床医生在沟通方面多花的任何时间都会有所回报。

基线实验室检查及相关检查

有出现药物并发症可能性的任何脏器和系统都需要在起始治疗前做基线评估。极少有例外情况。如果某一脏器系统有基础疾病，在应用某种可能导致该脏器或系统异常的药物时，该脏器或系统发生进一步损害的可能性就会明显增加。

原则 7

评价任何可能受累脏器或者药物排泄脏器的基线状态。与之相似，如果某种药物会诱发代谢异常，就要确定基线状态时是否存在这种代谢缺陷，当然前提是存在相关的检测手段。

● 基线肝功能和肝炎病毒血清学检查：甲氨蝶呤的肝毒性（甲氨蝶呤的靶器官）。

● 基线肾功能评估，至少检测血清肌酐，如果可能加上肌酐清除率：甲氨蝶呤的肝毒性或全血细胞减少（甲氨蝶呤的排泄器官）。

● 基线眼科检查除外白内障：补骨脂素和紫外线 A 光化学疗法（PUVA）（PUVA 的靶器官）。

● 基线化验确定高血糖或高血脂：泼尼松治疗（泼尼松可加重代谢异常）。

原则 8

选用最佳试验预测患者发生某种不良反应的风险。这类试验通常只在基线时进行（理想化的希望是未来会有更多预测性试验手段出现）。

● 基线 G6PD 水平：预测氨苯砜引起溶血反应的严重程度（该试验不能预测氨苯砜引起患者出现粒细胞缺乏或超敏反应综合征的风险）。

● 基线硫代嘌呤甲基转移酶水平：预测硫唑嘌呤发生血液系统并发症的风险，并指导最佳用药剂量（该试验不能预测硫唑嘌呤的肝毒性或超敏反应综合征）。

还有几种药物无需基线试验，但需要一些其他试验。如长期大剂量泼尼松治疗的终末阶段，测量上午（通常大约 8 a.m.）皮质醇的水平可以评价 HPA 轴的功能；而基线试验于此则无必要。有时候需要延迟基线检查。例如，如果已明确患者能耐受药物、从药物中获益并且需要长期治疗，笔者会要求应用甲氨蝶呤治疗 6～12 个月的患者接受延迟基线超声引导下肝活检。总而言之，总体原则是：如果你决定在患者系统性药物治疗过程中要监测某一指标，做一个基线检测比较稳妥。

同时应用的其他药物——药物相互作用

整个第 65 章都是讲药物相互作用的。然而，在这里我们仍然要强调某些原则。大多数药物相互作用是可以被预见并被避免的。真正危及生命的药物相互作用很少见，而且被大家所熟知。 问题 2-5 下面这些原则与三类药物相互作用有关，对系统性用药安全性最大化至关重要。

原则 9

预见并避免联合应用对同一脏器有损害的药物。

● 四环素或米诺环素联合异维 A 酸：假性脑瘤。

● 羟氯喹联合氯喹：抗疟药引起的视网膜病（米帕林可与二者任一联用，因为米帕林本身不会诱导视网膜病）。

● 甲氨蝶呤和二代维 A 酸类药物（以前的阿维 A 酯，现在的阿维 A）：可能增加肝毒性。

原则 10

避免联用两种可改变相同代谢途径的药物。

● 甲氨蝶呤和复方磺胺甲噁唑片：增加全血细胞减少的风险，因为这两种药物都会抑制叶酸代谢。

● 硫唑嘌呤和别嘌醇：增加血液系统并发症的风险，因为这两种药物影响类似的嘌呤代谢途径。

原则 11

预见并避免联用经细胞色素 P450（CYP）途径代谢的药物，尤其是其中某一药物治疗指数很窄的时候。

● 利福平（CYP3A4 酶诱导剂）联合激素性避孕药：避孕药疗效降低，有意外妊娠的可能。

● 酮康唑或红霉素（CYP3A4 酶抑制剂）联合环孢素：由于血液中环孢素水平升高，导致肾毒性增加。

药物相互作用非常复杂，不能仅停留在当下（见第 65 章）。有时药物上市几年后才发现有严重的、甚至危及生命的相互作用。在特定 CYP 酶抑制剂存在的情况下，特非那定、阿司咪唑或西沙必利（上市后数年被发现）可引起致命性心律失常——尖端扭转型室性心动过速。尽量保持信息更新，利用电子信息资源掌握药物的相互作用。建议多与药剂师沟通，以更有效地应对这些棘手问题。

参考指南——危险因素

通常，随着时间的推移，各种系统性药物所涉及的风险会逐渐明了。随着新数据的不断发表，人们对各种相关风险的关注度可能升高或降低。并且，随着科研信息的发布，一些新的危险因素可能得到阐明。

原则 12

问题 2-6 系统性治疗的某些风险或危险因素可能会在药物上市后多年才被发现。如前所述，对于标准化治疗的持续关注是非常重要的。

● PUVA 治疗：增加男性生殖器部位鳞状细胞癌的风险（特定危险因素——男性，PUVA 治疗中没有用衣物对会阴部进行保护）。

● PUVA 诱发黑色素瘤：一生照射超过 250～350 次的患者为高危人群（特定危险因素——PUVA 照射次数过多）。

● 米诺环素超敏反应综合征或米诺环素诱发的红斑狼疮：药物上市后 10 年才弄清这些并发症的风险程度。

● 酮康唑的肝毒性：药物上市后数年才弄清全部风险及致死性不良反应的程度。

原则 13

与之相反，随着新的科学证据的积累，之前被认定的不良反应的风险程度也可能会降低。

● 抗疟药引起视网膜病：风险远远低于之前的认知，主要源于对抗疟药剂量的掌握，也可能与更多地选择羟氯喹而不是氯喹有关。

● PUVA 引起白内障：因为有了 UVA 保护性眼镜，所以风险主要来自依从性较差的患者。

● 泼尼松短时应用和骨坏死风险：尽管这个问题在法律层面上还不确切，但科学证据已经否定了短时系统性应用激素会导致骨坏死的说法。

原则 14

很多时候，有关某种药物不良反应的必要信息还不够详尽，临床医生必须就相关预防措施做出决定。

● TNF 抑制剂（依那西普、阿达木单抗、英利昔单抗）和结核的风险：起始治疗前，至少做一个基线纯蛋白衍生物（PPD）试验（高风险患者可选择性拍 X 线胸片）。

● TNF 抑制剂（依那西普、阿达木单抗、英利昔单抗）和脱髓鞘病的风险：起始治疗前，至少确定患者是否有多发性硬化及相关脱髓鞘病变病史及家族史。

临床医生必须及时更新药物不良反应风险的相关信息。真正重要的新风险常会被广泛甚至重复传递给临床医生，来自 FDA 的"亲爱的卫生保健专业人员"信件就是很常见的传递这种信息的载体。

预防

这部分内容分为 3 个小部分来阐述：①患者应采取的降低风险的措施；②使药物风险最小化的治疗性干预；③风险发生的时间和用药错误。

患者应采取的降低风险的措施

原则 15

患者应采取所有合理的保护措施，以预防严重不良反应发生。

● PUVA 治疗时预防男性生殖器部位鳞状细胞癌：治疗时穿下体护身或短裤。

● PUVA 治疗时预防白内障：治疗时戴不透明护目镜，日落前进行户外活动时戴防紫外线眼镜。

使药物风险最小化的治疗性干预

多数情况下患者都会从系统性用药中获益，但也有不良反应发生的可能性令人担忧。如果药物治疗对患者至关重要，同时采用降低不良反应的治疗措施在多数情况下也是合情合理的。

原则 16

应用所有合理的辅助性治疗手段，以降低发生不良反应的风险。

● 接受甲氨蝶呤治疗的患者每天接受叶酸治疗：预防消化道不良反应及降低全血细胞减少的风险（最好所有接受甲氨蝶呤治疗的患者都应用叶酸）。

● 钙片、维生素 D，可能还包括雌激素、双磷酸盐、甲状旁腺激素（PTH）类似物或鼻降钙素：长期接受超生理剂量系统性激素治疗的患者要应用（风险高的患者要用多种预防性治疗）。

风险发生的时间和用药错误

预防不良反应需要高度的关注，包括经常监测（那些最严重不良反应的发生有特定时间的药物）及细致的患者宣教（避免严重的用药错误）。无论哪种情况，医生都应积极主动地将药物治疗的安全性最大化。

原则 17

对系统性用药，要了解药物不良反应出现的可能时间，并在过程中仔细监测患者反应。

● 氨苯砜引起粒细胞缺乏或氨苯砜超敏反应综合征：两者都发生在治疗的第 3～12 周之间（米诺环素超敏反应综合征：最大风险发生时间也大致如此，尤其是治疗的最初 2 个月）。

● 甲氨蝶呤或硫唑嘌呤引起全血细胞减少：最大风险发生在治疗的最初 4～6 周，治疗后期药物相互作用也可以是诱发因素。

● 泼尼松致骨坏死：泼尼松治疗 2～3 个月后风险明显增加（这种风险与患者全身出现库欣样改变平行）。

原则 18

细致的患者宣教可以很大程度上避免用药错误，对那些不太依从的患者需反复核对。用药错误可以是漏服或者剂量加倍。

● 甲氨蝶呤每周用药方案：很多文献报道甲氨蝶呤引起全血细胞减少是由于粗心的患者每日用药所导致。必要时让另一位护理人员或家庭成员将药物分放到一周用的药盒每一天的格子中，尤其是对于老年患者。

● 激素避孕药和异维 A 酸或沙利度胺：育龄期妇女要严格避孕。口服避孕药漏服一天都有可能使这些致畸药物造成伤害。

诊断

这部分内容被分为 5 个小部分：①参考指南做监测；②团队合作使药物安全性最大化；③应用最佳检测手段；④高危预测；⑤高效而全面的记录。

参考指南做监测

正如前面预见部分所提到的，新的科学证据会导致标准化治疗指南的更新或者修正。并且随着这种新的科学信息的发布，人们对药物不良反应担心的程度会随之增加或者降低。

原则 19

保持知识更新，以便能在早期可逆阶段及时诊断系统性药物治疗的重要并发症。

● 应用甲氨蝶呤时行 X 线胸片检查以发现肺炎：对类风湿关节炎患者来说，甲氨蝶呤引起的肺炎是重要危险因素。与之相反，最新的甲氨蝶呤指南认为，该并发症对银屑病患者来说基本可以忽略，因此无需每年行 X 线胸片检查。

● TNF 抑制剂（依那西普、阿达木单抗、英利昔单抗）和结核菌素皮肤试验或 γ 干扰素释放试验（IGRA）：考虑到近年来结核病发病率的回升以及 TNF-α 在稳定肉芽肿反应中的作用，指南建议起始治疗前要对患者进行结核筛查。

团队合作使药物治疗的安全性最大化

尽管近年医疗管理的趋势是为节省费用而将医疗细化，限制跨专业领域工作，但对于降低医疗风险来说，团队合作势在必行。 问题 2-7 团队是由处方医生、患者，甚至很多时候还包括患者的全科医生以及另一位专家组成，团队作用很重要。药剂师和医生及相关人员在这个团队中起关键性作用。团队的每名成员在增强系统药物安全性方面都有重要作用。

原则 20

患者除了要在药物并发症的早期阶段就向临床医生进行汇报外，还要在家里进行并发症监测。

● 环孢素或激素与高血压：越来越多的患者家里备有血压表或电子血压计，因此可以很方便地在家里自行监测不良反应。要告诉患者血压升高到什么水平需告知处方医生或者全科医生。

● 激素和家庭血糖监测：尽管对有糖尿病史的患者需仔细斟酌系统性激素治疗的必要性，但很多时候确实需要这种治疗。家庭血糖监测就为监测和随诊提供了方便。

● 激素和体重增长：对于代偿良好的充血性心力衰竭患者来说，简单的家用体重计对发现库欣样改变或体液增加很有帮助。

原则 21

医生的查体对发现或证实药物不良反应的早期体征非常重要。

● 对接受 PUVA 或系统性免疫抑制治疗的患者进行全身皮肤检查：发现黑素瘤、鳞状细胞癌和基底细胞癌（或者它们的前驱改变）。

● 神经方面检查（筛查），氨苯砜引起的运动神经病变和沙利度胺引起的感觉神经病变：处方医生先进行筛查，可能还需要专业医生进行确诊。

● 氨苯砜、米诺环素或硫唑嘌呤引起的麻疹样皮疹和相关的超敏反应综合征：患者发现后由处方医生确诊。

原则 22

与另一位会诊医生共同处理通常是团队合作使用药安全性最大化的重要部分。

● 介入放射科医生：需对长期接受甲氨蝶呤治疗的患者行超声引导下肝活检。

● 眼科医生：PUVA 和抗疟治疗监测指南的一部分。

● 全科医生：需要处理患者激素治疗后血压或血糖的升高，或处理长期接受系统性维 A 酸或环孢素治疗的患者的高脂血症。

应用最佳检测手段

原则 23

保持知识更新，选用最佳检测手段，因为它们的敏感性和准确度更高，能在可逆阶段发现重要的不良反应。

● 激素性骨坏死诊断：对早期诊断来说，磁共振显著优于传统的 X 线，可择期行中心减压，以保住患骨或关节。

● 激素性骨坏死诊断：就早期发现骨密度降低而言，双能 X 线吸收测量法比传统 X 线有更高的敏感性。

● 甲氨蝶呤肝毒性诊断：超声引导下肝活检准确度非常高，并且可以避免对大血管和胆管的损伤，为肝活检提供更好的安全性。

原则 24

要认识到检测手段可为临床医生提供很多补充信息。

● 甲氨蝶呤肝毒性的转氨酶水平和肝组织学检查：一种检查（转氨酶）确定肝细胞毒性，而另一种方法（肝活检/组织学）确定从脂肪肝到局灶性纤维化再到肝硬化进展的可能性。两种检查相结合对肝的监测非常重要。

● 检测转氨酶（血清谷草转氨酶和谷丙转氨酶）以发现氨苯砜、硫唑嘌呤和甲氨蝶呤的肝毒性：两种转氨酶有很好的敏感性和特异性。如果转氨酶显著升高，再进行辅助性肝胆管梗阻的检测［胆红素、碱性磷酸酶、γ-谷氨酰转肽酶（GGT）］。

高危预测

如前所述，就系统性药物治疗不良反应的发生风险来说，不是所有患者都"生来平等"。临床医生对高风险情况的掌握和推测能力越强（并能相应提高对不良反应的监测），就越能使药物治疗的安全性最大化。

原则 25

问题 2-8 对于高风险患者、检查结果异常者及高风险期通常为治疗的早期患者,实验室监测和相关诊断性检查应更为频繁。

原则 26

问题 2-9 要熟悉不同的实验室检查和相关监测手段的关注阈值(到了这个阈值就要考虑减量或者增加监测频率)和临界值(到这个数值就要终止治疗,有可能是无限期终止)。下面列出的第一组数值是关注阈值,第二组是临界值。

- 白细胞计数　　＜350　　　　＜2500～3500
- 血红蛋白　　　10～11　　　　＜10
- 血小板计数　　＜100 000　　　＜50 000
- 三酰甘油　　　＞400～500　　＞700～800
- 肌酐　　　　　增加30%　　　＞40%～50%（高于基线值）
- 谷草转氨酶 /谷丙转氨酶　1.5～2.0 倍　＞2.5～3.0 倍（超过正常值上限）
- 双能 X 线吸收测量法　T 积分－1.0～－2.5　T 积分＜－2.5

问题 2-10 意识到上面这些检测结果范围仅仅为临床医生提供大致参考对读者来说很重要,而关注实验室指标变化的速度以及总体趋势也同样重要。不论是实验室指标异常,还是这些指标变化较快,临床医生要记住四个可能的选择（取决于特定患者的临床情况）：

1. 暂时或无限期中止药物治疗;
2. 降低药物剂量;
3. 增加监测频率;
4. 继续谨慎治疗的同时治疗不良反应。

这些选择并不互相排斥,通常上述步骤中的几个可以同时进行。再次强调,关键是了解哪些情况会导致临床高危的出现,随后小心谨慎地进行治疗。

高效而全面的记录

对皮肤科治疗的最新进展保持持续更新的状态是很难的,也很难在用药记录中记录下方方面面。这些问题包括:

1. 记录知情同意讨论;
2. 在治疗的不同阶段及用药剂量调整时,实验室检查的频率变化;
3. 记录哪些患者没有按计划进行实验室检查;
4. 通知患者实验室检查结果,尤其是异常结果,以及针对这些异常结果的处理;

5. 如何有效记录上述步骤 2～4。

忙碌的从业者应该怎么做?

幸运的是,我们所处的电子/信息时代为我们提供了新的解决方案。20 世纪 80 年代笔者会手写随诊患者的化验结果流程图,但从 20 世纪 90 年代直到 21 世纪,多数实验室能够将化验结果从电脑里直接打印出来。同样,多数电子病历能将一段时间内的化验结果做一个总结。当临床医生能很容易地找到之前的 2～3 次化验结果时,很多进一步的决定也变得容易一些。

对接受系统性药物治疗的患者,应有一个复核系统以避免漏掉随访或漏做实验室检查的现象。一般来说,如果没有通过邮件或电话告诉患者化验结果,让患者自行打电话来询问（在特定期限内）是有益的。还有一个节省时间的方法是,只有化验结果出现异常时才告知患者。实际上,即便化验结果都正常,临床医生（或医生的辅助人员）也必须与患者联系,讨论用药剂量的调整,因而需要对这些进行记录和沟通。

下面列出一些原则,其中有些与其他章节有重叠（如第 68 章"知情同意和风险管理"）。

原则 27

医学法律学有一项重要宣言,即"没有书面记录,便等于没有做"。临床医生需要在缜密性和有效性中间找到平衡点。笔者认为口述记录更容易找到这种最佳平衡点,并认为声音识别软件是记录这种重要知情讨论的最有效手段。

原则 28

如果可能,对风险较高的药物建立备份系统,以防止因患者、医生、办公室员工或实验室工作人员的疏忽而丢失（希望不发生）。

原则 29

使用一切可能的电子设备记录系统用药安全性最大化的重要信息。

治疗

这部分内容将被分成两个小部分进行讨论:
1. 如果发生相对轻微的并发症应该怎么做;
2. 如果发生严重并发症应该怎么做。

如果发生相对轻微的并发症应该怎么做

系统性药物治疗的绝大多数并发症都相对轻微且可控。如果沟通渠道畅通,临床医生没有抵触情绪,适时适当采取相应解决方案处理并发症，将患者利益放在首位，出现严重并发症和不良结果的可能性很小。在这一简短的部分里，我们讨论一下在预期和预防步骤不成功时，处理不良反应的常用方法。值得一提的是，这些原则也适用于外用或皮损内用药引起的并发症。

原则 30

如果不能确定严重不良反应是否已经发生，先让患者停用药物。临床医生通常至少有数天时间（停药后）可以考虑如何处置，并与相关会诊医生进行沟通。做决定的过程中有几个重要因素：

- 所治疗的疾病的严重程度。
- 患者所经历的并发症的危险程度，特别是持续用药并发症会不会骤然加重。
- 出现问题的药物是否是治疗该疾病的唯一有效药物。
- 骤然停药是否存在重大风险——特别是长期接受大剂量系统性激素治疗的患者突然停药的风险及引发艾迪生危象的可能性。

原则 31

如果系统性药物为患者治疗所必需，那么当药物引起一些不太严重的并发症时，可用特定药物来针对性治疗并发症。

- 维 A 酸或激素引起的高脂血症：同时应用他汀类或吉非罗齐。
- 激素或环孢素引起的高血压：应用降压药。治疗环孢素引起的高血压时，需要同时保持最佳肾血流量。

如果发生严重并发症应该怎么做

原则 32

问题 2-11 较为严重的并发症通常都有特定的补救办法，尽管这些办法可能花费巨大，或者对患者造成终生影响。

- 激素引起的骨坏死：中心减压（如果早期诊断）或关节置换手术（如果骨坏死较重）。
- 甲氨蝶呤引起的全血细胞减少：如果早期发现，亚叶酸急救很有效，跟大剂量甲氨蝶呤治疗肿瘤的补救方法一样。
- 甲氨蝶呤、酮康唑、氨苯砜引起的肝衰竭：最坏的结果是患者需要肝移植。
- 激素或 PUVA 引起的白内障：结果比 10 年、

20 年前好得多，因为白内障摘除后晶状体植入的安全性和可靠性非常高。

原则 33

少数并发症无法补救，因此要不惜一切代价避免发生。

- 维 A 酸或沙利度胺的致畸性：要做到绝对而完全的避孕。
- 抗疟药引起的视网膜病：尽管现在的监测和治疗手段能减少该并发症的发生，但仍要十分小心。

最后的一点想法

基本原则：理想目标是临床医生读完这一章后将这些原则付诸实践，不再让任何一个患者承受系统性药物不良反应所带来的痛苦。事实上，这是不可能的。更为现实的思维方式应该是这样的：

1. 临床医生要完全掌握、预见严重危险因素并尽力防止严重并发症的发生。

2. 即使临床医生谨慎地遵照本章讨论的原则进行工作，某些罕见的严重不良反应仍不能完全避免。当问题出现时，临床医生要在早期可逆阶段快速作出诊断。

3. 一旦确诊，应快速有效地对并发症进行处理，必要时请相关科室会诊。做任何用药决定时，都要把患者安全放在第一位。

4. 越严重、不可逆的并发症，越要努力确保其不会发生（比如维 A 酸和沙利度胺的致畸性）。

5. 用积极的态度防止并监测不良反应的发生，与患者形成真正的治疗伙伴关系，那么系统性用药的法律学风险就基本可以忽略不计。

6. 如果药物的严重并发症真的发生（几乎在任何医生的职业生涯中都不可避免），最成功最专业的处理方法包括三部分：

（a）无论何时，坚守在侧，与患者一起努力。

（b）为了患者利益，掌握药物不良反应的所有信息。

（c）关注你职业生涯中那些从该药或疗法中获益（并继续获益）的患者。

制订周密的治疗计划、正确监测药物不良反应，从而实现成功治疗，对患者和医生来说都有巨大的满足感。请认真有效地应用本章中讨论的原则，加上本书其他章节详述的策略，希望你的患者都能得到安全有效的治疗。

推荐阅读

Wolverton SE. Systemic drugs for psoriasis. The most critical issues. *Arch Dermatol* 1991;127:565–8.

Wolverton SE. Monitoring for adverse effects from systemic drugs used in dermatology. (CME Article) *J Am Acad Dermatol* 1992;26:661–79.

Wolverton SE. Major adverse effects from systemic drugs: defining the risks. *Curr Probl Dermatol* 1995;7:1–4

第3章 多态性：为什么药物反应存在个体差异

Stephen E. Wolverton

赵 娜 译 娜仁花 审校

概述

本章主要讨论影响系统性用药的内源性和外源性因素。药物不良反应（ADR）通常与药物毒性有关，但 ADR 也可导致药物疗效降低。了解药物相互作用及药物代谢对正确选择用药非常重要。

药物不良反应经常发生，并导致医疗系统的巨大浪费。Pirmohamed 和同事针对 18 000 例住院患者进行了一项前瞻性研究[1]，结果发现 6.5％ 的患者是因为不良反应导致住院。而且据推测（来自一项有争议的研究），在美国每年有 100 000 例死亡患者是药物不良反应所致[2]。

由于本章的主要焦点是多态性，因此明确变异性和多态性的定义很重要。**问题 3-1** 二者的定义与受体亲和力及很多其他生物学特性有关，而在本章，则用来表示参与 I 相和 II 相药物代谢的酶的活性。概念上，变异性被定义为单一钟形曲线，而多态性被定义为两个或更多的钟形曲线。遗传学上，这与某等位基因（SNP，单核苷酸多态性）的特定突变有关。多态性是一种变异，研究人群中有超过 1％ 的人出现[3]。

患者评估

最初的患者评估要包括详细病史，特别是患者的人口统计学信息、伴随疾病、目前用药和过敏信息。肾功能随年龄增长而降低，会导致很多药物的清除减弱。在药物治疗前，除了评估肾功能还要了解肝功能及其他疾病的情况。患者的种族有助于预测药物代谢酶的遗传变异性。必须获得患者所用的全部药物清单，包括处方药、所有维生素、草药及非处方药（OTC）。在询问患者的过敏信息时，必须明确患者不能服用的所有药物，以及服用后出现的症状。这样做有利于区分致命的不良反应和药物不耐受。

影响药效（包括不良反应）的因素

药物从吸收到排泄过程中的每一点都会有变异性，知道哪些因素最终影响患者的药物耐受性和治疗结果非常重要。

吸收

胃肠道

外源性和内源性因素都能改变胃肠道（GI）的吸收。抗酸药能改变胃 pH 值，从而影响药物吸收，如酮康唑在酸性环境中吸收更好（表 3-1）[4]。其他药物可充当胃肠道结合树脂的作用，从而抑制吸收。有证据表明，铁能结合吗替麦考酚酯，从而抑制后者的吸收（表 3-1）[5]。胃肠道的通过时间对药物吸收的变异性影响很小[4]。抗胆碱药能减慢通过时间，而某些疾病状态，例如克罗恩病和溃疡性结肠炎，能显著增加通过时间。

P 糖蛋白

P 糖蛋白（PGP），一种膜结合转运蛋白，能影响胃肠道的药物吸收。作为肠道首关效应的一部分，PGP 能通过活性 ATP 水解酶将细胞内的药物清除[6]。PGP 可影响环孢素的生物利用度（表 3-1）[4]。肾和肝内也发现高水平的 PGP，后者在这些部位实现药物清除。

表 3-1　皮肤科重要药物的吸收[4-5]

药物	吸收部位	要点
酮康唑	胃肠道	酸性环境下吸收更好
吗替麦考酚酯	胃肠道	不要与铁同服：铁与其结合并抑制其吸收
环孢素	P 糖蛋白	影响生物利用度

Ⅰ 相和 Ⅱ 相药物代谢

药物代谢是指通过增加溶解度或将前体药转化为活性药物成分（以及毒性代谢产物）以促进药物清除的过程。经典药物代谢被分成两个部分，即 Ⅰ 相和 Ⅱ 相反应。尽管命名如此，但实际上这些反应的发生是没有顺序的。Ⅰ 相反应包括分子内修饰，即氧化、还原以及水解。Ⅱ 相反应通过乙酰化、糖脂化、硫化（也称为磺化）和甲基化导致药物与内源性物质结合。最常见的是，Ⅰ 相氧化反应产生一个结合位点，与 Ⅱ 相的较大极性支链相结合。Ⅰ 相和 Ⅱ 相反应都是让药物变得更加亲水，从而促进药物经肾或肝胆系统排泄。

药物代谢——Ⅰ 相反应

细胞色素 P450 酶系统概述

细胞色素 P450（CYP）酶系统在药物代谢中起首要作用。70%～80% 的 Ⅰ 相反应是由各种 CYP 酶负责催化的。这些酶存在于多数细胞的内质网中，但浓度有所不同。肝细胞中 CYP 酶的浓度最高。

命名

CYP 酶根据分层命名系统进行分类。第一个数字代表酶家族，后面的字母代表亚族。最后的数字代表某个基因。同一家族内至少 40% 的氨基酸序列有同源性，而亚族内的同源性至少为 77%。

问题 3-2 尽管有超过 50 个 CYP 酶家族，但只有 6 个 CYP 异构体（CYP1A2、2C9、2C19、2D6、2E1、3A4）在药物代谢中发挥重要作用（表 3-2）[7]。在这 6 个异构体中，除了 CYP2E1 以外，其他所有异构体都在皮肤科医生关注的药物相互作用中发挥重要作用。CYP1A2、2C9、2C19 和 2D6 都有多态性[7]。

问题 3-3 不同异构体的药物代谢百分比有所不同，CYP2C9、2D6 和 3A4 是药物代谢中最重要的酶（表 3-2）[7]。

表 3-2　被不同 CYP 异构体代谢的药物比例[7]

CYP 异构体	被该异构体代谢的所有药物的比例
CYP1A2*†	5%
CYP2A6	2%
CYP2B6	2%～4%
CYP2C8	1%
CYP2C9*†	10%
CYP2C19*†	5%
CYP2D6*†	20%～30%
CYP2E1	2%～4%
CYP3A4*	40%～45%
CYP3A5	<1%

* 最常参与药物相互作用的 CYP 异构体。
† 有多态性的 CYP 异构体

CYP 多态性

问题 3-4 很多 CYP 异构体都表现出明显的遗传多态性。大约 40% 的 CYP 依赖性药物代谢是通过多态 CYP 酶完成的[8]。不同个体表现出的酶活性可以各不相同。根据酶活性，人体被分为：

1. 慢代谢型（PM） 酶活性很低，甚至缺乏；
2. 中间代谢型（IM） 酶活性降低；
3. 快代谢型（EM） 酶活性处于平均水平；
4. 超快代谢型（URM） 酶活性特别高[4,7]。

这对治疗指数较窄的药物很重要。如果临床医生判断患者是某一药物的 PM，那药物的起始剂量就要偏低，以防止不良反应的发生。另一方面，如果患者是 URM，临床医生就可以更积极地提高药物剂量以达到治疗浓度，而无需担心患者出现不耐受的情况。

除了 CYP 异构体的遗传变异性，药物代谢还受其他药物及物理因素影响。药物可以通过抑制或诱导酶的活性而影响多种 CYP 异构体。

药物对 CYP 异构体的抑制或诱导

药物对 CYP 异构体的抑制在药物不良反应中有重要作用。抑制可降低相关细胞色素的代谢作用，进而增加药物水平和毒性。这种反应在用药 1～2 次后即可出现，最大抑制出现在稳态水平[4]。这种抑制通常是竞争性的，但也有少数非竞争性抑制药物可导致 CYP 改变、失活或破坏。

诱导 CYP 异构体可通过增加酶的水平或活性导致代谢活性的增加。CYP 酶的诱导过程比抑制过程要慢得多（一周或更长），因为诱导依赖于其他 CYP 酶的合成。一旦诱导剂被去除，酶诱导的持续时间依赖于新形成的酶的降解。

CYP1A2 多态性

CYP1A2 的功能主要是代谢几种抗精神病药和茶碱。环境和遗传因素都可影响 CYP1A2 的活性，这些因素可导致其活性出现高达 60 倍的差异。吸烟产生的烟草副产品及口服避孕药都是 CYP1A2 的诱导剂[9]。咖啡因是 CYP1A2 的常见底物[9]。编码 CYP1A2 的基因的多态性已被发现，有 16 个已知的等位基因。这些遗传因素可引起 35％～75％的 CYP1A2 活性变化[9]。不同种族的多态性频率也有所不同。亚洲和非洲人群的 CYP1A2 活性要低于白种人。不吸烟人群中，慢代谢型的发生率在澳大利亚、日本和中国分别为 5％、

14％和 5％[9]。

CYP3A4 变异性

CYP3A4 负责 40％～45％的 Ⅰ 相反应以及 70％的胃肠道 CYP 活性[4,7]。CYP3A4 在肝和肠道内与 P 糖蛋白共同表达[10]。尽管不同人群间遗传变异性很小，但不同个体的酶活性可以相差 20 倍[4]。CYP3A4* 1B 是最常见的变异等位基因（表 3-3），它与 CYP3A4 活性降低有关[10]。肥胖可降低 CYP3A4 活性，导致底物活性增加。很多药物和补品也可影响其活性。要注意的是，伊维菌素是 CYP3A4 的底物[10]。其他有关 CYP3A4 的底物、抑制剂和诱导剂的详细信息见第 65 章 "药物相互作用"。

表 3-3　CYP3A4 易变等位基因的流行程度[10]

人群	CYP3A4* 1B	CYP3A4* 3
白种人	4％～9％	2％
非洲人	69％～82％	0
加纳人	71％	0

CYP2C9 多态性

10％的药物代谢是由 CYP2C9 完成的。〔问题 3-5〕尽管已发现超过 100 种 SNP，但仅 2 种等位基因变异体（CYPAC9* 2 和 CYP2C9* 3）能通过抑制 CYP 活性显著降低底物亲和力（表 3-4）。只有纯合子 CYP2C9* 3/* 3 被认为有重要临床意义，在多数人群中它仅占 0.5％，有很低的 CYP 活性[11]。CYP2C9* 3 变异体可能也在苯妥英诱导的皮肤不良反应中发挥一定作用（见后面的 "药物不良反应" 部分）[12]。就 CYP2C9 活性而言，* 1/* 1 基因型表现正常活性，* 1/* 2 活性略有降低，* 2/* 2、* 1/* 3 和 * 2/* 3 基因型的活性中等程度降低（表 3-4）[11]。流行病学研究表明，不同种族人群有不同的 CYP2C9 基因型（表 3-4 和表 3-5）。白种人 CYP2C9 有显著的变异性，* 2 是最常见的变异等位基因；而亚洲和非洲人后裔主要是活性正常的 * 1/* 1 基因型[15-16]。没有发现诱导剂的等位基因变异体。华法林是 CYP2C9 的底物，在临床中很重要。氟康唑对 CYP2C9 的抑制可导致华法林的水平显著升高，进而导致出血的风险增高。

表 3-4　CYP2C9 多态性活性：不同人群的发生率[11,13-14]

人群	研究人数	正常活性*（EM）(CYP2C9*1/*1)	轻度降低*（IM）(CYP2C9*1/*2)	中等降低*（IM）(CYP2C9*2/*2、CYP2C9*1/*3、CYP2C9*2/*3)	活性很低*（PM）(CYP2C9*3/*3)
非洲人	150	87%	8.7%	4.3%	0
非裔美国人	100	97%	2%	1%	0
白种人	1383	65.3%	20.4%	13.9%	0.4%
中国人	115	96.5%	0	3.5%	0
日本人	218	95.9%	0	4.1%	0
西班牙人	157	49.7%	15.9%	34.3%	0

* 每列数字代表给定种族人群中该种 CYP2C9 活性水平的比例

表 3-5　CYP2C9 遗传多态性流行情况[15-17]

种族	CYP2C9*1*1	CYP2C9*1*2	CYP2C9*1*3	CYP2C9*2*2	CYP2C9*2*3	CYP2C9*3*3
白人（平均）	65%	20%	12%	1%	2%	1%
亚洲人（平均）	96%	0	4%	0	0	0
非洲人	93%～96%	4.2%	2.1%	0	0	0
中国蒙古族	93%	0	7%	0	0	0
埃及人	66.3%	19%	12%	2.4%	0	0.4%
希腊人	62%	20%	13.5%	1.5%	2.8%	0
伊朗人	82%	10.5%	0	7.5%	0	0
南部伊朗人	41.2%	37.8%	9.5%	10.1%	1.3%	0
意大利人	62%	17.2%	14.5%	2.7%	2.2%	1.3%
日本人	95%	0	4%	0	0	1%
俄罗斯人	68%	18.2%	11.3%	0.6%	1.2%	0.3%
瑞典人	66.7%	18.6%	11.6%	0.4%	1.6%	0.6%
英国人	69.9%	19%	0.06%	0.003%	0.006%	0

* 每列数字代表特定种族人群中有这种 CYP 异构体的比例

CYP2C19 多态性

概况

质子泵抑制剂和很多抗惊厥药是 CYP2C19 异构体代谢的第一底物。所有药物代谢中大约 5% 是由该异构体参与完成的。

某些重要的等位基因

问题 3-6 有几种等位基因变异体[18]（CYP2C19*2～CYP2C19*8）无酶活性，因此导致 PM 表型。这种表型占人群的 1%～23%，亚洲人出现率更高，非裔美国人和白种人最低（表 3-6）[19]。某些 CYP2C19 基因型的流行率在下面有详细叙述，*2/*2、*2/*3

和*3/*3 都是慢代谢型（表 3-7）[16-17]。

表 3-6　不同人群中 CYP2C19 慢代谢型的发生频率[19]

人群	研究人数	PM
日本人	399	19.5%
韩国人	309	12.1%
菲律宾人	52	23.1%
中国人	538	15.6%
中东人	537	3.0%
非洲人	684	3.9%
欧洲白人	2291	2.9%
非裔美国人	291	1.4%
美国白人	422	2.6%

表 3-7　CYP2C19 遗传多态性流行情况[16-17]

种族	CYP2C19*1*1	CYP2C19*1*2	CYP2C19*1*3	CYP2C19*2*2	CYP2C19*2*3	CYP2C19*3*3
中国	36.7%	38.2%	5.8%	5.8%	11%	1.4%
中国蒙古族	51%	35%	6%	6%	1%	1%
哥伦比亚	83.5%	15.3%	0	1%	0	0
埃及	78.5%	20%	0.4%	0.8%	0	0
希腊	76%	22%	0	2%	0	0
印度	35%	55%		10%	0	0
伊朗	75%	22%	0	3%	0	0
伊朗南部	74	25%	0.6%	0.6%	0	0
意大利	79.4	18.8%	1.6%	0	0	0
俄罗斯	76.6	19%	0.3%	1.7%	0.3%	0
斯洛文尼亚	68.2	30%	0.7%	0.7%	0	0

* 每列数字代表特定种族人群中有这种 CYP 异构体的比例

酮康唑不仅是 CYP3A4 的较强抑制剂，它还可以抑制 CYP2C19 异构体，尽管它不是后者的底物。由于很多被 CYP2C19 异构体代谢的药物也能被 CYP3A4 代谢，因此这种双重抑制很重要[19]。

CYP2D6 多态性

概况

CYP2D6 有明显的药物遗传学变异（多态性），它参与很多药物的代谢，特别是精神科用药和心脏用药。问题 3-7 CYP2D6 表现出显著的多态性，已报道的有超过 90 种等位基因变异体。有 20%～30% 的药物通过该途径被代谢（表 3-2）[4,7]。因为其重要作用，CYP2D6 得到了广泛深入的研究[20]。与 CYP2C9 不同，能改变酶活性的 CYP2D6 等位基因很常见。不同等位基因型之间的酶活性可以相差 1000 倍[7]。这个特性在临床上导致不同个体间对药物剂量的耐受可相差至少 50 倍。多塞平就是一个例证，作为 CYP2D6 的底物，不同患者用药剂量可以相差极大。

某些重要的等位基因

根据活性水平，CYP2D6 多态性根据如下活性水平分类：PM、IM、EM 和 URM[21]。大多数人都是 EM 表型，属正常水平。欧洲人群中有 4 个等位基因（CYP2D6*3、*4、*5 和 *6）与酶活性降低关系最密切，也被称作 PM 表型[20,22]。这些 PM 表型可见于 1.5%～10% 的白人，但在很多亚洲人群（泰国、中国、日本）中只占 0～1.2%（表 3-8）。重要的是，两个无效等位基因导致 6% 的白种人完全缺乏

CYP2D6 酶[3]。

很多人有 IM 基因型，特别是生活在非洲和东亚某些地区的人群[22]。在这些 IM 基因型人群中，CYP2D6*10 常见于东亚人群，而 CYP2D6*17 常见于非洲人群[22]。

表 3-8　不同人群中 CYP2D6 多态性发生频率[20-21,23-27]

人群	PM	IM	EM	URM
白人				
美国人	6.86%～7.7%	9.8%	83.33%	4.3%
英国人	8.9%	14.7%	77%	—
波兰人	8.3%			
瑞士人	10%			
丹麦人	—			0.8%
德国人	7.7%			0.8%
瑞典人	—			1%
西班牙人	—			10%
土耳其人	1.5%			8.7%
克罗地亚人	0～3%			4.0%
非洲人				
非裔美国人	1.9%～8%	29.78%	63.11%	4.9%
尼日利亚人	0～8.1%			—
加纳人	6.0%			
埃塞俄比亚人	1.8%			29%

续表

人群	PM	IM	EM	URM
南非人	19%	—		—
亚洲人				
日本人	0	—		—
中国人	<1.0%	—		0.9%
泰国人	1.2%	—		
印度人	1.8%～4.8%	—		
沙特阿拉伯人	1%～2%	(3%～9%)*		21.0%
拉丁美洲人				
哥伦比亚人	6.6%			1.7%
墨西哥人	3%～2%			—
巴拿马人	2.2%～4.4%			—
（美国印第安人）尼加拉瓜人	3%～6%			—

* 代表本组 IM 中 CYP2D6 活性降低的比例

基因复制

CYP2D6*2 等位基因可发生基因复制，通常导致 URM 表型，因此标准药物剂量仅能达到很低的药物浓度。人群研究发现，CYP2D6*2 基因复制的发生率差异很大。对欧洲国家 CYP2D6*2 基因复制的基因型研究表明，其发生率为 1%～10%，不同国家有所不同。29% 的埃塞俄比亚黑人和 21% 的沙特阿拉伯人存在 CYP2D6*2 基因复制[20]。

CYP2D6 测试

尽管 30 多年前人们就已了解 CYP2D6 的多态性，但基因分型还没有进入医疗常规[22]。

关于 CYP 药物相互作用的其他信息来源

临床医生在给予系统性用药的处方时，应该认识到与 CYP 有关的药物相互作用。网站 www. drug-interactions.com 是一个很有价值的参考工具，便于评价与 CYP 有关的药物相互作用[28]。它很全面地列出了对临床有意义的主要 CYP 异构体的底物、诱导剂或抑制剂等药物[28]。该网站为读者提供药物相互作用方面的文献[28]。

不久的将来，主要 CYP 异构体及多态性的相关测试方法将会上市（见"遗传多态性检测"部分）。目前

这些检测主要在某些实验室进行。

二氢嘧啶脱氢酶

Ⅰ 相代谢的另一个例子是氟尿嘧啶（5-FU）的代谢[29]。5-FU 是一种化疗药物，用于治疗实体肿瘤。外用剂型主要用于治疗皮肤癌前病变（光线性角化病）及非黑素瘤性皮肤肿瘤。其不良反应限制了应用。代谢 5-FU 的主要酶——二氢嘧啶脱氢酶（DPD）和 5-FU 的靶点——胸苷酸合酶（详细信息见后面关于胸苷酸合酶的部分）都有很多功能性遗传变异体[30-31]。

超过 80% 的 5-FU 会被 DPD 快速代谢，所以 DPD 缺乏的患者接受 5-FU 治疗后会出现严重的神经毒性[30]。DPD 缺乏的患者头皮外用 5-FU 也可以出现严重的胃肠道和血液系统毒性[32]。因此，DPD 缺乏是外用 5-FU 的禁忌证[33]。

目前已发现 DPD 基因的多种遗传变异体。最常见的多态性是被称作 DPD*2A 等位基因的剪接位点突变，它可以导致酶缺乏性 DPD[30]。DPD*2A 等位基因与 5-FU 引起的毒性有关，特别是白细胞减少症和黏膜炎[30]。研究表明，这种效应与性别强烈相关，因为杂合性 DPD*2A 在男性患者与 FU 引起的毒性有关，而在女性则无关[30]。

很多实验室都可以做 DPD*2A 的遗传学测试，而且某些实验室还可以进行 DPD 酶缺乏试验。例如 ITT 实验室进行的 DPD 酶试验，2009 年的价格是 450 美元（www.ittlabs.com）[34]。人群中约有 1% 的人 DPD 多态性是杂合性的[29]。然而，目前 DPD 遗传学测试与临床的相关性和适应证仍不明确，外用 5-FU 前对 DPD 酶缺陷的筛选还没有列入治疗常规。

药物代谢——Ⅱ 相反应（表 3-9）

P 糖蛋白

概况

渗透性糖蛋白（P 糖蛋白，PGP）是一种 ATP 活化泵，由于它在多种药物（尤其是化疗药）耐受中的作用，近年来受到高度关注。本质上来说，PGP 可将细胞内分子泵出到细胞外间隙，并对抗被动扩散，特别在胃肠道内，从而导致药物的净吸收降低[35]。它对药物吸收的影响大于对药物清除的影响。

PGP 的多态性

目前已发现编码 PGP 的多药耐药-1（MDR1）

表 3-9　Ⅱ相酶的多态性[3,8,30,34,37,39-40,42,49,53,58-59,61]

Ⅱ相反应	多态性	药物，临床重要性	可用的测试
P 糖蛋白（PGP）	MDR1 基因	影响数种药物的吸收、分布和清除	MDR1 基因表达
硫代嘌呤甲基转移酶（TPMT）	高（正常）TPMT 活性：TPMT* 1（见于 89%～90% 的人群）降低的 TPMT 活性：TPMT* 3C、* 3A 和 * 2（在人群中占 0.3%，* 3A 见于白种人，* 3C 见于亚洲和非洲人群）中间活性：TPMT* 1 和 TPMT* 3C、* 3A 或 * 2 的杂合子（在人群中占 10%～11%）	硫唑嘌呤（ADR：骨髓抑制）、巯嘌呤（6-MP）和硫鸟嘌呤	1）表型：通过外周血红细胞裂解物测定红细胞中 TPMT 活性 2）基因型：DNA 芯片研究 3）等位基因检测：快速聚合酶链反应-限制性片断长度多态性（PCR-RFLP）TPMT* 3A、* 3C 等位基因检测
N-乙酰转移酶-2（NAT₂）	快速乙酰化者：NAT2*4、* 12、* 13 慢速或中等速度乙酰化者：NAT2* 5、* 6、* 7、* 14S	异烟肼、普鲁卡因、肼屈嗪、磺胺类（ADR：各种各样）	NAT₂ 多态性检测：检测的临床实用性不明确
葡糖-6-磷酸脱氢酶（G6PD）	G6PD 编码基因	砜类（尤其是氨苯砜）、磺胺类、伯氨喹，ADR：溶血性贫血 对其他抗疟药的影响稍小（氯喹和羟氯喹）	1）荧光斑点试验，测量人群中红细胞的 G6PD 活性 2）高铁血红蛋白或尼罗蓝硫酸盐还原 G6PD 研究，评价个体红细胞 3）G6PD 基因型
谷胱甘肽 S 转移酶	GSTM1 无效基因型，见于大约 50% 的欧洲白种人	皮肤外用煤焦油，GSTM1 无效个体可发生更严重的诱变剂暴露	通过聚合酶链反应（PCR）分析 GSTM1 的基因型
胸苷酸合酶	TS 5'-UTR 3R/3R TS 3'-UTR 6bp 缺失 RFC 80A	甲氨蝶呤（TS 3R/3R、TS 6bp 缺失、RFC 80A：ADR 增加）、5-FU（TS 2R/2R：毒性增加；TS 2R/3R、TS 3R/3R：对抗腹泻）	5'-UTR 重复序列的基因型，应用有限

基因的遗传多态性。多种等位基因都与小肠内低水平 PGP 表达相关。Hoffmeyer 和同事进行的一项研究表明，PGP 表达的降低与地高辛浓度上升有关[36]。

MDR1 基因还存在种族变异性。MDR1 基因检测可帮助确定哪些人群存在 PGP 药物相互作用的高风险[37]。

PGP 多态性的临床意义

PGP 和 CYP3A4 的底物特异性有明显重叠[38]。这种重叠使得对 PGP 多态性和药物相互作用的评估变得复杂。尽管有证据表明 PGP 可能在药物相互作用中发挥重要作用，但目前该发现在临床的应用还很有限。

硫代嘌呤甲基转移酶

概况

问题 3-8 硫代嘌呤甲基转移酶（TPMT）是一种催化剂，参与硫唑嘌呤、巯嘌呤（6-MP）和硫鸟嘌呤的代谢和灭活。它可将巯嘌呤转化为失活的甲基巯嘌呤

核苷酸，以及将硫鸟嘌呤转化为失活的代谢产物（图 3-1）[39,42]。TPMT 活性降低导致硫鸟嘌呤水平增加，从而导致毒性增加[40]。TPMT 缺乏患者体内积聚的硫鸟嘌呤核苷酸（6-TGN）与骨髓抑制相关[41]。反之，TPMT 缺乏者由于不能将 6-MP 转化为 6-甲基巯嘌呤（6-MMP），导致 6-MMP 核苷酸数量降低。由于 6-MMP 与硫唑嘌呤诱导的肝毒性有关，因此 TPMT 适中和 TPMT 缺乏患者发生肝毒性的风险较低[41]。基于上述原因，在开始免疫抑制剂治疗前确定 TPMT 活性非常重要，以保证治疗药物的浓度并降低致命性不良反应的发生。

TPMT 多态性

TPMT 的遗传多态性导致多种表型。89%～90% 的白种人有很高（正常）的 TPMT 活性，这种高活性归因于 TPMT* 1 的纯合子表达[3,42]。目前已发现大约 17 个 TPMT 的等位基因变异体[43]。其中，有 3 个变异等位基因（TPMT* 3C、* 3A、* 2）导致超过 95% 的个体 TPMT 活性降低。TPMT* 3A 是白种人主要的

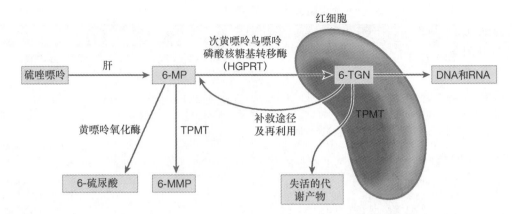

图 3-1　硫唑嘌呤的代谢途径　With permission from el-Azhary RA. Azathioprine: current status and future considerations. Int J Dermatol 2003；42：335-41

变异等位基因，而 TPMT*3C 是亚洲人和非洲人最常见的变异等位基因[42]。这些等位基因的杂合子表达以及 TPMT*1 都会导致 TPMT 中等活性[42]。人群中有 10%～15% 的人被归到这一类[3]。大约 0.3% 的白种人 TPMT 的活性很低，甚至没有活性。这些人是两种低活性变异等位基因的纯合子或杂合子，因此在接受硫唑嘌呤治疗时发生严重骨髓抑制的风险较高[3,42]。流行病学研究表明，不同种族间 TPMT 不同活性的比例差异非常大（表 3-10）[43-48]。

表 3-10　不同人群中硫代嘌呤甲基转移酶的多态性[43-48]

人群	研究人数	EM	IM	PM
埃及人	200	97%	3%	0
美国白人	1222	89.2%*	10.2%	0.6%
日本人	522	97.1%	2.5%	0.4%
意大利人	103	87%	2.5%	0.4%
法国白人	468	91.9%	7.9%	0.2%
中国人	426	99.8%	0.2%	0

* 该人群中有 1.8% 的人有非常高的 TPMT 活性，因此是 URM

TPMT 多态性的检测方法和临床应用

在美国，对社区医生来说，患者评估变得越来越容易。有很多实验室可以进行 TPMT 评估。两种常用检测方法：①将外周血红细胞裂解，通过测定 TPMT 在红细胞中的活性来确定 TPMT 表型[40]；②进行 DNA 排序，可以更快、性价比更高地确定 TPMT 基因型。基于酶活性和基因型的 TPMT 测定都是很好的筛选手段[8]，但两种测试都有缺陷和不足。酶活性可受到生理或环境影响，使用药物、近期输血、吸烟以及肾功能不全都可以影响结果的准确性[43]。TPMT 基因型研究表明，有时表型和基因型结果会不一致，多见于中等活性人群。研究发现一致率为 76%～99%。随着 DNA 排序包括越来越多

的少见等位基因，基因型研究与表型的一致性也变得更高[43]。而且，新引进的针对 TPMT*3A 和*3C 等位基因的快速基因聚合酶链反应（PCR)-限制性片断长度多态性（RFLP）试验有可能在标准实验室进行[49]。这些试验使得在采用硫唑嘌呤治疗之前进行范围更广的 TPMT 多态性筛查成为可能。

根据患者 TPMT 多态性检测结果，给予合适剂量的硫唑嘌呤。如果患者是野生型纯合子——TPMT*1，标准剂量应为 2～2.5mg/(kg·d)[42]。如果患者是 TPMT*1 和一个变异等位基因（中等活性）的杂合子，那么硫唑嘌呤的剂量要降低 15%～50%。有个案报道，用硫唑嘌呤治疗杂合型 TPMT 缺乏儿童严重特应性皮炎时，剂量降低 50% 不仅增加安全性，疗效也有增加[41]。如果患者有两个变异等位基因（TPMT*3A、*3C 或*2），其 TPMT 活性就明显降低，因此不推荐对他们应用硫唑嘌呤，如果必须使用，剂量要降低 90%（见第 14 章"硫唑嘌呤"）[42]。

N-乙酰转移酶

概况

N-乙酰转移酶-2（NAT₂）负责许多外源性物质的乙酰化。给母体化合物加上一个乙酰基可以增加药物的亲水性，从而促进药物清除。

NAT₂ 多态性

20 世纪 50 年代发现接受异烟肼治疗的结核病患者药物清除率存在很大个体差异[3]，后来发现是因为代谢异烟肼的 NAT₂ 的多态性所致。

问题 3-9　目前已发现至少 25 个 NAT₂ 等位基因变异，有些与种族间酶活性差异有关（表 3-11）[50-51]。NAT₂ 酶活性分为快速、中等和缓慢（类似于 EM、IM、PM）。快速乙酰化见于 NAT2*4、NAT2*12 和

NAT2*13 纯合子[3]。快速乙酰化者需要较高剂量药物，以减少治疗失败的可能性。NAT2*5、*6、*7、*14S 组成的等位基因与缓慢或中等乙酰化有关[3]。这些缓慢乙酰化者更容易发生毒性不良反应，包括普鲁卡因胺和肼屈嗪引起的药物性狼疮、异烟肼引起的神经病变和磺胺类引起的中毒性表皮坏死松解症[3]。研究还表明缓慢乙酰化的儿童发生某些实体肿瘤和某些 IgE 介导的食物过敏的风险较高[52]。然而，虽然有 40%～70% 的白种人是缓慢乙酰化者，但严重不良反应却很罕见，很可能有其他因素参与该过程[8]。因此，NAT$_2$ 多态性检测在临床工作中的实用性仍存在疑问。

表 3-11　不同人群中 N-乙酰化转移酶-2（NAT$_2$）的多态性[43-48]

人群	研究人数	快速乙酰化者等位基因	缓慢乙酰化者等位基因
美国白人	421	24%	76%
欧洲白人	434	26%	74%
西班牙白人	504	22%	72%
非裔美国人	214	35%	65%
拉丁美洲人	148	40%	61%
非洲土著人	102	27%	73%
日本人	224	67%	33%
中国人	254	53%	47%
韩国人	85	68%	32%
菲律宾人	100	40%	61%
土著居民（澳大利亚人）	49	41%	59%

葡糖-6-磷酸脱氢酶

概况

葡糖-6-磷酸脱氢酶（G6PD）在磷酸戊糖途径（PPP）中催化第一步反应，使全身的 NAPD 还原为 NADPH。NADPH 在谷胱甘肽还原中起重要作用，后者对于阻止氧化应激对细胞的损害非常重要[53]。由于红细胞缺乏线粒体，PPP 是 NADPH 的唯一来源，因此 G6PD 缺陷性红细胞对氧化应激异常敏感，可引起显著溶血。临床常见的例子是用伯氨喹治疗疟疾患者引起溶血。

G6PD 多态性

20 世纪 50 年代，人们发现 X 染色体上 G6PD 基因的多态性可导致部分口服伯氨喹的非洲患者出现贫血。受累个体的 G6PD 酶活性很低[3]。这种酶活性的

降低源于单碱基替换，后者使天冬酰胺变为天冬氨酸，从而导致溶血性贫血。

问题 3-10　尽管已发现超过 400 种 G6PD 变异体，但只有 30 种 SNP 突变与 G6PD 功能改变有关[54]。流行病学研究发现，疟疾流行区 G6PD 缺陷的发生率也更高，这是由其抗感染的保护性作用所致（表 3-12）[55-57]。

表 3-12　不同人群的葡糖-6-磷酸脱氢酶（G6PD）缺陷[55-57]

人群	研究人数	缺陷
非裔美国人	6366	男性 11.4% 女性 2.5%
科威特人	1080	6.5%
阿拉伯联合酋长国人	496	9.1%
墨西哥人	4777	0.71%
印度人	3166	10.5%
意大利白人	85 437	0.9%
尼日利亚人（约鲁巴族）	721	男性 23.9% 女性 4.6%

对 G6PD 有影响的药物

目前已发现大约 24 种药物会导致 G6PD 缺陷患者出现不同程度的溶血（表 3-13）[53]。皮肤科医生在处方砜类（特别是氨苯砜）和磺胺类药物时要警惕，因为这些药物在 Ⅱ 相代谢时都依赖于 G6PD。尽管伯氨喹可导致 G6PD 缺陷患者出现溶血，但皮肤科应用的其他抗疟药（氯喹和羟氯喹）只引起轻微溶血，见第 19 章"抗疟药"。

蚕豆、感染和生理应激都可以诱发 G6PD 缺陷个体溶血。

G6PD 检测方法和局限性

用氨苯砜和其他能增加红细胞氧化应激的药物前要常规筛查 G6PD 缺陷。定量评估是最常用的 G6PD 缺陷筛选方法。G6PD 活性是根据它将红细胞内 NADP 还原为 NADPH 的能力来测定的[58]。荧光斑点试验是最常用的测试方法，可以直接看到被荧光标记的 NADPH。但某些患者群的 G6PD 试验结果可能不准确。例如，如果 X 染色体失活，杂合子型 G6PD 突变的女性会有两种红细胞——有 G6PD 活性者和没有 G6PD 活性者[58]。

与测定红细胞群 G6PD 活性的荧光斑点试验不同，高铁血红蛋白或尾罗蓝硫酸盐还原试验测定的是个体红细胞 G6PD 活性，因此结果更准确[58]。但近期有过溶血和输血会导致结果不准确。此时，可

表 3-13 因 G6PD 缺陷而改变的、有 Ⅱ 相代谢的药物[53]

药物类别	具体例证
抗疟药	伯氨喹
磺胺类	磺胺
	磺胺醋酰
	磺胺吡啶
	磺胺二甲噁唑
其他抗微生物制剂	呋喃妥因
	螺旋霉素
砜类	氨苯砜
	三唑砜
其他药物	乙酰苯胺
	呋喃唑酮
	格列本脲
	异丁腈
	尼立达唑
	苯肼
	非那吡啶
相关化学制剂	苯胺染料
	亚甲蓝
	萘（卫生球）
	甲苯胺蓝
	尿酸氧化酶

通过对患者家庭成员的测定来了解其 G6PD 活性，结果也很可靠，因为 G6PD 基因出现自发突变的可能性非常低；另一个选择是确定患者的基因型，在突变已知的情况下，基因型确定对所有患者群都很可靠[5]。

谷胱甘肽 S 转移酶

谷胱甘肽 S 转移酶参与煤焦油的致癌衍生物的解毒[8]。大约 50% 欧洲白人的谷胱甘肽 S 转移酶（GST）活性很低或缺如，因为他们的基因型是无效 GSTM1[8]。皮肤外用 2% 煤焦油后，无效 GSTM1 个体尿中排泄的 1-羟基芘含量是酶活性正常个体的 2 倍[8]。因此，无效 GSTM1 个体外用煤焦油时可发生更严重的诱变剂暴露[8]。一些科研实验室可通过 PCR 分析确定 GSTM1 的基因型。

胸苷酸合酶和叶酸途径中的其他多态性

皮肤科常用药甲氨蝶呤为叶酸类似物，可以竞争性抑制二氢叶酸还原酶（DHFR）[60]。甲氨蝶呤还可以直接抑制胸苷酸合酶（TS）。通过 DHFR 的下游作用，甲氨蝶呤亦可影响亚甲基四氢叶酸还原酶（MTHFR）的活性，后者可将高半胱氨酸（同型半胱氨酸）转化为甲硫氨酸。甲氨蝶呤相关不良反应包括肝毒性、胃肠道症状和急性骨髓抑制，从而导致 30% 的患者终止治疗[60-61]。这些不良反应与 TS 和 MTHFR 的多态性相关。

有证据表明 TS 基因启动子区域的多态性会影响甲氨蝶呤代谢和临床反应[61]。胸苷酸合酶（TS）5'-非翻译区（UTR）3R/3R 纯合子基因型与银屑病患者口服甲氨蝶呤而未同时补充叶酸出现的不良反应有很强的相关性[40,61]。并且，TS 5'-UTR 3R 等位基因也与甲氨蝶呤疗效差相关[61]。TS 3'-UTR 缺失 6 个碱基对的等位基因还与甲氨蝶呤毒性增加有关[40,61]，其中包括在未补充叶酸的情况下谷丙转氨酶水平升高的风险增加 8 倍[61]。未补充叶酸的患者因发生不良反应而终止治疗的概率要加倍，这进一步证明了补充叶酸的重要性。而且很多由多态性导致的不良反应在补充叶酸后可减弱甚至消退[61]。

5-FU 是化疗药，能强烈抑制 TS，这也是该药的主要靶位点[30]。与甲氨蝶呤不同，TS 2R/3R 或 3R/3R 基因型与 5-FU 引起不良反应（特别是腹泻）的风险降低有关[30]。而 TS 2R/2R 基因型则可以增加 5-FU 不良反应发生的风险[30]。

人群中有 8% 的人存在 MTHFR C677T 多态性，它导致不耐热变异体产生，活性降低至野生型的 30%[60]。C677T 多态性可增加甲氨蝶呤的不良反应风险，进而导致治疗终止。上述不良反应主要是肝酶升高，可能与高半胱氨酸水平增加有关[60]。但不同研究产生的结论有所不同，有些研究认为 MTHFR C677T 多态性与甲氨蝶呤毒性没有相关性[61]。

另外，有关 MTHFR 多态性对氟尿嘧啶疗效的影响的研究出现了不同的临床结果。一些研究表明 MTHFR 677C>T 与 FU 疗效较好有关，然而 MTHFR 多态性对 FU 毒性的影响似乎微不足道[30]。

甲氨蝶呤与叶酸途径相互作用，因此有研究分析了还原叶酸载体（RFC）多态性的影响。RFC 80A 等位基因最近被证实与甲氨蝶呤毒性有关[61]。

与遗传多态性有关的皮肤严重药物不良反应

对临床医生来说，未来的个体化用药为医学带来极大希望，因为在提高药物疗效的同时还可降低副作用及不良反应。实际上，在美国药物不良反应每年可造成 6% 的住院率和超过 100000 例死亡[40]。不良反应发生的原因是多方面的，个体反应受到年龄、肝肾功能、药物间相互作用以及影响药物代谢从而改变药效和毒性的遗传多态性等的影响[40]。

新的研究进展增加了我们对遗传学风险的了解。

有些商用遗传学试验可用于检测这种风险。与不良反应有关的遗传学变异包括某些 HLA 等位基因（表3-14）。在药物特异性方面，中国汉族人群的 HLA-B* 1502 与卡马西平诱发的重症多形红斑（Stevens-Johnson 综合征）和中毒性表皮坏死松解症（SJS/TEN）有关[40,62-63]，而与卡马西平引起的轻型麻疹样皮疹或超敏反应综合征无关[40]。另外，HLA-B* 1502 有种族特异性，主要见于亚洲人，特别是中国汉族人群，而白种人没有这种相关性[40,62-63]。

表 3-14　皮肤严重药物不良反应的 HLA 遗传学标记

药物	严重 ADR 的遗传学标记	种族相关性
卡马西平	HAL-B* 1502	中国汉族[38,62]
别嘌醇	HAL-B* 5801	中国汉族[64]
阿巴卡韦	HAL-B* 5701 HAL-DQ3 HAL-DR7[62]	
奈韦拉平	HAL-B* 3505（皮疹） HAL-DRB1* 0101（超敏反应综合征±皮疹）[66]	感染 HIV 的泰国人（B* 3505）[65]

另外，51 例别嘌醇诱发严重皮肤不良反应的汉族患者中，100％都存在 HLA-B* 1502 等位基因，而另外 135 例别嘌醇耐受的患者该比例仅为 15％[64]。可惜的是，目前 HLA 检测很贵，限制了它的应用[62]。

与之相似，HLA-B* 5701 等位基因与阿巴卡韦引起的超敏反应有关[40]。HLA-B* 5701、HLA-DQ3 和 HLA-DR7 的联合可以 100％预测阿巴卡韦相关性超敏反应[62]。

奈韦拉平是一种价格低廉的非核苷酸逆转录酶抑制剂，在某些资源有限的国家常被用于 HIV 的治疗[65]。有数据表明，在泰国 HLA-B* 3505 能预测奈韦拉平诱发的所有类型皮肤药物反应。另外，数据表明 HLA-DRB1* 0101 和奈韦拉平超敏反应有关，后者包括肝炎、发热和（或）皮疹，但与孤立性皮疹无相关性[66]。奈韦拉平诱发的不良反应更容易发生在治疗前 CD4 水平较高的患者[65-66]。目前认为 CD4 阳性 T 细胞必须高至一定数量方可诱发相关的不良反应[65]。如果女性 CD4 细胞计数＞250/μl，男性 CD4 细胞计数＞400/μl，建议避免应用奈韦拉平[67]。

其他可能与严重皮肤不良反应有关的遗传学标记正在评估中。对日本患者的研究发现，Toll 样受体 3 基因多态性、特定 Fas 配体多态性和 IL-13 基因多态性与 SJS/TEN 有关[68-70]。

苯妥英也被称为二苯乙内酰脲，可导致严重皮肤不良反应。近年小样本研究发现苯妥英诱发的皮肤不良反应可能与 CYP2C9 * 3 变异体有关，后者是已知的慢代谢型[28]。从实用角度看，为了防止严重不良反应发生，在处方苯妥英前应进行 CYP2C9 * 3 检测。

如前所述，NAT$_2$ 的缓慢乙酰化者更容易发生磺胺药诱发的 TEN 和 SJS[3,8]。

遗传多态性检测和临床意义

对特定多态性的检测能帮 10％～20％患者避免药物不良反应[40]。尽管很多检测不能大范围进行，但有几项近年已经很容易做到（表 3-9 和表 3-15）。DNA 芯片分析 CYP2D6 遗传多态性近年也得到发展[62]。2008 年 FDA 对所有医疗保健专业人员发布了一条安全性警告，即"有人类白细胞抗原（HLA）等位基因 HLA-B* 5701 的患者更容易出现阿巴卡韦引起的严重甚至致死性超敏反应"。对 HLA-B* 5701 的遗传药理学检测被称为"HLA-B5701 检测"[31]。

FDA 对其他药物也提过类似建议，包括硫唑嘌呤。Imuran（硫唑嘌呤片）的标签上就注明了建议患者进行 TPMT 的基因型或表型检测[31]。TPMT 的检测有数种方法。其中一种检测称为"普罗米修斯 TPMT 遗传学"。

另外，在 Efudex（外用 5-FU）的标签上有警告显示药物不能用于二氢嘧啶脱氢酶（DPD）缺陷的患者[31]。可通过 TheraGuide® 5-FU 试验检测二氢嘧啶脱氢酶和胸苷酸合酶的多态性[71]。对 DPD 缺陷的检测在前面部分已经提过。

Tegretol（卡马西平片）的标签上也有一条警告，强调有遗传风险的患者在药物治疗前应筛查 HLA-B* 1502[31]。FDA 还特别强调亚洲患者用卡马西平治疗前要进行筛查。可通过 HLA B* 1502 卡马西平敏感性测试进行该检测。

我们希望针对所有遗传多态性的检测方法在不久的将来都更加容易，这样就可以将药物不良反应最小化。在希望变成现实之前，临床医生必须重视患者的家族史和个人史，这是筛查药物不良反应高风险患者的一种手段[62]。另外，尽管花费较高，对高危患者临床医生仍应该在治疗前进行相关的遗传学检测。

结论和未来的方向

在很多患者都要服用多种药物的年代，了解药物代谢和相互作用有非常重要的意义。本章简单概括了遗传因素如何影响药物间相互作用及药物不良反应。

表 3-15　与临床相关的可用的遗传多态性检测

遗传多态性	检测
CYP2D6 多态性	DNA 芯片分析[62]
普通 HLA 多态性	基于 PCR 的 HLA 分型[63] 基于序列的分型[63]
特定 HLA 多态性 HLA-B* 5701 多态性 HLA-B* 1502 多态性	特定 HLA 分型 HLA-B* 5701 检测[31] HLA-B* 1502 卡马西平敏感性检测
TPMT	表型：通过外周血红细胞裂解物测定红细胞 TPMT 活性[40] 基因分型[8] DNA 芯片研究 PCR，普罗米修斯 TPMT 遗传学 （www. mayomedicallaboratories. com） 遗传等位基因检测：快速 PCR-RFLP TPMT* 3A 和 * 3C 等位基因检测[49]
二氢嘧啶脱氢酶（DPD）	遗传学检测 DPD* 2A 等位基因：如 TheraGuide®5-FU 试验（DPD 全部序列测定，并分析 TYMS 基因）（www. myriadtests. com）[71] DPD 酶缺陷试验，例如，ITT 实验室进行的 DPD 酶试验（2009 年花费 450 美元）（www. lttlabs. com）
G6PD	荧光斑点试验，测定红细胞群的 G6PD 活性[58]高铁血红蛋白或尼罗蓝硫酸盐还原 G6PD 研究，评价个体红细胞[58] G6PD 基因分型[58]

有临床价值的新检测方法正在以惊人的速度被开发并投入市场。对所有医生来说，电子和纸质信息都很重要。全面理解药物如何被代谢、认识影响药物代谢及药物临床疗效的遗传和环境因素对选择正确的系统性和外用药物非常有价值。

药物基因组学是一个新领域，它将人类基因组工程获得的信息和技术用于增强药物疗效、降低药物不良反应、促进药物发展以及降低医疗保健成本等方面[40]。基于种族和法律方面的原因，药物基因组分析只能预测患者对药物的反应，不能对致病性基因突变进行明确检测[8]。

尽管药物基因组学对未来的药物开发非常重要，但它在药物审批程序中还存在争议。目前，美国、欧洲和日本权威机构（分别为 FDA、EMEA、MHLW）都发布了新药开发指南，强调目标患者群的遗传异质性[40]。FDA 还特别批准了 58 种标有遗传学信息的药物标签的修改[31]。另外，从 2008 年 3 月开始根据美国公共法（No. 110-85，121 Stat. 823）要求，为了保证新药的安全性和疗效，FDA 有权强制某种遗传学检测[31]。

随着药物基因组在医疗领域的应用及各种多态性检测的发展，我们对令人兴奋的未来充满期待。

推荐阅读

Correia Maria A. 'Chapter 4. Drug Biotransformation' (Chapter). Katzung BG: Basic & Clinical Pharmacology, 11e: http://www.accessmedicine.com/content.aspx?aID=4515730.

Crettol S, Petrovic N, Murray M. Pharmacogenetics of phase I and phase II drug metabolism. *Curr Pharm Des* 2010;16(2):204–19.

Ingelman-Sundberg M, Sim SC, Gomez A, et al. Influence of cytochrome P450 polymorphisms on drug therapies: pharmacogenetic, pharmacoepigenetic and clinical aspects. *Pharmacol Ther* 2007;116(3):496–526.

Johansson I, Ingelman-Sundberg M.Genetic polymorphism and toxicology–with emphasis on cytochrome p450. *Toxicol Sci* 2011 Mar;120(1):1–13.

Wecker: Brody's Human Pharmacology, 5th ed. Chapter 2–Pharmacokinetics: Absorption, Distribution, Metabolism, and Elimination Mosby. 2009.

Zhou SF, Liu JP, Chowbay B. Polymorphism of human cytochrome P450 enzymes and its clinical impact. *Drug Metab Rev* 2009;41(2):89–295.

参考文献

见本书所附光盘。

第 4 章　药物治疗的依从性

Michelle M. Levender and Steven R. Feldman

赵　娜　译　娜仁花　审校

概述

本书全面介绍了皮肤科用药的方方面面。治疗结果并非完全可预测。临床试验中受试个体对治疗的反应差异很大，而临床实践中这种差异则更明显，由此导致了药物基因组学这个新领域的诞生。但是，影响皮肤科药物疗效的一个很关键且经常被忽视的决定性因素却是患者如何使用药物，也就是患者的依从性。问题 4-1 依从性是指患者行为与医疗保健提供者的建议的吻合程度[1]。

依从性差在整个医学领域无处不在。问题 4-2 增加患者依从性是提高药效的一个快速、低成本的方法。用药不依从会造成 10％ 的住院率及医疗保健系统每年 1000 亿～3000 亿美元的花费[2-4]。

依从性差的问题存在于治疗的多个方面，特别是慢性病需要长期外用药治疗时。大家熟悉的快速耐受现象（用药越多，效果越差）就是依从性差的一个常见表现。其他可用患者的依从性（或依从性缺乏）来解释的现象包括头皮银屑病对外用药的抵抗、之前对外用药治疗"抵抗"的特应性皮炎患儿在医院中被给予外用药时往往能快速（2 或 3 天内）清除皮损。

本章将：①阐述如何评估依从性；②评估依从性差的严重程度；③阐述影响依从性的因素；④明确增强患者依从性的原则和实用策略。

依从性评估

对依从性的评估很困难。依从性自我报告的方法不是很可靠[5-6]。评估依从性的较为客观的方法是监测血液中药物水平，但即使是这种方法也经常会高估患者的依从性，因为患者会在临近随访时用药更规范，即所谓的"白大褂依从性"现象（这一现象的最好例证就是患者看牙医前会更频繁地用牙线清洁牙齿）[7]。

过去对皮肤科依从性的研究依赖于调查、数药片或对药物称重。对银屑病患者的不记名调查发现，大约 40％ 患者对治疗方案不能依从，我们怀疑其余 60％ 中的大多数人也不一定完全诚实[8-9]。数药片或对外用药称重对评价依从性来说相对客观，但患者可能会丢弃部分药物来掩盖他们的不依从行为。某些创新方法可能会有帮助。为了鼓励诚实，临床医生可以问："每天都用药可能会有困难，大概多久你会忘记用药，每天还是每两天？"为了增加药片计数的可靠性，不要给患者开 60 片，一天 2 次用药，一个月后复诊；而是开 70 片或 60 片，嘱其 1 个月内复诊。这样如果药瓶空了，临床医生可以判断是依从性好还是患者故意清空药瓶来掩饰其较差的依从性[10]。

一些研究采用了其他更可靠的方法来评价患者用药依从性。问题 4-3 可应用药房数据判断患者是否按方抓药。结合患者每次取药的数据，药房可通过描述患者治疗期间的用药天数建立患者用药上限数据。标准度量是药物持有率。药物持有率的计算方法是提供的处方药的天数除以两次处方之间的天数。

药房数据有助于判断患者是否拿到药，但不能判断患者是否用了这种药。 问题 4-4 药盒上的电子监控器［如药物电子监控系统（MEMS）］可以提供患者用药的更直接的信息。每次药瓶或药盒被打开时这些设备都会记录数据和时间。电子监控依从性可解释依从性差的不同类型。依从性的第一阶段是患者对取药及开始治疗的接受度。接受度差的患者可能不取药，或者延迟取药。持续性是指患者能坚持治疗多长时间。持续性差意味着患者提前终止治疗。在患者用药期间，完成质量是指患者按规定用药的情况。患者可能定期漏服、自行停药休息或者治疗过度。典型患者可能上述几种情况都会发生。

皮肤科依从性差的情况

电子监控器和每次取药的数据为了解患者的用药情况开辟了新的前景。药房数据显示很多药物从没有被患者取走。丹麦一项研究发现，看完医生 4 周后，有 30% 的皮肤科用药没有被患者取走[11]。对北卡罗来纳州医疗补助患者（对他们来说，买药花费非常低）的研究发现，用于治疗银屑病的非生物制剂的药物持有率仅为 35%[12]。而生物制剂的药物持有率相对较好，为 66%，但这也表明这些患者平均会漏掉至少 1/3 的药量。

药房数据能告诉我们患者取走的药量，电子监控器则告诉我们药物应用的频率。在一项针对银屑病患者的研究中，让患者每日两次外用 6% 水杨酸，持续 8 周，用自我报告日记、药物称重和药盖 MEMS 进行依从性评价。尽管治疗日记和药物称重报告显示的依从率达到 90%～100%，但药盖 MEMS 发现总体依从性仅 55%，而且每过 5 周，依从性下降大约 20%[7]。电子药物监控器发现患者依从性远低于之前的预估。

某些患者群的依从性格外低，特别是十几岁的青少年。在一项针对青少年痤疮的小规模研究中，患者每日用药 1 次，电子监控器发现第 1 天依从性为 82%，而在第 6 周末时降为 45%[13]。另一项针对特应性皮炎患儿的研究中，用电子监控器评估外用曲安奈德 8 周的依从性。平均依从性只有 32%，研究的前 3 天依从性就降低了 60%～70%[14]。

有关依从性的多数数据来自患者，他们都知晓自己参加依从性研究（尽管通常他们并不知道依从性是怎样被评估的）。因此，参加这些研究的患者会比正常情况下依从性更好。然而，即使在这样持续时间不超过数周或数月的临床研究中，依从性的比率也并不理想[15]。可以想象皮肤科日常工作中患者依从性会有多差，特别是那些需要的不是数周或数月而是持续终生的每日用药的慢性病患者。

影响依从性的因素

依从性受很多因素影响。依从性、治疗与结果之间有非常复杂的关系。 问题 4-5 影响依从性的因素分为内在因素和外在因素（表 4-1）。主要内在因素是患者希望病情好转的动力。有些患者可能缺乏动力，或者他们觉得自己不受病情困扰。还有一些患者会因为病情而获得某些好处。我们总是期待病情严重的患者用药积极性更高，但实际上生活质量差的患者依从性也更差[16]。可能这些患者感觉没有希望，所以容易放弃治疗。有时患者希望病情好转，但没有理解用药指导、忘记用药或自己无法用药。

表 4-1 导致依从性差的因素

内在因素	外在因素
年龄	医患关系不佳
缺乏病情好转的动力	治疗方案太复杂［用药频率过高
因病情而获益	和（或）用多种药］
感觉无望/因病情辞职	对赋形剂不耐受
对疾病理解不够	不良反应和毒性
对治疗不切实际或不正	药物起效慢
确的期待	不能承担治疗费用
伴随精神类疾病	治疗方案使用受限
对医生缺乏信任	用药指导不充分
对治疗缺乏信任或恐惧	随访间期过长
治疗	
担心不良反应	

患者可能同时有精神疾病（如抑郁），干扰其完成治疗。年龄是另一个重要因素，儿童和青少年依从性较差。另外，患者对疾病本身的理解、对治疗的期望和了解，特别是对不良反应的认识都会明显影响其依从性。患者对医生的信任以及良好的医患关系有特别重要的意义。总体上，70% 依从性好的患者自诉能规律用药是因为他们的医生非常富有同情心[17]。

问题 4-6 影响依从性的外在因素包括治疗的复杂程度、治疗花费和药物是否容易买到、外用药赋形剂的选择、不良反应。另外，药物起效的时间及患者对治疗的反应也很关键。例如，如果药物需要数周才起效而患者期待快速好转，那患者就可能认为药物治疗失败而停止用药。反之，如果患者采用特定治疗后快速见效，他/她就更容易继续使用。医生可以掌控的其他因素包括医患关系、随诊计划和用药指导的清晰程度。

增加依从性的策略

医患关系

要增加依从性必须考虑到患者用药的各个步骤（图4-1）。其中任何一步都有可能发生问题。良好的医患关系是医学实践的基础。当治疗方案确定、患者拿到药、使用药物并向医生准确报告用药经历的时候，医患关系会影响患者的治疗选择。

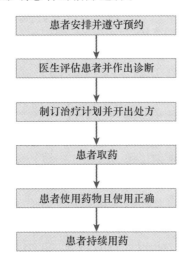

患者安排并遵守预约

↓

医生评估患者并作出诊断

↓

制订治疗计划并开出处方

↓

患者取药

↓

患者使用药物且使用正确

↓

患者持续用药

图4-1　实现并保持好的依从性的必要步骤

问题 4-7 要让患者感觉医生有同情心并值得信赖[18]。第一印象会影响患者对医生的感觉。前台工作人员要专业、友好。办公室的整体外观要整洁而让人感觉愉快。张贴的信息中要包括向患者适当地（但不过分）介绍医生在专业上的优势。如果患者只能看到付费信息、退款规则等，他们会认为医生只关注挣钱而不关心患者健康。办公室告示牌要显示相关服务，并让患者感到被关心、感谢患者介绍别的患者或者祝他们愉快。

问题 4-7 接待患者时，医生要与之有眼神接触、微笑并握手。要让患者感觉被关心而不是被催促。总体上，72%的医生在患者叙述病史时平均打断患者23s，而如果不被打断，患者只需要多出6s就能完成叙述[19]。通过让患者讲述病情，临床医生要向患者传达一个有力信息，就是他们很关心患者病情。交谈中的身体语言也很重要。如果医生坐着，患者会感觉就诊时间较长[17]。认真倾听及富有同情心的表达会进一步让患者感觉被关心。对患者病情进行总结并反过来讲给患者听，或者提出问题，使患者感觉自己得到理解并知道医生在集中注意力与其交流。

患者希望知道他们得到了彻底的检查。得到患者信任是交谈的一部分，有重要的治疗价值。检查时接触患者皮肤可以让患者感觉医生的检查很细致，使用带灯光的放大镜能加强这种感觉。诊疗过程也是进行患者教育的过程，可以让患者更好地了解病情及治疗计划。采用患者可以理解的平实语言进行交流，给予患者提问题的时间[20]。最后，应向患者提供联系方式，以便患者以后有问题时可以得到解答。这些做法都是在向患者传递一种信息，即对患者的关心是第一位的。将这些基本步骤融入到临床实践中有助于建立稳固的医患关系，反过来又可以提高患者依从性及治疗效果（框4-1）。

框 4-1　强化医患关系的方法

- 相关人员要友善专业
- 诊室干净整洁
- 张贴的通告要传递出一种信息：对患者的关心是第一位的
- 注意眼神接触、微笑，与患者握手
- 接诊时坐下
- 不要打断患者的讲述
- 做一个积极的倾听者
- 表达同情
- 检查时接触患者皮肤
- 请患者提出问题
- 给患者联系方式

治疗的选择

诊断明确后就要制订治疗计划，并将患者意见考虑在内。很多治疗因素会影响依从性（框4-2）。问题 4-8 要向患者清楚地解释治疗方案，并让患者积极参与方案的选择。要尊重患者的意见，不要用评判的态度。某些患者愿意让医生帮他们选择，但另一些患者之前有过治疗经历，因此会对某种治疗有较明确的态度。

框 4-2　使依从性最大化的治疗的注意事项

- 解释清楚所有治疗方案
- 请患者参与治疗方案的选择
- 询问患者对治疗的观点和意见
- 选择患者愿意使用的赋形剂
- 采用简单的治疗方案，即不要频繁用药，如果可能，合并用药
- 解释副作用，如果可能的话，从副作用中获益
- 注意治疗花费，不开患者无法支付的药物
- 确保患者能得到这种治疗

问题 4-8 就外用药来说，赋形剂的正确选择很关键[21]。患者应参与这种选择。以往教学中认为软膏是干燥性皮损（如银屑病）最有效的赋形剂，而最有效的赋形剂往往也是患者最愿意使用的。新型、不污染衣物的非软膏赋形剂对银屑病也非常有效[22-23]。试用不同产品有助于患者选择最合适的赋形剂。

问题 4-8 治疗的复杂性也是一个问题。每日用药1 次或 2 次的依从性明显高于每日用药多次的依从性。含 2 种或多种药物的复方制剂有助于增加依从性。精简式治疗对疾病较顽固的患者尤其重要。尽管我们认为这类患者可能需要增加渗透促进剂或换成更强效、风险也更高的治疗，但其实相反的方法反而更有效。住院治疗对严重特应性皮炎患儿的显著性效果告诉我们，依从性差常常是某些疾病看似顽固的主要原因。使用风险稍高的药物时，患者会因为感觉风险大而不愿接受第一次治疗，最终反而达不到预期治疗效果。联合其他药物也可因复杂性增加、费时而导致依从性降低，同样适得其反。对多数患者来说，治疗要尽可能地简单，尽量只用 1 种药，每日用药 1～2 次。引人注意的是，有时候患者再次使用之前"无效"的药物后，病情快速改善[10]。

问题 4-9 要重视治疗的不良反应，包括已出现的不良反应和患者感觉会出现的不良反应。尤其对婴儿和儿童用药时，这是很常见的问题。患者可能因为看到或从朋友那儿了解到某些信息，对药物的不良反应有特别的想法或担忧。例如外用钙调磷酸酶抑制剂，某些担忧根本没有或缺乏科学依据。稳固的医患关系有助于患者克服恐惧。患者与信赖的医生进行简单讨论可再次明确药物是足够安全的。

对某些有明确不良反应及潜在毒性的药物，应与患者进行充分讨论。对这些风险应提前告知，以减少患者焦虑。意外不良反应会导致治疗的快速终止。例如，提前告知患者用药后出现烧灼感或皮肤干燥是正常反应，会逐渐消退，或者告诉患者出现这种反应是药物起效的表现，就可以避免终止治疗。告诉患者烧灼感是药物起效的表现还有另一种作用，即如果患者经历这种不良反应，意味着他/她确定在用这种药，可能真的在起效[17]。

治疗花费和药物是否容易买到很容易被临床医生忽视，但却对依从性的影响很大。如果药品昂贵，应与患者进行充分沟通。如果某种药物不是很容易买到，要提前告诉患者。

强调好的起始依从性

如果看不到疗效，患者会灰心并终止治疗。为保证治疗有效且快速，起始阶段的依从性非常关键。有很多方法有助于实现好的起始依从性（框 4-3）。应使用快速起效的药物。如果必须使用起效慢的药物，最好搭配另一种起效快的药物，至少在治疗起始阶段，这样有助于保证好的起始依从性。正如第一印象很重要一样，治疗初始阶段见到疗效有助于建立患者对医生和治疗的信任，进而患者能长期用药，并最终实现长期依从性。

框 4-3　增加起始依从性的方法

- 应用起效快的药物；如果要使用起效慢的药物，开始要与起效快的药物一起使用
- 给予患者关于治疗的书面指导
- 让患者了解病情，并让其对治疗结果有较为实际的期待
- 随诊预约稍早一点
- 激励性访谈技巧
- 让患者用辅助记忆方法提醒用药

问题 4-10 患者需知道如何正确用药。用药方法可能很快就变得非常复杂，尤其是需要应用多种药物的时候。对于就诊时的口头指导，患者往往在回家后就忘了[24]。临床医生最好能给予患者清晰的书面指导，解释正确用药方法。任何时候都尽量给患者书面材料。如果没有特定的纸质小手册，可以借助于网络获取相关信息。

增强初始依从性的强有力工具是"白大褂依从性"。临近随诊时患者的依从性会明显改善[6-7]。早期随诊表面上看是为了确定药物是否起效，其实能增强患者对治疗的依从性。稍早的随诊预约能增强初始依从性及短期疗效，从而确保长期依从性。临床试验中设定多次随访对增强药物疗效贡献非常大，这在临床实践中就差很多。

问题 4-10 激励性访谈有助于增强依从性。医生应表达共鸣并承认可能不容易完成全部用药。要表扬患者的依从性行为，长期给予积极支持。医生可以询问患者是否认同依从性很重要，如果是，患者应该怎么做才有助于提高依从性。

问题 4-10 日常生活中加入新习惯是很困难的。即使是最有积极性的患者也很容易忘记用药。简单的辅助记忆方法可帮助患者维持好的依从性。常见方法就是把用药与已建立的习惯联系到一起。比如将外用痤疮药与牙膏放在一起，或将外用抗真菌药放到鞋子上面。

在特定人群实现依从性

某些人群很难实现好的依从性（表4-2）。其中包括儿童、青少年和依从性抵抗的患者。对患有慢性皮肤病的儿童来说，影响依从性的所有因素都存在，甚至还有其他问题。儿童通常不是治疗的积极参与者，特别对外用药往往不能很好地配合，都是家长帮助完成。每天上药都会引起抗争，时间一长家长抹药的积极性也逐渐减弱。工作和其他社会活动也导致家长没有太多时间或精力给孩子用药。而且，一个家庭的两位家长可能认为对方应该负责给孩子治疗。最重要的一点是，家长会特别担心治疗的潜在不良反应[10]。

表 4-2　增加特定人群依从性的方法

儿童	青少年	依从性抵抗的患者
降低治疗负担	在父母面前告知青少年	将治疗责任从患者手中拿掉
尽早安排随访，以限制治疗的时长	直接对青少年讲话	应用家庭健康服务
讨论治疗方案时避免使用能引发焦虑的语言（用"外用抗炎药"取代"激素"）	用起效快的药物	治疗计划中增加每日光疗这一项，每次光疗后在医生诊室上药
建立奖励制度	充分利用青少年渴求融入群体的想法	对口服药可考虑改为每周 1 次在医生诊室注射
使用书面行动计划	使用辅助记忆方法	
	避免父母提醒，因为会降低依从性	

要避免这些问题，很重要的一点是通过缩短治疗时间降低治疗负担。尽早随诊有助于实现这一点。治疗风险要提前告知。要让家长知道孩子将会应用外用抗炎药治疗，不要让他们处在对激素的无谓恐惧中。儿童特别容易通过奖励和表扬获得动力。有时给孩子一个简单的一周日历表，让其在完成用药后贴上一个小星星或者标签就很奏效。书面行动计划（WAP）可用于督促孩子和家长[25]。

青少年是依从性比较差的一个群体，因为他们正处于发育阶段，但又未完全独立。他们与家长的关系紧张，且经常有很强的反抗欲望。如果不能很快看到效果，青少年会对治疗有抵触，因此要尽量选用快速起效的药物[17]。青少年有很强的愿望要融入其他同龄人，可以利用这一点增强依从性。治疗痤疮时，医生只要说"推荐的药物是很多青少年都会用的"就足够。反之，告诉青少年"很多人对治疗都不能依从"则会收到相反的结果。最后，家长在治疗中的作用很微妙，因为有时候家长的提醒反而会减少药物的使用[10,17]。

某些患者对治疗尤其抵触，此时不能指望患者一个人来完成治疗。可考虑由医生直接给予治疗。家庭医疗服务也是一种选择。应用甲氨蝶呤治疗的患者一般选择每周 1 次注射。对外用药特别抵触的斑块型银屑病患者可考虑每日到医院进行光疗，护士可在患者光疗时帮助涂抹外用药（如果没有标准光疗设备，可用伍氏灯提供"光疗"，让患者随诊）。由于医护人员直接给予治疗可能很困难，可以寻找一些有创意的方法使患者得以治疗，并取得好的疗效。

结论

大量证据表明各科用药的依从性都欠佳，尤其是皮肤科。每次随诊都要考虑患者对治疗的依从性，最好假定患者依从性不太好。依从性行为很复杂，受到很多内在和外在因素影响，存在很多潜在困难。更好地了解影响依从性的因素并采取有创意的对策后，医生就能更好地掌控患者的依从性。关键因素包括：①医患关系中建立起患者对医生的信任；②选择治疗方案时考虑到患者意见；③确定下次复诊时间，以提高初始依从性。与其花费时间和金钱去开发新药，不如更多地致力寻求能使患者更好地接受现有药物的新方法。

推荐阅读

Baldwin HE. Tricks for improving compliance with acne therapy. *Dermatol Ther* 2006;19(4):224–36.

Chisolm SS, Taylor SL, Balkrishnan R, et al. Written action plans: potential for improving outcomes in children with atopic dermatitis. *J Am Acad Dermatol* 2008;59(4):677–83.

Feldman SR, Horn EJ, Balkrishnan R, et al. International Psoriasis Council. Psoriasis: improving adherence to topical therapy. *J Am Acad Dermatol* 2008;59(6):1009–16.

Gupta G, Mallefet P, Kress DW, et al. Adherence to topical dermatological therapy: lessons from oral drug treatment. *Br J Dermatol* 2009;161(2):221–7.

Thiboutot D, Dréno B, Layton A. Acne counseling to improve adherence. *Cutis* 2008;81(1):81–6.

Yan AC, Treat JR. Beyond first-line treatment: management strategies for maintaining acne improvement and compliance. *Cutis* 2008;82(2 Suppl 1):18–25.

参考文献

见本书所附光盘。

第 2 部分　　重要的药物监管问题

第 5 章　FDA 药物审批程序

Stephen E. Wolverton

赵　娜　译　娜仁花　审校

概述

问题 5-1　美国食品药品监督管理局（FDA）是承担所有食物、人畜用药、医疗设备、生物制品和化妆品管理的联邦机构。尽管公众认为医生对 FDA 很了解，实际上医生在医学院、实习期或毕业后的培训中很少接受有关 FDA 的教育。有部分原因是 FDA 把更多精力投入在处理法律问题或社会政策上。然而，科学和医学研究的信息是 FDA 履行职能的基石，而 FDA 的政策对公共健康和医疗实践有巨大影响。FDA 管辖权（直接和间接控制）预计涵盖了美国人 1/4 的消费。FDA 是卫生和人类服务部的一部分，后者是联邦政府的行政部门。因此，FDA 委员都是经国会建议并批准后由总统所指定。1992 年开始征收使用者费用之前，FDA 用于药品审批程序的预算全部来自国会，而国会对 FDA 有监督权。现在 FDA 花费大约 2.9 亿美元用于药物审批、定名和监控，全机构有超过 2000 人参与该过程。这个数目高于 1992 年处方药使用者费用设立之前的 4700 万美元。2010 财政年 FDA 预算申请是 32 亿美元（包括 8.28 亿使用者费用），有大约 11 000 名员工。很显然 FDA 预算很少，员工也不够，很难做出并监督影响国民生产总值 25% 的所有决定。因此该系统很大程度上依赖于制药业的自我调控。本章主要聚焦于处方药的审批程序，其中很多信息也适用于生物制剂和设备。

关于药物安全性和疗效的联邦立法

食品药品和化妆品法案

问题 5-2　美国第一个联邦食品药品和化妆品法案

于 1938 年颁布实施（表 5-1）。这很大程度上归功于作者 Sinclair Lewis，其反映肉类加工业的书籍据说引发公众愤怒，最终导致国会采取行动。而临床医生在促进和设立联邦标准方面也起了积极作用。在 1938 年实施法案以前没有关于药物安全性或疗效的联邦标准。那是"骗人的万灵油"和"万能药"年代。然而，最初的法案仅强调药物安全性。当时认为医生和患者能发现药物是否有效，而市场推动力能确保只有疗效好的药物才能获得成功。目前药物研发的高昂代价使得有些人开始呼吁重回旧日标准，批准所有安全药物上市，继而用临床实践和市场推动力来决定药物真正的适应证。

表 5-1　美国主要药物法案时间表

年份	管理制药工业的法案
1938 年	食品药品和化妆品法案
1962 年	Kefauver-Harris 修正案
1983 年	罕见病药物法案
1984 年	药品价格竞争和专利恢复法案
1992 年	处方药使用者费用法案
1997 年	食品药品管理现代化法（FADAMA）

Kefauver-Harris 药品修正案

问题 5-2 尽管沙利度胺从未被 FDA 批准也从未在美国销售，但该药导致的胎儿缺陷在美国民众中引发了很大恐慌，因此 1962 年国会通过了详尽的 FDA 改革提案，即 Kefauver-Harris 药品修正案。该修正案增加一条要求——药物必须被证明有效才能上市。此后，所有药物都必须被证明既有效又安全才能上市（售前许可）。

上市前必须进行的常规检测

为了满足上市前要求，发起者（通常是医药公司）要用很多方法检测药物，包括生物实验、动物模型和最终的人体试验（表 5-2）。整个过程花费巨大（从 6 亿到 9 亿美元），耗时大约 15 年（需要的时间是 1964 年的双倍）。研发经费的巨大差别不仅反映了药物类型的差别和发起者的效率，还涉及很多清算方法问题。例如，"失败药物"（研发过程中在某一点失败的药物）的经费就会被加到"成功药物"的研发经费上。其他影响药物研发经费的因素包括税收以及损失的利息收入是否被计入等。

表 5-2　FDA 审批程序

药物研发阶段	项目	平均年份
—	实验室和动物研究	6.5 年*
向 FDA 提交研究性新药		
—	**临床研究**	
Ⅰ 期	药理学属性	1.5 年
Ⅱ 期	安全性和有效性	2.0 年
Ⅲ 期	广泛试验	3.5 年
向 FDA 提交新药申请		
—	FDA 审查并批准	1.5 年
	药物研发的全部程序	**15.0 年**

* 专利权通常在该时间段的稍早期发布

Ⅰ～Ⅳ期试验

问题 5-3 每评估或筛选 5000 种药品化合物，只有 5 种能进入临床试验阶段，而这其中只有 1 种能通过 FDA 审批上市（表 5-2）。那些进入临床试验阶段的药品化合物，70% 能通过 Ⅰ 期临床，33% 能通过 Ⅱ 期，27% 能通过 Ⅲ 期，而只有 20%（即 1/5）能获得新药申请（NDA）审批。发起者要为药物安全性和有效性确认试验买单。FDA 评判试验结果，但极少做药物检测。但 FDA 会参与发起者的试验计划，特别是那些跟人体有关的计划。由于新药尚未验证安全性和有效性，因此不能用于治疗。发起者在提交研究性新药（IND）豁免申请后可将研究药物用于患者，以进行评估。

Ⅰ 期试验

FDA 人体试验指南将上市前的试验过程分为 3 期。Ⅰ 期试验让患者或健康志愿者接受用药，以研究其安全性、代谢属性及药理学属性。通常 Ⅰ 期试验包含 20～80 例个体，根据动物实验发现的毒性进行常规或特定安全性试验。该期应该给出足够的药动学和药理学信息，以利于 Ⅱ 期临床对照试验的设计。

Ⅱ 期试验

Ⅱ 期试验测试药物的安全性和有效性，以决定 Ⅲ 期试验中药物的最佳剂量或疗程。Ⅱ 期试验通常包含数百名有适应证的患者。

Ⅲ 期试验

Ⅲ 期研究通常包含数百到数千名患者，多进行随机对照试验（RCT），以评价药物的疗效和安全性。

问题 5-4 Ⅲ期研究还将为风险-效益关系和标签的确定提供充足数据。FDA 会考虑将任何粘贴或出现在药物或其包装上的手写、打印及图表材料当作标签。涉及州际贸易、州际运输或交货后用于出售的所有药物都必须有标签。药物标签上的每个字都要经过仔细检查，发起人和 FDA 经常要进行协商。医生的案头参考主要是一些药物标签。用药物治疗标签里没有描述的某种疾病，或用药方法不同于标签所述都称为超适应证用药。对于全新的药物（新的分子实体，NME）来说，有效性和安全性必须经过至少两个 RCT 进行证实。在 RCT 中，患者或接受试验药物（活性药物）或接受对照药物（多数是安慰剂）治疗。通常 RCT 是双盲的，意味着患者和研究者都不知道使用的是活性药物还是对照药物。所有人体（和动物）试验都要经过当地的机构审查委员会（IRB）的批准。

药物警戒程序

问题 5-5 到 Ⅲ 期试验的最终阶段，通常 1000～3000 例患者已接受治疗。但由于病例数有限，药物的少见不良反应可能要在上市后数年才被发现。(见第 6 章 "药物警戒")

总体而言，通过审批的药物中有 51% 存在一些严重不良反应在 FDA 批准前未被发现。有意思的是，一些国家的上市后安全性监控是由独立于药物审批机构的组织来完成（这与美国不同）。例如，英国的药物审批程序和安全性监控程序是完全分离的。安全监控单位可能会要求更换产品标签或者让药物直接退出市场。法国有很完善的区域性药物警戒中心网、国家数据库及药物安全性杂志。近期 FDA 采取严厉行动限制罗格列酮这一重要降糖药物的使用，表明对上市后安全性问题的重视。

Ⅳ 期研究

FDA 在审批药物时偶尔要求进行额外的研究或报告。这些研究被称为上市后研究或 Ⅳ 期研究。这种上市后或审批后研究很多都没有真正进行，直到最近 FDA 采取了一系列行动后才有所好转。在相关行动中，FDA 开发出一套强制系统，要求所有 FDA 审批研究结果都要进行公开报告。

处方药使用者费用法案

问题 5-6 1992 年通过的处方药使用者费用法案能缩短 FDA 对新药的审批时间。发起者需向 FDA 支付一定费用（使用者费用）来完成强制性研究的评估，该法案可以让 FDA 雇佣 600 名新员工，主要针对药物审核，从而将 NDA 评估的时间减少到 12～18 个月。处方药使用者费用法案在 1997 年更新，5 年后（即 2002 年）再次更新。使用者费用法案也适用于对设备（2002 年）和动物用药（2003 年）的审批程序。

FDA 顾问团

为了辅助完成对新药安全性、有效性和风险收益比的审批，FDA 经常会向其常备的或临时召集的顾问团寻求建议。问题 5-7 顾问团是由非全职政府雇员的专家组成。他们通常是医生、科学家和统计学家，服务时间通常为每年 1～2 次，每次 1～2 天，期间他们是政府特殊雇员。在正式的公开会议前，顾问团成员各自独立审阅书面材料。在 FDA 顾问团会议上，参会者会倾听发起者、FDA 和其他团体的汇报。顾问团需回答 FDA 提出的有关药物申请的相关问题。这些问题几乎都是关于发起者是否能证实药物的安全性和有效性。FDA 并非一定要遵从顾问团的建议，但通常都会遵从。顾问团的结论常被媒体引用，容易让民众误认为新药已经获得审批并且上市。不是所有新药上市都需要经过 FDA 顾问团这一程序。

超适应证用药

总体原则

问题 5-4 传统上，药物获得审批后，适应证只限于上市前做研究时的疾病。其他用途被称为超适应证，因为经 FDA 审批的说明书和信息（标签）都是基于之前的研究结果。超适应证治疗完全合法且经常被用到。例如，很多儿科用药都属于超适应证范畴，因为药物开发很少以儿童作为研究对象。更换用药剂量或频率都算是超适应证用药。很多用于肿瘤的联合化疗方案没有经过 FDA 审批，标签上也没有说明，都属于超适应证用药。皮肤科常见的超适应证用药包括环孢素用于特应性皮炎及己酮可可碱用于静脉性溃疡。国会的意图很明确，FDA 不能干预医学实践。基本原则是，医生给予的超适应证用药是为了患者健康，有科学依据，并且超适应证用药在医学实践的范围内。这种治疗被称作创新性治疗。需注意的是，有时发起者确实会要求更改标签，并希望获得 FDA 审批。环孢素用于银屑病治疗及肉毒素用于多汗症治疗获得 FDA 审批都是跟皮肤科有关的例证。

食品药品管理现代化法

问题 5-8 1997 年的食品药品管理现代化法（FADAMA）于 1998 年修改，允许医药公司推动（传授或推荐给临床医生）获审批药物的超适应证用药。只有在有确切数据证明药物超适应证使用的安全性和有效性，而且发起者承诺进行更多关于超适应证用药的相关研究的情况下，才允许进行这种推广。除了超适应证用药推广方面的变化，新法案还允许公司直接对消费者做广告宣传已获审批的处方药。批评者认为直接对消费者做广告可通过扩大边缘适应证的患者群而降低药物安全性。

非专利药

系统性药物的生物等效性

问题 5-9 当品牌药或原研药的专利失效时，非专利药（仿制药）会出现，并且价格通常要便宜很多。最初非专利药是由所谓的非专利药公司生产和销售，后来也可以由原研药生产商制造（并进入市场）。非专利药上市前也需要 FDA 审批。如前所述，为了获得 FDA 上市审批，必须有临床试验证明原研药的安全性和有效性。但上市后，原研药经常会用新配方。FDA 对原研药新配方和非专利药的要求是，必须与原研药原配方生物等效性相同。生物等效性等同于治疗等效性。相同的生物等效性表现为单次口服非专利药或新配方药后，出现与原研药或原配方药相似的峰浓度和曲线下面积。

外用药需进行的检测

问题 5-9 外用药通常不会引起系统性吸收，外用非专利药和新配方即使与品牌药或原研药相同，也必须经过与原研药相同的临床试验才能获得审批。对非专利的外用激素，Stoughton 血管收缩试验被获准用于上市前审批。对外用药来说，原研药（品牌药）和 FDA 批准的非专利药在疗效方面没有显著差异。

特殊药物审批类别

特许使用药物规定

问题 5-10 在美国，用正在研究但未获审批的药物治疗任何疾病都很复杂。自从获得性免疫缺陷综合征（AIDS）流行以来，有些规定允许在医生监控下，让患者"引进"未审批的药物。特许使用（也被称为特许治疗）研究性新药通常仅限于按规定接受试验治疗且在疗程结束后仍需要这种治疗的患者。研究性新药的价格通常只是药物成本，不是为了盈利。

药品价格竞争和专利恢复法案

很多其他法案都对药物开发和审批程序有间接而重要的影响。例如，由于对安全性和有效性的审批非常耗时，1984 年的药品价格竞争和专利恢复法案就使得发起者赢回一些上市前申请所耗费的专利保护时间。

罕见病药物法案

类似地，1983 年的罕见病药物法案采用减税和其他机制，鼓励医药公司针对那些潜在市场（潜在患者数量）非常小、不可能收回研发成本的药物进行安全性和有效性验证。

相关问题

非处方药、生物制剂和非专利药的管理

设备、生物制剂和非处方（OTC）药的审批与处方药大致相似而又有所不同。例如，OTC 药物需要更高的安全性，而且患者可以独立判断是否能用这种药。并且，很多 OTC 产品上市是因为遵从 OTC 专著（针对某一药物类别）的要求，而不是基于完善的市场前试验。生物制剂没有非专利药的竞争，因为这些大分子药物和传统的小分子药物存在很多化学和其他技术方面的差异。但在不久的将来，FDA 可能会允许生产非专利生物制剂，也即生物仿制药的研发。

联合产品的管理

由设备和药物（例如能释放抗栓药的血管支架）组成的产品的出现导致 FDA 联合产品办公室的设立，后者将这些产品委派给相应的核准机构。FDA 没有针对手术的管理程序。

FDA 和其他国家管理的对比

问题 5-5 FDA 的药物管理程序与其他国家有很大的不同。例如，某些国家由非政府组织对数据进行评估并向政府提交推荐信，通常政府都会采纳。另一些国家则只需要安全性数据。但 FDA 审批程序很受其他国家关注，一些国家还将美国 FDA 审批程序作为自己国家审批程序的基础。FDA 因极少有药物审批后被召

回或退出市场而感到骄傲。与此同时，批评者也经常指责其药物审批滞后，很多药物在美国上市前其他国家都已经投入应用了。

结语

最后，我们应认识到管控药物审批程序的法律是为了满足公共健康和社会政策的需要而制定的。落实这些法律的规章制度很复杂，也会随着新环境和特定情况而进行调整。除了联邦监管，FDA 自身也有指导准则。与有法律约束力的监管不同，指导准则仅代表 FDA 目前的想法和推荐，不具有法律约束力。

本章使用的英文缩写	
FADAMA	食品药品管理现代化法
FDA	食品药品监督管理局
IND	研究性新药
IRB	机构审查委员会
NDA	新药申请
NME	新分子实体
OTC	非处方
RCT	随机对照试验

推荐阅读

eMedicinehealth. FDA Overview [Online] http://www.emedicinehealth.com/script/main/art.asp?articlekey=59287&pf=3&page=1. 22 September 2010

FDA How Drugs are Developed and Approved. [Online] http://www.fda.gov/drugs/developmentapprovalprocess/howdrugsaredevelopedandapproved.htm. 12 August 2010.

FY 2010 Summary of the FDA's FY 2010 budget. [Online]. http://www.fda.gov/aboutfda/reportsmanualsforms/reports/budgetreports/ucm153154.htm. 16 September 2010.

Okie S. Reviving the FDA. *New Engl J Med* 2010;363(16):1492–4.

第6章 药物警戒：证实药物仍是安全的

Joel M. Gelfand and Sinéad M. Langan

赵 娜 译 娜仁花 审校

不要做第一个处方新药的人，也不要做最后一个处方老药的人。

——William Osler 爵士

概述

问题 6-1 药物警戒的定义是对药物不良反应或其他相关问题进行检测、评估、理解和预防的活动[1]。所有药物都有不良反应，没有一种药物是绝对安全的。药物安全性对皮肤科医生来说尤为重要，因为多数药物的适应证都不是威胁生命的严重疾病，且常常是慢性病，需要数年的治疗。尽管皮肤病发病率很高，但是医生、管理机构和社会通常都很难容忍皮肤病治疗期间发生风险。本章将会阐述理解药物安全性信息的8个关键性原则，这些原则对治疗方案的确定及帮助与患者进行风险沟通都至关重要。

原则 1

关于药物安全性，历史上有很多药物引发公共卫生危机的案例，这些药物最初在审批时被认为是安全的。

突发事件会导致政府监管政策的改变。以前被认为安全的药物常有一些未知不良反应，这些不良反应在应用后数年才被发现。安全性问题有时候很难被发现，尤其是不良反应罕见或延迟发作（例如癌症）时。药物上市后才发现以前未发现的不良反应是很常见的[2]。因此，临床医生一定要仔细检查处方药的安全性，并关注最新的药物安全性信息。如下是与药物安全性有关的一些教训：

● 1937 年美国因口服以二甘醇做溶剂的止咳糖浆导致 107 例死亡，其中多数是儿童。该事件导致 1938年的食品药品和化妆品法案成立，其首次要求药品上市前必须做安全性审批。

● 1955 年 Cutter 实验室制造的脊髓灰质炎疫苗因为没有有效灭活，导致 40 000 例儿童出现不全性脊髓灰质炎（其中 51 例导致永久性麻痹），另有 5 例死亡。该事件还引起这些家庭和社区的脊髓灰质炎流行，导致另外 113 人麻痹及 5 人死亡。诉讼结果是，尽管没有过失，医药公司仍要为产品带来的危害承担责任（例如无过失赔偿责任）[3]。

● 1961 年，世界范围内有超过 10 000 例儿童因母亲孕期使用沙利度胺出现严重的出生缺陷（海豹肢畸形）。该事件导致美国 Kefauver-Harris 修正案的诞生，后者强调药物上市前必须进行安全性检测。该公共健康事件加速了药物警戒的自发报告系统的发展，药物警戒也是确定获批药物安全性的主要方法。

● 20 世纪 70 年代发现，胎儿期暴露于己烯雌酚的女性，多年后会发生宫颈和阴道透明细胞腺癌。

● 1984 年，即在补骨脂素和紫外线 A（PUVA）用于银屑病治疗后大约 10 年，人们发现其与鳞状细胞癌之间有明确关联[4]。20 余年后又发现 PUVA 与黑素瘤的关联性，但这种关联目前还有争议[5]。

● 在过去的 40 年中，超过 130 种药物因为安全性问题被撤出市场。1/3 发生于审批后 2 年内，一半发生在上市后 5 年[7]。问题 6-2 近期（1997 年后）从市场上撤出的处方药包括一些常用药，如抗组胺药（如阿司咪唑、特非那定）、非甾体消炎药（溴酚酸、伐地考昔）、抗生素（曲伐沙星）、降脂药（西立伐他汀）和治疗银屑病的免疫抑制剂［依法珠单抗（与进行性多灶性白质脑病相关）][6]。

● 51% 获批药物审批前没发现有严重不良反应。

原则 2

药物不良反应分为三类。问题 6-3 这种分类基于不良反应是否是：①药理学的（A 型）；②特殊的或过敏性的（B 型）；③随时间延长增加新疾病风险的（C 型）。

A 型反应指与药物的药理学反应有关的不良反应。此型较常见，与剂量相关，用合适剂量后不良反应会减轻。典型例子是异维 A 酸引起的口角炎。A 型反应在药物上市后随着时间推移很容易被发现，但如果仅发生于少数患者（如硫代嘌呤甲基转移酶缺陷患者服用硫唑嘌呤后发生的骨髓抑制）、症状轻微或机制不明时很难被发现。典型例子是外用他克莫司患者饮酒后出现面部潮红。

B 型反应为特殊的或过敏性的，通常很少见（< 1‰）。B 型反应在药物审批前不易被发现。B 型反应通常是通过人们向医药公司和 FDA 进行自发性报告被发现。因为 B 型反应很罕见，而且通常发生在新药应用后不久，对这类事件的自发性报告通常会提供有力证据，证明药物与不良反应的关系。

C 型反应是指那些随着时间推移引入新的伤害而改变疾病风险的反应。比如长期 PUVA 治疗会增加鳞状细胞癌的风险。C 型反应会对公共健康产生显著影响。但因为罕见且常被延误，这类不良反应通常都是在药物上市后才被发现。

C 型反应通常需要分析性研究来明确药物与不良反应之间的关联性。

原则 3

药物审批要有临床前动物实验和患者随机对照试验（RCT）的数据。尽管 RCT 是证明药物疗效的金标准，但在确定药物安全性方面还有很多局限。

问题 6-4 在解读药物安全性数据时，必须考虑到 RCT 在安全性方面的局限性。

● RCT 通常是短期的，而现实生活中药物应用会持续很多年。例如，治疗银屑病的系统性药物的临床试验通常持续 2～3 个月，而临床实践中用药时间要长很多[8]。因此，延迟发生的或与用药持续时间有关的不良反应不可能通过短时间 RCT 被发现。

● RCT 都是经过严格筛选的患者，他们很少有伴发疾病。因此，对于有伴发疾病的患者，如冠状动脉粥样硬化性心脏病、糖尿病、慢性阻塞性肺疾病及癌症患者，或年幼儿、老年人及孕妇等，其安全性并不明确。

● RCT 通常建立在相对小规模人群基础上。药物审批上市前，通常有 500～3000 例患者经过短期治疗（数周到数月）；可能还会进行非对照性确证性研究，其中会有 1000～2000 患者接受治疗。因此，作为药物审批标准的 RCT 只能发现发生率大约为 1% 的不良反应，对罕见不良反应（发生率 < 1‰）很难发现。

● RCT 通常用来评价单一药物，会限制入组患者对其他药物的使用。而临床实践中对于同时服用其他药物的患者，就可能发现以前未被发现的药物相互作用的问题。

RCT 是证明因果关系的金标准研究。但 RCT 的局限性是结果不具有普遍性。因此，如果目标患者不是 RCT 中的典型患者，一定要注意不良反应。特别是与临床试验不同的患者人群，如儿童或老人，以及肝肾功能不全的患者，发生不良反应的风险会更高。另外，不良反应发生率随人种和性别不同也会有差异[9]。而且，RCT 通常都在短时间（例如数月）内完成，因此所提供的药物安全性信息很有限。这种局限性对于发现 C 型反应尤其困难，例如癌症，因为这种不良反应都需要很长的潜伏期。目前药物审批采用的 RCT 设计时通常只考虑到相对常见的不良反应（如发生率大于 1% 的不良反应）。

原则 4

研究未发现不良反应不代表药物不会引起不良反应。有必要进行大样本研究以明确罕见但可能影响公共健康的不良反应。

统计功效也是很多药物安全性研究的限制因素。这种局限性对罕见不良反应（发生率约为 1‰）显得尤为突出。不幸的是，很多严重不良反应都是罕见的。从表 6-1 可看出与皮肤科相关的不良事件（如异维 A 酸相关性自杀、银屑病免疫抑制治疗相关的淋巴瘤）发生率一般都低于 1‰。为了充分研究发生率约为 1‰ 的不良反应，需要大约 3000 例患者用药以进行评估[10]。

表 6-1　不同原因导致死亡或严重后果的发生率[26-28]

死亡原因	每年每 100 000 人发生率
所有原因	847.3
心脏病	241.7
癌症	193.2
急性心肌梗死	62.3
慢性下呼吸道疾病	43.3
机动车辆事故	15.7
自杀	11
淋巴瘤	8.1
他杀	6.1
人类免疫缺陷病毒（HIV）	4.9
皮肤癌	2.6
药物和手术治疗	1
商业航空事故	0.032
雷击	0.015
严重后果	**每年每 100 000 人发生率**
淋巴瘤	21.7
黑素瘤	17
中毒性表皮坏死松解症（TEN）	0.05～0.19
磺胺类药物引起的 TEN	0.45 每 100 000 次暴露

如果研究中没有发现不良反应而该药物又确实与不良反应相关，那么了解统计功效对发现此不良反应非常关键。统计功效的定义是某种关联确实存在时发现这种关联性的概率。通过研究相对风险的 95% 置信区间（CI）或比值比，可以判断样本量是不是足以排除重要关联。例如，一项针对平均使用环孢素治疗 1.9 年的 1252 例银屑病患者的研究中，统计学没发现明显的淋巴瘤发生风险（发生率比值 2.0，95% CI 0.2～7.2）[11]。但由于样本量太小，根据置信区间，该研究不能排除淋巴瘤发病风险增加 7 倍的可能性。另外，可以用"三倍法则"仔细检查那些没发现不良反应的研究。应用该法则时，可将样本量的倒数乘以 3 来确定结果范围，该结果与基于 95% 置信区间得出的结果在统计学上一致。也就是说，如果该研究被重复 100 遍，95% 的结果都会出现在 95%CI 范围内。该方法是用统计学给出一个结果范围，该范围可能与结果一致。与上一段提到的方法不同，后者是用统计学方法给出大致的数字。

例如，如果某项研究采用甲氨蝶呤治疗 300 例患者，随诊 1 年，没有患者出现淋巴瘤，那么该研究有 95% 的把握确定淋巴瘤的风险不超过（1/300）×3＝1/100 每人年。而淋巴瘤的基线风险大约为 1/5000 每人

年。因此，这样一个结果提示淋巴瘤发病风险增加 50 倍，提示本研究在明确甲氨蝶呤导致淋巴瘤的风险方面缺乏统计功效。这个例子还提示医生不能仅根据自己的经验判断药物是否与罕见不良反应相关，为了能完全捕捉药物安全性信息，必须依赖于大样本长期研究结果。

原则 5

尽管罕见不良反应影响单一个体的可能性很小，但对公共健康却有很大影响，因为有无数患者会用到这种药。确定药物和不良反应之间的关系可能要花费数年，使得罕见不良反应对公共健康的影响更为复杂。

问题 6-5 关于这一原则还有如下一些重要的统计数据要考虑：

● 2004 年美国患者共接受 31 亿处方，比 10 年前增加了 60%[10]。由于大量人群需要用药，罕见不良反应也会影响很多个体。

● 总体来说，4% 的非卧床患者会经历严重的药物不良反应[12]。

● 每年有 150 万人因为药物不良反应住院，占总住院人数的 5%[13]。

● 每年大约有 100 000 个美国人死于药物不良反应（该研究有争议）[13]。

该原则的一个重要例证是环加氧酶-2（COX-2）抑制剂对公共健康的影响。1999 年当罗非昔布被批准上市时，基于其生物学作用，理论上来说，其可增加血栓形成的风险[14]。尽管在短期 RCT 中发现血栓性事件增加，但由于样本量（大约 2200 例患者）不足以提供充分的统计功效，结果不具有统计学意义。2004 年，一系列大样本长期 RCT 证实了 COX-2 抑制剂与心肌梗死之间的确切关系。尽管心肌梗死不常见，但上百万患者都使用过 COX-2 抑制剂。就罗非昔布而言，估计在其上市后的 5 年时间里曾出现超过 88 000～140 000 例心肌梗死患者[15]。

原则 6

问题 6-6 药物审批程序对药物的有效性有严格要求。但药物审批对安全性问题，例如少见不良反应、延迟发生或在特定人群发生率较高的不良反应等，往往界定不明确。

药物审批程序是在让新药尽快上市与延迟以尽可能明确其安全性之间的一种权衡。因此，药物警戒是保证上市药物安全性的关键环节。图 6-1 概括了美国研究药物安全性的整个程序，从研发开始直至审批后监管。

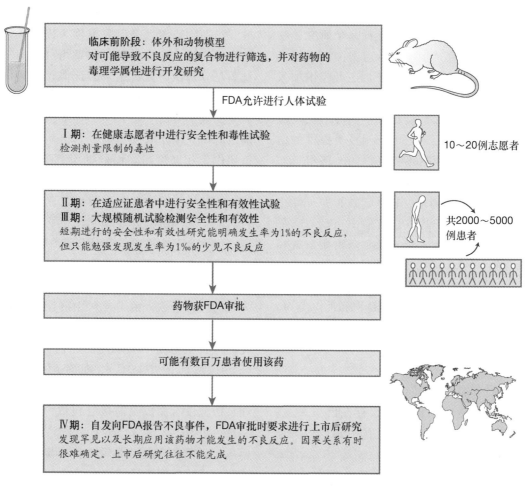

图 6-1　美国药物安全性研究概览

　　药物警戒主要通过医生和患者自愿向医药公司和管理机构（例如 FDA）汇报不良反应来实现。1968 年以来 FDA 已收集 8000 余种药物和生物产品的相关数据，共计 250 万余次报告[14]。FDA 每年会收到大约 37 万份报告，只有 10% 被直接提交给 FDA，90% 都是先提交给医药公司。医生可以打电话或通过网址 http://www.fda.gov/medwatch/index.html 向 FDA 设立的医学观察项目报告药物、生物制剂及化妆品引起的不良反应。即使不能肯定药物和事件的因果关系，仍建议医生对发生的严重不良事件（导致死亡、住院、残疾、先天畸形及危及生命或需要干预以避免永久性损害的事件）进行报告。FDA 将这些自发报告保留在不良事件报告系统（AERS）数据库中。此外，在世界卫生组织协调下，世界范围内有 60 多个国家存在正规的自发性报告系统，共同为药物警戒努力[16]。

　　自发性报告项目的重要优势在于：

● 捕捉所有处方者、药物、患者和药剂师的信息；

● 花费较低；

● 有助于发现新的不良反应。

　　医生报告的不良事件对于确定药物未知的不良反应至关重要。皮肤科不良事件可预示药物的重要安全性问题，例如普拉洛尔诱发的眼-黏膜-皮肤综合征和 L-色氨酸诱发的嗜酸性肌痛综合征，两者都是通过自发性报告确定的[17-18]。

　　自发性报告的缺点包括：

● 对药物不良反应的报告严重不足，有研究表明大约只有 1% 的不良反应被报告[9,18]。

● 通过自发性报告捕捉的用药患者总数不明确（因此缺少分母部分的数据）。

● 自发性报告系统（例如 AERS）不能判断不良反应的真实发生率或风险，因为不能确定发生不良反应的个体数和暴露人群总数。

● 不良事件的报告有明显偏倚。不良事件报告多发生在药物审批后的头两年，有时候媒体对特定不良事件关注度更高[19]。

● 自发性报告系统多为个例报道和系列病例数据，因此很难确定报告的因果关系。

原则 7

问题 6-7 对不良事件的个例报道是信号生成的一部分。信号是指构成与药物安全合理使用有关的假说

45

的一套数据[20]。

信号可通过自发性个例报道、流行病学研究、临床试验和体外及动物研究产生。信号通常由专家对自发性报告进行临床审查来明确。另外，还可应用加入了贝叶斯统计算法的计算机新程序开发自发性报告数据库，用于安全性信号分析[21]。如果停药后不良反应消退，而再次用药时重复出现，则个例报道提供的信号就更加令人信服。关于罕见不良事件的个例报道非常有意义[22]。例如，2009 年在 46 000 余例患者应用依法珠单抗后，出现 3 例确诊、1 例疑似的进行性多灶性白质脑病（PML），于是该药被撤出市场[6]。尽管个例报道存在局限性，但它们是导致药物撤市或标签更改的最常见形式[23]。近期皮肤科通过自发性报告发现安全性信号的例证包括异维 A 酸与自杀、生物制剂与淋巴瘤、外用免疫调节剂（吡美莫司和他克莫司）与淋巴瘤。这些例证都没有确定药物和反应的因果关系。

原则 8

观察到的关联或信号不代表一定存在因果关系，还需要很多科学数据来验证信号产生的假说，以判断是否与药物有因果关系。

药物安全性研究是药物警戒的一部分，研究设计被列于表 6-2 中[24-25]。个例报道、系列报道、横向研究、长期趋势和生态研究被称为描述性研究，常被用作生成假说。病例对照、同期组群、病例交叉和临床试验是分析性研究，用来验证假说。病例对照和同期组群研究通常是利用已经存在的患者数据库，使这些研究的效率更高[18]。图 6-2 详细描述了病例对照和同期组群研究中相联度量的计算。病例对照研究产生比值比作为相联度量，而同期组群研究（和临床试验）产生相对风险。如果研究结果显示该不良反应很常见（例如超过 10％的患者会发生）比值比可能会高估相对风险。同期组群研究和临床试验也能计算归因危险度（也称为危险度差），归因危险度能提供疾病的超额危险度信息。为了更好地理解风险大小，还可以计算达到伤害需要的人数，也即为了多发现一例不良反应需要的患者总数。由于自发性报告的局限性，FDA 在审批时通常要求医药公司承诺进行上市后的安全性研究，但真正完成Ⅳ期研究的比例已从 1970 年的 62％降到 1998 年的 24％[26]。2007 年的 FDA 管理法修正案增加了 FDA 的权利：①要求公司进行上市后研究，如果研究没有完成则需接受罚款；②审批后对药物标签进行更改[27]。尽管 RCT 是确定因果关系的金标准，但病例对照和分期组群研究对确定个例报道和其他形式信号生成的假说通常更合适。

表 6-2　药物流行病学研究设计概况

研究设计	定义	强度	局限性
个例报道/系列报道	单一病例或一系列病例的描述	假说生成的有效来源	不能排除或然性和偏倚，不能明确发生率，观察的现象可能不适用于别的患者
横向研究	在同一时间点确定个体的用药和疾病状态	确定流行情况及产生假说	不能建立时态关系
生态学或长期趋势的研究	在风险因素下研究比较疾病的地理学和（或）时间趋势	对假说的快速简单的支持或反对	不能区分数据吻合的其他假说
病例交叉研究	比较事件时间点和对照时间点暴露模式，每个患者都是自己的对照	指示混杂最小化	暴露必须很短暂，结果必须是急剧发展继而消退的急性事件；回忆偏倚
病例对照研究	选择有特定疾病（病例）和没有该疾病的患者（对照）的研究。暴露于风险因素前对病例和对照的差异进行评估，产生比值比作为相关性度量	对单一疾病，特别是罕见病，能研究多重危险因素；节省时间	暴露测定偏倚指示混杂
同期组群研究	根据有（暴露人群）或没有（对照人群）某一因素选择个体进行研究。对这些个体进行一段时间的随访，寻找各种结果的差异，产生相对风险作为相关性度量	能从单一暴露中研究多重结果，能测量结果的发生率（风险）	选择偏倚指示混杂延长时间花费高
临床试验	研究者确定哪一类患者接受某一暴露，然后随访患者，取得结果	随机对照避免混杂、选择偏倚和指示混杂，盲对照避免信息偏倚；建立因果关系的金标准	普遍性种族问题统计功效

		疾病	
		有（病例）	V 无（对照）
因子	有（暴露）	A	B
	无（非暴露）	C	D

度量	公式
比值比	$\dfrac{AD}{BC}$
相对风险	$\dfrac{A/(A+B)}{C/(C+D)}$
归因危险度	$A/(A+B)-C/(C+D)$
达到伤害需要的人数	$1/$归因危险度

图 6-2　从分析研究中得出相关性度量　通常是用 2×2 表分析研究中的数据，如上。病例对照研究产生比值比，而同期组群研究和临床试验产生相对风险。风险程度可通过计算归因危险度和达到伤害需要的人数来衡量

注册表和荟萃分析越来越多地被用于药物警戒研究。 问题 6-8 简单来说，注册表是指收集系统性数据时有共同特征（如患有同一种病或用同一种药）的患者名册。皮肤科典型例证是基于动物研究和该制剂口服用药的数据而建立的[28]研究外用钙调磷酸酶抑制剂安全性的注册表。注册表的优势是，作为分子的不良事件和作为分母的总暴露人群都很明确，这样有助于发现信号。要验证安全性信号生成的假说，注册表还需要正确的对照组和统计学校正。

问题 6-9 荟萃分析能克服单一 RCT 缺乏效能和很多注册表缺乏对照的不足。荟萃分析将不同研究的数据相结合来整体评估相对风险。但荟萃分析的方法学还有一些关键性问题，研究者应用时需要加以注意[29]。这些问题包括：①研究人群和设计的不统一性；②发表偏倚；③分析罕见结果时需要正确的统计学方法；④无法接触原始数据；⑤对已发表文章的检索不完整。

不论观察性（如病例对照或同期群组）还是实验性（如临床试验），所有研究都存在局限性。问题 6-10 表 6-3 总结了方法学的一些关键问题，在解释药物安全性研究时必须考虑到。如果关联性不是因为统计错误（如概率）或研究设计的问题（如混杂或偏倚），就要考虑因果关系的存在。

表 6-3　解释安全性研究时需考虑的因素总结 问题 6-10

需检查的因素		要解决的问题
统计学问题	偶然性（一类错误，α错误）	观察到的结果是出于偶然吗？P 值 0.05 提示观察到的结果有 5% 的可能性是因为偶然性。评价多重结果的研究（如同期组群）因为多重比较所以更容易偶然发现统计学差异。
	功效（二类错误，β错误）	如果研究结果为负（无效），而效果确实存在，那么发现它的可能性有多大？多大的效果才能被研究发现？
	精度	效果估计的精度怎样？什么范围的结果才能与观察到的结果有统计学上的一致性（例如 95% 置信区间）？研究的置信区间能包括/排除重要指标——相对风险吗？
研究设计	混杂	是否存在一个与治疗有关但独立于治疗之外的第三因素，对于研究结果而言构成风险因素？对此是否采用了对照？
	指示混杂	跟结果有关的、药物之外的疾病危险因素得到治疗了吗？
	信息偏倚	两组的暴露和结果都是用同样方法测量的吗？
	选择偏倚	除了暴露不同以外，研究招募的两组成员中，与结果有关的其他重要因素是相似的吗？
	敏感性分析	对于改变治疗或结果的定义而言，研究发现足够强健吗？需要什么程度的混杂或偏倚才能排除观察到的相关性？
	普遍性	你的患者具有很好的代表性吗？研究结果适用于你的患者吗？
结果	风险程度	与治疗相关的风险增加（在背景风险之上）程度如何？可通过计算归因危险度和达到伤害需要的数量来明确。
	风险 vs. 收益	对患者来说，治疗相关的风险大于收益吗？
确定因果关系	事件发生的时间顺序	研究要明确阐述不良反应发生于药物治疗后。
	相关性的生物学合理性	理解药物诱发不良反应的机制有助于因果关系的建立。但生物学合理性不是确定因果关系的必要因素。
	剂量反应	较高剂量的药物与较高的不良事件发生率有关这一现象可作为确定因果关系的强有力证据。

续表

需检查的因素	要解决的问题
研究设计的强度	分析性研究比描述性研究更令人信服。RCT 是确定因果关系的金标准。但 RCT 在研究安全性结点方面有很多局限性，常常不实用。
相关性强度	同期组群或病例对照研究得出较高的相对风险或比值比（如＞2 或 3）可为确定因果关系提供令人信服的信息。
与其他研究的吻合度	多重研究得出相似结果对确立因果关系非常有利

总结

　　皮肤病药物治疗目前已取得巨大进步。近年来很多新型外用药和系统性药物相继出现，它们能显著改善皮肤病患者的生活质量。越来越多的非危重患者都在长期用药治疗，因此，药物警戒的原则与目前的皮肤科临床实践息息相关。随着新的安全性信息的出现，

医生必须考虑这些信息的可信性和局限性，给予患者治疗时兼顾到治疗风险和收益。

本章使用的英文缩写	
AERS	不良事件报告系统
COX-2	环加氧酶-2
FDA	食品药品监督管理局
PML	进行性多灶性白质脑病

推荐阅读

Hennekens CH, Buring JE. *Epidemiology in Medicine, Chapter 6.* Little, Brown and Company; 1987.

Rothman KJ, Greenland S. Case control studies. In: Rothman KJ, editor. *Modern epidemiology*, 2nd ed. Philadelphia: PA Lippincott-Raven; 1998.

Strom B, editor. *Pharmacoepidemiology.* New York: John Wiley and Sons, Ltd; 2000.

参考文献

　　见本书所附光盘。

第 7 章　撤市药物：重要教训

Stephen E. Wolverton and Susan J. Walker

赵　娜　译　娜仁花　审校

问题

问题 7-1 关于药品标签，（a）标签的 4 个要素是什么？（b）标签的目的是什么？（c）药物标签变更的方式是什么？（第 49 页）

问题 7-2 产品标签以下这几部分的目的分别是什么？（a）临床研究、（b）不良反应、（c）警告和注意事项、（d）禁忌证。（第 49 页）

问题 7-3 关于用药风险的最有力的警告及策略是如何通过（a）黑框警告及（b）风险评估和缓解对策（REMS）进行沟通的？（第 49 页）

问题 7-4 就确保安全使用的要素而言，（a）REMS 这些策略的目的是什么？（b）与皮肤科日常工作有关的例证是什么？（第 50 页）

问题 7-5 信号和标签更改与 FDA 不良事件报告有何联系？（第 50 页）

问题 7-6 就药物安全性信息而言，FDA 的 5～6 个在线电子信息来源是什么？（第 50 页）

问题 7-7 出现哪几个重要问题时，FDA 会考虑将药物撤出市场？（第 51 页）

问题 7-8 对皮肤科有重要或次要意义的药物中，因为（a）肝毒性（表 7-1）、（b）心律失常（表 7-2）、（c）其他心血管毒性（表 7-3）和（d）神经毒性（表 7-4）被撤出市场的分别是哪几种？

问题 7-9 从上述 4 个表格列出的被撤市药物中，我们能获得哪些教训？（见 52 页开始的原则 1 至原则 13）

概述

药物研发的目的是为疾病提供安全有效的治疗产品。大部分通过审批的药物会一直在市场上使用，必要时进行标签修订。有时候新的安全性信息会导致安全性标签的改变，甚至药物被撤出市场。本章聚焦于沟通药物风险和收益的工具，并介绍一些风险可能大于收益的药物。

问题 7-1 产品（药物）标签（包括医生药品说明书、患者药品说明书、纸盒/容器标签、用药指导）是实现安全有效用药所需的科学信息的汇总。最初的新药申请（NDA）和生物制品许可申请（BLA）通过审核后，接下来的产品标签就要描述实现安全有效用药、使收益多于风险的用药条件。初始标签为产品的后续风险处理提供基线。随着新适应证被提议审批或者新的安全性问题的出现，产品的风险与收益会发生变化。药品标签是动态的，并随着适应证的增加而不断修改，以保证药物的安全性和疗效信息不断更新。标签更改可使医生和患者获得药物最新的安全性和有效性的信息。

标签中的收益-风险介绍

产品标签描述该产品在何种条件下应用才既安全又有效。换句话说，它描述在何种条件下产品的风险和收益能达到合理的平衡。尽管风险-收益评估的考量最终是通过整合所有可用信息得出的，但产品标签是按照兴趣层次在不同部分提供相应的安全性信息。

问题 7-2 临床研究部分主要包含疗效信息，描述证明其疗效的对照研究，包括研究设计和疗效结果，并不强调安全性问题。不良反应部分的信息可帮助临床医生做出治疗决定、为患者进行监测并提供建议。其中包括与药物存在明确因果关系的不良事件及不用该药就不容易发生的罕见严重反应。不良事件的详细清单不在这部分阐述，因为这种清单信息量有限，而且容易隐藏那些更有临床意义的信息。警告和注意事项部分包括严重不良反应或与适应证明显相关的其他不良反应，以及需要停药或调整剂量或影响实验室结果的事件。该部分还包括某些可能出现但并没有实际观察到的不良反应，这些反应都是基于药物的药理学、化学结构、动物试验或未经审批的适应证而推测的。

问题 7-2 禁忌证部分描述风险高于收益的实例，仅包括已知危害，不包括理论上可能发生的危害。

问题 7-3 另外两种工具——黑框警告及风险评估

49

和缓解对策（REMS）也被用于强调安全性。某些禁忌证或严重警告，尤其是那些可能导致死亡或严重损伤的，需要被放到黑框警告内。通常黑框警告必须基于临床数据，但是在缺乏临床数据的情况下，严重的动物毒性也可作为黑框警告的基础[1]。该警告旨在提醒处方者：①就药物获益来说，该不良事件非常严重（如致死性、威胁生命或永久性致残），这些在评价用药的风险和收益时必须考虑到；②严重不良反应可通过正确使用（如患者筛选、仔细监测、避免某些伴随治疗、增加另一种药或者用特定方式管理患者、特定临床条件下避免使用）而避免发生，或者降低其发生率或严重度。黑框警告会随药物信息的更新而更新。2011 年年中，FDA 不良事件报告系统（AERS）数据库和医学文献提供了一些肿瘤坏死因子-α（TNF-α）阻滞剂（英利昔单抗、依那西普、阿达木单抗、培化舍珠单抗及戈利木单抗）的上市后信息，提出要将细菌感染（军团杆菌和李斯特菌）风险加入黑框警告。

有时候为确保药物收益大过风险，需要风险评估和缓解对策（REMS）进行确证。 问题 7-4 这些项目（REMS）对那些有显著风险、必须得到控制的产品的持续可用性非常重要。异维 A 酸上市后就接受了 REMS，包括保证安全使用要素（ETASU），即 iPledge 项目。如果已知某种药物很有效但是与某一严重不良事件密切相关，并可能因此退出市场，就需要总结保证安全使用的要素，如果这些要素能减轻产品标签上的严重不良反应，就能保证药品在市场上持续应用。对于已批准的产品，如果药物评估和用药指导、患者说明书或沟通计划等不足以减轻用药风险，则需ETASU。iPledge 项目的目标是：①防止异维 A 酸的胎儿暴露；②告知处方者、药师和患者异维 A 酸的严重风险和安全使用条件。

产品标签"生命周期"的变更

要改变已有标签，医药公司需向 FDA 提交一份补充申请以获得审批。补充申请有很多类型，但总体来说分为疗效补充（为已上市产品增加新的适应证）和安全性/标签补充。申请者可在任何时候提交待审核的标签补充，不需要提前通知 FDA。但是 FDA 最近被赋予了新的权力[2]，即要求申请者根据产品上市后的安全性信息（如来自临床试验、不良事件报告、同行评议文献或其他科学数据等方面的信息）更改安全相关标签。 问题 7-5 就不断出现的上市后安全性问题来说，不良事件报告（自发性个例报道）是药物管理机

构发现信号的主要机制。通常，申请者自愿与 FDA 一起工作，将新的安全性信息整合到产品标签，正确的标签更改由申请者提出并由管理机构审批。重要的安全性信息需要审批机构与医生和患者沟通，目前 FDA 采用"药物安全问题沟通"形式向公众提供重要的药物安全性信息。这种沟通也向患者和家属提供建议的处理方案，以防止或降低药物的潜在危害；并在 FDA 有新信息时下发，以帮助医生和患者做出正确的治疗选择。在审批机构评估数据没有最终结论前，这种形式的沟通是 FDA 与公众早期交流的一部分。为了医生和患者的利益，FDA 会将正在审核的问题以及 FDA 专家即将完成的审核与公众分享。下令更改安全性标签前，FDA 通常会组织一个多学科团队进行信息评估。如果安全性信息不止与一个药物类别有关，就要先确定是哪些类别，然后所有相关部门和办公室都要参与。对新安全性信息的团队讨论和评估包括 FDA 内部会议、药物安全性监督委员会及 FDA 咨询委员会的会议。FDA 通过公众会议及安全性沟通会议了解大概数据、获取公众意见并解释 FDA 的决策程序。

风险和收益——FDA 安全性信息

问题 7-6 FDA 提供药物安全性信息是多途径的。以下是医生和患者就药物安全性信息进行沟通的例子：

1. 在线的[3]"药物相关信息索引"只包括那些曾经出现在药物安全性问题沟通中的药物，或有类似记录的药物（以前称为早期沟通/卫生保健专业人员信息表），能直接提供每一次沟通的具体内容。

2. 医学观察警报[4]包含可影响诊断和治疗选择的信息，并能提供及时的医药产品信息。医学观察门户[3]可用来注册获得医学观察的电邮更新、订阅 RSS Feed 安全性警告，并可在 Twitter 上关注医学观察。

3. 每日医学[5]是国家医学图书馆开发的网站，医生和患者可以在此浏览获 FDA 审批的药物的标签。标签以选项卡格式的文档呈现，方便快速进入产品标签的特定部分，其中包括纸盒和包装箱的再生产信息。

4. 药物 @ FDA[6]——一个获批药物在线数据库——可通过药名或活性成分搜索药物和生物产品的相关信息，并提供产品审批历史、审批信、复审和相关文件、标签信息、REMS 信息和用药指导等信息的电子链接。

5. 可在线查到 FDA 咨询委员会会议的完整记录副本和即将进行的会议和日程安排[7]。

6. 更多药物安全性信息请看推荐阅读。

为了获得对科学技术和政策问题的专家意见，会

召集皮肤科和眼科药物咨询委员会（DODAC）[8]进行讨论。委员会会讨论用于皮肤科治疗的新分子实体的审批，其曾为异维 A 酸和沙利度胺的风险管理项目提供过实质性投入和建议。

药物撤回

极少数情况下，FDA 需要对药物重新评估并改变审核决定。要决定将某种药物完全撤出市场需要根据不良事件的性质和发生频率，以及与其他治疗相比，该药的风险收益比来判定。风险评估包括评估药物在特定人群中是否收益大于风险，以及这种风险是否应在产品标签上标明。**问题 7-7** 关于风险-收益以及药物是否留在市场的讨论包括：

- 与已有治疗或其他选择相比，获益的程度怎样？
- 该药能增强现有治疗吗？
- 是否存在高反应人群？
- 其他治疗失败的患者用这种治疗会有效吗？
- 不耐受其他治疗的患者对这种产品能耐受吗？
- 用药（频率、剂量、用药方法）方便吗？

当 FDA 确认药物收益不再大于风险时，会要求生产商将药物撤出市场。**问题 7-8** 表 7-1 到表 7-4 中列出了药物撤市的例证和相关的并发症类别。

表 7-1　被撤出市场的药物——肝毒性

非专有名	商品名	分类	审批	撤回	科学基础
旧药					
异丙烟肼	Marsilid	单胺氧化酶抑制剂	1950 年	1956 年	个例报道
替尼酸	Selacryn	排尿酸利尿药	1979 年	1980 年	个例报道
苯噁洛芬	Oraflex	NSAID（昔康类）	1982 年	1982 年	个例报道
近期的药物					
溴酚酸	Duract	NSAID	1997 年	1998 年	个例报道
曲格列酮	Rezulin	噻唑烷二酮	1997 年	2000 年	个例报道
匹莫林	Cylert	兴奋剂	1975 年	2005 年	个例报道
曲伐沙星	Trovan	氟喹诺酮类	1997 年	2009 年应用有限	个例报道

表 7-2　被撤出市场的药物——心律失常（尖端扭转型室性心动过速）

非专有名	商品名	分类	审批	撤回	科学基础
特非那定	Seldane	H_1 抗组胺药	1985 年	1997 年	流行病学数据
阿司咪唑	Hismanal	H_1 抗组胺药	1989 年	1999 年	个例报道
格帕沙星	Raxar	氟喹诺酮类	1997 年	1999 年	个例报道
西沙必利	Propulsid	促动力剂	1993 年	2000 年	个例报道
左醋美沙多	Orlan	美沙酮衍生物	1993 年	2003 年	个例报道

表 7-3　被撤出市场的药物——其他心血管不良事件

非专有名	商品名	分类	审批	撤回	科学基础
血栓性/心脏事件					
阿扎立滨	Triazure	抗代谢物	1975 年	1977 年	个例报道
罗非昔布	Vioxx	选择性 COX-2 抑制剂	1994 年	2004 年	荟萃分析
伐地考昔*	Bextra	选择性 COX-2 抑制剂	2001 年	2005 年暂停销售	临床试验
替加色罗	Zelnorm	5-羟色胺受体 4（5HT4）拮抗剂	2001 年	2007 年	荟萃分析
出血性卒中					

续表

非专有名	商品名	分类	审批	撤回	科学基础
苯丙醇胺	PPA	苯乙胺	1962 年	2000 年	流行病学数据
心瓣膜病					
芬氟拉明	Pondimin	苯丙胺衍生物	1973 年	1997 年	流行病学数据
培高莱	Permax	多巴胺受体拮抗剂	1998 年	2007 年	流行病学数据

* 由发起者自愿撤回

表 7-4 被撤出市场的药物——（神经病学）进行性多灶性白质脑病

非专有名	商品名	分类	上市	撤回	科学基础
那他珠单抗*3	Tysabri	生物制剂——多发性硬化	2004 年	2005 年	临床试验
依法珠单抗†	Raptiva	生物制剂——银屑病	2003 年	2009 年	个例报道

* 2006 年在特殊限制分配计划下重新回到市场。
† 由于发现 Raptiva 和进行性多灶性白质脑病（PML）发病风险增加之间的关联性而被发起者自愿撤出市场，PML 是中枢神经系统罕见但常常致死的疾病。
3 http://www.fda.gov/NewsEvents/Newsroom/PressAnnouncements/2006/ucm108662.htm

药物撤市决定的总体原则

原则 1

有时 FDA（或其他国家的类似机构）会强制药物撤市，有时制药公司（发起者）自愿将药物撤出市场。

● FDA 强制撤市——罗非昔布。

● 制药公司自愿撤出——伐地考昔、依法珠单抗。

原则 2

有时药物撤市是制药公司的商业决策。

● 伐地考昔被制药公司自愿撤出市场，尽管 FDA 药物咨询委员会投票允许该药留在市场。

● 塞来昔布（和伐地考昔是由同一制药公司生产）留在市场。该药对 COX-2 抑制剂选择性较差，但血栓风险也较低。

● 公司内部决定包括对产品组合的再评估、对未来潜在的医学法律学风险的考虑、市场竞争者和相关花费。上述两种药物撤市就是两个例子，其他例子还包括近期将异维 A 酸（Accutane）的商品名从市场上撤出的决定。

原则 3

同一类别的新药如果较旧药更安全更有效，就会促使旧药从市场上被撤出。

● 吡格列酮和罗格列酮作为合适的替代物上市后，曲格列酮很快就因为肝毒性而退出市场。这些药物都属于噻唑烷二酮类（胰岛素致敏剂）。

● 与之相反，异维 A 酸因为对严重结节性痤疮的独特疗效一直存在于市场上，当然部分原因是没有其他合适的替代物。

原则 4

总体而言，当某种药物退出市场时，对同一组别的其他药物，临床医生必须"从历史中吸取教训"。要强调的问题包括：①加强患者筛选；②避免药物相互作用；③改进检测指南。

● FDA 在将特非那定和阿司咪唑撤出市场前的沟通中强调，临床医生要避免将这两种药物与酮康唑或红霉素联用，因为可增加尖端扭转型室性心动过速的风险。

● 总体上看，临床医生需要提高警惕，并配合 FDA 强调的建议以降低患者风险并保持不同药物的可用性，包括目前可用的药物的类似警告。

医学原则——特定例证

原则 5

不是同一类别的所有药物都有相似的风险属性。

● 他汀类药物——西立伐他汀退出市场。本组的其他药物引起肌溶解的风险要小得多。

● 二代抗过敏药——特非那定和阿司咪唑退出市场是因为二者可引起尖端扭转型室性心动过速。其他二代 H1 抗组胺药都不会引起明显的 Q-T 间期延长，也没有明显的引起尖端扭转型室性心动过速的风险。

原则 6（CYP＝细胞色素 P450）

对任何可能延长 Q-T 间期的药物，临床医生都要警惕可能发生的药物相互作用。典型例证如下：作为 CYP3A4 底物的药物因为导致尖端扭转型室性心动过速被撤出市场，CYP3A4 抑制剂也常牵涉到这类致命性相互作用。

- CYP3A4 底物——特非那定、阿司咪唑、西沙必利
- CYP3A4 抑制剂——红霉素、克拉霉素、酮康唑、伊曲康唑

原则 7

任何药物，如果在临床试验中发现至少 3%～5% 的患者有轻微的、一过性转氨酶升高，那么上市后一定要警惕其肝毒性。由于肝毒性被撤出市场的典型例证包括：

- 曲格列酮
- 曲伐沙星（供应极其有限）

原则 8

如果药物对某一靶器官有潜在毒性，那么该靶器官在基线时就有问题的患者使用时一定要非常小心。

- 西立伐他汀——之前就有肾病的患者发生肌溶解的风险大大增加。

原则 9

如果用药剂量与不良反应风险相关，就要注意给药剂量。

- 为降低肌溶解风险，最近已将阿托伐他汀的最大用药剂量限制在 40mg（之前的最大剂量为 80mg），采用之前的最大剂量时，肌溶解风险明显较高。

原则 10

强效 CYP 酶诱导剂或抑制剂通常都有较高的肝毒性。

- CYP 诱导剂——曲格列酮和利福平。
- CYP 抑制剂——酮康唑本身就有肝毒性风险（独立于药物相互作用）。

原则 11

为使药物上市或停留在市场上，需要一些策略来降低风险。

- 之前被撤出市场的药物后来在特殊限制分配计划下被重新引入市场——那他珠单抗（用于多发性硬化）。

- 美国的初始审核就包括了风险处理策略——沙利度胺
- 采用风险评估和缓解对策（REMS）以降低致畸风险（防止胎儿暴露并通知医生）——异维 A 酸
- 仍存在于市场上，但是应用甚少——曲伐沙星

医学原则——一般性问题

原则 12

我们建议新药应用逐步进行，直到几年后其真实风险得以明确。

- 发生率小于等于 1‰ 的药物不良反应很难在上市前临床试验中被发现。
- 临床试验的高度对照性可能会限制药物的潜在相互作用及肝病或肾病的发现。
- 很多重要不良反应都在药物上市后 2～3 年才被发现，此时药物的应用更为广泛，且不被对照性的要求限定。

原则 13

一定要非常关注 FDA 发布的如下信息：

- 药物安全问题沟通对于药物潜在相互作用、患者选择和必要的监测给出了强烈建议。沟通一般早于药物撤市。
- 风险评估和缓解对策（REMS）：如果广大临床医生都能注意这些项目的细节，就有助于将药物留在市场上。

本章使用的英文缩写	
AERS	不良事件报告系统
BLA	生物制剂许可申请
COX-2	环加氧酶-2
CYP	细胞色素 P450
DODAC	皮肤科和眼科药物咨询委员会
ETASU	保证安全使用要素
NDA	新药申请
NSAID	非甾体消炎药
REMS	风险评估和缓解对策
TNF-α	肿瘤坏死因子-α

推荐阅读

General information link
FDA 'Guidance for Industry' www.fda.gov/Drugs/ GuidanceComplianceRegulatoryInformation/Guidances

Specific links
Guidance for Industry: Warnings and Precautions, Contraindications, Boxed Warnings. Available at: www.fda.gov/downloads/Drugs/ GuidanceComplianceRegulatoryInformation/Guidances/ UCM075096.pdf (October 2011)

Guidance for Industry: Safety Labeling Changes (FDAAA). Available at: www.fda.gov/downloads/Drugs/ GuidanceComplianceRegulatoryInformation/Guidances/ UCM250783.pdf (October 2011)

Guidance for Industry: Adverse Reactions Section: Labeling. Available at: www.fda.gov/downloads/Drugs/ GuidanceComplianceRegulatoryInformation/Guidances/ UCM075057.pdf (October 2011)

Guidance for Industry – Risk Evaluation and Mitigation Strategies. Available at: www.fda.gov/downloads/Drugs/ GuidanceComplianceRegulatoryInformation/Guidances/ UCM184128.pdf (October 2011)

Link to list of approved risk evaluation and mitigation strategies
www.fda.gov/Drugs/DrugSafety/ PostmarketDrugSafetyInformationforPatientsandProviders/ ucm111350.htm (October 2011)

Reviews
Issa AM. Drug withdrawals in the United States: a systematic review of the evidence and analysis of trends. *Curr Drug Saf* 2007;2:177–85

Temple RJ, Himmel MH. Safety of newly approved drugs. *JAMA* 2002;287(17):2273–5.

Wysowski DK, Swartz L. Adverse drug event surveillance and drug withdrawals in the United States, 1969–2002. *Arch Intern Med* 2005;165:1363–9.

参考文献

见本书所附光盘。

第 8 章　系统性抗菌剂

Stephen E. Wolverton

袁　姗　译　赵　娜　王毅侠　审校

问题

问题 8-1 基于抗生素的抗炎特性，其用于慢性炎症性皮肤病的皮肤科指征是什么？（第 55、74、75 页）

问题 8-2 哪类抗生素会因食物和二价阳离子而导致生物利用度的改变？（第 57、60、69、70、73、81、84 页）

问题 8-3 青霉素家族中哪个最易诱发过敏反应？（第 57 页）

问题 8-4 对青霉素过敏的患者，哪些药物可能有交叉反应？这种交叉反应真正的危险（频率和程度）是什么？（第 57、61、62、63 页）

问题 8-5 哪些抗生素可引起艰难梭状芽孢杆菌导致的抗生素相关性结肠炎？（第 58、61、83、86、88 页）

问题 8-6 本章哪两种药物能导致血清病样反应？（第 61、78 页）

问题 8-7 细菌产生耐药的 3～4 个机制是什么？（第 63、73、81、87、89 页）

问题 8-8 万古霉素引起的 2 个独特的皮肤高敏反应是什么？（第 63 页）

问题 8-9 哪种/哪组药物的作用机制是干扰核糖体 50S 亚单位中的 (a) 30S、(b) 50S 和 (c) 23S？（第 64、70、87、88、89 页）

问题 8-10 哪几类抗生素有明显的抗炎活性？其抗炎活性的几个机制是什么？（第 64、71 页）

问题 8-11 关于大环内酯类和氮杂内酯类，其 (a) 最有效的感染谱和 (b) CYP 诱导的药物交叉反应有什么重要差异？（第 65、66 页）

问题 8-12 本章所述的抗生素药物中，其抑制的细菌酶有哪几个？（第 68、81、84 页）

问题 8-13 有关社区获得性抗甲氧西林金黄色葡萄球菌（CA-MRSA）感染，哪些口服抗生素是最佳选择？哪些容易增加耐药性？（第 69、75、81、83、86、87、88 页）

问题 8-14 本章讨论的抗生素哪些容易诱发光敏反应？（第 70、77 页）

问题 8-15 米诺环素特有的几种过敏反应和自身免疫反应是什么？（第 78、79 页）

问题 8-16 本章讨论的哪两组抗生素被列为妊娠期用药分级为 D 级？（第 79、88 页）

问题 8-17 不同抗生素降低避孕药有效性的科学基础是什么？（第 79、84 页）

概述

系统抗微生物药物，特别是抗生素，在皮肤科治疗中承担重要角色。据估计口服抗生素处方量约占门诊皮肤科医生年处方的 20%[1-5]。2001—2005 年，美国皮肤科诊所的医生年平均开出 8 百万～9 百万张口服抗生素处方，其中至少 5 百万张处方用于治疗寻常痤疮[1,5]。而 2001—2005 年间，美国所有专科医生开具的口服抗生素处方约 2.5 亿/年，主要用于治疗感染性疾病[1]。这类药物的长期使用增加了人们对耐药菌株的担心，有时还会发生抗生素交叉耐药[1,4-5]。

问题 8-1 除了抗菌特性，许多抗生素（如四环素类和大环内酯类）因具有明显的抗炎活性，既用于感染性也用于非感染性皮肤疾病的治疗[2-3]。有几种抗生素的生物学效应与其抗生素或抗微生物特性无关，却至少部分与其抗炎效应相关，例如痤疮和酒渣鼻[1-2]。由于社区获得性抗甲氧西林金黄色葡萄球菌（CA-MRSA）导致的单纯皮肤和软组织感染（USSTI）的发病率增加，皮肤科门诊口服抗生素的使用有所增加。这种处方模式改变的特征是多西环素、米诺环素（快速释放制剂）和复方磺胺甲噁唑的使用增加，而头孢类抗生素的使用却减少[1,4-8]。

在皮肤病治疗方面，合理的抗生素选择要考虑多方面因素以保证疗效及安全性最大化，这些因素包括：

1. 宿主相关的特质（年龄、合并症、过敏状态、妊娠状态、哺乳状态）；

2. 待治疗的疾病的性质（感染或炎症性疾病、严重程度、受累部位）；

3. 如果可能，微生物因素（可疑或已被证实的病原体、毒力、抗生素敏感或耐药情况）；

4. 可选用的抗生素（有效性、不良反应、药物相互作用）；

5. 抗生素特异性的药动学（PK）特性（给药途径、口服剂型不同、感染部位）；

6. 在免疫缺陷患者中一些抗生素的特殊不良反应可能会更常见且更严重[9]。

本章将重点讨论口服抗生素在皮肤和软组织感染中的应用，同时也将列出其在炎症性皮肤病，如寻常痤疮和酒渣鼻等的使用参考。

青霉素类

青霉素（又称青霉素 G、苄青霉素）由产黄青霉自然合成。1928 年发现青霉素 G 后，很多半合成青霉素被相继开发（表 8-1）。第一个是青霉素 V（苯氧青霉素），它比青霉素 G 在胃酸环境中更稳定，胃肠道（GI）吸收更好。在儿童人群中，青霉素的安全性和有效性已经肯定（表 8-1）。妊娠期用药风险分级为 B 级，青霉素 G 在哺乳期使用需谨慎，有报道其可有少量排泌入乳汁中[11]。因哺乳期母亲使用氨苄西林导致婴儿出现过敏的事件曾有发生[12]。

表 8-1　目前可用的美国 FDA 批准的青霉素

非专有名	商品名	给药途径	妊娠期用药分级	哺乳期用药分级
天然青霉素				
第一代				
青霉素 G	无	肌内注射，静脉	B	S
青霉素 V	PenVee-K，V-cillin K	口服	B	S
半合成青霉素				
耐青霉素酶的青霉素（异噁唑类青霉素）——第一代				
双氯西林	Dynapen	口服	B	U
萘夫西林	Unipen	肌内注射，静脉	B	PS
苯唑西林	Bactocill	口服	B	U
氨基青霉素——第二代				
阿莫西林	Aoxil，Trimox	口服	B	S
氨苄西林	Principen	口服，肌内注射，静脉	B	S
广谱青霉素（羧基青霉素）——第三代				
替卡西林	Ticar	肌内注射，静脉	B	PS
广谱青霉素（脲基青霉素）——第四代				
哌拉西林	Pipracil，Pipral	肌内注射，静脉	B	PS
联合 β-内酰胺酶抑制剂				
阿莫西林-克拉维酸盐	Augmentin	口服	B	PS
氨苄西林-舒巴坦钠	Unasyn	静脉	B	PS
哌拉西林-他唑巴坦	Zosyn	静脉	B	PS
替卡西林-克拉维酸盐	Timentin	静脉	B	PS

注：哺乳期用药分级：S，安全；PS，可能安全（根据风险和效益评估选择）；PU，可能不安全；U，未知。

* 青霉素可以通过乳汁排泄，可导致母乳喂养的婴儿腹泻、念珠菌感染或者过敏反应

药理学

抗生素活性

青霉素 G 和青霉素 V 均为第一代天然青霉素。尽管青霉素 V 的总体抗菌效力比青霉素 G 低，但两者有相同的抗菌谱，包括革兰氏阳性球菌和棒状菌、革兰氏阴性球菌和厌氧菌。重要的是，甲氧西林敏感金黄色葡萄球菌（MSSA）和抗甲氧西林金黄色葡萄球菌（MRSA）几乎都对青霉素 G 和青霉素 V 耐药[5,7]。

后来的青霉素包括[10]：

1. 耐青霉素酶第一代青霉素类（异噁唑类青霉素）包括口服双氯西林和苯唑西林（与肠外甲氧西林相关），对多数 MSSA 和其他革兰氏阳性球菌有活性，但后来出现 MRSA。·

2. 第二代青霉素（氨基青霉素）抗菌谱扩大，包括对革兰氏阴性杆菌的抑制，包括氨苄西林和阿莫西林，可以口服。

3. 抗菌谱扩大的第三代青霉素（羧基青霉素）（如羧苄西林）和第四代青霉素（脲基青霉素）（如哌拉西林）均为胃肠道外给药，并且有抗假单胞菌活性（哌拉西林＞羧苄西林），尤其是与氨基糖苷类抗生素联合应用时。

遗憾的是，由于 β-内酰胺酶水解，导致药物对于金黄色葡萄球菌及许多产 β-内酰胺酶的肠杆菌无效[10]。此外，将一些 β-内酰胺类与 β-内酰胺酶抑制剂进行结合可抵抗 β-内酰胺酶对抗生素的降解（见"β-内酰胺酶和 β-内酰胺酶抑制剂结合"部分）[10]。

药动学

作为可口服的耐 β-内酰胺酶青霉素中的一员，双氯西林表现出更好的药理学和药动学特性。每日剂量可以超过 4g，而每日 2g 即足以控制大多数非 MRSA 致病的葡萄球菌性脓皮病。 问题 8-2 因其易被胃酸降解，餐前或餐后 1h 服用胃肠道吸收最好[10]。氨基青霉素中，阿莫西林优于氨苄西林，胃肠道吸收好，腹泻发生率低，功效相近。阿莫西林也可与食物同服[10]。大多数青霉素的清除半衰期很短（＜1.5h）。除萘夫西林、苯唑西林和哌拉西林主要从胆道系统清除外，其他的 β-内酰胺类均由肾排泄[10]。

临床应用

皮肤科应用（表 8-2）

抗细菌适应证

异噁唑类青霉素对化脓性链球菌和 MSSA 很有效，可以广泛用于无并发症的皮肤感染，包括丹毒、蜂窝织炎、脓疱病、毛囊炎、疖病、细菌性甲沟炎和臁疮[10]。每周 1 次肌内注射（IM）青霉素可有效预防复发性丹毒，但停止治疗，则可能恢复到治疗前的水平[12]。胃肠外给予萘夫西林可用于毒素诱发的葡萄球菌性烫伤样皮肤综合征（SSSS）。一些性传播疾病（STD），如梅毒和衣原体感染，也对青霉素敏感。青霉素也用于治疗类丹毒、猩红热、皮肤炭疽、莱姆病、放线菌病、李斯特菌病、气性坏疽、龈口炎和钩端螺旋体病（Weil 病）2400[10]。临床上，对青霉素的个体化选择依赖于诊断和病原微生物及所选药物的抗菌活性的差异。

非特异性青霉素作用

对于青霉素的非特异性应用缺乏数据。青霉素 G 用于治疗局限性和系统性硬皮病患者的皮肤纤维化取得了一些成功，其机制可能是伯氏螺旋体参与硬皮病的发病[10]。青霉素还用于毛发红糠疹的治疗，尽管对其有效性有争议[10]。与单用秋水仙碱相比，每 3 周一次联用苄星青霉素肌内注射（IM）可以减少白塞病患者口腔和生殖器溃疡的发生频率，且有利于结节性红斑样损害的缓解[14]。对文献的系统性回顾发现，没有有证据证明使用包括青霉素在内的抗链球菌治疗可以改善滴状银屑病[15-16]。

不良反应

超敏反应

问题 8-3 β-内酰胺类是较常见的诱发过敏反应的药物之一[17]。第一个被报道引发过敏反应的 β-内酰胺类药物是青霉素 G，而阿莫西林是目前最常见的致敏药物[17]。过敏反应是青霉素最常见的不良反应，严重程度可由发疹性皮损到荨麻疹乃至致命的过敏性休克不等[18-21]。传染性单核细胞增多症或淋巴细胞性白血病患者应用氨苄西林可出现非过敏性皮损，氨苄西林联合别嘌醇时也可出现。皮疹为泛发性斑丘疹，伴有瘙痒，发生在初始用药后 7～10 天，停用氨苄西林后能持续存在 1 周。这种独特的氨苄西林皮疹不构成日后使用其他青霉素治疗的禁忌证。

潜在交叉反应

问题 8-4 实际上应当假设所有的青霉素都会发生交叉反应，一旦患者对某种青霉素产生过敏反应，就可能对所有青霉素都过敏，且可能对头孢类抗生素也过敏[22]。因此，曾经对青霉素或头孢类抗生素有过严重和危及生命的过敏反应的患者，建议避免使用这两种抗生素。 问题 8-3 氨基青霉素比其他青霉素更容易引起过敏[23]。青霉素 G 和青霉噻唑多聚赖氨酸（Pre-Pen）的皮内试验可能有帮助。如果青霉素皮试没有出现即刻皮肤反应，就不大可能发生即刻或快速的反应。另外，青霉素皮试结果若为阳性，应改用其他抗生素或进行脱敏治疗。需要注意的是，Pre-Pen 在 2004 年暂时自动从市场撤出，随后 Allerquest 公司获得其产权。根据该公司网站内容，Pre-Pen 于 2009 年获得 FDA 全面批准，目前已经应用于市场[24-25]。

其他重要的不良反应

问题 8-5 胃肠道反应，包括恶心和抗生素相关性腹泻，并不少见，艰难梭状芽孢杆菌结肠炎也可以在使用青霉素时发生[10]。摄入酸奶和乳杆菌有助于预防因肠道菌群失调而引起的腹泻相关性合并症。口服青霉素造成的其他不良反应少见，如果出现溶血性贫血、中性粒细胞减少、血小板功能障碍、癫痫、电解质紊乱等，常与大剂量的肠道外给药有关[26]。水纹甲（药物诱发红皮病之后的横纹白甲和脱甲病）与双氯西林有关，脱甲病、光线性甲剥离与氯唑西林应用有关[27]。与包括青霉素在内的 β-内酰胺类抗生素相关的胆汁淤积很少见[28]。胃肠外或肌内注射青霉素可出现局部皮肤反应、静脉炎、肌炎，甚至血管痉挛。

药物相互作用

临床上少见明显的青霉素药物相互作用。丙磺舒延长青霉素的肾排泄。口服包括 β-内酰胺类在内的抗生素可改变华法林的抗凝作用，需要密切监测国际标准化比值（INR）。抗生素是否可以降低口服避孕药的效果存在争议，相关内容在四环素和利福平的药物相互作用部分进行讨论。

剂量

表 8-2 包含了口服青霉素的常用剂量原则。因为可能发生急性肾小球肾炎和风湿热等并发症，建议 β 溶血性链球菌感染口服青霉素治疗 10 天。猩红热可口服青霉素 V10 天或单次注射苄星青霉素 1 次。一期和二期梅毒选择单次青霉素 G 2 400 000U 肌内注射，而 1 年以上或不定期的潜伏梅毒需要相同剂量肌内注射每周 1 次，共 3 次。对青霉素敏感的奈瑟淋球菌可单次给予氨基青霉素（氨苄西林 3.5g 或阿莫西林 3g）联合丙磺舒进行治疗。治疗其他革兰氏阴性菌感染，如流感嗜血杆菌，若需更高血药浓度，可以选择氨苄西林每日 2～4g，分 3～4 次与丙磺舒一起给药。

表 8-2 常用口服青霉素类* ——剂量原则

非专有名	片剂/胶囊规格（mg）	成人剂量
阿莫西林	250、400、500、875	500～875 mg bid[†]
阿莫西林/克拉维酸盐（Amox/Clav）	250、500、875、1000	500～875 mg bid[†]
氨苄西林	250、500	250～500 mg qid
双氯西林	250、500	125～500 mg qid[‡]
苯唑西林	250、500	500～1000 mg q4～6h
青霉素 V	250、500	250～500 mg qid

* 表中所有药物均有液体或混悬剂剂型；

[†] 这两种药物的剂量也可以为 250～500 mg tid；

[‡] 双氯西林用于单纯皮肤感染时的剂量也可为 250～500 mg tid

头孢类抗生素

头孢氨苄及其他

多数头孢类都是合成抗生素，是由冠头孢菌衍生而来的副产品。头孢类抗生素基本的结构核心由连接于六元双氢噻嗪环的四元 β-内酰胺环组成，因而属于 β-内酰胺类抗生素。这种双环结合结构使得头孢类抗生素具有耐 β-内酰胺酶的特性[29-30]。青霉素则不同于头孢类抗生素，由五元噻唑环组成。多数头孢类抗生素，尤其是口服制剂，对儿童是安全的。通常妊娠期用药风险分级为 B 级，妊娠中期和妊娠晚期使用致畸风险很低[11]。哺乳期妇女需要注意，少量头孢类抗生素可以通过乳汁排泄，有导致母乳喂养的婴儿腹泻、念珠菌感染和皮疹的报道[11]。

药理学

抗微生物活性

根据抗菌活性和抗菌谱，头孢类抗生素目前分 5 代（表 8-3）。

第一代

第一代头孢类抗生素是所有头孢类中对葡萄球菌和非肠球菌性链球菌最有效的。经典耐药菌包括 MRSA、青霉素耐药的肺炎链球菌、革兰氏阴性菌（包括流感嗜血杆菌和肠球菌)[30]。第一代头孢类抗生素不再用于假单胞菌属、流感嗜血杆菌和院内革兰氏阴性菌感染[30]。除脆弱拟杆菌以外，一代头孢对许多口腔厌氧菌都有活性。第一代头孢体外抗菌谱几乎相同。而头孢地尼对 MSSA 更具活性[30]。

表 8-3　目前可用的 FDA 批准的头孢类抗生素

非专有名*	商品名	给药途径	妊娠期用药分级	哺乳期用药分级	成人剂量
第一代头孢					
头孢羟氨苄	Duricef	PO（口服）	B	S 安全	500mg bid 到 1～2g/d（qd 或 bid）
头孢唑林	Ancef	IM，IV	B	S	0.5～1.5g q6～8h
头孢氨苄	Keflex，Panixine，Dis-perdose†	PO	B	U	250～500mg qid
第二代头孢					
头孢克洛	Ceclor	PO	B	U	250～500mg tid
头孢丙烯	Cefzil	PO	B	PS	250～500/d，qd 或 bid
头孢呋辛酯	Ceftin	PO	B	PS	250～500mg bid
头孢呋辛	Zinacef	IV/IM	B	PS	0.75～1.5g q6～8h
头霉素头孢类抗生素（第二代）					
头孢替坦	Cefotan	IM，IV	B	U	1～3g q12h
头孢西丁	Mefoxin	IM，IV	B	S	1～2g q4～6h
第三代头孢					
头孢克肟	Suprax	PO	B	U	200mg bid 或 400mg qd
头孢地尼	Omnicef	PO	B	PS	300mg bid
头孢噻肟	Claforan	IM，IV	B	PS	1～2g q4～8h
头孢泊肟	Vantin	PO	B	PS	100～400mg bid
头孢他啶	Fortaz，Tazicef	IM，IV	B	PS	0.5～2g q8～12h
头孢布烯	Cedax	PO	B	U	400mg qd
头孢托仑**	Spectracef	PO	B	U	200～400mg bid
头孢曲松	Rocephin	IM，IV	B	PS	0.5～2g q12～24h
第四代头孢					
头孢吡肟	Maxipime	IM，IV	B	U	1～2g q12h
第五代头孢					
头孢洛林	Teflaro	IV	B	U	600mg q12h

哺乳期用药分级：S，安全；PS，可能安全（根据危险和效益评估）；PU，可能不安全；U，未知。

* 先锋霉素（keflin）、头孢匹林（Cefadyl）、头孢美唑（Zefazone）、头孢噻啶（Ceporin）、头孢拉定（Velosef）、氯碳头孢（Lorabid）、头孢哌酮（Cefobid）、头孢唑肟（Cefizox）在美国已不再应用。

** 单纯皮肤感染使用头孢托仑 200mg bid。

† 分散片形式

第二代

第二代头孢类抗生素整体上对革兰氏阴性菌活性增加，对革兰氏阳性菌活性降低[30]。个体抗菌谱差别较大。一般将其分为两组：真头孢类抗生素及头霉素（头孢西丁、头孢替坦）。真头孢类抗生素对流感嗜血杆菌、卡他莫拉菌、脑膜炎奈瑟菌、奈瑟淋球菌以及某些肠杆菌的活性增强。头霉素对葡萄球菌和链球菌活性则降低，但对脆弱拟杆菌有效。

第三代

第三代头孢对革兰氏阳性菌的活性有所下降，但因其对 β-内酰胺酶更稳定，故对革兰氏阴性菌的抗菌谱增加[31]。如头孢他啶、头孢吡肟和头孢哌酮可以抗假单胞菌。头孢托仑抗菌谱更广，包括对革兰氏阳性菌和阴性菌的混合感染，但是对于铜绿假单胞菌无效[32]。头孢他啶对铜绿假单胞菌活性最强，但对金黄色葡萄球菌无效。头孢地尼对金黄色葡萄球菌和化脓性链球菌有很好的抗菌活性，治疗 USSTI 有效[30]。

第四代

在美国，头孢吡肟是唯一获批的第四代头孢，经胃肠外给药，抗菌谱广。可以针对 MSSA 和非肠球菌性链球菌，以及包括铜绿假单胞菌的革兰氏阴性菌。头孢吡肟对脆弱拟杆菌无效。

第五代

第五代头孢中有两个更新的成员——头孢比罗和头孢洛林。头孢比罗正在 FDA 认证中，头孢洛林已经在 2010 年 10 月 29 日通过了 FDA 审批[33]。重要的是，除 MSSA 和凝固酶阴性的葡萄球菌外，头孢洛林对多药耐药金黄色葡萄球菌有抗菌活性，包括 MRSA、万古霉素中效的金黄色葡萄球菌（VISA）、杂合耐药万古霉素中效的金黄色葡萄球菌［不均一耐药 VISA（hVISA）］、万古霉素耐药金黄色葡萄球菌（VRSA）[34]。头孢洛林对假单胞菌属抗菌活性略差，适用于急性金黄色葡萄球菌皮肤感染，包括 MRSA、化脓性链球菌、无乳链球菌、大肠埃希菌、克雷伯杆菌等[34]。除肺炎球菌、假单胞菌属和肠球菌外，头孢比罗也有抗 MRSA 的活性。

一种新兴抗假单胞菌的头孢类抗生素 CXA-101（曾用名 FR264205）即将面市，对碳青霉烯类抗生素耐药及多药耐药的铜绿假单胞菌有抗菌活性[35]。

药动学

问题 8-2 目前应用的头孢类抗生素吸收特性差别很大，药物血清峰值浓度与给药方法和进食相关[30]。头孢克洛、头孢羟氨苄、头孢拉定空腹吸收最好，而头孢呋辛酯同食物一起服用生物利用度增高[36]。因第一代和第二代头孢主要经肾排泄，故有明显肾功能低下的患者需要调整剂量。头孢哌酮和头孢曲松主要经肝代谢和排泄，因此肾功能低下患者一般不需调整剂量[37]。绝大多数胃肠外给药的头孢类抗生素半衰期是 0.5~2h，而头孢曲松半衰期为 6~8h，可以每日 1 次给药。新的五代头孢，头孢洛林，其非活性前体头孢洛林酯由静脉给药，随后转换成活性代谢产物头孢洛林，其半衰期只有 0.19~0.43h，主要从肾排泄[34,38]。

临床应用

皮肤科适应证

口服头孢类抗生素主要用于门诊皮肤病 USSTI 的治疗，如脓疱病、毛囊炎、疖、痈、急性细菌性甲沟炎、蜂窝织炎、臁疮、丹毒及术后伤口感染。严重感染，如复杂的蜂窝织炎和坏死性筋膜炎需要静点抗生素治疗[30,37]。头孢类抗生素的其他应用包括部分 STD、糖尿病足感染和莱姆病的治疗[30]。头孢类抗生素分类见表 8-3，口服头孢类抗生素剂量指南见表 8-4。

第一代

最常用的口服第一代头孢类抗生素是头孢氨苄。用于 MSSA 和化脓性链球菌导致的 USSTI。尽管曾推荐一日 2 次给药，但其较短的半衰期（≤1h）可能与细菌耐药有关。一般推荐一日 3~4 次给药。另一个一代头孢类抗生素头孢羟氨苄，半衰期较长，可以一日 2 次给药[13]。

表 8-4　常用口服头孢类抗生素剂量指南

非专有名	片剂/胶囊规格* （mg）	成人剂量
第一代		
头孢羟氨苄	500、1000	500mg 到 1~2g/d，qd/bid
头孢氨苄	250、500	250~500mg qid
头孢拉定**	250、500	250~500mg qid
第二代		
头孢克洛†	250、375‡、500	250~500mg qid
头孢丙烯	250、500	250~500mg/d，qd/bid
头孢呋辛酯	125、250、500	250~500mg bid
氯碳头孢**	200、400	250~400mg bid
第三代		
头孢克肟	200、400	200mg bid 或 400mg qd
头孢泊肟酯	100、200	100~400mg bid
头孢布烯	400	400mg qd

* 表中所列举药物具有溶液剂型或混悬剂剂型。

** 这些抗生素目前美国不使用。

† 对于单纯性皮肤感染，可用头孢克洛 500mg bid。

‡ 头孢克洛为 375mg 缓释剂

第二代

第二代头孢曾对流感嗜血杆菌和肠杆菌引起的革兰氏阴性蜂窝织炎有效。头孢丙烯和头孢克洛均有口服剂型。头孢呋辛酯可以用于治疗某些莱姆病和淋病[30,39]。

第三代

第三代头孢类抗生素也用于治疗软组织脓肿和糖尿病足溃疡[40]。其中有一种新型口服头孢类抗生素头孢托仑，也用于治疗 USSTI。单次肌内注射头孢曲松可以有效治疗无并发症的淋病，单次口服头孢泊肟和头孢克肟有同样疗效。头孢曲松也可以用于治疗急性莱姆病合并脑膜炎以及晚期莱姆病。头孢他啶对铜绿假单胞菌有效，可以治疗坏死斑、糖尿病足溃疡和烧伤感染[40]（注：第四代头孢类抗生素头孢吡肟无皮肤科临床应用）。

第五代

最近，第五代头孢——头孢洛林已经被批准用于急性细菌性皮肤和皮肤组织感染的治疗，包括由 MR-SA 引起的疾病[34,38,41]。另一种第五代头孢——头孢比罗也显示出治疗皮肤组织感染的潜力。但尽管头孢比罗在瑞士和加拿大已经获得批准，在美国却仍然在寻求 FDA 批准用于包括糖尿病足感染在内的复杂皮肤和软组织感染（CSSTI）[42]。单独使用头孢比罗可以治疗过去需要联合用药的 CSSTI[43-44]。

不良反应

问题 8-5 胃肠道毒性反应常见，表现为恶心、呕吐或者腹泻[30,37]。抗生素相关性肠炎相当少见。肝酶轻度升高可见，但严重肝损伤罕见[30,37]。头孢曲松与泥沙样胆结石相关，通常无症状，接受大剂量长期治疗的儿童患者除外[30,45]。与第五代头孢类抗生素头孢洛林相关的最常见不良反应是腹泻以及恶心、皮疹、头痛和失眠[34,38]。

超敏反应和可能的交叉反应

报道的超敏反应发生率为 1%～3%，皮肤表现包括荨麻疹、斑丘疹和瘙痒[30]。

问题 8-4 以往报道 5%～10% 青霉素过敏的患者出现头孢类抗生素和青霉素的潜在交叉反应。交叉反应的程度可能因不同代头孢而不同，很可能取决于不同头孢类抗生素侧链结构的差异[46-47]。早期第一代头孢类抗生素有时含微量青霉素，这可以解释青霉素和头孢类抗生素之间较高的交叉反应[47]。基于此，实际的交叉反应发生率可能在 1%～7% 之间[30]。有报道认为青霉素过敏者对头孢类抗生素发生过敏的风险不会高于头孢类抗生素自身导致过敏反应的风险[24]。另一研究认为头孢类抗生素可以用于青霉素过敏者，其严

重不良反应，尤其是过敏性休克发生的风险是 0.001%[48]。尽管该问题仍存在争论[49]，但有数据表明青霉素过敏者头孢类抗生素过敏反应发生率高于非青霉素过敏者[30]。建议头孢类抗生素应避免用于对青霉素有即刻或快速反应史的患者（IgE 介导的或严重 IV 型超敏反应）[18]。头孢类抗生素皮试评价过敏反应的可靠性远远低于青霉素皮试[47]。

其他不良反应

其他与头孢类抗生素相关的不良反应包括念珠菌过度生长造成的阴道炎、造血功能改变、精神和睡眠障碍及肝功能改变[24]。问题 8-6 在所有的头孢类抗生素中，血清病样反应几乎无一例外地归因于头孢克洛，其过去常被用于治疗儿童中耳炎[50]。头孢克洛诱导的血清病样反应表现为荨麻疹、发热、关节痛，伴或不伴淋巴结肿大或嗜酸性粒细胞增多，在头孢丙烯也曾有过 1 例可疑报告[30,50]。有记录用头孢呋辛酯治疗莱姆病时曾发生 Jarisch-Herxheimer 反应，估计发生率在 12%～29%[24]。胃肠外给药的患者有 5% 会发生注射部位的血栓性静脉炎或疼痛等局部反应[30]。甲改变的记载有头孢氨苄治疗后的急性甲沟炎，以及先锋霉素引起脱甲病和光线性甲剥离，后者已不再使用[27]。

血液的影响

关于造血功能改变，尽管有 3% Coombs 抗体阳性的报告，但是使用头孢类抗生素治疗的患者发生溶血性贫血很罕见[30,51-52]。常与药物诱导的免疫溶血性贫血相关的头孢类抗生素是头孢替坦、头孢曲松和哌拉西林，其中头孢替坦最为常见[51]。含有 N-甲基巯基四唑（NMTT）环结构的头孢替坦和头孢哌酮可以导致血小板减少。嗜酸性粒细胞增多症和中性粒细胞减少也有报告[53]。

肾毒性

肾毒性罕见，但在明显肾功能不全患者仍建议减量使用大多数头孢类抗生素[30]。

药物相互作用

以下是一些重要的和头孢类抗生素相互作用的药物：

1. 据报道含有 NMTT 环的头孢类抗生素（如头孢替坦）与乙醇同服可以诱发双硫仑样反应[54]。

2. 因 NMTT 环抑制维生素 K 凝血因子生成，可以延长凝血酶原时间，故在接受抗凝治疗的患者需注意[12,55]。

3. 丙磺舒可以竞争一些头孢类抗生素的肾小管分泌，能增加和延长头孢类抗生素的血浆水平。

4. 某些头孢类抗生素与氨基糖苷类或强效利尿剂合用时，可增加肾毒性[12,56]。

5. H_2 抗组胺药物、口服抗酸剂可以降低头孢托仑的血浆水平，质子泵抑制剂可能也有这种作用[57]。

6. 口服抗生素能否降低口服避孕药的功效，这个有争议的话题将在四环素和利福平的药物相互作用章节讨论。

7. 迄今，关于新药头孢洛林还没有药物相互作用的研究[34,38]。头孢洛林与细胞色素 P450（CYP）系统的相互作用似乎甚小[34,38]。

剂量

表 8-4 列出口服头孢类抗生素的剂量参考。

β-内酰胺与 β-内酰胺酶抑制剂结合物

阿莫西林/克拉维酸盐和其他

β-内酰胺酶通过不可逆水解 β-内酰胺环的酰胺键，使得 β-内酰胺类抗生素失活。β-内酰胺酶的产生受染色体或质粒基因控制，这种遗传能力可能会在细菌之间互相转换[58]。β-内酰胺酶抑制剂同 β-内酰胺类抗生素结合后，可以共同抑制由肠杆菌、金黄色葡萄球菌及革兰氏阴性厌氧菌产生的 β-内酰胺酶[59]。在美国，克拉维酸盐、舒巴坦和他唑巴坦已被批准用于临床。β-内酰胺类抗生素和 β-内酰胺酶抑制剂联合剂型包括阿莫西林-克拉维酸盐、氨苄西林-舒巴坦（Amp/Sulb）、替卡西林-克拉维酸盐（Ticar/Clav）和哌拉西林-他唑巴坦（Pip/Tazo）（商品名见表 8-1）。

抗菌活性

β-内酰胺酶抑制剂单独使用没有抗菌活性，但是当其和 β-内酰胺类抗生素联合使用时，可通过抑制质粒介导的 β-内酰胺酶，恢复 β-内酰胺活性谱[31,60]。他们对产生的 β-内酰胺酶的 MSSA、嗜血杆菌属、克雷伯属、大肠埃希菌、变形杆菌属和脆弱拟杆菌有明显抗菌活性。但未发现 β-内酰胺酶抑制剂可以抑制铜绿假单胞菌、肠杆菌和枸橼酸杆菌属产生的 β-内酰胺酶[31]。

药动学

克拉维酸盐同阿莫西林一起口服时可被快速吸收，在 40～60min 达峰值浓度，生物利用度受饮食影响不明显[60-61]。氨苄西林-舒巴坦、替卡西林-克拉维酸盐和哌拉西林-他唑巴坦需静脉给药。氨苄西林-舒巴坦也可以肌内给药。对肾功能障碍的患者，β-内酰胺/β-

内酰胺酶复合药物的半衰期延长，血中浓度升高，因此一些病例需要调整剂量。

临床应用

皮肤科适应证

阿莫西林-克拉维酸盐、氨苄西林-舒巴坦、替卡西林-克拉维酸盐、哌拉西林-他唑巴坦具有广谱抗微生物作用，因此可治疗多种微生物感染。口服阿莫西林-克拉维酸盐被推荐用于治疗动物或人的需氧菌合并厌氧菌感染[58]。替卡西林-克拉维酸盐和哌拉西林-他唑巴坦抗菌谱更广泛，治疗 CSSTI，如糖尿病足溃疡、感染性褥疮和烧伤有效[63-64]。

不良反应

与阿莫西林-克拉维酸盐和哌拉西林-他唑巴坦相关的最常见不良反应是胃肠不适，尤其是腹泻[59]。而阿莫西林-克拉维酸盐同食物一起服用时会减少腹泻发生。问题 8-4 β-内酰胺与 β-内酰胺酶抑制剂的复合物产生的过敏反应同单独用 β-内酰胺相似。替卡西林和哌拉西林可以延长出血时间，导致血小板凝血功能不良[65]。据报道高钠血症与替卡西林和哌拉西林有关[59]。也有报道发现暂时性肝酶升高、Coombs 试验阳性、血小板减少、中性粒细胞减少和嗜酸性粒细胞增多与这些药物有关[66]。每 10 万份阿莫西林-克拉维酸盐处方会发生一例胆汁淤积，但是单独使用阿莫西林则没有发生类似事件[28]。舒巴坦与肌内注射部位疼痛有关[67]。

药物相互作用

β-内酰胺与 β-内酰胺酶抑制剂联合给药时，口服丙磺舒可延缓 β-内酰胺药物的肾小管分泌，导致血清浓度升高，肾排泄延迟[68-69]。口服抗生素能否降低口服避孕药的作用，该争议性话题将在四环素和利福平的药物相互作用部分评论。

剂量

阿莫西林-克拉维酸盐口服给药，成人剂量 250～500mg，每 8h 一次，但是 875mg 每日 2 次的用法正逐渐增加。片剂和混悬剂有 2∶1 或者 4∶1 的比例。表 8-2 包含口服青霉素的剂量参考。

碳青霉烯类抗生素和单环 β-内酰胺

这两组药物因只有胃肠外给药方式，在皮肤科应用受限。

碳青霉烯类抗生素[70-77]

1. 亚胺培南——第一个在美国应用的碳青霉烯类抗生素——同西司他丁联用。西司他丁是一种天然的负责代谢的肾脱氢肽酶的抑制剂，防止产生肾毒性[70]。

2. 其他碳青霉烯类抗生素包括美罗培南和厄他培南[70-71]。

3. 总体上，碳青霉烯类可能具有所有其他抗生素所具有的最完整的抗菌谱[70-74]。针对绝大多数需氧和厌氧性革兰氏阴性菌，包括大多数铜绿假单胞菌株、脆弱拟杆菌的厌氧微生物[72-73]。

4. 问题 8-4 皮肤试验表明碳青霉烯类和青霉素间有很高的交叉反应。碳青霉烯类过敏反应是青霉素过敏反应的 5.2 倍。

5. 碳青霉烯类抗生素还可以降低惊厥阈值，给药时需注意患者有无惊厥史。

单环 β-内酰胺[78-82]

1. 氨曲南为目前美国唯一使用的单环 β-内酰胺药，抗菌谱仅限于需氧性革兰氏阴性菌[78-80]。

2. 可单独使用该药治疗革兰氏阴性菌皮肤感染，包括术后伤口、溃疡、烧伤、坏死斑。可以和其他抗革兰氏阳性菌和厌氧菌的抗生素联合使用[80]。

3. 氨曲南的不良反应与其他 β-内酰胺类抗生素相似，包括罕见的多形红斑和中毒性表皮坏死松解症、荨麻疹、剥脱性皮炎[81]。

4. 问题 8-4 对青霉素过敏的患者可以安全使用氨曲南[82]。

其他影响细菌细胞壁的系统性药物

万古霉素

万古霉素是一种糖苷类抗生素，1956 年从放线菌东方链霉菌分离出来，1958 年获美国 FDA 批准[83]。本品抑制细菌细胞壁合成，与其他 β-内酰胺类药物的机制不同。妊娠期用药分级为 C 级，可通过乳汁排泄，可用于儿童。

药理学

抗菌活性

万古霉素结构分类为三环糖苷。只对革兰氏阳性菌有效，对葡萄球菌和链球菌有较慢的杀菌活性，对

肠球菌有抑菌活性[83-85]。万古霉素最重要的临床应用是治疗对数种传统抗生素耐药的葡萄球菌感染，如 MRSA 和甲氧西林耐药的凝固酶阴性葡萄球菌感染[93,84]。

问题 8-7 万古霉素耐药是通过质粒介导降低药物渗透性，减少万古霉素和细菌细胞壁上受体分子的结合[83]。经过 30 多年临床应用，已经出现万古霉素耐药菌，包括万古霉素耐药的葡萄球菌和链球菌[84-85]。万古霉素治疗 MRSA 感染失败的病例在增加，主要是对 MRSA 等某些革兰氏阳性病原体的最低抑菌浓度（MIC）增加了[85]。其他对万古霉素耐药的病原体主要是医源性的，包括万古霉素中介金黄色葡萄球菌（VISA）、抗万古霉素金黄色葡萄球菌（VRS）和肠球菌（VRE）。

药动学

因胃肠道吸收很少，万古霉素由胃肠外给药，口服仅用于治疗艰难梭状杆菌引起的腹泻[86]。由于本药缺乏广泛代谢，90%～100%万古霉素由肾小球滤过排泄。肾功能正常者经静脉注射后血浆半衰期为 4～8h，肾功能明显不良的患者需要调整剂量。

临床应用

皮肤科适应证

万古霉素用于治疗由 MRSA 和甲氧西林耐药的凝固酶阴性葡萄球菌引起的 SSTI。主要用于治疗医院获得性 MRSA（HA-MRSA），也适用于暴发性和深部侵袭性 CA-MRSA 感染。问题 8-7 一般来说，CA-MRSA 通过葡萄球菌染色体 mec 盒 IV 型（SCC-MEC IV）获得耐药。皮肤科常见的 CA-MRSA 导致的 USSTI 可以通过切开引流（如果有脓肿）和口服米诺环素、多西环素、克林霉素或复方磺胺甲噁唑治愈，但也有例外，例如万古霉素耐药性金黄色葡萄球菌是目前医院治疗最常见的感染之一，常表现为 CSSTI[88]。正是由于这些主要菌株（如金黄色葡萄球菌和 VRE）耐药的增长，促使新的抗生素种类不断被研发[89]。本章后半部分讨论脂糖肽类、氟喹诺酮类、噁唑烷酮类和二氢叶酸抑制剂类药物。

不良反应

皮肤反应和超敏反应

问题 8-8 万古霉素快速输入体内导致组胺释放，可引发红人综合征和休克。中毒性表皮坏死松解症

（TEN）也有报道，但非常罕见。但有必要将 TEN 与万古霉素引起的各种形态的线状 IgA 大疱性皮肤病（LABD）进行鉴别[83,90-95]。本品是药物引起的 LABD 的最常见原因，给药后发生，也可以继发于激发试验[83,90-91]。已有多例万古霉素引起的类似 TEN 的 LABD 的报道[92-95]。某些万古霉素诱导的 LABD 病例还表现为无疱性多形红斑[96]。尽管特发性 LABD 中的靶抗原很多，但 2 例万古霉素诱导的 LABD 患者中发现对 LAD285 的 IgA 抗体和对 BP180 的双抗体（IgA 和 IgG）形成[97]。

其他不良反应

在肾衰竭患者中有剂量依赖性听力丧失的报道，可能由于万古霉素蓄积所致。尤其与氨基糖苷类抗生素一起给药时可以发生肾毒性[83]。其他不良反应包括发热、中性粒细胞减少、血小板减少和输液部位静脉炎。

药物相互作用

同时给予万古霉素和氨基糖苷类抗生素会增加肾毒性风险。万古霉素可以增强非去极化肌松药的活性[12]。

大环内酯类抗生素

红霉素、阿奇霉素和克拉霉素

大环内酯类抗生素含有一个大环内酯环状结构，由放线菌（土壤菌）产生，或者是这些细菌的半合成衍生物。 问题 8-9 与 β-内酰胺类不同，大环内酯类是抑菌剂，可与细菌核糖体大亚单位（50S）可逆性结合，抑制 RNA 依赖蛋白的合成[98-100]。 问题 8-10 据报道大环内酯类有不同于其抗生素活性的特殊的抗炎特性，故可以用于治疗炎症性面部皮肤疾病，如痤疮和酒渣鼻[101-103]。大环内酯类、氮杂内酯类和酮内酯类抗生素见表 8-5。

经典的大环内酯类

红霉素是大环内酯类抗生素的原型，有口服或者胃肠外两种剂型。过去，红霉素是 β-内酰胺过敏患者很好的青霉素替代品，但是随着红霉素耐药金黄色葡萄球菌的广泛出现，以及其他红霉素耐药葡萄球菌的出现，明显限制了该药在成人和儿童中的临床应用[1,4-5]。寻常痤疮的治疗中，由于出现痤疮丙酸杆菌广泛耐药株，耐药率高达 50%，在美国和其他国家口服红霉素的使用已明显减少[1,4-5]。另外，口服红霉素还有其他不足，包括口服生物利用度不确定，半衰期短需频繁给药，常发生恶心和腹部不适等胃肠道不良反应[104]。最后，有时应用红霉素会因其强大的 CYP3A4 和 CYP1A2 抑制作用，导致清除率下降，增加很多其他药物的毒性（详见药物相互作用部分）[105]。

氮杂内酯类

氮杂内酯类抗生素包括克拉霉素和阿奇霉素[104]，基础是大环内酯类核心结构的修饰。这些氮杂内酯类药物对各种皮肤感染有广泛的临床应用。

表 8-5　目前 FDA 批准的大环内酯类、氮杂内酯类和酮内酯类抗生素

非专有名*	商品名	途径	妊娠期用药分级	哺乳期用药分级
大环内酯类				
红霉素	Eryc，PCE，Eryped	PO	B	PS
琥乙红霉素	EES	PO	B	PS
乳糖酸红霉素	Erythrocin Lactobionate	IV	B	PS
硬脂酸红霉素	Erythrocin	PO	B	PS
氮杂内酯类				
阿奇霉素	Zithromax，Zmax	PO/IV	B	U
克拉霉素	Biaxin，Biaxin XL	PO	C	U
酮内酯类++				
替利霉素	Ketek	PO	C	U

哺乳期用药分级：S，安全；PS，可能安全（根据危险和效益评估）；PU，可能不安全；U，未知。

* 地红霉素（Dynabac）、依托红霉素（Llosone）和醋竹桃霉素（TAO）美国已不再使用。

++ 酮内酯类不是真正的大环内酯类，但有明显的结构相似性；目前替利霉素没有皮肤科适应证

酮内酯类

另一组同大环内酯类结构相似的被称为酮内酯类，在十四元大环内酯环上插入替代结构。美国第一个酮内酯类药物是替利霉素，对青霉素和大环内酯耐药的肺炎链球菌有效。替利霉素在美国尚无用于治疗皮肤感染的研究[106-107]。发生的主要安全问题是症状性肝毒性，甚至有数例死亡病例报告，Q-T 间期延长，还要避免用于重症肌无力患者（见"不良反应"部分）[108-110]。塞红霉素是新的酮内酯类抗生素，2008 年 FDA 批准用于治疗轻中度社区获得性肺炎（CAP），对革兰氏阳性和革兰氏阴性呼吸道微生物均有抑制作用[111-112]。有趣的是，塞红霉素被授予炭疽暴露后进行预防的"罕见病药"的地位。CEM101 是最新的酮内酯类抗生素，对替利霉素结构进行了某些修饰，增强了对替利霉素耐药微生物的活性[113]。

药理学

抗微生物活性

除了 MRSA 和肠球菌，大环内酯类抗生素对绝大多数革兰氏阳性微生物有效。 问题 8-11 克拉霉素抗革兰氏阳性微生物（如葡萄球菌和链球菌）的强度是红霉素的 2～4 倍[114]。尽管阿奇霉素体外抗革兰氏阳性微生物活性弱于红霉素 2～4 倍，但功效却因其在几种特定组织中的高浓度而增强。与红霉素不同的是，克拉霉素和阿奇霉素对包括流感嗜血杆菌在内几种革兰氏阴性菌的活性增强[115]。阿奇霉素有抗大肠埃希菌、奈瑟淋球菌、杜雷克嗜血杆菌、解脲支原体和沙眼衣原体的活性[116]。阿奇霉素对通过动物咬伤接触到的微生物（如多杀巴斯德杆菌）及通过人咬伤接触到的微生物（如侵蚀艾肯杆菌）也有活性[117]。克拉霉素和阿奇霉素对鸟-胞内分枝杆菌、麻风分枝杆菌和龟分枝杆菌等非结核性分枝杆菌（非典型分枝杆菌）均有效[118-120]。克拉霉素是大环内酯类药物中抗麻风分枝杆菌活性最强的药物。克拉霉素和阿奇霉素都有抗弓形虫、苍白螺旋体和莱姆病螺旋体活性。

药动学

红霉素、氮杂内酯类和酮内酯类可以口服给药。除非以肠溶形式给药，否则红霉素碱被胃酸破坏失活，因此必须空腹给药。红霉素也可以以酸稳定性盐（硬脂酸）、酯（琥乙酰酯和丙酸盐）或者酯盐（酸酐）形式给药[116]。硬脂酸形式必须空腹服用，而其他形式则不可与食物同服。红霉素和阿奇霉素均有胃肠外给药剂型。

氮杂内酯类口服生物利用度增加[104]，克拉霉素的吸收与食物无关，而阿奇霉素与食物同服吸收下降（最好餐前 1～2h 服用）。克拉霉素明显通过肾排泄，红霉素亦如此但稍少一些，明显肾功能不全的患者应调整两药剂量。阿奇霉素主要通过肝代谢，肾病患者无需调整剂量。阿奇霉素的初始清除半衰期为 11～14h，之后是相当长的 68h。

临床应用

皮肤适应证

皮肤感染适应证

问题 8-11 大环内酯类在各种皮肤和软组织感染的治疗中都有效，具有整体良好的安全性。红霉素自 1952 年开始用于临床。这些药物，特别是口服制剂，用于几种 USSTI 治疗，包括脓皮病、脓肿、感染性伤口和感染性溃疡、丹毒，但由于细菌耐药性明显增加，特别是金黄色葡萄球菌和一些链球菌，红霉素不再是治疗许多皮肤感染的最佳药物[1,4-7,124-126]。MRSA 不再对大环内酯类或氮杂内酯类抗生素有反应[6-7]。其他用红霉素治疗的皮肤黏膜适应证包括莱姆病、红癣、炭疽、类丹毒、风湿热、非淋菌性尿道炎、梅毒、软下疳、性病性淋巴肉芽肿[116]。目前的数据也支持氮杂内酯类对这些适应证中的大多数都有效。

问题 8-11 大环内酯类中的氮杂内酯亚类阿奇霉素对腹股沟肉芽肿、猫抓病、弓形体病、地中海斑疹热均有效[116]。另外，对奈瑟淋球菌和沙眼衣原体的高活性表现为单次剂量阿奇霉素即能有效治疗单纯型尿道炎或宫颈炎。阿奇霉素因有抗巴氏杆菌属和埃肯菌属的活性，是动物咬伤和人咬伤相关感染的极佳选择。克拉霉素治疗麻风有效，同时对非典型分枝杆菌感染，如龟分枝杆菌、猿分枝杆菌、鸟分枝杆菌复合菌组（MAC）、堪萨斯分枝杆菌和胞内分枝杆菌也有效[127]。

炎症性皮肤病适应证

红霉素在炎症性面部皮肤病合并感染的治疗方面的应用比阿奇霉素少，例如痤疮、酒渣鼻和口周皮炎[1,4,128-132]。由于痤疮丙酸杆菌对红霉素耐药较多，在美国和其他几个国家，红霉素已经很少使用[1,4-5]。对四环素不耐受的患者可以选择阿奇霉素治疗痤疮和酒渣鼻，一项酒渣鼻研究证实，阿奇霉素和四环素作用相当[128-129]。由于阿奇霉素的半衰期长，组织内浓度稳定，各种给药剂量都用过，如每周 3 次、每次

250mg 或者首剂加倍，以后每天 1 次，共 5 天[128-132]。口服大环内酯类药物治疗口周皮炎的资料有限[133]。

同青霉素一样，系统性文献回顾没有发现使用抗链球菌抗生素（包括大环内酯类）可以改善滴状银屑病[15-16]。大环内酯类已经成功应用于治疗融合性网状乳头状瘤病[116]。红霉素治疗玫瑰糠疹有效仅见少数病例报告[134-135]。

不良反应

一般不良反应

红霉素最常见的不良反应是恶心、腹痛和腹泻。报告发生率 15%～20%，取决于口服药剂型[136]。红霉素结合全胃肠道的促胃动素受体，释放促胃动素，刺激移动的消化道收缩，比氮杂内酯类和酮内酯类更容易诱发胃肠道不适[137-138]。据报道，红霉素罕见引起皮疹和轻至重度过敏反应，以及大剂量诱发的可逆性听力丧失[116]。有肝肾功能不全患者大剂量应用诱发耳毒性的报道[136]。心脏传导异常和大环内酯类应用有关[116,139]。一项研究回顾了大环内酯类药物的心脏安全性，发现同其他大环内酯类药物相比，红霉素引发 Q-T 间期延长和尖端扭转型室性心动过速的风险最大，年龄增长、剂量较大、给药较快、心脏病史等都可导致心脏毒性增大[139]。克拉霉素可以出现金属味或苦味、固定药疹、白细胞碎裂性血管炎、过敏反应。阿奇霉素与不可逆性耳聋、血管性水肿、光敏、超敏反应综合征、接触性皮炎相关。替利霉素可引起症状性肝毒性，包括急性肝衰竭和肝损伤，还可以导致重症肌无力加重[108-110,140-141]。总体而言，大环内酯类抗生素很少和胆汁淤积性肝炎相关[116]。

婴幼儿应用

大环内酯类可以由乳汁排泄，因此在母乳喂养时婴儿可以接触到这些药物，这会增加肥厚性幽门狭窄的风险[142-143]。子宫中曝露于红霉素的婴儿发生心血管畸形和幽门狭窄的风险增高[13,144]。但最新前瞻对照观察研究了 55 例曝露于乳汁大环内酯类药物的婴儿，并没有发现幽门狭窄或者其他任何严重不良反应[145]。需要更大的前瞻性研究证实这些发现。

孕妇应用

一般来说，医生认为口服红霉素对孕妇是安全的，因为只有少许通过胎盘。即便如此，长期使用大环内酯类治疗孕妇痤疮、酒渣鼻和口周皮炎的安全性仍有待商榷。妊娠晚期短期使用大环内酯类需进行风险-效益分析。以下为某些妊娠期长期口服红霉素后需要考虑的因素。妊娠期口服红霉素，即使有部分能透过胎盘，胎儿的药物浓度也很低。据报道多次给药后胎儿体内药物水平升高[147-148]。孕妇使用依托红霉素盐超过 3 周可引起母体肝毒性，161 例妊娠中期妇女口服红霉素，约 10% 发生了转氨酶升高，停止治疗后恢复正常[11,149]。

红霉素罕见的心毒性可能导致更多孕妇延长使用红霉素[116,139]。瑞士 3 个健康登记中心的一项病例对照研究评价了妊娠早期口服红霉素和胎儿心脏异常的可能关系。该研究将与遗传无关的心脏缺陷婴儿（$n=$ 5015）与瑞士在 1995—2001 年出生的所有婴儿（$n=$ 577 730）进行比较，发现心脏缺陷与包括红霉素在内的各种药物使用之间有潜在关系。共有 1588 例接触了红霉素，其中 27 例有心脏缺陷，但是尚不知道红霉素是否为原因[150]。最近，密西根的一项监测研究评价了 22 901 例接受医学治疗的孕妇，其中有 6972 例新生儿曾在妊娠早期接触过口服红霉素[151]。其中 4.6% 有较重的出生缺陷，而预期值是 4.0%。心血管异常约占 1.0%，与人群预期值相同。无感染适应证的孕妇应尽可能少接触红霉素[152]。对妊娠晚期安全性的评价发现，红霉素可减少母婴 B 族溶血性链球菌的定植，降低生殖道支原体感染妇女的妊娠终止率和低体重婴儿发生率[151]。

药物相互作用

问题 8-11 红霉素及克拉霉素可以抑制肝肠 CYP 系统（首关效应）（克拉霉素抑制作用较红霉素弱），主要是 CYP3A4，导致一些药物代谢清除率下降，常常在红霉素或克拉霉素服用后很快发生[105,153]。这两个大环内酯类药物（红霉素、克拉霉素）对下列（表 8-6）需长期给药的药物抑制代谢、增加血浆水平、延长清除率：

1. 卡马西平和苯妥英[153-155]。
2. 茶碱。
3. 某些苯二氮䓬类药物（如三唑仑、咪达唑仑）。
4. 华法林，伴有潜在的严重出血性并发症。
5. 环孢素，伴有潜在的肾毒性和 HBP（高血压）。
6. 可以导致 Q-T 间期延长和尖端扭转型室性心动过速的药物（特非那定、阿司咪唑、西沙必利、匹莫齐特；除匹莫齐特，其他药物均已退市）。
7. 某些 β-羟-β-甲戊二酸单酰辅酶 A（HMG-CoA）还原酶抑制剂或者他汀类药物（如阿托伐他汀、辛伐他汀、洛伐他汀），因增加他们的毒性，如横纹肌溶解[105,153-154]。
8. 克拉霉素可以降低 20% 齐多夫定（AZT）的吸收，降低去羟肌苷（ddI）血清水平[158-159]。

9. 相反，克拉霉素可明显增高利奈唑胺血清浓度[160]。

10. 包括氮杂内酯类和酮内酯亚类，已有几例大环内酯类抗生素诱导地高辛中毒的报告，可能是由于肠道菌群改变或通过替利霉素导致 P 糖蛋白改变[161-167]。

表 8-6　药物相互作用——大环内酯类、氮杂内酯类、酮内酯类

相互作用的药物类别	举例和内容
这些药物可能增加红霉素/克拉霉素的血清水平（和潜在毒性）——CYP3A4 抑制剂	
抗心律失常药	胺碘酮
抗抑郁药——SSRI	氟西汀、氟伏沙明
抗真菌药——唑类	酮康唑≫伊曲康唑＞氟康唑（包括伏立康唑）
钙通道阻滞剂	地尔硫䓬、维拉帕米，只有这两种是 CYP3A4 抑制剂
食物和饮料	葡萄柚、葡萄柚汁
抗人类免疫缺陷病毒（HIV）药物——其他	地拉韦啶
抗 HIV 药物——蛋白酶抑制剂	氨普那韦、阿扎那韦、茚地那韦、那非那韦、利托那韦、沙奎那韦
免疫抑制剂	环孢素
这些药物降低大环内酯类和氮杂内酯类血清水平（失效）——CYP3A4 诱导剂	
抗生素——利福霉素	利福平、利福布汀、利福喷汀
抗惊厥药	卡马西平、奥卡西平、苯巴比妥、苯妥英
其他药	奈韦拉平
维 A 酸类（视黄醇类）	贝沙罗汀
红霉素和克拉霉素增加这些药物血清水平（和潜在毒性）——CYP3A4 的底物	
抗阿尔茨海默病药物	多奈哌齐
抗心律失常药[+]	胺碘酮、丙吡胺、多非利特、氟卡尼、普罗帕酮、奎尼丁，风险包括延长 Q-T 间期延长（尖端扭转型室性心动过速）
抗凝药[+]	华法林，增加抗凝作用（出血风险），也是 CYP1A2 的底物
抗惊厥药[+]	卡马西平、乙琥胺、苯丙氨酯、奥卡西平、丙戊酸，监测水平
抗抑郁药	丁螺酮、马普替林、奈法唑酮、曲唑酮、文拉法辛；各种三环类药物，包括阿米替林、丙米嗪
抗精神病药	阿立哌唑、氟哌啶醇、匹莫齐特、喹硫平、利培酮
钙通道阻滞剂[+]	所有钙通道阻滞剂都是 CYP3A4 的底物
化疗药[+]	硼替佐米、多西他赛、吉非替尼、伊马替尼、紫杉醇、长春碱、长春新碱
皮质类固醇	布地奈德、氟替卡松（吸入）、甲泼尼龙、莫米松（吸入）
糖尿病药	格列吡嗪、格列本脲、二甲双胍、吡格列酮、甲苯磺丁脲，监测血糖
勃起功能不良药[+]	西地那非、他达拉非、伐地那非
抗 HIV 药——其他[+]	地拉韦啶、依非韦伦、奈韦拉平
激素避孕药	口服、经皮给药、注射形式——可增加肝内胆汁淤积风险
免疫抑制剂[+]	环孢素、他克莫司——增加肝毒性、肾毒性风险，升高血压
其他药物	阿瑞匹坦、溴隐亭、西那卡塞、秋水仙碱、地高辛、米非司酮
麻醉药[+]	阿芬太尼、丁丙诺啡、芬太尼、哌替啶、美沙酮、舒芬太尼，监测防止过度镇静
维 A 酸类（视黄醇类）[+]	贝沙罗汀，监测血脂、淀粉酶、TSH、转氨酶
镇静剂——苯二氮䓬类	阿普唑仑、咪达唑仑、三唑仑，监测防过镇静
他汀类[+]	阿托伐他汀、洛伐他汀、辛伐他汀，增加肌病、横纹肌溶解、肝毒性风险，降低胆固醇

续表

相互作用的药物类别	举例和内容
红霉素可以增加这些药物血清水平（和潜在毒性）——CYP1A2 的底物	
抗心律失常药[+]	美西律，心律失常包括 Q-T 间期延长（尖端扭转型室性心动过速）风险
支气管扩张药——黄嘌呤[+]	茶碱——中枢神经系统毒性特别重要
化疗药	厄洛替尼，也是 CYP3A4 的底物
食物和饮料	咖啡因，这个"药"用于评估 CYP1A2 代谢的临床前研究
脂加氧酶抑制剂（5-LO）[+]	齐留通，肝毒性风险

注：涉及 CYP3A4 相互作用较多的是红霉素，中度的是克拉霉素，阿奇霉素可以忽略不计。CYP1A2 主要被红霉素抑制（克拉霉素和阿奇霉素属于氮杂内酯类）。

因诱发尖端扭转型室性心动过速，阿司咪唑、西沙必利、格帕沙星、特非那定已从美国退市；克拉霉素、红霉素增加 CYP3A4 抑制剂的风险；由于横纹肌溶解，西立伐他汀也已退市。

[+] 和 CYP3A4 及 CYP1A2 相互作用的药物有相对窄的治疗指数和相对高的中毒风险。

Adapted from Facts&Comparisons，The Medical Letter Drug Interactions Program，E-pocrates，Hansten and Horn-references on pg. xxii

表 8-7　常用口服大环内酯类——剂量参考

非专有名	片/胶囊规格（mg）	成人剂量
阿奇霉素*	250、500、600	第 1 天 500mg，以后 250mg qd[+]
克拉霉素*	250、500	250～500mg bid
红霉素基质	250、333、500	250～500mg qid[‡]
琥乙红霉素	400	400mg qid

* 药物无混悬剂，也无液体剂型。

[+] 阿奇霉素口服每日 1 次，共 3 天，也是被批准的剂量方案（还有 250mg×36 片或 500mg×33 片两种剂型）。

[‡] 肠衣剂型可用

阿奇霉素对 CYP 同工酶无明显影响，因此可能同上述药物合用较安全[153,168-169]。但也有阿奇霉素与洛伐他汀、华法林、环孢素、丙吡胺及茶碱联合应用导致中毒的报道[170-171]。口服抗生素能否降低口服避孕药的功效，该争议性话题将在四环素和利福平的药物相互作用部分评述。

剂量

治疗皮肤感染的各种大环内酯类抗生素的剂量方案因药物不同而不同（表 8-7）。通常成人红霉素的剂量方案是 250～500mg，每 6～12h 一次，琥乙红霉素 400～800mg，每 6～12h 一次。克拉霉素的成人剂量是 250～500mg，每 12h 一次，而新的 XL 可用剂型（500mg）允许每日 1 次。阿奇霉素的成人剂量为治疗第 1 天单次给药 500mg，之后每日 1 次 250mg，连续 4 天。单纯衣原体感染，阿奇霉素单次给药 1g。局限性淋球菌感染，可以单次给药 2g。阿奇霉素有 250mg、500mg、600mg 片剂，2g 缓释口服混悬剂，250mg/5ml 儿童液体剂型，静脉给药剂型。表 8-7 为常用口服大环内酯类和相关药物的剂量参考。

氟喹诺酮类

美国目前有多种氟喹诺酮类（FQ）药物可用，皮肤科常用药物详见表 8-8。现代 FQ 比传统喹诺酮类药（如萘啶酸）具有更广谱的、浓度依赖性杀菌活性，它们更长的血清半衰期使得绝大多数药物可以一天 1 次或者一天 2 次给药。FQ 的其他优势包括口服生物利用度高（除非某些金属阳离子存在时）、到人体细胞的广泛的组织渗透性，后者产生抗细胞内病原体的抗微生物活性[172]。**问题 8-12** FQ 通过抑制 DNA 促旋酶（细菌 II 型 DNA 拓扑异构酶）——一种调节细菌 DNA 超螺旋化的酶和 IV 型 DNA 拓扑异构酶——一种 DNA 复制过程中允许拓扑链接子染色体分离的酶，从而干扰细菌 DNA 复制[173]。

FQ 妊娠期用药分级为 C 级，乳汁可以排泄[11]。它们可导致未成熟动物软骨损害，通常不推荐给儿童使用[174-175]。详情见 FQ 不良反应部分。

表 8-8　目前 FDA 批准的口服氟喹诺酮类

非专有名*	商品名	给药途径	妊娠期用药分级	哺乳期用药分级
环丙沙星	Cipro	PO，IV	C	PU
	Cipro XR，Proquin XR	PO	C	PU
吉米沙星	Factive	PO	C	U
左氧氟沙星	Levaquin	PO，IV	C	PS
莫西沙星	Avelox	PO，IV	C	U
诺氟沙星	Noroxin	PO	C	PS
氧氟沙星	Floxin	PO，IV	C	PS

哺乳用药分类：S，安全；PS，可能安全；PU，可能不安全；U，未知。

* 阿拉沙星（Trovan IV）、依诺沙星（Penetrex）、格帕沙星（Raxar）和曲伐沙星（Trovan）美国不再应用

药动学

抗微生物活性

FQ 对大多数革兰氏阴性微生物有效，特别是肠道菌群，体外对某些革兰氏阳性细菌也有效，如金黄色葡萄球菌（包括 MRSA）。尽管临床确有一些例外，但一般 FQ 口服剂型治疗敏感病原菌所致的 USST[5-7]。随时间推移，已经有环丙沙星耐药菌株出现，但美国市场上应用的第一个口服 FQ 抗生素环丙沙星仍旧完整保持了 FQ 的最大的抗铜绿假单胞菌活性[176]。

FQ 表现出不同的抗革兰氏阳性菌的活性，但从健康儿童人群中分离出环丙沙星不敏感的化脓性链球菌[177]。左氧氟沙星和莫西沙星对金黄色葡萄球菌和化脓性链球菌有效。问题 8-13 重要的是，尽管某些 FQ 在体外有抗 MRSA（包括 CA-MRSA 菌株）的高活性，但对 FQ 耐药葡萄球菌治疗失败的报告仍不断增加[5-7,178-179]，因此，FQ 已不再是治疗 CA-MRSA 引起的 USSTI 的一线药物，但是可用于一些其他选择受特殊情况限制的病例。环丙沙星还具有抗炭疽杆菌活性。FQ 有微弱的抗厌氧菌活性。环丙沙星、氧氟沙星和左氧氟沙星可以抗分枝杆菌属，包括结核杆菌、偶发分枝杆菌和堪萨斯分枝杆菌[180-183]。

药动学

问题 8-2 除诺氟沙星外，其他 FQ 若不与高浓度铁离子（如抗酸剂）和维生素/矿物质补充品一起给药，其口服生物利用度都非常好，很少受食物影响[105,173]。FQ 半衰期是 3～13h[184]。除了莫西沙星，FQ 主要从肾排泄，因此肾功能不全患者需要调整剂量[185]。

临床应用

皮肤适应证

因为在皮肤和附属器中有很高的药物水平，口服 FQ 是治疗革兰氏阴性菌导致的 USSTI 的理想药物，包括多重耐药菌引起的毛囊炎、脓肿、蜂窝织炎、感染性溃疡以及伤口感染[173]。FQ 还可以替代青霉素或 β-内酰胺类药，用于对青霉素或其他 β-内酰胺药过敏的患者的敏感菌感染的治疗[186]。这些药物治疗革兰氏阴性菌导致的趾间感染、感染性糖尿病足溃疡和点刺伤口也有效。环丙沙星或氧氟沙星单次给药可以有效治疗 FQ 敏感菌引起的淋病，应注意，美国已出现 FQ 耐药的奈瑟淋球菌。氟喹诺酮类可有效治疗性病肉芽肿和软下疳。环丙沙星是治疗皮肤炭疽的一个选择[173]。

尽管有限的报告发现 FQ 治疗寻常痤疮有效，但是 FQ 的这一适应证并未被广泛推荐[128-129,152]。罕见例外包括异常顽固病例的短期应用。为了保持口服 FQ 的功效，不建议长期使用 FQ[128-129,152]。

口服 FQ 在某些革兰氏阴性菌毛囊炎（包括假单胞菌引起的持续性"澡堂毛囊炎"）也有帮助。对于非"澡堂毛囊炎"的其他革兰氏阴性菌毛囊炎，有时口服 FQ 可以治愈，选择抗生素应基于细菌培养和药敏试验结果。对于顽固和（或）复发病例，可能还需要配合口服维 A 酸。

不良反应

一般不良反应

最常见 FQ 相关不良反应是胃肠道反应，如恶心、呕吐和腹泻[173-187]。一般中枢神经系统（CNS）不良反应从较轻反应（如头痛、头晕、兴奋和睡眠障碍）到较重反应（如惊厥、精神反应、幻觉和抑

郁)[173-187,188]。一些中枢神经系统反应的机制至少与 FQ 拮抗了抑制神经递质 γ 氨基丁酸（GABA）有关[173]。

儿童应用——软骨形成改变

如前所述，动物实验研究发现，FQ 可以减少软骨形成，因此除非特殊情况，这些药物应尽量避免用于儿童[174-175,189]。

一项完全通过自动数据库识别 19 岁以下患者的回顾性观察发现，6124 例患者接受了至少 3 种 FQ（环丙沙星、左氧氟沙星和氧氟沙星）中的一种（研究组），15 073 例接受阿奇霉素[174]。观察抗生素治疗 60 天内发生肌腱或关节疾病（TJD）的病例，根据诊断编码确定并证实。两组人群给药后（FQ 或者阿奇霉素）60 天内发生确定 TJD 的比例小于 1%。尽管如此，FQ 儿童处方仍要小心，特别是当其他类药物能达到相同效果时[175]。

肌腱炎和肌腱断裂可以在 FQ 开始给药后延迟发生[173,190-191]。FQ 诱导的肌腱病和肌腱断裂的危险因子包括：皮质类固醇的应用、患者年龄、运动、肾衰竭病史、糖尿病、甲状旁腺功能亢进、风湿性疾病、痛风和肌腱病史[190-191]。

过敏反应和光敏反应

有过敏反应和光敏反应以及光线性甲剥离的报道[17,192-193]。 问题 8-14 为了降低光敏可能性，包括洛美沙星、环丙沙星、诺氟沙星和氧氟沙星[192]，夜间使用可以减小潜在的光毒性[193]。腿部黑蓝色色素沉着与米诺环素的皮肤色素改变类似，是由于真皮巨噬细胞胞质内铁颗粒沉积，有报告与培氟沙星治疗有关[194]。

喹诺酮类有很好的耐受性。但是越来越多的报道发现环丙沙星可引起严重性过敏样反应或过敏反应[195]。患者可发生面部水肿、呼吸困难、低血压、心动过速、发热、瘙痒和（或）泛发性红皮病，一般发生在口服或静脉用环丙沙星治疗后的 3 天[195]。

肝和其他主要毒性

曲伐沙星可导致肝损伤，在美国使用很有限[28]。加替沙星和莫西沙星可引起 Q-T 间期延长，由于可引起壮年患者严重的糖代谢紊乱，加替沙星已经在 2006 年从美国撤市[188,196]。

孕妇和哺乳期用药

尽管先天异常与妊娠期应用 FQ 无明确相关性，仍不建议妊娠期使用 FQ，特别是作为一线药物使用。但意外暴露也不是药物流产的确定指征[11]。

药物相互作用（表 8-9）

问题 8-2 基本上所有 FQ 与含有钙、铝、镁等抗酸剂共用时其生物利用度都会降低，这可能是由于阳离子-FQ 复合物很难被吸收，导致口服 FQ 的胃肠道吸收明显降低所致[105,173]。在 15min 内同时服用钙剂和环丙沙星可使环丙沙星吸收率降低 40%。服用含有铝或镁的抗酸剂 4h 内服用环丙沙星，环丙沙星吸收率降低 75%[105,197-198]。FQ 与硫糖铝、含铁或锌的制剂同服其胃肠道吸收同样会降低。临床治疗指南要教育患者，FQ 应在服用上述阳离子药物之前 1～2h 服用，而不要在上述药物服用后 4h 内服用[105,198]。

一些重要的、可导致药物浓度升高或毒性增加的 FQ 药物相互作用如下：

1. 环丙沙星和诺氟沙星可以诱导茶碱代谢，导致潜在毒性[199]。

2. 咖啡因代谢也同样被抑制，最好告知患者，服用 FQ 时减少咖啡因摄入，可以避免"双杯咖啡"样反应。

3. 降低华法林和环孢素代谢，尽管环孢素主要由 CYP3A4 代谢[200-201]。

4. 同一些抗心律失常药一起使用时，曲伐沙星（美国不再使用）、加替沙星和莫西沙星可以增加尖端扭转型室性心动过速的风险，因此要禁止同已知的能延长 Q-T 间期的药物同时使用。

剂量

某些 FQ（环丙沙星、左氧氟沙星、莫西沙星）可经胃肠外给药治疗。但对于多数皮肤感染，胃肠外给药不比口服给药有确切优势，因为多数 FQ 口服生物利用度很好。例外情况包括 CSSTI 或非常严重的系统感染患者、因为胃肠道不良反应不能耐受口服 FQ 的患者，或者因为严重感染需要经常予影响 FQ 吸收的药物的患者（见上述内容）。一些 FQ 可以每天 1 次给药。常用口服氟喹诺酮的推荐剂量见表 8-10。

四环素类

四环素、多西环素和米诺环素

第一代四环素（TCN）在 1948 年被引进，经典 TCN 核分离自链霉菌属中。四环素类（TCNs）指的是一组药，而单独的四环素其药名为 TCN。 问题 8-9 TCNs 是抑菌剂，共有 4 个融合的六元环，通过结合

表 8-9 药物相互作用——氟喹诺酮类

相互作用药物	举例和内容
通过螯合作用可能降低氟喹诺酮类水平（失效）的药物*	
抗酸剂	二价（钙、镁）和三价（铝）阳离子，通过螯合降低氟喹诺酮类的胃肠道吸收
其他药物	去羟肌苷（缓冲的）、硫糖铝（硫酸化蔗糖的铝盐）
营养补充剂	铁和锌盐，这些药物可以螯合氟喹诺酮类
氟喹诺酮类增加这些药物血清水平（潜在毒性）——抑制 CYP1A2	
抗心律失常药[†]	美西律，心律失常风险，Q-T 间期延长（尖端扭转型室性心动过速）
抗凝剂[†]	华法林，CYP1A2 是华法林对映异构体代谢 3 个途径之一（CYP2C19、CYP3A4），有出血风险，经常查 INR（国际标准化比值）
支气管扩张剂——黄嘌呤[†]	氨茶碱、茶碱，增加水平（可以增加 3 倍），中枢神经系统毒性风险
化疗药[†]	厄洛替尼，也是 CYP3A4 底物
食物和饮料	咖啡因，这个"药"在临床前研究评价 CYP1A2 代谢中使用
脂加氧酶（5-LO）抑制剂[†]	齐留通，肝毒性风险
某些氟喹诺酮类和这些药物合用可以增加 Q-T 间期延长的风险[‡]	
抗心律失常药[†]	胺碘酮、苄普地尔、丙吡胺、多非利特、伊布利特、普鲁卡因胺、奎尼丁
抗菌剂——大环内酯类/相关的	克拉霉素、红霉素
抗抑郁药	阿米替林、氯米帕明、地昔帕明、可能其他的药物
抗精神病药[†]	氟哌啶醇、奥氮平、吩噻嗪类（各种）、匹莫齐特、齐拉西酮
β受体阻滞剂[†]	索他洛尔（尤其地）
化疗药[†]	三氧化二砷
其他药物	多潘立酮、喷他脒
其他药物相互作用，可以影响氟喹诺酮类的	
心脏病药——正性肌力药	地高辛，可以增加血清水平，机制不清
糖尿病药	二甲双胍、吡格列酮、瑞格列奈、磺脲类药物，可以大幅度增加或降低血糖的风险
免疫抑制剂	环孢素，增加移植患者的肌酐水平，小心监测

注：环丙沙星和其他氟喹诺酮类药物是 CYP1A2 抑制剂。

* 氟喹诺酮和这些螯合药物服用至少间隔 2h。

[†] 药物治疗指数较窄，和氟喹诺酮类药物合用有明显的潜在风险。

[‡] 氟喹诺酮类导致 Q-T 间期延长的风险最大，包括（目前应用的）加替沙星、左氧氟沙星、莫西沙星、司帕沙星和已从美国撤市的格帕沙星。

Adapted from Facts&Comparisons，The Medical Letter Drug Interactions Program，E-pocrates，Hansten and Horn-references on pg. xxii

表 8-10 常用口服氟喹诺酮类*——剂量参考

非专有名	片/胶囊 规格（mg）	成人剂量
环丙沙星	100、250、500、750、1000	250～750mg bid
左氧氟沙星	250、500、750	250～750mg qd
莫西沙星	400	400mg qd

* 这些氟喹诺酮类药物有 FDA 批准的用于皮肤和软组织感染的适应证

细菌核糖体 30S 亚单位，抑制细菌蛋白质合成[202]。

问题 8-10 除了剂量依赖性抗菌作用，TCNs 还有广泛的直接或间接抗炎特性，同抗菌活性无关[1,2,203-208]。当皮肤病的病因是炎症性或免疫性时，应用 TCNs 是用其抗炎特性，如寻常痤疮、酒渣鼻、免疫性大疱性皮肤病和结节病[2,207-208]。这些抗炎特性包括：

1. 抑制痤疮丙酸杆菌引起的中性粒细胞趋化因子的产生（如趋化因子肽、脂肪酶）。

2. 在体外和体内皮肤研究中，抑制中性粒细胞迁移。

3. 体外可能通过抑制蛋白激酶 C，抑制肉芽肿形成。

4. 抑制多种基质金属蛋白酶（MMP），影响真皮基质中胶原和弹力纤维组织的降解。

5. 下调参与免疫反应的细胞因子。

6. 可能对活性氧类（ROS）有清除作用。

问题 8-10 直接修饰 TCN 化学结构可以明显改变 TCN 内在特点，增加或降低抗菌活性和（或）抗炎特性及药动学[2,206-208]。尽管还未投入商业应用，化学修饰的四环素（CMT）（包括英环奈德和其他）只有抗炎活性而缺乏抗菌活性[1-2]。另外，TCN 结构改变也改变了其光毒性，光毒性是一种剂量依赖性现象，常发生在多西环素，其次是 TCN，少见于米诺环素[128,152,209-211]。地美环素没有皮肤科适应证，但在四环素家族中是最强的光敏剂，该药独有诱发肾性尿崩症的能力[209,212]。地美环素这一不良反应使其在抗利尿激素分泌失调综合征（SIADHS）中发挥有益作用[212]。英环奈德，上面讨论过的 CMT，已经因为治疗痤疮临床试验中太多病例出现光敏反应而停用。

尽管有报道称皮肤科医生开出的口服抗生素处方约占全美医生的 0.03%，但大约 20% 的口服 TCNs 处方由皮肤科医生开出[1,5]。2001—2005 年，皮肤科医生开出的 8 百万~9 百万抗生素处方中 60%~65% 是TCNs。2003 年，米诺环素、多西环素和四环素占全部 TCN 处方的 51.4%、30.6% 和 18%[1,5]。尽管绝大多数 TCN 家族的处方是用于炎症性皮肤疾病的治疗，但是多西环素在治疗 CA-MRSA 中起核心作用。

TCNs 分为：①短效的四环素（半衰期 6~12h）；②中效的地美环素（半衰期 16h）；③长效的多西环素（半衰期 18~22h）、米诺环素 IR（半衰期 11~22h）和米诺环素 ER [降低最高浓度（C_{max}）和曲线下面积（AUC）]（表 8-11）。

抗生素耐药是全球问题，许多国家倡议合理使用抗生素[1,4-5,217]。全球研究表明，减少社区抗生素使用可以降低特殊抗生素耐药情况[1,5,217]。考虑到耐药性，20 世纪 90 年代英国减少了寻常痤疮中抗生素的使用[1,128,217]。1995—2000 年，寻常痤疮对抗生素的使用降低了 33%，其中口服药物为主。尽管如此，TCNs仍保持着在寻常痤疮和酒渣鼻治疗中的主要地位，但建议更合理地使用[1,2,128,152,218-221]。

药动学

抗菌活性

一般抗菌性质

TCNs 对多数革兰氏阳性菌和革兰氏阴性菌以及支原体、衣原体、立克次体、螺旋体和一些寄生虫都有活性[202]。总体上，它们对革兰氏阳性菌更有效。米诺环素和多西环素对金黄色葡萄球菌比 TCN 更有效，多西环素和米诺环素还常用于 CA-MRSA 引起的USSTI 的治疗[7-8,178]。许多葡萄球菌、丙酸杆菌和 A组链球菌现在已经对 TCN 耐药，痤疮丙酸杆菌对TCNs 的耐药正在增加[1,4-5,128,213-217]。对痤疮丙酸杆菌耐药率最大的是 TCN，据报道有 20%~26.4% 的患者耐药[1,4,5,213-216]。总体来说，从未治疗的痤疮受试者皮肤上检测出耐药丙酸杆菌的比例为 41%（匈牙利）到86%（西班牙）[216]。

表 8-11　常用的 FDA 批准的四环素类

非专有名	商品名	途径	妊娠期用药分级	哺乳用药分类
短效				
四环素	Sumycin, Achromycin V	PO	U	PU
中效				
地美环素	Declomycin	PO	D	PU
长效				
盐酸多西环素	Doryx#	PO	D	PU
	Viramycin	PO, IV	D	PU
	Periostate*	PO	D	PU
盐酸多西环素 MR†	Oracea†	PO	D	PU
多西环素一水物	Monodox Adoxa	PO	D	PU
米诺环素 IR‡	Minocin‡	PO, IV	D	PU
米诺环素 ER§	Solodyn§	PO	D	PU

哺乳期用药分类：S，安全；PS，可能安全；PU，可能不安全；U，未知。

肠溶剂型

* 盐酸多西环素 20mg，每日 2 次（亚抗微生物剂量），FDA 批准用于治疗牙周病。

† 改良释放，40mg，胶囊，每日 1 次（亚抗微生物剂量），FDA 批准用于炎症性酒渣鼻。

‡ 立即释放剂型。

§ 持续释放剂型（FDA 批准仅用于痤疮治疗，不可用于感染治疗）

耐药机制

问题 8-7 细菌获得 TCN 耐药的两个主要机制：①核糖体保护；②药物外排。后者通常在同种属菌株间而不是菌种间转运可移动基因原件或者"跳跃基因"（如质粒、转座子）[1,5,12]。痤疮丙酸杆菌的 TCN 耐药全部都是通过编码 16S 核糖体 RNA 的基因的点突变介导的[1,222]。

多项体外和体内微生物和 PK 研究及药物活性分析发现，多西环素在抗生素和生物/抗炎特性上的分离是剂量依赖性的[1,2,4,206-208,223,224]。从不同解剖部位进行培养的系列抗菌谱证实，亚抗微生物剂量的多西环素不会诱导细菌耐药性产生[1,2,4,206-208,223,224]。多西环素的亚抗微生物剂量，即 20mg 每日 2 次，以及多西环素改良释放（MR）剂型 40mg 每日 1 次并不影响其抗炎活性[1,4,206-208,223-226]。多西环素 MR 剂型是含珠胶囊，立即释放 30mg，延迟释放 10mg。每日多西环素超过 50mg 就能达到超过某些细菌的最低抑菌浓度（MIC）的血清水平，就不再是亚抗微生物剂量[1,4,206-208,223-226]。

药动学

口服的 TCN、多西环素和米诺环素都有立即释放（IR）剂型，用于感染性和非感染性皮肤病[227-229]。多西环素改良释放（MR）剂型每日 1 次 40mg 达到的是亚抗微生物血清水平，不用于治疗感染[224,226]。米诺环素的持续释放（ER）剂型给药 1mg/（kg·d）产生亚抗微生物血清水平，仅用于中重度寻常痤疮的炎症性皮损治疗[227,229-230]。

TCNs 为亲脂性，在皮肤和甲可以达到较高浓度，他们的亲脂特性使得毛囊皮脂腺单位有较高药物水平，并可以透过血脑屏障[227]。TCNs 亲脂性顺序是米诺环素＞多西环素＞四环素。多西环素 IR 在组织中的浓度大约是血清的 5 倍，米诺环素 IR 皮肤浓度高于血清浓度 47%[227-228]。问题 8-2 除了米诺环素，其 ER 剂型即使饭后服用吸收都很好，其他 TCNs（特别是 TCN）都是空腹服用吸收更好[227,229]。不管空腹或餐后服用，多西环素（IR 和 MR）和米诺环素 IR 吸收都很好。用餐会减少多西环素（IR 和 MR）的胃肠道吸收约 20%，米诺环素 IR 会减少 12%[226-231]。

问题 8-2 很多奶制品中（如牛奶、酸奶）含量较高的几种金属离子、维生素/矿物质补充品、抗酸剂和抗腹泻药物通过在胃中的螯合作用，可以明显降低胃肠道吸收 TCNs[105,231-233]。TCN 在一些病例的胃肠道吸收甚至下降 50%[231]。可减少 TCN 吸收的金属离子包括钙、铝、镁、铁、锌和铋。另外，胃内高 pH 值也会减少 TCN 的胃肠道吸收，尽管一项 TCN 和西咪替丁（H_2 抗组胺药）的研究发现 TCN 血清水平不太受影响[231]。一项单次口服给药研究发现，橙汁（200ml）和咖啡不会明显影响 TCN 的生物利用度[231]。止泻药的成分：碱式水杨酸铋和高岭土果胶，都可以降低 TCN 的胃肠道吸收约 50%[231]。要询问患者用于"消化不良""腹泻"或"胃肠不适"的 OTC 药，因为可能能降低各种 TCNs 的血清水平[105]。联合使用铁剂（硫酸亚铁）和米诺环素 IR，米诺环素吸收会降低 77%[233]。

与其他 TCNs 和 β-内酰胺类药物相比，多西环素更容易发生胃肠道不良反应，如恶心、腹部不适和药物性食管炎[234-237]。与多西环素 IR 剂型相比，肠溶型多西环素能延迟多西环素到小肠才释放，可以减少胃肠道不良反应[238-239]。

多种米诺环素 IR 剂型的活性成分在胃肠道中释放率不同，可以减少药物浓度和发生耳前庭不良反应的概率[240]。米诺环素 ER 的亚抗微生物剂量也可减少前庭不良反应[227,229-230]。

肾衰竭可以延长多数 TCNs 的半衰期，多西环素是例外，因其主要从胃肠道胆汁排泄，可以用于肾衰竭患者。但对严重肝疾病患者处方多西环素时要注意[241]。

临床应用

皮肤适应证

常用口服 TCNs 常规剂量参考见表 8-10，而推荐的每日剂量和治疗时间随多种临床因素的变化而变化。

寻常痤疮

TCNs 在皮肤科主要用于面部慢性炎症性皮肤病，主要是痤疮，也用于酒渣鼻和口周皮炎[1-2,4-5,128,152,218,221]。美国 FDA 没有批准多西环素和米诺环素的 IR 剂型用于治疗痤疮或酒渣鼻，但是两种药都是"祖母级"的严重寻常痤疮的辅助治疗方法。TCN 从 20 世纪 50 年代中期开始使用，多西环素 IR 从 1967 年，米诺环素 IR 从 1972 年[128]。从 1969 年到 2001 年，文献回顾，有 12 项评价 TCN、多西环素 IR 和米诺环素 IR 治疗寻常痤疮的研究，包括了 953 例患者，从 1962 年到 1996 年的临床试验系统回顾表明，所有 TCNs 作用效果相同，剂量和疗效无明显关联[128,242]。

多西环素和米诺环素 IR 用药 12 周后，一般可以减轻炎症皮损的 50%，90% 的治疗患者能好转

70％[243]。与 TCN 相比，多西环素和米诺环素的剂型有 2 个优势：(1) 给药次数少；(2) 不敏感的痤疮丙酸杆菌少一些[14,5,128,152,215,218,227,243]。TCN、多西环素和米诺环素 IR 治疗痤疮的合适剂量-反应研究还没有完成[243]。口服各种 TCNs 治疗至少需用药 3 周才能看到初期改善，最佳效果出现在 3～6 个月之内（也有不少例外情况不在这个范围内）[128,152,243]。通常停药后 8 周内有 50％患者复发，需要追加疗程[128,152,218,243]。口服 TCN 与外用药联合使用，特别是与含过氧化苯甲酰的药物联合可以减少痤疮丙酸杆菌耐药菌株的发生，并可提高有效性[1,4-5,128,152,218,243]。一项为期 6 个月的小样本（n＝51）双盲随机研究发现，多西环素 IR 亚抗微生物剂量，20mg 每日 2 次，在减少痤疮皮损方面优于安慰剂[233]。

2006 年 7 月，米诺环素片剂在美国市场投入使用，FDA 批准用于治疗 12 岁以上非结节性、中重度寻常痤疮的炎性皮损[230]。一项二期剂量范围研究（n＝233）中，12～30 岁的寻常痤疮患者随机接受米诺环素 ER 片，1mg/kg、2mg/kg、3mg/kg 或安慰剂，每日 1 次，共 12 周[244]。所有剂量的疗效基本相同，且明显优于安慰剂。对一项二期和二项三期剂量范围试验的汇总发现，米诺环素 ER（未获批准用于治疗感染）1mg/(kg・d)（n＝364）或者安慰剂（n＝364）单独治疗进行比较，米诺环素 ER 1mg/(kg・d) 在减少炎性痤疮皮损上优于安慰剂[245]。

酒渣鼻

口服 TCNs 治疗丘疹脓疱型酒渣鼻可以减轻炎性皮损、皮损周围红斑（和某种程度的背景红斑）、症状（如刺痛、烧灼、瘙痒），但对红斑毛细血管扩张性（血管性）酒渣鼻无效。除了多西环素 MR40mg，每日 1 次外，缺少评价 TCNs 治疗酒渣鼻效果的随机对照研究，包括丘疹脓疱型[1,4,220-221,225,246]。尽管如此，基于过去四五十年的临床经验和临床试验，TCN 和多西环素还是治疗丘疹脓疱型酒渣鼻和眼部酒渣鼻的很好药物（见下文）[1,4,220-221,246-247]。尽管自 1972 年就开始应用，对米诺环素 IR 在丘疹脓疱型酒渣鼻的治疗方面还是明显缺少研究结果[247]。

FDA 唯一批准的治疗丘疹脓疱型酒渣鼻的口服药物是多西环素 MR 40mg，每日 1 次，可产生抗炎活性，但亚抗微生物剂量缺少抗生素作用（见上文）[1-3,4,207-208,220]。2 项为期 16 周的 III 期关键试验中，多西环素 MR40mg 每日 1 次（n＝269）与安慰剂（n＝268）相比，有很好的减少炎性皮损的作用，而安慰剂则没有作用[225]。其他几项研究证实了多西环素 MR40mg 每日 1 次在丘疹脓疱型酒渣鼻中的作用，包

括联合使用：①1％甲硝唑凝胶（n＝64）；②1％甲硝唑凝胶或 15％壬二酸凝胶（n＝194）。另外一项社区试验评价了多西环素 MR40mg 每日 1 次联合之前在用的外用药物（n＝224），还有与多西环素 100mg 每日 2 次（n＝67）的对比研究[248-252]。总体来说，多西环素 MR40mg 每日 1 次能有效治疗上面提到过的试验中的 1573 例患者，包括 2 项 III 期关键试验[225,248-252]。一项试验比较了外用甲硝唑联合多西环素 MR 每日 1 次和多西环素 IR 100mg 每日 1 次两种治疗，发现两者疗效相当，而前者的胃肠道不良反应明显减少[252]。一项为期 12 周的研究对亚抗微生物剂量多西环素 IR 20mg 每日 2 次（n＝20）和安慰剂（n＝20）进行比较，两者都联合使用 0.75％甲硝唑溶液每日 2 次，结果多西环素组治疗疗效更佳[253]。

酒渣鼻变异体——眼部酒渣鼻和口周皮炎

TCNs 也用于治疗眼部酒渣鼻，主要基于 TCNs 的抗炎特性[1,4,247,254]。临床试验和病例报告都表明，TCN 和多西环素及米诺环素的 IR 剂型有效，通常在 6 周内改善[247,254]。多西环素每日 100mg 治疗 12 周可以显著改善眼部症状，如干燥、瘙痒、视力模糊和皮肤酒渣鼻患者的光敏感及眼部酒渣鼻的症状和体征（n＝33）[247]。酒渣鼻的眼部表现，如脱屑、红斑、毛细血管扩张、睫状体充血、眼球充血、乳头肥大、点状角膜上皮糜烂等都有缓解[247]。

病例报告或小规模研究发现 TCNs 可成功治疗口周皮炎，主要是 TCN 和多西环素（包括 MR）[255-257]。TCNs 药物治疗时间一般是 1～3 个月。根据作者临床经验发现多西环素 MR40mg 每日 1 次连续 4～8 周对口周皮炎有效，既可单一给药，也可联合 10％磺胺醋酰洗剂每日 2 次。对于有抗生素诱导的阴道念珠菌病病史的女性来说，多西环素 MR 40mg 每日 1 次没有抗生素选择压力，一项关于酒渣鼻的 III 期关键试验发现，对于治疗的女性（n＝185）来说，多西环素 MR 40mg 每日 1 次与阴道念珠菌病无关[225]。

免疫性大疱性皮肤病

问题 8-1 由于 TCNs 的多种生物和抗炎特性，其还被用于治疗各种炎症性、大疱性和肉芽肿性疾病[2-3,203-208]。TCNs 最常和烟酰胺联合治疗免疫性大疱性皮肤病，如大疱性类天疱疮、线状 IgA 大疱性皮肤病、寻常型天疱疮、落叶型天疱疮、家族性良性天疱疮和良性黏膜类天疱疮[1,3,258-265]。TCN 或米诺环素联合或不联合烟酰胺，治疗寻常型天疱疮或落叶型天疱疮的疗效时好时坏，一些报告认为对轻中度病例有很好的效果，可以减少类固醇用量[264]。口服米诺环素

联合大剂量烟酰胺使 8 例良性黏膜类天疱疮患者中的 5 例出现主观或临床症状的改善[265]。

肉芽肿性皮肤病

问题 8-1 用抗生素治疗皮肤结节病的优势有几种可能的机制[1,2-3,266-269]。实验室证据表明 TCNs 抑制 T 细胞增殖和肉芽肿形成[2-3,267-269]。12 例皮肤结节病患者（其中 3 例有皮肤外疾病）应用米诺环素 IR 每天 200mg，平均使用超过 12 个月，随访平均 26 个月，其中 8 例完全缓解，1 例部分缓解[268]。3 例患者停用米诺环素 IR 后复发，用多西环素 200mg/d 达到完全缓解。6 例单独使用泼尼松无效的黑人男性皮肤结节病患者用多西环素进行治疗，其中 2 例得到改善[269]。有趣的是，TCNs 还对其他肉芽肿疾病有效，如硅肉芽肿（米诺环素 IR）和梅-罗综合征（泼尼松＋米诺环素 IR）[3]。

其他炎症性皮肤病

问题 8-1 其他一些炎症性皮肤病对不同 TCNs 有反应：

1. 米诺环素 IR 50～100mg 每日 2 次能有效治疗融合性网状乳头状瘤病（CRP），被认为是一线治疗[3,270-272]。

2. 色素性痒疹表现为复发性瘙痒性红色丘疹和网状色素沉着，用 TCN 或多西环素可治疗成功[273-276]。

3. 西妥昔单抗相关的痤疮样皮疹（米诺环素＋外用他扎罗汀）。

4. 口腔扁平苔藓（多西环素、TCN）。

5. 颈部痤疮瘢痕、持久性隆起性红斑（TCN＋烟酰胺）。

6. 毛囊黏蛋白沉积症（米诺环素、TCN＋过氧化苯甲酰）。

7. 掌跖脓疱病（TCN）。

8. 脂膜炎（复发性结节性非化脓性脂膜炎）（TCN）。

9. 急性苔藓痘疮样糠疹（TCN）和滴状副银屑病（慢性苔藓样糠疹）（TCN）。

10. 坏疽性脓皮病（米诺环素）。

11. 获得性免疫缺陷综合征（AIDS）相关的卡波西肉瘤（见参考文献 3～11）[3,202,277-284]。

12. TCN 口服混悬剂每日 4 次漱口和吞咽（含在口内 2min 后咽下）能改善复发性阿弗他口炎的急性症状，但是不能预防复发[28]。

CR-MRSA 感染

问题 8-13 多西环素（除了亚抗微生物剂量）和

米诺环素 IR（不是 ER）能有效治疗 CA-MRSA 引起的 USSTI[7-8,178,286]。根据临床治疗反应和感染程度，疗程一般 2～4 周。对多项研究的回顾发现，多西环素和米诺环素的 IR 剂型是 CA-MRSA 引起的 USSTI 的一线治疗药物，包括脓肿和疖（最好联合切开和引流）、局限蜂窝织炎的化脓灶等，除非社区有 TCNs 耐药则另作选择[286]。

立克次体病

只有多西环素和米诺环素的 IR 剂型用于治疗皮肤感染[1,4,223-227,229-230]。可用多西环素治疗立克次体属引起的斑疹热，包括落基山斑点热（立克次体）、非洲蜱叮咬热（非洲立克次体）和其他疾病（多数由于康氏立克次体）[287]。推荐多西环素 100mg 每日 2 次，直到患者热退后 2 天。全部疗程不少于 7 天。药物调整要根据立克次体感染的类型[287]。由于落基山斑点热可导致发病和死亡，推荐 9 岁以下儿童及时使用 TCNs 治疗，5 岁以下儿童用 6 个疗程的 TCN 治疗（每疗程 6 天）就可以见到牙齿颜色的轻度改变[288-289]。

螺旋体感染——梅毒

TCNs，主要是多西环素（IR 剂型），常用于治疗螺旋体引起的各种感染性疾病，包括梅毒（苍白螺旋体）、莱姆病（伯氏属）、非性病性地方性螺旋体感染雅司病（密螺旋体）和品他病（苍白螺旋体亚种）[290-298]。对青霉素过敏的患者，推荐多西环素 100mg 每日 2 次共 14 天或者 TCN 500mg 每日 4 次共 14 天，治疗一期、二期或早期潜伏梅毒[290-292]。相同剂量的两药也被推荐用于有免疫能力的单纯晚期潜伏梅毒或未知分期的梅毒，但疗程要延长至 28 天。但是一些专家建议这些病例要用多西环素 200mg 每日 2 次[290-292]。一些 HIV 感染患者治疗并不理想，建议治疗结束后密切随访[290-292]。与 TCN 相比，在治疗感染性疾病（包括梅毒）方面，多西环素的主要优势是每日剂量少，患者耐受性好。

螺旋体感染——莱姆病

TCNs（只有 IR 剂型）能有效治疗莱姆病，莱姆病是一种由伯氏疏螺旋体引起的多系统疾病[293-297]。在美国致病微生物是伯氏疏螺旋体，在欧洲是阿氏疏螺旋体和伽氏疏螺旋体[297]。一项回顾性分析对比了四环素 500mg 每日 4 次连用 14 天（n＝27）和多西环素 100mg 每日 2 次共 14 天（n＝21）治疗伴有游走性红斑的莱姆病，发现两者的有效性和安全性无差异[294]。同样对莱姆病的前瞻性研究对多西环素 100mg 每日 2 次或 3 次共 14 天（n＝21）和多西环素 100mg 每日 3 次共 20 天（n＝38）进行比较，发现疗程长并无优势[294]。对于有症状但是不能确定中枢神经系统受累的未经治疗的莱姆病患者，口服多西环素同胃肠外给予头孢曲松是等效的[295]。对有游走性红斑的早期莱姆病，用多西环素 100mg 每日 3 次（n=113）和头孢呋辛酯 500mg 每日 2 次（n=119），都治疗 20 天，疗效一样[296]。一项大样本文献回顾建议将多西环素 100mg 每日 2 次共 10～21 天作为早期局限性疾病（游走性红斑、螺旋体淋巴细胞瘤）的一线治疗方案，但不能用于 8 岁以下儿童和孕妇。多西环素 100mg 每日 2 次共 28 天可治疗不伴有神经受累的莱姆病关节炎，如果关节肿胀或复发，建议给予第 2 个 28 天的疗程[297]。慢性萎缩性肢端皮炎是晚期莱姆病的罕见皮肤表现，主要发生在欧洲，为阿氏螺旋体感染所导致，用多西环素 100mg 每日 2 次共 14～21 天有效[297]。神经受累或者进展性心脏传导阻滞需要选择其他一线治疗方案[297]。

少见的螺旋体感染

青霉素仍是非性病性地方性螺旋体感染（如品他病和雅司病）的首选治疗药物。TCN、多西环素和米诺环素为成人和大于 9 岁儿童的二线药物，若是青霉素过敏则为一线药物[298]。

少见的性传播疾病

性病性淋巴肉芽肿（LGV）是一种由沙眼衣原体亚型 L1、L2、L3 引起的疾病，首选药物为多西环素 IR 100mg 每日 2 次，共 21 天[290,299]。用多西环素引起胃肠不适或光敏感的患者可使用米诺环素 IR[290,299]。对 1998—2004 年 LGV 的文献回顾发现，多西环素 100mg 每日 2 次共 21 天仍是治疗 LGV 的首选，包括 LGV 直肠炎和 HIV 感染的患者（可能需要更长疗程）[290-291,299]。对腹股沟肉芽肿的治疗，由于全球 TVNs 治疗失败的病例增加，建议复方磺胺甲噁唑、阿奇霉素或者环丙沙星作为更有效的一线治疗药物[290]。

非典型分枝杆菌感染

对皮肤非典型分枝杆菌感染的治疗取决于其侵犯的程度、致病菌和患者免疫状态。一些病例因为特定致病菌，且损害表浅并局限，单一抗生素就可以有效。而另一些病例，考虑到特定分枝杆菌属、疾病严重和（或）患者免疫状态不良，需要联合其他抗分枝杆菌药物治疗，以减少耐药情况发生。由于皮肤感染可由很多非典型分枝杆菌导致，因此没有专门的治疗指南供参考，而要根据临床经验、文献和药敏试验选择药物[300]。下面列出 TCNs 使用的一般建议（下面列出的感染常用这些感染性疾病的会诊）[300-301]：

1. TCNs（单用或联合应用）能有效治疗数种非典型分枝杆菌（非结核）的皮肤感染[300,301+]。

2. 米诺环素 IR 每日 100～200mg 共 6～12 周（最好 12 周），或多西环素（IR 剂型）100mg 每日 2 次共 12～16 周，单药可治疗海分枝杆菌感染。

3. 联合其他抗生素（如克拉霉素、利福平）有时可以治疗深部软组织感染和（或）免疫功能低下的患者[300-301]。

4. 米诺环素 IR 每日 100～200mg 共 16 周治疗免疫正常患者的皮肤堪萨斯分枝杆菌感染，但是对于免疫功能低下或严重皮肤受累的患者需要联合其他抗生素的三联疗法。

5. 偶发分枝杆菌复合感染（三种快速生长的微生物，偶发分枝杆菌、龟分枝杆菌和脓肿分枝杆菌）伴有皮肤接种感染（包括水疗馆的足疗）的治疗一定要参考药敏试验，疗程（常为多种药物联合方案）从 6 周到 7 个月。

6. TCNs（常三联疗法）能成功治疗瘰疬分枝杆菌和苏尔加分枝杆菌感染[300]。

7. 因为对创伤弧菌（不是分枝杆菌）和海分枝杆菌的活性，TCNs 可成功治疗感染性水生生物损伤[302-303]。

8. 不建议用 TCNs 治疗因溃疡分枝杆菌（Buruli 溃疡）、猿分枝杆菌复合菌组和嗜血分枝杆菌引起的皮肤感染。

其他少见感染

在其他 TCNs 可能有治疗作用的感染中，推荐环丙沙星或多西环素预防炭疽（炭疽杆菌），也用于成人或儿童[304]。推荐多西环素作为兔热病（兔热病杆菌）和鼠疫（鼠疫耶尔森菌）的二线治疗药物[202,304]。至于与咬伤和（或）叮咬相关的其他感染，多西环素是治疗人单核细胞埃利希体病和人边虫病的首选，两者都是节肢动物叮咬造成的虫媒传播疾病，多西环素也可以用于疟疾预防[290-305]。TCN 可能是皮肤放线菌病（放线菌属）的二线治疗药物（包括青霉素过敏患者）[366]。

不良反应

胃肠道不良反应

TCNs 可以导致胃肠道不良反应，包括恶心、呕吐和腹部不适，多西环素 IR 剂型比颗粒型肠溶片或 MR 胶囊更常见[226,230,235,252,307-308]。与食物同服可减少 TCNs 相关性胃肠道反应，但是食物对药动学的影响前面讨论过。多西环素 MR 40mg 每日 1 次和多西环素 IR 100mg 每日 1 次（非肠溶型）相比，多西环素 IR 造成的胃肠道不良反应发生率要高 5 倍，多西环素 MR 较少引起胃肠反应。偶尔有腹泻报道，但是口服 TCNs 后极少出现艰难梭状杆菌引起的抗生素相关性结肠炎。

多西环素比其他 TCNs 药物更容易出现"药片食管炎"，特别是非肠溶的 IR 剂型[236-238,308-318]。症状一般开始于治疗的最初几天，常表现为吞咽疼痛、吞咽困难和胸骨后疼痛，可以通过指导患者大量饮水、服药后斜倚体位等避免[310-312,314-316,318]。食管裂孔疝的存在可能是"药片食管炎"的危险因素，但是已经存在的胃食管反流则不是明确危险因素[313]。

监测指南总体利弊

一般各种 TCNs 药物很少引起相关性肝炎和胰腺炎[1,4,128,152,319]。FDA 批准的 TCNs 完整处方信息（说明书）囊括了所有多西环素和米诺环素的信息，包括以下一般标签声明：长期治疗、定期实验室监测的系统和器官（包括血液、肾和肝）[226,230,320-323]。但并没有提到需要进行基线检测，也没有就定期实验室监测的类型、频率和时间进行特别说明[226,230,320-323]。重要的是，没有就寻常痤疮和酒渣鼻的长期治疗给出特定实验室监测指南。TCN 的某些说明书声明，必要时需进行自身免疫综合征的适当监测。自身免疫性肝炎和药物超敏反应综合征将在下面详细讨论[324]。

急性耳前庭不良反应

急性耳前庭不良反应（AVSE）主要表现为头晕和眩晕（可能伴有恶心和呕吐），到目前为止最常由米诺环素 IR 剂型引起[240,325-326]。米诺环素 IR 相关的 AVSE 可以发生在第一次给药后或给药后几天内，女性常见，特别是体重偏低的女性[325]。如果 AVSE 在用药后最初几周内不出现，以后出现的可能性也不大。另外，对比几种米诺环素 IR 非专有名和商品名药物，那些快速达到峰值水平和较高最大抑菌浓度的药物造成的眩晕是缓释剂型的 5 倍[240]。米诺环素 ER 1mg/kg，每日 1 次，发生 AVSE 的概率和安慰剂相同，但是 2~3mg/(kg·d) 发生 AVSE 的机会就相当高。

良性颅内压增高

良性颅内压增高（BIH）也称为假性脑瘤，是 TCNs 的少见特发性反应[327]。若是头痛伴视觉障碍，且伴有恶心和（或）呕吐，要高度怀疑，早期排查 BIH 至关重要，因为若是持续，可以造成永久性严重视力丧失[327]（见关于异维 A 酸/TCNs 相互作用引起 BIH 的"药物相互作用"部分）。

光敏

问题 8-14 一些 TCNs 会导致皮肤光毒性，特别是地美环素和多西环素[202,209-211,328-33]。尽管多数病例临床表现为严重日晒伤，也有部分表现类似多形性日光疹[330]。TCNs 还可以造成光线性甲剥离，多由多西环素（IR 剂型）引起[27,328,334-336]。几项研究都表明目前使用的 TCN、多西环素在最小剂量 100mg/d 时都有很强的光毒性，而多西环素 MR 40mg 每日 1 次则罕见[210,211,225,232,333]。米诺环素的光毒性很少或没有[211,332,337]。紫外线 A（UVA）可以激发多西环素的光毒性，紫外线 B（UVB）可能起协同作用[331]。服用 TCNs 时，特别是多西环素，要教育患者做好光防护，避免自然和（或）人工 UVA 或 UVB 晒黑。

色素异常沉着

在 TCNs 中，皮肤、甲床、牙齿、骨骼、黏膜（包括口腔黏膜和巩膜）的色素沉着主要和米诺环素 IR 有关，特别是长期痤疮治疗时[325-326,346]。一项米诺环素 IR 100~200mg/d 治疗痤疮患者（$n=700$）的研究发现，所有色素沉着的病例都是在累积药量超过 70g 后出现[326]。一项用米诺环素 IR 治疗类风湿关节炎（RA）患者的研究发现，41% 的患者在治疗至少 3 个月后发生色素沉着，中位数是 12 个月[360]。用米诺环素 IR 剂型治疗的多项临床观察发现，发生色素沉着的位置是之前的炎症、损伤和瘢痕形成部位[338,340,344,347-349,353]。

米诺环素 IR 治疗后的色素沉着有蓝色、灰色或棕色，可局灶或广泛分布，累及各解剖部位，有些患者甚至随时间不同表现多个色素沉着形式[325-326,338-352]。据报道长期给予米诺环素 IR 偶可导致成人牙齿染色，表现类似"黑骨"，黑色或绿色牙根，恒牙牙冠蓝灰或灰色变[355]。

米诺环素 IR 相关性皮肤色素沉着的亚型已经被分类并发表[347,349,356-362]。

1. Ⅰ型，蓝黑/灰色，局限于痤疮性瘢痕或炎症表面（通常缓慢缓解），是因为铁和黑色素染色。

2. Ⅱ型，蓝灰色，小腿的正常皮肤（特别是前面）和前臂（通常缓慢缓解），是因为铁和黑色素染色。

3. Ⅲ型，弥漫型，褐色，正常皮肤，主要在日光暴露皮肤（倾向于永久性），仅由于黑色素染色。

4. Ⅳ型，罕见型，蓝灰色，局限于背部痤疮瘢痕（长期病程未知），含钙的黑色素样物质，无铁。

目前不清楚米诺环素 ER 最终与色素沉着是否相关，按体重给药可以将风险最小化。在这些参考文献中可以找到其他信息[227,229,244,371-372]。各种激光治疗米诺环素诱导的色素沉着不在本章讨论范围[324,363-368]。四环素和成人牙齿颜色改变相关[355]。多西环素和儿童患者的甲颜色改变相关[369]，其临床、组织学和超微结构方面的特征类似于米诺环素引起的改变（长期、大量使用）[370]。

继发感染

选择 TCN 长期治疗革兰氏阴性菌导致的痤疮或者毛囊炎时应考虑其引起正常菌群改变从而导致的阴道念珠菌病[202,373-374]。尽管实际发病率并不清楚，但估计阴道念珠菌病在使用抗菌活性剂量的 TCNs 治疗的女性中发病率为 3.7%，而在亚抗微生物剂量多西环素治疗的患者中可以忽略不计或没有[225,373]。2 项为期 16 周的关键性 III 期试验对多西环素 MR 40mg 每日 1 次治疗丘疹脓疱型酒渣鼻进行研究，发现接受治疗的女性（$n=185$）无一例发生阴道念珠菌病。

过敏反应——总体上

比较少见的过敏反应包括荨麻疹、固定性药疹、药物诱导的急性发热性嗜中性皮肤病[202,375-377]。其他几种过敏反应类别如下：

1. 问题 8-6 血清病样反应（SSLR），很少见，米诺环素 IR 最常出现，少见于 TCN 和多西环素[9,324,-326,337,379-388]，通常发生在治疗最初的 1～2 个月，危险因素包括 HIV 感染和非洲黑人[9,324,379,382,384,388]。

2. 罕见的零星的重症多形红斑的报道，与多西环素或米诺环素相关[389-391]。

3. 自身免疫性不良反应［自身免疫性肝炎、系统性狼疮样反应和抗中性粒细胞胞质抗体（ANCA）血管炎］，几乎都与米诺环素 IR 有关，容易延迟发生在数月或数年后[9,324-326,337,386,392-410]。米诺环素结构包括了一个对位 N-N-二唑偶氮二甲氨基苯酚环，可以氧化由髓过氧化物酶和微粒体代谢而来的醌类，可能和基因体质有关（如 HLA 亚型）[395-399]（这些自身免疫反应见下述其他讨论）。

药物过敏反应

问题 8-15 过敏反应最常见于米诺环素，可以表现单器官功能不良，也可以表现为多器官系统受累，而肝炎则是多系统受累中最常受累的部位[324,383,385-388]。多器官受累临床表现为药物超敏反应综合征（DHS）或者伴有嗜酸性粒细胞增多和系统症状的药物反应（DRESS）。患者表现为高热、常有麻疹样反应（有时有靶样皮损）、面部水肿、萎靡、肝脾大、转氨酶升高和不典型淋巴细胞增多（伴嗜酸性粒细胞增多），类似病毒综合征［如 EB 病毒（EBV）感染[9,324,379-381,387-388]。除了肝毒性（米诺环素诱导的

DHS，超过 50% 患者发生），还有其他器官系统受累，包括肺炎、肾炎、心肌炎、脑炎和（或）甲状腺炎[379,383,385]。经过 2 个月或更长的 DHS 缓解后，可能的后遗症包括甲状腺功能减退、自身免疫性甲状腺功能亢进、自身免疫性 1 型糖尿病和心肌炎[9,324,383-384]。在一项米诺环素诱导 DHS 伴有持续性心肌炎的病例中，血浆置换和利妥昔单抗治疗后有明显改善[383]。

狼疮样综合征

问题 8-15 狼疮样综合征（LLS）和其他自身免疫性不良反应似乎仅见于米诺环素，在过去 10～20 年中，有很多发表的病例报告、病例系列和综述对米诺环素 IR 这一反应进行阐述[324,381,392-410]。一项包括 27 688 例青年痤疮患者的巢式病例对照研究发现，目前单用米诺环素 IR 治疗的患者发生 LLS 的风险是未使用米诺环素或既往用过 TCN 联合治疗的 8.5 倍，共有 29 例 LLS 被确诊[400]。一项包括 94 694 例青年痤疮患者的回顾性队列研究中，24.8% 使用米诺环素 IR 治疗，49% 使用多西环素，42.3% 使用四环素，17% 未使用任何 TCNs，结果米诺环素和红斑狼疮的危险比是 3.11[392]。一项包括 82 例米诺环素诱发的 LLS 患者的综述发现，按发生频率排序分别为：关节痛（73/82）、关节炎（45/82）、发热（38/82）、皮疹（29/82）[386]。另一项包括 57 例患者的综述中，所有病例都存在多关节痛或多关节炎，皮肤表现为皮疹、网状青斑、口腔溃疡、皮下结节和脱发[396]。

重要的是，在药物治疗期间抗核抗体（ANA）阳性不等同于自身免疫病。另外，多数患者新形成的自身抗体不一定发展为临床疾病[411]。还要认识到，包括系统性 LLS 在内的药物相关性自身免疫性反应经常不满足美国风湿病协会（ARA）对特发性疾病的诊断标准[398]。除了与风湿性疾病有关，米诺环素诱导的 LLS 还和自身免疫性肝炎、甲状腺功能亢进、进行性呼吸窘迫及皮肤血管炎相关[324,393,396,398,403,407-409]。一项包括 252 例痤疮患者的横向研究发现，69% 用米诺环素 IR 治疗的患者中，米诺环素暴露组（13%）与非暴露组（11%）在 ANA 阳性方面没有统计学差异，但是米诺环素暴露组（45%）滴度高于非暴露组（12%）。米诺环素暴露组 ANCA 阳性占 7%，非暴露组为 0，其中 ANCA 阳性中有 58% 是核周型（pANCA），具有髓过氧化物酶特性[394-395]。米诺环素诱导的 LLS 通常 ANA 阳性，2 项独立研究分别发现 23 例中的 19 例患者和 68 例中的 63 例患者阳性，而第三项分析发现 57 例患者中全部阳性[384,386,394,406-408]。抗双链 DNA（anti-dsDNA）抗体也可以阳性，通常认为 anti-dsDNA 是特发性系统性红斑狼疮的特异性标记

物[386,393-395,407-408,410]。米诺环素诱发的 LLS 不出现抗组蛋白抗体阳性的情况较少[386,407-408]。对米诺环素诱导的 LLS 和 SSLR，一定要尽早停用致病药物，尽管米诺环素诱导的 LLS 停药后的恢复情况差别很大。

血管炎

米诺环素诱导的皮肤结节性多动脉炎（PAN）和血管炎表现为网状（青斑样）红斑和（或）皮下结节，常发生在四肢（可逆），有些病例在使用米诺环素 2～3 年或更长时间后发生[412-414]。有些病例血清学试验显示 pANCA 阳性，提示是药物诱导的 ANCA 阳性血管炎[413-414]。

肝毒性（自身免疫性）

问题 8-15 肝毒性是米诺环素治疗后发生的 DHS 和自身免疫性肝炎常见的特征，临床医生一定要注意其潜在临床表现。一份 2000 年发表的报告显示：肝反应占所有上报给世界卫生组织（WHO）的米诺环素不良事件的 6%（493/8025）。米诺环素诱导的肝毒性可以早期发生，中位数时间是 35 天（DHS），平均接触时间是 365 天（自身免疫性肝炎或部分 LLS）[408,415-417]。20 世纪 60 年代发现，大剂量（超过 2mg·d）静脉给予 TCN 同母体的肝毒性相关[418]。

其他潜在的严重不良反应

免疫性血小板减少可以表现为进行性色素性皮肤病，中性粒细胞减少是 LLS 的一部分，据报道与米诺环素使用有关[404-405]。地美环素与尿崩症相关，可用来治疗 SIADHS（见上述）[212]。TCNs 可以增加神经肌肉传导阻滞[202]。一份较早的报告指出 TCN 可以引发范科尼综合征，使肾病患者尿毒症加重[419]。

妊娠期和哺乳期用药

问题 8-16 TCNs 妊娠期用药分级为 D 级，禁用于中晚期孕妇[11,418]。一项妊娠期（包括妊娠早期）暴露于 TCN 导致胎儿风险的完整综述另见本书其他部分[418]。潜在的问题包括胎儿牙齿和骨的不良反应、先天畸形、母体肝毒性和其他影响。妊娠早期对 TCN 的应用缺乏证据支持（罕见例外包括落基山斑点热的早期治疗）[289]。在妊娠期各阶段均不推荐使用 TCNs 治疗炎症性疾病（如寻常痤疮、酒渣鼻）[152]。

TCNs 可以从乳汁排泄，但是浓度很低[11,418]。曾报道一例患者用米诺环素治疗 4 周后，出现乳汁发黑，铁染色阳性（与米诺环素致皮肤色素沉着相似）[420]。尽管美国儿童协会（AAP）将 TCNs 的哺乳期用药分级归为可以使用，但建议哺乳期尽量避免使用 TCNs，除非获益明显高于风险[421]。由于牙齿可能黄染，以及在牙齿和骨发育中的其他不良反应，TCN 应避免用于 9 岁以下儿童（除非有危及生命的感染）[11,288-289]。

药物相互作用

TCNs 可能增强华法林、锂剂、茶碱、地高辛、甲氨蝶呤、胰岛素的药物作用，可能增加这些药物的毒性[55-56,105,422]，见表 8-12。

激素类避孕药疗效

问题 8-17 据报道四环素类和其他口服抗生素可以降低口服避孕药（OC）疗效，但其相互作用存在争议［除了利福霉素类（如利福平）］，在几项回顾性研究中都没有被证实[423-426]。由于：（1）与药物相互作用无关的避孕药的自身失效率；（2）不同个体间炔雌醇（EE）血清水平差异太大；（3）可能部分女性在与 TCNs 同时服用时血清 EE 水平降低，建议采用更谨慎的方法[424]。FDA 批准的 TCNs 的说明书确实声明"同时使用四环素类药物可能降低口服避孕药药效"，一些米诺环素 ER 和多西环素 MR 说明书则声明"为避免口服避孕药失效，建议女性患者服药期间使用第二种避孕方式"[226,230,320-323]。

假性脑瘤

同时使用 TCNs 和维 A 酸类（如异维 A 酸、阿维 A）导致 BIH 风险增高这一说法存在争议，该说法见于口服异维 A 酸的最初制造商的产品专著中[427]。因为 TCNs 和口服维 A 酸各自都与颅内压增高有关，故尽管没有科学评价，人们对两者的附加或协同效应的担忧也引起了关注。需要更多临床资料以更确切地评价该相互作用的真实风险。根据生产商的文件资料，一些与口服异维 A 酸相关的颅内压增高的病例同时也在使用 TCNs 治疗痤疮[428]。如果可能，尽量避免同时使用 TCNs 和口服维 A 酸[427]。

导致失效的相互作用

许多摄入物中的金属离子与 TCNs 有相互作用，如维生素/矿物质补充剂、抗酸剂和其他 OTC 药物，在前面药动学部分已经讨论过。

剂量

表 8-13 包含了常用 TCNs 的一般剂量参考。

表 8-12 药物相互作用——四环素类

相互作用药物分组	举例和注释
可以降低四环素类药物胃肠道吸收的药物	
血管紧张素转化酶抑制剂（ACEI）	喹那普利，含大量镁
抗酸剂	与二价（钙、镁）和三价（铝）阳离子螯合，注意含有这些矿物质的多种维生素
抗组胺药——H_2 拮抗剂	西咪替丁、其他，可以诱导 pH 依赖性药物溶解抑制
胆酸螯合剂	考来烯胺、考来替泊
糖尿病药——其他	艾塞那肽（GLP-1 受体激动剂）
其他药物	去羟肌苷（缓冲剂，同西咪替丁机制相同）、吗替酮（其中钙盐作为一种赋形剂）、碳酸氢钠（缓释剂）
其他螯合剂	铋盐、铁、锌，同这些药螯合可以降低四环素类吸收
以下药物可以通过 CYP3A4 诱导降低多西环素水平	
抗菌剂——利福霉素	利福平，同下面的抗惊厥药相同（主要是与多西环素的影响）
抗惊厥药	苯妥英、苯巴比妥、卡马西平；可以诱导多西环素代谢，降低药物水平（主要是与多西环素的影响）
四环素类可以升高下列药物血清水平（和潜在毒性）	
抗凝药——口服	华法林，机制可能是四环素诱导的肠道菌群改变影响华法林的肝肠循环
支气管扩张药——黄嘌呤	茶碱，增加浓度和不良反应，包括中枢神经系统不良反应
心脏病药——正性肌力药	地高辛，四环素类可以提高小部分患者（10%）地高辛水平，可持续数月
其他	锂，机制不明确（可能也降低锂浓度）；密切监测
四环素类可以降低下列药物血清水平	
激素类避孕药	争议较大——理论上抑制雌激素的肝肠循环
其他药物	阿托伐醌，用来帮助 TMP-SMX 的卡氏肺囊虫的预防作用
四环素类可以潜在提高下列药物的光敏性*	
替代疗法	圣约翰草
卟啉	氨基-γ-酮戊酸、维替泊芬
补骨脂素	甲氧沙林、其他，特别注意四环素类和补骨脂素加紫外线 A（PUVA）联合治疗
维 A 酸——口服和外用	两种给药途径都可以降低角质层厚度
其他潜在的涉及四环素类药物的重要的相互作用	
替代疗法	黑升麻、卡瓦胡椒，合用增加肝毒性风险
抗生素——青霉素类	四环素类（抑菌剂）可以干扰青霉素的杀菌活性，青霉素疗效依赖于细菌细胞壁的合成
糖尿病药——胰岛素	四环素类可以减少胰岛素的需求
叶酸拮抗剂	甲氨蝶呤，大剂量甲氨蝶呤可以提高浓度，机制不明
维 A 酸类——口服	阿维 A、异维 A 酸，合用可增加假性脑瘤风险
尿碱化剂	乳酸钠、枸橼酸钾，可以增加四环素的肾排泄

* 四环素类药物光敏性的可能顺序：多西环素＞四环素＞米诺环素（罕见）。

Adapted from Facts & Comparisons，The Medical Letter Drug Interactions ProGram，E-pocrates，Hansten and Horn-references on pg. xxii

利福霉素

利福平和其他

利福霉素是一个抗生素家族，第一个药物是利福霉素 V，1957 年在意大利米兰从土壤霉菌拟无枝酸杆菌（以前称为地中海链霉菌）中分离出来。1959 年更稳定的半合成利福霉素——利福平（rifampicin）被发现。Rifampicin 和 rifampin 两个名字可以互换，rifampin 更多用于文献[429]。利福平的其他同义词包括 rifaldizin、R/AMP 和 rofact（加拿大）。利福平、利福

表 8-13　常用口服四环素类药物——剂量参考

非专有名	片剂/胶囊规格（mg）	成人剂量
四环素[*][†]	250、500	250~1500mg/d，qd 或 bid
多西环素[*][†]	20[#]、50、75[×]、100、150[×]	50~200mg/d，qd 或 bid
多西环素 MR[M,#AD]	40mg[M]	40mg qd[#AD]
米诺环素 IR[+V]	50、75、100	50-200mg/d，qd 或 bid[V]
米诺环素 ER[++#,1,F,L]	45、55、65、80、90、105、115、135	1mg/(kg·d)[#,1,F,L]qd，均为 ER[++]

[*] 液体或混悬剂；

[×] 肠溶剂，可以减少胃肠道不良反应发生率（不是缓慢释放）；

[+] 立即释放剂型（IR）；

[++] 持续释放剂型（片剂）（ER）；

[M] 改良释放剂型（胶囊）（MR）；

[AD] 抗炎剂量多西环素（30mg IR＋10mg MR，胶囊，每日 1 次）产生抗炎效果，而不是抗菌活性，FDA 批准用于治疗酒渣鼻炎性损害；

[#] 不用于感染治疗；

[V] 前庭不良反应的发生率受 IR 剂型释放及剂量影响；

[1] 1mg/kg 每日 1 次，FDA 批准治疗 12 岁以上中重度痤疮（非结节性）患者的炎性损害；

[F] 胃肠道吸收不受食物影响；

[L] 1mg/kg 每日 1 次同 2mg/(kg·d) 和 3mg/(kg·d) 相比，效果相同，但急性前庭不良反应（AVSE）发生率低

布汀、利福喷汀和利福昔明是目前仍在应用的利福霉素。利福平 1967 年生产，是皮肤科最常使用的利福霉素。该家族成员中：

1. 利福平、利福布汀和利福喷汀吸收都很好，用于系统性疾病治疗。

2. 利福昔明因为缺乏明显的吸收，用于一些胃肠道感染。

3. 利福平也可以静脉注射给药（表 8-14）。

问题 8-12 利福平通过结合细菌 DNA 依赖性 RNA 聚合酶 β 亚单位，阻止细菌 RNA 转录和翻译成蛋白质而发挥作用[429-431]。因此利福平直接作用于信使 RNA（mRNA）合成。但是一旦起始与 DNA 模板链的结合，利福平就不能终止 mRNA 的延长。抗结核分枝杆菌活性可能与该细菌细胞壁内的分枝菌酸络合有关，允许药物轻易渗透进入细胞内。

利福平是 FDA 批准的治疗结核（TB）的药物，最好与其他药物联合治疗，也用于脑膜炎球菌携带状态（但不是治疗活动性疾病，因为会很快耐药）[429]。利福平的超适应证使用包括麻风、非典型分枝杆菌感染、炭疽、布鲁菌病、肺炎军团菌感染、李斯特菌感染和一些葡萄球菌、链球菌及红球菌属导致的感染[420,431]。其在皮肤科的应用将在后面进一步讨论。

药理学

抗微生物活性

利福平抗菌谱广，包括分枝杆菌属（结核分枝杆菌、麻风分枝杆菌）、葡萄球菌（凝固酶阴性和阳性）、脑膜炎奈瑟菌、奈瑟淋球菌、流感嗜血杆菌和几种衣原体[430-434]。但很少包括革兰氏阴性菌。用于非典型分枝杆菌感染或麻风时，利福平要同其他抗结核药物联合给药，疗程数月[429-431]。对非典型分枝杆菌有很高活性，特别是堪萨斯分枝杆菌和海分枝杆菌。

问题 8-13 尽管在体外金黄色葡萄球菌对利福平敏感，但单独使用时很快出现耐药[7,178,432-433]。利福平可联合克林霉素或者甲氧苄啶-磺胺甲噁唑（TMP-SMZ）治疗 CA-MRSA[432]。另一重要发现是，利福平联合其他抗生素治疗金黄色葡萄球菌感染的体外试验有时候与临床结果不一致[432]。

利福布汀和利福喷汀与利福平抗菌谱大致相同[431,435-436]。问题 8-7 在体外，利福平耐药菌株对利福布汀敏感，但是临床反应却不一定这样，因为两药的耐药均由 *rpoB* 突变控制[430]。利福昔明主要用于胃肠道疾病，有抗非侵袭性大肠埃希菌活性[437]。

药动学

利福平可以口服或静脉给药，胃肠道吸收稳定，但峰值血清浓度个体差异很大[429]。问题 8-2 与食物一起服用时，利福平胃肠道吸收可以减少近 1/3[429,438]。6~58 个月龄的儿童按照 10mg/kg 剂量给药，半衰期是 2.9h，同成人相同[429]。未结合（非蛋白质结合）的药物片段（20%）能自由弥散入组织内。给予 600mg 利福平后，平均血清半衰期是 3.35h，重复该剂量后由于药物诱导的自身肝代谢导致半衰期缩短为 2~3h[429,439]。

表 8-14 　其他抗菌剂

非专有名	商品名	给药途径	妊娠期用药分级	哺乳用药分类
利福霉素				
利福平	Ifadin，Rimactane	PO，IV	C	PS
利福布汀	Mycobutin	PO	B	U
利福喷汀	Priftin	C	U	
利福昔明	Xifaxan		C	U
叶酸抑制剂				
甲氧苄啶-磺胺甲噁唑（TMP-SMZ）*	Septra DS，Bactrim DS	PO，IV	C†	PU
林可酰胺类				
克林霉素	Cleocin	PO，IV，IM	B	PS
甘氨酰环素类				
替吉环素	Tygacil	IV	D	U
噁唑烷酮类				
利奈唑胺	Zyvox	PO，IV	C	U
链阳霉素类				
奎奴普丁/达福普汀	Synercid	IV	B	U
脂肽类				
达托霉素	Cubicin	IV	B	U
脂糖肽类				
达巴凡星	Zeven	IV	—	U
奥他凡星	—	IV	—	U
替拉凡星	Vibativ	IV	C	U

哺乳用药分类：S，安全；PS，可能安全；PU，可能不安全；U，未知。

* 该联合抗菌剂中的"DS"指为"双倍强度"剂型（单倍强度极少使用）。

† 因胆红素脑病风险，避免在妊娠晚期使用

因主要经肝代谢，因此对中度肾衰竭患者，每日利福平剂量若低于 600mg，不必调整剂量，但肌酐清除率小于 50ml/h 则必须调整药物剂量[429,439]。胃肠道吸收后，利福平在胆汁内快速水解，进入肝肠循环[429]。尿液排泄大约占利福平全部清除的 30%，7% 的药物以原型从尿中排出[429]。

尽管利福平可以通过胎盘，几项妊娠期结核治疗的回顾性研究表明，利福平不是致畸药物[440]。但妊娠最后几周使用利福平可以导致新生儿和母亲的出血性疾病，需要预防使用维生素 K[440-441]。孕妇应用其他利福霉素的资料有限[440]。

利福平是多种 CYP 异构体的强诱导剂，导致肝代谢增加，使多种药物清除加速[55-56,105,442]。利福布汀是同 HIV/AIDS 患者相关的 CYP 酶中效诱导剂，在药物相互作用中讨论过[430,435-436]。利福喷汀是口服的长效利福平，治疗结核每周给药一次。利福昔明口服给药，因为口服后系统吸收小于 0.4%，不用于系统感染[443-444]。

临床应用

抗微生物感染

分枝杆菌感染

利福平很快会产生耐药，因此该药物家族通常要与其他抗生素联合用药[445]。皮肤结核是利福平的主要治疗适应证，同其他抗结核药物一起使用，包括异烟肼、吡嗪酰胺和乙胺丁醇[439,445]。对非典型分枝杆菌感染，利福布汀比利福平更有效，常联合克拉霉素和乙胺丁醇使用[436]。利福平是唯一的麻风杆菌杀菌药，但是使用 6 个月后会失效[446]。WHO 推荐以利福平为基础的多药联合方案治疗所有类型麻风[447]。对海分枝杆菌的感染，利福平要联合其他抗分枝杆菌药物（如乙胺丁醇，伴或不伴克拉霉素）[300,448-449]。含利福平的多药联合方案也用于治疗免疫缺陷患者的严重皮肤感染[450]。利福布汀可预防和治疗 CD4 计数小于

$50/\mu l$ 的 HIV/AIDS 患者的播散性非典型分枝杆菌（包括 MAC）感染[450]。利福布汀曾被 FDA 认为是治疗上述适应证的"罕见病药"[435-436]。

巴尔通体感染

利福平也有效治疗汉氏巴尔通体感染（如猫抓病、杆菌性血管瘤病、肝紫斑病）[451-453]。尽管猫抓病在免疫正常个体是自限性的，但某些病例可出现合并症，特别是伴有肝脾大或者疼痛性淋巴结肿大的急性病患者以及免疫功能低下患者[451,453]。此外，发生杆菌性血管瘤病、视神经视网膜炎或帕里诺眼淋巴结综合征的汉氏巴尔通体感染患者也需要抗生素治疗[451-453]。

MSSA 和 MRSA 感染

问题 8-13 如前所述，利福平能有效治疗金黄色葡萄球菌（包括 CA－MRSA）引起的 USSTI，但快速耐药限制了其疗效，特别是单一用药时[7,178,286,432,439,454-455]。治疗 CA-MRSA 时，利福平应联合或林霉素或 TMP－SMZ[454]。另外，利福平联合其他系统性抗生素清除鼻部携带的 MRSA 的疗效并不一致，成功率为 54％～67％[456]。

其他感染和相关疾病

皮肤利什曼病和鼻硬结病也对利福平治疗有反应，可能因为它能穿透细胞膜，攻击细胞内的病原体[457]。当同其他抗生素合用治疗猫抓病、曲霉病、布鲁菌病、兔热病、衣原体感染和淋病时，利福平还有增效活性[431]。有些作者建议用利福平作为银屑病的辅助性治疗，认为它可能减少葡萄球菌携带及随后的超抗原产生，但该说法有争议[15,458-461]。利福平还可用于治疗原发性胆汁淤积导致的瘙痒，它能通过诱导肝代谢酶增加引起瘙痒的胆盐的代谢[462-463]。

不良反应

一般不良反应

关于不良反应，利福平通常耐受性良好。利福平（和其他利福霉素）颜色很红，高度亲脂，在身体分布广泛。因此体液（如尿、汗、泪、乳汁）会出现吓人但无害的橘红色改变，单次给药后很多患者会出现至少数小时这种现象，有时还会导致织物轻度染色和软性角膜接触镜永久染色[429]。中枢神经系统症状，如头痛、嗜睡、共济失调、头晕、精力难集中、疲劳等都曾出现过[429]。问题 8-5 利福平的胃肠道不良反应包括上腹部不适、恶心、呕吐、腹泻，利福平极少引起艰难梭状芽孢杆菌导致的抗生素相关性结肠炎[429]。

免疫作用

当利福平间断大剂量使用时，其免疫原性可导致

利福平依赖性抗体产生，但 IgE 介导的过敏罕见[430,464-465]。利福平依赖性抗体介导的不良反应可以很轻（皮肤、胃肠道和流感样综合征）或者很重（血小板减少、溶血性贫血、呼吸功能不全和急性肾衰竭）[464]。个例报道有 SSLR、弥散性血管内凝血（DIC）、结膜充血、线状 IgA 大疱性皮肤病、落叶型天疱疮和寻常型天疱疮[464-465]。

肝毒性

肝功能检测（LFT）的无症状性改变（特别是转氨酶），可与利福平使用相关，但是当利福平和异烟肼合用时，症状性肝毒性更常见[429]。在一些患者中，利福平在使用早期即可见到高胆红素血症，这是因为利福平和胆红素竞争性进入肝排泄途径[429]。利福喷汀也可有严重肝毒性[466]。重度肝损伤患者需要减少剂量[466-467]。肝功能损伤患者使用利福平、利福布汀、利福喷汀时，要仔细进行临床评估和 LFT 的实验室监测，包括基线水平以及治疗期间每 2～4 周一次[429,466]。

其他重要不良反应

接受利福平治疗的患者发生深静脉血栓风险增高，也有肺纤维化和眼毒性的报道[439,464]。还有报道称，由于诱导 δ-氨基-γ-酮戊酸合成酶，利福平可导致卟啉病加重，因此这类患者要避免使用利福平[429,464]。

孕妇和哺乳期使用

利福平和利福喷汀妊娠期用药分级是 C 级，利福布汀是 B 级[440]。利福平可以通过胎盘，不清楚利福布汀和利福喷汀是否可以。除此以外，因其多与其他药物联合应用（包括抗结核药物），因此利福霉素在孕妇中用药的信息常易被混淆[440]。另外，产前几周使用利福平后，还可能导致新生儿和母体出现出血性疾病，推荐预防使用维生素 K[440-441]。关于利福布汀和利福喷汀，孕妇用药资料太少，动物资料表明利福布汀风险低，利福喷汀有风险[440]。尤其对严重系统性分枝杆菌感染的孕妇，一定要选择性应用。

哺乳期用药中，利福平可从人类乳汁中以极低浓度（日剂量的 0.05％）排泄[440]。尚无婴儿不良反应的报道。美国儿童协会（AAP）把利福平分类到可用于哺乳期类[421,440,468]。缺乏哺乳期使用利福喷汀的资料，其在母乳喂养的婴儿作用未知[440]。

药物相互作用

利福平是多种 CYP 异构体的强效诱导剂，包括 CYP1A2、2C9、2C19、2D6、3A4，导致各种药物底物的清除率增加及疗效丧失[442,463]。利福平引起的酶诱导作用可以在起始治疗几天后起作用，3 周达高峰，

停药后继续作用可达 4 周（偏移作用）。利福布汀酶诱导作用弱于利福平，利福布汀也抑制 CYP 异构酶（如 CYP3A4）。利福喷汀是 CYP 诱导剂，但是也是 CYP3A4 和 CYP2C8、CYP2C9 的抑制剂。

利福平与很多药物同时应用导致治疗失败的记录见表 8-15[55-56,105,442,463]。一些重要的"疗效丧失"性相互作用包括：

1. 问题 8-17 增加口服避孕激素的清除，导致避孕效果减低和意外妊娠。

2. 降低华法林抗凝效果，以致达到治疗性 INR 水平的能力降低。

3. 减少唑类抗真菌药的抗真菌活性，使感染持续。

4. 降低钙通道阻滞剂血清水平（如硝苯地平、维拉帕米），导致抗高血压、抗心绞痛和（或）抗心律失常作用降低。

5. 减少苯二氮䓬类药物的催眠作用（如三唑仑、咪达唑仑）。

6. 降低几种 HMG CoA 还原酶抑制剂的血清水平（如 CYP3A4 酶作用底物辛伐他汀、洛伐他汀、阿托伐他汀），导致胆固醇控制不良。

7. 环孢素和他克莫司血清水平减少，导致免疫抑制作用降低，治疗失败（如移植器官排斥、银屑病复发等）。

8. 减少茶碱水平，降低效果。

9. 增加外源性皮质类固醇的清除率（如甲泼尼龙、地塞米松），导致疾病不能控制（如免疫性大疱性皮肤病）和（或）艾迪生危象。

10. 降低苯妥英和拉莫三嗪血清水平，导致抗惊厥效果减少。

11. 降低一些抗心律失常药物血清水平（如地高辛、洋地黄毒苷、奎尼丁、丙吡胺、妥卡尼）。

12. 减少口服磺脲类降糖药的血清水平（如甲苯磺丁脲、格列吡嗪、格列本脲），导致血糖改变[55,56,105,429,442,463,469-471]。

在降低几种蛋白酶抑制剂（如沙奎那韦、利托那韦、茚地那韦）的血清水平方面，利福布汀比利福平差，但在 HIV 治疗中的抗病毒作用差距较小[472]。利福平和地高辛的相互作用可能关系到诱导 P 糖蛋白转运系统的酶，或者两者都能[442]。问题 8-2 最后，与抗酸剂同时服用可减少利福平的胃肠道吸收，因此利福平应在抗酸剂服用前至少 1h 服用[429]。

皮肤科医生应该考虑到上述其他医生处方的药物的失效可能，密切监测这些药效降低的药物的作用。可能需要增加这些药物的剂量以保证治疗效果。利福平停药后，还要减少这些药物的剂量以确保疗效。例如，给一

个已经稳定的环孢素治疗方案中加入利福平，环孢素的剂量需要增加 2~4 倍，以维持其血清水平不变。停用利福平后若环孢素剂量没有减到基线剂量，持续给药 5~10 天后，环孢素就可达到中毒血清水平[473]。

剂量

利福平治疗皮肤感染的推荐剂量，成人通常是 600mg/d，单次或分两次给药，儿童 10mg/(kg·d)（最大量 600mg）（表 8-16）[429]。利福平最好在餐前 1h 或餐后 2h，抗酸剂服用前至少 1h，用一满杯水服用[429]。对于不能耐受每日 600mg 的结核患者，可每周 1~2 次大于 600mg 给药，但不良反应发生概率更高，包括流感样症状、血液学反应（如白细胞减少、血小板减少、急性溶血性贫血）、胃肠道不良反应、肝毒性、呼吸困难、过敏和肾衰竭[429]。

叶酸合成抑制剂

甲氧苄啶-磺胺甲噁唑

问题 8-12 甲氧苄啶-磺胺甲噁唑（TMP-SMX）也叫复方磺胺甲噁唑，为一个二氢叶酸还原酶抑制剂（甲氧苄啶，TMP）结合一个二氢蝶酸合成酶抑制剂（磺胺甲噁唑，SMX），协同抑制四氢叶酸[474-475]。叶酸耗尽从而干扰细菌核酸和蛋白质形成。TMP-SMX 的作用机制是选择性作用于细菌而不是人类的细胞，因为甲氧苄啶结合细菌的二氢叶酸还原酶的能力是结合哺乳动物细胞能力的 5 万~10 万倍[474]。在美国，这类药物唯一还在使用的组合是 TMP-SMX，有口服或静脉剂型（表 8-16）。该抗微生物药有固定剂量比例，1 份 TMP 加 5 份 SMX。

药理学

抗微生物活性

TMP 和 SMX 都是抑菌剂，两者结合后抗菌活性增强[474-476]。尽管对磺胺耐药并不少见，但是许多革兰氏阳性需氧菌，包括金黄色葡萄球菌、CA-MRSA、化脓性链球菌、粪链球菌、草绿色链球菌等都可以被 TMP-SMX 抑制[474-476]。流感嗜血杆菌和某些假单胞菌属也对 TMP-SMX 敏感，但铜绿假单胞菌不敏感[476]。大量其他微生物，包括细菌和原虫，都对 TMP-SMX 敏感，包括耶氏肺孢子菌（原来称为卡氏肺孢子菌）[474-478]。TMP-SMX 对厌氧菌效果不好，如拟杆菌属和梭状芽孢杆菌属[476,479]。

表 8-15 药物相互作用——利福平和相关的利福霉素

相互作用药物组	举例和内容
药物水平降低，因为各种 CYP 异构体诱导酶——失效风险	
阿尔茨海默病药物	多奈哌齐
抗心律失常药*	地高辛、丙吡胺、美西律、普罗帕酮、奎尼丁、妥卡尼
抗生素——大环内酯类/相关药	克拉霉素（氮杂内酯类）、红霉素、替利霉素（酮内酯类）
抗胆碱药	（异常膀胱活跃）达非那新、索利那新
抗凝药*	华法林（R 和 S 华法林）；血栓和栓子风险，监测 INR
抗惊厥药*	卡马西平、乙琥胺、苯丙氨酯、拉莫三嗪、奥卡西平、苯巴比妥、苯妥英、丙戊酸；监测这些药物血清水平
抗抑郁药——非选择性三环类*	丁螺酮、曲唑酮、各种三环类，包括阿米替林、丙米嗪
抗真菌药——唑类/其他	酮康唑、伊曲康唑、伏立康唑；也降低丙烯胺特比萘芬水平
抗精神病药	阿立哌唑、奥氮平、匹莫齐特、喹硫平、利培酮、替奥噻吨
β 受体阻滞剂	卡维地洛
支气管扩张剂——黄嘌呤*	茶碱；监测，因其水平下降增加支气管痉挛
钙通道阻滞剂	所有的钙通道阻滞剂都是 CYP3A4 酶作用底物
化疗药*	硼替佐米、多西他赛、厄洛替尼、吉非替尼、伊马替尼、紫杉醇、长春碱（长春新碱、长春碱）
皮质类固醇*	布地奈德（吸入剂）、甲泼尼龙
糖尿病药——磺脲类/其他*	磺脲类（第一第二代）、艾塞那肽、那格列奈、瑞格列奈
勃起功能障碍药	西地那非、他达拉非、伐地那非
HIV 药——其他*	地拉夫定、依非韦伦、奈韦拉平、齐多夫定
HIV 药——蛋白酶抑制剂*	氨普那韦、阿扎那韦、茚地那韦、那非那韦、利托那韦、沙奎那韦
激素性避孕药*	口服、经皮给药、注射用避孕药；可能意外妊娠，月经不规律（降低雌激素和孕激素成分）
免疫抑制剂*	环孢素，极其重要的是在移植患者中失效
白三烯 D_4 受体拮抗剂	孟鲁司特、扎鲁司特
其他各种药物	阿瑞匹坦、咖啡因、西那卡塞、秋水仙碱、度骨化醇、米非司酮
麻醉药	阿芬太尼、哌替啶、美沙酮、芬太尼、舒芬太尼、曲马多
镇静剂——苯二氮䓬类/其他	阿普唑仑、咪达唑仑、三唑仑，还有安非拉酮
他汀类*	除了普伐他汀，其他所有他汀类药物水平降低；监测胆固醇水平
砜类	氨苯砜
甲状腺激素类	各种合成的甲状腺素
其他可能的和利福平的重要相互作用	
替代疗法	卡瓦胡椒，合用增加肝毒性
镇痛药——非麻醉剂	对乙酰氨基酚，利福平可以增加活性/毒性代谢
抗酸剂	H_2 拮抗剂、质子泵抑制剂等，增加利福平吸收
抗结核药	异烟肼，合用增加利福平的肝毒性
其他	来氟米特，利福平可以增加活性代谢

注：利福霉素包括利福平、利福布汀、利福喷汀。

利福平诱导多个 CYP 异构体，特别是 CYP1A2、2C9、2C19、3A4，并对 CYP2D6 有较小的影响；利福布汀只诱导 CYP3A4。

* 治疗剂量范围窄的药物，由于利福平诱导 CYP 酶致失活，有显著风险。

Adapted from Facts & Comparisons, The Medical Letter Drug Interactions Program, E-pocrates, Hansten and Horn-references on pg. xxii

表 8-16 其他常用口服抗菌剂——剂量参考

非专有名	片剂/胶囊规格（mg）	成人剂量
克林霉素	75、150、300	150～300mg bid*
利奈唑胺	400、600	400mg bid
利福平	150、300	300～600mg/d
TMP-SMX（DS）[†]	160/800	DS 胶囊 bid

注：* 成人剂量范围 300～450mg，每日 4 次，共 10 日，常用于社区获得性 MRSA。

[†] 该剂量比例的固定组合常被称为复方磺胺甲噁唑

药动学

TMP 和 SMX 口服吸收都很好（70%～100%），肾功能正常患者的半衰期分别是 8～10h 和 10～12h[474,479]。对明显肾功能不全患者，TMP 和 SMX 的半衰期分别延长到 24h 和 18～50h。两者都可以分布到乳汁并能透过胎盘[11,480]。TMP 和 SMX 部分通过肝进行生物转化，SMX 失活的乙酰化代谢物保持了原复方药的一些毒性[474]。30%～60% 的 TMP 和 20%～40% 的 SMX 以原型从尿中排泄，肾功能受损时肾排泄延迟[474,479]。

临床应用

皮肤科适应证

TMP-SMX 在各种感染治疗上有太多的 FDA 批准和未批准的应用，超出了本章范围[474-476,479,482]。 问题 8-13 口服 TMP-SMX 最常见的皮肤科应用包括：作为寻常痤疮的可选药物（不是一线药物）治疗由 CA-MRSA 导致的 USSTI[7,178,128-129,152,218,286,481-482]。而少见应用包括化脓性汗腺炎、腹股沟肉芽肿、某些非典型分枝杆菌感染、放线菌病、猫抓病、气单胞菌属感染、慢性类鼻疽（类鼻疽伯克霍尔德菌）[290,300,483-488]。

不良反应

同其他多数药物一样，可有胃肠道和中枢神经系统不良反应发生[474-476]，包括恶心、呕吐、无食欲、腹泻、头痛、头晕、耳鸣。 问题 8-5 也有报道由艰难梭状芽孢杆菌引起的抗生素相关性肠炎与 TMP-SMX 有关，包括用于预防耶氏肺孢子菌（卡氏肺孢子菌）时[495-496]。

过敏反应

TMP-SMX 引起的药疹可见于 4%～5% 健康患者和大约 15% 的 HIV 感染患者，通常在开始治疗 1～2 周内出现。这些反应包括麻疹样和荨麻疹性疹和（或）瘙痒，固定药疹少见[376,497]。

TMP-SMX 不良反应中最让人担忧的是磺胺类药相关性 DHS、重症多形红斑（SJS）、TEN 和严重血液学反应（如粒细胞缺乏）[382,481,498-499]。约所有 SJS/TEN 病例中的 30% 是由磺胺类药（包括 TMP-SMX）导致，而 TMP-SMX 在成人中引起 TEN 的风险估计是总人群中的 2.6/100 000，HIV 感染人群中 8.4/100000[382,498]。多数 DHS 或者 SJS/TEN 患者都是在用药后 2～6 周出现。应告知接受 TMP-SMX 治疗的患者，如果他们出现流感样症状（发热、不适、腺体肿大、肌肉痛）、关节痛、风团、皮疹、咽痛、口唇痛（糜烂、溃疡），或者皮肤疼痛时，应立即停药。TMP-SMX 应避免用于曾有过和磺胺治疗一级相关的 DHS 或 SJS/TEN，以及那些有过磺胺过敏的患者[500]。

血液学毒性

除了上述提到的粒细胞缺乏，其他同 TMP-SMX 应用相关的少见的血液学反应是血小板减少、中性粒细胞减少、低凝血酶原血症、再生障碍性贫血（很罕见）、单纯红细胞再生障碍性贫血（很罕见）[481,499]。葡糖-6-磷酸脱氢酶（G6PD）缺乏症患者可以发生溶血性贫血[475]。可能叶酸缺乏或者之前有巨幼细胞（平均红细胞体积增加）的患者应用 TMP-SMX 时要很谨慎[481,499]。巨幼细胞患者服用 TMP-SMX 可能易罹患造血系统不良反应[481,499]。需长期服用 TMP-SMX 治疗皮肤病的患者至少应在基线和治疗早期每月进行一次全血细胞计数（CBC）的检查[474,481]。

其他不良反应

其他报道过的 TMP-SMX 不良反应包括：表现为肺浸润症和上呼吸道症状的过敏反应、脓疱性皮疹、药物诱导的急性发热性嗜中性皮肤病、药物热、胆汁淤积性肝炎、肾结石、间质性肾炎和高钾血症[474,501-503]。磺胺治疗（包括 TMP-SMX）引起的甲改变包括博氏线、甲沟炎、部分白甲和光线性甲剥离[27]。

妊娠期和哺乳期用药

TMP 和磺胺类药物（包括 SMX）的妊娠期用药分级属于 C 级，都能从乳汁以低浓度排出[11,480]。尽管妊娠早期使用没有禁忌，但是推荐 TMP-SMX 用药疗程要短（3～5 天），或用于泌尿道等感染[11,504]。孕妇使用 TMP-SMX 可能增加胎儿异常的风险[11,480]。如果皮肤科需要长期治疗，妊娠期选择其他药物更合适[11]。母亲在临近分娩期服用磺胺可能会导致新生儿黄疸、溶血性贫血、胆红素脑病[480]。尽管 AAP 分类认为哺乳期可以使用 TMP 和磺胺，但早产儿和高胆红素血症患儿则不可通过母乳暴露于 TMP-SMX，因为 SMX 与胆红素竞争性结合血浆白蛋白[480]。总体而言，服用 TMP-SMX 的患者应避免哺乳。

药物相互作用

TMP-SMX 同几种药物有明显的临床相互作用[55-56,105,505]。

1. 增加氨苯砜血清水平，需要积极监测氨苯砜毒性（包括高铁血红蛋白血症）。

2. 当同血管紧张素转化酶（ACE）抑制剂（如依那普利）同时应用时，可能突然发生严重高钾血症。

3. 增加服用甲氨蝶呤患者的血液病风险。

4. 增加苯妥英血清水平，使患者易于发生苯妥英中毒。

5. 抑制华法林代谢，导致抗凝作用增加，有出血风险[505]。

6. 在接受金刚烷胺和 TMP 治疗的个体中有报道发生中毒性谵妄[474]。

7. 有报道肾移植受者接受环孢素和 TMP-SMX 治疗后，发生可逆性肾毒性；如果临床许可，尽量避免同时使用这两种药，因为 TMP-SMX（特别是静脉给药时）可以降低环孢素血清水平，增加血清肌酐水平，可能使器官移植患者易于发生器官排斥[474,506]。

8. 许多与 TMP-SMX 有关的药物相互作用的危险因素是肾功能不全[505,507]。

9. 服用 ACE 抑制剂和血管紧张素受体阻滞剂的年长患者，TMP-SMX 显著增加了因高钾血症而入院治疗的风险[507]。

剂量

单倍强度的 TMP-SMX 片剂含有 80mg TMP 和 400mg SMX。双倍强度的 TMP-SMX 片剂含 160mg TMP 和 800mg SMX（表 8-16）。对多数疾病，推荐每日 2 次给予双倍强度的 TMP-SMX，疗程根据个体疾病状态和临床反应而定。如前所述，肾功能不全患者建议调整剂量。其他常用口服抗菌剂剂量参考见表 8-16。

林可酰胺类

克林霉素

克林霉素是林可酰胺类抗生素，从林可链霉菌中分离而来。是林可霉素衍生物，比前体药抗菌活性增加且吸收更好[508]。问题 8-9 克林霉素通过结合细菌核糖体 RNA（rRNA）50S 亚单位，抑制核糖体易位，导致蛋白质合成降低[509]。

药理学

抗微生物活性

克林霉素对数种需氧性革兰氏阳性菌［包括葡萄球菌和链球菌（不包括肠球菌）］和多种厌氧菌［包括拟杆菌属和产气荚膜梭状芽孢杆菌］都有抑菌作用，尽管耐药的脆弱拟杆菌菌株正逐渐增加[508-510]。

问题 8-13 某些 CA-MRSA 菌株对克林霉素敏感，但可诱导的林可酰胺类耐药可导致克林霉素对许多 CA-MRSA 的活性下降[7]。体外试验中红霉素耐药但克林霉素敏感的 CA-MRSA 感染病例，如果诱导耐药存在，尽管有抗生素敏感性报告为依据，仍可以发生克林霉素治疗失败。这种情况下，如果可能，微生物实验室可以进行 "D 带" 试验，这样就可告知临床医生，由于诱导耐药的存在，应避免使用克林霉素治疗 CA-MRSA[7]。

尽管多数需氧性革兰氏阴性菌（如假单胞菌属和流感嗜血杆菌）对克林霉素天然耐药，但也有例外，如犬咬二氧化钛嗜纤维菌对克林霉素高度敏感。在兼性厌氧菌中，丙酸杆菌属，如痤疮丙酸杆菌，对克林霉素敏感。有趣的是，原虫和弓形虫可以被克林霉素抑制[508-510]。问题 8-7 如果 *erm* 编码的酶能不断产生，对克林霉素的耐药性可转化为对大环内酯类的耐药性[1,4-5,7]。

药动学

克林霉素可以口服给药或胃肠外（静脉或肌内注射）给药（表 8-16）。口服吸收好，不依赖于食物，组织分布广泛[509]。当以非活性盐形式给药时（如克林霉素磷酸酯），在体内很快水解成为活性克林霉素。克林霉素主要从肝代谢，肾功能正常的情况下，血浆半衰期成人为 2.4～3.0h，婴儿和儿童为 2.5～3.4h。严重肾衰竭或肝衰竭的成人患者，血浆半衰期可以轻度增高到 3～5h。克林霉素与蛋白高度结合（92%～94%），超过 85% 以失活代谢产物从尿中排出，其余以克林霉素原型从尿中（10%）和粪中（3.6%）排出。肝衰竭患者必须调整克林霉素剂量，肾衰竭患者则可以不调整。

临床应用

皮肤科适应证

类似 TMP-SMX，克林霉素可用于各种感染，

FDA 批准和未批准的都有[508-509,511]。 问题 8-13 关于常用的皮肤科应用，口服克林霉素治疗 USSTI，主要是葡萄球菌感染，包括 CA-MRSA 的易感菌株，后者在对克林霉素的真正易感性模式上高度依赖地域差异[7,176,286,512]。克林霉素经常用于治疗蜂窝织炎、毛囊炎、疖病、痈、脓疱病、臁疮和化脓性汗腺炎[513]。深部组织感染，包括链球菌肌炎、坏死性筋膜炎和产气荚膜梭状芽孢杆菌感染，也可以用该药治疗。克林霉素还可以作为联合用药的一部分治疗糖尿病足溃疡。 问题 8-5 考虑到抗生素相关性结肠炎的风险，寻常痤疮患者要严格限制口服克林霉素[514]。

不良反应

抗生素相关性结肠炎和其他胃肠道反应

问题 8-5 抗生素相关性结肠炎（最初命名为假膜性小肠结肠炎）由艰难梭状芽孢杆菌毒素引起，据报道克林霉素治疗患者中有 $0.1\%\sim10\%$ 发生[515]。如果腹泻发生 24h 内停用克林霉素，多数门诊患者病情都很轻，但该综合征可致命。重症病例需尽快治疗干预，包括液体/电解质平衡、蛋白质置换、抗生素治疗（如甲硝唑、口服万古霉素）和考来烯胺树脂。其他和克林霉素相关的胃肠道不良反应包括恶心、呕吐和转氨酶升高。

其他系统不良反应

骨髓抑制和肾功能受损罕见。

皮肤不良反应

皮肤不良反应包括斑丘疹或荨麻疹皮疹。以前有报道发现克林霉素会导致过敏、多形红斑、重症多形红斑伴多关节炎[511]。

妊娠期和哺乳期使用

克林霉素妊娠期用药分级是 B 级，致畸性不明[11,516]。尽管克林霉素可以从乳汁分泌，但仍是哺乳期可用的药物，而生产商建议哺乳期停用外用克林霉素[11,516]。有一个例报道，哺乳母亲使用克林霉素，结果婴儿出现血便，但原因未证实[11]。

药物相互作用

克林霉素有神经肌肉阻滞特性，因此可以增强其他神经肌肉药物的作用，如筒箭毒和泮库溴铵[514]。

剂量

在皮肤科成人患者口服克林霉素剂量为 150～300mg，每日 2 次（表 8-16）。严重化脓性汗腺炎等情况也极少需要 300mg 每日 3 次。体重小于 10kg 的儿童，最小推荐剂量为每 8h 37.5mg。

编者按：下面五个部分是五种其他抗生素或抗生素组的简单总结。本章未列出的一些系统用抗菌剂见表 8-17。

甘氨酰四环素类[517-524]

1. 替吉环素，一种胃肠外（IV）给药的制剂，是被称为"甘氨酰四环素类"的新型广谱抗菌剂中的第一个药品，在 2005 年 6 月被 FDA 批准。它是米诺环素结构改变后合成的模拟药，从而"绕过"对 TCNs、β-内酰胺类、大环内酯类和氟喹诺酮类的耐药[517-519]。

2. 问题 8-9 与四环素类一样，替吉环素是抑菌剂，通过结合核糖体 30S 亚单位和阻止氨酰 tRNA 进入到核糖体 A 位来抑制细菌蛋白质转录[517-518]。

3. 替吉环素能有效抑制耐药菌，包括金黄色葡萄球菌和 MRSA，万古霉素介导的、万古霉素耐药的和青霉素耐药的肺炎链球菌，万古霉素耐药的粪肠球菌和许多其他细菌[520]。

4. 替吉环素结构上类似四环素类，因此也有相似不良反应及交叉反应。牙齿发育阶段（后半程妊娠期，年龄小于 9 岁的儿童）使用替吉环素可以导致永久性牙齿黄-灰-棕色改变。

5. 还有和替吉环素相关的急性胰腺炎和高甘油三酯血症的报道[524]。

6. 问题 8-16 替吉环素妊娠期用药分类是 D 级，可致畸和导致胚胎死亡，哺乳期安全性未知[523]。小于 18 岁儿童患者使用替吉环素在的安全性尚不清楚[523]。

7. 同华法林同时给药可以减少华法林的清除率，要密切监测 INR[523]。可能降低口服避孕药的有效性[523]。

表 8-17　本章未强调的抗菌剂

氨基糖苷类	磺胺类	其他分类
阿米卡星	磺胺嘧啶	氯霉素
庆大霉素	磺胺多辛	甲硝唑
卡那霉素	磺胺甲二唑	呋喃妥因
新霉素	磺胺吡啶*	
奈替米星	柳氮磺吡啶	
巴龙霉素	磺胺异噁唑	
大观霉素		
链霉素		
妥布霉素		

* 磺胺吡啶美国限制应用

噁唑烷酮类

利奈唑胺

1. 利奈唑胺是美国批准使用的该类药物中的唯一成员，其昂贵的价格限制了在皮肤科的广泛使用。

2. 问题 8-9 噁唑烷酮类结合核糖体 50S 亚单位的 23S 部分，由于独特的结合位点，同其他抗生素没有交叉耐药[525]。

3. 问题 8-13 利奈唑胺有广谱抗微生物活性，包括多重耐药的 MRSA、万古霉素介导的和耐药的葡萄球菌、青霉素耐药的肺炎链球菌和抗万古霉素肠球菌（VRE)[526]。

4. 问题 8-7 肠球菌和葡萄球菌耐药是因为 23S 核糖体 RNA 的点突变[527]。

5. 利奈唑胺生物利用度为 100%，血清半衰期是 5～7h，其代谢不受 CYP 系统影响[528]。

6. 肾或肝功能不全患者一般无需调整剂量。

7. 利奈唑胺有效治疗葡萄球菌或链球菌引起的皮肤感染，包括金黄色葡萄球菌引起的 USSTI、CA-MRSA 或敏感性化脓性链球菌[529-530]。如果 CA-MRSA 患者口服多西环素、米诺环素、TMP-SMX、克林霉素/利福平或万古霉素治疗失败，应当考虑使用利奈唑胺[530-531]。

8. 血清转氨酶或肌酐升高很少见。有报道接受利奈唑胺治疗的患者可发生骨髓抑制，包括贫血、白细胞减少、全血细胞减少、可逆性血小板减少（2% 患者)[529]。如利奈唑胺使用超过 2 周或患者用药前有血小板减少，需要检测血小板。

9. 有报道接受利奈唑胺和 5-羟色胺药物的患者可发生 5-羟色胺综合征，特点是认知功能障碍、高热、反射亢进和运动不协调[532-533]。

10. 视神经和周围神经病停药后可恢复，但是若长期使用则可以进行性发展[429,534]。

11. 利奈唑胺妊娠期用药分类是 C 级，不应处方给哺乳期母亲[535]。

12. 利奈唑胺药物相互作用包括：a. MAO 抑制剂；b. SSRI[529,532-533]；c. 拟交感神经药（如伪麻黄碱）；d. 血管收缩剂（如肾上腺素、去甲肾上腺素）；e. 多巴胺能药物（如多巴胺、多巴酚丁胺)[529]。

13. 治疗 USSTI 成人剂量是 400mg 每日 2 次，共 10～14 天[529]。严重感染者推荐 600mg 每日 2 次。

奎奴普丁和达福普汀联用[525,536-539]

1. 奎奴普丁-达福普汀是美国第一个可用的链阳菌素胃肠外（IV）给药剂型，两个半合成抗生素按 30：70 比例结合，以净协同作用抗革兰氏阳性菌，使抗菌活性比两药单用都更强[536]。

2. 问题 8-9 奎奴普丁-达福普汀通过扩散进入细菌，结合到核糖体 50S 亚单位不同位点，导致细菌蛋白质合成的不可逆性抑制[525]。

3. 奎奴普丁-达福普汀能有效抗革兰氏阳性菌，包括 MRSA、VRE 和耐青霉素的肺炎链球菌，主要用于治疗革兰氏阳性菌引起的多种药物耐药的 CSSTI[525,530,537]。

4. 奎奴普丁-达福普汀是 CYP3A4 异构体的强效抑制剂，典型相互作用药物包括辛伐他汀、阿托伐他汀、环孢素和许多其他药物[525,539]。

5. 有报道增加总胆红素到上限值的 5 倍[539]。

6. 也有过敏性休克和血管性水肿的报道[539]。

达托霉素[525,540-541]

1. 达托霉素是脂肽类抗生素，目前只有 IV 型可用，它通过细菌细胞膜去极化抑制蛋白质合成、DNA 和 RNA 合成及细胞死亡[540-541]。

2. 达托霉素有杀菌活性，仅限于革兰氏阳性菌，包括 MRSA、利奈唑胺耐药性革兰氏阳性菌和 VRE 感染[525,540]。达托霉素被批准用于革兰氏阳性菌，包括 MRSA、MSSA、链球菌属和粪肠球菌导致的 CSSTI 治疗。

3. 不良反应包括神经病变，主要是感觉异常[525,540]。

4. 可逆性骨骼肌肉毒性（肌病）仅见于剂量高于批准剂量时，推荐每周使用肌酐磷酸激酶（CPK）。

5. 有报道达托霉素治疗期间发生嗜酸性粒细胞性肺炎，可导致呼吸衰竭[540]。

6. 那些服用与肌病相关药物的患者使用达托霉素时需慎重，如 HMG CoA 还原酶抑制剂，但是没有跟 CYP 有关的药物相互作用[540]。

脂糖肽类[542-549]

1. 替拉凡星、达巴凡星和奥他凡星是新的第二代半合成脂糖肽类抗生素（同万古霉素相关），用于治疗多重耐药性革兰氏阳性菌[542]。2009年替拉凡星被 FDA 批准用于治疗 CSSTI，其他两药正在批准中。

2. 所有的脂糖肽类仅针对革兰氏阳性菌，体外有抗金黄色葡萄球菌、表皮葡萄球菌、链球菌属、万古霉素耐药的肺炎链球菌和万古霉素介导的 VRE 的活性[542-543]。

3. 达巴凡星、奥他凡星和替拉凡星都通过静脉给药。替拉凡星需每日给药，半衰期长的达巴凡星（每周1次）和奥他凡星（每疗程1次）一旦批准，将带来很大的便利性[542]。

4. 对万古霉素耐药或不敏感性微生物引起的 SSTI，或者患者出现与万古霉素相关的不良反应时，这三种药物是很好选择。

5. 到目前为止，脂糖肽类抗生素还没有确证的有临床意义的药物相互作用。

总结

系统用抗微生物药物，特别是口服抗生素，是皮肤科医生最常处方的系统用药。除了用于各种皮肤感染，还用于常见性炎症性皮肤病。

一些抗生素固有的抗炎和其他生物学特性与其抗生素活性无关，这就使得它们被用于有不同临床表现和发病机制的各种皮肤疾病。需长期口服抗生素治疗的炎症性皮肤病包括寻常痤疮、酒渣鼻、口周皮炎、结节病和免疫性大疱性皮肤病。

皮肤科治疗的感染包括 USSTI、非典型分枝杆菌感染、各种 STDs 和无数致病菌引起的其他感染。某些病例的治疗方案是通过临床研究、大样本分析结果和专家共识及政府部门一起制订的。另外一些病例，特别是罕见病例，可用病例报告和集中观察经验来指导治疗。

总之，很多因素都要求皮肤科医生知道如何具体治疗、评价临床反应、监测常见和少见的不良反应，特别是皮肤科医生常用的药物，如四环素类、大环内酯类、TMP-SMX 和头孢类抗生素类。

最后，应认识到抗生素耐药在不断增加。作为医疗原则，警惕抗生素耐药的突发模式，教育和更新医生合理使用抗生素治疗，对皮肤科非常重要。

本章使用的英文缩写			
AAP	美国儿童协会	LLS	狼疮样综合征
ACE	血管紧张素转化酶	MAC	鸟分枝杆菌复合菌组
Amox/Clav	阿莫西林/克拉维酸盐	MIC	最低抑菌浓度
Amp/Sulb	氨苄西林/舒巴坦	MMP	基质金属蛋白酶
ANA	抗核抗体	MR	改良释放
anti-dsDNA	抗双链 DNA	mRNA	信使 RNA
ARA	美国风湿病协会	MRSA	抗甲氧西林金黄色葡萄球菌
AVSE	急性前庭不良反应	MSSA	甲氧西林敏感金黄色葡萄球菌
AZT	叠氮胸苷（齐多夫定）	NMMT	N-甲基巯基四唑
BIH	良性颅内压增高	OC	口服避孕药
CA-MRSA	社区获得性 MRSA	PAN	结节性多动脉炎
CAP	社区获得性肺炎	pANCA	抗中性粒细胞核周抗体
CBC	全血细胞计数	Pip/Tazo	哌拉西林/他唑巴坦
CMT	化学修饰的四环素	PK	药动学
CRP	融合性网状乳头状瘤病	RA	类风湿关节炎
CSSTI	复杂皮肤和软组织感染	ROS	活性氧类
CYP	细胞色素 P450（酶）	SCC-MEC IV	葡萄球菌染色体 mec 盒 IV 型
ddI	去羟肌苷	SIADHS	抗利尿激素分泌失调综合征

本章使用的英文缩写（续）

缩写	中文	缩写	中文
DHS	药物超敏反应综合征	SJS	重症多形红斑
DRESS	伴有嗜酸性粒细胞增多和系统症状的药物反应	SMX	磺胺甲噁唑
EE	炔雌醇	SSLR	血清病样反应
ER	缓释	TB	结核
FQ	氟喹诺酮类	TCN	四环素
G6PD	葡糖-6-磷酸脱氢酶	TCNs	四环素类（药物家族）
GI	胃肠道	TEN	中毒性表皮坏死松解症
GABA	γ 氨基丁酸	Ticar/Clav	替卡西林/克拉维酸盐
HA-MRSA	医院获得性 MRSA	TJD	肌腱或关节疾病
hVISA	不均一耐药 VISA	TMP	甲氧苄啶
IM	肌内（注射）	USSTI	单纯皮肤和软组织感染
INR	国际标准化比值	VISA	万古霉素中介金黄色葡萄球菌
IR	立即释放	VRE	抗万古霉素肠球菌
LABD	线状 IgA 大疱性皮肤病	VRSA	抗万古霉素金黄色葡萄球菌
LE	红斑狼疮	WHO	世界卫生组织
LFT	肝功能检测		

推荐阅读

Antibiotic use in dermatology: general issues

Amin K, Riddle CC, Aires DJ, et al. Common and alternative oral therapies for acne vulgaris: a review. *J Drugs Dermatol* 2007;6(9):873–80.

Bhatia N. Use of antibiotics for noninfectious dermatologic disorders. *Dermatol Clin* 2009;27(1):85–9.

Leyden JJ, Del Rosso JQ, Webster, GF. Clinical considerations in the treatment of acne vulgaris and other inflammatory skin disorders: focus on antibiotic resistance. *Dermatol Clin* 2009;27(1):1–15.

Rosen T, Vandergrift T, Harting M. Antibiotic use in sexually transmitted diseases. *Dermatol Clin* 2009;27(1):49–61.

Antibiotic resistance issues in dermatology

Del Rosso JQ, Leyden JJ. Status report on antibiotic resistance: implications for the Dermatologist. *Dermatol Clin* 2007;25(2):127–32.

Community-acquired MRSA

Cohen PR, Kurzrock R. Community-acquired methicillin-resistant *Staphylococcus aureus* skin infection: an emerging clinical problem. *J Am Acad Dermatol* 2004;50:277–80.

Elston D. Methicillin-sensitive and methicillin-resistant Staphylococcus aureus: management. Principles and selection of antibiotic therapy. *Dermatol Clin* 2007;25(2):157–64.

Use in pregnancy and lactation

Leachman SA, Reed BR. The use of dermatologic drugs in pregnancy and lactation. *Dermatol Clin* 2006;24(2):167–97.

Drug interactions

Del Rosso JQ. Oral antibiotic drug interactions of clinical significance to dermatologists. *Dermatol Clin* 2009;27(1):91–4.

ß-lactam antibiotics

Del Rosso JQ. Cephalosporins in dermatology. *Clin Dermatol* 2003;21(1):24–32.

Vancomycin

Finch RG, Eliopoulos GM. Safety and efficacy of glycopeptide antibiotics. *J Antimicro Chemother* 2005;55(Suppl 2):5–13.

Macrolides

Scheinfeld NS, Tutrone WD, Torres O, et al. Macrolides in dermatology. *Clin Dermatol* 2003;21(1):40–9.

Fluoroquinolones

Liu HH. Safety profile of the fluoroquinolones: focus on levofloxacin. *Drug Saf* 2010;33(5):353–69.

Tetracyclines

Shapiro LE, Knowles SR, Shear NH. Comparative safety of tetracycline, minocycline, and doxycycline. *Arch Dermatol* 1997;133(10):1224–30.

Webster G, Del Rosso JQ. Anti-inflammatory activity of tetracyclines. *Dermatol Clin* 2007;25(2):133–5.

Rifamycins

Perlroth J, Kuo M, Tan J, et al. Adjunctive use of rifampin for the treatment of Staphylococcus aureus infections: a systematic review of the literature. *Arch Intern Med* 2008;168(8):805–19.

Trimethoprim-sulfamethoxazole

Bhambri S, Del Rosso JQ, Desai A. Oral trimethoprim/sulfamethoxazole in the treatment of acne vulgaris. *Curtis* 2007;79:430–4.

参考文献

见本书所附光盘。

第9章　系统性抗真菌药

Aditya K. Gupta

袁　珊　译　赵　娜　审校

问题

问题 9-1 目前正在应用的或正在研发的系统性抗真菌药中有哪几种将来可以用于皮肤科？（第 93、102 页）

问题 9-2 特比萘芬、伊曲康唑和氟康唑中（a）哪一种口服生物利用度最大？（b）哪种药物的生物利用度最受胃 pH 值影响？（第 93 页）

问题 9-3 特比萘芬、伊曲康唑和氟康唑在（a）汗液、血清、角质层，（b）甲，（c）头发中的药动学对间断和冲击治疗的影响如何？（第 93、94、95 页）

问题 9-4 在头癣治疗中特比萘芬治疗毛内癣菌比毛外癣菌更高效的可能机制是什么？（第 95 页）

问题 9-5 关于丙烯胺（特比萘芬）的作用机制：（a）哪个酶被抑制？（b）哪个转换步骤被抑制？（c）体外试验是杀菌还是抑菌？（第 96 页）

问题 9-6 关于唑类（伊曲康唑、氟康唑）作用机制：（a）哪个酶被抑制？（b）哪个转换步骤被抑制？（c）体外试验是杀菌还是抑菌？（第 96 页）

问题 9-7 本章 5 种主要抗真菌药中，对如下病原菌哪个最有效：（a）念珠菌感染、（b）皮肤癣菌感染、（c）非皮肤癣菌性霉菌感染、（d）糠秕孢子菌感染？（第 96、99、100 页）

问题 9-8 为什么在治疗皮肤癣菌性甲真菌病方面特比萘芬和伊曲康唑基本上代替了灰黄霉素？（第 98 页）

问题 9-9 对于儿童头癣的治疗，特比萘芬、伊曲康唑、氟康唑和灰黄霉素的哪个药动学特性可能影响其疗效？（第 99 页）

问题 9-10 哪种情况下，需要口服抗真菌药（而不是局部抗真菌药）治疗体癣、股癣和足癣？（第 100 页）

问题 9-11 哪种抗真菌药有引起（a）充血性心力衰竭及（b）抑郁的风险？（第 102、105、107 页）

问题 9-12 已报道过的特比萘芬、伊曲康唑和氟康唑的罕见但严重的皮肤科不良反应是什么？（第 102、105、107 页）

问题 9-13 所有 5 种主要抗真菌药中，哪个是（a）最强的 CYP3A4 抑制剂、（b）CYP2C6 抑制剂、（c）CYP3A4 诱导剂、（d）CYP2C9 抑制剂（及每种药物最重要的相互作用）？（第 107 页，表 9-9 和表 9-10）

问题 9-14 本章 5 种主要抗真菌药中，哪种药物相互作用有如下风险：（a）尖端扭转型室性心动过速及（b）诱导 INR 延长？（第 107 页）

概述

现代抗真菌药的使用大大提高了浅表和系统性皮肤癣菌病的治疗效果。系统性抗真菌药对提高甲真菌病和头癣治疗的有效性极有帮助。针对浅表性皮肤适应证的五种主要系统性药物是特比萘芬、伊曲康唑、氟康唑、灰黄霉素和酮康唑。本章主要讨论特比萘芬、伊曲康唑和氟康唑，而传统的灰黄霉素和酮康唑目前在甲真菌病和其他皮肤癣菌病中的使用有限（表 9-1）[1-9]。新一代系统性抗真菌药已在研发中，包括伏立康唑、泊沙康唑和雷夫康唑[10-12]。这些药物目前尚未获批用于任何浅表皮肤癣菌病，但是伏立康唑和泊沙康唑已获批用于系统性真菌感染，本章会将这些新药和他们的前体药伊曲康唑和氟康唑进行简单对比。

特比萘芬是丙烯胺类药，1974 年被研发。1991 年 2 月口服特比萘芬在英国第一次被批准使用，1993 年在加拿大、1996 年 5 月在美国分别获批。局部用特比萘芬 1992 年 12 月在美国被批准。人类第一个被批准的丙烯胺类药物是萘替芬，但它仅作为局部用药使用。

伊曲康唑是三唑类药物，1980 年合成。1987 年获国际批准。在美国伊曲康唑获批用于系统性真菌病治疗是在 1992 年 12 月，1995 年 10 月连续疗法治疗指（趾）甲真菌感染获批。1997 年 1 月，美国批准使用

表 9-1 系统性抗真菌药

非专有名	商品名	是否有非专利药	制造商	剂型/强度	其他剂型
特比萘芬	Lamisil	是	Novatis Phamaceuticals Corp	250mg 片剂	口服颗粒，125mg 或 187.5mg
伊曲康唑	Sporanox Onmel	是 否	JansseQn Pharmaceuticals Inc Stiefel Labs	100mg 胶囊 200mg 片剂	静脉、口服混悬剂 10mg/ml
氟康唑	Diflucan	是	Pfizer	50mg、100mg、150mg、200mg 片剂	静脉 2mg/ml，口服混悬剂 50mg/5ml，200mg/5ml
灰黄霉素	Gris-PEG Grefulvin V	是 是	Pedinol Phamacal Ortho Dermatologics	125，250mg 片剂（超微颗粒） 500mg 片剂（微粒）	口服混悬剂 125mg/5ml
酮康唑	Nizoral	是	Ortho McNeil-Janssen	200mg 片剂	口服混悬剂 100mg/5ml
伏立康唑	VFEND	是	Pfizer	50mg、200mg 片剂	静脉每瓶 200mg，口服混悬剂 200mg/5ml
泊沙康唑	Noxafil Posanol（以前叫 Spriafil）	否 否	Merch&Co Inc Merck Canada Inc	40mg/ml 口服混悬剂 40mg/ml 口服混悬剂	

冲击疗法治疗指甲真菌感染。

氟康唑是三唑类药物，1988 年在法国和英国、1990 年在美国获批用于人类，1993 年 9 月，芬兰和中国成为最先将氟康唑作为甲真菌病治疗药物的国家。在美国氟康唑未获批用于治疗甲真菌病或其他皮肤癣菌病。

灰黄霉素是 1939 年由牛津大学从灰黄青霉中分离出来。20 世纪 50 年代晚期和 60 年代早期，发现灰黄霉素治疗人类浅表真菌感染有效。它是第一个用于治疗皮肤癣菌病的重要口服抗真菌药。尽管近年灰黄霉素使用逐渐减少，但它仍被广泛用于治疗儿童头癣。

酮康唑是第一个重要的口服咪唑类药物，用于治疗真菌感染。1981 年在美国上市。以前的系统性真菌病或严重皮肤癣菌病的治疗要么静脉给药（如两性霉素 B 或咪康唑），要么作用范围有限（如灰黄霉素用于皮肤癣菌病或者制霉菌素用于白念珠菌）。

伏立康唑、泊沙康唑和雷夫康唑是第二代三唑类药物。问题 9-1 伏立康唑和泊沙康唑已经被批准用于治疗和预防侵袭性真菌感染，而雷夫康唑仍在临床试验中。泊沙康唑和雷夫康唑已经用于甲真菌病临床试验，效果很好，将来这些新的抗真菌药可能有更多皮肤科适应证。

口服抗真菌药的一般药动学特性

最常应用的口服抗真菌药的主要特性总结在表 9-2 中[1-12]。抗真菌药通常分为以下几个家族：①三唑类——伊曲康唑、氟康唑、伏立康唑、泊沙康唑和雷夫康唑；②咪唑类——酮康唑；③丙烯胺类——特比萘芬和萘替芬（图 9-1）。三唑类和咪唑类是唑类抗真菌药类别的亚组。问题 9-2 特比萘芬和伊曲康唑生物利用度分别约为 40% 和 55%，两药均主要从肝代谢（表 9-2）[1,5]。相反，氟康唑生物利用度超过 90%，很少从肝代谢。空腹或胃酸相对/绝对缺乏的个体（如正在服用 H_2 受体抑制剂、抗酸剂或质子泵抑制剂者）口服伊曲康唑时，如果同时喝下至少 8 盎司可乐饮料，其吸收可能会增加[1]。每日一次给予 50~400mg 氟康唑时，5~10 天可达稳态，但如果第 1 天首剂加倍，会更快达到稳态[4]。

在肝硬化患者，特比萘芬的清除率比正常志愿者降低近 50%，伊曲康唑清除半衰期增加 2 倍[1,5]。建议密切监测这些患者。肾功能不全患者（血清肌酐＞3.4mg/dl 或者肌酐清除率＜50ml/min）特比萘芬清除率降低约 50%[5]。肾功能不全患者的伊曲康唑生物利用度轻度下降[1]。老年患者如有年龄相关性肾功能不全可能需要调整剂量。

口服抗真菌药的代谢受细胞色素 P450（CYP）酶系统影响，共同给药时可有相互作用。药物相互作用在本章后面讨论。

皮肤药动学 问题 9-3

特比萘芬

特比萘芬穿过皮脂并渗入移行性基底层角质形成细胞，通过真皮表皮的被动扩散进入到角质层[13]。开始给药后数小时在角质层达到较高药物浓度［大大超

表 9-2 关键的药理学概念——系统性抗真菌药

	特比萘芬	伊曲康唑	氟康唑	伏立康唑	泊沙康唑	灰黄霉素
结构	丙烯胺类	三唑类	三唑类	三唑类	三唑类	螺苯并呋喃
剂型	片剂、口服颗粒剂	胶囊、口服混悬剂、静脉剂型、片剂	片剂、口服混悬剂、静脉剂型	片剂、口服混悬剂、静脉剂型	片剂、口服混悬剂	片剂、口服混悬剂
给药后的峰值时间	2h	3~5h	1~2h	1~2h	3~5h	2~4h
半衰期	36h（27~30h，颗粒剂）	21h（37~40h，溶液）	30h	无报道*	35h	9.5~22h
生物利用度	40%*（片剂）36%~64%（颗粒剂）片剂不受食物影响，颗粒制剂混于食物中	55% 胶囊：饱食或与可乐饮料同服可达最高水平；混悬剂：不要和食物同服	>90% 不受食物摄入影响	96% 片剂、混悬剂：至少餐前或餐后 1h	随富含脂肪的食物而增加 同食物或营养补充剂同服	
蛋白结合率	>99%	99.8%	11%~12%‡	58%	>98%	84%
代谢	显著的肝首关效应，CYP2C9、1A2、3A4、2C8、2C19 主要异构酶，无活性代谢物	通过 CYP3A4 广泛肝代谢，活性代谢物为羟基伊曲康唑	很少肝首关效应，多数药物以原形排出	CYP2C19、2C9、3A4，主要是 CYP2C19，15%~20%亚洲人代谢差，而白人/黑人为 3%~5%	UDP 葡糖醛酸和 P 糖蛋白基质，不通过 CYP450 代谢但是抑制 CYP3A4	经肝代谢，主要代谢物是 6-去甲灰黄霉素及其葡萄糖共轭物
排泄	肾 70%，肾功能不全或肝硬化者清除率降低 50%	经肾排泄 40% 无活性代谢物，粪 3%~18%原形	经肾排泄 80%（原形），11%代谢物，2%粪	肾 80%～83%，<2%原形	粪 71%（66%原形），肾 13（<0.02%原形）	肾 50%，1%尿（原形），36%粪

‡ 氟康唑亲脂性较低，比其他唑类包括伊曲康唑的亲水性更大，这能解释其低蛋白结合率。

* 非线性 PK：终末半衰期是剂量依赖性，不能预期蓄积或清除

出最低抑菌浓度（MIC）][14]。每日给特比萘芬 250mg 后，2 天内药物在血清中达到高水平[14]。在小汗腺中没有检测到特比萘芬[15]。特比萘芬在角质层和血清中的清除半衰期是 3~5 天[14]。每日给特比萘芬 250mg，共 12 天后停药，超过大多数皮肤癣菌所需的 MIC 的药物浓度仍可持续 2~3 周[14]。

伊曲康唑

伊曲康唑主要通过血浆到角质细胞的被动扩散到达皮肤，药物对角蛋白附着力很强[16]。首次给药后 24h 内就可以从汗液中检测到伊曲康唑。尽管早期能在汗液中检测到，但是伊曲康唑通过汗液排泄很少，这点与灰黄霉素、酮康唑和氟康唑不同[17-18]。伊曲康唑广泛分布在皮脂中[16]。仅有微量可以从皮肤和附属器反向分布到血浆，因此，当角质层更新及毛发和甲生长时伊曲康唑也随之被清除[16,18]。停止用药后，伊曲康唑可在角质层中持续 3~4 周[16]。体外模型中，停药后伊曲康唑在角质层中的治疗效果可以保持 2~3 周[19]。

氟康唑

氟康唑 2 次给药后（每周 150mg），经由汗液通过真皮和表皮直接扩散到达角质层并累积[20]。皮脂中的排泄很有限。停止治疗后，氟康唑可以从皮肤反向扩散到系统循环中，但是比血浆清除率要低[18]。健康个体单次给予氟康唑 200mg，7h 后血浆和角质层的浓度分别是 3μg/ml 和 98μg/ml[21]。5 天的疗程（氟康唑 200mg/d）后，氟康唑开始从角质层清除，半衰期为 60~90h[21]。这比血浆清除慢 2~3 倍。药动学资料表明，氟康唑每周一次给药 150mg 对治疗皮肤真菌感染有效。

甲中的药动学 问题 9-3

特比萘芬

每天使用特比萘芬 250mg 的患者，治疗起始的 1 周内绝大多数患者甲远端可以检测到药物[15,22-23]。治疗 7 天后，剪下的甲的特比萘芬水平是 0.43μg/g，是多数皮肤癣菌 MIC 的 10~100 倍。资料显示特比萘芬

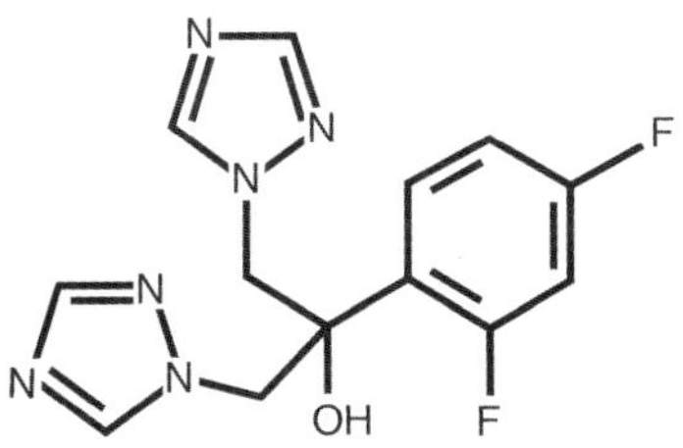

图 9-1 药物结构——特比萘芬、伊曲康唑和氟康唑

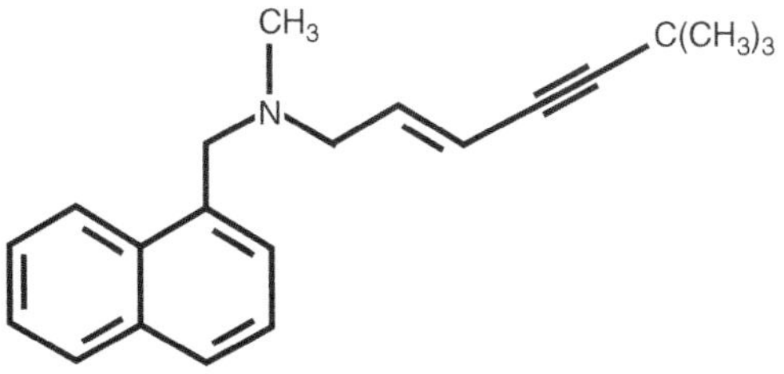

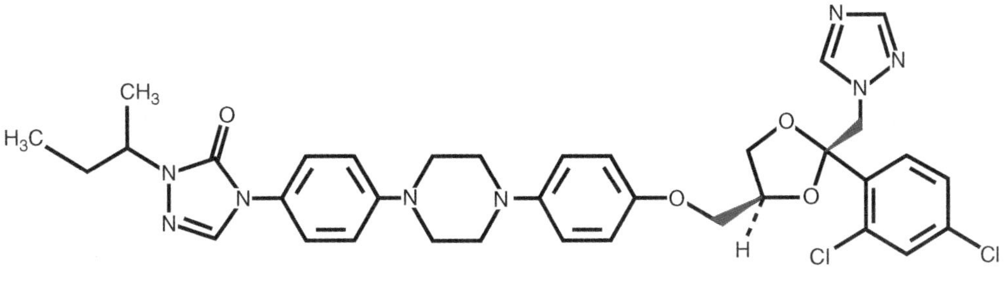

通过甲母质和甲床扩散到甲板。每日给予特比萘芬250mg共6周或12周治疗甲真菌病，治疗后18周可以检测到最大甲内浓度分别是 $0.52\mu g/g$ 和 $1.01\mu g/g$[22]。6周或12周治疗结束后，在第30周和第36周，仍可以在甲中检测到特比萘芬[22]。

伊曲康唑

开始治疗后1周和2周内，可以分别在指甲和趾甲的远端检测到伊曲康唑[14,25]。这与伊曲康唑通过甲母质和甲床到达甲板游离末端的情况相吻合。因此，每日200mg伊曲康唑治疗10天后，伊曲康唑在甲下组织中的浓度是剪掉的甲中浓度的2倍多。接受冲击疗法的患者口服200mg每日2次，1周后指甲的药物水平就能超过MIC[18]。伊曲康唑间歇冲击治疗2个疗程（每个疗程200mg每日2次，共1周，停药3周），治疗起始后9个月，指甲内不再能检测出药物[18]。趾甲真菌病用伊曲康唑间断冲击3个疗程后，可在甲内检测出药物的时间是11个月[18]。指甲药物清除较趾甲快，可能是因为指甲生长较快[25-26]。与之相反，停药后7~14天血浆浓度就可降到很低甚至微乎其微。

氟康唑

甲摄取氟康唑的速度很快，给予50mg治疗后1天内，就可以在甲板远端检测到[27]。这表明氟康唑从甲床扩散到甲板是药物分布的重要途径。当每周一次给予氟康唑150mg连续12个月时，至少在停药6个月后，还可以在健康甲及患甲的甲板内检测到氟康唑（ $n=36$ 例患者）[28]。治疗后1个月和6个月，健康甲内的氟康唑的平均浓度分别是 $3.09\mu g/g$ 和 $8.54\mu g/g$。

停药后6个月，氟康唑在健康甲和患甲中的浓度分别是 $1.4\mu g/g$ 和 $1.9\mu g/g$（ $n=3$ 例患者）。这些资料表明，停止药物治疗后，甲真菌病仍可能继续改善。

毛发中的药动学 问题 9-3

特比萘芬

在开始治疗后1周内可以从毛发中检测到特比萘芬[15]。早期在毛发中检测到药物可能是药物通过皮脂扩散到毛发。药物可能通过毛母质细胞进入毛发。当特比萘芬每日250mg连续给药14天时，在给药开始后至少50天都可以从毛发中检测到药物[22]。问题 9-4 应当注意的是，特比萘芬治疗毛内癣菌导致的头癣（如断发毛癣菌）比毛外癣菌导致的头癣（如犬小孢子菌病）更有效，因为药物优先蓄积在毛干内[29-30]。

伊曲康唑

伊曲康唑可能主要通过2个途径分布到毛发：通过皮脂及渗入毛囊[31]。伊曲康唑连续和冲击治疗方案的初步试验发现，治疗1周后，毛发内能检测到伊曲康唑[16,32]。当用冲击方案治疗 Majocchi 肉芽肿（毛癣菌性肉芽肿）时，第二次和第三次冲击后的毛发内伊曲康唑浓度分别升高2.6倍和3.4倍。停止冲击治疗后，毛发内能检测到药物的时间可以长达9个月，表明冲击方案也是头癣治疗的选择之一[32]。

氟康唑

氟康唑在毛发内的药动学的发表资料较少。如果每日给予健康志愿者氟康唑100mg共5天，停止治疗后 4～5 个月仍能从头发中检测到氟康唑[21]。

作用机制

口服抗真菌药通过干扰参与麦角固醇合成的酶而发挥作用，麦角固醇是一种真菌细胞膜的重要组成成分。麦角固醇的缺乏可干扰膜的功能，导致细胞停止发育，起到杀菌或抑菌作用。尚不清楚这些在体外有杀菌或者抑菌活性的药物在体内是否有相同活性。

丙烯胺类——特比萘芬

问题 9-5 特比萘芬和其他丙烯胺类药物抑制角鲨烯环氧化酶，导致角鲨烯蓄积，进而导致麦角固醇缺乏（图 9-2）[33]。麦角固醇缺乏引起特比萘芬的抑菌作用。角鲨烯蓄积可能与特比萘芬的体外杀菌作用相关，可能通过沉积在脂质小泡中导致细胞膜破裂[33]。

三唑类——伊曲康唑、氟康唑、伏立康唑、泊沙康唑

问题 9-6 三唑类家族抑制 CYP 依赖酶羊毛固醇 14α-脱甲基酶，从而抑制了羊毛固醇转化成麦角固醇（图 9-2）[10,11,34-35]。这些药物的抑菌活性与该抑制机制有关。在少数预防用药或长期治疗的病例中发现唑类耐药的微生物，唑类药物间有交叉耐药的潜在可能，但此特性尚没有被完全弄清楚[1,10-12]。

特殊真菌的敏感性

问题 9-7 主要的毛癣菌属——红色毛癣菌、须毛癣菌、断发毛癣菌在体外对特比萘芬和伊曲康唑的 MIC 值都很低[36]。同样，体外试验检测特比萘芬和伊曲康唑对小孢子菌属和絮状麦皮癣菌的 MIC 值也低。在体外抗皮肤癣菌上，氟康唑比特比萘芬或伊曲康唑疗效差。但体外试验也证实氟康唑治疗皮肤癣菌有效。体外试验检测药物对白念珠菌和近平滑念珠菌的 MIC，发现伊曲康唑和氟康唑比特比萘芬更有效[36]。体外试验发现特比萘芬和伊曲康唑对非皮肤癣菌，包括增殖镰刀菌、茄病镰刀菌、加拿大甲霉、短帚霉、聚多曲霉和土曲霉的 MIC 值都最低[36]。第二代三唑类——伏立康唑和泊沙康唑对皮肤癣菌和念珠菌的 MIC 值比氟康唑和伊曲康唑的 MIC 值低，与预期一样[36-38]。相反，雷夫康唑同伊曲康唑对皮肤癣菌有相同的 MIC 值，但在念珠菌试验中，其 MIC 值与泊沙康唑的 MIC 值相同或较低[36]。

临床应用

食品药品监督管理局（FDA）批准的适应证

每种主要口服抗真菌药的 FDA 批准的适应证及超

适应证使用在表 9-3 和表 9-4 进行了总结。

特比萘芬

特比萘芬被 FDA 批准用于皮肤癣菌感染性导致的成人指（趾）甲感染[5]。特比萘芬颗粒剂也被批准用于 4 岁以上儿童的头癣[6]。

伊曲康唑

伊曲康唑被 FDA 批准用治疗免疫正常成人的指（趾）甲的皮肤癣菌感染，也被批准用于治疗免疫不良或免疫正常患者的系统性霉菌病，如芽生菌病、组织胞浆菌病，以及对两性霉素 B 不能耐受或治疗无效患者的曲霉病[1-3]。

氟康唑

氟康唑被批准用于阴道念珠菌病、口咽和食管念珠菌病和隐球菌性脑膜炎[4]。氟康唑也用于接受细胞毒性化疗或放疗的骨髓移植患者，以预防念珠菌病发生。

灰黄霉素

灰黄霉素被批准用于治疗皮肤、头皮和甲的皮肤癣菌感染[9]。同其他口服抗真菌药一样，浅表癣菌感染不适合使用灰黄霉素，因为局部抗真菌治疗就能获得很好疗效。灰黄霉素对花斑癣、细菌感染、念珠菌病或深部真菌感染无效。

伏立康唑

伏立康唑适用于以下几种情况：侵袭性曲霉病、食管念珠菌病、非中性粒细胞减少患者的念珠菌血症、播散性皮肤念珠菌感染，腹部、肾、膀胱壁和伤口的念珠菌感染，其他治疗不耐受或无效的由尖端赛多孢子菌和镰刀菌引起的严重真菌感染[10]。

泊沙康唑

泊沙康唑由 FDA 批准用于以下情形：13 岁及以上因严重免疫受损而极可能发生侵袭性曲霉病和念珠菌感染的患者的预防性用药，口咽部念珠菌的治疗，包括对伊曲康唑和（或）氟康唑无效的念珠菌病[11]。在加拿大，泊沙康唑适用于以上疾病，也用于治疗超过 13 岁、对两性霉素 B 或伊曲康唑治疗无效的侵袭性曲霉病感染者（感染继续进展，或者使用之前有效的抗真菌药治疗 7 天或以上仍无改善）或者对这些药物不能耐受者[12]。

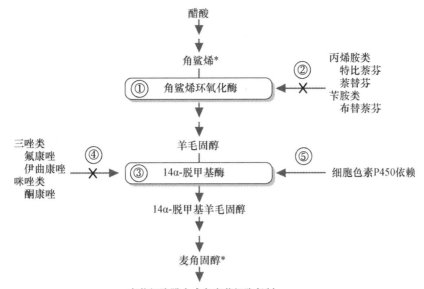

图 9-2　系统性抗真菌药机制

* 表示两个最重要的前体（角鲨烯和羊毛固醇）导致麦角固醇形成，麦角固醇是所有真菌细胞膜的基本成分。

①角鲨烯环氧化酶使角鲨烯转换成羊毛固醇前体。

②两种丙烯胺类（特比萘芬和萘替芬）和苄胺类（布替萘芬）抗真菌药抑制角鲨烯环氧化酶，导致角鲨烯代谢物蓄积（体外杀菌作用）。

③14α-脱甲基酶使羊毛固醇转变成 14α-脱甲基羊毛固醇。

④两种三唑类（氟康唑、伊曲康唑）和咪唑类（酮康唑和其他）抗真菌药抑制 14α-脱甲基酶，导致羊毛固醇升高，麦角固醇合成降低（体外抑菌作用）。

⑤14α-脱甲基酶依赖于细胞色素 P450，至少部分解释了三唑类和咪唑类药物在 I 相药物代谢系统中作为酶抑制剂的作用

表 9-3　系统性抗真菌药——FDA 批准的适应证及超适应证使用（浅表真菌病）

疾病	特比萘芬	伊曲康唑	氟康唑	酮康唑	伏立康唑	泊沙康唑	灰黄霉素
甲真菌病：皮肤癣菌性	FDA-A	FDA-A	OL				FDA-A
甲真菌病：念珠菌	OL	OL	OL				
甲真菌病：非皮肤癣菌性霉菌	OL	OL					
体/股癣	OL	OL	OL	FDA-A[4]			FDA-A[3]
足癣	OL	OL	OL	FDA-A[4]			FDA-A[3]
头癣	FDA-A[1]	OL	OL	FDA-A[4]			FDA-A[3]
Majocchi 肉芽肿	OL	OL					
叠瓦癣	OL	OL					OL
花斑癣		OL	OL	OL			
糠秕孢子菌性毛囊炎		OL					
脂溢性皮炎	OL	OL		OL			
慢性皮肤黏膜念珠菌病		OL	OL	FDA-A			
阴道念珠菌病		OL	FDA-A	FDA-A			
皮肤念珠菌病		OL	OL	FDA-A			
口咽念珠菌病	FDA-A[2]	FDA-A				FDA-A	
食管念珠菌病	FDA-A[2]	FDA-A			FDA-A		

FDA-A，FDA 批准的；OL，超适应证使用（有明显临床资料支持）

[1] 仅有口服颗粒剂型；

[2] 仅有口服溶液剂型；

[3] 不推荐用于单纯局部用药就能有效治疗的轻微或非严重感染；

[4] 严重的顽固性感染患者，局部用药或者灰黄霉素无效，或不能服用灰黄霉素

表 9-4　系统性抗真菌药——FDA 批准的适应证及超适应证使用（深部或系统性真菌感染）

疾病	特比萘芬	伊曲康唑	氟康唑	酮康唑	伏立康唑	泊沙康唑
着色芽生菌病	OL			FDA-A		
芽生菌病		FDA-A		FDA-A		
组织胞浆菌病		FDA-A		FDA-A		
曲霉病	OL	FDA-A（对两性霉素 B 不能耐受/顽固的）			FDA-A	FDA-A：预防用药（免疫受损患者），治疗（对两性霉素 B 或伊曲康唑顽固的疾病，或者不能耐受这些药物）
孢子丝菌病	OL（皮肤）		OL（皮肤淋巴和内脏）			
系统性念珠菌感染		FDA-A：预防［接受化疗和（或）放疗的移植患者］			FDA-A：念珠菌血症（非中性粒细胞减少性）和播散性念珠菌病	FDA-A：预防用药（免疫受损患者）
其他应用	OL（黑色毛结节菌病）	OL：人类免疫缺陷病毒（HIV）-1 相关的嗜酸性毛囊炎	FDA-A：隐球菌性脑膜炎	FDA-A：球孢子菌病和副球孢子菌病	FDA-A：尖端赛多孢子菌和镰刀菌感染（患者对其他治疗不能耐受或顽固）	

FDA-A，FDA 批准的；OL，超适应证使用（有明显临床资料支持）

特殊的皮肤科适应证（FDA 批准及超适应证）

皮肤癣菌性甲真菌病

皮肤癣菌性甲真菌病（毛癣菌属、小孢子菌属、麦皮癣菌属）的治疗主要依靠口服。单纯局部治疗效果有限，这些治疗不在本章讨论范畴[39]。成功的治疗还需要患者采取相应预防措施，包括正确的甲护理、合适的鞋和沐浴后足部充分干燥[40]。

抗真菌药联合应用（口服＋口服或局部＋口服）的试验很少，本章不再进一步讨论。不同作用机制的口服抗真菌药联合治疗可能有协同作用[41-42]。同样，辅助性局部用药配合口服药可以减少口服药物用量、提高安全性并减少严重甲真菌病的花费[39-41,43]。推荐读者阅读 Baran 等在 2008 年写的综述[44]。

灰黄霉素

问题 9-8 尽管灰黄霉素被批准用于甲的癣菌感染，但是它和角蛋白亲和力低，需要长期治疗（至少 9～12 个月）[45]。疗效也差，新的唑类和丙烯胺类药物在该适应证上已全面替代了它[45]。

特比萘芬

特比萘芬治疗甲真菌病的推荐剂量是 250mg/d，指甲 6 周，趾甲 12 周[40,45]。关于特比萘芬 250mg/d 给药 12～16 周治疗皮肤癣菌性趾甲真菌病的多项试验

分析发现，真菌学治愈率荟萃分析均数±95％置信区间（95％CI）是 76％±3％（18 项试验，n＝993 例患者）[46]。临床反应（肉眼见甲感染清除或明显改善）荟萃分析是 66％±5％（15 项试验，n＝1199 例患者）。在皮肤癣菌性指甲真菌病也得到了相同的真菌学治愈率[47-48]。还有几种间断性特比萘芬治疗方案的报道，目的是降低费用，提高安全性[49]。

伊曲康唑

FDA 批准的免疫功能正常患者的皮肤癣菌性趾甲真菌病伴或不伴指甲真菌病的治疗方案是连续服用伊曲康唑 200mg/d 共 12 周[45]。单纯指甲受累时，冲击疗法是获批方案。每个冲击疗程包括 200mg，每日 2 次（400mg/d），每月服用 1 周，共 2 个冲击疗程[45]。许多国家已经批准用 3～4 个冲击疗法治疗趾甲真菌病。尽管与 FDA 标签不同，但该方案已经成为许多美国医生的标准治疗[3,45-46]。

连续使用伊曲康唑 12～16 周治疗皮肤癣菌性趾甲真菌病时，真菌学治愈率荟萃分析均数±95％CI 是 59％±5％（7 项试验，n＝1131 例患者）[46]。临床反应（肉眼见甲感染清除或明显改善）荟萃分析是 70％±5％（7 项试验，n＝1135 例患者）。伊曲康唑冲击治疗趾甲真菌病的真菌学治愈率荟萃分析均数±95％CI 是 63％±7％（6 项试验，n＝318 例患者）[46]。临床反应（肉眼见甲感染清除或明显改善）荟萃分析是 70％

±11％（6 项试验，$n＝329$ 例患者）[46]。小样本试验发现伊曲康唑冲击疗法对皮肤癣菌性指甲真菌病有很好的疗效[50-51]。

氟康唑

在那些批准氟康唑用于治疗甲真菌病的国家中，最常使用的方案是氟康唑每周 1 次 150～300mg，直到所有异常甲都长出去。对于皮肤癣菌性指（趾）甲真菌病可能分别需要 3～6 个月和 9～12 个月[45]。趾甲真菌病的真菌学治愈率荟萃分析均数 ±95％CI 是 48％±5％（3 项试验，$n＝131$ 例患者）[46]。临床反应（肉眼见甲感染清除或明显改善）荟萃分析是 45％±21％（3 项试验，$n＝132$ 例患者）。指甲真菌病使用氟康唑的真菌学治愈率为 89％～100％，临床治愈率是 76％～90％[52]。

由念珠菌属及非皮肤癣菌性霉菌感染所致的甲真菌病

问题 9-7 非皮肤癣菌性霉菌和念珠菌属极少成为甲真菌病的致病微生物。念珠菌性甲感染同免疫低下相关（慢性皮肤黏膜念珠菌病、HIV 感染、使用免疫抑制剂）[53]。多数抗真菌药都有广谱作用，治疗非皮肤癣菌性霉菌性甲真菌病有效，但疗效在不同菌种之间存在差别[39,53]。

特比萘芬和伊曲康唑

与皮肤癣菌相比，特比萘芬治疗非皮肤癣菌性霉菌的资料有限[54]。曲霉属感染可以用特比萘芬或伊曲康唑得到有效治疗[54]。在患有短帚霉或镰刀菌属的趾甲感染中单用特比萘芬或伊曲康唑治疗疗效有限，尽管一项研究报道用特比萘芬治疗短帚霉取得了很好的治愈率。口服和联合局部治疗可增加疗效[53]。据报道口服药物对小柱孢属和加拿大甲霉感染无效[53]。

与对皮肤癣菌的疗效相比，特比萘芬对念珠菌属（尤其是白念珠菌）引起的甲真菌病效果要差一些[56-58]。伊曲康唑 200mg/d 持续治疗方案或 400mg/d 每月 1 周的冲击疗法对念珠菌性甲真菌病治疗有效[53,59-61]。

氟康唑

氟康唑治疗非皮肤癣菌性霉菌所致的甲真菌病经验有限。150mg/d 氟康唑连续 12 周可有效治疗短帚霉[55]，而 50mg/d 或冲击疗法每周 300mg 可有效治疗念珠菌性甲真菌病，对指甲需要 6 周疗程，而趾甲需要 3 个月[53-54]。

头癣

口服抗真菌药可以有效治疗头癣，因为它们能穿透感染的毛干，而局部用药则达不到这种效果，因此治愈率高。但是，应当注意到，酮康唑香波、二硫化硒和聚维酮碘也在头癣感染辅助治疗中起重要作用[62-63]。辅助性治疗手段包括教育患者不共用帽子/梳子和玩具，远离感染的宠物等，以防止通过污染物和无症状携带者传播[62-63]。灰黄霉素和特比萘芬是美国唯一批准的治疗头癣的抗真菌药。但是，特比萘芬对治疗断发毛癣菌更有效，而灰黄霉素常被用于治疗犬小孢子菌感染[64-65]。问题 9-9 该观察结果可能反映了微生物不同的感染模式：毛癣菌感染为毛内癣菌（毛干内部，在这里药物蓄积可以清除感染），而小孢子菌为毛外癣菌（毛干外部，需要药物从汗液或皮脂分布到头发上去）。因为儿童在青春期前几乎没有皮脂分泌，所以特比萘芬的浓度就达不到毛外癣菌感染治疗需求，但它能渗入毛干的特性则可以有效治疗毛内癣菌感染[66]。相反，灰黄霉素和唑类药物主要从汗液分泌，比特比萘芬更易达到毛外癣菌治疗浓度[66]。特比萘芬、伊曲康唑和氟康唑的有效性和安全性与灰黄霉素相似，可以用于灰黄霉素治疗失败的病例。

灰黄霉素

根据剂型（微粒或超微粒口服混悬剂）不同，灰黄霉素治疗头癣的剂量是 8～30mg/（kg·d），两种剂型的推荐疗程都是 6～8 周（表 9-5）[62-63]。一项研究表明剂量超过 20mg/（kg·d）并不比低于 20mg/（kg·d）显著增加治愈率[65]。在治疗小孢子菌属引起的头癣方面，灰黄霉素比特比萘芬更有效[64-65]。一些国家（包括美国）有 125mg/5ml 灰黄霉素口服混悬剂（表 9-1）。另外，片剂可以弄碎并与食物同服。

特比萘芬

2007 年以前，特比萘芬片剂治疗头癣是超适应证用药，使用时根据体重决定剂量（表 9-5）[62-63]。2007 年，FDA 批准特比萘芬口服颗粒剂用于头癣治疗。颗粒剂型标注的是根据体重计算剂量：＜25kg 为 125mg/d，25～35kg 为 187.5mg/d，＞35kg 为 250mg/d，共给药 6 周[6]。尽管批准的疗程是 6 周，也有报道冲击治疗和较短疗程同样有效[63,67-68]。一项使用特比萘芬的剂量反应研究发现，对毛癣菌和小孢子菌感染，剂量超过 4.5mg/（kg·d）的治愈率比小剂量高，而治疗时间不是那么重要[69-70]。最近的荟萃分析显示，对毛癣菌属性头癣，特比萘芬比灰黄霉素效果更好[64]。

伊曲康唑

伊曲康唑持续和冲击治疗都能有效治疗头癣。剂量方案是每天 5mg/kg 共 4～8 周，或者冲击疗法每天 5mg/kg，每月 1 周，共 2～4 个月（表 9-5）[63,66]。若

表 9-5　儿童头癣治疗剂量

方案	特比萘芬连续治疗		伊曲康唑连续治疗		伊曲康唑冲击治疗*	氟康唑连续治疗	氟康唑冲击治疗	灰黄霉素连续治疗
剂型	口服颗粒剂	片剂	胶囊	口服溶液	胶囊			
剂量选择			5mg/(kg·d)	3mg/(kg·d)	5mg/(kg·d)	6mg/(kg·d)	8mg/kg，每周一次	微粒：15～30mg/(kg·d)，超微粒：8～17mg/(kg·d)
疗程	6 周	2～4 周	4～8 周	4 周	2～4 次冲击*	3 周	4～8 周	6～8 周
＜25kg	125mg/d							
25～35kg	187.5mg/d							
35kg	250mg/d							
10～20kg		62.5mg/d						
21～30kg		125mg/d						
31～40kg		125mg/d						
41～50kg		250mg/d						
＞50kg		250mg/d						

* 伊曲康唑冲击是治疗 1 周，停药 3 周

使用口服溶液，则无论连续还是冲击治疗，剂量都降低为每天 3mg/kg[63,71]。

氟康唑

有限的研究显示氟康唑 6mg/(kg·d) 持续 3 周能有效治疗头癣（表 9-5）[62-63]。对比研究发现，氟康唑 5mg/(kg·d) 连用 4 周和灰黄霉素 15mg/(kg·d) 连用 6 周，两者疗效相同[72]。每周一次氟康唑治疗头癣也有效[73-74]。

体癣、股癣和足癣

问题 9-10 一般来说，局部抗真菌药即可有效治疗，一般不建议口服抗真菌药用于这些适应证。超适应证使用实际上用于范围广泛或者不能局部用药的癣病[40]。

灰黄霉素

灰黄霉素在美国被批准用于治疗对局部抗真菌药效果不理想的癣病。体/股癣的建议剂量是 250mg 每日 2 次，直到痊愈[75]。足癣的建议剂量是 600mg/d 或 750mg/d，共 4～8 周[76]。

特比萘芬

特比萘芬治疗体/股癣的剂量是 250mg/d，共 2～4 周；足癣为 250mg/d，共 2～6 周[76]。

伊曲康唑

治疗体/股癣，推荐伊曲康唑连续治疗方案为 200mg/d，共 1 周，也有报道 100mg/d 连续 2 周有效[75,77-78]。伊曲康唑治疗足癣的方案包括 100mg/d 共 30 天或 4 周，400mg/d 共 1 周，以及 200mg/d 共 2～4 周，都有报道[40,76,79]。

氟康唑

建议氟康唑治疗体/股癣的剂量是每周 150～300mg，共 2～4 周[75]。治疗足癣最常用的剂量是每周 150mg，共 2～6 周[80-83]。

酮康唑

酮康唑片可用于治疗对局部治疗或口服灰黄霉素无效或不能口服灰黄霉素的严重性顽固性皮肤癣菌感染[84]。如使用酮康唑治疗这些少见情况，强烈建议在治疗最初几个月至少每 2～4 周查一次肝转氨酶。3 种适应证的建议剂量是 200～400mg/d，共 4～8 周[75-76]。

花斑癣和脂溢性皮炎

同皮肤癣菌感染一样，与花斑癣和脂溢性皮炎相关的马拉色菌一般用局部药物即可成功治疗。但口服药物偶尔作为超适应证使用，特别是身体大部分受累时[40]。需要注意的是，尽管花斑癣在治疗 2 周后即可改善症状，但色素异常会持续数月才能恢复正常[85]。花斑癣复发很常见[86]。局部皮质类固醇常用于脂溢性皮炎治疗，但其他治疗也常用，以避免长期局部皮质类固醇引发的不良反应[87]。

问题 9-7 灰黄霉素和特比萘芬对花斑癣治疗无效[85-86]。一项荟萃分析发现，伊曲康唑（200mg/d 共

5～7 天，或 100mg/d 共 2 周）治疗花斑癣有效[88]。氟康唑每周 300mg 共 1～4 周有很高的真菌学治愈率[40,88]。酮康唑片可用于局部治疗无效的严重性顽固性皮肤癣菌感染，如毁容性或致残性花斑癣。每周 400mg 共 2 周，200mg/d 共 5 天，和 200mg/d 共 2～5 周，真菌学治愈率都很高[40,86,88-89]。其他可能的剂量方案包括每月 400mg，以及 3 次 400mg，每次间隔 12h 服用[87,90]。

对于脂溢性皮炎，口服抗真菌药的治疗方案包括酮康唑 200mg/d 共 4 周，伊曲康唑 200mg/d 共 7 天，特比萘芬 250mg/d 共 4 周[40,87,91-92]。患者面部皮损用特比萘芬治疗无效[92]。

花斑癣的预防

每月一次单次口服伊曲康唑 400mg 连续 6 个月，可用于预防反复发作性花斑癣[85]。

口服抗真菌药治疗儿童浅表真菌感染

除了头癣，其他很多浅表皮肤癣菌感染都不是儿童常见病，口服抗真菌药治疗儿童这类疾病的资料很少。因此，口服抗真菌药没有被批准用于儿童，但是医疗文章中可见到儿科应用，而且安全性同成人一样[93-95]。儿童使用抗真菌药，剂量要根据体重来调整，与头癣用药剂量相同。因为吞服片剂和胶囊是个问题，因此特比萘芬片剂可以弄碎，混到食物中；伊曲康唑胶囊可以打开，同多脂肪类食物（如花生酱）混合[96]。

许多口服抗真菌药都开发了口服混悬剂，儿童用药更方便。这些混悬剂可能提高药理学质量且具有不同于胶囊或片剂的安全性。因此，推荐剂量方案有所不同，有些剂型是不可以相互交换使用的。

儿童甲真菌病

很少有儿童患有远端侧面甲下或近端甲下甲真菌病（DLSO 和 PSO），也没有口服抗真菌药被批准用于儿童皮肤癣菌性甲真菌病。对于浅表白甲型甲真菌病和 DLSO 轻症，宁可选择局部治疗而非口服药物。治疗选择需要考虑致病菌、联合药物治疗、性价比、患者意愿和医生对抗真菌药的熟悉程度[96]。建议开始任何口服药物治疗前进行真菌学检查以确定诊断[96-97]。

特比萘芬

特比萘芬和伊曲康唑虽然未被批准使用，但有报道发现其治疗儿童甲真菌病安全又有效[39,98-102]。特比萘芬的疗程同成人一样，指甲和趾甲分别是 6 和 12 周[96]。推荐特比萘芬剂量方案是＞40kg，250mg/d；

20～40kg，125mg/d；<20kg，62.5mg/d[96]。

伊曲康唑

伊曲康唑胶囊推荐剂量是治疗指甲感染用 2 次冲击治疗，趾甲感染用 3 次冲击治疗[96]。每个冲击疗程是 5mg/(kg·d)，共 1 周；或者＞50kg，200mg 每日 2 次；40～50kg，200mg/d；30～40kg，100mg/d，也可以 200mg/d；20～30kg，100mg/d；10～20kg，50mg 隔天一次或每周 3 次。伊曲康唑口服溶液冲击疗法是另一种选择，剂量为 3～5mg/(kg·d)[96,103]。

氟康唑

用氟康唑治疗儿童甲真菌病的报道很有限。用氟康唑治疗皮肤癣菌性甲真菌病一般需要很长时间。推荐剂量是间断给药，3～6mg/kg，每周 1 次，趾甲 18～26 周，指甲 12 周[96-97]。

深部真菌感染

特比萘芬

有报道特比萘芬成功用于皮下和系统性真菌病，如着色芽生菌病、小孢子菌病、真菌性足菌肿、曲霉病和组织胞浆菌病[104]。特比萘芬治疗方案尚未明确，但是有效治疗系统性真菌病的剂量需要 500～1000mg/d[104]。

伊曲康唑

伊曲康唑胶囊获批用于以下真菌感染的治疗：芽生菌病（肺和肺外）、组织胞浆菌病（包括慢性空洞性、肺部、播散性、非脑膜性疾病）和曲霉病（肺和肺外，且患者不能耐受两性霉素 B 或无效）[1]。威胁生命的组织胞浆菌病和芽生菌病可能需要静脉用伊曲康唑[105]。

氟康唑

氟康唑治疗系统性念珠菌感染有效，包括念珠菌血症和播散性念珠菌病，一般静脉给药[4,105]。大剂量口服氟康唑（400～600mg/d）推荐用于球孢子菌性脑膜炎，但是氟康唑对于地方性真菌病（如组织胞浆菌病、芽生菌病和副球孢子菌病）效果很差[105-106]。氟康唑的优点是口服生物利用度高，但是抗菌谱窄限制了其作为预防性用药[105]。

酮康唑

酮康唑也用于以下系统性真菌感染的治疗：外阴阴道念珠菌病、慢性皮肤黏膜念珠菌病、鹅口疮、念珠菌尿、芽生菌病、球孢子菌病、组织胞浆菌病、着色霉菌病和副球孢子菌病[84]。

伏立康唑和泊沙康唑

问题 9-1 伏立康唑被 FDA 批准用于侵袭性曲霉病、播散性念珠菌感染、非中性粒细胞减少患者的念珠菌血症、食管念珠菌病、其他治疗不能耐受或无效的放线菌属和镰刀菌属所致的严重真菌感染[10]。泊沙康唑被 FDA 批准用于预防 13 岁以上、容易发生侵袭性曲霉病和念珠菌感染的患者，如同种干细胞移植患者、移植物抗宿主病和化疗导致的中性粒细胞减少患者[11]。泊沙康唑也用于治疗口咽部念珠菌病，包括伊曲康唑和氟康唑治疗无效的病例。伏立康唑和泊沙康唑都能有效治疗组织胞浆菌病和球孢子菌病，但只有伏立康唑可以用于中枢神经系统的芽生菌病治疗[107]。

口服抗真菌药的其他超适应证使用

特比萘芬

有个案报道特比萘芬用于治疗 Majocchi 肉芽肿[108]、叠瓦癣[109-110]、皮肤孢子丝菌病[111]、黑色毛结节菌病[112]、曲霉病[113]和着色芽生菌病[114]。

伊曲康唑

伊曲康唑也有效用于治疗 Majocchi 肉芽肿[32]、HIV 相关性嗜酸性毛囊炎[115]、叠瓦癣[109]、阴道念珠菌病、慢性皮肤黏膜念珠菌病[60,116]、皮肤孢子丝菌病[111]和其他白念珠菌感染[59]。

氟康唑

氟康唑治疗皮肤念珠菌病有效，每周 1 次 150mg，共 2～4 周[80,117]。

灰黄霉素

灰黄霉素 500mg 每日 2 次，共 4～6 周，可有效治疗叠瓦癣[110]，但是需要配合局部治疗[110]。

禁忌证

特比萘芬、伊曲康唑、氟康唑和新型唑类药物的禁忌证和注意事项总结于表 9-6[1-6,10-12,118-120]。所有口服抗真菌药都禁用于对该药或其赋形剂过敏的患者。

特比萘芬

特比萘芬（胶囊或颗粒剂型）不能用于慢性或活动性肝病患者[5-6]。肾功能不全（肌酐清除率＜50ml/min）患者特比萘芬清除率比正常志愿者降低约 50%，特比萘芬不是肾功能不全患者的合适选择[5]。特比萘芬作为 CYP2D6 抑制剂，也会与很多其他共享 CYP2D6 途径的药物有潜在的相互作用（表 9-9）[5-6]。

伊曲康唑、氟康唑和新型唑类药

问题 9-11 伊曲康唑不应用于有心室功能不全患

者的甲真菌病，如充血性心力衰竭或有过充血性心力衰竭史，健康志愿者研究发现用药后有暂时性心脏收缩功能下降[1-3]。同样，尽管不总是严格禁忌证，但还是建议有潜在心律失常的患者在使用任何唑类药时要注意[4,10-12]。

伊曲康唑和氟康唑都有发生严重心血管事件，如 Q-T 间期延长、尖端扭转型室性心动过速、室性心动过速、心脏停搏和猝死的报道。同时处方西沙必利、匹莫齐特、奎尼丁等以延长 Q-T 间期而闻名的药物时，禁止与所有唑类药一起服用[1-4,10-12]。伊曲康唑还禁止同多非利特、左醋美沙多、β-羟-β-甲戊二酸单酰辅酶 A（HMG-CoA）还原酶抑制剂（如洛伐他汀和辛伐他汀）、苯二氮䓬类药物（如咪达唑仑和三唑仑）、钙通道阻滞剂（如尼索地平）、CYP3A4 麦角生物碱类（如二氢麦角胺、麦角新碱、麦角胺和甲麦角新碱）等同时服用[1-3]。氟康唑禁止同红霉素、西沙必利、阿司咪唑、匹莫齐特和奎尼丁同用，而当氟康唑剂量超过 400mg 时特非那定也禁止同时使用[4]。伊曲康唑和泊沙康唑抑制细胞色素 P4503A4 酶，氟康唑和伏立康唑抑制 CYP3A4 和 CYP2C9，伏立康唑还抑制 CYP2C19，与伊曲康唑相比，这两种药的药物相互作用范围要更广[1-4,10-12]。对伊曲康唑有禁忌的所有药物与氟康唑和新型唑类药的相互作用还没有全部研究，但是这些唑类药物和对伊曲康唑有禁忌的药物之间可以发生相互作用[4,10-12]。

对活动性肝病、肝酶升高或不正常或者有过其他药物所致肝毒性的患者，强烈不推荐使用伊曲康唑[1-3]。要注意任何唑类药物应用于这类人群时，使用前和使用过程中必须监测所有患者的肝功能[4,10-12]。

还要注意当处方给曾经对其他唑类药过敏的患者某种唑类药时，可能两种唑类药间会有潜在交叉反应[1-4,10-12]。

不良反应

特比萘芬

对一般人群来说，特比萘芬是安全药物，包括儿童、老人、移植患者、糖尿病患者和 HIV 感染者[121]。口服颗粒剂型同片剂相同（表 9-7）[5-6]。特比萘芬较常见的不良反应是头痛、胃肠道症状（腹泻、消化不良、腹痛、恶心和胀气）、皮肤表现（皮疹、瘙痒、荨麻疹）、肝酶异常升高（甚至超过正常上限的 2 倍）、味觉障碍、视觉障碍[5]。这些都是小概率事件，一般很轻，且为暂时性的。

特比萘芬的严重的不良反应很罕见。问题 9-12 世界卫生组织（WHO）全球数据库报道（1996 年 12

表 9-6 系统性抗真菌药禁忌证和注意事项

	特比萘芬	伊曲康唑	氟康唑	伏立康唑	泊沙康唑
禁忌证	对特比萘芬过敏	心室功能不良，心室功能不良史（如CHF），使用禁忌的抗心律失常药/心脏药，已知对伊曲康唑过敏（对其他唑类药物过敏也应注意）	同那些可能导致Q-T间期延长的药物或者通过CYP3A4代谢的药物同服，已知对氟康唑过敏（对其他唑类药物过敏也应注意）	同那些可能导致Q-T间期延长、尖端扭转型室性心动过速或影响伏立康唑浓度的药物同服，对伏立康唑过敏（对其他唑类药物过敏也应注意）	与可能导致Q-T间期延长的药物或者通过CYP3A4代谢的药物或者对泊沙康唑敏感从而增加浓度的药物同服，对泊沙康唑过敏或者对任何赋形剂过敏或对其他唑类药物过敏
禁忌药物：见表9-9和表9-10列出的禁忌药物。具体的药物相互作用细节见表9-9中的特比萘芬及表9-10中的唑类药*					
警告/注意	不要推荐给慢性活动性肝病患者，之前监测谷丙转氨酶（丙氨酸转氨酶，ALT）、谷草转氨酶（天冬氨酸转氨酶，AST）	不推荐给ABN LFT、活动性肝病或之前有过其他药物所致肝毒性患者	肝功能不良患者使用需谨慎，肾功能不全者可能需要调整氟康唑剂量	ABN LFT患者要监测，如果有肝病指征需停药，轻中度肝硬化患者使用半量维持	出现ABN LFT的患者要进行监测，如果有肝病指征需停药
	避免用于肌酐清除率≤50ml/min的患者	肝ABN或者之前有过其他药物导致肝毒性时需进行LFT，所有患者要考虑LFT，如果有肝病指征应停药	监测ABN LFT患者，有肝病指征应停药	监测ABN肾功能（血清肌酐），中重度肾功能不全患者应口服而非静脉应用	监测同时服用的药物（他克莫司和环孢素）
	如果出现进展性皮疹、中性粒细胞数量≤1000个/mm³、LE征象、味觉和嗅觉障碍应停药	以下情况时使用要注意：肾功能不全、CHF危险因素、使用钙通道阻滞剂、监测CHF的症状和体征	警惕药物致心律失常的出现	警惕药物致心律失常的出现	警惕药物致心律失常的出现
	监测抑郁症状	OS：HP-β-CD小鼠中同腺癌相关，临床意义未定	密切监测皮疹，如皮疹发展应停药	剥脱性皮疹发生皮肤光敏性则停药，避免大量日晒，如果鳞状细胞癌和黑素瘤发生则停药	密切监测伴随的不良反应，可服用咪达唑仑和苯二氮䓬类受体拮抗剂
		如有神经病变征象应停药	过敏反应罕见	注射期间过敏样Ⅳ型反应	开始用药前纠正钾、镁、钙水平
		暂时或永久性听力丧失均有报道	成分警示：胶囊——乳糖；混悬剂——蔗糖	成分警示：片剂——乳糖	
		OS：不推荐用于有即刻系统性念珠菌病风险的患者		开始用药前纠正钾、镁、钙水平	
		胶囊和OS不可替换		如果治疗超过28天，监测有急性胰腺炎风险的患者，监测视觉功能	
妊娠期用药分级	B级	C级	C级	D级	C级
进入乳汁	是	是	是	未知	是

续表

	特比萘芬	伊曲康唑	氟康唑	伏立康唑	泊沙康唑
对男性的影响	没有发现对睾酮水平影响	没有发现对类固醇和雄激素的损伤	健康成年男性的小样本试验发现,对睾酮水平影响较小且不定	未知	未知

ABN,异常;CHF,充血性心力衰竭;CYP,细胞色素 P450;HP-β-CD,羟丙基-β-环糊精;LE,红斑狼疮(谱);LFT,肝功能检测(主要是 ALT、AST);OS,口服溶液

表 9-7 特比萘芬和伊曲康唑不良反应

	特比萘芬		伊曲康唑		
最常见的不良反应——临床试验(患者比例)					
剂型/研究数据	片(n=465 例)	口服颗粒剂(n=1042 例)4~12 岁	胶囊(n=602 例)(系统性感染)	胶囊(n=112 例)(甲真菌病)	口服溶液[n=350 例,主要是 HIV 血清阳性/获得性免疫缺陷综合征(AIDS)患者](口咽部或食管念珠菌病)
胃肠道	腹泻(5.6%)、消化不良(4.3%)、腹痛(2.4%)、恶心(2.6%)、胀气(2.2%)	腹泻(3%)、上腹痛(4%)、呕吐(5%)、腹痛(2%)、恶心(2%)	恶心(11%)、呕吐(5%)、腹泻(3)、腹痛(2%)、食欲不振(1%)	腹泻、消化不良、胀气、腹痛各 4%,恶心(3%),食欲增加、便秘、胃炎、胃肠炎各 2%	恶心(11%)、腹泻(11%)、呕吐(7%)、腹痛(6%)、便秘(2%)
皮肤	皮疹(5.6%)、瘙痒(2.8%)、荨麻疹(1.1%)	皮疹(2%)、瘙痒(1%)	皮疹(9%,常见于使用免疫抑制剂的患者)、瘙痒(3%)	皮疹(4%)	皮疹(4%)、出汗增加(3%)、非特异性(2%)
神经	头痛(12.9%)	头痛(7%)	头痛(4%)、头晕(2%)	头痛(10%)、头晕(4%)	头痛(4%)、头晕(2%)
肝	LFT ≥ 2 × ULN(3.3%)		肝功能异常(3%)	LFT ≥ 2 × ULN(4%)、LFT 异常(3%)	
肾				尿路感染(3%)	
其他	味觉障碍(2.8%)、视觉障碍(1.1%)	鼻咽炎(10%)、发热(7%)、咳嗽(6%)、URTI(5%)、流感(2%)、咽喉痛(2%)、流涕(2%)、鼻充血(2%)、无确认的眼科安全性信号、视角改变在 3% 内	水肿(4%)、疲劳(3%)、发热(3%)、不适(1%)、性欲下降(1%)、嗜睡(1%)、高血压(3%)、低钾血症(2%)、蛋白尿(1%)、阳痿(1%)	鼻炎(9%)、URTI(8%)、鼻窦炎(7%)、膀胱炎、肌痛各 3%、咽炎、无力、发热、疼痛、震颤、带状疱疹、异常做梦各 2%	发热(7%)、胸痛(3%)、疼痛(2%)、咳嗽(4%)、呼吸困难(2%)、肺炎(2%)、鼻窦炎(2%)、痰多(2%)、肺孢子虫病(2%)、抑郁(2%)
少见或罕见——上市后使用中出现的其他不良反应					
胃肠道	呕吐、胰腺炎		胰腺炎、呕吐、腹痛、消化不良、恶心、腹泻、便秘、味觉障碍		
皮肤	血管性水肿、严重皮肤反应(如 SJS、TEN)、银屑病样皮疹或银屑病加重、急性泛发性发疹型脓疱病、皮肤和系统性红斑狼疮(LE)的发生和加重、斑秃		TEN、SJS、急性泛发性发疹型脓疱病、剥脱性皮炎、白细胞碎裂性血管炎、多形红斑、斑秃、光敏、皮疹、荨麻疹、瘙痒		
神经	抑郁症状		外周神经病、感觉异常、感觉减退、头痛、头晕		
心脏	血管炎		CHF		
肝	特发性和症状性肝损伤,罕见肝衰竭病例,一些导致死亡或者肝移植		严重肝毒性、肝炎、可逆性肝酶升高		

	特比萘芬	伊曲康唑	
肾		尿失禁、尿频	
血液学	严重中性粒细胞减少、血小板减少、粒细胞缺乏、全血细胞减少、贫血、使用华法林凝血酶原时间改变	中性粒细胞减少、白细胞减少、血小板减少	
其他	味觉和嗅觉障碍、视觉下降、视野缺损、不适、疲劳、关节痛、肌痛、横纹肌溶解、过敏反应、脱发、血清病样反应、流感样病、发热、血肌酸激酶升高、光敏反应、耳鸣、听力损害、眩晕	味觉障碍、肺水肿、呼吸困难、暂时或永久性听力丧失、耳鸣、视觉障碍、过敏反应、血清病、血管神经性水肿、高甘油三酯血症、低钾血症、肌痛、关节痛、月经失调、勃起功能不良、外周性水肿、发热	

CHF，充血性心力衰竭；EM，多形红斑；LE，红斑狼疮；LFT，肝功能检测；SJS，重症多形红斑；TEN，中毒性表皮坏死松解症；ULN，正常上限；URTI，上呼吸道感染

月资料报道）的口服特比萘芬的 2313 种不良反应中，出现严重皮肤反应，如多形红斑、中毒性表皮坏死松解症和重症多形红斑者分别为 38 例、4 例和 9 例[122]。严重皮肤反应最初可以表现为血清病样反应[122-123]。

还有罕见的特发性肝胆功能失调（1∶45 000～1∶120 000）的报道[124-125]。特比萘芬诱导的肝炎一般发生在开始治疗后 4～6 周内，特点是肝细胞坏死和胆汁淤积损伤[125]。停止用药后 1～2 个月，多数病例肝功能恢复正常[125]。

还有特比萘芬诱发或加重皮肤和系统性红斑狼疮的少见报道，因此患者如有红斑狼疮的体征需停药[5]。

问题 9-11 上市后的资料也显示，有几例特比萘芬治疗过程中发生抑郁症状的病例[5]。特比萘芬在妊娠期用药分级为 B 级，不推荐用于妊娠期妇女和哺乳期妇女。健康男性人群中未检测到对睾酮水平的影响[126]。

伊曲康唑

伊曲康唑最常见的不良反应是头痛、胃肠道反应和皮肤情况（表 9-7）[1-3]。伊曲康唑冲击疗法治疗甲真菌病时，比连续使用该三唑类药产生的不良反应要少一些[127]。

问题 9-12 在英国在 GENERAL PRACTICE RESERCH DATABASE 抽样近 27 000 例患者，2 例使用伊曲康唑后有严重皮肤问题，包括血管性水肿（1 例）和多形红斑（1 例）[128]。重症多形红斑的报道很罕见[1]。

1845 例使用伊曲康唑连续治疗的患者中，3% 有肝功能检测异常，而 2867 例冲击治疗（200mg 每天 2 次，每月 1 周）的患者中，1.9% 肝功能检测异常[127]。每 100 000 个处方中有 3.2 个发生严重肝不良反应[125]。估计无其他明显原因而由伊曲康唑诱导出现明显肝胆功能不良的症状和体征的比例约为 1∶500 000[124]。

伊曲康唑妊娠期用药分级为 C 级，不用于妊娠期妇女、计划妊娠妇女或哺乳期妇女。与酮康唑相反，伊曲康唑不影响雄激素水平，不影响男性生殖功能[129-130]。

胶囊同口服溶液安全性相同[1-2]。对伊曲康唑口服混悬剂中使用的羟丙基-β-环糊精赋形剂的预临床试验发现，有些小鼠有发生胰腺腺癌的风险，但是其他种类试验动物没有[2]。人类发生癌的可能性尚未证实。

氟康唑、伏立康唑和泊沙康唑

无论是皮肤科使用的剂量还是更高剂量，氟康唑在不良反应方面的特征都良好[4,131-134]。儿童使用氟康唑的不良反应与成人相同[4]。伏立康唑和泊沙康唑的目标人群同其他唑类药物不同，但在不良反应方面与其他相似。临床试验患者中，这些唑类药物最常见的不良反应是头痛、恶心、呕吐、腹痛和腹泻（表 9-8）[4,10-12,125,128,131-134]。

表 9-8 氟康唑、伏立康唑和泊沙康唑不良反应

	氟康唑	伏立康唑	泊沙康唑
最常见的不良反应——临床试验（病例百分比）			
剂型/研究数据	n＝448 例，150mg 单次给药（阴道念珠菌病）	n＝4048 例，7 天或更长	n＝1655 例（多项试验）	n＝605 例，预防免疫正常患者（AE 常≥10%）	n＝557 例，HIV 感染者的口咽部念珠菌病（AE 常≥10%）

	氟康唑		伏立康唑	泊沙康唑	
胃肠道	恶心（7%）、腹痛（6%）、腹泻（3%）、消化不良（1%）	恶心（3.7%）、呕吐（1.7%）、腹痛（1.7%）、腹泻（1.5%）	恶心（5.4%）、呕吐（4.4%）、胆汁淤积性黄疸（1.0%）	腹泻（42%）、恶心（38%）、呕吐（29%）、腹痛（27%）、便秘（21%）、非特异性黏膜炎（17%）、消化不良（10%）	腹泻（10%）、恶心（9%）、呕吐（7%）、腹痛（5%）
皮肤	皮疹（1.8%）	皮疹（1.8%）	皮疹（5.3%）	皮疹（19%）、瘙痒（11%）	皮疹（3%）、出汗增多（1%）
神经	头痛（13%）、头晕（1%）	头痛（1.9%）	头痛（3.0%）、幻觉（2.4%）	头痛（28%）、头晕（11%）	头痛（8%）
肝			ABN LFT（2.7%）、碱性磷酸激酶升高（3.6%）、肝酶升高（1.8%）、高胆红素血症（0.9%）	高胆红素血症（10%）、CTC 分级改变（0～2 到 3～4）、AST（3.6%）、ALT（11.6%）、胆红素（7.8%）、碱性磷酸激酶（2.3%）	ALT＞3×ULN（3%）、AST＞3×ULN（6%）、总胆红素＞1.5×ULN（3%）、碱性磷酸激酶＞3×ULN（3%）
肾			异常肾功能（0.6%）、急性肾衰竭（0.4%）、肌酐升高（0.2%）		
其他	味觉变差（1%）		异常视觉（18.7%）、畏光（2.2%）、色视症（1.2%）、低钾血症（1.6%）、心动过速（2.4%）、发热（5.7%）、寒战（3.7%）	发热（45%）、僵直（20%）、疲劳（17%）、腿部水肿（15%）、食欲不振（15%）、心动过速（12%）、高血压（18%）、低血压（14%）、贫血（25%）、中性粒细胞减少（23%）、低钾血症（30%）、低镁血症（18%）、高血糖（11%）、肌肉骨骼痛（16%）、关节痛（11%）、血小板减少（29%）、紫癜（11%）、失眠（17%）、咳嗽（24%）、消化不良（20%）、鼻出血（14%）、焦虑（9%）、低血糖（9%）、水肿（9%）、虚弱（8%）	发热（6%）、食欲不振（2%）、疲劳（3%）、无力（2%）、中性粒细胞减少（4%）、贫血（2%）、单纯疱疹（3%）、肺炎（3%）、咳嗽（3%）、疼痛（1%）、体重减轻（1%）、脱水（1%）、失眠（1%）、消化不良（1%）

少见或罕见——基于上市后经验的其他不良反应

免疫	过敏（包括血管性水肿、面部水肿和瘙痒）罕见		
胃肠道	胆汁淤积、口干、肝细胞损伤、消化不良、呕吐		
皮肤	剥脱性皮肤疾病，包括 SJS 或 TEN、急性泛发性发疹型脓疱病、药疹、出汗增多、斑秃	剥脱性皮肤疾病、光敏、光敏患者的鳞状细胞癌和黑素瘤	

续表

	氟康唑	伏立康唑	泊沙康唑
神经	癫痫、头晕、失眠、感觉异常、嗜睡、震颤、眩晕		
心脏	Q-T 间期延长、尖端扭转型室性心动过速		
肝	罕见严重肝病、LFT 升高、肝炎、胆汁淤积、肝衰竭	不常见的严重肝毒性，包括黄疸、肝炎、肝衰竭	
血液学	白细胞减少，包括粒细胞缺乏和中性粒细胞减少；血小板减少		
其他	高胆固醇血症、高甘油三酯血症、低钾血症、味觉变差、无力、疲劳、发热、乏力、肌痛	视觉不良反应，包括视神经炎、视盘水肿	资料显示上市后无确认的明显临床不良反应

AE，不良反应；CTC，一般毒性标准；LFT，肝功能检测；SJS，重症多形红斑；TEN，中毒性表皮坏死松解症；ULN，正常值上限

问题 9-12 伏立康唑造成剥脱性皮肤疾病的病例报告很罕见。氟康唑则有中毒性表皮坏死松解症、重症多形红斑、血管性水肿、多形红斑的报道[4,10,125,128,133]。严重的肝毒性报道罕见，同每日剂量、疗程或其他因素无明显关系[4]。使用氟康唑的患者中有 0.5% 发生自限性肝和胆管异常，而酶水平升高，尤其是谷草转氨酶升高，在慢性氟康唑治疗患者中发生概率为 10%[125]。

伏立康唑有皮肤光敏性，可导致黑素瘤和鳞癌病例[10]。临床试验和上市后也有伏立康唑引起各种视觉障碍的报道（表 9-8）[10]。

氟康唑妊娠期用药分级为 D 级，有几例大剂量（400～800mg/d）应用导致出生缺陷的病例报道。氟康唑、伏立康唑和泊沙康唑不应用于妊娠期妇女、计划妊娠妇女和哺乳期妇女。与酮康唑不同，氟康唑每天 25～50mg 对健康男性志愿者的睾酮水平无明显影响[120]。

药物相互作用

一般来讲，开具一种新药前了解患者目前服药史很重要，包括处方药和非处方药。询问中应包括草药和休闲性药物（软性毒品）。

问题 9-13 同特比萘芬相关的潜在的药物相互作用见表 9-9[5,6]。同唑类药相比，特比萘芬很少有药物相互作用。据报道特比萘芬可以抑制 CYP2D6[5,6]。同时给予特比萘芬和 CYP2D6 底物，如三环类抗抑郁药多塞平和阿米替林时临床医生一定要非常小心。

唑类药的许多重要药物相互作用见表 9-10。禁止同时给予伊曲康唑（胶囊、注射剂或口服溶液）和西沙必利、匹莫齐特、奎尼丁、多非利特或左醋美沙多（表 9-6）[1]。问题 9-14 同样，禁止酮康唑、氟康唑、伏立康唑或泊沙康唑和西沙必利或者抗组胺药特非那定（氟康唑剂量大于 400mg）及阿司咪唑同时给

药[4,10-12]。这些药物水平可能升高，造成严重心血管事件，如 Q-T 间期延长、尖端扭转型室性心动过速、室性心动过速、心脏停搏和（或）猝死[1]。尽管许多国家不再使用特非那定、阿司咪唑和西沙必利，但在其他国家这些禁忌仍很重要。

问题 9-13 唑类药不同程度干扰 CYP3A4，氟康唑还抑制 CYP2C9，伏立康唑抑制 CYP3A4、CYP2C9 和 CYP2C19。利用这些代谢途径的药物若是同唑类抗真菌药同时服用，可能导致药物浓度改变。有明显相互作用的药物一同给药时，需要监测药物水平或活性和（或）降低剂量，以减少相互作用风险（表 9-10）。问题 9-14 唑类药中最引人注意的与 CYP2C9 的相互作用是，和华法林共同给药可导致 INR 值显著增高，过度抗凝。当伊曲康唑（低剂量氟康唑也非常容易）和环孢素一起给药时，建议仔细监测环孢素浓度和血清肌酐浓度[4]。使用唑类药同时口服降糖药时，需要密切监测血糖水平。同样，当使用治疗窗狭窄（治疗剂量和中毒剂量接近）的药物，如苯妥英和茶碱时，需仔细监测药物水平，因为使用唑类药后继发的相互作用可能使患者更易发生明显不良反应。

监测指南

对于药物特殊监测，读者可以见表 9-6。处方特比萘芬前，应当评估以前存在的肝病（血清转氨酶试验：ALT、AST）[5]。要教育患者报告任何肝功能不良的症状，如持续性恶心、食欲不振、疲劳、呕吐、右上腹痛或黄疸、深色尿、白粪便。出现这些症状的患者或者其他怀疑有肝功能不良的患者应当停用特比萘芬，进行全面肝评估[5]。美国说明书建议，口服特比萘芬超过 6 周时，医生应当监测已知或怀疑免疫缺陷患者的全血细胞计数[5]。问题 9-11 还要教育患者报告味觉障碍、抑郁症状和进展性皮疹[5]。给唑类药物治疗

表 9-9　药物相互作用——特比萘芬 * 问题 9-13

相互作用药物分组	同特比萘芬的相互作用
	CYP2D6 抑制剂
禁忌	非特异性药物禁忌
已知的相互作用	
主要通过 CYP2D6 代谢的药物： 三环类抗抑郁药（如地昔帕明、右美沙芬） 选择性 5-羟色胺再摄取抑制剂 β 受体阻滞剂 抗心律失常药 分类 1C（如氟卡尼、普罗帕酮） 单胺氧化酶抑制剂 B 型	同时给予特比萘芬时仔细监测，可能需要降低药物剂量
抗凝药	同华法林同用增加凝血酶原时间，同乙氧基香豆素未建立因果关系（不受特比萘芬抑制）
抗心律失常药	特比萘芬不影响地高辛清除
抗惊厥药	无资料
唑类	氟康唑增加特比萘芬浓度；同其他 CYP2C9 药物相似，CYP3A 抑制剂实际上也可以增加特比萘芬浓度
钙通道阻滞剂	无资料
胃动力药	西沙必利——不受特比萘芬抑制
HMG-CoA 转换酶抑制剂（他汀类）	氟伐他汀——不受特比萘芬抑制
免疫抑制剂	环孢素——增加特比萘芬浓度；不受特比萘芬抑制，特比萘芬增加环孢素清除率
核苷类逆转录酶抑制剂	齐多夫定——NCS
口服避孕药	无资料——对特比萘芬作用 炔雌醇——不受特比萘芬抑制
口服降糖药	无资料——对特比萘芬作用 甲苯磺丁脲——不受特比萘芬抑制
噻嗪类利尿剂	无资料
其他	茶碱——NCS，磺胺甲噁唑——NCS，甲氧苄啶——NCS； 安替比林——特比萘芬不影响清除率； 咖啡因——特比萘芬降低清除率； 利福平——增加特比萘芬清除率 100%； 西咪替丁——降低特比萘芬清除率 33%

NCS＝无临床明显相互作用报道。

* 这个表仅涵盖目前处方信息描述过的相互作用。本表以外的其他药物相互作用研究可能还未进行，其他相互作用也可能发生；如怀疑相互作用，需要查阅其他资料

表 9-10　药物相互作用——伊曲康唑、氟康唑、伏立康唑和泊沙康唑 *

相互作用药物分类	伊曲康唑	氟康唑	伏立康唑	泊沙康唑
	强效 CYP3A4 抑制剂	强效 CYP2C9 抑制剂，中效 CYP3A4 抑制剂	主要通过 CYP2C19 代谢，也通过 CYP2C9、CYP3A4 代谢	强效 CYP3A4 抑制剂
一般	注意 CYP3A4 异构体代谢的药物 *	注意 CYP2C9 代谢的药物 *；如果同治疗窗较窄的 CYP2C9 和 CYP3A4 药物合用，应监测药物水平		

相互作用药物分类	伊曲康唑	氟康唑	伏立康唑	泊沙康唑
禁忌				
抗心律失常药	奎尼丁、多非利特	奎尼丁	奎尼丁	奎尼丁
抗精神病药	匹莫齐特	匹莫齐特	匹莫齐特	匹莫齐特
非镇静性抗组胺药		阿司咪唑、特非那定（氟康唑剂量超过 400mg 时）	阿司咪唑、特非那定	阿司咪唑、特非那定
蛋白酶抑制剂 其他	西沙必利、麦角生物碱类、尼索地平（钙通道阻滞剂）、口服咪达唑仑和三唑仑（苯二氮䓬类）、左醋美沙多（麻醉药）、洛伐他汀和辛伐他汀（他汀类）	西沙必利	利托那韦（大剂量）西沙必利、长效巴比类、麦角生物碱类、金丝桃、卡马西平（抗惊厥药）、西罗莫司（免疫抑制剂）、利福布汀和利福平（抗分枝杆菌药）	西沙必利、麦角生物碱类
相互作用				
血管紧张素Ⅱ受体拮抗剂		氯沙坦（监测血压——M）		
抗凝药	华法林——M	华法林——M	华法林——M	
抗心律失常药	丙吡胺——C，地高辛——M			地高辛——M
抗惊厥药	苯妥英、卡马西平、苯巴比妥——LAF	苯妥英和卡马西平——M	苯妥英——M，苯妥英（可能需要调整伏立康唑剂量）——LAF	苯妥英——A
抗分枝杆菌药	异烟肼——LAF，利福布汀、利托那韦——LAF HD	利福布汀——HD，利福平（可能需要增加剂量）——LAF		利福布汀——A
抗肿瘤药	白消安、多西他赛、长春碱——HD	长春碱——HD	长春碱——M	长春碱——M
苯二氮䓬类	阿普唑仑、地西泮——M	口服咪达唑仑、三唑仑——M	咪达唑仑、三唑仑、阿普唑仑——M	静脉咪达唑仑——M
钙通道阻滞剂	硝苯地平、非洛地平（同伊曲康唑合用可致水肿）——M、维拉帕米——HD	硝苯地平、非洛地平——M	硝苯地平、非洛地平——M	硝苯地平、非洛地平——M
胃酸抑制剂/中和剂	H₂ 受体拮抗剂——LAF，奥美拉唑——LAF		奥美拉唑——M	西咪替丁——LAF——A，奥美拉唑——NCS
糖皮质激素	布地奈德、地塞米松、氟替卡松、甲泼尼龙——HD			
HMG-CoA 转换酶抑制剂（他汀类）	阿托伐他汀、西立伐他汀——HD	阿托伐他汀、氟伐他汀、辛伐他汀（A～AE；肌病、横纹肌溶解）	洛伐他汀——M	洛伐他汀——M
免疫抑制剂	环孢素、他克莫司、西罗莫司——HD	环孢素、他克莫司、西罗莫司——M	环孢素、他克莫司——R	环孢素、他克莫司、西罗莫司——M
大环内酯类抗生素	红霉素、克拉霉素——HAF	红霉素、阿奇霉素——NCS		

续表

相互作用药物分类	伊曲康唑	氟康唑	伏立康唑	泊沙康唑
麻醉药	阿芬太尼——HD，芬太尼（呼吸抑制）——M	阿芬太尼——M，芬太尼（呼吸抑制）——M	阿芬太尼——M，芬太尼（呼吸抑制）——M	
核苷类逆转录酶抑制剂		齐多夫定——M		齐多夫定——M
非核苷类逆转录酶抑制剂	奈韦拉平——LAF，A		依非韦伦（调整药物/AF剂量），非核苷类逆转录酶抑制剂（除了依非韦伦）——HAF	
NSAID		塞来昔布、萘普生、氯诺昔康、美洛昔康、双氯芬酸、布洛芬——M	塞来昔布、萘普生、氯诺昔康、美洛昔康、双氯芬酸、布洛芬——M	
口服避孕药		炔雌醇/左炔诺孕酮——NCS	含炔雌醇或炔诺酮——M，HAF	
口服降糖药	监测血糖——M	监测血糖——M	磺脲类——仔细监测血糖——M	格列吡嗪——NCS
阿片类镇痛药		美沙酮——M	美沙酮、羟考酮——M	
多烯类	两性霉素 B（之前使用伊曲康唑可以降低活性——注意）			
蛋白酶抑制剂	利托那韦、茚地那韦——HAF，HD；沙奎那韦——HD	沙奎那韦——M	利托那韦（低剂量）——A，沙奎那韦——HAF，茚地那韦——NCS	茚地那韦、利托那韦——NCS
噻嗪类利尿剂		氢氯噻嗪（NCS）——HAF		
三环类抗抑郁药		阿米替林、去甲替林——M		
其他	卤泛群（延长 Q-T 间期——注意），西洛他唑、依来曲坦——C，三甲曲沙——LD，丁螺酮——HD	卤泛群——延长 Q-T 间期——M，茶碱——M		
其他唑类		伏立康唑——A	氟康唑——A	

注：阿司咪唑、西沙必利、特非那定都从美国市场撤出，因为和 CYP3A4 抑制剂（如伊曲康唑）合用导致尖端扭转型室性心动过速；西立伐他汀从美国市场撤出，因为同 CYP3A4 抑制剂合用有横纹肌溶解风险。

AE，不良反应。

A，避免＝避免使用该药和抗真菌药（AF）或者仔细监测 AE；

C，注意＝同时使用时注意；

R，减量＝同抗真菌药合用时减量；

M，监测/减量＝增加药物水平或增加疗效，需要监测药物剂量和 AE/毒性——必要时减量；

LAF，降低 AF＝药物降低 AF 水平；

HAF，增加 AF＝药物增加 AF 水平；

LD，降低药物＝AF 降低药物水平；

HD，增加药物＝AF 增加药物水平：临床意义未明；

NCS＝无临床明显相互作用。

* 本表仅涵盖目前处方信息描述过的相互作用。本表以外的其他药物相互作用研究可能还未进行；其他相互作用也可能发生；如怀疑相互作用，需要查阅其他资料

时，一定要对所有患者监测肝功能[1]。以前有过肝功能不全的患者或者有过其他药物致肝毒性病史的患者应当进行肝功能检测[1]。

长期用灰黄霉素治疗时，要定期评估肾、肝和造

血功能[9]。

治疗一般皮肤问题时，医生应该避免使用酮康唑超过 7～10 天。这个疗程不需监测。考虑到存在大量对肝风险小的其他药物，故除了该短期疗程，酮康唑在皮肤科治疗中的作用有限。

结论

系统性抗真菌药在皮肤科广泛使用。剂量和疗效根据适应证而不同。临床应用证实了口服抗真菌药的安全性。但是每种药都有潜在风险，无论使用什么药物，都要仔细监测患者。

本章使用的英文缩写	
ALT	丙氨酸转氨酶
AST	天冬氨酸转氨酶
CYP	细胞色素 P450
DLSO	远端侧面甲下甲真菌病
FDA	食品药品监督管理局
HIV	人类免疫缺陷病毒
MIC	最低抑菌浓度
PSO	近端甲下甲真菌病

推荐阅读

Antifungal drug therapy overviews
Gupta AK, Cooper EA. Update in antifungal therapy of dermatophytoses. *Mycopathologia* 2008;166:353–67.
Girmenia C. New generation azole antifungals in clinical investigation. *Expert Opin Investig Drugs* 2009;18(9):1279–95.

Reviews of individual drugs and specific fungal infections
Van Duyn Graham L, Elewski BE. Recent updates in oral terbinafine: its use in onychomycosis and tinea capitis in the US. *Mycoses* 2011;54:e679–85.
Welsh O, Vera-Cabrera L, Welch E. Onychomycosis. *Clin Dermatol* 2010;28:151–9.
Gupta AK, Uro M, Cooper EA. Onychomycosis therapy: past, present, future. *J Drugs Dermatol* 2011;9(9):1109–13.
Ginter-Hanselmayer G, Seebacher C. Treatment of tinea capitis – a critical appraisal. *J Dtsch Dermatol Ges* 2011 Feb;9(2):109–14.
Schmid-Wendtner M-H, Korting HC. Effective treatment for dermatophytoses of the foot: effect on restoration of depressed cell-mediated immunity. *J Eur Acad Derm Venereol* 2007;21:1013–18.

Adverse effects and drug interactions
Gubbins PO. Triazole antifungal agents drug-drug interactions involving hepatic cytochrome P450. *Expert Opin Drug Metab Toxicol* 2001;7(11):1411–29.

Electronic references:
Product inserts
Terbinafine (Lamisil tablets, oral granules)
Website location: http://www.pharma.us.novartis.com/info/products/index.jsp

PDF-tablets: http://www.pharma.us.novartis.com/product/pi/pdf/Lamisil_tablets.pdf
PDF – oral granules: http://www.pharma.us.novartis.com/product/pi/pdf/Lamisil_Oral_Granules.pdf

Itraconazole (Sporanox)
Website location: http://www.janssenpharmaceuticalsinc.com/our-products/product-list
PDF: http://www.janssenpharmaceuticalsinc.com/assets/sporanox.pdf

Fluconazole (Diflucan)
Website location: http://www.pfizer.com/products/#D
PDF: http://labeling.pfizer.com/ShowLabeling.aspx?id=575

Griseofluvin (Gris-PEG)
Website: http://www.pedinol.com/product_detail.php?id=33
PDF: http://www.pedinol.com/productpdf/Gris-PEGPIRev12-10.pdf

Ketoconazole
PDF (from Drugs@FDA website): http://www.accessdata.fda.gov/drugsatfda_docs/anda/99/75-273_Ketoconazole_prntlbl.pdf

Voriconazole
Website location: http://www.pfizer.com/products/#V
PDF: http://labeling.pfizer.com/ShowLabeling.aspx?id=618

Posaconazole
Website location: http://www.merck.com/product/prescription-products/home.html#H
PDF: http://www.spfiles.com/pinoxafil.pdf

参考文献

见本书所附光盘。

第 10 章　系统性抗病毒药

George D. Magel，Kassie A. Haitz，Whitney J. Lapolla，
Catherine M. DiGiorgio，Natalia Mendoza，and Stephen K. Tyring
袁　珊　译　赵　娜　审校

问题

问题 10-1 人类疱疹病毒（HHV）感染可导致的皮肤病有哪些？（第 112 页，表 10-1）

问题 10-2 阿昔洛韦通过哪两个主要步骤（一个步骤两个部分）抑制病毒复制（伐昔洛韦和泛昔洛韦相同）？（第 112 页，图 10-2）

问题 10-3 阿昔洛韦耐药有多常见？耐药的临床意义是什么？（第 114、119 页）

问题 10-4 复发性多形红斑患者使用阿昔洛韦或伐昔洛韦的理论依据是什么？哪个治疗方案最有效？（第 115、117 页）

问题 10-5 本章讨论的治疗 HHV 的三种药物中，哪两种是另一种活性药物的前体药？（第 116、118 页）

问题 10-6 阿昔洛韦、伐昔洛韦和泛昔洛韦的生物利用度有什么不同？［这对于治疗不如单纯疱疹病毒（HSV）敏感的水痘带状疱疹病毒（VZV）感染有何影响？］（第 116、118 页）

问题 10-7 长期抗病毒治疗复发性 HSV 感染的最重要的临床需求是什么？（第 119 页）

问题 10-8 关于 VZV 疫苗研发的关键点有哪些？该疫苗临床使用的重点是什么？（第 120 页）

问题 10-9 关于本章讨论的抗逆转录病毒药物，（a）哪种可诱发重症多形红斑（Stevens-Johnson 综合征）？（b）哪种已经导致类似于药物超敏反应综合征的超敏反应？（表 10-8，表 10-9，表 10-10，表 10-11，第 122 页）

问题 10-10 哪种针对人类免疫缺陷病毒（HIV）的抗逆转录病毒药物是细胞色素 P450（CYP）系统抑制剂？（第 122 页）

问题 10-11 关于预防 HIV 的疫苗的研发，（a）研发使用了哪几种方法？（b）哪些联合使用的产品是最有希望的？（第 125 页）

概述

皮肤科的病毒性疾病治疗起来可能会令人沮丧。控制病毒播散的基本方法仍局限于预防措施，如疫苗、讲究卫生、传病媒介控制、血液测试、使用安全套/禁欲以及患者教育。一旦感染病毒，如人类疱疹病毒（HHV）和人类免疫缺陷病毒（HIV），抗病毒药物基本上是唯一的治疗方法。过去 20 年间美国食品药品监督管理局（FDA）批准了大量抗病毒药物。为更有效地控制这些病毒性疾病，新型抗病毒药物和疫苗不断被研发。

到目前为止，有近 30 个 FDA 批准的系统性抗病毒药物用于治疗 HHV 和 HIV 引起的感染，也用于治疗肝炎病毒、流感病毒等。本章主要讨论系统性抗病毒药物（抗 HHV）目前在皮肤科的应用以及目前正在研发的新药。另外简单回顾一下 HIV 感染的抗病毒治疗。

治疗人类疱疹病毒感染的药物

HHV 是双链线状 DNA 病毒，可导致各种疾病。问题 10-1 HHV 家族包括单纯疱疹病毒 1 型和 2 型（HSV-1 和 HSV-2），常分别引起口唇疱疹（唇疱疹）和生殖器皮损，但是两处皮损也均可以由另外一型病毒导致。HSV-1 和 HSV-2 还能导致口龈炎、眼部疾病、角斗士疱疹（皮肤直接接触传染的疱疹）、疱疹性湿疹、疱疹性瘭疽、新生儿疱疹、腰骶部疱疹、疱疹性角膜结膜炎、疱疹性脑炎、宫颈炎和多形红斑[1]。HHV3 型也称水痘带状疱疹病毒（VZV）。初发型称为水痘，复发型称为带状疱疹。HHV 家族其他成员及导致的疾病见表 10-1。三种能有效抗 HSV-1、HSV-2 和 VZV 的基本药物是阿昔洛韦、伐昔洛韦和泛昔洛韦（表 10-2）。

阿昔洛韦

药理学

阿昔洛韦（9-2-羟乙氧甲基鸟嘌呤或无环鸟嘌呤核苷）（ACV）为一种鸟嘌呤核苷类似物，是世界上最知名的、应用最广泛的抗病毒药物（图 10-1）[2]。问题 10-2 ACV 活化需要由疱疹特异性胸苷激酶（TK）

表 10-1　人类疱疹病毒

HHV 成员	原有命名	所致疾病
HHV1	单纯疱疹病毒 1 型（HSV-1）	口唇单纯疱疹等
HHV2	单纯疱疹病毒 2 型（HSV-2）	生殖器疱疹等
HHV3	水痘带状疱疹病毒（VZV）	水痘、带状疱疹
HHV4	EB 病毒（EBV）	单核细胞增多症、伯基特淋巴瘤
HHV5	巨细胞病毒（CMV）	CMV 视网膜炎
HHV6	无特殊命名	幼儿急疹等
HHV7	无特殊命名	玫瑰糠疹* 等
HHV8	卡波西肉瘤疱疹病毒	卡波西肉瘤（经典型和流行性）

* HHV7 在玫瑰糠疹致病中的作用尚不明确

磷酸化，然后被宿主细胞的酶二磷酸化和三磷酸化。活化的三磷酸化 ACV 以专性链终止子的形式抑制病毒 DNA 多聚酶（即对病毒 DNA 进一步合成的完全性不可逆性抑制）（图 10-2）[3]。Furman 等提出，活化的三磷酸化 ACV 比细胞 DNA 多聚酶能更有效灭活病毒多聚酶[4]。表 10-3 包含了 ACV 的关键药理学概念。

临床应用

ACV 的适应证和禁忌证见框 10-1[1,3,5-19]。

框 10-1　阿昔洛韦适应证和禁忌证[1,3,5-19]

FDA 批准的适应证

HSV 感染[1,3,5-12]

　初发

　复发

　抑制疗法

VZV 感染

　水痘[1,13-15]

　带状疱疹[1,16]

HSV 或 VZV 感染

　免疫缺陷患者［如人类免疫缺陷病毒（HIV）感染］

其他皮肤科应用

　复发性多形红斑（推测或确定由 HSV 引起）[17-19]

　其他亚型的 HSV 感染（见正文）

禁忌证

　对阿昔洛韦过敏妊娠期

　对药物任一成分过敏

妊娠期处方分级——B 级

表 10-2　治疗 HHV 感染的系统性抗病毒药物

非专有名	商品名	是否有非专利药	片剂规格	口服混悬液	局部用药
阿昔洛韦	Zovirax	是	200mg、400mg、800mg	有	有
伐昔洛韦	Valtrex	是	500mg、1g	无	无
泛昔洛韦	Famvir	是	125mg、250mg、500mg	无	无

表 10-3　关键的药理学概念

药物名称	峰值	生物利用度	蛋白结合率	半衰期	代谢	排泄
阿昔洛韦	1.5～2.0h	15%～30%	9%～33%	1.3～1.5h	无肝微粒体代谢	经尿液和经粪便基本相等
伐昔洛韦	不定	54.50%	13.5%～17.9%	2.5～3.3h	无肝微粒体代谢，转化成阿昔洛韦	经尿液和经粪便基本相等
泛昔洛韦	0.9h	77%	<20%	2.3～3.0h	无肝微粒体代谢，转化成喷昔洛韦	73% 经尿液，27% 经粪便，多数为喷昔洛韦，也有 6-脱氧喷昔洛韦

FDA 批准的适应证

HSV 感染

ACV 可以局部、口服和静脉给药。口服剂型最广泛应用于 HSV 感染。对生殖器单纯疱疹，口服 ACV 可用来治疗初发、复发疾病及抑制性治疗。对于初发的生殖器 HSV，初始推荐剂量是 200mg，每日 5 次，连用 10 天。尽管对生殖器疱疹的初次发作 ACV 有更好的疗效，但对复发病例如果在前驱症状时就开始治疗，疗效也很好。对于复发性生殖器疱疹，起初的治疗方法为口服 ACV 200mg 每日 5 次，共 5 天[3]。临床医生更常用的 ACV 剂量为 400mg，每日 3 次，共

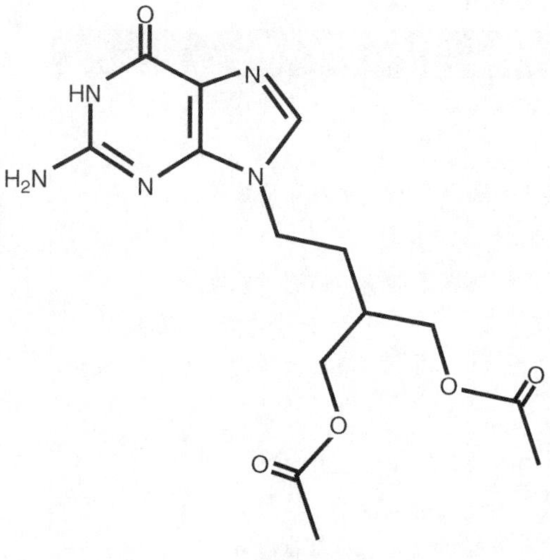

图 10-1　阿昔洛韦、伐昔洛韦和泛昔洛韦

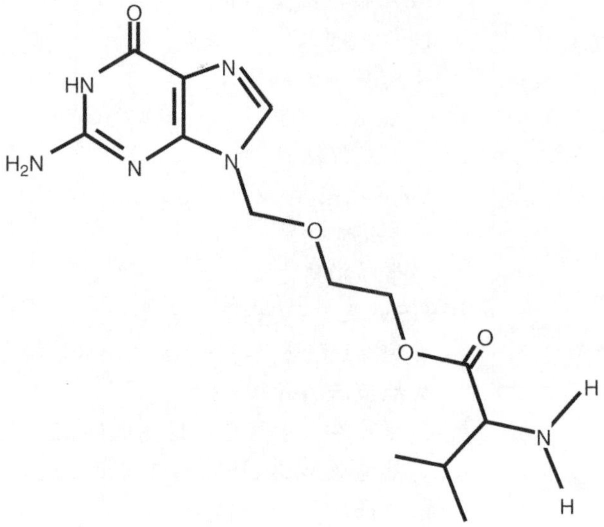

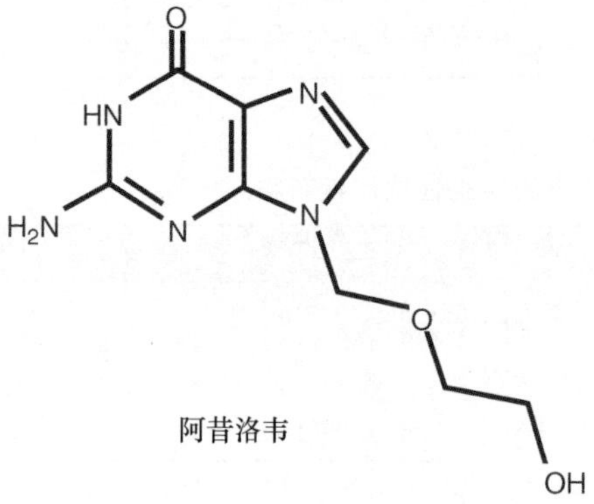

10 天（HSV 初次发作）或 5 天（HSV 复发）。低频率用药更便捷，能增加患者依从性。频繁复发的患者建议进行预防治疗。ACV 400mg 每日 2 次，持续治疗，可以减少 80%～90% 的生殖器 HSV 复发，减少 95% 的无症状 HSV-2 排出[5]。分娩前对复发的预防治疗是避免围产期传染和（或）剖宫产的基本治疗。在妊娠 36 周前开始预防性 ACV 可降低复发率、病毒排除率和剖宫产率[6]。

ACV 还对复发性口唇疱疹有效。ACV 200mg 每日 5 次、连用 5 天可加速结痂，但并没有明显减少愈合时间。在水疱发生前的前驱期开始治疗能获得最大疗效。预防性治疗也可用于每年发作超过 2 次或有眼部单纯疱疹病史的患者。预防性剂量 ACV 400mg 每日 2 次能减少 50%～78% 的口唇和眼部单纯疱疹复

发[7-8]。外用 ACV 治疗口面部单纯疱疹也有推荐。但是因角质层穿透性低，疗效较差[3]。

静脉注射 ACV 用于严重疾病和免疫缺陷者。适应证包括播散性单纯疱疹、复杂性初次感染、新生儿感染、疱疹样湿疹、疱疹性脑炎和口服治疗失败的单纯疱疹。静脉 ACV 用于免疫缺陷患者是因为其具有更好的生物利用度[1]。一项 HIV 感染患者使用大剂量 ACV 治疗的荟萃分析结果表明，使用 ACV 后患者生存率有中度提升[9]。尽管机制不明，但因 ACV 没有抗逆转录病毒活性，单纯疱疹活动期间对 HIV 复制爆发的抑制可能是生存期延长的原因[9-11]。

问题 10-3　尽管 ACV 耐药在免疫正常患者中很低，但在 HIV 阳性患者中分离出 HSV-2 耐药株却很常见[12]。对 ACV 耐药株，应测定其对抗病毒药物的

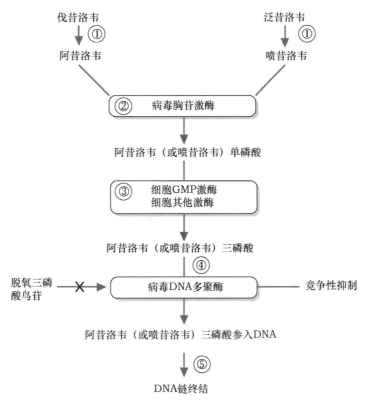

图 10-2 抗病毒药机制

① 伐昔洛韦和泛昔洛韦是前体药，必须转化成其对应的活性药物形式阿昔洛韦和喷昔洛韦。

② 病毒胸苷激酶将这些活性药物形式转化为阿昔洛韦单磷酸或喷昔洛韦单磷酸。

③ 细胞（人类的）GMP 激酶和其他细胞激酶转化单磷酸形式到阿昔洛韦三磷酸或喷昔洛韦三磷酸。

④ 阿昔洛韦（或喷昔洛韦）三磷酸同正常脱氧三磷酸鸟苷竞争病毒 DNA 多聚酶，这些药物的三磷酸形式很少抑制人的 DNA 多聚酶。

⑤ 阿昔洛韦（或喷昔洛韦）三磷酸参入 DNA，导致链的终结，结果是减少病毒复制

敏感性，选用膦甲酸钠或西多福韦作为一线治疗药物。ACV 在免疫正常和免疫缺陷患者人类疱疹病毒感染治疗中的使用情况请参考表 10-4 和 10-5。

水痘

治疗第一次 VZV 发作，推荐成人口服 ACV 800mg，每日 5 次，共 7 天；儿童 20mg/kg 体重，每日 4 次（最大剂量每次 800mg）[13]。为达到有效治疗，ACV 必须在典型皮疹开始后的 24～72h 内给药。一项荟萃分析显示，ACV 可以缩短发热病程，减少皮损数量，但是对于瘙痒和新发损害的作用结论不肯定[14]。ACV 治疗水痘，即使对无其他疾病的健康儿童也很划算，因为可以让儿童至少早 2 天返校，因而家长也能尽早回到工作岗位。有任何肺炎证据的孕妇都推荐给予静脉 ACV，因为肺炎能导致胎儿高损害率和死亡率。尚没有 ACV 相关性胎儿风险的记录[15]。

带状疱疹（HZ）

ACV 用于治疗复发性 VZV 感染，通常称为带状疱疹（HZ）[1]。急性 HZ 需要 800mg ACV，每日 5 次，连续 7～10 天。安慰剂对照试验发现，在初现感染症状和体征的 1～2 天内开始治疗能明显加快愈合时间。尽管对 ACV 治疗 HZ 的疗效有不同结论，但有证据显示该剂量治疗可缩短疱疹后神经痛（PHN）的平均病程，从安慰剂组的 62 天减短为 ACV 治疗组的 20 天[16]。静脉 ACV（10mg/kg 体重，每日 3 次共 7～10 天）用于免疫缺陷患者和三叉神经分布部位受累严重的患者。

皮肤科超适应证用药

复发性多形红斑

问题 10-4 对已经证实或可能由单纯疱疹引起的复发性多形红斑的间断和预防性 ACV 治疗，过去 20 年已有很多临床研究和案例系列对其进行了评价[17-19]。这些研究中的大多数患者都有口腔黏膜受累。在一项研究中，55％的患儿对每日 20～25mg/kg 体重的 ACV 的治疗反应良好[17]。预防性治疗方案是 ACV 400mg，每日 2 次。对于可能由前序单纯疱疹感染导致的频发、疼痛性多形红斑复发，ACV 是合理的治疗选择。

其他单纯疱疹感染

各种 HSV 亚型都能用 ACV 治疗，方案与已列出的 FDA 批准的口面部和生殖器单纯疱疹的方案相同。

表 10-4　免疫正常患者人类疱疹病毒感染的治疗方案

临床情况	阿昔洛韦	伐昔洛韦	泛昔洛韦
单纯疱疹——初发	200mg，每日 5 次，共 10 天	1000mg，每日 2 次，共 10 天	250mg，每日 3 次，共 10 天
单纯疱疹——复发	200mg，每日 5 次，共 5 天	500mg，每日 2 次，共 3 天	125mg，每日 2 次，共 5 天
单纯疱疹——预防	400mg，每日 2 次	500mg，每日 1 次*	250mg，每日 2 次
带状疱疹——急性期	800mg，每日 5 次，共 7～10 天	1000mg，每日 3 次，共 7 天	500mg，每日 3 次，共 7 天
初发水痘——儿童	20mg/kg 体重，每日 4 次，总量最高 800mg，治疗 5～7 天	20mg/kg 体重，每日，3 次，总量最高 1000mg，治疗 5 天	尚无评价

* 若单纯疱疹每年发作 10 次或以上，推荐伐昔洛韦 1000mg/d 的抑制剂量（单次剂量）

表 10-5　免疫缺陷患者人类疱疹病毒感染的治疗方案

临床情况	阿昔洛韦	伐昔洛韦	泛昔洛韦
单纯疱疹——初发	200～400mg，每日 5 次，共 10 天；或 5mg/kg 体重静点，每 8h 一次，共 7～10 天	无研究报道	无研究报道
单纯疱疹——复发	至少 400mg，每日 3 次，共 7～10 天	500mg，每日 2 次，共 7 天	500mg，每日 2 次，共 7 天
单纯疱疹——预防	至少 400mg，每日 2 次	500mg，每日 2 次	500mg，每日 2 次
带状疱疹——成人	800mg，每日 5 次，共 7～10 天	1000mg，每日 3 次，共 7～10 天	500mg，每日 3 次，共 7～10 天
初发水痘——儿童	10mg/kg 体重静点，每 8h 一次，共 7～10 天	无研究报道	无研究报道

这些类型包括原发性龈口炎、复发性阴唇疱疹、角斗士疱疹、疱疹样湿疹、疱疹性瘭疽和疱疹性角膜结膜炎。经验性治疗剂量与"治疗指南——治疗 HHV 感染的药物"部分中所列的原发、复发和预防性治疗方案相同。

不良反应

无论何种给药途径，ACV 耐受性均相当好。口服和静脉治疗时偶见的不良反应包括恶心、呕吐、腹泻和头痛。静脉给药可能出现静脉炎和输液部位炎症，还有由于结晶肾病导致的可逆性肾功能损害。

药物相互作用

因为 ACV 不通过肝微粒体细胞色素 P450（CYP）酶代谢，故很少有重要的药物相互作用。几种轻微的相互作用详见表 10-6。

伐昔洛韦

药理学

问题 10-5 伐昔洛韦（VACV）是阿昔洛韦的口服前体药。（注意，该药也常常拼写为 valaciclovir）。问题 10-6 VACV 是 ACV 的 1-缬氨酰酯，其生物利用度比口服 ACV 高 3～5 倍。该口服剂型的强度几乎相当于静脉用 ACV（见图 10-1）[1]。这两种药除了生物利用度不同，机制、临床抗病谱和不良反应相似

（见药理学部分和表 10-3）。

临床应用

VACV 的适应证和禁忌证见框 10-2[1,20-31]。

表 10-6　阿昔洛韦、伐昔洛韦和泛昔洛韦的药物相互作用

基础药物	靶药物	机制
增加抗病毒药物水平的药物		
丙磺舒	阿昔洛韦、泛昔洛韦	增加生物利用度，因降低肾小管分泌而减少肾清除率
齐多夫定	阿昔洛韦	机制不定——可以发生严重的嗜睡和昏睡
西咪替丁	泛昔洛韦	小幅增加喷昔洛韦水平——无临床意义
茶碱	泛昔洛韦	小幅降低喷昔洛韦肾清除率——无临床意义
因抗病毒药物增加药物水平		
泛昔洛韦	地高辛	机制不定——水平增高 19%
降低伐昔洛韦向阿昔洛韦的转化率		
西咪替丁	伐昔洛韦	转成阿昔洛韦的转化率降低，但程度不变
丙磺舒	伐昔洛韦	阿昔洛韦的转化率降低，但程度不变

Adapted from CliniSphere 2.0 CD ROM，St. Louis，June 2006. Facts and Comparisons.

FDA 批准的适应证

HSV 感染[1,20-28]

 初次发作

 复发

 预防性治疗

VZV 感染

 HZ[29,30]

HSV 或 VZV 感染

 免疫缺陷患者（如 HIV 感染）

其他皮肤科应用

 复发性多形红斑（可能或已证实由单纯疱疹引起）[31]

 其他亚型的 HSV 感染（见文）

禁忌证

 对伐昔洛韦或阿昔洛韦过敏

 对剂型中的任意成分过敏

妊娠期用药分级——B 级

FDA 批准的适应证

HSV 感染

VACV 适用于生殖器和口面 HSV 感染。初发生殖器 HSV 感染，推荐 VACV 1000mg，每日 2 次，共 10 天[1]。对于初发生殖器 HSV 感染，ACV 200mg 每日 5 次、共 10 天和 VACV 每日 2 次效果相同[20]。VACV 每日 2 次更方便，患者依从性也更高。对复发性生殖器 HSV 感染的治疗，使用 VACV 500mg，每日 2 次，共 3 天[21]。抑制复发性生殖器单纯疱疹发作，使用 500mg、每日 1 次持续治疗已批准用于每年发作少于 9 次的患者。而每年发作超过 10 次者需要 1g、每日 1 次或 500mg、每日 2 次。最近研究表明，VACV 每日 1 次给药可以减少因无症状单纯疱疹的病毒脱落而引起的疱疹传播，促进了 FDA 对这一用法的批准。一项 8 个月的研究发现，HSV-2 传播在易感伴侣中减少了 50%[22]。另一项研究发现，对新诊断的 HSV-2 感染患者，VACV 1g 每日 1 次比安慰剂组使病毒脱落减少 78%[23]。

VACV 获批用于 HIV 血清阳性伴复发性生殖器 HSV 感染的患者。在一项双盲对照试验中，1062 例 HIV 感染并有复发性肛门生殖器疱疹史的患者随机接受为期 1 年的 VACV 500mg 每日 2 次、VACV 1000mg 每日 1 次或者 ACV 400mg 每日 2 次治疗，VACV 1000mg 每日 1 次组和 ACV 400mg 每日 2 次组无明显差异，而 VACV500mg 每日 2 次组生殖器单纯疱疹感染的复发明显更少[24-25]。在另一项随机双盲安慰剂对照研究中，有 293 例 HIV 阳性患者使用 VACV 500mg 每日 2 次治疗 6 个月，发现能有效降低复发性生殖器单纯疱疹的发作。疱疹首次复发的时间安慰剂组（中位数是 59 天）明显短于治疗组（中位数为 180 天）[24-25]。对器官移植或骨髓移植后的免疫缺陷患者，VACV 2000mg 每日 4 次是预防 CMV 感染的有效策略[26]。

VACV 也获批用于复发性口面部单纯疱疹的治疗。在前驱症状期给予 VACV 2000mg 每日 2 次、治疗 1 天有效[27]。VACV 也用于口唇单纯疱疹的预防。两项随机双盲安慰剂对照研究发现，在前一年复发超过 4 次的口唇单纯疱疹患者，口服 VACV 500mg 每日 1 次、超过 4 个月能有效抑制口唇单纯疱疹。复发率从 68% 降到 40%[28]。接受激光嫩肤治疗者，从激光治疗前一天开始使用 VACV 500mg、每日 2 次、连续 10～14 天是预防口面部单纯疱疹复发的有效策略[29]。

带状疱疹（HZ）

带状疱疹（HZ）是 FDA 批准的 VACV 治疗适应证。治疗需要 1000mg 每日 3 次，共 7 天。在控制新皮损、结痂时间及达到 50% 愈合的时间方面，VACV 同 ACV 一样有效。在改善带状疱疹 PHN 方面，VACV 比 ACV 更有效。VACV 治疗的患者皮疹缓解后的疼痛时间中位数是 40 天，而 ACV 为 60 天。在所有带状疱疹相关不适中，VACV 治疗带给患者的益处较 ACV 高 25%。用药更方便、止痛效果更快，使 VACV 在急性 HZ 的治疗上比 ACV 更加有效（见"HHV 感染的药物治疗"部分中的"治疗指南"部分）。

皮肤科超适应证用药

复发性多形红斑

问题 10-4 在英语文献中少有用 VACV 治疗单纯疱疹感染引起复发性多形红斑的报道。因为 ACV 已经取得很好效果，因此对生物利用度明显更好的 VACV 用于该潜在适应证的进一步评估是合乎情理的。

其他单纯疱疹感染

VACV 可用于治疗各种 HSV 亚型的感染，方案与 FDA 批准的治疗口腔和生殖器单纯疱疹感染的方案相同。这些疾病包括初发的龈口炎、角斗士疱疹、疱疹样湿疹、疱疹性瘭疽、疱疹性角膜结膜炎。经验性剂量与在"治疗指南——治疗 HHV 感染的药物"部分列出的治疗初发感染、复发和预防性治疗的方案相同。

不良反应

已报道过的 VACV 的不良反应包括恶心和头痛（同 ACV 一样），发生率通常与安慰剂无明显不同。同 ACV 一样，VACV 是非常安全的药物，患者耐受性非常好。

药物相互作用

已知 VACV 和它的活性产物 ACV 不通过肝微粒体（CYP）酶代谢，所以严重的药物相互作用相对较少。几个小的相互作用见表 10-6。

泛昔洛韦

药理学

问题 10-5 泛昔洛韦（FCV）是喷昔洛韦（PCV）的口服前体药，是一种无环核苷（见图 10-1）。同 ACV 一样，PCV 必须磷酸化为 PCV 三磷酸才有药理学活性。PCV 三磷酸的细胞内半衰期（在 HSV 感染的细胞内为 10～20h，VZV 感染的细胞内为 7h）比 ACV 三磷酸的细胞内半衰期（在 HSV 和 VZV 感染的细胞内均小于 1h）长很多[3]。

问题 10-6 口服 FCV 生物利用度 77%，而口服阿昔洛韦是 15%～30%，口服 VACV 是 55%[30-31]。FCV 药理学关键概念见表 10-3。

临床应用

FCV 的适应证及禁忌证见框 10-3[1,32-45]。

框 10-3　泛昔洛韦的适应证及禁忌证[1,32-45]

FDA 批准的适应证
HSV 感染[1,32-37]
　　初发
　　复发
　　预防治疗
　　免疫缺陷者（如 HIV 感染）[37-41]
VZV 感染
　　HZ[42-44]
　　免疫缺陷者（如 HIV 感染）[45]
其他皮肤科应用
　　其他单纯疱疹病毒亚型的感染（见正文）
　　原发水痘
禁忌证
　　对泛昔洛韦过敏
　　对剂型中任何其他成分过敏
妊娠期风险分类——B 级

FDA 批准的适应证

HSV 感染

FCV 用于治疗口面部和生殖器单纯疱疹。生殖器单纯疱疹治疗中用于初发感染、复发感染的发作期治疗和持续性预防性治疗。对于第一次生殖器单纯疱疹发作，给予 FCV 250mg 每日 3 次，共 10 天。与 ACV 相比，其在减少病毒脱落、痊愈时间及所有症状消失上没有明显不同[1,46]。对于复发性生殖器单纯疱疹发作期的治疗，FDA 批准的 FCV 剂量是 125mg 每日 2 次、共 5 天或者 1000mg 每日 2 次、仅 1 天。FCV 可使复发性生殖器单纯疱疹患者的疼痛、烧灼感、触痛、刺痛感明显减轻[1,47]。FCV 也获批用于复发性生殖器单纯疱疹的预防性治疗[32]。一项针对数个历时 2 年的多中心试验的荟萃分析对 FCV 250mg 每日 2 次的治疗和安慰剂进行比较。FCV 治疗的患者比安慰剂组的每年复发率减少近 80%。长期使用 FCV 耐受性好，同安慰剂的安全性相近[33-34]。最近的另一项研究表明，FCV 1000mg 每日 2 次、给药 1 天与 VACV 500mg 每日 2 次、连用 3 天的安全性和有效性相近，这使得免疫功能正常的复发性生殖器单纯疱疹成人患者又多了一个更加便利的治疗选择[35]。

人们对 FCV 治疗口面部单纯疱疹的发作方面也进行了评估。对于复发性口面部单纯疱疹治疗的推荐剂量为单次 FCV 1500mg，在症状出现的最早期给药。对于早期治疗紫外线诱导的复发，FCV 250 和 500mg 每日 3 次、共 5 天同样有效[34]。对预防激光嫩肤术后的复发，250mg 和 500mg 每日 2 次也显示有效。频繁复发的患者建议使用更大剂量[36]。

已经证明 FCV 对治疗免疫缺陷患者的 HSV-1 和 HSV-2 感染有效。FDA 已经批准使用 FCV 500mg 每日 2 次、共 7 天治疗 HIV 感染者的复发性生殖器单纯疱疹。一项有 293 例 HIV 阳性伴复发性生殖器单纯疱疹的患者参加的双盲研究发现，500mg FCV 每日 2 次、共 7 天的治疗效果与 ACV 400mg 每日 5 次、共 7 天的效果相同[37]。一项双盲安慰剂对照试验发现，每日给予 FCV 可以有效抑制 HIV 感染者症状性和无症状性单纯疱疹的再活化。除了延迟单纯疱疹再活化的时间，FCV 明显减少总的症状性和无症状性 HSV 的脱落。FCV 使得 HSV-2 总体脱落减少 87%，生殖器症状和体征的发作频率降低 65%。生殖器皮损存在时间的百分比从 13.8% 降低为 4.9%[36]。同样，另一项双盲安慰剂对照研究表明，血清学 HIV 阳性伴单纯疱疹患者用 500mg FCV 每日 2 次、共 8 周可以抑制近 50% 的 HSV-2 再活化，使皮损持续时间降低 8%，无症状病毒脱落减少 4%[38]。

单纯疱疹是 HIV 感染者最常见的伴随性病毒感染。约 95% HIV 阳性者 HSV-1 或者 HSV-2 血清学阳性，或者两者皆有[39]。一项对 12 例男性 HIV 感染伴有症状性 HSV-2 感染史的患者的研究发现，在 HSV-2 造成的生殖器溃疡中可以持续检测到 HIV-1 病毒颗粒（通过聚合酶链反应）。这表明生殖器单纯疱疹感染可能会增加 HIV-1 性传播的风险[49]。

带状疱疹（HZ）

FCV 治疗 HZ 很有效。FDA 推荐免疫正常的带状疱疹患者口服 FCV 剂量是 500mg 每日 3 次、共 7 天。该 FCV 剂量可以缩短带状疱疹皮损的愈合时间，也使 PHN 的时间缩短[41]。在 FCV 治疗组，急性带状疱疹的 PHN 恢复的速度是安慰剂组的 2 倍。50 岁以上患者发生长时间 PHN 的风险增加。有研究显示，FCV 可以使这些患者的疼痛缓解加速 2.6 倍，使 PHN 中间时间降为 3.5 个月[41]。与 VACV 相比，其安全性和有效性没有差别[42]。在眼部带状疱疹中，FCV 与 ACV 800mg 每日 5 次有相同的有效性和安全性，但是 FCV 服用更方便（每日 3 次）[43]。

对免疫缺陷患者，如骨髓和器官移植患者、接受放疗和化疗的癌症患者、HIV 阳性患者，VZV 感染可以非常严重，致病率和死亡率明显增加。静脉用 ACV 是这些免疫缺陷患者 VZV 的主要治疗药物，需住院或在家静脉点滴。口服 FCV 比口服 ACV 治疗免疫缺陷患者 HZ 更有利[44]。免疫缺陷患者推荐 FCV 治疗剂量为 500mg 每日 3 次、共 10 天。该方案更便捷有效。急性 HZ 应用 FCV 的不良反应很少，包括恶心、头痛和呕吐，同口服 ACV 概率相同。FCV 是口服有效、可在免疫缺陷患者中代替静脉抗病毒治疗的药物。但是必须严密监测患者，如果出现播散性疾病的症状和体征，要静脉给予抗病毒药物。FCV 在 HSV 和 VZV 感染中的应用见表 10-4 和表 10-5。

皮肤科超适应证用药

其他疱疹病毒感染

各种 HSV 感染性疾病都可用 FCV 治疗，方法与 FDA 批准的口腔和生殖器单纯疱疹治疗方案相同。这些疾病包括初发性龈口炎、角斗士疱疹、疱疹样湿疹、疱疹性瘭疽和疱疹性角膜结膜炎。经验性用药剂量与"治疗指南——治疗 HHV 感染的药物"部分列出的用于治疗初发感染、复发和预防性治疗的方案相同。FCV 可能也可以用于初发水痘治疗，尽管这一适应证需要进一步临床评价。

不良反应

同 ACV 相同，FCV 不良反应很罕见，包括头痛、恶心和腹泻。FCV 同 ACV 和 VACV 一样，有非常好

的安全性和患者耐受性。

药物相互作用

FCV 和它的活性产物 PCV 都不通过肝微粒体（CYP）酶代谢，严重的药物相互作用相对少见。几个很小的相互作用的详细情况见表 10-6。

治疗指南——治疗 HHV 感染的药物

一般来说，ACV、VACV 和 FCV 的安全性和疗效相同。主要例外是 VACV 和 FCV 在缩短带状疱疹相关疼痛的时间方面比 ACV 更有效，因为它们的生物利用度更高。因此，比起 ACV，医生更愿意选择 VACV 和 FCV 治疗 VZV 感染，对单纯疱疹感染 ACV 仍有很好的作用，单纯疱疹对三种药物都敏感。一般认为 VACV 和 FCV 在治疗单纯疱疹和 VZV 感染上作用相同（尽管在药理学方面有不同）[42]。表 10-4 列出了免疫正常患者 HHV 感染的临床治疗方案。表 10-5 列出了免疫缺陷患者 HHV 感染的临床治疗方案。两个表包括了各种单纯疱疹、HZ 和初发水痘的临床情况。

这些药物中的任何一个都能用来预防复发性生殖器 HSV 或口唇 HSV 感染。 问题 10-7 使用预防治疗而不是发病时治疗的原因包括：

1. 频繁发作（如每年超过 6 次）。
2. 病情较重［躯体和（或）情绪上］。
3. 因缺乏前驱症状，发作时治疗效果不佳。
4. 如果性伴侣的 HSV（特别是 HSV-2）蛋白质印迹法检测血清学阴性，预防治疗会减少发作、无症状性病毒脱落及疾病传播。

免疫缺陷患者包括 HIV 感染者、实体器官移植受者、系统性免疫抑制剂使用者及罹患内脏恶性肿瘤者。每种疾病都存在不同程度的免疫抑制。这些药物口服制剂用于治疗单纯疱疹和 VZV 感染，也用于免疫缺陷患者单纯疱疹的预防性治疗。这些药物在免疫缺陷患者中使用的有效性和安全性相关资料较少。

问题 10-3 经常使用 ACV 治疗和预防单纯疱疹可导致 ACV 耐药性 HSV 病毒株的出现。免疫正常者的单纯疱疹对治疗敏感；但免疫缺陷患者，特别是 HIV 感染者或骨髓移植患者及服用免疫抑制剂的患者，ACV 耐药性 HSV 感染的发生率可高达 7%[45]。ACV 耐药性 HSV 株可以对 VACV 和 FCV 交叉耐药。使用常规口服和静脉 ACV 治疗无效的患者可以静脉用膦甲酸钠或西多福韦治疗。疾病控制中心（CDC）也推荐局部用西多福韦治疗 ACV 耐药性单纯疱疹。绝大多数对 ACV 的耐药是由于病毒胸苷激酶基因发

生了突变，少数是病毒 DNA 聚合酶发生突变[45,48]。膦甲酸钠和西多福韦比 ACV 毒性大，因此不建议作为单纯疱疹的一线治疗。两者都通过抑制病毒 DNA 聚合酶起作用，而不需要胸苷激酶的磷酸化。

单纯疱疹的一线治疗中，除了 VACV 和 FCV 比 ACV 给药更加方便外，没有任何其他理由优先推荐 ACV、VACV 或 FCV 中的任何一种药物。推荐静脉应用 ACV 而不是口服的原因包括：①严重免疫抑制；②不能吞服药物；③记忆力和（或）精神状态受损；④一旦出现口服药物并发症，距离医疗机构较远或交通不便；⑤播散性疾病。

预防 HHV 感染的疫苗

VZV 疫苗

第一个应用的预防 HSV 感染的疫苗是一种减毒活疫苗，用来预防初发水痘。问题 10-8 在 1995 年 FDA 批准水痘疫苗以前，每年有大约 4 000 000 美国人感染水痘，其中超过 100 例死亡，9000 多人住院治疗，导致每年价值上亿美元的医疗消耗及生产力丧失[49]。在美国，水痘曾经是儿童死亡的主要原因，而该病是完全可以通过疫苗来预防的。研究显示水痘疫苗完全预防水痘的有效率达 70%～90%，其余的病情减轻[3]。

水痘疫苗可以在 1 岁左右与麻疹/腮腺炎/风疹（MMR）疫苗同时接种。过去，小于 12 岁儿童仅接受一次 VZV 疫苗接种，但最近 CDC 的免疫接种顾问委员会（ACIP）表决通过了一项新建议，即对 4～6 岁儿童进行第二次水痘疫苗接种，以提高对该病的保护力。ACIP 也建议以前接种过一次水痘疫苗的儿童、青少年和成人进行二次接种。有过水痘病史的患者发生 HZ 的最大危险因素是带状疱疹阳性家族史[50]。幸运的是，HZ 较少发生于那些为预防初发 VZV 而注射疫苗的人。得过水痘的老年患者接种加强剂量（14 倍浓缩）减毒活疫苗后，能够获得免疫力的增强，该免疫力的半衰期是 54 个月。通常，疫苗注射 6 年后，T细胞反应频率仍高于基线水平。HZ 发病率和 PHN 严重程度在注射过疫苗的个体都会减少。这在老年人有明显益处，是疫苗接种很好的适应证，因为老年人尤其易发 PHN[51-52]。2006 年 Zoster Vaccine Live（带状疱疹活疫苗）成为 FDA 批准的第一个用于预防 60 岁及以上老年人的 HZ 的疫苗。疫苗是 Oka/Merck 株的减毒活 VZV 的冻干剂型。在一项有 38 500 例 60 岁以上成人参加的预防带状疱疹的三期试验中，疫苗使 HZ 的发病减少 51%。接受疫苗但是仍发生带状疱疹

的患者与接受安慰剂的患者相比疼痛减轻，不适减少，PHN 发病率低。

HSV 疫苗

预防和治疗性单纯疱疹疫苗已经开展 90 多年。疫苗类别包括灭活全株病毒疫苗、重组亚单位、病毒载体、减毒病毒株、DNA 制备、基因工程突变 HSV 疫苗。到目前为止，灭活全株病毒疫苗和减毒活病毒株缺少有效的免疫原性[51]。重组病毒亚单位疫苗最有前途。第一个由 Chiron 研制的疫苗含有糖蛋白 B 和 D，伴随佐剂 MF59。后发现该疫苗对预防和治疗都无效[53-54]。第二个重组疫苗由 GlaxoSmithKline 研制，含有糖蛋白 D 和佐剂单磷酸脂 A 免疫激发剂。临床试验表明该疫苗可以防止 40% 的 HSV-1 和 HSV-2 血清学阴性的妇女获得 HSV-2 感染，防止 73% 的上述女性出现症状性感染。但疫苗对于男性和 HSV-2 血清学阳性的女性没有保护作用[55]。

DNA 疫苗也在研发中。动物实验发现，编码所需病毒基因的质粒 DNA 的接种有望达到预防效果。尽管质粒只能编码几种病毒抗原，但是它们不用佐剂就能诱导细胞介导的免疫。这些抗原中的几个正在临床前研发中。

一种由 AuRx 研发的、基因工程设计的生长缺陷型 HSV 突变疫苗在疫苗构建中通过删除 ICP10PK、Th2 极化基因诱导 Th1 免疫。临床试验中，该疫苗可以在 37.5% 的患者中预防治疗后疾病复发，且降低复发的频率和严重程度[56]。其他基因工程疫苗正在研发中。有效的 HSV 疫苗将会产生巨大影响。其在减少患病、疾病的严重程度及单纯疱疹相关性致残率和死亡率上效果明显，特别在新生儿、围产期和口面部疾病方面。

治疗 HIV 感染的药物

HIV 的皮肤表现常常促进对它的诊断。初发疾病的最常见临床表现包括与各种其他病毒性疾病相似的丘疹鳞屑性皮疹[57]。皮疹持续大约 2 周，然后自动缓解。但是，随着疾病发展为获得性免疫缺陷综合征（AIDS），90% 的患者出现继发于感染、肿瘤等的皮肤黏膜表现[58-59]。疱疹病毒、痘病毒、人乳头瘤病毒是最常见的、导致 HIV 阳性患者皮肤表现的条件致病病毒[57]。抗逆转录病毒药物也可以造成许多皮肤不良反应。

对治愈该病的努力促进了对很多不同治疗方式的深入研究。目前有 20 多种 FDA 批准的抗病毒药物，可以分成 7 个类型：

1. 核苷逆转录酶抑制剂——齐多夫定、拉米夫定、去羟肌苷、扎西他滨、司他夫定、阿巴卡韦、恩曲他滨；

2. 核苷酸逆转录酶抑制剂——替诺福韦；

3. 非核苷酸逆转录酶抑制剂——奈韦拉平、地拉韦啶、依非韦伦、依曲韦林；

4. 蛋白酶抑制剂——沙奎那韦、茚地那韦、利托那韦、奈非那韦、氨普那韦、呋山那韦、阿扎那韦、洛匹那韦、替拉那韦、达芦那韦；

5. 融合抑制剂——恩夫韦肽；

6. 侵入抑制剂/CCR5 联合受体拮抗剂——马拉韦罗；

7. 整合酶抑制剂——拉替拉韦。

为了提高用药依从性，减少病毒耐药，还有 6 种复合性抗逆转录病毒药物：

1. Atripla（依非韦伦、恩曲他滨、替诺福韦）

2. Combivir（齐多夫定、拉米夫定）

3. Trizivir（齐多夫定、拉米夫定、阿巴卡韦）

4. Truvada（替诺福韦、恩曲他滨）

5. Kaletra（洛匹那韦、利托那韦）

6. Epzicom（拉米夫定、阿巴卡韦）（见表 10-7）

抗逆转录病毒治疗最好由经过特殊培训的医生进行，因为医生的经验与患者的治疗效果密切相关。

表 10-7　FDA 批准的治疗 HIV 感染的抗病毒药物

非专有名	商品名	常用缩写	成人剂量[+]
多种类联合产物			
依非韦伦＋恩曲他滨＋替诺福韦[+]	Atripla	EFV+FTC+TFV	每日 1 次，每次 1 粒
替诺福韦[+]＋恩曲他滨	Truvada	TFV+FTC	每日 1 次，每次 1 粒
核苷类逆转录酶抑制剂（NRTI）			
齐多夫定	Retrovir	AZT、ZDV	300mg，每日 2 次，200mg，每日 3 次
去羟肌苷	Videx	Ddi	200mg，每日 2 次，400mg，每日 1 次
扎西他滨	Hivid	ddC	0.75mg，每日 3 次
司他夫定	Zerit	d4T	20～40mg，每日 2 次
拉米夫定	Epivir	3TC	150mg，每日 2 次，300mg，每日 1 次
阿巴卡韦	Ziagen	ABC	300mg，每日 2 次
恩曲他滨	Emtriva	FTC	200mg，每日 1 次
齐多夫定＋拉米夫定	Combivir	AZT+3TC	每日 2 次，每次 1 粒
齐多夫定＋拉米夫定＋阿巴卡韦	Trizivir	AZT+3TC+ABC	每日 2 次，每次 1 粒
拉米夫定＋阿巴卡韦	Epzicom	3TC+ABC	每日 1 次，每次 1 粒
核苷酸逆转录酶抑制剂			
替诺福韦	Viread	TFV、TDF、PMPA	300mg，每日 1 次
非核苷类逆转录酶抑制剂（NNRTI）			
奈韦拉平	Viramune	NVP	200mg，每日 2 次
地拉韦啶	Rescriptor	DLV	400mg，每日 3 次
依非韦伦	Sustiva	EFV	600mg，每日 1 次
依曲韦林	Intelence	ETR、ETV	200mg，每日 2 次
蛋白酶抑制剂（PIs）			
沙奎那韦	Invirase（硬明胶胶囊）	SQV	400mg 每日 2 次＋RTV，400mg 每日 2 次或 1000mg 每日 2 次＋RTV100mg 每日 2 次
茚地那韦	Crixivan	IDV	800mg 每 8h 一次
利托那韦	Norvir	RTV	600mg 每日 2 次
奈非那韦	Viracept	NFV	1250mg 每日 2 次或 750mg 每日 3 次
氨普那韦	Agenerase	APV	1200mg，每日 2 次
呋山那韦	Lexiva	f-APV	1400mg，每日 2 次

续表

非专有名	商品名	常用缩写	成人剂量*
阿扎那韦	Reyataz	ATV	400mg，每日 1 次
洛匹那韦＋利托那韦	Kaletra	LPV/r	每次 3 粒，每日 2 次
达芦那韦	Prezista	TMC114	800mg 和利托那韦 100mg 每日 1 次（无经验处方）
替拉那韦	Aptivus	TPV	600mg 和利托那韦 100mg 每日 2 次（有经验处方）500mg 和利托那韦 200mg 每日 2 次
融合抑制剂（FIs）			
恩夫韦肽	Fuzeon	T-20	90mg SC 每日 2 次
侵入抑制剂			
马拉韦罗	Selzentry		300mg，每日 2 次 150mg，每日 2 次（如果合用 CYP3A 抑制剂）；600mg，每日 2 次（如果合用 CYP3A 诱导剂）；150mg，每日 2 次（如果合用 CYP3A 抑制剂＋诱导剂）
整合酶抑制剂			
拉替拉韦	Isentress	RAL	400mg，每日 2 次

* 这些是常用剂量举例，不代表全部用法。

† 替诺福韦是核苷酸类逆转录酶抑制剂

核苷类

核苷酸逆转录酶抑制剂（NRTI）在细胞内磷酸化后被激活。（问题 10-9 表 10-8[60-70]）。三磷酸化后的产物与病毒逆转录酶结合，加入生长中的 DNA 链，导致 DNA 链终结。实际上，这些药物抑制 RNA 依赖性 DNA 合成[71]。对一种 NRTI 耐药经常导致对该类药物全部耐药。

核苷酸类

唯一的核苷酸类逆转录酶抑制剂替诺福韦的功能很像 NRTI，通过与病毒逆转录酶结合，导致 DNA 链终结。但与 NRTI 不同，替诺福韦不需要通过细胞激酶磷酸化来激活，与其他核苷类药物没有交叉耐药。

非核苷类

非核苷类逆转录酶抑制剂（NNRTI）与核苷类逆转录酶抑制剂作用于相同的复制阶段，但是前者家族药物有不同的作用机制（问题 10-9，表 10-9[69,72-77]）。这些药物非竞争性地结合到 RNA 依赖性 DNA 多聚酶，改变其结构，从而抑制其功能。与核苷类不同，这类药物不需要活化。同其他抗逆转录病毒药物一样，单一药物治疗导致快速耐药和 NNRTI 间交叉耐药。非核苷类被批准用于 HIV-1 感染的联合治疗，对 HIV-2 感染无效。

蛋白酶抑制剂

HIV-1 蛋白酶抑制剂（PI）从 1996 年开始广泛应用，为 HIV 的治疗提供了一个新的方向（问题 10-9，表 10-10[69,72,76,78-85]）。这些药物阻滞参与病毒蛋白最后合成的蛋白酶，导致新感染或慢性感染的细胞中子代病毒的组装减少。这是明显优于各种逆转录酶抑制剂之处，因后者只能抑制新感染细胞内的复制。目前被批准的 PI 同 NRTI 或 NNRTI 联合应用。这种联合用药可以使多数患者的病毒载量至少降低 2 个对数，而单用逆转录酶抑制剂仅降低 0.5 个对数[78]。在抗逆转录病毒的药物中，PI 相关的不良反应较多。问题 10-10 好几种 PI 都是明显的 CYP3A4 抑制剂，包括利托那韦和奈非那韦。

融合抑制剂

融合抑制剂是一组新的抗逆转录病毒药物（问题 10-9 表 10-11[69,86-88]）。他们与病毒包膜上的蛋白结合，抑制病毒包膜和 CD4 细胞间的融合所需的构象变化。这样，病毒就不能感染健康的 CD4 细胞了。

侵入抑制剂/CCR5 联合受体拮抗剂

侵入抑制剂包括一组独特的抗逆转录病毒药物（表 10-11[69,86-88]），它们抑制病毒糖蛋白 120 与人 CCR5 联合受体的结合，后者是病毒进入宿主细胞需要用到的。

表 10-8 核苷类（NRTI）[60-70]

非专有名	PPC	不良反应	关键概念
齐多夫定[60-61]（AZT）	C	贫血、中性粒细胞减少、粒细胞减少症、纵形甲黑色条带、胃肠道（GI）不耐受	同其他 NRTI 联合治疗 批准其可以单一用药，以减少围产期传播 使用后最快 6 个月开始耐药
去羟肌苷[62]	B	胰腺炎、心肌病、外周神经病、发热	推荐用于 AZT 不耐受或耐药的患者 降低血清 P24 抗原水平，升高 CD4 计数 在相对高的胃 pH 值时吸收增加（空腹）
扎西他滨[62]	C	口腔和食道溃疡、胰腺炎、肝毒性、外周神经病	疾病进展期或对其他药物不耐受的患者 单独使用效益最小
司他夫定	C	胰腺炎、外周神经病、乳酸中毒、脂肪萎缩	对其他核苷类药物不耐受患者 对多个突变病毒株无效 AZT 拮抗剂
拉米夫定[63-64]	C	中性粒细胞减少	单一治疗受限，因为快速耐药 用于联合治疗 由于用于 HIV 和乙肝病毒合并感染的患者，其耐药性增加
阿巴卡韦[65-68]	C	过敏反应、麻疹或荨麻疹样皮疹	较强的核苷类药物 同 PI 联合能控制 HIV 水平到检测水平以下
恩曲他滨[69,70]	B	色素沉着异常、GI 不耐受、头痛、疲劳	最常用的联合用药（Truvada、Atripla） 同其他 NRTI 交叉耐药

PPC：妊娠期处方分级

表 10-9 非核苷类药物（NNRTI）[69,72-77]

非专有名	PPC	不良反应	关键概念
奈韦拉平[72-73]	B	重症多形红斑（Stevens-Johnson 综合征）（SJS）/ 中毒性表皮坏死松解症（TEN）、肝毒性、发热、GI 不耐受	比 AZT 作用强，毒性小 联合核苷类应用增加疗效 快速耐药（1 周），如无初始改善则停药
地拉韦啶[69,73-74]	C	肝衰竭、麻疹样皮疹	用于对多种抗逆转录病毒耐药的患者 通过 CYP3A4 代谢 服用抗酸药 1h 内避免服用
依非韦伦[75-77]	D	SJS、EM、眩晕、失眠、健忘、皮肤血管炎	最强的非核苷类药物 必须与一种 PI 和（或）NRTI 合用 可能有抑制 HIV 通过精液传播的作用
依曲韦林	B	SJS/TEN、EM、GI 不耐受、疲劳、肝衰竭	同达芦那韦联合使用 用于对其他 NNRTI 耐药的 HIV 株的患者 必须饭后服用

PPC：妊娠期处方分级

整合酶抑制剂

整合酶抑制剂包括一组独特的抗逆转录病毒药物（表 10-11[69,86-88]）。其通过阻止整合酶来防止病毒感染宿主细胞，整合酶是病毒基因物质整合到宿主染色体上必需的一种重要 HIV 蛋白。

研究中的药物

在未经治疗的患者中也已发现抗逆转录病毒的耐药突变[89]。用于抗击 HIV 感染的新药正在不断研发中。随着对病毒复制的更多了解，又有新的治疗靶点被纳入研究。HIV 进入细胞的每个步骤都被当作治疗靶点来设计。趋化性细胞因子受体拮抗剂通过拮抗 CXCR4 联合受体（和前面讨论过的 CCR5 联合受体）阻止病毒侵入。病毒组合和解体也成为 NCp7 锌指靶向制剂的靶点。其他融合抑制剂也将投入使用。与恩福韦地不同，许多研究中的复合物都是口服剂型。并且，对耐药株活性增强的新型核苷类、NNRTI 和 PI 正在研发中，它们可以联合治疗[90-91]。

表 10-10　蛋白酶抑制剂 (PI)[69,72,76,78-85]

非专有名	PPC	不良反应	关键概念
沙奎那韦[78]	B	高血糖、高血脂、脂肪代谢障碍、GI 不耐受	两种剂型——凝胶填充胶囊、硬明胶胶囊 软凝胶比硬明胶增加生物利用度，增加有效性 利托那韦可以增加沙奎那韦水平
利托那韦[76,79]	B	GI 不耐受、味觉障碍、感觉异常	进展期 HIV 感染患者中降低死亡率和合并症 常处方最大剂量，以防止耐药 利托那韦增加沙奎那韦水平
茚地那韦[69,76]	C	高胆红素血症、肾石病、失眠、干燥综合征	联合 AZT/拉米夫定，治疗 16 周内可以减少病毒载量到不可测出的水平 用大量水服用，增加吸收，降低尿结晶
奈非那韦[72,80-81]	B	腹泻（可达 30% 患者，无恶心或腹痛）、无力、高血压	同液体服用增加生物利用度 抢救型治疗方案中在 PI 之前服用
氨普那韦[69,82]	C	麻疹样皮疹、SJS、口周感觉异常、GI 不耐受	半衰期长，可以每日 2 次 降低精子的病毒载量，也降低血浆中 HIV 病毒载量 可以与 PI 加 2 种 NRTI 一同作为初始和抢救方案
呋山那韦[69]	C	SJS、GI 不耐受	氨普那韦前体药 同氨普那韦交叉耐药，但是同其他 PI 不交叉 必须避免用于明显磺胺过敏患者
阿扎那韦[69]	B	疲劳、GI 不耐受、黄疸	每日 1 次，与其他抗逆转录病毒药物相比超强效 同 2 种 NRTI 药物联合快速持久降低病毒载量，升高 CD4
替拉那韦[83]	C	肝转氨酶升高、GI 不耐受	必须与利托那韦联合用药 最好用于其他 PI 治疗的正在进行病毒复制的患者 非肽结构——更灵活地结合到 HIV-1 蛋白酶
洛匹那韦＋利托那韦[84,85]	C	高血脂、GI 不耐受	Kaletra 是这两种药的复合产品 洛匹那韦是活性成分 利托那韦增加血浆洛匹那韦水平 比其他 PI 单用有效，＝阿扎那韦＋利托那韦
达芦那韦	C	麻疹样皮疹、GI 不耐受	作为"利托那韦增强的"的 PI，同其他药物合用 必须同食物一起服用

PPC：妊娠期处方分级

表 10-11　其他抗逆转录病毒药物[69,86-88]

非专有名	PPC	不良反应	关键概念
融合抑制剂			
恩夫韦肽[87-88]	B	注射部位炎症、失眠、肌痛、嗜酸性粒细胞增多症、肺炎	由于对耐药 HIV 株有效，用于抢救性治疗 每年化费 14 000～20 000 美金，需要频繁注射
侵入抑制剂/CCR5 联合受体拮抗剂			
马拉韦罗	B	SJS、发热、瘙痒、呼吸道感染	仅用于 CCR5 热带 HIV 株的患者 与 NRTI 联合用药 严重肝功能不良患者避免使用
整合酶抑制剂			
拉替拉韦	C	SJS、肌病、横纹肌溶解、GI 不耐受、瘙痒	与 NRTI 联合用药 服用利福平的患者剂量加倍
核苷酸类			
替诺福韦[69,86]	B	GI 不耐受、骨质疏松、神经毒性、可增加去羟肌苷水平	与其他抗逆转录病毒药物协同作用（HAART） 同核苷类无交叉耐药 用于合并乙肝的 HIV 感染者 可能增加去羟肌苷水平

PPC：妊娠期处方分级

治疗指南-HIV 感染药物

编者按——由于非皮肤科医生几乎仅使用本章涉及的抗逆转录病毒药物，有兴趣的读者可以查阅参考文献 57 和（或）本书第 2 版中本章细节。

HIV 疫苗发展

问题 10-11 未来控制 HIV 的最大希望是通过使用预防性疫苗将传播最小化。不同类型的疫苗目前正在研发中，包括亚单位疫苗、重组载体疫苗、联合疫苗（重组载体疫苗和亚单位疫苗增强剂）、肽类疫苗、病毒样颗粒疫苗、抗特发型疫苗、全灭活病毒疫苗、减毒活疫苗等[92]。只有一种称为 AIDSVAX 的重组 gp120 疫苗已到三期临床试验。尽管最初研究发现 99％的患者注射疫苗后有中和性抗体产生，但是三期试验发现，注射疫苗后获得 HIV 感染的频率与未注射者相同[93-94]。由重组金丝雀痘和水疱性口炎病毒为载体的活病毒载体疫苗及细胞介导的免疫原性疫苗（即腺病毒）已有研究，但均不能预防 HIV 感染或降低早期病毒血症。

问题 10-11 基础增强疫苗技术比较有前景。第一个使用该技术的是 RV144 试验，该试验联合使用 AL-VAC HIV（基础）和 AIDSVAX B/E（增强剂），并以安慰剂为对照，在从泰国招募的 HIV 阴性个体中进行。研究结果显示，这一新技术在降低 HIV 感染的风险方面是有效的。但是需要进一步试验证明疫苗的有效性。另一项名为 HIVTN505 的研究也使用基础增强疫苗技术，目前正在美国进行。该研究选择接受过包皮环切的同性恋男性，进行一种 DNA 疫苗（基础）和 5 型腺病毒（增强剂）的联合接种。

总结

尽管在 HHV 和 HIV 的治疗方面取得了巨大进步，但是仍有大量工作有待进行。疫苗研究致力于为存在患病风险的人提供预防保护。重视预防能够使个体免于社会歧视、躯体和精神痛苦及可能的健康花费。对于 HSV-1 和 HSV-2 传播的健康宣教可增加安全性行为而减少疾病传播。同样重要的是，医生和患者均应了解 HZ 的早期症状和体征，以及高风险人群进行疫苗接种的必要性，以减少 PHN 的发生概率。对于已经患病的个体，目前的疗法对于疾病暴发的治疗和减轻均有效。

在 HIV 领域，每天都有多中心试验在研究新型蛋

白酶抑制剂、核苷逆转录酶抑制剂、非核苷逆转录酶抑制剂、核苷酸逆转录酶抑制剂、融合抑制剂、整合酶抑制剂及 CCR5 受体拮抗剂。不同作用机制的药物也在研发中。减少传播最有效的方法是宣教安全性行为和禁欲、血制品检测、使用消毒针剂、正确处理可能含有 HIV 的体液等。

感谢

感谢 Patricia C. Lee 医生对本章的贡献。

本章使用的英文缩写	
ACIP	免疫接种顾问委员会
ACV	阿昔洛韦
AIDS	获得性免疫缺陷综合征（重症多形红斑）
AZT	齐多夫定
CDC	疾病控制中心
CYP	细胞色素 P450
GI	胃肠道
FCV	泛昔洛韦
FDA	食品药品监督管理局
HAART	高活性抗逆转录病毒治疗
HHV	人类疱疹病毒
HIV	人类免疫缺陷病毒
HSV	单纯疱疹病毒
HZ	带状疱疹
MMR	麻疹/腮腺炎/风疹
NRTI	核苷类逆转录酶抑制剂
NNRTI	非核苷类逆转录酶抑制剂
PHN	疱疹后神经痛
PI	蛋白酶抑制剂
PPC	妊娠期处方分级
rx	处方或用药
SJS	Stevens-Johnson 综合征（重症多形红斑）
TEN	中毒性表皮坏死松解症
TK	胸苷激酶
VACV	伐昔洛韦
VZV	水痘带状疱疹病毒

推荐阅读

Overviews for treatment of human herpes virus infections
Trizna Z, Tyring SK. Antiviral treatment of diseases in pediatric dermatology. *Dermatol Clin* 1998;16:539–52.

Reviews of specific drugs for human herpes virus infections
Chakrabarty A, Tyring SK, Beutner K, et al. Recent clinical experience with famciclovir—a 'third generation' nucleoside prodrug. *Antivil Chem Chemother* 2004;15:251–3.

Tyring SK, Baker D, Snowden W. Valacyclovir for herpes simplex virus infection: long-term safety and sustained efficacy after 20 years' experience with acyclovir. *J Infect Dis* 2002;186(Suppl 1):S40–6.

参考文献

见本书所附光盘。

第 11 章　系统性抗寄生虫药

Dirk Elston

赵　娜　译　张　霞　审校

伊维菌素

伊维菌素是阿维链霉菌发酵产物衍生出的一种半合成抗蟥虫药。它是除虫菌素 B_1 的 22,23-双氢衍生物，属于除虫菌素家族中的大环类。它的结构与大环内酯类抗生素相似。

问题 11-1 对药物治疗疥疮的随机对照试验的系统性回顾发现，外用扑灭司林是治疗疥疮的最有效方法，而伊维菌素是有效的口服制剂[1]。花费和疗效数据表明，苯甲酸苄酯和伊维菌素是治疗疥疮最经济的办法[2]。还有数据认为外用苯甲酸苄酯更有效，但是数据很混杂[3]。结痂性疥疮患者对口服伊维菌素的反应各不相同，推荐口服药联合外用杀疥蟥药和角质软化剂进行治疗[4]。临床经验表明，单独应用伊维菌素治疗结痂性疥疮常常会失败。还有一些患者口服伊维菌素的疗效与外用扑灭司林的疗效相比大致相同或略差，但是口服药的优势是应用更方便。

药理学

伊维菌素给药后达到血清峰浓度的时间约为 4h，半衰期约为 18h。主要经肝代谢，经粪便排泄时间估计超过 12 天。伊维菌素主要经 CYP3A4 代谢，经尿排泄的药物不超过 1%，所以胆道梗阻时需要调整药量，但肾衰竭不影响药物代谢。与高脂饮食同服会增加生物利用度。尽管药物标签没有推荐，有些作者建议与食物同服以增加吸收。

作用机制

问题 11-2 伊维菌素选择性与无脊椎动物神经和肌肉细胞的谷氨酸门控氯离子通道结合，使细胞膜对氯离子的通透性增加，神经或肌肉细胞的超极化导致寄生虫死亡。配体门控的离子通道是伊维菌素在无脊椎动物的主要靶点[5]。伊维菌素调节中枢神经系统 ATP 门控嘌呤 P2X4 受体，与乙醇在同一区域起作用[6]。

单次口服伊维菌素 24h 后皮肤微丝蚴数量降低一半，72h 后降低 85%，一周后降低 94%[7]。1995 年到 2001 年在三个盘尾丝虫病流行的山村大规模给予伊维菌素后，皮肤微丝蚴患病率从 69.3% 降低到 39.3%，微丝蚴载量从每个皮肤剪片 7.11 个降低到 2.31 个。但该水平仍代表有活动性传播[8]。

临床应用

批准的适应证

问题 11-3 伊维菌素标签上的适应证包括肠类圆

线虫引起的肠道类圆线虫病和旋盘尾丝虫导致的盘尾丝虫病。FDA 审批的临床试验仅表明伊维菌素对旋盘尾丝虫的微丝蚴和肠类圆线虫的肠道形式有效。

超适应证用药

皮肤科常用伊维菌素治疗疥疮，有时也用它治疗虱病和皮肤幼虫移行症。单剂量伊维菌素也被经验性地用于缓解流浪人群的皮肤瘙痒[9]。世界范围内，它也被用于人蛔虫、蛲虫、奥氏曼森线虫、颚口虫、链尾曼森线虫和鞭虫感染，以及班氏丝虫病和布鲁格丝虫病的治疗。

治疗指南

伊维菌素剂量范围从 $150\mu g/kg$ 到 $400\mu g/kg$。治疗疥疮的常用剂量为单次口服 $200\mu g/kg$（大概 $1mg/10$ 磅体重）（1 磅≈453.6g），1 周到 10 天后重复一次。治疗虱病要在第 1 天和第 8 天分别单次口服 $400\mu g/kg$。根据病原体不同，随诊时应行皮肤刮片和粪便检查以评价疗效。 问题 11-1 问题 11-4 对结痂性疥疮（常见于免疫功能低下的患者），要联合伊维菌素、角质软化剂和外用药进行治疗，但剂量与免疫功能正常的患者相同。伊维菌素已被用于控制医院和公共机构的疥疮暴发，对大规模感染的疗效优于外用药（表 11-1）[10-12]。

表 11-1 根据体重计算伊维菌素剂量（接近于 $200\mu g/kg$）指南

患者体重（kg）	剂量（mg）
15～24	3
25～35	6
36～50	9
51～65	12
66～79	15

不良反应

世界范围内有超过 3.5 亿患者曾安全应用伊维菌素进行治疗，不良反应很少见，罕见死亡多与高水平的罗阿丝虫微丝蚴血症有关，曾有报道发现合并感染罗阿丝虫病的患者发生严重和致死性脑病。有些患者用伊维菌素后发生脑病，病理发现大脑的血管改变与之前报道的乙胺嗪治疗罗阿丝虫病的相关性死亡类似[13]。

问题 11-5 盘尾丝虫病患者的皮肤和系统性反应被称为 Mazotti 反应，包括皮疹、系统症状和眼部症状。这是对死亡的微丝蚴或蠕虫内微生物的过敏性和炎症性反应。多西环素能清除丝虫内的共生细菌，从而降低 Mazotti 反应的发生。

10% 以上接受驱虫治疗的患者会出现下列伊维菌素不良反应。治疗疥疮时不良反应较少见。

1. Mazzoti 型反应 驱虫治疗时水肿和荨麻疹的总体发生率为 23%。

2. 瘙痒（见于 28% 的驱虫治疗患者）。

3. 发热（见于 23% 的驱虫治疗患者）。

4. 淋巴结肿大或淋巴结疼痛（1%～14%）。

少见不良反应包括心动过速、面部水肿、体位性低血压、腹泻和恶心。中枢神经系统症状和重症多形红斑很罕见。曾有肝功能异常的报道。

加拿大有报道认为伊维菌素会增加疗养院患者的死亡率，该结论没有得到其他试验证实。报道中很多患者都有痴呆或其他疾病，长期待在某一房间。尽管报道认为死亡率增加，但没有建立因果关系。

问题 11-6 P 糖蛋白通过 ATP 驱动的外排机制限制伊维菌素通过血脑屏障，P 糖蛋白缺陷是发生神经毒性的危险因素。伊维菌素可在纯合突变的狗的大脑累积，导致神经毒性，甚至死亡。该动物模型发现司拉克丁比伊维菌素更安全。在基因敲除的小鼠中发现两种药物都是 P 糖蛋白的底物，但是在没有 P 糖蛋白的情况下司拉克丁的累积量比伊维菌素少很多[14]。P 糖蛋白药物耐受基因 ABCB1（MDR1）突变可导致牧羊犬用伊维菌素后出现严重神经毒性，但在接受大环内酯治疗泛发性毛囊虫病后出现亚慢性神经毒性的其他品种犬中则没有发现同样的突变，表明还有其他重要基因或毒性机制参与不良反应[15]。

伊维菌素被常规用来治疗牲畜寄生虫感染。有人担心奶产品中残留药物，而转运蛋白的单核苷酸多态性可能导致某些奶牛的牛奶中残留药物水平增高[16]，这也引起了人们对高敏反应和耐药性的担忧。

药物相互作用

伊维菌素能增强维生素 K 拮抗剂（如华法林）的抗凝效果。尽管伊维菌素经 CYP3A4 酶系统代谢较少，但它可能与影响该酶的药物相互作用。利福平和苯巴比妥能增强 CYP3A4 活性，并通过增强 P 糖蛋白介导的肠道转运而改变伊维菌素的胃肠道分布。大鼠模型发现，两者中苯巴比妥的影响更强[17]。

耐药性

问题 11-7 加纳用伊维菌素控制盘尾丝虫病没有达到理想效果，引发了人们对伊维菌素耐药性的担忧[18]。尽管伊维菌素仍是杀微丝蚴的强效药物，但耐药的寄生虫感染的成年人越来越多，最终可导致疾病复燃[19]。ABC 转运蛋白表达增加与线虫类对伊维菌素的耐药有关。耐药株可表现为多药耐药，对莫昔克丁、左旋咪唑和噻嘧啶有交叉耐药[20]。旋盘尾丝虫对伊维菌素耐药可能与 P 糖蛋白样蛋白的单核苷酸多态性有关[21]。

有证据表明疥螨也开始出现对伊维菌素的耐药，从而促使人们研究替代药和增效剂，以联合伊维菌素进行治疗[22]。增效醚、S,S,S-三硫代硫酸三丁酯和马来酸二乙酯都是很有希望的拟除虫菊酯增效剂。疥螨对扑灭司林和伊维菌素的耐药引发人们越来越多的担忧[23]。在严重流行区已发现伊维菌素耐药性疥螨，这种耐药性可能在其他地区也存在[24]。尽管经过林旦和伊维菌素治疗，荷兰一家疗养院内和院外的疥疮暴发仍持续进行，表明疥螨对这些药物有显著耐药性[25]。由于药物代谢和外排机制的增加，对澳大利亚北部疥疮流行区的人疥螨研究发现，其对 5% 扑灭司林和口服伊维菌素的耐药性逐渐增加[26-27]。蜱也出现伊维菌素耐药，为牲畜饲养者带来麻烦，也使伊维菌素在治疗人类蜱寄生方面的吸引力降低[28-29]。

妊娠期用药风险分级：C 级

在某些动物实验中曾观察到伊维菌素的致畸效应。生产商声明妊娠期不能使用伊维菌素，因为妊娠期安全性不确定。反复给予人类最大推荐剂量的 0.2 倍、8.1 倍和 4.5 倍的伊维菌素分别能使小鼠、大鼠和兔子致畸。动物实验表明，只有给药剂量等同或接近于引起妊娠雌性动物毒性反应的剂量时才会出现胎儿发育问题，说明药物毒性不是选择性针对胎儿的。

哺乳期

问题 11-8 伊维菌素能进入母乳，低于 15kg 的儿童用药安全性和疗效尚不确定，因此不推荐哺乳期应用伊维菌素。不推荐小于 15kg 的儿童应用。

临床对比

很少有头对头对比试验。尽管有些研究认为伊维菌素疗效比扑灭司林和苯甲酸苄酯差，但一项流行地区人群研究发现它的效果优于外用苯甲酸苄酯和舒非仑[30]。有些作者认为大规模感染最适合应用伊维菌素。

阿苯达唑

阿苯达唑的化学名是甲基 5-(丙硫基)-2-苯并咪唑氨基甲酸酯。由于其驱虫和抗原生动物活性，阿苯达唑被归为苯并咪唑氨基甲酸酯家族。

药理学

阿苯达唑水溶性很低，胃肠道吸收差。母体药血浆水平微乎其微，甚至无法检测，因为它在进入系统循环前很快被转化为亚砜代谢产物。系统性驱虫活性归因于其主要代谢产物——阿苯达唑亚砜。与多脂饮食同服会增加阿苯达唑的生物利用度。大约 2.5h 后主要代谢产物亚砜达到峰浓度。主要代谢产物的血浆半衰期为 8h。阿苯达唑亚砜经尿排泄量很少，小于 1% 的剂量会在尿中恢复。胆汁清除是排泄的主要途径，因此胆道梗阻会影响血药浓度，而肾衰竭几乎不影响药物水平。70% 的阿苯达唑亚砜与血浆蛋白结合，并完美分布到全身，在尿液、胆汁、肝、囊液和脑脊液中都能达到治疗浓度。

作用机制

问题 11-9 阿苯达唑通过抑制微管蛋白聚合，固定并杀死可疑病原体。

临床应用

批准的适应证

问题 11-3 阿苯达唑被批准用于治疗神经囊尾蚴病和棘球蚴病。

超适应证用药

其应用包括人蛔虫、鞭虫、蛲虫、十二指肠线虫、美洲钩虫、绦虫和肠类圆线虫感染。还可用于治疗贾第鞭毛虫感染。

口服阿苯达唑联合外用克罗米通和 5% 水杨酸曾被用于治疗结痂性疥疮[31]。由于后两者不是很有效，因此病情改善可能主要与阿苯达唑有关。就头虱治疗来说，含伊维菌素的驱虫治疗方案显著优于仅含乙胺嗪（DEC）或 DEC 加上阿苯达唑的治疗方案（$P < 0.05$）[32]。

米替福新、氟康唑和阿苯达唑联合治疗阿米巴原虫引起的皮肤病和肉芽肿性阿米巴脑炎有效[33]。伊维菌素常与阿苯达唑联合治疗班氏丝虫病[34]。水溶性阿苯达唑-环式糊精-聚合物系统（阿苯达唑-β-环式糊精-聚乙烯吡咯烷酮）的药动学属性非常好［基于 C_{max} 和 AUC（曲线下面积）］，杀灭肥头绦虫包囊的疗效也很好[35]。

阿苯达唑有很强的抗血管生成活性，它能抑制内皮细胞移行、管腔形成、血管通透性、血管内皮生长因子（VEGF）受体-2 表达和视网膜新血管生成[36]。抗血管生成活性提示其在治疗皮肤肿瘤方面的潜在作用。

治疗指南（表 11-2）

对成年人的其他适应证，通常单次给药 400mg（2×200mg 药片）。药片可以咀嚼、吞咽或研碎并与食物同服。1 岁以下儿童用药尚缺乏研究数据。

表 11-2　阿苯达唑剂量（根据药品说明书）

适应证	患者体重	剂量	疗程
棘球蚴病	≥60kg	400mg bid，与食物同服	28 天一循环，然后 14 天无药间隔，共 3 个循环
	<60kg	15mg/(kg·d)，分两次与药物同服（每日最大总剂量 800mg）	同上
神经囊尾蚴病	≥60kg	400mg bid，与食物同服	8～30 天
	<60kg	15mg/(kg·d)，分两次与药物同服（每日最大总剂量 800mg）	同上

注：在手术前后使用阿苯达唑时，3 次的疗程可将囊内容物完全杀灭

不良反应

阿苯达唑会引起骨髓抑制、再生障碍性贫血和粒细胞缺乏。骨骼毒性可发生于有或没有肝功能异常基础的患者。应监测血细胞。生产商推荐每个 28 天治疗循环的初始和治疗过程中每 2 周均要监测全血细胞计数（CBC），也建议周期性监测肝功能。有肝病（包括肝包虫病）的患者发生骨髓抑制的风险增加。其他不良反应包括肝毒性、胃肠道不适、腹泻、头痛和头晕。少见反应包括以皮疹、瘙痒或荨麻疹为表现的超敏反应。

一种新的使用聚合物包裹的磁性载体的药物传送系统可增加阿苯达唑的药物耐受性[37]。阿苯达唑的脂质体剂型正在研究中[38]。

药物相互作用

尽管单剂量阿苯达唑不会抑制茶碱代谢，但它确实能诱导 CYP1A2。因此，应监测茶碱的血浆浓度。吡喹酮、西咪替丁和地塞米松能增加活性代谢产物的血浆水平。长期应用利托那韦会降低阿苯达唑和甲苯咪唑的 AUC[39]。

耐药性

蠕虫病原体对阿苯达唑的耐药正在出现[40-41]。人嗜 T 淋巴细胞病毒 1 型（HTLV-1）感染患者并发类圆线虫病很容易发生阿苯达唑耐药，导致病情严重且持续[42]。

妊娠期用药风险分级：C 级

动物实验发现阿苯达唑有致畸性及胚胎毒性。阿苯达唑在人类妊娠期的安全性还不明确，在妊娠的任何阶段都不应使用本药。起始治疗前要进行妊娠测试。

有数据表明口服 400mg 阿苯达唑后，母乳中的药物浓度不可能对哺乳期婴儿造成影响，尽管在阿苯达唑的产品标签中没有反映这一点[43]。

噻苯唑

噻苯唑是广谱驱虫药，用于治疗人类和动物的寄生虫感染。此外还被用作农业杀真菌剂，柑橘类水果中会发现残留[44]。其化学名为 2-(4-噻唑基)-1/-/-苯肼咪唑。

药理学

噻苯唑几乎完全由肝代谢，但代谢产物大部分由肾排泄。用药时要注意，肝功能或肾功能降低患者可能需要调整剂量。

噻苯唑口服后被快速吸收，1～2h 内达到血浆峰浓度。它几乎被完全代谢为 5-羟基形式。48h 内大约 5% 的给药剂量在粪便中恢复，90% 在尿液中恢复。

作用机制

问题 11-10 作用机制不明，但该药可能抑制寄生虫特异性酶延胡索酸还原酶。

临床应用

批准的主要适应证

问题 11-3 噻苯唑用于治疗类圆线虫病、皮肤幼虫移行症和内脏幼虫移行症。

其他适应证

噻苯唑已用于治疗旋毛虫病，能缓解症状和发热，并在疾病侵袭期减轻嗜酸性粒细胞增多症。尽管噻苯唑不是蛲虫感染的一线用药，但对某些患者很有效，特别是合并感染其他寄生虫的患者。在缺乏特异性治疗的情况下，它还可被用于治疗下列感染：钩虫病（犬钩虫）、钩虫感染合并美洲板口线虫和十二指肠线虫、鞭虫病和蛔虫病。

治疗指南

见表 11-3 和表 11-4。

表 11-3　据体重计算噻苯唑剂量（来自药品说明书）

体重 [磅（lb）]	剂量（g）	剂量（ml）
30	0.25（0.5 片）	2.5（0.5 茶匙）
	0.5（1 片）	5.0（1 茶匙）
75	0.75（1.5 片）	7.5（1.5 茶匙）
100	1.0（2 片）	10.0（2 茶匙）
125	1.25（2.5 片）	12.5（2.5 茶匙）
150 或以上	1.5（3 片）	15.0（3 茶匙）

表 11-4　噻苯唑治疗方案（来自药品说明书）

适应证	方案	说明
*类圆线虫病	每日 2 次，连服 2 天	单次口服 20mg/lb 或 50mg/kg 可作为替代方案，但不良反应的发生率可能会更高
皮肤幼虫移行症（匐行疹）	每日 2 次，连服 2 天	如果完成 2 天治疗后仍有活动性皮损，推荐重复一个疗程
内脏幼虫移行症	每日 2 次，连服 7 天	7 天疗程的安全性和有效性数据有限
*旋毛虫病	根据患者治疗反应，每日 2 次，连服 2～4 天	旋毛虫病治疗的最适剂量还不确定
其他适应证：肠道线虫（包括蛔虫病、钩虫病和鞭虫病）	每日 2 次，连服 2 天	单次口服 20mg/lb 或 50mg/kg 可作为替代方案，但不良反应的发生率可能会更高

　* 体重低于 30lb 的儿童患者采用噻苯唑治疗该项感染的临床经验还很有限

不良反应

　　人类和动物使用该药都曾发现肝毒性病例。CYP 酶和过氧化物酶所致的生物活化作用在肝毒性中起重要作用[45]。其他不良反应包括厌食、腹部和中枢神经系统症状及重症多形红斑。治疗还有一个更让人不安的反应是口腔或鼻腔可出现活蛔虫。

药物相互作用

　　噻苯唑与咖啡因或茶碱同时应用会增加后二者的血药浓度[46-47]。噻苯唑及其主要代谢产物 5-羟基噻苯唑对 CYP1A2 的抑制呈现时间依赖性，表明药物相互作用基于竞争性抑制[48]。噻苯唑能与茶碱竞争，使后者血药浓度升高至毒性水平。如果要同时使用噻苯唑和黄嘌呤衍生物，需要监测血药浓度，必要时降低其中一种药物的剂量，或两种药物剂量均降低。

耐药性

　　牲畜用药出现过耐药性[49]。某些病原体会从动物传染给人，提示人类感染的耐药性也会变得更为常见。

妊娠期用药风险分级：C 级

　　给予兔子 15 倍人类剂量的噻苯唑，进行生殖和致畸性研究，结合大鼠和小鼠的研究，没有发现伤害胎儿的证据。然而，动物实验中给予与人类剂量相同但悬浮于橄榄油中的噻苯唑，结果发现有腭裂和中轴骨缺陷的病例。目前尚缺乏针对孕妇的充分且对照良好的研究。尚不明确药物是否会分泌于母乳中。

替代药物——多西环素作为抗寄生虫药

　　用多西环素清除沃尔巴克体后超过 60％ 的雌虫会死亡，表明了盘尾丝虫病中的微丝蚴活性[50]。多西环素治疗 5 周可清除旋盘尾丝虫中的沃尔巴克体，并中断微丝蚴的产生。尽管能成活的成虫数目减少，但多西环素不能被当作可靠的杀成虫药。伊维菌素耐药时可考虑应用本药[51]。莫昔克丁和依吗德塞作为抗盘尾丝虫病的替代药物也正在研究中[52]。常现曼森线虫也藏有细胞内共生体沃尔巴克体，因此也可能会对多西环素治疗有反应（表 11-5 和表 11-6）[53]。

表 11-5　系统性抗寄生虫药——可用的产品

药物	商品名	剂型	临床适应证
伊维菌素	Stromectol, Mectizan	3mg 药片	肠类圆线虫引起的肠道类圆线虫病，旋盘尾丝虫引起的盘尾丝虫病
阿苯达唑	Albenza, Zentel	200mg（药片）；某些国家：20mg/ml（悬液）	人蛔虫、鞭虫、蛲虫、十二指肠线虫和美洲板口线虫、绦虫和肠类圆线虫
噻苯唑	Mintezol	500mg 咀嚼片；悬液：500mg 噻苯唑/5ml	类圆线虫病、皮肤幼虫移行症和内脏幼虫移行症

表 11-6　系统性抗寄生虫药——关键药理学概念

	伊维菌素	阿苯达唑	噻苯唑
吸收	与高脂饮食同服能增加生物利用度	吸收差，但与高脂饮食同服可增加生物利用度	快速吸收
机制	选择性结合谷氨酸门控氯离子通道	抑制微管蛋白聚合	可能抑制寄生虫特异性酶延胡索酸还原酶
代谢	主要经肝，被 CYP3A4 代谢	到达系统循环前被快速转化为亚砜代谢产物	肝代谢为 5-羟基噻苯唑
排泄	胆汁	胆汁	尿液排泄多于粪便排泄
主要毒性	潜在胎儿脑病、Mazzoti 反应、瘙痒、轻度系统性反应	骨髓抑制、再生障碍性贫血、粒细胞缺乏	肝毒性、厌食、恶心、呕吐、腹泻、腹痛、抽搐、意识错乱、抑郁、耳鸣、白细胞减少

本章使用的英文缩写			
AUS	曲线下面积	DEC	乙胺嗪
CNS	中枢神经系统	HTLV-1	人嗜 T 淋巴细胞病毒 1 型
CYP	细胞色素 P450	MDR1	多药耐药 1（基因）
CBC	全血细胞计数	VEGF	血管内皮生长因子

推荐阅读

Badiaga S, Foucault C, Rogier C, et al. The effect of a single dose of oral ivermectin on pruritus in the homeless. *J Antimicrob Chemother* 2008;62(2):404–9.

Basáñez MG, Pion SD, Boakes E, et al. Effect of single-dose ivermectin on Onchocerca volvulus: a systematic review and meta-analysis. *Lancet Infect Dis* 2008;8(5):310–22.

Elston DM. Parasitic infestations, stings and bites. In: James WD, Berger TG, Elston DM, editors. *Andrews Diseas of the Skin*. Philadelphia: Elsevier; 2011. p. 414–47.

Meinking TL, Burkhart CN, Burkhart CG, Elgart G. Inrestations. In: Bolognia JL, editor. *Dermatology*. Philadelphia: Elsevier; 2008. p. 1291–302.

参考文献

见本书所附光盘。

第4部分 系统性应用的免疫调节剂及抗增殖药物

第12章 系统性应用皮质类固醇

Stephen E. Wolverton

张 霞 译 娜仁花 审校

系统性皮质类固醇

Kendall在1935年首次描述了E复合物（可的松）[1]。1948年Mayo Clinic的一个团队首次报告了应用可的松及促肾上腺皮质激素（ACTH）治疗类风湿关节炎的案例[1]。1950年，Hench等首次报道了皮质类固醇（CS）的基本作用及毒性[2]。

Sulzberger等于1951年发表的报告描述了应用可的松及ACTH治疗一系列炎症性皮肤疾病[3]。这篇报告大大改变了皮肤科医生的治疗方法。随着对皮质类固醇治疗有效的病种的增长，越来越多的潜在不良反应也逐渐被认识。1961年，Reiching和Kligman提出了皮质类固醇的隔日疗法[4]。这是使皮质类固醇治疗向着减少不良反应迈进的重要一步，这种间隔48h用药的方法在保持药物抗炎作用的同时，能显著减少不良反应的发生。

在20世纪70年代及80年代，皮质类固醇治疗有两项重要的进展。与硫唑嘌呤、环磷酰胺等免疫抑制剂的联合应用，使最小皮质类固醇剂量的治疗越来越多地成为可能。这些辅助用药可以降低控制疾病所需激素的用量，在保持足够的免疫抑制的同时，降低皮质类固醇带来的严重不良反应。20 世纪 80 年代，高剂量静脉（IV）甲泼尼龙冲击治疗的使用越来越多。这种皮质类固醇的治疗方法是以疾病的更快速缓解以及更低的治疗风险为目的。

本章主要涉及系统性皮质类固醇的药理学及临床应用。在系统性应用皮质类固醇的风险（尤其是减少重要并发症的方法）上给予特别的关注。熟练掌握这些方法会使医生能更安心和明智地使用皮质类固醇，并使患者受益。

本章节包括如下内容：①正常的下丘脑-垂体-肾上腺（HPA）轴功能；②皮质类固醇肌内（IM）给药；③皮质类固醇静脉冲击治疗；④HPA 轴抑制；⑤皮质类固醇安全有效应用指南。

药理学（表 12-1）

结构

皮质类固醇的基础结构包括三个己烷环和一个戊烷环[1,5]。结合后的环称为环戊烷多氢菲核。这些环被冠以字母 ABC 和 D，每个碳原子冠以数字（从 1～21）（图 12-1）。添加分子立体构象则用希腊字母表示，α 位代表远离皮质类固醇受体方向，β 位代表朝向皮质类固醇受体方向。问题 12-1 可的松和氢化可的松均在第 4、5 碳原子处有双键，并在 3 位点处有酮基（碳酰基）基团[5,9]。皮质醇为非活性形式，在 11 位点有一个酮基。其活性形式氢化可的松是在肝内被 11β 羟基类固醇脱氢酶催化由 11-酮基转化为 11-羟基形成的。1，2 位的双键增加了皮质类固醇的活性，减少降解率。这样就产生了泼尼松（带有一个 11-酮基基团），并通过 11 位点的羟基化产生活性形式的泼尼松龙。甲泼尼龙是由泼尼松龙增加了一个 6-甲基基团形成的，这导致其皮质类固醇活性轻度加强。

在氢化可的松的 9-α 位添加卤素基团除了显著增加其盐皮质激素（MC）活性外，还增强皮质类固醇活性[5,9]。这个复合物是氟氢可的松。这是很多外用含卤素激素的基础结构。一般而言，在边链上添加丙酮基、戊酸基、丙酸基、二丙酸盐等酯基能够屏蔽 16、17 位羟基基团，对外用皮质类固醇的水盐代谢有弱化作用。

在系统性应用的皮质类固醇，加入了 1、2 位双键的 9-α 氟氢可的松也被进一步修饰[5,9]。添加一个 16-α

羟化基团（曲安奈德）、一个 16-α 甲基基团（地塞米松）或一个 16-β 甲基基团（倍他米松）后获得了三种强糖皮质激素活性、低盐皮质激素活性的复合物。因为这三种药物都有 11-羟基基团，故均具有生物活性（不需要 11β 羟基类固醇脱氢酶催化）。所有的糖皮质激素均具有 17 位的羟基基团（17-氢化可的松）。雄激素复合物具有 17-酮基和 19-碳环的结构（17-羟基皮质类固醇）（见"章节更新"部分）。

药物的吸收和分布

外源性皮质类固醇主要在空肠上部吸收[1]。超过 50% 的泼尼松龙可被吸收。食物可以延缓其吸收，但不会降低其吸收总量。服药后 30～100min 达到血浆峰值。

初始的内生转运蛋白为皮质类固醇结合球蛋白（CBG）[5]。总体来讲，80%～90% 的内源性皮质醇处于蛋白结合状态。游离部分为其活性状态。CBG 是低容量，高亲和力的系统。白蛋白（皮质类固醇结合白蛋白）代表着低亲和力，高容量结合储备。人工合成的皮质类固醇与这些蛋白的结合能力低于内源性皮质醇。所以，合成的皮质类固醇有更多的游离部分。据报道，泼尼松龙的蛋白结合能力较其他合成形式强，使其具有与内源性皮质醇竞争结合位点的能力。

CBG 在甲状腺功能减退、肝病、肾病以及肥胖症时会减少，均可造成内源性及合成皮质类固醇游离浓度升高[10]。CBG 在雌激素治疗、妊娠以及甲状腺功能亢进时浓度升高，可导致血中游离的内源和外源性皮质固醇浓度下降。大剂量治疗使体内游离皮质类固醇浓度升高。同样，长期治疗也使体内游离类固醇增多。

总之，皮质类固醇在身体绝大多数组织中广泛分布。除泼尼松外，所有的内源性和外源性皮质类固醇均可通过胎盘分布于胎儿组织[5]。

代谢与清除

所有活性皮质类固醇及合成的同类物均在 4、5 位点上有双键，并在 3 位点上有酮基[5,9]。肝内和肝外途径均可打开 4、5 位的双键，导致失活。3 位点的酮基只能在肝内降解成 3-羟基基团（形成四氢可的索）。大多数上述代谢物在 3-羟基位点与硫酸盐或葡糖醛酸结合形成水溶性代谢物，通过肾排出。

问题 12-1 重要的是肝中的 11β 羟基类固醇脱氢酶对可的松转化成皮质醇（氢化可的松）以及泼尼松转化成泼尼松龙是必需的[5]。在这四种糖皮质激素中，只有皮质醇和泼尼松龙具有生物学活性。严重的肝病会影响药物的转化。因此，对患有严重肝病的患者应

表 12-1　药理学关键概念——系统性皮质类固醇[5-8]

皮质类固醇	等效剂量（mg）	糖皮质激素效能	盐皮质激素效能	血浆半衰期（min）	生物学半衰期（h）
短效					
可的松	25	0.8	2+	30～90	8～12
皮质醇（氢化可的松）	20	1	2+	60～120	8～12
中效					
泼尼松	5	4	1+	60	24～36
泼尼松龙	5	4	1+	115～212	24～36
甲泼尼龙	4	5	0	180	24～36
曲安西龙	4	5	0	78～188	24～36
长效					
地塞米松	0.75	20～30	0	100～300	36～54
倍他米松	0.6～0.75	20～30	0	100～300	36～54

* 糖皮质激素效能用相对评分表述，没有专用单位；相对的效能单位与剂量负相关

该选择泼尼松龙（而不是泼尼松）。此外，肝病会降低血中白蛋白浓度，这可以使游离的糖皮质激素增加。

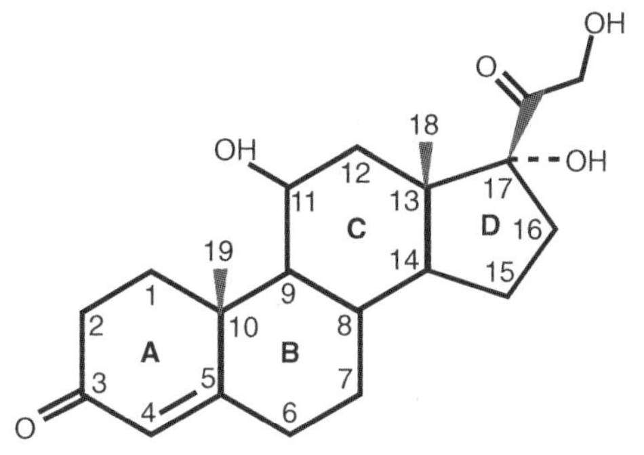

氢化可的松（皮质醇）

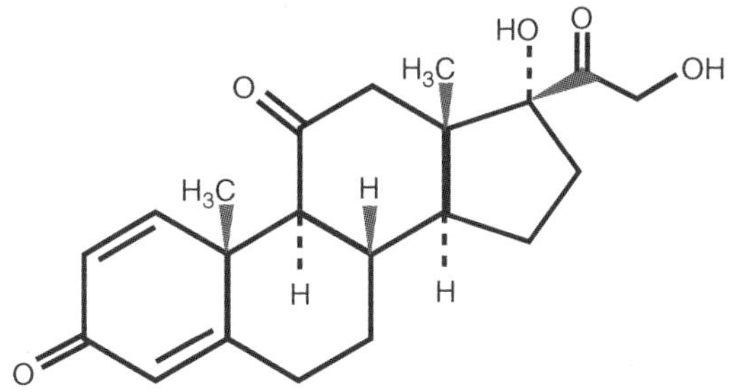

泼尼松

图 12-1　皮质类固醇结构——皮质醇、泼尼松

合成皮质类固醇的血浆半衰期与其生物活性持续时间并不相关[1]（表 12-1）。一个评价生物活性维持时间的重要指标是单次给药后对 ACTH 的抑制时间。该时间与糖皮质激素的作用时间及抗炎能力密切相关[7-8]。各种糖皮质激素的活性时长与相对应的盐皮质激素的活性时长是呈负相关的。

作用机制

表 12-2 中列出了系统性糖皮质激素最重要的免疫抑制和抗炎效能。另外，表 12-3 中列出了最重要的 15 种糖皮质激素不良反应的作用机制。感兴趣的读者应充分学习这两个表中的内容，全面了解系统性糖皮质激素的利与弊。文中会就正常 HPA 轴的功能、糖皮质激素的作用、盐皮质激素作用进行简要的讨论。本部分最后将讨论糖皮质激素受体、糖皮质激素耐药性和快速耐受、转录因子及凋亡。读者可参考一些新的有关糖皮质激素作用机制的综述[19-20]。

正常 HPA 轴功能

理解 HPA 轴正常功能对于理解合成的皮质类固醇对 HPA 轴的抑制具有重要意义。文后附有的几篇相关文献对于进一步了解相关基础知识非常有帮助[10,14,21-24]。

下丘脑是内源性皮质醇释放的初始激发点。该促激素又被称为促肾上腺皮质激素释放因子（CRF）。紧接着，ACTH 由垂体前叶释放。ACTH 是由激素原前 ACTH/内啡肽产生。一般每天有 10 次左右 ACTH 释放。在有正常睡眠周期的情况下，ACTH 的释放在清晨最为频繁。肾上腺皮质的束状带受到刺激产生和释放皮质醇。ACTH 也刺激肾上腺雄激素的合成。但 ACTH 对盐皮质激素醛固酮无显著影响。

内源性皮质醇的产生有三条主控渠道。相关内容在以 "HPA 轴简谈" 为标题的总结中进行讨论。（框 12-1）

表 12-2　皮质类固醇的免疫抑制和抗炎作用[11-13]

在糖皮质激素受体（GCR）上的作用	
正常效应	通过结合受体，糖皮质激素受体被激活移位至细胞核，与多个基因的糖皮质激素反应元件结合。糖皮质激素对这些基因来说，既是激动剂也是拮抗剂——GCR 在体内分布广泛
耐药性	一般为动态的、暂时的相对耐药，机制尚未完全明了。没有基因突变或者多态性的证据
转录因子效应	
核因子 κB（NFκB）抑制	增加 κB 抑制剂（IκB）产量，引导 NFκB 结合；最终↓多种细胞因子的产量，如白介素（IL）-1、TNF-α、黏附因子、生长因子等
激活蛋白-1（AP-1）抑制	降低多种细胞因子产量，与 NFκB 的细胞因子谱系相似
诱导凋亡	
淋巴细胞凋亡	自动活化的 T 细胞（在自身免疫病）以及肿瘤 T 细胞（在各型淋巴瘤）凋亡，AP-1 和 capase 级联反应可能参与其过程
嗜酸性粒细胞凋亡	与各种过敏相关的嗜酸性粒细胞的凋亡
信号转导	
磷酸酶 A₂ 抑制	糖皮质激素的效应可能通过↑膜联蛋白 I 间接介导
↓下游的类花生酸	作为磷酸酶 A₂ 的抑制物，↓各种前列腺素、白三烯、12-HETE 和 15-HETE 的介质
环加氧酶 2 抑制剂（COX-2）	该可（被炎症）诱导的酶造成类花生酸↓，糖皮质激素的效能在 COX-2？COX-1
在各种白细胞及其他免疫细胞上的效应	
B 细胞	高剂量的糖皮质激素显著加强 B 细胞作用，减少免疫球蛋白产生
T 细胞	与上述 B 细胞作用相比，低剂量糖皮质激素对 T 细胞作用更强（CD4＞CD8），最终↓IL-2 的生成及并产生放大效应
其他淋巴细胞	↓自然杀伤（NK）细胞活性，↓由 NK 细胞介导的依赖抗体的细胞毒性
多形核白细胞（PMN）	↓PMN 的移行、↓趋化、对杀菌性呼吸爆发有微小作用，且↓PMN 的凋亡（与上述 T 细胞和嗜酸性粒细胞相反）
肥大细胞	↓脱颗粒，进而↓组胺、激肽以及其他介质的释放
单核细胞、巨噬细胞	↓单核细胞成熟，↓向炎症部位的游走，↓IL-1 和 γ 干扰素（IFN-γ）的释放
朗格汉斯细胞	↓表面特征性受体，破坏抗原递呈过程
嗜酸性粒细胞、嗜碱性粒细胞	降低细胞的数量和功能，↓向炎症部位聚集
成纤维细胞	↓胶原、基质、纤维连接蛋白和胶原酶的产生
膜稳定作用	稳定溶酶体和细胞膜，可能对肥大细胞、PMN 以及其他炎症细胞有作用
基本作用	糖皮质激素的整体作用——对细胞数量的调整＞细胞功能，细胞免疫＞体液免疫，大部分的作用由上述细胞因子的改变介导
血管效应	
血管生成	↓在伤口愈合以及增生性损害（血管瘤）中的血管新生
血管收缩	血管皮质素和血管调节素的净作用，潜在的对儿茶酚胺的反应
降低通透性	降低血管平滑肌对组胺和血管缓激肽的反应

糖皮质激素的作用（表 12-4）

糖皮质激素在维持血糖浓度、保证大脑功能上有重要的作用[5]。糖异生作用可以调动内源性蛋白质生成糖。糖皮质激素还可以导致外周胰岛素抵抗，阻碍身体各个组织吸收葡萄糖。另外，肝糖原储藏增加。脂肪分解增多，使得产能的三酰甘油增加。

最终的结果是分解代谢将蛋白质和脂肪变为糖类[5]。通过糖异生作用，来源于肌肉、骨小梁（特别是脊柱和髋）、皮肤结缔组织和血管的蛋白质被代谢掉。脂肪分解引起三酰甘油释放，并且脂肪重新分布（脂肪代谢障碍）于身体的一些特征性部位，呈现库欣综合征样外貌。

表 12-3　部分皮质类固醇不良反应的作用机制

不良反应	可能的作用机制
HPA 轴作用	
肾上腺危象	糖皮质激素和盐皮质激素储量降低——此类并发症在皮肤科治疗中很少发生，一般机体有较充分的糖皮质激素和盐皮质激素的代偿作用
代谢作用	
高血糖	糖皮质激素作用——↑肝糖/糖原产量，↑蛋白质的糖异生作用，诱导胰岛素抵抗（↓葡萄糖进入细胞）
高血压（HBP）	盐皮质激素作用——钠潴留，部分归因于糖皮质激素的血管收缩作用
充血性心力衰竭（CHF）	盐皮质激素作用——钠潴留，部分体制个体液体负荷过度
高血脂	糖皮质激素作用，分解代谢的总体表现，部分源于脂蛋白脂肪酶↑
库欣样改变	脂肪分布改变，机制不明，脂肪分解代谢的总体效果
骨骼作用	
增生受损	源于生长激素和 IGF-1 产量↓，最终结果为骨骼成熟延迟
骨质疏松*	↑破骨细胞活性，↓成骨细胞活性，↓胃肠道钙吸收，↑肾钙排出；继发的甲状旁腺功能亢进和骨骼再吸收
骨坏死	↑骨髓脂肪分布，骨间血管受压；吸烟、饮酒、外伤等内因和外因导致的高凝状态
胃肠作用	
肠穿孔	糖皮质激素的分解代谢效应导致的近期肠吻合术后伤口愈合↓
消化性溃疡	↓黏液生成，↑产酸；皮质类固醇不是直接的肠道刺激因素
其他不良反应	
白内障	晶状体蛋白改变，机制不明（典型的后囊下改变）
兴奋/精神病	可能由于电解质改变，神经兴奋性改变，可能有轻度脑水肿
机会性感染	免疫系统受损——见表 12-2
肌病	↓肌肉对糖和氨基酸的摄取，导致肌营养不良/消耗

* 皮质类固醇造成骨重吸收最多是在富于骨小梁结构的部位，例如肋骨、椎骨和盆腔的扁骨（即骨折风险最高的部位）

盐皮质激素作用（表 12-4）

醛固酮是主要的内源性盐皮质激素。醛固酮的主要作用是对钠离子的重吸收，进而导致在近端肾小管水分的重吸收。盐皮质激素作用过度时，保钠排钾作用会造成低钾血症。ACTH 对盐皮质激素的产生没有直接作用。盐皮质激素的调控主要是通过肾素-血管紧张素系统和血浆钾的水平[10,2][1]。有明显盐皮质激素作用的皮质类固醇（例如氢化可的松）同醛固酮一样，可以影响钠、钾和体液平衡。长效的皮质类固醇（如地塞米松和倍他米松）无盐皮质激素效用。

糖皮质激素受体生理学及皮质类固醇抵抗

对内源性糖皮质激素以及合成皮质类固醇的效用（治疗作用及不良反应）而言，糖皮质激素受体只有一个[11-12]。这种胞质受体可以直接作为转运因子，转入细胞核后直接与 DNA 上多个基因的糖皮质激素反应元件结合。并且，结合的糖皮质激素受体复合物能激活其他转运因子，详情如下。

先天性糖皮质激素抵抗非常少见，这种个体有 GCR 基因突变[25]。临床上，存在糖皮质激素受体相对抵抗的健康个体其实较以前认为的要多。这些对糖皮质激素相对抵抗的个体在 GCR 基因上没有突变或多态性[26]。相对抵抗源于糖皮质激素的生物利用度发生变化、与 GCR 的结合改变或者活性 GCR 复合物在细胞核内的转运发生改变[27]。所以，这种抵抗代表一种负反馈机制，在长期大量使用糖皮质激素治疗后产生了对 GCR 的抑制。有认为转录因子激活蛋白质 1（AP-1）在糖皮质激素抵抗中也起了一定作用[27]。

糖皮质激素和转录因子

有两个已知的转录因子在炎症反应的扩大上起着核心的作用（图 12-2）。它们是核因子 Kappa B（NFκB）和 AP-1。NFκB 只要结合于非活性 κB（IκB）

HPA 的成分和产生的激素

下丘脑——CRF

垂体（前端）——ACTH

肾上腺——皮质醇（与氢化可的松相同）

基础和应激 CS 产生

基础皮质醇产量——20～30mg/d

基础皮质醇产量（泼尼松当量）——5～7.5mg/d

最大皮质醇应激剂量——300mg

最大皮质醇产量（泼尼松当量）——75mg/d

皮质醇最小应激剂量——可能相当于基础皮质醇量的 2～3 倍

不同部分对外源性皮质类固醇及应激的反应

下丘脑——最先被抑制，最先恢复全部功能；是充分应激最关键的部分

肾上腺——抑制较慢，恢复全部功能更慢

调节机制及存在差别的原因

生理节奏的差异——CRF（及 ACTH）有其自身的、与睡眠周期紧密相关的昼夜节律（睡眠中产生最多，午后最少）

负反馈——皮质醇浓度升高使得 CRF 和 ACTH 分泌减少

应激反应——CRF 释放增加，继而 ACTH 释放增加

肾上腺皮质功能不全时皮质类固醇生产的备用机制

CRF 产生的其他部位——大脑皮质和边缘系统，可以被乙酰胆碱和 5-羟色胺激发

引起 ACTH 释放的其他原因——儿茶酚胺、血管升压素

所有以上因素维持糖的稳态

注意：ACTH 不参与内源性盐皮质激素的产生

表 12-4　糖皮质激素和盐皮质激素的生理作用[5,11-12,22]

糖皮质作用*	盐皮质作用+
葡萄糖代谢	**醛固酮作用——内源性**
消耗蛋白质的糖异生作用	主要是水钠潴留的作用
外周胰岛素抵抗——减少糖进入细胞	主要作用在近端肾小管
糖原储存于肝	潴钠排钾作用
脂类代谢	**皮质类固醇作用——外源的**
脂类分解作用释放三酰甘油作为能量来源	内源/外源皮质醇显著的盐皮质激素效应
脂肪重新分布到中央区域	见表 12-1 各种皮质类固醇的盐皮质作用
调节上述过程	**调节内源性醛固酮**
ACTH（垂体）诱导皮质醇释放（肾上腺）	ACTH 对醛固酮的产生没有作用
下丘脑负反馈作用（CRF 生成部位）	主要通过肾素-血管紧张素及血钾来调节

* 从概念上讲，糖皮质激素的所有作用都是为了优先保证大脑的血糖稳态。

+ 盐皮质激素的主要作用是保证钠盐和体液的稳态，包括正常的血压

AP-1 由结合于 DNA 上的共同位点 AP-1 结合位点的 *c-jun* 同源二聚体或 *c-jun/c-fos* 异质二聚体组成[19,30]。AP-1 和 NFκB 诱发的炎症反应基因有非常大的重叠[31]。皮质类固醇对 AP-1 激活及与 DNA 结合的抑制进一步放大皮质类固醇抑制 NFκB 所产生的生物效应。目前还不清楚对 NFκB 和 AP-1 基因转录的持续抑制是否也参与了皮质类固醇一些重要不良反应的形成。

皮质类固醇引发的细胞凋亡性

细胞凋亡是一种程序性细胞死亡。细胞凋亡的过程是一系列有生物活性的、非炎症性的细胞变化，期间细胞核碎裂但细胞质完整。 问题 12-2 皮质类固醇可以直接引发淋巴细胞及嗜酸性粒细胞的凋亡[32]。皮质类固醇引发细胞凋亡的部分机制是通过下调 T 细胞的 CD3 分子，而这种分子在 T 细胞活化中起重要作用[33]。皮质类固醇也抑制一些对细胞生存起关键作用的细胞因子，并对淋巴细胞和嗜酸性粒细胞产生间接影响[32]。

这些因素在临床上的有效应用解释了皮质类固醇在自身免疫病（自身反应性 T 细胞）、过敏性疾病（嗜酸性粒细胞的凋亡）以及某些肿瘤性疾病（恶性 T 细胞的凋亡）中的效用。而皮质类固醇引发的细胞凋亡应该不止这些细胞。

即无生物活性[28-29]。许多不同的生物刺激都可以破坏 IκB，进而释放 NFκB 成为活性转录因子。游离的 NFκB 转运至细胞核，并在此引发数个细胞因子的转录，其中包括：①"免疫唤醒"细胞因子［IL-1β、肿瘤坏死因子（TNF-α）］；②"免疫调节"细胞因子（IL-2、IL-8）；③生长因子（G-CSF、GM-CSF）；④黏附分子（ICAM-1、E 选择素）；⑤受体（IL-2 受体）；⑥致炎症酶（COX-2、磷脂酶 A₂）[28]。

皮质类固醇通过两种途径减弱 NFKB 的效用[28-29]。CS-GCR 复合物导致 IκB 合成增加，NFκB 更多地被这一抑制蛋白结合。CS-GCR 复合物也可以直接与 NFκB 结合而抑制其转录功能。皮质类固醇机制中的这两种途径能够大幅减少参与炎症反应的多种成分。

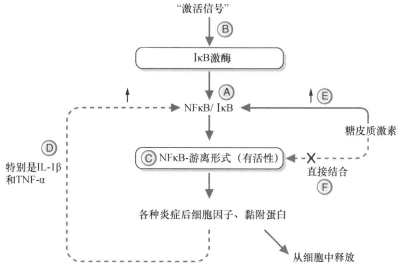

图 12-2　NFκB 转录因子与皮质类固醇

A 正常状态下 NFκB 与 IκB（κB 抑制因子）结合，以非激活态转录因子存在。

B 许多"活化信号"引起炎症反应，↑IκB 激酶，导致游离（活性）NFκB↑。

C NFκB 的游离形式作为转录因子导致大量致炎细胞因子和黏附因子产生。

D 在产生的细胞因子中，IL-1α 和 TNF-α 可形成正反馈，刺激更多游离 NFκB 释放。

E 皮质类固醇↑IκB 生成，导致游离 NFκB↓。

F 皮质类固醇也直接与游离 NFκB 结合，抑制转录因子

临床应用

FDA 批准的皮肤科适应证和超适应证使用

数十种皮肤疾病列于框 12-2 中，用来说明糖皮质激素治疗的原则。对于皮肤科医生作为主体使用皮质类固醇治疗的疾病进行了详尽讨论。文献列出的许多其他皮肤疾病没有在文中进行特别讨论，也列于框 12-2 中。

总体上，非常好的对照研究在这些皮肤疾病中很少。存在的对照研究中，有些得出的结论与传统的对皮质类固醇治疗适应证的认识相矛盾（见"疱疹后神经痛"部分）。临床实践中，通过逐渐减量控制疾病发作和在反复时加量，在大多数病例中皮质类固醇的益处还是比较肯定的。较近期的研究和综述在本章节中优先参考。在推荐阅读中选列出的综述为读者提供早期的文献。临床应用和治疗指南中的重要定义在表 12-5 中列出。

寻常型天疱疮

寻常型天疱疮是经过最充分研究的系统性皮质类固醇的皮肤科适应证。需要强调的是皮质类固醇的剂量需高，且需联合其他节制类固醇的免疫抑制剂。对于较严重的寻常天疱疮，如果没有绝对禁忌证，皮质类固醇是最合适的初始治疗选择。联合治疗经常选择的药物包括：①硫唑嘌呤，②环磷酰胺，③环孢素，④甲氨蝶呤，⑤吗替麦考酚酯，⑥血浆置换法[34-37]，⑦具有抗炎作用的抗生素（如四环素）被用于治疗寻常型天疱疮病

情较轻的病例和落叶型天疱疮[38]。在一些严重的寻常型天疱疮，甲强龙冲击疗法可以快速控制疾病[39-40]。也有记录地塞米松冲击疗法联合环磷酰胺对于中重度寻常型天疱疮可能有效[41]。

早期文献报道治疗寻常天疱疮口服激素的治疗剂量为每天 120～140mg 泼尼松（最高可达该剂量的 2 倍以上）[42-44]。　问题 12-3　疾病本身及与治疗相关死亡率高达 44％。这一死亡率较之 20 世纪 50 年代应用皮质类固醇治疗之前 90％的死亡率已经是显著改善了。20 世纪 70 年代早期，疾病和治疗相关死亡率继续下降，与治疗相关的死亡率降至 9.5％，与疾病及治疗共同相关的死亡率降至 24％[43-44]。最近的报告死亡率更低[34-36,45-46]。在上述 7 个节制类固醇方案的基础上，早期诊断、低剂量皮质类固醇治疗、对继发感染治疗的改进可能是重症寻常型天疱疮患者预后改善的原因。

近期的方案包括每日不超过 2mg/kg 的泼尼松，分次给药。总之，以每日 1mg/kg 为初始剂量，对于重症病例根据需要逐渐增加至上述剂量范围是比较合理的方式。病情得到控制一般在用药后 4～6 周。病情控制后，将分次给药合并为每日单次给药并快速减量至 40mg/d 左右的范围。在很多病例，硫唑嘌呤或其他免疫抑制剂可以在泼尼松减量过程中加用。对严重病例，治疗初始即加用免疫抑制剂是明智的选择。有口腔累及的病例，治疗需要稍加积极，为了限制疾病向皮肤的严重进展，也为了保证足够的液体及营养摄入[47]。儿童寻常型天疱疮治疗同上，激素的剂量需要

框 12-2　系统性应用皮质类固醇的适应证和禁忌证

皮肤科应用

大疱性皮肤病

寻常型天疱疮/浅表型 *[34-50]

大疱性类天疱疮 *[51-59]

良性黏膜类天疱疮[60-66]

妊娠疱疹[67-68]

获得性大疱性表皮松解症[69]

线状 IgA 大疱性皮肤病[70-71]

重症多形红斑（SJS）/中毒性表皮坏死松解症（TEN）*[72-85]

轻症多形红斑（EM）*[85]

自身免疫性结缔组织病

红斑狼疮[86-88]（系统性*）

皮肌炎 *[89-93]

血管炎

皮肤[94-95,98,102]

系统性[96,97,100-102]

嗜中性皮肤病

坏疽性脓皮病[103-109]

白塞病/口疮性溃疡[110-12]

急性发热性嗜中性皮肤病[113-114]

皮炎/丘疹鳞屑性疾病

接触性皮炎[115]

特应性皮炎[116-117]

脱屑性红皮病[118]

扁平苔藓[119-123]

其他皮肤病

结节病[124-126]

日晒伤[127]

荨麻疹（重型*）[128]

雄激素过多（痤疮/多毛症）[129]

疱疹后神经痛的预防治疗[131-139]

肌内注射皮质类固醇[140-146]

静脉甲强龙冲击治疗（实验性）

坏疽性脓皮病[147-148]

寻常型天疱疮[149]

大疱性类天疱疮[150]

急性发热性嗜中性皮肤病[151]

荨麻疹性血管炎[152]

斑秃[153-154]

禁忌证

绝对禁忌

系统性真菌感染

单纯疱疹性角膜炎

由 ACTH 引起的超敏反应，偶见于部分静脉用药者

相对禁忌†

心血管：高血压、充血性心力衰竭

中枢神经系统：初发精神病、严重抑郁症

胃肠道：活动性消化性溃疡（PUD）、近期吻合术

感染：活动性结核、结核菌素皮肤试验阳性

代谢病：糖尿病

骨骼肌肉：骨质疏松

妊娠期风险分级——C 级

* FDA 批准的适应证。

†疾病的严重性和可能需要的剂量及疗程决定相对禁忌证患者是否应用该治疗

按体重调整[48-49]。Anhalt 对具有挑战性的副肿瘤性天疱疮的治疗进行了回顾[50]。

大疱性类天疱疮

对于大疱性类天疱疮的治疗，常用剂量为中等剂量至每天 1mg/kg[51]。疗程一般 3～6 个月或更短，较为理想的结果是在 1～2 个月内达到生理维持量。如果病程超过上述时间，免疫抑制剂（节制类固醇的药物）是主要的治疗手段。与其他系统性皮质类固醇的适应证情况相同，相关的随机对照研究很少[52]。一项研究提到，在治疗类天疱疮时局部外用皮质类固醇与系统性应用效果相同[53]。但是广泛受累的大疱性疾病单纯局部应用皮质类固醇可控制病情这一结果确实有违常识。经验表明，皮质类固醇系统治疗以及合适的节制类固醇药物的使用在这一疾病的治疗中仍然是核心[54]。

表 12-5　本章与皮质类固醇治疗有关的定义

剂量水平定义	
减量	减少的皮质类固醇的剂量，或者是固定的比例，或者是固定的间隔时间
加量	增加的皮质类固醇的剂量，根据控制病情的紧急程度
起始剂量	初始给药剂量，用以迅速控制病情
维持量	初始剂量后用以维持疾病控制状态的相对恒定的皮质类固醇剂量
最小有效剂量	能够几乎完全控制病情的最小剂量
药理剂量	在生理剂量之上的剂量
生理剂量	与内源性剂量相似的外源性皮质类固醇剂量
替代	生理剂量的近义词，也特指内源性盐皮质激素水平
超生理剂量	药理剂量的近义词
减量	当病情获得合理控制时减少皮质类固醇剂量的行为
剂量频率和周期定义	
隔日疗法	皮质类固醇隔日给药，即一日给药，一日不给药
短疗程给药	短程皮质类固醇疗法（通常 2～3 周或更短），控制一些自限性疾病
合并给药	在不改变每日剂量的前提下将分次给药合并成每日一次给药，减量前的准备
分次给药	分成数次给药，通常每日 2 次或者 3 次
无药日	在隔日疗法时，不给皮质类固醇的日子或者给予低剂量的日子
给药日	在隔日疗法时，给皮质类固醇的日子或者给予较高剂量的日子
冲击给药	通常指很高的剂量（每日 10～15mg/kg）给予短短几日（5～7 天）静脉甲强龙

个体差异决定了在泛发性大疱性类天疱疮的治疗上剂量应该个体化。可以考虑的替换治疗在儿童有氨苯砜，成人可为四环素及相关药物。约半数患者需要同时加用免疫调节剂治疗，如硫唑嘌呤及甲氨蝶呤[55-56]。血浆置换在本病治疗中的结论不一[56-57]。

一般而言，60～80mg/d [1mg/(kg·d)] 泼尼松分次给药可在几周内成功阻止类天疱疮新发水疱。患者若对此剂量反应较差，或者需要更高剂量维持，则需要加用辅助的免疫抑制剂。如 5～7 天无新发水疱，泼尼松可逐渐减量。与早期的报道相反，Schmidt 等认为，病情的活跃程度可以用大疱性类天疱疮抗原-2（BPA2）180 的效价来监测[58]。在老年、大面积受累的患者还偶尔会发生死亡，更加保守的、使用皮质固醇替代的疗法可能对降低这一年龄段患者败血症发生的风险有所帮助[59]。

良性黏膜类天疱疮

良性黏膜类天疱疮对皮质类固醇的反应总体不如大疱性类天疱疮[51,60-62]。每例眼睛受累的患者均需请眼科医生会诊。患者病程各异，早期选用系统性免疫抑制剂治疗有助于改善预后。对于中等程度良性黏膜类天疱疮，吗替麦考酚酯是最优的免疫抑制剂，有明显眼部受累时，常用硫唑嘌呤、环磷酰胺、环孢素、偶尔使用甲氨蝶呤[60,63-64]。对于眼部受累威胁到视力的患者，环磷酰胺联合系统性皮质类固醇是最佳方案[65]。轻度眼部受累以及单纯口腔受累的患者，氨苯砜作为初始治疗常可以取得良好效果。静脉输注免疫球蛋白为终选的挽救视力方案。

总之，对中重度病例初始用量应为泼尼松 1～1.5mg/(kg·d)。对于眼部受累患者，因有潜在致盲风险，应采取积极治疗。早期诊断、适度的积极治疗、由有经验的眼外科医生进行黏膜移植术是治疗的关键。免疫抑制剂应在移植术前至少应用 3 个月，否则预后差[66]。

重症多形红斑（SJS）和中毒性表皮坏死松解症（TEN）

问题 12-4 在 SJS 和 TEN 的治疗上是否使用系统性皮质类固醇仍有争议。近期争论的热点转向应用环孢素和静脉输注免疫球蛋白治疗此类患者。有些研究支持常规应用皮质类固醇治疗[72-74]。但大部分的研究结果更支持不使用皮质类固醇的烧伤病房治疗[75-79]。这些研究显示，使用皮质类固醇治疗的患者比不用皮质类固醇在烧伤病房治疗的患者死亡率高，特别是死于败血症的发生率高。在一项烧伤病房治疗的研究中，未发现系统性皮质类固醇治疗与致残率及死亡率相关[80]。另有研究建议，对该类患者提倡高质量的护理或在 ICU 病房治疗，不使用系统性皮质类固醇[81]。

常规使用系统性皮质类固醇的支持者认为，对于

141

SJS 和 TEN 早期应用皮质类固醇（在大面积表皮剥脱之前开始用药）之后快速减量可能是有益的，甚至会挽救生命[82]。大面积皮肤剥脱发生时（＞皮肤表面积10%），系统性皮质类固醇治疗引起继发感染的风险大过收益。重要的是要尽早寻找可能的感染原及有效药物清除感染。如果存在系统性皮质类固醇治疗指征，高达 2～2.5 mg/(kg·d) 的甲泼尼龙静脉分次给药常为初始选择，当不再有新水疱发生时快速减至中等剂量。

20 世纪 90 年代末，曾出现两个令人不解的研究。一个研究声称系统性应用皮质类固醇治疗其他疾病并不能降低 SJS 和 TEN 发生的风险[83]。另一项研究提示曾经接受系统性皮质类固醇治疗的患者罹患 SJS 和 TEN 的危险增加[84]。有关该课题的进一步研究是有价值的。

轻症多形红斑

中等剂量系统性皮质类固醇的另一常用适应证是反复口腔受累的轻症多形红斑[85]。泼尼松 1mg/(kg·d) 可以迅速改善口腔黏膜疼痛，可在 2～3 周内快速减停。对反复复发病例，还应该考虑长期小剂量口服阿昔洛韦，伐昔洛韦以及泛昔洛韦，特别是如果已确认或高度怀疑单纯疱疹病毒感染为多形红斑病因时。

红斑狼疮

系统性皮质类固醇在红斑狼疮（LE）疾病谱中的适应证一般仅限于有系统性损害者。皮肤血管炎和大疱性红斑狼疮以及泛发性毁容性盘状红斑狼疮是系统性应用皮质类固醇的指征[86,87]。有血管炎及大疱性皮损的红斑狼疮一般都有潜在的系统性损害。有众多替代皮质类固醇的药物可选择。如抗疟药、氨苯砜、维A 酸、沙利度胺和金制剂对大多数皮肤受累的患者都可以是合理的选择。多数皮肤红斑狼疮可以选择防晒霜、局部应用或皮损内注射皮质类固醇和（或）抗疟药治疗。如果确实需要系统性皮质类固醇治疗，可能需要泼尼松 20mg/d，最高 60mg/d 隔日给药。剂量需个体化，中低剂量较为理想。最近有文章对皮肤红斑狼疮的系统性治疗进行了综述[88]。

皮肌炎

对有明显肌肉受累的患者，最好请风湿科医生或神经科医生共同治疗。部分患者只有皮肤症状[89-90]。符合适应证的患者，单用系统性皮质类固醇治疗常取得很好的疗效[90-91]。在皮肌炎，皮质类固醇的减量须缓慢进行，过程需至少 3～6 个月。尽管没有对照研究证实其有效性，但一般认为系统性皮质类固醇为皮肌炎初始治疗的首选。对 90% 的患者泼尼松 1～1.5mg/(kg·d) 治疗有效。剂量需依据肌力以及肌酶的检查结果而调整。有肌肉受累的患者，硫唑嘌呤和甲氨蝶

呤经常作为联合治疗药物。对有肌肉受累患者的其他非皮质类固醇疗法包括静脉给予免疫球蛋白和环孢素。Shehata 等对幼年皮肌炎的治疗进行了综述[92]。

抗疟药对皮肌炎的皮肤症状有较好的联合治疗效果。强效局部皮质类固醇和防晒霜在皮肌炎的治疗中必不可少。最近有综述讨论了系统性皮质类固醇联合免疫抑制剂在皮肌炎治疗中的作用[93]。

血管炎

血管炎可能是很多不同疾病在皮肤的表现。最常见的是白细胞碎裂性血管炎的可触性紫癜及与荨麻疹性血管炎相关的持续性荨麻疹[94-95]。秋水仙碱、氨苯砜、吲哚美辛以及抗组胺药常常足以控制上述两种疾病的皮肤症状，而不必使用皮质类固醇。胃肠道、肾、关节受累提示需要系统性皮质类固醇治疗[96-98]。部分有溃疡形成、血栓或持续疼痛的白细胞碎裂性血管炎患者需要泼尼松 1mg/(kg·d) 剂量来控制病情。建议快速减量至隔日用药，每日或隔日 20mg（或更低剂量）泼尼松通常可维持已获得的疗效。Callen 和 Ekenstam 报道有超过 90% 的患者对低剂量皮质类固醇治疗有效[99]。作者个人经验，对大多数慢性皮肤白细胞碎裂性血管炎，秋水仙碱是一个可靠的皮质类固醇替代药。

对有严重系统症状的血管炎患者，如韦格纳肉芽肿病、过敏性肉芽肿，多学科联合治疗是必要的[100-101]。一般来讲，结节性多动脉炎（结节性动脉周围炎，PAN）需要相对积极的治疗，但良性皮肤型PAN 可能对低剂量泼尼松治疗反应良好。有文章回顾了系统性皮质类固醇在荨麻疹性血管炎治疗中的作用[98]。

坏疽性脓皮病（PG）

对于较严重的坏疽性脓皮病常用使用甲泼尼龙静脉冲击治疗，病情稍轻时中等剂量短期使用可促使病情逆转[105-106]。氨苯砜对轻症坏疽性脓皮病（PG）常常有效。难治性 PG 常需要硫唑嘌呤及相关免疫抑制剂[105-107]。一般而言，40～60mg/d 泼尼松，1 个月后渐减为低剂量隔日治疗为首选治疗方案。然后依次渐减量至低于 20～30mg 隔日给药。炎性肠病患者肠切除术后出现的腔口周边的 PG，在治疗上非常具有挑战性[108]。对各种类型的儿童坏疽性脓皮病，常用较短疗程泼尼松治疗[109]。

作者的临床实践，初始治疗给予泼尼松 1mg/(kg·d) 迅速控制病情，继而以氨苯砜作为长期维持治疗。两种药物同时开始给药，根据病情控制情况泼尼松在 1～3 个月后开始减量。皮损内注射皮质类固醇可作为上述两种系统用药的联合治疗。

急性皮炎

毒常春藤/毒葛引起的严重的急性皮炎是系统性皮

质类固醇治疗的经典适应证，2~3 周的短期用药可获得良好效果，且患者风险很小[115]。泼尼松疗程不足 10~14 天时一定要注意反跳。皮损广泛尤其是有面部受累时，早期治疗反应迅速。泼尼松 1mg/(kg·d)（一般 40~60mg·d），在 2~3 周内逐渐减停，可以获得足够的疗效及很小的停药后反跳可能。有一个使用 20mg 泼尼松、患者易于掌握的治疗计划。即每日口服泼尼松 60mg、40mg、20mg 各 5 天。各种不同剂型的泼尼松和甲泼尼龙往往做不到供给足够治疗周期（避免反跳）的充足剂量（达到快速控制病情的目的）。

对于慢性特应性、钱币状、接触性皮炎的急性暴发可以采取类似的处理方法[116-117]。最好避免皮质类固醇在这类疾病的维持治疗。大大低于 1mg/(kg·d) 的泼尼松即往往足以控制这些处于急性发作期的慢性皮炎。

剥脱性红皮病的治疗一般需要系统性皮质类固醇[118]。银屑病除外，局部皮质类固醇及光疗效果欠佳的剥脱性红皮病使用 1mg/(kg·d) 泼尼松效果良好。这一剂量需要快速减至低剂量隔日给药。在红皮病患者，在生理剂量或接近生理剂量的低剂量每日或隔日给药需维持 2~3 周以使正常的皮肤屏障逐渐恢复。

扁平苔藓（LP）

扁平苔藓有可能导致色素沉着而影响容貌，因此可能成为较长疗程的的系统性皮质类固醇的适应证。泼尼松 40~60mg/d，然后用 4~6 周逐渐减量，可以有把握地清除或减少泛发性扁平苔藓。一般在用药 3~4 周后达到生理剂量比较理想。对于深肤色人种其色素失禁会更明显，皮质类固醇治疗相对更为重要。阿维 A 和补骨脂素加紫外线 A（PUVA）光化学疗法可作为系统性皮质类固醇的替代方法[119]。

对严重的口腔溃疡型扁平苔藓给予中低剂量的皮质类固醇治疗是明智的选择。由于慢性病疗程长，严重的口腔溃疡型扁平苔藓应给予较低的剂量的皮质类固醇。局部强效皮质类固醇凝胶、局部注射皮质类固醇、系统性维 A 酸、环孢素（"咕嘟"后吐出）均为口腔溃疡型扁平苔藓的替代治疗方法。以脱屑性阴道炎为表现的扁平苔藓是更短期皮质类固醇治疗的指征[123]。

结节病

仅有皮肤表现的结节病极少是系统性皮质类固醇的适应证。而有系统性指征使用皮质类固醇时，这些皮损毫无例外地反应良好[124]。如为溃疡性结节病或者有侵袭性面部受累，如冻疮样红斑狼疮，则应果断选用系统性皮质类固醇进行治疗。系统性皮质类固醇的替代治疗包括抗疟药、低剂量甲氨蝶呤以及皮损内注射皮质类固醇。儿童结节病有皮肤表现者系统性皮质类固醇疗效确切[126]。

雄激素过多综合征

问题 12-5 由肾上腺雄激素水平升高引起的多毛症及难治性痤疮［常为硫酸脱氢表雄酮（DHEA-S）轻度升高］，是一种特殊系统性皮质类固醇治疗方案的适应证。对这种患者，夜间给予低于生理剂量的地塞米松疗效肯定。对多数病例在睡前给予 0.125~0.375mg 的地塞米松即可达到良好的控制[129-130]。这一给药时间相当重要，可以抑制清晨的 ACTH 分泌高峰，而 ACTH 可刺激肾上腺雄激素产生。合理的起始剂量为地塞米松 0.125mg，6~8 后复查血雄激素水平。如果复查结果没有达到正常值，地塞米松可以 0.125mg 为增量增加，最高可加至 0.375mg，每次增加后 6~8 周再复查。对于雄激素增多综合征，在第 30 章有更全面的论述。

疱疹后神经痛（PHN）

另一个系统性皮质类固醇使用存在争议的情形是预防疱疹后神经痛。Eaglstein 早期所做的一项研究提示中等剂量的皮质类固醇有助于降低疱疹后神经痛的风险[131]。大量的综述[132-134]和荟萃分析[135]得出的结论不一。急性期使用初始剂量为泼尼松 40~60mg/d 治疗 2~3 周，并没有减少 PHN 的总发病率，尽管急性期疼痛和生活质量有中等程度的改善。随后进行的一项对照研究[136]和两个前瞻性对照研究[137,138]均得出相似结论。后两研究均对阿昔洛韦（联合或不联合皮质类固醇治疗）与安慰剂治疗进行了对比[137-138]。在研究中使用泛昔洛韦或伐昔洛韦对中等剂量皮质类固醇进行类似的评估应该非常有价值，因为这两种药物会达到比阿昔洛韦高得多的抗病毒血药浓度。

联合应用抗病毒药物及皮质类固醇治疗以下情形是合理的：（1）面部受累的患者；（2）有皮损期间伴有严重疼痛；（3）患者年龄大于 55~60 岁。最好早期开始使用。尽管在理论上皮质类固醇有诱发疱疹播散的可能，但在正常免疫功能的患者且同时使用抗病毒治疗的情况下极其少见。最近的证据表明系统性皮质类固醇在治疗急性期疼痛上比预防疱疹后神经痛更有意义[139]。

肌内注射皮质类固醇

背景资料

问题 12-6 皮肤科医生对于肌内注射皮质类固醇的利与弊在观点上一向存在相当大的差异。这两方的观点在表 12-6 进行了总结。另外，肌内注射皮质类固醇常出现的相对特殊的并发症在框 12-3 中列出。

表 12-6　皮质类固醇口服与静脉给药的比较

争论点	口服给药	肌内注射给药
吸收	可以预期	个体之间差别大
依从性	个体差异大	药物的使用得到保证
治疗周期	任何时长均有可能	短、中、长效肌内注射制剂
影响给药的疾病	需要胃肠条件准许	恶心、呕吐患者可以使用
患者的参与	需要患者的积极参与	患者处于被动地位
医者对治疗的掌控	可根据疾病的活动度和不良反应调整剂量	可以肯定患者使用了药物
药物浓度的日间波动	晨间剂量重复会有一定程度的波动	药物浓度稳定，无日间波动
减量	可以精确减量	随着药物代谢逐渐递减剂量

框 12-3　肌内注射皮质类固醇相对特殊的并发症[18,124,126]

注射部位的并发症
寒性脓肿
皮下脂肪萎缩
结晶沉积
其他不良反应
月经紊乱（见"章节更新"部分）
紫癜（发生率在上升）

HPA 轴抑制

肌内注射激素对于 HPA 轴的作用是争论的一个关键。Kusama 等通过测定血浆皮质醇浓度和尿中 17-羟基皮质类固醇浓度发现，肌内注射醋酸曲安奈德后 HPA 轴可受抑制达 3～4 周[143]。Mikhail 等对一些每 6 周接受一次醋酸曲安奈德注射的患者观察了 1.5～5 年[144]。大概半数患者对胰岛素低血糖实验出现反应不良。作者注意到给药间隔比剂量对 HPA 轴的影响更大。低剂量肌内注射皮质类固醇每 2～4 周给药比高剂量间隔 6 周给药对 HPA 轴抑制更强。Carson 等通过甲吡酮检测发现 HPA 轴的抑制可持续到治疗后 10 个月[145]。Droszcz 等观察到在接受醋酸曲安奈德肌内注射每 2～6 周一次的 48 例患者中，6 例（13%）出现异常 ACTH 反应[146]。在一项相关研究里，Carson 等对接受肌内注射醋酸曲安奈德 40mg、每 3 周一次、共 4 次的患者进行了评价。结果因为促性腺激素水平下降，出现了女性无排卵的月经（见"章节更新"部分）。

一般的剂量选择原则

经过讨论以及上述数据，下面提出相对合理的观点。单次肌内注射或短期口服泼尼松严重不良反应罕见。在皮科适应证里，短期给予口服、单次肌内注射或长期采取上述任一途径给予皮质类固醇都极少导致有临床意义的显著的 HPA 轴抑制。两种给药方式在长期应用皮质类固醇后的撤药中表现相当。对减少疾病诱发因素的关注以及在使用口服或肌内注射皮质类固醇的同时给予足够效力的局部治疗是很重要的。如果医生希望重复肌内注射皮质类固醇治疗，应给予短-中效药物，如 Celestone 和 Aristocort。如果选择 Kenalog 等长效药物，则每年使用不应超过 3～4 次。每位医生需仔细衡量肌内注射用药与口服药的利与弊。正如经常遇到的，正确的决策取决于临床情况，任何剂型都不一定优于另一种。

总之，作者建议，口服皮质类固醇治疗皮肤疾病，对剂量还应精确把控且应鼓励患者的参与和配合。掌跖部角质层较厚，局部用药常常疗效欠佳，所以，手部各种皮炎是作者使用肌内注射皮质类固醇最多的情形（常用曲安奈德 80mg 肌内注射，每年最多 2～3 次）。

皮质类固醇静脉冲击给药

一般原理及剂量选择原则

皮质类固醇静脉冲击给药是作为在最小毒性前提下快速控制威胁生命及严重的病症的一种方式提出的，因其可减少长期皮质类固醇维持治疗。经典方法是，甲泼尼龙 500～1000mg［约 10～15mg/(kg·d)］在超过 60min 以上的时间内静脉给药。连续给药 5 天。这种治疗通常在住院的情况下进行，强烈建议进行心电监测。皮质类固醇隔日给药或非甾体免疫抑制剂用来维持冲击疗法取得的疗效。

特定的适应证

系统性血管炎及系统性红斑狼疮是皮肤科医生可能感兴趣的皮质类固醇冲击治疗的潜在适应证。皮质类固醇冲击疗法在皮肤科最初的应用是 1982 年 Johnson 和 Lazarus 用其治疗坏疽性脓皮病[103]。Prystowsky 等在一个随访报告中介绍了 8 例坏疽性脓皮病患者使用甲泼尼龙冲击疗法的情况，其中 6 例取得良好效果[104]。随后又有小的病例系列发表，证实皮质类固醇冲击治疗在坏疽性脓皮病有良好的效果[147-148]。

就静脉皮质类固醇冲击疗法最为深入的研究发生在其对寻常型天疱疮的治疗[39-40,149]。Roujeau 在对 6 个皮质类固醇冲击治疗寻常型天疱疮的研究进行评估后认为，这种用药形式的疗效等同于传统的口服泼尼松 1～2mg/(kg·d) 的疗效，不论后者是否联合使用免疫抑制剂[149]。

另外一个有报道使用静脉皮质类固醇冲击疗法的皮肤科重症是大疱性类天疱疮[150]。8 例患者接受了甲泼尼龙冲击治疗，并随后以中等量皮质类固醇维持。其中 7 例患者 24h 内皮损减少。此外，本疗法还用于急性发热性嗜中性皮肤病[151]、荨麻疹性血管炎[152]、难治性斑秃[153-154]。在难治性斑秃的治疗上，该方法显示了良好的前景[153-154]。在使用该疗法前必须仔细权衡利弊。

在选择静脉皮质类固醇冲击疗法治疗斑秃时，以下两个问题很关键：

1. 疗效是否能持续？

2. 对于患者，是否值得去冒潜在的风险而满足美容及心理方面的需求。

在大范围使用该疗法之前，进一步的临床评估是必需的。

静脉皮质类固醇冲击疗法的风险

静脉皮质类固醇冲击疗法值得注意的风险之一是可能为心脏性猝死[155-156]。也曾有心房颤动的报道[157]。另外，过敏性休克也是潜在的致命性不良反应[158]。据推断急性电解质紊乱可能是少见的心脏性猝死的原因[155-156]。谨慎的静脉补钾可能减少这一严重的心脏不良反应的发生[159]。大多数心脏不良反应发生在其他专业，有作者质疑在皮肤科应用中是否有必要住院进行心脏监护[160]。近来的趋势是，如果患者无明显心肾疾病，可以在门诊进行静脉皮质类固醇冲击治疗。

在静脉皮质类固醇冲击疗法时，多种淋巴细胞受抑制程度显著高于标准剂量的皮质类固醇口服治疗[18]。皮质类固醇诱导的细胞凋亡在该效应中起重要作用。另外，自然杀伤细胞活性似乎持续降低。其他免疫系统效应与口服给药相似。

总结

对使用甲泼尼龙的皮质类固醇冲击治疗的兴趣近10 年来有所消退。只有在患者病情严重缺乏合适替换治疗时才应选择此种给药方法。静脉给予甲泼尼龙或地塞米松的冲击疗法仍应被看作实验性的治疗方法，只能在个别情况下谨慎选用。

不良反应

系统性皮质类固醇存在一系列需认真对待的潜在的不良反应（框 12-4）。自限性皮肤疾病短期应用皮质类固醇 2～3 周是很安全的（框 12-5）。低剂量长期应用生理剂量的皮质类固醇也相当安全。超生理剂量（药理剂量）长于 3～4 周的治疗使严重不良反应的风险增加。最严重的不良反应见于显著高于生理剂量的长期给药。大疱性皮肤病、自身免疫性结缔组织疾病、血管炎、嗜中性皮肤病常需要这种药理剂量的长期治疗。表 12-7 列举了皮肤不良反应及其相关机制。

关于不良反应表格的几点说明

为了最安全地使用系统性皮质类固醇，需熟悉其不良反应的危险因素（表 12-8）及预防措施，能够辨别及处理重要的不良反应（表 12-9）。这些表格目的不是详细列出系统性皮质类固醇的不良反应等，而是从发生程度及频率的角度关注主要不良反应。感兴趣的读者可从表格中标注的 6 篇综述中详细了解相关背景资料及文献。

潜在的致命并发症

在皮肤科适应证范围内，皮质类固醇的应用极少诱发危及生命的并发症。以往在皮质类固醇治疗寻常型天疱疮（联合或不联合免疫抑制剂治疗）的研究中出现过药物导致的死亡是医学史上值得记住的例外。

问题 12-7 表 12-10 列出了系统性应用皮质类固醇潜在的甚至是远期的致命不良反应。以下为每个相关不良反应的几点重点提示：

● 肾上腺危象（艾迪生危象）——目前极为罕见。如有疑虑，要避免使用应激剂量的皮质类固醇，否则容易出错[7,14,162-164]。

● 肠穿孔——在近期肠吻合术后和有急性憩室炎的患者，使用系统性皮质类固醇治疗要格外谨慎[165,168]。

● 消化道溃疡穿孔——最常见于同时使用非甾体消炎药时以及有消化性溃疡病史的患者。尽管有争议，对有消化性溃疡病史或者有相关症状的患者仍应使用 H_2 抗体拮抗剂和质子泵抑制剂[169-171]。

● 胰腺炎——常发生于三酰甘油＞800mg/dl 的患者。临床医生对系统性应用皮质类固醇的患者出现严重腹痛应迅速进行干预[172-175]。

框 12-4　系统性皮质类固醇的不良反应分类[14-18,145]

HPA 轴	**胃肠道**	**感染**
类固醇停药综合征	十二指肠溃疡	结核再活动
艾迪生病危象	肠胀气	机会感染（深部真菌、其他）
代谢	脂肪肝	迁延性疱疹病毒感染
糖皮质激素效应	食管反流	**肌肉**
高血糖症	恶心、呕吐	肌肉病变（有肌肉萎缩）
食欲（及体重）增加	**眼部**	**儿科**
盐皮质激素效应（由钠潴留及钾丢失引起）	白内障	生长障碍
血压升高	青光眼	**皮肤**
充血性心力衰竭	感染，特别是葡萄球菌	见表 12-7
体重增加	折射改变（皮质类固醇导	**冲击疗法**
低血钾	致的高血糖引起）	电解质紊乱
脂肪的效应（脂肪分解↑和重新分布）	**精神方面**	心律失常
高甘油三酯血症	精神失常	抽搐
库欣样改变	兴奋或性格改变	**其他**
月经失调	抑郁	条件性恶性病变
骨骼	（泼尼松恐惧或依赖）	致畸作用——不确定
骨质疏松	**神经**	
骨坏死	假性脑瘤	
低钙血症（间接）	硬膜外脂肪沉积	
	周围神经病变	

表 12-7　系统性皮质类固醇引起的皮肤科不良反应[14-18,125]

分类	机制	不良反应
伤口愈合及相关改变	↓胶原及基质 ↓上皮再生、血管增生	伤口不愈合、溃疡、瘢痕纹、萎缩、毛细血管扩张
毛囊皮脂腺	卵状糠秕孢子菌、男性化	类固醇性痤疮、类固醇性酒渣鼻
血管	血管平滑肌分解代谢（见上述）	紫癜，包括日光性紫癜
皮肤感染	见表 6-3	特别是葡萄球菌和疱疹病毒
对毛发的影响	静止期脱发不详	静止期脱发、多毛
注射用皮质类固醇	皮下脂肪分解	脂肪萎缩、注射物质结晶形成
其他皮肤影响	↓皮质类固醇免疫抑制（减量） 胰岛素抵抗	脓疱性银屑病发病、毒常春藤和毒葛疹反跳 黑棘皮病

●严重高血糖（糖尿病酮症酸中毒或非酮症高渗性昏迷）——尽管偶尔出现新发病例，但大部分重症高血糖发生于既往有糖尿病史的患者。家用血糖仪的普遍使用已经使得此并发症罕见[176-177]。

●机会性感染[178-183]——在皮肤科适应证里少见，多发生于因有系统性自身免疫病联合应用多种免疫抑制剂者或器官移植患者（见"章节更新"部分）。

●免疫抑制相关肿瘤（器官移植患者常见的以卡波西肉瘤、非霍奇金淋巴瘤、鳞状细胞癌为代表的机会性恶性肿瘤）——同样，在单纯皮肤科适应证使用系统性皮质类固醇时很少出现[14,18][4]。

妊娠期风险

既往的几个研究显示在使用皮质类固醇治疗的动物中有致畸率升高。唇腭裂是最常见的畸形。多个就人类皮质类固醇依赖的系统性疾病的研究均未发现妊娠期使用皮质类固醇造成显著发育不良[185]。大体上，这些研究评价了那些妊娠期停止皮质类固醇会对母体造成风险的疾病。其中记载的没有致畸风险的疾病包括系统性红斑狼疮及相关结缔组织病[186-187]、严重哮喘[188-190]、以及器官移植者[191]。正如妊娠期的其他药物使用，皮质类固醇只有在明确的适应证出现时才应使用，且对母亲和胎儿的潜在利益应远远超出风险。

对胎儿的 HPA 轴抑制很重要，特别是在临近分娩时。自然流产和死胎的风险可能会增加[18]。

其他潜在的严重不良反应

问题 12-8　有综述总结了系统性皮质类固醇潜在的数个严重不良反应（肾上腺危象及免疫抑制相关恶性疾病也已有，前文已进行讨论）[14]。本章将对下列重要的皮质类固醇潜在并发症进行详尽回顾：

表 12-8　一些皮质类固醇的不良反应风险[14-18,145]

不良反应	皮质类固醇治疗因子	其他危险因子
对 HPA 轴的作用		
肾上腺危象	突然停用皮质类固醇（再加上重要应激刺激）	大手术、外伤、患病，严重的胃肠炎伴有体液和电解质丢失
代谢的作用		
高血糖	特别是大剂量皮质类固醇治疗	个体或家族糖尿病史，肥胖；罕见新发糖尿病（通常可逆）
高血压	盐皮质激素效应高的皮质类固醇，治疗大于 1 年，激素冲击疗法时	有高血压病史，老年患者；极少发生于短期使用皮质类固醇者
充血性心力衰竭	盐皮质激素效应高的皮质类固醇	先前存在的代偿或部分代偿的充血性心力衰竭
高脂血症	尤其是大剂量皮质类固醇治疗	热量/饱和脂肪酸超量，个体或家族高血脂病史，糖尿病，甲状腺功能减退
库欣样改变	至少 2～3 个月的皮质类固醇治疗	食欲增加进而热量摄入过多
骨改变		
生长受损	长期药理剂量皮质类固醇治疗，隔日给药风险↓↓	接受移植或者自身免疫病的儿童患者永久性皮质类固醇治疗
骨质疏松	隔日给药不会降低不良反应发生风险	女性、高龄，体型瘦长、不爱活动的患者风险高；男性同样有风险
骨坏死	至少 2～3 个月不间断的皮质类固醇治疗	显著外伤、吸烟、酗酒、凝血功能亢进、高脂血症
胃肠道作用		
肠穿孔	皮质类固醇剂量以及疗程不是关键因素	近期的肠吻合术，急性憩室炎
消化性溃疡	皮质类固醇总量达 1g	联合应用阿司匹林（ASA）、非甾体消炎药（NSAID）治疗，消化性溃疡史或者自身免疫性结缔组织病史
其他不良反应		
白内障	隔日给药不导致	本已存在晶状体浑浊，老年人，儿童
烦躁/精神病	糖皮质激素至少 40mg/d，超过 80mg/d 风险高	精神病家族史，本已存在焦虑，女性（多出现在皮质类固醇治疗的第 15～30 天）
机会性感染	长期大剂量皮质类固醇治疗，隔日给药风险↓↓	多种免疫抑制剂治疗，移植患者体内长期存有外来抗原
肌病	氟化皮质类固醇可能易出现，快速减量	缺乏锻炼

表 12-9　部分皮质类固醇不良反应的预防、诊断以及治疗[14-18,145]

不良反应	预防*	诊断	治疗
HPA 轴效应			
皮质类固醇停药综合征	适度减量	病史（见正文）	加量，然后再缓慢减量
代谢作用			
高血糖	饮食控制	空腹血糖水平	美国糖尿病协会（ADA）饮食，胰岛素，OHGA，胰岛素增敏剂等
高血压	钠潴留，选用弱盐皮质激素效应的皮质类固醇	监测血压，通常只是轻度升高	早期控盐，噻嗪类利尿剂
高脂血症	低热量，低饱和脂肪饮食	三酰甘油†（胆固醇升高轻微）	吉非罗齐，他汀类药物
库欣样改变	控制饮食，锻炼	检查，评估	低热量饮食，锻炼
骨骼作用			
生长受限	晨起低剂量皮质类固醇，隔日给药有帮助	在儿童生长曲线上标记身高体重	如果可能，皮质类固醇减量；可考虑生长激素
骨质疏松	钙和维生素 D，适当活动	定期骨扫描，1～2 个月时基线检查，复查	二膦酸盐，鼻吸入降钙素，特立帕肽
胃肠道反应			
肠穿孔	在肠道术后应用皮质类固醇要小心	皮质类固醇可能会掩盖肠穿孔的症状	急请外科会诊
消化道溃疡	高风险患者应用 H_2 抗组胺剂	病史，上消化道内镜	H_2 抗组胺剂，质子泵抑制剂
其他不良反应			
白内障	遮阳镜可能有帮助	每 6～12 个月裂隙灯检查	如果进展，白内障手术以及晶状体植入
烦躁/精神病	注意之前存在精神病史患者的选择	病史，减量时可能会抑郁	多塞平（烦躁发生），有可能需要抗精神病药物
肌病	锻炼，在高剂量皮质类固醇治疗后减量时尤需注意	近端肌肉无力，可能会有疼痛；肌酶通常正常	皮质类固醇逐渐减量，在肌营养不良/废用时尤应注意锻炼

* 剂量的选择对预防上述不良反应非常重要，应预期有高风险的患者。

† 对三酰甘油高于 400～500mg/dl 者需特别注意；高于 800mg/dl 时，胰腺炎风险明显增高

表 12-10　皮质类固醇罕见致命并发症

并发症	建议
肾上腺危象[7,146-148]	对该并发症高度的警惕性、及时的急诊抢救、手术后积极的预防和治疗措施使其较为少见
肠穿孔[149-152]	最好的治疗是预防，延误诊断会有灾难性后果
消化性溃疡穿孔[153-155]	经典的影响因素是非甾体消炎药的使用和既往消化性溃疡史，胃溃疡及穿孔较十二指肠溃疡常见
胰腺炎[156-159]	主要发生于三酰甘油＞800mg/dl 时，可能是胰腺分泌液黏稠堵塞所致
严重高血糖[160-161]	糖尿病酮症或者非酮症高渗性昏迷为主要风险；总体罕见，可能得益于家庭血糖仪的广泛使用
机会性感染*[162-167]	在皮肤疾病治疗时少见，在移植患者应用多种免疫抑制剂时风险显著增大
机会性恶性肿瘤†[14,168]	主要见于移植患者接受皮质类固醇与多种免疫抑制剂联合治疗时。例外的是，单用皮质类固醇可能发生卡波西肉瘤

* 机会性感染偶见于使用皮质类固醇治疗炎症性或自身免疫病者，包括念珠菌感染（非常见部位）、隐球菌、曲霉菌、李斯特菌、疱疹病毒（泛发）、巨细胞病毒、肺孢子虫及类圆线虫感染。

†"机会性"在这里主要指应用多种免疫抑制剂后病毒感染相关的恶性肿瘤，最常见于器官移植患者，特别是非霍奇金淋巴瘤、卡波西肉瘤以及皮肤/女性生殖道鳞状细胞癌等

●骨坏死（无血管性坏死、无菌性坏死）——短期给予皮质类固醇不会带来骨坏死的风险。有关此的医学法律含义非常重要。文献中记载的大部分骨坏死的病例均发生在治疗危及生命的疾病时使用了至少 2～3 个月药理剂量的泼尼松（或相同剂量的其他系统性皮质类固醇）时（见"章节更新"部分）。

●骨质疏松——比较明智的做法是，对任何使用治疗剂量皮质类固醇超过 1 个月的患者均给予预防性钙剂以预防因药物造成的骨质丢失。可以选择的包括钙剂 1000～1500mg/d、维生素 D 800U/d、二膦酸盐、特立帕肽及降钙素鼻部喷雾剂。双能 X 线吸收测量法（DEXA）扫描评价骨密度对于监测这一重要的并发症具有革命性的意义（见"章节更新"部分）。

●儿童生长受损——在皮肤科适应证中少见。甚至在使用皮质类固醇治疗的器官移植及有严重系统性自身免疫病的患儿，在剂量降至生理剂量或更低后，生长发育追上正常水平也是可能的。

HPA 轴抑制

肾上腺皮质功能不全——定义

明确不同类型的肾上腺皮质功能不全的定义是很重要的。三种不同类型的肾上腺皮质功能不全在表 12-11 列出[12,1][7]。只有 90％ 以上的产生皮质醇的皮质束状带受到破坏时，患者才会出现艾迪生样症状，这反映出肾上腺固有的储备能力。显著的盐皮质激素功能降低（水和电解质代谢出现异常的风险）以及 ACTH 产生增多（色素沉着）只在原发性肾上腺皮质功能不全出现。进而，只有在继发的内源性肾上腺皮质功能不全时才出现其他的促内分泌腺激素减少，如促性腺激素（黄体生成素、促卵泡激素）、生长激素及促甲状腺激素。

皮肤科医生最需要了解的是继发性外源性肾上腺皮质功能不全，通常由药理剂量的系统性皮质类固醇治疗 3～4 周后产生[10,21]。此种外源性肾上腺皮质功能不全的个体敏感性差别很大。具有本症的患者：①无明显盐皮质激素异常；②ACTH 无升高；③无垂体其他促内分泌腺激素异常。

HPA 轴抑制——概述

我们需要把 HPA 轴当成一个单元而不是仅仅关注肾上腺[14]。 问题 12-9 在应激反应中，HPA 轴起着非常重要的作用。下丘脑不仅仅是最易受到药物抑制的靶器官，更是治疗停止后最先恢复的器官。在大多数情况下停止皮质类固醇治疗后 14～30 天即可恢复。肾上腺对药物的抑制抵抗力强一些，同样在停止皮质类固醇治疗后功能恢复也较慢。总之，应激反应时下丘脑是 HPA 轴最重要的器官。

皮质类固醇的剂量和疗程对 HPA 轴的抑制均有决定作用[14]。超过生理剂量的皮质类固醇治疗 3～4 周或更长时可引起轻度的有临床意义的 HPA 轴抑制。分次给药或非晨间给药增加 HPA 轴受抑制的风险。最后，长效皮质类固醇较中短效皮质类固醇更容易导致 HPA 轴抑制。

中高剂量的皮质类固醇治疗在数天内即可导致实验室可以检测到的 HPA 轴抑制[14]。这种抑制通常是短期的，临床意义不大。长期生理剂量的皮质类固醇治疗（替代疗法）很少导致 HPA 轴抑制。长期大剂量皮质类固醇治疗后，常需要 6～9 个月或更长时间晨间皮质醇浓度才能恢复到正常水平。有些作者通过对 ACTH 刺激试验反应不足的观察，报道可以有长达 12～16 个月应激反应能力下降。

对隔日疗法的检测提示在停药日仅有轻微的 HPA 轴反应的钝化。尽管隔日疗法减轻了对 HPA 轴的抑制，但如果抑制发生，恢复并不会加速。脉冲式给予 CRF 显示可以加速 HPA 轴抑制的恢复。

其他方式的应激反应（框 12-1）

问题 12-10 皮质类固醇对血糖升高的直接作用远远慢于其儿茶酚胺效应。ACTH 和肾上腺素均可通过释放肾上腺素而使血糖快速升高[14,21]。

盐皮质激素醛固酮在 HPA 轴的应激反应中无明显作用。重要的是皮质类固醇治疗引起的外源性皮质功能不全并不影响盐皮质激素产生。因此，低血压和电解质紊乱的风险很低。此外，通过直接和（或）间接的儿茶酚胺、乙酰胆碱、血管紧张素及 5-羟色胺的

表 12-11 肾上腺皮质功能不全的主要分类[10,19]

分类	病因	盐皮质激素水平	ACTH 水平	下丘脑表现
原发	艾迪生病	降低*	升高†	无其他下丘脑异常
继发——内源性	常为下丘脑肿瘤	正常	正常	其他促内分泌腺激素也降低
继发——外源性	长时间，大剂量皮质类固醇治疗	正常	正常	无其他下丘脑异常

* 盐皮质激素降低时，患者有出现严重低血压及电解质紊乱的风险；当其水平正常时，体液电解质失衡就不是此型肾上腺皮质功能不全的主要问题。

† 当 ACTH 升高时，对黑素细胞有刺激效应，导致色素沉着出现，是艾迪生病的特征之一

作用，血糖的反应通常保持正常。最终，下丘脑的应激反应会在 2～4 周恢复，所以给予补充剂量的应激皮质类固醇通常没有必要。

HPA 轴功能的实验室检查（表 12-12）

这些实验室检查在皮肤科的临床实践中较少使用。但各科临床医生都应熟知这些检查项目并了解其优劣。临床医生特别应该知道所做化验是否反映了 HPA 轴整体功能或者只评价某个特定器官的功能（如肾上腺）。还应注意化验是评价基本功能还是应激状态。

晨起皮质醇水平是 HPA 轴功能的基础检测[22,192-194]。早 8 点左右是皮质醇分泌高峰，午后是低谷。目前的放射免疫技术很少受外源性的泼尼松、泼尼松龙、地塞米松等治疗影响。尽管如此，在检查当日，还是建议停服晨间的皮质类固醇。皮质醇水平一般在 5～30mg/dl 之间，在有身体应激反应时，可以升至 60mg/dl。在长期治疗病例，皮质醇浓度低于 10mg/dl 时提示基本 HPA 轴功能受损。

表 12-12 列举了 HPA 轴的一些实验室检查，读者如想了解详情也可以查看有关 HPA 轴的几篇综述。总而言之，除了检测晨起皮质醇浓度外，还应请内分泌科医生会诊考虑其他检查。在这里需要重申，常用的 ACTH 刺激试验不能反映整个 HPA 轴的功能。许多医生仍会对 ACTH 刺激试验正常的患者补充应激剂量的皮质类固醇。这种做法限制了 ACTH 试验的价值，晨起皮质醇浓度的监测往往足以提示基础 HPA 轴功能是正常的。

肾上腺危象和类固醇停药综合征（SWS）

20 世纪 50 年代以来，已经有数百万人接受过系统性皮质类固醇治疗，迄今缺乏有关急性肾上腺危象致死病例的详细记录[7,162-164]。这些患者会有以下表现：①肾上腺皮质功能不全的表现；②低血压；③皮质醇水平显著降低；④这些症状没有其他成因（见表 12-13）。 问题 12-10 一般来讲，只有重大应激事件才能造成继发外源性肾上腺皮质功能不全导致的血管反应不足。严重后果极其少见是因为在药物导致的继发性外源性皮质功能不全时，盐皮质激素功能仍有很好的保全。前面讨论过的其他的非类固醇应激机制在这种时候对维护体内糖盐水平的稳定也有帮助。

类固醇停药综合征（SWS）发生率较高，皮肤科医生对其应熟知[22,197]。SWS 患者血清皮质醇浓度无变化。但据猜测可能存在细胞水平的皮质类固醇水平骤降。有证据表明 IL-6 在 SWS 相关的大部分症状中起主要作用（IL-1β 和 TNF-α 也起一定作用）[198]。

SWS 在皮质类固醇间断治疗及长期治疗骤然减量时易于发生。治疗剂量皮质类固醇超过 2～3 周时即有可能发生 SWS。相关症状包括：①关节痛、肌痛；②性情改变；③头痛；④疲劳和困倦；⑤重症病例有厌食、恶心、呕吐。加回较高剂量，然后缓慢减量，一般能够去除这些症状。

应激皮质类固醇剂量——历史回顾

皮质类固醇应激剂量的问题主要出现于长期接受治疗剂量的皮质类固醇的患者需要进行外科手术治疗时。由于麻醉、手术创伤或二者兼有，多数较大的外科手术会刺激内源性皮质醇浓度升高[21-22]。在大的物理应激时，基础皮质醇的产生可以从每天的 25mg 升至最多时的每天 250mg。历史上，在手术前一晚、围术期及手术当日每 8h 一次给予 100mg 氢化可的松静脉注射。然后每日递减 50% 的剂量，直至恢复至术前用量。尽管应激剂量的风险较低，但已经停用皮质类固醇超过 1～2 个月后进行大手术时，可能没有必要再补充。如前所述，严重感染、创伤及心肌梗死有可能需要应激剂量的补充。

表 12-12　评价肾上腺皮质功能不全的主要试验[20,176-178]

试验名称	基础/应激	HPA 轴上的靶部位	检测方法	建议
晨起皮质醇	基础	肾上腺	晨 8 点血清皮质醇水平	最好检测后再服用皮质类固醇
24h 尿游离皮质醇	基础	肾上腺	收集 24h 尿，检测游离皮质醇水平	费用较高，更精确的基础水平
ACTH 刺激试验	应激	肾上腺	测基础水平、ACTH* 注射后 30min 及 60min 测皮质醇水平	常用的激发试验
胰岛素低血糖†	应激	全 HPA 轴	胰岛素注射后检测皮质醇水平	需要 ACTH 刺激试验正常
甲吡酮试验†	应激	全 HPA 轴	甲吡酮注射后测 11-脱氧皮质醇水平	需要 ACTH 刺激试验正常
促肾上腺皮质激素释放因子（CRF）†	应激	全 HPA 轴	CRF 注射后测皮质醇水平	非常昂贵，是检测全 HPA 轴最好的检查

* 基础皮质醇水平确定后，给予 ACTH 注射剂 Cosyntropin（肌内或静脉）250μg。

† 这些检查比较繁琐，存在一定风险，需请内分泌科医生会诊，但都是客观评价整个 HPA 轴在应激情况下的功能所需的

表 12-13　类固醇停药综合征与肾上腺危象临床表现的比较[19,179-181]

分级及分类	临床表现
类固醇停药综合征——轻至中度	
一般症状	疲劳、倦怠
神经精神表现	抑郁、性情改变、头痛
肌肉骨骼表现	肌痛、关节痛、流感样症状
类固醇停药综合征——较重	
胃肠道症状	厌食、恶心、呕吐、体重下降
肾上腺（艾迪生）危象（以上症状再加上下述）	
糖皮质激素缺乏*	低血糖，尽管血糖值可能正常
盐皮质激素缺乏†	低血压（包括体位性）、休克、低血钾、钠耗竭（尽管体内钠耗竭，但血清钠可能正常）

* 有关机体通过多种代偿机制来维持血糖水平的讨论见正文。

†醛固酮水平在皮质类固醇引起的继发性外源性肾上腺皮质功能不全时保持正常；在内源性皮质醇水平↓或外源性皮质类固醇骤减时（以泼尼松为典型），部分盐皮质激素效应降低

小的身体应激，如发热性疾病，可以给予 2 倍于内源性生理剂量的皮质类固醇。并且可以很快减量至应激前所用剂量。这种小剂量的补充仅限于使用单日剂量小于 15～20mg 泼尼松的患者。

应激皮质类固醇剂量——最新展望

诸多作者近期对上述传统措施提出了质疑[199-202]。这些学者引用数据说明，系统性皮质类固醇替代剂量可能足以满足手术时及其他非手术的应激需求（见"章节更新"部分）。

药物相互作用

有临床意义的与系统性皮质类固醇相关的药物相互作用见表 12-14。有少量潜在的严重药物相互作用，在泼尼松或泼尼松龙极其少见。多数药物相互作用发生于地塞米松和甲泼尼龙。

监测指南（框 12-6 和表 12-15）

与在本书中列出了监测指南的所有其他系统性药物相比，总结出系统性皮质类固醇的监测指南是相当具有挑战性的。此前缺乏发表的指南是一方面，更重要的是，系统性皮质类固醇的剂量策略更像是"出击-撤退"形式，因而大于生理剂量给药很少超过 1～2 个月。过去需要持续中-高剂量皮质类固醇治疗的患者现在多选择疗程较为激进的非甾体免疫抑制剂，使得皮质类固醇渐减至生理剂量成为可能。对少数需要应用等于或大于生理剂量的皮质类固醇治疗数月的患者，这些指南具有显著价值。特别是 DEXA 扫描、血压监测及针对代谢异常的实验室检查是重中之重。

框 12-6　皮质类固醇监测指南[14,22]

基线检查（当准备长疗程皮质类固醇治疗时）

检查

- 血压、体重
- 身高及体重标记在生长曲线（儿童）
- 检眼镜检查白内障

实验室

- 结核筛查（强烈建议）——结核菌素皮肤试验（或者干扰素释放实验），胸部 X 线检查
- 空腹血糖及三酰甘油，血钾浓度

复诊（长期应用超生理剂量的皮质类固醇）

检查

用药满 1 个月时检查，然后至少每 2～3 个月

- 血压、体重
- 将身高、体重标记到生长曲线（儿童）
- 每次复诊详细记录不良反应*

起初至少每 6 个月一次，长期治疗至少每 12 个月一次

- 眼科白内障、青光眼检查

实验室

用药 1 个月时及使用药理剂量的患者在之后至少每 3～4 个月

- 血钾
- 空腹血糖
- 空腹三酰甘油

长期药理剂量皮质类固醇治疗后准备停药时（选择性的）

- 晨起皮质醇水平（或者其他合适的评价肾上腺功能或全 HPA 轴功能的试验）

甲泼尼龙冲击治疗

- 心脏监测
- 每天电解质和血糖监测

注意：在实验室检查有异常的患者和高风险患者需要更频繁的监测

* 其中重要的是，许多潜在严重的骨骼肌肉系统、胃肠道系统、中枢神经系统、感染以及眼部不良反应都可以通过仔细了解患者症状、体格检查、有目的的实验室及影像学检查发现

表 12-14　药物相互作用——系统性皮质类固醇[6]

相互作用药物或类别	举例与建议
下述药物可能增加一些皮质类固醇的血清浓度（及其毒性）	
唑类抗真菌药物	酮康唑升高各种皮质类固醇的水平——CYP3A4 强抑制剂
大环内酯类抗生素	红霉素＞克拉霉素影响皮质类固醇水平——CYP3A4 抑制剂
性激素	雌激素以及口服避孕药可能延长皮质类固醇半衰期以及降低清除率
以下药物可能会降低一些皮质类固醇血清浓度或者活性	
氨鲁米特	地塞米松诱导的肾上腺功能抑制可能缺失
抗惊厥药	苯妥英、苯巴比妥，降低各种皮质类固醇浓度——CYP3A4 诱导剂
抗结核药物	利福平降低各种皮质类固醇浓度——CYP3A4 诱导剂
考来烯胺	可能降低氢化可的松浓度
麻黄碱	可能缩短地塞米松半衰期以及加快其清除
皮质类固醇可能增加以下药物的浓度（以及潜在毒性）	
失钾性利尿剂	由皮质类固醇造成的失钾可能进一步恶化由利尿剂造成的低钾血症
免疫抑制剂	在器官移植及自身免疫病，环孢素联合皮质类固醇是标准治疗；可能发生环孢素毒性增加
影响肌肉收缩的物质	皮质类固醇导致的低血钾使洋地黄化风险增加
皮质类固醇可以降低以下药物的浓度和作用	
抗结核药物	多种皮质类固醇可以降低异烟肼浓度
胰岛素	皮质类固醇可以引发胰岛素相对抵抗，导致血糖升高
水杨酸盐	血清浓度和效力可能降低
其他可能重要的药物相互作用	
抗凝剂	皮质类固醇可增加或降低华法林的抗凝作用，无法预测
黄嘌呤气管扩张剂	茶碱或皮质类固醇的活性可能改变

表 12-15　可由患者在家中监测的皮质类固醇不良反应

不良反应	家中监测项目
高血糖	家用血糖监测设施
高血压	家用血压计/电子血压计
体液超荷	称重
增重	称重

治疗指南

个体化的风险收益分析

任何有关使用系统性皮质类固醇治疗的决定都可通过分析风险收益来做出。其中的风险是特定患者的。包括禁忌证以及特定不良反应发生的风险。预期的剂量及疗程是决定这些风险的重要因素。

治疗的收益是减少或清除被治疗的疾病带来的风险。疾病的严重性和自然过程以及皮质类固醇对自然病程的改变能力是决定风险收益比的关键因素。理想的情况是（最佳的收益风险比），皮质类固醇能在最小的毒性风险下迅速控制病情（在没有或相对没有禁忌证和风险因素前提下）。

简言之，以下因素决定是否采取皮质类固醇治疗：①足够快；②足够剂量；③可获得期望疗效的足够疗程。与之相平衡的是能否以足够小的剂量和足够短的疗程换取最小的风险。问题 12-11 框 12-7 中总结了系统性皮质类固醇治疗中的安全最大化原则。

急性期剂量选择

大部分皮质类固醇治疗选择泼尼松等中等作用时间的皮质类固醇晨起顿服。此种方法与机体自然的皮质醇产生节律相近。分次给药，一般为每日 2 次，常用于治疗急性期的重症的有生命危险的病例，如寻常型天疱疮。每日 4 次皮质类固醇，一般用甲泼尼龙大剂量静脉给药［最高 2～2.5mg/（kg·d），但不是冲击剂量］，治疗一部分早期重症多形红斑患者。每日固定剂量持续治疗时，分次给药疗效好于单次给药，但分次给药比同剂量单次给药时产生不良反应的风险更高。

使用药理剂量的皮质类固醇治疗疗程越短，出现不良反应的风险越小。皮质类固醇治疗主要的疗程有短程快速（2～3 周或更短）、中程（超过 3～4 周，最常不超过 3～4 个月）和长期治疗（无限期）。

头等重要的是选择合适的、有据可查的适应证来处方系统性皮质类固醇。

充分了解（采取一切可能措施避免）皮质类固醇潜在的最严重并发症。

使用宣传册加强患者教育，努力建立真正的治疗合作伙伴关系。

针对所治疗疾病的风险程度选择皮质类固醇治疗的强度。

尽可能找到最低有效剂量并尽早完成治疗。

对病情是否完全控制不可过于追求完美。

使用快速出击（迅速控制疾病进展），然后改为合理的快速撤退（皮质类固醇减量）策略。

争取在 1～2 个月达到生理剂量治疗或隔日给药法；如果不可能（或者看起来不可能），应用非皮质类固醇药物。

广义的非皮质类固醇药物包括局部或系统性联合治疗，以帮助皮质类固醇减量。

积极应对所治疗疾病的恶化因素。

存在皮质类固醇治疗的相对禁忌证时，对这些禁忌证进行治疗后可考虑用皮质类固醇进行谨慎的治疗。

实验室检查以监测代谢状况——血钾、血糖、三酰甘油（同样需要密切监测血压）

一般来讲， 积极谨慎的医生应做到如下：

预测（风险因素及相对禁忌证）

预防（积极采取措施预防不良反应）

早期诊断（实验室检查、家庭监测、提高患者的知情程度和警觉度）

治疗（当不良反应发生）皮质类固醇的潜在不良反应

生理（替代）剂量皮质类固醇为每日 5～7.5mg 泼尼松或相当剂量的其他皮质类固醇。初始治疗时的药理剂量范围包括大剂量（＞60mg·d）、中等剂量（40～60mg·d）和低剂量（＜40mg·d）。除了对生命有威胁的皮肤疾病，如寻常型天疱疮、大疱性类天疱疮外，大部分皮肤疾病用中低剂量的皮质类固醇都能控制。重要的是在一开始就要确定好如何控制疾病的活动性。在达到预期的疗效后急性期的治疗即结束，然后开始进行减量，减量原则将在后面阐述。

儿童皮质类固醇的剂量选择原则

儿童皮肤疾病较少用到长期皮质类固醇治疗[203-204]。严重的漆树皮炎等情况时偶尔需要 2～3 周短程皮质类固醇治疗。通常初始剂量为 1mg/（kg·d），每 4～7 天剂量减半。这种治疗对生长发育无明显影响，对没有明显禁忌证的儿童患者可以安全使用。

皮质类固醇药物剂型的选择

对大部分皮肤疾病，泼尼松是系统性皮质类固醇治疗首选。该药价格便宜，有多种剂型可供选择，使得剂量调整较为容易。在大部分所治疗的疾病，泼尼松已建立较好的标准化使用剂量。另外，泼尼松的作用时间对于每日用药或隔日用药是最合适的。在欧洲，泼尼松龙较泼尼松使用更广泛。泼尼松龙不需代谢即具有活性，起效更快，与激素结合蛋白的亲合力比泼尼松更强。泼尼松龙的缺点主要是花费更高，可选剂型少（只有 5mg 片剂及 5mg/5ml 和 15mg/5ml 溶液可供选择）。

总体上，盐皮质激素效应和作用时间是选择皮质类固醇药物时更需要考虑的问题，较抗炎能力更加重要。不同制剂在同等治疗剂量下，抗炎作用相同。与其他短效皮质类固醇相比，泼尼松和泼尼松龙有比较相近的盐皮质激素效应和作用时间。氢化可的松等低效力短效皮质类固醇对需要整日持续控制病情的情况并不适用。氢化可的松的盐皮质激素作用很强，需注意其水钠潴留作用对患者的潜在危害。

减量原则（**问题 12-11** 框 12-8）

皮质类固醇的减量在疾病得到控制且避免已控疾病复发的基础上进行。快速大剂量减量偶可引起疾病反跳，如在治疗毒常春藤/毒葛皮炎（漆树皮炎）时的短疗程（短于 10～14 天）给药时。对疾病活动中关键病史、查体和实验室检查参数的重视和关注对指导减量很重要。

在给予药理剂量的皮质类固醇时，定期试减量以确定特定患者需要的最小有效剂量是很重要的。对中程或长期（1 个月以上）使用皮质类固醇治疗的患者，粗略的指导规范是在病情允许的前提下，每 2～3 周减 20%～30%。严重情况下，如寻常型天疱疮，减量过程需更加缓慢，如每 3～4 周或者更久。

如在减量过程中疾病反跳，应将泼尼松剂量加至最后一个有效治疗剂量。当每日剂量超出生理剂量的治疗超过 1 个月时，应考虑隔日疗法，如下述。

在一个长期大剂量皮质类固醇治疗临近结束时，可通过测定晨起皮质醇水平了解基础 HPA 轴功能。皮质醇浓度＞10mg/dl 可确保 HPA 轴的基础功能，而如前所述，应激剂量的皮质类固醇仍可使用。大部分皮肤科临床实践中并不需要检测晨间皮质醇浓度。

框 12-8	系统性皮质类固醇顺利安全减量的一般原则

任意时候皮质类固醇减量的两大主要原因

从开始治疗起疾病控制即是皮质类固醇减量的原因

治疗 3～4 周后，潜在的 HPA 轴抑制成为决定减量的重要因素

确定糖皮质激素的最小有效剂量

在维持治疗时，必须定期减量直到轻微复发

在此剂量维持（最理想）或少量加量

长期大剂量皮质类固醇治疗的减量法

减量 20%～30%，严重疾病更需慢减

大剂量治疗时，先合并成每日用药

100mg 降至 60mg——每次减量 20mg

60mg 降至 20～30mg——每次减量 10mg*

20～30mg 降至 10mg——每次减量 5mg

10mg 至停用——每次减量 2.5mg（严重疾病长期治疗后，考虑以 1mg 减量）

一般的减量速度

超生理剂量的皮质类固醇——一般要快减

低于生理剂量时——一般需要慢减

短期皮质类固醇治疗减量的三个主要目标

第一目标是在 2～3 周内结束治疗

否则努力在 3～4 周内降至生理剂量

如果以上目标均无法达到，改成隔日疗法，加用节制类固醇治疗，或者两种方法均用

所治疗疾病对减量的影响

严重的（有可能危及生命的）疾病——缓慢（长间隔）和逐渐（少量减）减皮质类固醇的量

自限性疾病（毒常春藤反应）2～3 周减停

在此两个极端情况之间酌情决定减量速度

---

* 在泼尼松或与其剂量相当的药物 20～30mg 剂量范围内，减量由 10mg 变为 5mg 均是合理的

隔日给药皮质类固醇疗法

隔日疗法的理论基础是，当使用中效皮质类固醇（如泼尼松）治疗时，皮质类固醇的抗炎效力较 HPA 轴抑制延续的时间长[4,205-206]。在无药日，细胞介导的免疫、白细胞亚群水平、钾浓度的分泌都基本恢复正常。

隔日皮质类固醇治疗的使用应在每日疗法获得充分的疾病控制后，用来维持疾病控制状态。应该让患者理解，在无药日，疾病的控制有可能是不完全的。而且，可以给予小剂量泼尼松或非皮质类固醇治疗来控制无药日出现的轻微症状。

问题 12-11 框 12-9 中列举了从每日给药过渡到隔日给药的各种方法。问题 12-12 隔日疗法不会减少白

框 12-9	皮质类固醇治疗时顺利转换为隔日疗法的一般原则

转成隔日疗法的先决条件

已经获得或接近获得疾病的完全控制

泼尼松剂量在每日 20～30mg 或者更低时转换为隔日疗法更容易成功

要从晨起单次给药转换（分次给药不做转换）

中效皮质类固醇（如泼尼松）治疗是隔日给药成功的关键

转换成隔日疗法的方法*

（1）给药日给予两倍的每日用药时剂量，无药日停用（如有轻微或稍微严重的症状反复，可将给药日剂量调整为之前每日给药时剂量的 2.5 倍）

（2）逐渐增加给药日剂量，同时以同样剂量减少无药日剂量

（3）保持给药日剂量不变，同时逐渐减少无药日剂量

上述三种转换方法举例（mg/d）*

（1）20-20-40-0-40-0（重症皮肤病考虑 20-20-50-0）

（2）20-20-25-15-30-10-35-5-40-0†

（3）20-20-20-15-20-10-20-5-20-0†

---

* 注意：仅在方法（1）和（2），在开始转换为隔日疗法前，保持之前至少两日的剂量总和；一般情况下，剂量的持续积累会降低疾病反跳的风险。

† 上述方法（2）和（3），医生可以根据疾病严重程度决定维持每个剂量水平两个循环或更久

内障、骨质疏松和骨坏死的风险。皮质类固醇剂量达到生理剂量（隔日 10～15mg 泼尼松）时，隔日疗法促进 HPA 轴功能恢复的优势便不复存在。如果减量在快速进行，通过隔日疗法减停是合理的。否则，考虑回到每日泼尼松 5mg（或者更低剂量）然后缓慢继续减量。有些作者建议，如果皮质类固醇疗程很长，此时可改用短效的氢化可的松。

在治疗中患者的作用

在长期的皮质类固醇治疗中，患者及其家属的参与是非常重要的。要让患者及家属明了需要报告的重要的不良反应、必要的随访复诊以及监测皮质类固醇治疗必需的实验室及其他特殊检查。须向患者（和家属）交待，什么样的情况下有可能需要使用应激剂量皮质类固醇。应与患者探讨减少不良反应的方法，如加服钙和维生素 D 以减少骨质疏松等。患者应佩戴医疗警示腕标或者信息卡片，其上注明负责患者长期药理剂量皮质类固醇治疗的医务人员的信息。因为皮质类固醇治疗存在许多潜在不良反应，患者及家属的积

极参与非常重要。

系统性皮质类固醇信息更新

这些更新基于近期的综述文章，参考文献数量众多。感兴趣的读者可以参考这些综述以了解详情及相关特殊信息。以下的更新是一些临床医生感兴趣的话题。

杂项

皮质类固醇的一般应用频率

一项人口学研究估计，在总人口数为 1.2 亿的工业化国家，有 0.5% 的人口使用至少连续 3 个月的皮质类固醇治疗。

另一项研究估计，在美国每年约有 32 000 000 份皮质类固醇处方开出。

加上皮质类固醇不良反应的花费，在这些国家出现的惊人的皮质类固醇应用频率使得两项叠加的频率增加不少。

作用机制

各种皮质类固醇从非活性到活性形式的代谢

11β 羟基类固醇脱氢酶催化酶的 I 型异构体将内源性皮质醇（非活性形式）转化成活性形式，将外源性泼尼松（非活性形式）转化成泼尼松龙（活性形式）。

上述酶的 II 型异构体逆转上述转化过程，将活性形式转化为非活性形式。

这些酶异构体的相对存在可决定下述情况的可能性：①炎症反应和自身免疫病；②对外源性泼尼松治疗的反应。

传统上传授的在有明显肝病时使用活性药物形式（如泼尼松龙）可能源于此（肝有很大的储备功能）。

需要重点提出的是地塞米松和倍他米松是不需要此酶转化，具有独立活性。

选择性糖皮质激素受体激动剂（SEGRA）

一般情况下，GCK/CS 复合物对促炎症细胞因子（如 IL-1β、TNF-α、IRF-3）的转化抑制是皮质类固醇抗炎作用的主要机制。

与之相反，GCK/CS 复合物对各种调节蛋白的转化激活是皮质类固醇不良反应（如糖尿病、青光眼）产生的主要机制。

外用皮质类固醇中，有较高转化抑制能力的有莫米松、氟替卡松、布地奈德。

正在研究中的基本上只有转化抑制功能的 SEGRA 有 ZK245186 和 ZK216348。

有关 HPA 轴

围术期应激剂量皮质类固醇

围术期肾上腺皮质功能不全很罕见（<0.1%），而 ACTH 刺激试验太过敏感，不适合作为预测性指标。

系统性回顾发现，在 2 项随机对照试验（RCT）中，在未给予应激剂量皮质类固醇的情况下没有出现围术期血流动力学危害，这些结果使人信心增加。

在 5 项对列研究中，只有 2 例患者出现围术期肾上腺皮质功能不全，这 2 例患者分别在术前 36h 和 48h 就停用了皮质类固醇。

在没有原发（肾上腺）或继发（下丘脑、垂体）肾上腺皮质功能不全时，在接受长期皮质类固醇治疗的患者需要继续服药。

皮质类固醇的给药时机

至少对于类风湿关节炎患者，造成晨僵的细胞因子（特别是 IL-6）是在传统睡眠时间中期释放的，所以晨起给药可能来不及抑制 IL-6 的大量释放。

但是，夜间给药产生更多 HPA 轴抑制。

有一项研究对一种缓释型泼尼松进行了评估，其释放可延缓 4h，如果晚间 10 点给药，清晨 2 点释放，可以更好地抑制造成晨僵的 IL-6（以及其他细胞因子）。

这种缓释型泼尼松在皮肤科的应用非常有可能很快就要实现。

不良反应

脂质营养不良以及相关的代谢综合征

在每日服用至少 20mg 泼尼松的长期治疗患者中，高达 66% 的患者有脂质营养不良，包括满月脸、水牛背、向心性肥胖。

脂质营养不良增加代谢综合征（基础代谢增加、高血压、高血脂、高血糖）的风险，进而增加心血管疾病风险。这些是使用系统性皮质类固醇治疗患者最苦恼的问题，并可能影响治疗依从度。

泼尼松剂量低于每日 10mg 时能够逆转脂质营养不良。

频发的情绪和思维异常

接受短程皮质类固醇治疗的患者中，高达 30％ 会在治疗早期出现轻度躁狂以及睡眠障碍。

这些患者中约 10％ 会出现明显抑郁，大部分发生在减量过程中。

精神病的发生率在皮质类固醇治疗患者中较对照组增加 1 倍。

作者观察到，原本就"易兴奋"（轻度躁狂的风险）或者"古怪"（激素性精神病、性格改变的风险）的患者在应用皮质类固醇治疗时容易出现情绪和思维异常。

频发的月经异常

以往认为皮质类固醇导致的月经异常一般发生在肌内注射皮质类固醇时。

最近一些小样本研究发现，约 40％ 的绝经前妇女在使用每日至少 20mg 泼尼松时会出现明显的月经异常。

半衰期和水钠潴留的最佳搭配

根据表 12-1，①皮质醇和皮质酮具有最大的盐皮质激素活性；②地塞米松、倍他米松和甲泼尼龙的盐皮质激素活性最小；③泼尼松龙和泼尼松的盐皮质激素活性为中等。

皮质类固醇导致的高血压看起来在很大程度上与其促尿钠排泄效应无关，可能主要与血管的收缩和心肌收缩能力的增加有关。

长效皮质类固醇倍他米松、地塞米松造成 HPA 轴抑制的风险远远大于中效皮质类固醇（泼尼松、泼尼松龙、甲泼尼龙）。因此，如果患者有高血压和（或）CHF，甲泼尼龙（口服）是中长半衰期（24～36h）和较低盐皮质激素效应的最佳组合。

结核风险及监测

每日剂量为至少 15mg 泼尼松时，结核的相对风险率（RR）是 7.7 ［置信区间（CI）2.8～21.4］，而每日剂量低于 15mg 时 RR 几乎没有意义（RR 2.8，CI 1.0～7.9）。

免疫抑制剂（皮质类固醇及其他）显著降低纯蛋白衍生物（PPD）筛查试验的反应性。

尽管并不理想，在接受免疫抑制治疗（包括皮质类固醇）时，IFN-γ 释放试验（各种名称）比 PPD 更可靠。

低剂量皮质类固醇与骨质疏松相关骨折的风险

大多数皮质类固醇的不良反应在等于或低于生理剂量（泼尼松 5～7.5mg/d）范围时，风险都会降至最低。

与之相反，在每日服用 2.5～5mg 泼尼松时骨质疏松性骨折的风险明显增加，因此，即使在这样的剂量范围，临床医生仍应积极采取措施预防骨质疏松（补充钙、维生素 D 和最理想的二膦酸盐）。

皮质类固醇治疗被认为应对全部股骨头骨折中的 47％ 和全部脊椎骨折中的 72％ 负责。

短疗程相关的骨坏死

毫无疑问，持续的长疗程（至少 3 个月）皮质类固醇治疗增加骨坏死（ON）的风险，这个风险在系统性红斑狼疮（SLE）患者最高。

作者总结了所有患者数等于或超过 100 的、使用长疗程皮质类固醇治疗 SLE 或者肾移植的研究。在总共 39 项研究中，只有 2 项研究中的各 1 例患者在开始 3 个月的皮质类固醇持续治疗之前出现了骨坏死。

考虑到皮质类固醇的使用频率和特发性骨坏死（占总数的 30％）的发生率，我们有理由猜测，大多数（甚至全部）因皮质类固醇短程治疗出现骨坏死的报告可能为巧合事件。

本章使用的英文缩写			
ACTH	促肾上腺皮质激素	CS	皮质类固醇
AP-1	激活蛋白-1	DEXA	双能 X 线吸收测量法
BPA2	大疱性类天疱疮抗原-2	DHEA-S	硫酸脱氢表雄酮
CBG	皮质类固醇结合球蛋白	EM	多形红斑
CHF	充血性心力衰竭	GCR	糖皮质激素受体
CI	置信区间（95％CI）	HBP	高血压
CRF	促肾上腺皮质激素释放因子	HPA	下丘脑-垂体-肾上腺（轴）

本章使用的英文缩写（续）

IFN	干扰素		PG	坏疽性脓皮病
IκB	κB 抑制剂		PHN	疱疹后神经痛
IL	白介素		PPD	纯蛋白衍生物
IM	肌内（注射）		PUD	消化性溃疡
IV	静脉（注射）		RCT	随机对照试验
LE	红斑狼疮		*RR*	相对风险率
MC	盐皮质激素		SEGRA	选择性糖皮质激素受体激动剂
NFκB	核因子 κB		SJS	重症多形红斑
NSAID	非甾体消炎药		SWS	类固醇停药综合征
ON	骨坏死		TEN	中毒性表皮坏死松解症
PAN	结节性多动脉炎		TNF	肿瘤坏死因子

推荐阅读

Basic science and pharmacology

Schimmer BP, Parker KL. Adrenocortical steroids and their synthetic analogs. In: Hardman JG, Limbird LE, Molinoff PB, et al. editors. *Goodman and Gilman's The Pharmacological Basis of Therapeutics*. 9th ed. New York: McGraw Hill; 1996. p. 1459–86.

Adverse effects overviews

Wolverton SE. Major adverse effects from systemic drugs: defining the risks. *Curr Probl Dermatol* 1995;7:1–40.

Mechanisms of action

Buttgereit F, Straub RH, Wehling J, et al. Glucocorticoids in the treatment of rheumatic diseases: an update on the mechanisms of action. *Arthritis Rheum* 2004;50:3408–17.

Rhen T, Cidlowski JA. Antiinflammatory mechanisms of glucocorticoids – new mechanisms for old drugs. *N Engl J Med* 2005;353:1711–21.

参考文献

见本书所附光盘。

第 13 章　甲氨蝶呤

Stephen E. Wolverton

张　霞　译　娜仁花　审校

概述

1951 年，Gubner 等发现叶酸拮抗物氨蝶呤对银屑病治疗有效[1]。之后不久发现另一种叶酸拮抗物甲氨蝶呤（MTX）也是控制银屑病的出色药物。尽管有这些发现，但美国食品药品监督管理局（FDA）还是花了 20 年的时间批准该药用来治疗非恶性疾病——银屑病[2]。到了 20 世纪 80 年代后期，类风湿关节炎（RA）才成为 MTX 的另一个适应证[3]。尽管已经有大量患者使用甲氨蝶呤治疗，但在这一化疗药物及免疫抑制剂的适应证及使用安全性上，还存在许多矛盾和混淆。这些矛盾包括：①银屑病患者适用 MTX 的标准；②实验室评估的方法；③监测中肝活检的必要性。随着多种治疗银屑病新药的出现，MTX 在银屑病中的应用有所下降，但 MTX 与肿瘤坏死因子（TNF）-α 联合使用治疗风湿病已获批准，我们预计其在银屑病治疗中的应用也会增加，尽管其不是 FDA 批准的适应证。本章就现有的有关 MTX 的药理学信息、适应证及不良反应进行回顾。

药理学

结构

甲氨蝶呤（4-二氨基-6-蝶啶甲基苯甲酰-谷氨酸）是二氢叶酸还原酶的强效竞争性拮抗剂（抑制剂）。在结构上与该酶的底物叶酸类似，只在 2 个分子点上有所不同。4 碳位上氨基基团取代羟基基团，N^{10} 位上甲基基团取代氢原子（图 13-1）。

吸收和分布

MTX 可以口服、静脉、肌内注射以及皮下给药。胃肠道吸收迅速，尽管达到浓度高峰的时间（吸收后 1h）较另外两种给药途径长。虽然口服给药有可能吸收不完全，>15mg[4] 时变异较大，但口服给药较胃肠道外途径提供更可靠的血药浓度[5]。与食物同服（尤其是奶制品）可以降低儿童体内的生物利用度[6]。但在成人，该药不受食物同服的影响[7]。除此之外，不可吸收的抗生素（如新霉素）可以显著降低 MTX 的吸收。药物在除脑组织外的全身均可良好分布，通过血脑屏障的能力弱（因此在一些化疗方案中需进行鞘内甲氨蝶呤注射）。

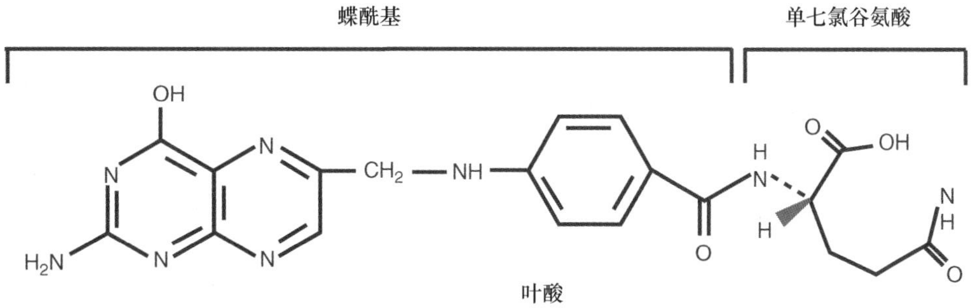

蝶酰基 · 单七氯谷氨酸

叶酸

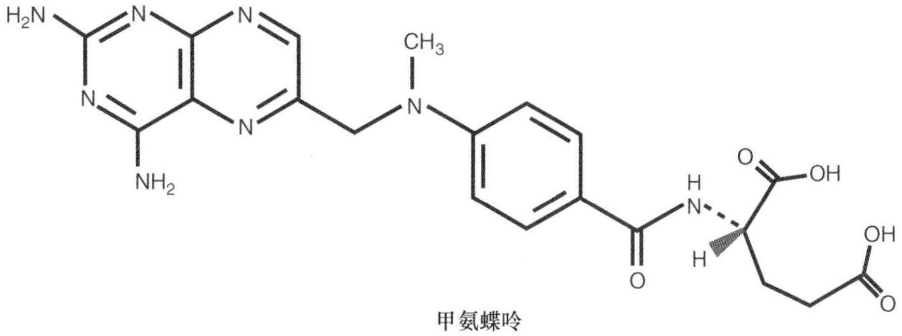

甲氨蝶呤

图 13-1　甲氨蝶呤和叶酸

代谢和排泄

吸收后，血浆中的 MTX 呈现三相降低。第一相快速发生（0.75h），表明药物分布到全身。第二相血浆浓度下降（以肾排泄为表现），需时 2～4h。MTX 是弱有机酸，主要通过肾排泄。肾小球的滤过和肾小管的分泌易受其他弱酸性药物（如水杨酸、丙磺舒以及磺胺类药物）的影响。第三相代表终末半衰期，为 10～27h。一般认为这一时期主要反映原本与二氢叶酸还原酶结合的 MTX 从组织中缓慢释放的过程。

近 50% 的 MTX 与血浆蛋白结合，其药物活性形式是血浆中未结合的游离部分。因此，任何能够增加游离 MTX 浓度的药物（如磺胺类药物、水杨酸等，其他见表 13-1）均可能增加其组织效应，同时也增加药物毒性风险。MTX 主要通过主动转运而不是弥散的形式进入细胞。以往曾认为 MTX 不被组织代谢，但证据表明，MTX 在肝等细胞内被代谢为多聚谷氨酰化形式[8-9]。这些代谢产物也是二氢叶酸还原酶抑制剂，被认为在 MTX 毒性作用中起关键作用。谷氨酰化的 MTX 在各种组织内持续存在。

作用机制

DNA 合成效应

问题 13-1 MTX 在 1h 内竞争性地、可逆性地与二氢叶酸还原酶结合，结合力超过叶酸。这就阻止了二氢叶酸向四氢叶酸的转化。四氢叶酸是一碳单位生成所需的辅因子，而一碳单位对于胸苷酸和嘌呤核苷酸的合成极为关键，后两者又是 DNA 和 RNA 合成所必需的。在 MTX 给药后 24h 内也会出现相对慢的、部分可逆的、竞争性的胸苷酸合成酶的抑制（图 13-2）。

总之，MTX 的作用机制是抑制细胞分裂，特别是在正常细胞周期的 S 期（DNA 合成）。问题 13-2 二氢叶酸还原酶的抑制可以被亚叶酸钙（5-甲酰-四氢叶酸：亚叶酸、亚叶酸因子）或胸苷避开。亚叶酸是被完全分解的功能性叶酸酶，可以避开二氢叶酸酶的催化作用。胸苷在胸苷激酶作用下转化成胸苷酸，可

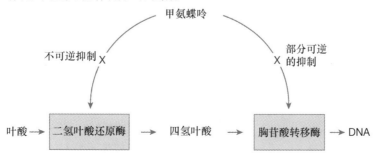

图 13-2　甲氨蝶呤及叶酸代谢

表 13-1　甲氨蝶呤药物相互作用[21,148]

相互作用	机制/注释
水杨酸	降低肾排泄，血浆蛋白置换
非甾体消炎药*	降低肾排泄，血浆蛋白置换
磺胺类药物（见下）	降低肾排泄，血浆蛋白置换
双嘧达莫	增加细胞内甲氨蝶呤积聚
丙磺舒	增加细胞内甲氨蝶呤积聚，降低肾小管功能
氯霉素	血浆蛋白置换
吩噻嗪	血浆蛋白置换
苯妥英	血浆蛋白置换
四环素	血浆蛋白置换
能同时抑制叶酸代谢通路的药物——增加血液系统毒性	
甲氧嘧啶†	抑制二氢叶酸脱氢酶
磺胺类†	抑制二氢蝶酸合成酶
氨苯砜	抑制二氢蝶酸合成酶
可协同增加肝毒性的药物——常见靶器官	
系统性维 A 酸	常见毒性靶器官——肝
乙醇	常见毒性靶器官——肝

* NSNID，非甾体消炎药

†甲氧苄啶和磺胺甲噁唑联合应用（Bactrim、Septra）会显著增加血液系统毒性，因为其完全抑制叶酸代谢的两条通路

以避开胸苷酸合成酶的催化作用。因此，MTX 的急性血液系统毒性可以由大剂量的亚叶酸（亚叶酸钙或胸苷）来逆转。

T 细胞效应

问题 13-1

MTX 对银屑病的治疗机制曾被认为是抑制角质形成细胞的过度增殖。但 Jeffes 等[10] 在体外实验中发现，MTX 对淋巴样细胞增殖作用的抑制比对人类角质形成细胞的抑制作用大 1000 倍。因此，当 MTX 在体内达到一定浓度时，很可能主要通过抑制免疫功能发挥作用而不是抑制角质形成细胞的增殖。Sigmundsdottir 等发现在银屑病患者使用 MTX 治疗后，皮肤中淋巴细胞相关抗原阳性的 T 细胞和内皮细胞黏附因子受到了抑制。因此，MTX 不仅影响淋巴细胞的增殖，还阻止活化 T 细胞移行至特定组织[11]。

免疫抑制剂效应

问题 13-1 MTX 具有免疫抑制活性。此效应可能是因为其抑制免疫正常细胞的 DNA 合成。该药物可以抑制原发及继发的抗体反应[12-13]。其对迟发型高敏反应无效。

抗炎效应

问题 13-1 以往曾认为 MTX 的效应及其不良反应均原于其对二氢叶酸还原酶以及随后的 DNA 合成所必需的还原型叶酸的抑制。目前有相当的证据表明其抗炎效应主要是由腺苷介导。腺苷产生增多是由于与核苷酸（AICAR）转运酶以及包膜 5'-核苷酸酶的复杂相互作用而导致的[14]。

叶酸在 MTX 治疗过程中的作用

问题 13-3 用叶酸来抑制 MTX 治疗过程中的胃肠道（GI）不良反应以及降低全血细胞减少的风险是有争议的。风湿学方面文献为主的多项研究提示叶酸的应用并不能减轻 MTX 的作用（图 13-3）。Morgenhe 等证实了这一临床现象，并阐明了是亚叶酸而非叶酸的使用可降低 MTX 的效力[15]。但 Khanna 等最近报告，RA 患者在加用叶酸后，美国风湿病协会（ACR）关于 RA 的反应有所减少[15]。Stobber 和 Menon 在综述中总结到，银屑病患者为减少不良反应而加用叶酸并未使疗效降低[17]。但近期的两项对照研究却发现同时使用叶酸时 MTX 疗效降低[18-19]。因此，我们不再推荐在 MTX 治疗时常规加用叶酸，除非实验室指标或者 GI 症状提示。

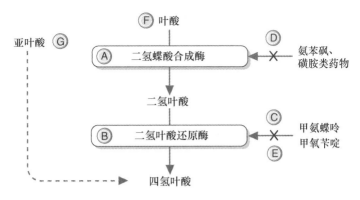

图 13-3　甲氨蝶呤和叶酸代谢，重要的药物相互作用

* 一般来讲，这条代谢通路对于不良反应（包括药物相互作用）较之疗效更为重要。完全还原的四氢叶酸对随后的嘧啶核苷酸的合成很重要。

A 叶酸首先在二氢蝶酸合成酶作用下还原为二氢叶酸。

B 二氢叶酸在二氢叶酸还原酶作用下进一步还原为四氢叶酸。

C 甲氨蝶呤通过竞争性抑制二氢叶酸还原酶（DHFR）抑制此通路。

D 氨苯砜及磺胺类药物抑制二氢蝶酸合成酶，于是，能放大甲氨蝶呤对二氢叶酸还原酶的抑制效应。

E 甲氧苄啶（包括与磺胺甲噁唑的固定联合应用）也抑制 DHRF，因而也加强甲氨蝶呤对此通道的抑制。

F 治疗剂量的叶酸与甲氨蝶呤竞争 DHRF，通过增加四氢叶酸产量来降低甲氨蝶呤的不良反应。

G 亚叶酸作为一个完全还原的嘧啶合成的底物，在一定意义上是甲氨蝶呤抑制叶酸的一个外围路线

临床应用

适应证

MTX 商品名为 Trexell，片剂主要剂量为 2.5mg，也可有 5mg、7.5mg、10mg、15mg 的剂量。我们建议用 2.5mg 包装的片剂，可以根据片数计算剂量。MTX 也有注射剂型，可以肌内注射、静脉给药、囊内给药、动脉注射或皮下给药（有 2.5mg/ml 及 25mg/ml，2ml/瓶）。该药获批用于治疗恶性肿瘤（如皮肤淋巴瘤）[20]，同时也获批用于治疗寻常性银屑病[21-25]、关节病性银屑病和 RA。但在临床实践中，它也广泛应用于多种皮肤疾病，包括大疱性疾病、自身免疫性结缔组织病（胶原血管异常）、毛发红糠疹（PRP）、急性苔藓样痘疮样糠疹（PLEVA）、结节病以及其他一些不相关的疾病。MTX 的适应证和禁忌证见框 13-1。

FDA 批准的皮肤科适应证

银屑病

MTX 在皮肤科的临床应用主要是治疗银屑病[21]。使用 MTX 对患者的选择须要仔细斟酌。在治疗前应就治疗的利与弊、其他的替代疗法进行全面的讨论。一般来讲，保守治疗反应不好或者常用方法控制不住的情况下才考虑使用 MTX 治疗。医生在考虑用药时，要考虑患者个体的独特情况，不仅仅是病情，还包括社会经济情况、药物供应情况等。例如，有些患者可能因为工作的原因或离有光疗设施的治疗机构较远，而不适合接受 Goeckenman 疗法（戈克曼三联疗法，包括洗浴、煤焦油外用及紫外线照射疗法）或补骨脂素加紫外线 A（PUVA）治疗。与此相似，有时因为血脂问题，或者是育龄妇女，维 A 酸类药物不宜应用。费用对于考虑使用生物制剂治疗的患者可能成为问题。难治性银屑病患者在我们的机构就诊时，我们会将各种治疗方案的利与弊交代给患者，并让他们参与选择对他们最合适的治疗方案。Roenigk 等总结了 MTX 治疗银屑病的适应证[21]，这些现在依旧适用[22]（框 13-2）。

对患者的选择要在仔细考虑 MTX 的相对和绝对禁忌证后作出。绝对禁忌证有妊娠和哺乳（见框 13-1）。如果治疗对患者利可能大于弊，相对禁忌证可以暂时忽略。一般来讲，MTX 对 75%～80% 的银屑病患者有效，通常 1～4 周内开始起效。治疗效果的完全显现通常发生在 2～3 个月时。最近一项随机研究阐释，在每周服用 MTX15～20mg，治疗 12 周后，60% 的患者银屑病受累面积和严重指数（PASI）评分达到了 75 分。这与环孢素的治疗效果无统计学差异。但是，此研究未对患者设盲，患者都知道自己在接受积极的治疗[23]。在这项研究中，MTX 治疗组患者退出率高。在一项比较 MTX 与阿达木单抗疗效的设盲研究中，则有较少的患者达到 PASI 评分 75 分（MTX 治疗 12 周后达 36%），而阿达木单抗组 80% 达到同等疗效，安慰剂组为 19%[24]。关于银屑病患者治疗的剂量选择以及随诊管理方案会在本章中的监测指南及治疗指南中讨论。

框 13-1 甲氨蝶呤适应证和禁忌证

FDA 批准的皮肤科适应证

银屑病[21-25]

塞扎里综合征、恶性网状细胞白血病性红皮病[20,75]

皮肤科超适应证用药

增殖性皮肤病

毛发红糠疹[26-28]

急性苔藓痘疮样糠疹[29-72]

Reiter 病[30]

免疫性大疱性皮肤病

寻常型天疱疮[31,32]

大疱性类天疱疮[32-36]

良性黏膜类天疱疮[37]

获得性大疱表皮松解症[38]

自身免疫性结缔组织病

皮肌炎[39-43]

亚急性皮肤红斑狼疮[44-7]

系统性红斑狼疮[49]

系统性硬皮病[49]

硬斑病/局限性硬皮病[50-54]

糖尿病性硬皮病[55]

血管炎-嗜中性皮肤病

白细胞碎裂性血管炎[56]

皮肤结节性多动脉炎[57-58]

白塞病[58]

川崎病[59]

坏疽性脓皮病[60-61]

皮炎

特应性皮炎[62-63]

其他皮肤病

结节病[64-69]

瘢痕疙瘩[70]

淋巴瘤样丘疹病[71]

角化棘皮瘤（皮损内注射）[73]

蕈样肉芽肿[74-75]

皮肤克罗恩病[76-77]

慢性特发性荨麻疹[78-79]

禁忌证[18]

绝对禁忌

妊娠

哺乳

相对禁忌

依从性差的患者——包括大量嗜酒者（每周＞100g）

肾功能不良（需减量，避免用于透析患者）

代谢病：糖尿病或者肥胖

肝病：肝功能异常、活动性肝炎、NASH、肝病史、肝硬化

严重的血液系统疾病

有生育计划的患者（男性需停药 3 个月，女性停药后 1 个排卵周期后）

活动性感染或者可能被激活的潜在感染（如结核）

免疫缺陷综合征：先天性或者获得性

妊娠期用药分级——X 级

NASH，非酒精性脂肪性肝炎

框 13-2 甲氨蝶呤治疗银屑病的适应证

红皮病性银屑病

银屑病关节炎：传统治疗无效

脓疱性银屑病：泛发性或者可能致残的局限性患者

影响工作能力的银屑病

泛发的、严重的斑块型银屑病：传统治疗无效（通常＞20％体表面积）

光疗（PUVA 和 UVB）以及系统维 A 酸类疗效差

皮肤科超适应证用药

其他增殖性疾病

有报道 MTX 对其他一些疾病有效。一些患有表皮增殖性疾病的患者，如 PRP[26-28]、急性苔藓痘疮样糠疹（PLEVA）[29]、滴状副银屑病（PLC）及 Reiter 病[30]对 MTX 治疗反应良好。PRP 对 MTX 的治疗反应不如银屑病好。在受累面积相同的前提下，治疗

PRP 的 MTX 剂量需较银屑病高 1.5～2 倍。并且，既往的案例报道提示对于 PRP 患者，应采取低剂量每日给药而不是每周给药。这种低剂量每日给药与同样剂量每周 1 次、24h 内给入相比，一个重要的缺点是血液系统不良反应毒性加大。由于维 A 酸的上市及其对于 PRP 的疗效，MTX 只作为次选方案，其甚至可能次于 TNF-α 拮抗剂。

非常小剂量的 MTX（每周 2.5～5mg）通常就可以控制 PLEVA 和 PLC[29]。Reiter 病有时也可以用 MTX 来控制。其用药剂量常略高于银屑病用量，对其风湿病样损害及皮肤损害均有效[30]。MTX 能改善银屑病关节炎，已获 FDA 批准与 TNF-α 拮抗剂联合治疗银屑病关节炎。

免疫性大疱性皮肤病

免疫原性的皮肤病采用 MTX 治疗可能有效。特别是对大疱性疾病，如天疱疮[31-32]、大疱性类天疱疮（BP）[32-36]、良性黏膜类天疱疮[37] 以及获得性大疱表皮松解症可能有效[38]。Paul 等[33] 报道了使用 MTX 治疗老年类天疱疮的经验。对于这些患者的治疗需非常谨慎，因为肾功能减退在老年患者更加普遍。Bara 等[34] 对 16 例大疱性类天疱疮患者使用了 MTX 治疗。2 例患者早期出现毒性反应而停止治疗。其他 14 例均有疗效，4 例只用 MTX 治疗，10 例同时外用丙酸氯倍他索治疗。6 例停药无复发。2 例出现治疗相关的不良反应，包括结肠溃疡、血细胞减少，阻碍了进一步治疗。Deruere 等[35] 也报道了使用 MTX 治疗 18 例大疱性类天疱疮患者的相似经历。其中 17 例患者每周 7.5～12.5mg 的剂量即足够。所有患者都同时外用氯倍他索。Kjellman 等回顾分析了 138 例大疱性类天疱疮患者的治疗情况，有单用泼尼松、泼尼松联合 MTX 以及单用 MTX 者。他们发现 MTX 不论是否与泼尼松联合，疗效均非常好，接受 MTX 治疗的患者 2 年缓解率及生存率均明显升高，并且具有统计学意义[36]。因此，MTX 治疗大疱性类天疱疮是有效的，无论是单独使用或与强效外用皮质类固醇或系统性皮质类固醇联合使用。

眼部良性黏膜类天疱疮可危及视力，通常是采用大剂量皮质类固醇及环孢素治疗。但 McCluskey 等[37] 使用 MTX 治疗了 17 例年龄为 63～81 岁的患者，剂量为每周 5～25mg。在此项研究中，有 7 例患者同时外用皮质类固醇，3 例在初始阶段使用了氨苯砜。13 例患者中有 11 例的眼部炎症得到完全控制。有 4 例患者出现轻度毒性反应，停止用药后恢复。

自身免疫性结缔组织病

自身免疫性结缔组织病（胶原血管疾病），如皮肌炎[39-43]、红斑狼疮[44-48] 以及硬皮病（包括局限性）[49-53]，对 MTX 治疗反应良好。MTX 对皮质类固醇治疗无效或发生皮质类固醇治疗不良反应的皮肌炎和多发性肌炎成人[39-41] 及儿童[42] 患者曾经非常有用。该药物在控制肌肉病变方面效果很好。在皮肌炎皮肤症状的治疗中，所需剂量大于银屑病或 RA 的常用剂量。治疗皮肌炎时最大剂量经常会达到每周 30～35mg，而我们一般使用的平均剂量为每周 25mg。在皮肌炎，疾病是可以量化分级的。因而临床工作者可以根据肌力以及肌酶水平来客观评价疗效。另外，肺功能受累时 MTX 治疗也是有效的[43]。在维持原皮质类固醇剂量不变的同时，开始以常用剂量加用 MTX。一般在 4～8 周后开始出现症状改善。应用 MTX 治疗皮肌炎或多发性肌炎的患者中 75% 有效，而皮质类固醇则可大幅减量。

近期有报道 MTX 对亚急性及慢性皮肤红斑狼疮治疗有效[44,45]。Wenzel 等回顾分析了 43 例难治性皮肤红斑狼疮使用静脉 MTX 治疗的情况[45]。这些作者在接下来的另一篇报道中指出 MTX 皮下给药同样有效[46]。最近，澳大利亚作者联合应用 MTX 和环孢素治疗了 2 例传统治疗无效的患者[47]。

有报道提示局限性以及进展型系统性硬皮病应用 MTX 治疗均有效。但改善仅限于皮肤受累，尤其是在炎症早期[49-52]。Kreuter 等报道常常联合使用 MTX 和糖皮质激素治疗泛发性硬斑病以及生殖器外硬化萎缩性苔藓，但未发现对硬皮病治疗有反应[53-55]。

血管炎和嗜中性皮肤病

系统性血管炎[56]（包括结节性多动脉炎[57] 及皮肤结节性多动脉炎）[58] 都有成功使用 MTX 治疗的报道。近期，Lee 等报告使用 MTX 成功治疗了 1 例丙种球蛋白静脉治疗无效的川崎病[59]。嗜中性皮肤病，如白塞病[58]、坏疽性脓皮病[60-61] 及急性发热性嗜中性皮肤病均可从 MTX 治疗中获益。该药在这些疾病中最常见的作用是减少长期大剂量皮质类固醇的使用。

其他皮肤病

个人经验以及文献报道都表明，对于成人难治型特应性皮炎，MTX 是合理的备选药物[62-63]。一些散在的报道提示，MTX 对于皮肤型结节病[64-69]、瘢痕疙瘩[70]、淋巴瘤样丘疹[71]、丘疹坏死性 Mucha-Haberman 病[72]、角化棘皮瘤[73]、蕈样肉芽肿[74]、塞扎里综合征[20,75]、皮肤克罗恩病（包括肛周瘘管形成）[76-77]以及慢性特发性荨麻疹[78-79]均有效。MTX 在儿童各种皮肤病的治疗中使用不普遍。 问题 13-4 Dadlani 和 Orlow 在回顾了 MTX 在儿童患者的使用后认为，其在银屑病、特应性皮炎、天疱疮、红斑狼疮、皮肌炎以及局限性硬皮病患儿中可以安全使用[80]。作者还建议遵循儿童风湿科医生的用药指南来进行监测。

皮肤科超适应证用药的总结

MTX 对皮肌炎、大疱性类天疱疮、局限性硬皮病、皮肤型结节病、结节性多动脉炎、嗜中性皮肤病的超适应证应用均有效。一般来讲，在皮肌炎以及嗜中性皮肤病患者，MTX 的剂量需每周 25～30mg 的最大剂量才能控制疾病。对其他大多数皮肤病，每周 10～25mg 的剂量足以获得满意的临床效果。对于这些患者的监测方案与成人银屑病指南的区别仅在于，如果肝酶正常则不建议重复进行肝活检。

不良反应

肝毒性

长期应用 MTX 治疗时，潜在的肝毒性是一个重要的考虑因素[21,81]。肝毒性在银屑病和 RA 这两大类长期使用 MTX 治疗的疾病中有所不同，近来这种不同变得更加明显。银屑病患者的肝毒性很可能与该病患者的肥胖倾向及同时合并脂肪性肝炎有关。但证据也逐渐显示，RA 患者也可能出现 MTX 相关的肝毒性[82]。尽管肝毒性存在时肝功能检测可能异常，但实际上常常是正常的[83-84]。因此，长期用药时必须进行肝组织学检查。关于 MTX 导致肝硬化的数据存在很大的不同，在 0～25% 之间[21,81]。在累积剂量小于 1.5g 的患者，似乎肝毒性的风险较低[21]。 问题 13-5 传统认为，MTX 累积剂量等于或大于 4.0g 时肝纤维化和肝硬化的风险较大，但近期的研究显示，在仔细筛选患者，避免重要的危险因素（肾功能不全、糖尿病、肥胖、过度饮酒）后，在高累积剂量时出现这一重要不良反应的概率其实低得多[85-87]。以往曾认为饮酒增加 MTX 的肝毒性，近期的一份文献回顾对这一说法提出了质疑，认为如果没有其他危险因素（如糖尿病、肥胖、丙型肝炎、银屑病、未补充叶酸等）存在，在酒精摄入量每周大于 100g（大约相当于 10 杯葡萄酒或烈性酒）时，出现严重肝病的概率大约为 3%[88]。

MTX 引起的肝硬化的临床过程往往为非侵袭性

的。实际上，在一项研究里，许多北欧的患者继续服用 MTX，肝活检无恶化[89]。肝活检异常的患者在停用 MTX 后，其异常可能逐渐逆转[83,89]。因此，在停药足够长的时间后，这些患者可以恢复服用 MTX 治疗。Aithal 等[90]最近报道，在分析了 66 例银屑病患者的 121 个肝活检结果后，他们得出的结论是严重肝纤维化的发生率很低，进行常规的系列肝活检在该类患者的治疗中意义不大。但在一项对结节病患者的研究中，Baughman 等[91]发现肝酶异常很常见，而唯一可靠的了解肝毒性的方法就是肝活检。因此，看来对于银屑病治疗的监测指南应适当放宽，但是否进行肝活检有赖于所治疗疾病的进展、同时存在的影响 MTX 风险的其他疾病、患者的行为特征（如酒精摄入情况）以及患者选择。

非侵入性检查了解 MTX 肝毒性应为最理想的方法。 问题 13-6 有一项研究认为 B 超是可行的[91]，但其他研究却报道 B 超无法区别脂肪肝和肝纤维化[93-94]。放射性核素扫描和氨基比林呼吸试验对于 MTX 肝毒性的筛查尚无法满足[93,95]。Ⅲ型前胶原肽氨基末端（PⅢNP）是一项血清检测，对于评估进展期的肝纤维化也许是有价值的[96-97]。其关键的局限性是无法确定纤维化的具体器官，因此，对于银屑病关节炎患者，此结果不可靠。根据以上非侵入性检查的情况，Zachariae 提出考虑使用超声检查、动力核素扫描及 PⅢNP 等检查，至少可以减少（不是完全避免）MTX 治疗者肝活检的次数[98]。尽管 PⅢNP 在欧洲已经广泛应用，但在美国还没有商业化推广。一些新的用来检测和帮助乙型和丙型肝炎以及 NASH 患者的监测手段正在研发中。将来这些检测手段也许会在 MTX 治疗者的监测随访中占有一席之地。

尽管肝活检对 MTX 诱发的肝硬化是金标准，但对于长期使用 MTX 的患者常规肝进行活检也存在很大的争议。关于经皮肝穿刺活检的利与弊请见本章的监测指南部分及表 13-2。

肺毒性

肺毒性（如急性肺炎）罕见，但可发生[99-104]。肺毒性的发生很独特，可在极小剂量时发生，不停药可危及生命。另外，部分患者出现渐进性肺纤维化，X线检查可见。常规胸部 X 光及肺功能检查对发现和预防肺毒性没有帮助[103]。肺毒性病例主要发生于 RA 患者，发生率可达 5%。MTX 诱发肺炎的报道往往见于银屑病患者[103]。X 光片检查应该在患者有症状提示肺炎时才进行。

表 13-2　主要的肝活检研究——盲穿与超声引导下的肝活检致命合并症的比较*

作者	研究年份	活检例数	死亡例数	死亡例数（MTX基线活检）	死亡例数（A）	死亡例数（B）	死亡例数（C）	死亡例数（D）	死亡例数（E）
盲穿肝活检									
Piccicino[151]	1986	68276	6	未做	3	3	—	—	—
Wildhirt[152]	1981	19563	0	未做	—	—	—	—	—
Van Thiel[153]	1993	12695	0	未做	—	—	—	—	—
MCGiLL[154]	1990	9212	10	1	1	6	—	—	2
Shelock[155]	1985	6379	2	未做	—	—	—	1	1
超声引导下的肝活检									
Lang[156]	1999	3670	0	未做	—	—	—	—	—
Buscarini[157]	1990	2091	0	未做	—	—	—	—	—
Drinkovic[158]	1996	1750	2	未做	—	1	1	—	—
Columbo[159]	1988	1192	0	未做	—	—	—	—	—
Bret[160]	1988	1060	1	未做	—	—	1	—	—

* 评估肝活检技术的 5 项最大规模的研究。

（A）活检术后死于肝硬化和门脉高压。

（B）活检术后死于肝转移瘤。

（C）活检术后死于原发肝癌。

（D）活检术后死于凝血障碍。

（E）活检术后死于急性肝炎

血液系统毒性

血液系统毒性（如全血细胞减少）是 MTX 的可威胁生命的毒性。 问题 13-3 到目前为止，大多数 MTX 诱发全血细胞减少的记录都出现于风湿病的文献记载[105-109]。大多数上述研究都显示，常规补充叶酸能大大降低全血细胞减少的风险。这些患者中的确存在一些导致全血细胞减少的风险因素，但基本都可以避免（表 13-3）。皮肤科患者中出现全血细胞减少远为少见[110-112]。而一个明确且可避免的相关危险因素是肾功能不良。包括 1 例最终死亡的全血细胞减少的一些病例中涉及了在接受血液透析的银屑病患者[113]。目前还不清楚全血细胞减少的风险在银屑病患者是否真的较风湿病患者低，或者是皮肤科医生们对于这一重要合并症的相关病历资料收集不够系统。无论如何，临床医生应常规：

1. 对与 MTX 有潜在相互作用的药物保持警惕（表 13-1），特别是包含有甲氧苄啶/磺胺甲噁唑（复方新诺明）的联合用药[114-115]，以及非甾体消炎药[116]与 MTX 的合用；

2. 问题 13-3 考虑在进行 MTX 治疗时每日补充 1~5g 叶酸，不论患者是否出现恶心以及其他胃肠道不良反应[21,117-11][8]。

频繁的血常规检查对于监测骨髓毒性很重要[21]。如果有明显骨髓抑制的迹象，及时给予患者叶酸治疗，它可以绕过二氢叶酸还原酶，使得细胞分化恢复正常。此方法常用于使用高剂量 MTX 治疗的癌症患者。皮肤科疾病常规 MTX 剂量下可见大细胞，但无贫血出现。

多年来，根据药动学，MTX 在临床上的常规使用方法为每周给药。 问题 13-7 对每日给药所致的高血药浓度敏感的细胞是那些快速分裂的细胞，其中包括血液中的各种前体细胞。误将 MTX 每日服用的患者罹患全血细胞减少的风险很大。肾功能不全同样显著增加全血细胞减少的风险[113,119-120]。

致癌性

问题 13-8 ，随着 MTX 在自身免疫性结缔组织病中的广泛应用，出现了一些患者罹患淋巴瘤的报道[121-125]。银屑病患者出现淋巴瘤的报道罕见[126]。许多患者的淋巴瘤中发现有 EB 病毒感染，而且许多患者（不是全部）在停止免疫抑制治疗后，淋巴瘤开始消退[121-122]。目前还不清楚淋巴瘤发生的原因，因而至今也不清楚在哪些特定的临床情形下患者容易罹患淋巴瘤。没有统计学证据表明 MTX 会增加银屑病患者出现恶性肿瘤的风险[127-128]。

表 13-3　甲氨蝶呤引起全血细胞减少的风险因子[105-109]

危险因子	建议
甲氨蝶呤引起全血细胞减少的常见风险因子	
药物相互作用	可发生在甲氨蝶呤治疗的任何时候，特别是联合 TMP/SMX 和 NSAID 时
肾病	即使肌酐轻度上升至 1.5～2.0 也是重要的危险因素
高龄患者	大部分年龄＞65～70 岁的患者，主要因为肾功能减退
未补充叶酸	研究所示，补充叶酸的患者从未见出现全血细胞减少
甲氨蝶呤引起全血细胞减少的少见风险因子	
甲氨蝶呤每日剂量	目前主要见于将每周服药误为每日服药
治疗开始的 4～6 周	在没有药物相互作用及近期重大疾病时，大部分病例发生在治疗早期
白蛋白＜3.0g/dl	与药物结合能力降低，游离型药物增加
重大疾病	前期的感染、重大手术，出血在一些病例也是影响因素

TMP/SMX 甲氧苄啶/磺胺甲噁唑；NSAID，非甾体消炎药

胃肠道反应

恶心、厌食是 MTX 最常见的不良反应。腹泻、呕吐、溃疡性口腔炎较为少见。出现溃疡性口腔炎或严重腹泻时需要停止 MTX 的治疗。当这些问题解决后可以审慎地考虑再次开始治疗。问题 13-3 对银屑病和 RA 患者的研究均表明，补充叶酸可以在不影响疗效的前提下降低胃肠道毒性[116-118,129]。吸引人的是，有人给予 RA 患者高至 50mg/d 的叶酸，并未影响 MTX 的疗效[118]。但近期有报告认为补充叶酸会降低 RA[16]和银屑病[18-19]的治疗效果。

对生殖系统的影响

MTX 长期以来被认为是强致畸和致流产药物，但其致突变性和致癌性远弱于烷烃类制剂[21]。一项系统性回顾发现其致畸概率很小[130]。法国一项对 28 例在妊娠前 3 个月内暴露于低剂量 MTX 的孕妇的观察发现，如果及时停药几乎没有不良结果出现。但在这一小样本的研究中，流产率是增加的[131]。完全避免胎儿暴露于 MTX 仍是明智的选择。在 FDA 妊娠期用药风险分级中，MTX 的分级为 X 级。

使用 MTX 的育龄妇女必须使用切实可靠的措施避孕。过去曾使用该药治疗并不增加以后妊娠出现胎儿异常的风险。男性患者应该被告知可能会出现可逆的精子减少症，在治疗期间应避免使女性受孕[132-133]。但最近来自巴黎的一项前瞻性研究发现，与受孕期间正在接受每周 7.5～30mgMTX 治疗的 40 例男子相关的 42 例孕次中，均未出现先天畸形和自发流产[134]。

肾效应

高剂量治疗（如 50～250mg/m² 静点，仅用于恶性肿瘤化疗时）可以导致 MTX 在肾小管沉积继而造成肾损害。这种损害在银屑病及其他皮肤病的治疗中不太可能出现，因为使用剂量很低。如前所述，肾功能不全时，其他 MTX 毒性会增加。

其他不良反应

其他见诸报道的 MTX 不良反应包括轻度脱发、头疼、疲劳和头晕。如果出现这些症状，可以降低剂量或者停药。也有认为 MTX 具有潜在光敏性[135-136]。给药后，可以引起近期晒伤部位皮肤的"回忆反应"或者以前的辐射部位皮肤出现光毒性反应。其他少见反应包括过敏[137]、肢端红斑[138]、丘疹样皮损（尤其见于 RA 患者）[139]、表皮坏死或皮肤溃疡[140-141]、血管炎[142]、骨病和罕见的应激骨折[143-144]。尽管有骨组织毒性的个案报道，但长期观察研究未发现对骨密度有影响[145]。近期，Morgen 等[146]揭示长期低剂量 MTX 治疗可造成患者血清中高半胱氨酸（同型半胱氨酸升高，同时补充叶酸可使其降低。高半胱氨酸水平升高可造成心血管疾病的潜在风险增加。但近期的一项报告指出，银屑病患者使用 MTX 治疗者较未经治疗者心血管疾病风险低[147]。

药物相互作用

表 13-1 列出了与 MTX 有相互作用的药物（亦见图 13-2）。问题 13-9 对与 MTX 有相互作用的药物保持警惕很重要。要告知患者需提醒给其处方的其他医生自己正在服用 MTX[148]。

监测指南（框 13-3）

一般事项与风险评估

在首次给药之前，应对患者进行全面的评估。用

基线

检查

- 详细询问病史和体检
- 确认药物毒性风险增加的患者
- 记录可能和甲氨蝶呤相互作用的正在使用的药物

实验室

- CBC 及血小板计数*
- 肝功能检测（特别是转氨酶）*
- 乙肝、丙肝的血清学检查
- 肾功能检查：血尿素氮、肌酐†
- 人类免疫缺陷病毒（HIV）检测（针对有罹患 AIDS 风险的人群）

肝活检

- 在大多数患者延迟 6～12 个月——确认甲氨蝶呤有效、耐受良好、需要长期用药后（在低风险患者，银屑病患者初次肝活检可以在甲氨蝶呤累积剂量达到 1.5g 时进行）
- 在高风险患者要考虑真正的基线肝活检（也许最好避免在高风险患者中使用甲氨蝶呤）

复诊

实验室

- CBC、血小板计数和肝功能检查*

在试验剂量开始后 5～6 天

每 1～2 周一次，共 2～4 周

加量后 1～2 周时

长期用药患者逐渐减少检测频率至每 3～4 个月一次

- 每年 1～2 次肾功能检查†

肝活检（有争议——以下是对银屑病患者的保守建议。因其他适应证而服用甲氨蝶呤的患者可能不必做肝活检，结节病除外）

- 低风险患者，每次累积剂量达到 1.5～2.0g
- 高风险患者，每次累积剂量达到 1.0g
- 肝活检显示 ⅢA 级别改变的患者，每 6 个月一次

注意：实验室检查异常者或高风险患者需要更频繁的监测

*最佳的实验室检查时机一般在开始用药后的 5～6 天时。

†在皮肤科常用剂量下，甲氨蝶呤不具有肾毒性；但因任何其他原因出现肾功能减退时，MTX 的其他毒性的风险会明显增加

药前评估应从采集详尽病史与仔细查体开始。详细的评估会帮助医生发现患者对 MTX 的各种重要不良反应存在的可能风险。检查最少需有全血细胞计数（CBC），包括血小板、肾功能、肝酶及乙型和丙型肝炎的血清学检测。对于存在罹患获得性免疫缺陷综合征（AIDS）风险的患者，应包括 HIV 抗体检测。

在年长的患者，肾功能检测的方法非常重要。MTX 由肾排出，甚至轻微的肾清除功能异常都可能明显延长药物的血浆半衰期，致使的 MTX 毒性风险增加[149]。因此，对 50 岁以上的患者仅进行血尿素氮和肌酐检测可能是不够的。尤其是因肌肉量减少，年长患者的血清肌酐水平值可信度降低。可靠的肌酐清除率测定往往比较困难。因此，Fairris 等[150]提出了一种依据血清肌酐、体重、年龄和性别来估测肌酐清除率的方法。对于肌酐清除率＜50ml/min 的患者，MTX 的使用尤应审慎。

肝活检

对于开始治疗前行常规肝活检已有质疑。问题 13-10 总体来讲，是否选择肝活检进行监测取决于：①治疗时的疾病进展；②影响风险的伴发疾病；③患者的行为特征（酒精摄入状况）；④患者选择。在医生决定不遵循指南时，对其合理性应与患者进行充分讨论，并记录在案。在目前为止最大型的一项研究中，对 68000 例系列肝活检（因各种指征进行的肝活检）进行了评价，其中有 6 例患者死亡[151]。重要的是，这 6 例死亡的患者均患有严重肝硬化或肝恶性肿瘤。在表 13-2 中分析了 5 项最大的肝活检系列研究，每项均采用了经皮盲穿肝活检技术[151-155]以及超声引导下的肝活检技术[156-160]。同 Pccinino 的研究一样，其他文献记录也显示，在两种技术下出现的非常罕见的致命不良反应的病例均存在高风险因素（门脉高压、肝恶性肿瘤、凝血功能不良或急性肝炎），而与在服用 MTX 时得到认真监测的银屑病本身无关。在这 10 项大型研究（超过 110 000 例因各种适应证进行了活检的患者）中，1 例死亡病例发生在 MTX 治疗前盲穿时[154]。总体上，基于舒适程度和心理上的因素，大部分患者更接受超声引导下的肝穿刺活检。

另一方面，MTX 诱发肝硬化导致患者死亡的病例在银屑病确有发生。适当的筛查应该可以避免这类事件[161]。此外，曾有一个病例系列显示，在未做肝活检监测的情况下有长期服用 MTX 治疗的患者发生严重肝硬化并接受了肝移植治疗[162]。

问题 13-11 许多情况下，用药前进行肝活检可能是没有必要的。临床情况列举如下：

1. 不是所有的银屑病应用 MTX 均获改善。

2. 况且，部分患者对小剂量 MTX 即不能耐受。

3. 早期临床效果很满意，可能不需要长期 MTX 治疗。

在上述情况下，治疗前的肝活检就将患者置于可

能不必要的风险之下了。因此，许多医生将可能有肝病的患者的肝活检推迟至 MTX 治疗开始后的第 3～6 个月，或者无其他疾病且肝功能正常的银屑病患者的肝活检选择在治疗剂量累计至 1.5g 时。应与患者进行充分沟通，使其了解未来肝穿刺活检的必要性是非常重要的。治疗前或者延迟进行的肝活检会加深患者对将要接受的药物治疗的了解。

问题 13-11 以下几点是 MTX 治疗前必须行肝穿刺活检的情形，并且对第 5 条必须加以认真考虑。

1. 患者既往或家族中有肝病史，治疗前肝活检更有帮助。

2. 与之类似，有肝毒性物质暴露史（如酒精、静脉注射药物等）时，了解肝的组织病理状态很重要。

3. 糖尿病或肥胖患者肝毒性风险显著增加，治疗前活检常被认为是需要的。

4. 最后，基础肝功能或肝炎血清学检验存在异常时，通常推荐在首剂 MTX 前进行肝活检。

5. 强烈建议避免给予上述患者 MTX 治疗，因为这些患者出现肝毒性的风险的确是明显增加的。

目前的皮肤科治疗指南建议在相对低风险的患者在累计剂量达到 1～1.5g 时再进行基线肝活检[21]。从该指南中所列举的参考文献中可发现，银屑病患者出现肝硬化者，不少在累计剂量达到 1.5g 时即为全面肝硬化（常常肝功能检测完全正常）。重复进行肝活检的必要性的主要根据是患者服药的总剂量[21]。累计剂量需定期计算并记录在病例中，这对于考虑进行肝活检的必要性很重要。

总而言之，每达到 1.5g 累计剂量就需要重复一次肝活检。达到这个剂量的时间会因为每周给药剂量的不同而不同。编者（SEW）的一位前皮肤科住院医师（Tom Eads MD）发明出一种基于 1.5g 累计剂量间隔的快速确定肝活检时间的方法。间隔时间非常接近于 12 除以每周服用 2.5mgMTX 胶囊的数量，即达到累计剂量 1.5g 所需的年数。例如，患者每周服用 4 颗 2.5mg 的胶囊，肝活检间隔就是 12÷4＝3（年）。如果患者每周服用 6 颗 2.5mg 的胶囊，肝活检的间隔就是 12÷6＝2（年）。

是否继续服用 MTX 取决于肝活检的结果（表 13-4）。Rioenigk 等给出了如下建议[21]：

1. Ⅰ 或 Ⅱ 级改变可以继续接受 MTX 治疗。

2. ⅢA 改变的患者可以继续服用 MTX，但大约 6 个月后需要重复肝活检。

3. ⅢB 和 Ⅳ 级改变的患者不应该再继续 MTX 治疗，除非特殊情况，应在认真的肝活检监测下才可继续。

表 13-4 肝活检分级

活检分级	肝组织学检查
Ⅰ 级	正常，轻度脂肪浸润，肝门轻度炎症
Ⅱ 级	中重度脂肪浸润，中重度肝门炎症
ⅢA 级	轻度纤维化
ⅢB 级	中重度纤维化
Ⅳ 级	肝硬化

Adapted from: Roenigk HH Jr, Auerbach R, Maibach HI, et al. Methotrexate in psoriasis: revised guidelines. J Am Acad Dermatol 1988; 19: 145-156

尽管其对决策过程的影响很大，但 ⅢA 和 ⅢB 的区别很具主观性。与其同等重要的是，同前次肝活检标本相比较的改变趋势。

最后，受一篇有关肝活检频率及无创检查方法的社论[98]影响，我们有理由相信，一个如下所述的"中间地带"可能是存在的。如果一位患者在传统间隔下连续两次肝活检均为小于或等于Ⅱ级改变，改用无创性的肝结构和纤维化的检查是合理的［如肝扫描、PⅢNP（如果能做）或者超声检测］。改变这些检查方式的最终结果是，在连续两次肝活检结果正常（只是Ⅱ级改变）后，患者每达到 3.0gMTX 的累计剂量才进行一次肝活检，而在两次肝活检间隔中间采取一次无创性肝检查。

实验室监测

MTX 治疗的初始阶段，不论治疗的疾病是什么，都需要对患者进行仔细监测，包括频繁监测 CBC（通常在治疗开始或加药的 1～2 周内）、肝功能及血肌酐。如果白细胞（WBC）计数低于 3500/mm³、血小板计数低于 100 000/mm³，或者肝转氨酶超出正常上限的 2 倍以上，MTX 需停用或减量。如果实验室检查结果恢复正常，可在停药 2～3 周后以低剂量开始恢复治疗。在初始治疗 1 个月后，监测频率可逐渐递减至每 3～4 个月一次。

如果药物加量、中间发生其他疾病或者开始加用其他系统药物治疗，则需要增加监测频率。这一点在加用自身具有肝毒性的药物（如阿维 A）时尤其重要。

已出版的指南建议每月随访进行血液检测[21]。实践中，在最初几个月的恒定剂量或渐减量 MTX 治疗后很少发生白 WBC 以及血小板计数异常。有一个例外是，未被关注的潜在药物相互作用可在治疗的任何时期造成全血细胞减少。风险最大的是，给予正接受足量 MTX 治疗的患者复方磺胺甲噁唑（甲氧苄啶-磺胺甲噁唑）（TMP-SMX）或非甾体消炎药（NSAID）[114-116]。还有，偶尔会发生患者误将药物每日服用，因而造成随后的血液系统合并症[163]。

治疗指南

在决定使用 MTX 后，紧接着需确定给药剂量和途径。对银屑病患者，每周口服给药通常有效且耐受良好。偶有依从性差的患者可采取每周肌内注射给药，口服给药出现恶心的患者也可以，但胃肠外给药恶心者则不采用。问题 13-12 每周口服给药有两种方式：一是一次性服用，另一种是每周分三次服用，间隔超过 24h。分次给药为首日早 8 点和晚 8 点，第二日早晨 8 点。以此给药方法为基础，市面上有商品名为 Rhheumatrex 的产品（每个包装里有 3 片 2.5mg 的 MTX；还有每个包装有 4 片、5 片和 6 片装者），这使得解释给药计划变得容易许多。这种给药方式的原理与银屑病的细胞动力学有关。但两种给药方式的效力和毒性是相当的。既然每周一次性给药更容易实施，而其他情况亦无不同，这应该是最合理的用药方式了。不论采用哪种给药方法，一定要提醒患者严格遵循这一独特的服药方式（不论医生计划是每周一次性服药还是分三次服药）。如果误为每日服药，血液系统的合并症几乎不可避免[163]。

开始给药时应相对保守，以避免骨髓抑制。一般情况下，先给 5～10mg 试验剂量，6～7 天后检测 CBC 和肝功能。逐渐增加剂量（每周 2.5～5mg）至能达到理想疗效又无明显毒性反应。通常肌内注射或静脉给药可以耐受较高的剂量，因为这种途径的肾清除率高。可以通过估算受累皮损面积或评估皮损特征（如鳞屑、红斑、隆起程度）来量化评价治疗效果。通常银屑病患者每周服用 10～15mgMTX 即有效。每周总剂量很少超过 30mg。当达到最大疗效后，可以每周 2.5mg 的剂量递减，以找到控制疾病所需的最小剂量。

对于肌内注射给药的患者，通过延长给药间隔至 2 周或更长来减量可能更方便些。其他疾病的给药方法可能不同于银屑病。已在前面讨论过。

本章使用的英文缩写	
ACR	美国风湿病协会
AICAR	氨基亚胺羧化氨基核苷
AIDS	获得性免疫缺陷综合征
BP	大疱性类天疱疮
CBC	全血细胞计数
FDA	食物药品管理局
GI	胃肠道
HIV	人类免疫缺陷病毒
MTX	甲氨蝶呤
NASH	非酒精性脂肪性肝炎
NSAID	非甾体消炎药
PASI	银屑病范围和严重指数
PⅢNP	Ⅲ型前胶原肽氨基末端
PLC	滴状副银屑病
PLEVA	急性苔藓痘疮样糠疹
PRP	毛发红糠疹
PUVA	补骨脂素加紫外线 A
RA	类风湿关节炎
TMP-SMX	甲氧苄啶-磺胺甲噁唑
TNF	肿瘤坏死因子
WBC	白细胞

推荐阅读

Pharmacology
Warren RB, Griffiths CEM. The potential of pharmacogenetics in optimizing the use of methotrexate for psoriasis. *Br J Dermatol* 2005;153:869–73.

Dermatology guidelines
Kalb RE, Strober B, Weinstein G, Lebwohl M. Methotrexate and psoriasis. 2009 National Psoriasis Foundation consensus conference. *J Am Acad Dermatol* 2009;60:824–37.

Adverse effects overviews
Barker J, Horn E, Lebwohl M, et al. on behalf of the International Psoriasis Council. Assessment and management of methotrexate hepatotoxicity in psoriasis patients: report from a consensus conference to evaluate current practice and identify key questions toward optimizing methotrexate use in the clinic. *J Eur Acad Dermatol Venereol* 2010 Dec 29. doi: 10.1111/j.1468–3083.2010.03932.x. [Epub ahead of print].

Rheumatology viewpoint on methotrexate
Braun J, Pincus T, Cronstein B, editors. Methotrexate in Rheumatic Diseases. *Clin Exp Rheumatol* 2010;28(Suppl 61):S1–185.

参考文献

见本书所附光盘。

第 14 章　硫唑嘌呤

Stephanie S. Badaaenti and Francisco. kerdel

张　霞　译　娜仁花　审校

概述

硫唑嘌呤（Imuran、Azasan）（表14-1）是1959年由其母本药物巯嘌呤（6-MP）合成来的，在20世纪60和70年代成为器官移植用药。在此期间，人们发现硫唑嘌呤不仅具有免疫抑制作用，同时还有抗炎作用。其广泛用于风湿科、消化科、神经科和皮肤科，治疗炎症性疾病和自身免疫病。在皮肤科主要用于治疗自身免疫性大疱性疾病、特应性皮炎、光线性皮炎以及其他炎症性疾病和自身免疫病。

表 14-1　硫唑嘌呤

非专有名	硫唑嘌呤
商品名	Imuran、Azasan
上市日期	1959年
药物规格	25mg、50mg、75mg、100mg 50mg 划痕包装 100mg 针剂
给药剂量——经验剂量	最高每天 2～2.5mg/kg
依据 TPMT 水平的给药剂量	
高 TPMT＞15.1～26.4U/ml	最高每天 2～2.5mg/kg
中等 TPMT6.3～15U/ml	最高每天 1.0mg/kg
低 TPMT＜6.3U/ml	不使用硫唑嘌呤

了解药物作用机制对于硫唑嘌呤的安全有效应用是极为重要的，问题 14-1 特别是要关注硫代嘌呤甲基转移酶的遗传多样性以及在治疗前检测其表型。硫代嘌呤甲基转移酶（TPMT）的治疗前检测有助于避免灾难性的骨髓抑制并指导治疗剂量的选择，但在整个治疗过程中常规的全血细胞计数及肝功能检测（LFT）对监测骨髓抑制和肝毒性还是必要的。硫唑嘌呤的不良反应包括骨髓抑制、胃肠道（GI）反应、超敏反应、感染、胰腺炎、淋巴增生性恶性肿瘤以及皮肤鳞状细胞癌（SCC）。

药理学

硫唑嘌呤的关键药理学概念列于表14-2。硫唑嘌呤的结构见图14-1。

表 14-2　重要药理学概念——硫唑嘌呤

药物名称	吸收和生物利用率				清　　除	
	峰值时间	生物利用度	蛋白结合率	半衰期	代谢	排泄
硫唑嘌呤	1～2h	88%	30%	5h	TPMT、黄嘌呤氧化酶（XO）、HGPRT（6-TG 活性代谢物）	微量的未代谢硫唑嘌呤被排泄，基本上完全代谢

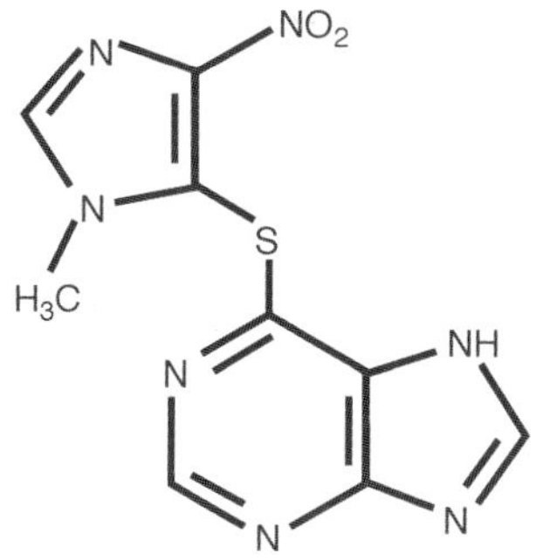

图 14-1　硫唑嘌呤

吸收和分布

硫唑嘌呤口服后，88% 通过胃肠道吸收[1]。硫唑嘌呤不能通过血脑屏障，但很容易通过胎盘。血浆浓度峰值出现在 2h 以内。硫唑嘌呤被快速大量代谢。采取传统的有些保守的剂量治疗时，其活性代谢产物硫鸟嘌呤（6-TG）在组织中缓慢积累，逐渐提供免疫抑制，8～12 周达到最大免疫抑制效应[2]。

代谢与清除

硫唑嘌呤的三种代谢途径（表 14-3）

硫唑嘌呤吸收后快速转换为 6-MP，理论上是前体药物。这一转换主要在红细胞（RBC）内进行。

问题 14-1 6-MP 的命运取决于如下三种竞争性途径：

1. 在次黄嘌呤鸟嘌呤磷酸核糖基转移酶（HGPRT）作用下，合成为其活性形式——一种嘌呤类似物 6-TG；

2. 被 TPMT 降解为非活性代谢产物；

3. 被黄嘌呤氧化酶（XO）降解为非活性形式。

合成代谢途径产生活性代谢产物，如嘌呤类似物单磷酸硫鸟嘌呤以及其他硫鸟嘌呤代谢物（包括二磷酸及三磷酸代谢产物）。两条降解途径均产生无毒的非活性代谢物。这两条降解途径的任何一条活性降低时，都会使更多的 6-MP 转向 HGPRT 的合成代谢或活性途径，导致临床上免疫抑制效能的过度增强，增加骨髓抑制的风险[5]。

表 14-3　硫唑嘌呤的三种代谢通路

酶通道	终末代谢产物	抑制通路
TPMT	非活性代谢产物	遗传倾向
XO	非活性代谢产物	别嘌醇
HGPRT	活性嘌呤类似物，特别是 6-TG	Lesch-Nyhan 综合征

TPMT 的多态性

问题 14-1 由于基因的多态性，TPMT 在一些患者的活性降低或缺失[4]。TPMT 酶的功能检测及其等位基因的序列分析已经成为可能。酶功能的检测即测量红细胞内 TPMT 的活性，已证实这与全系统 TPMT 的活性符合很好。通过这个功能检测系统，患者可被分成三组，即高活性、中等活性和低活性。TPMT 低活性的患者 6-TG 代谢产物明显聚集，增加严重骨髓抑制的风险，此类患者不应使用硫唑嘌呤治疗。此酶活性高的患者容易出现治疗剂量不足，除非临床医生适当上调给药剂量[5-6]。

对 TMPT 位点的研究发现其基因的突变在一些特定的种族具有特异性[7-8]。由于这种种族间的差异，设立一种基因检测以确认所有造成低活性的 TMPT 突变的表型是很困难的。功能性的酶检测是确定患者不同 TMPT 活性表型的一个相对简单的方法。此外，已发现 TPMT 可被诱导产生，酶的活性不是一个固定值，而是有一定的活性范围[9]。尽管这些检测并不完美，文献中的数据还是支持基因型（特别是酶活性表型）的检测，以将骨髓抑制的风险降至最低，并更好地确定硫唑嘌呤的剂量。

问题 14-2 如果实验室只是报告 TPMT 的基因型，结果并非量化，可参照下面比较容易的解读指南。假设 1* 代表野生型等位基因（完全 TPMT 活性），而 x* 代表任意其他量的突变的等位基因（降低了的 TPMT 活性），则概括如下：

TPMT1*/1*（高活性——纯合子）

TPMT1*/x*（中等活性——杂合子）

TPMTx*/x*（低活性——纯合子）

XO 分解代谢通路

问题 14-3 XO 的活性降低源于与别嘌醇的相互作用。别嘌醇抑制 XO 通路，硫唑嘌呤与别嘌醇联合应用导致更多的活性代谢产物 6-TG 类似物。这转而导致过度的免疫抑制以及骨髓抑制风险的增加[4]。在接受别嘌醇或者非布司他治疗的患者，如果需要服用硫唑嘌呤，硫唑嘌呤的剂量应减少 75%[3]。

HGPRT 合成代谢通路

药理学抑制以及基因原因的任一代谢活动降低（XO 或 TPMT）均可导致过量的 HGPRT 转化为硫唑嘌呤（通过 6-MP），临床上表现为增强的免疫抑制作用以及骨髓毒性风险增加。

根据 TPMT 活性的硫唑嘌呤剂量

许多厂家都生产硫唑嘌呤片，剂量包括 50mg、75mg、100mg 片剂，市面上还有一款每瓶 100mg 的针剂。既往历史上经验剂量一般为最高每天 100mg，现在需要根据治疗前 TMPT 活性的检测结果确定[2-4,9]。近期有文章建议，在治疗过程中应不止一次检测 TMPT 活性，同时提出在治疗中检测酶产物 6-TC 核苷酸、6-甲硫基嘌呤来进一步评估 TPMT 的活性及调整用药剂量会更有帮助[9]。

问题 14-4 各实验室之间是有差别的。在 Rochester 的 Mayo Laboratories，低水平为 <6.3U/ml，中等水平为 6.3~15U/ml，正常水平为 15.1~26.4U/ml。硫唑嘌呤在酶活性低的患者不能使用，在中等酶活性的患者剂量为每天 1mg/kg，正常者剂量为每天 2~2.5mg/kg。

作用机制

问题 14-5 硫唑嘌呤的活性代谢产物是 6-TG 单磷酸盐以及其他 6-TG 代谢产物。其化学结构与内源性嘌呤腺嘌呤和鸟嘌呤相似，但是以硫醇基分别代替氨基或羟基团。这种嘌呤类似物的免疫抑制和抗炎作用的确切机制还不清楚[2]。然而，6-TG 的结构与内源性嘌呤类似，使得其能够成为 DNA 和 RNA 的一部分，抑制嘌呤代谢和细胞分裂[10]。硫唑嘌呤还影响 T 细胞和 B 细胞的功能以及抗原呈递细胞的功能和数量。T 细胞介导的功能受到抑制，B 细胞产生抗体的功能消失。这种抗体产生功能的改变是该药治疗免疫性大疱性疾病（如寻常型天疱疮和大疱性类天疱疮）的核心。

临床应用

框 14-1[2,11-44] 列出了硫唑嘌呤的适应证和禁忌证。

框 14-1 硫唑嘌呤的适应证和禁忌证

FDA 批准的适应证（非特指皮肤科）

　器官移植
　严重的类风湿关节炎

皮肤科超适应证用药

免疫性大疱性皮病[2,11-12]	皮炎及丘疹鳞屑性皮肤病
大疱性类天疱疮[13-18]	接触性皮炎[35]
寻常型天疱疮[2,19-22]	特应性皮炎[36]
良性黏膜类天疱疮[18]	扁平苔藓（口腔及皮肤）[37-38]
血管炎	
白细胞碎裂性血管炎[23]	银屑病[39-40]
韦格纳肉芽肿[24]	光线性皮肤病
结节性多动脉炎[25]	慢性光线性皮炎[41]
嗜中性皮肤病	持续性光反应
白塞病[26-27]	多形性日光疹
坏疽性脓皮病[28-29]	其他皮肤病
自身免疫性结缔组织病	结节病（特别是肺型）[42]
系统性红斑狼疮[30]	
盘状红斑狼疮[31]	多形性红斑（持久型）[43]
皮肌炎/多肌炎[32-33]	慢性移植物抗宿主病[44]
复发性多软骨炎[34]	

禁忌证

绝对禁忌证	相对禁忌证
妊娠	正使用别嘌醇（可在显
对硫唑嘌呤过敏	著降低剂量的基础上慎重
明显的临床活动感染	开具硫唑嘌呤）（见正文）
	之前用过烷化剂（理论
	上有增加恶性肿瘤的风险）

妊娠期用药分级——D 级

皮肤科超适应证使用

食品药品监督管理局（FDA）只批准了硫唑嘌呤在器官移植以及严重的类风湿关节炎中的应用。其中等程度的免疫抑制和抗炎效用、合理的风险收益比以及低廉的价格使得其具有超适应证使用。皮肤科医生可根据框 14-2 列出的指南合理选用硫唑嘌呤。

框 14-2　硫唑嘌呤在皮肤科的一般应用

疾病危及生命

疾病存在可逆性或可控性

其他潜在风险较小的治疗对疾病无效

疾病的改善存在可测量的临床或实验室指标

应与患者就风险和不良反应进行仔细交流

应交代给患者其他可能的治疗方式

患者对监测所需的各种实验室检查能够依从

免疫性大疱性疾病

皮肤科医生很可能会因为这一类皮肤疾病开具硫唑嘌呤。有几篇已发表的很出色的综述回顾了硫唑嘌呤在免疫性大疱性疾病中的应用[2,11-12]。早在 1978 年，就有硫唑嘌呤联合泼尼松与单纯应用泼尼松对比治疗大疱性类天疱疮的对照研究，发现联用硫唑嘌呤能够减少激素的用量[13]。继而一系列的对照试验比较了硫唑嘌呤与泼尼松联用、血浆置换与泼尼松及单独应用泼尼松。结果显示在 6 个月疗程中联合治疗与单用激素相比并无益处[14]。这篇文献的作者承认，研究的统计学意义较低，随访有限以及治疗组间的置信区间很大。

相似地，有关硫唑嘌呤治疗寻常型天疱疮的前瞻性和回顾性研究也均提示其有减少激素用量的作用[2,19,21]。这项观察性研究也受到了质疑，有作者在回顾文献后认为在寻常型天疱疮治疗中联合用药（如硫唑嘌呤）并不优于单用激素[15,17]。同样，这个意见也基于对文献的综述而不是临床试验。尽管存在争议，皮肤科医生在寻常型天疱疮和大疱性类天疱疮的治疗中还是会频繁使用硫唑嘌呤[45,47]。30 多年的临床实践结合上述数据，天平似乎更倾向于在这些免疫性大疱性疾病的治疗上联合使用硫唑嘌呤以减少激素的用量[2,18,32]。

血管炎

对巨细胞性动脉炎、结节性多动脉炎、韦格纳肉芽肿、视网膜血管炎以及白细胞碎裂性血管炎（LCV），硫唑嘌呤均有成功治疗的案例[24-25]。在治疗各种亚型的 LCV 上硫唑嘌呤有特别令人印象深刻的效果。一篇关于与类风湿关节炎相关的 LCV 的综述提示，硫唑嘌呤联合泼尼松治疗与仅持续使用传统的风湿治疗药物相比，血管炎的复发率低、严重合并症少、死亡率相对低[23]。在另一个有关激素治疗抵抗的特发性白细胞碎裂性血管炎的研究中，硫唑嘌呤治疗使得 6 例患者中的 5 例有所缓解，且 6 例中的 2 例达到疾病的完全控制。

嗜中性皮肤病

硫唑嘌呤曾广泛用于治疗白塞病，也用于坏疽性脓皮病，后者相对稍少。两个安慰剂对照双盲试验显示，使用硫唑嘌呤治疗白塞病能使包括前房积脓和急性致盲在内的眼部损害明显减轻。这些研究也发现包括口腔和生殖器溃疡以及关节炎在内的眼外合并症减少[14-26]。皮肤科医生也将硫唑嘌呤用于治疗白塞病的皮肤损害[19,27]。硫唑嘌呤用于治疗坏疽性脓皮病偶有报道，成功率各异[28-29]。

自身免疫性结缔组织病

硫唑嘌呤常用于治疗系统性红斑狼疮，尤其是狼疮肾炎[30]。硫唑嘌呤偶尔被用来治疗皮肤型狼疮，包括盘状红斑狼疮、亚急性皮肤红斑狼疮以及系统性红斑狼疮，均有疗效。硫唑嘌呤在手足受累的泛发性盘状红斑狼疮的治疗中尤为有效[31,48]。

多肌炎和皮肌炎均有使用硫唑嘌呤治疗成功的案例。呼吸系统和肌肉的症状均可对硫唑嘌呤反应良好，但皮肤损害的缓解情况不一[32,49]。

硫唑嘌呤曾用于治疗复发性多软骨炎，对其眼部损害效果尤好[34]。

皮炎和丘疹鳞屑性皮肤病

特应性皮炎和接触性皮炎亦均可使用硫唑嘌呤治疗[35-36]。通常此类疾病可以用局部糖皮质激素控制，但对于严重病例，需要口服糖皮质激素或细胞毒性药物。最近发现严重的特应性皮炎使用硫唑嘌呤效果良好，为环孢素提供了一个较为便宜的替代药物。该结论源于一个硫唑嘌呤治疗特应性皮炎的回顾性研究。

糜烂性和泛发性扁平苔藓均有单独使用硫唑嘌呤治疗成功的报道[37-38]。

银屑病很少选用硫唑嘌呤治疗。而最近有硫唑嘌呤联合英利昔单抗作为银屑病维持治疗的报道[39-40]。

光线性皮肤病

硫唑嘌呤也用于治疗光线性皮肤病，包括慢性光线性皮炎和多形性日光疹。一项双盲安慰剂对照试验提示硫唑嘌呤成功治疗了慢性光线性皮炎并且耐受性良好。由于很快达到有统计学意义的结果，所以试验提早结束[41]。在另外一项研究中，硫唑嘌呤对于慢性光线性皮炎的改善似为永久性的，而平均疗程为 11.5 个月。

两个病例报告分别报道了硫唑嘌呤对严重的多形

性日光疹以及持续性光线反应有效，但作者提出硫唑嘌呤应仅用于最严重的病例。

其他皮肤疾病

一些有关的良性事件支持硫唑嘌呤在其他皮肤病的应用。结节病的肺部改变显示对硫唑嘌呤治疗反应良好，但其皮肤病变的改善则不好预测[42]。硫唑嘌呤治疗的疾病还包括多形性红斑[43]和慢性移植物抗宿主病[44]。

禁忌证

对硫唑嘌呤过敏者、低 TPMT 酶活性者以及孕妇禁用硫唑嘌呤。有烷化剂治疗使用史的患者使用此药应格外慎重。

不良反应（框 14-3）

框 14-3　硫唑嘌呤的不良反应
恶性肿瘤
皮肤鳞状细胞癌*
淋巴瘤
骨髓抑制（与低 TPMT 活性相关）
中性粒细胞减少
粒细胞缺乏和全血细胞减少（罕见）
感染
人乳头瘤病毒、单纯疱疹病毒、疥疮
真正的机会性感染在皮肤科适应证中罕见
致畸性
各种先天畸形（见正文）
超敏反应综合征
皮肤表现——发疹性皮疹、紫癜、多形性红斑、荨麻疹、血管性水肿、结节性红斑
胃肠道
胃炎
胰腺炎
肝
转氨酶升高
严重肝毒性（罕见）

* 无明确证据证明硫唑嘌呤在皮肤科应用会使得该风险增加

免疫抑制致癌性

问题 14-6 硫唑嘌呤的免疫抑制效应在某些特定人群与恶性肿瘤相关[50]。与硫唑嘌呤相关的最常见的有淋巴系统增殖性恶性肿瘤（尤其是非霍奇金 B 细胞淋巴瘤）以及皮肤鳞状细胞癌[50]。可能造成肿瘤发生

的因素包括种族差异、治疗时长、免疫抑制程度以及基础疾病的状态（最重要）（见第 62 章）[50-51]。

目前还没有专门的研究评估因治疗皮肤病服用硫唑嘌呤的患者中出现淋巴系统增殖性恶性肿瘤或皮肤鳞状细胞癌的发生率。同样，也没有因治疗皮肤病服用硫唑嘌呤后罹患淋巴系统增殖性恶性肿瘤的个案报道。但有 3 例报道因治疗湿疹、特应性皮炎以及慢性光线性皮炎而服用硫唑嘌呤后出现了侵袭性鳞状细胞癌。这些侵袭性鳞状细胞癌均发生于浅肤色人的头颈部，3 例中的 2 例有过度日晒[52-53]。

皮肤科医生在开具处方时应该意识到，硫唑嘌呤在特定人群有增加淋巴系统增殖性恶性肿瘤或者皮肤鳞状细胞癌的风险。尽管在皮肤科患者这些恶性肿瘤的风险并没有确证，但对于长期应用硫唑嘌呤的患者，定期重点关注这些恶性肿瘤的征象的体格检查是非常重要的。

骨髓抑制

因硫唑嘌呤的过度免疫抑制而引起严重的骨髓抑制是罕见的不良反应，这包括发生在 TPMT 活性低或缺乏的患者在使用相对低剂量的硫唑嘌呤时。骨髓抑制可以呈现急性或慢性，所以治疗前 TPMT 活性的测定以及监测全血细胞计数需贯穿整个治疗过程。一组特殊的 TMPT 活性减低或缺乏者存在可预测的风险，因为他们体内会聚集过多的 6-TG 代谢产物，明显干扰血液前体细胞等活跃细胞中的 DNA/RNA 合成。问题 14-7 如果出现血细胞计数明显下降（白细胞<3500～4000/mm³、血红蛋白<10g/dl、血小板<1×10⁵/mm³），强烈建议考虑停药。参照这些指标的临时停药至少可以使骨髓功能得以恢复。为预防灾难性的骨髓衰竭，医生应遵循监测指南定期监测全血细胞计数，以及时发现具有临床重要性的骨髓抑制患者。

感染的风险

由于硫唑嘌呤的免疫抑制作用，患者继发感染风险增高。感染风险的增加常见于服用较高剂量硫唑嘌呤或者使用多种免疫抑制剂的患者，如器官移植者。然而，任何一个服用硫唑嘌呤的患者都应被认为有潜在的感染风险。感染包括但不仅限于单纯疱疹病毒感染、人乳头瘤病毒感染以及疥疮感染。

疫苗接种

在免疫功能受抑制的患者，因为理论上存在出现不典型反应的可能，对接种活疫苗应谨慎。在服用硫唑嘌呤以及糖皮质激素的患者接种乙型肝炎灭活病毒疫苗，发现效果降低[2]。

妊娠、哺乳以及生殖

妊娠期禁止使用硫唑嘌呤，后者分级为 D 级。该药能通过胎盘。在乳汁及初乳中可测到硫唑嘌呤，因此哺乳期妇女不建议使用。在小鼠中，发现硫唑嘌呤可以暂时抑制精子生成[54-56]。

超敏反应综合征

问题 14-8 硫唑嘌呤的一个罕见不良反应是药物导致的超敏反应综合征，总体上与抗惊厥药物超敏反应综合征很相似[57-58]。相关症状多种多样，包括心血管系统衰竭、皮疹、发热、白细胞减少、恶心、肝毒性及胰腺炎等消化道不适、关节痛和肌肉痛、横纹肌溶解、头痛、肾衰竭以及咳嗽、肺炎等呼吸道损害。皮肤表现多种多样，包括红色斑疹、斑丘疹、带有小疱或脓疱的斑疹以及紫癜和瘀斑等。有硫唑嘌呤导致多形性红斑、荨麻疹、血管性水肿及结节性红斑的报道。超敏反应一般在开始治疗后的 1~4 周出现。在同时服用环孢素或环磷酰胺的患者，超敏反应更加普遍。在这些患者进行激发试验是禁止的，因为有可能会出现危及生命的反应[58]。

胃肠道作用

问题 14-9 胃肠道不适是硫唑嘌呤最常见的不良反应，包括恶心、呕吐和腹泻。胃肠道症状经常在治疗开始后的第 1~10 天出现。其发生机制尚不清楚，但降低剂量、分次给药、与食物同服常常可以缓解症状[6]。胰腺炎在服用硫唑嘌呤的患者罕见[59-60]。

肝作用

问题 14-10 长期使用硫唑嘌呤与罕见但危及生命的肝损伤相关，因此全程监测肝功能是必要的[61]。无论患者 TPMT 代谢状况如何，在接受硫唑嘌呤治疗的患者常规监测转氨酶（谷草转氨酶和谷丙转氨酶）是非常重要的。

药物相互作用 （表 14-4）

与硫唑嘌呤有相互作用的药物很少。问题 14-3 最重要的药物相互作用是硫唑嘌呤与别嘌醇。正如药理学部分所述，别嘌醇抑制 XO，即硫唑嘌呤灭活的两个重要通道之一。这导致活性嘌呤类似物 6-TG 的大量聚集，增加骨髓抑制的风险[5]。

其他 5 类与硫唑嘌呤有潜在相互作用的药物有：血管紧张素转化酶抑制剂、华法林、柳氮磺吡啶、泮库和骨髓抑制性药物。

表 14-4　药物相互作用——硫唑嘌呤

相互作用药物组	举例与讨论
以下药物与硫唑嘌呤合用时可能增加骨髓抑制	
ACE 抑制剂	多种可能，可能会发生严重的白细胞减少
叶酸拮抗剂	甲氨蝶呤，6-MP 的血浆浓度可能会上升
黄嘌呤氧化酶抑制剂	别嘌醇，显著加大 TPMT 活性下降风险（可大幅降低硫唑嘌呤的剂量），非布司他具有相似风险
其他具潜在重要性的与硫唑嘌呤有关的药物相互作用	
抗凝剂	华法林，相关药物；硫唑嘌呤可以降低抗凝剂效力
免疫抑制剂	环孢素，血浆浓度可以下降
神经肌肉阻断剂	（非去极化类型）可以降低或者逆转神经肌肉阻断剂的作用

ACE，血管紧张素转化酶；TPMT，硫代嘌呤甲基转移酶；6-MP，巯嘌呤。

Adapted from Facts&Comparisons，The Medical Letter Drug Interactions Program，E-pocrates，Hansten and Horn-references on pg. xxii

1. 血管紧张素转化酶抑制剂（如卡托普利）可增加白细胞减少的风险[62]。

2. 正在服用硫唑嘌呤治疗的患者，服用华法林需显著提高华法林的剂量[63]。

3. 柳氮磺吡啶抑制 TPMT 酶的活性，因此可增加硫唑嘌呤的毒性[2]。

4. 使用泮库铵治疗的患者可能需要增加剂量，以获得适当的疗效。

5. 因硫唑嘌呤是骨髓抑制剂，应避免同时使用其他骨髓抑制剂，如复方磺胺甲噁唑和青霉胺[2]。

监测指南

TMPT 活性检测的市场化使得临床医生能够在硫唑嘌呤治疗开始前检测患者的 TMPT 活性，并根据其活性水平确定用药剂量。有关硫唑嘌呤治疗监测指南的文献回顾在框 14-4 中做了总结[2,14,22-23,64]。这些指南来源于多篇文献[2,11,65]。作者们使用硫唑嘌呤治疗大疱性类天疱疮和寻常型天疱疮时使用的剂量各不相同。这些不同在每篇文献中有详细的叙述。接受硫唑嘌呤治疗的患者一旦发现有感染、出血、瘀青或任何其他骨髓抑制的征象，须马上告知主管医生。

总结

硫唑嘌呤的研发是在 50 年前。50 年来，它用于治疗大量炎症性疾病和自身免疫病。其主要禁忌证和不良反应已经很清楚，使得医生在临床中能够明确告知患者治疗的利与弊。尽管皮肤疾病不是 FDA 批准的硫唑嘌呤适应证，但是有大量的证据支持其在多种皮肤疾病治疗中的应用（框 14-1）。在皮肤科的应用中，对该药研究最充分的是在免疫性大疱性疾病的治疗上，特别是寻常型天疱疮和大疱性类天疱疮。

框 14-4　硫唑嘌呤监测指南[2,14,22-23,64]

基线

临床评估

- 与每位患者讨论风险/收益比以及不良反应
- 讨论其他可以选择的治疗方案以及多次血液检测的必要性
- 讨论防晒以及对于育龄妇女需避孕/节育
- 详询既往烷化剂使用史，以及目前是否使用别嘌醇或非布司他
- 详细的体格检查，特别关注皮肤及淋巴网状系统

实验室

- 妊娠试验（对育龄妇女）
- 全血细胞计数，包括血小板计数
- 血生化*
- 尿常规
- 结核菌素皮肤试验（至少是强烈建议做，可根据临床情况）

特殊检查

- 如果依据 TPMT 活性来决定硫唑嘌呤剂量
- TPMT＜6.3U/ml＝不要使用硫唑嘌呤
- TPMT 在 6.3～15U/ml 之间＝每日 1mg/kg
- TPMT 在 15.1～26.4U/ml 之间＝2～2.5mg/kg 每日最大剂量硫唑嘌呤

随访

临床评估

- 每年一次全面体检，特别关注淋巴瘤以及鳞状细胞癌的可能

实验室（前 2 个月每 2 周检查，此后每 2～3 个月一次）[†]

- 全血细胞计数及白细胞分类
- 以转氨酶为主要关注点的肝功能（谷草转氨酶和谷丙转氨酶）

特殊检查

- 在基线确定后不需重复 TPMT 检测

备注：实验室检查异常者或者高危患者可能需要更频繁的检测。

* 如果 GFR＜10ml/min，硫唑嘌呤剂量降低 50％；如果 GFR 为 10～50ml/min，硫唑嘌呤剂量降低 25％。

[†]实验室检测频率主要由基线 TPMT 决定，如果基线时未测定，医生需更密切地监测血液学指标

本章使用的英文缩写

6-MP	巯嘌呤	LFT	肝功能检测
6-TG	硫鸟嘌呤	RBC	红细胞
CBC	全血细胞计数	SCC	鳞状细胞癌
FDA	食品药品监督管理局	TPMT	硫代嘌呤甲基转移酶
GI	胃肠道	WBC	白细胞
HGPRT	次黄嘌呤鸟嘌呤磷酸核糖基转移酶	XO	黄嘌呤氧化酶
LCV	白细胞碎裂性血管炎		

推荐阅读

Azathioprine prescribing guidelines

Anstey AV, Walkelin S, Reynolds NJ: Guidelines for prescribing azathioprine in dermatology. *Br J Dermatol* 2004;151:1123–32.

Fargher EA, Tricker K, Newman W, et al. Current use of pharmacogenetic testing: a national survey of thiopurine methyltransferase testing prior to azathioprine prescription. *J Clin Pharm Ther* 2007;2:187–95.

Patel AA, Swerlick RA, Callen JP. Azathioprine in dermatology: The past, the present and the future. *J Am Acad Dermatol* 2006;55:369–89.

Remlinger K, Wolverton SE. Suggested guidelines for patient monitoring: hepatic and hematologic toxicity attributable to systemic dermatologic drugs. *Dermatol Clinic* 2007;5:195–205.

Immunosuppressive and cytotoxic drug overviews (including azathioprine)

Kazlow Stern D, Trip PJM, Ho VC, et al. The use of systemic immune modulators in dermatology: an update. *Dermatol Clin* 2005;23:259–300.

Thiopurine methyltransferase – overview

McLeod HL, Siva C: The thiopurine S-methyltransferase gene locus – implications for clinical pharmacogenomics. *Pharmacogenomics* 2002;3:89–98.

McLeod HL, Pritchard SC, Githang J, et al. Ethnic differences in thiopurine methyltransferase pharmacogenetics: evidence for allele specificity in Caucasian and Kenyan individuals. *Pharmacogenetics* 1999;9:773–6.

Adverse effects – carcinogenesis

Silman AJ, Petrie J, Hazelman B, et al. Lymphoproliferative cancer and other malignancy in patients with rheumatoid arthritis treated with Imuran: a 20 year follow up study. *Ann Rheumatol Dis* 1988;47:988–92.

参考文献

见本书所附光盘。

第 15 章 吗替麦考酚酯和麦考酚酸

Courtney R. Schadt and Jeffrey P. Zwener

张 霞 译 娜仁花 审校

概述

吗替麦考酚酯（MMF）是一种免疫抑制剂，其在炎症性皮肤病的应用在不断增加。**问题 15-1** 它是抗代谢物麦考酚酸（MPA）的前体药物，最早在 1986 年做为发酵产物从葡萄茎青霉菌中提取[1]。随后相继发现 MPA 有抗细菌、抗病毒、抗真菌、抗肿瘤以及免疫抑制作用[2-7]。在 20 世纪 70 年代，MPA 成功应用于银屑病的治疗[8-10]。由于担心其潜在的致癌作用、病毒感染以及胃肠道不良反应，有关 MPA 的皮肤科临床试验在 1977 年均停止[10,11]。MMF 作为前体药物被研发出来，其具有更好的生物学活性和耐受性[12]。FDA 批准其用于抑制实体器官移植后的排异反应。MMF 不断显示出长期的安全性和耐受性。MMF 已逐渐成为治疗免疫介导的皮肤科疾病的有力武器之一。

药理学

表 15-1 中列出了吗替麦考酚酯的关键药理学概念。

问题 15-2 MMF 是 MPA 的 2-吗啉二乙基酯。口服后 MMF 被快速吸收，在血浆、肝和肾被酯酶转化成活性代谢产物 MPA。MPA 在肝内经葡萄糖苷酸化而被灭活。其灭活复合物——MPA 的葡萄糖苷酸酚（MPAG）——被分泌至胆汁，通过肝肠再循环进入肝。肝肠再循环对于维持 MPA/MPAC 的血浆浓度至关重要。改变这一代谢通路的药物、疾病状态（如腹泻）和（或）个体差异都可以影响 MMF 的药动学。未来，医生也许可以通过检查这些个体差异来预测患者的疗效以及不良反应的风险[13-14]。MPGA 保持非活性状态，直到被 β-葡糖醛酸糖苷酶转化为 MPA。**问题 15-3** 表皮和胃肠道内发现有高浓度的 β-葡糖醛酸糖苷酶的存在，这也就解释了为何 MMF 治疗皮肤疾病有效，以及其主要不良反应发生的原因[15]。

给药后，血浆浓度高峰在 1h 以内出现。肝肠循环导致的第二次高峰发生在 6～12h 后。因为有两次血药浓度高峰，建议给药方式为每日 2 次。在健康个体，MPA 的血浆半衰期为 16～18h[16]。超过 90% 的药物以 MPAG 形式分泌入尿液中。肾功能受损对该药的活性形式 MPA 影响不大，所以在此类病例中减量似乎并无必要[16]。血清中的 MPA 和 MPAG 主要与白蛋白

表 15-1　吗替麦考酚酯的关键药理学概念

药物名称	吸收和生物利用度			清除		
	峰值时间	生物利用度	蛋白结合率	清除半衰期	代谢产物	排泄
吗替麦考酚酯	0.8、6~12h	近 100%	97%（MPA 与白蛋白结合）	16h（MPA）	MPA（活性代谢产物）、MP-GA（非活性）	90% 以上通过尿液排出，多以 MPAG 形式

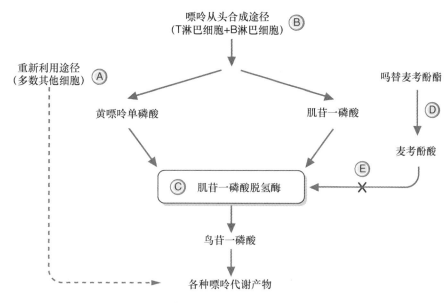

图 15-1　吗替麦考酚酯对嘌呤从头合成途径的抑制

A. 体内多数的有核细胞都能通过重新利用途径产生各种嘌呤代谢物（未详细展示）。

B. 从头合成途径是 T 淋巴细胞和 B 淋巴细胞嘌呤合成的主要途径。

C. 肌苷一磷酸脱氢酶将两种不同的底物——黄嘌呤单磷酸和肌苷一磷酸转换成为鸟苷一磷酸

D. 吗替麦考酚酯是药物前体，必须先转换为活性药物形式麦考酚酸。

E. 麦考酚酸抑制肌苷一磷酸脱氢酶，进而使得生长和复制所需的 T 淋巴细胞和 B 淋巴细胞的嘌呤代谢产物缺失；最终效应为相对选择性的免疫抑制

相结合，因此白蛋白浓度的改变（如在某些肾肝疾病时或同时使用与白蛋白竞争结合的药物时）可能会有降低 MMF 剂量的必要。游离 MPA 的浓度增加可能会使感染和血液毒性的风险增加[17]（见药物相互作用部分）。

作用机制

　　MMF 的免疫抑制效应主要与它对嘌呤的生物合成的作用有关。 问题 15-4 嘌呤核苷酸生物合成的细胞内机制有两种：从头合成途径及重新利用途径（图 15-1）。淋巴细胞完全依赖从头合成途径，比较特殊。MPA 非竞争性地与从头合成途径的关键酶肌苷一磷酸脱氢酶（IMPDH）结合并抑制它[18]。此外，MMF 与在活化的淋巴细胞表达的 IMPDH 的异形体具有更高的亲和力[19]。通过在活化的淋巴细胞选择性地抑制从头合成途径，MMF 能够针对与疾病相关的淋巴细胞，而对其他器官和细胞类型影响则最小化。这一宽泛的治疗指征也是 MMF 在皮肤疾病方面得以越来越

广泛应用的关键原因。

　　除抑制嘌呤生物合成外，体外试验表明 MMF 对疾病相关的数个细胞学途径有影响。MMF 通过改变细胞表面黏附分子的表达和获取，特别是减少 VCAM-1、E-selectin 和 P-selectin，减少炎症细胞在炎症部位的召集和溢出[20]。MMF 对皮肤的主要抗原加工细胞之一——树突状细胞的影响是负向的[21]。MMF 抑制活化的 B 淋巴细胞产生的抗体[22]。最后，有显示 MMF 对数种成纤维细胞的功能有抑制作用，而后者与组织纤维化密切相关[23]。也许正是如此多样的作用机制可以解释 MMF 在多种疾病的治疗中有效。

临床应用

　　MMF 对多种炎症性皮肤疾病有疗效。因为缺乏大量随机对照试验，目前这些应用均为超适应证用药。MMF 常作为激素节制药物，或在其他治疗失败的难治性疾病，用于不能耐受其他药物的有合并性疾病患

框 15-1   吗替麦考酚酯的适应证和禁忌证

FDA 批准的适应证

　　肾、心脏及肝同种异体移植排异反应的预防[89]

皮肤疾病应用

皮炎

　　银屑病[24-27]

　　特应性皮炎[84-86,88]

　　汗疱疹[119]*

　　慢性光线性皮炎[120]*

大疱性皮肤病

　　寻常型天疱疮[29,30,38,39]

　　落叶型天疱疮[30]

　　大疱性类天疱疮[35,36,40-44]

　　良性黏膜类天疱疮[45]

　　副肿瘤性天疱疮[34,46,47]

　　获得性大疱表皮松解症[51,52]

　　线状 IgA 大疱性皮肤病[48-50]

自身免疫性结缔组织病

　　系统性红斑狼疮[58-59]

　　亚急性皮肤红斑狼疮[53,55-56]

　　冻疮样红斑狼疮[56,57]

　　弥漫性系统性硬化病[81-82]

　　皮肌炎[60-61]

血管炎

　　韦格纳肉芽肿病[66-68]

　　多发性微动脉炎[66-67]

　　Churg-Strauss 综合征[67,69]

　　低补体性荨麻疹性血管炎[72-73]

　　结节性血管炎[70]

　　白塞病[71,74]（有争议的结果）

其他*

　　坏疽性脓皮病[121,122]

　　皮肤克罗恩病[42]

　　结节病[123-124]

　　复发性多形红斑[125]

　　类脂质渐进性坏死[126]

　　慢性荨麻疹[127]

　　扁平苔藓[128]

　　毛发扁平苔藓[129]

禁忌证

绝对禁忌

　　妊娠（致畸性）

　　药物过敏

相对禁忌

　　哺乳（可能从乳汁中分泌）

　　消化性溃疡

　　肝/肾疾病（可能需要减量）

　　影响肝肠循环的药物（考来烯胺）

　　硫唑嘌呤（联合用药增加骨髓抑制的风险）

妊娠期处方分级——D 级

　　* 本章不讨论的疾病

者的次要疾病。框 15-1 列出了 MMF 的适应证和禁忌证。

皮肤科超适应证用药

银屑病

　　在 20 世纪 70 年代，MPA 在银屑病的治疗上呈现

了一些效果。在一个最大样本的研究中，32 例患者中的 24 例（75%）达到 50% 或以上的显著改善，其中 41% 在平均为 9.1 周的治疗周期中获得完全缓解[10]。尽管缺乏有关 MMF 治疗银屑病的随机双盲对照研究，但一些开放性研究已有发表。第一个序列研究发表于 2000 年，描述 8 例使用环孢素（CsA）的患者改用 MMF1～1.5g、每日 2 次[24]。与之前的 CsA 治疗相比总体疗效欠佳，有病情加重者，也有控制不够理想者。

6 例因用 CsA 引起肾功能不全者肾功能均得到改善。一项前瞻性开放性研究中，23 例患者采用了 1～1.5gMMF、每日 2 次的治疗，6 周时患者银屑病面积与严重性评分（PASI）平均降低了 24%（P<0.01），12 周时总体降低了 47%（P<0.01）。需要指出，22% 的患者无效[25]。一项招募了 38 例患者的随机开放研究将最高剂量达到每周 20mg 的甲氨蝶呤与 2g/d MMF 的治疗进行了比较，疗程共 12 周[26]。12 周时甲氨蝶呤组和 MMF 组 PASI 分别下降 81% 和 66%。两组患者在治疗 12 周时及结束后 12 周复诊是均有显著改善，且两组没有显著性差异。有报道 1 例 AIDS 患者应用抗逆转录病毒药物治疗期间安全地使用了 MMF[27]。MMF 很有希望成为外用药[28]。很明显，MMF 不是银屑病的一线治疗药物，因为有很多其他药物具有更持久确定的疗效。但考虑到可能的合并症以及耐受性，MMF 仍是可以考虑的选择。

免疫性大疱性疾病

天疱疮

尽管 MMF 在治疗天疱疮上被称为有效的激素节制药物，但直到近期仍缺乏相关的随机对照试验。一项安慰剂对照随机非盲试验对 MMF（2g/d）加泼尼松、MMF（3g/d）加泼尼松及安慰剂加泼尼松在 75 例寻常型天疱疮患者中的疗效进行了比较[29]。52 周后各组疗效未见明显差别。联用 MMF 的患者（两种剂量均含）改善更快、更持久，泼尼松累计用量也更小。安慰剂组患者病情较轻，也许是组间疗效无明显差别的原因。在一项有 42 例患者参与的使用 MMF 治疗寻常型天疱疮和落叶型天疱疮的开放性研究中，64% 的患者在 9 个月（中位数）后获得缓解，平均使用剂量为每日 35～45mg/kg（对 70kg 体重的成年人而言为 2450～3150mg/d）[30]。还有几个小型研究显示，在天疱疮治疗上 MMF 无论是作为单一治疗药物还是作为激素节制剂均有效[31-37]。

极少有研究比较 MMF 与其他免疫抑制剂在治疗天疱疮中的应用。一项多中心不设盲的随机试验比较了甲泼尼龙联合硫唑嘌呤[2mg/(kg·d)]以及甲泼尼龙联合 MMF（2g/d）在 40 例寻常型天疱疮及落叶型天疱疮的疗效[38]。两组间有效性相似，硫唑嘌呤联合甲泼尼龙组完全缓解较快，有 72% 的患者在平均 74 天达到完全缓解，而 MMF 联合甲泼尼龙组 95% 的患者在平均 91 天达完全缓解。两组的激素节制作用及不良反应相似，在感染发生率、恶心、呕吐、肝功能检测（LFT）指标升高等方面均无明显差别。一项随机

开放对照试验对泼尼松、泼尼松联合硫唑嘌呤、泼尼松联合 MMF 以及泼尼松联合环磷酰胺静脉冲击疗法进行了比较，在为期一年的观察中发现完全缓解率以及不良反应发生率均无显著的组间差别[39]。

MMF 是天疱疮的优选治疗，在激素节制方面与其他免疫抑制剂同样有效。

其他免疫性大疱性疾病

MMF 在治疗大疱性类天疱疮上也显示有一定效果，主要见于一些小的系列报道或病例报告中[35-36,40-43]。迄今唯一的一个随机研究是一项多中心不设盲研究，在 73 例患者中就硫唑嘌呤[2mg/(kg·d)]联合甲泼尼龙与 MMF（2g/d）联合甲泼尼龙进行了对比[44]。硫唑嘌呤组有 92% 的患者平均 23.8 天达到完全缓解，而 MMF 组 100% 的患者平均 42 天达到缓解，但这一差别不具有统计学意义。两组间皮质激素的累积用量没有差别。包括恶心、呕吐、感染在内的不良反应在组间也没有差别。然而硫唑嘌呤与肝功能升高有显著相关性。已报道的成功案例还包括良性黏膜类天疱疮[45]、副肿瘤性天疱疮[34,46-47]、线状 IgA 大疱性皮肤病[48-49]、儿童 IgA 大疱性皮病[50] 以及获得性大疱性表皮松解症[51-52]。

自身免疫性结缔组织病

红斑狼疮

大多数有关 MMF 在红斑狼疮治疗中的研究都集中于相关的肾炎。有少数病例报告提示 MMF 对于亚急性、盘状、冻疮样红斑狼疮有效[53-57]。这些患者中有些也在服用羟氯喹治疗。一项招募了 370 例患者的多中心研究比较了 MMF 和环磷酰胺对红斑狼疮的非肾损害（包括皮肤黏膜损害）的作用[58]。结果显示，在治疗 24 周后，MMF 组有 84% 的患者黏膜皮肤狼疮改善为轻度或无病损，而环磷酰胺组为 93%。该研究中未对皮肤进行特别关注。一项小型研究观察了 7 例各种皮肤狼疮，这些患者均既往多种治疗无效，其中 5 例 MMF 治疗也无效[59]。其他 2 例部分缓解的患者中，一例在持续服用 MMF 的情况下仍不断有皮损出现。有关 MMF 在特别是皮肤狼疮中的应用还需更多研究。

皮肌炎

评价 MMF 在皮肌炎治疗中的有效性的研究极少。到目前为止，最大的是一项针对 50 例幼年皮肌炎患者的回顾性研究，在这些患者中 MMF 作为联合药物，以 20mg/kg（相当于 70kg 的成年人 1.5g·d）的剂

量，分每日 2 次给药[60]。患者皮肤和肌肉症状在治疗 6～12 个月后显著改善。治疗期间大量患者出现感染，但没有需要住院治疗的患者。重要的是，联合使用 MMF 显著降低了糖皮质激素的用量。一项病例回顾性研究评估了 12 例难治性皮肌炎患者使用 MMF 治疗的情况[61]。总体来说，12 例患者中的 10 例在糖皮质激素和（或）其他免疫抑制剂用量减少的基础上均显示了皮肤和肌肉症状的改善，这些改善通常在第 4～8 周出现，用药剂量为 2～3g/d。其他一些小的系列报道也提示 MMF 有激素节制和改善肌肉病变的作用[63]。

除了对皮肤和肌肉方面的作用，MMF 还显示出对相关间质性肺病的治疗潜力[64-65]。

血管炎

MMF 显示出对不同类型的血管炎有一定的治疗效果，但大多数较大型的研究或系列报道都主要关注系统性的器官血管炎。一些研究显示其对抗中性粒细胞胞质抗体相关性血管炎（包括韦格纳肉芽肿病及微血管性多脉管炎）有效，对于轻至中度疾病，MMF 联合泼尼松可以作为环磷酰胺的替代方案[66-68]。这些研究中包括皮肤血管炎，但没有将皮肤损害对治疗的反应与其他器官系统的疗效进行区分。MMF 对变应性肉芽肿综合征可能也有效，有一篇相关的病例报告[69]。还有一些个例报告提示 MMF 对结节性血管炎[70]、白塞病[71]、低补体性荨麻疹性血管炎[72-73]有效，还有一项针对 30 例患者的研究显示其对白塞病缺乏疗效[74]。

系统性硬化病

问题 15-5 已有数项研究显示 MMF 对弥漫性系统性硬化病相关的肺间质病有效[75-79]，有些作者认为其可作为首选治疗[80]。对皮肤损害的疗效似乎不理想。到目前为止，涉及 MMF 对弥漫性系统性硬化病皮肤改变的疗效的最大型研究是一个开放性队列研究，其对 147 例弥漫性系统性硬化病患者采取的一系列治疗（静点环磷酰胺继以 MMF、抗胸腺细胞球蛋白继以 MMF、单用 MMF、非改善疾病治疗以及其他免疫抑制治疗）进行了评估[81]。各组均显示皮肤症状改善，但各组间无统计学差异。与之相反，一项大型的回顾性研究对 109 例采用 MMF 治疗的系统性弥漫性硬化病患者与 63 例采用其他免疫抑制剂治疗的患者进行了比较，结果显示，MMF 组肺纤维化发生率低，且发病及开始治疗后的 5 年生存率高[82]。在改良 Rodnan 皮肤评分以及重要脏器功能方面，不同治疗方式之间无显著性差别。一些小型的系列报道及病例报告提示 MMF 在改善皮肤症状方面有效[78-79,83]，但还需

随机对照研究去证实。

特应性皮炎

几项小型研究提示，对于严重的难治性特应性皮炎，MMF 可作为一种治疗选择[84-85]。在一项开放性预实验中，10 例患者用 MMF 治疗 12 周，最高剂量 2.0g/d，病情获得明显缓解，特应性皮炎严重度评分（SCORAD）降低 68%[68]。有几例患者获得长达 29 个月的长期缓解[87]。问题 15-6 一项对 10 例顽固性特应性皮炎的研究发现，新剂型麦考酚钠肠溶片（EC-MPS）有很好疗效和耐受性，其服用剂量为 720mg，每日 2 次，疗程 6 个月[88]。

禁忌证

绝对禁忌证为妊娠和药物过敏。相对禁忌证包括哺乳、消化性溃疡、肾病、肝病、心肺疾病以及影响肝肠循环的药物，如考来烯胺以及一些系统性抗生素（见药物相互作用部分）。

不良反应

MMF 一般耐受性很好，与其他免疫抑制剂相比不良反应较轻微。框 15-2 对不良反应进行了小结。

致癌性

问题 15-7 MMF 的致癌性存在一定争议，大多数的致癌证据见于器官移植人群。肿瘤发生的风险与免疫抑制的强度和时间有关，更可能为多种免疫抑制剂的累积效应所致而不是 MMF 的特殊作用。该问题最早得到关注是在用 MPA 治疗银屑病研究中有 3 例患者出现了癌症，1 例乳腺癌，1 例头皮肤鳞状细胞癌，1 例会厌鳞状细胞癌[10]。MPA 在这些患者的癌症发病中的作用不确定，而这几例患者在使用 MPA 之前均曾接受其他免疫抑制剂治疗。

采用免疫抑制治疗联合 MMF2～3g/d 的器官移植患者中，有 0.4%～1% 罹患淋巴瘤或淋巴增生性疾病，其中 2 例为青少年患者[89]。

在一些皮肤科文献中，也有与 MMF 相关的恶性肿瘤的报告。有 2 例与 EB 病毒相关的中枢神经系统 B 细胞淋巴瘤的报道。1 例使用 MMF 和甲氨蝶呤治疗皮肌炎的患者在停药后淋巴瘤好转[61]。另 1 例因系统性红斑狼疮服用 MMF 的患者出现了淋巴瘤，停用 MMF 有好转，加用了静脉甲氨蝶呤、利妥昔单抗及放射治疗[90]。曾有报道长期使用 MMF 治疗重症肌无力和狼疮的患者发生原发性中枢神经系统淋巴瘤[91-92]。一例很久以前曾患乳腺癌的皮肌炎患者在 MMF 治疗期间对侧乳腺发生了乳腺癌[61]。这些结果很难解释，

致癌性

淋巴增殖性疾病，非黑素性皮肤癌——有争议（见正文）

胃肠道

剂量依赖性，最常见

恶心、腹泻、软便、厌食症、腹部绞痛、大便频、呕吐、肛周痛

泌尿生殖系统

尿急、尿频、排尿困难、尿痛、无菌性脓尿（偶发）

第一年后发生率降低

无肾毒性

感染性疾病

病毒、细菌、非典型分枝杆菌、真菌[84,87,106]（在器官移植患者更常见）

进行性多灶性白质脑病（PML）——有争议（见正文）

血液系统

剂量依赖性、可逆

中性粒细胞减少、贫血、血小板减少、粒细胞缺乏

中性粒细胞异常增生

神经系统

乏力、疲劳、头痛、耳鸣、失眠

致畸性

前三个月流产、外耳/面部畸形、肢端、心脏、食管和肾畸形[89]

因为皮肌炎本身就与恶性肿瘤有相关性。还有报道一例寻常型天疱疮患者接受长期 MMF 和泼尼松治疗后发生了卡波西肉瘤[93]。

文献中有关 MMF 相关性非恶性黑素瘤性皮肤癌的报道相互矛盾。近期一项对 4089 例心脏移植患者的回顾性研究发现 MMF 能防止皮肤鳞癌的发生，这与硫唑嘌呤的毒性作用相反[94]。两者均与基底细胞癌无关。与之相反，另一项针对 312 例心脏移植患者的回顾性研究发现，MMF 与基底细胞癌风险增加有关，而硫唑嘌呤风险降低[95]。其他对肝肾移植患者的回顾性研究则未发现非恶性黑素瘤性皮肤癌与 MMF 相关[96,97]，或者这种相关性在硫唑嘌呤和 MMF 之间没有差异[96]。明确 MMF 在恶性肿瘤中的复杂作用还需要更多的研究。

胃肠道毒性

问题 15-8 胃肠道症状（包括腹泻、腹痛、恶心和呕吐）是最常见的不良反应，并且具有剂量相关性。器官移植患者不良反应尤为明显，剂量在 2～3g/d 时发生率为 20％～55％，而在天疱疮患者同等剂量时发生率为 5％～11％[29,89]。这些胃肠道不良反应随时间延长而减轻。与食物同服或者分成 2～3 次给药可以提高胃肠道的耐受性。另外，换用 EC-MPS 也可以减少部分不良反应[98]。胃肠道溃疡和感染（包括巨细胞病毒感染）有所报道但罕见[99]。一般不认为 MMF 有肝毒性，尽管也有转氨酶升高的报道，其显著性还不明确[100]。有认为 MMF 比硫唑嘌呤肝毒性小[44]。

血液系统

据报道有 2％～11％患者发生血液系统毒性反应，包括粒细胞缺乏、中性粒细胞减少、贫血以及血小板减少[29,89,101-103]。MMF 也与一种被称作假性佩-休异常（psedo-Pelger-Huet anomaly）的中性粒细胞发育不良相关联，该病特征为 CBC 核左移及核分叶减少，为中性粒细胞减少的前兆[104-105]。停药后，这些剂量相关的不良反应迅速恢复。

感染

MMF 与感染风险增加有关，特别是单日剂量大于 2g 时[29-34]。感染在应用强力免疫抑制剂的器官移植患者更为常见。据报道在治疗剂量为每天 2～3g 时，肾移植和心脏移植的患者发生致命感染和脓毒血症的比例为 2％，而在肝移植患者为 5％[89]。皮肤科患者的感染风险尚不清楚。皮肤科文献里，病毒（带状疱疹、单纯疱疹）、细菌、非典型分枝杆菌以及真菌感染均有报道[84,87,106-107]。问题 15-9 与 MMF 相关的 PML 见于使用联合免疫抑制治疗的器官移植患者和长期系统性红斑狼疮患者[108]。在这些本来 PML 风险就已经增加的患者，MMF 的影响并不确切。

妊娠

问题 15-10 在数例胎儿畸形的报告出现后，MMF 的妊娠期用药风险分级于 2007 年从 C 级调成了 D 级（人类胎儿风险证据）。警示中列出的风险包括妊娠早期流产、外耳畸形及包括唇腭裂的面部畸形，以及肢端、心脏、食管和肾的发育异常[89]。厂家建议只有在孕妇获益的可能大于胎儿的风险时才考虑使用 MMF[89]。育龄妇女在开始治疗前一周内应进行妊娠试验。应建议这些女性避孕，生产厂商的建议为在开始治疗前 4 周直至治疗结束后 6 周采取两种以上的方法避孕。服用 MMF 的大鼠乳汁中可分泌 MPA。在人类乳汁是否分泌不详，医生应与患者讨论决定是停药还是停止哺乳[89]。

药物相互作用

有显示数类药物与 MMF 可发生相互作用（表 15-2）。

表 15-2　药物相互作用——吗替麦考酚酯

相互作用的药物类别	举例及说明
下述药物降低胃肠道吸收，导致 MPA 的血清水平下降	
抗酸剂	含铝和镁的抗酸剂；与 MMF 螯合，降低胃肠道酸度（在服用抗酸剂前 1h 服 MMF）
质子泵抑制剂（PPI）	降低胃肠道酸度（服用 PPI 前 1h 服 MMF）
营养补充剂	铁，与 MMF 螯合（服用含铁制剂前 1h 服 MMF）
下述药物 ↓ 肝肠循环因而 ↓ MPA 的血清浓度	
抗细菌药物——主要种类	头孢类、氟喹诺酮类、大环内酯类、青霉烯类、青霉素类、磺胺类
抗生素——其他类	氨基糖苷类、氨曲南、氯霉素、克林霉素、达托霉素、利奈唑胺、呋喃妥因、奎奴普丁/达福普汀、甲氧苄啶、万古霉素
抗细菌/抗寄生虫药物	甲硝唑
胆汁酸螯合剂	考来烯胺、其他；降低 MPAG 肝肠循环（服用这些药物之前 2h 或者之后 6h 服用 MMF）
其他药物	三甲曲沙
下述药物通过多种机制增加 MPA 的血清浓度	
抗炎药	水杨酸，通过置换结合蛋白增加 MPA 游离部分的浓度
其他	丙磺舒及抗病毒药物通过竞争肾小管对 MPA 的分泌
MMF 可能通过未知机制降低下列药物的血清浓度	
激素避孕药	含左炔诺孕酮的避孕药
抗逆转录病毒药	奈韦拉平
MMF 可能通过各种机制增加下列药物的血清浓度	
抗癫痫药	苯妥英，通过置换血浆结合蛋白提高游离片段浓度
抗病毒药	阿昔洛韦、更昔洛韦，这些药物与 MMF 同用时可能增加血药浓度（特别是有肾功能下降时）
气管舒张剂——黄嘌呤类	茶碱，通过置换血浆结合蛋白增加游离片段浓度
环孢素	机制不明
MMF 可能通过药物动力学机制与下列药物相互作用，降低效力或增加风险	
替代治疗	猫爪藤、紫锥菊、人参、免疫加强剂，可以降低 MMF 的免疫抑制作用
生物制剂——TNF 拮抗剂	阿达木单抗、依那西普、英利昔单抗可以增加严重感染风险
免疫抑制剂	硫唑嘌呤、来氟米特、甲氨蝶呤、其他含化疗成分的药物，潜在增加骨髓抑制以及感染风险
其他药物	褪黑素，可能降低 MMF 的免疫抑制作用
病毒疫苗接种——减毒活疫苗	多种疫苗，可能降低免疫反应或增加弥散性病毒感染的风险
病毒疫苗接种——类毒素类	多种多样，接种后应检查滴度以确认是否得到充分的免疫反应
其他重要的涉及 MMF 的相互作用	
麻醉药品	氢可酮、羟考酮、曲马多，同时使用可能增加惊厥的风险
NSAID	各种 NSAID；同时使用可以增加惊厥的风险，也可增加胃肠道出血、肾毒性、高血压、水肿的风险

MMF，吗替麦考酚酯；MPA，麦考酚酸；MPAG，葡萄糖苷酸酚；NSAID，非甾体消炎药。

Adapted from Facts&comparisons，The Medical Letter Drug Interactions Program，E-pocrates，Hansten and Horn-references on pg. xxii

MMF 需要在胃酸作用下分解成其活性形式。所以，抗酸剂和质子泵抑制剂都会降低血清中活性 MPA 的浓度。此外，二价阳离子（例如钙）会抑制 MMF 的吸收。服用这几类药物要与 MMF 间隔至少 1h。近期资料表明口服铁剂对 MMF 血清浓度没有影响[109]。问题 15-11 抑制肝肠循环的药物（如胆汁酸螯合物以及各种抗生素）也可导致血清 MMF 水平降低。

水杨酸、苯妥英钠、黄嘌呤类支气管扩张剂等药物与 MPA 竞争白蛋白结合受体，会造成游离活性 MPA 浓度升高。抑制肾小管分泌功能的药物也会使 MPA 的水平升高。问题 15-11 抗病毒药物，如阿昔洛韦、更昔洛韦及伐昔洛韦似乎也通过此机制与 MMF 相互作用，合并用药时需要小心，特别是在有肾功能受损的患者。此外，尽管只有一例个例报道，联合使用伐昔洛韦和 MMF 时需格外注意，中性粒细胞减少的风险可能会增加。

还有几个药物相互作用值得提及。厂家提醒，在避孕药与 MMF 同时使用时，数种避孕药都含有的一种成分——左炔诺孕酮的血清水平会下降。以去氧孕烯、孕二烯酮或炔雌醇为成分的口服避孕药似乎不受 MMF 影响，但同时使用这些药物仍应谨慎[89,110]。MMF 还能使抗逆转录病毒药物奈韦拉平的血药浓度降低[111]。目前为止，这是唯一与 MMF 相互作用的抗逆转录病毒药物。MMF 也可能与其他免疫抑制剂相互影响。糖皮质激素和 CsA 均曾显示可以降低 MMF 的血清浓度，且有报道在 CsA 和 MMF 联合使用时 CsA 浓度升高[112-114]。有建议避免 MMF 与硫唑嘌呤合用以免增加骨髓抑制的风险。最后，与使用其他免疫抑制剂时一样，不建议患者接种活疫苗。

治疗指南

MMF 有 250mg 胶囊、500mg 片剂以及口服液（100mg/ml）剂型。 问题 15-12 文献提供的平衡毒性与疗效的剂量范围是 2～3g，每日分成 2 次给药。至少有一篇文献建议在治疗免疫性大疱性疾病时需要较高的剂量[42]。其药动学在不同患者之间差别明显，且未发现血清浓度与药效及不良反应相关。考虑到这些，需根据每位患者的治疗反应和耐受情况制定个体化剂量方案。如前所述，MMF 有了 360mg 和 720mg 两种剂量的肠溶片（肠溶制剂/EC-MPA）。研究显示，MMF 和 EC-MPS 疗效相似，每日 2 次 720mg 的 EC-MPS 与每日 2 次 1000mgMMF 疗效等同[98]。与 MMF 一样，EC-MPS 已经成功用来治疗数种皮肤病[88,115]。

正式的 MMF 治疗指南尚缺乏。本书作者常使用的一个实用方法为初始给药剂量 500mg/d，通常晚间给药，持续 1 周。这种低起始剂量能够减少胃肠道不良反应，增加患者的依从性。1 周后剂量增加至 500mg，每天 2 次，接着每 2～4 周增加 500mg，直至达到 1.5g，每天 2 次（范围是 2～3g/d），或者患者开始不能耐受的剂量。患者应被告知 MMF 的作用较为缓慢，通常起效至少需要 6～8 周。

监测指南

尽管 MMF 的监测指南各异，多数患者在接受 MMF 之前至少应该查 CBC、LFT 和血清肌酐（Cr）。加量期间每 2～3 周复查一次，到达稳量时每 2～3 个月复查。尽管文献记载乙型及丙型肝炎患者使用 MMF 是安全的，也有报告 MMF 与丙型肝炎病毒滴度增加以及丙型肝炎急性发作有关联[116-117]。至少有一例个例报道，

MMF 使静止期结核转为了活动性结核[118]。由于这些报告，本书作者在开始治疗前常规检测基线乙型及丙型肝炎病毒抗体滴度，且进行纯化蛋白衍生物（PPD）试验。由于存在致畸可能，育龄妇女在治疗开始前均需要做妊娠试验。监测指南小结见框 15-3。

框 15-3　吗替麦考酚酯监测指南

基线

检查
- 全面体检

实验室
- 全血细胞计数和分类计数及血小板计数
- 血清生化检查，包括肌酐
- 血清肝功能检测
- 乙肝及丙肝检测
- PPD（结核菌素皮肤试验）
- 血或尿绒毛膜促性腺激素（妊娠试验）

复诊

检查（至少每 3～6 个月一次）
- 全面体检

实验室（剂量增加阶段每 2～4 周检查，剂量稳定后每 2～3 月一次）
- 全血细胞计数和分类计数及血小板计数
- 血生化和（或）血肌酐
- 血肝功能

注意：如果实验室检查结果出现异常或患者为高危人群，监测的频度需相应增加

本章使用的英文缩写

CBC	全血细胞计数
Cr	肌酐
CsA	环孢素
EC-MPS	麦考酚钠肠溶片
IMPDH	肌苷－磷酸脱氢酶
LFT	肝功能检测
MMF	吗替麦考酚酯
MPA	麦考酚酸
MPAG	葡萄糖苷酸酚
PASI	银屑病面积与严重性评分
PML	进行性多灶性白质脑病
PPD	纯化蛋白衍生物
SCORAD	特应性皮炎严重度评分

推荐阅读

Barraclough KA, Lee KJ, Staatz CE. Pharmacogenetic influences on mycophenolate therapy. *Pharmacogenomics* 2010;11(3):369–90.

Budde K, Dürr M, Liefeldt L, et al. Enteric-coated mycophenolate sodium. *Expert Opin Drug Saf* 2010;9(6):981–94.

Frieling U, Luger TA. Mycophenolate mofetil and leflunomide: promising compounds for the treatment of skin diseases. *Clin Exp Dermatol* 2002;27(7):562–70.

Hartmann M, Enk A. Mycophenolate mofetil and skin diseases. *Lupus* 2005;14(Suppl 1):s58–63.

Orvis AK, Wesson SK, Breza TS Jr, et al. Mycophenolate mofetil in dermatology. *J Am Acad Dermatol* 2009;60:183–99; quiz 200–2.

Zwerner J, Fiorentino D. Mycophenolate mofetil. *Dermatol Ther* 2007;20(4):228–38.

参考文献

见本书所附光盘。

第 16 章 环 孢 素

Tina Bhutani，Chai Sue Lee，and John Y.M.Koo

张 霞 译 娜仁花 审校

概述

1970 年，在瑞士巴塞尔的 Sandoz Laboratories，

Borel 在寻找抗真菌物质时从土壤真菌多孔木霉中发现并分离了环孢素[1]。环孢素，也称为环孢素 A（CsA），只有微弱的抗真菌活性，但在 1976 年发现其有较强的免疫抑制功能。1979 年，Mueller 和 Hermann 在对类风湿关节炎和银屑病关节炎的实验性治疗中偶然发现了 CsA 对银屑病有疗效[2]。他们发现，在用 CsA 治疗银屑病关节炎过程中，银屑病也改善了。

1983 年 CsA 的最初制剂山地明（Sandimmune）在美国被批准用于预防器官排异反应。生物利用度更高、吸收更稳定的微乳化剂型 CsA——新山地明（Neoral）于 1995 年在美国获批用于预防器官排异反应。1997 年 Neoral 获批用于类风湿关节炎和银屑病的治疗。与其他用于治疗银屑病的免疫抑制剂（甲氨蝶呤、羟基脲和硫鸟嘌呤）不同，CsA 不是细胞毒性药物，无骨髓抑制，无致畸性。

尽管 CsA 对各种类型的银屑病均具有良好疗效，且在世界范围内广泛用于银屑病患者已经多年，但美国的很多皮肤科医生对 CsA 的使用仍缺乏经验。很多皮肤科医生由于害怕严重不良反应（如肾毒性和恶性肿瘤）的发生而回避学习使用 CsA 治疗银屑病。因此，本章在讨论 CsA 的药理学特性以及安全使用指南外，重点交流 CsA 在治疗重症银屑病方面的问题（表 16-1）。

药理学

表 16-2 列出了 CsA 的重要药理学概念。

结构

CsA 是一个由 11 个氨基酸组成的不带电的环状肽（图 16-1）。有原始剂型 Sandimmune 和生物利用度更高的微乳化剂型 Neoral。Neoral 是获批用于银屑病治疗的唯一剂型。新山地明有口服液和胶囊剂型。口服液为 100mg/ml，使用时需稀释，最好用苹果汁或橙汁，用前现配会使味道更可口些。西柚汁影响 CsA 的代谢，应避免使用。明胶软胶囊更方便服用，有 25mg 和 100mg 两种含量。

表 16-1　环孢素

非专有名	商品名	是否有非专利药	制造商	包装规格（片/胶囊）	特殊制剂	标准剂量范围
环孢素	Sandimmune	否	Novartis	25mg、50mg、100mg	静注剂型 50mg/ml 口服液 100mg/mL	每日 2.5～5mg/kg
环孢素	Neoral，Gengraf	是	Novartis	25mg、100mg	口服液 100mg/ml	每日 2.5～4mg/kg*

* FDA 推荐剂量——请见正文中笔者关于从每日 5mg/kg 起始服用 Neoral 的观点

表 16-2　主要药理学概念——环孢素

药名	吸收和生物利用度				药物清除	
	峰值时间	生物利用度	蛋白结合率	半衰期	代谢	排泄
环孢素（Sandimmune）	2～4h	30%	90%	5～18h	肝为主	肝胆为主（肾 6%）
环孢素（Neoral）	2～4h	（相对于山地明是增加的）*	90%	5～18h	肝为主	肝胆为主（肾 6%）

Adapted from Physicians' Desk Reference，ed 53，Montvale，NJ，1999，Medical Economics Co，Inc.

* 绝对的生物利用度还不确定，Neoral 较 Sandimmune 在人体吸收更完全、更可靠

吸收和生物利用度

问题 16-1 新山地明是 CsA 的口服配方在水溶液环境立即形成的微型乳剂。其确切的生物利用度还不清楚，但比山地明高 10%～54%[3]。主要原因是新山地明是山地明的"预消化"形式，其吸收较少依赖胆汁、食物、进食以及胃肠道环境。CsA 会排入人类乳汁中，所以服用 CsA 时应避免哺乳。Gengraf 是一个较新的非专利药的商品名，其与新山地明的生物特性相同。称为改良型环孢素的 CsA 非专利药与新山地明及 Gengraf 的生物特性相同。

代谢和排泄

CsA 广泛地被肝中的细胞色素 P450（CYP）3A4 酶系统代谢，且主要经胆汁由粪便排出，只有 6%（原药及代谢产物）经尿液排出。肝功能不足可能延长药物半衰期，所以应该调整用药剂量。透析和肾衰竭对药物的清除均无明显影响。

作用机制

CsA 的作用机制还没有完全明了。问题 16-2 目前了解最清楚的其在银屑病中的作用是它对于 T 细胞的效用（表 16-3，图 16-2）。有认为是因为 CsA 与环孢素受体之间形成的复合物抑制了细胞内的钙调磷酸酶[4]。钙调磷酸酶的抑制引起转运因子——活化 T 细胞核因子 1（NFAT-1）——在一些细胞因子基因的转录调节中的活性降低，其中最重要的是白介素-2（IL-2）。因为 IL-2 引起辅助性 T 细胞（CD4）和细胞毒性 T 细胞（CD8）的活化和增殖，IL-2 的产生受到影响时会导致表皮内活化的 CD4 和 CD8 减少。CsA 也可能直接作用于抗原呈递细胞（如朗格汉斯细胞）、肥大细胞以及角质形成细胞。

此外，CsA 抑制 γ 干扰素（IFN-γ）的产生，进而下调细胞间黏附分子 1（ICAM-1）的产生。ICAM-1 在角质形成细胞、真皮毛细血管内皮细胞等各种细胞的表面表达，并通过影响各种炎症细胞的运输来参与免疫进程。这些黏附因子使内皮细胞更有效地吸引循环中的白细胞，因而它们可以移行入组织，一旦进入表皮，炎症细胞便启动连续不断的连锁炎症反应。因为 CsA 抑制 T 细胞分泌 IFN-γ 和 ICAM-1，淋巴细胞浸润和炎症也就可能减轻了。

临床应用

FDA 批准的适应证

CsA 的适应证和禁忌证在框 16-1[5-75] 中列出。CsA 对许多皮肤病都是有帮助的。在美国，除了银屑病外，这些应用都未获得 FDA 批准，但只要有合理的关于疗效和安全性的文献支持，医生可以就任何皮肤疾病超适应证应用 CsA。

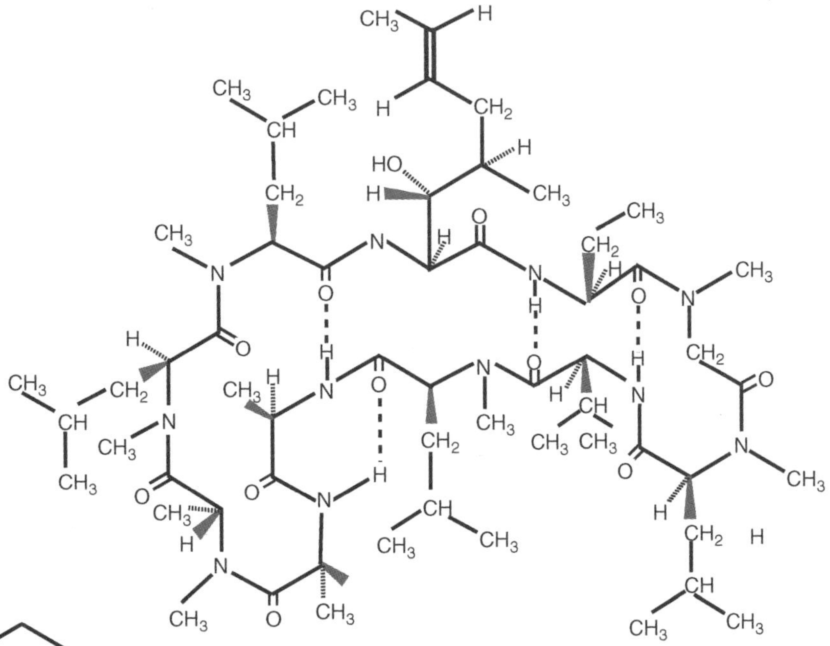

环孢素

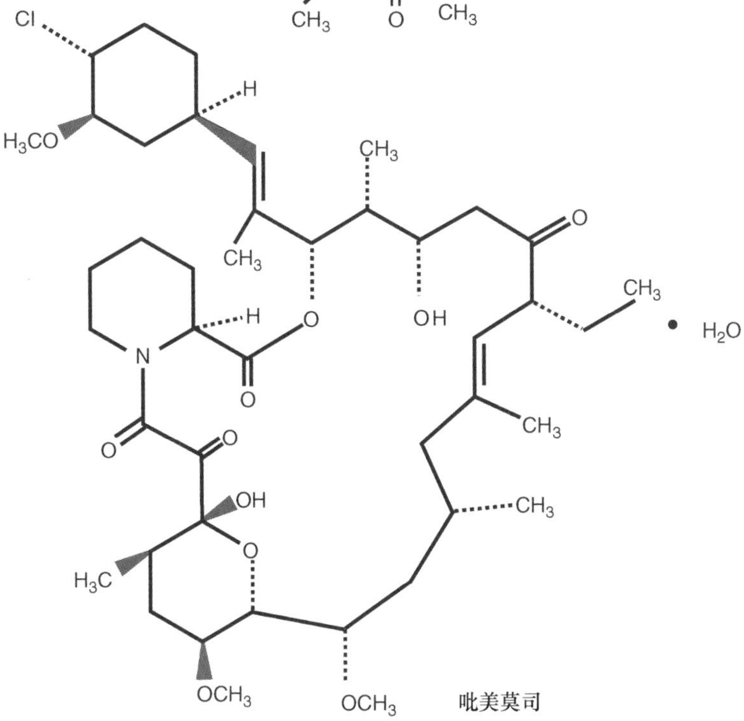

吡美莫司

图 16-1　药物结构——环孢素和吡美莫司

表 16-3　环孢素的作用机制

机制	产生的相应的临床效果
通过抑制钙调磷酸酶抑制 IL-2 的产生	活化后的 T 细胞增殖减少
钙调磷酸酶的抑制导致转化因子 NFAT-1 的活性减低	抑制 T 细胞增殖
通过 T 淋巴细胞来抑制 IFN-γ 的产生	HLA-DR 阳性生成减少，角质形成细胞增殖减少
结合于与皮质类固醇受体有关的热激蛋白 56	抑制 GM-CSF、IL-1、IL-3、IL-4、IL-5、IL-6、IL-8、TNF-α 等促炎症反应细胞因子的转录

Adapted from Faulds D，Goa KL，Benfi eld P：Drugs 45：953-1040，1993；Beals CR，Clipstone NA，Ho SN，et al.：Genes Dev 11：824-834，1997；Cristillo AD，Heximer SP，Russell L，et al.：Cell Biol 16：1449-1458，1997

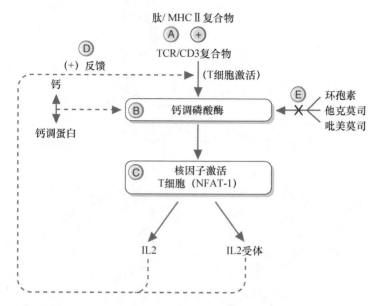

图 16-2　环孢素和相关钙调磷酸酶抑制剂的作用机制

*该钙调磷酸酶/第一信号系统形成针对各种抗原（或超抗原）刺激的高效的免疫反应。

A. 抗原呈递细胞上的肽/MHCⅡ复合物与 T 细胞受体（TCR）/CD3 复合物相互作用导致 T 细胞活化，钙调磷酸酶活性的↑是这一 T 细胞活化的结果之一。

B. 与钙离子一起，通过与钙结合蛋白——钙调蛋白的相互作用，钙调磷酸酶↑转录因子 NFAT-1 的活性。

C. NFAT-1↑细胞系因子 IL-2 及 IL-2 受体的形成。

D. 通过 IL-2 与 IL-2 受体的进一步结合，T 细胞的活化进一步扩大。

E. 环孢素（以及他克莫司和吡美莫司）抑制这一系统中关键的钙调磷酸酶，使得 IL-2 及 IL-2 受体产生↓，最终抑制第一信号

银屑病

至少有三种类型的银屑病（框 16-2）应该考虑 CsA 治疗。首先，可能对 CsA 最合理的使用是用于那些泛发的、炎症较重的银屑病患者或突然严重发作的类型。第二组是中重度的或致畸性银屑病患者对其他系统性治疗无法耐受、有禁忌证或治疗失败。有些情况下 CsA 治疗达到满意的皮损清除后可使用之前疗效不理想的治疗方法进行维持。第三组是那些面临重大事件的患者，如举行婚礼，临时的皮损清除对他们很重要。此外，因为 CsA 对各种类型的银屑病均有效，在红皮病型和脓疱型银屑病非常值得考虑使用[76-77]。根据新山地明的药物说明，在剂量梯度试验中，51% 和 75% 的患者在分别治疗 8 周和 16 周后都获得了至少 75% 的缓解〔银屑病皮损面积与严重指数（PASI）与基线相比降低 75%〕。Heydendael 等在一项随机对照研究中比较了 CsA 和甲氨蝶呤在治疗 85 例中重度斑块性银屑病中的疗效[5]。患者分两组，一组使用 CsA 每天 3mg/kg，另一组服用甲氨蝶呤每周 15mg，共 16 周，必要时增加剂量。在治疗期间，71% 使用 CsA 的患者以及 60% 使用甲氨蝶呤的患者获得了 PASI 75 的疗效。两组在疗效及缓解时间上均无统计学差异（关于 CsA 治疗银屑病的详细方案见治疗指南）。

超适应证应用

CsA 的超适应证应用非常广泛，详见表 16-1。最多的超适应证应用可能是严重的特应性皮炎（美国外的大部分发达国家将其列为适应证）和坏疽性脓皮病。下文中就 CsA 在这两种疾病的应用进行简单总结，亦进一步阐释这一重要药物在免疫介导的皮肤病方面的作用。此外，就 CsA 对慢性特发性荨麻疹的治疗也进行简单讨论。

特应性皮炎

问题 16-3 成人特应性皮炎使用 CsA 治疗成功，在欧洲该病被列为 CsA 的适应证[46-47,49,78-79]。典型用法为在疾病发作时每日给予 CsA2.5～5mg/kg。在治疗的第 1～2 个月患者的症状一般获得显著改善。多数患者停药后会复发，复发时间不同，但也有获得持续改善的可能。严重不良反应罕见，可逆的肾功能改变相对较常见[46-47]。有显示在 2～16 岁的严重特应性皮炎患儿，CsA（每日 5mg/kg，共 6 周）有效、安全、耐受良好[48,80]。未出现有临床意义的血清肌酐或血压升高。最常见的不良反应是头痛和腹痛。

坏疽性脓皮病

问题 16-3 环孢素曾成功用于治疗坏疽性脓皮病（PG）[42-43]。ELgart 等报告了 7 例坏疽性脓皮病患者

框 16-1 环孢素的适应证和禁忌证[5-75]

美国 FDA 批准的适应证

银屑病[5-14]
重症银屑病
顽固性、难治性银屑病
致残性银屑病（包括手足部位的银屑病）

其他皮肤病的应用

丘疹鳞屑性皮肤病
扁平苔藓[15-19]
大疱性皮肤病
天疱疮[20-25]
类天疱疮[26-29]
获得性大疱性表皮松解症[30]
线状 IgA 大疱性皮肤病[31]
自身免疫性结缔组织病
皮肌炎[32-34]
红斑狼疮[35]
硬皮病[36-39]
嗜中性皮肤病
白塞病[40,41]
坏疽性脓皮病[42-45]
皮炎
特应性皮炎[45-49]
脱发
斑秃[50-51]
毛发扁平苔藓[52]

其他国家批准的适应证 *

银屑病
特应性皮炎[46-49]

肉芽肿性皮肤病
环状肉芽肿[53-55]
结节病[56]
角化性疾病
毛发红糠疹[57-58]
光敏感性皮肤病
慢性光线性皮炎[59]
其他皮肤病
嗜酸性蜂窝织炎[60]
Kimura 病（软组织嗜酸细胞肉芽肿）[61]
硬斑病[62]
结节性痒疹[63]
Ofuji 丘疹样红皮病[64]
持续性丘疹性棘层松解性皮肤病[65]
慢性色素性紫癜[66]
莱特尔综合征[67]
硬化性黏液性水肿[68]
荨麻疹
慢性荨麻疹[69-73]
寒冷性荨麻疹[74]
日光性荨麻疹[75]

禁忌证

绝对禁忌
显著的肾功能减退
未控制的高血压
对 CsA 或其制剂成分有超敏反应
临床治愈的或持续性恶性肿瘤
　［非黑色素瘤性皮肤癌（NMSC）除外］
皮肤 T 淋巴细胞瘤

相对禁忌
年龄＜18 岁或＞64 岁
得到控制的高血压
计划接受减毒活疫苗免疫接种
正在服用与 CsA 有相互作用的药物或有可能造成肾功能不全的药物
有活动性感染或有免疫缺陷的证据
同时接受光疗、甲氨蝶呤或其他免疫抑制剂治疗
妊娠期或哺乳期
不可靠的患者

妊娠期用药风险分级——C 类

* 澳大利亚和欧洲联盟

对传统治疗无效[43]。采用 CsA 治疗后 7 例中的 6 例有效。在此研究中，有 3 例患者在接受剂量为每天 5～ 7mg/kg 的 CsA 治疗 3～7 个月后保持缓解状态，并且在停用 CsA 后无反复。不良反应轻微，只发生在 1 例

框 16-2　环孢素治疗银屑病的特殊指征*
• 严重的银屑病发作
• 其他系统治疗不能耐受、有禁忌证或治疗失败的患有严重或致残性银屑病的患者
• 面临重大事件的患者（如举行婚礼），其皮损的消退非常重要

* 这些情况下，环孢素治疗应该持续 3～6 个月，最多 12 个月

框 16-3　环孢素的常见不良反应
肾
肾功能不全
心血管系统
高血压
神经系统
震颤
头痛
感觉异常或感觉过敏
皮肤黏膜
多毛症
牙龈增生
胃肠道系统
恶心、腹部不适
腹泻
骨骼肌肉系统
肌痛、倦怠
关节痛
实验室检查异常
高钾血症
高尿酸血症（偶发痛风结晶）
低镁血症
高脂血症

需要持续治疗才能维持缓解（治疗的总周期未报告）的患者，出现了结核被激活。肾功能的轻度改变无一例外地在用药数月后或药物减量后恢复正常[43-44]。

慢性特发性荨麻疹

对于传统治疗无效的慢性特发性荨麻疹（CIU）可以选择 CsA 治疗。在一项随机双盲试验中，招募了 30 例自体血清皮肤试验阳性的严重的 CIU 患者，分别给予 CsA4mg/(kg·d)（山地明，$n=20$）和安慰剂（$n=10$）治疗 4 周[70]。对无效者开放标签，给予 CsA4mg/(kg·d) 治疗 4 周。总体上，30 例中的 19 例患者 CsA 治疗有效，但 14 例在治疗后 20 周时反复。尽管由 CsA 引起的不良反应常见，但无退出病例。一项有 35 例 CIU 患者参与的前瞻性开放试验中，患者服用 CsA12 周，剂量由 3mg/(kg·d) 减至 1mg/(kg·d)，治疗组显示 68% 的缓解率，而未治组缓解率为 0[69]。在此开放性研究的 3 个月内，未见严重不良反应发生。其中，2 例出现轻度的可逆不良反应（1 例为肌酐轻微升高，1 例出现失眠和烦躁。）

禁忌证

包括蕈样肉芽肿在内的皮肤 T 细胞淋巴瘤患者不可使用 CsA。有数例关于使用 CsA 后患者淋巴瘤病情加重的报告[81]。

不良反应

CsA 的常见不良反应列于框 16-3 中。肾毒性和高血压是 CsA 最重要的不良反应[82]。随治疗剂量和时间的增加，肾毒性和高血压的风险也增加。使用 CsA 治疗 2 个月以内的患者最常见的不良反应为神经系统的反应。这些不良反应通常在停药后消失。

肾作用

通常认为使用 CsA 治疗银屑病会将患者置于肾衰竭或者严重肾功能不良的风险之中。因为许多皮肤科医生对 CsA 的应用指南不熟悉，没有意识到那些强调 CsA 不良反应的文献显示的是使用不当的结果，而只

看到表面现象。例如，Zachariae 等[83]所做的一项有肾活检的研究中，采用的 CsA 的剂量就与现存的治疗指南不同。他们的剂量超过了推荐的每天 5mg/kg 的最大剂量，且在血肌酐值超过基线值 30% 的情况下仍连续用药超过 1 年。这种方法毫无疑问增加了 CsA 的肾毒性。

问题 16-4 目前的治疗指南中增加了预防措施，以保证肾功能得到保护。过去，调整 CsA 剂量的阈值是血肌酐较基线值上升 50%。这是基于肾病科医生的建议，血肌酐水平升高 50% 持续不足 3 个月时，通常可以恢复正常，且不太可能出现不可逆的肾损伤[84-85]。当 Neoral 在美国获批用于银屑病的治疗时，FDA 保守的建议是当血肌酐上升 25% 时即调整用药剂量，而大多数皮肤科用药指南则将血肌酐上升 30% 作为调整剂量的标准。由于这些严谨的措施，尽管 CsA 已在世界范围内应用多年，迄今为止，尚没有出现文献记载的、在皮肤科指南（血肌酐不超过基线值的 30% 等）指导下治疗银屑病使用 CsA 而出现的肾衰竭或有临床意义的肾损伤。

高血压

在很多使用 CsA 治疗过程中发生的高血压（平均

收缩压＞140，平均舒张压＞90mmHg）被认为是 CsA 直接导致肾内血管平滑肌收缩的结果[86]。但是高血压的发生也可能继发于肾功能不良。在采用 CsA 治疗的银屑病患者中高血压的发生率大约为 27%[87]。这种高血压通常是轻微的，且减量或停药后可逆。在美国进行的有关银屑病治疗的对照研究中，在规定剂量范围内用药者中有 1% 因为高血压停用 CsA[87]。如果给予抗高血压药物能够使血压得到控制，高血压的出现并不是 CsA 继续应用的禁忌证（抗高血压药物的选择见治疗指南）。

恶性肿瘤风险

问题 16-5 长期使用 CsA 治疗的银屑病患者患 NMSC 的风险可能增加。一项对 1252 例使用 CsA 治疗的银屑病患者进行的前瞻性研究（5 年）发现，患者中 NMSC 风险增加[88]。在使用 CsA 治疗的银屑病患者中皮肤癌的发病率是一般人群的 6 倍，其中主要以鳞癌为主。使用 CsA 超过 2 年以上者风险增加。CsA 在这些皮肤癌的发病中起多大作用尚难知晓，因为银屑病患者也多有皮肤癌的致癌物〔如补骨脂素加紫外线 A 光化学治疗（PUVA）〕接触史。

该研究中，使用 CsA 治疗的银屑病患者皮肤癌以外的其他恶性肿瘤的发病率与一般人群相比无明显升高。Lamarque 等[89] 在 1657 例使用 CsA 治疗的银屑病患者中未观察到淋巴增殖性疾病的发病率有增高的风险。然而，有报道在银屑病患者使用 CsA 治疗后至少有 3 例 B 细胞淋巴瘤和 2 例皮肤 T 细胞淋巴瘤发生[90-93]。这些诊断确认之前 CsA 的使用时长为 1 个半月到 6 年不等。对于治疗时间短于 1 年者，停用 CsA 出现了淋巴瘤的自然消退。但是，在 1 例疗程更久的病例，停药后淋巴瘤未缓解[93]。最近的一个报道，在使用 CsA 治疗难治性银屑病的过程中患者出现了皮肤 CD30 未分化型大细胞性 T 细胞淋巴瘤，停止治疗 2 个月后在临床以及组织学上均证实肿瘤消失，但淋巴瘤 3 年后复发[94]。

毫无疑问，器官移植患者淋巴瘤等恶性肿瘤的发生率会有小幅但显著的升高，因为这些患者不仅需接受很高剂量〔7～15mg/（kg·d）〕且长期、终生的 CsA 治疗，还需接受其他免疫抑制剂，如泼尼松、硫唑嘌呤以及环磷酰胺。有关器官移植患者的数据与皮肤科患者无直接的可比性。

问题 16-6 CsA 在按以下方式使用时，内脏肿瘤的风险是否增加还有待验证[88]：

1. 皮肤科最大使用剂量为 5mg/（kg·d）；

2. 连续使用不超过 2 年；

3. 未同时使用其他免疫抑制剂治疗的银屑病患者；

4. 无其他疾病的银屑病患者。

高脂血症

问题 16-7 高脂血症是 CsA 相对较常见的不良反应。初始干预应调整饮食及增加运动量[82]。如果这些措施无效，可考虑降低 CsA 剂量或者加用降脂药。如果考虑加用降脂药物，请内科医生会诊可能是最简单的方式。如果会诊或转诊没有可能，一定要警惕 CsA 与洛伐他汀和其他他汀类药物（辛伐他汀和阿托伐他汀）的相互作用。洛伐他汀的血药浓度在与 CsA 同时使用时会上升，这会增加横纹肌溶解的风险[95]。与之相反，氟伐他汀、瑞舒伐他汀和普伐他汀与 CsA 没有相互作用，因为它们不是 CYP3A4 的底物。

其他不良反应[82]

感觉异常、震颤、头痛、恶心及疲劳通常为自限性不良反应，在治疗数周后消失。多毛的问题对多数患者并不造成困扰。提高口腔卫生对齿龈增生会有帮助。减少饮食中的钾摄入对高钾血症可能有效。如果 CsA 已用至 4 个月，血清镁浓度可能与其不相关。低镁血症可能需要补充镁。在应用治疗银屑病时的剂量时，高尿酸血症和痛风通常不是问题。

药物相互作用

问题 16-8 与 CsA 发生相互作用的药物很多（见表 16-4），其相互作用有时很重要。因为 CsA 是由肝的 CYP3A4 酶系统代谢的（也是 CYP3A4 抑制剂），同时使用竞争这一 CYP 异构体或者激活 CYP 的药物可能分别升高或降低 CsA 的血药浓度。在给予皮肤病患者 CsA 治疗时，常规检查药物的相互作用是明智之举。

监测指南

CsA 血浓度

一旦开始 CsA 治疗，如框 16-4 中所示的定期复诊监测是必需的。没有必要常规检测血清 CsA 浓度，因为同等剂量的 CsA 在不同患者中造成的血浓度会很不同，且在银屑病治疗中 CsA 血药浓度与疗效或毒性反应之间的关联也较差[6]。如果出现了有可能与 CsA 有关的未知的药物相互作用，血药水平的检测就很重要了。

表 16-4　环孢素的药物相互作用

相互作用的药物或药物家族	注释
增加环孢素药物水平的药物——CYP 3A4 抑制剂	
大环内酯类抗生素	红霉素≫克拉霉素＞阿奇霉素
氟喹诺酮类抗生素	诺氟沙星（又称环丙沙星）
其他抗生素	头孢菌素类、多西环素
唑类抗真菌药	酮康唑≫伊曲康唑＞氟康唑
HIV-1 蛋白酶抑制剂	利托那韦、茚地那韦≫沙奎那韦、奈非那韦
钙通道阻滞剂	地尔硫䓬、维拉帕米、尼卡地平＞其他所有的药物
H_2 抗组胺药	西咪替丁≫雷尼替丁、法莫替丁、阿扎他定＝0
皮质类固醇药物	主要为甲泼尼龙（? 地塞米松）
利尿剂	噻嗪类、呋塞米
其他药物	别嘌醇、溴隐亭、达那唑、两性霉素 B、甲氧氯普胺、口服避孕药、华法林
（食物类）	西柚、西柚汁
降低环孢素药物水平的药物——CYP 3A4 诱导剂	
抗结核药物	利福平、利福布汀
其他抗菌药物	萘夫西林
抗惊厥药物	卡马西平、苯巴比妥、苯妥英钠、丙戊酸
其他药物	奥曲肽、噻氯匹定
与环孢素联合应用会加强肾毒性的药物	
氨基糖苷类	妥布霉素、庆大霉素
其他抗生素	复方磺胺甲噁唑片、万古霉素
抗真菌类药物	两性霉素 B（酮康唑——可能是 3A4）
NSAID	吲哚美辛、萘普生、双氯芬酸钠
H_2 抗组胺药	西咪替丁、雷尼替丁
免疫抑制剂	他克莫司、美法仑
其他偶尔与环孢素相互作用的药物	
地高辛	环孢素减少其肾清除
洛伐他汀	环孢素减少其肾清除
泼尼松龙	环孢素减少其肾清除
ACE 抑制剂	同时使用可增加高钾血症的风险
补钾剂	同时使用可增加高钾血症的风险
保钾利尿剂	同时使用可增加高钾血症的风险

高血压

问题 16-9 在治疗中发生高血压时，可减少 CsA 的剂量或者采用钙通道阻滞剂硝苯地平或者伊拉地平治疗高血压，因为这两种药物不影响 CsA 的血药浓度[7]。伊拉地平优于硝苯地平之处是，迄今为止未发现其与牙龈增生有关，而硝苯地平会引起牙龈增生。其他钙通道阻滞剂地尔硫䓬和维拉帕米不推荐使用，因为它们可能影响 CsA 的血药浓度。尽量避免使用保钾利尿药，因为 CsA 会使血钾水平升高。

肾功能监测

问题 16-4 如果患者血清肌酐水平较基线上升 30%，应于 2 周内复查。如确认上升超过 30%，应将 CsA 剂量至少减少 1mg/（kg·d）2～4 周。如果血肌酐降至高于基线 30% 以内的水平，治疗可以继续；如果没有，再减少 CsA 剂量至少 1mg/（kg·d）或者停止治疗。图 16-3 中将这些监测指南进行了总结和图示。美国 FDA 保守地建议皮肤科医生将这一剂量调整阈值降至基线上 25%。在临床实践中，新的 25% 的阈值与传统的 30% 的阈值在指导 CsA 减量方面并无明显差别。

框 16-4　环孢素的监测指南[6,13,83-84,94]

基线

检查

- 完整的发病史和体检（除外活动性感染、恶性肿瘤）
- 在间隔至少 1 天测得的 2 次基线血压

实验室检查

- 基线血清肌酐水平（在间隔至少 1 天测得的 2 次血清肌酐基线数值）
- 其他基线肾功能评估——BUN、包括镜检的尿常规（可选的）
- 全血计数* 和肝功能检测（特别是 SGOT/AST 和 SGPT/ALT）*
- 空腹血脂检查——三酰甘油、胆固醇、HDL 胆固醇
- 其他实验室检查：血镁（可能降低†）、血钾（可能升高）、血尿酸（主要针对有痛风风险的患者）

复诊

检查

- 服用环孢素时第 1～2 个月每 2 周再评估一次，然后改为每 4～6 周再评估
- 每次复诊都要测量血压

实验室检查

- 服用环孢素时第 1～2 个月每 2 周一次进行实验室检查，之后改为每月 1 次
- 肾功能——血清肌酐、BUN、尿常规
- 全血细胞计数及肝功检测（特别是 SGOT/AST 和 SGPT/ALT）*
- 血脂——三酰甘油、胆固醇
- 其他实验室检查——血镁、血钾、血尿酸

特殊患者非经常性检查

- 血清 CsA 水平‡、肌酐清除率（持续治疗 1～2 年的病例需考虑）、肾活检（非常少见）

注释：出现实验室检查异常时或对高危患者，需增加检查频率；

* 全血细胞计数和肝功能检测（包括肝转氨酶）很少受环孢素影响；

† 环孢素使用时间有限时，血镁的改变可能不具相关性；

‡ 治疗效果不理想或怀疑出现药物相互作用以及依从性不好时，应考虑彻底检测环孢素血药水平

对血肌酐水平较基线值上升 50% 的患者，应停用 CsA 直至肌酐水平恢复正常。

治疗指南

在就 CsA 治疗对患者进行评估的过程中，关键事项包括选择合适的患者、治疗前各项检查以及治疗过程中的持续监测。

基线评估

应就 CsA 治疗的本质和过程向患者做充分的解释和指导。短程 CsA 治疗，理想情况为 3～6 个月，最多 12～24 个月，需要定期进行实验室检查及监测血压，这些需在治疗开始前告知患者，以确保依从性。需详细采集病史和进行体格检查，以除外可能存在的感染或肿瘤，特别注意要测量血压。如前所述的实验室检查在治疗开始前需要完成。

剂量和治疗方法

关于 CsA 剂量确定的方法存在两种观点：一种观点主张以较高的初始剂量开始，逐渐降低剂量；另一种主张以低剂量开始，根据需要增加剂量。

比任何指南或学术观点更为重要的是，银屑病治疗的初始剂量应根据患者的疾病程度来确定。对于严重的、炎症反应发作的患者以及确属难治型者（其他多种治疗无效的的银屑病），快速缓解病情很重要，作者建议以皮肤科最大剂量，即 5mg/(kg·d) 开始，分 2 次给药，因为 3mg/(kg·d) 的剂量对于严重银屑病中的半数患者甚至不能够作为维持剂量[8]。一旦患者严重状况得到缓解，CsA 便可开始以 1mg/(kg·d) 每 2 周减量一次，直至达到维持疾病缓解所需的最低剂量。

另一方面，对那些泛发但病情相对稳定的斑块型银屑病，或者病情介于中度和重度之间者，以较低的剂量开始是合理的，一般 2.5～3mg/(kg·d)。如果 1 个月病情未得到缓解，要记得每 2 周增加 0.5～1mg/(kg·d) 的剂量，但不要超过最大剂量，即 5mg/(kg·d)。皮疹清除率及治疗的总体成功率均与初始剂量有关。有足够的证据显示 5mg/(kg·d) 的剂量与 1.25mg/(kg·d) 或 2.5mg/(kg·d) 的低剂量相比，无论是在起效速度上还是在皮损清除的可能性上都效率更高（图 16-4 和图 16-5）[9]。在给予最大剂量，即 5mg/(kg·d) 的治疗连续 3 个月后如果疗效仍不理想，应停用 CsA。

CsA 应在其他替代治疗已开始的前提下逐渐减量停药，尽可能避免突然停药。有少数关于 CsA 减量或停药后病情反复的报道，包括出现脓疱样银屑病[10～13]。

对肥胖患者，应该根据理想体重来计算 CsA 的初始剂量[96]。如疗效不理想，可以逐渐增加剂量，如果按实际体重计算，容易出现剂量过大。遵循理想体重原则对于患者的用药安全和节约用药花费均非常重要。

前述指南与 1996 年、1998 年以及 2004 年国际 CsA 共识会议的相关数据相符且高度反映这些会议的

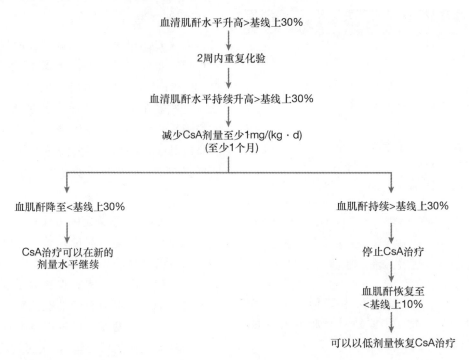

图 16-3　血清肌酐升高时应采取的步骤 Adapted from Berth-Jones and Voorhees[84]

成果[14,84-85]。但需要指出的是，美国 FDA 建议皮肤科最大剂量为 4mg/（kg·d），以反映从山地明到新山地明生物利用度的变化，这两者之间的生物利用度比值是约为 5∶4（详见药理学部分）。

问题 16-10 依据美国 FDA 指南，CsA 可以连续使用 1 年。在国际共识指南中，可连续使用长达 2 年[84-85]。不过，笔者认为 CsA 的最佳使用一般为 3～4 个月，作为急性期措施控制银屑病发作以及清除或改善泛发性银屑病。对于以往曾经使用过 CsA 的患者什么时候可以再次给药没有定论。如果患者对 CsA 治疗反应良好、可以成功减至较小的维持剂量以及血压稳定、肾功能正常、其他实验室检查正常，CsA 的疗程达到上述 FDA 指南的规定时长或者国际共识认同的时长是合理的。

从山地明转换为新山地明

问题 16-1 当从原来的配方山地明转换为新的微乳配方新山地明时，建议原量转换（1∶1）。那些对山地明吸收充分的患者在换为新山地明后不太可能吸收增加。而那些对山地明吸收不良的患者在换为新山地明后吸收可能增加。因此，对此类患者可能需要减少剂量，以保证他们使用的是最小有效剂量。Gengraf 是与新山地明生物效应相同的非专利药的商品名。需要注意的是，美国 FDA 批准用于治疗银屑病的只有新山地明，而非山地明。

换药之后必须进行仔细的安全性监测。血压和血清肌酐的测定除在换药后的第 2、4、8 周进行外，在转换之前也需进行。高血压以及明显的肌酐升高应按照上述指南中原则进行处理。

环孢素和阿维 A 的序贯疗法

序贯治疗（框 16-5[6,13,83-84,94]）的概念是医生按特定次序使用某些药物以充分利用每种药物的优势，同时将其弱点最小化[97]。这不同于惯用方法，即银屑病患者采用某种主要治疗，如果疗效较好则继续使用该治疗措施，如果疗效不好则换用其他方法。

笔者的经验是，CsA 与阿维 A（Soriatane）具有完全不同的不良反应特性，所以在密切监测下使用这两种药物进行序贯治疗是安全的。实际上，器官移植患者同时使用 CsA 和阿维 A 很常见，这些患者皮肤癌风险增加[98-99]。

图 16-6 展示了 CsA 和阿维 A 一种特定的序贯疗法。这一方法最好地发挥了新山地明作为快速缓解药物的作用，较高剂量容易耐受，且通常会促成皮损的完全清除。问题 16-11 阿维 A 对于清除皮损并不理想，起效慢，高剂量时会出现脱发和唇炎等恼人的不良反应。而 CsA 则是很好的皮损清除剂，但其作为维持药物长期使用的价值令人怀疑。因此，对于重症银屑病患者，先用 CsA 清除皮损，继而用阿维 A 进行维持治疗是合乎逻辑的。采用序贯疗法时，CsA 和阿维 A 既能有效清除皮损，又能长期安全地维持无皮损状态。

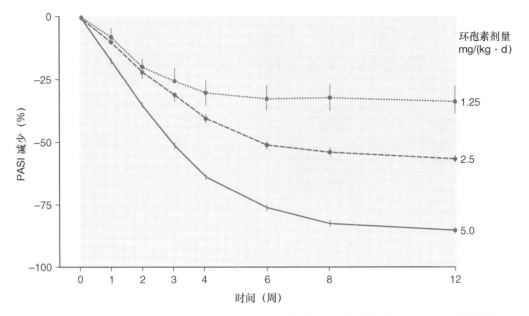

图 16-4　在用环孢素治疗的初始 3 个月中，银屑病皮损面积和严重指数基于药物剂量下降的百分比

Adapted from Timonen et al[6]

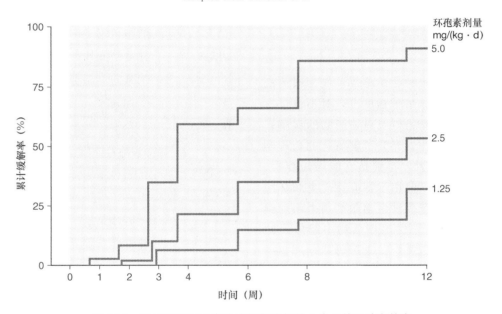

图 16-5　不同剂量环孢素治疗银屑病初始 3 个月的累计有效率

Adapted from Timonen et al[6]

框 16-5　银屑病序贯疗法的作用机制
● 某些药物治疗更适合快速缓解，而另外一些药物适合维持治疗
● 对每例银屑病患者系统治疗都同时具有优点和缺点
● 将每种药物的优势最大化、弱点最小化
● 序贯疗法包括三个阶段：
■ 阶段 1——清除期
■ 阶段 2——过渡期
■ 阶段 3——维持期
● 环孢素和阿维 A 的序贯疗法可以作为甲氨蝶呤的一种有用的替代疗法，尽管环孢素继以甲氨蝶呤或其他生物制剂的治疗也可能成为序贯疗法的方案

使用其他药物的序贯治疗

皮肤科患者同时使用甲氨蝶呤和 CsA 的安全性尚未得到证实。具体而言，如血肌酐水平的升高所提示，任何由 CsA 导致的肾功能下降都会继而造成甲氨蝶呤的排泄减少。最终的结果是甲氨蝶呤所致的血液及肝毒性风险增加。但值得一提的是，CsA 和甲氨蝶呤联合治疗在风湿科患者中已经证明是安全的[100]，且已获 FDA 批准用于治疗类风湿关节炎。

有关 CsA 和生物制剂同时使用治疗银屑病的安全性问题目前亦尚缺乏数据，而生物制剂均有一定

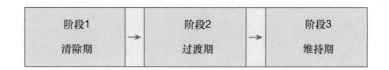

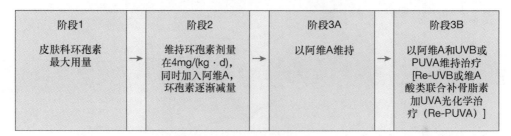

图 16-6　口服序贯治疗的一个例子

的免疫抑制作用。而如本文作者之一 JK 所发表的序列病例报道中所展示，采用 CsA 过渡到阿达木单抗（Humira）的序贯治疗看起来是一个很好的选择[101]。

总结

因具有非常好的疗效和耐受性，CsA 成为银屑病治疗手段中又一有力成员。某种程度上，对不良反应的担心、CsA 相关知识的匮乏以及对该药物的误解在美国皮肤科医生中普遍存在。充分了解该药的药理学特性及临床应用可造福患者，特别是它能够短疗程、有效地控制重症银屑病，以及用于特应性皮炎和坏疽性脓皮病患者。尽管现在有多种生物制剂用来治疗银屑病，但 CsA 还是所有系统性治疗药物中起效最快的，所以对于严重的银屑病发作，CsA 仍然是理想的快速控制药物，这包括正在使用生物制剂的患者出现银屑病发作或复发的情况。

本章使用的英文缩写	
CIU	慢性特发性荨麻疹
CsA	环孢素（环孢素 A）
CYP	细胞色素 P450
DISH	弥漫性间质性骨肥厚
ICAM-1	细胞间黏附分子-1
IFN	干扰素
IL	白介素
NFAT-1	活化 T 细胞核因子 1
NMSC	非黑色素瘤性皮肤癌
PASI	银屑病皮损面积与严重指数
PG	坏疽性脓皮病
PUVA	补骨脂素加紫外线 A 光化学治疗
Re-PUVA	维 A 酸类联合补骨脂素加紫外线 A 光化学治疗
UVB	紫外线 B

推荐阅读

General overviews
Amor KT, Ryan C, Menter A: The use of cyclosporine in dermatology: part I. *J Am Acad Dermatol* 2010;63(6):925–46.
Ryan C, Amor KT, Menter A: The use of cyclosporine in dermatology: part II. *J Am Acad Dermatol* 2010;63(6):949–72.
Consensus statements
Griffiths CE, Dubertret L, Ellis CN, et al.: Cyclosporin in psoriasis clinical practice: an international consensus statement. *Br J Dermatol* 2004;150 (Suppl 67):11–23.

Lebwohl M, Ellis C, Gottlieb A, et al.: cyclosporine consensus conference: with emphasis on the treatment of psoriasis. *J Am Acad Dermatol* 1998;39:464–75.
Adverse effects overviews
Garcia-Bustinduy M, Escoda M, Guimera FJ, et al. Safety of long-term treatment with cyclosporin A in resistant chronic plaque psoriasis: a retrospective case series. *J Euro Acad Dermatol Venereol* 2004;18:169–72.
Markham T, Watson A, Rogers S. Adverse effects with long-term cyclosporin for severe psoriasis. *Clin Exp Dermatol* 2002;27:111–4.

参考文献

见本书所附光盘。

第 17 章　细胞毒性制剂

Whitney A. High

张　霞　译　娜仁花　审校

概述

在皮肤科，细胞毒性制剂用于治疗严重或者难治的皮肤病。尽管这些药物可以治疗的疾病很多，但相关毒性也难以忽略，所以对这些药物需仔细平衡使用的利弊。

问题 17-1 许多皮肤病可能会用到细胞毒性药物治疗，包括难治性银屑病、蕈样肉芽肿、结缔组织病、血管炎、免疫性大疱性疾病、嗜中性皮肤病等。当治疗严重皮肤病时，细胞毒性制剂的使用是在免疫调节的剂量范围。当然，医生需警惕其致癌性、致畸性、骨髓抑制性以及用药过程增加的感染风险。对剂量确定方法、常见毒性以及治疗前和治疗中合适的实验室监测手段的熟练掌握是安全用药的关键（表 17-1）。

细胞毒性药物的主要分类以及细胞周期

细胞毒性药物通过抑制生长和发育来控制细胞。理解这些药物的作用机制需要有关细胞周期的知识（图 17-1）。

表 17-1 细胞毒性制剂

非专有名	商品名	是否有非专利药	厂商	规格 (mg)	特殊规格	标准剂量范围	价格
硫鸟嘌呤	Tabloid	否	GlaxoSmithKline	40mg 刻痕片剂		40～120mg/d 或者160mg，每周3次	40m/片，10美元
羟基脲	Droxia，Hydrea	是（仅500mg胶囊）	Bristol-Myers Squibb	200mg 片剂 300mg 片剂 400mg 片剂 500mg 胶囊		1.0～1.5g/d	每颗胶囊1美元
环磷酰胺	Cytoxan	是	Bristol-Myers Squibb	25mg 片剂、50mg 片剂	静脉剂型，100～2000mg	1～3mg/（kg·d）（口服剂型）	每片3美元
苯丁酸氮芥	Leukeran	否	GlaxoSmithKline	2mg 片剂		0.05～0.2mg/（kg·d）（初始给药）、4～10mg/d（维持剂量）	与环磷酰胺相同
美法仑	Alkeran	否	Celgene	2mg	静脉制剂 50mg/10ml	1～6mg/d（初始剂量）、0.05～0.10mg/（kg·d）（维持剂量）	与环磷酰胺和苯丁酸氮芥相同

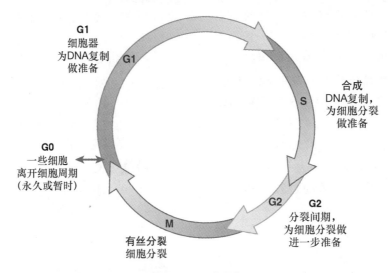

图 17-1 细胞周期

简言之，细胞周期以 G1 期开始，细胞器为 DNA 复制做准备。继而 S 期是 DNA 合成周期。在 S 期末，G2 期（分裂间期）出现，紧跟着是 M 期，即细胞分裂期。实际上，身体的一些细胞会进入 G0 期（休止期），时间长短不定，等待激发因素或某种合适的条件以再次进入细胞循环周期。

问题 17-2 细胞毒性药物可分成两大类——抗代谢类及烷化剂。抗代谢药模拟细胞的天然结构，主要在 DNA 合成的 S 期发挥作用（"细胞周期特异性"）。皮肤科常用的抗代谢药包括甲氨蝶呤（第 13 章）、硫唑嘌呤（第 14 章）、吗替麦考酚酯（第 15 章）、局部应用的氟尿嘧啶（第 42 章）以及硫鸟嘌呤和羟基脲（这两者将在本章讨论）。反之，烷化剂通过影响 DNA 的生理生化作用而发挥作用，例如烷化作用、交联及氨

甲酰化，这些效应与细胞周期无关（"非细胞周期相关性"）。皮肤科常用的烷化剂包括环磷酰胺和苯丁酸氮芥，以及不太常用的美法仑（本章会讨论这三种药物）。

患者教育问题

细胞毒性药物是危险用药，只用于治疗严重的和可能危及生命的皮肤疾病。从这一角度，对患者的教育是治疗的重要环节。问题 17-3 应向患者交待药物治疗相关的风险和益处，以及相应的疾病治疗不力或未接受治疗可能产生的后果。就相应的剂量和用药途径而言，该类药物本质上都是免疫抑制剂，许多还是骨髓抑制剂。

问题 17-3 免疫抑制的患者可能会发生潜在致命

的感染。所以，对所有应用细胞毒性药物的患者在每次复诊时均需详询有关感染的征象，如发热、寒战、大汗、气短、咳嗽、头痛、排尿困难及关节炎等。应鼓励患者随时报告可疑症状。骨髓抑制（包括潜在的因血小板降低引起的大出血）是另一个潜在的风险。对使用此类药物的患者应就大出血的相关事项进行指导。当用细胞毒性药物时对患者教育以及监测的密切关注是非常重要的。

抗代谢药物

问题 17-2 甲氨蝶呤是经典的抗代谢类药物，在

图 17-2 皮肤科常用的抗代谢药

皮肤科的应用广泛，本书中用了一章介绍该药（第 13 章）。硫唑嘌呤是另一种皮肤科常用的抗代谢药物，本章讨论了该药。吗替麦考酚酯在皮肤科有着越来越重要的地位，在本书第 15 章进行了讨论。此外，氟尿嘧啶（5-FU）主要为局部用药，在皮肤科应用广泛（第 42 章）。除了以上这些，对皮肤科很重要的抗代谢药物还包括硫鸟嘌呤和羟基脲（图 17-2）。

硫鸟嘌呤

硫鸟嘌呤（图 17-2）是硫代嘌呤家族的抗代谢剂，与硫唑嘌呤有相似的作用和生物代谢形式（见第 14 章）。在皮肤科主要用于银屑病的三线治疗。

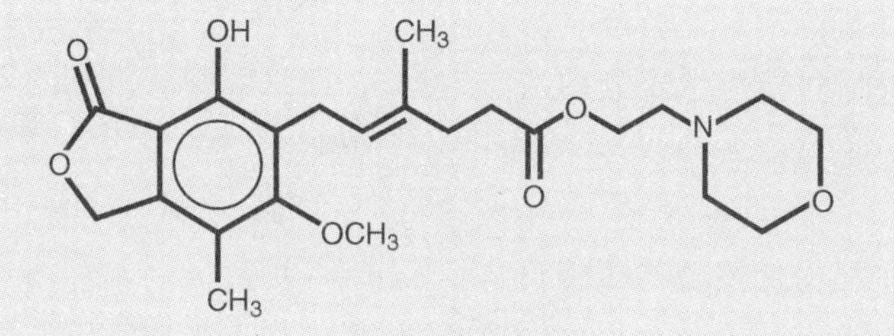

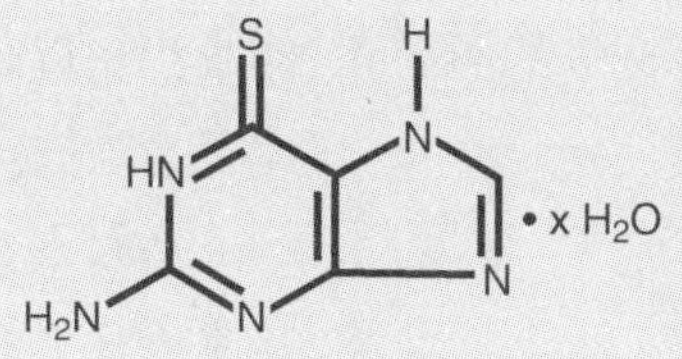

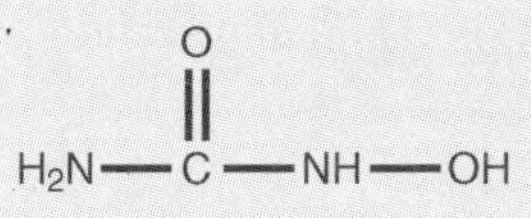

药理学（表 17-2）

硫鸟嘌呤为口服给药，但其吸收不完全且吸收模式不确定。吸收后主要由肝转化为硫鸟嘌呤酸。其最终在代谢鸟嘌呤核苷酸的酶的作用下转换为二磷酸化物或三磷酸化物。

据报道硫鸟嘌呤的半衰期大约为 80min（范围 25～240min），血浆峰浓度差异可达 10 倍，通常在服用后 2～4h 出现[1]。问题 17-4 重要的是，硫鸟嘌呤不由黄嘌呤氧化酶代谢，所以硫代嘌呤甲基转移酶（TPMT）在其解毒作用中更加重要，而此药的治疗窗口狭小。

作用机制

问题 17-5 硫鸟嘌呤是核苷酸类似物的前体药物。这些鸟嘌呤的类似物在酶作用下转化为核苷酸，通过嵌入细胞核内的 DNA 发挥细胞毒性作用。所产生的细胞凋亡主要发生在活化的 T 细胞，临床效益与皮损内 T 淋巴细胞的数量减少有关，与系统性的淋巴细胞计数无关[2]。

表 17-2　吸收和生物利用度

药物名称	达峰时间	生物利用度	蛋白结合力	半衰期	代谢	排泄
硫鸟嘌呤	2～4 h	30%（14%～46%）	20%～30%	1～2 h	肝	肾
羟基脲	1～2 h	～100%	最低限度	4～5.5 h	不明	肾（80%）
环磷酰胺	1～2 h	～75%	13%	5～9 h	肝	主要经肝
苯丁酸氮芥	1	87%（被食物降低）	～99%	1.5 h	肝	肝
美法仑	1	58%～85%（差异较大）	60%～90%	1.5 h	肝以及化学水解	少量肾排出

临床应用

皮肤科超适应证用药

在皮肤科，硫鸟嘌呤为银屑病的三线治疗用药，特别是对于难治性银屑病及对其他治疗无效或者禁忌的患者。该药偶尔用于红斑狼疮和特应性皮炎的治疗（框 17-1[3-10]）。

银屑病

Zackheim 等深入报道了一机构使用硫鸟嘌呤治疗银屑病 18 年的临床经验，该药物尽管有效，但治疗窗口狭窄[5]。在近期的一项针对难治性银屑病的回顾性研究中，18 例患者中的 14 例使用硫鸟嘌呤后获得超过 90% 的明显改善，包括银屑病关节炎、掌跖受累及头皮受累病例[7]。

禁忌证

对硫鸟嘌呤过敏是绝对禁忌证。妊娠期用药风险分级是 D 级。动物实验表明硫鸟嘌呤有致畸性，但目

框 17-1　硫鸟嘌呤——适应证与禁忌证[3-10]

食品药品监督管理局（FDA）批准的适应证
　急性非淋巴细胞白血病的诱导缓解以及巩固期
皮肤科应用（超适应证）
　银屑病[3-8]
　皮炎[9-10]
　　严重特应性皮炎（非常少）
　结缔组织病[9-10]
　　红斑狼疮（仅限于皮肤受累型，非常少）
禁忌证
绝对禁忌
　药物过敏
相对禁忌
　肝门脉系统梗阻性疾病史（见文中）
　血液疾病
　感染（活跃期）
妊娠期处方分级——D 级

前没有有关人类的对照研究的相关资料。曾有孕妇应用低剂量治疗炎性肠病的案例报道，但在皮肤科领域因有很多其他疗法，还是应该避免孕妇使用该药[11]。

不良反应

硫鸟嘌呤最常见的不良反应是骨髓抑制和胃肠道不适。

骨髓抑制

一项最大的系列报道中，使用该药治疗银屑病的患者中将近半数经历了骨髓抑制，其中只有 20% 需要停药[5]。一个系列报道认为血小板减少是骨髓抑制最早出现的指征[7]。硫鸟嘌呤脉冲剂疗法可能使骨髓抑制发生率降低，但该研究未行 TPMT 检测[6]。

胃肠效应

硫鸟嘌呤治疗的胃肠道反应包括恶心、胃肠胀气、味觉改变、食管反流和腹泻，但这些不良反应通常可以耐受，不致停药。有一项研究中有 25% 的患者肝酶升高，但其中大部分患者在使用硫鸟嘌呤前曾用甲氨蝶呤治疗[5]。一般说来，硫鸟嘌呤没有特别的肝毒性，特别是与其他同类药物（如甲氨蝶呤）相比。在治疗过程中不需要肝活检，但确有非常罕见的、在硫鸟嘌呤治疗银屑病中出现中毒性肝静脉栓塞的病例报告[12]。不良反应的总结见框 17-2。

药物相互作用

与硫唑嘌呤不同，硫鸟嘌呤的代谢与黄嘌呤代谢酶不相关，它可以与别嘌醇同时应用且不需减量。氨基水杨酸盐可以抑制 TPMT 的活性，用硫鸟嘌呤的患者应尽可能减少或避免该类药物的应用[13]。

监测指南

对打算使用硫鸟嘌呤的患者均需进行详细的病史采集及查体。应排除有明显合并症的患者，特别是有血液系统问题或者活动性感染的患者。育龄妇女应行妊娠试验。问题 17-4 建议进行的基线化验室检查包

括全血细胞计数（CBC）加手工分类以及血小板计数、肝功能及 TPMT 检测。TPMT 检测可以优化硫鸟嘌呤剂量，应根据 TPMT 水平选择足够的起始剂量[7]。

硫鸟嘌呤治疗开始后，要定期复查血常规和肝功能检查，开始时每周一次，在剂量稳定后 2 周一次，然后每个月一次，共 3 个月，之后改为每季度一次。每次增加剂量均应复查。硫鸟嘌呤治疗中的安全指南见框 17-3。

治疗指南

硫鸟嘌呤一般为每片 40mg。通常以 40mg/d 为起始剂量给予，密切监测骨髓抑制可能，一月后若疗效欠佳，剂量可以增加至 80～120mg/d。最新一篇有关硫鸟嘌呤治疗重症银屑病的综述中，治疗前进行 TPMT 检测，活性高者可给予 80mg/d 作为初始剂量。

也有报道脉冲疗法有效，100～120mg、每周两次，增加至 160mg、每周三次给药[6]。

羟基脲

羟基脲（图 17-2）的首次合成是在 1896 年由 Dressler 和 Stein 完成的[14]。随着时间推移，该药被用来治疗多种疾病，最常用于血液系统恶性疾病以及镰刀贫血病。在皮肤科领域，该药主要用于治疗银屑病。

药理学（表 17-2）

羟基脲是小分子，口服之后易于吸收，血浆峰值在口服后 1～2h 内出现[15]，组织效应在 5h 内可见，最高峰在 8h 左右，作用可以持续 20h[16]。

尽管有悠久的临床应用历史，羟基脲的代谢机制仍不完全清楚。口服后的一小部分通过包括可饱和的肝代谢在内的、不太明了的代谢途径进行转化。一个重要的代谢产物是乙酰氧肟酸[17]。最终，80% 的药物由肾排出[18]。另一条降解通路可能是肠道细菌的尿素酶。由于其血浆半衰期只有 4～5.5h，一般认为给药后 24h 体内存留的药物可忽略不计。

作用机制

问题 17-6 羟基脲通过抑制核苷酸二磷酸还原酶干扰 DNA 的合成，该酶将核苷酸还原成脱氧核苷酸[19-20]。该酶的抑制导致 DNA 合成底物的供应受限，进而 DNA 链中断，细胞死亡。羟基脲还是放射线增敏剂，阻止细胞对紫外线或电离损伤的修复[21]。最后，通过低甲基化，羟基脲改变基因表达[22-23]，目前认为正是这个效应改善了银屑病皮损内的细胞分化。羟基脲对高度增生的细胞最有效，因为其作用于进入 S 期的细胞[24]，倾向于在白细胞内高度聚集。

临床应用

FDA 批准羟基脲用于治疗镰刀状贫血、慢性髓性白血病（CML）、头颈部鳞状细胞癌、一些形式的转移黑素瘤以及卵巢癌。皮肤科范围之外的超适应证用药包括真性红细胞增多症和宫颈癌。在皮肤科，羟基脲曾经超适应证用于治疗急性发热性嗜中性皮肤病（Sweet 综合征）[25]、红斑性肢痛病[26]及嗜酸性粒细胞增多综合征[27]，但该药物原则上是银屑病治疗的三线药物（框 17-4[25-37]）。

框 17-4 羟基脲——适应证和禁忌证[25-37]

FDA 批准的适应证

部分类型的黑素瘤（转移性的以及胃肠道的）、治疗抵抗的慢性淋巴细胞白血病、部分卵巢癌以及联合放射治疗的头颈部鳞状细胞癌的局部治疗（唇部鳞状细胞癌除外）

皮肤科应用（超适应证）

红斑性肢痛病[26]

嗜酸性粒细胞增多综合征[27]

银屑病（最重要的、有良好记录的皮肤病科应用）[28-37]

Sweet 综合征[25]

禁忌证

绝对禁忌

药物过敏

相对禁忌

心肺疾病（特别是因贫血加重的）

血液系统疾病（包括慢性贫血）

肝病

感染（活跃期）

肾病

妊娠期处方风险分级——D 级

银屑病

尽管已报道的羟基脲对银屑病的疗效主要是在斑块型银屑病，但它在滴状银屑病以及红皮病性银屑病的治疗上也可能有一定的作用[29-30]。其在脓疱性银屑病的疗效有争议，但近期的研究显示也有一定效果[31-34]。与此类似，以往认为对甲氨蝶呤或补骨脂素加紫外线 A 疗法（PUVA）治疗抵抗的患者羟基脲治疗也无效的观点也已被推翻[34-35]。

目前尚无羟基脲治疗银屑病的大样本双盲研究，但有几个小样本的研究显示良好疗效。例如，一项早期的有 60 例重症银屑病患者接受羟基脲治疗的研究中有效率为 50%～60%[30]，近期的一项研究中 80 例银屑病患者使用羟基脲 0.5～1.5g/d，共治疗 16 个月，60% 的患者达到皮损完全或几乎完全清除[35]。另外一项非随机性研究中，31 例难治性银屑病患者接受 1～1.5g/d 羟基脲治疗，75% 的患者银屑病面积和严重程度指数（PASI）评分至少降低 35%，55% PASI 评分降低＞70%[36]。近期的一项对照研究在 30 例患者中将甲氨蝶呤（每周 15～20mg）与羟基脲（每周 3～4.5g）进行了对比，甲氨蝶呤组平均 PASI 评分降低了 77%，而羟基脲组降低了 49%[37]。在该研究中，

尽管甲氨蝶呤组缓解快，但不良反应也较高。

羟基脲如果有效，其通常在服用 2～4 内周起效，6～8 周达到最佳效果。因为羟基脲几乎没有肝毒性，一些学者认为其可作为银屑病患者因有肝问题而不能使用甲氨蝶呤时的一个很好的选择。但另一些专家认为羟基脲对银屑病只有轻微疗效，特别是与一线药物相比而言，因而宁愿将其作为联合治疗的备选药物用于使用其他治疗清除皮损后的维持治疗。

禁忌证

已知对羟基脲过敏是其绝对禁忌证。同时，因其已知的对骨髓的作用，在白细胞减少［白细胞（WBC）＜2500/mm³］、血小板减少（血小板＜100000/mm³）或重度贫血的患者相对禁忌。羟基脲的妊娠期风险分级为 D 级，尽管有一例个案报道显示其用于治疗妊娠期真性红细胞增多症未造成胎儿和新生儿的明显不良事件，但通常妊娠期还是避免使用，特别是在皮肤科，还有很多其他可以选择的治疗方法[38]。

不良反应

羟基脲通常耐受良好。例如在一个大样本的使用羟基脲治疗银屑病的研究中，服用 1.5g/d 羟基脲的患者中 57% 无任何不适，只有 18% 的患者因不良反应停药[35]。

骨髓抑制

骨髓抑制是羟基脲最常见的不良反应。接受羟基脲治疗的患者出现轻度巨幼红细胞血症很常见，这不是停药指征，补充叶酸也不能纠正这一情况。使用羟基脲治疗的患者中，10%～35% 出现症状明显的贫血，但白细胞减少者只有 7%，血小板减少者为 2%～3%[35,39]。羟基脲相关性骨髓抑制停药后可缓解[35]。该药通常耐受性良好，如果出现消化不良，可以与食物、牛奶或抗酸剂同服[24]。不良反应总结见框 17-5[40-49]。

皮肤不良反应

问题 17-7 很重要的，羟基脲可引起皮肤的多种不良反应，包括皮肌炎样皮疹（羟基脲是最易造成该反应的药物）[40-42]、类似慢性移植物抗宿主病的苔藓样药疹[43]、腿部溃疡[44-45]、局限性的可逆的斑秃[46]、光敏感和（或）放射治疗回忆反应[46-47] 以及皮肤和指甲色素沉着[48-49]。有报道在治疗骨髓增生性疾病中，羟基脲与非黑色素性皮肤癌的发生有关[50-53]，但考虑到羟基脲本身是治疗某些非黑色素性皮肤癌的选择之一，且使用该药物者多为老年患者，所以混淆因素可能存在。最近，有一篇报道描述了在 1 例羟基脲诱发的皮肌炎样皮疹患者身上发现了 P53 表达的异常，在该例中作

胃肠道

消化不良（与食物或者抗酸剂同服可以减轻）

血液

骨髓抑制（唯一最常见不良反应）

泌尿生殖系统

肾毒性（肌酐/血尿素氮升高、血尿、蛋白尿）

感染

由于骨髓抑制增加的潜在的机会性感染

皮肤

斑秃[46]

皮肌炎样皮疹[40-42]

皮肤/指甲色素沉着[42,48]

下肢溃疡[44-45]

苔藓样药疹[43]

光敏[46,49]

放射治疗回忆反应[46-47]

者推测药物诱导了光损伤的上皮发生癌前改变[54]。

其他不良反应

已报道的羟基脲的其他系统性不良反应包括药物诱导的红斑狼疮[55]、轻度胃肠不适[35]以及流感样症状及发热[56-57]。

药物相互作用

羟基脲不能与其他骨髓抑制剂或阿糖胞苷同时使用，因为会增加骨髓毒性。

监测指南

在应用羟基脲之前，需要详尽的病史采集和查体。有明确合并症的患者需排除在羟基脲治疗之外。基线

实验室评估应包括 CBC 加手工分类以及血小板计数、血生化、尿常规以及育龄期女性的血清妊娠试验。

已经开始羟基脲治疗的患者治疗期间每周复查血常规，逐渐减至每 2 周复查一次，情况稳定的话可改为每月复查一次。尽管与甲氨蝶呤等药物相比，羟基脲的肝毒性罕见，但每月一次肝功能化验还是必要的。血尿和其他泌尿系统问题罕见但有发生，故建议每月进行尿常规检查。尽管风险程度不确定且存在矛盾的因素，但对非黑色素性皮肤癌还是建议密切筛查。羟基脲治疗中的监测指南总结见框 17-6。

在银屑病的治疗中，羟基脲如果有效，疗效往往较快出现，如果治疗 8 周还没有获得满意疗效，停药是合理的。其他停药指征见框 17-6。

治疗指南

许多原药生产厂家生产 500mg 胶囊剂型的羟基脲。胶囊内容物服用后可溶于水。常用剂量为每日 1～2g，分次给药，因而每日服用的总剂量通常为 20～30mg/kg。每日 2g 以上的剂量不会明显提高疗效但毒性作用会增加。老年患者以及肾功能不良者更易发生毒性反应，所以起始剂量应仅为 500mg/d。

烷化剂

问题 17-2　烷化剂通过直接损伤 DNA 发挥作用，这种损伤通常通过生化途径（如烷化、交联以及氨基甲酰化等）完成。这些药物独立于细胞周期发挥作用。皮肤科常用的烷化剂包括环磷酰胺、苯丁酸氮芥和美法仑（图 17-3）。

初始给药评估

详细的病史询问及查体

排查可能有无相互作用的药物（阿糖胞苷、其他骨髓抑制剂）

实验室基线检查

CBC＋分类、血小板计数

基础血生化

肝功能

肾功能化验

尿常规

±结核菌素试验

血清妊娠试验（育龄妇女）

使用过程中的实验室监测

CBC＋分类/血小板计数及肝功能

初始每周一次，1 个月后改为 2 周一次或者每月一次，再 3 个月之后改为每季度一次

每次增加剂量时重复

血红蛋白降低 3g/dl、WBC＜4000/mm³ 或者血小板＜100 000/mm³ 时停药

血生化（包括转氨酶）和尿液常规

初始每月一次，稳定后每 3～6 个月一次

每增加剂量时检测

临床随访评估

每 2 年全面体检评估，仔细排查皮肤癌

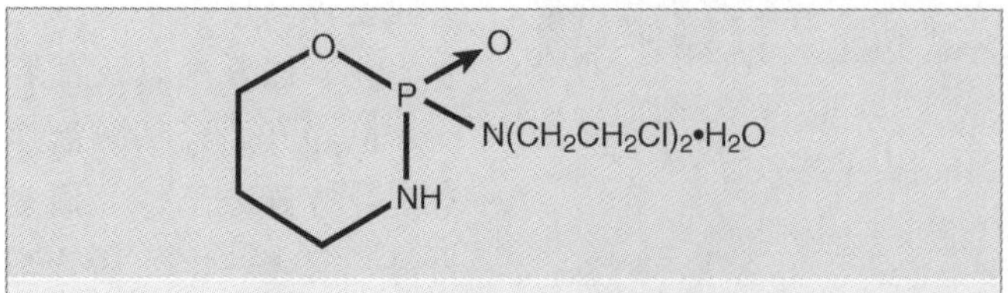

图 17-3　皮肤科常用烷化剂

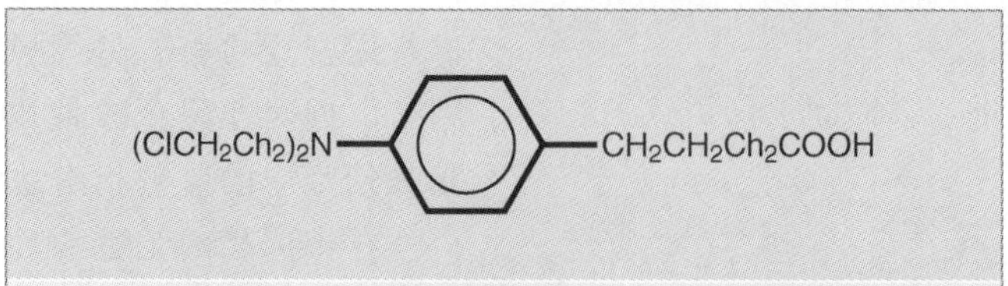

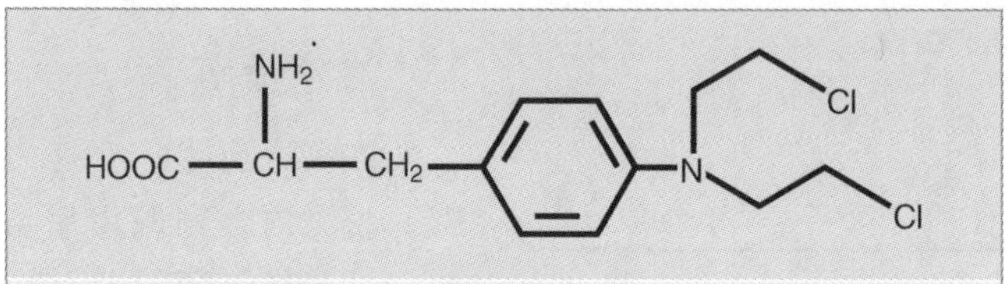

环磷酰胺

环磷酰胺（图 17-3）为氮芥提取物，由 Arnold 和 Bourseaux 于 1957 年首次合成，1958 年报道[58]。它是一个主要依靠与 DNA 交联起作用的烷化剂，交联引起的凋亡导致细胞死亡，其虽然优先作用于增生的细胞，但独立于细胞周期外发挥作用[59]。环磷酰胺在肿瘤科作为抗肿瘤药物使用，在皮肤科则用作为免疫抑制剂及激素节制剂，主要用于自身免疫性大疱性疾病和血管炎的治疗。

药理学

口服环磷酰胺有很高的生物利用度（～75％），血浆峰值在给药后 1～2h 以内出现。环磷酰胺通过肝的细胞色素 P450（CYP）系统代谢，半衰期为 5～9h[59]。因而，肝功能不良（如肝硬化）时，半衰期延长，但儿童及年轻人 CYP 活性强，血浆半衰期缩短。问题 17-8 环磷酰胺在体内作为前体药物在肝内转化为 4-羟基环磷酰胺，与醛磷酰胺相互平衡存在。4-羟基环磷酰胺和醛磷酰胺迅速渗入细胞内，但不具备直接的细胞毒性。醛磷酰胺在细胞内裂解成为磷酰胺芥子气（一种直接具备细胞毒性的代谢产物）和丙烯醛。丙烯醛本身也具有高度反应性，可能通过耗尽谷胱甘肽的储存而增加细胞损伤[60]。醛脱氢酶也可以将醛磷酰胺转换成另一种非活性的代谢产物羧基磷胺，

还有其他一些非活性的代谢物（图 17-4）。环磷酰胺本身只有 13％的蛋白结合率，但其许多代谢产物的蛋白结合率在 50％左右。最终，＜20％的未代谢药物由肾排泄，30％～60％的活性代谢产物主要以羧基磷胺的形式从尿中排出[59]。

作用机制

环磷酰胺是经典的与细胞周期无关的细胞毒性药物，其作用不依赖细胞周期。问题 17-9 尽管这种前体药物本身不具备生物活性，但环磷酰胺的主要代谢产物与 DNA 亲核中心以共价键的形式结合。这种烷化作用导致 DNA 交联、配对信息异常、脱嘌呤而致咪唑环断裂以及链断裂。最终，这些破坏造成整个细胞修复机制瘫痪，于是出现基因突变、肿瘤形成和细胞死亡。环磷酰胺对 B 淋巴细胞的作用大于对 T 淋巴细胞的作用，对抑制性 T 淋巴细胞的作用大于对辅助性 T 淋巴细胞的作用。细胞通透性的降低、其他亲核物质的竞争增加、DNA 修复的改善或药物代谢的增加可导致对环磷酰胺的抵抗[61]。

临床应用

FDA 批准环磷酰胺用于治疗蕈样肉芽肿，该药也与其他药物及治疗方法联合应用，例如与完全皮肤电子束联合治疗进展型皮肤 T 细胞淋巴瘤。尽管这些联合治疗的初始反应有效率很高，但与对照组相比，无

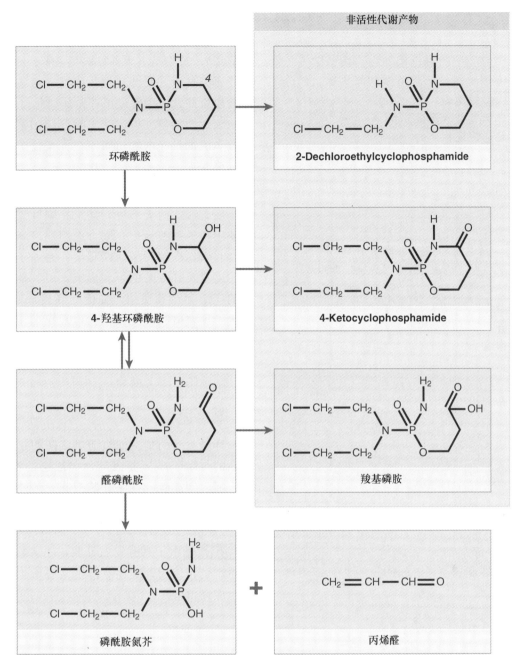

非活性代谢产物

环磷酰胺

2-Dechloroethylcyclophosphamide

4-羟基环磷酰胺

4-Ketocyclophosphamide

醛磷酰胺

羧基磷胺

磷酰胺氮芥

丙烯醛

图 17-4　环磷酰胺的代谢

病生存率和总体生存率的差别目前还不明确，因此，其他疗法可能更有效[62]。环磷酰胺在皮肤科其他疾病的应用（单独使用或与泼尼松联用）包括寻常型天疱疮和部分类型的血管炎，还有其他一些不太严重的皮肤病（框 17-7）[62-119]。

血管炎

问题 17-10 据报道环磷酰胺单独或与糖皮质激素联合使用对多种形式的血管炎治疗有效，包括 Churg-Strauss 综合征、白细胞碎裂性血管炎（包括 Henoch-Schonlein 紫癜）、显微镜下多脉管炎、结节性多动脉炎、韦格纳肉芽肿病以及许多其他形式的坏死性血管炎。

例如，韦格纳肉芽肿病是环磷酰胺治疗最广泛的血管炎，90％以上的患者有不同程度的改善，其中 75％完全缓解[120]。近期一项报道对一个血管炎治疗中心 40 年的经验进行了总结，指出尽管 80％的韦格纳肉芽肿病仍使用环磷酰胺治疗，但使用的中等累积剂量随时间推移逐渐减少，由治疗引起的合并症也逐渐减少[121]。而且，使用环磷酰胺诱导缓解然后转用脉冲给药或间断给药，或甚至改用其他药物进行维持治疗已成趋势。最后，已有使用利妥昔单抗和其他生物制剂成功治疗韦格纳肉芽肿病的报道，其疗效与环磷酰胺等同，这也许会改变未来的治疗模式[120,122]。

框 17-7 环磷酰胺——适应证和禁忌证[62-119]

FDA 批准的适应证

非皮肤科：部分类型的淋巴瘤和白血病、多发性骨髓瘤、神经母细胞瘤、部分类型的卵巢癌、部分乳腺癌、视网膜母细胞瘤

皮肤科：蕈样肉芽肿（重症）[62-65]

皮肤科应用（超适应证）

免疫性疾病

大疱性类天疱疮[66,67]

良性黏膜类天疱疮[68-70]

天疱疮[71-73]

血管炎/血管炎病

Churg-strauss 综合征（变应性肉芽肿病）[74-76]

白细胞碎裂性血管炎（包括 Henoch-Schonlein 紫癜）[77-79]

显微镜下多脉管炎[80-81]

结节性多动脉炎[81-82]

韦格纳肉芽肿[83-85]

其他坏死性血管炎[86-87]

嗜中性皮肤病

白塞病[88]

持久性隆起型红斑[89]

坏疽性脓皮病[90-91]

自身免疫性结缔组织病

皮肌炎[92-93]

复发性多软骨炎[94-95]

硬皮病[96-97]

严重的皮肤红斑狼疮[98]

其他

大疱性药物疹（重症多形红斑）[99-101]

组织细胞吞噬性脂膜炎/皮下脂膜炎性 T 细胞淋巴瘤[102-104]

回旋形线状鱼鳞病[105]

朗格汉斯细胞组织细胞增生症[106]

黏液水肿性苔藓/硬化性黏液水肿[107-109]

多中心网状细胞增生症[110-111]

重症湿疹样皮炎[112]

播散性黄瘤[113]

禁忌证

绝对禁忌

药物过敏（与苯丁酸氮芥交叉过敏有争议性报道）[114,117]

骨髓功能低下

哺乳期（与母乳隔开）[118-119]

妊娠（致畸性）

膀胱癌病史

相对禁忌

活动性感染

肝功能不全

肾功能不全

妊娠期处方风险分级——D 级

黏膜类天疱疮（良性黏膜类天疱疮）

环磷酰胺常用来治疗黏膜类天疱疮（良性黏膜类天疱疮），特别是有眼部黏膜受累者。数个小型的随机对照研究显示，眼部良性黏膜类天疱疮用环磷酰胺治疗效果最好，对中重度患者尤其如此[69,123-124]。特别是在一项近期的研究中，在去除混杂因素后，含有环磷酰胺和泼尼松在内的初始治疗方案使得眼部受累缓解的可能性提高了 8.5 倍[69]。

天疱疮

所有形式的天疱疮，甚至是副肿瘤性天疱疮都可以使用环磷酰胺治疗。联合应用地塞米松和环磷酰胺可以有效地控制病情活跃程度，有助于减少糖皮质激素的用量及其带来的不利影响。但其他毒性较小的药物的广泛存在和使用，如硫唑嘌呤和吗替麦考酚酯，减少了环磷酰胺在免疫性大疱性疾病中的使用。事实上，只有 16% 的专家报告使用环磷酰胺作为联合药物治疗免疫性大疱性疾病，而这一数字在硫唑嘌呤是 44%，在吗替麦考酚酯是 20%[125]。

禁忌证

环磷酰胺的禁忌证包括对该药物过敏（包括可能存在的与苯丁酸氮芥或其他美法仑的交叉过敏）、孕妇、哺乳期或者已存在骨髓抑制。其妊娠期用药风险分级为 D 级，有报道 4 例孕期使用环磷酰胺治疗系统性红斑狼疮者发生了相同形式的流产[126]。

问题 17-11 由于其有致癌可能，环磷酰胺在有膀胱癌病史者禁止使用，既往有淋巴系统增生性疾病史的患者也应谨慎应用。

不良反应

出血性膀胱炎和膀胱癌

问题 17-11 泌尿生殖系统毒性可能是唯一最被广泛认知的环磷酰胺的不良反应。使用该药的患者 5%～41% 发生出血性膀胱炎[127-128]。代谢产物丙烯醛被认为可能是该不良反应的元凶，硫醇清除剂美司钠（2-巯基乙磺酸钠）在膀胱中与丙烯醛结合，减少刺激。美司钠可以作为保护剂口服或静脉给药[128]。使用美司钠的患者，有可能发生包括斑丘疹或固定性药疹的高敏反应[129-130]。

对于使用大剂量环磷酰胺的患者，一般建议加用美司钠。Monach 等发现在使用低剂量环磷酰胺治疗的风湿患者中膀胱毒性较使用高剂量环磷酰胺治疗的肿瘤患者发生率低。在低剂量治疗的风湿患者中，静脉给药者膀胱毒性较低，也许是因为这种给

药形式总的用药剂量较低。结论是，至少对于风湿患者以及给药剂量与之类似的皮肤科患者，同时使用美司钠也许证据还不够。但美司钠的使用应根据每个患者的具体情况加以考虑，特别是在那些需要长期口服环磷酰胺者和（或）超高剂量使用者[128]。此外，增加液体摄入量也可以减少膀胱的不良反应。

被忽略的膀胱毒性可能是长期使用环磷酰胺治疗者膀胱移形细胞癌风险增加的原因。近期的一项综合分析显示环磷酰胺的使用与膀胱癌有相关性，其优势比（OR）为 $3.6\sim100$[128]。还有，环磷酰胺所致的膀胱癌可能会在数年甚至数十年后发生，在使用过该药的患者需要对尿路下段进行持续监测[131]。

致癌性

问题 17-12　除了膀胱癌的风险，环磷酰胺的使用还与非霍奇金淋巴瘤、白血病、鳞状细胞癌的发生相关。大部分这类风险存在于长期大量用药的器官移植和肿瘤患者，较低剂量短时间治疗的患者风险可能低些，而这正是疾病仅限于皮肤受累时的情况。但是，部分风湿病患者使用环磷酰胺后非霍奇金 B 细胞淋巴瘤的风险轻度增加，所以，对所有使用该药的患者均需告知这种可能性并进行相应的监测[132-133]。

其他不良反应

环磷酰胺最常见的胃肠道不良反应是恶心和呕吐，发生在 $70\%\sim90\%$ 的服药者[59]。同时服用昂丹司琼和地塞米松可以减少这种不良反应，加上阿瑞匹坦止吐效果更好[134]。环磷酰胺还常导致骨髓抑制，造成 WBC 和（或）血小板减少。给药后 WBC 在第 6 天开始下降，在第 9～12 天到达最低点，第 15 天开始回升[59]。血小板减少常在高剂量时发生。虽然免疫抑制不一定伴有骨髓抑制，但骨髓抑制可能常常是剂量限制性的不良反应。

用环磷酰胺治疗的女性有 $27\%\sim60\%$ 出现闭经，其中 80% 的女性表现为卵巢早衰[135]。造成真性性腺衰竭的最重要因素包括累积剂量和服药年龄。醋酸亮丙瑞林可能可提供部分保护作用[136-137]。在男性，无精症是使用环磷酰胺的一个风险，使用睾酮可以减少这种风险[138]。在计划使用环磷酰胺时，可以冷藏生殖细胞，与女性相比，这对于男性更容易实施且更便宜。环磷酰胺对于在治疗后想生育的男女人群可能均非一线选择。

环磷酰胺对皮肤和体被的作用还有生长期脱发（据报道有 $5\%\sim30\%$ 的使用者发生），有些病例中这种脱发可能是永久性的[139-140]。在牙齿上还可能留下永久性的色素沉着带，皮肤和指甲也可能出现弥漫性色素沉着[141]。罕见的不良反应（包括荨麻疹、肢端性红斑、黏膜皮损以及重症多形红斑）也有报道与环磷酰胺相关[142-143]。

框 17-8 中总结了见于环磷酰胺治疗中的不良反应[59,127-143]。

药物相互作用

环磷酰胺被肝微粒体 CYP 酶系统激活，因此其代谢受许多其他共用药物的影响。框 17-9 列出了主要一些观察到的与环磷酰胺发生相互作用的药物。

框 17-8　环磷酰胺——不良反应[59,127-143]

泌尿生殖系统[127-131]

　膀胱纤维化、坏死、挛缩、膀胱输尿管反流

　排尿困难、尿急、镜下血尿

　出血性膀胱炎（ $5\%\sim41\%$ ）——剂量依赖性，由丙烯醛代谢物引起

致癌性[128,131-133]

　膀胱癌

　白血病

　淋巴瘤（非霍奇金）

　鳞状细胞癌

胃肠道[59,134]

　厌食、胃炎、肝毒性（大剂量时）、出血性结肠炎

　恶心、呕吐、腹泻（可见于 70% 的患者，使用止吐剂治疗）

血液系统[59]

　贫血（不常见，通常可逆）

　白细胞减少（常见，剂量限制性）

　血小板减少（通常见于高剂量）

生殖系统[135~138]

　闭经

　精子缺乏症（睾酮可改善）

　卵巢衰竭（醋酸亮丙瑞林可部分预防）

皮肤[139-143]

　斑秃（生长期脱发，见于 $5\%\sim30\%$ 的患者，通常可逆）

　皮肤指甲色素沉着

　牙齿的色素沉着带（可逆）

　荨麻疹或者水疱型皮损（重症多形红斑）

框 17-9　　与环磷酰胺相互作用的药物	
可降低环磷酰胺水平的药物	
地塞米松（皮质激素类）	促进环磷酰胺的代谢
奈韦拉平（抗病毒类）	
昂丹司琼（止吐药）	
苯巴比妥（抗癫痫药）	
苯妥英（抗癫痫药）	
泼尼松/泼尼松龙（皮质激素类）	
利福平（抗生素）	
增加环磷酰胺水平的药物	
别嘌醇（抗痛风药物）	减少环磷酰胺的代谢
白消安（烷化剂）	
氯霉素（抗生素）	
氯丙嗪（抗精神病药物）	
环丙沙星（抗生素）	
西咪替丁（H2 受体阻断剂/抗组胺药物）	
氟康唑（抗真菌药物）‡	
塞替派（烷化剂）	
加重骨髓抑制、免疫抑制或致癌作用的药物	
阿来西普（抗银屑病药物）	理论上增加免疫抑制的风险
抗逆转录病毒药物	
齐多夫定	理论上增加骨髓抑制作用
其他	
细胞毒性制剂	
苯丁酸氮芥	增加骨髓抑制，可能增加免疫抑制和（或）致癌作用
替伊莫单抗	
其他	
免疫抑制剂	
硫唑嘌呤	增加免疫抑制作用，很可能增加致癌性，可能增加骨髓抑制作用
环孢素	
其他	
其他药物相互作用	
麻醉药	
氟烷	共同用药增加不可预测的效应，使致病率和死亡率增加
一氧化氮	
地高辛	环磷酰胺降低该正性肌力药物的吸收
琥珀酰胆碱	环磷酰胺降低该药的胆碱酯酶的代谢，可能使其神经肌肉阻滞作用加强
疫苗	可能使活疫苗的免疫反应减低或导致感染扩散（免疫接种应在使用环磷酰胺前 2 周或者使用后 3 个月进行）
华法林	与环磷酰胺同时使用可能增强抗凝效应

‡ 一些作者对氟康唑抑制环磷酰胺代谢的结论有争议

监测指南

在应用环磷酰胺治疗前，应详细全面了解患者病史及全面体检。基线实验室检查应包括 CBC 和手工分类、基础生化、肝功能及尿常规。如果 WBC<4000/mm³ 或粒细胞数<2000/mm³，应避免使用环磷酰胺。

在环磷酰胺治疗期间，应每周复查 CBC 和尿常规，2～3 个月后，如果耐受良好、剂量稳定可以改为每 2 周或者每月一次复查血尿。肝功能应每月化验一次，稳定后可以每 3 个月进行一次。 问题 17-11 累计剂量超过 50g 时需行尿常规及细胞学检查，随后每 6 个月复查一次或者出现出血性膀胱炎时。有些作者建议每 6 个月进行一次 X 线检查，但并无共识。

环磷酰胺治疗的患者进行体检时需除外淋巴结肿大（提示感染可能以及淋巴组织增生性疾病）以及进行与年龄相关的癌症筛查（包括大便隐血和妇女的宫颈涂片）。应用环磷酰胺期间的监测指南总结在框 17-10。

治疗指南

环磷酰胺分 25mg 和 50mg 片剂包装，也有静脉剂型。口服剂量通常为 1～3mg/(kg·d)，可以分次也

框 17-10　环磷酰胺安全应用的安全监测指南	
初始评估 　详细询问病史及查体 　是否使用有相互作用的药物 **基线实验室检查** 　CBC 及分类/血小板 　基础血生化 　肝功能 　尿常规 　血清妊娠试验（育龄妇女）	**用药过程中实验室监测** CBC 及分类/血小板 　每周一次，共 2～3 个月，然后改为每 2 周一次，剂量稳定后逐渐改为每月一次 　如果 WBC<4000/mm³ 或血小板<100 000/mm³，需减量或者停药 尿液分析 　每周一次，共 2～3 个月，然后改为每 2 周一次，剂量稳定后逐渐改为每月一次 　如尿中出现红细胞，需减量或者停药，并转诊至泌尿科医生处行膀胱镜检查及进一步评估 血生化及肝功能 　每月一次，3～6 个月后可以减至每季度一次 **临床评估复诊** 全面的体格检查（至少每 2 年一次） 　淋巴结肿大 　大便隐血检查及女性宫颈涂片检查

可以晨间一次给药。每月一次 0.5～1g/m² 肠外脉冲给药比每日口服给药可能不良反应小。 问题 17-11 治疗开始前 24h 起直至整个用药期间需大量饮水，可能减少膀胱毒性。

苯丁酸氮芥

苯丁酸氮芥是从氮芥中提取的另外一种烷化剂。在皮肤科，苯丁酸氮芥的应用较环磷酰胺更少，但对于少数几种皮肤科良恶性疾病还是有效的。

药理学

苯丁酸氮芥一般口服给药，生物利用度为 87% 左右，食物可减少其 10%～20% 的生物利用度[144]。苯丁酸氮芥有很高的蛋白结合率（99%），主要与白蛋白结合，血浆半衰期大约为 1.5h[145]。不足 1% 的药物由肾排泄，尽管主要由肝代谢，但其与环磷酰胺不同的是不需要在肝激活[146]。苯丁酸氮芥起效比环磷酰胺慢，在氮芥衍生物中毒性也较小[147]。

作用机制

问题 17-13 与环磷酰胺相同，苯丁酸氮芥是独立于细胞周期外起作用的烷化剂，其通过交联作用直接对 DNA 造成损伤。重要的是，该药物代谢中不产生丙烯醛，不发生出血性膀胱炎。

临床应用

苯丁酸氮芥获 FDA 批准用于治疗慢性淋巴细胞性白血病、恶性淋巴瘤及霍奇金病。就超适应证使用而言，一个麻烦的医学法律问题是该药的说明书中明确指出，由于其有致癌可能，苯丁酸氮芥"不应给予除白血病和恶性淋巴瘤以外的其他患者"[145]。

尽管如此，苯丁酸氮芥在皮肤科还是偶尔得到了有效的应用。有报道苯丁酸氮芥曾用于如下疾病：血管炎、皮肤大疱性疾病、自身免疫性结缔组织病、皮肤淋巴细胞增殖性疾病、结节病和其他肉芽肿性疾病以及单核细胞浸润，如肥大细胞增生症及组织细胞增生症。苯丁酸氮芥在皮肤科的应用见框 17-11 中的总结[148-183]。

皮肤科超适应证用药

坏死性黄色肉芽肿

尽管本病本身极为罕见，但一项较大的对 48 例坏死性黄色肉芽肿病例的回顾[168]以及最近的病例报告和综述均表明，苯丁酸氮芥对于该病的治疗是安全有

框 17-11　苯丁酸氮芥——适应证和禁忌证[148-183]

FDA 批准的适应证

苯丁酸氮芥获批用于治疗慢性淋巴细胞性白血病，在皮肤科领域没有被获批的适应证

皮肤科应用（超适应证）

免疫性大疱性疾病

　大疱性类天疱疮[148]

　天疱疮[149]

血管炎/血管炎病

　韦格纳肉芽肿病[150-152]

嗜中性皮肤病

　白塞病[153]

　坏疽性脓皮病[154-156]

　Sweet 综合征[157]

自身免疫性结缔组织病

　皮肌炎[158]

　红斑狼疮[159]

　复发性多软骨炎[160]

皮肤恶性疾病/副肿瘤性疾病

　组织细胞增生症[161-162]

　蕈样肉芽肿[163-165]

　坏死性黄色肉芽肿[166-168]

　Waldenström 巨球蛋白血症[169-171]

　播散性黄瘤[172]

其他皮肤疾病

　淀粉样变性[173-174]

　环状肉芽肿[175-177]

　黏液水肿性苔藓/硬化性黏液水肿[178]

　肥大细胞增生症[179]

　结节病[180]

禁忌证

绝对禁忌

　药物过敏（与环磷酰胺交叉过敏有争议）[115-116]

　骨髓功能抑制

　哺乳

　妊娠（致畸性）[181]

相对禁忌

　急性感染

　肾功能受损

　惊厥[182-183]

妊娠期处方风险分级——D 级

效的，且这很可能是皮肤科唯一一个一致报道使用苯丁酸氮芥治疗的疾病[166-168]。

坏疽性脓皮病

有报道苯丁酸氮芥对严重的、其他治疗无效的坏疽性脓皮病有效。据报道一般用药 2 个月内效果显现，且缓解可持续至 9 年以上[154-156]。

禁忌证

使用苯丁酸氮芥的禁忌证包括妊娠、哺乳、对该药或其他氮芥类药物过敏，因有交叉过敏反应风险（框 17-11[148-183]）。尽管苯丁酸氮芥有致畸性，孕妇应避免应用，但有文献报道过 1 例使用了该药的孕妇诞出了健康婴儿[181]。

不良反应

一般不良反应

一般认为苯丁酸氮芥是氮芥类药物中毒性较小的，常见不良反应与环磷酰胺相似，包括恶心、呕吐、无精症、闭经、肺纤维化、抽搐以及肝毒性。特别值得注意的是，诱发癫痫和情绪改变在苯丁酸氮芥较为明显，这与环磷酰胺不同[182-184]。不良反应之总结见框 17-12[182-195]。

框 17-12　苯丁酸氮芥——不良反应[182-195]

致癌性[185-189]

　白血病

　淋巴瘤（非霍奇金）

　鳞状细胞癌

胃肠道

　肝毒性（不常见）

　恶心、呕吐、腹泻

血液系统

　贫血（少见，通常可逆）

　白细胞减少（常见，剂量限制性）

　血小板减少（通常见于较高剂量时）

生殖系统[190-192]

　闭经

　少精症（可逆）

　卵巢衰竭（使用醋酸亮丙瑞林可以部分预防）

皮肤科[193-195]

　斑秃（罕见）

　药物热伴淋巴结肿大

　药疹热伴嗜酸性粒细胞增多及系统性症状（DRESS）

　发疹性皮疹

　黏膜溃疡

　中毒性表皮坏死松解症

　荨麻疹

神经系统[182-184]

　情绪改变（睡眠障碍、焦虑、不安、易怒、抑郁）

　抽搐

致癌性

问题 17-12 虽然有争议存在，但苯丁酸氮芥的使用，特别是在器官移植患者、癌症患者以及有明显结缔组织疾病的患者，可能会增加继发恶性肿瘤（特别是白血病和鳞状细胞癌）的风险[185-189]。目前还不清楚其在低剂量短疗程使用时的风险，而低剂量短疗程正是皮肤科疾病治疗的情形，治疗前患者的知情同意是必需的。

药物相互作用

与苯丁酸氮芥有关的重要的药物相互作用见框 17-13。

监测指南

对于计划使用苯丁酸氮芥的患者，在开始用药之前需要采集详细的病史及进行详细查体。推荐的基线实验室检查应包括 CBC 及手工分类、血生化、肝功检测以及尿常规。初始时，血象需每周复查，随时间推移可以改为每 2 周一次，甚至每月一次。肝功能化验和尿常规需持续每月监测，但情况稳定后可改为每季度一次。有些作者建议每 6 个月，进行一次 X 线检查。

框 17-13　苯丁酸氮芥的药物相互作用

可能导致骨髓抑制、免疫抑制或致癌的药物

抗银屑病药物

阿来西普 阿达木单抗 其他	理论上增加免疫抑制的风险

抗逆转录病毒药物

齐多夫定 其他	理论上增加骨髓抑制风险

细胞毒性物质

环磷酰胺 替伊莫单抗 其他	骨髓抑制风险增加，免疫抑制剂致癌风险可能增加

免疫抑制剂

硫唑嘌呤 环孢素 其他	增加免疫抑制，很可能增加致癌风险，可能增加骨髓抑制

其他药物相互作用

免疫接种	可能对所有免疫接种的免疫反应降低（包括类毒素）或者活疫苗的感染扩散

同使用环磷酰胺时相同，复诊体检时需仔细检查有无肿大的淋巴结。对所有使用苯丁酸氮芥治疗的患者需根据年龄进行癌症筛查，包括大便隐血和妇女的宫颈涂片。苯丁酸氮芥使用中的监测指南见框 17-14。

治疗指南

苯丁酸氮芥一般有 2mg 片剂包装。推荐剂量为 0.05~0.2mg/(kg·d)。对皮肤疾病，使用的剂量通常在该剂量范围的最低剂量附近。常使用的诱导剂量范围是 4~10mg/d，一旦能够耐受，维持剂量一般为 2~4mg/d。治疗效果一般在持续用药 3~6 周后显现。

美法仑

美法仑（图 17-3）是一种与环磷酰胺和苯丁酸氮芥相似的烷化剂，皮肤科应用非常少。因此本章只进行简单介绍。

美法仑口服后的生物利用度差别很大，且受食物影响很大。例如，在一项研究中，空腹时服用美法仑的生物利用度为 85%，而与食物同服时生物利用度降至 58%[196]。因为其与食物同服时不稳定的生物利用度，肿瘤科医生在肿瘤治疗中更喜欢静脉给药。美法仑的半衰期为 90min，只有 10%~15% 以原形从尿中排出，其余由肝代谢，但此药不需要在肝激活[197]。美法仑有很高的蛋白结合率，特别易与白蛋白结合。

框 17-14　苯丁酸氮芥使用中的安全监测指南

初始评估	治疗过程中的监测
详细病史及体检 排查有相互作用的药物	CBC 及分类/血小板计数 　每周一次，2~3 月后改为每 2 周一次，剂量稳定后逐渐改为每月一次
基线实验室检查 CBC 及分类/血小板计数 基础血生化 尿常规 血清妊娠试验（育龄妇女）	WBC＜4000/mm³ 或者血小板＜100000/mm³ 时减量或者停用 尿常规 　每月一次，2~3 个月，剂量稳定后改为每季度一次 血生化及肝功能 　每月一次，3~6 个月后可以减为每季度一次
	临床复诊及评估 全面体检（至少每 2 年一次） 评估淋巴结肿大情况 大便隐血及女性宫颈涂片

各种形式的美法仑在临床用于治疗如下疾病：系统性淀粉样变性、POEMS 综合征[198-199]、转移性恶性黑素瘤或梅克尔细胞癌[200-201]、坏死性黄色肉芽肿[202-203]，伴有单克隆蛋白的坏疽性脓皮病[204-205]、硬化性黏液水肿[206-207] 以及某些类型的皮肤淋巴瘤[208-210]。当美法仑口服用于治疗非肿瘤性疾病，每日 6mg 的起始剂量一般即可实现疾病的控制，然后继以每日 2mg 的剂量维持。对美法仑过敏、妊娠以及哺乳是该药的禁忌证。与其他烷化剂一样，主要不良反应是骨髓抑制、胃肠道不适、生殖系统受损、皮肤反应以及致癌性。

本章使用的英文缩写	
CBC	全血细胞计数
CML	慢性髓性白血病
CYP	细胞色素 P450
FDA	食品药品监督管理局
PASI	银屑病面积和严重程度指数
PUVA	补骨脂素加紫外线 A 疗法
TPMT	硫代嘌呤甲基转移酶
WBC	白细胞计数

推荐阅读

High WA, Fitzpatrick JE. Cytotoxic and antimetabolic agents. In: Wolff K, editor. *Fitzpatrick's Dermatology in General Medicine*, 8th ed. New York: McGraw-Hill; 2012. (in press)

Lebwohl M, Ali S. Treatment of psoriasis. Part 2. Systemic therapies. *J Am Acad Dermatol* 2001;45:649–61.

Menter A, Korman NJ, Elmets CA, et al. Guidelines of care for the management of psoriasis and psoriatic arthritis: section 4. Guidelines of care for the management and treatment of psoriasis with traditional systemic agents. *J Am Acad Dermatol* 2009;61:451–85.

Nunley JR, Wolverton S. Systemic drugs. In: Bolognia JL, editor. *Dermatology*, 3rd ed. Oxford: Saunders Elsevier; 2012. (in press).

参考文献

见本书所附光盘。

第18章　氨　苯　砜

Kim Edhegard 和 Russell P. Hall III

张　霞　译　娜仁花　审校

问题

概述

Fromm 和 Wittman 于 1908 年首次成功配制了氨苯砜（4，4'-二氨基二苯基磺胺，DDS），但真正在人类使用该药则在 20 年以后[1]。对磺胺的进一步研究诞生了第一个上市的磺胺类抗生素——偶氮磺胺——一种结构相近的化合物。这一发现使得发明者获得了诺贝尔奖，并引起了 20 世纪 30 及 40 年代人们对磺胺类化合物的空前兴趣[2]。因为其抗菌活性，氨苯砜以每日 1～2g 的大剂量治疗链球菌感染，这造成了许多患者的溶血性贫血。人们发现其在动物身上有抗分枝杆菌活性后，氨苯砜成为世界范围内的主要麻风治疗药物，且自其被发现以来一直是多药联合治疗方案中的主导药物。此后，氨苯砜治疗疟疾和获得性免疫缺陷综合征（AIDS）患者杰氏肺囊虫肺炎的效果被确立。其在感染领域的其他应用也受到关注[3]。但本章将主要关注氨苯砜在炎症性皮肤病治疗方面的应用。

1947 年，Costello 报告使用磺胺地平治疗疱疹样皮炎（DH）成功[3]。这一观察导致了大量有关磺胺类药物治疗 DH 的研究（表 18-1）。Kruizinga 和 Hamminga 在随后的研究工作中记录了氨苯砜在 DH 治疗中的效应[4]。尽管氨苯砜有许多药理学上的和特异的不良反应，但对氨苯砜的药理学、作用机制以及潜在不良反应的充分了解使临床医生可以做到充分发挥其治疗效益，并将显著不良反应降至最低。

药理学

表 18-2 列出了氨苯砜及相关药物的关键药理学概念。氨苯砜的结构见图 18-1。

吸收及生物利用度

氨苯砜是亲脂性、不溶于水的化合物，容易进入细胞及各种组织。氨苯砜在肠道内吸收良好，单次口服后 70%～80% 被吸收。给药后 2～8h 内达到血浆

表 18-1 氨苯砜及相关药物

非专有名	商品名	是否有非专利药	生产商	片剂/胶囊规格	特殊剂型	标准剂量范围
氨苯砜	Dapsone	否	Jacbus	25mg、100mg	无	50～200mg/d
磺胺地平	目前尚无	—	Jacbus	500mg（研究中）	—	1～2g/d
柳氮磺吡啶	Azulfidine Azulfidine EN	是	Pfizer，其他不同厂家00mg		否	1～2g/d

表 18-2 关键药理学概念——氨苯砜及相关药物

药品名	药物分类	吸收及生物利用度				清除	
		峰值时间	生物利用度	蛋白结合率	半衰期	代谢	排泄
氨苯砜	砜	2～6h	70%～80% 吸收	70%～90%	10～50 h，平均 28 h	N-乙酰化，N-羟基化	肝和肾
磺胺吡啶	磺胺	1.5～4 h	〉80%	50%～70%	5～14 h	N-乙酰化，N-羟基化	肝和肾
柳氮磺胺嘧啶	磺胺	10～30 h	15%	99%	6～15 h	大部分乙酰化，在肠道转化为 SP 和 5-ASA	肝和肾

SP，磺胺吡啶；5-ASA，5-乙酰水杨酸

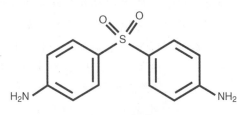

图 18-1 氨苯砜

峰值，70%与血浆蛋白结合。在稳定状态下，100mg 的氨苯砜在 24h 内血浆浓度达到 1.95mg/L，3mg/L 的峰值在口服给药后 2～6h 出现。氨苯砜血浆清除半衰期平均为 24～36h（个体差别显著，在 10～50h 之间）[5]。长半衰期使得单次给药后氨苯砜在循环中可存在 30 天，这可能是其显著的肝肠循环以及氨苯砜和其主要代谢产物单乙酰氨苯砜（MADDS）与蛋白强力结合的结果[6]。氨苯砜与其他砜类和磺胺类（磺胺吡啶）药物相比疗效明显较强，可能源于其更好的肠道吸收以及在各种细胞内更有效的渗入。氨苯砜可通过胎盘及分泌入乳汁[6]。曾有母乳喂养的妇女服用氨苯砜后，其哺育的婴儿发生溶血的情况[7]。在病例报告及小的系列报道中，未发现氨苯砜对宫内发育有有害影响，但妊娠期使用安全的确凿证据尚缺乏，氨苯砜目前的妊娠期用药风险分级为 C 级[8]。

代谢（图 18-2）

氨苯砜主要通过两种途径代谢：N-乙酰化以及 N-羟基化。氨苯砜在肝中由 N-乙酰基转移酶乙酰化为 MADDS，继而在芳香乙酰胺脱乙酰酶作用下脱乙酰

化，生成氨苯砜。个体乙酰化速率差异很大，但没有临床意义。尽管乙酰化速率个体差异较大，但脱乙酰化速度很快且个体差异很小，乙酰化与脱乙酰化之间的动态平衡很快即可达到。此外，氨苯砜的初始乙酰化过程是可逆的，这进一步减少了乙酰化的重要性。初始实验室检查不必包括乙酰化因子表型的检查。在吸收的早期阶段，可观察到 MADDS/DDS 比值上升，这可能是由于 MADDS 的蛋白结合率更高所致[6,9,10]。

氨苯砜的第二条代谢途径是羟基化。氨苯砜的 N-羟基化是通过肝内的细胞色素 P450 系统完成的，其中包括 CYP3A4、CYP2E1 和 CYP2C9。问题 18-1 这一羟胺类代谢产物（DDS-NOH）被认为是造成与氨苯砜相关的溶血（包括高铁血红蛋白血症和溶血性贫血）的原因[11-12]。使用西咪替丁可以抑制 N-羟基化过程，这可以在不影响氨苯砜血浆浓度的前提下减少患者高铁血红蛋白血症的风险。

排泄

氨苯砜及其代谢产物也在肝内结合为氨苯砜葡萄糖苷酸化物，它们的水溶性更强，可快速地通过肾排出。这些结合物是尿中氨苯砜的主要代谢物，在循环中很难测出，提示其已被快速清除。有人认为氨苯砜有很明显的肝肠循环，其中部分原因是人们观察到在使用活性炭时其清除率可增加至原来的 5 倍。氨苯砜由肾排出，可测得的主要形式为原药及 N-羟基氨苯砜，通常都与葡萄苷酸结合[6]。与丙磺舒同用时肾清

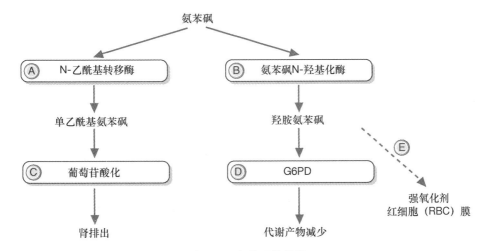

图 18-2　氨苯砜的代谢

A. 氨苯砜可被 N-乙酰基转移酶代谢（慢乙酰化者遗传性↓，尽管慢乙酰化者在氨苯砜代谢方面并不使不良反应增加）。

B. 氨苯砜也可被 N-羟基化酶代谢，产生更具活性的代谢产物羟胺氨苯砜。

C. 单乙酰基氨苯砜经过葡萄苷酸化转变为水溶性代谢产物经肾排出。

D. G6PD（葡糖-6-磷酸脱氢酶）是一种抗氧化酶，其最终作用是↓强氧化剂羟胺代谢产物。

E. 如果患者遗传有 G6PD 缺乏症，羟胺代谢物可作为强氧化剂（包括红细胞膜的破坏）导致溶血↑

除率降低，表明氨苯砜通过肾小管回吸收[6]。肝衰竭对氨苯砜临床应用的影响已在肝硬化患者中进行了评估，尽管观察到氨苯砜代谢有轻度改变，但似乎没有剂量调整的必要[15]。肾衰竭对氨苯砜临床应用的影响还没有充分的研究。DH 患者对氨苯砜的吸收无特别差异，尽管这些患者存在谷胶蛋白过敏性肠病[10,16]。

总之，氨苯砜在肠道吸收良好，通过 N-乙酰化和 N-羟基化两种形式代谢。N-羟基化的形式很重要，因其在氨苯砜的溶血性不良反应中起关键作用。氨苯砜通过肾排泄，且有明显的肝肠循环，使得其有效血浆半衰期长达 24～36h，可以每日 1 次给药治疗。

作用机制（表 18-3）

氨苯砜治疗麻风的主要机制是抑制叶酸通路，但其抗炎症机制尚不明确[17]。临床上，氨苯砜对中性粒细胞浸润性皮肤病最有效。因而有提议氨苯砜可能直接影响中性粒细胞的功能。下面是氨苯砜影响中性粒细胞功能的几个可能的机制。

中性粒细胞呼吸爆发（图 18-3）

初步观察发现氨苯砜可能抑制补体功能。但是，未发现氨苯砜对 DH 患者皮肤中的补体沉积以及试验系统中补体的激活有影响[18]。氨苯砜治疗有效的炎症浸润性皮肤病中常见到中性粒细胞，提示氨苯砜可能抑制溶酶体酶[19]。但这个效应只在血清氨苯砜浓度 20 倍于给药剂量为 300mg 时的血清浓度时才能实现。如果氨苯砜确实对溶酶体酶有作用，其在溶酶体内的聚集浓度应该是很高的，但迄今为止这一点还未得到

证实[20]。

问题 18-2 Stendahl 等研究了氨苯砜对中性粒细胞的效应，发现氨苯砜浓度在 1～30mg/ml 时对中性粒细胞的随机运动、趋化作用、溶酶体酶的释放和氧化代谢等没有影响[21]。他们发现氨苯砜能够抑制髓过氧化物酶-过氧化物-卤化物介导的细胞毒性系统（中性粒细胞呼吸爆发的组成部分），后者可能参与控制中性粒细胞诱导的损伤程度[21]。作为已知最强大的活性氧化物自由基的清除物，氨苯砜对过氧化氢水平和羟自由基水平均有减少[22]。在某些皮肤病（如 DH、线状 IgA 大疱性皮肤病和红斑狼疮）的组织损伤中，部分可能是中性粒细胞诱导的氧化反应的中间产物所导致的，氨苯砜之所以能够加速这些皮损的缓解，可能正是其对自由基的清除作用的结果[23]。但这些发现不足以解释氨苯砜如何防止新皮损的出现，以及为什么中性粒细胞不在使用氨苯砜治疗过的患者的皮肤中聚集。

中性粒细胞趋化

氨苯砜治疗过的患者皮肤中缺乏中性粒细胞，提示氨苯砜可能影响中性粒细胞的趋化作用。最初的研究未发现氨苯砜对中性粒细胞的趋化作用有持续的抑制[21,24]。Harvath 等证实氨苯砜在体外对中性粒细胞的趋化作用有选择性抑制作用，研究显示，尽管 C5a 和源于白细胞的趋化因子不受氨苯砜影响，但人类白细胞中的化学趋化物甲酰甲硫氨酰-亮氨酰-苯丙氨酸（F-met-leu-phe）的趋化作用的确受到了氨苯砜的抑制[25]。Thuong-Nguyen 等发现在体外的中性粒细胞黏

表 18-3　氨苯砜的作用机制

假定的作用机制	潜在的临床作用
抑制中性粒细胞髓过氧化物酶	通过抑制中性粒细胞损伤而抑制中性粒细胞呼吸爆发机制
抑制嗜酸性粒细胞髓过氧化物酶（该酶也存在于单核细胞中）	通过此潜在机制，氨苯砜可能在嗜酸性粒细胞介导的皮肤病（如嗜酸性蜂窝织炎）中发挥作用
抑制中性粒细胞黏附至血管内皮细胞整合素	降低中性粒细胞趋化作用
通过抑制 f-met-leu-phe 介导的趋化作用而抑制趋化作用	降低中性粒细胞趋化作用
抑制 LTB4 结合	降低中性粒细胞趋化作用
抑制中性粒细胞和巨噬细胞内 5-脂脱氢酶的生成	降低趋化作用和炎症对组织的损伤
抑制二氢蝶酸合成酶（减少叶酸的酶）	可能是治疗麻风的作用机制（以及部分其他感染性疾病）

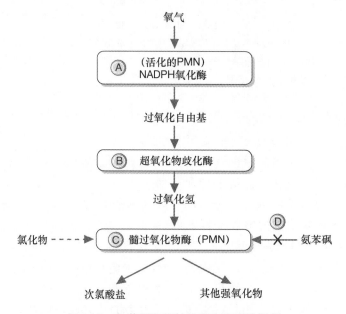

图 18-3　氨苯砜和髓过氧化物酶系统抑制

* 此酶系统存在于中性粒细胞（PMN）、嗜酸性粒细胞以及单核细胞，通过其氧化反应破坏微生物。

A. 氧气被 NADPH 氧化酶代谢为过氧化自由基，而后者由激活的 PMN 产生。

B. 随后，超氧化物歧化酶将这些过氧化自由基转化为过氧化氢。

C. 以过氧化氢和氯离子为底物，髓过氧化酶制造次氯酸盐和其他强氧化物，两者导致微生物的破坏。但在许多中性粒细胞性皮肤病中，此机制可能损伤各种正常组织。

D. 通过抑制髓过氧化酶，氨苯砜降低正常组织的氧化性损伤，后者会在各种中性粒细胞性皮肤病以及以嗜酸性粒细胞和单核细胞（肉芽肿性疾病）为病因的皮肤病中发生

附实验中，氨苯砜能够抑制中性粒细胞的移行及其与沉积在皮肤中的 IgA 的结合[26]。Nelson 等对氨苯砜是否抑制整合蛋白介导的中性粒细胞的黏附作用进行了研究。结果显示，氨苯砜在体外能够抑制 CD11b/CD18 介导的中性粒细胞的结合作用，这与中性粒细胞内化学趋化物诱导的信号传导受到抑制有关[27-28]。研究还证实一些砜类药物能够抑制有趋化性的脂质的合成，并且干扰中性粒细胞内 LTB₄ 介导的趋化作用[29-32]。

上述研究表明，尽管氨苯砜的确切作用机制尚不清楚，但其确实对人类的中性粒细胞有特定作用，可能既通过减弱皮损内中性粒细胞破坏的程度，也通过减少中性粒细胞向损害部位的移行。

对嗜酸性粒细胞和单核细胞的作用

问题 18-3 应简单提及被氨苯砜抑制的髓过氧化物酶在单核细胞和嗜酸性粒细胞中也存在。据此可以认为，对于这两种细胞在发病机制中起主要作用的皮肤病，氨苯砜可能也有效。一些无对照实验证实氨苯砜可用于环状肉芽肿（单核细胞浸润）以及嗜酸性筋膜炎。

氨苯砜代谢物的作用

氨苯砜的两种主要代谢产物 MADDS 和 DDS-

NOH 可能可直接发挥抗炎症作用。对来自中性粒细胞的 5-脂氧化酶产物的分析发现，DDS-NOH 较 DDS（母本化合物）以及 MADDS 在抑制 LTB4 和 5-羟二十碳四烯酸（HETE）的生成上具有更强的作用[23]。此外，对中性粒细胞以及全血的化学发光法研究显示，DDS-NOH 对氧化猝发有着显著的、剂量依赖性的抑制作用，并且该作用显著强于氨苯砜本身[33]。尽管这些研究中 MADDS 的抗炎症作用并无统计学显著意义，但外用每种药物（DDS、MADDS 以及 DDS-NOH）均能显著改善紫外线 B（UVB）诱导的皮肤红斑[34]。

临床应用

框 18-1 列出了氨苯砜的适应证和禁忌证。

皮肤科适应证——一致的有效性

氨苯砜获 FDA 批准治疗 DH 和麻风病，并且对许多皮肤病均有效。氨苯砜治疗有效的皮肤病可以分为两类：疗效有明确记载的以及疗效只有非对照试验证实或仅在少量患者中证实（框 18-1）。对氨苯砜治疗反应最好的炎症性疾病的一个共性是皮肤内中性粒细胞的浸润。因为氨苯砜的相对毒性以及许多炎症性皮肤病的不稳定特性，在治疗那些氨苯砜的疗效尚未确切证实的疾病时设定明确的疗效评估标准是非常重要的。在大多数情况下，治疗炎症性皮肤病时如果氨苯砜有效，起效是较快的（在 24～48h 之内），在停药时也相对快速地复发。

疱疹样皮炎

氨苯砜是 DH 的治疗用药[35-36]。尽管患者在改用免谷胶蛋白饮食后症状可能得到控制，但持续严格的饮食控制很难做到，所以氨苯砜便成为这类患者的最佳治疗。况且，免谷胶蛋白饮食的起效通常需要数周甚至数月。 问题 18-4 多数患者在开始氨苯砜治疗 24～36h 后即出现瘙痒症状减轻和新疱形成减少。相应地，停止氨苯砜治疗也会导致相关症状快速复发（24～48h 以内）。该发现具有可重复性，也是评价氨苯砜是否有效的参照。尽管每例患者所需氨苯砜剂量不同，但其范围据报告为 25～400mg/d，大部分 DH 患者以氨苯砜 100～200mg/d 维持良好[35]。如果不存在明显的氨苯砜不良反应（溶血性贫血和高铁血红蛋白症）的风险因素（如严重的心肺疾病以及血液系统疾病），可以每日 100mg 开始治疗。这可使大部分患者的症状

框 18-1　氨苯砜适应证和禁忌证

食品药品监督管理局（FDA）批准的适应证
　疱疹样皮炎
　麻风

皮肤科适应证（一致的有效性）
　疱疹样皮炎[3,35-36]
　线状 IgA 皮肤病（儿童大疱性皮肤病）[38-40]
　系统性红斑狼疮的大疱性损害[41]
　麻风[42]
　持久性隆起性红斑[43]

其他皮肤科应用（疗效各异）

自身免疫性大疱性皮肤病　　其他皮肤病
　大疱性类天疱疮[46,48]　　　亚急性皮肤红斑狼
　寻常型/落叶型天疱疮[45]　疮[57-58]
　良性黏膜类天疱　　　复发性多软骨炎[59-60]
疮[47,49]　　　　　　　　环状肉芽肿[61]
　角层下脓皮病　　　　褐皮花蛛叮咬[62-66]
　（IgA 天疱疮）[50]　　面部肉芽肿[67]

血管炎　　　　　　　　酒渣鼻（肉芽肿样）[68,69]
　皮肤血管炎　　　　　脂膜炎[70-72]
　（白细胞碎裂性血管炎）　脓疱性银屑病[73]
　荨麻疹性血管炎[52]　结节囊肿性痤疮[74]

嗜中性皮肤病
　急性发热性嗜中性皮肤病
　（Sweet 综合征）[53]
　坏疽性脓皮病[54]
　白塞病 /阿弗他口炎[55-56]

禁忌证

绝对禁忌　　　　　　相对禁忌
　之前对氨苯砜高度　G6PD 缺乏症
过敏，包括粒细胞缺　对磺胺类抗生素过敏
乏和超敏反应综合征　显著的心肺疾病
　　　　　　　　　明显的肝肾功能损害
　　　　　　　　　之前存在的外周神经病变

妊娠期处方分级——C 级

得到快速的控制。此后可以调整剂量至可以控制症状的最低剂量。

因为药物不良反应的毒性（如溶血）与剂量直接相关，一定要提醒患者不可因疾病情况的轻微改变而自行用药或者调整药物剂量。DH 病情的严重性会随时间改变而改变，原因不明。这就使得在不影响临床症状的情况下，减少氨苯砜剂量以减少毒性不良反应在有些情况下成为可能。

在氨苯砜治疗之前对患者进行全面评估，以除外任何可能置患者于剂量相关的毒性不良反应的高风险

是至关重要的，而且在给药之后也必须密切随诊（见"监测指南"部分）[37]。

线状 IgA 大疱性皮肤病以及儿童慢性大疱性皮肤病 问题 18-5

此两种患者的临床及病理与 DH 均很相似[38-40]。对氨苯砜的治疗反应也与 DH 相似，大部分患者每天 100～200mg 氨苯砜可以有效控制病情。偶尔，有些线状 IgA 大疱性皮肤病患者的症状单用氨苯砜得不到控制而需要联合治疗，常常为低剂量系统性皮质激素。这在儿童期的线状 IgA 大疱性皮肤病（儿童慢性大疱性皮肤病）较易出现。这种情况很难预测，是否加用系统糖皮质激素只能根据患者个体化情况进行。

系统性红斑狼疮的大疱样损害

系统性红斑狼疮（SLE）大疱性暴发患者的水疱暴发的病理涂片与 DH 相似。这类患者在使用氨苯砜 50mg/d 的低剂量时即可出现戏剧性的改善[41]。SLE 疱内中性粒细胞的存在提示氨苯砜会有效果，通常可以降低系统皮质激素的用量。SLE 患者常会因原发疾病出现明显的贫血，这使得氨苯砜药理学不良反应的临床严重程度增加。因此，对于 SLE 患者治疗前后均应密切监测（见"监测指南"部分）。

麻风

有关麻风的治疗一直在回顾，氨苯砜在麻风中的应用不在本章讨论的范畴。世界卫生组织频繁发布麻风病的治疗指南，治疗麻风患者时应参照执行。需要重点强调的是，单用氨苯砜治疗对所有类型的麻风均为禁忌，因为会增加出现耐药的可能性[42]。

持久性隆起性红斑

持久性隆起性红斑是一类特殊的白细胞碎裂性血管炎，常常对氨苯砜治疗的反应极好[43-44]。剂量与治疗 DH 和其他大疱性皮肤病相似。

其他皮肤科适应证——疗效各异（框 18-1）

许多皮肤科疾病的治疗用到氨苯砜，但反应差异很大。大多数都没有对照性研究来证实氨苯砜的疗效，多数证据来源于病例报告或小样本系列报道。改善情况比较一致的多为有显著的中性粒细胞浸润的疾病。进行组织病理学检查，如果是中性粒细胞浸润为主，用氨苯砜治疗会增加较好疗效的可能性。氨苯砜还可以作为系统性糖皮质激素的辅助用药[45-46]。尽管氨苯砜的疗效难以预测，但其他激素节制药物长期应用的不良反应可能更

大，使得氨苯砜成为值得考虑的辅助治疗药物。仔细评估疾病临床和组织学特性，特别注意炎症浸润的性质，会提高氨苯砜的效能。如在作用机制中所述，单核细胞和嗜酸性粒细胞浸润在发病机制中起主要作用的疾病同样可能对氨苯砜治疗反应良好。

自身免疫性大疱性疾病

问题 18-5 有报道，氨苯砜治疗各种自身免疫性大疱性疾病也有效，如大疱性类天疱疮、良性黏膜类天疱疮、IgA 天疱疮（角层下脓疱病）、寻常型天疱疮、落叶型天疱疮以及获得性大疱性表皮松解症[45-50]。这类疾病的治疗效果差异很大。大疱性类天疱疮的皮损为显著的中性粒细胞浸润为主（常见于水疱性类天疱疮），所以氨苯砜的疗效可能更好。

血管炎

氨苯砜对皮肤白细胞碎裂性血管炎和荨麻疹性血管炎的治疗效果不一[51-52]。尽管疗效不同，但氨苯砜在有些患者可能可作为激素节制药物使用。

嗜中性皮肤病

问题 18-6 有病例报告及小的系列报道显示氨苯砜成功用于治疗不同的嗜中性皮肤病，如急性发热性嗜中性皮肤病和坏疽性脓皮病，以及皮肤白细胞碎裂性血管炎和持久性隆起性红斑[53-54]。还有证据显示氨苯砜治疗白塞病的皮肤和口腔黏膜改变有效[55-56]。有一项研究发现氨苯砜可以减轻白塞病患者的常见皮肤反应[56]。

其他皮肤病

氨苯砜对部分红斑狼疮的皮肤改变有效，如慢性及亚急性皮肤狼疮[57-58]。有使用氨苯砜成功治疗复发性多软骨炎的报道[59-60]。但没有对照研究，且疾病进展本身的不确定性使得对氨苯砜疗效的评估很难进行。与之类似，有报道氨苯砜对环状肉芽肿的治疗也是有效的，尽管也未曾有安慰剂对照研究证实[61]。

有推荐使用氨苯砜治疗褐皮花蛛叮咬[62]。一项前瞻性研究对立即手术切除与先用氨苯砜加延迟的手术切除进行了比较，得出的结论是氨苯砜加延迟手术效果更好[63]。实验性研究尚未明确证实氨苯砜对褐皮花蛛叮咬有效[64-65]。尽管尚无明确证据证实氨苯砜治疗重症褐皮花蛛叮咬有效，但在部分患者早期使用氨苯砜治疗还是可以考虑的。需要重视的是，褐皮花蛛叮咬常见的系统性表现之一是溶血性贫血，这也是氨苯砜治疗相关的不良反应[64;66]。

很多皮肤病，如面部肉芽肿[67]、肉芽肿性以及暴发性酒渣鼻[68-69]、脂膜炎[70-71]、脓疱性银屑病[73]以及结节囊肿性痤疮[74]，均有口服氨苯砜取得不同程度疗效的报告，但这些报告大都是 1～2 例的病例报告或者小样本的无对照研究，无大型的系列或前瞻性研究证实。实际上，一项随机前瞻性研究比较了氨苯砜与 13 顺维 A 酸（异维 A 酸）治疗囊肿结节性痤疮的效果，结果氨苯砜对痤疮只有轻度改善作用，明显劣于 13 顺维 A 酸。

2005 年，FDA 批准 5％氨苯砜凝胶外用于 12 岁及 12 岁以上患者的痤疮。该剂型被证实对减少痤疮的数量有统计学意义上的满意效果，且没有系统性氨苯砜带来的安全性担忧。近期的研究证实，甚至 G6PD 缺乏症患者也可以安全使用氨苯砜凝胶，这与人们原来的担心相反[75-77]。

禁忌证（框 18-1）

对氨苯砜高度敏感的人群禁忌。需要注意的是，氨苯砜与磺胺吡啶以及其他磺胺类药物交叉过敏罕见，甚至对甲氧苄啶/磺胺甲噁唑过敏的人类免疫缺陷病毒（HIV）感染者也少对氨苯砜过敏[78-79]。局部使用氨苯砜在磺胺过敏人群未呈现任何交叉过敏[80]。药理学不良反应是局部以及系统应用氨苯砜的相对禁忌证。发生不良反应的风险增加的患者（患有肺部疾病、心血管疾病或血液病，包括 G6PD 缺乏症）在使用氨苯砜治疗时需格外谨慎。

不良反应——药理学

框 18-2 列出氨苯砜的一些不良反应。

溶血性贫血

氨苯砜既有药理学不良反应也有特异性不良反应。溶血性贫血和高铁血红蛋白血症一直以来被认为是剂量相关不良反应，会不同程度地在所有服用该药的患者中出现。但血液学改变的毒性及临床意义差异很大。血液学毒性呈剂量相关，可以发生在只服用单剂 100mg 氨苯砜的患者[11]。在体外将氨苯砜与 RBC 共同孵育时未发现直接的毒性，促发了人们对造成血液系统毒性的氨苯砜代谢产物的研究。已经证实氨苯砜的主要血液系统毒性与其 N-羟基代谢产物有关（N-羟基氨苯砜羟胺和 N-羟化单乙酰氨苯砜羟胺）[11-12,81]。这些代谢产物在肝内通过细胞色素 P450 系统的几个异构体形成，具有潜在的氧化性。RBC 的抗氧化能力与 RBC 诱导谷胱甘肽的产生和己糖单磷酸旁路的能力以及 RBC 的糖酵解有关。由

框 18-2　氨苯砜的一些不良反应

药理学的
　溶血性贫血
　高铁血红蛋白血症——症状包括头痛、疲乏
非特异性的
血液系统
　白细胞减少
　粒细胞缺乏
肝
　肝炎（主要是转氨酶升高）
　传染性单核细胞增多症样综合征
　　（氨苯砜过敏综合征）
　胆汁淤积性黄疸（罕见）
　低白蛋白血症（罕见）
皮肤超敏反应
　发疹性皮疹（泛发疹、斑丘疹）
　剥脱性红皮病
　中毒性表皮坏死松解症
胃肠道
　胃肠道刺激、恶心
　厌食症
神经和精神系统
　精神病
　外周神经病（主要是运动能力）

于 RBC 不能合成蛋白质，随着老化其抗氧化能力下降，其更容易受到损伤并从循环中清除。这会造成起始阶段血红蛋白（Hgb）降低，继而由于骨髓造血增加而得到部分纠正。在控制不佳的糖尿病患者，氨苯砜诱导的溶血所造成的新生 RBC 大量入血，会造成糖化血红蛋白（HgbA1c）的假性降低[82]。由于 HgbA1c 的糖化作用是随着 RBC 老化而增加的，所以在慢性溶血的患者，循环中新生 RBC 的相对增多会造成低 HgbA1c 的假象，不能反映糖尿病患者的血糖控制情况[83]。

氨苯砜的 N-羟基代谢产物是强氧化剂，对 RBC 有持续的氧化作用。这些代谢产物直接作用于 RBC，导致 RBC 产生的谷胱甘肽的消耗、蛋白（血红蛋白和红细胞膜）谷胱甘肽二硫化物的形成、RBC 结构改变、Heinz 小体形成以及 RBC 在脾的隔离[11]。并且，在离体状态下红细胞膜会发生脂质过氧化反应，后者也可以造成红细胞膜的改变及其在脾的隔离。此效应发生的个体差异很大，特别是在 G6PD 缺乏症患者。G6PD 缺乏症患者对氧化应激更敏感，包括来自氨苯砜代谢产物的氧化作用。问题 18-7 需要记住的一个重要事实是，虽然 G6PD 缺乏症在非洲、中东以及亚裔中更多发，但在任何一个种族中 G6PD 功能的个体

差异都很大，即在任何个体引起明显溶血均有可能[84-85]。而溶血的程度与个体的乙酰化表型无关[86]。

高铁血红蛋白血症

与氨苯砜相关的第二个重要的血液系统不良反应是高铁血红蛋白血症。 问题 18-8 高铁血红蛋白血症的形成也与氨苯砜的 N-羟基（羟胺）代谢产物有关。这一反应同样具有剂量依赖性，使用低剂量氨苯砜的患者血液中可见到少量的高铁血红蛋白。RBC 内的高铁血红蛋白还原酶作用于已形成的高铁血红蛋白，导致 Hgb 的再生[11]。氧化的 Hgb 的再生不依赖于 G6PD 的活性，氨苯砜相关的溶血性贫血与高铁血红蛋白的形成无明确相关性。高铁血红蛋白血症的临床相关性是携氧能力的下降，进而影响到 Hgb 和患者的整个心肺系统。根据患者的发绀程度来判断高铁血红蛋白含量是不可能的，特别是在肤色较深的人种。并且，高铁血红蛋白的百分比也不能准确反应高铁血红蛋白血症的临床意义。例如，一位高铁血红蛋白含量为 10% 的患者的 Hgb 为 15g/dl，功能上相当于 Hgb 含量大约为 13.5g/dl 者。同等高铁血红蛋白含量而血色素为 10/dl 的患者，功能上相当于 Hgb 9g/dl，有可能出现贫血症状。类似地，有心肺疾病的患者可能对低水平的高铁血红蛋白即无法耐受。

治疗溶血和高铁血红蛋白血症的方法

问题 18-9 重要的是需要记住，溶血性贫血和高铁血红蛋白血症在使用氨苯砜的患者是可预期的（药理学作用），而这些反应的程度对于每例患者差别很大。对氨苯砜的安全使用有赖于临床医生对这些不良反应的了解并关注、对有临床意义的患者的反应能准确诊断以及确定治疗剂量时对所有上述相关因素加以考虑。维生素 E（800IU/d）对预防高铁血红素蛋白的形成和溶血有小量保护作用，其临床意义尚未证实[87]。也有显示西咪替丁（400mg，每日 3 次）可以减少人类高铁血红蛋白的形成[14]。这一作用被认为是通过抑制氨苯砜的羟胺代谢产物的形成而实现的，而后者会引起血液系统毒性。在紧急情况下，口服亚甲蓝（每日 100～300mg）可以迅速降低高铁血红蛋白水平，但此方法对 G6PD 缺乏症患者禁用并且无效[88]。不论是局麻还是全麻的术中或术后、之前不活动的、氨苯砜引起的高铁血红蛋白血症可能加重或显现症状，这些病例使用抗坏血酸治疗有效[89-90]。抗坏血酸（维生素 C）口服或经静脉均可，容易获得且能够有效地以非酶途径减少高铁血红蛋白。但是高铁血红蛋白浓

度超过 30% 时，需要采取其他更快速的措施，如亚甲蓝或者血浆置换治疗[91]。

不良反应——特异反应

目前对氨苯砜的特异不良反应的机制了解尚少。这些不良反应包括与其他药疹相似的轻微皮肤反应到危及生命的合并症（如粒细胞缺乏）。

粒细胞缺乏

问题 18-10 粒细胞缺乏是潜在的最严重的氨苯砜特异不良反应[92-93]。其发生机制不明。有些数据表明氨苯砜的羟胺代谢产物在其发病中也起一定的作用。Hornsten 等估计氨苯砜引起的粒细胞缺乏的发生率约为 1/3000 人年的氨苯砜使用者，或者大概 1：240～1：425 使用氨苯砜治疗的 DH 患者[93]。发生粒细胞缺乏的时间中位数为 7 周（一般为 3～12 周），平均使用剂量为每日 100mg。很难准确确定粒细胞缺乏发生的最早时间，因为文献中对白细胞（WBC）的监测时间不尽相同。但是很明确，粒细胞缺乏可以早至用药后 3 周即可发生[94]。并且，基本上所有的粒细胞缺乏均在治疗的前 12 周内发生。骨髓象检查可发现严重的粒细胞生成抑制。患者可以出现发热、咽炎，偶然会发生败血症征象。尽管最初在越南战争期间报道的该不良反应的死亡率为 50%，但后来报告的死亡率为 14%～33%[93-94]。多数患者停用氨苯砜后迅速恢复，一般为 7～14 天[91-92]。粒细胞集落刺激因子（G-CSF）可用来加速粒细胞的恢复[95]。这一反应的严重性以及其通常在治疗的前 3 个月发生的事实提示应在治疗早期频繁监测全血细胞计数（CBC）[93-94]。此外，应指导患者，如果出现持续发热或流感样症状需要停药。

外周神经病变

氨苯砜还与多种神经系统的不良反应相关。问题 18-11 但这些不良反应都属罕见，最常见的是外周神经炎[96-97]。氨苯砜神经炎主要是末端运动神经炎，有部分感觉神经受累。患者表现为手和（或）腿远端运动乏力，常见手部肌肉萎缩。感觉神经症状少见，一旦出现，都伴有运动神经受累的症状和体征。患者常常无其他氨苯砜中毒的征象（超敏反应综合征、严重贫血、高铁血红素血症）。与神经病变相关的氨苯砜剂量差别很大。有在高剂量短疗程后（每天 1.2g，连续 7 天）出现神经病变的患者，也有相对低剂量长疗程（每天 150mg，共 5 年）后发生者。氨苯砜的剂量范围为每天 75～600mg[98]。电生理研究发现有主要影响运动神经的轴突变性[99]。多数患者在停氨苯砜之后

完全恢复，通常需要数周至 2 年的时间[83]。有趣的是，1 例 DH 患者因长期大剂量服用氨苯砜出现末梢运动神经炎，在将氨苯砜从每天 1g 减量至每天 100～200mg 时，末梢运动神经炎在 1 年内完全恢复[100]。还有 1 例患者在末梢运动神经炎恢复后再次开始服用氨苯砜，没有再出现问题。氨苯砜导致神经病变的机制尚不清楚。在部分病例表现为很明确的剂量相关现象，与快速大剂量给药密切相关。在另外一些病例，相对低剂量短疗程也有神经炎表现。推测患者的乙酰化基因型在其中可能起到一定的作用，但目前无定论[98]。氨苯砜神经损伤的动物模型尚未成功建立。目前为止，氨苯砜外周神经病变的各种案例还无法用一种理论成功解释。

其他神经影响

氨苯砜造成的其他神经系统不良反应也有报道。曾有报道，氨苯砜严重过量的患者出现永久性视网膜损伤伴视神经萎缩[101-102]。有人认为这种眼损伤与严重的低氧血症及与之相关的、在氨苯砜过量患者中发现的 RBC 碎片有关。Leonard 等对每日服用 50～100mg 氨苯砜治疗的 DH 患者的视网膜血流情况进行了研究，未发现局部血流异常[103]。Homeida 等报告 1 例氨苯砜过量患者同时出现了视神经萎缩和运动神经病[101]。14 个月后，运动神经病完全康复，但视神经萎缩及视力下降持续存在[104]。

此外，也有氨苯砜治疗后发生急性精神病的报道[105-107]。这些大都出现在使用氨苯砜治疗麻风的病例，但也有罕见的在使用氨苯砜治疗皮肤病时出现的报道。精神状态的改变在停用氨苯砜后一般都能恢复正常。同氨苯砜诱发的运动神经病变一样，这些神经系统不良反应的发病机制不清，更可能为特发性反应。

胃肠道作用

与氨苯砜相关的胃肠道不良反应有很多，从相对良性的自限性的轻度不适到严重的危及生命的情况均有。有些服用氨苯砜的患者会有轻度的胃肠道不适，如胃肠道激惹和食欲下降。大部分反应是自限性的，且可通过与食物同服来减轻。有人观察到服用氨苯砜的患者出现原发性肝细胞肝炎和胆汁淤积性肝炎的现象，患者在停用氨苯砜后恢复[108-109]。其他少见的氨苯砜相关的不良事件包括严重的低白蛋白血症、胆囊穿孔和胰腺炎[110-112]。

氨苯砜超敏反应综合征

问题 18-12 一个更严重的、与氨苯砜相关的特发性不良事件被称为"氨苯砜综合征"或"砜类综合征"。这种少见的综合征起初被描述为传染性单核细胞增生症样的皮疹，出现在结节性麻风患者的治疗中[113]。患者常在治疗 3～12 周后出现发热、全身泛发性皮疹以及肝炎[114]。皮肤损害可为斑丘疹到中毒性表皮坏死松解症，肝炎为肝细胞性肝炎和胆汁淤积性肝炎的混合类型[109,115]。患者常有严重超敏反应的征象（如外周血嗜酸性粒细胞增高），也有报道有死亡的病例[116]。有报道发现有自身抗体形成并进入血液循环，继而导致大疱样损害的出现[117]。尽管最初的氨苯砜超敏反应综合征出现在麻风患者，但其在氨苯砜治疗皮肤病时曾出现。有人使用糖皮质激素治疗这种情况，但因为氨苯砜超敏反应综合征非常罕见，评价该治疗的收益是很困难的。

其他皮肤超敏反应综合征

同许多药物一样，氨苯砜可与多种皮疹相关，从典型的斑丘疹样药疹到多形红斑，到中毒性表皮坏死松解症均可见[115]。

与磺胺类抗生素的交叉过敏反应

问题 18-13 有趣的是，尽管没有广泛观察到氨苯砜与其他磺胺类药物的交叉反应，但例外确实存在。对使用甲氧苄啶-磺胺甲噁唑后出现斑丘疹样皮疹（麻疹样，发疹性）的 HIV 感染者的观察发现，之后如果使用氨苯砜治疗，有 7%～20% 的患者出现相似皮疹。这些皮损一般较轻，不影响氨苯砜的继续使用[78-79]。Beumont 等发现对甲氧苄啶-磺胺甲噁唑有过敏史的患者使用氨苯砜治疗并无明确的氨苯砜相关不良反应[78]。在一项回顾性队列研究中，Strom 等对既往有磺胺类抗生素过敏的患者使用非抗生素类磺胺药（砜类）（如氨苯砜）的情况进行了评估[118]，发现尽管对磺胺类抗生素过敏者对非抗生素类磺胺药过敏的概率轻度升高，但在青霉素过敏者，这一概率也以相似的程度增加。此外，对磺胺类抗生素敏感的患者对青霉素过敏的概率也增加，其程度与其对其他磺胺类药物敏感的增加类似。这些结果提醒医生注意，既往的青霉素或磺胺类抗生素过敏史会轻度增加非抗生素类磺胺药（如氨苯砜）出现过敏反应的机会[118]。尽管目前没有前瞻性研究，但似乎交叉反应如果发生也是相对少见和轻微的，建议既往有磺胺过敏史的患者谨慎使用氨苯砜。如果患者既往对磺胺的过敏反应是较严重的（如荨麻疹样过敏反应或重症多形红斑），则不应给予氨苯砜治疗。

光敏性

有关于服用氨苯砜的患者发生光敏感的报道，通常是氨苯砜超敏反应综合征的伴发症状。有 1 例报道提到氨苯砜在线状 IgA 大疱性皮肤病患者诱发了光敏反应[119]。除此之外，大部分此类报道均为麻风病患者[120-121]。

致癌性

氨苯砜被认为有轻度致癌性。动物实验显示，以高剂量氨苯砜治疗 2 年，一些动物恶性肿瘤发生率轻度升高。尚无研究证实氨苯砜在人类有致癌性[79,122-126]。

妊娠期及哺乳期用药

妊娠期使用氨苯砜的安全性是重点关注内容，因为许多皮肤病患者在妊娠期需要治疗。在一项近期进行的评估妊娠期抗疟治疗的随机研究中，氨苯砜联合氯丙胍组与其他方法治疗组有相似的胎儿出生预后[127]。此外，有关线状 IgA 皮肤病和麻风病的系列报道以及文献中一些无对照的报道均提示氨苯砜在部分妊娠患者可安全使用[8,128-129]。但在美国，氨苯砜的妊娠期风险分级仍为 C 级。值得注意的是，氨苯砜可以通过乳汁分泌，虽然罕见，但可导致服用氨苯砜的母亲哺育的婴儿出现溶血性贫血[7,130]。

药物相互作用（表 18-4）

氨苯砜罕见药物相互作用。最主要的药物相互作用列于表 18-4[6,84,131]。

表 18-4　药物相互作用——氨苯砜

相互作用的药物	举例与说明
以下药物可以通过诱导 CYP3A4 酶而↓氨苯砜血药浓度（失效）	
非传统治疗	金丝桃
抗细菌药物——利福平类	利福布汀、利福平、利福喷汀
抗惊厥药物	卡马西平、奥卡西平、苯巴比妥、苯妥英
抗真菌药物	灰黄霉素
抗 HIV 药物	依非韦伦、奈韦拉平
其他药物	波生坦（用于肺动脉高压的药物）
以下药物可能通过↓GI 吸收而↓氨苯砜的血清浓度（失效）	
抗酸剂	铝、钙、镁，质子泵抑制剂、H_2 抗组胺药物
HIV 药物	去羟肌苷，可能会降低氨苯砜的 GI 吸收（应间隔 2h 给药）
以下药物可能↑氨苯砜血药浓度（及潜在毒性反应）	
止吐药	阿瑞匹坦既能↑也能↓氨苯砜的血清浓度
其他药物	丙磺舒，↓氨苯砜代谢产物的排出
以下药物抑制叶酸代谢通路中的酶，可能会↑氨苯砜的血液毒性	
二氢叶酸合成酶抑制剂	磺胺类抗生素，与氨苯砜抑制同样的酶
脱氢叶酸还原酶抑制剂	甲氨蝶呤、乙胺嘧啶、三甲曲沙、甲氧苄啶，抑制叶酸代谢（降解）途径的一系列酶
以下药物（氧化剂）可能会↑RBC 的氧化——导致溶血、高铁血红蛋白血症	
抗细菌药物——磺胺类	多种多样；两种均是氧化剂，联合应用可能会↑氧化作用诱发的 RBC 溶血
麻醉药物——局部应用	苯佐卡因、丙胺卡因（与利多卡因、EMLA）
抗疟疾药物	氯喹、羟氯喹、伯氨喹
其他药物	硝普钠
其他涉及氨苯砜的可能有重要影响的药物相互作用	
抗 HIV 药物	Zicalcitabine，增加外周神经病变的风险
其他药物	对氨基苯甲酸（PABA），可能通过叶酸代谢途径↓氨苯砜的效力

GI，胃肠道；RBC，红细胞

Adapted from Facts & Comparisons, The Medical Letter Drug Interactions Program, E-pocrates, Hansten and Horn: reference pg. xxii

监测指南 （框 18-3）

使氨苯砜毒性最小化的最重要因素是治疗前的评估及使用过程中对患者的密切随访。对氨苯砜作用机制以及所治疗疾病发病机制的充分了解能够使得临床医生在给予氨苯砜治疗时获得最好的疗效，同时尽可能降低风险。一旦确定氨苯砜是合适的治疗药物，确定患者没有潜在的增加药物毒性的风险因素就变得很重要。应进行全面的病史采集和体检，特别要注意以往存在的心脏、肺、肝、神经系统或肾疾病。尽管这些合并症不是氨苯砜的绝对禁忌证，但显著的心肺疾病可能意味着减少氨苯砜的初始剂量和总体上采用相对保守的剂量的需求。初始的实验室评估同样应侧重潜在的不良反应。实验室检查应该包括 CBC 和分类、肝功能、肾功能等。

如前所述，即使不是全部，也应该对多数患者进行 G6PD 水平的检测。G6PD 缺乏症在非洲裔美国人、中东以及远东后裔更为常见，但也并不局限于这些种族。其他的会增加药理学不良反应的潜在风险因素也应得到检测。值得重视的一点是，如果患者网织红细胞计数升高，或者因有酶的变异而导致其处理 RBC 中氧化应激的能力有所下降，G6PD 缺乏症的实验室检测可以出现假阴性[84,133]。G6PD 缺乏症在遗传学上的异质性意味着有相似 G6PD 水平的个体对同等剂量的氨苯砜可能呈现明显不同的反应，这使得在给药初期严密监测所有患者的 Hgb 水平变得至关重要。在评估治疗前实验室检测结果时，也要特别留意 Hgb 水平。如果患者有轻度的铁、叶酸或维生素 B_{12} 缺乏，在使用氨苯砜后其骨髓造血活性不能正常增加，相应的 Hgb 下降会更为显著。如果在给药之前这些不足就能被发现并在氨苯砜治疗前或治疗中得到纠正，患者的患病率也许会显著下降。

确认患者可以安全使用氨苯砜治疗后，还需要密切随访。在最初 3 个月，需要频繁检测 CBC。起初，我们建议在前 4 周内每周复查 CBC 一次，随后的 8 周改为每 2 周一次。这可以让医生及时了解是否有具备临床意义的药理学或特发性血液系统不良反应发生。稳定剂量的氨苯砜治疗持续 12 周后，Hgb 的改变极少发生，粒细胞缺乏也鲜见报道。

长期使用氨苯砜的患者需要每 3~4 个月进行 CBC 检测，在显著增加氨苯砜剂量时也需检查。长期用药时肝肾功能每 3~6 个月进行评估，而给药起始时肝功能的检测需要更加频繁（前 3 个月每 2 周一次）。除非患者出现过度疲劳、头痛或不断加重的心肺症状，否则不需要常规检测高铁血红蛋白水平。应该注意到，

使用氨苯砜的患者高铁血红蛋白水平是增加的，患者应该随身携带提示他们正在服用氨苯砜的医疗卡片。与之类似，所有服用氨苯砜的患者都会因为轻度的溶血出现网织红细胞计数不同程度的增加。如果服用氨苯砜的患者有持续的贫血却不显示网织红细胞增加，则需要考虑其可能有相关的铁、叶酸或者维生素 B_{12} 的缺乏。要提醒患者不得在没有医生指导下私自改变氨苯砜剂量，因为增加剂量可能导致不良反应的急剧变化。在每次的复诊随访中，都需要对先前存在的心肺疾病是否有所加重以及是否出现了末梢运动神经病变的征象等进行评估。

最后，在氨苯砜治疗初始阶段以及随后的每次随访中均需提醒患者，如果出现持续性的发热应停药以及不得在没有咨询医生的情况下私自增加剂量。要告诉患者如果出现持续的病毒感染症状（如恶心、呕吐、乏力或虚弱等），应咨询医生。同时，医生应对可能引

框 18-3　氨苯砜监测指南

基线

病史和体检

　全面的病史和体检，重点为心肺疾病、胃肠道、神经系统以及肾系统。

实验室

　CBC 以及 WBC 分类

　肝功能检测（特别是 SGOT/AST 和 SGPT/AST）

　肾功能化验

　尿常规

　G6PD*

复诊

病史和体检

　每次复诊均需对外周运动神经进行评估

　每次复诊均需评估有无高铁血红蛋白血症的症候

　询问有关其他明显不良反应的问题

实验室

　每周一次查 CBC 及 WBC 分类，共 4 周，然后每 2 周一次，直至第 12 周，此后每 3~4 月一次+

　必要时查网织红细胞计数，以评价对氨苯砜引起的溶血的反应程度

　每 3~4 月一次检测肝功能（特别是 SGOT/AST 和 SGPT/AST）

　每 3~4 个月检查肾功能和尿常规‡

　根据临床指征检测高铁血红蛋白水平（见正文）

WBC，白细胞

注意：实验室检查不正常或者高风险患者可能需要更频繁的检测。

* 对非洲裔美国人、中东或者远东后裔特别重要，强烈建议所有即将接受氨苯砜治疗的患者进行基线检查。

+明显增加剂量时需要更加密切地监测血液学参数。

‡肾功能和尿常规检测对于使用磺胺吡啶治疗的患者最为重要

起这些症状的氨苯砜的各种毒性反应（如氨苯砜超敏反应综合征、药物诱发的肝炎以及神经病变）有所关注，并据此对患者进行正确评估。如果做到谨慎地选择患者、进行适当的实验室检查、密切随访以及坚持使用最小有效剂量，氨苯砜可以是许多炎症性皮肤病的安全有效的用药。

治疗指南

氨苯砜的初始剂量应在考虑基础健康状况以及实验室检查结果的前提下确定个体化方案。因为大部分患者需要 100～200mg/d 才能控制皮肤病，我们通常以每日 100mg 单次给药开始。氨苯砜有 25mg 及 100mg 两种片剂包装，价格低廉，一般 100mg 的剂量每日开销为 0.15～0.6 美元。或者如果患者或医生愿意，治疗可以从小剂量开始，但可能需要更长的时间来判断氨苯砜对皮肤病的治疗是否有效。治疗的早期阶段密切随访以及频繁的实验室检查是很重要的，以减少药理学及特发性不良反应发生。具体细节已在监测指南中列出。氨苯砜的剂量可以调整，以获得最佳效果，但必须记住药理学不良反应（溶血性贫血和高铁血红蛋白血症）的发生会随剂量增加而增加。如果患者的病情已得到足够的控制、皮损已经很少或没有，建议将氨苯砜逐渐减量，以减少不良反应发生的风险。

如前所述，一定要警告患者不得自行增加氨苯砜的剂量。

本章使用的英文缩写	
AIDS	获得性免疫缺陷综合征
CBC	全血细胞计数
DH	疱疹样皮炎
DDS	二氨基二苯基磺胺（氨苯砜）
FDA	食品药品监督管理局
G6PD	葡糖-6-磷酸脱氢酶
G-CSF	粒细胞集落刺激因子
HETE	羟二十碳四烯酸
Hgb	血红蛋白
HIV	人类免疫缺陷病毒
MADDS	单乙酰氨苯砜
NOH	羟胺
RBC	红细胞
SLE	系统性红斑狼疮
UVB	紫外线 B
WBC	白细胞

推荐阅读

Beumont MG, Graziani A, Ubel PA, et al. Safety of dapsone as Pneumocystis carinii pneumonia prophylaxis in human immunodeficiency virus-infected patients with allergy to trimethoprim/sulfamethoxazole. *Am J Med* 1996;100:611-6.

Coleman MD. Dapsone toxicity: some current perspectives. *Gen Pharmacol* 1995;26:1461-7.

Zuidema J, Hilbers-Modderman ESM, Merkus FWHM. Clinical pharmacokinetics of dapsone. *Clin Pharmacokinet* 1986;11:299-315.

Zhu YI, Stiller MJ. Dapsone and sulfones in dermatology: overview and update. *J Am Acad Dermatol* 2001;45:420-34.

参考文献

见本书所附光盘。

第 19 章 抗 疟 药

Jeffrey P. Callen and Charles Camisa

张 霞 译 娜仁花 审校

概述

曾用于治疗皮肤疾病的抗疟药有羟氯喹（HCQ）、氯喹（CQ）以及米帕林。米帕林已经撤市，但是美国的调剂药房可以给个别患者提供该药。但对很多患者而言米帕林已经无法获取，因为很多保险公司也已不将其作为治疗药物而认同。最常用的抗疟药（HCQ和CQ）是4-氨基喹啉类（表19-1）和一种天然物质奎宁的衍生物。奎宁是从南美洲的金鸡纳树皮中提取的一种碱性物质[1]。有相信这种树皮最初是用来退热，所以金鸡纳树又被称为"发热树"。在19世纪的第一个10年，奎宁被广泛地用作抗疟药。

第一次世界大战推动了合成抗疟药的产生。盐酸米帕林于1930年合成，磷酸氯喹1934年合成，硫酸羟氯喹1946年合成。抗疟药物在皮肤科的最初使用归功于 Payne，其于1894年将奎宁用于红斑狼疮的治疗[2]。1951年，Page 将米帕林用于治疗皮肤红斑狼疮[3]。

药理学

抗疟药的关键药理学信息列于表19-2。

结构

多数抗疟药都属于4-氨基喹啉。米帕林有1个额外的苯环，属于吖啶类化合物。HCQ和CQ的结构见图19-1。

吸收和生物利用度

抗疟药物是苦味的、水溶性的晶体粉末，在胃肠道（GI）快速完全吸收。米帕林血浆峰值在服药后 1～3h 之内可达。这些药物与极易与组织蛋白结合；因此，在肝、脾以及肾组织中浓度最高，尤其是核内和线粒体内。

各种单次或重复的 HCQ 和 CQ 给药方法最终结果为几乎一致的血浆浓度曲线，其血浆浓度峰值分别为 4h 和 5h[4]。两种药物在组织中的分布相似：在骨

表 19-1　抗疟药

非专有名	商品名	厂商	片剂/胶囊规格（mg）	标准剂量范围	价格
盐酸羟氯喹	Plaquenil	Sanofi-Aventis 或非专利药	200mg（刻痕）	200~400mg/d 或 6.5mg/(kg·d)	35.99 美元/60 粒（非专有名），204.33 美元/60 粒（专有名）
磷酸氯喹（只有口服剂型）或盐酸氯喹	Aralen 或非专有名	Sanofi-Aventis 或非专利药	500mg（刻痕）或 250mg（非专利药）	250~500mg/d 或者 3.0mg/(kg·d)	250mg /30 粒，70.99 美元；500mg /25 粒，196.37 美元
盐酸米帕林	均为配制	无	100mg*	100~200mg/d	差异大

* 此为曾经有的包装规格，现在全部需要特别配制

表 19-2　药理学关键概念——抗疟药

名称	吸收和生物利用度			清除		
	达峰时间	生物利用度	蛋白结合力	半衰期	代谢	排泄
羟氯喹	4h	74%	45%	40~50 天	去乙基羟氯喹和去乙基羟氯喹代谢产物	20% 以原形从尿中排出，也通过胆汁排泄
氯喹	5h	50%	50%~65%	40~50 天	代谢产物为去乙基氯喹	42%~47% 以原形从尿中排泄
米帕林；阿的平	1~3h	100%	80%	5~14 天	无	尿液、胆汁、汗液、唾液

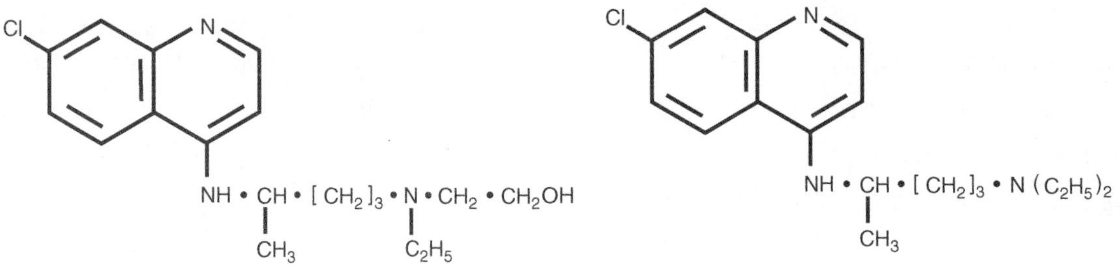

图 19-1　抗疟药物的结构

骼、皮肤、脂肪及脑组织中浓度最低，在肌肉、眼、心脏、肾、肝、肺、脾以及肾上腺组织（按由低到高的顺序）中浓度较高。就绝对量而言，CQ 比 HCQ 高 2.5 倍。有些组织中聚集的上述 4-氨基喹啉类药物浓度可以是血浆中的数百倍。

代谢和排泄

　　主要的生物转化途径尚不清楚，但途径可能比较广泛。CQ 每日剂量中的半数以原形从尿液中排出，粪便、汗液、乳汁、唾液以及胆汁中可检出少量[4]。

　　CQ 和 HCQ 的半衰期相似，为 40~50 天[5]。如此长的半衰期归因于组织的大量摄取以及向循环中的缓慢释放。达到稳态血药浓度需要 3~4 个月，可能是其起效较慢的原因。单剂量 HCQ 在给药 5 个月后可在全血中检出。

　　两者的代谢有一处不同：CQ 的一级代谢产物为单一产物（去乙基氯喹），HCQ 的一级代谢产物为两种（去乙基羟氯喹和去乙基氯喹）。一级代谢产物去乙基化合物分解为胺类代谢产物[4]。

　　还有一点不同之处是经由尿便排出的相对药量有差别。单剂给药后，CQ 在尿液中的量较 HCQ 高 3 倍，而粪便中则是 HCQ 的量较 CQ 高 3 倍。有数据表明 HCQ 形成乙醚葡萄糖苷酸，经由胆汁排出。只有少量 HCQ（约 20%）以原形经肾排出，表明轻中度肾功能受损的患者无需调整剂量[6]。

作用机制

　　抗疟药在各种疾病中的确切作用尚不明了。问题 19-1 各种有关作用机制的假说包括：①光线过滤作用、免疫抑制作用、抗炎症反应作用、通过抑制

DNA/RNA 的生物合成起到抗增生作用、抗病毒作用、抑制血小板聚集以及降低脂类和维生素 D 的水平。以下就这些可能的作用机制展开讨论。

在光敏性皮肤病中的作用

抗疟药能够抑制紫外线在红斑狼疮和多形性日光疹中诱发的皮肤反应，这可能通过影响前列腺素代谢、抑制超氧化物的产生或其与 DNA 结合的能力而实现的[7]。Nguyen 等[8]认为 4-氨基喹啉使紫外线 B（UVB）诱发的参与对抗紫外线损伤的保护因子增加。

免疫抑制作用

抗疟复合物增加细胞内的 pH 值、稳定溶酶体膜、干扰内涵体的成熟，进而阻断 Toll 样受体与包括核酸在内的配体的交互作用[9]。这可以导致巨噬细胞表面主要组织相容性抗原表达的下降。Fox 和 Kang[10]证明了对 CQ 和 HCQ 都具剂量依赖性的 CD4＋的 T 细胞克隆对白介素（IL）-2 释放的抑制。抗疟药可能还通过它们对 Toll 样受体的抑制以及 I 型干扰素的影响而抑制抗原抗体复合物的形成。有显示在体外实验中，这些药物可减少淋巴细胞对有丝分裂原的反应[11]。

抗炎症反应作用

抗疟药的抗炎症作用也是其重要作用。抗疟药可以减小溶酶体的体积，可能也抑制其功能[12]。这些药物也可以干扰多种炎症细胞的趋化作用[13]。

其他作用机制

抗疟药一个可能很重要的作用是抑制血小板聚集和黏附，进而抑制血栓形成[14]。多篇文献证明，使用抗疟药治疗的红斑狼疮和抗磷脂综合征患者发生血栓事件减少[15-16]。还有报告指出有血脂水平降低。对于同时使用糖皮质激素治疗的红斑狼疮（LE）患者，抗疟药对胆固醇的影响可能得到加强[17]。还有研究显示在使用泼尼松治疗的 SLE 患者，抗疟药使其胆固醇水平下降并且可能保护患者免于继发冠状动脉疾病[18-19]。最后，Qrnstein 和 Sperber[20]发现抗疟药有抗病毒作用，其可以中等程度地降低人类免疫缺陷病毒（HIV）的负荷。

临床应用

近期一项针对以改善疾病为目的接受药物治疗的关节炎患者进行的流行病学研究发现，使用抗疟药治疗的患者中糖尿病的发生率降低。有关这一发现的机制尚不明了。框 19-1[21-75]列出了抗疟药的适应证和禁忌证。

FDA 批准的适应证

除红斑狼疮外，其他已获批准的适应证均为非皮肤科疾病。米帕林已不再用于治疗疟疾和绦虫病，因为已经有同样有效且毒性更小的药物[34]。

框 19-1 抗疟药适应证和禁忌证[21-75]

FDA-批准的适应证
红斑狼疮（部分病例）[21-33]
非皮肤科适应证包括：
疟疾（全部 3 种抗疟药）[34]
类风湿关节炎（羟氯喹）[35]
皮肤科超适应证应用
光敏性疾病
迟发性皮肤卟啉病[36-43]
多形性日光疹（PMLE）[44,45]
日光性荨麻疹[46]
皮肌炎（皮肤表现）[47-50]
肉芽肿性皮肤病
结节病[51]
环状肉芽肿（泛发性）[52-53]
其他肉芽肿性皮肤病[54-55]
淋巴细胞浸润——良性
皮肤淋巴细胞瘤[56]
Jessner 淋巴细胞浸润[57]
脂膜炎
脂膜炎（特发性）[58]
慢性结节性红斑[59]
狼疮脂膜炎[60]
其他皮肤病
口腔扁平苔藓[61]
慢性溃疡性口炎[62]
网状红斑性黏蛋白沉积症[63-65]
落叶型天疱疮[66]
特应性皮炎[67]
荨麻疹性血管炎[68]
局限性硬皮病[69]
毛囊性黏蛋白沉积症[70]
银屑病关节炎[71-75]
禁忌证
绝对禁忌证
对本药过敏（理论上氯喹和羟氯喹存在潜在交叉过敏）
相对禁忌证
严重的血液病
显著的肝功能下降
显著的神经系统疾病
视网膜和视野改变
银屑病（见正文）
妊娠期处方风险分级——C 级（详见第 64 章）

HCQ 用于改善类风湿关节炎病情。在 63％的患者可有病情的改善，但只有 12％的患者可以获得完全缓解[35]。HCQ 在类风湿关节炎上的治疗地位已经下降，因为已经有了新的生物制剂以及甲氨蝶呤和来氟米特。三种抗疟药的使用及剂量与它们的毒性和疗效密切相关（见表 19-1），关于剂量的选择会在后续的治疗指南部分进行讨论。

红斑狼疮

一项关于羟氯喹治疗盘状红斑狼疮的双盲试验显示，在治疗 3 个月和 1 年时治疗组较安慰剂组更具疗效，换组治疗后 3 个月时治疗组仍较安慰剂组疗效显著。抗疟药用于局部措施（包括避光、防晒、大量应用广谱防晒霜以及局部或皮损内使用强效激素治疗）无效者。 问题 19-2 在大型开放性研究中发现，70％慢性皮肤型 LE 患者对抗疟药治疗反应良好甚至非常好[21-22]。一些亚型反应欠佳，如受累广泛的患者、有高度增生性或疣状外观皮损者，以及系统性红斑狼疮伴有明显盘状狼疮表现者。在开放性研究中，亚急性皮肤型红斑狼疮也显示出相似的出色效果[23]。有认为当 HCQ 疗效不好时换用 CQ 可以取得疗效。因为其视网膜毒性会叠加，HCQ 和 CQ 不能同时应用。在米帕林退市以前，其可以与 HCQ 或者 CQ 联合使用或者单独用于治疗皮肤狼疮，目前很多调剂药房仍可提供该药，有显示其与 HCQ 或者 CQ 联合使用效果很好[76]。抗疟药治疗皮肤红斑狼疮时起效时间为 4～12 周。有些患者可以在冬季停药，这取决于他们生活或者度假的地理位置。

在加拿大羟氯喹研究团队[24]发表他们的研究数据之前，抗疟药对 SLE 的疗效缺乏可靠的文献资料。普遍被接受的观点是抗疟药物对关节炎、胸膜炎、心包炎以及嗜睡有一定疗效[25]。加拿大人发现 SLE 发作的风险在安慰剂组明显高于 HCQ 组。在同步发表的编者按中，Lockshin[26]指出，尽管这些数据具有显著性，但作者没有提及 HCQ 在 SLE 发作期的有效性，也没有表明是否应给所有 SLE 患者开具 HCQ 治疗。在一份近期发表的文献中，Esdaile[27]回顾了抗疟药用于 SLE 治疗的已有数据。尽管只有两项对照研究，但均显示轻到中度 SLE 患者可以从抗疟药的治疗中获益。Esdaile 还谈到一项关于狼疮性关节炎的研究，尽管缺乏有关客观疗效的记录，但主观的、患者报告的改善与 HCQ 治疗显著相关。另外他还谈到，一些研究显示抗疟药物有激素节制作用。近期的一项对 130 例 SLE 患者的研究中，HCQ 的使用显著延迟了患者满足 SLE 诊断指标的时间。许多患者因有 LE 特异性

皮疹而采用了 HCQ 治疗[28]。

除播散性盘状、环状或丘疹鳞屑性亚急性皮肤红斑狼疮外，显著的头皮受累（脱发）也是使用抗疟药物的指征。 问题 19-3 多项研究显示吸烟会减弱抗疟药对皮肤 LE 的治疗效果[29-31]。关于这一点近期争议很大，因为有两篇具有不同结论的文献[77-78]。有关吸烟降低抗疟药物疗效的机制尚不清楚，但有推测认为吸烟增加 LE 的疾病活跃程度，且吸烟可能通过降低抗疟药在溶酶体内的聚集而降低其药效[33]。不论吸烟是否使 LE 活跃或减低抗疟药的疗效，仍应建议患者戒烟，因为其与患者整体健康状况的改善相关。

超适应证用药

迟发性皮肤卟啉病

抗疟药不是迟发性皮肤卟啉病（PCT）的首选治疗。在外界致病因素去除后，放血治疗仍是对包括丙型肝炎感染者在内的基本治疗。对贫血的患者或者放血治疗无效者，可以尝试抗疟药物治疗。抗疟药的作用机制在于其对肝细胞的作用，使得卟啉释放入循环中，最终排出体外。其效果是在治疗 LE 患者时发现的，偶尔有 LE 患者合并亚临床型 PCT[36]。当给予这些患者常规剂量的 HCQ 或 CQ 时，患者出现了发热、恶心、呕吐、腹痛以及显著的肝功能检测指标升高[37]。从这些急性毒性反应中恢复后会获得 PCT 的长期缓解。为避免毒性反应，使用低剂量的抗疟药（CQ125mg，每周 2 次；或 HCQ100mg，每周 3 次）有效且安全。（即每周总剂量相当于常规使用最大剂量的 10％。）Malkinson 和 Levitt[38]建议按如下方法使用 HCQ：100mg，每周 3 次，共 1 个月，然后改为 200mg，每周 3 次，共 1 个月，继而每日 200mg。根据生化和临床效果来决定是否再加量。此方法不可用于肾衰竭接受血液透析的患者，因为肝释放的卟啉得不到有效的清除。另外，Peterson 和 Thomsen[39]采用高剂量 HCQ250mg，每日 3 次，共 3 天，治疗了 72 例患者，其中大部分获得了长期缓解。有些患者的缓解期长达 4.5 年。有关抗疟药物治疗的进一步讨论，包括对 PCT 患者进行适当的肝功能监测，在治疗指南部分进行阐述[40-43]。

其他光线性皮肤病

光敏性疾病［如多形性日光疹（PMLE）和日光性荨麻疹］以及光线使之恶化的疾病（如皮肌炎和网状红斑性黏蛋白沉积症）均有使用抗疟药治疗成功者。PMLE 可以间断采用 HCQ200～400mg/d 治疗。在以

安慰剂为对照的研究中，该治疗可减轻 PMLE 皮疹及其伴随症状[44]。另一项研究比较了 CQ、类胡萝卜素和安慰剂对 PMLE 的疗效，发现 CQ 和类胡萝卜素与安慰剂相比均显著有效。有观察性报道认为日光性荨麻疹使用抗疟药治疗有效[46]。

对于皮肌炎患者，皮肤表现在肌炎缓解后很长时间仍可存在。这些皮损极难治疗，局部强效皮质类固醇、防晒霜、系统性皮质类固醇以及各种免疫抑制治疗效果均不理想。为减少皮质类固醇的用量，一项包含 7 例患者的开放性研究对 HCQ 进行了探索[47]。所有患者全部有效，2 例患者皮质激素减量，3 例完全缓解。随后报道的一些针对成人[48]或儿童[49]患者的研究显示了类似的结果。除这些好的结果外，HCQ 药疹在皮肌炎患者发生的可能性高于使用 HCQ 治疗的其他患者约 20%[50]。

肉芽肿性皮肤病

抗疟药用于治疗结节病的各种表现。Jones 和 Callen[51] 曾报道采用 HCQ 治疗 17 例皮肤结节性肉芽肿的经验。患者服用 HCQ200～400mg/d，4～12 周时疗效开始显现。初始高剂量并没有带来更快速缓解。在这项研究中，12 例患者得以停用其他治疗。6 例完全缓解的患者在减量或者停药过程中复发。3 例患者采取了每周 3 次、每次 200mg 的维持治疗。因此，HCQ 可能可作为结节病的辅助治疗药物使用。同样，泛发性环状肉芽肿对 HCQ 治疗的反应也很成功[52]。一个有 9 例泛发性环状肉芽肿患者的病例系列使用了 HCQ 治疗，方法为 9mg/(kg·d) 2 个月，然后 6mg/(kg·d) 1 个月、随后 2mg/(kg·d) 1 个月。所有患者均显效，其中 4 例在治疗最初的 15 天即有效[53]。有个案报道，HCQ 成功治疗了间质性肉芽肿性皮炎[54]和 1 例环状弹力纤维松解性巨细胞肉芽肿的患者[55]。

良性淋巴细胞浸润症

Stoll[56] 使用 HCQ 治疗了 1 例患假性淋巴瘤（皮肤淋巴细胞瘤）的 45 岁女性患者，起始剂量为 HCQ200mg/d，逐渐增加至 400mg/d。患者病情获得了完全的和长时间的缓解。在一项对 100 例 Jessner's 淋巴细胞浸润症患者的研究中，Toonstra 等[57]使用 HCQ 或 CQ 治疗了 15 例患者。仅在 6 例患者中观察到良好至非常好的疗效。因此，抗疟药可能对部分良性淋巴细胞浸润症的患者有益。

脂膜炎

Shelley[58] 报告了 1 例有 15 年结节性脂膜炎（We-ber-Christian Variant）病史的 62 岁女性患者，口服 CQ250mg/d 获得了完全缓解。直至减量至每 5 天 250mg 仍可控制病情。Alloway 和 Franks[59] 治疗了 1 例有 10 年病史的复发性结节性红斑病例，患者 38 岁，病情在月经期加重。起始剂量为 HCQ200mg/d，3 个月内疗效显现，表现为皮疹的出现频率和严重程度均下降。这一疗效至少在随访的 6 个月中一直持续。在最近的一项对 40 患者的研究中发现，口服抗疟药对狼疮性脂膜炎治疗有效[60]。总共治疗了 33 例患者，其中 23 例（70%）呈现有效结果。这些患者的疗程较长（平均 3.6 年）。

其他皮肤病

口腔扁平苔藓是一种常见病。尽管外用或者局部注射糖皮质激素有效，但有一些患者无法获得完全缓解或者会继发念珠菌感染。在一项有 10 例口腔扁平苔藓患者参与的使用 HCQ 治疗的开放性研究中，Eis-en[61] 报道 7 例有糜烂性损害。在这 10 例患者中，9 例获得非常好的疗效，起效早至开始治疗后的第 1～2 个月。口腔糜烂的愈合需要 3～5 个月。这些患者均没有皮肤扁平苔藓。并且，所有患者均无不良反应，虽然研究时间短。此外，慢性溃疡性口炎也有成功使用 HCQ 治疗者[62]。

为数不多的、患有一种罕见疾病——网状红斑性黏蛋白沉积症的患者使用羟氯喹治疗有效[63-65]。

抗疟药治疗疾病谱中最新增加的成员是落叶型天疱疮。Hymes 和 Jordon[66] 提到 2 例落叶型天疱疮患者在使用抗疟药物治疗的 2 个月以内即显现疗效且有糖皮质激素节制效应。抗疟药物治疗可能有效的其他皮肤病包括特应性皮炎[67]、荨麻疹性血管炎[68]、局限性硬皮病[69]以及毛囊黏蛋白沉积症[70]。

银屑病关节炎

有报道抗疟药治疗银屑病会使病情加重，在部分病例导致剥脱性红皮病[71-72]。而且，原本没有皮肤疾病的患者在抗疟药治疗期间可诱导银屑病皮损的初发[73]。但有大量银屑病关节炎的患者使用 HCQ[74]或 CQ[75]获得成功。Kammer 等[74]报道在使用 HCQ 治疗的患者中未发现有银屑病复发。Gladman[75] 等报告，使用 CQ 的 32 例患者中有 6 例银屑病加重，但对照组的 24 例患者中也有 6 例银屑病加重。这些患者均未发生剥脱性红皮病。

禁忌证

抗疟药物的唯一绝对禁忌证就是超敏反应。另外，既往有视网膜病变的患者也是禁忌。

抗疟药的相对禁忌证是妊娠和哺乳，因为该药可以通过胎盘并且可从乳汁分泌。但近期有数个报道提出在妊娠的 SLE 患者停用抗疟药的风险大过其对胎儿的毒性风险[79-82]。而且，几个对出生前有 CQ 或 HCQ 暴露史的孩子进行的长期随访研究，未发现眼部或者耳毒性反应[83-84]。抗疟药可能是重症肌无力患者的禁忌，原因是 CQ 对神经肌肉接头有直接作用[85]。问题 19-4 其他几种应谨慎选择或在仔细监测下使用的情况包括儿童、葡糖-6-磷酸脱氢酶（G6PD）缺乏症患者以及精神病患者。但对 G6PD 进行常规检查对于使用 HCQ、CQ 或米帕林的患者并无必要，因为在推荐的剂量下发生溶血的概率很小[86-88]。主要是在使用 8-胺基喹啉类抗疟药物（如伯氨喹和阿莫地喹等）时需要检测 G6PD 的基线水平。

不良反应

抗疟药可有多种不良反应（框 19-2），有些可能是严重的。除真性视网膜病外，大部分不良反应在停用抗疟药后可以恢复。某些相关不良反应在不同的抗疟药中是有区别的。皮肤的黄色色素沉着仅见于米帕林使用者。血液系统不良反应可能在米帕林治疗者更多见一些，但未发现其有眼毒性[86]。尽管 CQ 和 HCQ 都与视网膜病变相关，但在同等治疗剂量下，CQ 的毒性大于 HCQ[87-88]。

视网膜病

对于经常开具抗疟药物的医生而言，眼毒性是最担心的不良反应。眼部可能的不良反应包括三种类型：角膜沉积、眼的神经肌肉毒性和视网膜病。问题 19-5 只有视网膜病具有潜在的不可逆性。视网膜病分为两种，真性视网膜病和前黄斑病变。前黄斑病变为眼底镜检查中有视野改变，但与视力缺失无关。一般认为继续使用抗疟药物可使前黄斑病变继续恶化，但停药后可以是可逆的[87]。问题 19-6 Rynes 和 Bernsein[89] 建议在开始治疗前请眼科医生对患者进行有关视网膜病的基线检查，然后每 6 月复查一次。他们认为在进行眼底检查的同时进行视力和视野检查即可满足筛查所需。另外一些昂贵且繁琐的检查，如系列摄影、荧光血管造影、眼电描记等在明显的视网膜病时甚至仍可呈现正常结果。另外，他们指出，由患者进行的阿姆斯勒方格表测试还没有成为筛查的常规手段。问题 19-7 Levy 等[90] 在一项回顾性研究中阐述，HCQ 在剂量不高于 6.5mg/（kg·d）时，可以安全使用长达 10 年。早期对长期使用抗疟药的患者进行眼部监测的提议是由 Olansky[91] 和 Easterbrook[92] 提出的。

框 19-2　抗疟药物的一些不良反应

眼部——可逆
- 角膜沉积物——光晕、视觉模糊、畏光（特别是氯喹）
- 调节力能力缺失（特别是氯喹）
- 前黄斑病变——通常没有视觉改变。典型者有视网膜色素沉积、旁中心区和中心周围盲点

眼部——不可逆
- 真性视网膜病——牛眼样色素沉积、中心盲点、视敏度改变（氯喹风险最大、米帕林无此风险）

血液系统
- 少见粒细胞缺乏以及全血细胞减少
- G6PD 患者溶血（主要见于伯氨喹和其他 8-胺基喹啉类）

胃肠道
- 恶心、呕吐、腹泻（服用氯喹的患者 10% 可发生不可耐受的胃肠道反应）
- 肝功能改变——转氨酶升高不常见

神经肌肉
- 激惹、紧张、情绪改变
- 精神病
- 头痛
- 癫痫（罕见）
- 眩晕、耳鸣、眼球震颤
- 骨骼肌无力

皮肤
- 灰蓝色色素沉着（特别是胫前、面部、上腭）
- 发根脱色变白
- 轻度超敏反应——发疹性皮疹、苔藓样、湿疹样
- 较重要的超敏反应——荨麻疹、剥脱性红皮病
- 银屑病——诱发或者使加重
- 甲——贯通性色素带

问题 19-6 最近，美国眼科协会（AAO）发表了对 CQ 和 HCQ 视网膜病的眼科监测指南[93]。他们建议所有患者在治疗开始 1 年之内做基线检查。基线检查应为彻底的眼科检查，包括视力、散瞳后角膜和视网膜检查以及基线视野测定。问题 19-7 他们认为，HCQ 剂量在 400mg/d 及 CQ250mg/d 时，5 年内视网膜病的风险可以忽略。5 年后，其风险开始上升为 1%。问题 19-6 建议基线检查之后的第一个年度评估在连续用药 5 年之后开始（在高风险人群，如老年人频率需调整）。指南认为，一些新的客观检查，如多焦视网膜电图（mfERG）、谱域光学相干层析成像（SD-OCT）及眼底自发荧光（FAF）可以比视野检查更敏感。他们建议除使用 10-2 自动视野检查外，如果可能，至少选用上述一种视网膜检查作为常

规筛查手段，而且对于视野检查中发现的改变（即使极其微小）予以高度重视。阿姆斯勒方格表测试不再建议使用。对于可能出现了早期毒性损害的患者，如果可能应该停药，或者采取更频繁的评估以监测进展。但一旦发生，对于抗疟药引起的视网膜病变尚无有效治疗。因此，皮肤科医生必须确保患者的确进行了相关视网膜检查，且需要知道检查的种类，并且我们的建议是，要取得一封由可信任的医生或其相关人员出具的可以继续安全用药的信函，并将其附于病历中。

其他眼睛方面作用

抗疟药可以早至治疗的最初几周就开始沉积在角膜的基底上皮。尽管通常没有症状，但患者常主诉看到光线周边有光晕，这与这些沉积物有关。视力并不降低。角膜沉积物在裂隙灯检查下常见，但不是继续用药的禁忌证。其出现于视网膜病无相关性。停用抗疟药后 2～6 个月后可自行消失。

开始 CQ 治疗后有可能会很快发生眼睛的调节力下降以及眼外肌的平衡失调。如果患者有不适感，可以减量。在 HCQ 治疗的患者尚无这方面的报道。

儿童应用

直到 1984 年，儿童一直是抗疟药的禁忌证。但 Rasmussen[94] 在仔细回顾文献后认为，其慢性毒性的风险在儿童并不比成人高。而且，在儿童最主要的担心是意外或者有意的过量导致的急性毒性。Ziering 等[95] 对此进行进一步调查后得出结论：抗疟药可以安全用于治疗儿童期红斑狼疮、皮肌炎、脂膜炎、硬斑病和 PCT。预防疟疾应按照 Aralen（CQ）和 Plaquenil（HCQ）的药物说明书给药。尽管尚未获得 FDA 批准，但 HCQ 常用于治疗幼年关节炎。

对幼儿，给药剂量表格是很重要的。HCQ 和 CQ 均没有糖浆剂型。Ziering 等[95] 建议可以将胶囊打开并称重，按需要剂量分成小袋或装入明胶胶囊中。粉剂可以混入果酱、果冻或者苹果泥中，以遮盖其苦味。

哺乳期及妊娠期使用

CQ 及 HCQ 的药物说明中指出，除以治疗疟疾为目的外，抗疟药禁用于妊娠期女性。但对于患有系统性红斑狼疮的孕妇而言，其疾病本身带给母亲和胎儿的风险大于抗疟药物可能带来的风险。育龄妇女在妊娠前可以服用 CQ 或 HCQ。此外，根据一项对 24 例使用 CQ 或 HCQ 的女性的 27 孕次中妊娠前 3 个月的观察，未发现有先天性畸形发生，即妊娠早期应用抗疟药可能不发生药物毒性作用[96]。这些作者不建议在

整个妊娠期持续使用抗疟药，因为在妊娠晚期可能会出现胎儿眼部沉积物的毒性反应。另外，Parke[97] 跟踪了一些母亲妊娠期使用抗疟药的婴儿直至十几岁，未发现任何延迟的毒性反应，故建议抗疟药物在妊娠期无需停药。

关于哺乳期服用抗疟药的问题是存在争议的[97]。CQ 在乳汁中的分泌量可能较 HCQ 多，但是相关数据并不足。是否安全的焦点主要是在抗疟药对婴儿的作用上。尽管小剂量抗疟药在儿童是安全的，但这些药物在乳汁中的浓度不甚清楚。因此，目前在抗疟药治疗期间应避免哺乳，或者停用抗疟药。

其他系统性不良反应

恶心、呕吐、及腹泻等胃肠道不良反应是造成早期减量或者停药的最常见的不良反应。约有 10% 的患者因为胃肠道不良反应而不能耐受 CQ。对 HCQ 胃肠道不良反应不能耐受的比例可能较低[88]。在特定敏感人群及使用高于推荐剂量的患者可发生少见的中枢神经系统不良反应，包括不安、兴奋、困惑、头痛、抽搐、肌无力和中毒性精神病[98]。罕见但可致命的骨髓毒性曾有报道，包括与米帕林有关的再生障碍性贫血[85] 和 CQ 诱发的粒细胞缺乏[99]。 问题 19-4 有认为 CQ 和 HCQ 与 G6PD 缺乏症患者的溶血相关，但并非是在通常应用的剂量范围。对于 8-胺基喹啉伯氨喹而言溶血是更需要考虑的问题。还有一些与不同抗疟药物相关的罕见毒性的报道，如耳毒性、神经肌肉毒性、心肌毒性以及横纹肌溶解等[100-108]。

皮肤不良反应

在使用任意一种抗疟药物达到或超过 4 个月的患者中有 10%～30% 可能出现一种灰蓝色或黑色的皮肤色素沉着。色素沉着累及的典型部位为胫前（类似瘀斑）、面部、上腭（一条线样改变分界软硬腭）以及甲床（横向条带）[109-110]。活检显示为毛细血管周边血黄素沉积以及真皮色素内有黑色素。这些色素在停药后需要数月才会逐渐褪去。在服用 CQ 的患者中大约 10% 会出现另一种少见的色素受累，即发根部进行性脱色，可累及头皮、面部和身体[111]。这一色素改变也是可逆的。

问题 19-8 与使用抗疟药物有关的瘙痒和各种皮疹的发生率据报道为 10%～20%[112]。皮疹可表现为荨麻疹、发疹性皮疹、湿疹样、苔藓样、剥脱性皮炎以及离心性环状红斑[113]。Pelle 和 Callen[50] 报道大约 25% 的使用抗疟药的皮肌炎患者出现药疹（主要为发疹性皮疹），该发生率显著高于相匹配的皮肤 LE 患者。

存在争议的抗疟药是否使已有的银屑病病情加重的问题，在皮肤科和风湿科文献中颇为引人关注。有意思的是，这些药物也用来治疗银屑病性关节病。抗疟药引起银屑病发作的发生率有报告在 0～100%[114]。Kuflik[115]研究了 48 例银屑病患者使用抗疟药（每周 200mg CQ 和每周 15mg 伯氨喹）预防疟疾的情况。其中 42% 的患者银屑病加重，但只有 6% 患者局部治疗效果不好。因此，Kuflik 的结论为，对于将前往疟疾疫区的银屑病患者，预防性使用抗疟药不是禁忌。

问题 19-8 Slagel 和 James[116]回顾文献后报告，急性泛发性皮疹的发生率总体为 31%，这包括银屑病发作和其他药物相关的发疹。米帕林造成剥脱性红皮病的概率最高，而 CQ 最常与银屑病发作相关。HCQ 引发上述两种情况的几率显著低于另外两种抗疟药。银屑病发作且对传统治疗耐受的风险可能很低，因为 HCQ 现在几乎无一例外用于关节炎的治疗。在 Kammer 等[74]的研究中，使用 HCQ 治疗银屑病关节炎的患者中未发现银屑病发作。但 Vine 等[117]却观察到了脓疱型银屑病的发生，并建议银屑病体质的患者应谨慎使用 HCQ。

急性中毒

有报道在意外或者故意超量使用 CQ 后出现致命反应的情况。在特别敏感的幼儿（1～3 岁），需要强调这一致命剂量仅需 1g[118-119]。部分患者在服药 1～2h 内即可发生不可逆转的心脏停搏。插管、洗胃、酸化尿液以促进排泄可为救命措施。Rasmussen[94]指出成年人对 CQ 在每千克体重 1mg 的水平具有同样的敏感度。

监测指南[70-72,107]

框 19-3 中列有抗疟药不良反应监测的各个方面。这部分主要讨论近期有关各种抗疟药视网膜病监测的不同观点。米帕林没有显著的造成视网膜病的风险，不需要眼科医生的监测。有关 HCQ 和 CQ 的眼科监测在不良反应部分已进行讨论。看起来比较明智的选择是，遵循 AAO[93]的监测指南，由有经验的眼科医生或验光师进行基线检查，然后大部分患者 5 年内不需检查。但药物说明书中建议的却是更加频繁的监测，所以临床医生还需根据情况选择使自己放心的检查频率，也许在最初 5 年里每 1～2 年一次。对于开具抗疟药处方的医生，明智之举为在病历中附上上述眼科专家出具的患者没有视网膜病变，可以继续使用抗疟药治疗的信件或证明。

框 19-3　抗疟药监测指南[70-72,107]

基线

眼部

- 基线裂隙灯和眼底镜检查，视力评估
- 使用 3mm 红色测试目标、静止的和运动状态下的视野检查

实验室

- 全血细胞计数（CBC）
- G6PD 筛查 *（仅在临床需要时）
- 生化监测（重点是肝功能）
- 随机或 24h 尿卟啉筛查（也可以为血清卟啉检查）†

复诊

眼部

- 回顾有关视力的主诉、裂隙灯及眼底镜检查结果以及视力检查（每年一次，在开始治疗后 5 年始，特定情况除外‡——见正文）
- 如果确认双侧视野受损，停用氯喹或者羟氯喹

实验室

- CBC（前 3 个月每月一次，此后每 4～6 个月一次）
- 生化监测（用药 1 个月、3 个月后，此后每 4～6 个月一次）

羟氯喹血药浓度可能对预测治疗反应和了解患者依从性有帮助[17ca]

备注：如果实验室检查出现异常或者患者属高风险人群，则需要更频繁的监测。

* 用药前的 G6PD 检查存在争议（见正文），可能在使用皮肤科少用的抗疟药（如伯氨喹）时更需要。

† 只有在怀疑有迟发性皮肤卟啉病或者其他卟啉病时才进行。

‡ 视网膜病是抗疟药使用达到或超过 5 年时最大的风险（特别是氯喹，尤其是在超过推荐安全使用的维持剂量时）

药物相互作用

表 19-3[61-63]列举了抗疟药的药物相互作用。最令人关注的是抗疟药之间的相互作用。因有视网膜毒性叠加的潜在风险，HCQ 和 CQ 不能同时使用。对于 G6PD 缺乏患者，联合使用 CQ 和伯氨喹预防疟疾可能诱发溶血。尽管没有正式批准，但风湿科医生常规将 HCQ 与甲氨蝶呤、泼尼松以及非甾体消炎药联合使用以治疗 SLE、类风湿关节炎及银屑病关节炎，而没有明显药物相互作用[120]。抗疟药有可能使地高辛浓度升高。

治疗指南

下面推荐的剂量适用于除 PCT（见下一部分）外

表 19-3　药物相互作用（羟氯喹或氯喹）

相互作用的药物类型	举例及评述
以下药物通过减少胃肠道的吸收降低抗疟药物的血清浓度（降低药效）	
抗酸剂	各种类型-Al、Mg、H_2 抗组胺药、质子泵抑制剂
其他	高岭土、三水杨酸镁
以下药物通过降低抗疟药的代谢增加其血清浓度（以及潜在的毒性）	
H_2 抗组胺药	西咪替丁、可能降低清除率和代谢（CQ）
各种抗疟药可使下列药物血清浓度（及潜在毒性）增加	
抗心律失常药物	普罗帕酮，肝代谢受抑制（CQ、HCQ）
强心药物——离子通道调节剂	地高辛，增加血清浓度（CQ、HCQ）
免疫抑制剂	环孢素，加肾毒性、高脂血症、高血压（CQ）风险
其他	青霉胺，严重血液和肾毒性风险（HCQ、CQ）
氯喹可能降低以下药物的血清浓度（失效）	
抗细菌药——β-内酰胺类	青霉素，至少间隔 2h 给药
抗寄生虫药	吡喹酮
药动学相互作用，叠加作用——联合应用可能增加视网膜病的风险	
抗疟药	氯喹或羟氯喹，联合应用可能会增加视网膜病的风险（奎宁无此问题）
药动学相互作用，叠加作用——联合应用可能导致 QT 间期延长、心律失常	
抗细菌药——大环内酯类	克拉霉素（氮杂内酯类）、红霉素、替利霉素（酮内脂类），（CQ）
抗精神病药	匹莫齐特（CQ）
其他	麻黄、索利那新（抗胆碱能药），（CQ）
药动学相互作用，叠加作用——与 CQ 联合应用可能增加癫痫的风险	
抗抑郁药	安非他酮
抗疟药	甲氟喹
镇痛药	曲马多
治疗帕金森药物	阿扑吗啡
其他与抗疟药相关的具潜在重要性的药物相互作用	
麻醉药——局部	苯佐卡因、丙胺卡因（含利多卡因），增加高铁血红蛋白血症的风险（CQ）
抗胆碱能药	溴吡斯的明，增加腹泻及其他胃肠道不良反应的风险（CQ）
其他	肉毒素，同时使用可降低肉毒素的活性（CQ、HCQ）
硝酸盐	硝普钠，联用增加高铁血红蛋白血症的风险

CQ，氯喹；HCQ，羟氯喹

Adapted from Facts&Comparisons. The Medical Letter；Drug Interactions Program. E-Procrates. Hansten and Horn-references on Pg. xxii

的所有其他皮肤科适应证。即将去疟疾疫区的旅行者应与疾病控制中心联系，了解最新的疟疾预防措施，因其可能已经因为抗 CQ 株的恶性疟原虫的出现和传播而进行了调整。

有关皮肤 LE 的治疗最近有新的综述[121-122]。

问题 19-9　首选抗疟药为 HCQ，其最大剂量为 6.5mg/（kg·d）［根据患者的理想体重（较瘦）计算］或者不超过 400mg。对于结节病，最好选择 CQ，开始剂量为 3～4mg/（kg·d）或 250mg，选择剂量低者[123]。起效时间可能需要 4～8 周，而最佳疗效可能需要数月才可达到。理论上，给予患者致敏剂量（负荷剂量）的抗疟药可以使血清和组织中的药物浓度尽快达到稳态。初始致敏剂量用于治疗急性的间日疟原虫或恶性疟原虫感染。对于 CQ 而言，意味着首次给药 1g，6～8h 后再服 500mg，而后的 2 天中每天 500mg，3 天的总剂量为 2.5g[124]。一般而言，致敏剂量对于慢性以及非致命性的疾病是没有必要的。

问题 19-10　较高剂量可能增加胃肠道刺激及视网膜毒性的风险。如果恶心、呕吐或腹泻困扰患者，可以停药后改用较低剂量。如果患者出现药物相关性皮疹，则必须停用抗疟药物。但对 HCQ 不能耐受或者过敏的患者可能可以耐受 CQ，反之亦然。考虑到皮肤药物反应（如发疹性皮疹或者苔藓样疹）的风险较低，换用其他抗疟药物再试是合理的。

如果患者在治疗 3 个月后仍未获得最好疗效，可在方案中加入 100mg/d 米帕林而不会增加视网膜毒性的风险[76]。米帕林对于深肤色人种可能是作为初始药物的较好选择，因为其引起的色素改变（橙色）不易显现。患者对同等治疗剂量的 CQ 或 HCQ 中的一种反应好于另一种是可能的。由药物说明及文献回顾[91,93] 总结而得的安全监测方案已在监测指南部分进行了讨论。

对于因使用 4-氨基喹啉类中一种或两种药物而出现视网膜病变或者药疹者，以及不能确保定期复诊的患者，可以单独使用米帕林 100～200mg/d。

达到最好的临床疗效后，抗疟药应该以每 3～6 个月 25% 的速度逐渐减量。低剂量时常见疾病复发。所以，对于一些患者给予 HCQ200mg 每周 1～2 次进行维持治疗，以避免严重的和广泛的皮疹复发可能是有必要的。有些季节性发作的、阳光诱发的疾病可以只在相关的月份进行治疗，但应考虑将达到药物浓度稳态所需的时间计算在发病季节到来前。原本公认吸烟者对 CQ 和 HCQ 治疗的反应不如非吸烟者[93]，但近期的一则报道对此提出了质疑[77]。吸烟究竟是阻碍了抗疟药物的疗效还是使 LE 病情活动增加仍不清楚（见 问题 19-3 ）[29-32]。

PCT 的治疗

对 PCT 患者，应首先停用所有外源性的有肝毒性的物质（如酒精、雌激素以及铁剂）。应对可能的病毒感染，如 HIV 以及丙型肝炎病毒进行检查，如果感染存在，相应的治疗应该纳入治疗计划。静脉切开放血术仍然是 PCT 治疗的可选方案。可以逐渐或者快速地将一定量的全血释放出来（通常每 1～2 周一次），目标是将血红蛋白水平维持在 10～11g/dl。因此，抗疟药只作为静脉放血的备选方案，用于已经贫血的患者以及不便接受或因技术原因无法接受静脉放血治疗的患者。

目前有多种不同的包括低剂量和高剂量的治疗方案。 问题 19-11 低剂量治疗通常以 HCQ100mg 或者 CQ125mg 的试验剂量开始。1 周后进行肝功能检测。然后剂量增加为每周 2～3 次，治疗 1 个月，进而加量至 200mg/d。高起始剂量可由于导致肝卟啉库的快速变动而出现肝毒性，但可用于住院患者或在仔细监测下使用。PCT 患者应该每月检测肝功能（特别是转氨酶）。通常在 2～4 个月之内，所有使用该方法治疗的患者均会达到临床缓解及几乎正常的血卟啉生化指标。Harbe 和 Brickers[125] 建议继续治疗，直至尿总卟啉水平达到 <300μg/d。PCT 在一般在 1～2 年内会复发，但部分患者的缓解可超过 4 年[125]。曾有尝试联合使用静脉放血和低剂量抗疟药治疗 PCT，但尚未取得其优于任何一种单一疗法的令人信服的结论[50-51]。

本章使用的英文缩写	
AAO	美国眼科协会
CQ	氯喹
DNA	脱氧核糖核酸
FAF	眼底自发荧光
GI	胃肠道
G6PD	葡糖-6-磷酸脱氢酶
HCQ	羟氯喹
HIV	人类免疫缺陷病毒
LE	红斑狼疮
mfERG	多焦视网膜电图
PCT	迟发性皮肤卟啉病
PMLE	多形性日光疹
SD-OCT	谱域光学相干层析成像
SLE	系统性红斑狼疮
UVB	紫外线 B

推荐阅读

Antimalarial overviews

Kalia S, Dutz JP. New concepts in antimalarial use and mode of action in dermatology. *Dermatol Ther* 2007;20:160-74.

Ochsendorf FR. Use of antimalarials in dermatology. *J Dtsch Dermatol Ges* 2010;8:829-45.

参考文献

见本书所附光盘。

第 20 章　系统性维 A 酸类药物

Timothy J. Patton and Laura K. Ferris

张　霞　译　　娜仁花　审校

概述

维 A 酸类包括天然及合成的具有维生素 A 生物活性的化合物，而维生素 A 一词用来描述一组天然产生的生化物质，而不是某个特定的化合物。

早期观察记录了维生素 A 缺乏导致上皮角化、黏膜上皮鳞状化生、各种角化性疾病以及一些癌前病变。这些发现提示了最初的线索，维生素 A 在皮肤科可能有重要地位。

维生素 A 的首次应用是 1943 年 Straumjord 将其用于痤疮的治疗[1]。由于维生素 A 治疗指征有限，所以开始了人工合成具有最高疗效及最小不良反应的理想的维 A 酸类。口服全反式维 A 酸（维 A 酸）起初显示对治疗一些角化性疾病有效[2]。因为不良反应问题，口服全反式维 A 酸在痤疮治疗上的应用未进行进一步研究，而多年之后口服全反式维 A 酸被用于治疗急性早幼粒细胞白血病。1962 年，Stüttgen 报告了外用维 A 酸在角化性疾病，如鱼鳞病、毛发红糠疹以及光线性角化病中的有效应用[2]。继而，在 1969 年，Kligman 等首先将外用维 A 酸用于治疗痤疮[1]。

异维 A 酸于 1955 年被合成，自 1971 年（表 20-1）以来在欧洲进行了研究。最开始的研究将其用于治疗角化性疾病[3]，此后发现其用于严重痤疮有令人瞩目的效果，并且可以诱导长期缓解。20 世纪 70 年代后期，异维 A 酸被确认对寻常痤疮和囊肿性痤疮（聚合性痤疮）非常有效[4]。在第一代维 A 酸中，13-顺维 A 酸（异维 A 酸，Accutane 以及其他品牌，见表 20-1）于 1982 年获美国食品药品监督管理局（FDA）批准用于治疗严重的结节性痤疮。

芳香族维 A 酸类由于对银屑病及其他角化性皮肤病更加有效而被研发。1972 年，Bollag 发现了两种芳香族维 A 酸类——阿维 A 酯及阿维 A，其对化学诱导的啮齿动物的乳头状瘤有良好的治疗作用[5]。1986 年，经过 10 余年的研究，第二代维 A 酸——阿维 A 酯（Tegison）在美国获批用来治疗银屑病。1998 年，Roche 公司淘汰了阿维 A 酯（因其在皮下脂肪长期存在），并以其酸性代谢产物阿维 A（Soriatane）替代。

表 20-1　系统性维 A 酸

非专有名	商品名	是否有非专利药	制造商	片剂或胶囊规格	特殊剂型	标准剂量范围
第一代维 A 酸						
异维 A 酸	Accutane[*]	是	Roche	10、20、40mg	无	0.5～2mg/(kg·d)
	Claravis		Barr	10、20、40mg		
	Sotret		Ranbaxy	10、20、30、40mg		
	Amnesteem		Bertek	10、20、40mg		
维 A 酸（全反式维 A 酸）[†]	Vesanoid	否	Roche	10mg	外用凝胶、乳膏、溶液	45mg/(m²·d)
第二代维 A 酸						
阿维 A 酯	Tegison	否	Roche	10、25mg	无	0.25～1mg/(kg·d)
阿维 A	Soriatance	否	Roche	10、25mg	无	20～50m/d
第三代维 A 酸						
贝沙罗汀	Targretin	否	Ligand	75mg	无	300mg/(m²·d)
阿利维 A 酸	Toctin（EU）	否	Basilea	10、30mg	无	30mg/d

[*] 商品名为 Accutane 的异维 A 酸已经停用。

[†] 该系统性维 A 酸也称为 ATRA（主要用于血液系统恶性肿瘤）

表 20-2　系统性维 A 酸的关键药理学概念

药物名称	分类	吸收及生物利用度			清除		
		峰值水平	生物利用度	蛋白结合率	半衰期	代谢	排泄
维 A 酸	第一代	1～2h	—	白蛋白 99%	40～60min	肝	胆汁、尿
异维 A 酸	第一代	3h	25%	白蛋白 99%	10～20h	肝	胆汁、尿
阿维 A 酯	第二代	4h	44%	脂蛋白 99%	80～160 天	肝	胆汁、尿
阿维 A	第二代	4h	60%	白蛋白 95%	50h	肝	胆汁、尿
贝沙罗汀	第三代	2h	无数据	血浆蛋白质 99%	7～9h	肝	肝胆

而在欧洲这一替换工作则早在 10 余年前已经完成。因为市面上已经没有阿维 A 酯（日本仍有），在这个药物上本章不进行重点阐述。但有关第二代维 A 酸作用机制的主要数据都来源于阿维 A 酯。阿利维 A 酸（9-顺维 A 酸）在欧洲已获得批准用于治疗慢性手部湿疹，但该药目前在美国没有销售。

药理学

表 20-2 列举了系统性维 A 酸的关键药理学信息。

维生素 A 药理学

问题 20-1 人体不能合成维生素 A，必须通过食物摄取。在哺乳动物，维生素 A 以几种可互相转化的形式存在，视黄醇（维生素 A 醇）、视黄醛（维生素 A 醛）及维 A 酸（RA，维生素 A 酸）。关于维生素 A 生理作用的细节在几篇综述中有全面论述[1,2,5-6]。

维生素 A 的前体物质，例如 β 胡萝卜素，归类为类胡萝卜素。其由植物合成，为具有光敏功能的结构。在动物体内，食入的胡萝卜素被氧化为维生素 A。在小肠，每个 β 胡萝卜素分子在被吸收之前转换成 2 个视黄醛分子。

人类食物性维生素 A 主要源于肉类及动物产品（如牛奶、蛋类）中的视黄酯。视黄酯在小肠中水解为视黄醇，并以酯的形式（特别是棕榈酰视黄酯的形式）被吸收并储存于肝。视黄醇和视黄醛可以相互转化，但是视黄醛不可逆地代谢为维 A 酸。

问题 20-1 视黄醛有 11-顺异构体以及 11-反异构体，是视觉功能中生化反应的重要物质，而视黄醇是生殖所需的基本物质。在表皮分化及正常发育过程中，视黄醛和维 A 酸均起着非常重要的作用。类胡萝卜素和维生素 A 作为抗氧化剂，生物作用相对小一些。

结构

维生素 A 的三种形式以及维 A 酸类的三代合成物

质（见表 20-1）都归属于维 A 酸类。视黄醛的前体物质 β 胡萝卜素不被认为是维 A 酸类。维 A 酸类无选择性地激活多条途径，与较高的不良反应发生率相关。为追求更好的治疗指数（最高的疗效与毒性比），设计受体及功能特异的、只激活治疗特定临床病症所需要的路径的维 A 酸类是合理的[7]。

对维生素 A 的极性基团和多烯链的改造产生了第一代维 A 酸药物（图 20-1）。另外，还有多种异构体合成。这些第一代非芳香环维 A 酸类中，维 A 酸（全反式 RA）、异维 A 酸（13-顺 RA）以及阿利维 A 酸（9-顺 RA）在皮肤科及肿瘤科的研究及临床实践中取得了重要地位[1]。

第二代（单芳香环）维 A 酸类是将维生素 A 的环状末端以各种取代的及非取代的环状系统替换而合成。用于治疗的重要化合物包括阿维 A 酯（Tegison）和阿维 A（Soriatane）。

第三代（多芳香环）维 A 酸类包括芳维甲类和一些其他维 A 酸。这些药物是将多烯侧链环化后的产物，包括外用的维 A 酸类他扎罗汀（Tazorac）及阿达帕林（Differin），以及口服和外用的贝沙罗汀（Targretin）。尽管第三代维 A 酸类比早期的效力强，但由于毒性增加，治疗指数并没有显著改善[7]。

吸收与分布

维 A 酸的口服生物利用度随食物同服时会增加。脂类食物对阿维 A 和贝沙罗汀的影响尤其显著[8-9]。在血清中，天然以及人工合成的维 A 酸类由血浆蛋白质转运（见表 20-2）。与维生素 A 类似，合成的维 A 酸类在肝聚集[1]，但其与肝细胞以及伊藤星状成纤维细胞的亲和力弱于维生素 A。当维 A 酸的吸收超过了肝的存储能力时，就会出现维生素 A 水平过高的症状。

因为异维 A 酸以及阿维 A 具有更好的水溶性，在脂肪组织中很少沉积。但阿维 A 酯较其代谢产物阿维 A 的脂溶性高 50 倍，脂肪中存储高，释放缓慢，在部分患者这个过程可以维持数年[9]。这在银屑病的治疗中成为阿维 A 优于阿维 A 酯之处，特别是在育龄期妇女。那些水溶性较好的药物（如异维 A 酸、阿维 A、他扎罗汀）在停药 1 个月后血中几乎检测不到。少于20% 血清浓度的阿维 A 及其 13-顺异构体可在乳汁中检测到。估计母亲用量的 1.5% 可以通过哺乳传递给婴儿，因而哺乳期用药应当避免[10]。通过对 3 例服用阿维 A 以及 6 例服用阿维 A 酯治疗的男性患者精液的分析发现，进入精液的阿维 A 的量相当于单剂 25mg胶囊的 1/200 000。

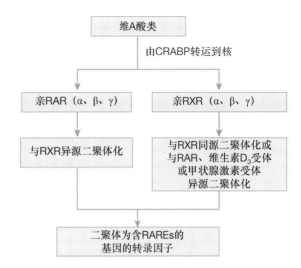

图 20-1　维 A 酸作用机制图 CRABP，细胞质维 A 酸结合蛋白；RAR，视黄酸受体；RXR，类视黄醇 X 受体；RARE，维 A 酸效应因子。RAR 及 RXR 是皮质类固醇受体超级家族的成员。与 RARE 的结合可能导致基因活性的上调或下调。维 A 酸的效应有赖于组织中一些特定基因的激活或抑制

代谢与排泄

一般情况

维 A 酸类的代谢主要是在肝内通过氧化以及侧链缩短成为失去生物学活性的水溶性物质。氧化代谢过程主要由维 A 酸类自身诱导，也可能有其他诱导肝细胞色素 P4503A4 异构体的其他物质参与[11-12]。

异维 A 酸的主要的代谢产物来源于氧化过程，形成 4-氧-异维 A 酸。阿维 A 与异维 A 酸代谢的主要不同之处发生在代谢初期，前者以异构化代替氧化过程。给药后数小时内，异构化的阿维 A 在血浆中浓度超过阿维 A[13]。随后，在芳香环脱甲氧基转化为 13-顺和13-反阿维 A，并以 β 葡糖苷酸衍生物的形式经胆汁排出，或者以缩短侧链的水溶性代谢物的形式从肾排出。

三代维 A 酸类的代谢清除半衰期（$T_{1/2}$）有重要不同[8,14]。 问题 20-2 维 A 酸半衰期最短，为 40～60min，随后是贝沙罗汀（7～9h），之后为异维 A 酸（10～20h），再后是阿维 A（约 50h）。阿维 A 酯半衰期长达 80～160 天。当停用阿维 A 酯后，血浆浓度迅速降至很低，但该浓度可以持续长达 2.9 年[9]。异维 A 酸和阿维 A 可以在停药后 1 个月内从体内完全清除。因为 $T_{1/2}$ 较短，贝沙罗汀的清除时间可能与异维 A 酸相似。

以上四种药物均通过尿液及粪便排出[1,8]。葡糖苷酸结合的代谢物在胆汁中出现，随后通过大便排出。

阿维 A 的再酯化（反向代谢）

问题 20-2 乙醇间接加强阿维 A 再酯化为阿维 A 酯，这在阿维 A 给药后数日即可检测到[10]。10 例服用阿维 A（30mg・d）的银屑病患者 3 个月后可在血浆中检测到稳态阿维 A 酯浓度为 2.5～56.7ng/ml。在另一项双向交叉研究中，10 例志愿者在饮用乙醇 3h 内服用单剂 100mg 的阿维 A 后均有阿维 A 酯形成。这项研究中形成的阿维 A 酯的量与服用 5mg 的阿维 A 酯相似[15]。据此，欧洲将阿维 A 治疗后的避孕建议从 2 个月延长至 2 年[10]。美国建议的停用阿维 A 后的避孕时间更是长至 3 年[15]。

一项研究对 37 例服用阿维 A 的育龄妇女进行了阿维 A 酯水平的的检测，其中 20 例仍在服用该药，17 例已经停药最长达 29 个月。研究发现，在正在服药组，血浆及皮下组织中可检测到阿维 A 酯者分别为 45% 及 83%，而在已经停药组则分别为 18% 及 86%[16]。另一研究中，经过 4～11g 个月阿维 A 酯治疗的患者，皮下脂肪中阿维 A 酯的浓度在相当于血浆中浓度的 100 倍的水平维持恒定[17]。脂肪中的浓度远远高于皮肤和血清中的浓度，但其是否足以造成毒性反应仍然不详。不管怎样，血浆中检测不到阿维 A 酯并不代表脂肪中没有。

维 A 酸的作用机制

维 A 酸类是小分子激素，通过激活核受体及调节基因转录过程而发挥其生物活性[7,18-19]。

维 A 酸类的转运

生理状态下，维 A 酸主要以全反式形式（ATRA）存在。其中一小部分以 13-顺 RA 的形式转运。在血清主要通过白蛋白转运。细胞内的转运载体细胞质维 A 酸结合蛋白（CRABP）将 RA 转运至细胞核[20]。CRABP-I 在多种组织中调节 RA 的水平。CRABP-II 主要存在于表皮，调节维 A 酸作为"形态发生素"的作用[21-22]。此外，表皮分化与 CRABP-II 的表达增强相关，用维 A 酸治疗导致 CRABP-II 的表达增强[22]。

CRABP 在表皮呈现高水平，且在银屑病皮损（与正常皮损相比上升 8 倍）、板层状鱼鳞病、毛囊角化病皮损、毛发红糠疹及毛发角化病中水平显著升高[23]。高水平的 CRABP 可能意味着对 RA 更敏感。与阿维 A 酯不同，阿维 A 与 RA 竞争 CRABP[20]。

在细胞核水平的作用机制

维 A 酸通过与细胞核受体结合发挥其生理作用

（表 20-3）。问题 20-3 视黄酸受体有两个家族：视黄酸受体（RAR）家族和类视黄醇 X 受体（RXR）家族，每个家族各有三个异构体（α、β、和 γ），分别由不同的基因编码[24]。RAR 总是与 RXR 成对出现，而 RXR 能够与另一个 RXR 以同源二聚体形式存在，或者以异源二聚体形式与许多其他受体，如维生素 D_3 受体、甲状腺激素受体或过氧化物酶增殖物激活受体等共存[25]。视黄酸受体属于一个大的超级受体家族，该家族还包括糖皮质激素、甲状腺激素以及维生素 D_3 受体，均为 DNA 结合蛋白，作为反式转录调节因子而起作用。阿维 A 激活多个 RAR 但不与其结合。阿利维 A 酸是全视黄酸受体，与已知的所有 6 种视黄酸受体结合（RAR-α、RAR-β、RAR-γ 以及 RXR-α、RAR-β、RAR-γ）。

受维 A 酸调节的基因包括一个维 A 酸效应因子（RARE），它是一个 DNA 序列，RAR-RXR 异源二聚体与之结合。RAR-RXR 异源二聚体与配体结合后，作为转录因子引起数个参与生长及调节的蛋白质的表达[26]。这个视黄酸受体复合物还可以间接的方式对抗其他转录因子的作用，特别是 AP-1（活化蛋白-1）[27]。在皮肤科，系统性维 A 酸的临床效应与其对炎症反应通路[28-29]、细胞分化[30]、凋亡[31]以及皮脂腺活性[32]的影响有关。除了对皮肤的作用外，维 A 酸对多种组织均有广泛的作用，由于篇幅有限本章不一一阐述。

临床应用

维 A 酸类的适应证与禁忌证在框 20-1[3,4,13,33-88]中列出。

表 20-3　系统性维 A 酸与配体受体结合的选择性

非专有名	RAR			RXR			注释
	α	β	γ	α	β	γ	
维 A 酸（全反式 RA）	+	+	+	−	−	−	RAR−β＞γ＞＞α RXR-β、γ＞α
阿利维 A 酸（9-顺 RA）	+	+	+	+	+	+	RXR＞RAR
异维 A 酸（13-顺 RA）	−	−	−	−	−	−	与任何维 A 酸核受体均无明确结合
阿维 A	−	−	−	−	−	−	RAR（弱的相互作用）
贝沙罗汀	−	−	−	+	+	+	RXR-α、β、γ
阿达帕林	−	+	+	−	−	−	RAR-β、γ＞α 不与 CRABP 结合
他扎罗汀	−	+	+	−	−	−	RAR-β、γ＞α 不与 RXR 结合

框 20-1　系统性维 A 酸的适应证与禁忌证[3,4,13,33-88]

FDA 批准的适应证

银屑病（阿维 A，之前为阿维 A 酯）
　　重症斑块型银屑病[33-37]
　　泛发性脓疱性银屑病[38]
　　局限性脓疱性银屑病[39]
联合治疗
　　与紫外线 B（UVB）或补骨脂素加紫外线 A
（PUVA）联合[40-46]
　　　与环孢素联合[13,47]
　　　与生物制剂联合[48-49]

寻常痤疮（异维 A 酸）
　　结节囊肿性痤疮[4,50-52]
　　难治型，特别是有瘢痕倾向者[53-54]
　　蕈样肉芽肿（贝沙罗汀）
　　至少一种系统性治疗无效者[55-59]

其他皮肤科应用*

毛囊性疾病
　　痤疮相关疾病
　　革兰氏阴性杆菌毛囊炎
　　HIV 相关的嗜酸性毛囊炎
　痤疮合并面部实质性水肿
　酒渣鼻[60-62]
　　丘疹脓疱型（其他治疗无效）
　　肉芽肿性酒渣鼻
　化脓性汗腺炎[63-65]
　头皮穿凿性蜂窝织炎[66-68]
角化异常
　毛囊角化症[3,69]
　毛发红糠疹[70,75]
　鱼鳞病[3,76-80]
　角皮病

恶性病的化学预防
　　器官移植患者[81-84]
　　使皮肤恶性肿瘤风险增加的综合征
　　　Bazex 综合征
　　　痣样基底细胞癌综合征[85]
　　　Muir-Torre 综合征
　　　着色性干皮病[85]
　　频发基底细胞癌和鳞状细胞癌（非免疫低下人群）
　　卡波西肉瘤
其他炎症性皮肤病
　　红斑狼疮（皮肤表现）[86-87]
　　扁平苔藓——口腔溃疡、掌跖受累[94]
　　硬化萎缩性苔藓
其他相关应用
　　移植物抗宿主病
　　人乳头瘤病毒感染

禁忌证

绝对
　妊娠女性以及可能妊娠者
　不能可靠避孕者
　哺乳期妇女
　对对羟苯甲酸类过敏者（在 Isotretinoin 胶囊里）

相对
　白细胞减少
　甲状腺功能减退（在贝沙罗汀使用者）
　中重度胆固醇或者三酰甘油升高
　显著的肝功能不全
　显著的肾功能不全

妊娠期处方风险分级——X 级（全部 3 种药物）

* 并未列出所有的超适应证使用。若未列出参考文献，请查阅参考文献 66 和 67，以及推荐阅读部分的各种综述

实践中需考虑的问题

　　联合使用维生素 A 治疗时应限制其量每天少于 5000IU。与牛奶或脂类食物（最好是中等量的）同服可以促进维 A 酸的吸收。患者应被告知避免大量摄入脂类食物。育龄妇女应在使用阿维 A 期间及停药后的 2 个月内避免乙醇摄入。对于非育龄妇女及男性患者，

阿维 A 向阿维 A 酯的转化并不重要。

FDA 批准的适应证

　　系统性维 A 酸获得 FDA 批准可以在 3 种皮肤病的严重类型中使用，见框 20-1 及下述讨论：

　　1. 阿维 A（Soriatane）用于治疗银屑病；

　　2. 异维 A 酸（Claravix、Amnesteem、Sotret，

以前的 Accutane) 用于治疗痤疮;

3. 贝沙罗汀 (Targretin) 用于治疗蕈样肉芽肿的部分病例。

银屑病——维 A 酸单一治疗

对阿维 A 酯过长的半衰期的担心使得其在 1998 年被撤市,阿维 A 取代了阿维 A 酯,并成为到目前为止唯一获得 FDA 批准的用于治疗银屑病的系统性维 A 酸类。有大量研究证实阿维 A 作为单一用药治疗银屑病有效[33-35]。不同剂量的阿维 A 进行比较,较高的剂量 (50~75mg) 比较低的剂量 (10~25mg) 更有效。一项对其中两个临床试验的回顾性研究提示,银屑病皮损面积和严重程度指数 (PASI) -50 以及 PASI-75 的达到率分别为 76% 和 45%[36]。临床经验提示单用阿维 A 治疗慢性斑块型银屑病通常会使皮损变薄、鳞屑减少、皮损瘙痒减轻,但受累面积无减少。应该提醒患者虽然治疗起效通常在 4~6 周左右,但获得充分的疗效需要 3~4 个月或者更长的时间。

对 385 例泛发性脓疱性银屑病 (GPP) 患者进行的分析表明,维 A 酸治疗对 84% 的患者有效、甲氨蝶呤对 76% 患者有效、环孢素对 71% 的患者有效、口服补骨脂素加紫外线 A (PUVA) 对 46% 患者有效[38]。掌跖局限性银屑病也对维 A 酸治疗反应良好[39]。

阿维 A 的剂量方案一般以每日 25mg 作为初始,然后根据疗效和患者的耐受性逐渐加量[37]。当病情控制满意后,将阿维 A 减量至每日 10mg 或者隔日 25mg 长期维持是合理的。

银屑病——联合治疗中的维 A 酸

问题 20-4 系统性维 A 酸联合光疗比单用其中任一方式更有效。而且,因为减少了获得足够疗效所需的累积紫外线 (UV) 剂量,联合治疗降低了长疗程光疗所带来的风险 (光老化、皮肤癌)。

阿维 A 与宽谱 UVB 联合治疗 (ReUVB) 已经在随机对照试验里进行了评估[40-41]。两项临床试验中,阿维 A 与 UVB 联合治疗的疗效均显著高于单用 UVB 治疗,疗程缩短,且服用阿维 A 使 UVB 总剂量降低。窄谱 UVB 联合阿维 A 治疗也有类似的发现[42]。有正式的研究显示,阿维 A 联合 PUVA (RePUVA) 可获得更好的疗效且降低清除皮损所需要的 UVA 的剂量[43-44]。还有研究对阿维 A 联合商用人工太阳浴设备在银屑病治疗中的作用进行了评估,患者达到 PASI-50 和 PASI-75 的比例分别为 76% 和 59%[45]。

目前推荐阿维 A 联合 UV 治疗的方案是在 UV 治疗开始前给予低剂量阿维 A (25mg) 2 周。如果根据皮肤类型选择剂量,初始剂量以及加量步骤应根据阿维 A 的效应进行调整。反过来,如果患者已经在使用稳定的 UV 剂量治疗,其 UV 剂量应在阿维 A 开始约 7 天时降低 30%~50%[46]。

在特定情形下,阿维 A 可以与甲氨蝶呤或环孢素联合使用,但是,要尽一切努力缩短两种药物同时服用的时间,因为阿维 A 与甲氨蝶呤联合容易造成肝毒性,而阿维 A 与环孢素同时服用可能发生血清三酰甘油的升高[47]。

有一种特殊的联合方案——"序贯治疗"也是有效的,可以在治疗开始阶段采取。在此法中,开始阶段使用快速起效的药物,如环孢素。药物起效后,在 3~4 个月内逐渐减量至停用,同时加用长期应用相对安全的药物,如阿维 A。这种方法充分利用环孢素快速起效的特点以及阿维 A 长期应用有较好安全性的特点[13]。

维 A 酸与生物制剂的联合应用

通常认为阿维 A 无免疫抑制作用,因而此类药物可能是生物制剂联合用药的理想选择,也有越来越多的证据支持这种联合治疗[48]。在一项随机临床试验中,一组患者单独使用依那西普 25mg 每周 2 次、一组使用阿维 A 每日 0.4mg/kg、一组联合使用依那西普 25mg 每周一次及阿维 A 每日 0.4mg/kg,结果显示,联合用药组疗效优于单用阿维 A 组,与依那西普组疗效相当、安全性相似[49]。但是,阿维 A 与其他生物制剂的联合应用尚缺乏随机性研究。

寻常痤疮

FDA 批准的用于痤疮治疗的唯一系统性维 A 酸为异维 A 酸。目前的 FDA 指南指出异维 A 酸用于治疗严重的难治的结节性痤疮[89]。FDA 对于"难治的结节性痤疮"的定义是炎症性皮损直径大于 5mm,对包括系统性抗生素在内的传统治疗无效。"严重"在此是指皮损数量多 (而不是少许、中等)。这个狭窄的定义限制了异维 A 酸的应用只能是在很少数的患者,因此有些人建议将适应证扩大些[53]。近期达成的共识里将"严重"定义为疾病对患者的影响,而不是皮损的数量[54]。第一个上市的异维 A 酸 Accutane 已于 2009 年从美国市场撤市,其他三种异维 A 酸仍可持处方购得 (表 20-1)。

首次有关异维 A 酸治疗痤疮的报道,14 例患者中有 13 例获得 100% 的改善,平均剂量为每天 2mg/kg,共 4 个月[4]。同一作者继而又进行了随机安慰剂对照试验，确认了异维 A 酸治疗痤疮的引人注目的效果，同时取得了皮脂腺缩小皮脂分泌减少的证据[50]。

问题 20-5 在一项对剂量进行比较的研究中，对 0.1mg/kg、0.5mg/kg 及 1 mg/kg 进行了比较，疗程 20 周，三组的疗效在第 20 周末基本相同，在 0.1mg/kg 组需要复治的比例高一些[51]。一项回顾性研究证实低剂量组复发率增高。在这项研究中，累积剂量为 120mg/kg 组中 82% 的患者病情复发，而累积剂量为 150mg/kg 组复发率是 30%[52]。异维 A 酸单日剂量 0.5～1mg/kg，直到总累积剂量达到 120～150mg/kg 是合理的治疗计划。

在临床用药过程中，患者需理解在治疗初始的 4～6 周，整体皮损情况可能恶化，此后皮损逐渐改善，在第 4～5 个月，多数患者的皮损完全或几乎完全清除。患者还需了解如果在使用异维 A 酸后痤疮复发，再采取传统治疗通常也会更加有效。如果需要第二个疗程的异维 A 酸治疗，治疗成功率（皮损清除且不复发）与第一疗程相似，约在 70% 左右。

CTCL——蕈样肉芽肿和塞扎里综合征

1999 年，FDA 批准贝沙罗汀用于治疗对至少一种系统性治疗无效的皮肤 T 细胞淋巴瘤（CTCL）的皮肤表现。两项开放性Ⅱ～Ⅲ期研究（主要治疗蕈样肉芽肿）显示，总有效率为 48%，完全缓解率 4%。采用的治疗剂量为每日 300mg/m²，该剂量为平衡了有效性与毒性后的最佳剂量[55-56]。贝沙罗汀治疗 CTCL 的作用机制尚未完全阐明，但有两项研究提示该药诱导肿瘤细胞凋亡[57-58]。最近推出了贝沙罗汀治疗 CTCL 的使用方法，其中对剂量、疗效及贝沙罗汀的不良反应进行了说明（见下文）[59]。

皮肤科超适应证使用

此处只包括一部分系统性维 A 酸类在皮肤科的超适应证使用，选择讨论这些疾病是基于有合理的文献支持其临床疗效。对维 A 酸类不常见的、偶然使用获得良好效果的情况，Ellis 和 Voorhees[90] 以及 Dicken[91] 所做的综述中有很全面的记载。维 A 酸类的这种使用应考虑为试验性的应用。在无法找到相关的就阿维 A 进行的研究资料时，文中以阿维 A 酯在这些疾病中获得的适当数据作为支持。

酒渣鼻

与痤疮相比，酒渣鼻病程更加慢性，当停止系统性治疗时复发更频繁[92]。因此，有研究评估了低剂量异维 A 酸对酒渣鼻的疗效，显示 10mg/d 可以有效治疗毛细血管扩张、红斑、丘疹和脓疱[60]。一项对照研究比较了异维 A 酸 0.1mg/(kg·d)、0.3mg/(kg·d)、0.5mg/(kg·d) 与多西环素 100mg 每日 2 次对酒渣鼻的疗效，发现异维 A 酸 0.3mg/d 与多西环素疗效相当，安全性相似[61]。在低的每日剂量治疗后，持续的微小剂量，即每周 20～30mg，维持治疗连续 4～6 个月可以有效地预防酒渣鼻的复发[62]。但由于 iPledge 系统的要求，长期使用异维 A 酸仍具有挑战性。

化脓性汗腺炎以及头皮穿凿性蜂窝织炎

只有数例应用维 A 酸治疗化脓性汗腺炎（HS）的报道[63-64]。异维 A 酸对 HS 的疗效不及痤疮和酒渣鼻。而且，常需要每天 1～2mg/kg 的大剂量。有半数患者在 0.7～1.2mg/kg 的剂量可以达到清除或者显著改善。相对较轻的 HS 疗效更好些。异维 A 酸单一治疗疗效往往有限。一项回顾性研究发现阿维 A 对 HS 有较好的远期疗效[65]。

头皮穿凿性蜂窝织炎是与 HS 相关的一种疾病，有几例使用异维 A 酸治疗成功的个例报道[66-67]。建议的异维 A 酸剂量为最低 1mg/(kg·d)，部分患者需达 2mg/(kg·d)。有报道异维 A 酸与利福平联合治疗对此病有效[68]。

毛囊角化病

早期一些针对遗传性鱼鳞病样皮肤病的研究中包括了毛囊角化病的患者，发现系统性维 A 酸治疗能够使病情缓解[3]。异维 A 酸和阿维 A 对改善毛囊角化病的皮损均有效[69]。临床经验显示个体患者可能对其中一种较另一种反应更好。因此，如果临床上一种药物疗效欠佳，可以考虑尝试替换为另一种。

毛发红糠疹

维 A 酸用于毛发红糠疹（PRP）治疗已有报道[70-73]。Goldsmith 等对 45 例 PRP 患者使用异维 A 酸治疗的情况进行了评估，这是目前记录中最大样本量的研究[73]。该研究发现异维 A 酸 1～1.5mg/(kg·d) 以及阿维 A 酯 1mg/(kg·d) 使得 70% 的患者获得了显著改善。为数不少的患者获得了持续缓解。个例报道中，有联合应用阿维 A 及 UVB[74] 或 UVA[75] 治疗 PRP 者。这些报道中使用的剂量与阿维 A 治疗银屑病的剂量相当。

鱼鳞病样皮肤病

尽管维生素 A 和维 A 酸在治疗角化性疾病中均显

示了疗效，但其可能引起的维生素 A 过多综合征限制了它们的临床应用。合成维 A 酸出现后，一些开放性研究对异维 A 酸和阿维 A 酯在几种角化性疾病的应用进行了评估[3,76-77]。在研究的所有疾病中，板层状鱼鳞病对系统性维 A 酸有很好的反应，但往往需要相对较高的剂量。对阿维 A 也进行了类似的评估，发现其在平均剂量为每日 0.47mg/kg 时同样有效[78]。先天性大疱性鱼鳞病样红皮症（BCIE）和先天性鱼鳞病样红皮症（CIE）呈现了中等程度疗效，但较高剂量的维 A 酸在 BCIE 可引起皮肤脆性增加和大疱形成加重。近期的两项对阿维 A 疗效的研究中包括了遗传性鱼鳞病样皮肤病[79-80]。两项研究均确认了阿维 A 在这些严重疾病中的疗效及耐受性。

恶性肿瘤的化学预防

问题 20-6 因为维 A 酸能够影响表皮的发生及分化[93]，有研究对各种维 A 酸在治疗和预防器官移植患者的非黑色素瘤性皮肤癌（NMSC）中的作用进行了探索。一些研究证实服用阿维 A 的人群比不服用者新发鳞状细胞癌的发生率低[81-82]。另一项研究发现服用阿维 A 对新发皮肤恶性肿瘤的概率没有影响，但光线性角化病的发生数量似乎确有减少[83]。

针对这些患者进行的组织学及免疫组织化学研究显示，阿维 A 治疗使得表皮厚度降低、分化标记因子 K10 增加，而衡量表皮增生、凋亡、炎症反应及角质形成细胞表皮肿瘤评分的参数不受影响[84]。但所有研究均因患者数少、疗程及随访时间短而限制了结论的确定性。多数患者难以耐受治疗。

有研究探索了系统性维 A 酸在一些因遗传性疾病而易患皮肤癌的患者中的预防性治疗作用，例如着色性干皮病及痣样基底细胞癌综合征[85]。尽管较大剂量的系统性维 A 酸在减少皮损方面明显有效，但是一旦停药效果尽失。

有一定的证据表明维 A 酸类可以预防 NMSC[81-82]，但是由于其预防作用会随着停药而消失，需要长期用药，但长期治疗的不良反应及永久服药是值得考虑的问题。大型的研究有希望就系统性维 A 酸在该人群使用的风险收益比得出较为确定的结论。

红斑狼疮

异维 A 酸和阿维 A 酯均曾经成功地用于各型皮肤红斑狼疮的治疗[86,94]。其对盘状红斑狼疮的各种高度角化的皮损均有良好疗效。对泛发性盘状红斑狼疮

（没有过度角化）及亚急性皮肤红斑狼疮也有效。异维 A 酸及阿维 A 酯每日 1mg/kg 均有效，大部分患者在 4 周内显效。停药后通常疗效不能维持。有研究对阿维 A（50mg/d，$n = 528$）及羟氯喹（400mg/d，$n = 530$）在皮肤红斑狼疮患者的疗效进行了比较[87]。治疗 8 周后有效率分别为阿维 A 组 46%、羟氯喹组 50%。但本研究仍受限于样本量较小。不良反应发生率在阿维 A 组较高。

扁平苔藓

异维 A 酸或者阿维 A 酯 1mg/(kg·d) 对扁平苔藓的疗效一般。尽管许多患者在治疗 4 周内见效，但大多改善不尽如人意，无理由进行长期维 A 酸治疗。一项多中心双盲安慰剂对照试验对阿维 A 在扁平苔藓的疗效进行了评估（$n = 65$）。阿维 A 每日 30mg 共 8 周的治疗后，64% 的患者获得缓解或显著改善，而安慰剂组只有 13%。在接下来 8 周的开放性研究周期中，之前安慰剂组改用阿维 A 治疗，其中 83% 获得良好效果[88]。对于泛发的肥厚性或者口腔溃疡性扁平苔藓，系统性维 A 酸可能有用，单独使用或者与小剂量糖皮质激素联合治疗可获益。糖皮质激素冲击疗法与系统性维 A 酸联合使用常常可以很好地控制这些严重病例。

慢性手部湿疹

慢性手湿疹尚未在美国获准成为系统性维 A 酸类治疗的适应证，但在本章的写作过程中，阿利维 A 酸治疗慢性手部皮炎的Ⅲ期临床试验正在进行中。两项大样本研究显示，阿利维 A 酸治疗可使严重的慢性手部皮炎获得改善。最大样本的研究包括了 1032 例患者，为双盲随机安慰剂对照试验，对 10mg/d 及 30mg/d 两种剂量的阿利维 A 酸进行观察。以清除或基本清除的全球医生评分（PGA）作为标准，这两种不同剂量的疗效分别为 28% 和 48%，而安慰剂组为 17%[95]。另一项包括了 319 例患者的研究中，阿利维 A 酸每日 10mg、20mg、40mg 的疗效分别为 39%、41%、53%，而安慰剂组有效率为 27%[96]。

不良反应

严重的系统性维 A 酸的不良反应在框 20-2 中列出。在高剂量时，阿维 A 比阿维 A 酯更容易造成不适，特别是脱发、掌跖脱屑及轻度的肌肉骨骼系统不适。治疗痤疮的短期异维 A 酸通常是安全的，只要避免妊娠，不良反应均较轻微且可逆。

框 20-2 系统性维 A 酸潜在的严重不良反应

致畸性	脂类代谢	其他内分泌效应
维 A 酸胚胎病	高胆固醇血症*	甲状腺功能减退（主要的）†
自然流产	高甘油三酯血症	糖尿病（有争议）
眼	**胃肠道**	**血液系统**
夜视力降低	炎性肠病发作	白细胞减少†
持续性干眼	胰腺炎†（由高甘油三酯血症引起）	粒细胞缺乏†
金黄色葡萄球菌感染	**肝**	**神经系统**
骨骼	转氨酶升高	假性脑瘤
弥漫性骨质增生	中毒性肝炎（罕见）	抑郁-自杀倾向
骨赘形成		肌肉
骨骺提前闭合		肌病

* 理论上长期用药增加冠状动脉疾病（CAD）风险；

† 主要见于贝沙罗汀（Targretin），胰腺炎在异维 A 酸罕见

在开具维 A 酸处方时，对潜在重要不良反应均应一一给予考虑。对患者进行个体化的风险收益评估、对不良反应征象的严密监测、不良反应出现时的妥当处理都是极为重要的。

致畸性——女性应用维 A 酸

致畸性是维 A 酸类药物最重要的不良反应。
问题 20-7 维 A 酸类药物引起的畸形最常见的有颅面畸形、心血管缺陷、胸腺异常以及中枢神经系统发育异常。在异维 A 酸被批准用于治疗严重囊肿性痤疮 3 年后，对维 A 酸导致的胚胎异常的总结显示，在妊娠早期使用过异维 A 酸者，足月出生的婴儿有 50% 发生了畸形[97]。有 1/3 发生了自然流产，死产率增加。阿维 A 和阿维 A 酯诱发的畸形少一些[98]，可能由于接受这两种药物治疗的人群相对年龄较大，而且第二代维 A 酸较异维 A 酸上市晚许多。合成维 A 酸在人类的致畸阈值尚未确立，因此没有妊娠期最低安全剂量。

育龄妇女在服用维 A 酸前，应就适当的避孕措施进行详细咨询（框 20-3）。对于女性来讲，理解如下事项是极其重要的：

1. 在开始维 A 酸治疗时一定不是已经妊娠的状态。

2. 在服用维 A 酸期间切忌妊娠。

3. 在停止服用系统性维 A 酸药后的限定时间内切忌妊娠。

妊娠期间使用了异维 A 酸的患者中，有 10% 在开始用药时已经妊娠[99]。这说明在准备开始治疗前 1 个月就采取有效的避孕或节育措施很重要。并且，有效的避孕措施应持续至停药后 1 个月，以确保药物从体内完全清除。

在阿维 A 使用者，也需采取与异维 A 酸相似的、在开始用药前 1 个月就实施的避孕或节育措施。问题 20-2 但因为阿维 A 服用后在乙醇作用下可以发生再酯化，而阿维 A 酯有着超长的半衰期，所以目前建议停用阿维 A 后需要避孕 3 年[15]。建议患者严格避免乙醇摄入以使再酯化降至最低，但在日常生活中，许多食品和非处方药物（例如漱口水、咳嗽糖浆）含有一定的乙醇。目前不清楚多少乙醇会引起阿维 A 再酯化为阿维 A 酯，也不清楚乙醇摄入的时机对此有怎样的影响。

阿维 A 生产商所做的一项研究显示，在受孕之前 2 年内曾服用阿维 A 的母亲所生产的后代中未出现常见的维 A 酸导致的胎儿病变[100]。这些患者在阿维 A 治疗期间的乙醇摄入情况并不清楚。根据上述信息可以明确，在停用阿维 A 后 3 年内妊娠存在致胎儿畸形的风险，但风险的真实程度尚不明确，而且似乎较小。

阿利维 A 酸生产商的数据表明该药半衰期为 2～10h。对服用阿利维 A 酸 10mg/d 或者 30mg/d 共 24 周的患者进行的药动学研究显示，血浆中阿利维 A 酸及其代谢产物的浓度在停药 2～7 天后降至正常[95]。

致畸性——男性应用维 A 酸

有 13 例关于受孕时或其前后父亲在服用阿维 A 的报告[101]。只有 1 例出现了胎儿畸形，而且该例中所描述的胎儿畸形与既往报道的维 A 酸相关性胎儿畸形均不同。根据这一情况，结合所发现的男性精液中极低的阿维 A 浓度，使得胎儿畸形风险显得不太可能。有 4 例报道父亲在服用异维 A 酸期间受孕的胎儿发生畸形报道。但这些胎儿的表现均不符合维 A 酸诱发的畸形[89]。在服用贝沙罗汀的患者缺乏这方面信息，但

框 20-3　妊娠监测指南

一般要求

在开始给药前，至少 2 次尿检或者血液检测妊娠试验阴性，敏感性不低于 25mIU/ml。

第 2 次妊娠试验须在给药前末次月经的前 5 天内进行。

对闭经的女性，第 2 次妊娠检测应在最后一次无保护性交（没有采取两种有效形式避孕的）至少 11 天后进行。

治疗期间，每月进行尿或血的检验以确认妊娠试验阴性。

在开始治疗前 1 个月、用药期间以及停药后 1 个月内，必须同时采取两种方式避孕（其中至少一种为基本措施）。

其他指南

有效避孕既包括基本措施也包括次级措施。

基本避孕措施包括：输卵管结扎、性伴的输精管切除、宫内节育器、口服避孕药物以及注射/埋入/插入式激素类避孕产品。

次级避孕措施包括隔膜、避孕套、宫颈帽，每一种均必须与杀精剂同时使用。

禁欲者或子宫切除术的患者不必采取两种形式避孕

框 20-4　iPledge 系统的要求

异维 A 酸的处方开出者必须在 iPledge 注册。

处方医生、患者以及药师可通过电话或网络登录 iPledge 系统：

● 电话 866-495-0654
● www.ipledgeprogram.com

所有患者必须由处方医生在 iPledge 系统内注册且签署 iPledge 知情同意书。注册时，每个患者会得到一个专属号码及卡。

育龄妇女在初次开具处方以及每一次继续开药时，必须由处方医生通过上述途径在 iPledge 系统内输入以下信息：

● 确认咨询
● 妊娠试验结果
● 选用的避孕方式

对男性以及非育龄妇女，每次开药均需登录以确认复诊咨询。

育龄妇女在首次开药以及每次取药时也必须登录 iPledge 系统，回答 iPledge 相关问题以及关于所采取的避孕措施的问题。

当患者以及处方医生满足以上要求后，一个风险管理授权（RMA）号码会发放给一个注册的药房。这个号码允许注册药房在看病后的 7 天内（记录在 iPledge 系统中）发放一次 30 天剂量的异维 A 酸。

● 注册药房名录可从网络或者电话中获得。

育龄妇女的定义为：非更年期、未做子宫切除术、未做双侧卵巢切除术以及无医学记录证实卵巢衰竭者。

● 未开始行经的年轻女性被认为是育龄妇女。
● 曾经进行输卵管结扎的女性被认为是育龄妇女

仍应推荐使用避孕套[8]。总而言之，因为父亲使用系统性维 A 酸而导致胚胎病的风险即使存在也是非常小的。

iPledge 的登记要求以及该项目实施 1 年之后的信息更新

因为对服用异维 A 酸的患者妊娠问题的担心，从 2006 年 3 月 1 日开始，生产异维 A 酸的四家制药公司和 FDA 同意建立一个对所有服用异维 A 酸患者的强制性的国家登记制度（框 20-4）。售药者、药房、处方医生以及患者均需在这一系统中登记，且在异维 A 酸发放之前满足一系列的要求。此登记制度要求育龄妇女在服用异维 A 酸期间需要采取两种避孕方式。在这个 iPledge 系统推出 1 年之际，91894 例通过该系统得到异维 A 酸的育龄妇女中有 122 例确认妊娠[102]。大部分在服用异维 A 酸期间妊娠（63.9%）、大于 20 岁（79.7%）且自行报告采用了口服避孕药加男用避孕套作为避孕措施（72.2%）。值得一提的是，18.3% 的妊娠发生在自行报告以节欲作为避孕方式的妇女。

黏膜不良反应

黏膜和皮肤干燥在服用异维 A 酸和阿维 A 的患者中是常见不良反应（框 20-5）。几乎每个服用异维 A 酸的患者都会有不同程度的、剂量相关的唇炎，同等程度的鼻腔干燥也会发生。服用异维 A 酸的患者中不足半数会发生皮肤干燥症，有特应性皮炎者更为常见[103]。规律使用润肤霜可减轻这些不良反应。阿维 A 也可能导致剂量相关的唇炎及鼻腔干燥，但在目前的常用剂量下大部分患者不发生这些不良反应。阿维 A 会引起皮肤干燥，也可导致皮肤出现发黏的感觉，特别是在掌心[104]。

有报道系统性维 A 酸可导致肉芽组织增生，这种增生可以发生在已有的痤疮瘢痕[105]、甲周[106]以及外伤处[107]。对此的处理包括减量、停药、刮除、局部

框 20-5　系统性维 A 酸常见的相对轻微的不良反应

皮肤
干燥
掌跖、指（趾）端脱屑
"维 A 酸皮炎"
光敏
化脓性肉芽肿
掌跖黏着感
金黄色葡萄球菌感染

毛发
休止期脱发
发质改变、干燥

指甲
甲变软、脆性增加
甲沟炎
甲剥离

眼部
干眼症伴视力模糊
睑结膜炎
畏光

口腔部
唇炎（特别是下唇）
口干
口舌酸痛

鼻部
鼻黏膜干燥
黏液分泌减少
鼻出血

肌肉骨骼
关节痛
肌痛
疲劳、肌肉无力
肌腱炎

神经系统
头痛
轻度抑郁

胃肠道
恶心
腹泻
腹痛

硝酸银外用以及脉冲染料激光治疗[108-109]。

异维 A 酸有可能导致暴发性痤疮出现[110]。表现为突然出现大量溃疡性痤疮以及相关的关节痛、肌痛、发热、白细胞增多以及红细胞沉降率加快。对症处理包括停用异维 A 酸或减量，同时给予系统性糖皮质激素治疗[110]。

对脂肪的影响

问题 20-8 在服用系统性维 A 酸的患者中最常见的实验室异常就是血脂浓度的升高，特别是三酰甘油。在服用贝沙罗汀的患者中，高血脂发生的百分比及严重程度均较其他维 A 酸高。

异维 A 酸、阿维 A 酯、和阿维 A 使 50％患者三酰甘油升高、30％的患者胆固醇升高[98]。每日 30mg 阿利维 A 酸使得 27.8％患者三酰甘油升高，而胆固醇升高比例为 35.4％[8]。而在贝沙罗汀治疗的患者中，79％发生高三酰甘油和（或）高胆固醇血症，且多在治疗的第 1 或者第 2 周出现[56]。因为贝沙罗汀治疗中血脂异常的高发率，目前建议所有患者在开始服用贝沙罗汀之前开始降脂治疗，且在治疗过程中密切监测血脂，及时调整贝沙罗汀和降脂药（LLA）的剂量[111]。他汀类药物和非诺贝特（一种纤维酸衍生物）均可与贝沙罗汀同时给药。另一种纤维酸衍生物吉非罗齐是贝沙罗汀代谢通路细胞色素 P450 途径的强抑制物。当与贝沙罗汀同时给药时，吉非罗齐使贝沙罗汀和三酰甘油的水平升高。两药联合使用为禁忌[8]。

轻至中度的高甘油三酯血症（三酰甘油＞300～500mg/dl）可以较容易地通过减轻体重、增加锻炼以及低脂、低糖（碳水化合物）、低乙醇饮食得到控制。当三酰甘油＞500mg/dl 时需采取必要干预措施，可考虑降低维 A 酸的剂量和加用 LLA（例如适当的纤维酸衍生物、他汀类药物以及烟酸）以及更频繁的血脂监测。因为三酰甘油＞800～1000mg/dl 可以诱发胰腺炎[112]，如果传统的药物治疗无效就应当考虑停药。停药后血脂异常是可逆的。

抑郁

精神方面不良反应的报道主要见于异维 A 酸治疗的患者，但其确切原因目前尚不完全清楚。问题 20-9 早期对异维 A 酸精神方面不良反应的关注主要是在痤疮治疗后患者焦虑和抑郁症状的获益情况[113]。当大量患者由于各种不同疾病接受治疗时，确实有少数患者出现了明显的抑郁征象，且这些症状在停药后迅速消失[114]。在 MedWatch 报告之后，Accutane 的生产厂家于 1998 年在药物说明中增加了关于"抑郁、精神病及少见的自杀想法、自杀尝试和自杀"等潜在不良反应的警示[89]。在此标注之后，大量的研究未能证实异维 A 酸与抑郁之间的确切关联[115-117]。近期来自土耳其[118]和瑞典[119]的研究证实，异维 A 酸与抑郁和焦虑之间似无直接关联，相对较大的瑞典的研究指出严重的痤疮自身是抑郁和自杀的危险因素。与这些研究相反，一项病例交叉研究显示，异维 A 酸治疗使得抑郁发生的风险增加，相对风险率为 2.68[120]。对该研究的一个述评指出，假设抑郁发生的基础概率为 3％，这一风险应与有 20 例抑郁症受害者出现的基数关联[121]，而真实情况并非如此。

目前缺乏设计良好的大样本研究确切证明异维 A 酸是否引起或加重抑郁症。在少数无抑郁症既往病史的患者中出现特异反应也是可能的。因此，应记得提醒患者及家属密切注意抑郁的征象。与异维 A 酸处方同时提供给患者的知情信息中列有 9 个独立的、应及时向处方医生报告的重要症状及体征。

对患有抑郁症或有既往抑郁症病史的患者的正确处理方式尚无明确说明。一方面，尚不清楚这些患者是否存在特异性的异维 A 酸导致抑郁加重的风险，另一方面，已知的情况是当痤疮好转后许多患者的抑郁症状有所改善。我们自己的经验与大规模研究的结果一致，异维 A 酸在抑郁症患者中的使用是安全的，与精神症状加重无关。比较明智的做法是，与精神科医生合作治疗这类患者。

炎性肠病

问题 20-10 异维 A 酸还被认为与炎性肠病（IBD）的发病相关，表现形式为溃疡性结肠炎或克罗恩病。近来，几个大样本的研究试图证实这一关联确实存在而不是巧合。最早的较大研究之一对 1997～2002 年间向 MedWatch 报告的异维 A 酸使用相关的 IBD 病例进行了分析[122]。在此研究中，作者认为异维 A 酸和炎性肠病"可能相关"或者"很可能相关"的概率分别是 68％和 5％。但作者也提到，炎性肠病发病的高峰年龄与大多数接受异维 A 酸治疗的患者年龄相同，这些病例中的巧合因素无法排除。一项病例对照研究显示，同一队列中异维 A 酸治疗组炎性肠病的发病率与对照病例无区别[123]。还有一篇文献对已经发表的有关异维 A 酸使用与炎性肠病的文献进行了分析，文中使用了 Hill 标准来评估因果关系[124]。作者认为尽管无法除外因果关系，但就力度、特异性以及持续性而言尚缺乏足够的文献。同一组作者随后进行了一项病例对照研究，结果显示异维 A 酸治疗组溃疡性结肠炎发病率较高（比值比为 4.36），而克罗恩病风险没有增加[125]。

在异维 A 酸是否诱发炎性肠病这一问题上现有数据存在争议。即使在显示可能有相关性的文献中，炎性肠病发生的总体风险也是非常小的。同抑郁症一样，在开始服用异维 A 酸治疗之前应告知患者炎性肠病的症状和体征，出现这些情况时应该停止服用异维 A 酸。在有炎性肠病家族史或者既往史的患者，我们的经验是，在消化科医生的监督下还是可以使用异维 A 酸的。

对骨骼的影响

维 A 酸对骨骼的影响类似于慢性维生素 A 中毒在骨骼的表现［弥漫性间质性骨肥厚（DISH）、骨骺提前闭合以及骨密度降低][126-127]，发生率很低，似乎与剂量和疗程相关。

对许多患者而言，系统性维 A 酸的接触只是治疗痤疮的短期用药。近期的一项研究对使用异维 A 酸 16～20 周治疗痤疮的青少年的骨矿物密度（BMD）及颈椎骨肥厚的情况做了评估，未发现异维 A 酸对这两个参数有不良影响[128]。在这个最常应用系统性维 A 酸的适应证，实际上不存在骨骼及韧带的不良反应，不需要常规监测骨骼情况。

另外的考虑是许多患者虽然长期服用维 A 酸类，但是为低剂量控制病情。近期的一项回顾性研究中，有 41 例患者服用阿维 A 平均每日 25mg 超过 1 年，其中 26 例进行了 X 线检查，未发现任何 DISH 的证据[129]。在这些患者，只有在出现加重的关节炎或骨骼系统症状时才需要 X 线检查。

另一方面，一项对使用异维 A 酸治疗角化性疾病的患者的前瞻性研究发现，在治疗中 7 例中有 6 例发生了骨肥厚[130]。大部分骨肥厚患者没有临床症状，因为皮肤疾病的显著缓解，没有患者选择减量或者停药[130]。这些患者所用剂量为每日 1～3mg/kg，疗程为 5 年。

看起来大剂量长疗程的系统性维 A 酸的确会使骨肥厚风险增加。但在最常用的临床实践中（短疗程相对大剂量治疗痤疮的异维 A 酸以及中低剂量长疗程治疗银屑病）没有明显的骨骼系统不良反应风险。所以，只在一些特殊的情况下需要考虑对无症状的患者进行骨骼系统的监测。在发现了无症状的骨骼系统不良反应情况下，是否需要停药目前尚不明确，特别是在皮肤症状获得显著改善时。但如果 DISH 累及后纵韧带，椎管压缩引起的神经损伤会发生[131]，此时要考虑停用维 A 酸类药物。

有报道骨骺提前闭合与系统性维 A 酸使用有关，但很罕见，只发生在较高的剂量时[131]。因此，维 A 酸在青春期前儿童的使用，需在治疗前仔细评估风险及收益。

有认为骨质疏松是长期使用阿维 A 酯治疗的一个不良反应[132]，但此研究的设计曾受到批评[133]。对骨质疏松与系统性维 A 酸的关联性尚缺乏前瞻性研究加以确认。在阿利维 A 酸的研究中，使用双能 X 线吸收测量法（DEXA）在用药之前及之后测量骨盐沉积，未发现剂量相关的变化[8]。

眼部作用

睑结膜炎是结膜和眼睑的轻度炎症反应，在服用系统性维 A 酸类异维 A 酸[134]及阿维 A[135]的患者中均有报道。这很可能是由于维 A 酸导致睑板腺分泌减少所致[136]。需告知患者可能会发生眼睛干燥，且在服药期间可能需要停止使用角膜接触镜[137]。有症状的患者可用人工泪液来治疗。

角膜混浊在系统性维 A 酸治疗的患者也可以发生。角膜中央区和周边均会出现，不引起视力降低[137]。通常在常规视力检查时被发现。

夜视力降低作为维 A 酸的不良反应仅见于异维 A 酸。部分主诉夜视力降低的患者暗适应曲线及视网膜电图出现异常[138]。酶的抑制以及与维 A 酸的竞争性结合可能是发病原因，但确切机制不详[139]。停药后可以恢复正常。

最后，临床试验报告有 7.3％使用异维 A 酸治疗的患者发生了细菌性结膜炎，但大部分医生认为这个不良反应是罕见的[140]。

肝的影响

转氨酶升高在阿维 A 和异维 A 酸使用者均有报道。估计这些酶来源于肝，但肌肉来源的情况也不除外。在异维 A 酸，转氨酶的升高是轻度的，发生在约 15％的患者，在不停止治疗的情况下一般也会恢复正常[141]。在一项对 128 例服用阿维 A 治疗银屑病的患者的研究中，谷草转氨酶（AST）和谷丙转氨酶（ALT）升高的比例分别为 30.5％和 27.3％[142]。有 83 例患者在治疗前后进行了肝活检，其中 24％改善、59％无改变、17％加重。转氨酶异常与肝活检结果之间没有关联。大部分这些改变轻微且没有临床意义。但是，有在阿维 A 使用者发生严重肝炎的报道[143]。在贝沙罗汀治疗中转氨酶升高发生较少[55]。

由维 A 酸导致的严重的致命的肝炎非常罕见，可能为特异反应[144]。总而言之，证据表明维 A 酸引起严重肝毒性非常罕见，这些特异反应除外，其发生在阿维 A 治疗中概率更高一些。建议监测肝转氨酶，当肝酶严重升高（＞3 倍时）时停药，而相对轻微的转氨酶升高只需更加密切的监测或者减少药物用量。

甲状腺作用

问题 20-11 甲状腺功能异常仅见于贝沙罗汀使用者，在治疗 CTCL 的患者有 80％出现甲状腺异常[145]。主要表现为中枢性甲状腺功能减退，促甲状腺激素（TSH）和循环甲状腺激素水平均降低。目前的建议是，测定基础 TSH 和游离甲状腺激素水平，给予所有患者低剂量的左甲状腺素，治疗期间监测游离甲状腺激素水平，根据需要调整剂量[111]。阿利维 A 酸也能引起中枢性甲状腺功能减退，有报道每日服用 30mg 者中有 8.4％出现 TSH 下降[8]。总之，在服用阿利维 A 酸的患者还是应检测基线 TSH 水平并且进行监测。

中枢神经系统作用

尽管并不常见，但假性脑瘤是最重要的中枢神经系统不良反应。异维 A 酸治疗早期暂时性头痛较为常见。但是，伴随恶心、呕吐以及视觉改变时则应尽快进行进一步评估以除外假性脑瘤。在一个早期的关于异维 A 酸相关性假性脑瘤的报道中，多数患者同时服用了四环素或米诺环素[146]。应当避免将异维 A 酸与四环素、多西环素及米诺环素同时使用。

肌肉效应

异 A 酸治疗的患者中大约有 15％出现肌痛。这种肌痛的发生概率及严重程度在重体力训练者更大，特别是在开始新的训练项目时更加明显。这些肌痛症状伴随有明显升高的肌酸激酶，但不伴随横纹肌溶解[1]。肌肉症状多与异维 A 酸治疗相关。

毛发指甲效应

系统性维 A 酸导致的休止期脱发据报道为 10％～75％[10,35,86]。在服用阿维 A 者发生率较阿维 A 酯高，在异维 A 酸及贝沙罗汀概率显著降低。脱发与剂量相关，停药或者显著减量后 2 个月开始恢复。女性更易发生脱发，在本来就有雄激素源性脱发的患者更加显著。一般情况下，向患者交待清楚这种脱发是可以恢复的就足以减轻患者的担心。在严重的病例，要考虑减量甚至停药。

甲脆性增加的脆甲症以及甲分裂较为常见。甲营养不良和甲剥离不常见，但在服用阿维 A 的患者发生率高于阿维 A 酯使用者[10,35,147]。

血液效应

在 CTCL 研究中，接受贝沙罗汀［300mg/（m² · d）］治疗的患者中 43％出现可逆的白细胞减少（1000～3000/mm³）[8]。白细胞减少开始出现一般在治疗 4～8 周时。大部分患者白细胞减少呈剂量相关性，主要是中性粒细胞减少。没有伴发热的白细胞减少或严重的感染。白细胞及中性粒细胞减少在减量或停药 30 天内缓解。白细胞减少及其他血液系统异常在第一代和第二代维 A 酸较为少见[98]。

药物相互作用

有关维 A 酸药物相互作用的正式研究有限。表 20-4 列出了有文献记录的药物相互作用以及根据维 A 酸 CYP3A4 代谢预测的可能的相互作用。

监测指南

见框 20-6 和框 20-7。大部分尿妊娠试验的阈值范

表 20-4　系统性维 A 酸的药物相互作用

相互作用的药物或种类	举例及说明
下列药物可能增加维 A 酸的血清水平（及潜在毒性）	
维生素 A	诱发维生素 A 过多样毒性反应
四环素、多西环素、米诺环素	异维 A 酸水平升高-这些药物与异维 A 酸合用有诱发假性脑瘤的风险
吉非罗齐	抑制 CYP3A4 而使贝沙罗汀水平升高——导致贝沙罗汀中毒的各种风险增加
大环内酯类、唑类等	其他 CYP 3A4 抑制剂可能增加维 A 酸浓度而导致潜在毒性
下列药物可通过诱导 CYP3A4 而降低维 A 酸的血浓度	
抗结核药物	利福平、利福布汀
抗惊厥药物	苯妥英、苯巴比妥、卡马西平
维 A 酸可增加下列药物的浓度（及潜在毒性）	
环孢素	与维 A 酸竞争 CYP3A4 代谢而使得血清浓度增加
维 A 酸可降低以下药物浓度	
以孕酮为单一成分的避孕药	与阿维 A 同时服用降低避孕效果
其他潜在的重要药物相互作用	
乙醇	与乙醇同时使用时，阿维 A 逆代谢为阿维 A 酯增加

框 20-6　异维 A 酸和阿维 A 监测指南

基线

检查
- 详细病史采集和体检
- 识别毒性和不良反应风险高的患者
- 记录可能与维 A 酸发生药物相互作用的同时用药（见表 20-4）

实验室检查[*]
- 血妊娠试验[†]（在育龄妇女）
- 全血细胞计数（CBC）和血小板
- 肝功能检测（AST、ALT、碱性磷酸酶、胆红素）
- 空腹血脂[‡]［三酰甘油、总胆固醇、低密度脂蛋白（LDL）胆固醇和高密度脂蛋白（HDL）胆固醇］
- 肾功能（血尿素氮、肌酐）
- 必要时尿常规（如果患者有肾病、蛋白尿、糖尿病或高血压）

特殊检查
- 如果计划长期应用维 A 酸治疗需考虑进行手腕、足踝和胸椎的基线 X 线检查
- 如果患者有白内障或视网膜病史，需考虑眼科检查

复诊

检查
前 3～6 个月每月进行临床评估，此后每 3 个月一次
- 评估患者反应、改善程度以及不良反应的主诉
- 常规皮损检查
- 患者报告不良反应时进行相关查体

实验室检查[* §]
前 3～6 个月每月检查，以后每 3 个月一次
- CBC 及血小板[¶]
- 肝功能检测（AST、ALT）
- 空腹血脂[‡]（三酰甘油、胆固醇——定期 LDL 胆固醇及 HDL 胆固醇）
- 肾功能监测[¶]（必要时尿常规）
- 育龄妇女每月（以及治疗结束时）血或尿妊娠试验

特殊检查
定期根据症状的检查
- 长期维 A 酸治疗者考虑每年进行手腕、足踝和胸椎的 X 线检查
- 长期治疗者中有症状的关节进行射线检查
- 如果患者主诉有视力改变，应进行全面的眼科检查（详细项目见文中）

---

[*] 在高风险患者以及实验室指标有异常时需要更高频率的检查。

[†] 新指南要求开始异维 A 酸治疗前进行两次妊娠试验——异维 A 酸初次给药需在下一次正常月经的第 2 日或者距离上一次无保护性交≥11 天时。

[‡] 血脂检查需要在禁食 12h 以及戒酒 36h 后抽血。

[§] 如果异维 A 酸的使用为 20 周痤疮治疗疗程，在实验室检查正常且剂量稳定的情况下，8～12 周后停止实验室监测是合理的（妊娠试验除外）。

[¶] 维 A 酸较少影响肾功能和血液，在完成其他实验室检查的情况下这些检查可隔次进行

框 20-7　贝沙罗丁监测指南

基线

检查

- 详细病史及体检
- 识别毒性反应和不良反应高危患者：肝病或肝硬化、胆道疾病、过量饮酒、胰腺炎病史、甲状腺疾病、未控制的高脂血症、未控制的糖尿病、获得性免疫缺陷综合征、白细胞减少、慢性感染、白内障
- 记录可能与维 A 酸发生相互作用的同时用药（见表 20-4）

实验室检查 *

- 血妊娠试验（育龄妇女）
- CBC 和血小板计数及分类
- 肝功能（AST、ALT、碱性磷酸酶、胆红素）
- 空腹血脂[†]（三酰甘油、总胆固醇、LDL 胆固醇和 HDL 胆固醇）
- 肾功能（血尿素氮、肌酐）[†]
- 甲状腺功能：TSH、T_4
- 必要时尿常规（如果患者有肾病、蛋白尿、糖尿病或高血压）

特殊检查

- 如患者有白内障病史需进行眼科基线检查

复诊

检查

前 4～8 周每 2 周进行临床评估，此后 3 个月每月一次，长期治疗者每 2～3 个月一次

- 评估临床效果和不良反应
- 患者报告不良反应时进行相关查体

实验室检查 *

每 1～2 周一次，直至血脂对 Targretin（贝沙罗丁商品名）反应确定［通常需 2～4 周］，随后按如下方案：

- 空腹血脂[†]（三酰甘油、总胆固醇、LDL 胆固醇和 HDL 胆固醇）

前 3～6 个月每月一次，以后每 3 个月一次

- CBC 和血小板计数及分类
- 肝功能（AST、ALT），如果升高还可检查碱性磷酸酶、胆红素
- 肾功能[‡]（必要时尿常规）
- 育龄女性血或尿的妊娠试验（持续每月检查）
- 甲状腺功能：TSH（至少要查），也可查 T_4（复查 1～2 次合理）

特殊检查

- 患者在维 A 酸治疗前如果有眼科检查异常的情况，治疗期间需定期复查眼科

---

* 高风险患者或者实验室检查异常者需要更高频率的检查。

[†] 血脂检查需要在禁食 12h 以及戒酒 36h 后抽血。

[‡] 维 A 酸较少影响肾功能化验及尿常规，在完成其他实验室检查的情况下这些检查可隔次进行

围是 20～50mIU/ml。血清妊娠试验更敏感一些，阈值范围为 1～5mIU/ml。尿中的 β-人绒毛膜促性腺激素（β-HCG）浓度因患者的生理状态、饮水多少及尿量而不同。因此，尿妊娠试验可能在着床 6～8 天后 β-HCG 达到 30mIU/ml 时才足够敏感。如果采用尿的妊娠试验，应使用晨尿。

总体上，植入、注射以及口服激素避孕法最有效（框 20-3）。隔膜装置、杀精剂以及避孕套联合应用相当有效。除了节欲外，其他避孕措施都不完全可靠。不孕症的女性也应避孕，输卵管结扎的女性需采取第二种避孕方式。

治疗指南

问题 20-12 框 20-8 中为维 A 酸类治疗指南的清单。在选择合适的维 A 酸类进行治疗的决策过程中，有两个关键性的影响因素：首先，维 A 酸类是唯一的一类对痤疮及许多角化异常疾病最有效的药物，

在一些严重皮肤病，如银屑病、毛发红糠疹及蕈样肉芽肿的治疗上有很强的竞争力。其次，其主要的系统性不良反应（如致畸作用）以及对眼部、骨骼、脂肪代谢及肝的影响使得治疗对象的慎重选择以及在治疗中持续实验室监测变得非常重要。即使详尽了解和遵守了框 20-8 中列出的所有内容，风险依旧存在。医生只有在对用药风险、监测指南及患者教育的内容完全熟悉和掌握后才可以开具维 A 酸类药物，特别是贝沙罗汀。适当的监测下，系统性维 A 酸的合理应用在皮肤科领域可以获得非常好的临床效果。

鸣谢

编者在此感谢 Matther J. Zirwas 在本章第 2 版中所做的贡献。

框 20-8　治疗指南清单

考虑以下情况，进行风险收益评估

- 患者年龄和性别——在儿童及育龄女性需特别谨慎
  - 疾病的疗效——选择最合适的维 A 酸药物、剂量及疗程，是否可以获得持续缓解
  - 疾病严重性——系统性维 A 酸最好用于严重的、累及大面积躯体（超过 10%）、造成功能或情绪上的显著障碍的疾病
  - 其他治疗优先——对其他局部或系统治疗的考虑很重要；如果其他治疗不可行、太贵、导致严重不良反应或可能有令人担心的药物相互作用，系统性维 A 酸可能是一个可选治疗
  - 辅助治疗——如果可能，联合其他局部或者系统性治疗以提高疗效和减少不良反应
  - 循环或者序贯治疗——以银屑病为例，除较新的生物制剂外，交替使用维 A 酸及其他治疗方法，如甲氨蝶呤、环孢素、PUVA 或者 UVB 光疗可减少长期治疗引起的不良反应

优化维 A 酸治疗安全性的其他情况

- 剂量和疗程——应采取可获得最好效果的最小剂量以及最短疗程，疾病得到最大程度控制后，可以逐渐减量至完全停药或者减至最低有效剂量并维持疾病控制
- 实验室监测——遵循监测指南

- 患者教育——重点强调血脂、肝、致畸性、精神方面及骨骼肌肉的不良反应
- 对不良反应的处理——患者依从性的最大化需要临床工作者指导患者尽力减少皮肤黏膜的不良反应，帮助患者对毛发、指甲以及系统性不良反应有所认知和预期

女性患者在系统性维 A 酸治疗期间必须尽一切努力避免妊娠。除了 iPledge 的新治疗指南外，以下指南也是有用的提醒：

- 患者选择——患者能够理解致畸风险的严重性及有效避孕的重要性并能够严格执行是决定采用维 A 酸治疗的重要前提
- 患者教育——理想的情况是医生就致畸性向患者进行详细解释并提供文字说明。患者听完解释及阅读后，给患者足够的机会进行提问。强制性的 iPledge 系统（见框 20-4）对潜在致畸性提供了持续性的警示
- 知情同意书的签署——iPledge 系统从法医学方面对于异维 A 酸的风险防范提供了足够帮助。对于上述内容的详细的医疗病案记录是重要的
- 避孕及除外妊娠——见框 20-3
- 预期的处理措施——女性患者在开始维 A 酸治疗前需对万一妊娠所能采取的处理措施加以考虑，在病历中对其想法进行详细记录是有帮助的

本章使用的英文缩写

AP-1	活化蛋白-1	NMSC	非黑色素瘤性皮肤癌
ATRA	全反式维 A 酸	PASI	银屑病皮损面积和严重程度指数
BCIE	先天性大疱性鱼鳞病样红皮症	PGA	全球医生评分
β-HCG	β-人绒毛膜促性腺激素	PRP	毛发红糠疹
BMD	骨矿物密度	PUVA	补骨脂素加紫外线 A
CIE	先天性鱼鳞病样红皮症	RA	维 A 酸
CRABP	细胞质维 A 酸结合蛋白	RAR	视黄酸受体
DEXA	双能 X 线吸收测量法	RARE	维 A 酸效应因子
DISH	弥漫性间质性骨肥厚	RePUVA	维 A 酸加补骨脂素紫外线 A 治疗
GPP	泛发性脓疱性银屑病	ReUVB	维 A 酸加紫外线 B 治疗
HS	化脓性汗腺炎	RXR	类视黄醇 X 受体
IBD	炎性肠病	TSH	促甲状腺激素
LLA	降脂药		

推荐阅读

Drug category overviews

DiGiovanna JJ. Systemic retinoid therapy. *Dermatol Clin* 2001;19:161–7.

Specific retinoids

Farol LT, Hymen KB. Bexarotene: a clinical review. *Expert Rev Anticancer Ther* 2004;4:180–8.

Goldsmith LA, Bolognia JL, Callen JP, et al. American Academy of Dermatology Consensus Conference on the safe and optimal use of isotretinoin: summary and recommendations. *J Am Acad Dermatol* 2004;50:900–6.

Retinoid chemoprevention of malignancies

Chen K, Craig JC, Shumack S. Oral retinoids for the prevention of skin cancers in solid organ transplant recipients: a systemic review of randomized controlled trials. *Br J Dermatol* 2005;152:518–23.

Adverse effects overviews and monitoring guidelines

Ellis CN, Krach KJ. Uses and complications of isotretinoin therapy. *J Am Acad Dermatol* 2001;45:S150–7.

Katz IH, Waalen J, Leach EE. Acitretin in psoriasis: an overview of adverse effects. *J Am Acad Dermatol* 1999;41(3 Pt 2):S7–12.

参考文献

见本书所附光盘。

第21章 干扰素

Brian Berman and Caroline V. Caperton

张 霞 译 娜仁花 审校

概述——干扰素

干扰素（IFN）为一种保护细胞防止病毒感染的蛋白质，由 Issaacs 和 Lindemann 于1957年发现[1]。IFN 是由真核细胞被各种病毒及非病毒诱导物诱导而生成的一组分泌性糖蛋白（表21-1）。有3种类型的 IFN。除了限制素、白介素（IL）-28A、IL-28B 和 IL-29 这些干扰素样细胞因子外，Ⅰ型 IFN 有7类：IFN-α、IFN-β、IFN-ε、IFN-κ、IFN-ω、IFN-δ 和 IFN-τ。Ⅱ型 IFN 有 IFN-γ。Ⅲ型 IFN 包括 IFN-λ，其通过与 IFN-α 相似的受体产生抗病毒活性，但更具受体分布选择性，对抗体密集的组织（如肝细胞）提供更加定向的疗效。基因工程生成的重组人类 IFN（rhIFN）由天然人类 IFN 修改了一个氨基酸编码而成。当受到细菌加工时，人类 IFN 的正常糖基化过程发生改变。

问题 21-1 Ⅰ型 IFN 具有多种生物学活性，例如抗病毒、抗增生、刺激免疫细胞的细胞毒性反应、激活表面分子、诱导前细胞凋亡基因、抗血管生成、减少前细胞凋亡基因以及调节分化[1]。这些生物学活性使得 IFN 在肿瘤、感染以及炎症和自身免疫性皮肤疾病的治疗上显示了希望。

药理学

表21-2列出了 IFN 的关键药理学概念[2]。

结构

有大概30种 IFN-α 分子量在20kD左右，有165～172个氨基酸的相似序列。IFN-α2$_a$ 和 IFN-α2$_b$ 只有一个氨基酸不同，可由重组 DNA 生物技术由大肠埃希菌生产。IFN-β 与 IFN-α 有29％的结构同源性，IFN-γ 则与 IFN-α、IFN-β 均没有明显的结构上的同源性。

问题 21-2 聚乙二醇化是将聚乙二醇（PEG）附着在 IFN 上以增加其在循环中停留的时间，减少用药次数。FDA 批准了两种聚乙二醇化的 IFN：聚乙二醇化的 IFN-α2$_a$（Pegasys）和聚乙二醇化的 IFN-α2$_b$（PEG-Intron）。丙型肝炎患者采用任意一种 peg-IFN-α 治疗48周，近24％在完成疗程6个月后丙肝病毒的 RNA＜50IU/ml。FDA 于2001年以及2002年分别批准了 PEG-Intron 和 Pegasys 与利巴韦林联合应用。联用 peg-IFN-α 和利巴韦林是目前慢性丙肝患者的标准治疗方案。

表 21-1　本章讨论药物——IFN

非专有名	商品名	是否有非专利药	生产厂家	包装规格	终浓度（加入 2ml 稀释液）
干扰素-α2b	Intron A	无	Merck	3、18 百万国际单位（MU）[皮下注射（SQ）、肌内注射（IM）、静脉注射（IV）] 5、10、25MU（IM、SQ、IL）	0.015、0.090IU/ml* 0.025、0.5、0.125IU/ml*
干扰素-α2a	Roferon A	无	Roche	3、6、9、18、36MU（SQ、IM）	11.1、22.2、33.3、66.7、133.3IU/ml
干扰素-αN3	Alferon N	无	HEMISPHERx Biopharma	5MU（1L）	3ml IU/0.5ml
干扰素-γ†	Actimmune	无	Genentech	100μg（3ml IU）	3ml IU/0.5ml
聚乙二醇化 IFNα2a	Pegasys	无	Roche	180μg（SQ）	180μg/ml
聚乙二醇化 IFNα2b	PEG-Intron	无	Merk	1.5μg/kg（SQ）	50、80、120、150μg/0.5ml

* 加入 2ml 稀释液后。

† 已获得 FDA 的批准但尚未广泛应用

表 21-2　关键药理学概念——IFN[8]

药物名称	吸收		生物利用度			清除	
	峰值时间	半衰期	生物利用度百分比	蛋白结合率	代谢		排泄
IFN-α2b	3～12h	2～3h（肌内），2h（静脉）	80%	—	肾小管再吸收过程中通过蛋白水解降解		肾
IFN-α2a	3.8～7.3h	3.7～8.5h（平均5.1h）	80%	—	同上		肾
IFN-αN3	3～12h	2～3h（肌内），2h（静脉）	80%	—	同上		肾
IFN-γ	4～24h	2.9h（肌内），5.9h（皮下）	30%～70%	—	同上		肾

吸收与生物利用度

肌内及皮下注射后的系统性吸收 IFN-α＞80%、IFN-γ 为 30%～70%。肌内或皮下注射 5MU/m² IFN-α2b 后均于 3～12h 出现相似的血清峰值，24h 后不再能检测到[2]。计算得的吸收及清除半衰期分别为 3～4h、6h 和 7h。注射后 4～24h IFN-α 和 IFN-γ 浓度均可测得，分布容积相似。新近推出一个脂溶性基质的外用制剂可将 IFN-α 输送通过角质层达到约 70μm 的深度[3]。

代谢与排泄

IFN-α、IFN-β 和 IFN-γ 在肾小管再吸收时通过肾分解代谢以及快速蛋白水解降解代谢，只有很小一部分经肝代谢。目前无迹象表明人类 IFN 能通过胎盘屏障，鼠类 IFN 可分泌入乳汁，但人类 IFN 是否泌入乳汁尚不清楚。IFN-α2b 经肌内注射、皮下注射以及静脉给药后尿中均检测不到。

中和抗体

问题 21-3 IFN-α 治疗可以诱导中和抗体的形成。有较高水平的抗 IFN-α 中和抗体的皮肤 T 细胞淋巴瘤（CTCL）患者，疗效降低。近期研究发现多发性硬化患者产生中和抗体者预后较差，这些中和抗体不仅针对外源性引入的 IFN-β，也中和内源性的 IFN-β[4]。

作用机制

表 21-3 列出了所有 IFN 的作用机制。所有 IFN 的激活需要与靶细胞表面特异性受体结合。IFN-α 和 IFN-β 与 21 号染色体上编码的同一受体结合，IFN-γ 与一个 6 号染色体编码受体结合。IFN-γ 与受体结合后的细胞内反应通过 Stat1 依赖性和非依赖性信号转导引起基因表达，引起多渠道的巨噬细胞活化。问题 21-4 下述为 IFN 的各种作用机制。Ⅲ型 IFN 也具有抗病毒活性，但是，其激活是通过 IFN 调节因子及核因子-κB 的独立作用完成的，与 IFN-α 及 IFN-β

表 21-3　所有 IFN 的作用机制

机制	临床作用
诱导 2′-5′寡腺苷酸合成酶 诱导核糖核酸酶 诱导蛋白激酶 P1	抗病毒
诱导 2′-5′寡腺苷酸合成酶 抑制多种生长因子 增强 P53 肿瘤抑制基因表达 下调 *c-myc*、*c-fos* 和某些 *c-ras* 肿瘤基因	抗增殖
诱导主要组织相容性复合体（MHC）Ⅰ类及Ⅱ类抗原 增加自然杀伤细胞 抑制 TH-2 细胞因子的产生，如 IL-4、IL-5 和 IL-6	免疫调节

不同。IFN-α 由与多种 IFN 调节因子结合的顺式启动子激活，而 IFN-β 由多因子增强系统诱导[5]。这可能使得 IFN-λ 可以克服病原体免疫逃逸机制。

抗病毒作用

问题 21-4 各种 IFN 的抗病毒活性的部分原因是它们可以诱导寡腺苷酸合成酶（2′-5′-寡腺苷酸合成酶）的表达。这个酶将腺苷三磷酸（ATP）聚合成 2′-5′连接的寡聚体，其中有些能激活细胞内潜在的内切核酸酶，后者可以降解病毒和细胞内的核糖核酸（RNA）[6]。IFN（非特指类型，由纽卡斯尔病毒感染的细胞中提取的部分提纯的 IFN）诱导核糖核酸酶 L，被 2′-5′连接的多腺苷酸寡聚体激活降解单链病毒 RNA[7]。蛋白激酶 P1 也由类似的 IFN、延伸因子-2 亚单位的磷酸丝氨酸和半苏氨酸诱导，抑制转运 RNA（tRNA）与核糖体结合以及病毒信使 RNA（mRNA）的转录[8]。

抗增殖作用

问题 21-4 IFN 的抗增殖作用可以影响细胞增殖的各个时期。其机制包括 IFN 诱导 2′-5′寡核苷酸合成酶，其产物抑制有丝分裂、抑制生长因子及下调 *c-myc*、*c-fos* 及某种 *c-ras* 肿瘤基因。IFN-α 还被发现有抑制血管生成作用。IFN-γ 的产生与肿瘤血管的破坏和坏死有关[9]。

免疫效应

问题 21-4 IFN-α 和 IFN-β 与 IFN-γ 相比而言是细胞免疫反应所需的 MHC 抗原弱刺激物。但 IFN-α 和 IFN-β 能够增强/诱导 MHCⅠ类或Ⅱ类抗原在正常免疫细胞及肿瘤细胞的表达。暴露于 IFN-γ 时自然杀伤细胞的数量和活性均增加，并且导致免疫反应的增强。

临床应用

表 21-4 列出了 IFN 的适应证和禁忌证。

FDA 批准的适应证

尖锐湿疣（性病疣）

问题 21-5 尖锐湿疣是人乳头瘤病毒（HPV）感染引起的良性肿瘤，通常是 HPV6 型或 11 型感染。现有数据显示系统性、皮损内注射（IL）或局部外用 IFN 不比现存其他治疗更具优势[10]。考虑到治疗的花费和随诊频率，IFN 治疗主要留给其他治疗失败而有愿意积极治疗的患者。

Yang 等对使用 IFN（α、β 或 γ）治疗尖锐湿疣的随机临床试验进行了回顾。在 12 项试验中共有 1445 例患者，结果显示局部外用 IFN 较系统性 IFN 及安慰剂能更有效地治愈尖锐湿疣及减少复发[10]。近期由 Zhu 等进行的一项研究显示，在尖锐湿疣 42℃ 和 45℃ 高温能引发 IFNα、β 和 γ 的温度依赖性转录表达的显著增加，而正常皮肤无此现象[11]。局部高温使得两种抗病毒的 IFN 依赖酶的表达增加：2′-5′-寡腺苷酸合成酶及双链 RNA 依赖性蛋白激酶。IFNα/β 受体转录及磷酸化 Stat1 及 Stat2 水平也有增加，表明高热在尖锐湿疣通过 Jak-Stats 信号通路诱导了内源性 IFN 以及 IFN 诱导的抗病毒活性的增强[11]。IFN 诱导蛋白-10（IP-10）是前炎症细胞因子，由可以减少 HPV 复制的 IFNβ/γ 诱导产生。

获得性免疫缺陷综合征（AIDS）以及相关的卡波西肉瘤

问题 21-5 FDA 批准了 IFN-α2ₐ 和 IFN-α2ᵦ 用于治疗 HIV 病毒感染引起的 AIDS 患者的卡波西肉瘤（KS）。对 IFN 治疗反应良好的患者机会性感染少且较反应不良者在存活率上有明显优势。IFN-α 单独使用或与齐多夫定（AZT）联合使用较单独使用 AZT 能显著减少 HIV 病毒负荷。

总体而言，IFN-α2ₐ 和 IFN-α2ᵦ 客观有效率超过了传统的细胞毒性化疗药物。但 IFN 对 AIDS 的 KS 只是姑息治疗，即使患者 KS 完全消失，潜在的免疫缺陷仍未逆转。IFN-α2ₐ 及 IFN-α2ᵦ 的推荐剂量分别是每天皮下注射 36MU 和 30MU。单独应用时，IFN-α 在 CD4T 细胞 $>400/mm^3$ 者的有效率为 75%，而在 CD4T 细胞 $<200/mm^3$ 者有效率只有 13%。

有数个个例报道及一项Ⅱ期临床试验报告局部使用 5% 咪喹莫德软膏治疗 AIDS 相关的及经典 KS 的情况。 问题 21-6 咪喹莫德是一个免疫调节剂，上调局部的 IFN-α 及其他细胞因子而加强免疫反应。在经典的 KS，一例患者每周外用咪喹莫德 3 次，局部封包 10h。20 周后获得完全缓解，随访 6 个月无复发[12]。在 AIDS 相关 KS，一例患者每日外用咪喹莫德连续 4 个月后，获得了临床及组织学的完全缓解[13]。一项Ⅱ期临床试验中，17 例患者每周 3 次用药并封包，疗程为 17 周。其中 8 例患者（47%）显现了客观的临床疗效，但 6 例患者的肿瘤继续恶化[14]。

慢性肉芽肿性疾病（CGD）

问题 21-5 在吞噬细胞功能缺失的儿童 CGD 患者，IFN-γ 可增强巨噬细胞的杀菌作用及过氧化物的产生。临床研究证实 IFN-γ 减少严重感染的机会，减少 CGD 患者住院的频率。在儿童患者皮损面积 $>0.5m^2$ 的推荐剂量为 $50mg/m^2$ 皮下注射每周 3 次持续终生[15]。

表 21-4　干扰素的适应证与禁忌证

FDA 批准的适应证

　尖锐湿疣[10-11]（α）
　获得性免疫缺陷综合征（AIDS）相关的卡波西肉瘤[12-14]（α、γ）
　慢性肉芽肿性疾病[15-16]（γ）
　恶性黑色素瘤（辅助）[17-24]（α、γ）

皮肤科超适应证应用

肿瘤——恶性及癌前改变
　基底细胞癌[25-31]（α、β、γ）
　鳞状细胞癌[32-35]（α）
　鳞状细胞癌的角化棘皮瘤亚型[36-38]（α）
　巨大尖锐湿疣[39]（α）
　皮肤 T 细胞淋巴瘤[40-42]（α、β、γ）
　急性 T 细胞白血病淋巴瘤（ATLL）[43]（α）
　肉芽肿性皮肤松弛症[44-45]（α、γ）
　光线性角化病[46-48]（α）
肿瘤——良性
　瘢痕疙瘩[49-58]（α、γ）
　血管瘤[59-60]（α）
　匐行性血管瘤[61-62]（α）
病毒感染
　寻常疣[63-64]（α、β、γ）
　疣状表皮发育不良[65]（α）
　带状疱疹[66-67]（α）
　单纯疱疹[68-71]（α）
　坏死性肢端红斑（与 C 型肝炎伴发）[72-74]（α）

其他感染性疾病
　利什曼病[75-77]（γ）
　麻风[78-80]（γ）
　鸟分枝杆菌复合菌组感染[81]（γ）
　人类免疫缺陷病毒（HIV）感染患者的机会性感染[82]（γ）
　丘疹鳞屑性皮炎
　特应性皮炎[83-86]（α、γ）
　银屑病[102-103]（γ）
自身免疫性皮肤病
　红斑狼疮[87]（α）
　毛囊性黏蛋白增多症（与蕈样肉芽肿无关）[88-89]（α、γ）
　斑秃[90]（α）
　白塞病[91-92]（α）
　进行性系统性硬化病[93-94]（γ）
　苔藓样黏液性水肿[95-96]（α）

禁忌证

绝对禁忌证
　对 IFN-α、γ 成分过敏
　对鼠免疫球蛋白过敏

相对禁忌证
　妊娠
　器官移植受者
　心脏疾病——心律失常、不稳定型心绞痛、控制不佳的心力衰竭
　肺部疾病——慢性阻塞性肺疾病（COPD）
　易发生酮症酸中毒的糖尿病
　抑郁或其他精神疾病
　血液疾病——显著的白细胞减少、贫血
　凝血疾病——血栓性静脉炎、肺栓塞
　永久的美容填充物
　18 岁以下患者

妊娠处方风险分级——C 级（目前各型 IFN 为同样级别）

在一项非对照开放性研究中，76 例 CGD 患者接受了每周 3 次 IFN-γ 皮下注射的治疗。治疗 9 年后，严重细菌感染的次数是 0.18 患者年，真菌感染的次数是 0.12 患者年[16]。

恶性黑色素瘤

问题 21-5 IFN-α 作为单独用药，每日一次每次 100MU 静脉给药的有效率为 4%～29%。FDA 批准了 IFN-α2b 用于治疗厚度大于 4mm 的黑色素瘤以及伴有淋巴结转移者。基因治疗以及自体肿瘤反应性淋巴细胞过继性输入治疗可在 70% 的患者诱发快速的客观疗效，因而显示了希望[17]。

在 Ⅰ 期和 Ⅱ 期黑色素瘤患者，IFN-α2b 治疗与对照组相比有统计学上的显著不同，以 IFN-α2b 作为辅助治疗，使得总体生存率中位数增加了 1.04 年，结节性黑色素瘤反应最好[18]。IFN-α2b 作为单一治疗在转移性黑色素瘤的治疗中有少数患者获益，联合使用 IFN-α2a 和化疗药物（如达卡巴嗪或贝伐珠单抗）是最有效的治疗方法。

一项荟萃分析研究对 IFN-α 辅助治疗是否可以减少复发以及增加生存率进行了探讨。研究者发现应用 IFN 治疗总体生存获益为 1%～5%[19]。来自 MD Anderson 癌症中心的研究者得出结论，如此小的生存收益较之 IFN 的剂量相关毒性而言收益不大[20]，但溃疡性黑色素瘤以及分级较低（ⅡB 和 ⅢA 期）的黑色素瘤仍可能是 IFN 研究的合适目标。更近期的一项荟萃分析提示 IFN-α 治疗在高危皮肤黑色素瘤患者与显著提高的治愈率及整体生存率相关，但对药物的剂量/疗程未做明确说明[21]。

因为药动学参数的改变以及用药时间的延长，欧洲癌症研究与治疗组织的一个 Ⅲ 期临床试验对 peg-IFN-α2b 的疗效进行了研究。有淋巴结转移的黑色素瘤患者使用高剂量 peg-IFN-α2b 治疗显示 5 年无病生存率较未做治疗的观察组有改善。高剂量是指每周 6μg/kg 连续 8 周继而以每周 3μg/kg 连续 5 年[22]。

已经发现几个预测恶性黑色素瘤患者会对 IFN-α 辅助治疗有反应的标记物。无复发生存率及总体生存率的正向预测指标包括甲硫腺苷磷酸化酶（MTAP）及肿瘤坏死因子-α（TNF-α，同时也与较高的毒性相关），而 β2 微球蛋白以及血浆可溶性白介素-2 受体（sIL-2R）水平在多变量分析中与复发有 82.9% 的正相关性[23-24]。

皮肤科超适应证应用

见框 21-1。

框 21-1 IFN 监测指南

除对 AIDS 患者常规监测外，以下建议用于监测所有使用 IFN 治疗的患者（见下文）

监测频率
- 开始治疗前
- 初始治疗 2 周后
- 治疗期间每月进行体检及实验室检查

实验室检测
- 全血细胞计数（CBC）及分类，包括血小板计数*
- 血生化（包括电解质和肌酸激酶）
- 肝功能检测——重点在转氨酶（谷草转氨酶和谷丙转氨酶）
- 促甲状腺激素（TSH）只做基线检查†

特殊检查
- 有既往心脏异常或者晚期癌症患者，在开始治疗前及治疗期间应进行心电图检查

注意：该监测指南对接受 1～2 剂＜5MU 的 IFN 皮损内注射的健康患者可能是不必要的。

* 在恶性黑色素瘤患者，诱导期间应每周监测 CBC，维持治疗期间应每月监测。

† 患者如果有甲状腺功能亢进，心律失常风险增大，IFN 应禁忌使用

基底细胞癌（BCC）

BCC 是最常见的皮肤癌，在美国占所有诊断的癌症的 1/8。已经证实 IFN 调节因子-1（IRF-1）在 BCC 的表达高于正常皮肤，提示 IFN 在诊断上可能有使用价值[25]。尽管手术切除皮损有确切疗效，但新的治疗方法，如 IFN、维 A 酸类、氟尿嘧啶及咪喹莫德作为辅助治疗或单一治疗能够减少致残率和死亡率。尽管目前尚未获得 FDA 批准用于治疗结节性或浅表性 BCC，但 IFN 已被用于皮损内注射治疗 BCC，使用剂量根据肿瘤的大小决定。IFN-α2a、IFN -α2b、IFN -β、及 IFN -γ 因具有抗增生和免疫调节作用而用于治疗 BCC。

原发性浅表性及结节性 BCC 皮损内注射 IFN-α 治疗是成功和安全的，总体治愈率为 80%。治疗方法为 1.5MU 皮损内注射每周 3 次连续 3 周（总剂量 13.5MU）。鉴于目前仍未获得 FDA 批准治疗浅表性及结节性 BCC，建议治疗 3 个月后除临床复诊外取环钻活检进行组织学评估[26]。

在近期的一项数据综述中，66 例 BCC（9 例浸润性或者硬化性，其余为结节性、浅表性或溃疡性）使用了 IFN-α2a 治疗。68% 患者获得完全缓解，对较大肿瘤改用大剂量治疗后完全缓解率升高为 76%[27]。平

均随访 18 个月，有 1 例复发。在 IFN-α2b 治疗的 542 例 BCC（161 浅表性、256 例结节性、29 例溃疡性、22 例浸润性或硬化性、9 例为复发 BCC）中 76% 完全缓解。平均随访 12 个月，有 6 例复发[27]。

有一种缓释型 IFN-α2b 被用来治疗 65 例 BCC 患者。单次剂量 10MU/0.2ml 治疗获得了 52% 治愈率，每周 3 次的疗法治愈率为 80%[28]。作者推测肿瘤相关抗原表达的增加可能是 IFN 治疗 BCC 成功的原因。

皮损内注射 IFN-β 和 IFN-γ 已经成功应用于治疗结节性和浅表性 BCC。一项对 124 个 BCC 肿瘤皮损的治疗中，使用 IFN-β 治疗者有 61% 完全缓解，随访 2 年，有 5 例复发[29]。IFN-γ 治疗的 36 个肿瘤中有 22% 经组织学证实完全消退[30]。

皮损内注射 IFN 为美容效果重要的、难以手术切除的部位提供了可以选择的替换疗法，如面部、口唇、耳朵等。当手术切除不适用时，FDA 批准用咪喹莫德治疗浅表性 BCC。两项随机双盲对照试验证实了咪喹莫德的有效性及安全性，治疗结束后 12 周随访时有 75% 的患者获得完全缓解[31]。基于这些结果，IFN（α、β 或 γ）或者咪喹莫德是有些结节性或浅表性 BCC 患者除手术切除之外的可选择治疗方式。

鳞状细胞癌（SCC）

SCC 占非黑色素瘤性皮肤癌的 10%～25%。在其他治疗方法失败的患者，IFN（α、γ）能够稳定病情，证明其有抗增生作用且无细胞毒性。有认为头颈部 SCC（SCC HN）因抗原呈递功能不良不易被皮肤 T 细胞识别，因而患病可能增加。在这些 SCC HN 使用 IFN-γ 后，因为抗原呈递成分的修复使得 T 细胞的识别能力得以增强[32]。

近期的一项综述中，40 例 SCC（31 例侵袭性、9 例原位）采用 IFN-α2a 或者 IFN-α2b 治疗，92.5% 的病例获得完全缓解（90% 侵袭性、89% 原位 SCC）[27]。其中 7 例患者有轻度肝功能升高，停药 5 周后恢复正常。

HPV 感染转化为 SCC 者用 IFN-α 治疗有效。一项开放性研究在 27 例侵袭性 SCC 和 7 例原位 SCC 患者就皮损内注射重组 IFN-α2b（rIFN-α2b）在光线诱发的原发 SCC 上的疗效及美容效果进行了评估[33]。患者们接受了皮损内注射 1.5MU 每周 3 次连续 3 周的治疗。治疗后 18 周切除治疗部位组织进行检查。超过 97% 的患者达到了临床及组织学治愈；而且，其中的 27 例侵袭性 SCC 达到了 96.2% 的痊愈率。此外，研究者和患者对美容效果进行分别评估得出的结论是 93.9% 的患者达到了 "很好" 或 "非常好"。

联合使用异维 A 酸和 IFN-α 总体有很好的效果。一项 II 期临床试验对异维 A 酸（每日 50mg/m²，口服）、IFN-α（3MU/m²，皮下注射，每周 3 次）以及维生素 E（α-生育酚）（1200IU/d，口服）联合治疗晚期 SCC HN 进行了评估，疗程为 12 个月，患者已经接受过局部切除或放射治疗或两者均有。患者 1 年及 2 年生存率的中位数分别是 98% 和 91%，无病生存率分别为 91% 和 84%。总体而言，44 例患者中 38 例完成了治疗，其他患者因为毒性反应而终止治疗。最常见的毒性反应是流感样症状、疲劳和高甘油三酯血症[34]。

比较非转移性皮肤 SCC 不同治疗方法的最新的系统性 Cochrane 评价将皮损内注射 IFN 与手术切除、冷冻或激光烧灼等局部破坏方式或者局部外用咪喹莫德或氟尿嘧啶等方式进行了对比。在进行了大量的文献检索以及综述后，结论为就临床决策而言目前尚缺乏充分的证据对原发性 SCC 的不同治疗方式进行比较[35]。

角化棘皮瘤（KA）

尽管 KA 具有自愈的特征，但经常需要 1 年以上，因此，治疗方法常选择以活检为主要目的的手术切除治疗以除外 I 期 SCC。Grob 等报告使用皮损内注射 IFN-α2b 治疗较大的 KA（直径大于 2cm）后 6 例中的 5 例消退[36]。患者接受了 9～20 次注射，总消退时间为 4～7 周。适合选择 IFN 注射治疗的部位包括前额、鼻周及耳周。在另一项研究中，4 例面部 KA 患者接受了 3 百万单位 IFN-α2b 注射每周 1 次连续 4～6 周的治疗，在 5～7 周之间全部缓解。治疗后活检显示无肿瘤残余，治疗后随访 19～27 个月未见复发[37]。

局部使用 5% 咪喹莫德软膏在 KA 的治疗也很成功。Di Lernia 等对 2 例面部 KA 使用了 5% 咪喹莫德治疗，8 周获得完全缓解，随访 1 年无复发[38]。咪喹莫德是免疫调节剂，通过增加细胞因子及 IFN 的释放帮助 CD4+ 淋巴细胞活化。

巨大尖锐湿疣

巨大尖锐湿疣存在高复发率及恶变机会。在一病例报告中，一例 40 岁男性患者拒绝手术切除，在伴或不伴化疗的基础上，使用了 IFN-α10MU 每周 3 次连续 28 个月的治疗。治疗 12 个月时瘤体消失，停药 4 个月未见复发[39]。这种肿瘤可有局部侵袭性，外科切除很困难，这时应考虑 IFN-α 治疗。

皮肤 T 细胞淋巴瘤

皮肤 T 细胞淋巴瘤［蕈样肉芽肿（MF）］是 T 细

胞的恶性增殖，常常为辅助性/诱导（CD4）淋巴细胞，最先表现在皮肤上。Bunn 等[54]关于 MF 的一篇综述中描述，在使用 IFN 治疗的 207 例 MF 患者中，总有效率是 55%，完全缓解率是 17%[40]。IFN-α2$_a$ 与 IFN-α2$_b$ 之间疗效没有差别。IFN-β 和 IFN-γ 治疗的有效率是 41%，完全缓解率 15%，提示其疗效不如 IFN-α[40]。

对所病程阶段的 MF 患者，在使用 IFN-α2$_b$ 的基础上加用补骨脂素加紫外线 A（PUVA）治疗可以减少 PUVA 的次数及 IFN 的用量，增加疗效[41]。近期的一些研究对 PUVA 及 2~5MU 的 IFN-α2$_b$ 在晚期 MF 的联合治疗进行了探索，均为每周 3 次治疗，总体有效率为 68%。与晚期患者相比，早期阶段患者的完全缓解率明显高（86% vs. 27%）[41]。

Urosevic 等将一种带有 IFN-γ 基因的腺病毒载体导入 CTCL 细胞而诱发了 I 型 IFN 反应。将这一载体注射入皮损后发生了遗传学改变的皮损表现出了 IFN-γ 及 IFN-α 双重效应。证明该载体在细胞因子转移治疗上十分有用[42]。

少见型淋巴瘤

各种 IFN 被用于治疗难治的少见型淋巴瘤，如：

1. 急性 T 细胞白血病淋巴瘤——IFN-α（通常与抗逆转录病毒药物及化疗联合使用）荟萃分析显示有明确疗效[43]。

2. 肉芽肿性皮肤松弛症——有 2 例报道用 IFN-α 治疗获得显著改善[44-45]。

光线性角化病（AK）

AK 患者皮损内注射 IFN-α2$_b$0.5MU 每周 3 次连续 2~3 周，有 93% 的患者皮损完全清除，而队列研究中的对照组则未见清除[46]。对 2 例患者进行皮损内注射重组 IFN-β1.0MU 及 1.5MU 每周 3 次连续 3 周后病情完全缓解，18 个月未见复发[47]。在 24 例患有 AK 的个体，局部外用 IFN-α2$_b$ 凝胶每日 4 次连续 4 周显示有临床改善，但 IFN 组与安慰剂组的疗效无统计学差异[48]。考虑到实际操作以及其他治疗方法的效果，该药物在 AK 治疗上的应用前景有限。

瘢痕疙瘩

瘢痕疙瘩（增生性瘢痕）的特征是真皮损伤（撕裂、破损、扎破、烧伤、外科手术或其他原因导致的炎症）后胶原在愈合过程中的大量沉积。IFN（IFN-α、IFN-β、IFN-γ）能提高胶原酶的活性，减少成纤维细胞中胶原及黏多糖的过度产生[49]。IFN-α 通过抑制伤

口收缩起作用，IFN-γ 增加成肌纤维细胞的凋亡[50]。

Berman 和 Duncan 观察到 IFN（IFN-α、IFN-β 或 IFN-γ）在体外可以降低胶原的生成并于 1989 年首次将其用于瘢痕的治疗[51]。在 4 天的时间内进行了 2 次瘢痕内 1.5MUIFN-α2$_b$（0.15ml）注射。在第 9 天时，瘢痕缩小 50%。对 2 次注射前后成纤维细胞的体外实验发现，原有的胶原及黏多糖的增多以及胶原酶活性的降低在治疗后均恢复正常。对一个瘢痕疙瘩使用 IFN-α2$_b$（每次 1.5MU）皮损内注射两次（间隔 7 天）进行短期治疗后，本来在进行性增生的瘢痕缩小了 41%，并且在 2 年后消失[52]。

Berman 和 Flores 对单纯切除以及切除后注射曲安奈德（TAC）（n=65）或者 IFN-α2$_b$（n=16）治疗瘢痕疙瘩的复发率进行了研究。单纯切除组复发率是 51.1%（43 例中的 22 例）、切除后注射 TAC 组的复发率是 58.4%（65 中的 38 例）、而切除后注射 IFN-α2$_b$ 组复发率为 18.7%（16 例中的 3 例），具有统计学意义上的显著性优势（P=0.025）[53]。

包括双盲临床试验在内的进一步研究发现，每周皮损内注射 IFN-γ，瘢痕的硬度和大小有中等程度的降低[54]。

有 30 例患者在应用 CO_2 激光治疗的同时以皮损内注射 IFN-α2$_b$ 作为辅助治疗，长期随访疗效为 66%[55]。Davison 在一项前瞻性随机对照试验中就 IFN-α2$_b$ 作为手术后辅助治疗的有效性进行了研究。与注射曲安奈德相比，IFN-α2$_b$ 组的复发率显著高（15% vs. 54%，P＜0.05），因此，该研究提前终止[56]。其他一些试验也未能证实皮损内注射 IFN-α2$_b$ 的有效性（即使作为辅助治疗）[57]。

Berman 等对削除瘢痕后每晚局部应用 5% 咪喹莫德软膏连续 2 周，然后每周 3 次用药后封包共 1 个月的治疗进行了研究。尽管该研究没有取得有力的统计学差别，6 个月时复发率在咪喹莫德组是 37.5%，而赋形剂组是 75%[58]。

儿童血管畸形

由于血管瘤存在消退倾向以及 IFN-α 在婴儿与持久性痉挛性瘫痪风险可能相关，IFN-α 在 1 岁以内婴儿的使用仅限于危及生命或者严重影响躯体运动的血管瘤[59-60]。有病例报告，IFN-α 在外科手术禁忌的丛生性血管瘤患儿的使用显示有部分或完全缓解[61-62]。

寻常疣

Berman 等报告，在寻常疣采用 0.1MUIFN-α2$_b$

注射治疗，皮损面积平均减少 86%，而安慰剂组为 38%[63]。Shrestha 等报道了一例泛发性 HPV 感染，在联合使用 peg-IFN-α2$_b$ 以及利巴韦林治疗 10 周后完全治愈[64]。

疣状表皮发育不良

在一例病例报告中，一例 19 岁疣状表皮发育不良的患者外用水杨酸和维 A 酸治疗失败，联合使用阿维 A 及 IFN 治疗，每日口服阿维 A50mg，每周 3 次皮下注射 rIFN-α2a3MU，连续治疗了 6 个月。不幸的是，在皮损变平缓解 3 个月后，疣体复发[65]。

带状疱疹

组织培养时，水痘带状疱疹病毒（VZV）在被感染细胞内的复制可以被人类 IFN（非特定亚型）抑制。尽管 VZV 感染时血流中几乎检测不到 IFN，但恢复期疱液中可以检测到大量的 IFN（非特定型）[66]。IFN-α 可能在带状疱疹的恢复过程中起作用。Merigan 等研究了 90 例恶性肿瘤患者中单皮节受累的带状疱疹，分别给予安慰剂或非重组人类 IFN-α，每日 $0.48 \times 10^5 \sim 5.1 \times 10^5 IU/kg$，分 2 次给药，疗程为 4～8 天[67]。接受 IFN-α 治疗的患者皮损的播散明显下降，且接受高剂量者无进一步播散。

有一项研究对静脉注射阿昔洛韦 5mg/kg 每日 3 次与皮下注射重组 IFN-α2$_a$10MU 连续 5 天进行了对比。两者治愈率和对病毒播散的抑制效力相同。尽管没有统计学意义，但 IFN-α 治疗组远端皮肤的播散较阿昔洛韦组发生频率高。两种药对疱疹后神经痛均无效。

单纯疱疹

对发作不频繁或不愿意采取口服药物治疗的单纯疱疹病毒（HSV）感染患者，局部外用 IFN-α 可作为阿昔洛韦的一种替代选择。一项研究中，387 例患者使用 6MU/g 的 IFN-α2 每日 4 次连续 4 天，显示病毒脱落减少了 26%，且在男性患者报告有疼痛、瘙痒以及结痂时间的缩减。有趣的是，尽管在女性患者病毒脱落也减少，但症状的缓解不明显[68]。Helix Biopharma 公司有一局部外用的 IFN-α2$_b$，在进行 Ⅱ/Ⅲ 期临床试验，申请作为新药治疗 1 级或 2 级宫颈原位癌，但因需要更多的产品分析信息，该研究自 2010 年 11 月份起暂时搁置。据我们所知目前无其他局部 IFN 制品临近 FDA 批准。

一项随机双盲对照试验在 35 例患者中就 IFN-β 软膏在生殖器 HSV 感染复发中的作用进行了评估。

IFN-β 组的平均复发率显著降低（$P = 0.03$）[69]。Vonka 等发现联合使用人类白细胞 IFN（由细胞分离而得，无特定分型）（$5 \times 10^4 IU/g$）及咖啡因（50mg/g 软膏）与安慰剂相比至少可以缩短愈合时间 4 天[70]。这种联合治疗在 60% 的皮损可以减少至少 2 天的播散期。

问题 21-7 皮肤局部使用 IFN 的一个不利之处是，长期使用可能造成再表皮化的延迟，加之潜在的系统性毒性，影响了其在单纯疱疹治疗上的广泛应用[71]。

少见的感染性疾病

以下感染性皮肤疾病在难治或者严重的情况下，可以考虑采用 IFN 治疗：

1. 坏死性肢端红斑——丙型肝炎罕见的合并症，联合使用 IFN-α 和利巴韦林可能有帮助（仅有个案报告）[72-74]。

2. 利什曼病——单用 IFN-γ 或者与五价锑剂联合使用可能有助于皮肤表现的改善[75-77]。

3. 结节性麻风——由于 IFN-γ 能够激活巨噬细胞的吞噬作用，该药能帮助清除麻风分枝杆菌，但该治疗可能会诱发麻风性结节性红斑[78-80]。

4. 鸟结核分枝杆菌复合菌组—— IFN-γ 加上抗分枝杆菌化疗可以显著改善肺部症状[81]。

5. HIV 的机会性感染（OI）——一项研究显示使用 IFN-γ 可以减少机会性感染[82]。

特应性皮炎（AD）

体外实验中 AD 患者单核细胞产生 IFN-γ 下降以及 IFN-γ 对 IL-4 介导的 IgE 刺激的抑制等证据，促进了对 IFN-γ 在 AD 中应用的研究[83]。在一项临床试验中，对 51 例严重的难治性 AD 患者分别给予高剂量 IFN-γ（1.5MU）、低剂量 IFN-γ（0.5MU）或安慰剂皮下注射，每周 3 次，疗程 12 周。在两个治疗组，疾病的严重性显著减轻（$P < 0.05$），高剂量组效果更好[84]。

IFN-α 在 AD 治疗中尝试得出了各自不同甚至相反的结论，因此，还需要大型的对照研究来评价其有效性。Torrelo 等报告采用 3MUIFN-α2$_a$ 皮下注射每周 3 次共 4 周治疗 AD，13 例中的 5 例获得良好疗效（研究者与患者全球评估）[85]。Mackie 报告采取同样的治疗方法治疗 12～14 周没有明显获益[86]。有必要进行进一步的临床试验对此昂贵治疗方案的疗效进行评估。

红斑狼疮

因为 IFN-α 水平随疾病的严重性而升高，其在系统性红斑狼疮（SLE）中似有明显作用。在一项Ⅰ期临床试验中，抗 IFN-α 单克隆抗体对过度表达的 IFN-α/β 诱导基因进行了中和。在一项Ⅰ/Ⅱ期临床试验中，抗人类 IFN-α 单克隆抗体（MEDⅠ-545）使患者获得了明显好转且减少了复发。另外一个Ⅱ期临床试验正在招募受试者，采用另外一种抗 IFN-α 单克隆抗体（罗丽珠单抗）治疗中重度活动性狼疮[87]。

其他炎症性和自身免疫性皮肤病

以下皮肤疾病在难治或者严重的情况下，可以考虑使用 IFN 治疗：

1. 毛囊皮脂腺黏蛋白沉积症——仅有病例报告，一例与阿维 A 联合治疗[88-89]。

2. 斑秃（AA）——尽管 AA 患者 IFN-γ 升高，但 IFN 治疗未取得疗效。

3. 白塞病——超过 300 例患者采用了 IFN 治疗，取得了完全或者部分缓解[91-92]。

4. 进展性系统性硬化病——一项多中心随机对照研究显示 IFN-γ 有益，但 IFN-α 可能有害[52,93-94]。

5. 硬化性黏液水肿——有两个关于硬化性黏液水肿采用 IFN-γ 治疗的病例报告发表，一例改善，一例加重[95-96]。

不良反应

表 21-5[97] 列出了与 IFN 治疗相关的不良反应发生的频率。IFN 的不良反应是剂量相关性的，通常随着继续治疗或者减量而消失。而且，不良反应通常在停药后消失迅速。

流感样综合征

问题 21-8 最常见的不良反应是发热、寒战、肌痛、头痛和关节痛等流感样症状。一般来讲，健康人皮下注射 IFN（IFN-α、IFN-β 或 IFN-γ）3MU 或更小的剂量隔日一次可以出现轻微的流感样症状或没有不良反应。预防性给予对乙酰氨基酚 650mg（注射前 1~2h）、阿司匹林（650mg）或非甾体消炎药物（如布洛芬 400mg）可以帮助预防这些不良反应。

横纹肌溶解

问题 21-9 采用高剂量 IFN-α_{2b}（20mU 静脉应用，每日 2 次）治疗的患者可发生致命的横纹肌溶解和多器官功能衰竭。建议检测肌酸激酶和尿肌红蛋白浓度，对于有确切肌肉损伤的患者还应停药。

心血管系统作用

问题 21-9 显著的低血压、心律不齐或心动过速（150 次/分或更快）曾报道与 IFN-α 应用有关。低血压可发生在给药时至治疗后 2 天，可能需要进行补充液体的治疗。这些不良反应可以通过调整剂量或者停止用药来控制，但也可能需要额外治疗。IFN-β 使用曾有胸背痛的报道，高甘油三酯血症可由 IFN-γ 引发。

神经和精神方面的作用

问题 21-9 在使用 IFN-α_{2b} 1.02~3.6MU/d 治疗血管瘤的 26 例病例中有 5 例发生了痉挛性双侧瘫痪[98]。据推测，苯甲基及酚基乙醇等防腐剂可能是起因，因此推荐使用不含防腐剂的盐溶剂型。与 IFN-α 使用相关的感觉异常、行动无力、头晕、意识错乱、构音困难以及短期记忆缺失等曾有发现[62]。与 IFN-α 使用相关的抑郁以及包括意念、尝试和完成的自杀行为均有报道。

其他不良反应

可能发生恶心、腹泻等胃肠道不适。塌陷性局灶性节段性肾小球硬化症可能在 IFN-α、IFN-β 或 IFN-γ 治疗后发生，停药后恢复[99]。一项对使用 IFN-α 治疗黑色素瘤的患者进行的回顾性研究发现，19% 的患者出现了结节病，停止 IFN 治疗后肉芽肿消退[100]。

问题 21-3 在 IFN-α_{2a} 和 IFN-α_{2b} 治疗的患者有可能会产生中和抗体，似乎只针对重组 IFN，不针对天然 IFN。长期使用 IFN-α_{2a} 治疗的病例，在毛细胞白血病患者中中和抗体的出现与对 IFN-α_{2a} 的耐药以及疾病进展相关[101]。这些患者改用天然 IFN-α 后治疗有效。

有关斑块型银屑病及银屑病关节炎有所改善的初期报道尚未被后续的试验证实。一项双盲随机对照试验中，24 例患者使用 IFN-γ 100mg/d 皮下注射共 28 天，以及另一开放试验中，56 例患者采用同样治疗 2 周，随后改为每周 3 次连续 9 个月，均未显示对银屑病关节炎

表 21-5　与 IFN 治疗相关的不良反应发生的频率*[97]

疲劳	137（96%）
中性粒细胞减少/白细胞减少[†]	132（92%）
发热	116（81%）
肌痛	107（75%）
厌食	99（69%）
呕吐/恶心	95（66%）
肝功能指标上升[‡]	90（63%）
头痛	89（62%）

*$n=143$，未标明剂量。

[†]粒细胞缺乏及全血细胞减少很常见——主要见于丙型肝炎时或者与细胞毒性药物联合使用时。

[‡]肝酶升高的程度未标明

有疗效[102]。在前 3 个月被归类为有效的患者实际上关节炎加重了。有趣的是，在注射 IFN-γ 的部位出现了银屑病皮损，而在对照部位未出现，支持 IFN-γ 在诱发银屑病发病上起一定作用的理论。IFN-α 也被认为在银屑病的发病上起一定的作用。最近的一个 18 周的随机对照试验对人类抗 IFN-α 单克隆抗体（MEDI-545 0.3～30mg/kg IV）在治疗慢性斑块型银屑病上的作用进行评估。在 36 例受试者中，2 例出现不良反应（静脉注射相关的低血压以及不相关的心肌梗死）导致试验提前终止。研究者得出结论，IFN-α 在已有的斑块型银屑病的疾病持续中似无明显作用[103]。

药物相互作用

问题 21-10 在一个研究中，单剂 IFN-α2ₐ 肌内注射以及单剂氨茶碱注射，在 9 例受试者中对氨茶碱的清除造成了不同程度的影响（表 21-6[2,104]），显示药物清除平均减少 50%，猜测可能是因其抑制了细胞色素 P450 酶系统。

监测指南

问题 21-11 参见 IFN 监测指南（框 21-1）。

治疗指南

中至重度的不良反应需要调整患者的用药剂量甚至停止 IFN 治疗。因为 IFN（IFN-α、IFN-β、IFN-γ）

表 21-6　干扰素与其他药物的相互作用[2,104]

作用药物	注释
氨茶碱	降低细胞色素 P450（CYP）活性，导致氨茶碱清除下降（可能是 CYP1A2 的影响）
齐多夫定	与齐多夫定或其他骨髓抑制剂合用可能增加血液合并症风险
白介素-2	重组人干扰素-α2ₐ 注射液与 IL-2 合用增加肾衰竭风险

会引起发热及其他流感样症状，其应谨慎用于衰弱的患者。问题 21-12 对有心血管病史（如不稳定型心绞痛、未控制的充血性心力衰竭）、肺病（如慢性阻塞性肺疾病）或者糖尿病酮症倾向的患者一定要仔细随访。对有凝血问题（如血栓性静脉炎、肺动脉栓塞）或者严重的骨髓抑制（如白血病或贫血）的患者也须格外谨慎对待。对于血小板计数＜50000/mm³ 的患者，IFN（各种亚型）的使用均需皮下注射，而不要肌内注射（见"监测指南"部分）。在使用剂量超过人类使用的剂量时，IFN-α 在动物具有堕胎作用。在孕妇或哺乳期妇女需仔细权衡使用该类药物治疗的利弊。

鸣谢

编者感谢 Franciso Flores 和 Deborah Zell 为本章前一版所做的贡献。

本章使用的英文缩写

AD	特应性皮炎	IRF-1	IFN 调节因子-1
AIDS	获得性免疫缺陷综合征	IV	静脉注射
AK	光线性角化病	KA	角化棘皮瘤
ATP	腺苷三磷酸	MF	蕈样肉芽肿
AZT	齐多夫定	MTAP	甲硫腺苷磷酸化酶
BCC	基底细胞癌	MU	百万国际单位
CGD	慢性肉芽肿性疾病	OI	机会性感染
CTCL	皮肤 T 细胞淋巴瘤	PEG	聚乙二醇
HPV	人乳头瘤病毒	rhIFN	重组人类 IFN
HSV	单纯疱疹病毒	SC	皮下
IFN	干扰素	SCC	鳞状细胞癌
IL	皮损内	SCC HN	头颈部鳞状细胞癌
IL-	白介素	TAC	曲安奈德
IM	肌内注射	VZV	水痘带状疱疹病毒
IP-10	干扰素诱导蛋白-10		

推荐阅读

Berman B, Sequeira M. Dermatologic uses of interferons. *Dermatol Clin* 1995;13:699-711.

Edwards L: The interferons. *Dermatol Clin* 2001;19:139-46.

Smith DI, Swamy PM, Heffernan MP. Off-label uses of biologics in dermatology: interferon and intravenous immunoglobulin (part 1 of 2). *J Am Acad Dermatol* 2007;56(1):1-54.

Kirby JS, Miller CJ. J Intralesional chemotherapy for nonmelanoma skin cancer: A practical review. *J Am Acad Dermatol* 2010;63(4):689-702.

参考文献

见本书所附光盘。

第 5 部分　紫外线或可见光治疗中应用的药物

第 22 章　光化学疗法及其他光疗方法

Stephanie S. Badalamenti and Francisco A. Kerdel

王　磊　译　娜仁花　审校

概述

补骨脂素加紫外线 A（PUVA）光化学疗法是口服补骨脂素与紫外线 A（UVA）（320～400nm）照射发生的光化学作用，对于包括银屑病在内的 30 余种疾病有效。PUVA 一词原指口服甲氧沙林（8-MOP）后的光化学疗法，现在泛指该种治疗方式，如外用或洗浴甲氧沙林后予以 UVA 照射，也指应用其他补骨脂素化合物的治疗。在本章节中，除非特别声明，PUVA 即指其原词义。本节对于补骨脂素类药物的讨论列于表 22-1。

表 22-1　PUVA 光化学治疗——所用药物

非专有名	商品名	是否有非专利药	制造商	处方	标准剂量范围
甲氧沙林（8-甲氧补骨脂素）	Oxsoralen Ultra	否	Valeant	10mg 胶囊	0.4mg/kg，UVA 照射前 1h 服用
	8-MOP	否 *	Valeant	10mg 胶囊	0.6mg/kg，UVA 照射前 2h 服用
	Oxsoralen lotion	否	Valeant	1mg/ml	仅外用
佛手柑内酯（5-甲氧补骨脂素）	美国未上市	—	—	—	—

 * 技术上来说，该产品并非非专利产品，此为旧配方名称，在此之后经过技术改造产生了更易吸收的 Oxsoralen Ultra

补骨脂素类存在于自然界中，在植物中有数百种

265

化合物作为天然的杀虫剂存在。人类接触补骨脂素类并暴晒会发生植物光皮炎。在皮肤表现为急性光毒性反应,症状是红斑、水疱以及色素沉着。水果及蔬菜(如酸橙、柠檬、无花果、欧洲萝卜等)中含有可测得的补骨脂素,所以作为正常饮食的一部分,人们每天都会消化少量补骨脂素,这也许可以解释为何应用此类药物后超敏反应发生率极低。

补骨脂素与作为 UVA 来源的阳光一样,在中东及亚洲被用来治疗白癜风已至少 3000 年,直到今天还在某些国家以这种原始的方式应用。开罗大学的 El Mofty 在 1947 年首先将纯化的补骨脂素用于白癜风的治疗[1]。从植物大阿美种子中提取的甲氧沙林[8-甲氧补骨脂素(8-MOP)]在 1951 年引入美国,合成化合物三甲沙林(4,5,8-三甲基补骨脂素)于 1964 年引入美国。这些化合物被批准用于治疗白癜风及增强色素沉着,但只有极少皮肤科医生关注这些治疗。有关口服 8-MOP 结合高剂量 UVA 照射在治疗银屑病上取得极佳疗效的报道[2]出现后,这一情况才发生了戏剧性变化。

PUVA 光化学疗法

药理学

大多数口服药物治疗趋向于尽可能保持长时间的足够的血药浓度。PUVA 治疗却不同,若无 UVA 照射,补骨脂素自身没有治疗效果。因此治疗的目的是仅当暴露于紫外线(UV)照射时才应使靶器官(皮肤)持续保持高血药浓度。存在于皮肤中的补骨脂素在治疗前后都是有害的,因为无意的暴露于日光可引起光毒性反应。

结构

8-MOP 的结构如图 22-1。

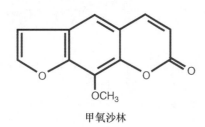

甲氧沙林

图 22-1　补骨脂素结构

吸收

有关补骨脂素吸收的特性在框 22-1 中详述。补骨

脂素类为亲脂性非离子化合物,极难溶于水,这一特性阻止了其在胃肠道中的吸收,因为药物仅在溶解状态下才可跨越膜双分子层。8-MOP 与佛手柑内酯在水中溶解度之比为 3:1[3],在水中的不同溶解度是这些化合物生物利用度的主要决定因素。佛手柑内酯也称作 5-甲氧补骨脂素(5-MOP)。

框 22-1　补骨脂素的独特药理特性

- 非水溶性
- 物理结构影响吸收
- 食物减少吸收
- 经肝代谢的首关效应
- 药物吸收的巨大个体差异

化合物的物理结构也影响吸收。8-MOP 的早期结构中含有大的结晶,这些晶体吸收起来很困难而且毫无规律。如今可用的 8-MOP 含有微化的结晶,但吸收仍然较慢且不完全;也有胶囊制剂包含溶解的补骨脂素,可被快速完全吸收[4]。

问题 22-1 在服用补骨脂素类之前进食将减缓药物吸收并降低血药峰值,此点在摄入高脂餐后尤著[5],因此补骨脂素类理想的服用条件是空腹时。在临床工作中,高血药浓度常导致恶心,进食可明显缓解此现象。补骨脂素类通过肠道及肝时也表现出很强的易饱和的首关效应。若补骨脂素吸收延迟则首关效应表现突出。因此,若将 8-MOP 的剂量增至 4 倍(10mg→40mg),血药峰值会增加 25 倍[6]。目前广泛认为由于首关效应的存在,20mg 以下的 8-MOP 无临床疗效。

大致来说,由于上述诸多因素以及其他未知因素的影响,8-MOP 及其他补骨脂素类的吸收及生物利用度有巨大的个体间差异和较小的个体内差异。例如,某研究表明,预服液体 8-MOP 后造成的光敏感峰值时间,在小样本研究中表现为从 30min 到 3h 的巨大差异。在此研究中,虽然研究对象皆为浅肤色人种,最小光毒量(MPD)仍从 $2J/cm^2$ 到 $15J/cm^2$ 不等[7]。

生物利用度

补骨脂素类与蛋白的结合水平相对较高。通常在口服条件下测得的浓度,8-MOP 有 75%~80% 与血清蛋白可逆结合,5-MOP 此值为 98%~99%[8]。两种补骨脂素衍生物主要与血清白蛋白结合。8-MOP 在皮肤组织的蛋白结合率是 90%,5-MOP 是 99%。动物放射自显影研究证实,在尚未暴露于 UVA 时补骨脂素类在大多数器官中散布极为迅速,但与蛋白结合是短暂并可逆的[9-10]。24h 后则探查不到其放射活性。

检测上述两种主要补骨脂素类化合物相对生物利用度的最佳方法是口服标准剂量后测定 MPD 值，因为 MPD 值基本上反映了 8-MOP 在皮肤靶点的浓度。8-MOP 具有最强的光敏性而 5-MOP（佛手柑内酯）要逊色许多。

代谢

8-MOP 经肝快速完全代谢，仅少量母体化合物可在尿液及胆汁中查到[11]。大多数已知代谢活动始于呋喃环上的代谢攻击。未发现代谢分子有累积现象，且这些分子并没有明确的生物学活性。被药物激活的细胞色素 P450（CYP）酶增强并加速 8-MOP 的代谢，因此理论上可以减少 PUVA 治疗的生物学效应。

排泄

在人类，口服 40mg 8-MOP 后大部分排泄物的放射活性可在尿液中查出（74.2%），粪便中放射活性占全部的 14.4%。排泄过程很迅速，在 12h 内全部完成。

光化学性

基态的补骨脂素分子在吸收了 UVA 波段的光子后，被激活成为活性单体状态。**问题 22-2** 其吸收光谱的峰值处于 320～330nm[12]。单体经过衰减成为三体状态。考虑到此状态存在时间相对较长，三体状态应为发挥光化学效应的主要状态。会发生两种光化学反应。Ⅰ 型（直接型）光化学反应会在脱氧核糖核酸（DNA）的嘧啶上增加化合物，产生单一功能的附加物或造成相邻 DNA 链之间的交联以及蛋白的结合。Ⅱ 型（间接型）光化学反应产生活性氧及自由基，可导致细胞膜和胞质内容物的损伤。补骨脂素的这些非氧化及氧介导通路的生物效应和治疗效应的重要性尚不甚清楚。

作用机制

补骨脂素类药物通过何种机制在不同皮肤病中发挥治疗作用尚有待明确。有如下几种假说：

抑制 DNA 合成

PUVA 治疗对于 DNA 合成的抑制可能通过形成单一附加物或 DNA 交联实现[13]。之前曾认为这就是 PUVA 对于类似银屑病这类增殖性疾病的作用机制。对此理论的主要争议在于，其抑制 DNA 合成的时长与其发挥治疗作用的时长相比太短了[14]。

光免疫效应

PUVA 导致选择性免疫抑制[15]。许多对治疗敏感的疾病的病因均为过度免疫反应，其中许多都发生在自身免疫基础上，如银屑病就是一种由激活的 T 细胞介导的自身免疫病。类似地，许多证据都提示白癜风的根本病因也是自身免疫，其中黑素细胞受到免疫损伤。

选择性细胞毒性

据此理论，PUVA 可以选择性杀死介导疾病的细胞。PUVA 的这种可能机制目前还仅止于推测。

刺激黑素细胞

由于治疗白癜风有效，PUVA 刺激黑素细胞理论被提出。虽然 PUVA 确定无疑可刺激黑素细胞，但白癜风作为自身免疫病，其疗效可能也与纠正异常免疫反应有关。

总结

不同疾病中 PUVA 治疗的作用机制可能各异。每个病例似乎都表明，在多种对 PUVA 治疗显效的皮肤病中，都有不止一种机制发挥作用。

临床应用

FDA 批准适应证

框 22-2 列举了 PUVA 的适应证和禁忌证。

银屑病

当 PUVA 治疗进行 30 次时，90% 斑块型银屑病患者皮疹成功缓解[2,16-18]。考虑到许多 PUVA 的临床研究是在数十年之前完成的，PASI-75 评分不一定都可靠。但大量临床经验表明，接受 PUVA 治疗的患者中有 90% 取得缓解或完全缓解，绝大多数上述患者取得的疗效持续优于用目前的标准所衡量的银屑病的新疗法。

PUVA 作为维持治疗依然有效，但长期用药必须在疗效和毒性之间权衡利弊。红皮病性和脓疱性银屑病可以单独接受 PUVA 治疗[19-20]，但更简单的治疗是联合治疗：先给予阿维 A 或甲氨蝶呤以减轻炎症，再行 PUVA 治疗。掌跖银屑病对于手-足 PUVA 治疗反应良好[21]，不过跖部须接受数倍于掌部的治疗。**问题 22-3** 宽谱（BB）-UVB 对于慢性银屑病的疗效与

框 22-2 补骨脂素 (PUVA) 适应证及禁忌证

FDA 批准的适应证

银屑病*[2,16-22]

白癜风†[23-24]

其他皮肤科应用

肿瘤

蕈样肉芽肿/塞扎里综合征[25-29]

组织细胞增多症 X（朗格汉斯细胞增多症）[30]

丘疹鳞屑/皮炎

特应性皮炎[31-32]

脂溢性皮炎[33]

慢性手部皮炎[21]

掌跖脓疱病[21]

扁平苔藓[34-35]

副银屑病[28]

苔藓样糠疹[36-37]

淋巴瘤样丘疹病[38]

光敏性皮炎

多形性日光疹[39-40]

红细胞生成性原卟啉病[41]

日光性荨麻疹[42]

慢性日光性皮炎[43]

其他瘙痒性皮肤病

皮肤划痕症[44]

水源性荨麻疹/痒疹[45-46]

慢性荨麻疹[47]

真性红细胞增多症[48]

特发性痒疹

色素性荨麻疹[49-50]

结节性痒疹[31]

其他免疫性皮肤病

斑秃[51-53]

移植物抗宿主病[54-55]

局限性硬皮病[56]

线状硬皮病[56]

未分类皮肤病

暂时性棘层松解性皮肤病[57]

色素沉着性瘙痒性皮肤病[58]

线状环状鱼鳞病[59]

硬化黏液性水肿[60]

泛发性环状肉芽肿[61-62]

禁忌证

绝对禁忌证

天疱疮和类天疱疮[63-64]

光敏性红斑狼疮

着色性干皮病

哺乳期

对补骨脂素类化合物的个体敏感史

相对禁忌证

光敏感/光敏剂过敏史

曾暴露于电离辐射或砷剂

黑素瘤病史或家族史

孕妇

严重心脏病、肝病或肾病

年幼

妊娠期处方风险分级—C 类

*甲氨蝶呤胶囊已经获批用于此症;
†甲氨蝶呤溶液已经获批用于此症

PUVA 相去甚远，而窄谱 (311nm)-UVB (NB-UVB) 治疗与 PUVA 几乎等效[22]。NB-UVB 对于掌跖部银屑病（源于该部位无法穿透）无效，并且由于需每周或每两周治疗一次，不适于维持治疗[24]。

白癜风

问题 22-4 口服 PUVA 治疗白癜风已被 NB-UVB 取代，原因在于两者疗效相近且 UVB 更简便一些。无论用哪种方法，患者都需要有足够的治疗意愿，想要获得满意的色素再生，通常需治疗 150～300 次。面部是对治疗最敏感的部位，躯干部其次，四肢反应较差，手足完全没有治疗反应。迅速扩展的、活动性白癜风以及片段的白癜风几乎无反应。外用 PUVA 治疗由于治疗后暴露于阳光，经常伴随水疱性光毒性反应[24]。

皮肤科超适应证应用

皮肤 T 细胞淋巴瘤

湿疹化及斑块期的蕈样肉芽肿经 20～30 次 PUVA 治疗后几乎均可见效[25-26]。对于单用 PUVA 抵抗的蕈样肉芽肿患者，联合使用干扰素-α2a 治疗通常有效[27]。大约 50% 的患者经过一个疗程的治疗后能够达到消退[28-29]，但由于本病复发率高，最好维持每 1 个或 2 个月一次的长期方案[29]。PUVA 对于肿瘤期蕈样肉芽肿通常无效，除非患者皮疹很少，可以联合局部 X 线放疗。塞扎里综合征通常对 PUVA 治疗无效。对于这些患者，体外光分离置换法应该是更好的治疗方法（见第 23 章）。

其他恶性皮肤病

两例老年组织细胞增多症 X（朗格汉斯细胞增多症）患者皮疹在经过一个 PUVA 疗程后消退，虽然皮疹在停止治疗后复发，但在重复疗程后再次消失。

皮炎以及丘疹鳞屑性皮肤病

在皮炎以及丘疹鳞屑性皮肤病中，PUVA 首先被应用于特应性湿疹（特应性皮炎）的治疗[31]。控制疾病需 20～40 次治疗，之后需接受至少 6 个月的维持治疗。在异位性湿疹的早期治疗阶段，通常还需要再给予外用或口服糖皮质激素以控制渗出。由于本病常合并毛囊炎或脓疱，可给予抗生素。PUVA 也适用于严重异位性湿疹的青春期患者，并可消除因系统性使用糖皮质激素导致的生长抑制[32]。脂溢性皮炎[33]、慢性手部湿疹以及掌跖脓疱病[21]PUVA 治疗的疗效以及所需的维持性治疗与异位性湿疹相同。皮肤[34]或口腔[35]的扁平苔藓通常需 30～40 次治疗，无需维持治疗。口腔皮疹应使用牙科 UVA 光源。急慢性苔藓样糠疹对

PUVA 治疗有效，有时可获长期缓解，但需要更长的维持治疗。淋巴瘤样丘疹病对 PUVA 的疗效与苔藓样糠疹相当。

光敏感性皮肤病

给予相对简短的 PUVA 预照射可以使不同的光皮肤病患者脱敏。多形性日光疹是最适用于此类治疗的疾病，对于 90% 的患者来说，在春天接受每周 3 次、共 4 周的照射可使其本年度完全不发病。半数患者可在治疗中皮疹加重，但持续外用糖皮质激素可控制病情。红细胞生成性原卟啉病的治疗反应类似。日光性荨麻疹也可通过 PUVA 治疗，但考虑到其有诱发伴系统性血管损伤的泛发性荨麻疹样皮疹的风险，此举仅应在专病中心进行[42]。对慢性光化性皮炎的 PUVA 治疗初始时需联合大剂量口服糖皮质激素，该治疗能够控制大多数棘手的病情[43]。

其他瘙痒性皮肤病

PUVA 对很多瘙痒性皮肤病有效，经 30～40 个疗程常可获完全缓解（见框 22-2）。但除非给予长时间维持治疗，很多病例会复发。基于此种风险，需在长期 PUVA 以及其他替换治疗之间权衡。

其他免疫性皮肤病

PUVA 治疗对于各类斑秃疗效一般[51-52]。因无对照试验，疗效尚被质疑[53]。PUVA 对于皮肤及口腔的移植物抗宿主病有效[54-55]，并对于减少免疫抑制剂的使用极有帮助。PUVA 对于线状或泛发性硬皮病有一定疗效，一旦病情控制，无需维持治疗[56]。

未分类皮肤病

PUVA 对很多皮肤病（框 22-2）显效，通常 20～50 次治疗后可痊愈，且一般无需维持治疗。

禁忌证

PUVA 治疗仅有少数绝对禁忌证（框 22-2）。因补骨脂素类可能在乳汁中排泄，故哺乳期禁止使用，若必须应用则需断乳。有相对禁忌证时需谨慎。问题 22-5 患者在使用有潜在光敏性的药物时需告知医生，但仅当使用强力光毒性药物时才需调整 UVA 照射剂量。潜在光敏剂包括多西环素和喹诺酮类，尤其是洛美沙星和司帕沙星。在这种情况下应将药物用量减少 25%。无晶状体常被列为禁忌证，但只要告知患者好好保护健康眼，无晶状体实际上几乎不是禁忌证。近数十年来，所有晶状体移植均为紫外线屏蔽式，提供很好的视网膜保护。

治疗程序

甲氧沙林应用

8-MOP 是胶囊剂，在接受 UVA 照射前 1～2h 口服，剂量为 0.4～0.6mg/kg（表 22-2）。若服用甲氧沙林硬胶囊（Oxsoralen Ultra），则因其更好更可控的吸收性，一般使用 0.4mg/kg 剂量即可。较少的剂量可以减少恶心，1h 的间隔对患者也更加便利。此外，使用 8-MOP 的低剂量时还更省钱。药物至少在饭后 1h 以水送服。理想的做法是禁食直至治疗结束。如前所述，某些患者将药物与食物同服会减轻恶心症状。

表 22-2　0.4mg/kg 甲氧沙林照射剂量表

患者体重		
磅（lb）	千克（kg）	甲氧沙林剂量（mg）
＜66	＜30	10
66～143	30～65	20
144～200	65～90	30
＞200	＞90	40

UVA 照射

UVA 照射剂量（表 22-3）通常由皮肤类型决定（表 22-4）。在欧洲有一个方法是测定 MPD 并以 MPD 的 70% 剂量开始治疗。MPD 测定是在背部暴露 8 个 1 平方英寸方块型皮肤，并在服用 8-MOP 1～2h 后接受剂量逐渐升高的 UVA 照射（表 22-5）。MPD 是 48h 后使方块全部晒红所需的最小剂量。这种方法费时，却可减少治疗时的总辐射。进行 UVA 照射通常是整个身体站立于 UVA 治疗房间中。如治疗时穿睡袍则照射局限于四肢。如疾病限于手足，则可使用手足 UVA 仪器。类似地，如手足病情严重则可在全身照射后追加局部治疗。

表 22-3　初始阶段 UVA 照射剂量表[65]

	UVA 照射剂量（J/cm²）		
皮肤类型	初始剂量	增加量	最大剂量
I	1.5	0.5	5
II	2.5	0.5	8
III	3.5	0.5～1.0	12
IV	4.5	1.0	14
V	5.5	1.0	16
VI	6.5	1.0～1.5	20

表 22-4　日光反应的皮肤分型[66]

皮肤类型	病史	检查
I	经常晒伤，从不晒黑	
II	经常晒伤，有时晒黑	
III	有时晒伤，经常晒黑	
IV	从不晒伤，总是晒黑	
V		褐色皮肤*
VI		黑色皮肤

* 亚洲、西班牙、中东

表 22-5　确定 MPD 后给予的 UVA 照射剂量范围[66]

皮肤类型	(J/cm^2)
I	1～8
II～IV	2～16
V～VI	10～24

清除治疗时间表

每周治疗 2～3 次，每次应与前次治疗相距至少 48h 以评价前次疗效。如果出现泛发性红斑，则应停止治疗直至反应消失。如在胸部或臀部发生局限性红斑，则可用衣物或防晒霜遮挡，不必中断治疗。当 95% 以上的银屑病皮疹消退后，可转入维持治疗。

维持治疗时间表

清除治疗的最终照射剂量应保持不变，而将治疗频率逐渐减低（见框 22-3）。如果银屑病大面积（> 5%）复发，可增加维持照射频率或重启清除治疗。对于大多数意图清除并保持皮损完全消退状态的患者来说，则需暴露于难以接受的大剂量 UVA 照射水平。例如，要使肘膝部保持在完全清除皮损状态，所需 UVA 照射剂量比在该部位控制疾病活动时的剂量高 2 倍。

框 22-3　PUVA 维持治疗日程表

每周 4 次
然后
每两周 4 次
然后
每三周 4 次
然后
每四周 4 次
然后
停止治疗或每月 1 次维持治疗*

* 这种每月 1 次的维持治疗最适用于蕈样肉芽肿等恶性疾病

附加治疗

对于在自然状态下不暴露于 UVA 的部位，有必要给予糖皮质激素治疗，包括头皮和间擦部位。

联合治疗

采用 PUVA 联合治疗的优点在于提高成功率以及大幅度减少 UVA 照射的总剂量。最常用的联合治疗见框 22-4。常见适应证是 IV～VI 型皮肤、红皮病性银屑病、泛发性脓疱性银屑病、肥厚斑块型银屑病以及严重的炎症性银屑病。另外，BB-UVB 联合 PUVA 对于单独应用 PUVA 治疗见效相对缓慢的患者较有效。需注意，由于 BB-UVB 激活 8-MOP 的效率与 UVA 基本相当，所以联合应用时给予患者 3 次治疗即可。这一联合治疗的具体方案还有待确立。

框 22-4　使用 PUVA 光化学疗法的联合治疗[67]

PUVA＋甲氨蝶呤[68]
- 初始以甲氨蝶呤治疗 3 周
- 然后采用 PUVA＋甲氨蝶呤，直到皮损清除
- 停用甲氨蝶呤，以 PUVA 维持治疗

PUVA＋阿维 A——RePUVA[69]
- 初始以阿维 A 治疗 2 周
- 然后阿维 A＋PUVA 治疗直到皮损清除
- 停用阿维 A，以 PUVA 维持治疗

PUVA＋宽谱 UVB[70]
- PUVA＋高剂量 UVB 治疗（70% 红斑量和 20% 增加量）
- 两种治疗同时进行
- 皮损清除后停 UVB

PUVA＋局部治疗
- PUVA＋卡泊三醇[71]
- PUVA＋他扎罗汀[72]

防护

意外暴露于 UV 照射的主要防护措施列举于框 22-5。关于防护问题，重要的是要记得阳光中 UVA 照射的剂量随着季节以及每天中不同的时间段变化不大（相对于自然界中的 UVB）。患者从摄入补骨脂素至日落，在直接暴露于阳光时都应佩戴 UVA 护目镜以保护视力。另外，应鼓励患者即使在间接暴露于阳光（如隔着窗户）时，也应该常规佩戴护目镜。为防止补骨脂素造成的光毒性损伤，要求使用 SPF 大于 15 的遮光剂，最好为含有 Parsol 1789（阿伏苯宗）的遮

也是补骨脂素的一个"污点"。许多患者会被累及，出现诸如头痛、失眠、易激惹、轻度抑郁等症状及其他一些主诉。

长期不良反应

长期不良反应列于框 22-7。长时间接受治疗的各种皮肤类型（Ⅰ～Ⅳ）的患者都会发生皮肤光老化。对于大多数患者来说，这是最严重的不良反应。包括长雀斑、色素脱失、皮肤皱纹以及光线性角化病。还有所谓的 PUVA 雀斑样痣，表现为较大黑色不规则形状的斑片[77]，也是慢性光老化疾病谱中的一部分。光老化在停止 PUVA 治疗后只有部分能够恢复。

框 22-5　PUVA 治疗中的防护[73]

当身处 PUVA 治疗室中时
- 眼睛戴小型紫外线遮光眼镜
- 面部使用遮盖霜或防护头套
- 男性以弹力下体护衣或内衣来防护生殖器部位

在服用 Oxsoralen Ultra 后
- 直到日落前，眼部应该用带包围的紫外线遮光镜
- 穿防护衣，涂防晒霜，同时避免日晒来保护皮肤

在不接受治疗的日子
- 皮肤避免日晒并且使用防晒霜

光剂。微颗粒化的钛氧化物对于防护 UVA-2 造成的 PUVA 治疗伤害更为合适。家庭或办公室中荧光灯造成的 UVA 辐射尚未到需要防护的地步，男性需穿戴弹力下体护衣或采用其他防护生殖器的方法（见"长期不良反应"部分的"非黑素瘤性皮肤肿瘤"）。

短期不良反应

短期不良反应列于框 22-6。问题 22-6 恶心是一种常见的不良反应并且与血药浓度明确相关。首先，让患者在服用 8-MOP 的同时进食高脂肪食物会缓解恶心，但同时食物会减少、减慢 8-MOP 的吸收；其次，可减少服用 1 个胶囊；最后，有时需要服用止吐药（通常不需要）。

框 22-6　PUVA 治疗的短期不良反应[74]

光毒性反应	仅与甲氧沙林相关的
症状性红斑	胃肠道不适
瘙痒症	中枢神经系统障碍
亚急性光毒性	支气管狭窄
光化性甲剥离	肝毒性
同型反应	药物热
手足的摩擦性水疱	发疹
植物光皮炎	**其他不良反应**
踝水肿	心血管应激
多毛症	复发性单纯疱疹
	光敏感性皮疹

约 10％的患者身上会发生症状性红斑，这是最常见的光毒性反应[75]，通常无需治疗，口服阿司匹林以及冷湿敷作为对症处理相当有效。瘙痒症（即 PUVA 瘙痒症）和亚急性光毒性反应是停止治疗的指征，必须等到反应消退才可继续治疗。在此种情况下，患者接下来要接受的 UVA 治疗剂量需减少 10％～15％。

中枢神经系统障碍是 PUVA 最常见的不良反应，

框 22-7　PUVA 治疗的长期不良反应

皮肤光老化[76-77]

非黑素瘤性皮肤肿瘤[78-89]

黑素瘤

　阴性研究[80-88]

　阳性研究

　单个病例报告[91-96]

非黑素瘤性皮肤肿瘤风险

问题 22-7 在接受高累积剂量的 UVA 患者中，非黑素瘤性皮肤癌（NMSC）的风险大增。这种风险主要局限于高加索人种。在 20 世纪 70 年代对 1400 名接受 PUVA 治疗的患者的多中心研究中发现，约 1/3 患者发生皮肤鳞状细胞癌（SCC），发生基底细胞癌以及角化棘皮瘤的概率也稍有增加[78-79]。PUVA 研究中的 SCC 与在免疫健全群体中光损伤导致的 SCC 相比，生物学侵袭性并没有更强。NMSC 的风险是剂量相关性的，尤其对于那些接受 250 次治疗以上的患者来说。其他一些样本量较小的研究确认了上述发现[80-88]。由于日光中的紫外线照射导致的 NMSC 需要数十年才发病，故皮肤科医生在结束 PUVA 治疗后随访患者许多年是合理的。

美国的多中心研究也发现，男性患者发生生殖器部位鳞状细胞癌的风险增大[89]，但在其他研究中未见类似报道。大多数肿瘤可轻易治愈，但也可见转移的报道[79]。

黑素瘤风险

问题 22-8 最近人们发现黑素瘤发生风险有所增加[90]。首先，在接受 PUVA 治疗后 15 年，黑素瘤发病率上升；其次，黑素瘤主要累及接受治疗超过 250

次的患者。还有患者在接受 PUVA 治疗中即发生黑素瘤的报道[91-96]。而在其他的研究中尚未发现黑素瘤风险增加的报道[80-88]。针对此类发现还需对患者详加观察以及进行系统的群体研究以求证。

其他长期风险

还有其他相关风险，最常见的是白内障和免疫抑制。在上述多中心研究中，经过 25 年的随访，未发现白内障发病率上升[97]。类似地，未报告发生有重要临床意义的如本章前面讨论过的免疫抑制。

药物间的相互作用

在 PUVA 的治疗中，只发生过 2 例不常见的药物反应。问题 22-5 具有光毒性的药物（如多西环素以及氟喹诺酮类）可以放大治疗作用，导致急性光毒性红斑。其他潜在的光激活剂（如噻嗪类利尿剂）看上去并不会导致严重的不良反应[98]。据推测，除四环素及氟喹诺酮类药物存在文献记载的可使 PUVA 风险增加外，其他光敏性药物的效应可能源于光过敏机制。

激活肝 CYP 酶类的药物可以通过增强 8-MOP 的代谢降低疗效，这在使用 CYO 酶抑制剂卡马西平以及苯妥英钠时常可发生[99]。

监测指南（框 22-8）

开始治疗前应进行全面的皮肤检查。基线眼科检查也必不可少。不要求进行常规实验室检查[73]。皮肤肿瘤是最常见的长期治疗的不良反应，患者应该接受治疗的风险教育。任何可疑的皮疹都应由医生进行检查，如有必要应在开始 PUVA 治疗前进行活检。在接下来的 PUVA 治疗中应每 6～12 个月进行一次全面的皮肤检查。考虑到术后发生皮肤肿瘤风险极高，从长远来看，至少每年对患者进行一次全方位的皮肤科体检是必需的。

治疗指南

超过 90% 的中重度银屑病患者可通过 PUVA 治疗全面缓解[65]。维持治疗可以延长缓解期，可能需要长期维持[100]。理想情况下，维持治疗可以减至每 3～4 周一次。银屑病可在治疗停止数月至数年后复发。此种情况下不会出现其他治疗停止时发生的反跳现象（见"治疗程序"部分）。

其他 PUVA 治疗形式

外用 PUVA 治疗已被批准用于白癜风。8-MOP 溶液通常在稀释 10 倍后配制成为 0.1% 的溶液，在接受 UVA 照射前 15min 外用。初始以 0.5J/cm² 剂量照

框 22-8　PUVA 监测指南[73]

基线检查

皮肤
- 皮肤检查以除外皮肤肿瘤、癌前病变皮损以及光化性损害
- 对可疑皮疹进行活检

眼科*
- 眼部大体检查
- 焦距和角膜的裂隙灯检查
- 视网膜眼底检查
- 视力评估

实验室
- 若既往史以及检查发现阳性结果，应进行肝肾功能检查
- 若有光敏感既往史或其他自身免疫性结缔组织病存在证据，需进行狼疮的实验室套餐检查（或单查 ANA）

随访†

眼科
- 每年重复 1 次（眼科检查内容同上），若在基线检查或在随诊时发现异常，检查频率应增加

皮肤科检查
- 教育患者对皮肤肿瘤进行自查，理想状态是每月 1 次
- 为医生检查任何可疑皮疹提供方便
- 医生至少每年进行 1 次皮肤全面筛查以排除肿瘤‡

---

* 理想情况下，基线眼科检查应该在开始 PUVA 治疗前进行，但考虑到眼科风险的长期存在性，基线检查在治疗开始的第 1 个月之内进行是合理的。

† 在随访 PUVA 治疗后的患者时，不必常规进行实验室检查。

‡ 注意对于皮肤肿瘤的年度随访应持续到 PUVA 治疗结束后多年（类似于在其他光疗后所需的长期随访）

射，以 0.25J/cm² 为单位递增，直至白癜风部位出现轻度粉红色。治疗的主要风险是经常出现水疱样的光毒性反应。这常源于治疗后不慎暴露于阳光[101]，是个无法完全克服的问题。

某些中心将极低浓度的补骨脂素溶液加到洗澡水（全身）或洗脸盆（手足）中作为口服 8-MOP 的替代方法。这些外用的方法可避免补骨脂素系统性使用的不良反应（如恶心），但由于此时仍可在血清中查到较高的补骨脂素浓度，眼睛防护依然不可或缺。使用补骨脂素溶液[102]以及液体胶囊[103]的治疗方法已有报道。这些治疗方法尚未被 FDA 批准，故由于其未知的不良反应，有发生医疗纠纷的可能。使用洗浴方法治疗仅限于在 PUVA 治疗领域具有丰富经验的医生进行。

窄谱 UVB 光疗

介绍

由于窄谱 UVB（NB-UVB）更加有效，在银屑病等疾病的治疗中很大程度上取代了以前的 BB-UVB 的地位[104]。治疗用的荧光灯（TL101，Philips 灯具公司）可以释放出 311nm 左右的窄谱 UVB。问题 22-9 使用此灯的科学基础是发现银屑病光疗的有效峰值处于 300～320nm 波段[105-106]。对于银屑病，此峰值确为有效峰值，但对于其他疾病尚未确定。

临床应用

银屑病

大多数报道称对于非特定的患者，每周给予 3 次 NB-UVB 治疗后银屑病的清除率（皮损＜原皮损面积 5％）可达到 80％[107-108]，每周给予 2 次治疗时可达到 60％[109]。问题 22-10 慢性斑块型银屑病患者使用口服 PUVA 比 NB-UVB 更加有效，且缓解期更长[110]，但由于 NB-UVB 无需服用 8-MOP，并且在相关防护方面更方便，因此得到许多患者偏爱。维持治疗比 PUVA 困难，因为 NB-UVB 的耐受性消失很快，很多患者需要每周治疗 1 次以避免发生红斑反应。很明显，这样的密集治疗不易于维持。掌跖部位的银屑病用 NB-UVB 可以得到改善，但无法取得完全缓解。这与 PUVA 形成对比，NB-UVB 是 311nm 波长，比紫外线 A 穿透力差。

白癜风

问题 22-4 NB-UVB 现已成为使白癜风色素恢复的选择之一，相对于 PUVA 治疗更加有效[111-112]。其治疗周期较长（100～150 次照射）。取得完全的色素恢复不易，同 PUVA 治疗一样，疗效与皮损部位相关。

肿瘤性皮肤病

蕈样肉芽肿的斑片期及斑块期可通过 NB-UVB 治疗改善，但临床上以及组织病理学上的完全清除并不常见，缓解也常是短暂的[113-114]。但当 PUVA 使用禁忌时，NB-UVB 的暂时性清除也可作为备选方案。

特应性皮炎

NB-UVB 治疗特应性皮炎有效[115]，小样本研究发现其与 PUVA 疗效相当[116]。一般来讲，取得最佳疗效需 20～30 次治疗，并且需要数月时间进行维持治疗。对于特应性皮炎的儿童患者来说，这是一种确切的备选光疗方案[117]。

光敏感性皮肤病

NB-UVB 可以通过脱敏疗程（每周 3 次照射持续 5 周）对 80％的多形性日光疹患者的皮损起到抑制作用[118]。对于抑制光化性痒疹、牛痘样水疱病、日光性荨麻疹以及红细胞生成性原卟啉病，NB-UVB 也都有效[119]。治疗应在春季早期进行。

瘙痒症

BB-UVB 对于特发性瘙痒以及系统性疾病相关性瘙痒有效。虽然报道很少[120-121]，NB-UVB 对于上述疾病看上去似乎也有效。

其他未分类皮肤病

框 22-9 中列出了多种使用 NB-UVB 治疗有效的疾病，通常需 20～50 次治疗以清除。问题 22-11 非常重要的是，要考虑到 311nm 的波长穿透力弱于 UVA，因此对于浸润性皮损 PUVA 更加有效。通常认为，大部分 UVB 在表皮以及真皮乳头层被吸收，而 UVA 可以到达真皮中层，这要依部位而定。

禁忌证

见框 22-9。

治疗程序

表 22-6 列出了最常用的治疗方案。开始时测定最小红斑量（MED）对于日后可控且有效的治疗非常重要。尽管当患者达到其红斑临界值或漏掉治疗时会有红斑产生，但该治疗方案旨在追求亚红斑水平的治疗。唯一需要使用的是外用乳剂，在照光前使用会增加皮损的通透性。

表 22-6　窄谱光疗的治疗方案

测试 MED
24h 读取 MED，给予全身 70％MED 照射，可考虑给予肢体另外 35％MED 的照射
每周周一、周三、周五治疗，每次递增剂量 10％的剂量
如果出现红斑
不对称的红斑：维持原剂量
对称红斑但是已经消退：减量 20％
对称红斑持续存在：中止治疗，下次治疗减少 20％的剂量

框 22-9　NB-UVB 光疗的适应证和禁忌证

主要适应证

银屑病[107-110]

白癜风[111-112]

其他皮肤科应用

肿瘤

蕈样肉芽肿[113-114]

丘疹鳞屑/皮炎

特应性皮炎[115-117]

脂溢性皮炎[122]

慢性手部皮炎[123]

扁平苔藓[124-125]

副银屑病[126-127]

苔藓样糠疹[128-129]

光敏性皮肤病

多形性日光疹[118]

光化性痒疹[119]

牛痘样水疱病[119]

红细胞生成性原卟啉病[119]

其他瘙痒性皮肤病

皮肤划痕症[130]

水源性瘙痒症[131]

尿毒症性瘙痒症[121]

特发性瘙痒症[120]

慢性荨麻疹[132]

真性红细胞增多症[133]

结节性痒疹[134]

获得性穿通性皮炎[135]

持久性发疹性毛细血管扩张[136]

妊娠性瘙痒性毛囊炎[137]

未分类性皮肤病

移植物抗宿主病[138-139]

进行性斑状色素减少症[140]

色素性瘙痒性皮肤病[141-142]

播散性环状肉芽肿[143]

维生素 D 缺乏症[144-146]

禁忌证

绝对禁忌证

天疱疮及类天疱疮

光敏性红斑狼疮

色素性干皮病

相对禁忌证

光敏感/光敏感性药物用药史

家族性黑素瘤病史

皮肤肿瘤或慢性光损伤病史

防护

在治疗中，应佩戴小型紫外线遮光眼镜以保护眼睛；如果面部不照光，应佩戴面部防护套；男性生殖器部位应穿戴弹力下体护衣。治疗期间应限制患者在阳光下活动，并且鼓励其使用遮光剂。

不良反应

短期和潜在不良反应列于表 22-7 **问题 22-12** 红斑是最常见的短期不良反应，没有特效药物能够改变 UVB 引发的红斑的严重性和病程，可对症处理。由于缺乏对于 NB-UVB 光疗的前瞻性的长期研究，其导致皮肤光老化以及肿瘤的风险未知，但学者趋于认同 UVB 的致癌风险远低于 PUVA[147]。

表 22-7　UVB 光疗不良反应

短期	长期
皮肤	光老化
红斑	非黑素瘤性皮肤肿瘤
瘙痒	
银屑病斑块上的水疱	
亚急性光毒性	
多形性日光疹	
黏膜	
睑炎	
感染	
唇炎	
自身免疫病	
红斑狼疮	
天疱疮	
类天疱疮 ˇ	

UVA-1 光疗

UVA-1（340～400nm）光疗作为一种新的治疗手段引起了人们相当大的兴趣，在欧洲尤甚。其分为低剂量（每次 10～30J/cm²）、中剂量（每次 50～60J/cm²）及高剂量（每次 130 J/cm²）。130 J/cm² 的治疗需在站式治疗器中进行 40min，在卧式治疗器中进行 80min。有证据表明，在某些情况下，其疗效与剂量无关，但还需更多研究来证实。

由于某些原因，此项治疗目前仅在北美的一些学术中心开展。全身治疗所需的卤族金属治疗器体型巨大，需要的治疗空间大且价格昂贵，较站式 UVA 或 NB-UVB 治疗器昂贵 4 倍以上。治疗收费与其他光疗相同。最后，对于大多数疾病来说，其并没有表现出明显的优势。

临床应用

目前已报道 UVA-1 治疗有效的疾病列于框22-10。大多数是系列病例或个例报告，仅在几个疾病中进行了随机试验的疗效评价。

框 22-10　UVA-1 适应证

主要适应证

特应性湿疹/皮炎[148-153]

硬皮病[154-155]

系统性红斑狼疮[156-157]

其他皮肤科应用

掌跖部皮炎[158-159]

结节性痒疹[160]

皮肤 T 细胞淋巴瘤[160-162]

硬皮病样移植物抗宿主病[163]

硬皮病[164]

硬化萎缩性苔藓[165-166]

环状肉芽肿[167]

类脂质渐进性坏死[168]

特应性湿疹/皮炎

问题 22-13 高剂量[148]和中等剂量的 UVA-1 对于严重的急性特应性湿疹的渗出期均有疗效，且改善程度相似[149]。低剂量时疗效较差[150]。在这些研究中，周六、周日各给予 1 次治疗，持续 2 周或 3 周。但缓解期很短暂，仅持续 4～12 周[151]。在横向试验中，口服 PUVA 比中等剂量 UVA-1 更有效地达到缓解，并且中位缓解时间比 UVA-1 更长[152]。一个类似的研究发现，NB-UVB 和中等剂量 UVA-1 治疗特应性湿疹疗效相当[153]。这似乎表明，UVA-1 对于严重的急性特应性湿疹的渗出期治疗有效，但须密集的维持治疗以保持疗效。

硬皮病

问题 22-13 对于皮肤局限性硬皮病（包括泛发性以及线状），采用低、中、高三种剂量的 UVA-1 治疗 30 次后均有效果[154]。治疗对于缓解硬化有效，但不能达到完全缓解。严重的色素沉着——特别是在高剂量治疗中——可削弱治疗效果[155]。UVA-1 对于系统性硬皮病的肢端硬化病以及线状和泛发性硬斑病也有效。

系统性红斑狼疮

问题 22-13 问题 22-14 在两个随机试验中报道，低剂量（6J/cm²）的 UVA-1 光疗对于减少系统性红斑狼疮的疾病活动性有效，并且没有不良反应[156-157]。未发生光敏感，并且对某些亚急性红斑狼疮患者能起到改善作用。

禁忌证

对 UVA-1 和口服光毒性药物过敏是相对禁忌证。

治疗程序

由于患者对 340～400nm 波段的敏感性差异很大，故确定最小红斑量是必要的第一步。Ⅰ 型和 Ⅱ 型皮肤患者以及某些 Ⅲ 型皮肤患者的最小红斑量比中等治疗剂量及高治疗剂量要小[169]。对于上述患者，初始剂量要达到 MED。治疗方案在治疗频率及治疗次数方面差别很大[148-149]。

不良反应

问题 22-14 红斑是主要的短期不良反应，通常为不对称红斑，不会影响治疗。对于人类的长期不良反应还没有评价。要注意 UVA-1 可在体内和体外试验中造成 DNA 损伤，在小鼠可导致肿瘤发生[170]。

本章使用的英文缩写	
CYP	细胞色素 P450
MED	最小红斑量
MOP	甲氧补骨脂素
MPD	最小光毒量
NB-UVB	窄谱紫外线 B
NMSC	非黑素瘤性皮肤癌
PUVA	补骨脂素加紫外线 A
SCC	鳞状细胞癌
SPF	日光防护因子
UV	紫外线
UVA	紫外线 A
UVB	紫外线 B

推荐阅读

Guidelines of care for PUVA

British Photodermatology Group. British Photodermatology group guidelines for PUVA. *Br J Dermatol* 1994;130:246–55.

Menter A, Korman NJ., Elmets CA, et al. Guidelines of care for the management of psoriasis and psoriatic arthritis. *J Am Acad Dermatol* 2010;62:114–35.

PUVA indications

Honig B, Morison W, Karp D. Photochemotherapy beyond psoriasis. *J Am Acad Dermatol* 1994;31:775–90.

Morison WL. *Phototherapy and photochemotherapy of skin disease,* 3rd ed. New York: Taylor and Francis; 2005.

PUVA safety issues

Holme SA, Anstey AV. Phototherapy and PUVA photochemotherapy in children. *Photodermatol Photoimmunol Photomed* 2004;20:69–75.

Laube S, George SA. Adverse effects of PUVA and UVB phototherapy. *J Dermatol Treat* 2001;12:101–5.

Morison WL, Baughman RD, Day RM, et al. Consensus workshop on the toxic effects of long-term PUVA therapy. *Arch Dermatol* 1998;134:595–8.

Stern RS. Psoralen and ultraviolet A light therapy for psoriasis. *N Engl J Med* 2007;357:682–90.

参考文献

见本书所附光盘。

第 23 章　体外光化学治疗（光分离置换治疗）

Joehyuk Choi，Peter W. Heald，and Michael Giradi

王磊 译　娜仁花 审校

概述

体外光化学治疗（ECP）也称作体外光分离置换治疗，最初在一个治疗有白血病样浸润的红皮病样皮肤 T 细胞淋巴瘤（也称为塞扎里综合征）的临床试验中证明有效[1]。美国食品药品监督管理局（FDA）1988 年批准其用于皮肤 T 细胞淋巴瘤的治疗。此后，该方法（ECP）除 CTCL（见 FDA 批准的适应证部分）之外，也被用于其他数种 T 细胞介导的皮肤疾患。ECP 在非皮肤疾患中的应用（如防止器官移植排斥等）不在本章讨论范围之内。由于其对于免疫细胞的作用，以及其远远超过单纯消除循环血液中一小部分被分离、发生光化学改变的白细胞然后重新回输入人体的疗效，ECP 被认为是免疫治疗。

治疗方案及注意要点

是否开始 ECP 治疗决定于几个因素。目前 ECP 设备（UVAR XTS 及其下代产品 Cellex，Therakos）在世界范围内的 150 个中心可用。由于大多数 ECP 治疗方案需要持续数月至数年，地域局限性成为限制 ECP 开展的因素。大多数治疗中心在门诊开设 ECP 治疗，每次治疗需 2.5～3h。这些中心要有受过良好的 ECP 治疗训练的护理人员。

过去，ECP 治疗需要先摄入 8-甲氧补骨脂素（8-MOP）（关于 8-MOP 的药理学见第 22 章）。问题 23-1 现在的 ECP 设备可以在 UV 照射之前在治疗箱中自动将适量的 8-MOP 直接注入治疗靶物中（FDA 在 1999 年批准 UVADEX 及 Therakos 用于 ECP 治疗）。由于此方法 8-MOP 的系统性用药剂量小于之前的口服给予剂量，故其在 ECP 治疗后产生光敏性不良反应的潜在风险也较小。

ECP 治疗（图 23-1）可以通过外周静脉进行，最好用 16 号针头穿刺，但这可能只能用于某些有合适的外周静脉的患者。为便于治疗，可以考虑暂时放置导管，如双腔血透导管，一般需放置约 3 个月，但要考虑并发感染的风险。问题 23-2 在建立静脉通路后，患者要经历间断的分离提取循环，以收获富含白细胞的血沉层。这些循环将去除患者 200～400ml 静脉血，因此如果患者的心血管系统不能承受如此快的容量缺失，则不适于 ECP 治疗。这些提纯的白细胞被保存在无菌袋中，并被泵到一个盘子中接受紫外线 A（UVA）的照射。在治疗结束时，患者体内增加的液体约为 500ml。同样，为保证 ECP 治疗的安全性，患者心血管系统必须能够承受这一液体增加带来的负担。如果患者对液体增加的承受能力较弱，可同时给予利尿剂以避免血容量过大。

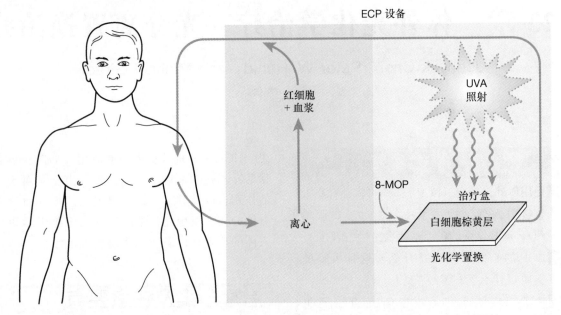

图 23-1 体外光化学治疗 在 ECP 治疗机中,使用 16 号针头采集血液,并经过肝素处理。适当剂量的 UVADEX(8-甲氧补骨脂素,8-MOP)自动注入 ECP 治疗体系中。患者经历间断的分离提取循环,以收获富含白细胞的血沉层,后者被逐渐送入 1 个一层细胞厚的透明治疗盒,并在 8-MOP 存在的情况下接受 UVA 照射。随后这些经过光化学改变的细胞与在前述步骤中被分离出去的红细胞、血小板等一起被重新输回患者体内。整个过程大约需要 3h。一般第二天需重复这一治疗。每个月重复一次上述 2 天的疗程

在 ECP 治疗机中,使用 16 号针头采集血液,并经过肝素处理。适当剂量的 UVADEX(8-甲氧补骨脂素,8-MOP)自动注入 ECP 治疗体系中。患者经历间断的分离提取循环,以收获富含白细胞的血沉层,后者被逐渐送入一个一层细胞厚的透明治疗盒,并在 8-MOP 存在的情况下接受 UVA 照射。随后这些经过光化学改变的细胞与在前述步骤中被分离出去的红细胞、血小板等一起被重新输回患者体内。整个过程大约需要 3h。一般第二天需重复这一治疗,每个月重复一次上述两天的疗程。

药理学

关于 8-MOP 药理学的完整讨论见第 22 章。

作用机制——ECP

虽然关于 ECP 的确切作用机制还有待完善,但其关键因素已经通过临床和实验室模型的研究得到认识(框 23-1[1-6])。最多最好的认识都源于对皮肤 T 细胞淋巴瘤的治疗,这些作用机制很可能也是 ECP 在 T 细胞介导的自身免疫病(如硬皮病)中显现疗效的原因。

皮肤 T 细胞淋巴瘤

问题 23-3 关于 ECP 治疗的免疫机制已经有了一个假说。支持这一假说的例证有CTCL患者在Ⅰ/Ⅱ

框 23-1   ECP-——推测的作用机制[1-6]
激发抗 T 细胞(肿瘤细胞)的免疫效应[1-3]
诱发活化的 T 细胞(自发反应)的凋亡[4]
诱发免疫调节细胞因子的转化[5-6]

期临床研究中显现出明显的、持续的疗效,尽管循环中只有 5% 的恶性 T 细胞接受了体外 8-MOP 及 UVA 的治疗。而且,ECP 在循环白细胞中的效应似乎对淋巴瘤细胞具有选择性。经过 ECP 治疗的患者,正常 T 细胞的绝对值不变,而全身恶性肿瘤细胞的数量却不成比例地大大减少。完全缓解的患者可选择性地呈现恶性肿瘤细胞所有可探测的迹象的消失。最后,对于自然杀伤(NK)细胞及 CD8＋的细胞毒性 T 细胞(CTL)数目和功能都正常或接近正常的患者来说,ECP 的疗效更优[7]。总结上述,ECP 的作用机制可能是激发了 NK 和 CTL 介导的抗肿瘤作用。

外周血细胞计数和 DNA 微阵列分析均发现,光分离置换治疗导致大量单核细胞表达向树突状细胞分化的标记,这可能解释其免疫效应[8]。并且,这些树突状细胞是有功能的,在离体状态下能够刺激同种异基因的 CD4＋T 细胞增生,以及 CD8＋T 细胞分化为细胞毒性细胞。同时,在 ECP 治疗过程中,在8-MOP 存在的情况下经由 UVA 照射,CTCL 患者的淋巴细胞经历细胞凋亡[4],于是 ECP 诱发的树突状细胞有能力和机会吞噬病理性凋亡细胞,最终导致能够激发对抗 CTCL 的免疫力的承载 T 细胞的抗原提呈细胞

（APC）的产生和回输。其他假说则强调 ECP 的基本效应是引发病理性靶细胞（如循环中的恶性 CTCL 细胞）凋亡[4]，或引发细胞因子向抗肿瘤状态转化[2,5]。

自身免疫性皮肤病

问题 23-4 将接受光分离置换疗法后的同源凋亡细胞回输可能导致耐受反应，此机制可解释 ECP 在自身免疫病及移植物抗宿主病中的作用。根据动物实验及临床经验，上述反应是由于树突状细胞（DC）、调节性 T 细胞以及免疫调节细胞因子共同作用所致。在接触性超敏反应的大鼠模型中，对脾细胞以及淋巴结细胞的体外治疗可引发由定向调节 T 细胞群 CD4＋CD25＋T 细胞介导的、抗原特异性的耐受[9]。在回输过程中 CD11＋细胞被清除，耐受力丧失，表明 DC 细胞的重要性。相似的 ECP 免疫耐受也可在狼疮样 GVHD[10-11] 及皮肤移植[12] 的大鼠模型中出现。ECP 怎样诱导刺激性 DC（如在 CTCL 的细胞群中）及抑制性 DC（如在 cGVHD 细胞群中）目前还不明了。

在人类患者中进行的研究似乎更加确认了调节性 T 细胞对于 ECP 治疗上述疾病的重要性。在肺移植的患者中，ECP 治疗后移植物的成活率与 ECP 诱导升高的 CD4＋CD25＋细胞水平呈正相关[13]。另外，对于 cGVHD 患者，严重的皮肤反应仅会呈现在体内出现了同种异型 T 淋巴细胞克隆的个体身上。由于这些细胞的增加不伴发临床疾病，推测其为调节性 T 细胞[14]。类似的研究表明，在 ECP 治疗后，CD4/CD8 倒置的比例得到了扭转，表明细胞毒性效应细胞的减少以及 CD4＋调节 T 细胞成分的潜在上升[13-16]。

另外，数项研究表明，ECP 可影响白细胞因子的产生。在 ECP 治疗后，肿瘤坏死因子 α（TNF-α）及白介素（IL）-6 增加，同时外周血单核细胞来源的 γ 干扰素（IFN-γ）增加，IL-4 降低[6]。上述辅助 T 细胞因子的变化在自身免疫病的病理改变中扮演非常重要的角色，因而部分解释了 ECP 在治疗自身免疫病中的益处。

临床应用

FDA 批准的适应证

皮肤 T 细胞淋巴瘤

问题 23-5 当前使用的 ECP 方案（框 23-2[1,17-43]）源于最初进行的多中心研究使用的日程表。第一套白细胞光激活设备治疗一个患者需耗时一整天，治疗要

连续 2 天，每隔 4 周进行一次。该治疗对于红皮病样 CTCL 患者有效[1]。基于这个方案的成功，大多数患者相继接受了这种每 4 周一次、每次 2 天的治疗。也有对方案进行修改并获得成功的例子。Bowen 及其合作者报道了治疗初始阶段每 2 周一次的方案[44]。此报道中的 CTCL 患者伴发高白细胞血症，在其白血病缓解后，治疗方案改为每 4 周一次。其他几个治疗中心也采用了这种初始阶段加速治疗的方案。

框 23-2　ECP 适应证和禁忌证 *[1,17-43]

FDA 批准的适应证
　皮肤 T 细胞淋巴瘤[1,17]
其他皮肤科应用
自身免疫性结缔组织病
　硬皮病[18-20]
自身免疫性大疱性皮肤病
　寻常型天疱疮[21-24]
　落叶型天疱疮[25-26]
　获得性大疱性表皮松解症[27-28]
移植物抗宿主病（GVHD）
　急性 GVHD[29-32]
　慢性 GVHD[33-36]
　GVHD 的预防[37]
其他皮肤病
　肾源性系统性纤维化[38-41]
　口腔糜烂性扁平苔藓[42-43]
禁忌证
绝对禁忌证
　对于补骨脂素复合物的特发性反应史
　妊娠及哺乳
　严重心脏病
相对禁忌证
　静脉通道不畅（可能需要中央静脉）
　恶性进展性疾病（如肿瘤暴发性 CTCL）
　血细胞比容＜25%（应输注红细胞将血细胞比容至少提高到 29%）
　舒张压＜70mmhg（应输注盐水或红细胞）
　充血性心力衰竭
妊娠期处方分级——FDA 未明示

* 见第 22 章 PUVA 光化学治疗

最初的临床试验结果及随访研究表明，单独使用 ECP 可使大约 1/4 患者缓解[45]。一半的红皮病样 CTCL 患者有明显的部分缓解，另有 1/4 患者没有缓解或疾病继续加重。文献回顾发现[17]，Zic 等人[46] 和 Armus 等人[47] 对较小的 CTCL 患者群的研究也观察到了相同的疗效。问题 23-6 对预后有利的因素包括：①没有肿瘤期皮损；②病程短（＜2 年）；③没有严重的内脏累及和大的淋巴肿块；④之前没有做过化疗[7]。

有限的几个小样本研究（迄今为止的文献中累计包括至少 124 例患者）评价了早期 CTCL（定义为ⅠA 期至ⅡA 期）患者的 ECP 治疗效果[48]。单独来看，这些研究大多数样本量太小，没有统计学意义（13 个研究中有 10 个患者数少于 10 例）。并且，这些研究在实验设计上有很大不同，例如，有研究将 ECP 用于一线治疗，也有用作补救治疗，治疗时长及随访等多方面均有不同。尽管如此，总体来说，ECP 治疗似乎还是对 CTCL 缓解有所帮助，虽然这些文献中报道的有效率从 33％到 88％不等[48]。特别是考虑到其在花费方面的优势，还应对 ECP 在治疗早期 CTCL 上的作用做进一步研究，包括与其他治疗进行头对头的比较。

CTCL 对 ECP 的反应的监测（框 23-3[49-53]）

在开始 ECP 治疗前，应对患者的肿瘤负担及外周血状态方面进行彻底评估。由于对 ECP 的反应是逐步发生的，故每 4～8 周应对肿瘤负担进行一次周期性的评估。肿瘤负担的评估和记录应包括以下内容：观察患者的皮损状况、进行外周血流式细胞计数分析及淋巴结的状况分析。PET-CT 扫描是对皮肤外病情进行精确评估的最敏感手段，但需谨慎以最大限度地减少患者接受的辐射。红皮病患者在初始治疗后3个月要

框 23-3　ECP 疾病活动度监测

皮肤 T 细胞淋巴瘤

治疗前进行肿瘤负担评估，治疗中每 4～8 周检测以下指标：

皮肤：皮肤的临床累及（如皮损分布图）

血液：淋巴细胞计数、CD4/CD8 计数、CD4＋/CD7-细胞的百分比和（或）CD4＋/CD26-细胞的百分比计数

淋巴结：CT 或 PET-CT 扫描以测量淋巴结大小和代谢指标

另外，分子学分析（如流式细胞仪*、DNA 印迹法和聚合酶链反应）等对肿瘤更敏感的测试可每 3～6 个月在达到临床缓解的患者中进行。

T 细胞介导的其他自身免疫性皮肤病

用合适的评分系统对疾病进行治疗前评估，治疗中每 4～8 周评估 1 次

硬皮病：皮损分布图记录，关节活动度，结节深度，皮肤超声测定血流

水疱性疾病：皮损分布图记录，间接免疫荧光滴度测定

移植物抗宿主病：皮损分布图记录（见硬皮病或慢性 GVHD 参数）

---

*流式细胞仪对于 CD4＋/CD7-细胞的百分比和（或）CD4＋/CD26-细胞流量/趋势测定很有用

重新评价疾病活动度，此时患者的病情走向应该已经很明显。如存在缓解迹象，应继续治疗，以使疗效最大化。疾病的清除可能在 6～8 个月的逐渐好转后达到。在 3～6 个月时表现为不完全缓解的患者，应考虑附加/联合治疗。

CTCL 是归巢于皮肤的克隆性 T 细胞的肿瘤性增生。最重要的是，这些细胞保留了它们的原始 T 细胞受体，但它们具有表达其他 T 细胞标记的趋势。问题 23-7 因此，血中的 CTCL 细胞可以通过带有特殊 TCRβ 链克隆的不成比例的扩增而鉴别。T 细胞克隆对于聚合酶链反应（PCR）具有很高的敏感性，因此，血中该克隆的相对含量可以用带有以此克隆 V-B 链为靶点的抗体的流式细胞仪测出。或者，CTCL 数值也可通过测定表达 CD4 的细胞的不成比例的扩增实现，而不是非病原性 T 细胞标记物的缺失（如 CD4＋/CD7-细胞[54]或 CD4＋/CD26-细胞[55]）。临床上有效的治疗应当以肿瘤 T 细胞克隆在血液中的下降及正常的 CD8＋T 细胞计数的上升为标志。因此，CD4/CD8 比例是评估外周血肿瘤负担及患者免疫力的实用指标[56]。

CTCL 患者的联合治疗

对于难治或具有一种以上不利于预后的因素的患者，ECP 联合其他治疗尤为重要。在这样的情况下，皮肤治疗、生物反应调节剂以及低剂量的化疗（框 23-4）等构成 CTCL 治疗方案的三大类治疗均已被试过。对于肿瘤负担大的患者，皮肤治疗可以与 ECP 同用。可用的皮肤治疗有放疗/电子束治疗、光疗（如补骨脂素加紫外线 A，PUVA）、窄谱紫外线 B（NB-UVB）以及外用化疗（如氮芥）。Wilson 等[49]报告了一系列以 ECP 联合全身皮肤电子束治疗的患者，相对于同一研究所中同病期仅用全身皮肤电子束治疗的患者，其生存率得到了提高。较常见的情况是，CTCL

框 23-4　CTCL 患者 ECP 的附加治疗[49-53]

皮肤直接治疗

PUVA

外用化疗（BCNU，氮芥）

放疗（全身皮肤或点状电子束放疗）[49]

生物反应调节剂

系统性细胞因子（IL-2、IFN-γ、IFN-α）[50-51]

单克隆抗体（抗 CD4）

抗体共轭融合毒素（Ontak）

维 A 酸类（贝沙罗汀）[51-52]

低剂量化疗

甲氨蝶呤[53]

患者接受 ECP 后红斑退去，斑片斑块显现出来。此时，上述皮肤直接治疗可以成功清除这些固定的皮损。

使用生物调节因子的多样化治疗在晚期 CTCL 或具有多重不利预后因素的患者中显示出了一些益处[52]。这些生物反应调节因子包括细胞因子、维 A 酸以及毒素-细胞因子融合蛋白。Rook 及其同事[50]首先报道了使用 INF-α 结合 ECP 使一名晚期 CTCL 患者得到缓解的病例。Gottlieb 等人曾有[3]将 INF-α 作为辅助治疗获得较长时间的较高缓解率的报道。Lim 及 Harris[57]给予 1 例接受 ECP 治疗的患者维 A 酸取得了较好的疗效，类似的疗效在使用 RXR 特异性药物贝沙罗汀的病例也有发现[52]。在最近一个对 28 例塞扎里综合征患者的研究中发现，对于治疗抵抗的患者，同时加两种辅助治疗有益[52]。在这些患者中，ECP 联合两种其他治疗（INF-α、INF-γ、维 A 酸类、GM-CSF 或 PUVA）达到了 89% 的总体缓解率及 29% 的完全缓解率[51]。以我们的经验来看，对于 CTCL 患者，ECP 与 INF-α 和（或）贝沙罗汀共用是安全有效的。

由于进展期 CTCL 的免疫抑制效应，传统的高剂量化疗方案对于其治疗难获成功。使用高剂量的化疗可加重本就存在的免疫抑制，而低剂量的化疗却有很好的效果。接受 ECP 治疗的患者每周给予 1 次 15～25mg 甲氨蝶呤口服不仅安全，同时也可增强疗效[53]。口服糖皮质激素对于 CTCL 患者暂时有效，但动物模型试验表明，其免疫抑制效应可以抵消 ECP 的治疗作用[58]。

综上所述，ECP 可以单独治疗有红皮病表现的 CTCL，也可以作为难治性 CTCL 联合治疗的一部分。治疗目的是取得缓解，然后逐渐减轻治疗力度。大多数早期接受研究的患者采用的方案是逐渐增大 ECP 治疗的间隔，每进行 3 个疗程增加 7 天休息期。当患者休息期达到 8 周并且身上无皮损的状态达到 6 个月时，即停止治疗。肿瘤期的 CTCL 患者应继续进行维持性的皮肤治疗（经典治疗方案是开始每周 1 次 PUVA，然后逐渐减至每月 1 次）。出现难以接受的治疗反应或病情持续加重的患者，应在完全中断 ECP 治疗前即开始其他可选治疗。以我们的经验来看，CTCL 复发多在中断 ECP 治疗后，有时是在停止治疗数年之后。

其他皮肤科应用——T 细胞介导的自身免疫性皮肤病的治疗

自身免疫性皮肤病接受 ECP 的疗效监测

问题 23-8 除了 CTCL，ECP 治疗 cGVHD 以及合并皮肤 GVHD 的自身免疫性皮肤病（包括硬皮病及扁平苔藓）均有非常好的疗效。另外，少量病例报告称 ECP 对于顽固的原发性水疱性皮肤病有益。与先前讨论的 CTCL 相似，选择 ECP 治疗自身免疫病的患者应有明确的治疗目标、治疗前病情评估以及定期的疗效评估。例如，对于寻常型天疱疮患者来说，应当进行皮疹的记录以及天疱疮抗体效价的测定（抗桥粒黏蛋白-3）。硬皮病患者应有皮肤硬化的临床评分以及多关节运动能力的记录。无论何种情况，最好在治疗开始就明确 ECP 的治疗目标以及何时开始进行辅助治疗。

移植物抗宿主病（GVHD）

在造血干细胞移植后，供者 T 细胞可能识别并攻击受者的主要及次要组织相容性抗原。在这移植物抗宿主病的进程中，最终在多脏器表现出相似的泛发性自身免疫改变。总体来讲，以疾病的表现及发病时间为据，分为急性 GVHD 和慢性 GVHD（cGVHD）——即移植后 100 天内发生者称为急性 GVHD，超过 100 天称 cGVHD。其一线治疗通常为系统性糖皮质激素治疗，常需要附加免疫抑制剂治疗。最终，疾病本身以及为治疗而使用的系统性免疫抑制剂成为与异型干细胞移植（SCT）相关的致病或致死的重要原因[59]。

问题 23-9 数个报道均显示 ECP 对于治疗 cGVHD，特别是累及皮肤、黏膜、眼部及肝的 cGVHD[29-31,34,60]效果很好。最近的 1 例综述总结了自 1997 年至 2006 年的 16 个病例系列研究。尽管仅作为一线治疗失败患者的替代治疗，ECP 的总有效率在皮肤受累者为 74%（不同试验中的范围为 40%～100%），肝累及者为 63%（0～100%），口腔黏膜受累者为 74%[59]。在一项包括了 71 例患者的最大的回顾性研究中，总有效率达到 61%，其中完全缓解率占 20%。ECP 对于下列患者特别有效：皮肤硬化性改变者（67%）、肝 cGVHD（71%）、黏膜皮损（77%）、硬化性支气管炎（54%）[35]。这种缓解看来是持久性的，在 69% 的患者可持续 6 个月之久。该研究强调了 ECP 的节制激素效应，即 22% 的经 ECP 治疗的糖皮质激素难治性患者在 1 年时可停止激素治疗[35]。在一项多中心随机前瞻性 II 期研究中，采用 ECP 治疗皮肤 cGVHD 观察到了相似的皮肤症状的临床改善以及统计学上明显的糖皮质激素总使用量的减少[36]。作者将统计学上未达到的显著性差异归因于临床评估过早（12 周）。

ECP 治疗的最终益处是对 ECP 反应良好的患者的生存率上升。此种结果被认为源于以下数种因素：

①ECP 的疗效确定，不良反应轻微；②其保留了某种移植物抗白血病效应；③可减少其他毒性免疫抑制剂治疗。ECP 治疗预后不佳的因素包括移植物抗宿主病Ⅳ级、就诊时有血小板减少症以及病程较长[35]。在这些研究中治疗方案不尽相同，但是大多采用了每 1～2 周一次 ECP 治疗，临床显效后逐渐减量的方式。

相比于慢性 GVHD，ECP 治疗急性 GVHD 的经验有限。但总体来说疗效近似。文献回顾发现对皮肤的平均有效率为 83%，对于肝胆则疗效不确切。同样，ECP 治疗有效的患者生存率是提高的，这与其风险收益比一致。一项前瞻性Ⅱ期临床研究招募了 59 例患者（其中 37 例糖皮质激素抵抗，22 例糖皮质激素依赖），以考察 ECP 疗效。开始时患者每隔 1～2 周接受连续 2 天的 ECP 治疗，直至病情缓解，然后将治疗减少至每隔 2～4 周，达到最佳治疗效果时停止治疗。当给予 4 组 ECP（中位数）治疗后，82% 有皮肤症状的患者皮损完全缓解，61% 有肝胆症状的患者完全缓解。再次证明，接受 ECP 治疗的患者糖皮质激素的减药速度加快，而且 ECP 治疗后完全缓解的患者 4 年生存率有所提高（完全缓解者为 59%，而未显效者为 11%）[32]。在某种程度上，ECP 治疗 GVHD 的成功使得其被尝试纳入移植前预防 GVHD 的治疗体系中，并取得了一定成效[37]。

考虑到现今 GVHD 标准治疗方案中的相关毒性反应（如不同的免疫抑制剂的应用）以及治疗恶性肿瘤时同种异型 SCT 移植和外周血干细胞移植的不断应用造成的 GVHD 发病率升高的现实，ECP 在 GVHD 中的应用前景较之在 CTCL 中更加被看好。

硬皮病

系统性硬化病是一种自身免疫病，其特点为皮肤及肾、心脏、肺和胃肠道等内脏器官的泛发性胶原沉积。由于其与硬皮病样 GVHD 的相似性，临床上观察到许多对 ECP 治疗敏感的例子也就不足为奇了。一些小样本初步研究和病例报告也支持上述现象，发现硬皮病患者皮肤水肿减轻[61]、胶原的生成正常化[62] 及最终皮肤弹性恢复[63]。一些报道表明 ECP 同样可使硬皮病患者的皮肤外症状和体征（包括雷诺现象、呼吸困难、疲乏、吞咽困难和关节痛）缓解[64]。更可喜的是，在深在性、泛发性硬肿病的病例报告中，ECP 使皮肤弹性得以恢复，甚至对于一些采用补骨脂素-UVA 治疗、系统性糖皮质激素、免疫抑制剂（包括甲氨蝶呤和硫唑嘌呤）等其他治疗无效的病例也有效[65-66]。

ECP 治疗系统性硬化病的随机对照试验有 3 个。其中 2 个表明相对于基线水平，患者的皮肤病严重度

评分取得统计学上的明显好转。在第一个平行对照单盲多中心研究中，79 例患者被随机分到两组，一组给予 6 个月的 D-青霉胺治疗，一组给予每月 1 次、连续 2 天的 ECP 治疗[18]。患者病程平均 1.8 年（最长 4 年），在治疗前 6 个月皮损加重至少 30%。处于盲态的检查者记录以下体征以评分：皮肤厚度、受累面积比例、口腔张开直径、握拳紧密程度。接受 ECP 的患者皮肤评分在统计学上有巨大改善（68%，21/31），而接受 D-青霉胺的患者这一数据为 32%（8/25）（P=0.02）。在随后的一个多中心随机双盲以安慰剂为对照的研究中，64 例患者被随机分为 2 组，分别接受 ECP 治疗和安慰治疗程序。在第 6 个月和第 12 个月，接受 ECP 治疗的患者皮肤评分相对于基线有所改善，而接受安慰治疗的患者则无改善。但两组的皮肤评分没有统计学上的差异[19]。相比之下，在一个有 19 例患者参与的随机横向研究中，一组给予患者 ECP 治疗，另一组无治疗，结果未发现在两组的皮肤评分之间存在与治疗相关的统计学上的差异[20]。

已有针对硬皮病的一个变种——嗜酸性筋膜炎的研究。在一个初步研究中，皮肤弹性由计算机进行测定，结果 3 例接受了 ECP 治疗的患者中，有 2 例表现出筋膜炎的软化[67]。且疗效持续至治疗 1 年后。

问题 23-10 总之，新近发病的硬皮病患者，在还没有出现不可逆转的慢性纤维化之前接受 ECP 治疗非常有可能收益。目前为止，有明确内脏累及（如血肌酐至少 3.0mg/dl 或一氧化碳弥散能力小于正常值的 50%）的硬皮病患者在大多数研究中被排除在外，所以该类患者的 ECP 治疗效果还不甚清楚。

糜烂性口腔扁平苔藓

Guyot 及同事发表了有 12 例患者的病例报告，描述了使用 ECP 治疗难治性口腔扁平苔藓（OLP）。在起始阶段给予患者加速治疗，每周 2 次，持续 3 周，然后根据临床疗效减轻治疗强度。在平均 21 次治疗后，9 例患者取得了完全缓解。总体来看，平均治疗 11 次后 3 例患者出现部分缓解。12 例患者中有 11 例在平均 8.3 个月后复发，其中 8 例是在停止 ECP 治疗后复发，其余 3 例在接受每月 1 次的维持治疗时复发。只有 1 例患者在随访 53 个月时依然维持完全缓解[42]。尽管结果看上去充满希望并且与之前的研究一致[43]，但是决定其是否可在 OLP 标准化治疗中占有一席之地还需大样本研究。

寻常型及落叶型天疱疮

寻常型天疱疮患者由于产生了抗角质细胞桥粒中的桥粒黏蛋白-3 的自身抗体，导致皮肤及黏膜出现水

疱和糜烂。虽然大多数患者通过使用多种免疫抑制剂（如大剂量糖皮质激素、硫唑嘌呤、环磷酰胺、环孢素）可得到充分控制，但这些药物长时间的治疗可产生严重的不良反应。因此，该病致死率达 5%～15%，主要源于这些药物的不良反应。由于 ECP 具有相对较轻的短期和长期不良反应，故其对于系统性治疗失败的患者存在巨大的潜力。

文献中至少报道了 12 例药物治疗抵抗的寻常型和增生型天疱疮患者采用 ECP 治疗的情况，其中 9 例患者完全缓解，一例部分缓解。Rook 等报道了 ECP 在 1 个初步研究中的效果，该研究招募了 4 例患者，年龄为 61～78 岁，罹患泛发性寻常型天疱疮，大剂量免疫抑制剂治疗无效[68]。患者继续服用泼尼松或同时服用硫唑嘌呤。尽管免疫抑制剂的剂量逐渐减少，但 4 例患者均有临床症状的改善及抗桥粒抗体效价的下降。在 36～48 个月的治疗后，3 例患者完全缓解（即无明显疾病活动，并且血中查不出抗桥粒抗体），缓解期平均达 19.3 个月（7～36 个月）。3 例患者复发后再次接受 ECP 治疗，经过 3～4 个月的治疗后缓解。最近，Wollina 等报道了 4 名寻常型天疱疮患者在接受短期 ECP 治疗后取得缓解的病例。4 例患者仅仅在接受了 1～4 个 ECP 疗程后就取得持续的完全缓解。随访期为 10～34 个月不等，期间均做到了将免疫抑制剂逐渐减量[25]。另有 4 个 ECP 治疗严重药物抵抗性寻常型天疱疮的个例报告，患者年龄 31～60 岁，病程 1～8 年。总体来看，3 例患者取得完全缓解，并且逐渐减少了免疫抑制剂的使用[21-22,69]，1 例患者病情平稳[23]。

对于增生型天疱疮患者，疗效不一。文献中报道的 4 例患者中，1 例完全缓解[26]，2 例部分缓解[24-25]，1 例无效[23]。对 ECP 无效的患者血浆置换后完全缓解。上述患者接受 ECP 治疗后无一例出现严重不良反应。这些报道表明，ECP 对于一些寻常型天疱疮的病例可能是一个有前景的、安全有效的治疗手段。ECP 治疗不太严重的寻常型天疱疮，甚至作为寻常型天疱疮的一线治疗的可能性还需随机对照研究来确定。对于那些疾病难以控制或难以耐受大剂量免疫抑制剂治疗的寻常型天疱疮患者来说，ECP 不失为一种选择。其对于落叶型天疱疮及其他自身免疫性水疱病的治疗尚需进一步考察。

获得性大疱性表皮松解症

Gordon 等用 ECP 治疗了 3 例年龄 56～71 岁不等的难治性获得性大疱性表皮松解症（EBA）患者[27]。3 例患者均有客观可测量的缓解，2 例患者主观报告在皮肤脆性以及病情的临床活动性方面有明显的缓解。Miller 等报道了 1 例严重的难治性 31 岁男性 EBA 患者，口服和静脉糖皮质激素治疗无效，不同免疫抑制剂组合及血浆置换法亦无效[28]。在 3 个月的 ECP 治疗后，已无新疱发生。在随后的 2 年中，尽管逐渐减少泼尼松用量，患者的皮肤仍然保持无病状态。但患者发生了不可解释的心肌病。进一步肯定，在明确 ECP 可以成为严重 EBA 的治疗方式之前，更广泛的研究是必需的。

不良反应

框 23-5 列举了 ECP 的不良反应。总体来说，ECP 是一种相对无毒、耐受性好的治疗。大多数患者口服 8-MOP 时会有某种程度的恶心，但随着 UVADEX 系统将 8-MOP 直接装入治疗盒，这种不良反应不复存在。另外，UVADEX 的应用使得再灌注后的 8-MOP 水平远远低于口服 8-MOP。治疗间隔以及治疗后的光敏性风险理论上都显著降低[7]。但仍须告知患者系统性应用补骨脂素的所有潜在不良反应（见第 22 章）。

ECP 的主要风险在于与白细胞的分离和再灌注相关的血管内的液体转移。静脉输入盐水时发生轻度的高血压很常见。但对于患有冠状动脉疾病或充血性心力衰竭的患者，静脉液体容量变化可能引起潜在的心脏病发作。

持续的 ECP 治疗需反复进行静脉穿刺，可能逐渐导致合适的静脉通道的丧失。由于其常发生于有肘前累及的 cGVHD 以及硬皮病患者，故对于有硬化性以及水肿性病变的患者是一个问题。训练有素的 ECP 护理团队是应对这类问题的关键。

治疗指南

ECP 的治疗指南已在 CTCL 部分的框 23-3 中进行了讨论。

框 23-5　ECP 不良反应*

与 8-甲氧补骨脂素相关的
　恶心
　光敏感
心血管不良反应†
　高血压
　充血性心力衰竭
　潮红
　心动过速
静脉穿刺不良反应
　重复静脉穿刺后丧失静脉通道的潜在可能性

* 也见于第 22 章。
† 见本章"推荐阅读"中有关 ECP 心血管效应/风险的近期综述

本章使用的英文缩写			
8-MOP	8-甲氧补骨脂素	IFN	干扰素
APC	抗原提呈细胞	NB-UVB	窄谱紫外线 B
cGVHD	慢性移植物抗宿主病	NK	自然杀伤
CTCL	皮肤 T 细胞淋巴瘤	OLP	口腔扁平苔藓
CTL	细胞毒性 T 细胞	PCR	聚合酶链反应
DC	树突状细胞	PET-CT	正电子发射计算机断层扫描
EBA	获得性大疱性表皮松解症	PUVA	补骨脂素加紫外线 A
ECP	体外光化学治疗	RXR	类视黄醇 X 受体
FDA	食品药品监督管理局	TCR	T 细胞受体
GM-CSF	粒细胞-巨噬细胞集落刺激因子	TNF-α	肿瘤坏死因子 α
GVHD	移植物抗宿主病	UVA	紫外线 A

推荐阅读

Choi J, Foss FM. Photopheresis. In: McLeod B, Szczepiorkowski Z, Weinstein R, Winters J, editors. *Apheresis: Principles and practice*, 3rd ed. Bethesda, MD: AABB Press, 2010. p. 615–34.

Knobler R, Barr ML, Couriel DR, et al. Extracorporeal photopheresis: Past, present, and future. *J Am Acad Dermatol* 2009;61:652–5.

Knobler R, Girardi M. Extracorporeal photochemoimmunotherapy in cutaneous T cell lymphomas. *Ann N Y Acad Sci* 2001;941:123–38.

Marshall SR. Technology insight: ECP for the treatment of GvHD–can we offer selective immune control without generalized immunosuppression? *Nat Clin Pract Oncol* 2006;3:302–14.

参考文献

见本书所附光盘。

第 24 章　光动力治疗

Jaggi Rao and Robert Bissonnette

王　磊　译　娜仁花　审校

概述

光动力治疗（PDT）是指光敏剂在合适波长的刺激下发生反应并引发治疗效应。皮肤科领域曾研究过多种 PDT 光敏剂，本章主要关注外用氨基酮戊酸（ALA）和甲氨基酮戊酸盐（MAL）。

药理学

结构

ALA 和 MAL 的结构见图 24-1。甲基化使得 MAL 比 ALA 更具亲脂性，这也可能是 MAL 更具皮肤穿透力的重要原因。

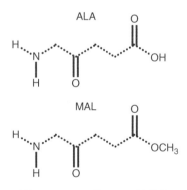

图 24-1　ALA 和 MAL 的结构

吸收以及生物学活性

MAL 和 ALA 的 PDT 治疗效力依赖于光敏剂前体的透皮吸收，这样它们才可进入活细胞并被转化为卟啉。**问题 24-1** 穿透作用可被角质层的厚度所阻碍，而表皮层厚度可因个体差异以及身体不同部位而不同。采用包括丙酮磨砂术、皮肤磨削术以及光化学剥脱术在内的预治疗可能通过增加 ALA 或 MAL 的穿透性减少照射次数。广泛的光损伤、皮肤炎症、皮肤糜烂或其他累及皮肤屏障功能的皮肤病的存在都会使光敏剂比在正常皮肤上更容易透皮吸收。

代谢以及降解

问题 24-2 氨基酮戊酸的合成是亚铁血红素生化合成中的第一步（图 24-2）。细胞内亚铁血红素水平的增高可抑制 ALA 合成酶，对 ALA 合成产生负反馈信号。当 ALA 从外部提供给组织时，调控点被绕过，ALA 沿着合成亚铁血红素的生化路径代谢，并导致大量卟啉累积，其中大部分是原卟啉 IX（PpIX）。观察发现 MAL 同样也被转化为卟啉。据信，MAL 被酯酶转化为 ALA，但也有可能 MAL 在去甲基化之前已经进入了亚铁血红素的生物学合成途径。

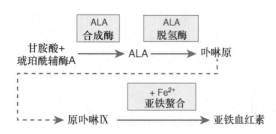

图 24-2　亚铁血红素生物合成途径　外源性 ALA 绕过了 ALA 合成酶的负反馈调控，造成了卟啉累积

问题 24-3 与各自的前体不同，无金属结合的卟啉具有高度荧光性。因此，可以通过测定皮肤表面荧光起止时间来研究外用 ALA 或 MAL 后皮肤卟啉的累积以及清除情况。外用 ALA 后荧光强度的峰值与用药时间相关。若整晚用药，光线性角化病皮损及其周围皮肤的荧光强度将在 11～12h 后达到峰值[1]。皮损及其周围皮肤的平均荧光半衰期分别为 30±10h 和 28±6h，这一点是 PDT 治疗后 2 天内避免强光暴晒的重要依据。

作用机制

影响卟啉累积及活性的因素

问题 24-4 大多数人体细胞可将 ALA 或 MAL 转化为卟啉，但在不同的组织和细胞类型中卟啉的累积有很大区别。当 ALA 或 MAL 用于人皮肤后，卟啉主要聚集于皮脂腺以及表皮。肿瘤细胞比正常细胞累积更多卟啉，这点促进了 ALA 和 MAL-PDT 治疗在光线性角化病（AK）、原位鳞状细胞癌（SCC）及基底细胞癌（BCC）中的应用和发展。

问题 24-5 必须发出波长与组织中卟啉启动光谱的峰值相吻合的光才能产生治疗效果。Soret 波段（约410nm）是原卟啉 IX 最重要的启动吸收峰，并且该波段处于美国 FDA 批准用于 ALA 治疗的 Blu-U（蓝光-紫外线）设备的输出光谱内。卟啉还有其他启动峰值，其中包括在 635nm 左右的红光的峰值。此峰值很多设

备可以发出，包括 FDA 批准的用于 MAL 治疗的Aktilite（光源）。

光化学以及光生物学反应

问题 24-5 在由红光和蓝光启动后，卟啉被激发成为三重态，此时它或可发散出光（荧光），或可产生活性氧类（如单体氧和自由基）。据信，单体氧的产生在 PDT 中占主要地位。由于单体氧在细胞内活动受限，故其分子水平效应主要由照光时光敏剂在细胞内的位置决定。ALA 来源的卟啉主要位于线粒体附近，其可导致曝光的恶性细胞凋亡或坏死。这两种现象都可在 ALA-PDT 后发生。同时有报道在 PDT 后一种肿瘤特异性的免疫反应可被介导[2]。这种作用在肿瘤的反应和再生中的角色尚不明确。

治疗各种皮炎的相关机制

在痤疮的治疗中，PDT 优先作用于皮脂腺，同时可引起丙酸棒状杆菌减少，这两点被认为是主要作用机制。单独使用蓝光或红光也可对细菌产生 PDT 效应，因为丙酸棒状杆菌已被证明可以自发累积卟啉。有报道称，在以红光进行 PDT 治疗后，皮脂腺的规模和活性都有所减少[3]。

ALA-PDT 治疗光衰老的确切作用机制尚未完全知晓，但报道称在 ALA-PDT 以及 MAL-PDT 治疗后胶原合成增加。

除了直接对靶组织施加光毒性作用，使用不同光敏剂的 PDT 已表明具有改变细胞因子表达以及介导特异性免疫反应的作用。例如，小鼠皮肤在外用 MAL 后 3h以红光照射会上调 IL-1B、TNF-a 以及 TGF-B1 水平[4]。啮齿类动物在接受 PDT 后还有肿瘤特异性的免疫反应，目前正在进行针对该现象的研究，以研发肿瘤疫苗[5]。当前研究正在探索 ALA 以及 MAL 机制的重要性。

可用剂型

氨基酮戊酸

目前可用的 ALA 以塑料管预包装（Kerastick），包括两支密封小瓶（安瓿），一支装 ALA 粉，另一支水化乙醇溶液（Levulan）。Levulan Kerasticks 以六支分装于盒中。外用溶液（最终 ALA 浓度 20%）必须在使用前现场制备，2h 内若未使用则当抛弃。

甲氨基酮戊酸盐

可用的 MAL 是一种包含 168mg/g 的甲氨基酮戊酸盐（最终 MAL 浓度 16.8%）以及花生油的乳膏。

在美国商品名为 Metvixia，其他国家称为 Metvix。ALA 和 MaL-PDT 的一些主要特征列于表 24-1。MAL 开盖后须在 7 天内使用。

表 24-1　ALA 和 MAL 的一些主要特点比较

	ALA	MAL
组分	水化乙醇溶液	乳膏
结构	更亲水	不亲水
FDA 批准光源	蓝光	红光
用药要求	不封包	封包

其他

在一些欧洲国家也有一种 ALA 贴剂可以使用[6]。

临床应用

ALA 被批准的唯一适应证（在美国和加拿大）是用于治疗面部和头皮非增殖性光线性角化病。

问题 24-6 MAL 在美国目前被批准用于治疗免疫功能正常的患者的头皮和面部非增殖性光线性角化病。

在一些欧洲国家以及加拿大、新西兰和澳大利亚，MAL 也被批准用于不适合其他治疗的表浅和（或）结节性 BCC 患者，和（或）手术切除作为次选的原位 SCC（Bowen 病）。确切适应证在不同国家有所不同。

FDA 批准的适应证

光线性角化病

问题 24-7 在包括美国在内的数个国家，ALA 和 MAL 都被批准用于治疗光线性角化病。表 24-2 比较了 PDT 与其他常用于治疗 AK 的方法。在 FDA 批准的规范中，ALA 仅涂于 AK 皮损处，在用药 14～18h 后以 $10J/cm^2$ 的强度接受 Blu-U 设备照射。在治疗后 12 周，完全缓解的皮疹占皮疹总数的 91%（30% 患者在第 8 周时接受第 2 次 PDT 治疗）[7]。此研究中，第 12 周时身上所有皮疹都发生完全缓解的患者占总数的 73%。但在临床治疗 AK 时，大多数医生趋向于选择更短的（60～180min）、更方便的涂药后等待时间。

在一个 18 人参与的小样本临床试验中，在涂药后

表 24-2　PDT 与其他常用的 AK 治疗方案的比较

	费用	治疗间歇	大面积治疗	美观后果
光动力	昂贵	通常小于 1 周	可以但为超适应证用药	优秀
冷冻	不定	数周	不可	留下瘢痕或色素改变
5-FU	不贵	1 月以上	可以	优秀
咪喹莫德	昂贵	1 月以上	可以*	优秀
切除	不定	不到 1 月	不可	通常留下瘢痕

*当治疗面积大时非常昂贵

1～3h，继以 $10J/cm^2$ 光强以 Blu-U 设备照射后，严重光老化患者的 AK 反应率与Ⅲ期资料相似[8]。虽然 FDA 批准的治疗规范仅允许将 ALA 用于孤立的皮损，但许多医生在面部边界不清的多发 AK 及合并光老化病变的患者中都有较大范围的应用。理论上这对于治疗亚临床状态的癌前皮损有益处。对器官移植和免疫正常的多发 AK 患者的研究表明，广泛应用 ALA 和 MAL 并照光可以延缓皮肤肿瘤的出现[9-11]。但这些研究建议 PDT 治疗应经常在相同部位进行（对于器官移植患者 1～6 个月一次），以获得好的预防效果。为延缓肿瘤发生而进行的 PDT 治疗的频率因患者而异，在某些器官移植患者可高达 1～3 个月一次。如果大面积使用，对于涂药后和照光前需等待超过 1h 的患者，医生需格外小心。据观察，涂 ALA 和 MAL 之后的光毒性反应（红斑和结痂）与曝光时间呈明显正相关。有些医生使用其他光源，如强脉冲光（IPL）或脉冲染

料激光来治疗 AK。尽管任何可以发出一种或多种卟啉启动峰值的光源都可能产生光动力效应，但医生们须谨记Ⅲ期临床数据只用了 Blue-U（ALA）或 Ak-tilite（MAL）设备而获得，并且这些是 FDA 批准用于进行 ALA 或 MAL-PDT 治疗的唯一设备。

在用 MAL 进行 AK 治疗时，在涂 MAL 乳膏前应先对皮肤进行必要处理，包括去除痂皮，或刮除 AK 的过度角化部分，这样可能增加 MAL 的渗透。涂抹 MAL 后封包 3h，然后用 Aktilite 设备以 $37J/cm^2$ 光强照光（根据辐射度，时间在 8～10min 之间）。欧洲的说明书建议给予单次 MAL-PDT 治疗，3 个月后对于未完全缓解的皮损进行第 2 次治疗。FDA 批准的规范则建议使用两次 MAL-PDT 治疗，间隔为 7 天。

在一项以安慰剂为对照的研究中，在给予 2 次、间隔 7 天的治疗后，ALA-PDT 治疗组皮损完全缓解率为 89%，而安慰剂-PDT 组为 38%[12]。在同一研究

中，使用 MAL-PDT 的患者中有 82% 痊愈，而对照组为 21%。一项研究比较了间隔 7 天的两次 MAL-PDT 治疗与单次 MAL-PDT 治疗，而后在 3 个月时对未完全缓解的皮损重复治疗，发现两种治疗方案等效[13]。但进一步的数据分析表明，单次治疗（没有重复治疗）对于中等厚度的 AK 可能不够。

超适应证应用

基底细胞癌

问题 24-6 在一些国家，MAL-PDT 被批准用于治疗其他方法不适用的表浅 BCC。目前已证明在治疗表浅 BCC 时，MAL-PDT 与冷冻等效，MAL 的 5 年复发率为 22%，冷冻为 20%[14]。在治疗小的表浅 BCC（8～20mm）时，将 MAL-PDT 与标准手术切除法进行比较，发现在 3 个月时的疗效同样好，且 PDT 治疗后的美容效果更优[15]，但在治疗后 1 年时 PDT 治疗的复发率为 9.3%，而手术切除为 0。当前证据表明，MAL-PDT 治疗表浅 BCC 是有效的，而对于结节性 BCC 的治疗较为困难。据估计，MAL-PDT 和手术对于结节性 BCC 的控制治疗有效率分别为 76% 和 96%，5 年后的复发率分别为 14% 和 4%[16]。在另一项研究中，PDT 治疗低风险结节性 BCC 的有效率低于手术治疗[17]。此外，在两个多中心研究中，在 MAL-PDT 治疗后 3～6 个月施以手术的治愈率仅为 73%[18]。

已经有许多关于 ALA-PDT 治疗 BCC 的小样本研究发表，但这些研究在 ALA 剂型、穿透增效剂、浓度、光源以及涂药和照光之间的间隔时间等方面多有不同。研究显示的短时间完全缓解率从 59% 到 92% 不等，复发率从 5% 到 44% 不等，其趋势表明对于结节性 BCC 清除率不高[19-23]。这些数据的不同可能源于它们使用了不同的规范和技术。因此，医生们采用 ALA 治疗 BCC 时应小心，特别是在 BCC 未被列入批准适应证或还没有大量的大样本研究表明当前的 ALA 剂型对治疗 BCC 有效时。

原位鳞状细胞癌

MAL 已被证明应用于原位鳞状细胞癌（传统上称为 Bowen 病）时可取得良好疗效[24]，在数个国家，MAL 被批准用于手术治疗不适用的原位鳞状细胞癌。由于原位鳞状细胞癌皮损通常很大，外科手术常留下很大瘢痕，此病其实是 PDT 最佳适应证之一。ALA 也被证明治疗原位鳞状细胞癌有效，但具体的治愈率和长期的复发率还没有确切研究。

痤疮

问题 24-8 ALA-PDT 和 MAL-PDT 目前均已被用于治疗痤疮，为超适应证使用。评价 PDT 治疗痤疮有效率的难点之一就是光疗本身就对痤疮有效。2008 年发表的一个有 266 人参加的 II 期研究表明，单用蓝光与涂 ALA 并封包 45±15min 后照蓝光疗效相同[25]。外用 MAL 封包 3h 后照红光对于中重度面部痤疮有效[26]。此研究报道，在治疗组痤疮严重度有 68% 的改善，在对照组没有改变。患者在治疗过程中经历了不同程度的疼痛，一些患者在治疗后有某些不良反应，以严重的红斑、脓疱性皮损及表皮剥脱为代表。一个小样本的 15 例患者的研究表明，ALA-PDT 和 MAL-PDT 在治疗痤疮时等效，ALA-PDT 的不良反应时间更长更严重[27]。类似地，Horfelt 及其同事报道，与对照组相比，MAL-PDT 封包 3h 后照光治疗痤疮得到了 54% 的改善[28]。上述研究都是每 2 周治疗一次，连续 2～4 次，但目前为止最优的治疗频率以及所需治疗次数尚未明确。一项研究发现，单用红光和在用 MAL 以后以 15J/cm² 强度红光照射治疗 1 次效果并无明显不同，至少需要 2 次 PDT 治疗才有效[29]。用红光还是蓝光尚无定论性研究，但鉴于皮脂腺位于真皮中层，以其作为靶位的 PDT 似乎应该将红光作为最佳选择。总体来说，无论涂与不涂 MAL 或 ALA，红光对真皮以及表皮的穿透性比蓝光更强。

光老化

FDA 目前尚未批准以 Blu-U 或 IPL 设备进行大面积的 ALA-PDT 来治疗光老化，但是皮肤科医生已经将其用来治疗光老化，或在治疗多发性 AK 时使光老化患者受益。先在整个面部外用 ALA 然后以蓝光照射已被证明可改善 AK 以及光老化患者的小皱纹、面部灰黄和点状色素沉着。所有患者在照光 24h 后都表现出中等程度的光毒性反应，包括红斑、水肿以及偶发性结痂。

在一个小样本研究中，面部一侧仅用 IPL 而对侧外用 ALA30～60min 后以 IPL 治疗，结果表明，使用 ALA 的一侧在改善光老化方面比单用 IPL 更有效[30-31]。这些研究指出，加入 ALA 后不仅可以减少为使光老化患者获得较好的临床改善而采用的 IPL 治疗的次数，而且比相同次数单用 IPL 的疗效更佳。

在一个开放性研究中，整个面部外用 MAL 然后封包 2h，之后以红光照射，在 1 个月后重复上述治疗，结果表明，14 例患者中有 10 例光老化现象得到了改善。本研究也表明，在接受 PDT 6 个月后，皮肤的胶原沉积同样得到了改善。

目前使用 ALA 和 MAL 治疗光老化的最佳参数尚未知晓，不同的设备、过滤器、能量密度以及治疗次数将对治疗功效产生巨大影响。

其他应用

一些无对照的报告或小的系列报告中采用了 ALT-PDT 治疗各种皮肤病，包括皮脂腺增生、皮脂腺痣、类脂质渐进性坏死、环状肉芽肿以及硬斑病，以上内容不在本部分讨论范围之内[32-34]。

禁忌证

ALA 禁忌用于以下情况：皮肤对治疗所用光源发出的各种波长过敏者、各种类型卟啉症患者、对卟啉过敏者及对 ALA 溶液的任一成分过敏者。

MAL 禁忌用于下列情况：卟啉症、皮肤高度敏感、对卟啉过敏者及对 MAL 乳膏成分过敏者，同时要注意在 MAL 乳膏中含有花生油以及杏仁油成分。

ALA 以及 MAL 尚未被研究用于硬皮病型或色素型 BCC，因此上述皮疹应考虑为 PDT 的禁忌证。

妊娠及哺乳

由于未在动物身上进行可重复性研究，故 MAL 和 ALA 的妊娠期安全分级均为 C 级。

外用 ALA 后进入乳汁的 ALA 和 MAL 及其代谢产物的量尚未知晓。在缺乏临床经验的情况下，哺乳期妇女使用上述药物时需谨慎。

儿童及青少年

ALA 及 MAL 未被批准用于儿童。ALA 和 MAL-PDT 治疗可能对于儿童基底细胞痣综合征有益，但其用于 18 岁以下人群的经验很少，治疗基底细胞痣的有效率可能较低。

致癌性、致突变性以及对胎儿的影响

MAL 和 ALA 厂商提供的研究未发现其有致突变性的证据，但至少有一个利用培养的大鼠肝细胞进行的研究提示其存在遗传毒性。对于 ALA-PDT 或 MAL-PDT 的致癌性以及二者对生殖功能影响的研究尚未开展。

预防措施

ALA 和 MAL 仅可用于医院及诊所，绝不可由患者自行外用。作为最基本的预防措施，在局部应用 ALA 和 MAL 后的 48h 内，接受治疗的皮损部位及周围皮肤应避免日晒。

应避免眼部与 ALA 和 MAL 直接接触。曾有生产厂家接到个案报告，外用维 A 酸类的患者接受 ALA-PDT 治疗后光毒性反应有所增加。

不良反应

光毒性反应——希望达到的和超出预期的

问题 24-9　在外用 ALA 和 MAL 后的照光过程中，可有烧灼感、疼痛以及不太常见的瘙痒感。这些不适感觉通常在暂停照光或照光结束后很快消退。用扇子扇、用鼓风机吹凉风或用冷水可有助于减轻上述感觉。外用麻醉剂对于减轻疼痛以及烧灼感通常无效，但是对痛感严重的患者，局部神经阻滞有效。AK 及 BCC 皮损会出现中重度光毒性反应，表现为红斑、水肿、结痂以及血管扩张或糜烂，这在大多数患者中都会出现，是正常的、应当出现的、达到治疗效果所需要的反应。

当 ALA-PDT 治疗面积大、用药时间短时，光毒性反应不太强烈，通常仅持续几天，但有时也可达到 7～10 天。水肿可持续 1 周，红斑可持续 2 周，之后常有脱皮。面部的红斑可延长至数月，但少见。光毒性反应严重程度可有很大不同，有时很严重，伴有烧灼感、疼痛、结痂、水疱以及严重的脱皮。如果患者在治疗后的头 2 天内暴露于日光或较强的人工光源，光毒性反应可被大大增强，变得十分严重。

色素异常以及超敏反应

PDT 后偶见色素增加，但在几个月后逐渐消退，也有报道在治疗位置发生色素减退。MAL 治疗后也可见变应性接触性皮炎和荨麻疹。

系统性吸收潜能

广泛外用 ALA 在理论上可造成系统性吸收。问题 24-10　在多个临床试验中，ALA 口服剂量可达 120mg/kg。有报道显示，口服 ALA 达到或超过 30mg/kg 的患者有肝酶升高的现象。如果一支 Levulan Kerastick 中的 ALA 被全部吸收（这种情况仅发生在药物被口服的情况下），对于体重为 70kg 的患者，ALA 被吸收的总量可达 5mg/kg。

药物相互作用

目前尚未发现与 ALA 及 MAL 发生明显交叉反应的药物。与其他光敏剂同用在理论上可以增加 PDT 诱发的光毒性反应。

监测指南

常规应用 MAL 或 ALA 时不必监测生物学指标。

PDT 用于光线性角化病的一般治疗指南

与患者探讨治疗的细节以及风险和益处是必需的，同时要告知患者 AK 的其他可选治疗，如冷冻、氟尿嘧啶以及咪喹莫德。建议患者签署知情同意书。

问题 24-11 治疗前应向患者交代光毒性反应的个体差异，可能出现红斑、烧灼感、结痂以及水疱等严重反应。应当详细询问患者正在使用的处方及非处方药、中草药及其他任何可能增加 ALA 和 MAL 和渗透性的治疗。患者在接受 PDT 后的一周内如果打算使用新的外用或系统性药物，需要询问主诊医师。在进行 ALA-PDT 或 MAL-PDT 之前必须对任何疑似 BCC、SCC 或黑素瘤皮损进行活检，因为 PDT 仅局限于皮肤浅表皮损，可能会导致肿瘤在深层复发。

● 在外用 MAL 乳膏之前，应用刮匙将 AK 皮损表面稍加搔刮以清除增生的鳞屑和痂皮。如果用 ALA，要用丙酮仔细擦去油脂并去除角质，特别是在照光前封包时间较短时。

● 在皮损及其周围 5mm 正常皮肤范围内涂 1 层（约 1mm 厚）MAL 乳膏。将用药区域用封包敷料（如 Tegaderm）进行封包。ALA 通常可以涂在整个面部并无需封包（超适应证使用）。

● 在用 ALA 或 MAL 之后等待照光时，患者应当在室内，避免日光或其他较强人造光源的照射以及寒冷刺激。

● 采用 MAL 治疗后 3h 及采用 ALA 治疗 60～120min 后应当彻底清洁面部并冲洗干净。

● 患者及工作人员均须佩戴合适的（防红光或蓝光）防护眼镜。

● 用 Blu-U 仪器和 ALA 治疗时给予患者的能量应为 $10J/cm^2$；如果采用 Aktilite 仪器和 MAL，能量应为 $37J/cm^2$。

● 以 MAL 治疗的皮损应在 7 天后重复治疗，ALA-PDT 无效的皮疹应当在 4～8 周后复治。

光疗后，患者需在至少 48h 内避免阳光或其他强光的照射。不遵医嘱可能导致严重的光毒性反应。

问题 24-12 由于皮肤卟啉的存在，化学遮光剂对可见光造成的光敏感无保护性作用。物理遮光剂有一定的保护作用，程度取决于其阻挡可见光的程度。已证明一种含氧化铁的遮光剂对于 ALA 后出现的蓝光敏感具有一定程度的保护作用[35]。患者在接受 ALA-PDT 后离开医疗机构时以及在随后的 2 天内可以外用该遮光剂。在 PDT 后的数周内，患者应外用广谱遮光剂，以防止出现色素沉着。如果 PDT 后出现红斑及结痂等反应，这一点更为重要。MAL-PDT 和 ALA-PDT 治疗后应对患者进行定期随访。

本章使用的英文缩写	
AK	光线性角化病
ALA	氨基乙酰丙酸
BCC	基底细胞癌
FDA	食品药品监督管理局
IPL	强脉冲光
MAL	甲氨基酮戊酸盐
PDT	光动力治疗
SCC	鳞状细胞癌

推荐阅读

Historical perspective
Juzeniene A, Peng Q, Moan J. Milestones in the development of photodynamic therapy and fluorescence diagnosis. *Photochem Photobiol Sci* 2007;6(12):1234–45.

Pharmacology
Donnelly RF, McCarron PA, Woolfson AD. Drug delivery of aminolevulinic acid from topical formulations intended for photodynamic therapy. *Photochem Photobiol* 2005;81(4):750–67.

General overviews
Babilas P, Schreml S, Landthaler M, et al. Photodynamic therapy in dermatology: state-of-the-art. *Photodermatol Photoimmunol Photomed* 2010;26(3):118–32.

Braathen LR, Szeimies RM, Basset-Seguin N, et al. Guidelines on the use of photodynamic therapy for nonmelanoma skin cancer: an international consensus. International Society for Photodynamic Therapy in Dermatology, 2005. *J Am Acad Dermatol* 2007;56(1):125–43.

Sakamoto FH, Torezan L, Anderson RR. Photodynamic therapy for acne vulgaris: a critical review from basics to clinical practice: part II. Understanding parameters for acne treatment with photodynamic therapy. *J Am Acad Dermatol* 2010;63(2):195–211; quiz 211–2.

Stebbins WG, Hanke CW. MAL-PDT for difficult to treat nonmelanoma skin cancer. *Dermatol Ther* 2011;24(1):82–93.

参考文献

见本书所附光盘。

第 25 章　肿瘤坏死因子抑制剂

Stephanie Mehlis andKenneth B. Gordon

袁　姗　译　娜仁花　仓　田　审校

问题

概述——银屑病发病机制

银屑病的临床和病理学改变主要是同正常皮肤相比病变部位的角质形成细胞增生和异常成熟化。除了角质形成细胞改变，中性粒细胞、T 细胞、树突状细胞（DC）和巨噬细胞都可以侵入皮肤，伴随血管的增生和扩张。直到最近，这些改变被认为是辅助性 T 细胞 1（Th1）及其细胞因子的直接作用，其中包括肿瘤坏死因子（TNF）-α（注："肿瘤坏死因子-α"为旧称，现规范名词为"肿瘤坏死因子"，但为避免混淆，本章涉及之处仍沿用旧称）和 γ 干扰素（IFN-γ）[1]。但是在银屑病斑块中，有超过 1000 种不同的基因产物上调[2]，更可能的情况是其炎症是一个复杂的交互激活系统，从 T 细胞到角质形成细胞的不同水平受到刺激和调节。尽管一般认为 TNF-α 是 Th1 的细胞因子，但其不仅由炎症过程中的许多细胞产生，还与许多其他细胞因子效应器协同作用于银屑病（图 25-1、表 25-1[3-5]和表 25-2[6-11]）。

问题 25-1 有大量的证据表明一些特定的细胞因子在银屑病发病机制中起作用。受累皮肤比不受累皮肤中 TNF-α 高。重要的是，皮损和血清中升高的 TNF-α 水平与疾病严重程度相关[12]。TNF-α 还上调内皮细胞表面的细胞间黏附分子和中性粒细胞趋化[13]。

问题 25-2 随着生物治疗和 TNF 抑制剂的出现，我们对银屑病的发病机制有了更多了解。包括白介素（IL）-12、IL-23 在内的大量其他因子受到了关注，提示了一个新的免疫细胞——辅助性 T17 细胞（Th17）的重要性[14]。该细胞主要是一个炎症前体细胞，在特定疾病状态下（包括自身免疫病和特定的微生物感染）表现活跃。这个细胞类型在活动的银屑病斑块中存在，主要产生 IL-17 和 IL-22[15]。它也可能也产生 TNF-α[16]。IL-22 也可以由不同的 T 细胞群体 Th22 产生，这是一种在银屑病斑块表皮中发现的细胞，也仅在几

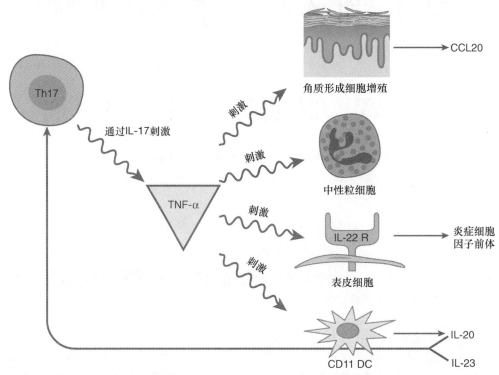

图 25-1　TNF 在银屑病发病机制中的作用的假想　TNF-α 刺激角质形成细胞增殖，释放另外的炎症细胞因子前体——重要的 CC20。也可以直接刺激中性粒细胞。在表皮细胞上调 IL-22R，IL-22R 通过 STAT1/3 诱导重要的炎症细胞因子。CD11 DC 一旦被 TNF-α 刺激，产生 IL-20 和 IL-23，二者均为 Th17 细胞的重要刺激物。Th17 可以产生 IL-17，再次诱导 TNF-α

表 25-1　TNF 抑制剂[3-5]

非专有名	商品名	是否有非专利药	厂家	剂型及供货	标准剂量范围
依那西普	Enbrel	否	Amgen	50mg/ml 预装注射器；SureClick-Autoinjector 25mg/ml 预装注射器，25mg 多次使用药瓶（非预装）	50mg，每周 2 次，3 个月后每周 1 次
英利昔单抗	Remicade	否	Jassen	20ml 单次使用药瓶中含 100mg 粉剂	每次注射 3～5mg/kg，频率见文中
阿达木单抗	Humira	否	Abbott	40mg/0.8ml 预装注射器和笔 20mg/0.4ml，2 支装预装注射器（儿童用）	40mg，每 2 周一次

表 25-2　关键的药理学概念——TNF 抑制剂[6-11]

药物名称	吸收和生物利用度			清除		
	峰值	生物利用度	蛋白结合力	半衰期	代谢	排泄
依那西普	约 2 天	58%	—	4.8 天（平均终末半衰期）	蛋白酶解	片段进入胆汁和尿液
英利昔单抗	注射时	100%	—	7 天（5mg/kg 剂量），9（10mg/kg 剂量）	蛋白酶解	片段进入胆汁和尿液
阿达木单抗	约 5.5 天	64%	—	14 天（平均终末半衰期）	蛋白酶解	片段进入胆汁和尿液

种其他特定疾病状态中有活性[17]。Th22 细胞还产生 TNF-α[18]。在银屑病斑块中产生 TNF-α 的最重要的细胞是可能是 CD11c 真皮 DC 和 CD163 巨噬细胞[19]。

TNF-α 对 Th1 在炎症反应中的效应有明显增强作用，在多个炎症介质的广泛的交叉激活中似乎也起重要作用。TNF-α 可能在 DC 的激活及其产生 IL-23 的过程中起到重要作用[20]，而 IL-23 是 Th17 系统活化

的重要细胞因子。此外，TNF-α 由 IL-17 诱导，与 IL-22 的协同作用比 IL-22 单独作用可使角质形成细胞的增殖增加 5 倍[21]。银屑病中活化的角质形成细胞产生一种重要的细胞因子 CCL20，可以吸引 DC 和 Th17 细胞。IL-17、IL-22 和 TNF-α 都刺激 CCL20 表达，促进炎症反应持续的正反馈循环[22]。TNF-α 也刺激 IL-22R[23]。

TNF-α 本身是一种活性蛋白，重量为 26kDa，结合于膜，可以被 TNF-α 转换酶分解成更易溶解的形态（表 25-3）。淋巴毒素（LT）（曾称肿瘤坏死因子-β，TNF-β）也经历同样的分解过程，但是通常停留在细胞表面。TNF-α 和 LT 均结合到 2 个 TNF 受体（TNFR）——p55 和 P75 上。尽管 p55 受体与 TNF 的亲和力高 5 倍，但分解率也很高。大多数与 TNF 有关的反应是通过 p55 受体介导的，p55 受体在包括表皮细胞的大多数组织中存在，而 P75 的 TNFR 仅在免疫系统的细胞中存在。将 TNF 结合到 TNFR 的配体-受体复合物转入细胞内，并激活转录因子（如 NFκB）[24]。

本章探索 TNF 抑制剂在银屑病治疗中的作用。在美国目前有 3 种 TNF 抑制剂可用于银屑病：依那西普、英利昔单抗和阿达木单抗。戈利木单抗（Simponi）是一种和 TNF-α 活性形式结合的人单克隆抗体，获批用于银屑病关节炎、类风湿关节炎（RA）和克罗恩病。培化舍珠单抗（Cimzia）是聚乙二醇化的人单克隆抗体，目前获批用于治疗克罗恩病和类风湿关节炎。

所有这些药物均可以用于各种非银屑病的适应证，包括类风湿关节炎、其他炎症性关节病、克罗恩病等。重要的是，有关这些药物的许多安全性数据大多源于非银屑病适应证，提示这些药物总体上在银屑病患者中有很好的安全性，但未证实。

依那西普

药理学

问题 25-3 依那西普（Enbrel）是一个二聚体的全人融合蛋白（在中国仓鼠的卵细胞产生），包括 p75

TNFR 的两个配体结合部位，而 p75TNFR 与 IgG_1 的 Fc 片段融合。它的分子量是 150kDa，是胰岛素的 10 倍。依那西普与可溶解的、结合于膜的 TNF-α 结合，抑制细胞因子与任何细胞表面受体的结合[6]。另外，它还与 LT 结合。依那西普能一次结合 2 个 TNF 分子，与 TNF-α 的亲和力比可溶解的、天然的 TNFR 高 100 倍[7]。尽管依那西普比其他单克隆抗体有更高的亲和力，但它释放 TNF-α 也迅速，2～3h 后 90％ 已结合的细胞因子被释放[25]。

体外试验显示将比正常生理浓度高的 LT 和 TNF-α 加入血浆，用药理学剂量的依那西普共同孵化，会使这些分子的浓度分别降低 80％ 和 50％[26-27]。

IgG 端的依那西普帮助稳定分子，使其半衰期为 4.8 天。皮下给药吸收缓慢，在 2 天左右达到峰值浓度[27]。皮下给药的依那西普绝对生物利用度为 58％[28]。依那西普-TNF-α 复合物被认为是通过蛋白酶解而代谢，其副产物通过胆汁、尿液或者两者一起清除[29]。

一些小样本的对肝病患者的研究已经证实（活动性丙型肝炎和中重度酒精性肝炎），肝功能不良似乎对依那西普的有效性没有影响。依那西普治疗在这些患者中不产生任何不良后果[30]。TNF 抑制剂的关键药理学概念见表 25-2。

临床应用

食品药品监督管理局（FDA）批准的适应证（框 25-1[31-63]）

FDA 于 1998 年 11 月批准依那西普用于治疗 RA。从那时起，该药被批准用于银屑病关节炎、幼年型类风湿关节炎、强直性脊柱炎和银屑病。

表 25-3　TNF 抑制剂——免疫特性比较

药物名称	来源	单克隆抗体与受体	成分	TNF 结合	注射部位反应	抗药物抗体
依那西普	全人	受体（TNF），分子量 150kDa	二聚体融合蛋白，p75TNF 受体与 Fc IgG_1 相连	与 TNF-α 和 LT 结合，与可溶解的、结合于膜的 TNF-α 结合	14％	少见
英利昔单抗	嵌合体（25％ 鼠，75％ 人）	单克隆抗体，分子量 150kDa	$IgG_1κ$	仅与 TNF-α 结合，抑制其与可溶解的和透膜的 TNF 受体结合	输液反应 20％，最小	约 10％ 类风湿关节炎患者*
阿达木单抗	全人	单克隆抗体，分子量 148kDa	IgG_1	仅与 TNF-α 结合，抑制 TNF 与 p55 及 p75 透膜 TNF 受体结合	6％	少见，5％（低效价）†

* 在少数患者，起中和作用的抗药物抗体可降低英利昔单抗的疗效。

† 这些抗药物抗体对阿达木单抗的有效性无作用

框 25-1 依那西普适应证和禁忌证[31-63]

FDA 批准的皮肤科适应证

斑块型银屑病[31-32]

银屑病关节炎[33-34]

皮肤科超适应证应用

嗜中性皮肤病
阿弗他口炎[35-36]
白塞病[37]
坏疽性脓皮病[38-40]

大疱性皮肤病
大疱性类天疱疮[41]
寻常型天疱疮[42,43]
良性黏膜类天疱疮[44-45]

肉芽肿性皮肤病
泛发性环状肉芽肿[46]
结节病[47-48]

自身免疫性结缔组织病
皮肌炎[49]
复发性多软骨炎[50-51]
硬皮病[52]

其他皮肤病
移植物抗宿主病[53-54]
化脓性汗腺炎[55-56]
多中心网状组织细胞
增生症[57-58]
SAPHO 综合征[59-60]
毛发红糠疹[61-63]

禁忌证

绝对禁忌
已知对依那西普过敏
同阿那白滞素（IL-1
受体拮抗剂）同时给药
避免活动期感染
慢性或局部感染——包
括结核

相对禁忌
脱髓鞘疾病家族史
（包括多发性硬化）

妊娠期处方风险分级——B 级

斑块型银屑病

有 4 项大型试验针对依那西普对斑块型银屑病的疗效进行了研究。2 项小型研究显示有效后，2 项大型Ⅲ期研究也显示了依那西普的临床有效性。在第一个研究中，单独用依那西普治疗中重度银屑病患者，平均银屑病面积与严重度指数（PASI）评分为 18。对其他剂量方案也进行了评估。 问题 25-4 治疗的最初 12 周，入组的对象给予安慰剂、依那西普 25mg 每周 1 次、依那西普 25mg 每周 2 次或依那西普 50mg 每周 2 次。治疗 12 周后 PASI 75 的情况为：安慰剂组 4%、最低剂量组 14%、25mg 每周 2 次组 34%，50mg 每周 2 次组 49%。继续治疗 12 周，反应率增加，最低剂量组 25%、中等剂量组 44%、高剂量组 59%[31]。

另一项有 580 例患者的大型试验显示了同样的结果。在这个试验中，最初 12 周有安慰剂对照，加上 25mg 每周 2 次组和 50mg 每周 2 次组。12 周以后，所有患者均更换成 25mg 每周 2 次。 问题 25-5 高剂量组患者显示 PASI 75 是 49%，即使之后的剂量减为

25mg 每周 2 次，一些患者病情仍能继续改善，24 周后 PASI 75 是 54%。那些在前 12 周的治疗中获得 PASI 75 的患者，即便在减少剂量后，仍有 77% 能在 24 周后维持 PASI 75。另外，那些在最初治疗中没有达到 PASI 75 的患者中有 33% 在依那西普维持治疗后最终能达到 PASI 75。总体来说，这个研究显示 20% 的患者需要依那西普 50mg 每周 2 次治疗以维持银屑病皮损的清除。最终结论是可以在许多患者以较高剂量的依那西普诱导疗效，3 个月后以 25mg 每周 2 次的方案维持[32]。

对于那些疗效达到 PASI 75 的病例，有进一步的研究评价依那西普停药和再次给药的反应。依那西普停药后斑块型银屑病复发［定义是（从基线的）最大的改善减少 50%］的平均时间是 84 天。治疗期间和撤药后没有银屑病形态学改变（即变成脓疱性或红皮病性银屑病）的报告。 问题 25-3 无停药后反弹（定义是 PASI 变坏为基线的 125%）或再次给药后出现抗药性的报告[64-65]。

在一个 72 周的开放性的延伸联合Ⅲ期试验中，对长期使用安全性的观察未发现依那西普的不良反应在 50mg 每周 2 次及 25mg 每周 2 次之间有所不同。停药后再次给药的患者病情仍会继续缓解[66]。在一个包括了 226 例患者的因果关系分析研究中，患者接受 50mg 每周 2 次依那西普至缓解，随后停药直至复发，研究结论与上相同。然后这些患者再次使用依那西普 25mg 每周 2 次进行治疗，其中 83% 的患者达到全球医生评分（PGA）为 2 或更少（2＝轻度，1＝几乎清除，0＝清除），而再次给药期间未出现任何新的安全性问题[67]。

在儿童中，一项针对 211 例患儿（年龄 2～17 岁）的 48 周的研究使用依那西普每周 0.8mg/kg（最大剂量 50mg）治疗共 12 周。然后患儿进入开放性研究部分。 问题 25-5 在第 12 周，57% 的患儿达到 PASI 75，而安慰剂组为 11%，第 36 周时（24 周的开放性研究后）约 65% 患儿达到 PASI 75[68]。

这个试验的长期延伸部分随访了 182 例患儿，其中 140 例完成了 96 周的随访。研究结束时的 PASI 与第 12 周时的疗效数据是相仿的，47% 的患儿 PGA 保持清除或几乎清除[69]。

有趣的是，依那西普是治疗银屑病的药物中少数几个与另外一个生物制剂进行了头对头比较的药物。这是一项 64 周的试验，将依那西普与乌司奴单抗（见第 26 章）进行了比较，共有 903 例患者参加，平均 PASI 是 20，患者以 3：5：5 的比例随机分组，分别接受依那西普 50mg 每周 2 次、乌司奴单抗 45mg 第 0

周和第 4 周用药、乌司奴单抗 90mg 第 0 周和第 4 周用药的治疗。12 周后，依那西普组中有 57% 的患者、45mg 乌司奴单抗组中 68% 及 90mg 乌司奴单抗组中 74% 的患者达到 PASI 75。依那西普组中未达到 PGA 评分的中等重度的、明显的或严重的银屑病患者于第 16 周和第 20 周再使用 90mg 乌司奴单抗治疗，12 周以后这些患者中有 49% 达到 PASI 75。安全性数据在各组间基本相同[70]。

皮肤科超适应证使用

有病例报告及小的临床试验显示，依那西普在皮肤科医生感兴趣的其他炎症性或自身免疫病中也显示了疗效（框 25-1）。在这些疾病中广泛使用依那西普之前仍需要进行大的临床试验。使用依那西普治疗的皮肤病包括：

1. 嗜中性皮肤病——白塞病（在一项对 40 例患者的临床试验中，使用 25mg 依那西普每周 2 次对于丘疹脓疱性皮损有明显缓解作用，但是对关节病变无作用）[37]、阿弗他口炎[35-36]、坏疽性脓皮病（合并炎性肠病或自身免疫性肝炎）[39-40] 合并 RA 的急性发热性嗜中性皮肤病[40]。

2. 大疱性皮肤病——寻常型天疱疮[42-43]、大疱性类天疱疮（患者也有银屑病）[41] 及良性黏膜类天疱疮[44-45]。

3. 肉芽肿性皮肤病——泛发性环状肉芽肿[46]、皮肤结节病病例报告[47-48]，但一项小的针对肺结节病的 Ⅱ 期临床试验因为多数患者治疗失败而停止，尽管 17 例患者中有 5 例被认为治疗是成功的[71]。

4. 自身免疫性结缔组织病——皮肌炎[49]、复发性多软骨炎[50-51] 及硬皮病（大的病例系列）[52]。

此外，依那西普在多中心网状组织细胞增多症[57-58]、SAPHO（滑膜炎、痤疮、脓疱病、骨肥大、骨炎）综合征[59-60]、离心性环状红斑[72] 及毛发红糠疹[61-63] 中亦有成功的报道。一项小的临床试验显示其在汗腺炎的治疗上轻度有效[55]，也有一些成功的关于此病的病例报告[56]。数项对依那西普与其他免疫抑制剂联合应用治疗移植物抗宿主病（GVHD）的开放性小型研究显示出一些希望，死亡率有轻度改善[53-54]。

禁忌证

依那西普禁用于对该药过敏的患者。活动性感染患者，包括慢性或局灶性感染，也不应使用。

问题 25-6 尽管在肾衰竭或肝衰竭患者中的作用仍为未知，但有显示依那西普在活动性丙型肝炎病毒感染者可在没有任何不良反应或肝酶升高的情况下有

效应用[30,73]，甚至有一例人类免疫缺陷病毒（HIV）感染者和丙型肝炎患者治疗成功[74]。有报道在所有 3 种抗 TNF 药物的使用中均发生过急性重型肝炎（乙型肝炎病毒，HBV）再激活，尽管依那西普治疗的患者使用拉夫米定得到成功治疗，但需谨慎，即使没有活动性疾病也建议给予抗病毒治疗[75]。除了早前已有的病例报告，最近一项有 45 例患者参加的小型临床试验显示依那西普增加了中重度酒精性肝炎患者的死亡率[76]。

有多个病例报告显示依那西普在 HIV 感染者中使用有效。一项针对 16 例 HIV 相关的结核病（TB）的 Ⅰ 期临床试验中[77]，除了标准抗 TB 治疗外，还使用了依那西普 25mg 每周 2 次治疗共 4 周。依那西普治疗的肺 TB 患者看起来有更好的疗效[78]。

依那西普的妊娠期用药风险分级为 B 级。乳汁中可检测到低浓度的药物[78]。

依那西普不良反应

TNF 抑制剂的一般的不良反应将在本章的最后进行讨论。

到目前为止，依那西普已经在临床试验在超过 20 000 例患者中使用过，平均时长为 27 个月，总共为 28 000 患者年。依那西普临床试验中的多数为 RA 患者。全部适应证范围内已有超过 500 000 患者使用过该药，并有上市后的不良反应监测。

抗药物抗体

问题 25-3 使用依那西普的患者中约 2% 会产生自身抗体，但不是中和抗体（因此不是抗药物抗体），也未发现其与治疗无效或不良反应相关。有 3 项小型的以成人患者为对象的研究（约 150 例患者）和一个以儿童为对象的研究显示，70%～80% 患者停药复发后能够再次对治疗反应（以 PGA≤2 或 PASI 50/75 评估）[67]。

注射部位反应

问题 25-7 这是到目前为止最常见的不良反应，出现于约 14% 的患者。常见为红色的水肿性斑片或斑块，无症状或疼痛或瘙痒。通常在第 2 次注射后发生，可在之前注射的部位同时发生。组织学表现为血管周围以 CD8 T 细胞为主的袖口状浸润[8]。注射部位反应被认为是迟发型过敏反应，继续使用依那西普 4 周后，发生概率和严重性都减少。治疗包括热敷、外用皮质类固醇和口服抗组胺药。一旦炎症消退，原部位可再次进行注射。

药物相互作用

未发现依那西普影响华法林［通过细胞色素 P450（CYP）2C9 通路代谢］[29]和地高辛（通过肾排泄清除，与 P 糖蛋白抑制有关）的血清水平[79]。因为依那西普通过蛋白酶解作用代谢，对多数药物的代谢与排泄不太可能造成干扰。临床试验显示，依那西普同一种 IL-1 拮抗剂（阿那白滞素）联合应用使严重感染的风险增高[80]。

患者可以接种除活病毒疫苗（如牛痘）外的任何疫苗。如果必须接种疫苗，可在接种前及接种后停止依那西普治疗各 10 天。

监测原则

同不良反应一样，一般监测指南将在本章最后进行讨论。

治疗指南

依那西普有四种剂型供应。第一种是无菌的、不含防腐剂的冻干粉末，患者使用时用所提供的 1ml 无菌水配制。应储存在冰箱中，但不应冷冻。每瓶含 25mg 依那西普、10mg 蔗糖、40mg 甘露醇和 1.2mg 氨丁三醇。一旦配制后，可在冰箱中保持 14 天。也有预装的、单次使用的针剂，含 25mg（0.51ml）或者 50mg（0.98ml）依那西普，以及一种 50mg 装单次使用的 SureClickAutoinjector。这些均应储存在冰箱中但不能冷冻。注射前，应使其恢复到室温约 15min，以减少注射相关的疼痛。

对于银屑病，推荐的初始剂量应为 50mg 每周 2 次，约 12 周。然后可根据临床反应，将剂量减少为 50mg 每周一次，或者 25mg 每周一次或 50mg 隔周一次。最常用的注射部位是大腿、腹部和上臂。依那西普获批用于治疗 2～17 岁儿童的青少年特发性多关节炎。剂量为每周 0.8mg/kg 分次给药。患者应轮换注射部位，新的注射部位应距离上次注射部位至少 1 英尺[3]。

英利昔单抗

药理学

问题 25-3 英利昔单抗（Remicade）是一个嵌合（25％鼠和 75％人）IgG₁ 单克隆抗体，仅针对 TNF-α。它中和可溶解性 TNF-α，阻止膜结合 TNF-α。这个蛋白能固定补体，在体外能在因转基因而在表面表达大量 TNF 的细胞中诱导补体介导的细胞毒性反应。没有证据表明这个作用有任何的生理学意义。英利昔单抗分子量是 150kDa[9]。血清浓度与剂量直接相关，且似乎与年龄无关。半衰期在 5mg/kg 组中是 7 天，10mg/kg 组中是 9 天[81]。估计是通过蛋白酶解代谢，因为有病例报告显示其在肾衰竭或肝衰竭患者中有效[8,82]，见表 25-2。

临床应用

FDA 批准的适应证（见框 25-2[49,83-110]）

银屑病关节炎和银屑病

英利昔单抗于 1998 年获批准用于治疗克罗恩病，之后被批准与甲氨蝶呤联合使用治疗 RA、强直性脊

框 25-2　英利昔单抗的适应证和禁忌证[49,83-110]

FDA 批准的皮肤科适应证

银屑病关节炎[3,84]

斑块型银屑病[85-87]

皮肤科超适应证使用

嗜中性皮肤病	自身免疫性结缔组织病
坏疽性脓皮病[88-90]	皮肌炎/多肌炎[49,98]
白塞病[91-93]	复发性多软骨炎[99]
血管炎	硬皮病[100]
系统性血管炎[94]	系统性红斑狼疮[101]
肉芽肿性皮肤病	其他皮肤病
结节病[95]	移植物抗宿主病[102]
环状肉芽肿[96]	中毒性表皮坏死松
大疱性皮肤病	解症[103]
良性黏膜类天疱疮[97]	化脓性汗腺炎[104-105]
	多中心性网状组织细胞增多症[106]
	毛发红糠疹[107]
	Reiter 病[108]
	SAPHO 综合征[109-110]

禁忌证

绝对禁忌	相对禁忌
对英利昔单抗或鼠蛋白过敏	充血性心力衰竭（≤5mg/kg 可用）
同时使用阿那白滞素（IL-1 受体拮抗剂）	脱髓鞘疾病家族史（包括多发性硬化）
避免活动性感染	
慢性或局部感染（包括 TB）	

妊娠期处方风险分级——B 级

柱炎、溃疡性结肠炎、银屑病关节炎以及最近的斑块型银屑病。在相关适应证范围内在全球已经在大约1000 000 例患者中使用过。在临床试验前即有病例报告英利昔单抗治疗银屑病有效[85-86]。

对英利昔单抗在斑块型银屑病疗效的研究有 3 个主要的临床试验。第 1 个试验中有 249 例中重度银屑病患者，平均 PASI 评分为 20。 问题 25-5 患者接受安慰剂、3mg/kg 英利昔单抗或 5mg/kg 英利昔单抗治疗，分 3 次输液，于超过 6 周的时间完成。达到 PASI 75 的比例在两个治疗组均为 80%，半数以上患者基本清除，PASI 评分达到 90。安慰剂组达到 PASI 75 的比例是 6%。多数患者的 PASI 75 评分维持到了最后一次输液后的 3～4 个月以后，显示了较长的银屑病缓解时间[87]。

一项称为 EXRESS I 的 III 期国际试验，对平均PASI 为 21 的中重度银屑病进行了观察。患者接受5mg/kg 英利昔单抗或者安慰剂治疗，于第 0 周、第 2周和第 6 周给药（诱导），然后每 8 周维持治疗一次。在第 24 周，安慰剂组交换为英利昔单抗诱导及维持治疗共 50 周。在第 10 周时，PASI 75 的比例为 80%（安慰剂组 3%），在 50 周时能维持 PASI 75 的患者为71%（安慰剂和英利昔单抗交换的患者是 77%）。问题 25-3 值得注意的是，在 276 例于试验初始使用了英利昔单抗的患者中对英利昔单抗的抗体进行了检测，结果在试验结束时，64% 为抗体阴性，27% 抗体阳性，10% 不确定。于第 10 周达到 PASI 75 的患者中，有阳性抗体的患者中 39% 维持 PASI 75 到第 50周，而在抗体阴性者则为 81%，不确定者为 96%[111]。

一项在北美进行的 48 周的 III 期试验 EXPRESS II集中观察英利昔单抗作为维持治疗是否更好、是否可用于间歇治疗或按需治疗（PRN）。有 835 例患者入组，平均 PASI 约为 18，于第 0、2、6 周分别给予安慰剂、3mg/kg 英利昔单抗或 5mg/kg 英利昔单抗。在第 14 周，将患者再次随机分组，给予每 8 周一次维持治疗或者按需治疗直到第 48 周。在第 16 周，安慰剂组交换到 5mg/kg 组诱导治疗，然后继续以每 8 周一次维持。在第 10 周达到 PASI 75 的比例为：3mg/kg组 70%、5mg/kg 组 75%、安慰剂组 2%。在 50 周中维持治疗组比按需治疗组能更好地维持 PASI 75 反应，PASI 改善比例的中位数在 5mg/kg 组分别为 89% 和76%，3mg/kg 组分别为 80% 和 72%。没有达到 PASI 75 的患者中，有 59% 在 50 周维持治疗期间的某个时间达到了 PASI 75。

问题 25-3 在第 66 周时有 38% 的 5mg/kg 治疗组的患者能检测到英利昔单抗抗体，而 3mg/kg 组为

48%。维持治疗组所有产生抗体的患者在第 50 周时还能维持 PASI 75 的可能性不大，但也不是完全没有[112]。

皮肤科超适应证使用

读者需要知道的很重要的一点是，下述疾病都有使用英利昔单抗治疗成功的文献报道，主要是病理报告或小的病例系列。理想的情况是，在英利昔单抗大量用于这些疾病之前应进行临床试验。使用英利昔单抗治疗的皮肤疾病包括：

1. 嗜中性皮肤病——坏疽性脓皮病（一项有 29例患者的双盲随机试验显示治疗组 46% 有改善，而安慰剂组为 6%[88]）（另有病例报告[89-90]）、白塞病[91-92]、葡萄膜炎急性发作（回顾性病例研究的结果显示英利昔单抗比环孢素更有效）[93]、角层下脓疱性皮肤病[113]。

2. 血管炎各种亚型——长期随访显示，尽管疾病早期能够缓解，但多数患者会复发，但是作者仍认为英利昔单抗在这类疾病有治疗潜力[94]。

3. 肉芽肿性皮病——泛发性环状肉芽肿[96]、溃疡性脂质渐进性坏死[114]、肉芽肿性唇炎[115]、结节病（有多个皮肤结节病治疗成功的病例报告[95]），但肺结节病临床试验多无明确结论[116-117]。

4. 大疱病——黏膜类天疱疮[97]。

5. 自身免疫性结缔组织病——皮肌炎[49,98]、复发性多软骨炎[99]、硬皮病（对 16 例患者的开放性研究显示能使病情稳定，但皮肤无改善）[100]、红斑狼疮[除了英利昔单抗导致的药物性狼疮（不常见）[101]。

此外，英利昔单抗成功治疗化脓性汗腺炎[104-105]、多中心网状组织细胞增多症[106]、毛发红糠疹[107]、Reiter 病[108]、SAPHO 综合征[109-110] 及中毒性表皮坏死松解症也有一些零星的报道[118]。与依那西普相似，在几个开放性试验中，英利昔单抗与其他免疫抑制剂联合使用在几例急慢性 GVHD 中也取得了一些成功。然而，在参与试验的 GVHD 患者中多数都出现了感染，作者的结论是，尽管感染率较高，英利昔单抗仍是这些急病患者的可选治疗方法。

禁忌证

已知对鼠蛋白过敏的患者禁用英利昔单抗。在充血性心力衰竭患者所进行的试验中，接受 10mg/kg 者死亡率和住院率均明显升高（但在使用 5mg/kg 的患者中未见）[119]。剂量超过 5mg/kg 的英利昔单抗禁用于充血性心力衰竭。治疗银屑病关节炎和银屑病的剂量范围是 3～5mg/kg，所以这一合并症发生的可能性

不大。尽管活动性感染患者不应使用，但有 2 项回顾性研究、1 项开放性研究、数个病例报告均证实在控制良好的 HIV 感染者（低病毒负荷和正常 CD4 计数）中英利昔单抗可以很好地被耐受[120]。

英利昔单抗妊娠期用药风险分级为 B 级，乳汁中和母乳喂养儿童的血清中未发现[121]。

不良反应

在过去 12 年中英利昔单抗已经在超过 1 000 000 患者中使用过。这些患者中大多数是瘘管性克罗恩病或者顽固性 RA 患者（在 RA 患者中英利昔单抗与甲氨蝶呤联合使用）。安全性资料也主要从这两个人群而来。一般 TNF 抑制剂的不良反应请参考本章最后部分。

注射反应

注射反应的定义为在注射过程中和注射后 3h 内发生的任何不良反应。最常见的症状包括头痛、潮红、恶心、呼吸困难、注射部位渗透以及味觉改变。大约 20%（安慰剂组 10%）发生注射反应。其中有 1% 反应严重，包括低血压、胸痛、呼吸困难、过敏性休克及惊厥。一般症状会随滴注速度的减低而缓解，给予对乙酰氨基酚或抗组胺药等也有帮助。治疗前给予这些药物也可以降低反应的发生率。严重反应要给予肾上腺素和系统性皮质类固醇[10]。

抗药物抗体

问题 25-8 如在斑块型银屑病的临床试验中所见到的，这些抗药物抗体会造成英利昔单抗的清除率增加、注射反应发生率增加以及疗效下降。但抗体效价高与注射反应的严重程度及严重感染无关。未检测出自身抗体的患者中约 25% 有注射反应[122]。如前所述，同时应用免疫调节剂（如甲氨蝶呤）可能减少抗药物抗体的发生。其他应对抗体形成的方法包括治疗前给予口服糖皮质激素、诱导治疗后继续给予维持剂量以及增加每千克体重给药量或者缩短两次之间的治疗间隔[123]。

肝毒性

约有 20 例英利昔单抗治疗后发生急性肝衰竭、黄疸和胆汁淤积的病例报告。自身免疫性肝炎（包括明显的抗平滑肌自身抗体效价）亦有报道，在许多病例中未见肝酶升高。有些病例是致命的或需要肝移植[124]。

药物相互作用

英利昔单抗似乎与 RA 患者和克罗恩病患者的其他用药无相互作用，包括皮质类固醇、抗生素（甲硝唑、环丙沙星）、氨基水杨酸、抗病毒药、疏嘌呤和硫唑嘌呤。

监测指南

同不良反应一样，我们将在本章最后讨论一般监测指南。

治疗指南

英利昔单抗以冻干浓缩的形式供应，应当储存在冰箱中（不能冷冻）直到复原。每瓶 20ml 含有 100mg 英利昔单抗。用 10ml 无菌水化药，然后以 0.9% 生理盐水 250ml 配制。在超过 2h 的时间内静脉滴注。

药物起效快的特性使其成为银屑病治疗的重要选择之一，特别是在严重病例。临床试验显示 3mg/kg 和 5mg/kg 同样有效。因此，可以 3mg/kg 的剂量开始治疗。治疗间隔倾向于与 RA 和克罗恩病的治疗间隔一致，即基线、第 2 周、第 6 周，然后每 8 周一次。

阿达木单抗

药理学

问题 25-3 阿达木单抗（Humira）是一个全人 IgG_1 重组抗体，仅针对 TNF-α。它阻断 TNF-α 与 TNFR（p55 或 p57）的相互作用。同英利昔单抗一样，它可以溶解在表面表达 TNF-α 的细胞。单次皮下给药 40mg。达到峰值浓度的时间是 131h，绝对生物利用度是 64%。平均终末半衰期为 14 天[11,125]。性别和体重似乎不影响阿达木单抗血清浓度。目前认为其通过蛋白酶解代谢（见表 25-3）。

临床应用

FDA 批准的适应证（框 25-3[125-139]）

银屑病

因多个病例报告显示阿达木单抗有望对银屑病治疗有效，于是一项为期 24 周的 II 期临床试验被发起，在 148 例中重度斑块型银屑病患者中对阿达木单抗的有效性进行了观察。3 组患者的平均 PASI 是 15。安慰剂组在 12 周的试验后于第 13 周接受 80mg 负荷剂量，然后改为隔周一次 40mg。第 2 组在第 1 周接受 80mg 负荷剂量，然后以 40mg 隔周 1 次维持到第 24

框 25-3　阿达木单抗适应证和禁忌证[125-139]

FDA 批准的皮肤科适应证

　　银屑病关节炎[126]

　　银屑病[125,127]

皮肤科超适应证使用

嗜中性皮肤病　　　　　　　肉芽肿性皮肤病

　阿弗他口炎[128]　　　　　　结节病[132]

　坏疽性脓皮病[129]　　　　　泛发性环状肉芽肿[133]

　角层下脓疱性皮肤　　　　自身免疫性结缔组织病

病[130]　　　　　　　　　　复发性多软骨炎[134-135]

血管炎　　　　　　　　　　其他皮肤病

　抗中性粒细胞胞质抗体　　　SAPHO 综合征[136]

（ANCA）相关系统性血管炎[131]　毛发红糠疹[137-139]

禁忌证

绝对禁忌　　　　　　　　　相对禁忌

　已知对阿达木单抗过敏　　　脱髓鞘疾病家族史

　与阿那白滞素（IL-1 受　　（包括多发性硬化）

体拮抗剂）同时用药

　避免活动性感染

　慢性或局部感染（包括 T

妊娠期用药风险分级——B 级

周。第 3 组在最初 2 周接受 80mg 负荷剂量，然后以 40mg 每周一次维持到实验结束。

　　结果显示治疗组比安慰剂有明显改善。
问题 25-5 隔周 40mg 组有 64% 的患者达到 PASI 75，每周 40mg 组 72% 患者达到 PASI 75。这一反应率在两组均维持超过 1 年[125]。

　　在一项以 REVEAL 命名的 52 周的大规模Ⅲ期试验中，1212 例患者被随机分为 2 组，在最初 16 周一组给予阿达木单抗第 1 周 80mg 继以隔周 40mg，另一组给予安慰剂。然后，所有达到 PASI 75 的患者（包括 26 例安慰剂组患者）进入开放性延伸试验（"B期"），接受隔周给药 40mg，共 17 周。所有在最初 16 周没有达到 PASI 75 的患者进入开放性延伸试验部分，隔周给药 40mg，直到第 52 周。"B 期"以后，维持了 PASI 75 的患者以 1：1 随机分组隔周给药 40mg 或安慰剂，共 19 周（"C 期"）。16 周后，71% 患者达到 PASI 75，而安慰剂组为 7%，达到 PASI 75 的患者中有 70% 能维持到第 24 周。"C 期"中，对患者失去足够的疗效所需的时间进行了测定（比第 0 周的 PASI 值减少小于 50%，比第 33 周时的 PASI 增加至少 6 分）。随机入安慰剂组的患者在 19 周中有 28% 失去了疗效，而治疗组为 5%，而失去疗效所需时间在安慰剂组明显较短[127]。

　　一项针对斑块型银屑病的国际Ⅲ期试验将阿达木单抗与甲氨蝶呤和安慰剂进行了对比，分组比例是 2：2：1。总共有 271 例患者入组，随访 16 周。随机进入阿达木单抗组的患者在第 0 周接受 80mg 的负荷剂量，随后于第 1 周接受 40mg，以后隔周 40mg。甲氨蝶呤组第 0 周和第 1 周 7.5mg，第 2～3 周 10mg，第 4～7 周 15mg，没有达到 PASI50 的患者继续接受 8～11 周 20mg，第 12～15 周仍未达到 PASI50 的患者接受 25mg，一旦患者 PASI 减少 50%，即维持当时剂量。在研究开始时所有患者的 PASI 基线值大约为 20。在第 16 周，79% 的阿达木单抗治疗组患者达到 PASI 75，甲氨蝶呤组为 35%，安慰剂组 17%[140]。

皮肤科超适应证使用

　　因为阿达木单抗是新近增加的 TNF 抑制剂，因此超适应证使用的报告较少。对读者重要的是，已知如下疾病有成功使用阿达木单抗的文献，多为病例报告和小的病例系列。理想的情况是，在阿达木单抗广泛用于这些疾病前应进行临床试验。

　　1. 嗜中性皮肤病——坏疽性脓皮病[129]、角层下脓疱性皮肤病[130]、白塞病和阿弗他口炎[128]。

　　2. 血管炎——ANCA 相关系统性血管炎（小规模Ⅱ期试验显示了与标准治疗相似的效果，但是减少了泼尼松龙的使用）[131]

　　3. 肉芽肿性皮肤病——泛发性环状肉芽肿[133]、皮肤结节病[132]。

　　4. 自身免疫性结缔组织病——复发性多软骨炎[134-135]

　　此外，有成功治疗 SAPHO 综合征[136] 和毛发红糠疹[137-139] 的少量病例报告。

禁忌证

　　唯一的禁忌证是已知对阿达木单抗过敏。因为依那西普与 IL-1 抗体拮抗剂（阿那白滞素）共用有增加感染的风险，所以也不推荐阿达木单抗与其联合使用。阿达木单抗妊娠期用药风险分级是 B 级，最近发现乳汁中有极低水平排泄[141]。

不良反应

　　所有适应证范围内，阿达木单抗临床试验数据包括了超过 20 000 例患者、38 000 患者年的用药经验。全球目前有超过 370 000 例患者在接受阿达木单抗的治疗。TNF 抑制剂的一般不良反应会在本章最后进行讨论。

注射部位反应

问题 25-7 最常见不良反应是注射部位反应，有红斑、肿胀、局部瘙痒。治疗组患者中有 3.2% 发生，安慰剂组有 1.8%。

抗药物抗体

问题 25-3 所有参与 Ⅰ、Ⅱ、Ⅲ 期临床试验的患者中，低效价中和抗体（抗药物）的发生率是 5%。抗体形成与不良反应或疾病活动程度无关[142]。

药物相互作用

因为 IL-1 受体拮抗剂与依那西普联合使用会增加感染率，所以 IL-1 同任何 TNF 抑制剂的联合使用都是不推荐的。甲氨蝶呤多次给药后可使阿达木单抗的清除率减少 44%，但这似乎不减少阿达木单抗的有效性[143]。任何应用生物制剂治疗的患者均不应接种活疫苗，其他疫苗（如肺炎球菌疫苗）在接受阿达木单抗治疗者中是否有效还不清楚。

监测指南

同不良反应一样，我们会在本章结尾讨论一般监测指南。

治疗指南

目前推荐的银屑病的使用方法为：第 0 周 80mg、第 1 周 40mg、第 2 周不给药，随后隔周皮下注射 40mg。既往在治疗 RA 时，推荐的阿达木单抗使用方法是从一开始便隔周皮下注射 40mg。不需根据身高体重调整剂量。如果患者没有同时使用甲氨蝶呤，药物剂量可以增加到每周给药，直到疾病得到控制。

阿达木单抗以预装注射器供应，其内不含防腐剂的无菌溶液中药物剂量为 40mg。是一个单次使用的 1ml 笔式玻璃注射器，预装 40mg（0.8ml）阿达木单抗。有专为银屑病的内装 4 个单次使用注射笔的起始治疗包装，以及装有 2 个单次用笔的笔盒。还有一种预装的注射器盒，内装含 40mg（0.8ml）阿达木单抗的 2.1ml 预装玻璃注射器，以及儿童使用的预装注射器盒，内有两只含 20mg（0.4ml）阿达木单抗的注射器。针帽含乳胶。药物应储藏在冰箱中，远离光源，注射前置室温下恢复温度 15min。患者应每次更换注射部位，至少距离上次注射部位 1 英尺，通常在大腿、腹部或上臂。

TNF 抑制剂的一般不良反应

TNF 抑制剂过去 12 年主要用于炎性肠病和 RA，最近才用于银屑病和银屑病关节炎。因此安全性资料多来自于这些患者，这些患者中其他免疫抑制剂（如甲氨蝶呤和硫唑嘌呤）的使用也是广泛的，而银屑病患者多单独使用 TNF 抑制剂治疗。因此，有关银屑病患者单用 TNF 抑制剂治疗的安全性资料很难推算，因为患者人群小、临床试验的力度不够且随诊时间短。对阿达木单抗和依那西普所有适应证的临床试验中的安全性分析每每发现，实际上不良反应发生率在银屑病的临床试验中远远低于 RA 或克罗恩病中。在这里我们对 TNF 抑制剂治疗的不良反应只进行泛泛的讨论。

恶性肿瘤的风险——淋巴瘤

问题 25-8 在大多数 TNF 抑制剂的临床试验中，观察到治疗组比对照组罹患淋巴瘤者多。然而，这些研究中的对照部分大多观察时间短（通常 12 周）且病例数相对少，使得结论很难确定。在有关 RA 的大多数临床试验中，无论是哪种治疗方法，恶性肿瘤，特别是淋巴瘤，发生的风险总体增加大约 3 倍，而这似乎随疾病严重程度而增加[144]。银屑病患者发生恶性肿瘤的风险也增高，淋巴瘤的相对风险较一般人群高 2.95（特别是霍奇金病和皮肤 T 细胞淋巴瘤）[145]。

FDA 发起的 MedWatch 对 TNF 抑制剂上市后的监测研究数据对淋巴瘤发生率的粗略估计为，依那西普治疗的患者 19/100 000，英利昔单抗治疗者 6.6/100 000。以 RA 患者的平均年龄估算，这比普通人群的人均预期值低。MedWatch 是一个完全自愿的系统，由医务人员及医疗使用者自发向 FDA 报告严重不良反应，这个系统中的分母缺乏确定性，所以这个数据很难解释[146]（更多内容见第 62 章）。

有几项大的观察试验试图评估淋巴瘤的风险，这些试验均采用 RA 患者作为研究人群。最近一项针对在国家风湿病数据库（NDBRD）中登记的 19519 例患者进行的前瞻性研究使用条件逻辑回归分析，平衡了疾病的基线严重程度、疾病的病程以及社会经济因素等后，对淋巴瘤的风险进行了模拟。这些患者中约 55% 接受了生物药物、68% 接受甲氨蝶呤。与淋巴瘤的监测、流行病学和终末结果（SEER）数据相比，这组 RA 患者与美国一般人群相比，淋巴瘤的标准化发生率（SIR）是 1.8。（更多内容见第 62 章）。与未使用 TNF 的患者相比，单用 TNF 抑制剂的患者发生淋巴瘤的优势比（OR）为 1.0，TNF 与甲氨蝶呤联合用药的患者 OR 为 1.1[147]。

其他大型观察性试验中也见到了相似的结果，因为 95% 置信区间（CI）非常窄，除了轻度的上升外，所有与 TNF 抑制剂治疗的相关风险上升均可排除。然而，到目前为止，病例报告显示在使用一种或多种生物制剂治疗的临床试验中总共出现了 75 例淋巴瘤病例。值得注意的是，出现了一种很罕见的但常常致命的肝脾 T 细胞淋巴瘤（18 例患者），这些患者几乎都接受了 TNF 抑制剂和巯基嘌呤类（硫唑嘌呤或巯嘌呤）的联合治疗。另外，还有散在病例报告在停止 TNF 抑制剂治疗后淋巴瘤缓解[148]。一项汇集的荟萃分析调查了 5000 例患者，其中 3400 例患者接受过至少 1 次的 TNF 抑制剂治疗，总体恶性肿瘤发生的 OR 在 RA 患者治疗组与安慰剂组相比为 3.3（95%CI 1.2~9.1）[149]。

皮肤癌风险

患者群中发生皮肤恶性肿瘤的风险不明。对多个队列研究、荟萃分析以及对照试验的回顾发现，在银屑病和 RA 中，TNF 抑制剂治疗使非黑色素瘤性皮肤癌（NMSC）发生的风险增加，而 RA 患者使用 TNF 抑制剂与甲氨蝶呤联合治疗时这一风险加倍。两项最大的注册研究显示，在 TNF 抑制剂治疗的 RA 患者中有恶性黑色素瘤风险增加的趋势，一项澳大利亚的注册研究发现单独使用甲氨蝶呤治疗的 RA 患者罹患恶性黑色素瘤的风险也增加[150]。

儿童中的恶性肿瘤

尽管儿童中的恶性肿瘤十分罕见，但使用 TNF 抑制剂治疗克罗恩病、青少年特发性关节炎和其他免疫介导的疾病的儿童有发生恶性肿瘤的报道。与成人 RA 患者不同，这个人群是否有发生恶性肿瘤的风险尚不清楚。炎性肠病（IBD）的儿童患者易发生胃肠道恶性肿瘤，但是发生其他淋巴瘤和恶性肿瘤的风险则不清楚。共有 48 例来自不同国家的报告，其中 88% 的患者同时使用其他免疫抑制治疗（除口服皮质类固醇之外）。报告中只有 1 例儿童有银屑病关节炎，而 1 例 19 岁的女性患者在被确诊有恶性黑色素瘤时已经使用依那西普和甲氨蝶呤共 11 个月[151]。

感染

英利昔单抗和阿达木单抗的临床试验中确实存在严重感染率增加的倾向，但数据均缺乏统计学意义。所有 TNF 抑制剂上市后都有严重感染或致死的报告。评估依那西普在败血症上的疗效的临床试验数据表明依那西普增加了死亡率[103]。患者如已存在易发生感染的情况（如患有糖尿病），在使用 TNF 抑制剂时应密切监测，如有活动性感染应暂时停止治疗。

问题 25-9 应用 TNF 抑制剂时一个重要的、令人担心的问题是激活潜伏 TB 的可能性。在美国 TB 发生率是每 100 000 人中 6.2 例，但在未接受 TNF 治疗的 RA 患者中 TB 的比例不明[152]，而相关风险在加拿大、欧洲和中国都有增加。因为结核的发生率在各个国家和种族有很大不同，其在 TNF 抑制剂使用者中的

影响的试验和数据收集很难实施。源于许多试验的整体倾向显示，所有 TNF 抑制剂都使活动性 TB 感染的风险增加，单克隆抗体英利昔单抗和阿达木单抗比融合蛋白依那西普有的比例更高。之前存在的潜伏感染因使用 TNF 抑制剂而恶化的倾向似乎也真实存在[153]。在开始 TNF 抑制剂治疗之前，应对患者进行潜伏 TB 感染的筛查，进行纯化蛋白衍生物（PPD）试验或 Quantiferon Gold 试验等 IFN-γ 释放试验。如果发现感染，TNF 抑制剂治疗应在 TB 得到有效治疗后开始。

问题 25-10 侵袭性真菌感染（IFI）与 TNF 抑制剂相关，最常见的是组织胞浆菌病、念珠菌病和曲霉病。一项对 MEDLINE 报告的病例的大型回顾显示，共有 281 例与 TNF 抑制剂相关的 IFI，80% 与英利昔单抗相关、16% 与依那西普相关、4% 与阿达木单抗相关（投放市场时间最短）。所有这些病例中，98% 的患者使用至少一种其他免疫抑制剂。发生霉菌（曲霉）和酵母菌（最常见为念珠菌）感染者多数为 GVHD 患者。组织胞浆菌病是最常见的流行性真菌病，多数病例同英利昔单抗相关，所有患者都同时使用免疫抑制剂。多数为 RA 患者[154]。

问题 25-6 3 种 TNF 抑制剂使用者中还有数例慢性乙型肝炎携带者（乙型肝炎表面抗原阳性）乙型肝炎激活的报道，因此临床医生在为有乙型肝炎病史的患者处方这些药物时需非常谨慎[75]。

神经病变

对一个 p55TNFR（来那西普）的最初的动物研究发现其对多发性硬化有治疗潜力。然而，针对这个融合蛋白的、包括 168 例患者的研究发现，治疗组疾病明显加重，研发者于是终止了这项研究[155]。

问题 25-11 尽管这些 TNF 抑制剂与脱髓鞘疾病的因果关系尚未建立，但所有 3 个 TNF 抑制剂治疗过的患者中，有 3 个病例系列共 15 例患者出现神经系统不良反应，文献中有 50 例单个病例报告，包括视神经炎、吉兰-巴雷综合征、多发性硬化及其他脱髓鞘疾病[156]。

充血性心力衰竭

最初小样本研究发现其治疗心力衰竭有效后，有两项大的多中心试验对依那西普治疗充血性心力衰竭进行了评估。两项研究都提前终止，因为治疗组与安慰剂组患者未见不同，一项研究还发现依那西普导致住院和死亡率的增加[119]。同依那西普一样，英利昔单抗最初也显示了治疗充血性心力衰竭的潜力，但在 10mg/kg 的较大剂量时出现了较安慰剂和 5mg/kg 高的致病率和死亡率。尽管上市后研究有关于新发心力衰竭和心力衰竭加重的报告，但还是有矛盾的证据表

明 TNF 抑制剂并不增加心力衰竭发生的风险[157]。已知有充血性心力衰竭的患者使用这些药物应谨慎。

自身免疫

在使用 3 个 TNF 抑制剂的 RA 患者中，均发现有阳性抗核抗体（ANA）和抗双链 DNA 被诱导出现。诱导阳性 ANA 和抗双链 DNA 的概率在英利昔单抗分别为 63.8% 和 13%、依那西普为 11% 和 15%、阿达木单抗为 12.9% 和 5.3%。尽管这些数字很高，但药物性狼疮发病率很低，且多数在 TNF 抑制剂停用后缓解[158]。这一现象被许多临床试验和病例报告所证实。尽管阳性 ANA 的发生率很高，但 SLE 或狼疮样综合征的发生相当罕见[159]。

血液毒性

上市后曾有罕见的、散在的严重血液学不良反应病例报告，包括白细胞减少、中性粒细胞减少、血小板减少和全血细胞减少[160]。

监测原则

尽管 FDA 没有规定开始 TNF 抑制剂治疗前的筛查试验，但作者们在临床实践中仍进行一些简单的检查。最重要的是 PPD 试验，在皮肤科诊室或患者的私人医生处均可进行。另外，可选择血液学检验对患者的既往 TB 感染进行评估，如 Quantiferon Gold（一种 TFN-γ 释放试验）。考虑到贫血、全血细胞减少、肝功能检测异常等极为罕见的病例，对患者应进行完整病史采集、基线全血细胞计数（CBC）、综合代谢检验（CMP）及肝功能检测（LFT）。有些医生还进行基础 ANA 测定，但本文作者不将其列为常规项目。每 2～3 个月应当复查 CBC 和 LFT，这在英利昔单抗治疗可于每次注射时完成。有些医生建议在依那西普和阿达木单抗长期治疗时每 6～12 个月复查 CBC 和 LFT。

本章使用的英文缩写

ANA	抗核抗体
CBC	全血细胞计数
CMP	综合代谢检验
CYP	细胞色素 P450
FDA	食品药品监督管理局
GVHD	移植物抗宿主病
HBV	乙型肝炎病毒
IBD	炎性肠病
IFI	侵袭性真菌感染
IFN	干扰素
LFT	肝功能检测
LT	淋巴毒素
NDBRD	国家风湿病数据库
NMSC	非黑色素瘤性皮肤癌
OR	优势比
PASI	银屑病面积与严重度指数
PGA	全球医生评估
PPD	纯化蛋白衍生物
RA	类风湿关节炎
SAPHO	滑膜炎、痤疮、脓疱病、骨肥大、骨炎
SEER	监测、流行病学和终末结果
SIR	标准化发生率
TB	结核病
Th	辅助性 T（细胞）
TNF	肿瘤坏死因子

推荐阅读

Basic science overview with TNF inhibitors

Zaba LC, Cardinale I, Gilleaudeau P, et al. Amelioration of epidermal hyperplasia by TNF inhibition is associated with reduced Th17 responses. *J Exp Med* 2007;204(13):3183-94.

TNF inhibitors overviews for psoriasis/psoriatic arthritis

Menter A, Feldman SR, Weinstein GD, et al. A randomized comparison of continuous vs. intermittent infliximab maintenance regimens over 1 year in the treatment of moderate-to-severe plaque psoriasis. *J Am Acad Dermatol* 2007;56(1):31.e1-31.15.

Off label uses of TNF inhibitors

Mazza J, Rossi A, Weinberg JM. Innovative uses of tumor necrosis factor alpha inhibitors. *Dermatol Clin* 2010;28(3):559-75.

Risks of TNF therapy

Dommasch E, Gelfand JM. Is there truly a risk of lymphoma from biologic therapies? *Dermatol Ther* 2009;22(5):418-30.

Wolfe F, Michaud K. The effect of methotrexate and anti-tumor necrosis factor therapy on the risk of lymphoma in RA in 19,562 patients during 89,710 person-years of observation. *Arthritis Rheum* 2007;56(5):1433-9.

参考文献

见本书所附光盘。

第26章 白介素12/23抑制剂

Jason J. Emer，Amir Larian，and Mark G. Lebwohl

袁 姗 译 娜仁花 仓 田 审校

概述

银屑病是慢性多系统炎症性疾病，特点是界限清楚的红色斑块，主要影响伸侧皮肤表面，由于表皮分化异常，导致基底层角质形成细胞过度增殖[1]。斑块型银屑病是最常见的形态（占80%～90%），其他形态，如滴状、反转型、红皮病性和脓疱性也会出现，但是不常见。中重度皮肤受累影响较大，因为疾病可以进展，覆盖体表较大面积或累及敏感和可见部位，如手足、生殖器和头皮。症状有痒、烧灼感、刺痛感、敏感和疼痛，伴有出血、渗出，均有皮肤鳞屑，可以导致睡眠困难、抑郁和焦虑[2-3]。银屑病自然病程多变，常伴慢性周期性复发。不幸的是，即使目前最好的治疗也只能控制病情，不能治愈。约20%患者有皮肤外表现，如银屑病关节炎——一种进行性炎症性关节病变，特点是关节痛、肿胀和畸形以及甲改变[4]。早期发现和治疗很重要，可以阻止关节损害进一步发展。经典关节症状，如肿胀、发热和疼痛以及因此而导致的运动受限影响工作和日常生活，明显降低患者生活质量。

单克隆抗体治疗

新研发的生物制剂越来越多地用于中重度银屑病的治疗。临床研究发现这些药物没有类似甲氨蝶呤和环孢素的对主要脏器的毒性，同时这些生物制剂能有效治疗那些对传统疗法无效或不能耐受的银屑病患者。针对特殊的免疫系统调节失常的生物治疗是革命性的治疗且安全有效。依法珠单抗（T细胞抑制剂）治疗后出现的一种严重的神经系统不良反应——进行性多灶性白质脑病（PML）警示我们在银屑病和其他自身免疫性炎症性疾病治疗中需重视用药安全性[5]。尽管银屑病的发病机制还不完全清楚，目前认为白介素（IL）-12和IL-23以及CD4＋辅助性T（Th）17细胞在疾病严重程度上有重要作用。目前的研究已经使药物的研发针对这些关键的免疫作用物质：乌司奴单抗（Stelara/CNTO1275 Centocor），布雷奴单抗（ABT-874 Abbott）和secukinumab（AIN-457 Novartis）。

问题 26-1 乌司奴单抗是新研发的全人单克隆IgG1抗体，对IL-12和IL-23共有的p40亚单位有高亲和力及特异性，阻止其与IL-12Rβ1的相互作用，抑制两个白介素在T细胞分化及细胞因子产生过程中的活性[6]（图26-1）。布雷奴单抗也是一个重组的全人IgG1单克隆抗体，针对p40亚单位设计，它的结构同正常人IgGλ抗体很难区分，但不包括IL-12的p40特异性结合位点[7-8]。乌司奴单抗和布雷奴单抗均以人的基因序列研发，以避免抗异种蛋白的成分，如英利昔单抗治疗后产生的人抗嵌合抗体（HACA）[9-10]。Secukinumab也是一个单克隆抗体，选择性中和IL-17A[11]。基于3个Ⅲ期临床试验的结果（表26-1），乌

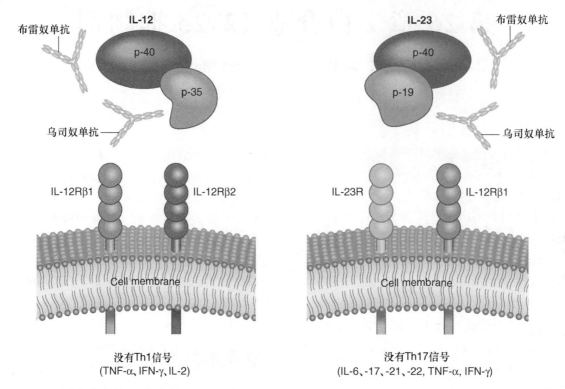

图 26-1 抗 p40 单克隆抗体治疗的作用机制 Adapted from Koutruba N，Emer J，Lebwohl M. Review of ustekinumab，an interleukin-12 and interleukin-23 inhibitor used for the treatment of plaque psoriasis. Ther Clin Risk Manag 2010 Apr 15；6：123-41

司奴单抗在 2009 年获批用于中重度银屑病。因为Ⅲ期试验发现有明显的心血管风险，布雷奴单抗临床试验被叫停，而一个已发表的Ⅱ期试验表明其安全有效。然而最近，其用于银屑病治疗的申请在美国和欧洲被撤回，以进行进一步的分析和临床试验*。公司计划未来重新提交申请，适应证可能不同。Secukinumab 正在进行Ⅱ期试验。本章主要讨论用于银屑病的抗 IL-12/IL-23 的治疗，简单提及令人期待的试验中的抗 IL-17 技术。

作用机制——IL-12/ IL-23 途径

对免疫学领域的更多了解发现许多细胞因子在系统性炎症性疾病（如银屑病）的发病中起作用[4]（表 26-2）。IL-12 和 IL-23 在银屑病发病中被认为是关键因子，因为这些细胞因子由各种免疫细胞分泌，通过引导 T 细胞向 Th1 和 Th17 细胞分化而促进 T 细胞反应。IL-12 和 IL-23 都是抗原呈递细胞（活化的 CD11c＋树突状细胞）分泌的关键细胞因子，向 Th1 和 Th17 细胞分化发送信号，将固有的和适应性的抗原特异性免疫反应与 T 细胞分化进行连接。尽管两个细胞因子都由活化的树突状细胞产生，结构相似，但他们参与不同的免疫途径。IL-12 和 IL-23 与银屑病发病相关，部分原因是他们各自与初始 T 细胞向 Th1 和 Th17 分化有关[12]（图 26-2）。

问题 26-2 不断增多的证据显示 IL-12、IL-23 和 Th17 细胞（产生 IL-17 和 IL-22）与银屑病和其他自身免疫性炎症性疾病的发病相关。IL-12 和 IL-23 共有的 p40 亚单位在银屑病斑块中过度表达[13]和在多发性硬化患者循环中的单核细胞中过度表达[14-15]，而调节这些细胞因子的物质显示出成为新治疗方法的极好潜力。IL-12 影响产生 TNF-α、IFN-γ 和 IL-2 的 Th1 细胞的生长[16]。IL-23 促进产生 IL-17、IL-22 和 TNF-α 的 Th17 细胞群的产生[17-20]。而且，IL-22 主要是 IL-23 诱导的炎症的下游介质，是上皮增生导致棘层肥厚（通过介导角质形成细胞异常分化）的主要原因[21-22]。有显示 IL-22 与 IL-17 协同作用，可能在银屑病病理改变中起关键作用。

IL-12 和 IL-23 结构相似（异二聚体），有共有的 p40 亚单位，与一个 p35 亚单位（IL-12）或者一个 p19 亚单位（IL-23）共价相连[6]。两个白介素的 P40 亚单位都与 T 细胞和自然杀伤（NK）细胞表面的透膜 IL-12 受体 β1（IL-12Rβ1）相结合。在缺乏 IL-23 或 IL-12 的基因缺陷小鼠的研究中，IL-23 缺乏导致动物对自身免疫和炎症的发展产生高度抵抗，但缺乏 IL-12 则不会有

---

* 布雷奴单抗最初的安全性和有效性数据是可喜的，但后来在 12 周的安慰剂对照试验中发现其比安慰剂组的主要心脏不良事件（MACE）发生率高。因此在心血管不良事件被报告后布雷奴单抗治疗银屑病的临床试验被暂停。

此情况发生[23-24]。这些结果表明 IL-23 比 IL-12/Th1 轴对诱导自身免疫介导的炎症影响更大。在鼠的研究中，通过注射受 IL-23 诱导分化增殖的、产生 IL-17 的 T 细胞而诱导炎症和自身免疫[25]。这样，IL-23/Th17 轴在自身免疫病的发病中是主要途径，也是理解未来如何治疗 T 细胞为主的炎症性疾病（如银屑病）的基本要素。

表 26-1　用于银屑病治疗的生物制剂

非专有名	商品名	产品描述	剂量	其他适应证	美国批准
抗 TNF-α 药物					
依那西普	Enbrel	二聚体融合蛋白	50mg SC 每周 2 次，3 个月，继以维持剂量 50mg SC 每周一次	RA，JIA，PsA，AS	2004 年
阿达木单抗	Humira	人单克隆抗体	80mg SC×1，然后 EOW 40mg SC，初始给药 1 周后开始	RA，JIA，PsA，AS，CD	2008 年
英利昔单抗	Remicade	嵌合的单克隆抗体	5mg/kg 静脉滴注，然后在第 2 和第 6 周再次给药，然后每 8 周一次	RA，CD，PsA，AS，UC	2006 年
抗 T 细胞药物					
阿来西普	Amevive	二聚体融合蛋白	15mgIM，每周一次，12 次	无	2003 年
抗 IL-12/IL-23 药物					
乌司奴单抗	Stelara	人单克隆抗体	45mg（如果患者体重＜100kg）或 90mg（如果患者体重＞100kg）SC×1，第 2 次给药在初始给药后 4 周，随后每 12 周给药一次	无	2009 年
尚未获准用于银屑病的生物制剂 *					
培化舍珠单抗	Cimzia	人源单克隆抗体的聚乙二醇 Fab 片段	在第 0、2、4 周 400mg SC；随后 200mg SC，EOW	CD，RA	2008 年
戈利木单抗	Simponi	人单克隆抗体	50mg SC，每月一次	RA，AS，PsA	2009 年

* 抗 TNF-α 药物未获批用于治疗银屑病，但是可能有效。

TNF，肿瘤坏死因子；RA，类风湿关节炎；JIA，青少年特发性关节炎；SC，皮下；BIW，每周二次；CD，克罗恩病；EOW，隔周一次；UC，溃疡性结肠炎；IV，静脉内；IM，肌内；Fab，抗原结合片段；PsA，银屑病关节炎；AS，强直性脊柱炎。

http://www.enbrel.com/pd/enbrel_pl.pdf

http://www.rxabbott.com/pdf/humira.pdf

http://www.remicade.com/remicade/assets/HCP_PPI.pdf

http://www.astellas.us/docs/amevive.pdf

http://www.stelarainfo.com/stelarainfo/assets/pdf/Prescribinginformation/pdf

http://www.cimzia.com/pdf/Prescribing_information/pdf

http://www.simponi.com/sites/default/files/hcp-files/pdf/Prescribing-information/pdf

表 26-2　银屑病免疫发病机制中的关键调节因子

细胞因子	来源细胞	免疫功能
TNF-α	角质形成细胞，Th1	激活来源于骨髓的 DC，激活角质形成细胞*，促进炎症
IFN-α	浆细胞样 DC	激活来源于骨髓的 DC，抗病毒
IFN-γ	Th1，NK T	抗病毒，激活巨噬细胞
IL-1	角质形成细胞	抗炎
IL-2	Th1	激活巨噬细胞
IL-4	Th2	转换 B 细胞产生 IgE，抑制 Th1 细胞，自分泌激活 Th2 细胞
IL-6	角质形成细胞，Th2	促炎症
IL-10	角质形成细胞，Th2	抑制 Th1 细胞，抗炎
IL-12[†]	激活的 DC，巨噬细胞	初始 T 细胞向 Th1 细胞分化，激活 NK 细胞，抑制 IL-4

续表

细胞因子	来源细胞	免疫功能
IL-17	Th17	激活角质形成细胞，促炎
IL-20	角质形成细胞	角质形成细胞自激活
IL-22	Th17	激活角质形成细胞，促炎
IL-23[†]	激活的 DC，巨噬细胞	初始 T 细胞向 Th17 细胞分化
hCAP18/LL-37（cathelicidin）[¶]	角质形成细胞	抗菌肽，激活来源于骨髓的 DC
β 防御素	角质形成细胞	抗菌肽
CXCL8～CXCL11[‡]	角质形成细胞	免疫细胞迁移（CXCL8＝IL-8）
CCL2、CCL5、CCL20、CCL27	角质形成细胞	免疫细胞迁移
S100 蛋白	角质形成细胞	促炎，细胞增殖和分化
TGF-β	角质形成细胞	抑制 Th1 细胞，抗炎

TNF，肿瘤坏死因子；Th，辅助性 T（细胞）；DC，树突状细胞；IFN，干扰素；NK，自然杀伤细胞；IL，白介素；LL，亮氨酸–亮氨酸；hCAP，人阳离子抗微生物蛋白；CXCL，趋化因子（C-X-C 模体）配体；CCL，趋化因子（C-C 模体）配体；TGF，转化生长因子。

* STAT-3 转录因子上调，可能是角质形成细胞活化与免疫细胞调节障碍的关联点。

[†] STAT-4 转录因子上调，导致 IFN-γ 产生增加。

[‡] CXCL8 主要介导中性粒细胞迁移。

[¶] cathelicidin 抗菌肽 LL-37 与人阳离子抗微生物蛋白 18（hCAP18）的 aa134～170 相当

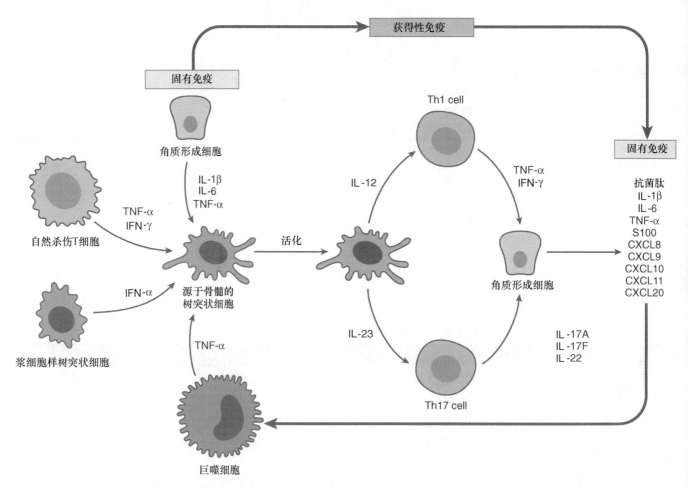

图 26-2　银屑病中从固有免疫到获得性免疫转变的关键的细胞和介质　Adapted from Nestle FO，Kaplan DH，Barker J，Psoriasis. N Engl J Med 2009；361：496-509

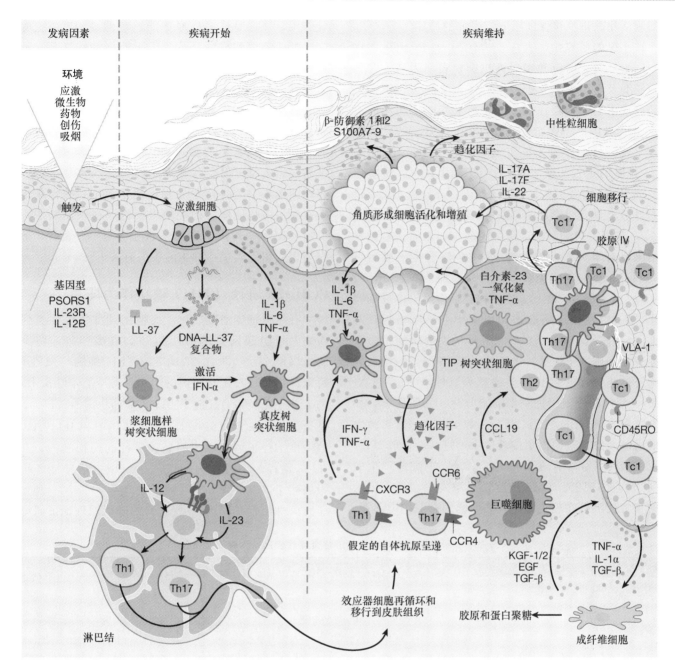

图 26-3 银屑病皮损从开始到皮损稳定的模拟演变过程 Adapted from Nestle FO，Kaplan DH，Barker J. Psoriasis. N Engl J Med 2009；361：496-509

IL-23 途径（Th17 轴）

问题 26-3 最近，已将 Th17 细胞从之前的自身免疫病发病机制中必有的 Th1/Th2 细胞中区分出来，尽管 Th17 细胞的机制和影响仍在探讨中[26-27]。与 Th1 和 Th2 细胞一样，Th17 细胞产生特有的细胞因子（主要是 IL-17、IL-21、IL-22）且被 IL-23 支配。在体外，IL-23 可使 Th17 细胞群扩张，即使当其 Th1 和 Th2 的宿主转录因子有基因缺陷[16,28]。IL-17 基因激活导致 IL-23R 的表达，使 IL-23 作用于已经加入 Th17 系统的 T 细胞上，加强 IL-17 和 IL-22 的表达，抑制 γ 干扰素（INF-γ）和 IL-10[29-30]。这样，IL-23/ Th17 轴与 TGF-β 和 IL-21 一起成为 T 细胞介导的炎症的主要因素。

Th1 细胞需要 IL-12 支持来生长，而 Th17 细胞依赖于 IL-23 的存在才能正常发挥功效。IL-23 刺激 Th17 细胞的存活和增殖，Th17 细胞调节其他炎症因子（IL-6、IL-17、IL-21、IL-22 和肿瘤坏死因子）的产生，且在银屑病斑块中的树突状细胞和角质形成细胞中产生过度[31]。现在越来越清楚地认识到，银屑病主要是由一些特殊免疫细胞和炎症细胞因子的复杂相互作用而发生的，Th17 细胞及 IL-12 和 IL-23 在其中起关键作用（图 26-3）。IL-17 和 IL-22 与活化的巨噬细胞产生的 IL-19、IL-20、IL-24 协同作用诱导角质形成细胞活化，进一步保证银屑病炎症的循环。

在小鼠的研究中，直接皮内注射 IL-23 到正常皮肤会产生红斑、增厚和鳞屑性皮损，表现为真皮多种细胞浸润及与组织学分析中银屑病斑块的角化不良类似的表皮增生，但是注射 IL-12 则未能诱导同样的反应[32]。作者因此得出结论，IL-23 在银屑病的发病中非常重要。另一项研究证实 IL-23 是对产生 IL-17 的 Th17 细胞的生长很重要的一个细胞因子[33]。这些作者发现 IL-22 由 Th17 细胞优先产生，介导由 IL-23 诱发的棘层肥厚。结论是，Th17 细胞通过产生 IL-22 和 IL-17，在宿主防御以及自身免疫病（如银屑病）的发病中可能有至关重要的功能。IL-22 似乎是银屑病炎症的下游介质，影响免疫系统与表皮细胞的交流[22]。IL-17 更多为促炎症作用，而 IL-22 阻碍角质形成细胞分化。IL-22 在银屑病皮损和血浆中亦有所增加，其水平同疾病严重程度相关[34]。其他的在银屑病中重要的促炎症细胞因子包括：①IL-8（CXCL8），与中性粒细胞迁移相关；②生长相关癌基因（GRO）-α（CXCL1），使组织倾向于进一步细胞分化；③防御素，如人 β 防御素（HBD）-2、HBD-3 和 LL-37，诱导微生物的破坏及细菌抗原向免疫环境中的进一步释放[8]。

在慢性炎症中存在失控的 Th17 与 T 细胞产生的 IL-17 反应的现象。Th17 细胞快速激发中性粒细胞为主的炎症反应且在表皮和黏膜表面的固有保护中起重要作用，证据是许多病原体能够刺激 Th17 细胞的反应，如痤疮丙酸杆菌、革兰氏阴性枸橼酸杆菌、肺炎克雷伯杆菌、类杆菌和伯氏疏螺旋体属、结核分枝杆菌及真菌（如白念珠菌）[35-39]。TH17 细胞和 IL-17 的清除感染作用在在高 IgE 综合征（Job 综合征）中得到很好的证明。在这个综合征中，信号转导和转录激活子 3（Stat3）突变使 Th17 细胞的反应能力失效。结果，患者反复发生肺和皮肤的白念珠菌及金黄色葡萄球菌感染[39-40]。这些发现证明了 Th17 细胞在正常宿主对一般病原体防御中的重要性。在银屑病中，从皮损分离出来的优势 T 细胞群中有 Th17 表型，被认为与表皮组织对炎症细胞的吸引有关[41]。

以 IL-23 途径（TH17 轴）作为靶点

有足量证据表明 Th17 细胞在自身免疫性炎症性疾病发病中起重要作用。表 26-3 列出一些即将上市的、以该途径（即 IL-23 诱导的 Th17 细胞）为靶点的特殊药物，通过阻止游离的 IL-17 或其受体以及 IL-23 的 p19 亚单位发挥上述作用。 问题 26-4 Secukinumab 是全人 IgG1κ 单克隆抗 IL-17 抗体，中和 IL-17A，是第一批治疗银屑病和银屑病关节炎的药物之一，其以 IL-23 途径的下游作为靶点[11]。一项包括慢性斑块型银屑病患者（$n=36$）、类风湿关节炎（$n=52$）和慢性非感染性眼葡萄膜炎（$n=16$）的随机原理论证研究发

表 26-3　研究中的治疗自身免疫性炎症性疾病的人单克隆抗体

药物名称	可能的适应证	赞助商	银屑病的研究
抗 IL-12/IL-23			
ABT-874（布雷奴单抗）	PS，PSA，CD，MS，RA	Abbott	Ⅱ期关键试验：200mg SC×1，100mg SC EOW，200mg SC×4，200mgSC EOW，200mg SC 每周一次，或安慰剂；Ⅲ期临床试验已经有完成的和进行中的
STA-5326（阿吡莫德）	PS，RA，CD，MS，常见的各种免疫缺陷	Synta	Ⅱ期：50mg 或 100mg 口服每日 2 次，未能找到治疗终点；进一步的队列研究在 RA 探索更大剂量治疗
抗 IL-17			
AIN-457（Secukinumab）	PS，CD，RA，BD，AS	Novartis	Ⅱ期：多剂量范围研究（包括安慰剂）
LY 2439821	PS，RA	Eli Lilly	Ⅱ期：10mg、25mg、75mg、150mg SC 在第 0、2、4、8、12 和 16 周或安慰剂（一共 6 次给药）
AMG-827	PS，RA，哮喘，CD	Amgen	Ⅱ期：70mg、140mg、210mg、280mg 或安慰剂 SC
抗 IL-22			
ILV-094	PS，RA	Wyeth/Pfizer	Ⅰ期：单次和多次剂量渐增的 SC 和静脉给药或安慰剂，于第 1、14、28 和 42 天给予
抗 IL-20			
NN8226	PS，RA	Novo Nordisk	Ⅰ/Ⅱa 期：单次和多次渐增剂量 SC 给药，100mg/ml 或安慰剂，于第 1、15、29、43 天单剂量，以及第 1、8、15、22、29、36 和 43 天多剂量

所有信息源于 www. clinicaltrials. gov。

RA，类风湿关节炎；CD，克罗恩病；PsA，银屑病关节炎；PS，银屑病；MS，多发性硬化；BD，白塞病；AS，强直性脊柱炎；SC，皮下；EOW，隔周；IV，静脉内

现每组有不同的临床反应，而不良反应同安慰剂组相同。治疗银屑病的Ⅱ期剂量范围研究正在进行中，将每月一次皮下给药或单次给药与安慰剂组进行对比。一个新的口服小分子复合物（Apilimod/STA-5326）显示其能够在转录水平下调 IL-12 p35 和 IL-12/IL-23 p40，导致这两个细胞因子家族均减少[42]。IL-20、IL-21 和 IL-22 抑制剂也已在自身免疫病的前临床模型中进行了测试，这些抑制剂在临床上是否有应用价值还需进一步探索[43-45]。

IL-12 / IL-23 治疗

FDA 已批准

乌司奴单抗于 2009 年 9 月在美国获批用于中重度斑块型银屑病治疗，在加拿大（2008 年 12 月）和欧洲（2009 年 1 月）也已经上市。乌司奴单抗的安全性和有效性在 4 个Ⅲ期临床试验中进行了评估，其中 3 个安慰剂对照（PHOENIX 1、PHOENIX 2 及 PEARL）[46-48]研究，和一个对照组对照（AC-CEPT）[49]研究。这些研究证实乌司奴对未经治疗的、包括环孢素和甲氨蝶呤在内的免疫抑制剂治疗失败的、光疗失败的或无法使用或耐受其他治疗的银屑病均有效（表 26-4）。布雷奴单抗目前还没有获得批准用于任何适应证，但治疗银屑病的Ⅲ期试验已经完成，一个Ⅱ期临床试验已经发表（表 26-5）[50]。

乌司奴单抗

药理学

药动学

在Ⅰ期试验中，在银屑病患者静脉以及皮下单次渐增给药时，显示线性药动学[51-52]。单次皮下给药有 57.2% 的生物利用度，获得最大血清浓度的平均时间是 7～14 天。在Ⅲ期银屑病研究中，稳态血清浓度在 28 周达到。在 2 个Ⅲ期银屑病试验中，每 12 周给药 90mg 和 45mg，相对应的平均稳态浓度分别是 0.47μg/ml 和 0.21μg/ml。尽管乌司奴单抗代谢途径尚未完全阐明，但治疗银屑病的Ⅰ期研究中静脉和皮下给药半衰期为 21～24 天，多发性硬化Ⅰ期试验中为 20.2～30.9 天。

Ⅲ期银屑病试验的联合分析计算出的半衰期是 21.6 天[53-54]。在这项汇集分析中，评估了药动学变化的作用因子，包括体重、年龄、性别、种族、银屑病

病程和严重程度、酒精摄入、并发疾病、药物和乌司奴单抗抗体的存在。在表观清除率和表观分布容积中影响变化的因子包括体重、糖尿病和乌司奴单抗抗体。最明显的影响因素为体重，体重＜100kg 的患者表观清除率和表观分布容积分别高出 55% 和 37%。这一点强调了在高体重患者为获得相同疗效需调整剂量的重要性。1937 例患者中 62 例（超过 52 周，3.2%）产生了乌司奴单抗抗体，导致这些患者中平均清除率增加 35.5%。

临床应用——乌司奴单抗

有效性

早期临床研究表明静脉和皮下给予乌司奴单抗有效[51-52]。首次在人的、静脉给药的、非随机开放性试验中，18 例患者中的 12 例（67%）在给药后 8～16 周之间达到银屑病面积和严重度指数（PASI）至少 75% 的缓解[51]。一项在 320 例中重度斑块型银屑病患者中进行的双盲安慰剂对照Ⅱ期试验进一步检验了乌司奴单抗的作用，表明生活质量评分在治疗开始的 2 周内就有明显改善[55]。接受治疗患者中，23%（一次 45mg 给药）、30%（一次 90mg 给药）、44%（每周 4 次给药 45mg）和 52%（每周 4 次给药 90mg）达到显著的 PASI 90 评分，而安慰剂组仅有 2%。

对乌司奴单抗的长期有效性和安全性评估到目前为止已经在 3 个主要的以安慰剂为对照的Ⅲ期试验中进行[46-48]。早期的Ⅲ期试验设计（PHOENIX 1 和 PHOENIX 2）是复杂的，包括 3 个阶段：①随机分配，患者给予安慰剂或药物；②交换，最初给予安慰剂的患者换成治疗药物；③再次随机，反应者（PHOENIX 1）重新随机给予药物或安慰剂治疗，或者部分反应者（PHOENIX 2）随机给予增强剂量（每 8 周）或持续治疗（每 12 周）。最近的 PEARL 研究，患者也被随机分配入治疗组和安慰剂组，然后交换，但是没有再次随机。所有的研究中，在第 12 周，乌司奴单抗治疗组的患者均比安慰剂组获得更明显疗效。

在 PHOENIX 1 中，在所有积极治疗阶段（安慰剂对照以后的部分）都观察到了有效性的增加，2 个剂量组均在第 24 周观察到了最大效果（45mg 和 90mg 组分别有 76.1% 和 85.0% 获得了 PASI 75）。在第 12 周安慰剂交换成乌司奴单抗后出现了相似的 PASI 值。在两个乌司奴单抗组，均有超过 90% 的患者达到 PASI 50，以及约半数患者在第 28 周 PASI 至少达到 90。最大的反应出现在那些开始分配到安慰剂组后来随机到 90mg 乌司奴单抗组的患者，而且这些反应维持到第 40 周。在第 40 周再次随机到治疗组或安慰剂组的

表 26-4　乌司奴单抗治疗银屑病的临床试验

研究题目	患者数（例）	研究剂量	主要结果	结论
一种人类 IL-12/ IL-23 单克隆抗体乌司奴单抗在银屑病患者中的有效性和安全性，一个 76 周随机双盲安慰剂对照试验（PHOENIX 1）	766	1.45mg 或 90mg SC，在第 0 周和第 4 周，以后每 12 周一次。 2. 安慰剂 SC 在第 0 周和第 4 周，然后在第 12 周交换到给药组	67.1% 在 45mg 组的患者和 66.4% 在 90mg 组的患者在第 12 周达到 PASI 75，而安慰剂组为 3.1%	乌司奴单抗治疗中重度银屑病有效，每 12 周给药在多数患者至少 1 年内维持有效
一种人 IL-12/IL-23 单克隆抗体乌司奴单抗在银屑病患者中的有效性和安全性，52 周随机双盲安慰剂对照试验（PHOENIX 2）	1230	1. 45mg 或 90mg SC，在第 0 周和第 4 周，以后每 12 周一次。 2. 安慰剂 SC 在第 0 周和第 4 周，以后每 12 周一次 3. 部分反应者（即患者较基线改善≥PASI 50，但＜PASI 75 者在第 28 周重新随机分组继续每 12 周给药或增加为每 8 周给药	66.7% 的 45mg 组患者及 75.7% 在 90mg 组患者在第 12 周达到 PASI 75，而安慰剂组为 3.7%。 那些在第 28 周重新随机分组的患者，接受每 8 周 90mg 组中有 68.8% 在第 52 周达到 PASI 75，而继续原剂量每 12 周给药组为 33.3%	尽管乌司奴单抗每 12 周给药治疗对大多数中重度银屑病患者有效，但对初始方案部分有效者增加为每 8 周一次 90mg 以促进更完全的疗效可能是必要的
乌司奴单抗和依那西普在治疗中重度银屑病中的比较	903	1.45mg 或 90mgSC，第 0 周和第 4 周 2. 依那西普 50mgSC，BIW 共 12 周	在第 12 周，乌司奴治疗者 67.5% 的 45mg 组和 73.8% 的 90mg 组达到 PASI 75，而依那西普组为有 56.8%。 在第 12 周是乌司奴治疗中 65.1% 的 45mg 组和 70.6% 的 90mg 组获得 PGA 0/1。而依那西普仅有 49.0%。 对依那西普无反应的患者换成乌司奴单抗后 12 周内达到 PASI 75 的占 48.9%	银屑病患者 12 周疗程中，乌司奴单抗在 45mg 和 90mg 的有效性优于高剂量的依那西普
乌司奴单抗治疗中重度银屑病的有效性和安全性：一项在台湾和韩国进行的Ⅲ期随机安慰剂对照试验（PEARL）	121	1.45mgSC，在第 0、4 和 16 周，在第 12 周给予安慰剂维持疗法。 2. 安慰剂 SC，在第 0 周和第 4 周，在第 12 周和第 16 周换成 45mg	在第 12 周 67.2% 的 45mg 组以及 5.0% 的安慰剂组达到 PASI 75。 在第 12 周，70.5% 的 45mg 组和 8.3% 在安慰剂组达到 PGA 0/1	乌司奴单抗 45mg SC 治疗在台湾和韩国的中重度银屑病患者中提供令人满意的效益/风险比。有效性和安全性与全球Ⅲ期研究结果一致

SC，皮下注射；IV，静脉注射；PGA，全球医生评分；BIW，每周 2 次；PASI，银屑病面积和严重度指数

患者中，PASI 75 的维持时间（即失去 PASI 75 的时间）在接受继续治疗的患者好于停止治疗者。PASI 在第 76 周时维持组是稳定的，而停止组在第 44 周 PASI 即有进行性下降（撤药后 16 周），第 52 周后出现加速恶化。撤药后失去 PASI 75 的平均时间约为 15 周，无银屑病反弹的报告。改善从第 40 周的 96% 下降到第 64 周的 40%（约 56% 失效）。重新给药（195 例患者）后，85.6% 患者在 12 周内重新获得 PASI 75。

在 PHOENIX 2 中，接受 45mg 乌司奴单抗者中近 2/3（66.7%）患者在第 12 周时达到 PASI 75，而接受 90mg 者为 3/4（75.7%），安慰剂为 3.7%。疗效在第 2 周时就可观察到（以 PASI 50 衡量），在第 4 周时最明显（以 PASI 75 衡量）。有趣的是，在第 12 周时仅有几个未反应者（＜PASI 50）：在接受 45mg 乌司奴单抗者为 16.4%，90mg 者为 10.7%，安慰剂者为 90%。在第 28 周反应为 PASI 75 的患者继续接受每 12 周一次药物治疗到第 52 周，所有的临床反应都持续到第 52 周。在第 52 周，PASI 由基线水平改善的平均比例 45mg 组是 95.3%，90mg 组是 95.6%。

在第 28 周治疗部分有效者在接受 45mg 乌司奴单抗的患者为 22.7%，90mg 组为 15.8%。这些患者多体重较高、PGA 银屑病更明显或严重、更易发生银屑病关节炎，病程也更长。这些患者大多数使用过传统

表 26-5　布雷奴单抗在银屑病的临床试验

研究题目	患者数（例）	研究剂量	初步结果	结论
一个全人 IL-12/ IL-23 单克隆抗体——ABT-874 治疗中重度慢性斑块型银屑病的有效性和安全性的随机安慰剂对照 II 期临床试验结果	180	1. 200mg SC，第 0 周单次给药 2. 100mg SC，隔周一次，共 12 周 3. 200mg SC，每周一次，共 4 周 4. 200mg，隔周一次，共 12 周 5. 200mg，每周一次，共 12 周 6. 安慰剂	达到 PASI 75 者，在接受单次剂量的患者有 63%，所有的 ABT-874 治疗组至少 90% 患者，而安慰剂组仅仅 3%	ABT-874 治疗银屑病高度有效，耐受性很好。需要长期研究证实这些发现
在中重度银屑病患者中 ABT-874 与依那西普、安慰剂的有效性和安全性对比	347	1. 依那西普 50mg SC，BIW 12 周 2. 第 0 周和第 4 周 200mg ABT-874 SC，然后第 8 周 100mg SC 3. 安慰剂	达到 PASI 75 者：在接受 ABT-874 的患者有 81.9%，依那西普组为 56.0%，安慰剂组 7.4% 达到 PGA 0/1 者：在 ABT-874 组为 71.0%，依那西普组 39.7%，安慰剂组 2.9%	在中重度银屑病患者 12 周的治疗后，PGA 0/1 和 PASI 75 结果显示 ABT-874 优于安慰剂和依那西普。研究中没有死亡或 MACE 发生，严重感染和恶性肿瘤患者的比例未见组间差别
III 期随机对照试验结果，在中重度慢性斑块型银屑病患者中 ABT-847 与依那西普、安慰剂的有效性及安全性对比	350	1. 依那西普 50mg SC，BIW 12 周 2. 在第 0 周和第 4 周 200mg ABT-874 SC，然后第 8 周 100mg SC 3. 安慰剂	达到 PASI 75 者：在 ABT-874 组为 80.6%，依那西普组为 39.6%，安慰剂组 6.9% 达到 PGA 0/1 者，ABT-874 组 72.7%，依那西普组 29.5%，安慰剂组 4.2%	在 12 周的治疗中，PGA 0/1 和 PASI 75 评分显示 ABT-874 优于安慰剂和依那西普。在这个研究人群中，治疗组没有死亡及 MACE 的报告，严重感染和恶性肿瘤发生率较低

SC，皮下；PASI，银屑病面积和严重度指数；BIW，每周 2 次；MACE，主要心脏不良事件；PGA，全球医生评分

的系统性药物，且较治疗效果好的患者在使用传统系统性药物或生物制剂时也更容易失败。这些患者中出现抗乌司奴单抗中和抗体的比例更高（12.7%），而在疗效达到 PASI 75 者该比例为 2%，在第 28 周他们出现乌司奴单抗低血清浓度的可能性比疗效好的患者更大（2～3 倍）（90mg 乌司奴单抗治疗的 PASI 75 反应者中是 0.72μg/ml，45mg 的是 0.39μg/ml，而部分有效者是 0.14μg/ml）。在剂量从每 12 周 90mg 增加到每 8 周 90mg 的患者中，少数部分有效者有明显改善，使得第 52 周时 PASI 75 的反应率翻了一番（68.8% vs. 33.3%），而在每 12 周 45mg 升高到每 8 周 45mg 者中未见该反应率的改善。整体来说，在第 28 周给予部分有效者每 8 周 90mg 剂量较两种频率的 45mg 剂量和（或）每 12 周 90mg 反应更好。

问题 26-5 综上，PHOENIX 1 和 PHOENIX 2 以及 PEARL 研究都显示乌司奴单抗在中重度银屑病能快速明显起效（通过 PASI、PGA 和生活质量评分检验），包括在那些之前生物治疗或传统性系统治疗失败的患者。临床效果在 2 周时明显显现，最大有效率发生在大约 6 个月后。并且，发现一部分特殊的出现部分疗效的患者可能为一组有独特特征的人群：①较大的体重；②长期银屑病病史；③银屑病关节炎；④对其他生物制剂更加抵抗。

不良反应

临床试验资料——乌司奴单抗

对乌司奴单抗的安全性和耐受性几年来在有限人数的临床试验患者中进行了研究，而长期的安全性、有效性和耐受性还待确认。多数的答案将来源于上市后的研究和医生们的临床经验。我们目前的有关乌司奴单抗用于银屑病的安全性的认识是从 2266 例治疗了 18 个月（2251 患者年）的患者得出的[56]。临床试验中的不良反应相对较轻，主要事件包括对轻度感染（如鼻咽炎及上呼吸道感染）的易感性。在 12 周的治疗中，使用乌司奴单抗治疗的患者感染率并不高于安慰剂治疗者。12 周中严重不良反应发生率在治疗组（1.5%）和安慰剂组（1.4%）无差异。严重感染的发生率在 45mg 和 90mg 组（每 100 患者年的随访）分别

为 1.2 和 1.7。非黑色素瘤性皮肤癌之外的恶性肿瘤的发病率在治疗组较低（分别为每 100 患者年 0.25 和 0.57）。随访的 18 个月中，严重的感染（每 100 患者年的随访为 1.1）及非黑色素瘤性皮肤癌（随访每 100 患者年为 0.36）在乌司奴单抗组保持了较低的发生率。Ⅲ期研究随访超过 18 个月，发现在乌司奴单抗治疗的患者中抗乌司奴单抗抗体的发生率低（5.4%），注射部位局部反应发生率也较低（45mg，1.0%；90mg，1.3%）。

在Ⅲ期研究中未出现因不良反应而中断治疗者，而在实际的临床实践中医生可能会因患者出现复发的或中重度不良反应而选择维持剂量不变或短时间暂停治疗。在所有乌司奴单抗治疗研究中，严重感染、心血管事件、注射部位反应以及恶性肿瘤的发生率均低，患者对该药物的耐受度很好。乌司奴单抗治疗组中出现的严重不良反应包括 2 例患者因感染而住院、2 例心肌梗死、1 例脑血管意外、2 例患者诊断为非黑色素瘤性皮肤癌及 1 例前列腺癌。有趣的是，高剂量乌司奴单抗组没有显示增加感染概率。在安慰剂组，有 2 例严重不良反应报道：1 例基底细胞癌和 1 例严重银屑病加重需要住院治疗。

问题 26-6 乌司奴单抗Ⅱ期试验中一个令人担忧的问题是，在第一个 12 周中主要心脏不良事件（MACE）的发生不平衡。在乌司奴单抗治疗对象中，有 3 例 MACE，而安慰剂组没有。这个发现促使研究者在Ⅱ期和Ⅲ期试验中密切检查可能发生的心脏不良事件[57]。发现进入银屑病临床试验的患者有心血管危险因素的比例较高，如肥胖、吸烟、高血压和糖尿病，这与之前的报道一致[58-61]。问题 26-7 最近的一项荟萃分析对关于治疗慢性斑块型银屑病的抗 IL-12/IL-23 药物（乌司奴单抗和布雷奴单抗）和抗 TNF-α 药物（阿达木单抗、依那西普及英利昔单抗）的研究中的心血管相关结果进行了比较分析[62]。主要结果为 MACE，其定义为接受至少一次研究用药或安慰剂治疗的患者在安慰剂对照试验期间发生心肌梗死、脑血管意外或心血管意外引起死亡的事件的总和。在抗 IL-12/IL-23 制剂研究的安慰剂对照阶段，3179 例患者中有 10 例经历了 MACE，相比之下，接受安慰剂的 1474 例者中为 0（Mantel-Haenszel 风险区别，0.012 事件/每人年；95% CI，$-0.001 \sim 0.026$，$P=0.12$）。抗 TNF-α 试验中，3858 例患者中仅有 1 例经历了 MACE，而 1812 例安慰剂使用者中为 1 例（Mantel-Haenszel 风险区别，-0.0005 事件/每人年；95%CI，$-0.010 \sim 0.009$，$P=0.94$）。总体上，在接受抗 IL-12/IL-23 抗体以及抗 TNF-α 抗体治疗的患者

中 MACE 未发现明显不同。因而，最近有关布雷奴单抗的批准申请被撤销的担心可能有些过早。不管怎样，未来可能在药品说明书中会特别强调抗 IL-12/IL-23 治疗的早期（如第一个 12 周）MACE 事件可能增加，尽管有证据表明这并不是药物本身所造成的。到目前为止，这一风险似与疾病的状态（如疾病的炎症程度）和（或）患者的人群特征（如有易诱发心血管事件的其他并发症）有关。

生物治疗安全性的免疫学理解

对用于治疗的特定细胞因子的安全性的了解来源于其他疾病或先天性缺陷。问题 26-8 有发现高 IgE 综合征的患者存在 Th17 细胞（能产生 IL-17 和 IL-22 的细胞）缺陷，而不是 Th1 细胞（能产生 IFN-γ）。这些患者易患慢性金黄色葡萄球菌性脓肿、慢性念珠菌病及肺部感染[39-40,63]。IL-12 和 Th1 细胞在抗感染中是重要的，p40 或 IL-12 受体亚单位、IL-12Rβ1 存在缺陷者容易发生分枝杆菌和沙门菌等的细胞内感染[64-65]。在一位患有卡介苗和沙门菌感染的儿童，发现在其 IL-12 p40 亚单位基因上存在大的纯合子缺失，通过活化树突状细胞和巨噬细胞阻止功能性 IL-12p70 细胞因子的表达。结果淋巴细胞产生 INF-γ 明显减少。这是第一个发现的由于细胞因子基因缺陷导致的人类疾病，表明 IL-12 是必不可少的、可能也是特异的对细胞内细菌感染（如分枝杆菌和沙门菌）的保护性免疫[66]。已知对分枝杆菌有基因易感性的患者也更容易出现不典型沙门菌感染。有意思的是现在越来越清楚 IL-12/IL-23 信号转导缺陷在感染易感性中起重要作用，特别是那些与 IL-12 p40 信号相关的感染[67]。这个缺陷主要导致低致病性分枝杆菌和非伤寒沙门菌感染，而其他感染并没有明显增加[68]。一项对 154 例患者的回顾研究发现，在 IL-12/IL-23 缺陷患者中侵袭性沙门菌感染和分枝杆菌病分别为 44% 和 77%[69]。沙门菌感染通常较顽固，细菌可由肠道以外的身体部位分离出来。抗沙门菌的免疫不依赖于 IFN-γ 和 TNF-α，但更多依赖于 IL-12/IL-23 信号转导。作者因此得出结论，细胞因子 IL-12 和 IL-23 是人类抗某些感染的关键免疫介质（主要是沙门菌和分枝杆菌），而且只有部分不依赖 IFN-γ 路径。

问题 26-9 筛查中诊断为潜伏结核的患者如果经过正规的抗结核治疗且能够除外活动结核，可以进入乌司奴单抗试验。到目前为止，在接受抗 IL-12/IL-23 抗体治疗的患者中未出现结核、不典型分枝杆菌或沙门菌感染。尽管如此，同其他生物治疗一样，对有结核病史或者潜伏疾病的患者应当密切监测，

每年进行结核病皮肤试验、IFN-γ 释放分析和（或）胸部 X 线检查，适当的时候请呼吸科会诊[70-71]。还有，在 IL-12/IL-23 治疗前，对有活动性或潜伏结核的患者应当进行正规抗结核治疗，因为结核感染的风险与治疗所针对的促炎症细胞因子的关系尚未完全阐明。

其次，抗 IL-12/IL-23 治疗在恶性肿瘤发生中的作用还不清楚，是未来讨论的重点问题。有一些证据表明 IL-12 有抗肿瘤活性，在小鼠中系统给予 IL-12 导致致癌作用降低[72-73]，而 IL-23 和 IL-17 有利于肿瘤生长[12]。

最后，尽管乌司奴单抗对抑制多发性硬化的复发-缓解没有帮助，但值得注意的是它没有导致新的神经系统不良事件。这与抗 TNF 治疗相反，抗 TNF 治疗与中枢神经系统脱髓鞘病的发生或加重有关（有些出现精神状态改变，有些与永久性残疾相关），如横贯性脊髓炎、视神经炎及多发性硬化，也有一些抽搐性疾病的新发与加重。需要重点说明的是，尚无统计学数据表明 TNF 抑制剂可造成这些神经系统不良反应的明显增加。

布雷奴单抗

药理学

药动学

关于 ABT-847 有 2 个在健康志愿者中进行的 I 期试验，评价耐受性、安全性和药动学[74-75]。一项双盲随机安慰剂对照交叉研究在 64 名健康男性中使用静脉以及皮下给药，对 4 种不同的剂量进行了评价，研究者的结论是在给药剂量和最大血清浓度之间呈现线性正相关[74]。单次静脉给药 1.0～5.0mg/kg 时，半衰期为 8～10 天。

临床应用——布雷奴单抗

有效性

一项 12 周的 II 期随机双盲安慰剂对照试验对 180 例接受布雷奴单抗治疗的银屑病患者进行了评估，证实了它的高效性和很好的耐受性[50]。近 3/4 患者是男性（74.4%），92.2% 是白人，28.9% 有银屑病关节炎病史。在第 12 周，接受单次 200mg 注射的患者中有 63% PASI 比基线改善 75%。而其他除安慰剂之外的治疗组，在第 12 周至少有 90% 的患者获得了 PASI 75，安慰剂组仅为 3%。

12 周治疗后，停止所有药物，进入 12 周的观察期以及随后 24 周的盲法再次延续治疗阶段。在第 12 周达到≥PASI 75 疗效终点的患者监测失去疗效的时间，定义是 PASI 下降至＜50%。接受多次给药的患者中超过 90% 在 12 周时至少达到了 PASI 75，且超过 85% 在第 24 周时仍能维持至少 PASI 50。不论何时患者病情加重到 PASI＜50，即接受再次治疗，剂量同第一次随机剂量，但安慰剂组患者除外，他们接受隔周一次 200mg 的治疗。原始入组的 180 例患者中，130 例（1 例安慰剂）进入到再次治疗期，58 例（均为布雷奴单抗）进行了再次治疗。所有组别的患者中大多数（63.8%）在再次治疗后可再次达到 PASI 75，这在每周给药 200mg 治疗组最高（83.3%），单次给药 200mg 组最低（36.4%）。失去 PASI 75 的平均时间从 57 天（第 12 周后，单次 200mg）到 184 天（12 周后，每周给药 200mg）。有趣的是，再次治疗后，重新达到 PASI 75 的时间在所有治疗组中相似（最低，隔周 200mg 治疗组 30 天；最高，200mg 单次治疗组 62 天）。总体来说，这个研究证实中重度慢性斑块型银屑病患者使用布雷奴单抗治疗在统计学和临床表现上明显受益，且耐受性普遍良好。

一项对比两个剂量的布雷奴单抗与安慰剂在治疗中重度慢性斑块型银屑病中的安全性和有效性的 III 期临床试验于近期完成[76]，还有一项进行中的长期开放性连续试验，由于治疗组 MACE 事件上升而于近日中断[77]。最近报道至少有 2 项 III 期研究比较了布雷奴单抗与依那西普和安慰剂，结果显示按照试验中的方案给药 12 周时布雷奴单抗的有效性较安慰剂和依那西普均高[78-79]。另一个比较布雷奴单抗与甲氨蝶呤的试验也已完成，但尚未发表[80]。

不良反应

临床试验资料——布雷奴单抗

在 II 期银屑病临床试验时，在第一个 12 周的治疗中，接受任何剂量研究药物的患者比接受安慰剂的患者有更多的可能出现被认为是与药物相关的不良反应（36% vs. 10%）。最常见不良反应是注射部位反应（17%）、鼻咽炎（12%）、上呼吸道感染（11%）和头痛（7%）。感染性不良反应比安慰剂常见（34.7% vs. 23.3%），但均不似与药物相关，也不严重。没有死亡或机会性感染的报道，但报有 2 例患者在研究期间发生恶性肿瘤。1 例安慰剂组患者被诊断为卵巢癌，1 例布雷奴单抗治疗患者（200mg×4）被诊断为皮肤鳞状细胞癌。同安慰剂组对比，治疗组没有血液学和基本生命体征的明显改变。未发现有心血管或血液系统合并症。

Ⅱ期试验观察了 48 周。12 周后没有恶性肿瘤的报告，但是，在 36 周的观察/再治疗研究阶段，注射部位反应（19.3%）和感染的发生（41.3%）仍为常见的不良反应（布雷奴单抗组）。开放性长期Ⅲ期试验目前被叫停，因为在治疗组 MACE 事件有增加。但同上所述，一项对包括有关布雷奴单抗的研究的随机对照研究的荟萃分析显示，与安慰剂组对比，抗 IL-12/IL-23 药物或抗 TNF-α 治疗中 MACE 率未见明显不同[62]。进一步的研究会有助于阐明布雷奴单抗在银屑病及其他适应证治疗中的安全性及有效性。

白介素治疗的考虑

剂量方案

较低频率的给药、易于使用以及带来的长期缓解使得这些新的单克隆抗体成为方便而经济的治疗方法。PHOENIX 研究发现，乌司奴单抗连续 2 次皮下注射之后每 12 周一次注射，无论任何剂量，均可使 3/4 的患者取得 PASI 75 的疗效。如此低频率治疗所带来的便利可能改善银屑病患者的依从性，这些患者过去的治疗依从性及患者满意度普遍较差。对于乌司奴单抗，其治疗有效性受体重影响，而 100kg 体重被作为界定剂量反应的指标[81-82]。在两个 PHOENIX 研究中，均发现体重是影响系统性乌司奴单抗治疗患者间变异的明显因素，且是大体重患者中低剂量比高剂量治疗有效性降低的原因。幸运的是，基于体重的剂量对安全性无影响。因此，在倾向于肥胖的银屑病患者中，乌司奴单抗比其他固定剂量的生物制剂可能提供更好的疗效，后者的药效可能因较高的体重而下降。最高 90mg 每 8 周一次的乌司奴单抗的灵活给药方案可能使存在治疗耐受的小部分患者受益，而最大限度地减少药物在整个人群中不必要的使用。

有几个问题仍待解决。乌司奴单抗和布雷奴单抗都很令人满意，其均有的较长的半衰期使得患者依从性增加和低频率给药成为可能，有效性和安全性也有所增加，随时间推移治疗花费可能也会降低，但这一优势也会带给患者不利之处，如感染或其他需要中断治疗的情况，这时候一个半衰期较短的药物可能更适合患者。因此，医生应平衡疗效及毒性反应风险，治疗需要针对每例患者个体化。这些药物的目标人群需要进一步界定，其他系统性和（或）生物制剂治疗无效或不能耐受的顽固性银屑病患者无疑会从这些新的治疗中获益。

生活质量问题

到目前为止，临床试验中的患者获得了明显的皮肤疾病和症状的改善、一定的受累关节的改善、生活质量和健康评定残疾评分的持续改善以及焦虑和抑郁症状的改善[83-85]。

不良反应总结——白介素抑制剂

感染和恶性肿瘤

正如前面所讨论的，在使用 IL-12/IL-23 抑制剂治疗银屑病之前，要考虑该治疗有感染的风险，已发现有 IL-12 缺陷（IL-12p40 亚单位或 IL-12R）的人类和转基因小鼠对细胞内病原体的易感性增加，包括结核病、弓形虫病和利什曼病，另外还可能发生损毁性的迟发型高敏反应[86]。但这些担心的临床显著性并未得到临床试验的证实。问题是目前还缺乏长期观察的研究来判定在临床试验中未见到的不良反应。其他生物制剂引发 PML 的报告再次提醒我们，不懈的、不同于有组织的临床试验的、现实条件下的上市后监督是非常重要的。

生物制剂相关的恶性肿瘤发生的风险还不清楚，而大多数有关药物风险的研究发现 TNF-α 抑制剂可能造成癌症风险轻度增高，包括非黑色素瘤性皮肤癌以及血液系统恶性肿瘤。但大多数数据来源于类风湿关节炎患者的治疗，后者是一种系统性炎症性疾病，本身比银屑病的致癌风险高。对 IL-12/IL-23 途径的抑制在鼠模型中发现有致癌作用[66]，而类似的模型显示 IL-12 参与肿瘤转移的自然预防及抗肿瘤的保护性免疫[87]。从灵长类动物模型得到的前临床数据中，在给予较人类使用浓度大 100 倍以上的抗 IL-12/IL-23 药物治疗长达 6 个月后，未发现存在肿瘤前或肿瘤性改变的证据[88-89]。到目前为止，在以安慰剂为对照的乌司奴单抗的临床试验中，实体肿瘤和非黑色素瘤性皮肤癌的发病率在所有队列中相当。布雷奴单抗的相关数据尚待发表。

抗体形成和有效性

问题 26-10 针对这些药物的抗体产生的可能性令人关注，因为英利昔单抗抗体的产生与不良反应相关，如注射部位反应和随着时间的疗效丧失。但理论上来源于人的治疗性单克隆抗体比嵌合的治疗性抗体如[英利昔单抗（鼠/人）]免疫原性要小，人抗人抗体的产生仍有可能，且影响疗效。Krueger 等报告乌司奴单抗治疗组有 79%（51/64）的患者发生了不良反应，而安慰剂组为 72%（46/64）[55]。3 例患者（4%）产生了乌司奴单抗抗体。在 PHOENIX 1 试验所报告的不良反应中（2 个治疗组中均为 54% vs. 安慰剂组 48%），接受乌司奴单抗治疗的患者 5.1% 产生了抗药抗体。在 PHOENIX 2 试验中，不良反应在治疗组和安慰剂组基本相同（50％），乌司奴单抗治疗的患者中12％发生了抗药抗体。在炎性肠病及类风湿关节炎中进行的较早的生物制剂治疗试验推荐方案如下：①在治疗开始时多次给药以诱导免疫耐受；②合并使用免疫抑制剂；③系统性给药维持剂量。这些方法用来限制抗药抗体形成和疗效下降的可能。目前，在使用新的人单克隆抗体的患者中需要更多的数据来确证这些发现的重要性。

未来：联合治疗和转换

IL-12／IL-23 抗体与其他生物制剂或传统治疗方法联合可能提供更好的疗效或协同作用，因为我们能够针对免疫系统改变中的不同途径。并且还需要进一步研究，患者在对一种药物不能耐受或未取得临床疗效时，另一种具有相似机制的药物治疗是否有益。一种生物制剂治疗失败或失效时改用另一种生物制剂能否取得与在临床试验中相同的反应。到目前为止，我们最好的选择是基于大量因素的个体化治疗，如有效性和安全性的不同、注射次数、保险能否支付、药物的半衰期及有效期等。

结论

乌司奴单抗和布雷奴单抗是针对 IL-12 和 IL-23

共有的 p40 亚单位的单克隆抗体，已经在银屑病治疗中显示了较高有效性和安全性。最近的证据表明，IL-12／Th1 轴和 IL-23／Th17 轴在银屑病发病中起重要作用。正如这些新的靶向治疗所证实，能够对免疫系统造成完全或部分抑制的药物均会有明显疗效。随着对 T 细胞介导的皮肤病中免疫失调的了解越来越多，选择性阻止致病性免疫途径的靶向治疗可能为严重疾病患者提供先进的治疗方法。生物制剂相对于有较多毒性不良反应的传统药物更加安全有效。长期的效果还需要进一步的临床研究和上市后的监测来指导更加完善的诊疗。

本章使用的英文缩写	
GRO	生长相关癌基因
HACA	人抗嵌合抗体
HBD	人 β 防御素
IL	白介素
MACE	主要心脏不良事件
PASI	银屑病面积和严重度指数
PGA	全球医生评分
PML	进行性多灶性白质脑病
Stat 3	信号转导和转录激活子 3
Th	辅助性 T（细胞）
TNF	肿瘤坏死因子

推荐阅读

Pathogenesis of psoriasis

Sweeney CM, Tobin AM, Kirby B. Innate immunity in the pathogenesis of psoriasis. *Arch Dermatol Res* 2011. [Epub ahead of print]

Gaspari AA. Innate and adaptive immunity and the pathophysiology of psoriasis. *J Am Acad Dermatol* 2006;54(3 Suppl 2):S67–80.

Fitch E, Harper E, Skorcheva I, et al. Pathophysiology of psoriasis: recent advances on IL-23 and Th17 cytokines. *Curr Rheumatol Rep* 2007;9(6):461–7.

Ustekinumab

Croxtall JD. Ustekinumab: a review of its use in the management of moderate to severe plaque psoriasis. *Drugs* 2011 Sep 10;71(13):1733–53. doi: 10.2165/11207530–000000000–00000.

Laws PM, Downs AM, Parslew R, et al. Practical experience of Ustekinumab in the treatment of psoriasis: experience from a multicentre, retrospective case cohort study across the U.K. and Ireland. *Br J Dermatol* 2011 Sep 20. doi: 10.1111/j.1365–2133.2011.10638.x. [Epub ahead of print]

Yeilding N, Szapary P, Brodmerkel C, et al. Development of the IL-12/23 antagonist ustekinumab in psoriasis: past, present, and future perspectives. *Ann N Y Acad Sci* 2011;1222:30–9. doi: 10.1111/j.1749–6632.2011.05963.x. Review.

Briakinumab

Gandhi M, Alwawi E, Gordon KB. Anti-p40 antibodies ustekinumab and briakinumab: blockade of interleukin-12 and interleukin-23 in the treatment of psoriasis. *Semin Cutan Med Surg* 2010;29(1):48–52.

Kimball AB, Gordon KB, Langley RG, et al. ABT-874 Study Investigators. Efficacy and safety of ABT-874, a monoclonal anti-interleukin 12/23 antibody, for the treatment of chronic plaque psoriasis: 36-week observation/retreatment and 60-week open-label extension Phases of a randomized Phase II trial. *J Am Acad Dermatol* 2011;64(2):263–74. Epub 2010 Dec 9.

Kurzeja M, Rudnicka L, Olszewska M. New interleukin-23 pathway inhibitors in dermatology: ustekinumab, briakinumab, and secukinumab. *Am J Clin Dermatol* 2011;12(2):113–25. doi: 10.2165/11538950-000000000-00000.

参考文献

见本书所附光盘。

第 27 章　利妥昔单抗及未来的生物治疗

Craig L. Leonardi，Michael P. Heffernan，Jennifer G. Gill

袁　姗　译　娜仁花　审校

概述

利妥昔单抗

1997 年，利妥昔单抗成为 FDA 批准的治疗癌症的第一个单克隆抗体。作为抗 B 细胞表面抗原 CD20 的消耗性抗体[1]，其首次使用是治疗 CD20＋B 细胞性的非霍奇金淋巴瘤[2]。随后几年，其批准的使用范围扩大至用于 CD20＋慢性淋巴细胞白血病（CLL）及其他治疗无效的类风湿关节炎（RA）的联合治疗中[3]。

问题 27-1 因为利妥昔单抗有效地消耗 CD20＋的正常及恶性 B 细胞，其开始被较多地超适应证使用于治疗 B 细胞介导的自身免疫性及炎症性疾病。尽管在皮肤病治疗上没有关于利妥昔单抗的随机对照试验，病例报告显示其超适应证使用于以下疾病：

1. 大疱性皮肤病——寻常型天疱疮、落叶型天疱疮、副肿瘤性天疱疮、获得性大疱性表皮松解症、大疱性类天疱疮、良性黏膜类天疱疮。

2. 自身免疫性结缔组织病——皮肌炎和皮肤红斑狼疮。

3. 移植物抗宿主病（GVHD）。

4. 血管炎——韦格纳肉芽肿病（WG）、显微镜下多血管炎、冷球蛋白血症型血管炎、Churg-Strauss 综合征（变应性肉芽肿性血管炎）以及过敏性紫癜。

5. 皮肤 B 细胞淋巴瘤。

本章论及利妥昔单抗的药理学和临床应用。除药动学、作用机制、剂量、不良反应之外，本章也将讨论利妥昔单抗大量的皮肤科超适应证使用以及一些初步研究所提示的相关疗效。本章结尾会对目前正在研发的新的相关生物治疗进行简短讨论。

药理学

结构

利妥昔单抗是一个分子量为 145kDa 的人-鼠嵌合单克隆 $IgG_1\kappa$ 抗体，直接对抗 B 细胞表达的 CD20 抗原（表 27-1）。这个嵌合抗体由能识别 CD20 的两个可变的鼠区域、两个人 IgG_1 重链，以及两个人 κ 轻链组

表 27-1　利妥昔单抗一般信息和免疫特性

一般信息					
非专有名	商品名	是否有非专利药	制造商	供应剂型	标准剂量范围
利妥昔单抗	Rituxan	否	Genentech/Biogen Idec	100mg/10ml 或 500mg/50ml，单次使用小瓶	2×1000mg 静脉滴注（间隔 2 周）或 4×375mg/m² 静脉滴注（每周 1 次）
免疫性质					
来源	单克隆抗体对应受体	构成	结合部位	注射部位反应	抗药物抗体
嵌合	单克隆抗体（25% 鼠，75% 人）	IgG₁κ	结合到 B 细胞的 CD20 表面分子	17% 的 RA 患者有输液反应（多为轻度）	不同的发生率（1%～30%）[95,107]

成（彩图 1）[1]。它通过重组 DNA 技术在中国仓鼠卵巢（CHO）细胞中合成。

药动学

问题 27-2 同其他任何靶向单克隆抗体一样，利妥昔单抗的药动学在很大程度上受同型抗体的特征以及其靶的量和位置（这里为 CD20）的影响。传统的 IgG₁ 抗体的循环半衰期一般为最多 21 天[4]，这在利妥昔单抗的半衰期范围内[5]。一般认为其清除主要是通过核吞噬作用而实现。

对接受利妥昔单抗的 2005 例 RA 患者进行的药动学分析，估算清除率为 0.335L/d，分布容积是 3.1L[6]。问题 27-2 平均终末清除半衰期为 18 天。因为患者的 CD20 的量存在很大差异（特别是在肿瘤时），利妥昔单抗半衰期的个体差异巨大。另外，血清中利妥昔单抗的浓度随着重复给药而升高，因为抗原被消耗而越来越少。

问题 27-3 利妥昔单抗一般在开始治疗 2～3 周内导致 B 细胞消耗。B 细胞的消耗平均会保持 6 个月，在治疗后第一年内 B 细胞数量常恢复正常水平。由于浆细胞数量不变，总免疫球蛋白水平不会明显下降。

尽管年龄、体重和性别看起来不影响利妥昔单抗的药动学，但其在儿童/青少年人群及肝肾功能不良成人的情况尚无评估性研究。

作用机制

问题 27-4 利妥昔单抗作用的基本模式是通过消耗 CD20＋B 细胞。CD20 是 B 细胞分化过程中表达的高特异性抗原，其表达始于前 B 细胞，直到成熟及记忆 B 细胞阶段[1,7]。造血干细胞和浆细胞不表达 CD20，因此避免了被消耗。

问题 27-4 利妥昔单抗能通过 3 个已知的机制消耗 B 细胞[8]（彩图 2）：

（1）依赖抗体的细胞毒性机制。在这种情况下，免疫效应器细胞，如 NK 细胞，通过 Fcγ 受体识别利妥昔单抗包被的 B 细胞。一旦与受体结合，NK 细胞分泌细胞毒颗粒，导致受过调理的 B 细胞溶解。

（2）补体介导的细胞溶解。利妥昔单抗与 CD20 的结合激活补体通路，导致攻膜复合物插入到 B 细胞膜，诱导细胞死亡。

（3）信号的抑制及凋亡。尽管涉及 CD20 的信号通路尚未很好地阐明，但利妥昔单抗在一些细胞的结合能够通过诱导 p38MAP 激酶通路而直接导致细胞凋亡[9]。有猜测利妥昔单抗也可能抑制一般由 CD20 诱导产生的促生存及生长信号，这尚需证实。

问题 27-5 尽管 CD20＋B 细胞通过上述机制被消耗，但骨髓的 CD20-浆细胞不受累，继续产生免疫球蛋白。因此利妥昔单抗能导致血液中的致病自身抗体明显下降多少有些令人惊奇。这个异常现象得到了澄清，研究发现保护性抗菌抗体是由骨髓细胞内长寿的 CD20-浆细胞产生，而自身反应性抗体主要是由外周血中短寿的 CD20＋浆细胞产生[10]。对这一区别的探索可能可以使得利妥昔单抗在限制自身免疫的同时保留长远的宿主防御机制。

除了循环中自身抗体下降，利妥昔单抗对 B 细胞的消耗也导致免疫系统一些继发效应，特别是在 T 细胞群。研究发现 CD4＋T 细胞的协同刺激因子下降、记忆 T 细胞数量下降[11]，及调节性 T 细胞数量增加[12]。这些资料表明利妥昔单抗可能具有延展到 B 细胞之外的细胞群的免疫调节作用。这些继发的效应对疾病缓解及感染易感性的影响需要进一步研究来确证。

临床应用

PDA 批准的适应证（框 27-1）

问题 27-6 FDA 批准利妥昔单抗用于非霍奇金淋巴瘤（NHL）、慢性淋巴细胞白血病（CLL）和顽固性 RA 的治疗。

皮肤科超适应证使用

尽管关于利妥昔单抗的主要研究都是在 NHL、CLL

FDA 批准的非皮肤科适应证

非霍奇金 B 细胞淋巴瘤 CD20＋
慢性淋巴细胞白血病 CD20＋
类风湿关节炎

皮肤科超适应证使用

大疱性皮肤病

寻常型天疱疮和落叶型天疱疮[14-42]

副肿瘤性天疱疮[33-42]

获得性大疱性表皮松解症[43-48]

大疱性类天疱疮[31,49-52]

黏膜类天疱疮[53-55]

自身免疫性结缔组织病

皮肌炎[56-57]

皮肤红斑狼疮[58-59]

移植物抗宿主病

慢性[60-67]

急性[68]

血管炎

韦格纳肉芽肿病和显微镜下多血管炎[73-87]

冷球蛋白血症型血管炎[88]

Churg-Strauss 综合征[89-91]

过敏性紫癜[92]

皮肤淋巴瘤

皮肤原发 B 细胞淋巴瘤[93]

禁忌证

绝对禁忌证

已知对鼠蛋白或利妥昔单抗过敏

相对禁忌证

高血压、支气管痉挛、血管性水肿病史

妊娠期处方风险分级——B 级

和 RA 中所做，但在一些皮肤科的病例报告中也有评估（表 27-2）[13]。问题 27-7 尽管利妥昔单抗在很多病例中获得成功，但会发生感染合并症。因为这些特殊患者人群中不良反应的发生率及性质尚待更好的理解，对使用利妥昔单抗的患者应当密切监测。

寻常型天疱疮、落叶型天疱疮和副肿瘤性天疱疮

利妥昔单抗已经成功治疗超过 120 例其他治疗无效的寻常型天疱疮（PV）和落叶型天疱疮[14-32]。这些患者的临床改善通常与 PV 自身抗体水平降低相关[14-17]，表明 PV 自身抗体主要由对利妥昔单抗敏感的 CD20＋B 细胞产生。但是，至少 2 例患者尽管 PV 抗体滴度持续未降，也显示了临床缓解[18-19]。类似的现象在利妥昔单抗治疗的系统性红斑狼疮（SLE）患者中也有描述，利妥昔单抗可能也通过干扰非抗体依赖性 B 细胞功能而起作用，例如对 B 细胞依赖性 T 细胞活化的抑制。

利妥昔单抗治疗副肿瘤性天疱疮（PNP）的临床报告大相径庭[33-42]。有些报告报道了口腔和皮肤损害改善[33-36]，另一些报告认为疗效甚微，特别是在黏膜损害[37-42]。

获得性大疱性表皮松解症

报道中有 7 例顽固性获得性大疱性表皮松解症（EBA）患者使用了利妥昔单抗治疗[43-48]，其中 6 例完全或部分缓解（1 例在首次治疗后 1 周死于假单胞菌

表 27-2　利妥昔单抗在皮肤科超适应证使用中的疗效 问题 27-7

疾病	完全缓解（例）	临床缓解（例）	部分反应（例）	没有改善（例）	其他（例）	参考文献
寻常型天疱疮（PV）	41/103（40％）	38/103（37％）	21/103（21％）	3/103（3％）	14/103（14％）：经历过的不良反应多数是感染13：复发	32
落叶型天疱疮	8/20（40％）	9/20（45％）	2/20（10％）	1/20（5％）	1/20（5％）：细菌性败血症18％：复发	32
副肿瘤性天疱疮	1/13（8％）	2/13（15％）	7/13（54％）	3/13（23％）	3/13（18％）：严重的/致命的感染	32
获得性大疱性表皮松解症（EBA）	3/7（43％）	1/7（14％）	2/7（29％）	—	1/7（14％）：第 1 次输液后 1 周死于假单胞菌感染引起的肺炎	43-48
大疱性类天疱疮	—	6/8（75％）	1/8（25％）	—	1/8（13％）：治疗 6 周后死于院内感染性细菌性肺炎	31，49-52
黏膜类天疱疮	1/3（33％）	2/3（66％）	—	—		53-55
皮肌炎	—	—	10/15（66％）	5/15（33％）	结果因疾病严重程度和剂量而不同	56-57

续表

疾病	完全缓解（例）	临床缓解（例）	部分反应（例）	没有改善（例）	其他（例）	参考文献
皮肤红斑狼疮	—	1/2（50%）	1/2（50%）		1/2（50%）：复发，需要利妥昔单抗维持治疗	58-59
急性 GVHD	3/3	—	—	—	1/3：发生了慢性 GVHD 和治疗 102 天后死于败血症	68
慢性 GVHD	罕见		43%～80%	20%～57%	GVHD 的皮肤和肌肉骨骼表现比黏膜和肝病对利妥昔单抗反应好	60-67
血管炎（AAV）	49/65（75%）	—	15/65（23%）	1/65（2%）	其他针对肉芽肿疾病的研究显示疗效不佳，经常复发[78,87]	86

感染引起的肺炎）[48]。给药后 9 周到 5 个月之间显现临床疗效，可见到针对 Ⅶ 型胶原的 IgG 免疫印迹反应下降[44]。

大疱性类天疱疮

有 8 项使用利妥昔单抗治疗大疱性类天疱疮（BP）的病例报告[31,49-52]。其中 6 例临床缓解，1 例部分有效，1 例在给药后 6 周死于院内感染性细菌性肺炎。同 PV 和 EBA 一样，大量患者在治疗后自身抗体浓度较低甚至检测不到。

良性黏膜类天疱疮

有 3 例顽固性黏膜类天疱疮使用利妥昔单抗治疗成功[53-55]。1 例在 6 个月内停止了口服激素治疗[53]，另一例维持低剂量的泼尼松或泼尼松龙（10mg/d）[55]。

皮肌炎

有 2 项预备试验对利妥昔单抗联合标准免疫抑制剂接受治疗的患者均有皮肤和肌肉病变的显著改善[56]，但另一项研究发现 8 例中仅 3 例有肌肉功能改善，皮肤损害无改善[57]。疾病严重程度及治疗剂量的不同可能是造成这一差异的解释，利妥昔单抗在皮肌炎治疗中的有效性需要进一步研究。

皮肤红斑狼疮

有 2 例顽固性亚急性皮肤红斑狼疮使用了利妥昔单抗治疗[58-59]。1 例患者有效但复发，需要再使用利妥昔单抗维持治疗以获得疗效[58]。另一例患者部分有效，病情控制良好，逐渐停用了口服皮质类固醇治疗[59]。

移植物抗宿主病（急性和慢性）

利妥昔单抗曾作为辅助药物治疗慢性移植物抗宿主病（GVHD）[60-67]。尽管少见完全缓解，但是部分有效常见，占接受治疗者的 43%～80%。利妥昔单抗对 GVHD 皮肤及骨骼肌肉病变的疗效好于其对黏膜及肝病的疗效。

利妥昔单抗在治疗急性 GVHD 上也显示了希望，

到目前为止有 3 项病例报告[68]。而且，含有利妥昔单抗的围移植期预处理方案对预防急性 GVHD 的发生是有帮助的[63,69-72]。这些发现表明 B 细胞在 GVHD 中的作用比之前以为的要更重要。

血管炎

数项试验及多中心研究对利妥昔单抗在抗中性粒细胞胞质抗体相关血管炎（AAV）（韦格纳肉芽肿病和显微镜下多血管炎）的治疗作用进行了评估[73-87]。总体上，对以血管炎为主的患者利妥昔单抗有很好的疗效，但以肉芽肿为主的患者未获得缓解。

除抗中性粒细胞胞质抗体（ANCA）相关血管炎之外，病例报告还显示利妥昔单抗能有效治疗冷球蛋白血症型血管炎[88]、Churg-Strauss 综合征[89-91]和过敏性紫癜[92]。

原发性皮肤 B 细胞淋巴瘤

由于利妥昔单抗在治疗结节性 B 细胞淋巴瘤上的成功，其应用扩展至原发性皮肤 B 细胞淋巴瘤（PCBCL）的治疗[93]。报道约有 60 例病例使用了系统性利妥昔单抗治疗，多数有效。这些病例包括了各种组织亚型，包括原发性皮肤边缘区淋巴瘤（PCMZL）、原发性皮肤毛囊中心淋巴瘤（PCFCL）、原发皮肤弥漫性大 B 细胞淋巴瘤（腿型）（PCLBCL-LT）、弥漫性大 B 细胞淋巴瘤以及套细胞淋巴瘤。

在皮损数量不多的患者，可以选择利妥昔单抗皮损内给药。但是，尚不清楚这种给药方式是否增加复发率。与此同时，系统性作用仍然存在，因为外周血中仍可见 B 细胞消耗。

禁忌证

利妥昔单抗禁用于已知对小鼠蛋白或利妥昔单抗成分过敏者或高 IgE 超敏反应的患者。利妥昔单抗也禁用于有高血压、支气管痉挛和血管性水肿病史的患者。

警告及警惕

一般注意

因为利妥昔单抗消耗 CD20＋B 细胞，因此不可用于有活动性感染的患者。 问题 27-8 而且，使用利妥昔单抗的个体接受活疫苗接种的情况尚无研究，因而不推荐。任何非活疫苗接种应当在利妥昔单抗治疗前至少 4 个月进行。

对患者应就那些潜伏长久的病毒（如水痘、乙肝、单纯疱疹等）的感染史进行适当的筛查。在利妥昔单抗治疗过程中及之后应对这些患者进行感染体征的密切观察。

特殊人群

利妥昔单抗的妊娠期用药分级为 C 级，且缺乏在动物中的生殖性研究。一项对 231 例妊娠前或产前使用过利妥昔单抗的孕妇的回顾性研究发现，大多数为婴儿存活的安全顺产[94]。与一般人群相比，妊娠早期流产率及早产率略高。但是，这些结果与利妥昔单抗、其他药物的使用或母体的基础疾病是否相关无法定论。在缺乏进一步的证据的前提下，利妥昔单抗只可在必须使用该药物时用于妊娠期女性。并且，所有生育年龄的男性和女性在利妥昔单抗治疗期间均应采用适当的避孕方法避免妊娠。

因为人 IgG 可以进入乳汁，哺乳期女性应暂停喂养，直到循环中的利妥昔单抗水平检测不到。

有关利妥昔单抗的安全性及有效性数据在儿童人群中尚未建立。而老年人群对利妥昔单抗治疗的反应似乎与年轻人群无不同。在淋巴瘤的治疗上，不良反应的发生率、严重程度及类型在老年组及年轻组也相同[95-96]。

不良反应

一般问题

临床试验中报告的利妥昔单抗常见不良反应为高血压、恶心、上呼吸道感染、关节痛、发热和瘙痒。

注射反应

问题 27-9 利妥昔单抗最常见的不良反应是注射反应。一般来说程度较轻，且只在第 1 次注射时发生[96-97]。但严重的注射反应也有发生，典型发病为 30～120min。有心肺疾病史或循环中有大量肿瘤细胞的患者需要进行密切监测。

肿瘤消融综合征

肿瘤消融综合征发生在不能正确清除死亡的肿瘤细胞的患者（＜0.05％）。这个反应通常发生在利妥昔单抗给药后的 12～24h 内，特点是肾功能的快速下降。

肿瘤负荷较高的患者是最大的易感者。

感染

细菌、病毒和真菌感染的增加可以发生在利妥昔单抗治疗中及治疗后 12 个月。最近的一项利妥昔单抗治疗 RA 的研究中[98]，利妥昔单抗组有 35％受试者发生感染，而安慰剂组为 28％。严重感染在利妥昔单抗组为 2％，而安慰剂组为 1％。记载的新的或再激活的病毒感染包括水痘带状疱疹病毒、JC 病毒、细小病毒B19、西尼罗病毒、乙肝和丙肝病毒、巨细胞病毒（CMV）和单纯疱疹病毒。

问题 27-10 乙肝病毒（HBV）尤其与利妥昔单抗治疗后明显增高的再激活风险相关（优势比为 5.73，与未经利妥昔单抗治疗的患者相比）[99]。平均而言，再激活发生在最后一次利妥昔单抗给药后的 3 个月，但是 29％发生在 6 个月以后。既往有乙肝病毒暴露风险的患者在利妥昔单抗治疗开始前应进行筛查。因为这种再激活可导致肝衰竭及死亡，乙肝病毒携带者在利妥昔单抗治疗后的几个月中应密切监测临床和实验室感染征象。在有些患者甚至可以进行预防性治疗[100]。

问题 27-10 JC 病毒再激活导致的进行性多灶性白质脑病（PML）在利妥昔单抗治疗的患者中也有描述[101]。这些患者中的人类免疫缺陷病毒（HIV）阴性者中，PML 确诊的平均时间为最后一次利妥昔单抗给药后 5.5 个月，死亡率是 90％。尽管这些患者大多数既往或同时使用化疗或免疫抑制治疗，但出现任何新的神经系统症状都应考虑 PML 的可能性。

血细胞减少

迟发性中性粒细胞减少（LON）在利妥昔单抗治疗的患者中已有报道，其发生可在治疗后的数周到数月。一般而言，LON 是自限性的，很少有显著的临床后果[102]。

恶性肿瘤风险

有报道，有 3 例快速发病的皮肤鳞状细胞癌[103]和3 例快速发病的梅克尔细胞癌[104-106]在使用利妥昔单抗后发生。

抗药物抗体

问题 27-11 人抗嵌合抗体（HACA）可以在利妥昔单抗治疗的患者中产生。HACA 发生率在淋巴瘤患者中＜1％[95]，但是在自身免疫病患者中高一些（在SLE 患者中最高到 30％）[107]。尽管 HACA 没有显示与不良反应或其他临床症状相关，但尚不清楚其是否影响利妥昔单抗的血药浓度或 B 细胞消耗。

药物相互作用

有关利妥昔单抗与其他药物的相互作用尚缺乏正

式的研究。但临床试验中，利妥昔单抗与化疗药顺铂同时使用时有出现肾毒性者。

监测指南

问题 27-12 因为利妥昔单抗消耗 CD20＋B 细胞，所以在利妥昔单抗治疗过程中应每 2 周检测一次全血细胞计数（CBC），之后每 1～3 个月一次。有血细胞减少或在服用其他药物的患者应当更频繁一些。对 CD20＋B 细胞数进行定期监测，或在发生少见感染时进行检测是合理的。

治疗指南

给药途径与剂量

问题 27-13 在治疗肿瘤时，利妥昔单抗的给药方式为 375mg/m² 每周一次静脉滴注，共 4 次。尽管前面提到的许多研究使用这个给药方案，但目前临床上按照 RA 的治疗指南治疗自身免疫性皮肤病。在这些病例中，给予利妥昔单抗 1000mg 静脉滴注，共 2 次，间隔 2 周给药。问题 27-9 给药前，可让患者服用对乙酰氨基酚及苯海拉明，或者经静脉给予 100mg 甲泼尼龙，以抑制或减少可能发生的注射反应。

长期治疗

虽然疾病缓解后只进行观察（不进行维持治疗）是合理的，但维持治疗可以 1000mg 或 375mg/m² 利妥昔单抗每 1～2 个月给药一次。

联合治疗

利妥昔单抗与甲氨蝶呤联合治疗 RA 已证明是有效的[108]。这些研究中，不良反应的发生率与单独使用其中任何一种药的发生率相同。在 PV 和 EBA 患者，利妥昔单抗联合静脉用免疫球蛋白（IVIg）[29] 或者利妥昔单抗联合免疫吸附治疗[109-110] 均获成功。还有许多患者在利妥昔单抗治疗过程中或之后，以口服皮质类固醇维持治疗。尽管这些联合用药看起来对病情缓解有帮助，但尚不清楚其是否可能诱发更多的不良反应（如感染）。

对于利妥昔单抗与其他生物治疗或药物的联合我们现在了解甚少。

正在研发的或新近批准的生物治疗

除利妥昔单抗之外，还有好几种 B 细胞靶向抗体目前正在研发中（表 27-3）。问题 27-14 奥法木单抗是第二代抗体，识别与利妥昔单抗不同的 CD20 表位，在试验中已经显示对 RA 有效[111]。除了 B 细胞表面标记物 CD20 和 CD22 之外，治疗目标也瞄准了 B 细胞存活因子 BAFF 和 APRIL[112]。这些 B 细胞靶向抗体在与利妥昔单抗的使用范畴相同和（或）不同的情况下是否有效，还需要进一步研究确认。

表 27-3 正在研究中的用于治疗皮肤科疾病的生物制剂

治疗抗体	形式	靶点	可能的适应证	临床研究期
B 细胞靶向治疗				
阿塞西普	IgG₁	BAFF，APRIL	系统性红斑狼疮 类风湿关节炎	Ⅱ/Ⅲ 期 Ⅱ 期
贝利木单抗*	IgG₁	BAFF	系统性红斑狼疮 类风湿关节炎	Ⅲ 期 Ⅱ 期
GA-101	人源糖基化的 IgG₁	CD20	非霍奇金淋巴瘤	Ⅲ 期
奥瑞珠单抗	人源 IgG₁	CD20	类风湿关节炎	由于条件性感染而终止
奥法木单抗	人 IgG₁	CD20	类风湿关节炎	Ⅲ 期
依帕珠单抗	人源 IgG₁	CD22	系统性红斑狼疮	Ⅲ 期
细胞因子靶向治疗				
MEDI-545 （CP145）	人 IgG₁	IFN-α	皮肌炎/多肌炎	Ⅰ 期
托珠单抗	IgG₁	IL-6R	类风湿关节炎	已批准
布雷奴单抗	IgG₁	IL-12/ IL-23	银屑病 斑块型银屑病	Ⅲ 期 Ⅲ 期
乌司奴单抗	IgG₁	IL-12/ IL-23	中重度斑块型银屑病 结节病 掌跖脓疱性银屑病 掌跖脓疱病或银屑病关节炎	已批准 Ⅱ 期 Ⅲ 期 Ⅲ 期

治疗抗体	形式	靶点	可能的适应证	临床研究期
AIN457A	人 IgG₁	IL-17α	银屑病关节炎	Ⅱ期
			斑块型银屑病	Ⅰ/Ⅱ期
LY2439821	人源 IgG₁	IL-17	中重度银屑病	Ⅱ期
卡那奴单抗*	IgG₁	IL-1β	荨麻疹性血管炎	Ⅲ期
阻止激活的治疗				
替利珠单抗	人源 IgG₁，伴 Fc 突变	CD3	银屑病	I/Ⅱ期，已终止
阿巴西普	CTLA-4 IgG₁，融合蛋白	阻止 B7-CD28 的结合	类风湿关节炎	已批准
			银屑病关节炎	Ⅱ期
			系统性红斑狼疮	Ⅱ/Ⅲ期
			慢性荨麻疹	Ⅰ/Ⅱ期
			弥漫性硬皮病	Ⅰ Ⅱ期
			银屑病	
伊匹木单抗	IgG₁	CTLA4	转移性黑色素瘤	Ⅲ期
			黑色素瘤	
其他治疗				
阿仑珠单抗	IgG₁	CD52	MF、塞扎里综合征	Ⅱ期
			大疱性表皮松解症	0/Ⅰ/Ⅱ期，结合人干细
			先天性角化不良	胞移植
			硬皮病	
			GVHD（与利妥昔单抗联合用药）	

* 目前 FDA 已批准

由于许多 TNF 抑制剂的成功，细胞因子也成为新的生物治疗的常用靶点。T 细胞在自身免疫病中起主导作用，所以诱导或介导 T 细胞效应器功能的细胞因子（Th1 细胞的 IL-12、Th17 细胞的 IL-17/IL-23）被认为是重要的目标。以 IL-12 和 IL-23 的 p40 亚单位作为靶点的乌司奴单抗尤其前景光明[113-114]，目前已获批用于斑块型银屑病的治疗（关于乌司奴单抗的具体细节详见第 26 章）。

最后，临床试验中大量生物制剂的功能为阻断针对免疫细胞的信号激活。其中之一为阿巴西普，一个通过干扰 B7-CD28 的结合而阻止 T 细胞活化的 CT-LA-4 融合蛋白[115]。在 Ⅱ 期临床试验中，这一药物显示了对 TNF 抑制剂抵抗的银屑病关节炎的疗效[116]。

由于利妥昔单抗和 TNF 抑制剂在治疗自身免疫病上的巨大成功，有关新的生物制剂的研究和临床试验在近几年快速发展。对于大量的皮肤科疾病而言，未来的临床研究面临对这些药物进行安全性及有效性确认的挑战及希望。

本章使用的英文缩写	
AAV	抗中性粒细胞胞质抗体相关血管炎
ANCA	抗中性粒细胞胞质抗体
CBC	全血细胞计数
CHO	中国仓鼠卵巢
CLL	慢性淋巴细胞白血病
CMV	巨细胞病毒
GVHD	移植物抗宿主病
HACA	人抗嵌合抗体
HBV	乙肝病毒
IVIg	静脉用免疫球蛋白
JC（病毒）	John Cunningham 病毒
LON	迟发性中性粒细胞减少
PCBCL	原发性皮肤 B 细胞淋巴瘤
PML	进行性多灶性白质脑病
PNP	副肿瘤性天疱疮
PV	寻常型天疱疮
RA	类风湿关节炎
SLE	系统性红斑狼疮
WG	韦格纳肉芽肿病

参考文献

见本书所附光盘。

第 7 部分　各种系统治疗药物

第 28 章　抗组胺药

Stanley B. Levy

刘子莲　译　关　欣　张春雷　审校

组胺在皮肤疾病中的重要地位

皮肤中组胺靶细胞较多，包括内皮细胞、神经元和免疫活性细胞。组胺起到关键作用的皮肤病包括多种类型的荨麻疹、皮肤肥大细胞增多症和急性虫咬反应。而在特应性皮炎患者瘙痒的病理机制中，组胺的重要性尚存争议。

肥大细胞产生组胺

组胺在人类皮肤的肥大细胞中合成和储存，这些细胞主要是表达糜酶类胰蛋白酶的细胞，通过组氨酸脱羧酶的作用将组氨酸转化为组胺。组胺在糖胺聚糖组成的异染颗粒中进行非共价结合。组胺释放可导致由酶联去甲基化或氧化脱氨基作用所催化的一系列快速的局部生物降解。组胺分泌或释放是免疫学或非免疫学刺激的结果。皮肤肥大细胞在其细胞表面特异性表达高亲和力免疫球蛋白 E（IgE）表面受体（FcεRI）。抗原介导的相邻 IgE 受体的交联反应触发了胞内刺激-分泌偶联过程。这一过程最终导致组胺和其他介质的释放，包括蛋白酶（如类胰蛋白酶）、二十烷类（如前列腺素和白三烯）和多种细胞因子［如肿瘤坏死因子-α（TNF-α）］。**问题 28-1** 其他免疫反应物通过 FcεRI 二聚体触发肥大细胞活化和组胺释放，包括免疫球蛋白 G（IgG）抗 FcεRIα 自身抗体，约 1/3 慢性荨麻疹患者自身抗体可与 FcεRI 的 α 链反应，约 5% 的患者可直接与 IgE 本身产生反应[1-3]。皮肤肥大细胞也可被非免疫性刺激激活，包括 P 物质、其他神经肽、补体（包括 C5a）和干细胞因子。这些非免疫原性刺激显然并不是通过 FcεRI 受体产生反应。

组胺受体和继发反应

组胺的 H_1 和 H_2 受体在人类皮肤均有表达[4]。

问题 28-2 组胺相关的瘙痒和轴突反射引起的皮肤潮红是由 H_1 受体介导的。H_1 和 H_2 受体都可以引起血管扩张和血管通透性增加，但 H_2 受体与组胺相关的瘙痒无关。组胺也可通过 H_2 受体调控 T 淋巴细胞活性。组胺可抑制 T 淋巴细胞的增殖及外源靶细胞的细胞毒性。报道称一种被称为组胺抑制因子（HSF）的细胞因子是 T 淋巴细胞亚群受 H_2 受体的调控所产生的[5]。近年来还发现了新的组胺受体，包括 H_3 受体（可以负反馈调节组胺的生物合成和释放）和 H_4 受体（近年来报道在人类皮肤肥大细胞上有表达）。近期涉及 H_4 受体基因敲除小鼠和选择性 H_4 受体激动剂的相关研究揭示了 H_4 受体在特应性皮炎等疾病瘙痒发生机制中的作用。

Yamashita 等人于 1991 年完成了 H_1 受体的基因克隆[7]，并成功编码出了一组由 491 个氨基酸构成，与 G 蛋白偶联受体具有相同特性的受体蛋白。一项涉及 H_1 受体敲除小鼠的研究证实了组胺在睡眠和觉醒中的作用[8]。

组胺 H_1 受体表现出其对炎症性疾病和药物反应一定程度上的可调节性。例如，报道称过敏性鼻炎患者的鼻黏膜 H_1 受体表达上调[9]。

抗组胺药作用机制

随着对组胺受体的全分子结构的了解，我们对 H_1 和 H_2 抗组胺药的作用机制的认知也有了巨大的变化。问题 28-3 传统观念认为它们是组胺的竞争性拮抗剂，而现在更多人认为 H_1 和 H_2 抗组胺药是组胺的反向激动剂，因为它们是通过抑制相应受体的基础激活状态而发挥作用的[10]。实际上这也解释了定期按量服用 H_1 抗组胺药可以最大限度发挥其治疗的原因。

慢性荨麻疹的皮肤中组胺水平升高。Lewis 的经典理论中提到了组胺介导的红斑、局部水肿以及轴突反射引起的皮肤潮红。这种呈三阶段进行的皮肤改变称为 "Lewis 的三重应答"。组胺并不是慢性特发性荨麻疹出现风团的唯一原因，因为风团通常持续数小时，而不是几分钟。但是慢性特发性荨麻疹的瘙痒很大程度上是由于组胺介导激活 H_1 受体而非 H_2 受体。问题 28-2 慢性荨麻疹患者口服 H_1 抗组胺药后并不能使红斑及风团完全消退，这一点提示了慢性荨麻疹血管病理学改变除组胺外还有其他因素参与。但 H_1 抗组胺药通常可以抑制大部分的瘙痒症状。组胺对荨麻疹性血管炎的发生也起到了重要作用。白细胞和血小板引起局部组胺释放使毛细血管后微静脉渗透性增加，循环免疫复合物大量溢出，导致局部补体激活。细胞的改变包括白细胞渗出和趋化性、中性粒细胞活化并脱颗粒，最终导致血管壁损伤。

应用组氨酸脱羧酶抑制剂干扰组胺生成，来降低组织的组胺水平的尝试，和应用药物防止肥大细胞脱颗粒并减少肥大细胞释放组胺及其他炎性介质的实验大多未成功。虽然有报道称酮替芬可通过抑制肥大细胞脱颗粒以减少组胺分泌，但在此方面却未能表现出效果。因此，想要改善组胺所致的临床症状，仍应首选 H_1 抗组胺药。

历史回顾

第一代抗组胺药

第一代抗组胺药是一类以组胺的咪唑环结构为基础的醚类物质。第一种人工合成的衍生物是美吡拉敏（Neoantergan）。盐酸苯海拉明是首个在美国批准正式使用的抗组胺药。英国的 Bain、Warin 等人在一系列文章中评价了美吡拉敏及其他抗组胺药[11-13]。随后原型药物经过数次相应的微小改进，主要修改了咪唑环的侧链。但直至改变了咪唑环本身，才使抗组胺药有了重大创新。

很长一段时间内大家认为传统的抗组胺药无法抑制组胺诱导的胃酸分泌。Ash 和 Schild 首先提供了第 2 种组胺受体存在的临床证据，称其为 H_2 受体[14]。问题 28-4 Black 等人通过改变咪唑环的结构研制出一种新型的选择性 H_2 抗组胺药。西咪替丁是首个批准使用的新型抗组胺药。尽管 H_2 受体广泛分布在皮肤血管，并且临床试验有大量的数据显示其对皮肤血管有显著效果，但在临床上 H_2 抗组胺药不论是单独使用或是与 H_1 抗组胺药联用治疗荨麻疹效果均不佳。这一临床结果使那些持 "H_2 抗组胺药相对来说可以避免 H_1 抗组胺药相关的不良反应" 观点的人相当失望[15]。组胺所致瘙痒由 H_1 受体而不是 H_2 受体所介导，因此 H_2 抗组胺药无反应。问题 28-5 H_2 抗组胺药可以通过腺苷酸环化酶–环腺苷酸（cAMP）途径阻断 H_2 受体介导的 T 淋巴细胞活化功能下调。因此 H_2 抗组胺药可以用于辅助治疗 T 淋巴细胞功能受损的慢性感染，包括慢性皮肤黏膜念珠菌病以及人乳头瘤病毒感染。

第一代 H_1 抗组胺药的临床应用因其不良反应显著受限，其不良反应包括认知功能受损、镇静作用、体重增加和阿托品样反应，包括口干、视力模糊、便秘以及尿潴留。

第二代抗组胺药

20 世纪 80 年代末到 20 世纪 90 年代出现了新一代（第二代）的 H_1 抗组胺药，其嗜睡倾向和其他的不良反应比第一代 H_1 抗组胺药更轻微。这些"浅镇静"或"不镇静"的抗组胺药在有效治疗慢性荨麻疹、过敏性结膜炎、过敏性鼻炎等疾病方面前景广阔。

由于组胺是一种神经递质，这使得第一代 H_1 抗组胺药具有镇静作用。一项利用正电子发射断层扫描和 ^{11}C 标记的多塞平的研究表明，H_1 受体在大脑皮质高度表达[16]。 问题 28-6 它们被认为可以扰乱觉醒水平，因此传统（第一代）H_1 抗组胺药可降低清醒程度，导致认知障碍。第二代 H_1 抗组胺药的高选择性使其相关不良反应极弱。此外，第二代药物因其极差的亲脂性，对血脑屏障的穿透力较弱，从而大大减少了镇静作用和认知障碍的发生。对于某些皮肤病，如特应性皮炎的瘙痒症状，第一代 H_1 抗组胺药的镇静作用可能是有益的。然而，弱镇静作用的抗组胺药因其安全性的提升和优越的患者依从性成为大多数皮肤疾病的首选药物。此外，第二代抗组胺药对毒蕈碱性胆碱能受体仅有很小或无亲和力，因此几乎没有抗胆碱能的不良反应，提高了患者依从性。

有研究显示（大多数由制药公司提供），抗组胺药可能具有抗炎作用，特别是第二代抗组胺药。在体外肥大细胞的激活能被一定浓度的第二代 H_1 抗组胺药抑制，其浓度与治疗剂量的浓度相差无几[17]。但该现象的临床意义还有待完善。

酮替芬是具有较强的抑制皮肤肥大细胞脱颗粒作用的 H_1 抗组胺药，适用于物理性荨麻疹和色素性荨麻疹[18]。在荨麻疹及色素性荨麻疹患者中，酮替芬减少经尿排泄的组胺及其代谢产物的效果并不明显。因此，两代 H_1 抗组胺药仍在组胺介导的疾病的治疗中起到支柱作用。

第一代抗组胺药

药理学

具有代表性的 H_1 抗组胺药（羟嗪）的结构如图 28-1 所示。 问题 28-3 H_1 抗组胺药是一种反向激动剂，可以下调 H_1 受体的基础兴奋状态。这些药物与 H_2 和 H_3 受体结合能力不强。这组药物包括 1981 年以前上市的所有抗组胺药。第一代 H_1 抗组胺药可分为 5 类（表 28-1）。这些药物进一步的细节在表 28-2

中列出。

问题 28-6 第一代 H_1 抗组胺药相对具有亲脂性。这些药物在体外实验中可以减少肥大细胞和嗜碱性粒细胞释放炎性介质[19-20]，但是达到这种治疗效果所需的浓度远远超过了治疗期间应给予的药物浓度，并且这种效应不是通过拮抗 H_1 受体而产生的，因此临床意义较小。

因为该药物的亲脂性，其对血脑屏障的穿透力较强，并通过阻断组胺介导的下丘脑至大多数皮质区域的神经系统，产生明显的镇静作用。该类药物通常在 2h 内达到血浆峰浓度，并且大部分与蛋白质结合，通过肝细胞色素 P450（CYP）系统进行药物代谢。因此，肝病患者或近期接受 CYP3A4 抑制剂（如红霉素或酮康唑）药物治疗的患者，其药物消除半衰期可以大大延长。

5 类 H_1 抗组胺药，尤其是第一代 H_1 抗组胺药较重要的几点药理学特性参见表 28-3。H_1 拮抗剂抑制组胺皮内注射造成的风团及红晕是呈剂量相关的。有证据显示药效产生于服药 $1\sim2h$ 后，最大限度消除风团及红晕的时间要晚于达到血药浓度峰值的时间。因此，过敏后口服抗组胺药，其抑制效果可能会比预期差。上述抗组胺药应该用于预防，而不是需要时再使用。

问题 28-7 由于该药物从血浆中清除后会有一些药物残留在组织间隙，故其针对皮肤疾病治疗半衰期往往超过理论上血浆中药物消除的半衰期。该效应的药动学基础尚未被充分研究，但也许可以解释为什么许多患者单次应用血浆半衰期很短的抗组胺药却可以相对持久地缓解症状。

临床应用

适应证

5 种具有代表性的第一代抗组胺药的剂型和剂量参见表 28-2。第一代 H_1 抗组胺药已被证实的不良反应在表 28-4 中列出。推荐读者利用"推荐阅读"中提供的抗组胺药列表进一步了解第一代 H_1 抗组胺药的临床应用。

特殊点

赛庚啶被认为兼具抗 5-羟色胺（血清素）受体和抗 H_1 受体两种特性。尽管这一特性未被充分证实，但它仍据称是寒冷性荨麻疹或其他物理性荨麻疹的首选抗组胺药[21]。赛庚啶可干扰下丘脑功能，引起食欲增加、体重增加，并有阻碍儿童发育的风险。其他 H_1 抗组胺药偶尔也会发生这些不良反应。

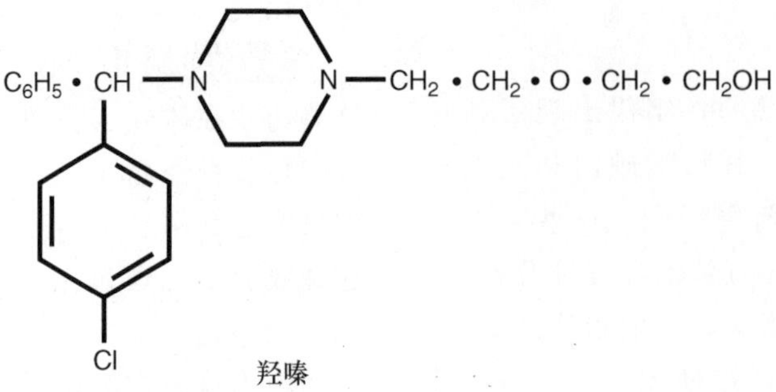

羟嗪

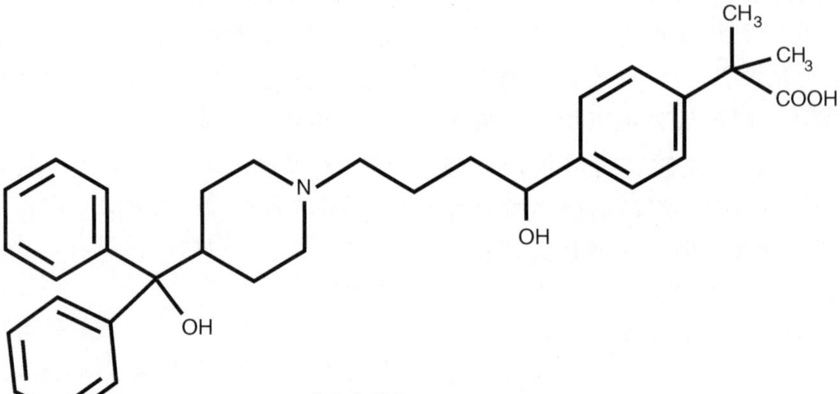

非索非那定

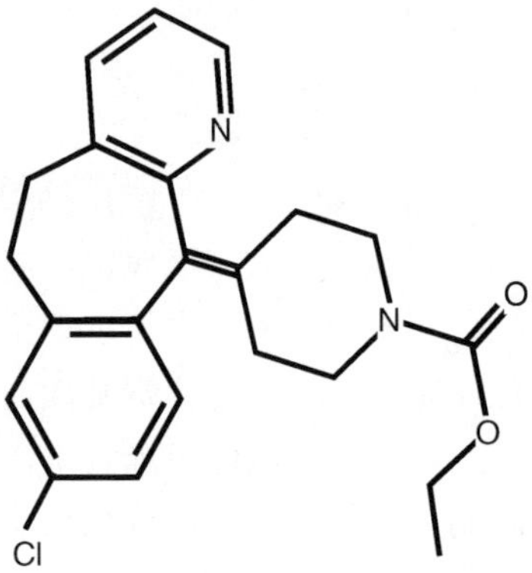

氯雷他定

图 28-1　H₁ 抗组胺药

表 28-1　第一代 H₁ 抗组胺药主要分类及代表药物示例

分类	代表药物
乙醇胺类	苯海拉明
哌啶类	赛庚啶
吩噻嗪类	异丙嗪
烷基胺类	氯苯那敏
哌嗪类	羟嗪

第二代 H₁ 抗组胺药

问题 28-3 第二代抗组胺药与其他 H₁ 抗组胺药一样，是 H₁ 受体反向激动剂。此类药物最重要的特性是其治疗指数高（最小中毒剂量和最低治疗剂量的比值）。问题 28-6 尽管增加剂量后该药物的安全性和有效性未经充分验证，但一些权威专家仍提倡使用"超适应证剂量"（剂量超过许可用量）治疗慢性荨麻疹。此类药物存在亲脂性差、不易穿过血脑屏障的特性，因此嗜睡和认知障碍的不良反应少。第二代抗组胺药还具有高选择性的特点，几乎没有抗胆碱能活性。

目前共有五种第二代抗组胺药投入临床使用，其中我们将对非索非那定、氯雷他定、地氯雷他定、西替利嗪、左西替利嗪这五种药进行详细的介绍。问题 28-8 特非那定和阿司咪唑则只用较少的篇幅进行介绍，它们因为严重的 Q-T 间隔延长、尖端扭转型室性心动过速这两种严重的药物不良反应已撤出美国市场[22-23]。可能除了氯雷他定之外，其他目前按规

表 28-2　本章涉及药物——抗组胺药

非专有名	商品名	是否有非专利药	制造商	片剂/胶囊规格	特殊剂型	成人用量
传统具有镇静作用的 H_1 抗组胺药						
苯海拉明	Benadryl*	是	WarnerWell-come，others	25、50mg（咀嚼片 12.5mg）	酏剂 12.5mg/5ml 糖浆 6.25mg/5ml	25～50 mg q6～8 h[†]
赛庚啶	Periactin	是	Merck，others	4mg	2 mg/5 ml	4～8 mg q8～12 h[†]
异丙嗪	Phenergan	是	Wyeth-Ay-erst，others	12.5、25、50mg	6.25 和 25 mg/5 ml （＋栓剂）	12.5～25 mgq6～8 h[†]
氯苯那敏	Chlor-Trimeton	是	Schering，others	4、12mg[‡]	无	4～8 mg bid[†]
羟嗪	Atarax，Vistaril*	是	Pfizer，others	10、25、50、100mg	糖浆 10 mg/5 ml 栓剂 25 mg/5 ml	12.5～25 mg q6～8 h[†]
芦帕他定	Rupafin	否	Glaxo Smith-KLine	10mg	无	10mg qd
镇静作用较弱的 H_1 抗组胺药						
氯雷他定	Claritin，Claritin D	是	Schering	10mg	糖浆 5 mg/5 ml	10mg qd
西替利嗪	Zyrtec	否	Pfizer	5、10mg	糖浆 5 mg/5 ml	10mg qd
左西替利嗪	Xyzal	是	Sanofi-Aventis	5mg	溶液 0.5 mg/ml	5mg qd
非索非那定	Allegra，Allegra D	否	Hoechst Mar-ion Roussel	60、120、180mg	无	180 mg qd 或 60mg bid
地氯雷他定	Clarinex	否	Sanofi-Aventis	5mg	糖浆 2.5 mg/5 ml	5mgqd（＜13岁，见正文）
三环类抗组胺药						
多塞平	Sinequan	是	Roerig，others	10、25、50、75mg	液体 10 mg/ml	10～75 mg qhs[†]
肥大细胞脱颗粒抑制剂						
色甘酸钠	Gastro-chrome	否	Medeva	200mg	吸入	200 mg q6 h

* 该药有注射剂型（羟嗪的注射剂型为 Vistaril）。

† 通常与具有镇静作用的第一代抗组胺药及多塞平一起使用，采用较低的起始剂量，如有必要，逐渐增加。应使患者谨记潜在的镇静作用及其对驾驶、认知功能等的影响。

‡ 该药 12mg 规格有缓释剂型。

（注意："Claritin D" 和 "Allegra D" 中的 "D" 是指其为抗组胺药和减充血剂的联合配方）

表 28-3　主要药理学特点——抗组胺药

药物名称	吸收和生物利用度				消除	
	峰值（h）	生物利用度	蛋白结合力	半衰期（h）	代谢途径	排泄途径
传统具有镇静作用的 H_1 抗组胺药						
苯海拉明	0.6～2.8	40%～60%	75%～81%	4	主要经肝代谢	少量经肾排泄
赛庚啶	2～3	—	96%～97%	1～4	大部分经肝代谢	超过 40% 经肾排泄
异丙嗪	2～3	25%	93%	10～14	主要经肝代谢	主要经肾排泄
氯苯那敏	2.0～3.6	25%～57%	67%～73%	15～25	主要经肝代谢	主要经肾排泄
羟嗪	1.7～2.5	70%[†]	98%[†]	3	西替利嗪为其活性代谢产物	超过 70% 经肾排泄
镇静作用较弱的 H_1 抗组胺药						
非索非那定	1～3	85%	60%～70%	14.4	特非那定为其前体	大部分（80%）随粪便排出

药物名称	吸收和生物利用度				消除	
	峰值（h）	生物利用度	蛋白结合力	半衰期（h）	代谢途径	排泄途径
氯雷他定	0.7～1.3	—*	97%†	2～14	地氯雷他定为其活性代谢产物	几乎不经肾排泄
左西替利嗪	0.75	77%	90%	11	西替利嗪的活性代谢产物	大部分经肾排泄
西替利嗪	0.5～1.5	70%—	93%	8.3	左西替利嗪为其活性代谢产物	超过70%经肾排泄
地氯雷他定	2～3	—	82%～87%	19～34	地氯雷他定不经P450代谢	少量经肾排出
芦帕他定	—		98%	5.9	肝酶P450代谢	34%尿液，60.9%粪便
三环类抗组胺药						
多塞平	2	17%～37%	82%	11～23	nordoxepin为其活性代谢产物，CYP 2D6的底物	不经肾排泄
肥大细胞脱颗粒抑制剂						
色甘酸钠	—	～1%	—	1～2		主要经肾排泄

Adapted from Simons FER，Simons KJ：N Engl J Med 330：1663-1670，1994 and Patton DM，Webster DR：ClinPharmacokinet1985；10；477-497.

＊ 有显著的肝首关代谢。

† 为该药代谢产物的生物利用度

表 28-4　第一代 H_1 抗组胺药系统性不良反应

类别	不良反应
中枢神经系统	镇静 过度兴奋 认知功能受损 食欲增加
胃肠道	口干 便秘
泌尿生殖系统	排尿困难 勃起功能障碍
心血管	心动过速 心律失常
其他	视力模糊

定剂量应用的第二代抗组胺药均未被指出具有明确的心脏毒性。总体来说，第二代抗组胺药的药理特点与第一代 H_1 抗组胺药相似。然而这其中的每种药物之间又存在着重要的差异。现有的五种已在美国应用的抗组胺药的剂型和剂量请参见表 28-2。

临床医生应用第二代抗组胺药时处方剂量通常会超过许可用量，但仅有有限的证据能说明该临床应用的疗效和安全性[24]。

还有一点值得注意，问题 28-9 目前已投入使用的许多第二代抗组胺药是从某些前体药物中转化而来的或是其活性代谢物。本章后面将提供更多相关细节。

非索非那定是前体药物特非那定（目前已不使用）转化而来的活性药物。羟嗪（第一代抗组胺药）有两个活性代谢物，即第二代抗组胺药西替利嗪和左西替利嗪。氯雷他定的活性代谢物即地氯雷他定。

非索非那定

药理学

特非那定作为一种前体药物，可引起严重的心脏毒性。特非那定通过 CYP3A4 系统代谢为具有药物活性的酸性代谢物非索非那定，后者由苯乙酸替代构成（图 28-1）。非索非那定不由肝代谢，原型排出。口服非索非那定易被人体吸收，1～3h 后达到药物血浆浓度峰值。单次应用该药后，80% 的药物经粪便原型排出，12% 由尿排出。消除半衰期是 11～15h[25]。它是选择性 H_1 受体反向激动剂，仅有轻微或无镇静和抗胆碱能不良反应。大量临床和动物研究并未观察到非索非那定具有心脏毒性。

单次应用 40mg 及以上的非索非那定可抑制因组胺引起的超过 79% 的风团和潮红反应，并持续12h[26]。没有证据显示长期应用会产生耐药。问题 28-8 也没有证据显示与大环内酯类抗生素或咪唑类抗真菌药联用会有药物相互作用，导致心电图中

Q-T 间期延长（表 28-5）。此外，没有证据显示非索非那定可逆向转化为特非那定（制药商向作者提供的信息）。

临床应用

适应证

近期证据表明，成人每日顿服非索非那定 180mg 与每日 2 次口服 60mg 治疗慢性荨麻疹的效果相当（制药商的数据）。然而目前应用非索非那定的推荐剂量是 60～180mg，每日 2 次。目前的证据也表明，对于老年患者或轻度肝肾损伤的患者没有必要调整用药剂量。

总结

非索非那定是前体药物特非那定的药物活性代谢物。没有证据表明其有心脏毒性。它在英国销售并用于治疗荨麻疹已近 20 年。

表 28-5　抗组胺药药物相互作用

相互作用药物	举例及解释
下列药物可能增加抗组胺药的血清浓度——主要增加心血管毒性	
大环内酯类抗生素	红霉素＞克拉霉素（CYP3A4 抑制剂），增加尖端扭转型室性心动过速的风险（尤其与特非那定、阿司咪唑，氯雷他定也有可能）
唑类抗真菌药	酮康唑≫伊曲康唑、氟康唑（CYP3A4 抑制剂），增加尖端扭转型室性心动过速的风险（尤其与特非那定、阿司咪唑，氯雷他定也有可能）
HIV－1 蛋白酶抑制剂	利托那韦、茚地那韦＞沙奎那韦、奈非那韦（CYP3A4 抑制剂），增加尖端扭转型室性心动过速的风险（尤其与特非那定、阿司咪唑，氯雷他定也有可能）
SSRI 抗抑郁药	该组 6 种药物均有引起尖端扭转型室性心动过速的潜在风险（尤其与特非那定、阿司咪唑，氯雷他定也有可能）
食物	葡萄汁成分（CYP3A4 抑制剂），增加尖端扭转型室性心动过速的风险（尤其与特非那定、阿司咪唑，氯雷他定也有可能）
H_2 抗组胺药	西咪替丁为较弱的 CYP3A4 抑制剂，可使氯雷他定浓度升高
奎宁	增加阿司咪唑及其代谢产物的浓度，但机制不明
齐留通	增加阿司咪唑及其代谢产物的浓度，但机制不明
下列药物可能增加抗组胺药的毒性（与血清浓度无关）	
中枢抑制药物	乙醇以及其他中枢抑制剂与 H_1 抗组胺药同时服用会增加镇静作用
MAO 抑制剂	多种药物均可延长或增强镇静及抗胆碱作用（尤其与第一代抗组胺药同服）

氯雷他定

药理学

氯雷他定是一种哌啶三环选择性长效 H_1 抗组胺药。使用推荐剂量时仅有极小的镇静和抗胆碱能不良反应。氯雷他定在体内可迅速代谢。主要代谢物地氯雷他定同样具有生物活性。1～1.5h 后达到血浆浓度峰值（2.5h 时其活性代谢物达到血浆浓度峰值）。平均药物消除半衰期为 8h（其活性代谢产物消除半衰期为 17h）。肝肾损伤以及老年等因素对药动学可能无影响[27]。然而官方仍推荐慢性肾病或肝病患者适当减少剂量。单次给予 10mg 氯雷他定后，组胺皮内试验所引起的风团可被抑制长达 12h。加大单次剂量可使抑制效果持续更长的时间[28]。重复用药不存在耐药问题。

临床应用

适应证

氯雷他定的规格是 10mg 胶囊和糖浆（1mg/ml），10mg "速溶片" 一进入口腔即可迅速溶化。氯雷他定可用于治疗成人慢性荨麻疹。若干临床研究[29-30]证实每日服用氯雷他定 10mg 可用于治疗慢性荨麻疹。尽管并无相关文献证实其有效性，临床上仍旧习惯使用超过 10mg/d 的剂量进行治疗。

药物相互作用和禁忌证

问题 28-8 氯雷他定对心肌钾离子通道的功能有一定影响，但不会引起心律失常[31]。与 CYP3A4 抑制剂（如大环内酯类抗生素和酮康唑、伊曲康唑等咪唑类抗真菌剂）合用未见明显药物相互作用。

总结

氯雷他定是一种长效高选择性 H_1 抗组胺药，镇静作用最弱。尽管慢性肝病或肾病患者无需禁用氯雷他定，但仍需谨慎使用，以相应减少剂量为宜。氯雷他定无严重不良反应，且几乎没有心脏毒性。该药物主要的皮肤科适应证为慢性荨麻疹。

西替利嗪

药理学

西替利嗪是第一代 H_1 抗组胺药羟嗪的羧酸代谢产物。在人体内仅有极小部分代谢为惰性代谢产物，大部分都以原型经尿液排出。西替利嗪口服后可被迅速吸收，约 1h 达到血药浓度峰值，药物消除半衰期约为 7h[32]。单次口服 10mg 剂量即可在 20～60min 内抑制组胺造成的风团症状，并持续 24h[33]。经过连续 3 天的治疗后即可达到较稳定的血药浓度。重复用药后几乎不会造成耐药。 问题 28-10 应用推荐剂量仅有极少的抗胆碱能活性，但应用 10mg 西替利嗪后有 13.7% 的患者出现嗜睡症状，而安慰剂组患者仅有 6.3% 的人出现该症状，如服用更高剂量（超适应证用药），这个比例还会相应增加。慢性肝肾疾病患者服用同样剂量会达到更高的血药浓度。尽管高血药浓度是否有临床意义值得怀疑，但我们仍推荐这些患者减少该药用量（5mg/d）。

西替利嗪除了具有 H_1 抗组胺活动的作用外，似乎对组织包括皮肤中的嗜酸性粒细胞聚集有抑制作用。利用皮窗技术可观察到口服 10mg 西替利嗪会引起嗜酸性粒细胞迁移显著减少[34]。此外，体外试验中西替利嗪可抑制嗜酸性粒细胞的趋化性[35]，但这一现象是否有临床意义尚不清楚。

临床应用

适应证

在美国，西替利嗪的适应证是慢性荨麻疹。一些研究证实了西替利嗪对该疾病的有效性[36-37]，它也被证实治疗寒冷性荨麻疹有效。西替利嗪的药品规格为 10mg 片剂以及 1mg/ml 糖浆。推荐成人剂量为每日 10mg，但慢性肝肾疾病患者建议使用剂量为每日 5mg。临床医生通常会建议使用高于每日 10mg 的剂量，但并无充分

证据表明这种做法的安全性和有效性。 问题 28-10 鉴于西替利嗪通常被认为是最具有镇静作用的第二代 H_1 抗组胺药，因此如每天超过 10mg 剂量应经过慎重考虑。

药物相互作用和禁忌证

未报道该药物的严重药物相互作用（表 28-5）。正如前面所述，建议肝肾受损的患者减少剂量。未见明确的造成心脏不良反应的报道。

总结

西替利嗪是一种长效弱镇静作用的 H_1 抗组胺药。建议肝肾受损的患者减少服用剂量。没有重大药物相互作用或明显的药物毒性。主要的皮肤科适应证是慢性荨麻疹。

地氯雷他定

氯雷他定近期专利保护的失效促使制药商开发了该药物的活性代谢物地氯雷他定。每日服用地氯雷他定 5mg 即可缓解慢性荨麻疹的瘙痒并减少风团的数量[38-40]。该药耐受性良好，且抑制组胺所致风团的疗效比氯雷他定强 5 倍。几乎没有抗胆碱能活性和镇静作用，即使使用 9 倍以上的推荐剂量仍未见心脏毒性。该药不通过 CYP 酶代谢途径代谢，因此与大环内酯类、咪唑类、三唑类联合使用也很安全。英国规定使用剂量为每日 5mg（13 岁及以上）、每日 2.5mg（6～12 岁），和每日 1.25mg（2～5 岁）。

左西替利嗪

左西替利嗪是西替利嗪的 R-异构体及其主要的活性代谢物，是最近新推出的第二代 H_1 抗组胺药[41]，在健康受试者中应用比氯雷他定更强地抑制组胺所致风团[42]。其镇静作用及抗胆碱能不良反应发生率很低。欧洲建议 6 岁以上的患者应用每日 5mg 的剂量治疗荨麻疹。

H_1 抗组胺药疗法——专题

妊娠期及哺乳期患者用药

没有记录显示妊娠期服用 H_1 抗组胺药会使胎儿风险增加[43-44]。但并没有任何药物被列入 FDA 分级中的 A 级（缺乏动物和临床试验数据），而且末次月经后 4～10 周内服用药物任何潜在的风险都是最大的。

无论如何，如需服用抗组胺药，必须考虑服药对孕妇及胎儿的利与弊。对于有严重荨麻疹的妊娠期妇女，撤药会引起全身的负面影响。对于这些患者，英国官方近 30 年的数据认为妊娠期使用氯苯那敏不会增加胎儿致畸的风险[45]。而苯海拉明（Benadry1）在妊娠期用药的长期记录里同样显示是安全的。关于新的第二代弱镇静作用抗组胺药，妊娠期用药安全的数据尚不充足。一项 114 例早期妊娠患者服用阿司咪唑（目前已退出市场）的前瞻性病例对照研究中，将服药女性的后代与未服药女性的后代进行比较。两组均发生了 2 例胎儿畸形[46]，发生率为 1.9%，预计正常人群胎儿畸形率为 1%～3%，该频率尚在正常范围内。

无任何可靠数据表明哺乳期间服药会对母乳喂养的婴儿造成不良影响[47]。

耐受性（快速耐受及低敏感性）

快速耐受（多次使用一种药物后药物反应降低）和低敏感性

应用 H_1 抗组胺药后逐渐产生低敏感性是患者与医生共同的问题。然而，低敏感性的确切证据很难获得，最近的综述亦未提及该问题或否认它的存在[48-49]。分别口服数种抗组胺药 3 周，羟嗪（75mg/d）被证明可以最有效地抑制皮下注射组胺所致风团。此外，羟嗪与其他 H_1 抗组胺药相比，低敏感性最大[50]。相反，氯苯那敏则几乎没有低敏感性倾向。反复应用抗组胺药后发生低敏感性是否出现在受体水平、源于组织清除率增加、通过诱导代谢途径或通过改变蛋白结合，目前还不清楚。有些据称是对第一代 H_1 抗组胺药"低敏"的患者其实是因为该药物的不良反应而依从性较差，因此间断服药导致药物疗效降低。

系统及局部应用多塞平

问题 28-4 多塞平是一种具有强效 H_1 和 H_2 抗组胺活性的三环类抗抑郁药。系统应用多塞平治疗严重的荨麻疹已被证明有效[51-53]。多塞平还被制成 5% 的乳膏，用于缓解湿疹样皮炎患者的瘙痒症状[54]。乳膏虽然有效，却因透皮吸收可导致明显的嗜睡症状，并且存在变应性接触性皮炎（药疹）的风险[55]。根据药物说明书，局部应用多塞平最多不超过 8 天。无论是局部应用还是系统应用，多塞平都不应与其他抗抑郁药同时使用。存在严重的心脏病时不应使用多塞平，并且不应突然撤药。虽然药店一直售卖非处方的其他局部用抗组胺药（如包含苯海拉明的制剂），但局部使用的抗组胺药有效性仍受质疑，并且继发变应性接触性皮炎的风险较大。

慢性荨麻疹及血管性水肿的抗组胺药治疗方法

尽管最近有关慢性自发性荨麻疹的病因、免疫病理学以及分子基础有了新的进展，但 H_1 抗组胺药仍是荨麻疹药物治疗的基础用药。无论慢性荨麻疹患者抗 $Fc\epsilon RI\alpha$ 或抗 IgE 自身抗体是否阳性，抗组胺药都是首选的治疗方法。对于物理性荨麻疹患者（皮肤划痕症阳性、迟发型压迫性荨麻疹、胆碱能性荨麻疹、寒冷性荨麻疹）除抗组胺药外几乎无其他替代疗法。血管性水肿常伴有慢性特发性荨麻疹和一些物理性荨麻疹，H_1 抗组胺药治疗效果良好。当黏膜与皮肤表面出现血管性水肿，可能需要额外应用肾上腺素或其他肾上腺素能药物治疗（局部或系统应用）。

慢性荨麻疹患者伴有瘙痒。简单的物理措施（包括温水淋浴）或使用冷却药膏（如 1% 薄荷醇乳膏）来冷却皮肤可能有效。避免任何加重瘙痒的因素（如阿司匹林摄入、饮酒、穿紧身有弹性的服装或粗羊毛织物）也很重要。荨麻疹很严重时需考虑调整服用抗组胺药的时间。许多上班族患者发现晚上下班后瘙痒最为剧烈[56]，因此抗组胺药的服用时间也应进行相应调整。若患者睡眠障碍，应于夜晚予具镇静作用的 H_1 抗组胺药，早晨予弱镇静作用的抗组胺药，此为一种合理的选择。有争论称第一代抗组胺药由于可减少快速眼动睡眠时间及造成认知功能障碍并不安全，不应用于治疗慢性荨麻疹及血管性水肿[57]。不过这个结论主要是基于健康受试者和花粉症（枯草热）患者的相关数据，并不一定适用于那些饱受睡眠剥夺痛苦的严重慢性荨麻疹患者。对于后者，具有镇静作用的抗组胺药是他们的福音。针对所有人群合理的策略是每日晨起口服氯雷他定 10mg 或非索非那定 60～180mg，晚上口服羟嗪 25mg。有些慢性荨麻疹或血管性水肿患者出现严重的焦虑和抑郁症状，在这种情况下，可首选每晚口服多塞平 25～75mg 替代羟嗪。初始剂量应为 10～25mg，逐渐加量至前面提到的用量范围。某些情况下患者可每晚予多塞平 100mg 或更大剂量治疗。白天可选用弱镇静作用的抗组胺药有氯雷他定、地氯雷他定、西替利嗪、左西替利嗪及非索非那定。

H_1 和 H_2 抗组胺药联用（如西咪替丁、雷尼替丁）可能仅有较弱的作用，虽然偶有患者确信添加 H_2 抗组胺药后症状会有好转[14]。但胃酸分泌过多的患者，尤其是那些以前或现在口服类固醇治疗的患者，联用 H_1 和 H_2 抗组胺药具有无可争辩的疗效。临床医生应该意识到多塞平具有显著的 H_2 抗组胺药活性，对于已经接受多塞平治疗的患者，西咪替丁和雷尼替丁的价值微乎其微。

抗组胺药在特应性皮炎中的应用

　　H₁ 抗组胺药是否能用于治疗特应性皮炎的瘙痒，这一点是模棱两可的[58]。多个使用弱镇静作用抗组胺药[59-61]的随机双盲安慰剂对照研究得出的结果差异较大，和最近的数据（H₁ 抗组胺药治疗特应性皮炎的有效性荟萃分析）对比也产生了模棱两可的结果[62]。这些作者得出的结论是，镇静类抗组胺药可用于特应性皮炎夜间瘙痒的患者。弱镇静作用的抗组胺药似乎对其无效，但最近的研究[63-64]也表明它们可能对其有效。

本章使用的英文缩写	
CYP	细胞色素 P450
FcεRIα	高亲和力免疫球蛋白 E 受体
HSF	组胺抑制因子
IgE	免疫球蛋白 E
IgG	免疫球蛋白 G
TNF	肿瘤坏死因子

推荐阅读

Grattan C. Guidelines for the evaluation and management of urticaria in adults and children. *Br J Dermatol* 2007;157:1116–23.

Greaves MW. Antihistamines in dermatology. *Skin Pharmacol Physiol* 2005;18:200–29.

Simons FER. Advances in H₁ antihistamines. *New Engl J Med* 2004;351:2203–17.

Simons FER, editor. *Histamine and H₁-antihistamines in allergic diseases*, 2nd ed. New York: Marcel Dekker; 2002.

Zuberbier T, Bindslev-Jensen C, Canonica W, et al. EAACI/GA²LEN/EDF guideline: management of urticaria. *Allergy* 2006;61:321–31.

参考文献

　　见本书所附光盘。

第 29 章　血管活性及抗血小板药

Seth B. Forman，Katherine Roy，Algin B. Garrett

张海静　王艺萌　译　关　欣　张春雷　审校

问题

问题 29-1 与皮肤血管有关的几种重要一氧化氮释放物有哪些？（第 333 页，表 29-1）

问题 29-2 本章中提到的哪些药物对治疗雷诺现象有效？（第 335、338、339 页，框 29-1）

问题 29-3 哪种钙通道阻滞剂最适合治疗环孢素引起的高血压？（第 335 页）

问题 29-4 使用钙通道阻滞剂能引起哪些常见的皮肤黏膜不良反应？（第 336 页）

问题 29-5 普萘洛尔治疗复杂性婴儿毛细血管瘤的患儿会出现哪些严重的不良反应？怎样能降低危险？（第 337 页）

问题 29-6 β 阻滞剂有可能引发哪些常见的皮肤病加重？（第 337 页）

问题 29-7 为什么使用低剂量的阿司匹林可能产生较强的抗血小板聚集作用？（第 337 页）

问题 29-8 己酮可可碱能够改善多种皮肤血管疾病的机制是什么？（第 338 页）

问题 29-9 皮肤外科中，哪种一氧化氮供体能够提高皮瓣的成活率？（第 339 页）

问题 29-10 对于黑色素瘤或银屑病患者，哪种与皮肤血管相关的细胞因子受体是潜在的治疗靶点？（第 340 页）

皮肤血管病理生理学

皮肤血管是受躯体神经和自主神经系统支配的。非肾上腺素能和非胆碱能感觉运动神经元在皮肤的局部血管对环境温度差异和化学刺激产生反应的过程中起重要作用。皮肤血管是一种辣椒碱敏感神经元，具有神经肽递质，主要是降钙素基因相关肽（CGRP）和 P 物质（表 29-1）。这两种介质最终会由内皮依赖性和一氧化氮（NO）介导途径，引起血管舒张[1]。目前已发现雷诺现象患者血管周围缺乏含 CGRP 的神经元[2-3]。针对原发性雷诺现象患者血流量的研究表明，调节血流量[2]和肌源性功能的神经元发生了损伤[4]。

大量的血管活性介质是血管本身释放的，包括前列腺素 E_2（PGE_2）、前列环素 I_2（PGI_2）和 NO。源自于内皮细胞的 NO 的扩散导致了血管平滑肌舒张和血管舒张。**问题 29-1** 在腺苷三磷酸（ATP）、腺苷二磷酸（ADP）、花生四烯酸、P 物质、CGRP、5-羟色胺（5-HT）、缓激肽、组胺、神经降压肽、血管升压素、血管紧张素 II 和凝血酶等作用下，也会出现内皮依赖性血管舒张。研究表明内皮缩血管肽 1（ET-1）（一种有效的血管收缩剂）是由人类皮肤的微血管内皮细胞合成的，具有自分泌和旁分泌的能力[5]。ET-1 能引起直接的血管收缩和神经源性调控的皮肤潮红[6]。

影响血液黏度的因素有很多，包括血小板功能、凝血因子、红细胞（RBC）浓度和可塑性。在不同生理和病理条件下，血液黏度可能会有很大不同，尤其是在血浆蛋白或环境温度变化的情况下。在本章讨论的药物中，己酮可可碱在很早以前就被证明能降低微循环中的血液黏度。

完整的血管上皮细胞和连续的血流会抑制血液凝固和血小板的活性。内皮细胞产生 PGI_2。PGI_2 能够抑制血小板活性并充当血管舒张药物。正常的血小板不会黏附于未损坏的内皮细胞。血管壁损伤会引发血液凝固。上述病理机制是抗血小板和抗凝治疗的靶点。这些治疗的目的是恢复正常的血液黏度和连续的血流。

血管系统和血细胞成分将继续成为现今及未来治疗药物的研究靶点，随着这些药物的到来及广泛使用，它们将会发展用于皮肤病的治疗（图 29-1）。

钙通道阻滞剂

药理学

一般来说，口服钙通道阻滞剂会被很好地吸收。不同药物的生物利用度如下：硝苯地平 50%～70%，伊拉地平 15%～24%，地尔硫䓬 20%～40%，氨氯地平 50%～88%。口服地尔硫䓬 30min、硝苯地平 1～2h、氨氯地平 7～8h 后血浆药物浓度达到峰值。这些药物主要与蛋白结合。硝苯地平、伊拉地平和氨氯地平主要通过肾排出，而 60%～65% 的地尔硫䓬经广泛

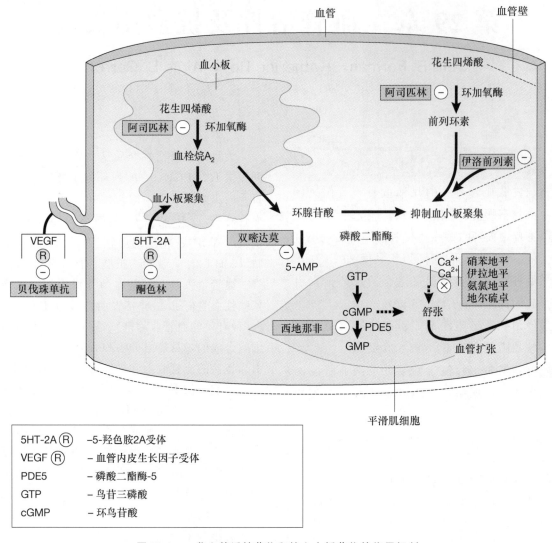

图 29-1 一些血管活性药物和抗血小板药物的作用机制

的脱乙酰基作用后通过粪便排出[7]。硝苯地平和地尔硫草的血浆半衰期是 4h，而氨氯地平的血浆半衰期很长，单剂量口服后半衰期为 35h。

表 29-1 一些控制皮肤血管舒张和收缩的因子

血管舒张	血管收缩
外源性因子——除内皮细胞外的其他来源	
β_1 肾上腺素	α_1 肾上腺素
缓激肽	α_2 肾上腺素
降钙素基因相关肽*	血栓烷 A_2（TXA_2）
辣椒碱*	
组胺	
P 物质*	
5-羟色胺	
内源性因子——来自内皮细胞	
内皮源性舒张因子（同 NO）	内皮缩血管肽-1（ET-1）
前列腺素——PGE_2、PGI_2	

* NO 介导的这些调控因子可以诱发血管舒张。

NO，一氧化氮

作用机制

钙通道阻滞剂阻止 Ca^{2+} 穿过平滑肌细胞膜。细胞膜包含少量细胞内贮存的 Ca^{2+}，因此可以抑制兴奋收缩耦联和肌肉收缩反应。这类药物对于房室传导（AV）和心率有不同的影响。维拉帕米是房室传导的强效抑制剂，主要用于治疗心律失常，因此不适用于皮肤血管疾病的治疗。体外研究表明硝苯地平能够提高 RBC 的变形能力，另外与 PGI_2 合用具有协同抗血小板聚集活性[8]。

临床应用

皮肤科超适应证使用

框 29-1 中列出了治疗雷诺现象有确定疗效的药物。

钙通道阻滞剂（几个例子）
  氨氯地平
  地尔硫䓬
  硝苯地平
其他药物
  CGRP*
  烟酸己酯*
  伊洛前列素
  酮色林
  一氧化氮供体*
  己酮可可碱
  西地那非（±波生坦）

* 专利药目前不能买到。

NO，一氧化氮；CGRP，降钙素基因相关肽

雷诺现象、系统性硬化病和冻疮

问题 29-2 硝苯地平可以治疗雷诺现象。虽然硝苯地平对原发性雷诺现象患者的临床疗效更为显著[9-14]，但是双盲对照研究也表明用硝苯地平治疗原发和继发性雷诺现象均有效。从理论上讲，原发性雷诺现象患者比继发性雷诺现象患者出现显著血管结构损伤的可能性低[15]。由于硝苯地平在系统性硬化病患者体内表现出抗血小板作用，所以它对治疗系统性硬化病有效[15]。硝苯地平对于顽固性冻疮的治疗也有效，并且在一项试验中发现，硝苯地平比地尔硫䓬治疗此病的效果更佳[16]。

其他二氢吡啶类钙通道阻滞剂也成功地用于治疗雷诺现象，包括尼卡地平、氨氯地平、非洛地平和伊拉地平[8,17-21]。

随机对照试验表明，非二氢吡啶类药物中的地尔硫䓬对治疗原发性和继发性雷诺现象也有疗效[8,22-23]；而维拉帕米被证明是无效的[24]。此外，一项开放性研究证实，地尔硫䓬能够有效的治疗职业性雷诺现象（即振动性白指）[25]。

皮肤钙质沉着症

多项研究表明地尔硫䓬能有效地治疗皮肤钙质沉着症，尤其适用于 CREST 综合征[26-27]。一例皮肌炎引起的严重钙质沉着症病例使用地尔硫䓬治疗后，钙化性皮损明显消退[28]。但一项针对系统性硬化病引起皮下钙质沉着症的大样本回顾性研究却没能证明地尔硫䓬治疗有明确效果[29]。

伤口愈合

小鼠模型实验证明硝苯地平和氨氯地平有利于伤口愈合。切口创伤模型证实钙通道阻滞剂能够改善皮肤抗张强度，并且切除创伤模型证实钙通道阻滞剂也能够提高伤口收缩[30]。另外一项研究中，受伤老鼠暴露在香烟烟雾中，使用维拉帕米和硝苯地平治疗组的小鼠与对照组相比，其皮瓣成活率提高[31]。

瘢痕疙瘩

皮损内注射维拉帕米已经被成功应用于阴茎纤维性海绵体炎[32]和瘢痕疙瘩/肥厚性瘢痕的治疗[33]。虽然单独使用维拉帕米不能完全去除皮损，但是它可以作为一种常见疗法的替代疗法，如皮损内注射曲安西龙。例如，在一项 54 例瘢痕疙瘩患者参与的临床试验中，患者的皮损内随机注射曲安西龙或维拉帕米[34]。结果显示两组瘢痕疙瘩患者的皮损整体改善情况相似，包括血管减少、柔软性、高度和宽度。虽然，注射曲安西龙组的患者皮损好转较快，但是注射维拉帕米组的患者治疗成本较低并且不良反应较少（尤其是色素改变方面）。通常情况下，针对瘢痕疙瘩治疗的病例，很多证据表明患者的症状改善可能是由于皮损内注射维拉帕米同时联合了其他治疗方法，包括外科手术和（或）硅胶贴[33,35-36]。

慢性肛裂

口服和局部使用钙通道阻滞剂地尔硫䓬和硝苯地平[37]已经被用于慢性肛裂的非手术治疗。由于超出本章研究的范围故不进行更详细的讨论。

环孢素导致的高血压

问题 29-3 对于因使用环孢素而出现高血压的患者，可以考虑使用几种钙通道阻滞剂作为一线治疗药物来控制这种并发症的发生。从代谢特性方面考虑（对于通过 CYP3A4 途径产生的相互作用和肾血流量保护），硝苯地平和伊拉地平都被认为适用于此类患者的治疗。虽然氨氯地平、地尔硫䓬和硝苯地平等均被证实可以使体内环孢素含量增加（经由 CYP3A4 途径的相互作用），但是一些医生还是提倡使用此类药物，因为应用此类药物可以降低环孢素的使用剂量，也就降低了药物治疗的成本[38-40]。

不良反应

不良反应经常会出现，但是很少需要终止治疗，只要降低药物剂量就可以减少不良反应的产生。大部分不良反应是由血管舒张引起的，包括头晕、头痛、外周性水肿（足踝或足底）、恶心和潮红。很少会有患者受症状性低血压影响。地尔硫䓬和氨氯地平产生的不良反应类似，但是比硝苯地平产生的不良反应症状轻。

问题 29-4 皮肤和黏膜反应包括牙龈增生、面部和躯干的毛细血管扩张、诱发或加重银屑病、光敏反应、亚急性皮肤红斑狼疮、男性乳腺发育、红斑性肢痛病和口腔溃疡。文献报道，使用地尔硫䓬会导致沿光照部位分布的色素沉着，尤其是在非裔美国女性中[41]。此外，最近一项回顾性研究表明，老年人长期使用钙通道阻滞剂可能发生慢性湿疹样反应[42]。很多钙通道阻滞剂会伴有牙龈增生，近期一篇综述显示地尔硫䓬（21%）、维拉帕米（19%）和硝苯地平（<10%）是最常引起该不良反应的药物[43]。

有文献报道，局部使用地尔硫䓬治疗慢性肛裂会导致接触性过敏发生[44-45]。

本章中提到的钙通道阻滞剂是妊娠期分级为 C 级用药。

治疗指南

使用硝苯地平治疗时，初始剂量为 10mg 每日 3 次，或 30mg 缓释制剂每日 1 次。可以使用的最大剂量是每日 90mg 硝苯地平缓释制剂。可根据症状缓解程度和产生不良反应的情况，逐渐增加剂量。患有严重外周血管痉挛的患者可能需要高剂量药物治疗。长效制剂受到广泛推荐。使用地尔硫䓬治疗时，初始剂量 60mg，每日 3 次；如果可以耐受，之后增加至 120mg，每日 3 次。使用氨氯地平治疗时，通常初始剂量为 5mg，每日 1 次；可增加至 10mg，每日 1 次。皮损内使用盐酸维拉帕米，规定剂量为 2.5mg/ml，多数报道使用剂量为 0.5～5ml，具体取决于治疗的皮损面积。

β 阻滞剂

这一类药物的许多性质都是由其亲脂性程度决定的。亲脂性会显著影响其吸收、作用时间、代谢途径、分布和对生物膜的穿透性。亲脂性 β 阻滞剂（普萘洛尔、卡维地洛和美托洛尔）能被很好地吸收，半衰期（直接释放的形式）较短，分布广泛，容易穿过血脑屏障[46]。他们通过肝氧化途径代谢，因此容易受到药物相互作用的影响。亲水性 β 阻滞剂，如索他洛尔和阿替洛尔，很少能完全被吸收，留在血流中的时间较长，并且不能穿过血脑屏障。他们主要由肾排出，因此需要肾功能良好。

作用机制

β 阻滞剂是一种肾上腺素能受体抑制剂，它们的受体特异性决定了临床效应。仅阻断 β₁ 受体的药物被认为具有心脏选择性，可以降低心率、传导和收缩性。常用的心脏选择性药物包括美托洛尔和阿替洛尔。非选择性药物（如普萘洛尔）阻断 β₂ 受体，阻碍细支气管和血管的扩张、降低脂类和糖原分解。索他洛尔是一种独特的非选择性药物，具有第 III 类抗心律失常药物的特性。但这一活性会导致心律失常的风险增加，因此，该药物不适合应用于皮肤科。最后，一些非选择性 β 阻滞剂（拉贝洛尔、卡维地洛）还具有额外的抗 α 肾上腺素能受体活性，可以导致血管舒张，并进一步降低血压。

临床应用

皮肤科超适应证用药

β 阻滞剂已经使用了数十年，主要用于抗高血压、抗心律失常和心脏保护，另外，还用于治疗其他病症，如预防偏头痛、甲状腺功能亢进、青光眼，甚至焦虑症。

婴儿毛细血管瘤

2008 年，在儿童接受心脏适应证药物的一个小型系列试验中，普萘洛尔首次被发现和报道能够成功治疗婴儿毛细血管瘤（IH）[47]。此后，多个病例报告和病例系列（共有 150 多例患者）都证实，此类药物能够成功治疗复杂 IH[48-51]。关于普萘洛尔新用法的详细介绍可参考第 70 章。

伤口愈合

因发现角质形成细胞中有大量 β₂ 肾上腺素能受体和有证据示皮肤局部产生肾上腺素，人们考虑肾上腺素激活可能参与伤口愈合。体外和动物试验表明，β 肾上腺素能受体激动剂能延缓角质形成细胞的增殖和迁移[52-53]。之后研究证实，β 阻滞剂能够加速伤口愈合。一项小鼠模型数据显示，β₂ 肾上腺素能受体阻滞剂可以提高角质形成细胞迁移速度，加快上皮的再生，同时修复皮肤屏障功能[54]。在活体内，这一研究结果已经被应用于治疗烧伤患者[53]。Mohammadi 发起的一项有 79 例烧伤患者参加的随机对照试验显示，普萘洛尔治疗组的患者与对照组相比，伤口愈合速度较快，皮肤移植手术的需求较小，住院时间较短[56]。

潮红

非选择性 β 阻滞剂，包括普萘洛尔[57]、纳多洛尔[58] 和近来报道的卡维地洛[59]，已经成功用于酒渣鼻相关的潮红和良性皮肤潮红的治疗。其作用机制包括阻碍 β 肾上腺素能介导的血管舒张和减少焦虑/心动过速反应，而这些是加重潮红的因素。与其他 β 阻滞剂相比，卡维地洛有很强的抗炎效果[59]。迄今为止，相关数据仅局限于一些孤立的病例报告。尽管如此，针对这种影响患者社交的疾病，这些药物有必要被进一步研究。

不良反应

一般来说 β 阻滞剂的耐受性良好，但也会出现一些常见不良反应，包括心动过缓、低血压、支气管痉挛、疲劳和低血糖。 问题 29-5 尤其是后者，在儿科患者进行 IH 治疗中已有报道。

β 阻滞剂与皮肤相关的不良反应包括苔藓样药疹、湿疹和银屑病样疹[60]。 问题 29-6 已有报道显示 β 阻滞剂的不良反应包括诱发或加重银屑病[61]，而且一些动物实验也证实了这一结果[62]。在一项有 36 702 例患者参与的大型回顾性病例对照研究中，并没有证实 β 阻滞剂的应用与银屑病病情的发展有关 [长期使用 β 阻滞剂组与对照组的比值比（OR）为 1.10][63]。但使用 β 阻滞剂次数＞20 次的滴状银屑病的患者 OR 值为 2.17。这项研究没有评估对银屑病现症患者症状的影响。

索他洛尔、醋丁洛尔和吲哚洛尔是妊娠期处方 B 级用药，其余药物是妊娠期处方 C 级用药。阿替洛尔是妊娠期处方 D 级用药。

治疗指南

成人使用普萘洛尔的标准剂量范围是 120～240mg，每日 2～3 次，每日使用的最大安全剂量为 640mg[64]。治疗潮红可以使用低剂量的普萘洛尔（20～40mg，每日 2 次或 3 次），或使用卡维地洛（6.25mg，每日 2 次或 3 次），可以根据需要逐渐增加剂量。卡维地洛的最大可用剂量是 25mg，每日 2 次。

阿司匹林

药理学

阿司匹林（乙酰水杨酸）能被胃和小肠快速吸收，并且广泛分布于全身。2h 后达到血药浓度峰值，之后血药浓度缓慢下降。水杨酸盐类主要的结合蛋白（50%～80%）为血浆白蛋白。只有游离药物具有活性。水杨酸盐类在肝代谢，代谢数量取决于尿排泄率，而尿排泄率取决于尿的 pH 值（碱性尿中排泄率较大）。

作用机制

问题 29-7 小剂量阿司匹林能够乙酰化血小板酶类，在前列腺素血栓烷 A_2（TXA_2）的合成中起作用。因此小剂量阿司匹林能抑制血小板的聚集和活化、抗炎和退热。大剂量阿斯匹林能抑制 PGI_2 的合成，PGI_2 是一种血管壁产生的内源性血小板聚集抑制剂。大剂量能逆转抗血小板的作用[65-66]。PGI_2 也能引起皮肤血管舒张，这在本章开始的病理生理学部分已有讨论。

临床应用

皮肤科超适应证用药

在所有药物中，阿司匹林是最常用于预防心肌梗死、脑卒中和短暂性脑缺血发作的药物[67]，但是临床也用它治疗一些皮肤病。

青斑样血管病（白色萎缩）

两项研究已经报道小剂量阿司匹林联合双嘧达莫可以改善白色萎缩[68-69]。阿司匹林的剂量不能高于每日 325mg。对于成年患者，如果每日 325mg 的剂量无显著效果，可以逐渐增加 81mg（婴儿使用的剂量），每日 1～3 次。在溃疡愈合前起到减轻疼痛的作用，全部上皮再生可能需要几个月。

恶性萎缩性丘疹病（Degos 病）

单独使用阿司匹林或联合双嘧达莫都对控制 Degos 病患者的皮肤症状有帮助[70-71]。许多患者存在血小板聚集过程中多种异常。实验证实阿司匹林可以使这种异常的血栓形成恢复正常。同样，小剂量阿司匹林（325mg 或更少）联合或不联合双嘧达莫是成功治疗这种疾病的关键。

脂质渐进性坏死（糖尿病脂质渐进性坏死）

一项研究中，7 例伴有溃疡性脂质渐进性坏死的糖尿病患者使用司匹林和双嘧达莫治疗有效[72]。患有脂质渐进性坏死的患者 TXA_2 含量升高。使用阿司匹林和双嘧达莫治疗此病可以使 TXA_2 含量恢复正常，从而使溃疡愈合。

烟酸导致的皮肤改变

接受烟酸治疗的患者会出现潮红和瘙痒的不良反应。一项随机对照试验表明，配合使用阿司匹林每日 325mg 可以抑制这种不良反应的发生[73]

抗磷脂抗体综合征

低剂量阿司匹林结合其他抗凝药物，通常被推荐用于治疗周期性血栓患者[74]。

结节性红斑

阿司匹林可作为结节性红斑的一种辅助疗法，以促进皮损的消退[75]。在这种情况下，需要使用阿司匹林的抗炎剂量（325mg，每日 4～8 次）。

带状疱疹和疱疹后神经痛

局部使用阿司匹林成功治疗了 42 例带状疱疹和疱疹后神经痛患者。用法是将阿司匹林药片压碎，溶解到氯仿中，局部外用。这种疗法能显著减轻带状疱疹的疼痛和疱疹后神经痛。在另外一项 40 例患者参加的随机试验中，发现局部使用阿司匹林和局部使用利多卡因产生的镇痛效果相同。

不良反应

超敏反应可能出现在易感患者（如血管性水肿、荨麻疹、哮喘和鼻炎）、哮喘恶化和消化不良的人群中。消化性溃疡和胃肠出血是使用阿司匹林的重要的潜在并发症，即使小剂量也可能会出现。

治疗指南

当阿司匹林用于抗炎作用时，初始用量应该较小，可逐渐按需增加剂量，但是不能超过 650mg，每日 6 次。阿司匹林应该和食物同服或用一大杯水冲服。如用于抗血小板作用时，常规每日剂量为 81～325mg。

儿童患者要使用较低剂量，临床医生可参考药品说明书作为用量指南。局部使用溶解在氯仿中的阿司匹林可以控制疼痛（请参考上述内容）。阿司匹林是妊娠期处方 D 级用药。

双嘧达莫

药理学

双嘧达莫通过口服吸收，75min 后达到血药浓度峰值。半衰期大约 10h。双嘧达莫主要与血浆蛋白结合，在肝中代谢并随胆汁排出。

作用机制

双嘧达莫抑制血小板聚集，与阿司匹林联合应用能延长血栓性疾病中血小板的存活。有人认为这种影响通过 TXA_2 和 PGI_2 的相互作用而实现。双嘧达莫也是一种血管舒张药物。实验研究表明双嘧达莫能上调单核吞噬细胞，这也就提示它有促进纤维蛋白溶解的性能[78]。

临床应用

皮肤科超适应证用药

双嘧达莫和阿司匹林可联合应用于一些皮肤病的治疗：恶性萎缩性丘疹病[70]、脂质渐进性坏死[73]和白色

萎缩[69]。一项近期随机试验发现双嘧达莫作为辅助治疗药物可以与地氯雷他定联合应用治疗慢性荨麻疹[79]。

不良反应

双嘧达莫能引起胃部不适、头晕、头痛、低血压、心动过速和冠状动脉粥样硬化性心脏病恶化。它的禁忌证包括新发的心肌梗死和快速恶化的心绞痛。双嘧达莫与阿司匹林联合应用所出现的出血性并发症的概率与单独使用小剂量阿司匹林相同[80]。双嘧达莫是妊娠期处方 B 级药物。

治疗指南

双嘧达莫每日剂量为 150～400mg，分 3～4 次给药。缓释剂每日服用 2 次。双嘧达莫治疗皮肤病的常规剂量为 75mg，每日 2 次。有一种复方制剂（Aggrenox）包含小剂量阿司匹林（25mg）和缓释剂型的双嘧达莫（200mg）。没有官方适应证说明这种药物可以用于皮肤科。但是可以考虑使用双嘧达莫和阿司匹林的联合疗法治疗疾病。

己酮可可碱

药理学

己酮可可碱是一种甲基黄嘌呤衍生物，是非特异性磷酸二酯酶抑制剂。该药口服吸收较好，但是经尿排泄之前会在肝内经过广泛的首关效应。血药浓度峰值出现在 2h 内，半衰期为 4～6h。

作用机制

问题 29-8 己酮可可碱能增加红细胞和白细胞的变形能力，并能阻止中性粒细胞的黏附和活化。它也能降低血小板聚集和活化。此外，己酮可可碱一直被认为是肿瘤坏死因子-α（TNF-α）的抑制剂。但直到最近才被指出这种作用是独立于血红素加氧酶-1 路径发生的[81]。其他 TNF-α 抑制剂（依那西普、英利昔单抗和阿达木单抗）适用于银屑病和银屑病关节炎的治疗。这些相同的药物在超适应证使用时（包括己酮可可碱）用于治疗肉芽肿性疾病，如脂质渐进性坏死和结节病[82-83]。

临床应用

皮肤科超适应证使用

雷诺现象

问题 29-2 无论是单独使用还是联合疗法，己酮

可可碱已成功用于治疗雷诺现象[84-85]。代表性的报告中使用己酮可可碱的剂量为 400mg，每日 3~4 次。完全起效可能需要数月。

青斑样血管病（白色萎缩）

在两项分别为 5 例和 8 例患者的小样本研究中发现己酮可可碱对青斑样血管病/白色萎缩有临床改善作用[86-87]。其中一项研究显示 8 例中有 3 例患者完全康复，并且 4 例患者得到显著改善。

脂质渐进性坏死（糖尿病脂质渐进性坏死）

几个病例报告详述了己酮可可碱成功治疗长期糖尿病脂性渐进性坏死[88-89]。在一项类似报道中，己酮可可碱 400mg 每天 2 次、连用 8 周可以治愈病程长达 13 个月的难治性溃疡[90]。一般来说，在脂质渐进性坏死患者伴有溃疡发生时临床效果最佳。

静脉功能不全伴有溃疡

己酮可可碱常联合其他治疗方法（加压、阿司匹林、NSAID）治疗静脉功能不全伴腿部溃疡[91]（参见第 50 章）。

寻常型天疱疮（PV）

一项近期随机对照试验证明己酮可可碱 400mg 加柳氮磺吡啶 500mg 每日 3 次作为 PV 的辅助治疗比单独应用标准疗法有效[92]。治疗后发现血清 TNF-α 降低，符合预期的作用机制。

不良反应

己酮可可碱禁用于对甲基黄嘌呤衍生物无法耐受的患者，慎用于有严重心脏病的患者。它可能会引起恶心、胃肠道紊乱、头晕和头痛。己酮可可碱是妊娠期处方 C 级药物。

治疗指南

常规剂量为 400mg，每日 3~4 次。在显著的肾损害时必须减量。大部分临床医生认为可能需要连续使用己酮可可碱 2~4 个月才能获得最大疗效。

一氧化氮供体

NO 通过血管内皮产生，并能诱发血管舒张（见病理生理学部分）。一氧化氮能被某些因子诱导，包括 TNF-α、γ 干扰素（IFN-γ）、白介素（IL）-1、IL-2 和 IL-6。

一种外用的酸化亚硝酸盐乳膏已被用于治疗足癣[93]。 问题 29-2 此外，一种外用的一氧化氮生成系统（K-Y 胶冻剂中含 5‰ 亚硝酸钠）已被用于一项雷诺现象患者随机安慰剂对照交叉试验研究中，结果显示它可以增加微循环血容量和血流[94]。一项硬皮病患者实验研究中发现动脉内灌注 L-精氨酸和硝普钠可以改善雷诺现象患者的症状[95]。

磷酸二酯酶-5 抑制剂

西地那非（Viagra）和相关药物（他达拉非、伐地那非）是磷酸二酯酶-5（PDE₅）的选择性抑制剂。这种抑制作用增加了环鸟苷酸在血管中的含量，并且导致血管舒张。西地那非通过几个 CYP 亚型代谢，CYP3A4 的代谢作用大于 CYP2C9。因此，对这类药物与其他治疗药物的相互作用进行彻底分析是必要的[96]。

问题 29-2 西地那非已成功应用于系统性硬化病相关的 RP 治疗[97-98]。在一项 19 例患者的研究中，其使相关指端溃疡愈合[98]。在另一篇 1 例系统性硬化病和严重指端溃疡患者的相似报道中，使用西地那非每日 12.5mg 加上波生坦（内皮缩血管肽-1 拮抗剂）每日 125mg 治疗后，患者完全康复[99]。环芬尼也曾被猜测能用于治疗 RP，但结果显示是不确定的[100]。

问题 29-9 大鼠研究证实西地那非可以增强随机皮瓣的成活率，并存在剂量依赖性[101]。每日 50mg 西地那非可以加速抗磷脂抗体综合征患者慢性不愈溃疡的愈合[102]。最常见的不良反应包括头痛、潮红、消化不良和鼻充血。使用任何硝酸盐类或一氧化氮供体的患者要禁用西地那非，并且该药必须慎用于存在心肌梗死、不稳定型心绞痛、低血压、高血压、心律失常或其他血管疾病病史或危险因素的患者。

伊洛前列素

伊洛前列素是一种 PGI₂ 类似物，并且是一种血管舒张药（见病理生理学部分）。虽然目前在美国无法获得伊洛前列素的静脉内剂型，但是吸入剂型（Ventavis）已批准用于治疗肺动脉高压。有关吸入剂型在任何皮肤疾病方面的治疗至今尚无报道。

问题 29-2 静脉注射伊洛前列素已成功用于治疗雷诺现象[103]。在一项 25 例系统性硬化病伴有雷诺现象患者参与的研究中，使用伊洛前列素进行治疗，88% 患者的客观症状得到改善[104]。

也有学者认为伊洛前列素能通过减少结缔组织生长因子（CTGF）降低进展期系统性硬化病的纤维化

反应，CTGF 是一种促纤维化的细胞因子。纤维化激活级联反应中 CTGF 处于转化生长因子-β_2（TGF-β_2）的下游。这些研究提示伊洛前列素能抑制皮肤纤维化[105-106]。

血管生成抑制药物

贝伐珠单抗是一种人源单克隆抗体，它能识别血管内皮细胞生长因子（VEGF）受体 1 和 2。通过识别 VEGF 受体 1 和 2，贝伐珠单抗在几种肿瘤中显示了抗血管生成和抗肿瘤活性[107]。问题 29-10 近期的研究阐明了在黑色素瘤细胞和银屑病患者损伤的角质形成细胞中存在 VEGF 的表达[108-109]（参见第 33 章）。

银屑病

贝伐珠单抗能通过抑制损伤的角质形成细胞中 VEGF 的表达影响银屑病的病情。在一个引人注目的病例中，贝伐珠单抗用于治疗转移性结肠癌，结果患者的银屑病皮损被完全清除，且在那段时期没有应用任何其他治疗方法[110]。银屑病将成为抗血管生成药物未来试验的另一个靶点。贝伐珠单抗的皮肤不良反应包括口炎、黏膜出血和伤口愈合不良[111]。

推荐阅读

Burnstock G. Integration of factors controlling vascular tone. Overview. *Anesthesiology* 1993;79:1368–80.

Cai TB, Wang PG, Holder AA. NO and NO Donors. In: Wang PG, Tingwei BC, Taniguchi N, editors. *Nitric oxide donors: for pharmaceutical and biological applications*, 1st ed. Wernheim: Wiley; 2005. p. 1–31.

Ho M, Belch JJ. Raynaud's phenomenon: state of the art. *Scand J Rheumatol* 1998;27:319–22.

Jull A, Waters J, Arroll B. Pentoxifylline for treatment of venous leg ulcers: a systematic review. *Lancet* 2002;359:1550–4.

Miller JM, Zipes DP. Therapy for Cardiac Arrhythmias. In: Libby J, Bonow RO, Mann DL, Zipes DP, editors. *Libby: Braunwald's Heart Disease: A Textbook of Cardiovascular Medicine*, 8th ed. 2007 Saunders, An Imprint of Elsevier. 2007: chap 33.

Sacco RL, Elkind MS. Update on antiplatelet therapy for stroke prevention. *Arch Intern Med* 2000;160:1579–82.

参考文献

见本书所附光盘。

第 30 章 抗雄激素药和雄激素抑制剂

Marty E. Sawaya and Najwa Somani

戴 珊 译 张春雷 审校

概述

雄激素对于诸如毛囊和皮脂腺等皮肤结构具有广泛的影响。雄激素［如游离睾酮（未与性激素结合球蛋白结合的睾酮）和双氢睾酮（DHT）（靶组织活性雄激素）］具有生物学活性，可以影响毛囊皮脂腺单位等大量靶组织。睾酮和 DHT 对雄激素性脱发（AGA）、寻常痤疮和多毛症的发生起着重要作用。

问题 30-1 抗雄激素药指的是可以阻断雄激素受体（AR）的药物，如螺内酯、氟他胺和醋酸环丙孕酮[1]。临床研究提供了一些资料证实这些药物对于一些患者的有效性。因为醋酸环丙孕酮和氟他胺在美国目前不可使用，而后者在欧洲及加拿大相对常用，本章将只对醋酸环丙孕酮进行简要介绍。

雄激素抑制剂阻断雄激素的合成。这些药物包括非那雄胺和度他雄胺（特异性 5-α 还原酶抑制剂）以及亮丙瑞林——一种促性腺激素释放激素（GnRH）激动剂。亮丙瑞林作用于卵巢和垂体。在本章中抗雄激素药专指 AR 拮抗剂，雄激素抑制剂用于区分那些抑制 DHT 合成的化合物[2]。其他药物，如孕激素和甲羟孕酮既是抗雄激素药又是雄激素抑制剂，因为它们既结合 AR 又通过 5-α 还原酶抑制 DHT 合成。本章所讨论的药物将根据其最重要的临床作用模式进行分类（框 30-1）。

5-α 还原酶抑制剂（如非那雄胺和度他雄胺）在皮肤科领域十分重要。非那雄胺（Propecia，1mg）在 1997 年被 FDA 批准用于治疗 AGA。更强的 5-α 还原酶抑制剂度他雄胺被 FDA 批准用于治疗男性良性前列腺增生（BPH），但是目前还未被批准用于治疗 AGA。

本章将大体介绍抗雄激素药（阻断雄激素受体）和雄激素抑制剂（酶抑制剂和其他机制）。包括这些药物具体如何作用、它们已批准的适应证和超适应证用药、剂量及不良反应。重点介绍螺内酯、非那雄胺及度他雄胺。

雄激素的生理作用

男性

雄激素在生命不同时期有不同的生理作用。在胚胎期，泌尿生殖道的男性化发生在 8～12 周[3]。雄激素对于男性表型的产生至关重要，同时也影响中枢神经系统的发育[3]。青春期前睾丸和肾上腺皮质分泌的少量雄激素可以抑制促性腺激素的分泌。青春期时促性腺激素对于负反馈抑制作用的敏感性减低，睾丸增大[4-5]。之后阴茎和阴囊增大，阴毛出现。雄激素的促生长作用使身高增加，骨骼肌肉系统男性化。雄激素也可以调节免疫应答[6]。雄激素和雌激素受体在大多数免疫细胞表面表达，性激素现在被认为可以影响 Th1/Th2 细胞平衡[6]。Th1 细胞应答与细胞免疫相关，例如清除癌细胞。而 Th2 细胞应答与免疫耐受相关，如妊娠期胎儿的宫内存活。Th1 和 Th2 细胞作用的长期临床意义还有待临床研究进一步明确[7]。

当青春期雄激素分泌增加时，皮肤因为皮脂腺增生而增厚变油。 问题 30-2 因此毛囊皮脂腺单位易出现毛囊角栓和细菌定植，诱发寻常痤疮。第二性征出现，由于毫毛转变为终毛，出现腋毛生长，胡须和体毛增加。喉部发育引起声音改变。继承了 AGA 基因的男性在青春期后期可表现前额顶部发际线后退[2]。伴随着长骨骨骺开始闭合，最后一个生长高峰在青春期后期终止[1]。

在某些情况下，如肾上腺肿瘤或先天性肾上腺皮质增生，肾上腺皮质可分泌大量雄烯二酮。睾酮可由这种性激素前体在性腺外区域（如皮肤）转化而来（如皮肤）[1]。

女性

卵巢和肾上腺皮质是女性睾酮和其他雄激素产生的主要地方。雄烯二酮和脱氢表雄酮（DHEA）也是由卵巢和肾上腺皮质产生，可转化成更强的雄激素（如睾酮）或在皮肤等周围器官中转化为雌激素[2]（图 30-1）。女性每天平均产生约 0.25mg 的睾酮，约一半是由皮肤等性腺外器官内的雄烯二酮转化而成[1-2]。

在月经周期中，血浆中睾酮和雄烯二酮的浓度会发生波动[1]。女性血清睾酮水平在 15～65ng/dl（0.5～2.3nmol）。雄激素水平的两个高峰与排卵前和黄体期雌激素水平的高峰平行出现[8]。 问题 30-2 罹患某些卵巢疾病（如多囊卵巢综合征）时，卵巢分泌的雄激素增加，导致皮肤男性化，如男性型的脱发、痤疮和多毛。

作用机制

为了掌握抗雄激素药和雄激素抑制剂在皮肤病中的应用，掌握雄激素的作用机制以及上述药物如何抑制其作用是十分重要的[2]。

在毛囊皮脂腺单位和前列腺中，睾酮的生物学作用极其微弱，直至 5-α 还原酶将其转化成 DHT。 问题 30-3 5-α 还原酶有两种同工酶：Ⅰ型和Ⅱ型。这两种同工酶的生化特征和分布各有不同，如表 30-1 所示[1,10-12]。这两种酶都存在于毛囊皮脂腺单位，但根据部位，数量有所不同。睾酮和 DHT 都与细胞内 AR 结合。这一激素受体复合物继而特异性地与 DNA 上核激素调控序列结合，增加或减少 mRNA 及蛋白质的合成[1]。

AGA、多毛症和痤疮等可由于系统性雄激素异常（循环中雄激素水平上升）或局部皮肤雄激素异常引起，这是因为 5-α 还原酶或 AR 异常所致（框 30-2）。抗雄激素药和雄激素抑制剂可以在皮肤水平逆转雄激素的生物学活性（表 30-2）。

对于患有雄激素相关性疾病的女性，选择性地测试睾酮（总的和游离的）和 DHEA-S 水平具有一定的临床价值。异常的结果最可能出现在中度多毛及进展期男性型脱发的女性患者。对于结果的进一步解读不在本章讨论的范围之内。

表 30-1　5-α 还原酶 I 型和 II 型同工酶的特点

特点	I 型	II 型
分子量	29 000	29 000
氨基酸数量	292	254
最适 pH	碱性（8.0）	酸性（6.0）
米氏常数	K_m（μmol/L）24	K_m（μmol/L）0.3
基因所在染色体	5	2
通常表达部位	皮肤、肝、肾上腺、肾	皮肤、前列腺、附睾、精囊、肝
最常见的皮肤表达部位	主要在非生殖器部位皮肤，包括头皮。皮肤中主要位于皮脂腺，尤其是面部和头皮，还有真皮乳头	额部至头顶的头皮毛囊上部。不存在于枕部头皮和腋窝真皮乳头，但是高表达于须部真皮乳头

表 30-2　抗雄激素药和雄激素抑制剂 *

非专有名	商品名	是否有非专利药	制造商	剂量	特殊制剂	标准剂量范围
抗雄激素药						
螺内酯	Aldactone	是	Mylan	25、50、100mg	外用	100～200mg/d（分两次给药）
醋酸甲羟孕酮	很多（见框30-3）	否	Various	2.5、5、10mg	注射用、外用凝胶	无
西咪替丁	Tagamet	是/OTC	GlaxoSmithKline, Mylan	100、200、300、400、800mg	口服溶液	400mg bid～qid
雄激素拮抗剂						
非那雄胺	Propecia Proscar	否	Merck	1mg 5mg	无	1mgqd（用于 AGA）
度他雄胺	Avodart	否	GlaxoSmithKline	0.5mg	无	0.5mgqd，最大2.5mgqd
酮康唑	Nizoral	是	Mylan, Taro	200mg	有	200～400mg/d

* 该表中所列药物在美国有口服专利剂型

框 30-2　皮肤科雄激素过多性疾病

寻常痤疮
AGA
　男性型 AGA
　女性型 AGA
多毛症
化脓性汗腺炎

抗雄激素药

螺内酯

药理学作用

表 30-3 列出了抗雄激素药和雄激素抑制剂的关键药理学概念（图 30-2）。问题 30-4 螺内酯是一种醛固酮拮抗剂和相对弱效的抗雄激素药，可阻断 AR 及抑制雄激素生物合成。螺内酯不能抑制 5-α 还原酶。螺内酯可通过孕激素 17-羟化酶转变为其他活性代谢产物，反馈性地抑制肾上腺和卵巢细胞色素 P450（CYP）酶，导致睾酮和 DHT 生成减少。螺内酯的促孕作用是不定的，可以通过减弱黄体生成素（LH）对 GnRH 的反应从而影响 LH 和促卵泡激素（FSH）的比值[13-14]。

螺内酯是一种类固醇分子，包括类固醇的 4 个环（图 30-3）。它类似盐皮质激素，有一个酯化的内酯环。口服生物利用度至少为 90%，但是不同生产厂家有不同变化问题 30-4。螺内酯与蛋白结合度达 98%，其初级代谢物坎利酮的蛋白结合度至少为 90%[15]。坎利酮是活性醛固酮拮抗剂，是具有利尿和抗雄激素活性的初级代谢产物。

食物可以促进螺内酯的吸收。肝可以很快代谢螺内酯。初级代谢产物坎利酮可以在酶的作用下与其水解产物坎利酸盐相互转化。未被代谢的药物不会出现在尿液中[15]。螺内酯的代谢产物经尿液及胆汁排泄[1]。

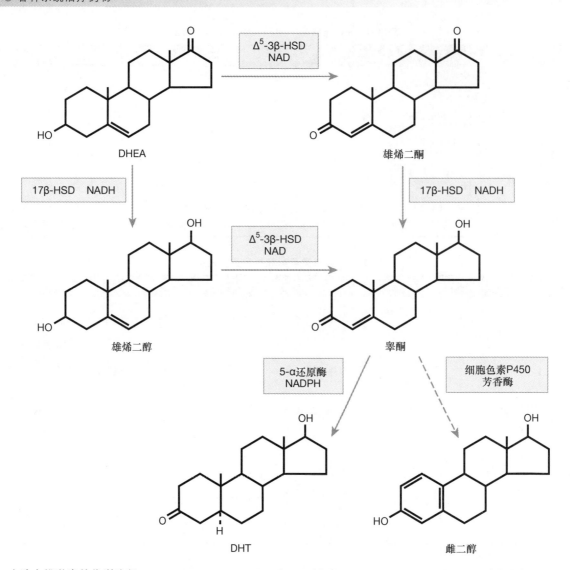

图 30-1　皮肤中雄激素的代谢途径　DHEA 通过 3-β 和 17-β 羟基类固醇脱氢酶（HSD）及 5-α 还原酶转变为强效雄激素，如睾酮和 DHT。同时雄激素可通过细胞色素 P450 转变为雌激素。芳香酶将睾酮转变为雌二醇，雄烯二酮可能也是其底物

表 30-3　关键药理学概念——抗雄激素药和雄激素拮抗剂

药名	吸收		生物利用度		清除	
	峰值时间	半衰期	生物利用度	蛋白结合	代谢	排泄
抗雄激素药						
螺内酯	2～4h*	10～35h*	＞90％	98％*	坎利酮是活性代谢产物	主要通过肝胆途径
醋酸甲羟孕酮	1～2h	8～9h	变化的	变化的	迅速在肝降解	主要是肾，也可通过肝胆途径
西米替丁	0.75～1.5h	2h	60％～70％	13％～25％	30％～40％在肝代谢	主要在肾
雄激素拮抗剂						
非那雄胺	1～2h	4.8h	64％	90％	大量在肝代谢失活	39％经尿液，57％经粪便
度他雄胺	2～3h	4.8h	60％	90％	肝代谢	粪便、尿液
酮康唑	1～2h	8h	不确定†	95％～99％	大量在肝代谢失活	85％～90％经粪便，10％～15％经尿液

Adapted from Facts&Comparisons 2006.

* 这是螺内酯活性代谢产物坎利酮的蛋白结合。

† 生物利用度高度变化，高度依赖于胃肠道 pH 值

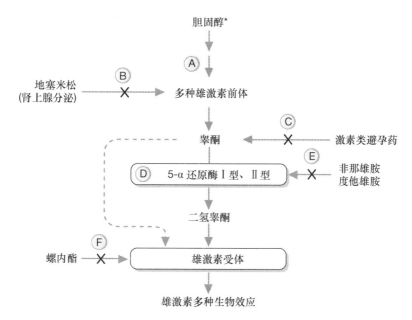

图 30-2　抗雄激素药和雄激素抑制剂的作用机制

* 在哺乳动物细胞中，胆固醇是细胞膜的重要组成成分［类似于麦角固醇（维生素 D₂）在真菌细胞膜中的作用］，也是所有类固醇激素的前体。

A. 胆固醇可以转变为多种雄激素前体，如 DHEA 和 DHEA－S。

B. 地塞米松（和其他皮质类固醇）可以通过负反馈作用抑制促肾上腺皮质激素（ACTH）的合成，从而抑制肾上腺皮质产生这些雄激素前体。

C. 卵巢可以将这些前体代谢成睾酮，避孕药可通过负反馈抑制作用减少卵巢产生的睾酮。

D. 5-α 还原酶可将睾酮转变为更具生物学活性的双氢睾酮。

E. 非那雄胺（Ⅱ型 5-α 还原酶）和度他雄胺（Ⅰ型和Ⅱ型 5-α 还原酶）可抑制睾酮转变为双氢睾酮。

F. 睾酮和双氢睾酮可与雄激素受体结合，螺内酯可竞争性阻断二者与雄激素受体的结合

药物剂量在 25～200mg 之间时，单剂量螺内酯和血浆坎利酮浓度在 96h 内呈线性关系。坎利酮半衰期大约为 19.2h，螺内酯半衰期为 12.5h[15]。

临床应用

框 30-3 列出了螺内酯的适应证和禁忌证。

超适应证用药

目前螺内酯尚无 FDA 批准的皮肤科适应证。该药被批准作为利尿剂用于一系列疾病。

螺内酯被用于治疗多毛症[16-26]、痤疮[27-31] 和雄激素性脱发[32-33]。对于患多毛症的女性，螺内酯可以逐渐减慢毛发生长速率，减小毛发平均直径[34]。临床研究中螺内酯提升多毛症评分的效果不如氟他胺[35]，但是比非那雄胺有效[16]。

常规剂量从每天 50～200mg 不等，每天 100mg 的剂量比高剂量更容易耐受[20]。即使是这个剂量也常发生月经过多或其他经期不适。 问题 30-5 这些月经问题在 2～3 个月的治疗后可缓解。如果月经异常不随着治疗时间延长而缓解，可有以下解决办法[22]：

1. 减少螺内酯剂量至 50～75mg/d；

框 30-3　螺内酯的适应证和禁忌证

FDA 批准的皮肤科适应证
　　（尚无专门针对皮肤病的适应证）

其他皮肤科应用

　　多毛症[16-26,34-35]

　　寻常痤疮[27-31]

　　雄激素性脱发[32-33]

　　化脓性汗腺炎

禁忌证

　　肾功能不全（急性或慢性）

　　无尿

　　高钾血症

　　妊娠

　　异常血尿

　　家族或个人有雌激素依赖性恶性肿瘤病史*

妊娠期用药分级——X 级

---

* 包括乳腺、卵巢和子宫恶性肿瘤

2. 加用口服避孕药（OC），减轻月经不适；

3. 周期性服用螺内酯（类似 OC 用法），即连续

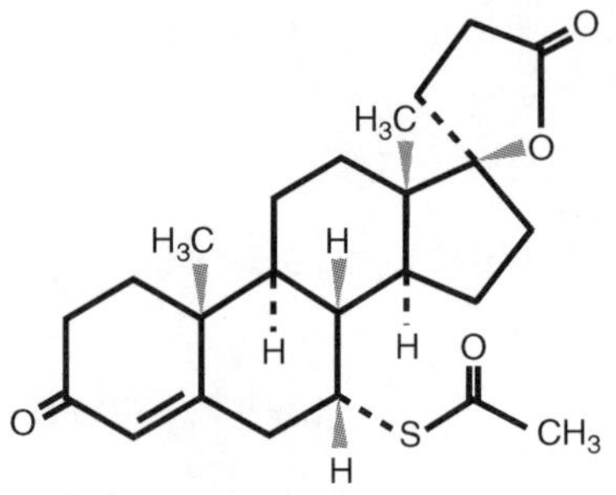

螺内酯

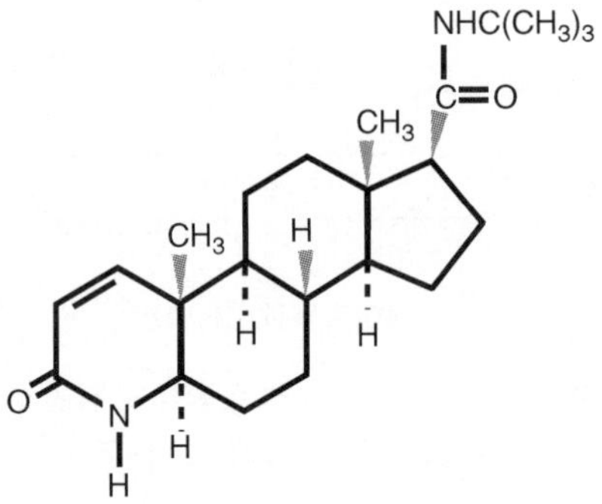

非那雄胺

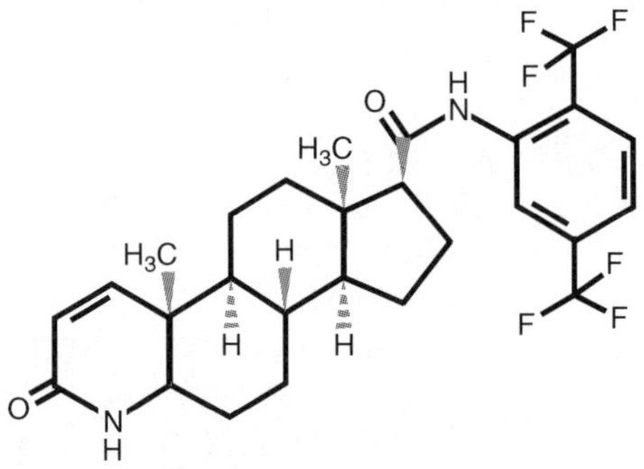

度他雄胺

图 30-3　抗雄激素药和雄激素抑制剂

21 天服用螺内酯，随后的 7 天停用。

　　35 岁以下的患者通常口服 OC，而 35 岁及以上患者单用结合雌激素治疗[22]。

　　在欧洲，5% 的螺内酯洗剂和乳膏用于Ⅱ度痤疮的局部治疗，有效性与外用抗生素相当[36]。5% 的螺内酯凝胶可显著减少年轻患者皮脂分泌，这也支持其对痤疮的治疗[37]。目前尚无针对此外用制剂的研究，因此该产品能否在可预见的未来投向市场仍值得怀疑。

不良反应

高钾血症

　　螺内酯可能的最严重和常见的不良反应是高钾血症[38]。此并发症最常发生于严重肾功能不全的患者。其他不良反应包括男性乳房发育和轻度胃肠道不适。

粒细胞缺乏

　　粒细胞缺乏是少见但严重的不良反应，在老年人和肝肾功能损害的患者中尤其需要注意。药物剂量、服药时间和同服的其他药物都可能是导致粒细胞缺乏发生的危险因素。

雌激素依赖性恶性肿瘤

　　问题 30-6 螺内酯可能诱发雌激素依赖性恶性肿瘤这一说法长期存在争议[40-41]。许多作者提醒给有乳腺癌和其他雌激素依赖性恶性肿瘤个人或家族史的患者开具螺内酯需谨慎。但尚缺乏证实其明确因果关系的证据。FDA 在药品说明书中给出警告，告知人们在对小鼠的慢性中毒研究中发现肿瘤，剂量是常规人体剂量（基于平均体重）的 25～250 倍。这一剂量引起了甲状腺和睾丸的良性腺瘤、恶性乳腺肿瘤和肝增生性改变。基于这些已报道的小鼠的改变，目前不建议有乳腺癌遗传倾向的女性服用螺内酯[40-41]。

妊娠和哺乳

螺内酯及其代谢产物可通过胎盘屏障。小鼠研究证实可导致雄性胎鼠雌性化。当女性在哺乳期服用螺内酯，乳汁中可检测出坎利酮[15]。

药物相互作用

问题 30-7　与螺内酯发生相互作用的药物相对较少[42]。严禁与其他可能导致高钾血症的药物合用，如血管紧张素转化酶抑制剂、阿利吉仑（一种直接肾素抑制剂）、血管紧张素 II 受体拮抗剂和其他醛固酮抑制剂。患者需要注意避免过度摄入富含钾的食物。

监测指南

为保证成功抑制雄激素，推荐每 3～4 个月监测循环中异常雄激素（睾酮或 DHEA-S）。完全抑制通常需 4～12 个月的醛固酮治疗。此时如果雄激素值在维持正常，则其后续的监测不是必需的。这一治疗效果常在 1 年后达到平台期，加用一种辅助的抗雄激素药或雄激素抑制剂是很有必要的。需要特别注意本章讨论的雄激素相关的疾病中循环雄激素水平通常是正常的。

定期监测血钾水平很有必要，尤其是在基础治疗和治疗 1 个月后，或是增加剂量时。醛固酮导致的高钾血症在缺乏上述危险因素时是很少发生的。应告知患者报告有无肌肉痉挛或无力等表现。血压和体重也应定期监测。

孕激素

关于孕激素的基本信息和关键药理学作用参见表 30-2 和表 30-3。孕激素通过与其受体（PR）相互作用发挥生物学活性。所有孕激素均与 PR 结合，但其结合力各有不同。除了与 PR 结合，孕激素也与其他类固醇激素的受体相互作用，包括 AR、雌激素受体（ER）、盐皮质激素受体（MR）和糖皮质激素受体（GR）。较老的孕激素来源于孕酮或 17-羟孕酮（如甲羟孕酮）。上述孕激素在结构上与睾酮类似，在类固醇核的 A 环有 3-酮、δ-4 基。孕激素和雄激素有相同的类固醇 A、B、C、D 4 个基本环。在 C-17 处二者不同，孕激素有多种碳链延伸。因为上述结构的相似性，孕酮和其他孕激素可以像雄激素那样既与 AR 结合又可作为 5-α 还原酶的底物。孕酮经 5-α 还原酶作用后的代谢产物是 5-α-孕烷-3,20-二酮，与 DHT 类似。这就是为什么给予那些毛发异常（如 AGA 或多毛症）的女性含特定孕激素的 OC 时必须谨慎的原因。

大部分第一、二、三代孕激素来源于睾酮。它们有不同程度的雄激素特性，第二代孕激素（左炔诺孕酮和炔诺孕酮）与第三代孕激素［包括左炔诺孕酮衍生物（如去氧孕烯）及其衍生物依托孕烯)]、孕二烯酮和诺孕酯（包括其衍生物甲基孕酮）相比具有更强的雄激素特性。

新一代的孕激素已经研制出来，但尚未被批准进入临床应用。包括 19-去甲基黄体酮衍生物曲美孕酮、nestorone 和 nomogestrol acetate[43]。这些药物对 PR 有更强的特异性而只有微弱的雄激素、雌激素、糖皮质激素和盐皮质激素活性，因此更接近于内源性孕激素。新一代孕激素地诺孕素结构上与炔诺酮家族类似但是在 C-17 处氰甲基化。它具有抗雄激素活性并且声称 40% 的该剂量与醋酸环丙孕酮相当[43]。

孕酮可经肌内注射或口服，两种方式均可被机体快速吸收，但是在治疗雄激素过多性疾病时可能会因吸收速率过快而不能有效治疗。大部分生物转化发生在肝。大部分孕激素发生葡糖醛酸苷化或磺化作用，转变为更亲水的代谢产物，从尿液中排出。一小部分储存于体脂中。有 50%～60% 放射活性标记的孕酮出现在尿液中，10% 在粪便中。

临床上最常使用的口服制剂是醋酸甲羟孕酮（Provera）。常见的适应证是卵巢功能异常、绝经后异常和避孕。超适应证用药包括以含 2%～5% 浓度孕酮的复合物局部治疗 AGA，有效性不定。

屈螺酮

屈螺酮（DRSP）是一种合成的孕激素化合物和一种螺内酯类似物，3mg 屈螺酮的抗盐皮质激素活性相当于 25mg 螺内酯。它具有抗雄激素活性而没有雄激素、雌激素或糖皮质激素活性。

临床应用

适应证

屈螺酮是 FDA 批准的口服避孕药，商品名是 Yaz（［3mg 屈螺酮和 0.02mg 炔雌醇（EE）］和 Yasmin（3mg 屈螺酮和 0.03mgEE）（Bayer HealthCare Pharmaceuticals Inc.）。也有其他几种厂家的产品。FDA 也批准其应用于 14 岁以上女性寻常痤疮的治疗，考虑到这些女性有避孕要求而无已知的避孕药物禁忌证，并且已有月经初潮。

痤疮

使用安慰剂的随机对照试验证实，应用 DRSP/EE6 个疗程后炎性和非炎性痤疮皮损的改善具有统计学意义。结节样皮损对于治疗相对抵抗[44-46]。

女性型脱发

DRSP/EE 在女性型脱发中的治疗作用尚无深入研究。

多毛症

非对照研究表明，应用 DRSP/EE 治疗 6～12 个月后多毛症的评分有所下降。一项比较性随机研究发现，DRSP/EE 和 CPA/EE 复合物的有效性相当。

禁忌证

DRSP/EE 的禁忌证是肝功能不全、肾上腺功能不全和肾功能不全。 问题 30-7 血清 DRSP 浓度在中度肾功能损害的患者体内较高，有发生高钾血症的风险。像螺内酯一样，屈螺酮可升高血钾水平，因此在治疗的第一个月需监测血钾水平。服用 Yaz 的患者如果同时接受其他导致血钾升高的治疗将产生高钾血症（见前述螺内酯的药物相互作用）。

醋酸环丙孕酮

醋酸环丙孕酮具有良好的抗雄激素活性。该药在多个欧洲国家和加拿大被长期应用，但是目前在美国不可使用。为了寻找具有抗雄激素活性的孕激素，1，2-a-亚甲基被替换后发现了环丙特龙（环丙孕酮）。除了强大的抗雄激素活性，此药有较强的孕激素活性，可以抑制促性腺激素的分泌[51]。环丙特龙的主要作用是与 DHT 竞争 AR 结合位点[51]。给妊娠的动物服用醋酸环丙孕酮后可阻断雄性胎儿的雄激素作用，导致假两性畸形[51]。

其临床应用基于对睾酮合成的抑制和干扰雄激素与 AR 的相互作用[51]。超适应证用药包括 AGA、多毛症和男性化综合征。环丙特龙在欧洲和加拿大作为避孕药中的孕激素使用，商品名是 Diane 或 Dianette。在加拿大，Diane 被卫生部批准用于雄激素敏感性皮肤病的治疗。尽管该药被证明对于避孕有效，但是其并未获得官方批准。

西咪替丁

关于西咪替丁的基本信息和关键药理学作用参见表 30-2 和表 30-3。西咪替丁是第一个阻断 H_2 受体的抗组胺药，用于十二指肠溃疡和其他胃酸过多性疾病的治疗。西咪替丁通过结合 AR 也具有抗雄激素作用。不良反应包括性欲缺失、勃起功能障碍或男性乳房发育（刺激催乳素分泌）。西咪替丁也是相对弱效的 CYP3A4 抑制剂，可以轻微升高经此途径代谢的药物

浓度（见第 65 章）[31,52,106]。

有一些关于西咪替丁治疗痤疮[31]、多毛症和 AGA[53] 的无对照研究。发现了一些小的收益，尤其是针对痤疮和 AGA。推荐的剂量是每日 800～1600mg，每日 4 次，每次 400mg 口服[8]。作为抗雄激素药，西咪替丁的剂量需根据个体耐受程度随时调整，因为需要至少 6 个月到 1 年时间才能确证是否有临床收益。通常大多数其他抗雄激素药和雄激素抑制剂治疗因雄激素过多产生的皮肤病更加有效。

雄激素抑制剂

非那雄胺

问题 30-8 非那雄胺（Propecia，1mg，Merck Co）是唯一经 FDA 批准用于治疗男性 AGA 的口服药（见表 30-2）。米诺地尔（外用制剂）是唯一经 FDA 批准用于 AGA 的另一种药物。Proscar（5mg 非那雄胺）用于良性前列腺增生的治疗。

药理学作用

非那雄胺的关键药理学概念见表 30-3。非那雄胺是 Ⅱ 型 5-α 还原酶的特异性抑制剂，该酶可将睾酮转变为 DHT（见图 30-3）。Ⅱ 型同工酶位于顶部头皮的毛囊和皮脂腺导管内（表 30-1）。因此非那雄胺可降低毛囊内 DHT 水平。该药不直接与 AR 结合，因此并非传统的抗雄激素药。可通过降低 DHT 反馈性地影响 AR 水平。遗传性缺乏 Ⅱ 型 5-α 还原酶所致假两性畸形的男性患者脱发与 Ⅱ 型 5-α 还原酶的分布无明显相关[1,12,54-55]。

问题 30-9 服用 1mg 非那雄胺后，血清 DHT 水平在 24h 内可降低 65%[56]。血清睾酮和雌二醇的水平上升约 15%，但仍保持在正常范围内。前列腺内的睾酮浓度增加约 6 倍[56]。非那雄胺可被胃肠道充分吸收，经肝代谢，随尿液和粪便排出。血浆半衰期为 5～6h。仅在精液中检出微小的药物剂量（纳克级），因此女性不会因为和接受该药治疗的男性患者发生性关系而产生药物不良反应。

临床应用

FDA 批准的适应证

框 30-4 列出了非那雄胺的适应证和禁忌证。问题 30-8 一项针对 18～41 岁男性的多中心双盲试验曾对非那雄胺治疗 AGA 进行研究[57-62]。在一项研究

FDA 批准的皮肤科适应证

男性型雄激素性脱发[57-68]

其他皮肤科应用

女性型雄激素性脱发[69-71]

多毛症[73-79]

寻常痤疮[72]

化脓性汗腺炎

禁忌证

对非那雄胺或其他相关产品过敏

儿童

可能妊娠的妇女

妊娠期药物等级——X 级

中，1553 例轻至中度的顶部脱发明显的 AGA 患者每天服用 1mg 非那雄胺或安慰剂 1 年[58]。头发在直径 1 英寸圆形内系统计数。基础发量是 876 根。3 个月的治疗后，接受非那雄胺治疗的患者对他们头发的外观更加满意。1 年后，接受非那雄胺治疗的患者比接受安慰剂的患者平均多出 107 根头发。对于坚持服药的患者头发计数持续到了 2 年。但用药 2~5 年的患者头发计数随着时间延长缓慢下降[57,63-64]。总体与基础发量相比，非那雄胺可将未来 5 年脱发的风险降低 93%。而在安慰剂组，仅有 26.3% 的降低[65-66]。

另一项针对 326 例轻至中度顶部脱发患者服用 1 年非那雄胺的结果表明，其顶部头发计数的上升具有统计学意义[67]。约 50% 接受治疗和 30% 接受安慰剂的患者认为其头发外观改善明显[67]。在服用 5mg 非那雄胺（Propecia）治疗前列腺增生的老年患者中并未发现头发再生长[68]。这一现象可能是由于老年男性头皮毛囊皮脂腺单位对非那雄胺的内源性反应减低。

超适应证应用

有些资料支持非那雄胺针对女性的超适应证应用。

脱发

一项针对绝经后的 41~60 岁女性的随机对照试验证实，与安慰剂组相比，每天服用 1mg 非那雄胺治疗 1 年后未发现其可显著减缓女性型雄激素性脱发的进程、增加头发生长或显著改善外观[70]。

脱发/痤疮

一项针对 48 例高雄激素女性的小规模研究发现，每天服用 5mg 非那雄胺连续一年对脱发的改善无统计学意义，但是可以显著减少痤疮皮损数目[71-72]。但其

疗效弱于氟他胺以及醋酸环丙孕酮联合雌激素。

多毛症和化脓性汗腺炎

多项研究表明，非那雄胺可有效治疗多毛症[73-77]。针对治疗多囊卵巢综合征和特发性多毛症的女性的 3 项随机对照试验的荟萃分析表明，连续服用 5mg 或 7.5mg 非那雄胺 6 个月可显著降低多毛症评分[78]。其他非对照研究也证实了 2.5mg 低剂量的有效性[79]。女性汗腺炎理论上是该药另一个适应证。评价非那雄胺对于这类雄激素过多病症疗效的研究正在进行中。

不良反应

对性功能的影响

5mg 非那雄胺（Proscar）对于老年男性不常见的不良反应包括性欲缺失、勃起和射精功能障碍、超敏反应、男性乳房发育和严重的肌病[49]。问题 30-10 临床试验中，18~41 岁男性服用 1mg 药物可使前列腺特异性抗原（PSA）降低 20%~30%。问题 30-9 每天服用 1mg 非那雄胺（Propecia）的年轻患者中小于 4% 的人可出现性欲减低、勃起功能障碍或射精量减少。因为 DHT 主要在毛囊皮脂腺单位和前列腺中发挥核心作用，只有射精量减少可能是由于非那雄胺所致。年轻患者长期服用非那雄胺目前认为不会影响生育力[80]。

抑郁

一项针对平均年龄 25.8 岁男性的小规模研究表明，每天服用 1mg 非那雄胺治疗 AGA 连续 2 个月后发生抑郁症状的概率大于平均值[81]。对于有抑郁风险的男性，用药需谨慎。

前列腺癌

一项针对平均年龄为 64 岁、PSA 为 2.1ng/ml 男性的 Cochrane 综述表明，服用非那雄胺后前列腺癌风险降低了 26%。但是与对照组相比有更高的 Gleason 肿瘤评分（7 或 8~10）[82]。这一研究对于年轻男性的意义尚不肯定，但基于这一发现，所有男性都应接受劝告。

致畸性

非那雄胺在动物中有致畸作用，可导致雄性后代胃肠和泌尿道畸形。根据 Merck 公司关于 Propecia 的专著，每天服用 1mg 的男性患者精液中检出的微量非那雄胺无致畸作用。在妊娠的猴子中，口服推荐的每天 1mg 剂量的 100 倍（大约是精液中最大检出值的 12 000 000 倍）可以导致雄性胎儿外生殖道畸形。Merck 公司警告已经或准备妊娠的女性应避免服用非

那雄胺及处理或破坏其药品片剂。除非有明显的皮肤屏障功能受损，在处理或破坏该药的女性中经皮吸收的药物剂量几乎可以忽略不计。准确的报告正在研究中。

对免疫的影响

大多数最近的研究表明非那雄胺可能影响老年男性对于癌症的免疫监视，因为雄激素近来被认为可以调节免疫应答，例如前述的 Th1/Th2 的细胞平衡[6-7]。

药物相互作用

非那雄胺尚未发现与其他药物有明显的相互作用，除了奈韦拉平，后者可以降低非那雄胺的水平和活性。非那雄胺主要在肝内通过 CYP3A4 酶的亚家族进行代谢。考虑到该药较宽的治疗指数，其代谢并不与其他药物发生明显相互作用。

监测指南

对于因男性型 AGA 服用非那雄胺的患者目前无特异的实验室监测指南。问题 30-10 BPH 患者常规监测 PSA，DHT 可以增大前列腺。服用非那雄胺的男性需要注意其可以降低 PSA 水平。尽管不是必需的，50 岁及以上男性在服用非那雄胺前应检测基础 PSA 水平。Merck 公司的研究表明，50 岁男性因 BPH 服用非那雄胺可使 PSA 水平降低 50%，而因 AGA 服用非那雄胺的更年轻的（18～41 岁）男性中，PSA 水平降低 20%～30%。包装说明书提示因 BPH 服用非那雄胺的 41 岁男性其 PSA 水平加倍。

服药 6 个月内的患者应避免献血，避免含有药物的血液输送给妊娠妇女而损害男性胎儿。

度他雄胺

度他雄胺是一种强效的双重 5-α 还原酶抑制剂，可以抑制 I 型和 II 型两种同工酶。这两种酶存在于毛囊皮脂腺单位，因此通过抑制这两种酶来抑制 DHT 合成对于逆转 AGA 的微型化过程十分重要。尽管度他雄胺未被 FDA 批准用于 AGA 的治疗，但其可以作为超适应证用药，因为 FDA 已批准其治疗 BPH，商品名是 Avodart，Glaxo-Smith-Kline（GSK）生产。

药理学作用

如图 30-3 所示，结构上度他雄胺与非那雄胺类似，在类固醇核的环 1 有 4-氮杂结构但前者在 21-碳处有一个 3-氟苯基，使得分子带有很强的负电性。这可能赋予了度他雄胺对 I 型和 II 型 5-α 还原酶更强的抑制和结合力[83]，同时其半衰期也很长（见表 30-3）。

临床应用

FDA 批准的适应证（非皮肤科）

度他雄胺只被 FDA 批准用于治疗 BPH（框 30-5）。商品名是 GSK 生产的 Avodart，为 0.5mg 凝胶胶囊。GSK 将其做成凝胶胶囊是为了避免在切割处理药品中污染皮肤，因为处理该药对于育龄期妇女是禁忌。

框 30-5 度他雄胺的适应证和禁忌证

FDA 批准的适应证（非皮肤科）
良性前列腺增生

其他皮肤科应用
男性型雄激素性脱发[83-85]
女性型雄激素性脱发[86]
前额纤维性脱发[87]
多毛症
寻常痤疮
化脓性汗腺炎

禁忌证
对非那雄胺及其相关成分过敏
儿童
育龄期妇女

妊娠期药物分级——X 级

超适应证应用

1997 到 2000 期间 GSK 针对度他雄胺治疗男性 AGA 的 II 期临床实验数量有限[83]。在一项包括 416 例 AGA 男性患者的随机安慰剂对照试验中，受试者随机接受度他雄胺（每日 0.05mg、0.1mg、0.5mg 或 2.5mg）或非那雄胺（每日 5mg）。度他雄胺与安慰剂相比在目标区域的头发计数呈现剂量依赖性增加。24 周治疗后，0.5mg 度他雄胺比非那雄胺毛发计数改善更明显。12 和 24 周治疗后，2.5mg 度他雄胺优于非那雄胺。类似于非那雄胺，顶部头发的再生优于额部头发。2.5mg 度他雄胺发生性欲减退等性功能不良反应的数量（9%）大于 5mg 非那雄胺（3%）。近期 GSK 发起了每天 0.5mg 度他雄胺连续 6 个月对比安慰剂的 III 期随机对照试验，包含 153 例男性[84]。与安慰剂相比，经过 6 个月治疗后头发计数较基础值的增加有统计学意义（度他雄胺组 12.2/cm² vs. 安慰剂组 4.7/cm²）。性功能障碍在度他雄胺组为 4.1%，安慰剂组 2.7%。针对双胞胎男性 AGA 患者分别服用 0.5mg 度他雄胺和安慰剂 1 年的研究也证实了药物有效性明显[85]。用度他雄胺治疗女性型 AGA 的有效性只有一例病例报道[86]。非对照研究也表明度他雄胺有助于抑制额部纤维性脱发的进展，对于患该病的女性也可以有助某些毛发的再生[87]。

非那雄胺和度他雄胺都可以抑制 5-α 还原酶，但是非那雄胺特异性地抑制Ⅱ型同工酶，而度他雄胺对二者都抑制[83]。口服 24h 后，度他雄胺可以抑制血清 90%DHT 的生成。因为其强大的抑制 DHT 作用，同时系统中Ⅰ型同工酶更多，有假说认为其促进头发生长的作用更强。另外，度他雄胺对于多毛症、痤疮以及框 30-2 中列出的其他激素相关性疾病可能也有效。

度他雄胺有相当长的半衰期，最终消除约需 5 周。停止治疗后血清可检出浓度（0.1ng/ml）可维持 4～6 个月。随着年龄的增长，半衰期延长[88]。

因为度他雄胺有较长的半衰期，有许多推测认为是否可以每周或每月给药，用低于非那雄胺的成本达到毛发再生和维持毛发生长的目的，因为非那雄胺需每日服药，每月花费 30～50 美金。

不良反应

与非那雄胺类似，FDA 针对因 BPH 服用度他雄胺的患者的研究表明，大多数不良反应是轻到中度的，并且停药后大部分可恢复正常。

生殖相关不良反应

大部分不良反应与非那雄胺类似并且与生殖系统相关，例如勃起功能障碍、性欲减退、射精障碍和男性乳房发育[83]。随着治疗时间的延长，上述药物相关的性功能不良反应的发生率将降低。长期服用度他雄胺与男性乳腺肿瘤发生的关系尚不明确。

前列腺癌风险

在一个针对 6729 例 50～75 岁男性的长达 4 年的多中心随机安慰剂对照试验中，每天服用 0.5mg 度他雄胺的男性患前列腺癌的风险较安慰剂组降低了 22.8%（度他雄胺组为 659/3305，安慰剂组为 858/3424（$P<0.0001$））[89]。在该研究中，度他雄胺组有 12 例高评分的前列腺癌（Gleason8～10），而安慰剂组中仅有 1 例（$P=0.03$）。这一结果与一项针对 5mg 非那雄胺的研究结果如出一辙。

药物相互作用

度他雄胺经 CYP3A4 代谢，因此服用慢性 CYP3A4 抑制剂的患者需特别注意。根据体外资料[88]，在与 CYP3A4 抑制剂（如利托那韦、酮康唑、维拉帕米、地尔硫䓬、西咪替丁和环丙沙星）合用时，度他雄胺的血药浓度会升高。表 30-4 列出了度他雄胺的药物相互作用情况。

表 30-4　药物相互作用——度他雄胺

相互作用的药物	例子
这些药物可提升血清度他雄胺浓度——CYP3A4 酶抑制剂	
HIV 药物——蛋白酶抑制剂	利托那韦、那非那韦、替拉那韦、呋山那韦
HIV 药物——NNRTI	地拉韦啶
丙肝病毒蛋白酶抑制剂	替拉瑞韦、波普瑞韦
抗真菌药——唑类	酮康唑>伊曲康唑
抗抑郁药——SSRI	氟伏沙明、奈法唑酮
抗生素——大环内酯类、喹诺酮类	克拉霉素、替利霉素、环丙沙星
血管紧张素受体拮抗剂	考尼伐坦
钙通道阻滞剂	维拉帕米、地尔硫䓬
抗结核药物	异烟肼、利福平
其他药物	氯霉素、伊马替尼、西咪替丁

正在或即将妊娠的妇女应避免处理度他雄胺（Avodart），因为药物可能经皮吸收（对男胎致畸）。如果与漏出的胶囊接触，接触部位应用肥皂和水及时清洁。

服用度他雄胺达 6 个月或以上的人在用药终止前应避免献血。这一延迟（和非那雄胺一样）是为了避免含药血液输送到妊娠妇女体内，因为有可能对男胎造成损伤。

酮康唑

药理学作用

关于酮康唑药理学作用的关键概念见表 30-3。酮康唑是一种唑类抗真菌药，属于咪唑类，有口服和外用制剂。在类固醇激素的生物合成中，该药因抑制 CYP3A4 而发生药理学作用[90]。结果可以减少糖皮质激素和雄激素的合成。酮康唑的动物实验表明其可以抑制睾丸合成雄激素，促进性激素与结合蛋白的分离。这一降低雄激素的药理作用可能对某些前列腺癌患者具有治疗意义[91]。

临床应用

治疗真菌感染性疾病酮康唑通常是每日口服 200mg 的片剂。一般说来，抑制雄激素生成需要 400～800mg 的较高剂量。酮康唑的一项超适应证应用是多毛症[92]。尚无针对其治疗 AGA 或痤疮的相关文献发表。肝功能损害（包括 5%～10% 的患者出现轻度转氨酶升高及至少 1/10 000 患者出现中毒性肝炎）是限制其治疗雄激素过多性疾病的主要原因[93]。

激素制剂

口服避孕药、经皮制剂/凝胶、注射剂及宫内节育器

药理学作用

目前有许多激素疗法可以作为育龄期妇女避孕和治疗绝经后疾病的选择（表 30-5）。这些新产品包括口服避孕药（OC）、经皮制剂（包括经皮外贴剂）、阴道用凝胶、注射激素、阴道环、植入的激素缓释装置及宫内节育器。

有两种类型的 OC——单一丸剂（仅含孕激素）和复合丸剂（包含雌激素和孕激素）[94]。复合丸剂有两种类型——单相的（即每日用药剂量不变）和多相的（即每日用药剂量不同）。甚至有一种新型的 OC 称为季经，可以将月经周期限制到一年 4 次，但是每次周期的持续时间可能比通常按月的周期要长。

所有 OC 中的雌激素通常都是炔雌醇，尽管有时也会用美雌醇[94]。在微克级剂量下，美雌醇有效性大约相当于 1/2～2/3 炔雌醇。需要注意女性在服用外源性雌激素的同时卵巢和脂肪组织也在产生内源性雌激素。在 OC 中外源性雌激素的影响下，内源性雌激素的产生会有所改变，与外源性雌激素的剂量呈负相关。

OC 中合成的孕激素来源于 19-去甲睾酮。如前所述，这些孕激素可表现出雄激素及雌激素特性，也可作为抗雄激素制剂。考虑到那些雄激素活性明显的孕激素（炔诺孕酮、左炔诺孕酮）可能诱发痤疮、AGA 和多毛症，含有较低雄激素活性的孕激素（诺孕酯、去氧孕烯）的 OC 可能对于上述疾病的治疗有效。

临床应用

适应证

OC 中孕激素的雄激素活性各异，如表 30-5 所示。去氧孕烯和诺孕酯是 OC 中较新的孕激素，雄激素活性较低[94]。地诺孕素和屈螺酮具有抗雄激素活性。对于超过 11 000 例服用新一代具有较低雄激素活性的 OC（如去氧孕烯）的女性的研究表明，超过 80% 的女性痤疮问题得到改善，因为去氧孕烯较诺孕酯有更低的雄激素活性[95]。问题 30-8 含有诺孕酯的 Ortho-Tricyclen 是 FDA 批准的首个可用于治疗女性寻常痤疮的避孕药，因为多项临床试验证实接受药物治疗的女性可以显著获益[96-97]。另一种 OC——Estrostep 也

被批准用于治疗痤疮，但其含有醋酸炔诺酮，比 Ortho-Tricyclen 中的诺孕酯具有更强的雄激素活性。其他雄激素过多性疾病的治疗也可以从这些新型避孕药中获益[98]。最新的指南推荐 OC 作为绝经前妇女治疗多毛症的一线用药，因为 OC 与安慰剂或不治疗相比可显著降低多毛症评分，而其他抗雄激素药有较强的致畸风险[78]。

患有痤疮、AGA 或多毛症的女性，如果正在或打算服用避孕药，应建议避免服用含有较强雄激素活性的孕激素的避孕药。个体对 OC 的反应有差异，因此处方何种避孕药应考虑到个体遗传特性对药物的反应。

对于因围绝经或绝经后不适而采用激素治疗的女性，可供选择的有外用经皮凝胶、注射剂和激素丸剂（包含雌激素和孕激素，或仅含孕激素）（表 30-5）。

不良反应

一般不良反应

雌激素常见的不良反应包括恶心、乳房增大和压痛、周期性体重增加、头痛及血栓[94]。其他不良反应包括阴道出血和情绪波动。目前 OC 包含 50mg 或更小剂量的美雌醇和炔雌醇。高剂量会增加血栓事件的风险，低剂量增加突破性出血率[43]。不同的不良反应需要根据个体耐受程度调整 OC。

对某些抗生素的影响

需要注意服用其他药物可能导致 OC 避孕失败[99-100]。问题 30-11 有些药物是肝 CYP 酶诱导剂，包括利福平和灰黄霉素。多数证据表明只有这两种抗微生物药可以导致激素水平改变，进而可能导致避孕失败。另外，有些有争议的报道表明避孕失败和青霉素、氨苄西林、磺胺类及四环素等抗生素有关。OC 避孕失败可能与用药不连续及某些疾病有关（框 30-3）。

其他作用

对于因围绝经和绝经后不适而采用激素治疗的女性，FDA 提出了新的警告[101]。近期妇女健康协会（WHI）的研究表明，65 岁及以上服用雌激素至少 4 年的女性患痴呆风险比服用安慰剂的女性要高。问题 30-12 服用雌激素至少 5 年的女性患心肌梗死、脑卒中、乳腺癌、肺动脉栓塞和静脉血栓（VTE）的风险增加[101]。流行病学研究表明，服用环丙特龙患 VTE 的风险比服用含左炔诺孕酮[相对风险率（RR）1.82（1.49～2.22）]或屈螺酮[RR1.64（1.27～2.10）]的 OC 约高 2 倍，最新一代的孕激素，如去氧孕烯（[RR1.82（1.49～2.22）]和孕二烯酮[RR1.86（1.59～2.18）]也是如此[102]。这一风险随

表 30-5　口服避孕药和在某些产品中有雄激素活性的孕激素

	诺孕酯	诺孕曲明	去氧孕烯	依托孕烯[+]	孕二烯酮
雄激素活性低	Mono Nessa Ortho-Cyclen Ortho Tri-Cyclen（7） Ortho Cyclen Tri Nessa	Ortho-Evra（2）	Cyclessa Desogen Kariva Mircette Ortho-Cept Velivet	Impalon（8） Nuvaring（1）	
	炔诺酮	醋酸炔诺酮	双醋炔诺醇	左炔诺孕酮	炔诺孕酮
雄激素活性中到高*	Brevicon Jolivette Necon Nora BE Norinyl Nor-QD Ortho Micronor Ovcon Tri-Norinyl	Activelle Aygestin Combipath（2） Estrostep（7） Femhrt Loestrin Microgestin	Demulen Zovia	Alesse-28 Climara Pro（2） Levlen Levora Mirena（3） Next Choice（4） Plan B（4） Preven EC（4） Seasonale（5） Tri-Levlen Triphasil Trivora	Lo Ovral Low-Orgestrel Ogestrel Ovral Ovrette
	醋酸甲羟孕酮	孕酮			
	Depo-Provera Lunelle（6） Premphase Prempro	Crinone gel Prochieve gel Prometrium			
抗雄激素性孕酮	屈螺酮地孕酮	诺孕素			
	Beyaz（7） Gianvi（7） Ocella（7） Yasmin（7） Yaz（7） Zarah（7）	Natazia Qlaira			
非抗雄激素性孕酮	曲美孕酮[‡]	Nestorone[‡]	Nomogestrol acetate[‡]		

注意：孕激素类似药物的商品名加粗标出；在每一列中，孕激素和避孕药的商品名按照雄激素活性递增顺序依次列出。

*（雄激素活性顺序）炔诺酮＜醋酸炔诺酮＜双醋炔诺醇＜左炔诺孕酮＜炔诺孕酮＜醋酸甲羟孕酮＜孕酮。

[+] 依托孕烯是去氧孕烯的代谢产物，诺孕曲明是诺孕酯的代谢产物。

[‡] 孕激素仍在研究中，尚不可应用于临床

（1）阴道环

（2）经皮制剂

（3）宫内节育器

（4）性交后紧急避孕药

（5）每年 4 次月经期的避孕药

（6）每月 1 次注射剂

（7）FDA 批准可用于痤疮治疗

（8）植入装置

着用药时间延长和雌激素剂量减低而下降。从实际应用来看，女性使用复合 OC 患 VTE 的绝对风险小于 1/1000 人年，因此上述孕激素所致风险约为 2/1000 人年[102]。通常有 VTE 个人史或家族史的女性及体重

指数超标和抽烟的女性患 VTE 的风险更高。

促性腺激素释放激素类似物

GnRH 类似物可抑制促性腺激素（如 LH 和 FSH）的释放，从而影响卵巢分泌雄激素。GnRH 激动剂（如亮丙瑞林和那法瑞林）在使用初期的 2～4 周可增加 LH 和 FSH 的产生，之后则持续抑制这两种激素的分泌。这些药物用于产后不适用 OC 避孕的妇女。每天注射 1mg 亮丙瑞林可减少 50% 卵巢活性，2mg 可使卵巢功能减至产褥期水平。

有两项评价 GnRH 激动剂治疗多毛症的研究[103-104]。研究显示，GnRH 激动剂（亮丙瑞林或那法瑞林）联合激素治疗比单用雌激素/孕激素有效。还需要进一步评估这些药物治疗雄激素过多性疾病的安全性、有效性和实用性的研究，因为这些药物很昂贵并且需要妇科医生依据其用药经验密切监测。

草药疗法

锯棕榈精华、绿茶、臀形果属、刺荨麻

问题 30-13 锯棕榈精华（锯叶矮棕榈提取物）是非处方药，据称可以给前列腺提供营养支持，促进排尿功能[105-106]。有些证据表明该产品可促进头发生长。这一草药的可能机理是抑制 5-α 还原酶（Ⅰ型、Ⅱ型或两者都可）。推荐剂量是 160mg 的胶囊每天 2 次，确保成分是取自浆果精华，而不是干的浆果。

其他草药声称具有拮抗 AR 的抗雄激素活性或拮抗 5-α 还原酶的雄激素抑制剂活性[105-106]。这些草药包括：

1. 绿茶（Carnelliasinensis）
2. 臀形果属（Pygeumafricanum）
3. 刺荨麻（Urticadiocia） 长期用于预防脱发，因其声称可通过抑制 5-α 还原酶阻断睾酮转变为 DHT。
4. 留兰香茶（Menthaspicatalabiatae） 在最近针对 42 例多囊卵巢综合征患者的随机试验中被证实，与安慰剂相比，其可显著降低患者的游离和总的睾酮水平[107]。

几种化合物被证实具有非类固醇类的 5-α 还原酶抑制活性，包括锌、壬二酸、面包树心材的甲醇提取物。其他黄酮类和天然及人工合成的多酚类化合物也是 5-α 还原酶［如茜素、咖啡酸、姜黄素（来自姜黄）、木酚素（植物雌激素）和其他化合物］[108]。

对于草药（如锯棕榈精华、绿茶和其他物质）的主要批评是因为生产厂家不同批次间药物的纯度和浓度缺乏稳定性。另外，生产者声称的药物安全性和有效性不能被临床试验所证实。服药期间可能因药物不纯和缺乏生产标准而发生不良反应。另外，与处方药物的相互作用也知之甚少。因此，服药时需谨慎，需做更多更详细的临床评估。这些草药也可以和处方药一样贵。

推荐阅读

Alsantali A, Shapiro J. Androgens and hair loss. *Curr Opin Endocrinol Diabetes Obes* 2009;16:246–53.

Azziz R, Carmina E, Sawaya ME. Idiopathic hirsutism. *Endocr Rev* 2000;21:347–62.

Obendorf M, Patchev VK. Interactions of sex steroids with mechanisms of inflammation. *Curr Drug Targets Inflam Allergy (Netherlands)* 2004;3:425–33.

Sawaya ME, Blume-Peytavi U, Mullins D, et al. Effects of finasteride on apoptosis and regulation of the human hair cycle. *J Cutan Medicine and Surgery* 2002;6:1–9.

Sawaya ME, Shapiro J. Androgenetic alopecia: new approved and unapproved treatments. *Dermatol Clin* 2000;18:47–61.

Simon JA. Safety of estrogen/androgen regimens. *J Reprod Med* 2001;46(3 suppl):281–90.

Wilson J. Androgens. In: Hardman JG, Limbird LE, Molinoff PB, et al, editors. *Goodman and Gilman's the pharmacological basis of therapeutics*, 9th ed. New York: McGraw-Hill; 1996. p. 1441–57.

参考文献

见本书所附光盘。

第 31 章　精神药物

Tina Bhutani，Chai Sue Lee and John Y.M.Koo

赵　丽　王晓宇　译　关　欣　张春雷　审校

概述

在皮肤科日常门诊中，相当比例的患者有与其皮肤疾病相关的社会心理问题[1]。最明显的案例是寄生虫病妄想患者，他们没有真正的皮肤疾病，所有的皮肤表现是严重的精神病理学作用下自我诱导形成的。此外，各种常见的皮肤疾病患者，如寻常型痤疮、特应性皮炎或银屑病的许多患者，都有报道他们的皮肤疾病由于心理压力而恶化。此外，许多毁容性皮肤疾病的患者伴有情绪问题[2]。

为了解决皮肤病患者的心理问题，最简单的做法是推荐他们看精神科医生或其他精神健康专业人士。但上述患者经常会拒绝这样的推荐。有些患者由于精神疾病而感到耻辱，从而拒绝看医生；其他人则因为他们无法认识到其皮肤疾病的心理因素而拒绝推荐。面对这些患者，皮肤科医生有两种选择。首先设法寻找其他方式，通过提供相对良性、微创而有效的治疗方法安抚患者。另一个选择是尝试直接处理心理/精神问题。

由于皮肤科住院医师和研究生课程通常不强调使用精神药物治疗方法，许多皮肤科医生对使用精神药物很陌生。只要皮肤科医生有足够的知识储备和可选的精神药物的处方经验，对于那些有精神皮肤病问题但拒绝推荐到精神科医生的患者仍然可以给予很大的帮助。当这些问题的可选方法被医生忽视的时候，这些知识和经验就特别重要。虽然对于精神疾病，非药物疗法可能是更有益的，但是大多数皮肤科医生没有时间也没有相关培训来实施心理治疗。

本章将介绍部分精神皮肤病病例有用的临床方法，随后讨论皮肤科实践中遇到的主要的精神病理学类别的治疗方法，包括焦虑、抑郁、妄想和强迫症（OCD）。

精神皮肤病的分类

至少有两种方式分类精神皮肤病病例：①依据相应精神皮肤病；②依据相关的精神病理学状态的性质。

精神皮肤病的分类

问题 31-1　大多数精神皮肤病可分为四类：①精神生理障碍；②原发性精神障碍；③继发性精神疾病；④皮肤感觉障碍。除此之外一类是将精神药物用于皮肤疾病（即非精神科或非精神皮肤病病例）治疗的情况（图31-1）。

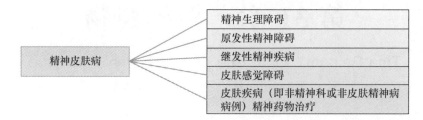

```
精神皮肤病  ◄───  精神生理障碍
                   原发性精神障碍
                   继发性精神疾病
                   皮肤感觉障碍
                   皮肤疾病（即非精神科或非皮肤精神病
                   病例）精神药物治疗
```

图 31-1　精神皮肤病分类　Adapted from Koo J. Psychodermatology：A practical manual for clinicians. CurrProblDermatol 1995；7：203-32；with permission

精神生理障碍

精神生理障碍是指由紧张等心理因素加剧真正的皮肤疾病的精神皮肤病病例。在皮肤科，精神生理障碍的一些实例包括特应性皮炎、银屑病、痤疮、慢性单纯性苔藓和多汗。对于这些常见的皮肤病，有患者感觉心理和情绪压力与自己皮肤状况的加重有密切联系，而另一些患者感觉他们的情绪状况对他们的皮肤疾病自然病程的影响可以忽略不计（表 31-1）。

原发性精神障碍

原发性精神障碍是指患者并没有真正的皮肤疾病，但呈现的是严重的精神病理学障碍，所有的皮肤表现是自我诱导的。原发性精神疾病的一些例子包括神经性搔抓、寄生虫病妄想、人工皮炎和拔毛癖。

继发性精神障碍

继发性精神障碍指的是有毁容性皮肤病的患者发展出情绪障碍，如白癜风、斑秃或囊肿性痤疮患者。

皮肤感觉障碍

皮肤感觉障碍指患者只有瘙痒、烧灼感、刺痛、爬行、虫咬等皮肤感觉障碍，或皮肤上任何其他不愉快的感觉。这些症状的发生没有主要的皮肤疾病或可确认的潜在的生理或神经方面的问题。一个精神病学的诊断可能共存或不存在。

上述分类的一般处理原则

将精神皮肤病情况分为这四个类别是很有用的，因为它们有助于指导医生选择对特定患者的最佳人际关系处理方式。例如，有精神生理障碍或继发性精神障碍的患者通常很乐意有机会讨论他们的心理状况。与此相反，一些原发性精神障碍的患者往往十分抗拒谈论他们的心理状况。此外，由于临床医生在面对精神生理障碍时需要同时处理皮肤和心理问题，同时使用生理（即皮肤）和精神治疗方法可能比单独使用其中一种方法更有效。在处理原发性精神障碍时生理性

治疗最好是支持性的，很可能是没有治疗作用的。对于继发性精神障碍可能采用疗效更强的治疗性方案，因为患者遭受了严重的情绪困扰。例如，由于其严重的心理社会影响或职业影响，采用异维 A 酸治疗交界痤疮。对于继发性精神障碍，心理治疗也会很有帮助，如推荐到相关支持性组织，如全国银屑病基金会或全国斑秃基金会。最后，对于皮肤感觉障碍，成功的治疗往往包括高度经验性的方法，多种精神药物的临床试验提示有镇痛或止痒效果，或两者兼而有之。

针对非精神科障碍的精神药物

精神皮肤病的最后一类指皮肤科临床上精神药物比传统的治疗药物能更有效治疗某些皮肤病的情况。例如，抗抑郁药多塞平是一种比大多数传统抗组胺药［如苯海拉明（Benadryl）和羟嗪（Atarax）等］更强的止痒剂。

四类主要的基础精神病理学障碍

此前讨论的四类精神皮肤病，其精神药物的选择

表 31-1　常见皮肤病诱发情绪障碍的发病率

诊断	情绪诱发的发病率	应激和皮肤改变的潜伏期
多汗症	100%	数秒
神经性皮炎	98%	数天
酒渣鼻	94%	2 天
汗疱疹	76%	2 天后出水疱
特应性皮炎	70%	数秒后瘙痒
荨麻疹	68%	数分钟
银屑病	62%	数天
寻常痤疮	55%	2 天
脂溢性皮炎	41%	数天
真菌感染	9%	数天
痣	0	
基底细胞癌	0	
角化症	0	

Adapted from Griesemer RD. Emotionally triggered disease in adermatology practice. Psychiatr Ann 1978；8；49-56；withpermission

是基于相关精神病理学性质。问题 31-2 大多数精神皮肤病为四类主要基本精神诊断之一：（1）焦虑；（2）抑郁；（3）妄想；（4）强迫症（图 31-2）。例如，若相关精神病理学障碍是抑郁，抗抑郁药将是合理的选择。患者是否有基础的精神障碍（如抑郁造成神经性搔抓）、精神生理障碍（如银屑病加重导致抑郁）或毁容导致的继发性抑郁并不重要。只要基础精神病理学障碍是抑郁，抗抑郁药将是最恰当的选择。这同样适用于焦虑、妄想和强迫症，分别可提示使用抗焦虑药、抗精神病药和抗强迫症药。

任意一种精神病理学障碍，如焦虑、抑郁、妄想或强迫症，可以在前面所讨论的任何一种精神皮肤病中找到。精神皮肤病类别的确定和相关潜在精神障碍的诊断需要独立作出。此外，非常重要的是要认识到，皮肤病的标签对于诊断精神皮肤病可能不能为所涉及的潜在精神病理学本质提供任何信息。例如，当一个患者表现为自我诱导的皮肤损伤，可以给出"神经性搔抓"的诊断。即使这个术语包含"神经质"，基础精神病理学的性质可能并不包含神经官能症。患者可能由于多种其他的精神病理学障碍，如焦虑、抑郁或强迫症而加重他们的皮肤状况。因此，对于每一例患者，很重要的是将皮肤病标签放一边，准确评估相关精神病理学障碍的性质，指导精神皮肤病治疗[3]。

皮肤科焦虑的治疗

治疗原则

焦虑患者主诉过度焦虑和担心，可能会包含关于金钱、工作、婚姻、健康的正当关注。患者也可能反映他们有压力、烦躁不安、注意力不集中或头脑空白和易激动。相关的生理症状可能包括肌肉紧张、心悸、手心出汗、睡眠障碍（框 31-1）。主观焦虑和相关的身体症状难以控制，造成显著焦虑或功能障碍。

一般来说，精神皮肤病涉及的焦虑通常可以分为两类：急性焦虑与慢性焦虑。急性的和受时间限制的焦虑通常涉及特定的情境压力，如工作中需求增加、人际交往困难或经济需求危机等。不同于慢性焦虑，许多急性情境性焦虑患者有足够的应对技巧，通常几个星期后可从危机中恢复。但这种短期压力可以长至加重其皮肤疾病。可使用速效抗焦虑药几个星期，以避免皮肤状况加重，改善心理稳定性，直到患者从危机中恢复。当精神皮肤病涉及焦虑时，在决定是否治疗时应考虑到焦虑是急性（短期）还是慢性的。

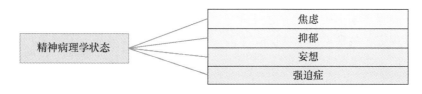

图 31-2　精神皮肤病引起的常见精神病理学状态　Adapted from Koo J. Psychodermatology: A practical manual for clinicians. CurrProblDermatol 1995；7：203-32；with permission

抗焦虑药

急性焦虑——阿普唑仑

对于治疗急性和自限性压力，推荐快速起效的抗焦虑药。苯二氮䓬类，如阿普唑仑（Xanax）对治疗急性情境性焦虑特别有用，作为药物可立即生效，如果服用足够剂量几乎总能缓解焦虑。阿普唑仑是一种速效原型苯二氮䓬类抗焦虑药，通常从 0.25mg 片剂的一半开始，按需每天最多可服用 0.25mg 每日 4 次，足以控制急性焦虑。该剂量可逐渐增量。但对于皮肤病患者，作者很少使用超过 0.25mg 每日 4 次。因为长期使用有潜在的上瘾风险，医生应尽量控制治疗的持续时间不超过 3～4 周。在许多情况下，环境压力在这段时间内已经解决了。

短期使用的话，镇静通常是唯一的不良反应，通

框 31-1　广泛焦虑的症状和体征

过度焦虑担心
烦躁不安
注意力难以集中或者头脑无法空白
易激动
肌肉紧张
应激
睡眠紊乱（难以入睡或睡眠不安，睡眠质量不好）
头晕
手心出汗
心悸
腹部不适
尿频

常在治疗数天后消退（耐受），或可以通过调整剂量来控制。患者傍晚在家服用初始剂量可能对他们有帮助，看看在清醒状态下它是如何影响他们的。阿普唑仑不同于较旧的苯二氮䓬类，如地西泮（Valium）或氯氮䓬（Librium），由于其半衰期短、可预测，并且大多数或所有的先前剂量在下一次剂量之前已消除。尽管短效苯二氮䓬类此类特性使它们更安全，随着时间的推移药物在体内逐渐减少，但它也需要治疗过程中剂量递减。尽管短期使用其产生生理依赖性的风险非常小，但停止使用阿普唑仑的患者可能会有焦虑反弹，即超越基线水平的焦虑。阿普唑仑也有独特的抗抑郁作用，而大多数其他苯二氮䓬类通常具有导致抑郁的作用[4-8]。

慢性焦虑

丁螺酮

丁螺酮（BuSpar）是一种非镇静性、不引起依赖的抗焦虑药物。这种药物的主要缺点是它的起效延迟 2~4 周，使丁螺酮不能按需使用。由于起效缓慢，丁螺酮不宜用于急性情境性应激的治疗。

起始剂量为每天 15mg，分次给药（7.5mg，每天 2 次），随后 1 周后增加至 15mg 每天 2 次，如果需要的话最多不超过每日 60mg。大多数患者对每日 15~30mg 的剂量有反应。15mg 和 30mg 片剂有刻痕，允许更精确的剂量。丁螺酮一般耐受性很好。最常见的不良反应有恶心、头痛、头晕、乏力，但多数患者无不良反应。

抗抑郁药——多种

抗抑郁药，如帕罗西汀（每日 25~50mg）、低剂量多塞平（每日 50mg 或更少）和文拉法辛持续释放制剂（Effexor XR，每日 75mg 和 150mg）也证明可有效治疗慢性焦虑[9-13]。这些抗抑郁药本章后面会详细讨论。

皮肤科抑郁的治疗

治疗原则

抑郁在皮肤科门诊可以经常遇到。它可以有主观和躯体表现。主观表现包括情绪低落、哭泣、快感缺乏（即感兴趣或感到高兴的活动明显减少），以及过度的内疚与无助、无望、无价值的感觉。抑郁的躯体症状包括失眠或嗜睡、食欲不振或食欲过剩、注意力难以集中、记忆力减退、乏力、精神不振（框 31-2）。诊断抑郁最简单的方法就是问患者问题，如"你沮丧吗？"

框 31-2　抑郁的症状及体征

抑郁情绪

快感缺乏（即感兴趣或感到高兴的活动显著减少）

不减肥但体重显著下降、体重增加、食欲不振或过剩

失眠或嗜睡

精神运动激越或落后

乏力、精神不振

无助、无望、无价值感

过度内疚

注意力难以集中、记忆力减退

自杀观念/计划

不明原因的哭泣（即找不到原因或小的刺激即引起哭泣）

躯体化（即先入为主的模糊、非特异性或者夸大对躯体的关注，但没达到妄想的程度）

或"你有没有感觉很泄气？"虽然不常见，但是许多患者否认他们经历抑郁的事实，因为它们采用拒绝作为他们应对抑郁的主要方法。通常情况下，这种拒绝有躯体化的形式，他们自觉或不自觉地集中在模糊的、非特异性的或夸大对躯体的关注，以减少他们对抑郁的认知。

当你遇到否认抑郁的患者，改变问话路线到一般医疗咨询常常很有用。他们通常对于有关抑郁的躯体表现并不防御，如失眠和食欲减退。一旦医生很肯定患者患有抑郁，应该以一种同情、非评判的方式询问有关他/她的个人、职业或财务状况的开放性问题。当抑郁患者谈论到他们生活中的困难时，不难发现他们患有抑郁。一旦这样的理解达成共识，在治疗抑郁时就很容易获得患者的配合。

可选几种抗抑郁药，目前可选的抗抑郁药一般都是同样有效的，有 60%~80% 的患者反应充分。完全的临床反应通常是渐进的，当达到治疗剂量 2~3 周后开始有初始反应。通常达到治疗反应需要至少 6 周完整剂量。不良反应及药物毒性之间有差异，因此选择抗抑郁药物主要取决于耐受性和安全性。抗抑郁药大致可分为三环类和非三环类（表 31-2）。

抗抑郁药

表 31-2 和 31-6 列出了抗抑郁药的一般特性和重要药理学特点。

多塞平

药理学特征

三环类抗抑郁药（TCA）多塞平（Sinequan）是

表 31-2　抗抑郁药

非专有名	商品名	是否有非专利药	生产商	分类	剂型	标准剂量范围
多塞平	Sinequan	是	fizer	三环类抗抑郁药	10mg、25mg、50mg、75mg、100mg、150mg*	100～300mg 每晚临睡前（Qhs）（抑郁）10～100mg Qhs（瘙痒）
阿米替林	Elavil	是	Astra-Zeneca	三环类抗抑郁药	10mg、25mg、50mg、75mg、100mg、150mg	100～300mg Qhs（抑郁）25～75mg Qhs（PHN）
安非他酮	Wellbutrin ellbutrin SR ellbutrin XL	是	laxoWellcome	新型抗抑郁药	75mg、100mg SR 100mg、150mg XL 150mg、300mg	150～300mg/d
文拉法辛	ffexor ffexor XR	是	Wyeth-Ayerst	新型抗抑郁药	25mg、37.5mg、50mg、75mg、100mg SR 37.5mg、75mg、150mg	75～225mg/d

PHN，疱疹后神经痛；

* 多塞平有液体制剂（10mg/ml）

神经性搔抓患者抗抑郁治疗的理想药物。除了它的抗抑郁效果，多塞平具有较强的止痒作用，因为它是一个非常强大的 H_1 抗组胺药。要停止搔抓行为，很重要的是治疗患者的抑郁，并杜绝"瘙痒-搔抓循环。"此外，大多数有搔抓表现的抑郁患者容易患有激动性抑郁，后者会矛盾性地在抑郁的时候变得更加焦躁不安、愤怒和好争辩。对于这些患者，多塞平的最常见不良反应——镇静实际上是有益的。

临床应用

适应证

因为其联合止痒和抗抑郁作用，在皮肤科多塞平大概是唯一仍然值得考虑作为可能的一线抗抑郁药的TCA。多塞平抗抑郁的起始剂量一般是睡前25mg。该剂量可以每5～7天递增10～25mg，如果能耐受，最大剂量范围为75～100mg。抑郁治疗剂量的范围为每天100～300mg，通常大多数皮肤病患者的耐受性不是很好。虽然多塞平可能需要 2 周以上达到抗抑郁治疗剂量，但其他效果（如止痒、镇静、改善失眠等）通常立即有效。 问题 31-3 服用相同剂量多塞平的个人，其中血清药物浓度可有至少 50 倍的差异。这种广泛的剂量范围与新陈代谢有关，多塞平由细胞色素 P450（CYP）2D6 代谢，它具有显著多态性（极慢、中间、快速和超快速代谢）。鉴于这种广泛的个体差异，服用相对大剂量多塞平几周但无明显反应的患者应该测多塞平血清血药浓度（即最后一次给药至少12h后），看药物浓度是否在（或至少接近）抑郁的治疗范围[14]。表 31-3 列出了 TCA 与其他药物的相互作用。

不良反应

镇静

多塞平最常见的不良反应是镇静作用。 问题 31-4

通常在睡前服用可将其镇静作用减轻。更持久的镇静作用可能需要降低剂量或改变多塞平的给药时间。例如，如果患者抱怨早晨难以醒来，这类早上镇静作用通常可以通过早于睡前（提前至少 1～2h）服用多塞平来克服。或者将所述剂量分次服用，患者可能需要回家后服用一些剂量，其余剂量睡前至少 1～2h 服用。这样患者不太可能体验到过高的血清峰值水平，以及由此产生的第二天早晨的镇静作用。多塞平的其他不良反应和其他 TCA 相似，包括心脏传导障碍、体重增加、体位性低血压和抗胆碱能不良反应，如口干、视力模糊、便秘、尿潴留。

心脏的不良反应

问题 31-5 心脏传导障碍是 TCA 最主要的不良反应，就多塞平而言，是延长 Q-T 间期。因此，老年患者或有心脏传导障碍病史的患者都应该预先进行心电图（ECG）检查，以排除 Q-T 间期延长。此外，如果每日服用多塞平 100mg 或更高剂量，应反复进行心电图检查以排除心律失常。

神经系统和精神方面的不良反应

多塞平也可谨慎用于有癫痫症或躁狂抑郁史的患者，因为它可以降低癫痫发作阈值和抑制躁狂发作。因为自杀与 TCA 的过量服用可能有关，皮肤科医生一个很好的做法就是频繁随访这种类型的患者，有时频繁至每周随访。这种随访使得临床医生可以密切监督患者，逐渐调整剂量，减少患者用药数量。

"间断综合征"

问题 31-6 TCA 突然停药可能会导致"间断综合征"，如短暂的头晕、恶心、头痛、出汗、失眠、全身乏力和伴随"快速眼动睡眠（REMS）反跳"的不舒服的生动梦境。因此，长期服用多塞平治疗后，应该用几个星期逐渐减量。缓慢减量也可减少抑郁的复发。

表 31-3　药物相互作用 —— 三环类抗抑郁药

有相互作用的药物	举例及解释
可增加三环类抗抑郁药血清浓度（增加潜在毒性）的药物	
抗惊厥药	丙戊酸
抗抑郁药——其他	安非他酮（各种三环类）、文拉法辛（地昔帕明）
抗精神病药	氟哌啶醇可能会增加三环类抗抑郁强度
H_2 抗组胺药	西咪替丁可显著增加血药浓度，其他 H_2 受体拮抗剂没有相互作用
MAO 抑制剂	可能诱发高热危象，导致中枢神经系统和心血管并发症
SSRI 类抗抑郁药	各种 SSRI，尤其是氟伏沙明
可降低三环类抗抑郁药血清浓度（降低疗效）	
抗惊厥药	卡马西平和苯巴比妥可降低三环类血药浓度和疗效
木炭	可以缓解三环类过量时的毒性
利福霉素	利福平和利福布汀由于酶诱导产生类似的效果
三环类抗抑郁药可增加下列药物的血清浓度（增加潜在毒性）	
抗肾上腺素能药	可乐定
抗胆碱能药	各种抗胆碱能药物
抗凝血药	双香豆素、华法林
抗惊厥药	卡马西平
喹诺酮类	格帕沙星、司帕沙星（尖端扭转型室性心动过速——危及生命）
三环类抗抑郁药可降低下列药物的血清浓度（影响疗效）	
抗帕金森病治疗	左旋多巴的吸收延迟，生物利用度下降；可能导致高血压危象
拟交感神经药	多种

SSRI 抗抑郁药

药理学特征

选择性 5-羟色胺再摄取抑制剂（SSRI）（表 31-4）是应用最广泛的处方类抗抑郁药，是一线抗抑郁药。SSRI 包括氟西汀（Prozac）、帕罗西汀（Paxil）、舍曲林（Zoloft）、艾司西酞普兰（Lexapro）和西酞普兰（Celexa）。氟伏沙明（Luvox）也是一种 SSRI。但作者不建议使用氟伏沙明，因为它与许多 CYP 代谢的药物有严重的药物相互作用，但效果与其他 SSRI 一样。表 31-6 列出了各种 SSRI 的适应证。表 31-7 列出了 SSRI 与其他药物的相互作用，表 31-5 列出了药物的主要药理学特征。

SSRI 与 TCA 的抗抑郁效果类似，但前者不良反应相对更小一些。它们是有效的和选择性的突触前末梢 5-羟色胺（5-HT）（血清素）再摄取抑制剂，这一药理学特性导致在 5-羟色胺能突触处 5-羟色胺的浓度增加。

表 31-4　选择性 5-羟色胺再摄取抑制剂（SSRI）

非专有名	商品名	是否有非专利药	生产商	分类	剂型	标准剂量范围
氟西汀	Prozac	是	Lilly	SSRI	10mg、20mg[*]	20～6mg/d（如果大于 20mg/d 就 bid）
帕罗西汀	Paxil	是	Glaxo SmithKline	SSRI	20mg、30mg	20～50mg/d
舍曲林	Zoloft	否	Pfizer	SSRI	25mg、50mg、100mg	50～200mg/d
西酞普兰	Celexa	是	Forest	SSRI	20mg、40mg	20～60mg/d
艾司西酞普兰	Lexapro	否	Forest	SSRI	5mg、10mg、20mg[†]	10～20mg/d

[*] 氟西汀有液体制剂（20mg/5ml）；

[†] 艾司西酞普兰也有液体制剂 5mg/5ml

表 31-5 药理学特征——SSRI

药名	吸收和生物利用度			消除		
	峰值效应	生物利用度	蛋白结合	半衰期	代谢	排出
氟西汀	6～8h	—	94.5%	急性服用后1～3天，慢性服用后4～6天；诺氟西汀4～16天	肝	粪便
帕罗西汀	5.2h	100%	93%～95%	21h	肝	尿液64% 粪便64%
舍曲林	4.5～8h	—	98%	26h	肝	尿液40～45% 粪便40～45%
西酞普兰	4h	80%	80%	35h	肝	尿液20%
艾司西酞普兰	5h	80%	56%	27～32h	肝	尿液20%

表 31-6 选择性 5-羟色胺再摄取抑制剂适应证

	氟西汀	帕罗西汀	舍曲林	西酞普兰	艾司西酞普兰
抑郁	是	是 *	是	是	是
广泛性焦虑		是 †			是
强迫症	是	是 ‡	是		

* 帕罗西汀立即释放剂型和控制释放剂型；

† 帕罗西汀立即释放剂型（除 Pexeva）；

‡ 帕罗西汀立即释放剂型

临床应用

适应证

表 31-7 列出了用药指导原则和 SSRI 类产品的剂量规格。与其他抗抑郁药类似，SSRI 完全临床反应是渐进的。SSRI 通常于 2～3 周开始有反应，并需要长达 4～6 周达到完全的治疗效果。SSRI 的剂量和治疗反应之间不存在线性关系。但对于部分反应者可以增加剂量，以达到最好的治疗效果。对一种 SSRI 缺乏反应或无法耐受一种 SSRI，不能预测另一种 SSRI 会有相同的反应。患者服用通常有效剂量的 SSRI 6 周后无改善应换成另一种 SSRI，或换成另一类抗抑郁药［如文拉法辛（Effexor）或安非他酮（Wellbutrin）］。

不良反应

一般不良反应

SSRI 的不良反应整体上很相似。 问题 31-7 胃肠道反应，如恶心和腹泻是最常见的不良反应。在吃饭时服用药物通常会减轻恶心。通常数天后恶心会改善。任何一种 SSRI 均可导致失眠，但氟西汀倾向于使人更活跃，比其他 SSRI 更容易导致焦虑和失眠。如果出现失眠，SSRI 应该在早上服用。帕罗西汀更可能导致镇静作用。如果出现镇静作用，应在睡前服药。

性功能障碍

问题 31-8 SSRI 与性功能障碍有关。大多数 SSRI 研究显示性交困难的发生率大约是 40%，最常见的是性高潮困难[15]。当性功能障碍发生时，推荐换成另一类抗抑郁药（如安非他酮），减少性功能障碍的发生。

"间断综合征"

问题 31-6 服用 SSRI 治疗停药时一些患者可能出现"间断综合征"，如头晕、感觉障碍、情绪激动、焦虑、恶心、盗汗等。这些症状可以通过数周缓慢减少服用剂量避免，而不是停止用药。如果在减量或治疗后停药时出现这些症状，临床医生应恢复以前的最大剂量，然后逐渐减量。

SSRI 无效时的其他选择

虽然 SSRI 是目前最常用的处方类抗抑郁药，但可能有些患者服用 SSRI 无效。此外，部分患者可能无法耐受 SSRI 的不良反应。两类抗抑郁药是 SSRI 药物治疗抑郁重要的替代品。这些药物包括文拉法辛（Effexor）和安非他酮（Wellbutrin）。虽然这些抗抑郁药与 SSRI 的疗效和起效时间类似，但它们有不同的作用机制和不良反应。

文拉法辛

药理学特征

文拉法辛被 FDA 批准用于治疗抑郁和焦虑［仅持

表 31-7 药物相互作用——SSRI 类抗抑郁药

相互作用的药物	举例及解释
这些药物可增加各种 SSRI 类抗抑郁药的血清浓度（增大潜在的毒性）	
唑类抗真菌药	尤其酮康唑（和伊曲康唑）可能会增加西酞普兰的水平
H₂ 抗组胺药	西咪替丁可能会增加帕罗西汀和舍曲林的血药浓度
大环内酯类抗菌剂	红霉素可能增加西酞普兰浓度
MAO 抑制剂	各种 SSRIs 类药物同时服用时可能发生严重的不良反应
其他药物	L-色氨酸（氟西汀、氟伏沙明、帕罗西汀）、右美沙芬（氟西汀）增加药物浓度
这些药物可降低 SSRI 类抗抑郁药的血清浓度（降低疗效）	
抗惊厥药	苯妥英钠和苯巴比妥可以降低帕罗西汀浓度
SSRI 类抗抑郁药可增加下列药物的血清浓度（增加潜在的毒性）	
抗凝血药	所有的 SSRI 可能会增强华法林的活性
抗惊厥药	氟西汀、氟伏沙明、西酞普兰增加卡马西平水平
抗抑郁药 —— 其他	三环类抗抑郁药（所有 SSRI）、MAO 抑制剂（所有 SSRI），丁螺酮（受氟西汀影响）
抗精神病药	增加氯氮平和氟哌啶醇浓度（氟伏沙明、氟西汀），增加匹莫齐特浓度（氟西汀、舍曲林）
苯二氮䓬	阿普唑仑与 SSRI 同时服用时风险可能最大
β 阻滞剂	最值得一提的是氟伏沙明或西酞普兰对普萘洛尔和美托洛尔浓度的影响
支气管扩张	茶碱与氟伏沙明或帕罗西汀合用时清除率可以减小至原来的 1/5～1/3
钙通道阻滞剂	地尔硫䓬和氟伏沙明同时使用可能会引起心动过缓
锂	各种 SSRI 增加和减少药物浓度的报道均有
其他药物	地高辛、美沙酮、舒马普坦、甲苯磺丁脲
其他重要的药物相互作用	
乙醇	没有明确的相互作用证据，但同时应用疗效欠佳
替代医学疗法	与圣约翰草同时使用可能会增加镇静催眠效果
吸烟	吸烟显著增加氟伏沙明的代谢

续释放（XR）剂型]。化学结构上它与其他抗抑郁药无关。文拉法辛被认为是通过抑制 5-羟色胺和去甲肾上腺素再摄取发挥作用的，对其他神经递质系统的影响不大[16]。多项临床研究提供证据表明，文拉法辛可优于传统抗抑郁药治疗，它增加应答者的数量和改善长期疗效[17-19]。此外，临床试验表明，文拉法辛对混合有抑郁和焦虑症状的患者特别有用[20-23]。

临床使用

文拉法辛有两种剂型：立即释放剂型和持续释放剂型。立即释放剂型治疗的起始剂量为 75mg，每天分 2 次服用，吃饭时服用。对部分反应者数周后可将剂量增至每天 150mg，分 2 次服用。立即释放剂型通常的有效剂量为每日 75～150mg，分 2 次服用。缓释制剂治疗起始剂量是 37.5mg 或 75mg，每日单次给药。治疗几周后部分反应者剂量可以每日最多 75mg 为单位递增。持续释放制剂通常有效剂量是每日 75～150mg。

当患者服用的文拉法辛从立即释放剂型更换到持续释放剂型时，临床医生应尽可能给予每日相同的总剂量。例如，患者目前正在服用立即释放剂型文拉法辛治疗每日 75mg（37.5mg，每天 2 次）可换成文拉法辛持续释放剂型 75mg，每天 1 次。但个体化调整剂量可能是必要的。

不良反应

一般不良反应

文拉法辛具有相对良性的不良反应。最常见的不良反应是失眠、神经过敏和焦虑。恶心、镇静、疲劳、出汗、头晕、头痛、食欲不振、便秘、口干也很常见。

性功能障碍

问题 31-8 类似 SSRI，文拉法辛也可能会引起性功能障碍，但这些不良性影响较少发生，通常服用文拉法辛的患者有大约 10％ 治疗数周后出现性功能障碍。

高血压

已报道 0.5％～3％ 的患者服用文拉法辛后引起高血压，大多数血压增加是在适度的范围内（10～

14mmHg，仰卧位舒张压）。高血压发病率似乎是剂量相关的。文拉法新治疗期间需要监测血压。虽然文拉法辛引起的高血压可采用标准的降压药，但如果持续高血压的话，建议换成另一类抗抑郁药，因为还有很多其他抑郁的替代治疗。

"间断综合征"

问题 31-6 文拉法辛能产生"间断综合征"，如头晕、感觉障碍、情绪激动、焦虑、恶心、出汗，尤其是突然停药或减少剂量时。所以一般建议缓慢减量，以减少"间断综合征"的风险。需要缓慢减量的时间依赖于剂量、治疗持续时间以及患者个体差异。根据一般指导原则，临床试验中是每日剂量每周减少75mg。

安非他酮

药理学特征

安非他酮已被证明在治疗抑郁方面与 SSRI 疗效相同，问题 31-8 但极少数会导致性功能障碍[24,25]。安非他酮在其化学结构和作用机制上不同于其他所有抗抑郁药，安非他酮是一种相对较弱的多巴胺再摄取抑制剂，对去甲肾上腺素再摄取具有中等程度的影响，对 5-羟色胺再摄取无影响[26]。与其他抗抑郁药类似，安非他酮的完全抗抑郁效果可能要等到至少 4 周或更长的疗程才能显现出来。

临床应用

适应证

安非他酮有三种配方：立即释放剂型、缓释剂型和持续释放剂型。逐渐增加剂量对于减少不良反应是很重要的。对于立即释放型安非他酮，开始剂量是每天 200mg，给药方式为 100mg，每天 2 次。经过 4~7 天，如果初始剂量已足够耐受，剂量可增至每天 300mg（100mg，每天 3 次），这是常规的有效剂量。任何单一剂量不应超过 150mg，以避免安非他酮和（或）其代谢产物峰值太高。

对于缓释型安非他酮，初始剂量为每天 150mg，早晨单一剂量给药。经过 4~7 天，如果 150mg 的初始剂量已足够耐受，剂量可增至每天 300mg（150mg，每天 2 次），这是常规的有效剂量。

对于持续释放型安非他酮，治疗从每天 150mg 开始，初始剂量为每天 150mg，早晨单一剂量给药。经过 4~7 天，如果 150mg 的初始剂量已足够耐受，剂量可增至每天 300mg（300mg，早上 1 次），这是常规的有效剂量。

当患者从安非他酮的一种剂型换成另一种时，临床医生应尽可能保证每日总剂量相同。例如，患者目前服用立即释放型 300mg（100mg，每日 3 次），可换成持续释放型 300mg，每天 1 次。

不良反应

一般情况下，安非他酮是一个耐受性非常好的药物。最常见的不良反应是失眠、激动、头痛、便秘、口干、恶心、震颤。问题 31-9 安非他酮的一个罕见但很严重的不良反应是诱发癫痫。服用立即释放型安非他酮每日剂量达 450mg 的患者癫痫的发病率约为 0.4%[27]。可能会增加癫痫风险的因素包括癫痫病史、头部外伤、中枢神经系统肿瘤、神经性厌食、贪食、及同时服用的药物（如安定药、抗抑郁药、茶碱、系统性皮质类固醇），这些可降低癫痫发作阈值。如果患者有癫痫发作，不要继续服用安非他酮。不要同时服用安非他酮和 Zyban。帮助患者戒烟，因为香烟中包含安非他酮。药物滥用或酒精成瘾者中不应使用安非他酮。

皮肤科妄想的治疗

治疗原则

皮肤科医生最常遇到的妄想是单一症状疑病症（MHP）。MHP 的患者（表 31-3）是心理上各方面"正常"，除了一个围绕某一特定病症的"包裹的"妄想观念。此外，MHP 患者可能会有与妄想有关的幻觉体验[28-30]。例如，皮肤科的最常见的 MHP 是寄生虫病妄想。患者多有寄生虫病妄想，也有伴随其妄想的皮肤虫子爬行、虫咬、刺痛等感觉。这些常常与寄生虫病妄想相关的皮肤异常感觉称为蚁走感。MHP 不同于精神分裂症的是精神分裂症患者除了妄想还有有其他的心理障碍。

框 31-3 单一症状疑病症（MHP）的症状和体征

妄想的定义如下：
- 一个错误信念
- 患者绝对相信其"观念"是真实的

妄想的特点是：
- "包裹的"，即有一个范围很窄的特定的关注点，诸如关于特定寄生虫的关注
- 本质上是躯体的（身体的）和疑病的
- 精神分裂症的不同在于除了主诉之外的心理能力（例如对患者影响适中、社交能力、讨论其他方面时应有的礼貌）大部分保持完整
- 选择的治疗方法是匹莫齐特（ORAP），替代药物包括非经典抗精神病药

治疗药物——匹莫齐特

药理学特征

最常用的治疗寄生虫病妄想的药物是抗精神病药匹莫齐特（ORAP）[31-33]，匹莫齐特是一种有效的中枢作用的多巴胺受体拮抗剂。

临床应用

适应证

用药原则和剂量规范

逐渐改变用量是安全使用匹莫齐特的关键。由于其可能有锥体外系不良反应，如僵硬和烦躁不安，开始治疗时应以较低的每日 0.5～1mg 的初始剂量，每 4～7 天可以增加 0.5～1mg，直至达到最佳临床反应或患者每天服用 3～5mg。大多数患者每日剂量达到 3mg 时，对妄想的关注、情绪激动和蚁走感明显改善。一般不建议超出每日 4～6mg，因为会增加不良反应的风险。

一旦患者表现出临床状态有所改善，变得非妄想或"静静妄想"（妄想或蚁走感不再显著干扰他们的工作或生活），提示临床剂量有效，需保持至少 1 个月。如果患者持续性好转，匹莫齐特的用量可每 2～4 周减少 1mg，直至确定最低有效剂量或患者成功停用匹莫齐特。虽然有些寄生虫病妄想患者可以 2～4 个月后成功停用匹莫齐特，但 5～6 个月的疗程较为合理，包括诱导期（剂量慢慢向上增加）、维持阶段（疗效变得显著）和减量期。如果停用匹莫齐特后寄生虫病妄想复发，患者可重新开始服用匹莫齐特，再次以时间限制的方式治疗来控制每一个特定的阶段。

建立融洽的医患关系

"你怎么让有寄生虫病妄想的患者服用匹莫齐特？"是精神皮肤病学最常见的问题之一。试图应对寄生虫病妄想患者的成功第一步是建立融洽的医患关系。很重要的是要认识到寄生虫病妄想患者希望临床医生来治疗他/她真正的皮肤疾病，而不仅仅是精神病学问题。因此，最有效的方法是严肃对待患者的主诉。仔细和完整的皮肤科检查是至关重要的，不仅可排除真正的皮肤病诊断，也给他/她证明医生很重视患者的问题。如果患者带来各种标本来证明"虫咬"，很重要的一点是至少看看标本。同样重要的是避免无意中增强患者的妄想意念，例如（错误地）评论已经找到的与其病情有关的虫体。如果他们认为临床医生同意他们的妄想，妄想患者就更难应对了。

建立治疗性医患关系的过程可能需要患者多跑几

趋。一旦临床医生感觉到他们之间已建立起了合理的工作关系，就可以温和地推荐采用匹莫齐特治疗。即使当这些患者信任皮肤科医生时，如果医生直白地提出匹莫齐特专治其精神病时，患者也很有可能拒绝服药，从而损害（也许不可修复）其对你的信任。一个更务实的方式是告诉患者匹莫齐特是一种可以帮助其缓解蚁走感症状（即爬行、虫咬和刺痛的感觉）、情绪激动和思想关注的药物。一旦他们开始服用匹莫齐特，患者通常体验到症状显著缓解，而且这一改善可以进一步激励他们继续服药。

处理寄生虫病妄想或者任何其他情况的 MHP 患者的最具挑战性的方面是让他们同意服用匹莫齐特。真正的妄想患者有很少或根本没有真正的自知，而且往往对于哪怕是一丁点的"您的情况可能是心理问题"的建议都强烈反对。此外，寄生虫病妄想患者通常是多疑和不信任医生的，特别是如果他们以前与其他医生有过不好的经历时，而且他们可能防御性很强，充满敌意。

不良反应

锥体外系不良反应

问题 31-10 最好避免长期使用匹莫齐特，以尽量减少这些患者发生迟发性运动障碍的风险。这种不良反应的特征是面部、舌头或下颚的不自主的异常节律性运动，有时可伴随躯干和四肢不自主运动。迟发性运动障碍是匹莫齐特最令人担忧的不良反应，因为它可能是不可逆的。只有一个值得商榷的 MHP 患者接受匹莫齐特后报告发生迟发性运动障碍。Lindskov 和 Baadsgaard 描述的寄生虫病妄想患者"嘴唇轻微抽搐，从开始治疗就出现"[34]。目前虽然原作者从未明确表示此为迟发性运动障碍，但另一位作者后来解释这种情况为"迟发性运动障碍"[35]。

除了迟发性运动障碍，还有一种极为罕见的情况称为"撤药性运动障碍"，当抗精神病药（如匹莫齐特）停药时患者出现不自主运动，尤其是口周。撤药性运动障碍是一种良性、自限性的情况。了解这一临床本质就使得临床医生在关心迟发性运动障碍时，避免对它的不必要的关注。

匹莫齐特的最常见的不良反应是锥体外系不良反应的急性表现，表现为僵硬和主观内心不安的感觉，称为静坐不能。静坐不能的外在表现为坐立不安、踱步、跺脚和整体无法保持不动。重复刻板动作（如轻抚面部）也可能发生。即使服用匹莫齐特的患者，也只有少数人表现出锥体外系不良反应，临床医生在开始匹莫齐特治疗之前，最好解释一下有出现这种不良反应的可能性。此外，同时予以苯扎托品（Cogentin）

1～2mg、最多每日 4 次，或苯海拉明（Benadryl）25mg、最多每日 4 次是有帮助的。如果出现僵硬或烦躁不安时，这些药物可快速起效，从而及时控制患者的这些不良反应。苯扎托品比苯海拉明好的一点是前者无镇静作用。只要锥体外系的不良反应可被上述两种药物之一控制，患者即可继续匹莫齐特的治疗，甚至可以增加剂量，直到达到最佳剂量。

心脏不良反应

问题 31-11 已经报道慢性精神分裂症患者大剂量匹莫齐特（每日＞10 mg）发生猝死，推测与心脏有关[36]。理论上匹莫齐特导致心律不齐，延长 Q-T 间期。到今天为止，仍未发现由于低剂量（显著＜10mg）匹莫齐特治疗 MHP 导致任何心电图（ECG）的变化。对于那些有心脏传导异常病史或心律失常的患者，治疗前和治疗后均应检查 ECG。对于那些年轻健康、无心律失常病史的患者，匹莫齐特用量低于每日 10mg 时是否有必要检查心电图尚有争议。

非经典抗精神病药

一般原则

非精神病科医生使用匹莫齐特等传统抗精神病药受到严重的不良反应的限制，最显著的是锥体外系不良反应，包括迟发性运动障碍。3 种非经典抗精神病药是目前治疗精神病最常用的处方药，它们是利培酮（Risperdal）、奥氮平（Zyprexa）和喹硫平（Seroquel）。这些非经典抗精神病药都是多巴胺（D_2）和 5-羟色胺（5-HT_2）受体拮抗剂。非经典抗精神病药已大大减少锥体外系不良反应的发病率，包括迟发性运动障碍。迟发性运动障碍发生率降低的原因是它们对与其抗精神病作用相关的上述受体的选择性更强。在不良反应方面这些非经典抗精神病药更安全，可能对治疗 MHP 更有用，但上述药物用于 MHP 的最佳剂量范围还没有确定。作者建议皮肤科使用比通常的精神病有效剂量更低的剂量（起始剂量和最大剂量均是如此）。目前比较匹莫齐特与非经典抗精神病药治疗寄生虫病妄想效果的研究还没有完成，仍需要很多关于这些新的药物在临床应用前景的研究。

利培酮

使用利培酮（Risperdal）治疗精神病的起始剂量为 1mg，每天 2 次，每 5～7 天可以增加剂量，直到通常的有效剂量 3～6mg，每天 1 次或 2 次。剂量滴定后，患者可能需要在睡前服用整个剂量。治疗 MHP 的最佳剂量尚未确定，作者建议更谨慎地将 1mg 每日

1 次作为起始剂量。随后如果没有观察到足够的临床改善，几周后剂量可逐渐增加。

最常见的不良反应是焦虑、头晕、鼻炎。剂量相关的不良反应包括镇静、疲劳和调节障碍。问题 31-11 已知利培酮可延长 Q-T 间期，假如患者基线 Q-T 间期异常，或正在服用其他可以延长 Q-T 间期的药物（如抗心律失常药奎尼丁或普鲁卡因胺等）时需慎用[37-40]。作为目前可用的非经典抗精神病药中唯一抗胆碱能作用（如口干、视力模糊、尿潴留和便秘）最小的，老年人可考虑选择利培酮[41-42]。已经有报告利培酮是有效的治疗寄生虫病妄想的药物[43]。

奥氮平

奥氮平（Zyprexa）治疗非皮肤科精神病起始剂量为每天 5～10mg。通常治疗精神病的有效剂量为每天 10～15mg。再次强调，由于治疗 MHP 的最佳剂量尚未确定，作者建议皮肤科用药时降低起始剂量和最大剂量。

奥氮平一般耐受性良好。最常见的不良反应是镇静、抗胆碱能作用（如口干、视力模糊、排尿等待和便秘）和体重增加。

喹硫平

喹硫平（Seroquel）治疗非皮肤科精神病起始剂量为 25mg，每天 2 次。治疗精神病通常的有效剂量为每天 150～750mg。再次强调，由于治疗 MHP 的最佳剂量尚未确定，作者建议为皮肤科用药选择一个较低的起始剂量和最大剂量。

最常见的不良反应是轻度嗜睡和轻度抗胆碱能作用，如口干、视力模糊、排尿等待、便秘等。喹硫平往往比其他非典型抗精神病药与体位性低血压有更强相关性，通常的处理为仔细调整剂量。患者经常可以部分或完全耐受体位性低血压[44]。有些其他非经典抗精神病药无效的患者对喹硫平有反应。

皮肤科强迫症的治疗

治疗原则

强迫观念是反复侵入患者思维过程的令人厌恶的想法。强迫行为是指患者难以停止重复、刻板的行为（框 31-4）。强迫观念或强迫行为如果足够强烈，从而干扰患者的生活方式或导致明显的主观困扰，均可诊断为强迫症。应当强调的是，诊断强迫症时强迫观念

和强迫行为不必同时存在，存在其中之一就可诊断强迫症。例如，一例患者持续觉得他的脸有"难看的油腻"，但没有任何试图纠正这种"油腻的肤色"的行动；另一例患者可能表现为挤压他/她的痤疮这种不可抗拒的强迫行为，而没有与其冲动行为相关的任何特殊的思维过程。

强迫观念可以被误认为是妄想，因为在这两种情况下，患者均表现出包含过分重视的想法的先入为主的思维。但强迫观念和妄想之间的主要区别是患者是否有自知。强迫症患者通常能承认自己离奇的、毫无意义或破坏性的强迫观念和强迫行为，但却无法阻止强迫观念或强迫行为。与此相反，妄想患者真正相信他们的妄想想法有意义。

通常情况下，有强迫行为的患者对他们的执着或强迫甚至感到歉意。例如，不停挤痤疮的患者可能会说："我知道我不应该这样做，而且我知道如果我继续挤我的痤疮，我可能真的给自己造成瘢痕，但我不能停止，因为当我试图阻止时，我觉得有巨大的冲动去挤压痤疮。"尽管患者有良好的自知，但是这样的强迫性冲动不断加剧，直到患者终于放弃并做出强迫性行为。然而不幸的是，不是所有患者的临床表现都这么典型，在某些情况下强迫症和妄想之间的差异是难以识别的。

皮肤科强迫症有很多不同的表现。强迫症的皮肤表现包括湿疹性皮炎的过度清洗、拔毛癖的强迫性拔头发、神经性皮炎的不断搔抓和强迫性挤痤疮。强迫倾向通常有一个慢性过程，极少患者能达到真正的缓解。虽然强迫症的症状可能随着时间的推移波动，但如果不适当治疗，强迫症很少自行消退。临床医生应鼓励患者，即使是 50% 的改善也是成功的重要步骤。

SSRI 类药物

表 31-4、表 31-5、表 31-6 罗列了 SSRI 类药物、其适应证和它们重要的药理学特征。在皮肤科门诊，

对于拒绝推荐至精神科医生的患者，药物治疗可能是最可行的。目前，三种 SSRI——氟西汀（Prozac）、帕罗西汀（Paxil）和舍曲林（Zoloft）是治疗强迫症经常采用的治疗方法。氟伏沙明（Luvox）也被 FDA 批准用于强迫症，但因为其严重的药物相互作用作者不推荐使用。SSRI 剂量指南见表 31-4。

选择 SSRI 的原则

选择某种特定的 SSRI 主要取决于其各自的不良反应，虽然它们相同点多于不同点（见 SSRI 类抗抑郁药相关部分）。许多临床医生发现，治疗强迫症患者往往比治疗抑郁患者需要的 SSRI 剂量更大，疗程也更长。对于强迫症，一种 SSRI 需要服用 4～8 周才有初步反应，最大反应可能会需要 20 周。6 周后应该评估治疗反应和部分起效的患者是否需要增加剂量。完全缓解很难。服用 SSRI 至少 10～12 周才能确认无效[45]。如果一种 SSRI 治疗 10 周无效，但转诊到精神科不可行的患者，作者推荐换用另一种 SSRI。一旦治疗有效，疗程应持续至少 6 个月至 1 年[46]。停药时应缓慢减量，如果症状重新出现，应重新开始。

不管选择使用哪种药物，重要的是要告诉患者，这些药物不是"神奇子弹"。他们可以有助于克服强迫观念或强迫行为，但不能代替患者自身停止破坏性行为的动力。因此，在服用抗强迫症的药物时，应鼓励患者继续努力和警惕来控制他们的强迫行为。

用于单纯皮肤病的精神药物

已经知道某些精神药物治疗单纯皮肤病是有用的，最常见的是特应性皮炎和荨麻疹。这类药物包括文献记录的最好的止痛药——经典的 TCA，如多塞平（Sinequan）和阿米替林（Elavil）。如果瘙痒是主要的问题，也可优先选择多塞平。另一方面，如果各种疼痛，如烧灼感、刺痛、叮咬或擦伤是主要感觉，可优先选择阿米替林。

多塞平

关于使用多塞平详见前述"皮肤科抑郁的治疗"部分。当常规的止痒剂，如苯海拉明（Benadryl）或羟嗪（Atarax）效果不佳时，常可使用多塞平治疗瘙痒。相比于常规止痒药，使用多塞平对瘙痒的控制有如下优势：首先，多塞平比传统抗组胺药对组胺受体具有更强的亲和力，在体外对组胺（H_1）受体的亲和力约为羟嗪的 56 倍、苯海拉明的 775 倍。其次，多塞平的疗效要比这些 H_1 抗组胺药更持久。由于其半衰期长，多塞平每天服用 1 次，一般在睡前，足够维持

疗效 24h。因此，患者瘙痒严重时，如特应性皮炎的患者抱怨半夜醒来，即使他们睡前服用羟嗪或苯海拉明，通常发现，当换为多塞平后，他们可以睡整个晚上。第三，多塞平可以恢复正常睡眠曲线。当患者深睡眠状态时间更多，夜间搔抓往往会显著减少。

多塞平也可有助于治疗慢性荨麻疹或组胺介导的其他传统的抗组胺药无效的疾病患者。关于多塞平治疗瘙痒或荨麻疹，目前没有其合适血药浓度的数据。较低的剂量范围可能是足够的，这取决于患者个体差异。例如，多塞平足以控制瘙痒的用量可为＜10mg，睡前服用（多塞平液体制剂 10mg/ml）；治疗抑郁可能的最大剂量为 300mg，睡前服用。如果患者没有表现出任何预期的起始疗效，临床医生应该在可耐受的条件下逐步增加多塞平剂量，直到达到预期疗效。随着夜间剂量接近/超过 100mg，需要定期监测多塞平早上的血药浓度，以指导今后的剂量调整。

阿米替林

对于各种表现形式的疼痛感觉，如灼热感、刺痛、叮咬或擦伤，相对于多塞平，可优先选择阿米替林，因为文献记录其有更好的镇痛效果[47]。当 TCA 被用作镇痛剂时，所需的剂量往往比它作为抗抑郁药时少得多。患者起始剂量可以是睡前 25mg，随后逐渐增加到最大有效剂量。用作镇痛剂时，每天 50mg 或更少的剂量通常即足够。阿米替林的不良反应与多塞平相同，包括镇静、强心、抗胆碱能和 α-肾上腺素能作用（包括体位性低血压），老年患者需注意。这些不良反应可通过尽可能使用最低有效剂量来使其最小化。

其他三环类抗抑郁药

如果患者不能耐受这些药物，可使用其他的 TCA，如丙咪嗪（Tofranil）或地昔帕明（Norpramin）。这些药物的剂量范围为与阿米替林相似。如果患者仍不能耐受上述替代 TCA，可以尝试 SSRI 类抗抑郁药，如氟西汀（Prozac）。也有报告一些 SSRI 类抗抑郁药具有一定的镇痛作用。

总结

本章较为详细地介绍了可供选用的经典和新的精神药物。有关这些药物的适应证更完整的说明，建议读者参考标准教科书上的精神药理学以及本章所列的推荐阅读，其中提供了关于本章讨论的药品和使用策略方面非常有用的背景信息。应该强调的是，应该尝试精神科转诊和会诊的可行性。与精神科医生共同管理具有许多优点，可以使治疗效果最大化。但对于比例极多的拒绝精神科转诊的患者，当没有其他治疗援助途径时，皮肤科医生合理使用精神药物可为患者提供紧急的援助，帮助他们从不同的精神皮肤病中恢复。作者建议定期随访使用精神药物的患者，以评估他们的临床反应，并监测其不良反应。

本章使用的英文缩写	
5-HT	5-羟色胺
CYP	细胞色素 P450
ECG	心电图
MHP	单一症状疑病症
OCD	强迫症
SSRI	选择性 5-羟色胺再摄取抑制剂
TCA	三环类抗抑郁药

推荐阅读

Gupta MA, Gupta AK. Psychodermatology: an update. *J Am Acad Dermatol* 1996;34:1030-46.

Koo J. Psychodermatology: a practical manual for clinicians. *Curr Prob Dermatol* 1995;7:203-25.

Koo J, Do J, Lee CS. Psychodermatology: a periodic synopsis. *J Am Acad Dermatol* 2000;43:848-53.

Koo J, Lee CS. Delusions of parasitosis: a dermatologist's guide to diagnosis and treatment. *Am J Clin Dermatol* 2001;2:285-90.

Lorenzo C, Koo J. Pimozide in dermatologic practice. *Am J Clin Dermatol* 2004;5:339-49.

参考文献

见本书所附光盘。

第 32 章 　静脉注射免疫球蛋白治疗

Tobias Goerge and Thomas A. Luger

高　第　王艺萌　译　关　欣　张春雷　审校

概述

40 多年前，肌内注射免疫球蛋白开始成为预防和治疗病毒感染以及治疗原发性抗体缺乏综合征的方法。

在 20 世纪 80 年代初，静脉注射药物的应用范围被推广，这其中也包括大量的免疫球蛋白的应用。

静脉注射免疫球蛋白（IVIg）目前制备需要使用超过 1000 名健康献血者的纯化血浆，其内含有超生理水平的 IgG，也含有其他微量的免疫球蛋白。IVIg 影响各种免疫调节的活动，目前被用于治疗原发和继发性免疫缺陷病、自身免疫病及特定的感染性疾病。IVIg 进行免疫调节的确切机制目前尚不明，需要进一步的研究。很多证据都表明 IVIg 对很多皮肤病的治疗都是安全有效的，因此可能减少免疫抑制剂的使用。针对皮肌炎和天疱疮患者的随机双盲安慰剂对照试验已经开展，也会逐渐应用到其他的皮肤病中。本章将总结目前皮肤科治疗中应用 IVIg 的临床经验。只要可能，我们可以对多种适应证应用 IVIg 的效果和安全性进行评估。

药理学

静脉注射后会迅速达到血药浓度峰值，且与剂量有关。24h 内药物剂量会随着分解代谢和重新分布而减少 30%。IVIg 自身可以分布到血管内（60%）和血管外（40%），通过胎盘，并且可以经乳汁分泌。血浆半衰期为 3～5 周[1-2]。图 32-1 显示了 IgG 的结构。

作用机制 问题 32-1

减少抗体的产生

IVIg 复杂广泛的作用机制目前还不完全明确。第一个提出的机制是抑制抗体的产生：IgG 通过它的 Fc 段与 B 淋巴细胞表面的受体相结合[3]。最终会引起致病性自身抗体的产生数量下调。另外，IVIg 可能通过使新生成的保护性的 Fc 段受体（FcRn）饱和，降低循环免疫球蛋白的半衰期，并且通过这种方式引发抗体分解代谢的加速[4]。

对补体系统的影响

IVIg 也可以通过抵消补体介导的调节作用来发挥功能。因此，IVIg 制剂中的抗体能够与补体成分（如 C3 和 C5 转化酶）结合，进而在早期就阻断补体激活

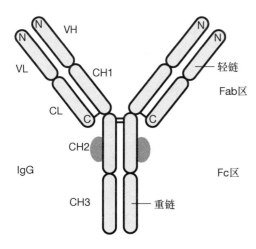

图 32-1 静脉注射免疫球蛋白的结构

过程。另外，IVIg 似乎还干扰末端攻膜复合物（MAC）的形成[5]。

对循环抗体和受体的影响

由于 IVIg 制剂中含有不同种的免疫球蛋白，其中抗基因型的抗体能够结合并中和致病性抗体。在注射 IVIg 后，能够证实这些抗体显著减少甚至消失[6]。另外，还有证据表明 IVIg 可以与巨噬细胞上的 Fc 受体结合，使得这些受体饱和、转变或者下调。这可能导致自身抗体介导的细胞活化作用被抑制[7]。此外，抗体与抑制性受体 FcγRⅡB 的结合可能引发对炎症活性的调控[3]。

对 T 细胞活化的影响

另外，IVIg 对 T 细胞活化的许多效应方面有影响。IVIg 制剂含有可溶性 CD4、CD8、主要组织相容性复合体（MHC）Ⅰ类分子和 MHCⅡ类分子，这些分子能够抑制自身 T 淋巴细胞的反应。相似的效应可以归因于 T 细胞受体 Vβ 链的抗体[8]。已有报道显示 IVIg 能够下调共刺激分子，如活化的 T 细胞上的淋巴细胞功能相关性抗原 1（LFA-1），抑制 T 细胞的活化[9]。针对细菌和病毒出现的中和抗体能够减弱 T 细胞的非特异性活化反应。此外，IVIg 可能的作用机制是通过提供中和抗体使 TH₁/Th2 细胞因子恢复平衡。

对免疫细胞运输的影响

IVIg 可能影响免疫活性细胞从外周血到靶组织的迁移过程[10]。抗细胞外基质蛋白 Arg-Gly-Asp 的抗体可能抑制细胞黏附和之后的细胞迁移过程，因此调节了局部的炎症反应。

对 Fas/Fas 配体的影响

IVIg 也含有抗 Fas 受体的抗体，它能够阻断 Fas

配体/Fas 受体之间相互的分子作用，因此导致角质形成细胞的凋亡[11]。这个机制似乎在应用 IVIg 治疗中毒性表皮坏死松解症中起着重要的作用。有发现表明 IVIg 能够调节活化的 T 淋巴细胞和 B 淋巴细胞的细胞增殖并且诱导选择性的凋亡，从而改变整体的免疫反应。

同糖皮质激素的协同作用

有很多的皮肤病联合应用 IVIg 后都会使得糖皮质激素的使用剂量减少。这是由于糖皮质激素受体的敏感性增加，并且糖皮质激素和 IVIg 能够协同抑制淋巴细胞的活化。

临床应用

适应证

框 32-1 列举了应用 IVIg 的适应证和禁忌证

川崎病

川崎病是一种原因不明的急性发热性多系统血管炎综合征，发生于婴儿和儿童。该疾病主要累及中等和大的动脉，因此是引发儿童后天性心脏病的主要原因。临床和流行病学数据支持感染因素，许多细菌和病毒因素牵涉其中。血管壁内的 IgA 生成细胞的作用也被提及。川崎病的急性期与免疫系统的失控性激活有关，包括免疫活性细胞、细胞因子、自身抗体的产生和黏附分子的表达[13]。

临床研究证明，在发病 10 天内联合使用 IVIg 和阿司匹林可以显著降低冠状动脉异常发生的概率[13-17]。目前推荐的一线治疗川崎病的方案是一个疗程的 IVIg 2g/(kg·d) 联合阿司匹林 [80～100mg/(kg·d)]。IVIg 似乎可以封闭 Fc 受体、中和自身抗体和细菌的超抗原、调节细胞因子的产生。但即使应用治疗，仍然可能发生心血管后遗症和治疗无效的情况。

皮肌炎

皮肌炎是一种特发的自身免疫性肌病伴有特征性的皮肤表现，包括淡紫色的皮疹、Gottron 丘疹、甲周毛细血管扩张、头皮鳞屑伴脱发、红斑或皮肤异色症。目前观察到有些皮肌炎患者与恶性肿瘤的发生有关，特别是女性的卵巢癌和乳腺癌，或者是男性的结肠直肠癌和肺癌。进一步的特异性指标是肌炎特异性抗体的出现以及血清中肌酸激酶水平的升高。

问题 32-2 当患者对标准治疗方案产生抵抗或者不耐受时，包括糖皮质激素联合各种免疫抑制剂，针对该病的治疗可能是困难的。已公布的一级证据显示，

框 32-1　静脉注射免疫球蛋白的适应证和禁忌证

皮肤科应用

血管炎
　　川崎病[13-17]

自身免疫性结缔组织病
　　皮肌炎/多肌炎[18-22]
　　硬皮病[23-25]
　　系统性红斑狼疮[61-66]

自身免疫性大疱性皮肤病
　　寻常型天疱疮和落叶型天疱疮[27-33]
　　大疱性类天疱疮[34-38]
　　良性黏膜类天疱疮[39-42]
　　获得性大疱性表皮松解症[44-45]
　　妊娠性类天疱疮（妊娠疱疹）[46-49]
　　线状 IgA 大疱性皮肤病[50-52]

　　中毒性表皮坏死松解症/重症多形红斑（Stevens-Johnson 综合征）[53-60]

其他炎症性皮肤病
　　慢性自身免疫性荨麻疹[57-71]
　　特应性皮炎[72-74]
　　移植物抗宿主病[75-76]
　　银屑病[77]
　　坏疽性脓皮病[78-79,82]

其他皮肤病
　　青斑样血管病[80-81]
　　硬化性黏液水肿[82]
　　胫前黏液水肿[82]
　　渐进性坏死性黄色肉芽肿[84]

禁忌证

绝对
　　继发于先前输液的过敏反应

相对
　　充血性心力衰竭（液体潴留风险增加）
　　肾衰竭（液体潴留风险增加）
　　IgA 缺乏（过敏反应的风险增加）
　　类风湿关节炎（肾衰竭风险增加）
　　冷球蛋白血症（肾衰竭风险增加）

妊娠处方情况——应用 IVIg 治疗不是妊娠期的禁忌证

皮肌炎是经过研究的应用 IVIg 治疗的最佳适应证之一[18]。在一项双盲安慰剂交叉对照研究中，15 例对其他治疗方法抵抗的皮肌炎患者接受 IVIg 2g/（kg·d）或者是安慰剂的治疗 2 天[15,19]。结果显示，应用 IVIg 治疗的患者肌力、神经肌肉症状和皮肤表现得到了显著的改善。另外，血清肌酸激酶水平、肌肉组织的细胞间黏附分子（ICAM）-1、MHC-I 类的表达、转化生长因子（TGF）-β 的产生和肌肉内毛细血管中免疫复合物的沉积都有降低。许多试验和病例报告显示每月 1 次输注 IVIg 的患者的临床症状有显著改善[18]。联合应用的免疫抑制剂治疗也明显减少。已有报道显示妊娠妇女成功应用 IVIg 治疗皮肌炎，并着重强调了此治疗的安全性[20-21]。对于多肌炎的临床对照试验仍然缺乏，尽管开放性试验证明对患者是有好处的[22]。

硬皮病

硬皮病是一种慢性自身免疫病，累及微血管系统和多个器官的结缔组织，并且具有纤维化和皮肤血管闭塞的特征。它能够以局限性的形式发生，也能以累及多器官的系统性硬化病的形式发生。在系统性硬化病中，大约 30% 的患者出现拓扑异构酶 I（Scl 70）的自身抗体。

应用免疫抑制剂治疗此病是很困难的，并且此病通常表现为不断进展的过程。根据多项开放性研究和病例报告，每月 1 次应用 2g/kg 的 IVIg 治疗硬皮病的患者其受累的关节和皮肤评分出现明显改善[23-26]。

寻常型天疱疮和落叶型天疱疮

寻常型天疱疮（PV）是一种可能致命的累及皮肤黏膜的自身免疫病。特点是出现松弛易破裂的水疱，进而发展为痛性糜烂面，常累及黏膜。PV 患者自身抗体作用的靶点是桥粒钙黏着蛋白，尤其是桥粒黏蛋白 3 和较少累及的桥粒黏蛋白 1。患者的血清中含有针对一个或多个角质形成细胞表面抗原的抗体，并且通常抗体的效价与疾病的活动度相关。落叶型天疱疮（PF）患者表现为浅表的水疱。PF 的靶抗原是桥粒黏蛋白 1，它主要表达在表皮的上层。

问题 32-3 治疗方案包括糖皮质激素，通常与其他免疫抑制剂联合应用[27]。最近一个随机双盲对照试验表明应用 IVIg 每周期 400mg/kg 治疗组中的天疱疮患者的病情活动度明显降低[28]。其他的报告表明应用 IVIg（每周期 1～2g/kg）对于寻常型天疱疮的治疗是很有前景的。有报告显示很多患者对此治疗反应良好，可以减少或是撤去其他免疫抑制剂的治疗[29-31]，最终使得免疫抑制剂相关不良反应的发生率降低。但最近一项研究表明，降低天疱疮患者抗体的最佳效果出现在 IVIg 与免疫抑制剂联合应用的病例中[32]。一项开放性研究表明，IVIg 和利妥昔单抗联合治疗 11 例顽固性寻常型天疱疮的患者，其中有 9 例患者皮疹快速消退[33]。需要进一步研究来更好地确定治疗天疱疮患者应使用的 IVIg 的剂量和持续时间。

大疱性类天疱疮

大疱性类天疱疮（BP）的特点是出现大而紧张的水疱，好发部位是四肢屈侧、腋下、腹股沟和腹部。该病多发生于老年人，偶有病例伴发于恶性肿瘤。表皮下水疱的形成与两种半桥粒抗原［BP 抗原-1 和 BP 抗原-2（BPAg1、BPAg2）］的自身抗体有关。

常规治疗包括糖皮质激素联合免疫抑制剂，如硫唑嘌呤、环磷酰胺、甲氨蝶呤、苯丁酸氮芥、环孢素和吗替麦考酚酯。应用 IVIg 治疗 BP 患者的有效性仍然缺乏对照试验，但很多临床研究和病例报告（包括儿童患者在内）已经发表[27,,3-37]。在病例报告中，每 4 周给予每周期 2g/kg 的 IVIg，观察结果显示反复和复发病例的数量显著减少。此外，在应用 IVIg 治疗期间，患者 BPAg1 和 BPAg2 的抗体效价明显降低[38]。总之，IVIg 对于 BP 患者来说是一个很有前景的治疗方法，尤其是对常规治疗无效的患者。

良性黏膜类天疱疮

良性黏膜类天疱疮也称为瘢痕性类天疱疮，是一种自身免疫性水疱性疾病。常累及黏膜（经典者累及口腔或眼部），偶尔累及皮肤。大多数患者具有 BPAg2 抗体。一些患者具有抗类天疱疮抗体（抗表皮基底膜带抗体），此抗体与层粘连蛋白 5 整联蛋白结合或者其配体与层粘连蛋白 5 结合，如整合素 β4 亚单位或整合素 α6 亚单位。

问题 32-4 系统性糖皮质激素和传统的免疫抑制剂通常用于良性黏膜类天疱疮患者的治疗。但是有些病例还是不能避免进展。对无反应的患者再辅助应用 IVIg 可能会有效。已经有报道显示应用 IVIg（每周期 1～2g/kg）治疗良性黏膜类天疱疮患者有明显的临床效果，并且大部分患者都能够停用其他免疫抑制剂，包括系统性糖皮质激素[39-41]。因此，IVIg 可能会使得患者出现持久性的临床缓解。严重的眼部良性黏膜类天疱疮应用 IVIg 最为优先[42]。

获得性大疱性表皮松解症

获得性大疱性表皮松解症（EBA）是一种罕见的慢性表皮下皮肤黏膜的水疱性疾病，疾病特征是皮肤自发及创伤诱发的脆性增加，水疱愈合后伴有瘢痕和粟丘疹的形成。该病的靶抗原位于真皮表皮连接处的锚纤维内的 VII 型胶原末端。

该病的治疗往往令人沮丧，因为患者应用糖皮质激素和免疫抑制剂的常规治疗后临床效果通常不理想。有限的病例报告显示 EBA 患者应用 IVIg 治疗是可行的[43-45]。有 3 例患者使用 IVIg 作为单一疗法，其余患者同时还应用了口服糖皮质激素或其他的免疫抑制剂，如环孢素或硫唑嘌呤。7 例患者中的 6 例被给予每日 400mg/kg 的 IVIg，每隔 4～6 周使用 5 天。另外 1 例患者每日应用 40mg/kg 的低剂量 IVIg，连用 5 天。总之，多数报道显示 EBA 患者的临床症状明显改善。新出现的水疱明显减少并且之前观察到的原有皮损被治愈。实际上，针对所有这些病例的治疗，逐渐减少其他免疫抑制剂的使用是合理的。使用 IVIg 作为单一疗法中有 1 例患者治疗无效。结论是应用 IVIg 治疗看起来非常安全，没有或者仅有极轻的不良反应，可能对于难治性 EBA 患者有益。

妊娠性类天疱疮（妊娠疱疹）

妊娠性类天疱疮（PG）是一种自身免疫性水疱性疾病，通常发生在妊娠中期或晚期，偶尔出现在产后。最近的研究显示妊娠性类天疱疮的自身抗原（也称为 PH 因子）与 BPAg2 或者它的一个表位是相同的。

对于病情严重的患者，系统性应用糖皮质激素是必要的。由于妊娠期使用系统性药物的风险，其他治疗方案很少。有少数病例报告显示 PG 患者应用 IVIg 治疗后临床症状明显改善[46-49]。IVIg 的出现为妊娠期和产后患者提供了一种安全有效的治疗方案。另外，一些证据显示 IVIg 治疗妊娠患者可能预防新生儿 PG 的发生（新生儿 PG 发生于 5% 的患有 PG 的母亲中）

线状 IgA 大疱性皮肤病（IgA 天疱疮）

线状 IgA 大疱性皮肤病（LABD）是一种自身免疫性表皮下大疱性疾病，疾病特点是 IgA 沿着基底膜带线状沉积。LABD 的发生与各种恶性肿瘤、感染和药物有关。最常见的自身抗原之一是 120kDa 的透明板抗原（LAD-1），后者以前曾通过免疫印迹法被鉴定为一种 97kDa 的抗原。

氨苯砜和磺胺嘧啶是有效的一线治疗药物，但是对于难治性 LABD 患者的治疗需要应用替代疗法。3 例病例报告显示 IVIg 可能是一种有效的治疗方法[50-52]。这些患者要么是对于替代疗法产生抵抗要么是应用常规治疗后出现严重的不良反应。应用剂量为每周期 1～2g/kg 的 IVIg 可以出现临床效果。1 例患者的临床症状改善与抗 IgA 抗体效价下降有关。但是，在输注 IVIg 2～3 周之后，疾病就出现了复发。因此，这些患者必须每隔 1～2 周输注 IVIg。

中毒性表皮坏死松解症

药物诱发的中毒性表皮坏死松解症（TEN）是一种危及生命的疾病，疾病特点是广泛的表皮坏死。平均死亡率为 25%～30%，主要是由于继发了败血症，加上表皮完整性丧失引起的电解质代谢失衡。TEN 患者导致大量的角质形成细胞死亡的可能机制是角质形成细胞上的死亡受体（Fas、CD95）下调引发了细胞凋亡。

问题 32-5 从历史上看，TEN 的治疗通常为应用大剂量糖皮质激素。但糖皮质激素常常是无效的并且可能甚至会因为增加了败血症的风险而使患者预后更差[53]。有证据显示 IVIg 制剂中出现了 Fas 阻断型抗体，因此应用 IVIg 治疗 TEN 患者是一种有前景的方法。这个观点得到了一些临床试验和病例报告的支持。在一项研究中，9 例 TEN 患者接受了 IVIg 的治疗，剂量为 0.6～0.7g/(kg·d)，连续应用 5 天，同时联合应用甲泼尼龙。8 例患者病情完全缓解，但是 1 例患者死于感染性休克[54]。另一项研究中，10 例经组织学确诊为 TEN 的患者被给予 IVIg[0.2～0.75g/(kg·d)，应用 4 天]。48h 内，观察到所有患者临床症状明显改善[11]。一项大规模多中心回顾性研究中，48 例 TEN 患者来源于 14 所大学附属医院[55]。给予 IVIg 治疗，剂量为 0.2～2.9g/(kg·d)，应用 1～5 天，另外配合标准的支持疗法。结果显示与对照组相比，应用 IVIg 可以提高患者生存率（48 例患者中 42 例存活）。而且没有严重的不良反应报道。

因为不同研究结果有差异，所以对于 IVIg 用于 TEN 患者的治疗仍在探讨中[56-59]。但是欧洲 TEN 治疗指南推荐早期应用高剂量 IVIg[60]。

系统性红斑狼疮

系统性红斑狼疮（SLE）是一种累及多系统、多器官的自身免疫病。发病机制复杂，牵涉到 B 细胞的高度活化和针对核抗原及其他抗原位点的自身抗体的产生。

治疗包括系统性应用糖皮质激素联合其他的免疫抑制剂，如硫唑嘌呤和环磷酰胺。一些病例报告和开放性临床研究都能够证明应用 IVIg 治疗 SLE 患者有良好的效果和耐受性[61]。依据一项研究报告，20 例患者应用 IVIg，剂量是每月 2g/kg，并且每例患者接受了 1～8 疗程的治疗[62]。20 例患者中 17 例出现了明显的临床反应，这与补体和抗体水平正常化以及 SLE 病情活动度降低有关。近来，IVIg 被成功应用于 2 例急性加重性且对泼尼松和环磷酰胺的反应较差的 SLE 的患者[63]。9 个疗程的 IVIg 治疗后，患者的疾病情况明显改善，其他免疫抑制剂的使用剂量也显著降低。在 1 年的随访期间，患者一直处于持续缓解状态。在作用机制方面，IVIg 使得 SLE 患者的 B 细胞中的 TLR-9 作用减弱[64]。最近一项开放性研究进一步证实了患有 SLE 的妊娠妇女应用 IVIg 的安全性，但是新生儿中出现先天性心脏传导阻滞的情况并没有减少[65]。欧洲指南推荐 IVIg 用于对所有其他治疗无效的严重的 SLE 的患者（尤其是狼疮肾炎）[66]。

慢性自身免疫性荨麻疹

本病常常对治疗抵抗，其发病机制复杂，目前所知甚少。但最近研究显示针对 IgE 不同区域（包括高亲和力 FcεRI 受体）的循环功能性自身抗体在发病中起一定作用[44,67]。使用抗组胺药治疗各型荨麻疹仍然是主要方案。对于慢性自身免疫性荨麻疹，二线治疗方案包括环孢素、短疗程的糖皮质激素和血浆置换法。有证据指出 IVIg 含有抗基因型抗体，此抗体能够抑制 IgE 的自身抗体。IVIg 是一种有前景的治疗慢性自身免疫性荨麻疹的方法。现在有一些开放性研究显示，应用 IVIg 治疗伴有抗循环 IgE 自身抗体的慢性荨麻疹，患者的临床症状改善，免疫抑制剂的应用减少[68-70]。报告显示这些患者中 9 例临床症状明显改善。但是，另一项研究显示应用 IVIg 的患者临床效果较差或是临床有效性是暂时的[71]。本病的不同发病机制可能导致了临床疗效的差异性。

特应性皮炎

特应性皮炎（AD）是一种很常见的皮肤病，疾病特点是出现湿疹性改变和严重的瘙痒。70% 的患者都伴有血清 IgE 水平的升高，可能是由于 TH₂ 淋巴细胞产生的 IL-4 和 IL-5 的表达增加。其他患者发病的主要原因可能是皮肤屏障功能障碍。

对于轻中度疾病的患者通常是进行患者教育、使用润肤剂、避免刺激因素和局部应用糖皮质激素或是钙调磷酸酶抑制剂的抗炎治疗。在很多严重的病例中，可能需要使用系统性免疫抑制剂治疗，即使伴有严重不良反应的风险。有些证据显示应用 IVIg 治疗 AD 患者有明显的效果。但是，这没有得到双盲安慰剂对照的临床试验的证实。最近报告了 32 例 AD 患者应用 IVIg 的疗效研究[72]。有 61％ 的患者临床症状显著改善。反应率在一定程度上与年龄相关。报告显示 48％ 的成年人和 90％ 的儿童症状有改善。还观察到许多儿童患者症状得到了长期的缓解。成年患者联合治疗比单一治疗更有效，而儿童患者应用单一治疗可以达到更好的临床效果。但是，其他报告未能证实应用 IVIg 治疗 AD 患者有明显的临床效果。在一个随机评估性单盲试验中，10 例严重 AD 患者应用 IVIg 作为单一治疗，1 个疗程后，疾病的严重程度没有得到显著的临床改变[73]。一项对比性研究中发现口服环孢素比 IVIg 更能降低 AD 的严重性[74]。患者的异质性可能导致了上述不同的结果。

移植物抗宿主病（GVHD）

GVHD 通常发生在异基因骨髓移植（BMT）后，但也会发生在同基因 BMT、输血和自体骨髓移植后。

最初 BMT 后的患者应用 IVIg 治疗是为了预防感染。IVIg 对 GVHD 患者起到了有益的免疫调节的作用。在一项随机对照长期研究中，BMT 后的 90～360 天患者每月使用 IVIg（0.5g/kg）进行治疗[75]，这项临床试验的结果显示应用 IVIg 对患者存活或慢性 GVHD 的发生率没有影响。第二年总的感染率低于对照组。另一项多中心随机试验没有发现应用 0.1g/kg 的 IVIg 与 0.5g/kg 的 IVIg 之间存在明显差异[76]。因此，应用 IVIg 治疗 GVHD 的益处是可疑的，但仍有可能降低这些患者感染的风险。

其他皮肤病

许多难治性皮肤病，如银屑病、坏疽性脓皮病、扁平苔藓、青斑样血管炎、硬化性黏液水肿、胫前黏液水肿、渐进性坏死性黄色肉芽肿和获得性血管性血友病，应用 IVIg 治疗是有效的[77-84]。但这些证据来源可靠性较低，包括病例报告和有少量患者参与的非对照研究。由于缺乏标准化的研究，这些报告的成功治疗结果可能存在偏差。所以，目前无法给出一般的应用建议。此外，关于 IVIg 的治疗进展方面的研究，需要谨慎选择患者并且设计适当的随机安慰剂对照试验的方案[85]。

不良反应

与输液相关的全身反应

IVIg 的严重不良反应通常不常见并且具有自限性。与输液相关的不良反应包括头痛、肌痛、恶寒、潮红、发热、恶心或呕吐、腰痛、哮喘、胸痛、血压改变和心动过速。这些不良反应通常是轻微的并且常常发生在输液后 30～60min。多数病例中，这些输液相关的不良反应很容易控制，可以降低输液速度或是暂停输液。另外，可能需要提前给予镇痛药、NSAID、抗组胺药或者低剂量的静脉糖皮质激素治疗[86-87]。

过敏反应和其他超敏反应

问题 32-6 极少数发生过敏反应的患者被报道过，尤其是有抗 IgA 抗体的 IgA 缺乏的患者。另外，皮炎、多形红斑、紫癜和脱发都有过报道[88]。

液体潴留的风险

问题 32-7 渗透性肾病引发的罕见的急性肾衰竭可能出现在应用含有蔗糖的 IVIg 制剂进行治疗的患者中。对于有严重心脏病或肾病的患者需要仔细的连续监测以便预防液体潴留[87,89]。施用 IVIg 的人应当阅读厂商药品说明书中推荐的速度和特殊药品的总量。

血液的影响

血液系统疾病，如中性粒细胞减少和溶血，在有抗 ABO 和恒河猴（RH）血型抗原自身抗体的患者中已被发现。

神经系统的影响

已报道在接受 IVIg 治疗的神经系统疾病患者中高达 11％ 出现无菌性脑膜炎。神经系统相关的头痛和畏光症状具有自限性并且处理后没有大的后遗症出现。可以采取对症治疗，使用适当的镇痛药和止吐药[90]。

血栓栓塞事件

问题 32-8 IVIg 与血栓栓塞事件之间的关联也有报道[91]。由于一些制品的渗透压，血清黏度的增加可能发展并导致继发性血栓形成。在老年人中，脑梗死和心肌梗死都有过报道[92]。接受较高剂量或是快速输液速率的患者，这些不良反应发生的风险更大。通过减少 IVIg 的剂量并且减慢输液的速度可以降低血栓栓塞发生的风险。

理论上的感染风险

因为 IVIg 来源于混合的人血浆，所以具有转移感染因子的潜在风险。为确保病原体方面的安全性，供体需经过仔细的挑选和筛查，并且应用多种病毒灭活和过滤技术[86]。

监测指南（框 32-2）

开始 IVIg 治疗之前，应当检测全血细胞计数和肝肾功能。 问题 32-6 检查免疫球蛋白水平以除外 IgA 缺乏。出现 IgA 缺乏或是 IgA 水平低的情况时，应当评估输注的 IVIg 制品中抗 IgA 抗体的效价，以便降低过敏反应发生的风险。推荐筛查类风湿因子和冷球蛋白，因为这些患者发生急性肾衰竭的风险增加。心脏和肾功能降低的患者，应用 IVIg 时应仔细监测，防止液体潴留。出于法医学的考虑，应当进行乙型和丙型肝炎及 HIV 的基线检测。最后还应当保存小样本的血清，用于将来进一步分析可能发生的感染性疾病传播事件。在输液期间，应该监测血压和心率[87,89]。

框 32-2　静脉注射免疫球蛋白的监测指南

基线

病史与体格检查
- 完整的病史和体格检查，尤其是心肺和肾情况的检查（液体潴留的风险）
- 治疗之前检查患者体重，以便在出现液体潴留时进行体重比较

实验室
全血细胞计数（CBC）
肝功能和肾功能的生化检查
免疫球蛋白水平*

（尤其是除外 IgA 缺乏——过敏反应风险增加）
筛查类风湿因子和冷球蛋白（这些患者应用 IVIg 后肾衰竭的风险增加）
考虑筛查乙型和丙型肝炎以及 HIV（法医学考虑）

随访

输液期间的病史和体格检查
输液期间频繁监测血压和心率
评估液体潴留的指标——患者的肺和心脏听诊，体重
实验室
不需要特殊后续实验室检查

---

*IgA 降低或是缺乏时，应当评估所使用的 IVIg 制品的抗 IgA 抗体的效价

治疗指南

IVIg 在皮肤科的应用正在不断进展中并且是研究的一个重要领域。有清晰的统计学数据表明，IVIg 可以使多种皮肤病达到长期缓解的效果，并且可以减少或是停用联合的免疫抑制剂。根据已发表的报告，下述的概括性的指南可以用来确定是否可以应用 IVIg 治疗相应自身免疫病[60,89]。

1. 进展性的、无法控制的、快速衰竭性疾病，尽管应用了常规的免疫抑制剂治疗，病情仍然活动；

2. 常规免疫抑制剂治疗产生严重的不良反应，可能危及生命或引起明显的病状或是影响正常生活；

3. 对大剂量和长期的糖皮质激素或者免疫抑制剂治疗存在应用禁忌（相对或绝对）；

4. 患者年龄和妊娠情况不是使用 IVIg 治疗的禁忌证。

问题 32-9 在皮肤科达到想要或预期的治疗效果，最常用的给药方案是每周期 2g/kg，分成 3 等份，每次连续给药 3 天。很多研究者更喜欢使用每日 400mg/kg，连续 5 天为一疗程。缓慢输注 4～4.5h，密切监测重要生命体征。

由于 IVIg 的半衰期是 3～5 周，最初应该每月输注，直到疾病得到有效控制。在疾病快速进展期，可以每 2 周输注一次。维持治疗没有明确的规定；建议的方案是 IVIg 的剂量不变，但输液间隔的时间以 2 周作为增长周期，逐渐延长，最长的间隔时间可以达到 16 周。因此，在停用 IVIg 治疗前，间隔时间应该从 4 周延长到 6、8、10、12、14 周，最后达到 16 周[61]。 问题 32-10 对于一个 75kg 的患者来，如果应用一般给药方案，患者每月接受注射治疗，1 年平均成本是 90 000～120 000 欧元（107 000～143 000 美元）。

未来的前景

本章引用的文献强有力地证明了 IVIg 是治疗多种自身免疫病和炎症性疾病的有效替代疗法。应用 IVIg 治疗会获得良好的临床效果，无论是单独应用还是联合其他的免疫调节方法，可以降低合并用药的使用剂量和发生不良反应的风险。应用 IVIg 主要的优点是所有患者对其都有很好的耐受性。所以，对医生而言，治疗免疫介导性皮肤病时，IVIg 的出现意味着增加了重要的可选方案。治疗方案需要个体化，需考虑疾病的累及范围、严重性、病程、对以前治疗的反应、相关的内科疾病和患者整体的健

康状况。因为 IVIg 治疗的成本很高，所以应该谨慎选择那些病情严重、对常规免疫抑制剂的治疗产生抵抗或者常规疗法可能引起或已经发生明显的不良反应的患者。

需要推动更多的长期多中心双盲对照临床试验，进行较大的队列研究，提供额外的客观性的数据，为患者制订最佳的治疗方案，包括 IVIg 的使用剂量、频率、持续时间和管理模式。 问题 32-11 依据目前可获得的数据，使用 IVIg 治疗后最佳效果出现在以下疾病中：川崎病、皮肌炎、自身免疫性大疱性疾病和中毒性表皮坏死松解症。

致谢

对于先前版本中 Anita Ruetter 和 Kai Thomas 对本章所做的贡献，编者在此表示感谢。

本章使用的英文缩写	
AD	特应性皮炎
BMT	骨髓移植
BP	大疱性类天疱疮
BPAg	大疱性类天疱疮抗原
EBA	获得性大疱性表皮松解症
GVHD	移植物抗宿主病
ICAM	细胞间黏附分子
IVIg	静脉注射免疫球蛋白
LABD	线状 IgA 大疱性皮肤病
MHC	主要组织相容性复合物
PF	落叶型天疱疮
PG	坏疽性脓皮病
PV	寻常型天疱疮
SLE	系统性红斑狼疮
TEN	中毒性表皮坏死松解症

推荐阅读

Ahmed AR. Treatment of autoimmune mucocutaneous blistering diseases with intravenous immunoglobulin therapy. *Expert Opin Investig Drugs* 2004;13:1019–32.

Baerenwaldt A, Biburger M, Nimmerjahn F. Mechanisms of action of intravenous immunoglobulins. *Expert Rev Clin Immunol* 2010;6(3):425–34

Ishii N, Hashimoto T, Zillikens D, et al. High-dose intravenous immunoglobulin (IVIG) therapy in autoimmune skin blistering diseases. *Clin Rev Allergy Immunol* 2010;38(2–3):186–95

Jolles S Hartung HP, Mouthon L, et al. Clinical applications of intravenous immunoglobulins (IVIg)–beyond immunodeficiencies and neurology *Clin Exp Immunol* 2009; 158(Suppl 1):23–33.

Martin TD. Safety and tolerability of intravenous immunoglobulins. In: Jolles S, editor. *Intravenous immunoglobulin in dermatology.* London and New York: Martin Dunitz; 2003. p. 129–44.

Ruetter A, Luger TA. Efficacy and safety of intravenous immunoglobulin for immune-mediated skin disease: current view. *Am J Clin Dermatol* 2004;5:153–60.

Rutter A, Luger TA. High-dose intravenous immunoglobulins: an approach to treat severe immune-mediated and autoimmune diseases of the skin. *J Am Acad Dermatol* 2001;44:1010–24.

参考文献

见本书所附光盘。

第 33 章 系统性应用抗肿瘤药物：皮肤科适应证和不良反应

Alyx C. Rosen，Cristina Gómez-Fernández，Lawrence A. Mark，John A. Zic，Mario E. Lacouture

葛 杰 王晓宇 译 关 欣 张春雷 审校

问题

概述

抗肿瘤药物近来有了重要进展。特别是实体肿瘤靶向疗法的出现强调了遗传变异的意义（表 33-1）。这种疗法的骨髓抑制和非特异毒性都随之降低，大大提高了癌症患者的生存率和生活质量。但新药物的引进也导致新的和广泛出现的皮肤不良反应。

皮肤恶性肿瘤是人类肿瘤中最常见的形式。最常见的皮肤恶性肿瘤包括黑色素瘤、基底细胞癌（BCC）和鳞状细胞癌（SCC）等，较少见的恶性肿瘤有隆凸性皮肤纤维肉瘤（DFSP）、梅克尔细胞癌（MCC）、卡波西肉瘤（KS）、皮肤 T 细胞淋巴瘤和皮肤 B 细胞淋巴瘤。大多数局部皮肤肿瘤可只用外科手术治疗，但局部晚期和转移性疾病通常需要综合治疗，包括手术、化疗、放疗（表 33-2）。

本章将回顾最常见和最具临床意义的治疗皮肤恶性肿瘤的抗肿瘤药物相关的皮肤不良反应（表 33-3 和表 33-4）。皮肤不良反应的分类和分级，根据不良反应第 4.0 版中的常用术语标准（表 33-5）中的分级方案，该方案应用于肿瘤临床试验和肿瘤患者护理。清楚抗肿瘤药物相关的不良反应对于皮肤科医生确保对患者最佳的护理来说甚为关键。

表皮生长因子受体抑制剂（EGFRI）

基于头颈部的皮肤鳞状细胞癌相似的生物学特征，EGFRI 已用于晚期或转移性皮肤鳞状细胞癌的治疗（见表 33-1 中具体药品名称）。抗表皮生长因子受体单克隆抗体西妥昔单抗批准用于转移或复发的头颈部鳞状细胞癌的治疗，并与放疗一起作为进展性疾病的主要治疗。在一项 II 期研究中西妥昔单抗作为一线药物治疗不能手术切除或转移性患者的效果确切，此类患者伴有中度或高度表皮生长因子受体表达。西妥昔单抗整体的疾病控制率和有效率分别为 69% 和 28%[1]。

其他 EGFRI 的抗 SCC 活性也已被证实。对之前化疗方案失败的 3 例皮肤鳞状细胞癌患者应用厄洛替尼姑息治疗，1 例患者在治疗期间达到了完全缓解，另一例患者也得到了部分缓解[2]。此外，也有过应用西妥昔单抗或厄洛替尼得到完全或部分缓解的皮肤鳞状细胞癌的病例报告。在一项 II 期研究中，吉非替尼治疗转移或复发的皮肤鳞状细胞癌，15 例可评估患者中有 4 例在 4 周的治疗后病情稳定[3]。

帕木单抗是第一个以 EGFR 为靶点的完全的人源单克隆抗体，美国食品药品监督管理局（FDA）批准其可单一用于治疗转移性结直肠癌。目前它正被用来研究

表 33-1 本章讨论的药物

非专有名	商品名	公司
表皮生长因子受体阻滞剂		
西妥昔单抗	Erbitux	Bristol-Myers Squibb/Lilly
厄洛替尼	Tarceva	OSI/Roche/Genentech
帕木单抗	Iressa	AstraZeneca
多靶点激酶抑制剂		
索拉菲尼	Nexavar	Bayer/Onyx
甲磺酸伊马替尼	Gleevec	Novartis
达沙替尼	Sprycel	Bristol-Myers Squibb
尼洛替尼	Tasigna	Novartis
烷化剂		
卡铂	Paraplatin	Bristol-Myers Squibb
顺铂	Platinol	Bristol-Myers Squibb
达卡巴嗪	DTIC-dome	Bayer
拓扑异构酶抑制剂		
依托泊苷	VePesid/Toposar	Bristol-Myers Squibb/Pfizer
抗微管药物		
紫杉醇	Taxol	Bristol - Myers Squibb
多西他赛	Taxotere	Sanofi Aventis
蒽环类		
多柔比星脂质体	Doxil	Janssen
组蛋白脱乙酰酶抑制剂		
罗米地新	Istodax	Celgene
伏林司他	Zolinza	Merck
单克隆抗体		
地尼白介素 2	ontak	Eisai Medical Research
阿达木单抗	Campth	Genzyme
抗代谢物		
吉西他滨	Gemzar	Lilly
普拉曲沙	Folotyn	Allos
卡培他滨	Xeloda	Roche/Genentech
免疫因子		
伊匹木单抗	Yervoy	Bristol-Myers Squibb
BRAF 抑制剂		
威罗菲尼	Zelboraf	Roche/Genentech

表 33-2 恶性肿瘤和应用的系统

药物名称	所针对的恶性肿瘤
表皮生长因子受体抑制剂	
西妥昔单抗	HNSCC*、cuSCC
厄洛替尼	HNSCC、KA、cuSCC
吉非替尼	（需向作者询问）
帕木单抗	HNSCC、cuSCC
多靶点激酶抑制剂	
索拉非尼	恶性血管内皮细胞瘤
伊马替尼	DFSP*、黑色素瘤
烷化剂	
卡铂	SCC、BCC、MCC、黑色素瘤
顺铂	HNSCC*、BCC，MCC、黑色素瘤
达卡巴嗪	黑色素瘤*
拓扑异物酶抑制剂	
依托泊苷	MCC、CTCL
抗微管药物	
紫杉醇	KS*、黑色素瘤
多西他赛	HNSCC*、KS、黑色素瘤
蒽环类	
盐酸多柔比星脂质体（聚乙二醇多柔比星）	KS*
组蛋白脱乙酰酶抑制剂	
罗米地新	CTCL*
伏林司他	CTCL*
单克隆抗体	
地尼白介素 2	CTCL*
阿达木单抗	CTCL
抗代谢物	
吉西他滨	CTCL、黑色素瘤
普拉曲沙	CTCL
免疫因子	
依匹木单抗	黑色素瘤*
BRAF 抑制剂	
维罗菲尼	黑色素瘤*

BCC，基底细胞癌；CTCL，皮肤 T 细胞淋巴瘤；cuSCC，皮肤鳞状细胞癌；DFSP，隆凸性皮肤纤维肉瘤；HNSCC，头颈部鳞状细胞癌；KS，卡波西肉瘤；MCC，梅克尔细胞瘤；SCC，鳞状细胞癌。

* 美国食品药品监督管理局批准用于皮肤恶性肿瘤

皮肤鳞状细胞癌的治疗，作为单一治疗或联合放疗、化疗治疗局部晚期头颈部鳞状细胞癌。

表皮生长因子受体在表皮的基底层和基底上层表达并且在调节细胞的生长和分化的过程中起着重要的作用[69]。在发挥抗癌作用时，表皮生长因子受体抑制剂使角质形成细胞的生理特性发生一致性改变，包括过早分化、增殖减少和细胞凋亡增加[4,70]。**问题 33-1**

应用 EGFRI 治疗可导致多种皮肤不良反应的发生，包括丘疹脓疱型皮疹、皮肤干燥、瘙痒、黏膜炎、毛细血管扩张、色素沉着、头发和指甲的变化。

表 33-3　靶向药物相关的皮肤不良反应

药物	西妥昔单抗、厄洛替尼、帕木单抗	索拉非尼	伊马替尼、尼洛替尼	达沙替尼	威罗菲尼	伊匹木单抗
靶点	EGFR	VEGFR2、VEGFR3、PDGFR、RAF (A、B、C) FLT3	PDGFR、c-KIT	BCR-ABL、Src、c-KIT、PDGF、酪氨酸蛋白激酶受体	BRAFV	CTLA-4
斑丘疹	−	+	+/−	+/−	+	+/−
皮肤肿瘤	−	+/−	−	−	+	−
毛发角化病	−	−	+/−	+/−	+	−
脱发	+/−	+/−	+/−（尼洛替尼）	−	+/−	−
毛发卷曲	+	+/−	−	−	+	−
注射部位/输液反应	+/−（帕木单抗）	−	−			
光敏感	+/−	+	+/−（伊马替尼）	−	+	
PPE 或手足综合征（HFS）		+	−		+/−	
黏膜炎、口炎	+/−	+				
面部多毛	+	−				
甲沟炎或甲改变	+	−				
眶周水肿	−	−	−（伊马替尼）			
丘疹脓疱	+	+/−				
皮肤瘙痒	+	（头皮感觉迟钝）	+/−	+	+/−	+
荨麻疹	+/−		+	−	−	

表 33-4　非靶药物相关的皮肤不良事件

药物	卡铂、顺铂	达卡巴嗪	依托泊苷	紫杉醇、多西他赛	罗米地新、伏林司他	PLD	阿仑珠单抗	吉西他滨、普拉曲沙、卡培他滨
斑丘疹	−	+	−	+/−		−	+/−	+/−（普拉曲沙）
脱发	+（卡铂）	−	+	+	+（伏林司他）	+	−	+
毛发卷曲	−	−	−	−		−	−	
注射部位/输液反应	−	−	−	+（多西他赛）	−	+/−	+	
光敏感	−	+	−	−		−	−	
PPE/HFS	−	−	+	+		−	−	+（卡培他滨）
黏膜炎、口炎	−	−	+	+（多西他赛）	−	+	+	+
面部多毛	−	−	−	−		−	−	
甲沟炎/甲改变	+（顺铂）	−	−	−		−	−	+（卡培他滨）
眶周水肿	−	−	−	−		−	−	
痤疮样疹	−	+/−	+/−	+/−		−	−	+/−
瘙痒	−	−	−	+	+（罗米地新）	−	+	+（吉西他滨）
荨麻疹	−	+	−	−		−	+	−

表 33-5 不良事件通用术语标准（4.0 版）——部分皮肤和皮下组织异常

不良事件术语	1 级	2 级	3 级	4 级	5 级
脱发	头发脱落<50%，远看正常，近看可发现；可换发型来掩盖，不必戴假发	头发脱落≥50%，易被他人发现，需戴假发，有社会心理学影响	—	—	—
皮肤干燥	面积<10% BSA 且无相关红斑、瘙痒	面积占 10%～30% BSA，合并红斑、瘙痒，仪器护理 ADL 受限	面积＞30% BSA，合并红斑、瘙痒，自我护理 ADL 受限		
输液部位反应	—	红斑及相关症状（水肿、疼痛、硬化、静脉炎）	溃疡或坏死，严重的组织损伤，需要有效干预措施	危及生命，需紧急干预措施	死亡
注射部位反应	皮肤敏感伴或不伴相关症状（红斑、瘙痒、皮温高）	疼痛、脂肪代谢障碍、水肿、静脉炎	溃疡或坏死，严重的组织损伤，需要有效干预措施	危及生命，需紧急干预措施	死亡
黏膜炎	无症状或症状轻微	中度疼痛，无需口服药物干预，调整饮食	严重疼痛，需口服药物干预	危及生命，需紧急干预措施	死亡
掌跖红肿疼痛综合征	微小的皮肤改变或不伴疼痛的皮炎（红斑、水肿）	伴疼痛的皮肤改变（脱皮、水肿、出血、角化过度），仪器护理 ADL 受限	严重皮肤改变伴疼痛，自我护理 ADL 受限	—	—
丘疹脓疱型皮疹	丘疹/脓疱面积＜10% BSA，可能伴有皮肤敏感或瘙痒	丘疹/脓疱面积 10%～30% BSA，可能伴有皮肤敏感或瘙痒，仪器护理 ADL 受限	丘疹/脓疱面积＞30%BSA，可能伴有皮肤敏感或瘙痒，自我护理 ADL 受限，可伴有继发感染，需口服抗生素	任何面积的丘疹/脓疱，可能伴有皮肤敏感或瘙痒，需用第Ⅳ代抗生素，危及生命	死亡
甲沟炎	甲襞水肿或红斑，甲破坏	需局部/口服用药干预，疼痛性水肿、红斑，可有甲脱落或甲分离，仪器护理 ADL 受限	需手术干预或应用第Ⅳ代抗生素，自我护理 ADL 受限	—	—
光敏感	无痛性红斑，且红斑面积<10%BSA	敏感性红斑，面积为 10%～30%BSA	红斑＞30% BSA，伴水疱、光敏感，需口服糖皮质激素和止痛药	危及生命，需紧急措施干预	死亡
瘙痒	轻度或局限性，需局部措施干预	严重的或泛发的，搔抓后皮肤改变，需口服药物干预，仪器护理 ADL 受限	严重或泛发的，持续性的，自我护理 ADL 受限，影响睡眠	—	—
斑丘疹	斑疹/丘疹面积＜10% BSA，伴或不伴瘙痒、烧灼感等症状	斑疹/丘疹面积 10%～30% BSA，伴或不伴症状，仪器护理 ADL 受限	斑疹/丘疹面积＞30%BSA，伴或不伴症状，自我护理 ADL 受限	—	—

问题 33-2 丘疹脓疱型皮疹是最常见的 EGFRI 相关的皮肤毒性反应，影响到 90% 接受治疗的患者，不同的 EGFRI 导致的发病率也不一样。皮疹一般分布在皮脂腺丰富的部位，如头皮、面部、颈部、肩膀、耳后、躯干和胸部的 V 形区域。对于大多数患者来说，皮疹可在疗程开始的最初几天内发生，在开始治疗后的 2～3 周最为严重[71]。问题 33-3 第 1 周内的临床表现为红斑、水肿和感觉迟钝。随后皮疹可发展为红色毛囊性丘疹，在第 2 周和第 3 周可发展为脓疱。在皮损表面可结痂（彩图 3）[71]。第 2 个月可见持续性红斑伴毛细血管扩张。38% 的患者可发生继发性脓疱病，通常由于金黄色葡萄球菌感染。EGFRI 相关的丘疹脓疱型皮疹需要与寻常痤疮鉴别，前者没有粉刺，伴有瘙痒并延伸至头皮和四肢[5]。

有趣的是，应用西妥昔单抗治疗的患者中丘疹脓疱型皮疹的出现和严重程度与肿瘤反应性和长期生存率呈正相关。因此，对于肿瘤科医生和皮肤科医生来说，能够有效地治疗这种毒性反应以提高患者依从性是很重要的。问题 33-4 皮肤保湿、防晒、1% 氢化可的松软膏外用、每天 2 次口服多西环素 100mg 等预防性治疗措施在超过 50% 应用帕木单抗治疗的患者中已被证明可以减少 2 级及 2 级以上皮肤毒性的发病率和提高患者的生活质量[6]。预防性应用米诺环素 100mg 每日口服也可减少西妥昔单抗治疗患者的皮损数量。

高达 35% 应用 EGFRI 治疗的患者可以在治疗开始后的 2～3 个月出现皮肤干燥。这可以增加患者对金黄色葡萄球菌和革兰氏阴性菌的易感性。 问题33-5 患者应尽量减少使用热水洗澡或洗手并且应用不含乙醇的润肤剂润肤来防止皮肤干燥。严重的情况下可以局部应用类固醇。如果怀疑感染，应予细菌、病毒、真菌培养来确定相应的正确处理。

毛发改变的发生率可达100%，包括脱发、面部多毛症、长睫毛（存在倒睫和随之发生的角膜溃疡的潜在风险）。此外，指甲和其周围组织也可受影响。12%～56%的患者可出现甲沟炎和甲周化脓性肉芽肿。患者应避免穿较紧的鞋子和保持指甲剪短。治疗方法包括局部抗生素、用醋浸泡、局部应用高效类固醇和硝酸银化学烧灼。

多靶点激酶抑制剂（MKI）

索拉非尼

索拉非尼是一种口服的多靶点激酶抑制剂，靶向定位于酪氨酸激酶受体，包括c-KIT、RET、血小板衍生生长因子受体（PDGFR）和血管内皮生长因子受体（VEGFR）1、2和3，还可以抑制丝氨酸/苏氨酸激酶RAF途径。在恶性血管内皮细胞瘤患者的治疗中，索拉非尼已显示出惊人的效果。索拉非尼的Ⅱ期临床试验（800mg/d）37例患者中，虽然许多患者出现皮肤毒性，需要调整剂量，仍有4例患者获部分缓解，1例完全缓解[7]。

索拉非尼最常见的皮肤不良事件包括皮疹/脱屑、手足皮肤反应（HFSR）、脱发、红斑、瘙痒、指甲的变化。 问题33-1 其他不常见的皮肤不良事件有口炎、口腔黏膜炎、暴发的良性痣和角化棘皮瘤/鳞状细胞癌[5,8]。HFSR的特点是分布于手足受压处薄壁带有红晕的水疱（彩图4）。其后可发生伴有疼痛的角化过度和脱落，这可以大大降低患者的生活质量和限制其日常活动。症状通常发生在应用索拉非尼治疗第2～4周。 问题33-6 最近的一项荟萃分析结果显示应用索拉非尼所引起的所有级别HFSR的发生率是34%，其中高级别的HFSR的发生率为9%[9]。HFSR不同于一般的细胞毒性药物相关的掌跖红肿疼痛（PPE）或手足综合征（HFS），后者的特点是掌跖部位弥漫性对称性红斑和水肿。HFSR预防性的措施包括除去掌跖部位的角质垫、穿棉袜、穿带衬垫矫正的鞋子、避免掌跖部位的摩擦和外用10%尿素软膏。对症治疗取决于皮肤症状的严重程度。不同的治疗方法，如0.05%丙酸氯倍他索和局部外用40%尿素可有益处。

如果患者无法忍受2级或3级的皮肤改变所带来的对日常生活的影响，就需要进行剂量调整[5]。疼痛管理对于毒性反应的控制是最重要的。

甲磺酸伊马替尼

甲磺酸伊马替尼是几种蛋白激酶的强效、特异性的抑制剂，包括BCR-ABL、c-KIT和PDGFR。它可被单独应用治疗DFSP和系统性肥大细胞增多症。伊马替尼治疗黑色素瘤、硬纤维瘤和KS的研究正在进行。伊马替尼抑制在KS病变发展过程中甚为重要的c-KIT和PDGFR的活性，Ⅱ期临床研究在获得性免疫缺陷综合征（AIDS）相关的KS中其被证明也具有此活性[10-11]。

小部分从肢端、黏膜表面和慢性晒伤皮肤产生的黑色素瘤细胞中可以发现KIT基因的改变[12]。最近的两项Ⅱ期研究表明，伊马替尼对已证实有c-KIT基因改变的转移性黑色素瘤患者有显著的临床活性[13-14]。伊马替尼在这些黑色素瘤亚群患者中的疗效正在被研究。

伊马替尼的皮肤不良事件较常见，已在9.5%～69%的患者中被报道。最常见的皮肤病毒性表现之一是波及患者眶周区域的水肿，比例高达70%[15]。还有各种其他皮肤毒性的报道，包括荨麻疹、斑丘疹皮疹、玫瑰糠疹样疹、皮肤色素减退、急性发热性嗜中性皮肤病、急性泛发性发疹性脓疱病、银屑病、假卟啉症发作、蕈样肉芽肿样反应以及口腔和皮肤苔藓样变。皮疹似乎对剂量存在依赖性，每日剂量200～600mg即有轻度反应，每日800～1000mg的高剂量会导致更严重的反应[16]。

达沙替尼

达沙替尼是一种具有抗BCR-ABL、Src家族激酶、c-KIT、PDGF和肝配蛋白A（EphA）受体激酶作用的激酶抑制剂。在最近的研究中，酪氨酸激酶抑制剂伊马替尼、达沙替尼和尼洛替尼等基于其减少体外模型中细胞外基质蛋白，已经被作为潜在的治疗系统性硬化病的药物。达沙替尼可能也可有效抵抗DF-SP，由于它也可阻滞PDGF信号通路。对于单纯DF-SP患者或者对伊马替尼继发性耐药的患者，没有临床试验研究达沙替尼的疗效。

在Ⅱ期临床研究中皮疹的发生率是22%，其中较严重（3级或3级以上）者占不到1%[18]。达沙替尼相关性脂膜炎2例报道中1例治疗中断，另一例在皮疹消退后重新应用达沙替尼并同时应用类固醇。

尼洛替尼

尼洛替尼是一种 BCR-ABL、c-kit 和 PDGF 的酪氨酸激酶抑制剂。尼洛替尼被批准用于治疗初诊或既往接受过治疗的慢性粒细胞白血病（CML）。它与甲磺酸伊马替尼有类似的功效，但一般耐受性良好。尼洛替尼治疗 DFSP 的疗效还需进行进一步的临床试验。

在尼洛替尼治疗的患者中已有发生皮肤不良事件的报道。在尼洛替尼治疗 CML 患者的 II 期临床研究中所报道的全部皮疹的发生率为 28%，其中 3% 是较高级别的。24% 的患者有皮肤瘙痒[19]。干燥症、湿疹、荨麻疹、水肿、潮红也有不同的发病率。此外，高达 10% 的应用尼洛替尼的患者存在脱发。

烷化剂

以铂类为基础的化疗对晚期鳞状细胞癌和基底细胞癌有效[20-23]。这些晚期皮肤肿瘤患者一般年龄较大，所以在应用这些细胞毒性治疗方案时要更加警惕合并症和潜在严重的不良事件的发生。

顺铂应用于治疗不能手术的晚期局部的头颈部鳞状细胞癌。卡铂和顺铂，无论是单用还是联合化疗方案，也可用于治疗 MCC。但临床试验结果并未证实辅助化疗可改善 MCC 的复发或者生存率[24-25]。需要进一步的研究来评估局部治疗后系统化疗方案的作用，尤其是对于那些具有高复发率的淋巴结阳性的患者。

卡铂

卡铂最常见的皮肤不良事件是脱发。治疗 3 个周期后或与其他化疗药物同时应用时尤甚[26]。超敏反应的发生率约为 2%，其处理取决于严重程度，可能包括提前应用抗组胺药、脱敏治疗或停药[27]。

顺铂

顺铂最常见的皮肤不良事件之一是持久性的局部斑片状色素沉着，70% 应用顺铂治疗的患者可以出现此症状。问题 33-7 它可出现在四肢伸侧、指甲、肘部、膝盖、颈部或受压区域。顺铂与其他化疗药物同时应用时可导致口腔色素沉着、头发的颜色变化、超敏反应、剥脱性皮炎、潮红、光线性角化病炎症和雷诺现象。指甲的变化包括白甲、博氏线和弥漫性指甲色素沉着。也有一例顺铂治疗后卟啉症的病例报告[28]。

达卡巴嗪

到目前为止，达卡巴嗪是唯一批准用于治疗转移性黑色素瘤的化疗药。单纯应用达卡巴嗪的有效率是 7%~12%，但是生存率没有明显提高[29]。联合化疗药物治疗时可有更高的有效率。这种观点已被最近的 III 期临床试验证实，应用伊匹木单抗联合达卡巴嗪治疗的患者的生存率较单独应用达卡巴嗪患者的生存率有显著的提高（分别是 11.2 个月和 9.1 个月）。达卡巴嗪的皮肤毒性包括红斑、丘疹、黄斑和（或）荨麻疹样皮疹、脱发、指甲色素沉着、光毒性反应、潮红和固定性药疹[28]。

拓扑异构酶抑制剂

依托泊苷

问题 33-8 依托泊苷抑制拓扑异构酶 2（一种参与 DNA 解螺旋的酶），并且可引起 DNA 链的断裂。虽然辅助化疗在 MCC 的潜在益处尚不清楚，但一些研究已经提出了应用卡铂和依托泊苷联合放疗来治疗 MCC。但应用辅助放疗、卡铂、依托泊苷治疗与单纯应用手术和放疗治疗 MCC 的患者相比，二者在任何的临床节点都没有显著差异[24-25]。

依托泊苷作为单独用药和联合用药治疗晚期皮肤 T 细胞淋巴瘤（CTCL）也有一定长处[31-32]。有几项关于依托泊苷联合应用化疗治疗复发性或难治性 CTCL 和未治疗过的疾病的研究正在进行。

问题 33-1 很多依托泊苷的皮肤不良反应已经被报告，包括脱发、白细胞碎裂性血管炎、色素沉着的指甲和手指、甲剥离、博氏线、PPE、黏膜炎、辐射记忆性皮炎和潮红[28,33]。当依托泊苷与其他化疗药联合应用时可出现其他反应，包括雷诺现象、皮肤色素沉着和超敏反应[28]。

抗微管药物（紫杉烷类化合物）

紫杉醇

紫杉醇通过稳定微管，抑制其分解，从而抑制细胞复制。FDA 批准其应用于 AIDS 相关的 KS。它作为联合化疗药治疗转移性黑色素瘤的疗效正在研究中。对于转移性肉瘤患者，紫杉烷类为基础的化疗也具有很好的抗肿瘤活性[34]。

大部分紫杉醇引起的皮肤毒性反应已被报道过

包括超敏反应、辐射记忆性皮炎、多形性红斑和可逆的头皮、眉毛、睫毛、腋窝和耻骨区域的脱发。指甲的改变也很常见，通常是疼痛性的。在紫杉醇治疗转移性乳腺癌的临床试验中，指甲毒性的发生率为27.6%（16/58），包括变色、甲沟炎、甲剥离、渗出和甲下出血。紫杉醇引起的其他的指甲变化可有甲横纹和甲下色素沉着[35-36]。 问题 33-9 还可发生Ⅰ型超敏反应（速发型超敏反应）：低血压、呼吸困难、痉挛、荨麻疹、红斑等。这是由紫杉醇的载体 Chremophor EL 引起。推荐在输注紫杉醇前常规应用地塞米松、苯海拉明和 H_2 抗组胺药[37]。

多西他赛

多西他赛的作用机制类似紫杉醇，但也可能抑制VEGF 和显示免疫调节特性。FDA 批准其与顺铂和氟尿嘧啶联合应用于治疗不能手术的局部晚期头颈部鳞状细胞癌患者。多西他赛用于晚期 AIDS 相关的 KS的疗效已被证实，其中包括数例之前已用过蒽环类药物、紫杉醇或其他系统化疗药的病例[38-39]。像紫杉醇一样，多西他赛也具有抗肿瘤活性并表现出对转移性肉瘤患者的良好预后[34]。此外，多西他赛已被研究应用于转移性黑色素瘤患者的疗效。

问题 33-1 多西他赛相关的皮肤毒性包括 PPE、黏膜炎、脱发，红斑，瘙痒、斑疹和脱屑。与紫杉烷（特别是多西他赛）相关的 PPE 已更准确地被描述为关节周围鱼际红斑与甲剥离（PATEO）综合征，它与 MKI、卡培他滨或氟尿嘧啶/多柔比星所造成的 PPE 临床表现不同。PATEO 综合征导致手背部紧张或瘙痒性红斑，接受治疗的患者中，伴有甲下出血导致指甲分离和感染者高达 30%。指甲变化也可以独立于 PATEO 综合征发生，可见于高达 58% 的患者。具体而言，它们包括甲剥离、博氏线、甲变色、甲下红斑和甲下出血[40]。注射多西他赛时使用强效的外用皮质类固醇可以减少指甲毒性[41]。 问题 33-9 口服地塞米松被建议用于 2 级或 2级以上的 PPE[42]。如果发生药物外渗，多西他赛作为一种刺激引起局部疼痛、红斑、大疱或静脉炎。这些表现需要几个星期消退，但可以留下色素沉着。

蒽环类药物

盐酸多柔比星脂质体（聚乙二醇多柔比星脂质体）

聚乙二醇多柔比星脂质体（PLD）是盐酸多柔比星在脂质体中的一种形式。在这种形式中，PLD 可以降低总体毒性和通过增加在组织中的留存时间提高疗效。 问题 33-10 FDA 批准其用于治疗应用其他化疗药物后进展的 AIDS 相关 KS 的患者或者不能应用其他药物的患者。

问题 33-1 黏膜炎是 PLD 常见的不良反应，可发生在 3%～21% 的患者，并可导致 4%～7% 的患者中止治疗。 问题 33-9 不同的治疗方法已被提出（尽管数据有限），包括口服地塞米松、局部二甲亚砜、区域冷却、非甾体消炎药和高效的皮质类固醇[42-43]。PLD造成的 PPE 的发生率是 4%～50%（取决于给药时间的长短）。口服地塞米松是不低于 2 级的 PPE 的推荐治疗。首次输注 PLD 可有 3%～25% 的患者发生超敏反应。其他较不常见的皮肤不良反应包括间擦疹样皮疹和掌跖的新发黑色素斑形成。

组蛋白脱乙酰酶（HDAC）抑制剂

FDA 已经批准 HDAC 抑制剂用于治疗进行性、持续性或复发性 CTCL。罗米地新是一种抑制Ⅰ类HDAC 的新型静脉用药[44]。它对于正在接受或接受过系统性治疗方案的患者可作为有效的单药治疗。可在各个临床阶段观察到其临床反应。在罗米地新获得FDA 批准的两项Ⅱ期临床试验中，单独应用罗米地新治疗 CTCL 患者的总体缓解率和完全缓解率分别为34% 和 6%[45-46]。 问题 33-8 伏林司他是一种口服药物，抑制第 1、2、4 类 HDAC[44]，它被批准应用于侵袭性、持续性或复发性 CTCL 患者或进行两个系统性方案治疗后的用药。在临床实践中，伏林司他通常与其他化疗药联合应用。在一个无对照非盲试验中，入选 74 例 3 种系统性化疗方案失败的ⅠB 期或更晚期的 CTCL 患者，30% 的受试者出现部分缓解[47]。

罗米地新

最近的Ⅱ期临床研究中，与罗米地新最相关的皮肤黏膜毒性是"药物性皮炎（药疹）"（1% 为高级别），口腔念珠菌病（1% 高级别）[46]。罗米地新还可能与瘙痒有关，但总体发病率尚不清楚。

伏林司他

高达 17.6% 应用伏林司他的患者可出现脱发，但少有口腔黏膜炎（<1%）的报道。更常见的不良事件并非皮肤表现，包括恶心、腹泻、厌食症、血小板减少和 Q-T 间期延长[48]。

其他

地尼白介素 2

问题 33-8 地尼白介素 2（DD）是一种可以阻碍恶性肿瘤表达 IL-2 受体的具有生物活性的融合蛋白毒素并且被批准用于治疗持续性或复发性 CD25＋的 CTCL。CD25（IL-2 受体的 α 组件）可以在恶性细胞表达。DD 在这个患者人群的疗效已被Ⅲ期临床试验证实，试验由 144 例以前接受过 3 个或更少化疗方案的 CD25＋阶段 I A～Ⅲ期 CTCL 患者参与。患者被随机分配接受高剂量 DD（0.018mg/kg）或低剂量 DD（0.009mg/kg）或安慰剂治疗。接受高剂量治疗的患者总体缓解率为 46％，低剂量治疗的患者为 37％，而安慰剂组为 16％。应用 DD 组与安慰剂相比无进展生存期明显延长[49]。在该类 CTCL 患者群体中其他一些研究也有类似的阳性结果。DD 为晚期疾病提供了一种替代传统化疗或放疗的其他途径，DD 联合应用糖皮质激素是由美国皮肤淋巴瘤协会推荐用于塞扎里综合征的治疗方法[50]。

问题 33-9 60％的患者在首次输液的 24h 内可出现超敏反应。严重输液反应的发生率为 8％。为减少这种不良事件的发生，可预防性应用地塞米松、苯海拉明、对乙酰氨基酚[51]。问题 33-11 33％（n＝76）应用 DD 治疗的患者可出现毛细血管渗漏综合征，满足以下 3 个症状中的 2 项即可诊断为毛细血管渗漏综合征：低血压、水肿或血清白蛋白＜3g/L。在这 76 例毛细血管渗漏综合征患者中，1/3 的患者需要住院治疗或医疗干预[52]。此外，上市后也有毛细血管渗漏综合征导致死亡的报道。毛细血管渗漏综合征患者发病的症状可能会延迟，可发生于输液后 2 周。因此，患者应定期评估体重的增加、新发或加重水肿、低血压（包括体位的变化）和低血清白蛋白水平。

单克隆抗体

阿仑珠单抗

阿仑珠单抗是一种人源重组 IgGκ 抗 CD52 单克隆抗体。它已被美国 FDA 批准用于治疗慢性 B 淋巴细胞白血病。阿仑珠单抗在治疗 CTCL 中也有作用，对于薄的皮肤病变和外周血中的恶性 T 淋巴细胞治疗效果最好。在Ⅱ期临床研究中，Lundun 和同事们对 22 例处于Ⅲ期和Ⅳ期的患者进行了治疗[53]。总体缓解率为 55％，完全缓解率为 32％，对治疗发生反应的时间中位数为 12 个月。其他的研究结果也同样乐观[54]。对于一线疗法反应不佳或病情进展的 CTCL 患者，阿仑珠单抗可能是一个很好的二线治疗用药。

在临床试验中，147 例 B 细胞淋巴细胞白血病患者采用阿仑珠单抗临床获益。观察了几项皮肤毒性反应：在输液反应中观察荨麻疹（16％所有级别和 2％高级别）、皮疹（13％所有级别和 1％高级别）以及红斑（4％所有级别）。86％的患者可发生输液反应，大多发生在第 1 周。感染性并发症也备受关注，巨细胞病毒机会性感染最常见，还有带状疱疹、泛发的单纯疱疹和机会性真菌及细菌感染。高剂量静脉注射阿仑珠单抗治疗的患者感染率更高[50]。预防性应用抗生素和抗病毒药物可以降低感染的风险。

抗代谢物

吉西他滨

吉西他滨是抗肿瘤细胞毒性的脱氧胞苷类似物。它作为难治性 CTCL 患者的二线药物治疗效果较好。在对于晚期患者的一些研究中，难治性或复发性皮肤 T 细胞淋巴瘤，特别是蕈样肉芽肿（MF）型患者，整体缓解率为 47％～73％[56-59]。

问题 33-11 皮肤不良反应见于 39％的患者。最常见的是脱发斑丘疹。在Ⅱ期临床研究中，静脉注射吉西他滨的 CTCL 患者最常见的不良反应包括黏膜炎、皮肤色素沉着、斑丘疹和放射性皮炎[59]。一个值得注意的吉西他滨相关不良事件是类似丹毒的红斑，在大多数情况下可在以前的淋巴水肿区出现。有人提出药物在皮下和皮肤组织的积累可能是潜在发病机制。没有淋巴水肿史患者的类似报道也已发表[60]。进行对症治疗与口服糖皮质激素、抬高患肢、治疗淋巴水肿通常足以令皮疹愈合而不必停药。

普拉曲沙

普拉曲沙是静脉注射的抗叶酸化疗药物，被批准用于治疗复发或难治性外周 T 细胞淋巴瘤，已被证实对 CTCL 有效。已有剂量递减的研究确定了普拉曲沙治疗 CTCL 的最佳剂量。符合条件的患者包括符合蕈样肉芽肿组织学、塞扎里综合征或原发性皮肤间变性大细胞淋巴瘤且至少之前进行过一次全身化疗后疾病进展的 CTCL 患者。普拉曲沙剂量从 30mg/m^2（对侵

383

袭性淋巴瘤患者已知的有效剂量）连续减小。减少的剂量基于其毒性反应，最佳剂量和最佳时间分别为每周 $15mg/m^2$，3～4 周，最初的 6 例患者中有 50% 可出现整体的缓解率。在研究的第二阶段，另外 23 例患者应用此最适治疗剂量，其整体缓解率为 43%（12/28)[61]。

在关键性的难治性外周 T 细胞淋巴瘤患者试验中，口腔黏膜炎发生在 70% 的患者（21% 为 3/4 级)[62]。叶酸和维生素 B_{12} 是推荐的辅助治疗方法。虽然只有 15% 非特异性皮疹报道，但罕见的严重皮肤反应，包括皮肤剥脱、溃疡和中毒性表皮坏死松解症皆可危及生命。对于皮肤反应的患者应密切监测，若皮肤反应严重，则应停止应用普拉曲沙。

卡培他滨

卡培他滨是氟尿嘧啶的前体，批准用于转移性乳腺癌和大肠癌的治疗以及原发性结肠癌。在针对 15 例实体器官移植受者的最近的一项病例观察回顾性研究中，小剂量卡培他滨的应用使 SCC、BCC 和光线性角化病发病率大大减少[63]。需要进一步研究，以确定在免疫抑制人群中卡培他滨对于皮肤鳞状细胞癌和光线性角化病的疗效。最常见的皮肤剂量限制性毒性是 PPE，71% 的患者可发生所有级别的反应且 24% 的患者可发生 3 级以上的反应[64]。使用 COX-2 抑制剂塞来昔布，剂量为 $200mg/m^2$ 每天 2 次已被证明可以降低以卡培他滨为主的联合化疗中高级别的 PPE 的整体发生率[65]。其他不良影响是口炎、肢端红斑、化脓性肉芽肿性炎症、光线性角化病和色素沉着。

生物治疗（免疫因子）

免疫因子可用于治疗黑色素瘤。IL-2 和干扰素（IFN）$-\alpha_{2b}$ 被批准作为转移性黑色素瘤的辅助治疗。总共 270 例转移性黑色素瘤患者参与了 8 项应用高剂量 IL-2 治疗的临床试验。15% 的患者出现客观反应，有 6% 的患者达到完全缓解[66]。高剂量 IL-2 的毒性限制了其更广泛的应用，只能选择用于稳定期患者和无伴发疾病的患者[67]。

应用免疫因子的皮肤不良事件有几个报道。在黑色素瘤患者应用 IL-2 的研究中，皮疹、剥脱性皮炎的发生率分别为 27% 和 15%[67]。其免疫刺激作用可引起自身免疫性皮肤病或加剧潜在的炎症性皮肤病，包括（但不局限于）白癜风、银屑病、结节病和寻常狼疮。

伊匹木单抗

问题 33-8 伊匹木单抗是一个完全的人源单克隆抗体（IgG1），它阻滞细胞毒性 T 淋巴细胞相关抗原 4（CTLA-4）以促进 T 细胞的抗肿瘤反应。2011 年 3 月，FDA 批准其应用于不能手术切除或转移性黑色素瘤的治疗。推荐的剂量是 $3mg/kg$ 静脉注射（超过 90min 时间内），每 3 周注射 4 次。在关键的Ⅲ期临床研究中，676 例不能手术切除的Ⅲ期或Ⅳ期黑色素瘤患者随机（3∶1∶1）接受伊匹木单抗加糖蛋白 100（gp100）或单独应用 gp100 或单独应用伊匹木单抗。接受伊匹木单抗加糖蛋白 100（gp100）的患者或伊匹木单抗单独应用的患者中位生存期分别为 10 个月和 10.1 个月。相比之下，只应用 gp100 的患者中位生存期为 6.4 个月[68]。最常见的药物相关的不良事件为免疫相关事件。总之，131 例患者中的 57 例（44%）接受伊匹木单抗的患者中有 32 例（24%）发生瘙痒，25 例（19%）发生了较高级别的皮疹，有 3 例（2%）患者出现白癜风。

BRAF 抑制剂

威罗菲尼（原名 PLX 4032、rg7204 或 ro5185426）

威罗菲尼由 FDA 于 2011 年 8 月批准用于治疗存在 BRAF 突变的转移性黑色素瘤。它是丝氨酸-苏氨酸蛋白激酶 B-RAF（40%～60% 的黑色素瘤存在该激酶的突变）抑制剂。在Ⅲ期临床试验中，以前未经治疗的、被发现存在 BRAF 基因突变的黑色素瘤Ⅳ期患者（或不能手术切除的Ⅲ期患者）被随机（1∶1）接受威罗菲尼（960mg，每日 2 次口服）或达卡巴嗪（$1000mg/m^2$ 静脉滴注，每 3 周一次）。6 个月内，总体生存率有显著性差异，威罗菲尼组为 64%，达卡巴嗪组为 84%。威罗菲尼组的无进展生存率也显著延长，进展的中位时间为 5.3 个月，而达卡巴嗪组为 1.6 个月。在威罗菲尼组有多重皮肤不良事件的描述，包括皮疹（36%）、脱发（30%）、光敏反应（30%）、皮肤瘙痒（22%）、角化过度（20%）、干燥（16%）和 PPE（7%）。问题 33-12 威罗菲尼组中 61 例患者（18%）出现皮肤鳞状细胞癌或角化棘皮瘤或两者兼有[29]。38% 的患者需要剂量修改或中断，<5% 的患者由于皮肤不良反应需要终止威罗菲尼治疗。从开始使用药物到皮肤肿瘤出现的中位时间为 8 周。应该指出的是，皮肤鳞状细胞癌治疗不能停止，应该应用切除和破坏性的方法予以治疗。

总结

大多数用于皮肤恶性肿瘤治疗的药物与不同严重程度和发病率的皮肤黏膜毒性有关。有大量的治疗恶性肿瘤的新药，并且还有很多正在进行临床试验的新药物，皮肤科医生将见到越来越多的与这些药物相关的不良事件。早期识别和治疗可能使这些抗癌疗法持续下去不致中断，并且提高患者的生活质量，以达到更好的临床结果。

不良事件通用术语标准（CTCAE）是使用最广泛的分级与报告不良事件的工具，最新的 4.0 版由美国健康和人口服务部于 2009 年 5 月 19 日出版。最新版本考虑到日常生活活动（ADL）受到影响的程度（例如，仪器护理和自我护理严重度分别为 2 级和 3 级）。它还包括受到影响的体表面积（BSA）的百分比。在等级内的描述中用逗号表示"或"。短横线（—）表示无分级。仪器护理 ADL 指做饭、购物买衣服、使用电话、花钱等。自我护理 ADL 是指洗澡、穿衣和脱衣、吃饭、上厕所、服用药物和不卧床。并非所有的分级都适合所有各种不良反应。因此，一些不良反应列出少于 5 个分级选项。在大多数肿瘤学临床实验中，4.0 版 CTCAE 是强制性使用的，并在临床上很有用，因为它可以确保与肿瘤学专家的沟通

本章使用的英文缩写	
BCC	基底细胞癌
CML	慢性粒细胞白血病
CTCAE	不良事件通用术语标准
CTCL	皮肤 T 细胞淋巴瘤
DFSP	隆凸性皮肤纤维肉瘤
EGFRI	表皮生长因子受体抑制剂
FDA	食品药品监督管理局
HDAC	组蛋白脱乙酰酶
HFS	手足综合征
HFSR	手足皮肤反应
HNSCC	头颈部鳞状细胞癌
KS	卡波西肉瘤
MCC	梅克尔细胞癌
PDGFR	血小板衍生生长因子
PLD	聚乙二醇多柔比星脂质体
PPE	掌跖红肿疼痛
SCC	鳞状细胞癌
VEGFR	血管内皮生长因子受体

推荐阅读

Amitay-Laish I, Stemmer SM, Lacouture ME. Adverse cutaneous reactions secondary to tyrosine kinase inhibitors including imatinib mesylate, nilotinib, and dasatinib. *Dermatol Ther* 2011;24(4):386–95.

Balagula Y, Rosen ST, Lacouture ME.The emergence of supportive oncodermatology: The study of dermatologic AEs to cancer therapies. *J Am Acad Dermatol* 2011;65(3):624–35, Epub 2011 Jul 20.

Huang V, Anadkat M. Dermatologic manifestations of cytotoxic therapy. *Dermatol Ther* 2011;24(4):401–10.

Lacouture ME. Dermatologic toxicities associated with targeted therapies. In: Pazdur R, Wagman LD, Camphausen KA, Hoskins WJ, editors. *Cancer Management: A Multidisciplinary Approach*, 13th ed. 2010. p. 969–76.

McLellan B, Kerr H. Cutaneous toxicities of the multikinase inhibitors sorafenib and sunitinib. *Dermatol Ther* 2011;24(4):396–400.

参考文献

见本书所附光盘。

第34章 皮肤科常用内科药物

Megan N. Landis and David R. Adams

闫慧敏 译 关 欣 张春雷 审校

问题 ❓

问题 34-1 强效二膦酸盐（如羟乙膦酸盐）的最主要的不良反应是什么？（第 386 页）

问题 34-2 二膦酸盐预防和治疗骨质疏松的作用机制是什么？（第 388 页）

问题 34-3 为什么二膦酸盐要在站立姿势下快速口服？（第 389 页）

问题 34-4 钙、维生素 D、各种二膦酸盐类药物预防和治疗激素（皮质类固醇）引起的骨质疏松的常规剂量分别是多少？（第 390 页）

问题 34-5 贝沙罗汀可导致哪一种亚型的甲状腺功能减退？该并发症的发病机制是什么？（第 391 页）

问题 34-6 应该进行哪一种血清学试验来判定贝沙罗汀引起的甲状腺功能减退用左甲状腺素替代的剂量是否足够？（第 392 页）

问题 34-7 为什么西立伐他汀被食品药品监督管理局撤离市场？其他他汀类药物是否有导致同一并发症的风险？（第 393、395 页）

问题 34-8 考虑到他汀类药物的相互作用，这类药物中的哪一种药物和通过 CYP3A4 途径代谢（如环孢素）的药物没有相互作用？（第 393 页）

问题 34-9 在哪种临床环境下，非诺贝特会引起肌痛和横纹肌溶解？（第 399 页）

问题 34-10 关于维生素 D 治疗：（a）维生素 D 在预防激素性骨质疏松中的作用机制是什么？（b）哪种恶性肿瘤可口服一定量的维生素 D 缓解？（第 400 页）

概述

皮肤科最常用的三种系统性药物分别是：激素（皮质类固醇）类、维 A 酸类、环孢素，目前面临的挑战是使用这些药物的不良反应。此处主要讨论激素引起的骨质疏松的预防和治疗、贝沙罗汀引起的甲状腺功能减退，以及维 A 酸类、环孢素引起的高脂血症。本章的重点是二膦酸盐类、左甲状腺素、他汀类、非诺贝特、依折麦布。本章最后将会对关于维生素 D

的争议进行简要介绍。

激素引起的骨质疏松的治疗

二膦酸盐类

长期系统性使用激素会导致骨质疏松，并会增加骨折的风险。骨质疏松可通过双能 X 线骨密度测量仪（DEXA）测出的骨密度减少或通过骨折、体重减少、脊柱后凸（脊椎骨折的标志）来诊断。

用激素治疗的患者中大约有 50% 会发生骨质疏松[2]。长期使用泼尼松 7.5mg qd 发生髋部骨折的相对风险率是 2.27（置信区间 1.94～2.26），脊椎骨折的相对风险率是 5.18（置信区间 4.25～6.31）[3]。泼尼松治疗的前 6 个月会迅速出现骨量减少，原因是骨质形成受抑制，破骨细胞骨量再吸收增强[1]。系统性使用激素导致骨量减少的原因如下：

1. 钙的吸收减少。

2. 肾钙排泄增加。

3. 通过减少垂体分泌的促性腺激素来减少男性睾酮和女性雌激素分泌。

4. 抑制护骨因子，也称为破骨细胞生成抑制因子（OCIF）[4]。

OCIF 属于肿瘤坏死因子（TNF）超家族的成员，它是一种细胞因子，能抑制破骨细胞分化和再吸收，并增加骨密度和骨量。

二膦酸盐类药物是抗重吸收因子，其与羟基磷灰石晶体有亲和力。在细胞水平，它们抑制破骨细胞的活动。使用二膦酸盐前 14 天骨转换率很低，使用 6 个月时骨转换作用达到最大[5]。**问题 34-1** 羟乙膦酸盐——第一个用于临床的二膦酸盐类药物——有强效的矿化抑制作用。这种作用现在被认为是不利的，因为临床经验表明这种持续抑制作用会导致骨软化。第二代和第三代二膦酸盐已经减少了这种矿化抑制作用，并保持了抑制骨重吸收的能力[6]。表 34-1 是几种二膦酸盐的药物结构。

表 34-1　二膦酸盐

非专有名	商品名	时期	给药途径	治疗激素导致骨质疏松的剂量
羟乙膦酸盐	Didronel	第一代	口服	400mg qd2 周，每 15 周重复一次（在美国为超适应证使用）
帕米膦酸二钠	Aredia	第二代	静脉注射	首剂量 90mg，以后每 3 个月 30mg（在美国为超适应证使用）
阿仑膦酸盐	Foxamax	第三代	口服	预防：每天 5mg 或每周 35mg（若在绝经后未使用雌激素则每天 10mg）。 治疗：每天 10mg 或每周 70mg
伊班膦酸盐	Boniva	第三代	口服或静脉注射	每天 2.5m 或每月 150mg 或每 3 个月静脉注射 3mg
利塞膦酸盐	Actonel	第三代	口服	每天 5mg 或每周 35mg 或每月 150mg
替鲁膦酸	Skelild	第三代	口服	—
唑来膦酸盐	Zometa	第三代	静脉注射	—
唑来膦酸	Reclast，Aclasta	第三代	静脉注射	预防：每 2 年静脉注射 5mg。 治疗：1 年静脉注射 5mg

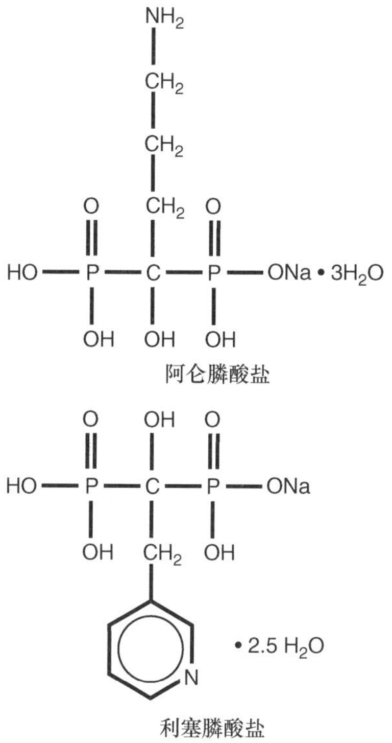

图 34-1　结构——阿仑膦酸盐、利塞膦酸盐

药理学

结构

三代二膦酸盐类药物均可在市面上见到，用来治疗骨质疏松（包括激素导致的骨质疏松）、恶性高脂血症、骨转移瘤、异位骨化和佩吉特病[5]。这类药物包括羟乙膦酸盐（Didronel）、氯屈膦酸二钠（美国暂未上市）、帕米膦酸二钠（Aredia）、阿仑膦酸盐（Fosamax）、伊班膦酸盐（Boniva）、利塞膦酸盐（Actonel）、唑来膦酸盐（Actonel）、唑来膦酸（Aclasta、

Reclast）。二膦酸盐类药物因给药途径及频率不同而有所区别（图 34-1）。唑来膦酸盐是美国批准的最新口服二膦酸盐类药物，用于治疗绝经后骨质疏松。

吸收和生物利用度

口服二膦酸盐通过上消化道迅速吸收，大约需要 1h。二膦酸盐类药物通过肠道吸收很少。该类药物必须在整夜禁食后，早餐前 30～60min 服下[5]。与钙、抗酸剂、含二价阳离子的药物同服会干扰二膦酸盐的吸收。与静脉给药剂量相比，阿仑膦酸盐、利塞膦酸盐、伊班膦酸盐口服给药剂量平均生物利用度是 0.6％。二膦酸盐类药物血浆蛋白结合率分别为：利塞膦酸盐 24％、阿仑膦酸盐 78％、伊班膦酸盐 85％～90％[5]、唑来膦酸盐 22％[6]。

代谢与清除

阿仑膦酸盐、利塞膦酸盐、伊班膦酸盐、唑来膦酸盐不通过系统代谢。在 24h 到 72h 内，约一半的阿仑膦酸盐和利塞膦酸盐经尿原形排出。常规剂量的利塞膦酸盐可在血清中稳定维持 57 天。阿仑膦酸盐的口服治疗剂量在血清中的浓度非常低，不能分析检测。一旦吸收，阿仑膦酸盐的血药浓度呈多相性，初始半衰期是 1.5h，终末指数半衰期（可以表示骨中利塞膦酸盐的分解量）是 480h（20 天）。阿仑膦酸盐在人体的终末半衰期超过 10 年，这说明它在骨中降解缓慢。没被吸收的药物以原形随粪便排出[5,7]。150mg 药片规格的伊班膦酸盐终末半衰期的范围为 37～157h。伊班膦酸盐 50％～60％从肾清除[5]。

唑来膦酸盐注入人体后，血液浓度下降非常快，因为骨加速了药物的吸收。由于药物在骨转换过程中逐渐释放，注射几天后仍可在血浆中检测到。唑来膦酸盐通过尿液排泄，静脉注射后 24h 到 28 天都可以检测到[8]。

作用机制

问题 34-2 二膦酸盐可吸收至骨基质中。微量二膦酸盐类药物（如阿仑膦酸盐）可在多个步骤抑制胆固醇合成，它也是破骨细胞相关蛋白异戊烯化（蛋白中的疏水性分子有利于蛋白黏附在细胞膜上）所必需的。最终，二膦酸盐能抑制骨质重吸收，并能通过减慢羟基磷灰石晶体的形成和溶解来增加骨量和骨强度[7,9]。

利塞膦酸盐治疗的前 6 个月（每天 5mg），Ⅰ型胶原蛋白交联的 N-端肽（骨重吸收的标志）和血清碱性磷酸酶（骨形成的标志）分别减少了近 50% 和 25%[5]。阿仑膦酸盐（5mg 或 10mg）治疗 5 年，Ⅰ型胶原蛋白交联的 N-端肽减少了近 70%，下降到了和健康的绝经前期女性相近的水平。

临床应用

适应证

用药方法

阿仑膦酸盐每天 5 mg 或 10mg，也可每周 35 mg 或 70mg。利塞膦酸盐每天 5mg，或每周 35mg，或每月 150mg。钙和维生素 D 应该在服用二膦酸盐类药物前 2h 服用，或服用二膦酸盐类药物后 1h 服用。阿仑膦酸盐和利塞膦酸盐应该在每天第一次进食或喝水前 30min 口服，而伊班膦酸盐需要在进食或喝水前 60min 服下。二膦酸盐必须在站立姿势下服用。在口服阿仑膦酸盐和利塞膦酸盐 30min 内不能仰卧，口服伊班膦酸盐 60min 内不能仰卧[5]。用唑来膦酸盐治疗是每年服用 1 次，而用它来预防是 5mg 剂量溶于 100ml 溶液中，以恒定的速度静脉注射不能少于 15min。患者在注射当天可以正常吃饭、喝水，要求在注射前后都要喝 2 杯水，水合是非常重要的，特别是患者同时服用利尿剂治疗疾病时[6]。二膦酸盐不推荐用于有严重肾损害（肌酐清除率<30ml/min）或高钙血症的患者[5,9]。

骨质疏松的预防

在 2 项为期 48 周的随机对照试验中，研究对象是年龄在 17～83 岁的接受激素治疗的女性，共 477 人。该试验表明，阿仑膦酸盐能增加正使用激素治疗的患者的骨密度[10]。研究对象每天口服 5mg 阿仑膦酸盐或 10mg 阿仑膦酸盐，志愿者随机给予安慰剂。所有的患者每天均接受 800～1000mg 钙、250～500IU 维

生素 D。85% 的患者完成了目的治疗性分析。接受每天 5mg 阿仑膦酸盐或每天 10mg 阿仑膦酸盐的两组患者脊椎骨骨密度平均分别增加 2.1% 和 2.9%（P<0.001）。安慰剂组骨密度减少了 0.4%。大腿股骨和颈骨密度分别增加了 1.2% 和 1.0%（P<0.01），安慰剂组减少了 1.2%（P<0.01）。阿仑膦酸盐组与安慰剂组（3.7%）相比很少发生脊椎骨折（总发生率为 2.3%），但这些数字未达到统计学差异（相对风险率 0.6，95% 置信区间 0.1～0.4）。不同剂量的阿仑膦酸盐没有明显的不良反应差异，10mg 阿仑膦酸盐组仅在上消化道不适中不良反应率稍微增加[8]。

荟萃分析显示，对于接受激素治疗的患者，使用二膦酸盐类药物为最有效的增加骨密度的疗法，相对于不接受治疗或用钙治疗，脊椎骨的变化有 4.6% 的差异。当二膦酸盐类药物联合使用维生素 D 时，进一步增加了有效率（骨密度有 6% 的差异）。二膦酸盐（包括阿仑膦酸盐、利塞膦酸盐、伊班膦酸盐）能有效减少接受激素治疗的患者的骨折发生率。9 项临床随机试验通过荟萃分析发现脊椎骨折的风险减少了 37%（置信区间 0.49～0.80），每一项临床试验均有 50 人以上[11]。

骨质疏松的治疗

治疗性研究在长期服用泼尼松（6 个月以上）的 290 例患者中展开，每日给予其利塞膦酸盐 5mg，而他们的平均脊椎骨骨密度基线低（T 值至少低于年轻健康人群的平均值减一个标准差，平均 -1.6）。所有的患者每天均接受 100mg 钙和 400IU 维生素 D。平均泼尼松剂量是 15mg。采用意向治疗分析。1 年后，利塞膦酸盐组骨密度增加，减少了男性和女性患者（有使用激素导致的骨质疏松）的脊椎骨折的发生率。利塞膦酸盐组和安慰剂组的差异在腰椎是 2.9%，股骨颈是 1.8%，股骨转子是 2.4%。腰椎和股骨颈的差异有统计学意义[12]。

每月一次的伊班膦酸钠

在一项为期 3 年的伊班膦酸钠的Ⅲ期临床试验中，接受伊班膦酸钠治疗的女性脊椎骨骨折发生率（4.7%）同安慰剂组相比（9.6%）[5] 降低。经鉴定每天口服 2.5mg 唑来膦酸盐非脊椎骨质疏松骨折的风险与安慰剂组相比没有差异，每月口服一次 150mg 唑来膦酸盐的数据还不够充分。通过对每月口服一次伊班膦酸钠 150mg 绝经期后的骨质疏松女性进行为期 1 年的试验表明，腰椎骨和其他部位的骨密度增加高于每日口服 2.5mg 的患者[5]。

每年一次的唑来膦酸盐

已有几项研究证明这种治疗的有效性。研究主要

是比较接受治疗的绝经后妇女与安慰剂组患者的有效性。共 7765 例患者，他们的腰椎基线值 T≤-1.5 并存在至少 2 处轻度脊椎骨折，或股骨颈 T 值≤-2.5 被随机分配到治疗组。通过一项为期 3 年的试验表明，与安慰剂相比，唑来膦酸盐能将脊椎骨折的风险减少 70%。接受唑来膦酸盐治疗的患者的骨密度和骨代谢指标也有有意义的提高[13]。

一项随机对照双盲多中心临床试验比较了每日口服 5mg 唑来膦酸盐与每周口服一次 70mg 阿仑膦酸盐的有效性。研究对象是已接受阿仑膦酸盐治疗的骨密度仍低的绝经后女性。单次注射唑来膦酸盐可维持骨密度 12 个月，平均生物标志物值在绝经后女性正常范围内。两组的不良反应总体来说相差不大[14]。

在一项为期 5 年的研究中证实了唑来膦酸盐长期使用的有效性及安全性。每年注射一次 5mg 唑来膦酸盐，第 2 年、第 3 年及第 5 年检测表明，患者可以很好地耐受，没有证据表明有安全隐患或过度的骨转换减少，且骨密度明显增加，骨转换标志物比基线值降低，维持在绝经期后女性人群的正常范围[15]。

禁忌证和妊娠期使用

二膦酸盐类药物可以引起上消化道不适，如吞咽困难、急性食管炎、食管或胃溃疡。患者有严重的食管疾病时禁忌使用二膦酸盐类药物。其他禁忌证包括高钙血症、肾功能不全、骨软化、对药物成分过敏[5,9,12]。

利塞膦酸盐和阿仑膦酸盐在妊娠期安全等级中是 C 级。至少有两类二膦酸盐（帕米膦酸二钠和唑来膦酸盐）在妊娠期安全等级中是 D 级[5]。如果女性在刚完成口服二膦酸盐的治疗周期后妊娠，理论上对胎儿骨骼有害[9]。在妊娠期及哺乳期应避免使用二膦酸盐，仅在对母亲及胎儿都利大于弊的情况下才能使用。英国开展的一项药物警戒性研究有 11916 例患者，报道了 2 例妊娠期使用阿仑膦酸盐治疗的孕妇：一例是在妊娠期前 3 个月使用，另一例是在妊娠前 2 个月停用。这 2 例中孕妇和胎儿都是健康的[16]。

对二膦酸盐类药物的风险和安全性的一项系统研究包括了 51 例在妊娠前和妊娠期使用二膦酸盐的患者（包括阿仑膦酸盐、羟乙膦酸盐、利塞膦酸盐、帕米膦酸二钠、唑来膦酸盐）。她们中没有一例出现胎儿骨骼异常或先天畸形[17]。

不良反应

共有的反应

二膦酸盐的不良反应见表 34-2。最常见不良反应是腹痛，其次是恶心、胃灼热、食管疼痛、呕吐、吞咽困难、胃胀气、便秘、腹泻、黑粪症、消化道

溃疡[5]。

表 34-2 二膦酸盐的不良反应[5,9,21]

所有二膦酸盐	高钙血症 甲状旁腺激素增加 皮疹 骨坏死（特别是下颌骨）
口服二膦酸盐	食管炎 食管和胃溃疡
静脉注射二膦酸盐	发热 一过性白细胞减少 急性期反应 骨痛 眼部炎症 肾病综合征
羟乙膦酸盐	骨软化 高磷血症

胃溃疡

问题 34-3 在服用二膦酸盐治疗过程中，发生的严重不良反应包括上消化道并发症，与安慰剂对照组相似[10-12,18]。一项研究比较了每日口服利塞膦酸盐 5mg 或阿仑膦酸盐 10mg 第 8 天与第 15 天胃溃疡的发生率[19]。两次胃窥镜显示利塞膦酸盐组胃溃疡发生率低（$P<0.001$）。总体来说，在治疗过程中，利塞膦酸盐组溃疡发生率是 6.0%，阿仑膦酸盐组是 12.1%（$P=0.013$）[19]。站立姿势、饭前口服二膦酸盐可能减少并发症的发生。

对钙和磷的影响

在接受二膦酸盐治疗 6 个月的患者中，血清钙和磷轻微下降（接受利塞膦酸盐治疗的患者分别下降 0.8%、2.7%）。但只是暂时下降，有效治疗 3 年的患者钙和磷是正常的，且可观察到甲状旁腺激素水平代偿性升高[5,9]。

骨坏死

在接受二膦酸盐治理的患者中，出现骨坏死，特别是下颌骨坏死报道的较多[20-22]。许多报道的病例是接受静脉注射二膦酸盐治疗的癌症患者，患者同时还用化疗、放疗、激素治疗。下颌骨坏死的危险因子包括牙周脓肿、牙周病史、糖尿病、吸烟、嗜酒、不良卫生习惯[23]。下颌骨坏死的症状包括牙痛、下颌痛、牙齿脱落、反复软组织感染、骨质暴露。诊断可通过肉眼检查作出，早期可通过磁共振诊断[24]。潜在并发症发生率较低，但随着治疗周期延长而增加[23]。80% 的病例通过拔牙及其他牙病引起连锁反应[22]。不推荐手术去除，因为会进一步导致骨暴露。骨坏死可导致慢性病、毁容，因此，及早诊断及停用二膦酸盐能有

效减少死亡率[20-22]。预防措施包括：①接受二膦酸盐治疗前进行常规牙科检查；②其他损害性治疗结束后再使用二膦酸盐治疗；③对无症状患者使用间断疗法，如果患者全身情况允许，可在牙病发生前 3 个月及后 3 个月服用药物[23-25]。

非典型骨折

近期有报道延长使用二膦酸盐治疗可抑制骨重塑，减弱正常骨修复能力，并增加骨折风险，这些个例报道引起了关注。这些骨折被称为非典型性骨折，骨折部位偶尔受骨质疏松骨折影响，如股骨转子骨折[26]。

一项对超过 12000 例 55 岁以上瑞典女性的研究表明，在发生股骨骨折的 2008 例患者中有 59 例伴有不典型骨折，其中 78％ 服用了二膦酸盐，而对照组 10％ 服用了二膦酸盐。相当于多变量比值比（OR）33.3（95％ 置信区间 14.3～77.8）。这种风险与同时使用其他对骨有明确作用的药物无关。用药时间增加了这种风险（OR1.3，使用 100 天时，95 置信区间 1.1～1，6）。停用药物 1 年，不典型骨折风险减少了 70％（OR0.28，95％ 置信区间 0.21～0.38）[27]。病例数较少的研究结果由于样本大小和共存因素的问题而结论有限[28]。

不像常见的股骨颈和转子区域骨折那样无前驱症状，二膦酸盐治疗的患者转子骨折发生前在骨折部位有几周或几个月的不适感。骨折部位的放射学特征包括骨皮质变薄，出现横面骨折和骨赘。这些也可以在未接受二膦酸盐治疗的患者中发现[26]。

对适合接受二膦酸盐治疗的患者，建议用药治疗 5 年后，可暂停用药 12 个月。没有数据表明治疗间歇期能预防可能的过度抑制。最近实验研究数据表明除了脊椎骨折外，已接受阿仑膦酸盐治疗 5 年后的间歇期骨折发生率与连续治疗没有差异[29]。可以考虑间歇服用药物，但此种给药途径缺乏明确的证据。

有数据表明接受二膦酸盐治疗的患者发生非典型骨折并不常见，但不能排除患者在接受二膦酸盐治疗前就有发生骨折的风险。临床医生和患者应该警觉随体重增加而加重的大腿深部疼痛，这算是一个前期症状[26]。

心房颤动

关于心房颤动和二膦酸盐使用有很多矛盾的报道。通过唑来膦酸盐导致骨折的随机安慰剂对照试验研究表明，积极用药治疗的患者发生严重心房颤动（必须入院治疗，有生命危险，或引起死亡）的频率比安慰剂组高。这两组患者心房颤动频率没有显著差异[30]。对接受阿仑膦酸盐治疗的绝经后骨质疏松女性的序列回顾性研究表明，与安慰剂组相比阿仑膦酸盐组发生心房颤动的趋势增加，但这种差异没有统计学意义，且心房颤动总的发生率没有明显区别[31]。其他研究也

表明唑来膦酸盐组和安慰剂组发生严重心房颤动频率差别不大，利塞膦酸盐组和安慰剂组差别也不大[33]。近期 2 项病例对照研究评估了伴有心房颤动的患者接受二膦酸盐治疗和对照组不伴有心房颤动的患者接受二膦酸盐的治疗。其中发现在心房颤动组有 6.5％ 的患者是接受阿仑膦酸盐治疗者，吃药时间是不固定的，而非心房颤动组有 4.1％ 的患者[34]。第二组研究发现二膦酸盐并没有增加心房颤动的发生率[35]。二膦酸盐可能加重易受其影响的患者的心房颤动，但是需要进一步的预期试验[36]。有长期心房颤动史的患者需谨慎使用二膦酸盐。

药物相互作用

二膦酸盐不通过肝代谢，也不引起或抑制肝微粒体药物代谢酶［即细胞色素 P450（CYP）系统］。阿司匹林和非甾体消炎药需谨慎与二膦酸盐合用，因为联用可能会增加上消化道的不良反应[5]。

监测和治疗原则

如果患者要开始接受 3 个月以上的激素治疗，应先进行骨质疏松测试。接受二膦酸盐治疗 3～6 个月之后需复查骨质疏松测试以监测变化。应该建议患者减少易使骨量减少的动作，鼓励做承重练习。问题 34-4 应用激素的同时应补充钙（每天 1000mg）和维生素 D（每天 800IU），许多骨质丢失发生在治疗早期[1,37-38]。骨密度严重减少的患者可考虑给予大剂量钙剂（每天 1500mg）。

阿仑膦酸盐（每天 5mg 或 10mg）和利塞膦酸盐（每天 5mg）辅助预防和治疗的适应证是激素引起的骨质疏松。对于这个适应证，每周的剂量方案无论是阿仑膦酸盐（对于激素引起的骨质疏松预防是每周 35mg，治疗是每周 70mg）还是利塞膦酸盐（每周 35mg）都是灵活的，在这两种方案中，有效性和耐受性的每周方案和每天剂量方案是相似的[39]。每周剂量和每天剂量相比有更好的依从性和持久性。

在一个医疗索赔管理数据库的分析中，分析了患者接受阿仑膦酸盐（n=5307）、利塞膦酸盐（n=1000）、降钙素（n=774）治疗后 6～12 个月非脊椎骨折的发生（锁骨骨折、腕部骨折、髋部、腿）[41]。每周和每天剂量方案没有对比分层。在这项研究中，93％ 的患者是女性。二膦酸盐组大多数使用过雌激素，而降钙素组患者大部分住过院，他们的治疗中伴随着更多的药物和更严密的观察。在使用 6 个月时分析，非脊椎骨折在降钙素组是 2.2％，在阿仑膦酸盐组是 1.4％，在利塞膦酸盐组是 0.6％。在使用 12 个月时分析，数据对 71％ 的患者有效，非脊椎骨折在降钙素

组是 2.9%，在阿仑膦酸盐组是 2.4%，在利塞膦酸盐组是 0.9%[41]。

持续接受激素治疗的患者对骨质疏松有遗传性的或额外性危险因子，应该扩大预防策略。因关节炎和肌炎而活动减少的患者易罹患骨质疏松、肾损害，在系统性红斑狼疮和类风湿关节炎中，骨吸收细胞因子（IL-1、TNF-α 和 IL-6）是上调的[4,38]。系统性红斑狼疮和皮肌炎患者避光使维生素 D 水平降低。内分泌异常，包括闭经、绝经早、雄激素水平低、高催乳素血症、Graves 病史都可导致骨减少。长时间应用肝素、其他抗凝剂、免疫抑制治疗与骨质疏松、脊椎骨折有关[38,42]。框 34-1 总结了预防和治疗激素引起的骨质疏松的方法。

贝沙罗汀治疗皮肤 T 细胞淋巴瘤（CTCL）发生中枢性甲状腺功能减退的治疗

甲状腺替代治疗

甲状腺功能减退的早期症状并不特异且较为隐匿。几周之后，患者会感觉疲劳乏力、认知功能受损、眼

> **框 34-1　激素诱导的骨质疏松的预防及治疗指南[1,37]**
>
> 对于计划使用激素（泼尼松＞5mg/d）治疗持续时间大于 3 个月者：
> 鼓励体力锻炼，减少酒精摄入，停止吸烟。
> 绝经后妇女可考虑激素替代疗法。
> 补充钙（1000mg/d）及维生素 D（800IU/d）。对于接受激素治疗的患者来说，单纯服用钙并不能减少骨量流失。
> 对于激素治疗之前及已经接受激素治疗 3 个月及以上的患者，应做腰椎的骨密度测量及髋关节双能 X 线骨密度测量。
> 接受激素治疗的绝经前妇女*、接受激素替代治疗的绝经后妇女以及男性应该采用阿仑膦酸盐 5mg/d 或者利塞膦酸盐 5mg/d 的治疗†。
> 未接受激素替代治疗的激素治疗绝经后妇女应该采用阿仑膦酸盐 10mg/d 或者利塞膦酸盐 5mg/d 的治疗。
> 对于开始使用激素治疗的人群，不推荐使用降钙素预防骨质流失。但对于二膦酸盐不耐受或者存在用药禁忌的患者来说，可以作为替代药物。
> 应考虑到有额外的罹患骨质疏松风险的人群（见下文）。

* 患者应咨询妊娠期风险。

† 关于每周剂量的规格还没有进行随机试验（阿仑膦酸盐每周一次 35mg 或 70mg，利塞膦酸盐每周一次 35mg）

睑水肿、语速减慢、冷漠、口干、皮肤粗糙[43-45]。

问题 34-5 CTCL 患者中，可逆性甲状腺功能减退已经与贝沙罗汀治疗联系起来了[44,46-47]。贝沙罗汀是类视黄醇 X 受体（RXR）的高亲和力配体。RXR 可以形成异源二聚体，如视黄酸受体（RAR）、维生素 D 受体、甲状腺激素受体以及过氧化物酶增殖物激活受体。一旦被激活，这些受体将调节基因表达。

类视黄醇 X 受体及其配体抑制促甲状腺激素的 β 亚单位基因启动子活性。多项研究调查表明，70% 或者更多接受贝沙罗汀治疗的患者患有甲状腺功能减退[44,47]。乏力及冷漠是最常见的症状[44]。由于接受贝沙罗汀治疗的 CTCL 患者发生甲状腺功能减退的概率很高，因此熟悉 T4 替代治疗十分重要。

药理学

结构

T4 钠同人甲状腺产生的甲状腺素（T4）化学结构相同。

吸收及生物利用度

T4 的吸收发生于空肠及上段回肠，能吸收 40%～80%，相对利用度为 93%。饮食促进 T4 的吸收，但某些食物及药物减少其吸收。甲状腺激素 99% 结合于蛋白质。T4 半衰期为 7 天，但是根据甲状腺状态而改变[48]。只有非结合状态的激素才具有代谢活性。甲状腺激素并不通过胎盘[5,7]。

代谢及排泄

主要的代谢途径是脱碘。外周组织中大概 80% 的循环 T3 来源于 T4 脱碘产生。肝是主要的代谢场所，除此之外还有甲状腺及肾，通过肾排泄且排泄率随年龄升高而下降[5,7]。

作用机制

外源性及内源性 T4 的生物学效应及代谢大致相同[5,49]。生理学作用主要通过 T3 实现，后者主要来源于 T4[5,7]。甲状腺激素通过控制 DNA 表达及蛋白质合成发挥作用。结合于甲状腺受体的 T3 及 T4 结合于 DNA 上。这种激素受体相互作用促进了基因表达、RNA 合成以及细胞质蛋白质合成。

临床应用

适应证

就本章来说，主要适用于因使用贝沙罗汀治疗 CTCL 而患中枢性甲状腺功能减退的患者。

禁忌证、预防及妊娠期患者使用

使用 T4 时应注意特殊禁忌证及谨慎使用情况。

T_4 禁止用于亚临床甲状腺功能减退、甲状腺毒症患者、急性心肌梗死患者、已知对 T_4 成分高度敏感人群、肾功能不全患者（甲状腺激素通过增加激素的代谢清除率而造成急性肾损害）。研究未发现妊娠期妇女服用甲状腺激素会使胎儿致畸危险增高，用药等级为 A 级[5]。

不良反应

共有的不良反应

超过治疗剂量的 T_4 相关的不良反应以甲状腺功能亢进最显著。这些不良反应包括食欲增加、失眠、颤抖、心悸。儿童用药可能发生大脑假性肿瘤以及桡骨骨骺骨折。癫痫发作很少有报道。

皮肤反应

有人会对 T_4 里一些不重要的成分发生超敏反应[5]。一项病例研究报道过蓝颜色的左甲状腺素钠（商品名为 T_4）可导致荨麻疹[50]。1 例患者过量服用 T_4 2 星期后导致了皮肤苔藓样皮疹[48]。

药物相互作用

某些食物可减少 T_4 消化道吸收，包括大豆、淀粉、棉籽饼、豌豆、膳食纤维以及许多药物，如硫糖铝、考来替泊、硫酸亚铁、考来烯胺、碳酸钙等。苯妥英以及卡马西平都能促进 T_4 的代谢，与它们同服时，剂量可能需要增加。左甲状腺素增加华法林的效应，当它们同时服用时应该密切关注凝血酶原时间。左甲状腺素还可能降低洋地黄效应[52]。关于药物的相互作用可在参考文献[52]中找到。α 干扰素（IFN-α）也可能导致甲状腺功能减退。

贝沙罗汀诱导的中枢性甲状腺功能减退的检测治疗指南

问题 34-6 甲状腺激素替代治疗是否适量取决于定期测定的 T_4 水平。患者促甲状腺激素（TSH）应该处于较低水平，但 TSH 不是 T_4 剂量的指示性指标。如果接受贝沙罗汀治疗的患者 TSH 较高，应该怀疑自身免疫性或者其他原因甲状腺功能减退。

50 岁以下健康人起始治疗量应该采用全剂量每日 $1.7\mu g/kg$（对于一个 70kg 的成年人 $100\sim125\mu g/d$）。50 岁以上以及 50 岁以上有心脏病的患者应该每日 $25\sim50\mu g$。高龄心脏病患者应该每日 $12.5\sim25\mu g$。剂量应每天增加 $12.5\sim25\mu g$，TSH 测定的频率可以根据临床情况来定，但是通常推荐 $6\sim8$ 周测定一次。剂量应增加至患者临床甲状腺功能恢复正常及 T_4 水平恢复到正常范围的一半以上[52]。

维 A 酸或者环孢素导致的高脂血症治疗

生理学及药理学

胆固醇及三酰甘油（甘油三酯，TG）均是脂蛋白复合体成分。这些复合体可以通过超速离心分离成高密度脂蛋白（HDL）、中密度脂蛋白（IDL）、低密度脂蛋白（LDL）、极低密度脂蛋白（VLDL）。TG 以及胆固醇在肝内合成，然后转化成 VLDL 并释放入血，循环于外周组织。VLDL 被转化成 IDL 及胆固醇丰富的 LDL。HDL 与血清载脂蛋白 A 结合，并逆向转运胆固醇，从组织到肝[5,7]。

TG 含量增高常伴发低 HDL、高 LDL 以及冠状动脉粥样硬化性心脏病发病率增高。正因如此，TG 升高并不作为冠状动脉粥样硬化性心脏病的独立危险因素。但高 TG 可能导致胰腺炎，尤其当 TG 增高至 800mg/dl 以上时[47,52]。

维 A 酸导致的高脂血症

口服异维 A 酸（13-顺维 A 酸）以及贝沙罗汀常和高脂血症的发生相关。其作用于脂质代谢的机制尚不明确。异维 A 酸引起高脂血症，大概 20% 的治疗人群会发生此现象[51,53]。贝沙罗汀治疗 CTCL 患者中 70%～100% 会发生高 TG 血症，随剂量和联合用药的增加，发病率增加。贝沙罗汀治疗的 CTCL 患者 22%～55% 会发生高胆固醇血症[46-47]。

在一项关于异维 A 酸诱导高脂血症的研究中，服用异维 A 酸发生高甘油三酯血症的患者常常与其载脂蛋白 E 的异位基因 e2 和 e4 有关[53]。腰-髋比例、空腹血脂含量、身体质量指数（BMI）、载脂蛋白 B、胰岛素以及胰岛素与葡萄糖比值都是服用异维 A 酸会发生高甘油三酯血症的患者的高危因素（大约在间断服用异维 A 酸治疗的 4 年后发生）。脂质代谢紊乱的患者也更可能有患有同样疾病的双亲。作者得出结论，服用异维 A 酸发生高脂血症的患者将来有很大可能患有代谢综合征。异维 A 酸治疗引起的脂质反应与载脂蛋白 E 基因表达有关，支持了作者关于异维 A 酸加重部分家族性和遗传倾向的高脂血症的表型表达的假说[36]。他们的进一步假设是服用异维 A 酸且脂质水平仍正常患者可能有保护性基因，能防止发展成代谢综合征[44,53]。

环孢素 A 导致的高脂血症

环孢素 A 治疗与 LDL、载脂蛋白 B、TG 含量增高密切相关[54-55]。在 500 例环孢素治疗的肾移植患者中，高脂血症发病率为 37.6%，高甘油三酯血症发生率为 14.7%。泼尼松剂量和胆固醇含量之间有很大关联，当激素的剂量每日<10mg，高甘油三酯血症的发生率可以缩小到 13%。当环孢素与皮质类固醇联合使用时，高甘油三酯血症比联合使用硫唑嘌呤和泼尼松治疗者严重。TG 含量增高与体重增加、血肌酐增高有关，但与皮质类固醇以及环孢素增加无关[55]。

环孢素具有高度亲脂性，大概 80% 在血浆中结合蛋白质转运[56]。环孢素可减弱 LDL 受体活性，因此抑制了 LDL 在人肝癌细胞中的分解代谢[57]。另外，与安慰剂治疗的小鼠相比，环孢素治疗的小鼠其胆固醇生物合成相关的多个关键基因的肝 mRNA 水平较高。在环孢素治疗的小鼠中，转录因子 SREBP-2 选择性增加 mRNA 水平，SREBP-2 的活性形式有可能与环孢素导致的 TG 增高及肝脂肪酸合成和分泌有关[58]。

他汀类药物［β-羟基-β-甲戊二酸单酰辅酶 A（HMG-CoA）还原酶抑制剂］

美伐他汀 1976 年分离于青霉菌[59]。洛伐他汀是土霉菌的代谢物，在 11 年之后被美国政府批准使用于临床[60-62]。他汀类药物是 HMG-CoA 还原酶的竞争性抑制剂，该酶为胆固醇生物合成及 HMG-CoA 向甲羟戊酸转化的限速酶。FDA 批准的他汀类药物包括洛伐他汀（Mevacor）、普伐他汀（Pravachol）、辛伐他汀（Zocor）、氟伐他汀（Lescol）、阿托伐他汀（Lipitor）、瑞舒伐他汀（Crestor）、匹伐他汀（Livalo）等。洛伐他汀及普伐他汀（美伐他汀衍生物）来源于自然界真菌代谢物。辛伐他汀是洛伐他汀的半合成物，而阿托伐他汀、氟伐他汀、瑞舒伐他汀是天然胆固醇合成酶抑制剂复合物的化学修饰形式[62-63]。辛伐他汀可与依折麦布（Vytorin）联用。 问题 34-7 西立伐他汀（Baycol）是第三代合成类他汀类药物，Bayer 公司在 2001 年将它撤退出市场，因为它增加了横纹肌溶解相关的死亡率[63-64]。

匹伐他汀 2009 年经美国政府批准同意使用。但是 2003 年在日本就已经使用[65]。它与普伐他汀和瑞舒伐他汀相似，不需要 CYP3A4 代谢。2mg 匹伐他汀在降低 LDL 水平上不次于阿托伐他汀 10mg 和辛伐他汀 20mg。匹伐他汀 4mg 与阿托伐他汀 20mg 在降低 LDL 能力上没有差异[66]。

降脂效应并不是他汀类药物预防冠状动脉粥样硬化性心脏病的主要机制。调查研究表明，他汀类药物类似于类异戊二烯（与细胞内信号分子相关的脂质附属物），它的作用是促进斑块溶解、提高内皮细胞功能、减少炎症产生和氧化应激及抑制血栓形成。他汀类药物对于免疫系统、中枢神经系统、骨骼均有益处[67]。

药理学

结构

阿托伐他汀、氟伐他汀、洛伐他汀、普伐他汀、瑞舒伐他汀及辛伐他汀等的化学结构如图 34-2。

吸收及生物利用度

他汀类药物的药理学结构列举在表 34-3。他汀类药物可快速吸收。60～90min 在体内获得最高血药浓度。普伐他汀需要空腹服用以达到最大吸收效果。洛伐他汀在与食物一起服用时吸收度较高。辛伐他汀、阿托伐他汀、氟伐他汀及匹伐他汀的吸收不受食物影响[65]。大多数他汀类药物与蛋白质高度结合（普伐他汀例外，只有 50% 与血浆蛋白结合）。他汀类药物的药动学相互作用包括蛋白结合位点的置换[69]。由于他汀类药物被肝高度摄取，因此，由于置换而产生的药物相互作用非常局限[70]。

他汀类药物的系统生物利用度较低，因为肝及胃肠道的首关效应较高[5,68-69]。他汀类药物是小肠 P 糖蛋白的抑制剂（药物的流出泵阻止了细胞内药物聚集），许多他汀类药物也是 P 糖蛋白的替代物[71-72]。P 糖蛋白的底物地高辛的浓度可能会伴随着阿托伐他汀的摄入而增加，因为阿托伐他汀抑制小肠 P 糖蛋白的调节及分泌[73]。同样，他汀类药物的生物利用度会随着与小肠 P 糖蛋白抑制剂（如非诺贝特）的同时服用而增加。

代谢及排泄

他汀类药物抑制 HMG-CoA 还原酶，在吸收后，主要在第一次通过肝时被代谢。 问题 34-8 洛伐他汀、阿托伐他汀和辛伐他汀的转化是通过 CYP3A4 系统来激活或者灭活[74]。氟伐他汀、瑞舒伐他汀和匹伐他汀通过 CYP2C9 酶系统来代谢[75-77]。瑞舒伐他汀、普伐他汀及匹伐他汀并不需要 CYP3A4 来降解，因此生物相互作用较少[65]。他汀以及其代谢产物主要通过胆道排泄来消除（通过粪便），少部分通过肾排泄[5,7,68]。

作用机制

因为结构与 HMG-CoA 相似，他汀类药物是 HMG-CoA 还原酶的反竞争性抑制剂。通过减少肝细胞内胆固醇的浓度，他汀类药物增加了细胞表面 LDL 受体的数量，增加了循环血浆 LDL 的代谢和清除[5,7]。

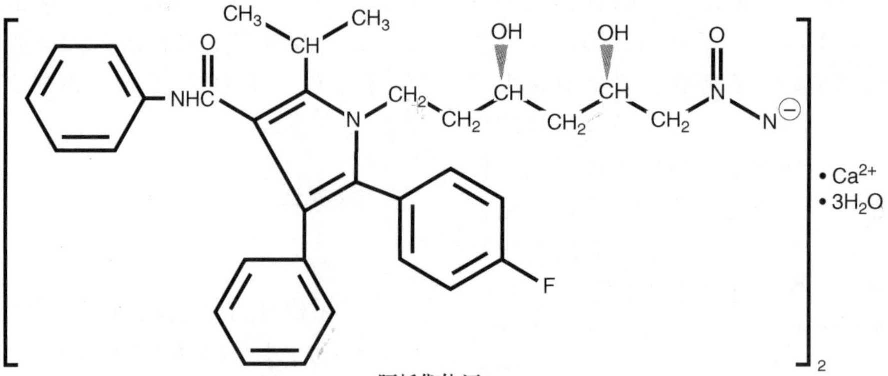

阿托伐他汀

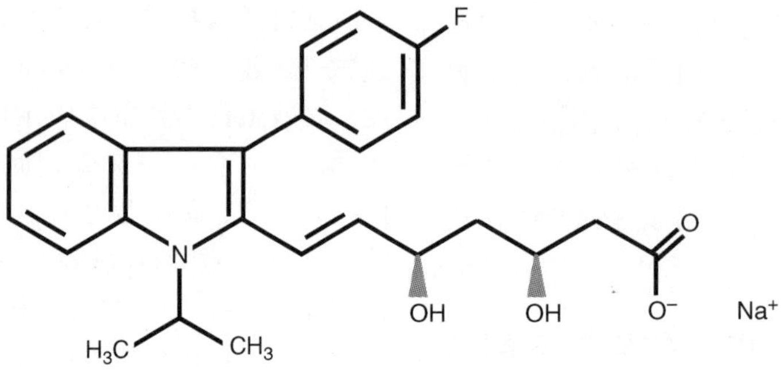

氟伐他汀

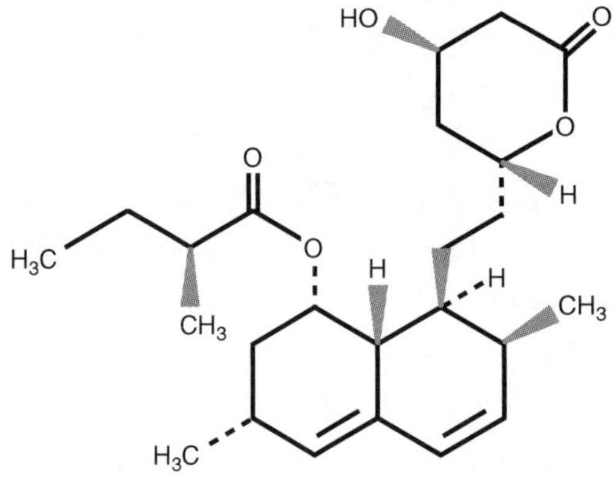

洛伐他汀

图 34-2　结构——阿托伐他汀、氟伐他汀、洛伐他汀、普伐他汀、瑞舒伐他汀、辛伐他汀

临床应用

适应证

所有他汀类药物均可用于高胆固醇血症患者（杂合子及非遗传性）以及混合型脂质紊乱。调查已经证实，不同的他汀类药物对于环孢素[57]及维 A 酸[47]引起的高脂血症均有明显效果。表 34-4 总结了不同他汀类药物的剂型和推荐剂量。

禁忌证及妊娠患者使用

对药物过敏者应避免应用他汀类药物。活动性肝炎、肝功指标增高（转氨酶）、酗酒者、肾功能不全者禁用他汀类药物。尽管剂量并不需要调整，但一些厂家推荐开始时服用最小剂量，以防出现严重肾病[69]。

他汀类药物妊娠期用药分级为 X 级。妊娠患者禁用。血浆胆固醇及 TG 在妊娠时会有生理性增高，胆固醇对于胎儿发育是有益的[5,66,69]。人类数据有限。在老鼠，他汀类药物已经被证实可降低胎儿体重、延缓成骨、降低胎儿成活率、增加妊娠死亡率等[79-80]。

不良反应及药物相互作用

横纹肌溶解

他汀类药物治疗可引起横纹肌溶解及继发于肌红蛋白尿的急性肾衰竭。真正的肌病定义是肌痛或肌无

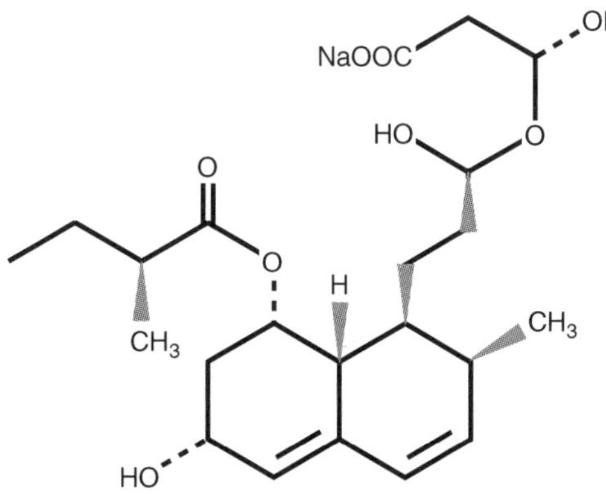

普伐他汀

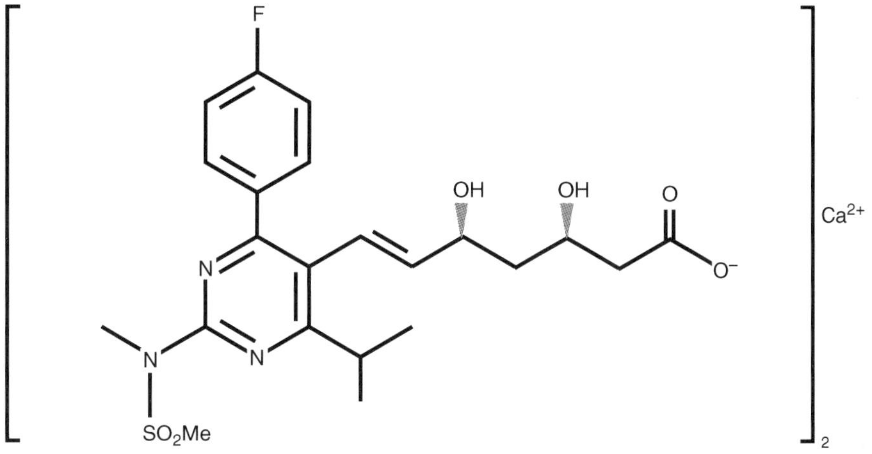

瑞舒伐他汀

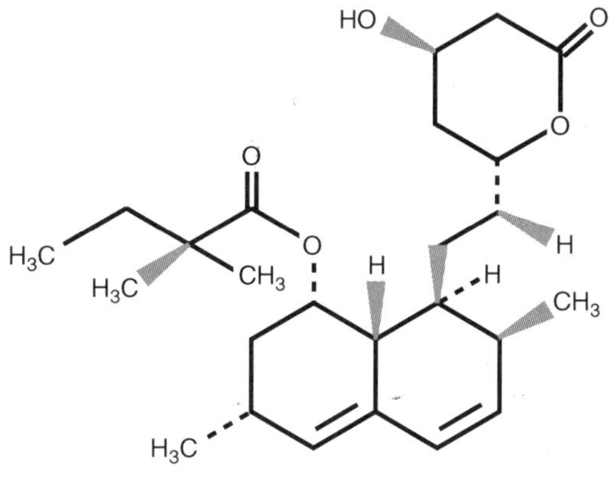

辛伐他汀

图 34-2 结构——阿托伐他汀、氟伐他汀、洛伐他汀、普伐他汀、瑞舒伐他汀、辛伐他汀

力并伴有肌酸激酶（CK）升高大于正常上限的 10 倍。出现肌痛、肌肉压痛及肌力减弱，尤其是伴有不适及发热时，应立即停用他汀类药物。急查实验室指标应包括 CK、尿素氮（BUN）、肌酸、尿肌红蛋白[5,64,68-69]。

问题 34-7 他汀类诱导的横纹肌溶解的风险取决于个人药物用量以及药物联合应用[52]。对于西立伐他汀的使用者来说，横纹肌溶解诱导的肾衰竭的风险会因联合应用吉非罗齐而增加。特别指出的是，31 例胎儿横纹肌溶解患者中，12 例是由于联合应用此两种药物引起的[64,71]。氟伐他汀并不会引起横纹肌溶解，而后者在西立伐他汀的使用者当中有 3.16/1 000 000 的发病率[71,81]。当洛伐他汀与烟酸及贝特类药物联合使用时，肌病及肌炎发病率约为 1%，而洛伐他汀单独应用时，发病率仅有 0.2%。横纹肌溶解常发生于洛伐他汀联合应用环孢素、CYP3A4 及 P 糖蛋白抑制剂。匹伐他汀在 2009 年 8 月被 FDA 批准使用，其效果以及横纹肌溶解和其他不良反应的发生率需待时间验证。

表 34-3　他汀类药物的药理学特征

特征	洛伐他汀	普伐他汀	辛伐他汀	阿托伐他汀	氟伐他汀	瑞舒伐他汀	匹伐他汀
最大剂量（mg/d）	80	80	40*	80	80	40	4
血 LDL 最大减少量	40	30	>40	>40	40	>40	>40
LDL 减少 >40% 所需剂量（mg/d）	—	—	>40	>20	—	>5	4
40mg/d 导致血清 LDL 减少的比例	34%	34%	41%	50%	24%	63%	—
血 TG 减少比例	5%~22%	7%~10%	10%~20%	16%~26%	8%~12%	16%~28%	14%~22%
血 HDL 增加比例	6%~18%	6%~8%	6%~8%	4%~6%	6%~10%	8%~10%	4%~8%
血浆半衰期（h）	2	1~2	1~2	14	1.2	20	11
食物对药物吸收的影响	增加吸收	减少吸收	无影响	无影响	可忽略不计	速率下降，但程度不变	速率下降，但程度不变
是否进入中枢神经系统	是	否	是	否	否	是	是
系统生物利用度	<5%	17%	<5%	14%	24%	20%	51%
肾清除率	10%	20%	13%	2%	<6%	28%	15%
代谢率	CYP3A4	硫酸酯化作用	CYP3A4	CYP3A4	CYP2C9	CYP2C9	CYP2C9 和 2C8

* FDA 限制剂量，详见正文中辛伐他汀 FDA 限制

表 34-4　他汀类药物的可用剂型及推荐剂量

他汀类药物	可用剂型（mg）	服用频率及时间
阿托伐他汀	10、20、40、80	每晚一次*
氟伐他汀	20、40、80	每天睡前一次*
洛伐他汀	10、20、40	早晚各一次，和食物同服
匹伐他汀	1、2、4	每天一次*
普伐他汀	10、20、80	每天睡前一次，空腹
瑞舒伐他汀	5、10、20、40	每天一次，无时间限制*
辛伐他汀	5、10、20、40、80	每晚一次

* 食物不影响吸收

FDA 对辛伐他汀的用药限制

2011 年 6 月，FDA 发布了辛伐他汀的公众安全指南，旨在推荐新的适应证、禁忌证以及辛伐他汀的用量限制（商品名 Zocor，混合依折麦布者为 Vytorin，混合烟酸者为 Simcor）。因为存在横纹肌溶解的风险，FDA 推荐最高用量为 80mg，但这个用量不应该用于新患者（包括那些已经采用低剂量的患者）身上。只有那些已经用到 80mg 超过 12 个月并且没有横纹肌病变的患者才可以保持此用量。另外，FDA 要求增加辛伐他汀的新禁忌证。辛伐他汀的任何剂量的配伍禁忌包括泊沙康唑、吉非罗齐、环孢素、达那唑。大于 10mg 的配伍禁忌包括胺碘酮、维拉帕米、地尔硫草[83]。

瑞舒伐他汀的 FDA 建议

2005 年 3 月，根据在美国实施的大型Ⅳ期药动学试验的结果，FDA 发布了瑞舒伐他汀的公众健康指南。亚洲人群的使用量（菲律宾、中国、日本、韩国、越南、印度）是白种人群的 2 倍，故有必要加强亚洲人群对该药物的谨慎使用[80,84]。指南推荐对于那些使用 20mg 剂量没有使 LDL 水平降低的患者维持 40mg 剂量，并谨慎使用吉非罗齐及环孢素，因为存在潜在的横纹肌溶解风险[84]。

横纹肌溶解与药物相互作用有关

当他汀类药物与贝特类、红霉素、环孢素、烟酸、一些抗真菌唑类（尤其是 CYP3A4 抑制剂）合用时，横纹肌溶解风险加大。其他主要药物相互作用列在了表 34-5 中。任何可能导致横纹肌溶解（感染、低血压、大手术、创伤、严重代谢性疾病、内分泌失调、电解质紊乱、难以控制的癫痫）继发肾衰竭的情况均需要暂时停用他汀类药物。

监测及治疗指南

当在使用他汀类药物治疗前或者发生临床征象时需要监测肝功能。当怀疑存在横纹肌病变时，需要监测肌酸激酶、尿常规、血肌酐等。使用降脂药物时应同时控制饮食中脂类和胆固醇的摄入。

图 34-3 回顾了根据 Talpur 及同事的推荐，使用贝沙罗汀开始治疗高 TG 血症时的用药指南[47]。TG

表 34-5　他汀类药物的相互作用

阿托伐他汀、洛伐他汀、辛伐他汀*	氟伐他汀、匹伐他汀、瑞舒伐他汀	普伐他汀
代谢——CYP3A4	代谢——CYP2C9	代谢——硫酸酯化作用
升高他汀类药物水平的药物†		
抗抑郁药——萘发扎酮、氟西汀	抗细菌药——异烟肼、甲氧苄啶（TMP）/磺胺甲噁唑（SMX）	钙调磷酸酶抑制剂，如环孢素
抗逆转录病毒药——利托那韦、地拉韦啶	抗抑郁药——氟西汀、氟伏沙明	贝特类——吉非罗齐
氮杂茂类——酮康唑＞伊曲康唑＞氟康唑	抗寄生虫药——甲硝唑	蛋白酶抑制剂，如茚地那韦、奈非那韦、利托那韦、沙奎那韦、替拉那韦、阿扎那韦
钙通道阻滞剂——维拉帕米	抗血小板药——噻氯匹定	
钙调磷酸酶抑制剂——环孢素、他克莫司	氮杂茂类——酮康唑、伊曲康唑	
贝特类——吉非罗齐	H_2 抗组胺剂——西咪替丁	
食物——葡萄柚汁	白三烯抑制剂——扎鲁司特	
大环内酯类——红霉素＞克拉霉素＞醋竹桃霉素	其他药物——胺碘酮、磺吡酮	
其他药物——米贝拉地尔		
降低他汀类药物水平的药物		
抗细菌药——萘夫西林	抗惊厥药——巴比妥酸盐类、卡马西平、苯妥英、扑米酮	
抗惊厥药——巴比妥酸盐类、卡马西平、苯妥英、扑米酮	抗结核药——利福平	
抗真菌药——灰黄霉素		
抗结核药——利福布汀、利福平		
其他药物——考来替泊‡、曲格列酮		
药物与他汀类药物同服时会升高血清水平		
地高辛、口服避孕药	—	—

* 详见正文中辛伐他汀 FDA 使用限制部分关于辛伐他汀使用的新禁忌证。

† 当他汀类药物与其他药物同服时会增加横纹肌溶解的风险。

‡ 阿托伐他汀与考来替泊同时服用比单用一种药物能更明显地降低 LDL

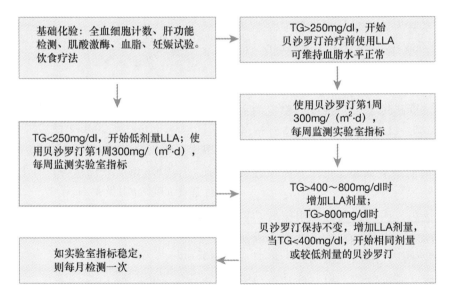

图 34-3　贝沙罗汀治疗高 TG 血症的治疗指南（CK，肌酸激酶；TG，三酰甘油；LLA，降脂药）

水平升高至 800mg/dl 以上时，胰腺炎发病率增高。在 CTCL 患者中，贝沙罗汀引起的脂质水平降低与使用单一降脂药（48% 反应率）相比，更多发生于联合使用两种降脂药的患者（阿托伐他汀以及非诺贝特）（90% 反应率）[47]。研究者指出，使用不止一种降脂药物的患者可以耐受更高剂量和不间断疗程的贝沙罗汀治疗，这使得治疗效果更佳[47]。这种效应的另一种解释是，贝沙罗汀和其他降脂药之间存在协同作用。他汀类药物已经被证实可以下调抗原呈递细胞 γ 干扰素（IFN-γ）诱导的 Ⅱ 类主要组织相容性复合体（MHC）抗原的表达[87]。

纤维酸衍生物

非诺贝特和吉非罗齐

美国常用的卤化的纤维酸衍生物是非诺贝特。吉非罗齐作为唯一的非卤化成员，已经被证实能够增加 CTCL 患者体内贝沙罗汀和 TG 的水平。在一系列调查中，70 例采用贝沙罗汀治疗的 CTCL 患者中仅有的 2 例胰腺炎患者（伴有明显的高 TG 血症）与使用吉非罗齐有关（70 人中有 3 人接受了吉非罗齐治疗）[47]。

非诺贝特的化学结构如图 34-4。它是治疗维 A 酸及环孢素导致的高脂血症最常用的一类降脂药。本章仅讨论非诺贝特。

药理学

吸收和生物利用度

非诺贝特可经胃肠道快速吸收。因为此类药物不可溶，因此不能判断其生物利用度。6～8h 后出现血浆浓度高峰，99％结合于血浆蛋白。当伴随食物一起服用时，其吸收度增加 35％。但新的 Tricor 指南已经排除了伴随食物用药的必要性[5]。

代谢和排泄

非诺贝特被酯酶水解为活性成分非诺贝酸。非诺贝特及其活性形式均不能在 CYP 系统中被氧化。相反，他们是 CYP 亚型的轻度抑制剂（将在下文"药物相互作用"部分讨论）。非诺贝特在人体组织内广泛存在，其在肝肾肠中的浓度超过了血浆浓度。稳定的血浆浓度可在 5 天内达到。口服剂量的 60％经肾消除（非诺贝酸及其葡糖醛酸结合物）。25％的口服剂量通过粪便排泄。非诺贝酸的半衰期为 20h，因此可以日服一次。

肾衰竭患者排泄受阻，因此剂量必须根据肾功能调整[5,7,88]。甲状腺功能减退患者的肌肉低代谢率及肌肉细胞中受抑制的线粒体活性可能使得此类人群对非诺贝特的肌肉不良反应更加敏感[89]。甲状腺功能减退或伴有血液透析与使用非诺贝特导致横纹肌溶解的风险增高有很大关系[88-89]。

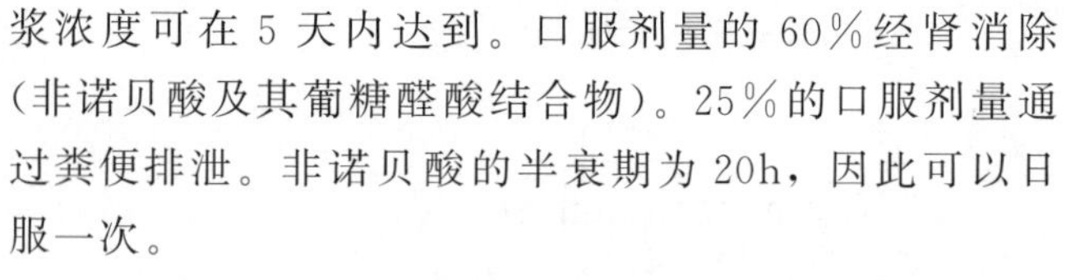

作用机制

非诺贝特的治疗效果，包括总胆固醇、LDL、载脂蛋白 B、总 TG、VLDL 含量的降低都是通过其活性代谢产物非诺贝酸产生的[90]。另外，非诺贝特可以增高 HDL 及载脂蛋白 A-Ⅰ、A-Ⅱ 的含量。所有这些效应都是通过 PPAR-α 转化因子的激活实现的。PPAR-α 刺激核受体来激活脂蛋白酶，减少载脂蛋白 C-Ⅲ 的产生（脂蛋白酶抑制剂）。净效应就是增加脂质溶解，消除血浆中富含 TG 的微粒。血浆中 TG 含量降低又改变了 LDL 的数量和组成。更容易使氧化的小而致密的致动脉粥样硬化脂蛋白微粒被大而悬浮的微粒所替代。这些大微粒具有更好的脂质受体吸附能力，从而增加了它们的代谢。

纤维酸衍生物也具有固有的抗凝血及抗炎成分。PPAR-α 转化因子已经定位于内皮细胞[91]。PPAR-α 的非诺贝特激活具有神经保护效应，通过预防血管和细胞内黏附分子的缺血诱导表达以及降低脑的氧化应激来实现[5,7,91-92]。在大肠埃希菌内毒素诱导的休克兔子模型中，非诺贝特降低了单核细胞组织因子的表达（后者在激活凝血方面有重要作用），并且非诺贝特预防了内皮细胞功能紊乱及组织损伤[93]。

临床应用

适应证

服用方法

非诺贝特（Tricor）具有 48mg 及 145mg 两种类型，每日一次，可以饭前饭后服用。Lofibra 具有 67mg、134mg 及 200mg 微粒胶囊，每日一次，饭后服用。成人原发性高胆固醇血症及混合型高脂血症患者，Lofibra 的起始用量为每日 200mg。成人高 TG 血症患者的起始用量每日为 67～200mg。当使用 Tricor 时，成人原发性高胆固醇血症及混合型高脂血症患者的起始用量是每日 145mg。高 TG 患者则是每日 48～145mg。

高 TG 血症

使用每日 160mg 剂量的高 TG 血症、正常胆固醇水平的患者，非诺贝特治疗效果包括降低 VLDL、TG 以及胆固醇水平。但如果患者胆固醇及 TG 水平均高，使用非诺贝特将会导致 LDL 水平增高。正因为如此，患者在服用非诺贝特之前应该低脂饮食，并且在治疗过程中持续这种饮食[5]。

临床试验已经将非诺贝特作为单一疗法，但同时也是混合型高脂血症的联合疗法之一。已证实非诺贝

图 34-4 非诺贝特的化学结构

特与依折麦布联合应用是安全的[94]。表 34-6 总结了根据脂质紊乱情况选择相应降脂药物的指南。

表 34-6 根据高脂血症的分型选择降脂药物*

血脂异常的类型	治疗推荐
单独高胆固醇血症	他汀类 他汀类和依折麦布 他汀类和树脂类药物（树脂类药物的剂量<20g，以防止不良反应）
高胆固醇血症和高甘油三酯血症	血三酰甘油<400～500mg/dl 时用他汀类；如增加他汀类不能控制血脂，可加用贝特类（联合治疗是否需要应有专家评估）
单独高甘油三酯血症	药物治疗前减轻体重和限制酒精摄入 控制糖尿病 贝特类药物
甲状腺功能减退	甲状腺素替代代谢（由甲状腺功能减退导致的血脂异常应将血脂恢复至正常）

* 根据循证医学指南修订[96]

禁忌证及妊娠期用药

对此类药物及其非活性成分过敏患者禁用。

肝功能异常患者禁用，包括原发性胆管硬化、既已存在的胆囊疾病以及严重肾功能不全患者。妊娠期用药分级为 C 级。孕妇用药无相关的控制良好的研究。仅当潜在收益高于对胎儿的风险时，方可应用于孕妇[5,7]。

不良反应

总体不良反应

纤维酸衍生物可增加排泄至胆管的胆固醇量，导致胆管硬化。非诺贝特应该禁用于胆结石患者。胰腺炎、转氨酶升高、慢性活动性肝炎以及胆汁淤积性肝炎均与非诺贝特治疗有关。慢性活动性肝炎患者极少数有硬化病例报告。血红蛋白、血细胞比容（HCT）、白细胞计数轻度降低均有报道，但随着治疗继续，以上计数水平保持稳定。但有极少数血小板减少及粒细胞缺乏的报道[97]。

肌病风险

问题 34-9 非诺贝特单一治疗偶有肌病，少有横纹肌溶解，且经常发生于肾功能不全患者[88,98]。肌酸激酶水平及血肌酐水平应该在有肌肉症状的患者中严密监测。如果发生肌病，应及时停用非诺贝特。避免联合应用纤维酸衍生物以及他汀类药物，除非降低脂质的收益大于联合用药的风险。非诺贝特已经与辛伐他汀成功联合用药[95]。

药物相互作用

非诺贝特以及非诺贝酸并非 CYP3A4 亚型的抑制剂。它们是 CYP2C19 及 CYP2A6 的轻度抑制剂以及 CYP2C9 的轻至中度抑制剂。由于 CYP2C9 参与华法林代谢 CYP 通路，故非诺贝特可能增加华法林的抗凝效果。非诺贝特（不是其主要代谢产物非诺贝酸）是 P 糖蛋白药物分泌转运子的抑制剂。因此，联合应用非诺贝特可使他汀类及其他 P 糖蛋白物质的生物利用度增加[71]。与吉非罗齐及苯扎贝特的药物相互作用，尤其是他汀类之间的相互作用，并不通过 P 糖蛋白所介导。西立伐他汀和吉非罗齐联合应用对 CYP2C9 的抑制作用对致命的横纹肌溶解发生率的增加起到部分作用[77,99]。应该强调的是，吉非罗齐与贝沙罗汀禁忌共用，因为前者抑制贝沙罗汀的代谢，提高了贝沙罗汀和 TG 的水平[100]。贝沙罗汀通过 CYP3A4 代谢。

由于环孢素类药物可能降低肌酐清除率，故可能减缓非诺贝特的降解过程[5]。但为数不多的关于非诺贝特相互作用的研究表明，非诺贝特并不影响口服环孢素类药物的药动学，后者的吸收受到小肠 P 糖蛋白的调节[101-102]。因为如此，以及环孢素可以增加他汀类药物相关的横纹肌溶解，非诺贝特对于环孢素介导的高脂血症是一个适合的降脂选择，只需要严密监测肾功能，以确保贝特类药物的降解。

监测及治疗指导

图 34-3 展示了使用贝沙罗汀的 CTCL 患者治疗高脂血症的步骤。在治疗的前 12 个月，脂质含量、肝功能、全血细胞计数应每 4～8 周检查一次[5]，在开始服用贝沙罗汀之前，初始治疗选择非诺贝特或者他汀类药物的根据是：

1. 对患者目前用药的全面评估。
2. 药物的相互作用。
3. 潜在的用药历史。
4. 妊娠风险。
5. 脂质紊乱是混合型还是单纯的 TG 升高。

依折麦布

依折麦布是胆固醇吸收抑制剂。对于他汀类药物无法治疗的高胆固醇血症，或者当他汀类药物单一治疗不够时，应考虑依折麦布。FDA 在 2002 年 10 月证实，依折麦布抑制肠道对饮食及胆汁中胆固醇的摄入，而不影响脂溶性营养物质的吸收[96,103-104]。其第一代药物可使 LDL 下降 18%，TG 降低 4%～11%，HDL 升高 2%～3%[96]。其妊娠期风险是 C 级[104]。

口服依折麦布可快速吸收，广泛代谢为活性形式——依折麦布-葡糖醛酸。其葡糖醛酸代谢物的终末半衰期约为 22h[103,104]。78％通过粪便排泄（依折麦布），剩余的通过尿液排出（如依折麦布-葡糖醛酸）。口服量每日 10mg，早晨或者夜晚饭前饭后服用均可。

一项多中心随机对照实验评估了依折麦布联合非诺贝特治疗混合型高脂血症患者的有效性及安全性[94]。12 周的调查显示两者合用时 LDL 降低幅度更大，但联合用药增加了 TG 水平，这与单独使用非诺贝特相似。联合用药并不增加不良反应发生概率。尽管吉非罗齐及非诺贝特增加了依折麦布的生物利用度，但其临床效应仍然微弱，因为依折麦布的剂量-效应曲线平直[103-104]。总之，血浆他汀类、贝特类、华法林、口服避孕药、地高辛等的浓度并不受依折麦布影响。与贝特类药物相似，当他汀与依折麦布合用时，LDL 降低幅度更明显[96]。依折麦布的用量并不因轻度肝损害及轻至重度肾损害而调整[103]。

最近的三项临床试验（ENHANCE[105]、SEAS[106]、ARBITER 6-HALTS[107]）研究了依折麦布的有效性及安全性问题。而 SANDS 试验证实，对于单独应用他汀类药物无法达到 LDL 控制目标的患者，依折麦布具有辅助作用。进一步研究正在进行，旨在确定依折麦布在高胆固醇血症中的作用。当生活方式改变（包括饮食调整以及规律锻炼、他汀药物治疗）但 LDL 仍旧维持于高水平时，下一步治疗选择应该包括烟酸、贝特类、树脂类[108]。

SEAS 试验报道了辛伐他汀和依折麦布联合用药者中新发癌症发病率增高[106]。而 SHARP[109] 和 IM-PROVE IT[110] 试验并没有发现致癌率增高。对这三项试验的分析表明，其并没有提供依折麦布增加癌症风险的不良反应的可信证据。未来调查中，其风险及收益取决于长时间的随访[111]。

个别病例出现药物相互作用。环孢素联合用药导致两者药物浓度均增加，因此，在使用环孢素患者中，谨慎使用依折麦布[78-79]。依折麦布必须在使用考来烯胺 2h 之前或者 4h 之后使用，因为后者降低其生物利用度[103-104]。

皮质类固醇相关的消化性溃疡

使用皮质类固醇导致消化性溃疡发病率增加的风险因素仍有争议，最近的总结发现，系统性预防并不合理，但是推荐避免同时使用皮质类固醇及非甾体消炎药[112]。有意思的是，两项荟萃分析结果有不同的意见。1983 年的一项研究收集了 71 项临床对照试验数据，患者被随机分为系统性皮质类固醇治疗组以及非甾体治疗组[113]。评估 3064 例皮质类固醇治疗组患者，2.5％出现出血，而对照组只有 1.6％。在一项双盲的独立分析中，口服或静脉使用皮质类固醇或者排除具有溃疡病史的患者时，趋势并不具有统计学意义。但作者认为，皮质类固醇确实增加消化性溃疡风险。

接下来一项[114]1994 年的研究汇总了 93 项随机双盲对照试验，皮质类固醇治疗组及对照组使用同样的方法治疗，对照组 0.3％、试验组 0.4％出现消化性溃疡。两组在溃疡出血、穿孔及死亡率上并没有明显差异。溃疡发病率可能随着治疗剂量及时间而增高。在同时服用非甾体消炎药的患者中，发病风险增大 4～7 倍[115-116]。

质子泵抑制剂（PPI）是最有效的胃肠道保护剂，可与皮质类固醇一起服用。奥美拉唑、泮托拉唑、兰索拉唑均有效，但是它们与 CYP2C19 强烈作用，导致与其他药物存在相互作用。雷贝拉唑及埃索美拉唑具有更好的药动学特征，起效更快[117]。

H$_2$ 受体拮抗剂不论有多高剂量，均没有较理想的效果。此外，非甾体消炎药使用者同时使用 H$_2$ 受体拮抗剂可能导致消化性溃疡发病风险增高[117]。

维生素 D 治疗

问题 34-10 维生素 D 被吸收活化成 1，25-二羟维生素 D，调节钙磷浓度，反过来导致骨骼适度的矿化作用，形成致密骨质，防止骨质疏松。血钙及血磷水平的调节是通过直接或间接增加小肠内钙磷吸收、减少尿磷的排泄、减少甲状旁腺激素分泌[118]。

维生素 D 已经被报道可以预防结直肠癌以及乳腺癌、前列腺癌[120]。但一项涵盖了 36 000 名妇女的大型随机对照试验发现，在持续 7 年使用 400IU 维生素 D 及钙干预的人群中，乳腺癌及结直肠癌的发病率并没有任何不同[121-122]。

感谢

本书编者非常感谢 Michelle Pelle 对本章的上一版所做的贡献。

本章使用的英文缩写

BPP	二膦酸盐	OCIF	破骨细胞生成抑制因子
CK	肌酸激酶	RAR	视黄酸受体
CTCL	皮肤 T 细胞淋巴瘤	RXR	类视黄醇 X 受体
CYP	细胞色素 P450	TG	三酰甘油（甘油三酯）
DEXA	双能 X 线骨密度测量仪	TNF	肿瘤坏死因子
HDL	高密度脂蛋白	TSH	促甲状腺激素
HMG-CoA	β-羟基-β-甲戊二酸单酰辅酶 A	VLDL	极低密度脂蛋白
IDL	中密度脂蛋白	LDL	低密度脂蛋白
IFN	干扰素		

参考文献

见本书所附光盘。

第 35 章 其他全身性药物

Loretta S. Davis，Keith G. LeBlanc Jr.，Alfred L. Knable Jr.，and Cindy E. Owen

张 芊 译 张春雷 审校

概述

本章讨论的药物（表 35-1）具有完全不同的化学结构和作用机制，在相对特定的情况下（通常在常用药对皮肤病治疗无效的情况下）使用。其中有些药物是非处方药，而其他药物则因为其高风险只能在严格控制的情况下使用。有些药物费用低廉，有些则更为昂贵。尽管其中许多药物由 FDA 批准的皮肤病适应证有限，但随着支持其有效性的数据的不断积累，它们的使用也不断增加。

抗胆碱能药物—— 格隆溴铵和溴丙胺太林

系统性抗胆碱能药作为多汗的对症治疗已经十几年了，有很多类似阿托品的药物可以使用，然而阿托品本身却因为有着较为常见的眼科不良反应（如视力模糊）很少被使用（见附录 I—奥昔布宁）。

抗胆碱能药口服后吸收量多变。这可以部分解释为什么这些药物对不同患者的临床效果不同。个体对于给定的抗胆碱能药物的敏感性不同也是部分原因。对于某特定患者，常常需要尝试众多的该类药物才能找到一个在可接受剂量内能控制症状的药物。抗胆碱能药物最终通过阻断乙酰胆碱对汗腺的作用来减少出汗。

格隆溴铵的常用剂量为 1～2mg，2～3 次/天。溴丙胺太林的初始剂量一般为 15mg，2～3 次/天。如果抗胆碱能症状可以耐受，则可逐渐加至更高的剂量。通常多汗症状可在几天内得到控制。抗胆碱能药物最终通过阻断乙酰胆碱对汗腺的作用来减少出汗。不太严重的不良反应症状包括口干和视力模糊。更严重的不良反应较为罕见，包括青光眼、高热、癫痫。

问题 35-1 当与一些药物（如三环类抗抑郁药）共同使用时，抗胆碱能药的不良反应可能会增加[1]。此外，使用抗胆碱能药可增加阿替洛尔和地高辛的药物作用，而吩噻嗪类的抗精神病效应可能会减弱。这两种药物的包装说明书应注明用药之前应咨询，注意可能的药物相互作用。

虽然有时候这些药物耐受性很差，但是相当数量患者的症状在低剂量时也能得到很好的控制，而并没有明显的不良反应。因为抗胆碱能药可观的有效性，在对多汗症患者使用更具侵入性的、昂贵的治疗前，通常首先尝试抗胆碱能药。一个值得关注的多汗症侵入性疗法是经皮经胸廓内镜下局部交感神经切除术。鉴于该手术较为新颖，临床医生可在谨慎操作的情况下尝试该法。

表 35-1　其他全身性药物

非专有名	商品名	是否有非专利药	制造商	片剂/胶囊规格	特殊剂型	标准剂量范围
格隆溴铵	Robinul (Forte)	是	Wyeth	1mg（2mg）	静脉注入，作为术前用药	1～2mg，bid～tid
溴丙胺太林‡	Pro-Ban-thine	是	Roberts	15mg	无	15mg，bid～tid
达那唑	Danocrine	是	Sanofi Winthrop	50mg、100mg、200mg（胶囊）	无	200mg，bid～tid，逐渐减少
司坦唑醇†	Winstrol	否	Sanofi Winthrop	2mg（片剂）	无	2mg tid，逐渐减少
生物素	Various	是	Various	300μg	无	2500μg/d
氯法齐明	Lamprene	否	Novartis	50mg	无	50～100mg/d，加每月丸剂300mg
秋水仙碱	Colcrys	是	AR Scientific	0.5mg、0.6mg（片剂）	无	0.6mg bid
金诺芬	Ridaura	否	Smith Kline Beecham	3mg/胶囊	有肌内注射剂型	3mg bid
尼克酰胺	Various	是	Various	50mg、100mg、125mg、250mg、500mg（片剂）	无	300～500mg tid
青霉胺	Cuprimine	是	Merck	250mg	无	250mg/d，慢慢增加至750～1500mg/d
碘化钾	SSKI	是	Upshear-Smith	无	溶液：1g/ml	5滴 bid～tid，加至≥15滴 tid
沙利度胺	Thalomid	否	Celgene	50mg	无	50～300mg/d
维生素 E	Various	是	Various	100～1000IU	滴剂：50mg/ml	200～1600IU/d
硫酸锌	Various	是	Various	220mg	有 TPN 静脉输入剂型	1～2mg/（kg·d）

TPN，全肠外营养。
‡见附录 I 对于奥昔布宁的简略评价。
†FDA 中止使用

减毒雄激素——达那唑和司坦唑醇

达那唑和司坦唑醇是睾酮的合成衍生物，具有很强的合成代谢特性，而且其雄激素作用明显减弱[2-3]，用于治疗遗传性血管水肿。达那唑已用于纤维囊性乳腺病、子宫内膜异位症，以及可以作为辅助药物用于子宫内膜异位症的内膜切除手术中[4]。达那唑和司坦唑醇都具有强大的纤维蛋白溶解活性，并已被用来治疗脂性硬皮病、冷纤维蛋白原血症和青斑样血管病。

药理学

达那唑和司坦唑醇是在 17-α 处烷化的减毒雄激素。这种烷化反应导致此激素的肝降解显著降低，允许口服给药。附着在甾核的吡唑环被认为能够增强这些药物的合成代谢特性，从而产生很高的合成代谢作用与雄激素作用的比例[3]。

作用机制

17-α 烷化雄激素的生物学特性是极其复杂的。已知它们能增加几种肝中合成的血浆糖蛋白浓度以及一些凝血因子和补体的第一组分抑制剂。达那唑和司坦唑醇对遗传性血管性水肿的疗效是其直接影响选择性肝源蛋白生成的结果[5]。

这些药物也改变参与纤维蛋白溶解过程的肝蛋白的合成，因而具有强效的纤溶特性。纤溶是口服合成代谢类固醇的属性，但不是肠外合成代谢类固醇的属性[3]。司坦唑醇也已被证明能增加人工培养的皮肤成纤维细胞的胶原蛋白合成，这可能有利于伤口愈合[6]。

临床应用

FDA 批准的适应证

遗传性血管性水肿

达那唑和司坦唑醇都被 FDA 批准用于预防遗传性

403

血管性水肿患者的疾病发作。

司坦唑疗法起始剂量为每次 2mg，3 次/天；达那唑为每次 200mg，2~3 次/天（见说明书）。成功阻止水肿后，逐渐减少用量。长期预防的通常剂量为司坦唑醇不超过 2mg/d，达那唑不超过 200mg/d。隔日给药方案也是有效的。剂量必须个体化，应该使用能抑制疾病但不危及生命的最低剂量。血浆补体 1（酯酶）抑制剂（C1 INH）和 C4 水平会随治疗上升，达到疾病临床控制后不必完全正常化[7-9]。

皮肤科超适应证用药

其他皮肤病

减毒雄激素的纤溶性质使其有其他用途。已证明它们能够迅速缓解疼痛和愈合冷纤维蛋白原血症的皮肤溃疡[10]、改善脂性硬皮病的范围[11]，并且能有效治疗青斑样血管病变[12]。在一个阴茎硬化萎缩性苔藓的非盲研究中，所有患者在使用司坦唑醇每次 2mg、2 次/天后，均有所改善[13]。

一些研究人员认为减毒雄激素可能改善中度活动性系统性红斑狼疮，减少免疫球蛋白并改善血小板减少[14-15]。但与之相反，一些研究人员警告称对于遗传性血管性水肿患者，减毒雄激素实际上可能恶化或诱发红斑狼疮[16-17]。这些作者和其他学者推测，减毒雄激素可能增加免疫复合物生成或提高补体水平，为正在发作的免疫复合物疾病提供额外的基质[18]。

减毒合成代谢类固醇已报道被用于治疗慢性荨麻疹[19]、雷诺现象[20-21]、自身免疫性孕酮性皮炎[22]和骨髓增生性疾病相关的难治性瘙痒症。对于毛发红糠疹的疗效仍存在争议[23-25]。

不良反应

达那唑和司坦唑醇的不良反应与剂量和疗程有关。轻度多毛、声音低沉、脱发、痤疮、月经紊乱、体重增加和性交疼痛等被报道发生于女性患者[3-4-26]。 问题 35-2 另有报道可出现神经肌肉功能障碍，表现为肌肉痉挛、肌痛和血清肌酸激酶升高[23-26]。当与他汀类降脂药合用时，并发肌病和横纹肌溶解的风险增加也是潜在的问题[27]。镜下血尿和出血性膀胱炎令人担忧[28]，可能会产生前列腺肥大症状恶化[3]。胰岛素抵抗和糖耐量轻度异常也可能发生[29]。有报道发现焦虑发作、震颤以及潜在的偏头痛发作[8]。由于这些药物的钠滞留效应，有可能导致高血压恶化和充血性心力衰竭。血脂改变为低密度脂蛋白增加和高密度脂蛋白降低。这些药物也可以造成对抗凝血剂敏感性增加，因此需要密切监测国际标准化比值（INR）[3]。

监测指南

因为雄激素衍生物可引起胆汁淤积性黄疸、肝性紫癜和肝肿瘤，因此建议监测肝功能[30-32]。肝酶轻度升高往往是短暂的现象，通常在药物剂量降低后恢复正常[8]。如果肝毒性加重，可以考虑改用氧雄龙治疗。氧雄龙为合成代谢类固醇，肝毒性较低，对脂性硬皮病孤立病例[33]和儿童遗传性血管性水肿[34]有效。最后，不应该在妊娠期间使用这些药物，慎用于儿童期，因其可能干扰正常的性发育[2]。

生物素

生物素（也被称为维生素 H、维生素 B7 或辅酶 R）是水溶性 B 族维生素，对于一些羧化酶的功能必不可少[35]。生物素的食物来源包括动物内脏、蛋黄、牛奶、鱼和坚果，也可通过肠道菌群合成。生物素目前是作为补剂的非处方药。其饮食缺乏罕见。报道的生物素缺乏更常见与全肠外营养相关。生物素缺乏症的皮肤症状类似于多种羧化酶缺乏症的症状，即头发稀疏、发白。眼睛、鼻子和口周围可能会发生脂溢性皮炎样皮疹，类似锌缺乏皮疹。

临床医生不太可能遇到真正的生物素缺乏症患者。确诊患者对生物素补充反应迅速。 问题 35-3 尽管根据兽医文献报道，生物素缺乏与蹄子鬃毛生长相关，但由于皮肤症状使用生物素的患者并没有被确诊为生物素缺乏症。生物素已被报道成功用于治疗脆甲症、特应性皮炎、毛发难梳综合征和 Unna-Thost 综合征[35]。许多内科医生建议主观担心头发稀疏或变脆的患者补充生物素，有成功案例。

成人每天所需的生物素量在 100~200mg 之间。头发和指甲疾病最常用的剂量为 2.5~3.0mg/d。较高剂量被用来治疗皮炎发疹（5mg/d）和角化性皮肤病（50mg/d）。疗程从几个星期到几个月不等。应答时间多变，并且维持症状改善必须持续补充生物素。

目前生物素摄入过量造成中毒尚未见报道，但胃肠道刺激是罕见的不良反应。仍需要对照研究来真正确定生物素的临床应用。

氯法齐明

氯法齐明（氯苯吩嗪或 B663）是已知的最有活性的抗分枝杆菌氯苯吩嗪类染料[36]。此类药剂于 1944 年开发，为化学模仿抗双球菌素的结果。抗双球菌素是天然存在于地衣的化合物，并已在体外实验中证明能够抑制结核分枝杆菌。在临床试验中氯法齐明已被证明能更有效地治疗麻风病而不是结核病，并且这仍然是氯法齐明的主要临床用途。但鉴于这种药物的抗微生物和抗炎性质，它已被用于多种皮肤病。氯法齐明已被成功地用于治疗皮肤感染、炎症和肉芽肿病。

药理学

见表 35-2 氯法齐明的关键药理学概念[36]。通常情况下，氯法齐明 $C_{27}H_{22}Cl_2N_4$ 为深红色至橙色。结构上属于吩嗪类，即氯苯吩嗪，区别在于 N2、N3 和 C7 位置的取代。目前它最常见的合成方法是由苯氨基藏红花衍生物还原得到。

氯法齐明经口摄入后的吸收量不定。与食物一起服用时，吸收增加。该药物有很高的亲脂性，富集于脂质丰富的组织，特别是网状内皮系统，也存在于乳腺、肠和肝中。因其排出缓慢，半衰期约 70 天[36]。已知有 3 条可能的肝代谢途径，与临床相关者不明。尿液中只有少量的药物，极少量（但临床显著）通过皮脂、痰、泪、汗排出。粪便/胆汁排出的正式研究尚未开展。

作用机制

抗菌作用

见表 35-3 氯法齐明的药物机制和临床相关因素[36]。迄今为止没有一个统一的理论来完全解释氯法齐明的抗菌效果。在体外，氯法齐明选择性地结合到 DNA 的鸟嘌呤残基，该碱基在结核分枝杆菌的浓度比人高。这是否说明了其体内活性还不确定。其他已提出的作用机制包括药物抑制线粒体呼吸链和抑制多种细胞系内的自由基生成。最近的体外研究表明，在某些情况下，氯法齐明可通过 γ 干扰素（IFN-γ）或 TNF-α 增强抗分枝杆菌作用。也许细胞因子增强的氯法齐明疗法有一天将用于人类分枝杆菌感染的治疗。

免疫作用

在免疫系统中，氯法齐明主要是通过改变单核细胞和中性粒细胞（多形核白细胞，PMN）来实现其功能[36]。在其他影响单核细胞的药物中，该药能增加溶酶体和吞噬溶酶体的大小和数量。PMN 运动性和淋巴细胞转化被抑制，呈剂量依赖性，而超氧化物生成增加。尽管磷脂酶 A_2 生成也增加，但药物的整体效果通常是抗炎。

表 35-2　关键的药理学概念——其他全身性药物

药物名称	生物吸收利用度			消除		
	峰值	生物利用度	蛋白结合	半衰期	新陈代谢	排泄
格隆溴铵	5h	10%～25%	无数据	～1.7h	极微	肾和胆道，大部分以原形药物排泄
溴丙胺太林	1h	低/多变	无数据	～1.6h	极微	肾，大部分以原形药物排泄
达那唑	2～8h	无数据	无数据	9～10h	显著首关代谢	无数据
氯法齐明	1～6h*	20%～70%	可忽略不计	70 天‡	肝	少量经尿，更少量经皮脂、汗液、泪液
秋水仙碱	30～60min	24%～88%	极微	20min†	肝	主要通过粪便中的胆汁排泄，10%～20% 在尿中以原形药物排泄
金诺芬	1.5～2.5h	25%	60%	21～31 天	肝	60% 经尿排泄
青霉胺	1～3h	40%～70%	～80%	1～3h	肝	肾≫粪便
沙利度胺	2～6h	67%～93%	无数据	9h	非酶促水解裂解	主要为非肾途径，确切机制不明

编者注释——一些在本章中讨论的药物几乎没有任何的药动学数据，并且不包括在此表中：生物素、尼克酰胺、碘化钾、维生素 E 和硫酸锌。
* 达到稳态后——大约 70 天。
‡随着治疗疗程长——短疗程时给出的半衰期大约是 7 天。
†秋水仙碱白细胞中半衰期约 60h

临床应用

FDA 批准的适应证

麻风病和其他分枝杆菌感染

氯法齐明被批准用于治疗瘤型麻风,同时也用于麻风结节性红斑（ENL）的治疗[36]。对于多菌型麻风,初始治疗一般主张多药联合,以减少耐药性的发生。该药物已广泛与氨苯砜和利福平联用。氯法齐明最常用剂量为每天 50mg,加丸剂每月 300mg,至少使用 2 年。在氯法齐明治疗期间,建议联用不同剂量的氨苯砜和利福平。有人提出此方案中加用氧氟沙星可以减少治疗时间。除了麻风病,氯法齐明还被用于治疗结核病和其他非典型分枝杆菌感染。

表 35-3　药物机制——沙利度胺和氯法齐明

药物名称	机制	由此产生的临床效果
沙利度胺	1 镇静催眠作用 2 免疫调节/抗炎作用* 3 对神经组织作用 4 对血管组织作用 5 致畸机制不明 6 周围神经病变机制未知	麻风结节性红斑治疗（机制 1、2） 皮肤红斑狼疮治疗（机制 2） 口腔炎/白塞病的治疗（机制 2） 结节性痒疹/光化性痒疹治疗（机制 1、2、3） 卡波西肉瘤（机制 4）
氯法齐明	1 抗菌作用 2 抗炎作用 3 选择性免疫调节 4 亲脂性和晶体代谢物沉积	麻风病/非典型分枝杆菌感染的治疗（机制 1、2、3） 慢性皮肤红斑狼疮治疗（机制 2、3） 色素沉着:由于氯法齐明沉积以及刺激色素沉着过多（机制 4） 干燥症,可能进展为鱼鳞病（机制未知） 腹部疼痛,短暂胃肠功能紊乱;脾梗死罕见（机制 4） 可能的心脏毒性（机制未知）

* 通过抑制 TNF-α 的释放和活性

皮肤科超适应证用药

炎症性皮肤疾病

关于炎症性疾病,多个报告讨论了采用氯法齐明治疗经典的和恶性的坏疽性脓皮病[37-38]。小的病例系列和病例报告支持氯法齐明治疗其他炎症性、肉芽肿性、感染性病变的试验。通过衡量应答率和缓解率,治疗结果的成功与否充满变数。虽然氯法齐明用于治疗一系列皮肤病,但它不作为其中任何疾病的首选药物。

氯法齐明很少单独使用,多数情况下与其他抗菌剂或抗炎药合用。它不影响氨苯砜的生物利用度。它会轻微改变利福平的药效学,与异烟肼同时使用时其在尿液和血浆的水平略微升高。这些改变的临床意义基本可以忽略不计。氯法齐明剂量通常为 50~300mg/d,有报告称一些研究者使用剂量高达 400mg/d。较大剂量通常每天分为 3~4 次给予。临床应答发生后,可尝试缓慢减量至维持剂量。

不良反应

对皮肤的影响

氯法齐明通常是安全的,且耐受性良好[36]。

问题 35-4 其最常见的不良反应是开始使用 2~4 周内皮肤开始可逆的橙褐色变色。其原因不仅是直接的药物沉积,而且也因为诱导色素沉着过多。泪液、汗液、头发、唾液、乳汁、尿液和粪便也有这样的变色。通常停止用药后数月内自行消退。约有 30% 的患者会产生泛发的干燥症,进展成鱼鳞病也并不少见[36]。

对全身的影响

问题 35-4 罕见的、更严重的不利影响可由药物晶体沉积在内脏里导致[36]。其发生通常与剂量和疗程相关。在小肠沉积罕见引起致命性肠病。脾梗死和嗜酸性肠炎也有报道。曾有一例报告显示,在预先存在的电解质紊乱情况下使用氯法齐明造成心律失常。较为轻微的常见不良反应包括腹部绞痛、恶心、腹泻等。指甲变化、足背水肿、白癜风恶化也有所报道。

药物相互作用

涉及氯法齐明的药物相互作用相对较少[36]。与利福平或异烟肼合用需谨慎,这些相互作用的风险相对较低。需要注意的是,同时使用氨苯砜与氯法齐明是可以接受的。

监测指南

对氯法齐明敏感的人群是绝对不能使用的。对于妊娠（C 级）和哺乳期，以及患者预先存在胃肠道（GI）疾病或易发生电解质紊乱者是相对禁忌的。监测应侧重于胃肠道症状。

接受的剂量超过 100mg/d 的患者应定期评估肝功能[36]。电解质正常者可以谨慎使用。

持续评估皮肤的变色和其对患者可能的心理影响也是必要的。

秋水仙碱

秋水仙碱是从秋水仙的种子和块茎中提取的一种生物碱。几百年来秋水仙属被用于急性痛风的治疗。秋水仙碱也是治疗家族性地中海热的首选药物[39]，并经常用于治疗 PMN 浸润的皮肤病[39]。

药理学

秋水仙碱的化学式为 $C_{22}H_{25}O_6N$（图 35-1）。秋水仙有广泛的来源，因而秋水仙碱的商业制剂仍由这种开花植物的提取物衍生得到。秋水仙碱必须避紫外线光存储，光线使其降解为无疗效的产物。口服后 30～120min 达到血浆峰值浓度。药物在肝代谢。主要通过胆汁由粪便排出，也有 10%～20% 的药物原形经尿排出[39]。

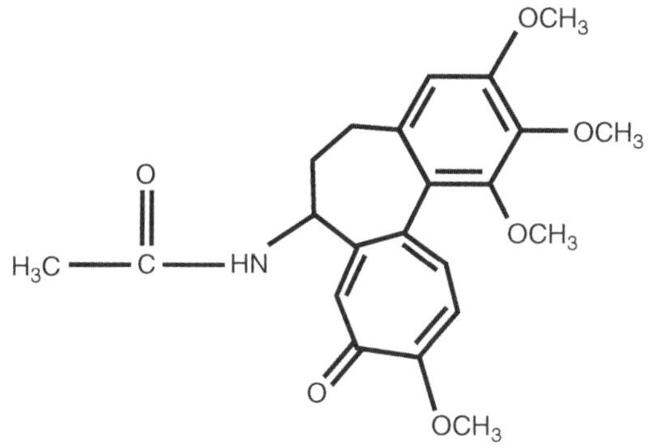

图 35-1　秋水仙碱化学结构

作用机制

问题 35-5 秋水仙碱大量富集于白细胞。它结合到微管蛋白二聚体上，阻止其组装成微管。这导致有丝分裂阻滞在中期，并干扰细胞运动和趋化。因而其既抗有丝分裂又抗炎。秋水仙碱也已证实可以减少 PMN 黏附于内皮细胞以及干扰溶酶体降解。秋水仙碱还可结合到许多其他的蛋白质，这可能解释了其在体外抑制肥大细胞脱颗粒释放组胺、抑制甲状旁腺素和胰岛素释放以及抑制载黑素细胞（如两栖动物的皮肤黑素细胞）黑素体运动的能力[39-40]。

临床应用

框 35-1[40-65] 列出了秋水仙碱的适应证和禁忌证。

框 35-1　秋水仙碱适应证及禁忌证[40-65]

FDA 批准的适应证
没有特定的皮肤适应证

皮肤科超适应证用药

嗜中性皮肤病/大疱性皮肤病
　白塞病[40-43]
　口疮性口腔炎[44]
　皮肤疱疹[45]
　急性发热性嗜中性皮肤病[46]
　线状 IgA 大疱性皮肤病[47-48]
　IgA 天疱疮[49]
　大疱性表皮松解症[50]
血管炎
　白细胞碎裂性血管炎[51-53]
　荨麻疹性血管炎[54]
丘疹鳞屑性皮肤病
　银屑病[55-56]
　掌跖脓疱病[57]

自身免疫性结缔组织疾病
　皮肌炎[58-59]
　硬皮病（进行性系统性硬化病）[58]
　复发性多软骨[60]
其他皮肤病
　厚皮性骨膜病[61]
　Ⅱ型麻风反应[62]
　皮肤松弛症[63]
　光化性角化病[64]
　尖锐湿疣[65]

禁忌证

绝对禁忌证
　秋水仙碱过敏
　恶血质

相对禁忌证
　严重的消化系统、肾、肝或心脏疾病

妊娠期用药——C 级（肠外形式属于 D 级）

皮肤科超适应证用药

嗜中性皮肤病

秋水仙碱治疗急性痛风性关节炎及家族性地中海热的价值是公认的，包括 2009 年美国 FDA 批准其（Colcrys）用于急性痛风红斑。秋水仙碱也能很好地用于白塞病（嗜中性皮肤病为主）的治疗。尽管不同研究结果相矛盾，但还是有秋水仙碱对白塞病的口腔、生殖器和眼部病变改善的记录，并对结节性红斑和关节的并发症有益[40-43]。

白塞病的嗜中性粒细胞浸润和白细胞趋化增强也可见于复发性阿弗他口炎，而秋水仙碱也可治疗该病[44]。有病例报道，秋水仙碱可有效用于治疗疱疹样皮炎、急性发热性嗜中性皮肤病、儿童和成人的线性免疫球蛋白 A（IgA）大疱性皮肤病、IgA 型天疱疮和大疱性表皮松解症[45-50]。

血管炎

应用秋水仙碱治疗皮肤白细胞碎裂性血管炎还存在争议。一项前瞻性随机对照试验表明秋水仙碱没有比安慰剂显著的治疗效果，但某些患者使用秋水仙碱时治愈而在停药后复发[51]。许多非对照试验报告支持使用秋水仙碱治疗慢性皮肤白细胞碎裂性血管炎，多数患者可达到疾病完全控制或减少皮质类固醇用量[52-54]。秋水仙碱对相关性关节炎也有良好的效果[52]。一例报告显示，秋水仙碱可缓解慢性冷纤维蛋白原血症相关性下肢溃疡，而高剂量己酮可可碱疗法并未成功[66]。

丘疹鳞屑性皮肤病

因为秋水仙碱能抑制中性粒细胞并且具有抗有丝分裂活性，理论上有利于治疗银屑病和掌跖脓疱病。在一些患者中已观察到有利结果。但尽管如此，该法最多只是非标准的替代疗法[55-57]。秋水仙碱可能是治疗薄银屑病皮损最有效的药物，并且是通过其他疗法使得病情缓解后最有效的维持药物[55]。

其他皮肤病

基于对皮肌炎和进行性系统性硬化病（PSS）中的钙质沉着的抑制，秋水仙碱抗局部炎症的性质也有报告。然而长期用秋水仙碱治疗一直没有防止 PSS 患者病情恶化。少数报告表明，秋水仙碱可能对其他疾病有效，包括复发性多软骨炎[60]、厚皮性骨膜病合并肢端骨溶解[61]和轻至中度Ⅱ型麻风反应[62]。在一例病例中，皮肤松弛症主要的炎症成分对秋水仙碱有应答。一些研究表明，局部使用秋水仙碱能有效地治疗光线性角化病以及尖锐湿疣[64-65]。

不良反应

胃肠道反应

秋水仙碱治疗皮肤病的剂量通常为每次 0.6mg，2～3 次/天，随后依病情逐渐减量。 问题 35-6 对于某些患者，在开始时每日 1 次治疗，并逐步增加频率，经过数周强化，耐受性增加。秋水仙碱的治疗剂量会改变空肠和回肠功能，如腹部绞痛、蠕动过强和水样腹泻常常会在每天服用 3 次时发生[39]。腹泻可以用含铝抗酸剂（Amphojel、Alternajel）或特定口服止泻药物（如洛哌丁胺）控制。

秋水仙碱过量

秋水仙碱过量可引起霍乱样综合征，表现为脱水、低血钾、低血钠、代谢性酸中毒、肾衰竭，并最终引发休克[39,67]。也可能发生呼吸窘迫综合征、弥散性血管内凝血以及骨髓衰竭。其他毒性表现包括肝衰竭和晚期中枢神经系统紊乱。有报道称急性中毒患者发生肌病、低血钙、脱发、口腔炎和迟发性皮肤卟啉症，但最终存活[39,67]。

每天 1mg 长期使用秋水仙碱可能会出现慢性中毒。并发症包括白细胞减少、再生障碍性贫血、肌病、脱发等。另有报道无精子症和巨幼细胞贫血继发于维生素 B_{12} 吸收障碍[39]。

监测指南

至少每 3 个月应进行全血细胞计数（CBC）、血小板计数、血清多相分析和尿液常规检查[46]。治疗最初几个月每月监测也是合理的。秋水仙碱不应在妊娠期[53]（C 级）使用。

延胡索酸酯

延胡索酸酯（FAE）已被用于治疗银屑病长达几十年。药物主要在欧洲（尤其是德国）使用，目前在美国不可用。口服制剂通常是酯的混合物。目前还不清楚这些物质的混合物内是否有单一活性成分，抑或是混合物相加或协同效应起作用[68]。

在对照研究中 FAE 似乎对银屑病有适度的活性，相比于治疗这种疾病的许多其他药物有较少的严重不良反应。常见的不良反应包括潮红和胃肠道问题。较严重的不良反应少见[69]。

金制剂

金疗法指用金制剂作治疗药物，而且这是一种行之有效的用于类风湿关节炎的治疗方式。金疗法主要被用于皮肤病治疗的二线治疗，如盘状红斑狼疮和天疱疮。

药理学

在 1985 年金诺芬作为口服药出现以前，金制剂只能在肠道外使用。硫代葡萄糖金和硫代苹果酸金这两个肠外制剂可被完全吸收。每种药物具有大约 6 天的半衰期，并且 70% 在尿中排出。与之相比，金诺芬只有 25% 被吸收，具有更长的半衰期（约 21 天），并主要经肝胆途径排泄。金制剂在网状内皮系统、肾和肾上腺中富集到最高浓度。肠外给药比口服有更多的组织富集[70]。

作用机制

问题 35-7 体外实验中，金制剂抑制吞噬细胞、巨噬细胞和 PMN 的趋化反应[70-71]。金化合物也抑制补体级联的第一组分，干扰前列腺素的合成，并抑制可能传播炎症的溶酶体酶[70]。金制剂治疗天疱疮的机制可能是通过抑制表皮细胞溶酶体酶降解来干扰水疱形成[72]。虽然抗表皮抗体滴度随着金制剂的加入而降低，但金化合物既不直接抑制抗体合成，也不抑制天疱疮抗体与表皮抗原的结合[72]。目前已经观测到使用金制剂治疗天疱疮时，有缺陷的朗格汉斯细胞抗原呈递趋于正常[73]。

临床应用

框 35-2 列出了金制剂的适应证与禁忌证[70,73-82]。

框 35-2 金制剂的适应证与禁忌证[70,73-82]

FDA 批准的适应证
没有特定的皮肤科适应证
超适应证皮肤科应用

自身免疫性结缔组织疾病	大疱性皮肤病
盘状红斑狼疮[70,74]	寻常型天疱疮[70,73,76-79]
系统性红斑狼疮[75]	天疱疮[80,81]
丘疹鳞屑性（关节炎）	良性黏膜类天疱疮[82]
银屑病关节炎[70]	大疱性表皮松解症（EBA）[82]

禁忌证

绝对禁忌证*（特别是如果之前注射金制剂发生过不良反应）	相对禁忌证 无
在此之前对金有过敏反应	
剥脱性皮炎	
再生障碍性贫血或其他严重血液疾病	
坏死性小肠结肠炎	
肺纤维化	

妊娠期用药 ——C 级

*特指口服金制剂（金诺芬）的禁忌证

适应证

自身免疫病

美国 FDA 批准金疗法用于治疗类风湿关节炎。它也被用于治疗银屑病关节炎、慢性皮肤（盘状）红斑狼疮（CCLE）和天疱疮[70]。在毒性较低的抗疟药合成前，肠外使用金盐普遍被用于治疗 CCLE。金制剂仍然是 CCLE 其他治疗无效或不能耐受时的治疗选择[74]。金制剂治疗系统性红斑狼疮的作用尚未确实[75]。

大疱性皮肤病

肠外金制剂一直被主张作为治疗寻常型天疱疮和落叶型天疱疮的辅助药物。数个病例报告和小型系列研究认为其可减少糖皮质激素的剂量，同时减少抗桥粒黏蛋白抗体效价，并使疾病活动性降低[76-79]。然而，尽管大多数报告支持使用金制剂辅助治疗天疱疮，但并没有进行对照研究。尽管寻常型天疱疮和落叶型天疱疮患者口服金制剂的疗效已有报道，但其经验有限[78.81]。金化合物也被提倡用于治疗良性黏膜类天疱疮和获得性大疱性表皮松解症[82]。

不良反应

皮肤黏膜反应

皮肤黏膜的不良反应的发生率肠外金疗法为 40%，金诺芬为 10%～30%[82]。停止用药后，扁平苔藓样或玫瑰糠疹样皮疹仍可见并可能持续数月[70.83]。可能发生黄金唇炎和口腔炎，伴或不伴有皮炎。当确实发生显著的皮炎，应暂停治疗，但往往以较低的剂量重新开始治疗后并不会触发复发性皮肤毒性[70.83]。

胃肠道反应

服用金诺芬的患者中 35%～40% 有腹泻，症状通常在剂量降低后可得到控制。金制剂引起的肠炎和肝内胆汁淤积鲜有报道[70]。

对肾功能的影响

蛋白尿的发生频率为 2%～10%，更常见于使用非肠道制剂者[82]。如果能较早发现，金制剂引发的肾病一般预后良好。治疗暂停直至尿的变化消失，然后可在较低剂量再次使用。更严重的肾毒性是罕见的[70-71]。

血液系统影响

血液系统的不良反应最常见于胃肠外给药，有 1%～2% 患者发生，包括白细胞减少、血小板减少、嗜酸性粒细胞增多，并在极少数情况下发生再生障碍性贫血。这些反应是由直接的骨髓毒性或超敏反应造成的[70,82]。极度白细胞减少（< 4000 个 /mm³）或血小板减少（< 1 × 10⁶ 个 /mm³）需停止金制剂治疗，直到金制剂造成异常的机制被明确。现已经注意到嗜酸性粒细胞增多是金制剂皮炎的预兆[71]。

其他不良反应

突然呼吸困难伴双肺弥漫性浸润是罕见的反应，可进展为慢性肺纤维化。罕见的神经系统并发症包括急性进行性多发性神经病变和弥漫性震颤[70]。肝内胆汁淤积症和罕见肝坏死也曾有报道[84]。

金化合物可引起角膜炎与角膜溃疡,可沉积在角膜和晶状体,造成金质沉着病[70-71]。

亚硝酸盐样反应是一种血管舒缩性反应,特征是面部潮红、头晕、金属味口气、低血压和晕厥,且发生在注射金制剂 10min 内。亚硝酸盐样反应几乎完全发生于硫代丁二酸金钠制剂[85]。

口服和注射金制剂不良影响比较

注射和口服金制剂的不良反应发生率有显著不同。蛋白尿近 6 倍地频繁发生于注射金制剂,而腹泻 3 倍可能发生于口服金制剂。口腔炎和各种皮疹略微更频繁见于注射金制剂。两种给药方法对血液和肝的不良影响发生类似(见 Ridaura 说明书)。

监测指南

用金疗法时实验室监测是强制性的。初次检查应包括全血细胞计数与分类白细胞计数、血小板计数、肝功能检查和尿液分析。此后,全血细胞计数与分类白细胞计数、血小板计数和尿液分析应该在每次静脉注射前进行检查,并对口服金诺芬进行每月检查。还应每 1~2 个月监测肝酶和胆红素[82]。

治疗指南

成人肠外治疗起始剂量为 10mg 肌内注射。1 周后 25mg 肌内注射一次,再随后两周 1 次 50mg 肌内注射。一旦获得临床应答,注射时间间隔可以延长或减少每周剂量。儿童最初为每周 1mg/kg 注射,其后注射间隔延长至 2~4 周[70]。

对于成人,金诺芬治疗起始是在 2 次/天,每次 3mg[70]。对特定患者每日总剂量可达 9mg。当达到疾病控制后,每天 1 次服用金诺芬 3mg 可维持控制。与肠外金制剂治疗相比,金诺芬的治疗时间及达到治疗应答的时间间隔较长[79]。需要肠外金制剂累积剂量 > 1000mg 或金诺芬疗程至少 6 个月来确定金制剂对各种皮肤疾病的治疗功效[82]。

金制剂治疗的相对禁忌证包括患有肾病或肝病、炎性肠病、之前有金诱发皮炎病史和骨髓抑制。金制剂在妊娠期间的安全性尚未确定。金制剂可以大量穿过胎盘。它可使动物致畸,尽管还没有报道,但必须假定金制剂潜在对人类致畸(妊娠期用药分级为 C 级)[82]。

尼克酰胺

药理学

烟酸(尼克酸、维生素 B_3)是日常饮食中必需的

成分,其缺乏可能导致糙皮病(烟酸缺乏症)。在人体内由烟酸转化成的尼克酰胺(烟酰胺)是一种氧化还原过程中接受氢的重要辅酶,该过程对组织呼吸至关重要[86]。烟酸和尼克酰胺都是由胃肠道吸收并分散到各组织的。

作用机制

问题 35-8 尼克酰胺的抗炎作用有几种可能的机制。尼克酰胺抑制聚腺苷二磷酸核糖聚合酶-1(PARP-1,一种能够增强核 κB 因子转录的内切核酸酶)。这一过程的抑制会使黏附因素失调,从而改变白细胞趋化反应[87]。尼克酰胺可以减少溶酶体酶的释放,通过抑制环腺苷酸磷酸二酯酶(cAMP PDE)稳定白细胞,同时抑制淋巴细胞转化及抗体的产生。正因为后者,这种药尤其适用于抗体调节类疾病,如大疱性类天疱疮[87]。另有报告称尼克酰胺可以有效抑制肥大细胞脱颗粒作用,从而避免血管活性胺(如组胺和嗜酸性粒细胞趋化因子)的释放,并提供了其他治疗大疱性类天疱疮的另一有效机制[88]。

外用尼克酰胺保留了这些抗炎作用,使其成为一种潜在的治疗痤疮的有效辅助成分。外用尼克酰胺同时可以通过减少表皮水分流失、增加蛋白质(如角蛋白)和角质层中神经酰胺的途径来稳定表皮屏障功能,并加速角质细胞分化。这些作用使其成为一种极有吸引力的治疗皮肤衰老的外用方法[89]。

临床应用

皮肤科超适应证用药

皮肤科总体应用

尼克酰胺可用于预防糙皮病和治疗由于营养不良造成的哈特纳普病或类癌瘤[86]。最令人感兴趣的是,尼克酰胺被报道可以用于治疗自身免疫性大疱性皮肤病,包括类天疱疮[88,90-91]、疱疹样皮炎和线状 IgA 皮肤病[92]。近些年来,它也被用于治疗持久性隆起性红斑[95]、多形性日光疹[96]、环状肉芽肿[97]和脂质渐进性坏死[98]。最近研究表明,尼克酰胺配合壬二酸、叶酸、铜、吡哆醇可以作为一剂"处方膳食补充剂"有效治疗痤疮。

外用尼克酰胺的作用包括改善表皮屏障功能和角质细胞分化来有效抵抗皮肤衰老,改善异烟肼引起的糙皮病样皮损、加速伤口愈合、抗炎和通过油脂抑制作用来治疗寻常痤疮和酒渣鼻[89]。外用尼克酰胺同时可以降低紫外线辐射造成的免疫抑制,因此可作为有效的防晒霜附加成分[99]。但因为尼克酸不能充分地穿

透表皮，目前还没有应用到外用治疗。

大疱性皮肤病

一项随机开放的试验表明，将四环素和尼克酰胺同时使用来治疗大疱性皮肤病和使用泼尼松有相同的效果并且不良反应较少[90]。小部分人建议，尼克酰胺和四环素的组合可以有效代替落叶型天疱疮和红斑型天疱疮中的皮质类固醇，还可以作为治疗寻常型天疱疮的辅助药物来减少（而不是代替）皮质类固醇的使用。评估仅仅使用烟酸治疗自身免疫性大疱性疾病和持久性隆起性红斑的功效由于联合使用四环素和红霉素的原因被复杂化了。有学者假设，这些抗生素的抗炎特性与尼克酰胺在治疗过度的中性粒细胞趋化中可起到协同治疗作用[88,90]。因为四环素单独使用也可以治疗大疱性类天疱疮，尼克酰胺在治疗大疱性皮肤病过程中的确切作用很难评估[100]。但曾有一例报道显示单独使用尼克酰胺对局部大疱性类天疱疮有效[101]。

光照性皮肤病

一些学者认为，尼克酰胺可以有效避免多形性日光疹的发生[96]。但其他人用光试验并没有证明有这种效果[102]。

给药策略

在治疗大疱性类天疱疮[85,90]和肉芽肿性疾病[97-98]时，尼克酰胺的平均剂量为每次 500mg，每日 3 次。大多数临床医生开始治疗时，使用 200～300mg，每日 3 次。尽管剂量低却也是有效的。四环素的剂量通常为每次 500mg，每日 4 次。由于四环素而产生肠胃不适的患者，可以使用二甲胺四环素，每日 2 次，每次 100mg[88,90]。多西环素和尼克酰胺同时使用也有大量的临床经验。

不良反应

尼克酰胺被认为是一种非常安全的药物，不良反应极少。关于不良反应的其他信息可见于精神分裂症的旧文献（每日使用剂量为 3～12g）。头痛和胃肠不适偶有发生。肝中毒被认为是极其罕见的，但长期大量使用药物的患者仍需检测肝功能[103]。尽管烟酸是一种强效血管扩张剂，但是尼克酰胺并不是，所以一般不认为尼克酰胺和面色潮红及其他前列腺激素引发的不良反应有关[103]。

监测指南

与烟酸逆向影响葡萄糖耐受性曲线不同，尼克酰胺没有此作用。但仍然建议监控糖尿病患者的使用。与其他降脂药使用时，尼克酸可能增加肌病的风险[103]。虽然类似的风险还没有在尼克酰胺的使用中发现，仍需保证密切监测[104]。

非甾体消炎药

药理学

非甾体消炎药（NSAID）是指有取代酚或苯环基的化合物，可抑制花生四烯酸的环加氧酶（COX）或脂氧合酶转化。这种抑制作用阻碍炎症介质前列腺素和白三烯的生成[105]。这些药物在皮肤科用途很广。最常用的 NSAID 及其分类见表 35-4。

表 35-4　非甾体消炎药的分类和举例

分类	举例	商品名
非选择性的 COX-1 和 COX-2 抑制剂		
吲哚/茚乙酸	依托度酸	Lodine
	吲哚美辛	Indocin
	舒林酸	Clinoril
杂环乙酸	双氯芬酸	Voltaren
	酮咯酸	Toradol
	托美丁	Tolectin
芳基丙酸	非诺洛芬	Nalfon
	氟比洛芬	Ansaid
	布洛芬	Motrin, Advil
	酮洛芬	Oruvail
	萘普生	Naprosyn, Alleve
	奥沙普秦	Daypro
邻氨基苯甲酸（灭酸酯类）	甲氯芬那酸	Mylan
	甲芬那酸	Ponstel
烯醇酸（吡唑烷酮类）	美洛昔康	Mobic
	吡罗昔康	Feldene
	保泰松*	Butazolidin
烷酮	萘丁美酮	Relafen
选择性 COX-2 抑制剂		
	塞来昔布	Celebrex
	罗非昔布*	Vioxx
	伐地考昔*	Bextra*

Brunton LL, Lazo JS, Parker KL (Editors). Goodman & Gilman's The Pharmacological Basis of Therapeutics, 11th ed. New York: McGraw-Hill; 2006. p. 675-80.
* 该药已不在美国市场上销售

临床应用

皮肤科超适应证用药

结节性红斑

阿司匹林已经用于结节性红斑的治疗，虽然报告表明吲哚美辛是本病更好的药物选择[106-107]。萘普生也被证明是有效的[108]。

急性发热性嗜中性皮肤病

在一个非盲非随机试验中，已证明吲哚美辛是急性发热性嗜中性皮肤病有效的一线治疗，18 例患者中的 17 例治疗有效[109]。通常吲哚美辛 $100 \sim 150 mg/d$，分次服用。

痤疮

虽然不常用，但 NSAID 已被证明可有效治疗痤疮。在一个研究布洛芬和四环素的双盲试验中，统计证明两种药物联用治疗重度痤疮，优于单独使用以及安慰剂的效果[110]。

红斑性肢痛病以及相关疾病

阿司匹林已被证明可有效治疗红斑性肢痛病[111]。本病的特点是剧烈烧灼样疼痛、潮红、手足温度升高，通常由温热环境、运动和药物依赖引起。虽然有治疗失败的报道，但每日单剂量阿司匹林能够显著减缓某些患者症状[112-113]。据报道，应用阿司匹林得到的缓解可持续数天，而应用吲哚美辛得到的缓解持续不超过 24h。这种差异是由于阿司匹林造成血小板环加氧酶不可逆失活，而吲哚美辛对此酶的抑制是可逆的[111]。肢端缺血并发症见于血小板增多症和真性红细胞增多症，阿司匹林治疗有效[114]。此外，有报道阿司匹林可治疗儿童的血小板捕获 Kasabach-Merritt 综合征[115]。

烟酸诱导的皮肤反应

阿司匹林 325 mg 可抑制由烟酸治疗引起的面部潮红、瘙痒、发热以及刺痛感[116]。

继发于系统性疾病的瘙痒

虽然有报道吲哚美辛帮助缓解晚期 HIV-1 感染的皮肤瘙痒[117]，但 NSAID 通常无法缓解常见的皮肤病相关瘙痒[118]。与此相反，通常阿司匹林治疗真性红细胞增多症的瘙痒症有效，这种疾病的特征是皮肤肥大细胞数量增加。阿司匹林直接抑制肥大细胞前列腺素的新陈代谢[119]。

肥大细胞增多症

最好在足够的 H_1 和 H_2 抗组胺药首次阻断治疗后，谨慎加用阿司匹林控制系统性肥大细胞增多症症状。阿司匹林能有效地抑制前列腺素 D_2 的生成，前列腺素 D_2 是系统性肥大细胞增多症的重要介质。阿司匹林治疗的期间应非常谨慎，因为已报道其造成严重的低血压发作并最终导致死亡[120]。低于前述剂量的阿司匹林已足够[121]。

荨麻疹及荨麻疹性血管炎

NSAID 已经用于治疗多种类型的荨麻疹并取得一些疗效。已证明 NSAID 尼美舒利和肥大细胞脱颗粒抑制剂酮替芬联用对各种物理性荨麻疹有效[122]。阿司匹林对非免疫性接触性荨麻疹有效[123]。阿司匹林、吲哚美辛和布洛芬都可以改善延迟性压力性荨麻疹[124]。阿司匹林也被用于阿司匹林诱发的荨麻疹和血管性水肿的脱敏治疗[125]。有研究发现吲哚美辛与热脱敏治疗结合，治疗局部热性荨麻疹有效[126]。最后，已证明可选择吲哚美辛治疗荨麻疹性血管炎[127]。

紫外线诱发红斑

有学者研究了 NSAID 减少晒伤的作用。有记录显示阿司匹林可以显著但不完全抑制紫外线 B（UVB）诱发的红斑，口服和外用吲哚美辛也有同样的效果[128-129]。外用吲哚美辛能抑制紫外线 A（UVA）诱导的和补骨脂素加紫外线 A（PUVA）诱导的炎症[129]。最近的研究证明，某些患者在模拟阳光紫外线照射后口服塞来昔布，其红斑和增殖细胞核抗原受到抑制。值得注意的是，在这项研究中只有半数患者治疗有效，提示需要确定最终受益于这种治疗的个体可能特征[130]。最后，在一个随机双盲研究中显示使用 0.1% 双氯芬酸钠凝胶，可治疗表浅的自然晒伤，缓解疼痛、减轻红斑[131]。

恶性肿瘤的化学预防

NSAID 除了明显的抗炎特性，还具有抗肿瘤性质。 问题 35-9 NSAID 被认为通过环加氧酶依赖和非依赖的两条途径来影响皮肤肿瘤发生[132]。NSAID 双氯芬酸是诱导型环加氧酶-2（COX-2）的强效抑制剂。双氯芬酸使前列腺素合成减少，而前列腺素在光化受损的皮肤中增多[133]。虽然确切的作用机制尚未完全明确，但 FDA 批准外用 3% 双氯芬酸及 2.5% 透明质酸治疗光线性角化病。局部涂抹这种凝胶，每日 2 次，使用 $60 \sim 90$ 天，疗效与外用氟尿嘧啶相似。总体而言，局部制剂耐受性良好，最常见的不利影响是应用部位红斑[134]。已经证明双氯芬酸凝胶是安全的，并可能预防器官移植患者的浸润性鳞状细胞癌[135]。在一项研究中，双氯芬酸凝胶可减慢播散性浅表光线性汗孔角化病的进展[136]。

问题 35-9 NSAID 的抗肿瘤作用是一个不断发展的领域。在 UVB 照射的人角质形成细胞以及人类鳞状细胞中 COX-2 明显上调[137]。在无毛小鼠的研究中，选择性 COX-2 抑制剂塞来昔布明显地抑制了光致癌后新的皮肤癌的发展，这种效应最有可能是通过抑制肿瘤生成造成的[138]。在类似的无毛小鼠研究中，塞来昔布和非特异性 NSAID 吲哚美辛都能阻断紫外线引起的皮肤肿瘤产生。虽然紫外线引起的皮肤 COX-2 表达没有改变，但紫外线诱导表皮前列腺素生成均被上述两种药物阻断[139]。研究也证实了对长期照射的小鼠皮肤外用萘普生可降低肿瘤形成的发生率，可能是由于其降低 PGE2 的同时增加 TNF-α[140]。

问题 35-9 下一个合乎逻辑的步骤是使用口服 NASID 作为高危患者的非黑色素瘤皮肤癌化学预防的临床试验[132]。不幸的是，由于选择性 COX-2 抑制剂使心血管事件的风险增加，这样的研究难以开展[132]。由于选择性和非选择性 COX-2 抑制剂破坏肾血流动力学，很难用于肾移植患者和老年人，而这些特定人群本身是会从药物预防措施中受益最多的人群[132]。NSAID 的化学预防作用值得在设计良好的临床试验中进一步研究。非选择性 COX-2 抑制剂可能是这个不断发展的领域中最重要的药物。

不良反应

显然，NSAID 在皮肤科不是以其对上述皮肤病的治疗作用，而是因其皮肤不良反应而众所周知。关于这个问题有几个全面的综述[141-143]。常见的 NSAID 诱发的皮肤药物反应包括潜在的严重的疾病，如重症多形红斑、中毒性表皮坏死松解症和过敏样反应。

青霉胺

青霉胺是青霉素的降解产物。它是重金属（如铜、金、铅、汞、锌）的强螯合剂，可以促进重金属通过尿液排出。除皮肤病外，青霉胺还适应于重金属中毒性胱氨酸尿症、肝豆状核变性、原发性胆汁性肝硬化和类风湿关节炎的治疗。皮肤病学家最初主要使用青霉胺治疗各种形式的 PSS，其中最主要是用于原发局灶性 PSS 的治疗。现在因为其常见不良反应较多，其效果可信力度小，并且有更多其他的治疗方案可供选择，青霉胺的应用正逐渐减少。实际上，比起使用青霉胺，现在皮肤病学家更多见到的是因使用青霉胺引发皮疹的案例。

药理学

青霉胺主要的药理学概念见表 35-2。口服青霉胺的吸收率波动在 40%～70%，可因食物及镁铝盐抑酸剂吸收减少，此外因 PSS 患者的胃肠表现而减少。初次服药其母体化合物的血浆达峰时间在 1～3h 内，半衰期同样接近 1～3h[144]。通过肝代谢，大部分青霉胺转化为二硫化物和无机硫酸盐。二硫化物在治疗效应和毒性效应中发挥主要作用。二硫化物易与血浆蛋白结合不被肾排出。这些代谢产物在治疗最初的几周累积，一旦停止治疗则缓慢排出。未代谢的药物主要经肾排出，未吸收的药物可在粪便中发现。

作用机制

青霉胺与铜结合可用于同时进行肌内注射铜治疗的 Mendes 综合征患者。其不同的抑制胶原成熟的机制可使其用于治疗 PSS[145]。

临床应用

皮肤科超适应证用药

大多数 PSS 患者起始剂量为每日 150～250mg，可在 1～3 个月内每日增加 150～250mg，直到获得满意的缓解率或毒性作用出现（通常在 750～1500mg/d）。治疗通常需要维持数月，治疗的应答和缓解时间因人而异。维持治疗时尽量不中断。Jimenez 和 Sigal[146] 在一项为期 15 年的使用青霉胺治疗 PSS 的前瞻性研究中发现，皮肤的治疗应答率可以超过 90%。

禁忌证

对青霉胺过敏、伴有肾功能损害的患者及孕妇和儿童应关注剂量调整和用药注意事项。对于同时使用金制剂、保泰松、羟基保泰松、抗疟疾药、细胞毒性药物的人群，青霉胺是相对禁忌的。

不良反应

一般反应

通常不良反应包括恶心、呕吐、腹痛和腹泻。关于使用青霉胺引起的非皮肤的不良反应列表非常详尽。其他可能的不良反应中，临床医生需警惕蛋白尿、血液和血小板病及肝损伤等。关于这个问题，Bialy-Golan 和 Brenner[147] 在其最近发表的综述中有详细讨论。

皮肤黏膜反应

问题 35-10 有幸参加皮肤病学执业考试的每个人都对青霉胺相关的皮肤反应耳熟能详。皮肤的不良反应包括大疱皮肤病（包括不同种类的天疱疮、良性黏膜类天疱疮或大疱性类天疱疮、获得性大疱性表皮松解症）、狼疮样综合征、扁平苔藓、匐行性穿通性弹力纤维病、弹性纤维性假黄瘤。其他少见者包括特征性的指甲改变（一种罕见的皮肤病）和肺出血肾炎综合征。

碘化钾

自 18 世纪中期，碘化钾就成为医用药物，最开始用于梅毒、寻常狼疮、湿疹及银屑病等疾病的治疗。虽然在当前已经有很多药物可治疗这些疾病，但是碘化钾在孢子丝菌病、结节性红斑等皮肤病的治疗中仍然不可替代[148-149]。

药理学

作用机制

碘化钾在体外对申克孢子丝菌不起作用。因此，碘化钾发挥药效很可能是宿主对某生物体的免疫或非免疫应答变化所介导的。感染性肉芽肿和坏死组织中碘聚集，从而抑制肉芽肿的进一步形成[149]。

Schulz 和 Whiting[148]教授推测碘化钾在过敏性疾病（如结节性红斑）中的作用机制，他们认为肝磷脂介导的免疫抑制作用是碘化钾发挥作用的原因。肝磷脂是由肥大细胞在碘作用下大量释放的，它能够抑制迟发型超敏反应的发生[149]。此外，碘化钾还能抑制活化的 PMN 产生炎性氧中间体，这可能是阻止组织的自身氧化损伤的途径之一[148]。

临床应用

框 35-3[148-160]列出了碘化钾的适应证和禁忌证。

皮肤科超适应证用药

孢子丝菌病

虽然口服伊曲康唑在很大程度上取代了碘化钾，但碘化钾对于淋巴皮肤孢子丝菌病仍然是很有效的药物。在一孢子丝菌病病例中，先用伊曲康唑治疗失败后，再用碘化钾治疗仍有效[150]。另有报道碘化钾可治疗皮下毛霉病[151]。孢子丝菌病的初始剂量为 5 滴饱和溶液（每滴含 67mg 碘化钾），混合在牛奶或果汁中，每天 3 次。剂量缓慢增加，大约每周增加 3～5 滴，直到每次至少 15 滴，每天 3 次为止。在个别患者中，可能需要达到每次 50 滴、每天 3 次的剂量。皮损通常在 2～4 周愈合，此时治疗需再持续 2～4 周[152]。在一项随机非盲试验中，每天给药 1 次与同剂量分多次给药一样安全有效，且依从性会大大提高[154]。

脂膜炎

鉴于碘化钾在亚急性结节性游走性脂膜炎的良好疗效[154]，Schulz 和 Whiting 教授想到用碘化钾来治疗

结节性红斑和结节性血管炎[148]。在他们的 45 例患者中，有 40 例出现应答，症状在 2 天内缓解，并且在平均 2 周内皮损消失。随后的非对照试验也印证了碘化钾在这些疾病中的有效性[148,153]。对于那些刚发病不久就接受治疗的患者，临床应答往往会更好。尤其是伴有全身症状（如发热和关节痛等）的患者，这类患者症状改善最为显著[155]。剂量为每日 360～900mg，大多数患者每天 900mg。

框 35-3　碘化钾的适应证 & 禁忌证[148-160]

FDA 批准的适应证
没有皮肤科指定药物

皮肤科超适应证用药

真菌感染	超敏反应
孢子丝菌病[149-152]	多形性红斑[153]
脂膜炎	急性发热性嗜中性
结节性红斑[148,153]	皮肤病[155-156]
结节性血管炎/硬红斑[148,153]	坏疽性脓皮病[157]
亚急性结节性游走性脂膜炎[154]	肉芽肿性皮肤病
	韦格纳肉芽肿[158]
	环状肉芽肿[159-160]

禁忌证

绝对禁忌证	相对禁忌证
碘化物过敏	甲状腺功能减退
	心脏疾病
	肾功能不全
	艾迪生病
	高钾血症*

妊娠期用药 —— D 级

*同时使用碘化钾和保钾利尿剂会导致高钾血症

其他皮肤病

有人主张碘化钾也应用于治疗多形性红斑、急性发热性嗜中性皮肤病和坏疽性脓皮病。虽然此类研究无对照试验，但是根据他们的报道，开始用碘化钾治疗后疾病症状得到迅速而有效的改善[155-157]。碘化钾曾联合泼尼松龙成功治愈一例局限性韦格纳肉芽肿[158]。用碘化钾治疗环状肉芽肿是备受争议的，一些文献报道中提到用碘化钾治疗数月后的确能使症状得以改善，但在双盲试验下，其效果与安慰剂治疗组无显著差异[159-160]。

不良反应

总体而言，碘化钾治疗是比较安全的。不良反应常出现于长期服药治疗，与剂量相关。

甲状腺功能减退

问题 35-11 长期大剂量碘化钾治疗可能会引起高

碘性甲状腺肿，伴或不伴甲状腺功能减退。患者通常有潜在的甲状腺疾病，他们的自主调节机能受损，无法避免发生 Wolff-Chaikoff 效应（即由于过量碘抑制了甲状腺碘的有机结合，导致甲状腺激素的合成受阻）[161]。

其他系统性不良反应

当出现难闻黄铜味、口腔烧灼感、唾液分泌增加的时候，提示发生了碘化钾慢性中毒。常见的不良反应包括鼻炎、打喷嚏和眼睛不适。轻度碘中毒易诱发感冒。腮腺和颌下腺可肿大疼痛。胃激惹也比较常见。也可发生腹泻、发热、厌食及抑郁[162]。脉管炎综合征也曾被报道过[163]。

皮肤不良反应

问题 35-12 常见多形性皮损，包括痤疮、皮炎及血管炎皮疹[148,162-163]。长期低剂量摄入碘剂时可能会产生碘疹，它是一类特异单一性皮疹。有报道称，当肾功能受损时，使用大剂量碘造影剂也能引起碘疹[164]。矛盾的是，碘摄入可能引发多形性红斑、结节性红斑和坏疽性脓皮病，亦有引发疱疹样皮炎和脓疱性银屑病，以及促进大疱性类天疱疮进展的报道[165-166]。

监测指南

问题 35-11 在碘化钾治疗之前，需要详细询问患者甲状腺疾病史，并测量甲状腺大小。注意同时服用的药物，如锂和胺碘酮，这些药物也能够影响甲状腺功能。当患者疑有潜在的甲状腺疾病时，应当检测促甲状腺激素（TSH）基线、T_4、抗甲状腺球蛋白、抗微粒体抗体[161]。

碘化钾开始治疗数周后，正常机体甲状腺的自主调节机制能够避免 Wolff-Chaikoff 效应的发生，在碘化钾治疗开始 1 个月后应检测所有患者的 TSH[161]。重复测量 TSH 值至少每年 1 次。碘诱导的甲状腺功能减退在终止治疗后可逆转[159,161]。当出现甲状腺功能减退，又不能停药时，甲状腺替代疗法是相对简单的治疗选择（见第 34 章）。

最后，孕妇不宜大剂量服用碘化钾，因为容易引起胎儿碘性甲状腺肿和甲状腺功能减退[159]。

沙利度胺

在近代历史上可以说没有其他药物被诋毁到沙利度胺的程度（图 35-2）。在 20 世纪 50 年代后期沙利度胺作为一个"安全的"、不良反应轻微的辅助睡眠药物进入西欧（沙利度胺从来没有获得美国 FDA 的批准，直到最近才进入美国主流市场）。很快出现戏剧性的报告，在妊娠期使用沙利度胺与婴儿肢体缺损（海豹肢畸形）并常伴内部畸形有关。1961 年该药物被迅速从全球市场撤回，因证实其致畸，并且可造成不可逆的周围神经损伤。不幸的是，在它消失之前，沙利度胺造成的短肢畸形病例估计有几千例。看到那些受尽折磨的患者，世界都震惊了，并且引发了新一轮的关于药物安全性问题的警惕。沙利度胺这个词成为我们以前天真的象征。

沙利度胺的流放被证明只是昙花一现。1965 年，据报道它能显著减轻 ENL 的相关症状。此后不久，临床研究人员开始报告其对多种疾病的疗效。它的使用原则为限用于指定的患者。1998 年，美国 FDA 批准沙利度胺治疗 ENL，开始了超适应证用药。虽然这种药物的形象恢复进展顺利，但其在公众心中的"缓刑"仍在继续。所以在选择使用沙利度胺时必须注意其潜在危害性，并要比以往任何时候都尊重那些被这种药物不可挽回地改变了生活的人。

药理学

表 35-2 列举了沙利度胺和其他全身性药物的关键药理学概念。

化学结构

沙利度胺是一种非极性的谷氨酸衍生物，即 N-酞胺呱啶酮。作为呱啶二酮类安眠药，它与格鲁米特、甲乙哌酮和贝美格结构类似。这种药物是由左边的邻苯二甲酰亚胺环和右边的戊二酰胺环与一个单一的不对称碳原子作为中心，此结构特点允许体内它在两个异构体之间快速转换[167-168]。

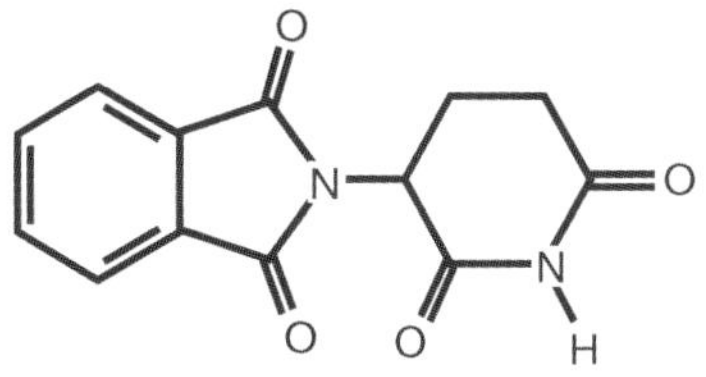

图 36-2　沙利度胺化学结构

生物吸收利用度

沙利度胺只能口服。是否与膳食同服吸收差别不大。因为沙利度胺在水中溶解度较差，并且没有人体静脉制剂，所以其绝对生物利用度没有计算。动物实验数据示其范围为 $67\% \sim 93\%$[169]。药物吸收相对缓慢，通常在 $2 \sim 6h$ 内达到血浆峰浓度[169]。它的起效时间根据所治疗的疾病不同（见"临床应用"部分）。

120L 的分布容积已被测定[169]。目前还没有在人类中进行蛋白质结合的研究。因为沙利度胺为非极性药物，推测其血浆中的蛋白结合显著。但即使如此，沙利度胺由于其亲脂性，很容易穿过胎盘。

新陈代谢和消除

有关人体药物代谢的研究还在继续。在动物研究中，沙利度胺主要降解途径可能是非酶水解。在生理 pH 下，沙利度胺快速水解，降解成理论上的 12 种裂解产物。也有证据表明，母体化合物的肝代谢涉及细胞色素 P450 （CYP） 2C 亚家族[170]。

沙利度胺的半衰期大约为 9h。可能首先经非肾途径排泄，24h 后在尿中发现＜1％ 的原形药物。经计算，体内药物的总清除率约为 10L/h[169,171]。

作用机制

表 35-3 列出了沙利度胺的药物机制和临床相关因素。很少能够在分子水平上解释沙利度胺的多生物活性。这样一个简单的分子却具有如此多的效果。解释这种药物如何工作并不简单，因为其有 12 个裂解产物。大部分已知的机制可以概括为：

1. 安眠镇静效果；
2. 免疫调节和抗炎作用；
3. 对神经和血管组织的影响。

安眠镇静效果

沙利度胺容易渗透至中枢神经系统（CNS），并产生与巴比妥类药物类似的镇静安眠效果。尽管效力相似，但沙利度胺急性毒性即使在大剂量也罕见。沙利度胺通过一个未知的、与巴比妥类药物不同的机制起作用。有学者认为沙利度胺的镇静效果可以部分解释其对瘙痒的治疗效果，如结节性痒疹和日光性痒疹。

免疫调节和抗炎作用

关于沙利度胺对免疫系统的影响，多项研究的结果相互矛盾。问题 35-13 沙利度胺特异性抑制 TNF-α[172]。在健康志愿者中，沙利度胺诱导辅助 T 细胞计数下降，与之相应的抑制性 T 细胞数量小幅度上升[173]。已观察到该药物强效抑制白细胞介素 12 （IL-12）生成。IL-12 在细胞免疫反应中发挥重要作用[174]。这些分子作用对特定疾病的影响仍有待研究。但是这些研究有助于深入了解沙利度胺对某些以不希望出现的细胞免疫反应为特征的疾病可能的作用模式，如 ENL、结节病和慢性移植物抗宿主病（GVHD）。体液免疫也受影响，如 IL-4 和 IL-5 （B 细胞激活剂）生成选择性增加，同时 IFN-γ 受抑制[175]。矛盾的是，实验给予沙利度胺后，体液免疫反应的增强和减弱都被观察到。

沙利度胺的抗炎特性或许可最好地诠释其治疗其他疾病［如 CCLE 和坏疽性脓皮病 （PG）］的成功。已证实沙利度胺可降低 PML 的趋化作用和吞噬作用[176-177]。也可降低单核细胞的吞噬功能[178]。另外，已证实沙利度胺有拮抗炎症介质的作用，如组胺、乙酰胆碱、前列腺素和 5-羟色胺 （血清素）[176]。鉴于这些性质，沙利度胺理论上可能治疗多种炎症性疾病。

对神经和血管组织的影响

研究者假设沙利度胺能直接作用于神经组织。沙利度胺是否通过同样的机制治疗结节性痒疹和导致外周神经病变，仍有待确定。有证据表明，可能有两种不同的机制在起作用，一种为治疗作用，另一种表现为不良影响。例如，结节性痒疹异常的或增殖的神经组织似乎要先受到沙利度胺影响。决定性的研究仍有待完成。

多项研究已证实沙利度胺能抑制血管生成，使其可试验性用于各种癌症。这种效应也可能是其致畸作用的原因之一。

临床应用

框 35-4[167,179-192] 列出了沙利度胺的适应证和禁忌证。

FDA 批准的适应证

麻风结节性红斑

虽然没有证实沙利度胺对结核分枝杆菌的直接作用，但沙利度胺是 ENL （2 型麻风反应）首选药物[176]。这种反应发生在约 50％ 的瘤型麻风患者，偶尔发生在那些边缘类型。在 Sheskin 开始药物复兴最初的工作 10 年后，他调查了 4500 例来自世界各地的沙利度胺治疗 ENL 的病例，并报告了惊人的 99％ 应答率。药物无法逆转（1 型）麻风反应。

对于轻型 ENL，沙利度胺单独给药。在对照研究中，剂量为 100mg，4 次/天，持续 7 天。无应答者和复发通常重复进行一个 7 天疗程[180-181]。其他使用起始剂量 100mg、每天 3～4 次的成功应答者，减少至 50～100mg 的维持剂量，持续 2 周[182]。定期进行停药试验。

皮肤 ENL 病变缓解几乎均在用药 24～48h 内开始。ENL 的全身症状和体征往往也在几天之内缓解。

较严重的 ENL 有渐进神经退化、显著眼部病变或严重的皮肤溃烂，需要沙利度胺和皮质类固醇结合使用。一般情况下，在治疗麻风反应的整个过程中，应继续抗麻风病化疗。

框 35-4 沙利度胺的适应证和禁忌证[167-192]

FDA 批准的适应证

麻风结节性红斑*[179-182]

其他皮肤科的应用

HIV 相关皮肤病	淋巴细胞浸润[167]
获得性免疫缺陷综合	红斑狼疮皮肤表现[186-190]
征相关口腔炎*[183]	皮肤 Jessner 淋巴细胞
获得性免疫缺陷综合征	浸润
相关的卡波西肉瘤[184-185]	皮肤淋巴组织增生
嗜中性皮肤病[167]	其他皮肤病[167]
巨型口疮性口炎	慢性移植物抗宿主病*[191]
白塞病	结节性痒疹/光化性
坏疽性脓皮病	痒疹[192]

水疱性皮肤病[197]

糜烂型扁平苔藓	结节病
大疱性类天疱疮	朗格汉斯细胞组织细胞
良性黏膜类天疱疮	增生症
复发性多形性红斑	Weber-Christian 病
	掌跖脓疱病
	尿毒症皮肤瘙痒
	疱疹后神经痛

禁忌证

绝对禁忌证	相对禁忌证
沙利度胺过敏	患者有显著肝或肾损害
妊娠	患者有神经炎或其他神
可能已妊娠的妇女	经系统疾病史
患者现有周围神经	充血性心力衰竭或高血压
病变	便秘及其他消化系统
与有生育能力的妇女	障碍
性交的男性	甲状腺功能减退症

妊娠期用药 —— X 级

*普遍认为沙利度胺是这种疾病的首选药物

超适应证皮肤科用药——受益证据充分

HIV 相关皮肤病

有资料显示，沙利度胺可有效治疗人类免疫缺陷病毒（HIV）相关的黏膜溃疡。沙利度胺 100～300mg/d，一般在 2 周内可控制症状，并且溃疡在 2～4 周内戏剧性地愈合[183-184]。不幸的是，这种作用似乎是抑制性而非治疗性的，通常停药 1 个月内复发。还有病例报告讨论沙利度胺成功用于治疗卡波西肉瘤[185]。在 HIV 阳性人群，辅助 T 细胞计数不受沙利度胺治疗影响[184]。也有证据支持沙利度胺治疗 HIV 阳性人群的食管炎和口腔炎。然而，一般停药后不久即可复发。

红斑狼疮

沙利度胺已成功用于治疗各种类型红斑狼疮

（LE）的皮肤表现。CCLE 的治疗应答率令人印象深刻。与其他疾病相比，通常 CCLE 在较小的初始剂量（50～200mg/d）即可应答。通常在 2～4 周内出现应答。此后可减小沙利度胺剂量，大部分患者需维持在 25～50mg/d[186]。有记录显示亚急性皮肤红斑狼疮（SCLE）在沙利度胺 50～200mg/d 剂量下有类似的应答率[187-188]。系统性红斑狼疮（SLE）应答可能需要较大的初始剂量及较长的用药时间。Atra 和 Sato[189] 发现，SLE 患者的皮肤病损应答率为 90%，也说明了沙利度胺使激素减量的药物属性。但是沙利度胺对 SLE 全身表现的治疗效果不佳。沙利度胺也已经成功应用于狼疮深层脂膜炎（狼疮性脂膜炎）的治疗[190]。有报告详细说明了沙利度胺或许通过类似的机制治疗 Jessner 淋巴细胞皮肤浸润和皮肤淋巴增生。

移植物抗宿主病

慢性 GVHD 临床应答所需的药物剂量和用药时长往往大于许多该部分中讨论的其他皮肤病。20%～59% 的患者取得完全或部分缓解需连续几个星期使用沙利度胺 800mg/d。由于大剂量下各种不良反应多见，许多患者停药。尽管沙利度胺对 GVHD 疗效没有其他疾病显著，但它为许多病情顽固或严重的 GVHD 患者带来了希望。尽管确切的机制尚不清楚，但沙利度胺免疫抑制和抗炎作用可能是其治疗慢性 GVHD 的关键[191]。

结节性痒疹

在病例报告和小样本系列研究中，日光性痒疹和结节性痒疹对沙利度胺有应答。大多数情况下，初始剂量为 300～400mg/d，3 个月内有良好的应答率。以后可逐渐减量到 50 mg/d。多数情况下完全停药可导致症状复发。

嗜中性皮肤病

沙利度胺也可治疗许多嗜中性皮肤病[167]。有较小样本系列研究和个案病例报道这种药物治疗白塞综合征的潜在用途。在大多数报道中，给药方案基本同前。有人建议更积极的初始剂量，即 400mg/d，连用 5 天，然后在保持理想的临床效果下尽可能快地减量。不幸的是，沙利度胺治疗眼部病变不像皮肤黏膜病变一样有效。支持使用沙利度胺治疗坏疽性脓皮病的实质性证据较少。

水疱性皮肤病

沙利度胺治疗各种水疱性皮肤病的报告很少[167]。有文献报道其成功地运用于糜烂型扁平苔藓、大疱性和良性黏膜类天疱疮及复发性多形性红斑。鉴于可参考的数据有限，很难预测沙利度胺对这种有挑战性的疾病类别是否有显著治疗效果。

其他用途

传闻有证据[167]支持沙利度胺可试验性治疗以下疾病：皮肤结节病、硬化性黏液水肿、朗格汉斯细胞组织细胞增生症、Weber-Christian 病、掌跖脓疱病、尿毒症皮肤瘙痒症和疱疹后神经痛。

禁忌证

已知对沙利度胺过敏是绝对禁忌证。妊娠也是绝对禁忌证。有生育能力的妇女必须实行严格的避孕或禁欲。与可能妊娠的妇女发生性关系的男性必须使用乳胶避孕套。沙利度胺不应用于有外周神经病变的患者。

沙利度胺的相对禁忌证是既已存在下列任何情况：显著肝或肾功能损害、神经炎或其他神经系统疾病、充血性心力衰竭、高血压、显著便秘等胃肠道疾病或甲状腺功能减退。

不良反应

致畸性

尽管近 40 年来严格审查，但沙利度胺潜在致畸的确切机制尚不清楚。假说重点是药物对神经组织的亲和力，以及其抑制血管生成的能力，但一直没有获得其因果机制的明确证据。已知最易受药物影响时期为妊娠 21～36 天之间。在这一关键窗口期，单剂量100mg 沙利度胺的出生缺陷发生率近 100 ％[167]。最常见的缺陷是短肢畸形（不发达的畸形的上肢或下肢，或均存在），可能伴有耳畸形。也有胃肠道、肾和泌尿生殖系统异常的报道。

周围神经病变

问题 35-14 沙利度胺引起周围神经病变的不同报道显示的发病率的差别也很大。该综合征最常见的表现包括轻度近端肌肉无力与痛苦的对称性手足感觉异常，经常伴有下肢感觉缺失[193]。尽管停药后通常肌无力恢复较快，但如果感觉障碍改善发生的话，也很缓慢[167]。电生理学研究证明与轴索型神经病模式一致，感觉神经动作电位（SNAP）幅度降低。神经传导速度相对多余[193-194]。

虽然有人认为药物和神经病变的发展之间存在剂量或时间依赖关系，Ochonisky 及其同事[195]在他们的回顾性研究中发现，用沙利度胺治疗的 42 例皮肤病患者身上没有这样的关系。事实上，他们发现在累积剂量为 3～6g 时即发生神经病变。他们报道的整体发生率为 21％～50％，妇女和老人风险最大。他们的结论是，个体易感性可能是由于遗传倾向，且个体易感性对发生神经病变的影响比药物累积剂量更重要。

关于这个问题，最近两项研究提供了其他的信息。Briani 及其同事指出，50％的皮肤 LE 患者出现外周神经病变[196]。已经有各种诱发神经病变的假设因素，但都没有被证明。此外，Bastuji-Garin 及同事指出，在沙利度胺 50～75mg/d 的剂量范围内，周围神经病变的相对风险率为 8.2，而＞ 75 mg/d 的相对风险率为 20.2[197]。

显然，仍需要进一步研究沙利度胺诱发周围神经病变的关键危险因素。

其他不良反应

由于沙利度胺使用频率增加，其造成静脉血栓形成及不利影响的报告越来越多[198]。对内分泌的影响［特别是甲状腺功能减退、低血糖和促肾上腺皮质激素（ACTH）增加］已鲜有报道。其他可能造成严重并发症的、不太常见的不良反应包括白细胞减少和剥脱性皮炎。已经有报道在 HIV 阳性人群发生的超敏反应具有多种临床表现。有报道 HIV 病毒载量增加。

更常见的、较少严重后果的不良反应包括：嗜睡（很常见）、情绪改变、口腔干燥、指甲变脆、恶心、便秘（常见）、食欲增加、血管神经性水肿、皮肤干燥、瘙痒、月经不调、高血糖、心动过缓、手掌红斑、性欲减退、头晕等[167,194]。

药物相互作用

表 35-5 列出了沙利度胺的药物相互作用。沙利度胺对其他镇静剂有累加效应，增加中枢神经系统抑制，例如（但不限于）醇、巴比妥类、氯丙嗪或利血平。沙利度胺在体外拮抗组胺、5-羟色胺、前列腺素和乙酰胆碱[171]。迄今为止，没有沙利度胺合用各种 CYP 诱导剂或抑制剂的报道。服用沙利度胺的患者同时服用可能会干扰激素避孕药效果的药物时必须格外小心。

监测指南

STEPS 程序监测沙利度胺治疗

1999 年中，沙利度胺开始销售，并在制造商（Celgene 公司）和 FDA 制定的特殊限制性分配方案（框 35-5）下进行。只有在沙利度胺教育和处方安全系统（STEPS）注册了的医生和药剂师才被允许开处方和使用沙利度胺。注册报名可联系 Celgene 公司 1-888-4-CELGHNE（1-888-423-5436）。

医生和患者之间达成沙利度胺医疗必要性协议后，

必须正式记录知情同意。STEPS 程序注册提供标准化的知情同意书和重要的产品信息[199]。也可以通过联系 Celgene 公司获得知情同意书样本以及说明书。

神经监测

问题 35-14　在首次用药之前，应有完整的病史并进行全面的体格检查，重点在于检测已存在的神经系统缺陷。如果有明显的病史或体格检查结果提示可能存在外周神经病变，则需获得至少一个、最好两个 SNAP 振幅作为基线[195]。

开始治疗后，临床评价重点为神经系统症状，如手脚麻木、刺痛或疼痛，前 3 个月内应至少每月进行一次，此后根据表现每 3～6 个月进行一次。为了发现无症状性神经病变，SNAP 测量至少需在治疗后每 6 个月或临床确保无病变时进行。

表 35-5　药物相互作用 —— 沙利度胺*

相互作用的药物	举例及注释
这些药物与沙利度胺合用可能会导致过度镇静	
抗惊厥药[†]	乙琥胺、苯巴比妥、唑尼沙胺
H₁ 抗组胺药（镇静）[†]	西替利嗪、氯苯那敏、苯海拉明、羟嗪及其他
个人习惯[†]	酒精
其他系统药物[†]	阿扑吗啡（一种非麦角多巴胺激动剂）
麻醉剂[†]	所有本类药物
其他镇静药物[†]	抗胆碱能药、抗精神病药、巴比妥类药物、肌肉松弛剂、三环类、其他类抗抑郁药
镇静剂——苯二氮䓬类[†]	所有本类药物
镇静剂——非苯二氮䓬类[†]	扎来普隆、唑吡坦
其他重要的（直接或间接）涉及沙利度胺的药物相互作用	
CYP 3A4 诱导剂[†]	抗惊厥药、灰黄霉素、奈韦拉平、利福霉素类抗生素，可能干扰生育期妇女应用的激素类避孕药
药物→外周神经病[†]	异烟肼、甲硝唑、长春新碱及其他，增加周围神经病变风险

* 沙利度胺不被任何 CYP 同工酶代谢，相互作用重要性主要是添加镇静作用。
[†] 相对高风险的药物相互作用

框 35-5　沙利度胺监测指南

基线

确保患者理解药物的风险，并愿意签署同意书，以及愿意参加正在进行的监测方案

实验室检查

妊娠试验：可生育妇女的血清（或足够灵敏度的尿检）

CBC 与血小板计数

神经系统评估

临床神经系统检查*

如果有外周神经疾病临床提示或病史或查体表现，则进行至少一个、最好两个感觉神经动作电位（SNAP）振幅[†] 测量

随访

实验室检查

妊娠试验：前四周每周进行检测，然后对有生育力、月经正常的女性每月进行一次，对有生育能力的月经不规则的或有妊娠临床表现的女性每 2 周进行一次

每月进行 CBC 与血小板测定，直到用药剂量稳定，然后每 2～3 个月进行一次

神经系统评估

临床评估，包括神经系统检查，前 3 个月内至少每月一次，以后根据指示每 1～6 个月进行一次

SNAP 测量每 6 个月进行一次，或有临床指征时进行

注：对于化验值异常或高危患者需更频繁地监控。
* 临床神经系统检查应包括主观感觉和运动功能的审查，以及客观的远端感觉减退或感觉异常、肌肉无力、踝腱反射抑制。
[†] 应该至少对三个神经进行 SNAP 振幅测定。单个患者置信区间需两个测量值来计算。从基线下降大于 40% 为显著下降。从基线下降 30%～40% 表明需要更频繁的神经系统检查和 SNAP 测量，并重新评估沙利度胺继续治疗的必要性

避孕措施

对女性而言，治疗前至少 1 个月必须开始有效的避孕，在开始治疗前的 24h 内妊娠试验必须阴性（最小灵敏度为 50 mIU/ml）。由于可在精液检测到沙利度胺，所以有生育能力男性应建议在性交时使用避孕套。

妊娠监测

使用沙利度胺前 24h 内的妊娠试验必须阴性（敏感性至少 50 mIU/ml）。对月经正常女性，治疗前 4 周妊娠试验需要每周一次，然后每月一次。月经不调女性应每 2 周一次妊娠试验[195,199-200]。STEPS 程序的信息里记载了非常详细的排除妊娠的监测指导。比上述监测更简单办法是完全避免对有生育能力的妇女使用沙利度胺。

其他实验室检验

此外，应获得 CBC 与血小板的基线并监控其变化，开始时每月进行检测，然后迅速改为每 3～6 个月检测。以相似的时间间隔检验肝转氨酶较为合理。

维生素 E

维生素 E（生育酚）是一种脂溶性维生素，其确切的生化机制目前还不清楚。这种维生素的许多作用被认为是因为其抗氧化性能。维生素 E 的天然来源包括植物油、绿叶蔬菜、牛奶、鸡蛋、肉类和一些坚果。尽管临床维生素 E 缺乏症极为罕见，但目前有维生素 E 的补剂出售并且很常用。在发达国家还没有任何维生素 E 缺乏症造成的皮肤症状或体征的报道[201]。

已证明使用维生素 E 治疗有效的皮肤病包括大疱性表皮松解症、慢性皮肤红斑狼疮、黄甲综合征、环状肉芽肿和跛行造成的皮肤破溃[202]。关于维生素 E 预防皮肤癌的可能性目前仍有争议。有报告称维生素 E 可减少口服维 A 酸造成的不良反应[203]。尽管有成功的病例存在，但是，没有临床研究证明维生素治疗银屑病、特应性皮炎、疱疹样皮炎、卟啉症或角层下脓疱病的效果。

维生素 E 的建议治疗剂量区间很大。其摄取可增强口服抗凝剂的效果。此外，由于近期研究显示高剂量补充维生素 E（至少每天 400IU）可能非特异性地增加死亡率，所以在患者充分知情、并且确实有益的情况下，有限度地使用维生素 E 似乎是明智的[204]。

硫酸锌

锌是一种微量元素，它参与了许多细胞过程。锌缺乏报道由饮食不足造成，尤其见于全胃肠外营养患者和母乳喂养的婴儿[205]。锌缺乏的经典皮肤表现是口周和肢端皮炎，伴有腹泻。肠病性肢端皮炎（AE）表现与缺锌相似。AE 是婴儿常染色体隐性遗传性锌代谢疾病。饮食性锌缺乏和 AE 可以通过血清锌水平检测鉴别。通常这两种疾病均对补锌快速应答。常见补锌剂量为锌元素 1～2mg/（kg·d），分 3 次服用。

锌已被用于治疗各种疾病，如痤疮、脱发和疣，并取得了不同程度的疗效。最近的研究表明，硫酸锌可用于治疗急性皮肤利什曼病，而且可能对低锌患者的腿部溃疡有治疗作用[206-207]。

本章使用的英文缩写	
ACTH	促肾上腺皮质激素
AE	肠病性肢端皮炎
C1 INH	补体 1（酯酶）抑制剂
cAMP PDE	环腺苷酸磷酸二酯酶
CBC	全血细胞计数
CCLE	慢性皮肤红斑狼疮
CNS	中枢神经系统
CYP	细胞色素 P450
ENL	麻风结节性红斑
FAE	延胡索酸酯
FDA	食品药品监督管理局
GI	胃肠道
GVHD	移植物抗宿主病
HIV	人类免疫缺陷病毒
IFN-γ	γ 干扰素
IgA	免疫球蛋白 A
INR	国际标准化比值
LE	红斑狼疮
NSAID	非甾体消炎药
PARP-1	聚腺苷二磷酸核糖聚合酶-1
PG	坏疽性脓皮病
PMN	多形核白细胞
PSS	进行性系统性硬化病
PUVA	补骨脂素加紫外线 A
SCLE	亚急性皮肤红斑狼疮
SNAP	感觉神经动作电位
STEPS	沙利度胺教育和处方安全系统
TNF-α	肿瘤坏死因子-α
TSH	促甲状腺激素
UVB	紫外线 B

推荐阅读

Overviews of multiple drugs in chapter

Fivenson DP. Nonsteroidal treatment of autoimmune skin diseases. *Dermatol Clin* 1997;15:695–705.

Sanchez MR. Miscellaneous treatments: thalidomide, potassium iodide, levamisole, clofazimine, colchicine, and D-penicillamime. *Clin Dermatol* 2000;18:131–45.

Anticholinergic agents – glycopyrrolate and propanthaline

Togel B, Greve B, Raulin C. Current therapeutic strategies for hyperhidrosis: a review. *Eur J Dermatol* 2002;12:219–23.

Attenuated androgens – danazol and stanozolol

Helfman T, Falanga V. Stanozolol as a novel therapeutic agent in dermatology. *J Am Acad Dermatol* 1995;32:254–8.

Biotin

Mock DM: Skin manifestations of biotin deficiency. *Semin Dermatol* 1991;10:296–302.

Clofazimine

Arbiser JL, Moschella SL. Clofazimine: A review of its medical uses and mechanisms of action. *J Am Acad Dermatol* 1995;32:241–7.

Colchicine

Ben-Chetrit E, Levy M. Colchicine: 1998 update. *Semin Arthritis Rheum* 1998;28:48–59.

Sullivan TP, King LE Jr, Boyd AS. Colchicine in dermatology. *J Am Acad Dermatol* 1998;39:993–9.

Gold

Papp KA, Shear NH. Systemic gold therapy. *Clin Dermatol* 1992;9:535–51

Nicotinamide

Chaidemenos, GC. Tetracycline and niacinamide in the treatment of blistering skin diseases. *Clinics in Derm* 2001;19:781–5.

Non-steroidal anti-inflammatory drugs

Friedman ES, LaNatra N, Stiller MJ. NSAID in dermatologic therapy: review and preview. *J Cut Med Surg* 2002;6:449–59.

Zhan H, Zheng H. The Role of Topical Cyclo-Oxygenase-2 Inhibitors in Skin Cancer. *Am J Clin Dermatol* 2007;8:195–200.

Penicillamine

Bialy-Golan A, Brenner S. Penicillamine-induced bullous dermatoses. *J Am Acad Dermatol* 1996;35:732–42.

Potassium iodide

Sterlin JB, Heymann WR. Potassium iodide in dermatology: a 19th century drug for the 21st century – uses, pharmacology, adverse effect, and contraindications. *J Am Acad Dermatol* 2000;43:691–7.

Thalidomide

System for thalidomide education and prescribing safety: Thalomid (thalidomide) – balancing the benefits and the risks. Copyright 1998, Celgene Corporation, Warren, NJ 07059 USA (1–888–4-CELGENE).

Tseng S, Pak G, Washenik K, et al. Rediscovering thalidomide: a review of its mechanism of action, adverse effects, and potential uses. *J Am Acad Dermatol* 1996;35:969–79.

Vitamin E

Keller KL, Fenske NA. Uses of vitamins A, C, and E and related compounds in dermatology: a review. *J Am Acad Dermatol* 1998;39:611–25.

Zinc sulfate

Sandstrom B, Cederblad A, Lindblad BS, et al. Acrodermatitis enteropathica, zinc metabolism, copper status, and immune function. *Arch Pediatr Adolesc Med* 1994;148:980–5.

参考文献

见本书所附光盘。

第 8 部分　感染性疾病的局部用药

第 36 章　外用抗细菌药

Kiran Motaparthi and Sylvia Hsu

赵　娜　译　娜仁花　审校

问题

概述

外用抗菌药的主要优势（图 36-1）是实现局部药物高浓度的同时系统性吸收很少，因此可减少药物的系统性不良反应。本章总结了常用外用抗菌药及其在皮肤科疾病中的应用，另外还会讨论几种外用抗菌药引起的变应性接触性皮炎。本章将外用抗菌药分为两大类：①主要用于伤口护理和局部轻微细菌感染的药物；②主要用于痤疮和酒渣鼻的药物。本章结尾处会对常用外用杀菌剂进行简要讨论。

用于伤口护理和局部轻微细菌感染的药物

杆菌肽

药理学

杆菌肽是一种多肽抗菌药，由枯草芽孢杆菌的 Tracey 菌株产生[1]。杆菌肽与载体蛋白 C55-苯酚焦磷酸酶组成复合物，参与细菌的细胞壁合成（表 36-1）[2]。与锌复合（大约 7%）时，杆菌肽的水溶性降低，但药物保质期从 2 年增加至 5 年[3]。杆菌肽可与多黏菌素

B 联用，还可与新霉素联用，使药物抗菌谱更宽（表 36-2）。杆菌肽的妊娠期用药分级为 C 级（表 36-3）。

微生物活性（表 36-1）

杆菌肽对金黄色葡萄球菌、肺炎链球菌、奈瑟菌属、流感嗜血杆菌、苍白密螺旋体、放线菌和梭杆菌属均有抗菌活性。其对革兰氏阴性菌的覆盖范围很小，对假单胞菌、诺卡菌、肠杆菌科、念珠菌和隐球菌无效[4]。

临床应用

皮肤科应用

杆菌肽对皮肤感染的疗效缺乏对照性研究。杆菌肽联合西三溴胺及多黏菌素 B 或新霉素能显著降低人为接种在正常皮肤和伤口的金黄色葡萄球菌污染[5-6]。

问题 36-1 但杆菌肽清除鼻腔金黄色葡萄球菌的效果不佳[7]。随机前瞻性研究表明，卫生工作者外用杆菌肽 5 天后，金黄色葡萄球菌定植率降低 44%，而外用莫匹罗星后金黄色葡萄球菌定植率降低 94%[8]。在降低抗甲氧西林金黄色葡萄球菌的鼻腔定植方面，莫匹罗星也优于含有杆菌肽、多黏菌素 B 和短杆菌肽的软膏（12 周清除率分别为 30.8% 和 2.8%）[9]。

问题 36-2 双盲研究比较了杆菌肽和白凡士林对皮肤科手术术后感染率的影响，没有发现统计学差异。该研究中，白凡士林组 90% 的伤口感染是由甲氧西林敏感性金黄色葡萄球菌引起，而杆菌肽组患者则出现环丙沙星敏感性革兰氏阴性菌感染。考虑到治疗革兰氏阴性菌感染的高花费、0.9% 的接触性皮炎发生率以及杆菌肽的高花费，对清洁皮肤手术伤口来说，白凡士林更便宜实用[10]。

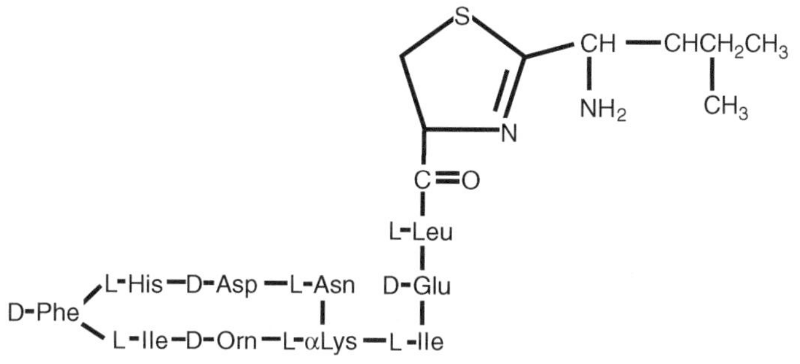

杆菌肽

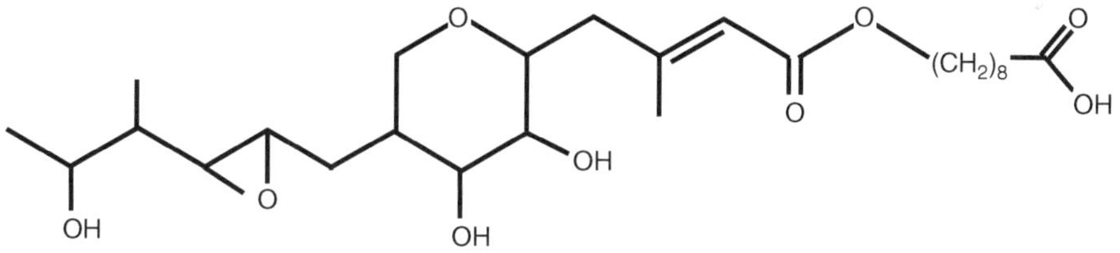

莫匹罗星

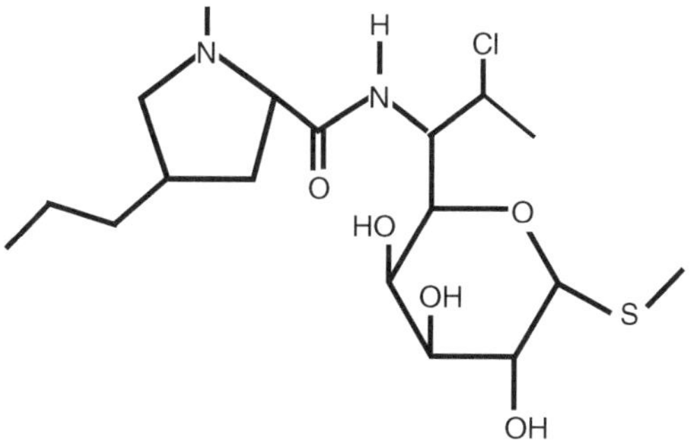

克林霉素

图 36-1　杆菌肽

表 36-1　用于伤口护理和局部轻微细菌感染的药物的抗菌谱和机制

名称	抗菌谱	作用机制	起源
杆菌肽	对革兰氏阳性菌和奈瑟菌属有杀菌活性	干扰细菌细胞壁合成，通过抑制参与肽聚糖合成的磷脂受体发挥作用	枯草芽孢杆菌 Tracey I 菌株的地衣芽孢杆菌类
多黏菌素 B	仅对革兰氏阴性菌有杀菌活性，对铜绿假单胞菌有效	增加细菌细胞膜通透性，通过与细胞膜的磷脂成分相互作用而起效	多黏芽孢杆菌枯草芽孢杆菌
新霉素	对革兰氏阳性和阴性菌有杀菌活性，对金黄色葡萄球菌有很好的覆盖	抑制蛋白质合成，通过与核糖体 RNA 的 30S 亚单位结合而发挥作用，最终结果是细菌遗传编码误读	来源于弗氏链霉菌的氨基糖苷类抗生素
莫匹罗星	对抗甲氧西林金黄色葡萄球菌有杀菌活性，酿脓链球菌	抑制细菌 RNA 和蛋白质合成，通过与细菌异亮氨酰转运 RNA 合成酶可逆性结合而发挥作用	荧光假单胞菌
瑞他莫林	对酿脓链球菌、抗莫匹罗星及甲氧西林金黄色葡萄球菌、厌氧菌都有杀菌活性	抑制细菌蛋白质合成，通过与 50S 核糖体亚单位上的蛋白 L3 结合而发挥作用	来自亚脐菇杯状斜盖伞的截短侧耳素
庆大霉素	对革兰氏阳性和阴性菌有杀菌活性，抗菌谱包括铜绿假单胞菌	抑制细菌蛋白质合成，通过与核糖体 30S 亚单位可逆性结合而发挥作用	来自紫色小单胞菌的氨基糖苷类抗生素
磺胺嘧啶银	对革兰氏阳性和阴性菌有杀菌活性	与细菌 DNA 结合并抑制其复制	硝酸银和磺胺嘧啶钠反应的合成产物
双碘喹啉	对革兰氏阳性菌和阴性菌有活性	不清楚	合成的喹诺酮卤化衍生物

表 36-2　本章讨论的用于伤口护理和局部轻微细菌感染的药物

非专有名	商品名	生产商	是否有非专利药	乳膏包装规格	软膏包装规格	特殊剂型
杆菌肽	Bacitracin	很多	是		15g、30g、120g、454g	
多黏菌素 B	Polysporin* 及其他	Warner Wellcome 及其他	是		15g、30g	粉剂 10g
新霉素	Neosporin† 及其他	Warner Wellcome 及其他	是	15g	15g、30g	
莫匹罗星	Bactroban、Centany	SmithKline Beecham、Ortho Dermatological	是	22g	22g —　15g、30g	
瑞他莫林	Altabax、Altargo	GlaxoSmithKline	否		5g、15g	
庆大霉素	Garamycin	Schering	是	15g、30g	15g、30g	
磺胺嘧啶银	Silvadene 及其他	Hoechst	是	20～1000g		
双碘喹啉	Vytone、Alcortin 及其他	Primus	是	30g、45g		凝胶 2g

＊ Polysporin 和非专利的双重抗生素含有杆菌肽和多黏菌素 B，多黏菌素 B 没有单独产品可用。

† Neosporin 和非专利的三重抗生素含有杆菌肽、多黏菌素 B 和新霉素，新霉素也没有单独产品可用

不良反应

　　没有外用杆菌肽经皮吸收的报道，杆菌肽膀胱灌洗后没有发现系统性吸收[11]。常见不良反应包括局部瘙痒和烧灼感。问题 36-2 北美接触性皮炎研究组（NACDG）发现 92％的变应性接触性皮炎（ACD）患者杆菌肽斑贴试验阳性[12]。杆菌肽是慢性淤积性皮炎或角结膜炎的常见过敏原[13]。超过 12％的淤积性皮炎患者和 24％的慢性腿部溃疡患者杆菌肽斑贴试验阳性[14-15]。这些疾病状态下的屏障破坏可能导致接触性皮炎的发生[16-17]。因此，杆菌肽长期应用于淤积性皮炎或慢性炎症性皮肤病的非完整皮肤时，可能增加接触过敏的风险。

　　尽管罕见，间断用药也可出现接触过敏[3]。皮肤科手术术后应用杆菌肽时的 ACD 发生率可达 8％。斑贴试验是将 20％杆菌肽溶于凡士林中进行（表 36-4）。由于锌杆菌肽水溶性低于杆菌肽，因此可能出现假阴性结果。另外，斑贴后 48h 读结果可能错过阳性反应，因为阳性结果有可能 96h 才显现[3]。

表 36-3 用于伤口护理和局部轻微细菌感染的药物的妊娠期用药分级

名称	妊娠期分级
杆菌肽	C
多黏菌素 B	B
新霉素	D
莫匹罗星	B
瑞他莫林	B
庆大霉素	C
磺胺嘧啶银	B
双碘喹啉	C

表 36-4 外用抗菌药引发的接触性皮炎的斑贴试验

名称	斑贴试验成分	接触过敏
杆菌肽	20％溶于凡士林	0.9％
多黏菌素	3％溶于凡士林	罕见
新霉素	20％溶于凡士林	0.09％～1.1％
莫匹罗星	2％溶于凡士林	罕见
庆大霉素	20％溶于凡士林	罕见
磺胺嘧啶银	5％溶于凡士林	罕见
过氧化苯甲酰	5％凝胶，2％溶于凡士林	0.2％～1％
克林霉素	1％水溶液	罕见
红霉素	1％～5％溶于凡士林	罕见
甲硝唑	1％溶于凡士林	罕见
壬二酸	20％乳膏	罕见

问题 36-3 到目前为止，有很多外用杆菌肽引发过敏性休克的报道[13,19-24]。其中多数患者曾将杆菌肽用在皮肤破损处，如皮肤溃疡。但一例患者仅在足背小面积皮炎处外用过[13]，另一例用在轻微擦伤处[25]。

问题 36-4 杆菌肽常与新霉素协同反应（不是交叉反应），因此对两者的斑贴试验可以发现新霉素过敏。目前认为协同反应是由于同时敏感，因为杆菌肽与新霉素化学结构并不相关而两者又常联合使用（表 36-5）[26]。

多黏菌素 B

药理学

多黏菌素 B 是从需氧革兰氏阳性杆菌多黏芽孢杆菌分离出来的阳离子支链环十肽（表 36-1）。它通过表面清洁剂样机制破坏细菌的细胞膜[27]。

多黏菌素 B 可静脉或肌注给药。其常被加到外用杆菌肽中，有时也加入新霉素，以增加对革兰氏阴性菌（特别是铜绿假单胞菌）的抗菌谱。多黏菌素 B 的妊娠期用药分级为 B 级（表 36-3）。

表 36-5 用于伤口护理和局部轻微细菌感染的药物的关键概念

名称	说明
杆菌肽	相对常见的致敏剂，特别是对于淤积性皮炎患者；与新霉素的协同反应很常见（不是真正的交叉反应）；外用于溃疡部位可能导致过敏反应
多黏菌素 B	Polysporin 是多黏菌素 B 与杆菌肽的联合制剂，联合制剂常被称作"双重抗生素"；对革兰氏阴性菌有很好覆盖，包括假单胞菌类
新霉素	也是相对常见的致敏剂，特别是对于淤积性皮炎患者；Neosporin 是新霉素与杆菌肽及多黏菌素 B 组成的联合制剂，也被称作"三重抗生素"；对革兰氏阳性菌有很好覆盖，特别是金黄色葡萄球菌
莫匹罗星	很少致敏，对清除鼻部金黄色葡萄球菌带菌状态非常有效，可能出现金黄色葡萄球菌的耐药菌株
瑞他莫林	由于其独特的作用靶点，较少与其他常用外用抗菌药发生交叉耐药；对革兰氏阳性菌有很好的覆盖，包括抗莫匹罗星金黄色葡萄球菌
庆大霉素	很少致敏；对革兰氏阴性菌有很好的覆盖，特别是对假单胞菌类
磺胺嘧啶银	对烧伤部位的铜绿假单胞菌非常有效，对磺胺类过敏的患者可以出现交叉反应
双碘喹啉	可用于治疗真菌感染合并继发性细菌感染，对细菌、皮肤癣菌和酵母菌有广谱抗菌活性

微生物活性（表 36-1）

多黏菌素 B 是杀菌药，它对包括奇异变形杆菌、铜绿假单胞菌和灵杆菌在内的革兰氏阴性菌均有效。体外实验发现其能对抗鲍曼不动杆菌，后者为对多药物耐药的革兰氏阴性菌，与伤口感染导致的败血症有关[28]。该药对革兰氏阳性菌和真菌无效[27]。

临床应用

皮肤科应用

多黏菌素 B 通常与其他外用抗菌药联用，以扩大抗菌谱。例如，新霉素、杆菌肽和多黏菌素 B 组成的三联抗生素是一种治疗皮肤轻微损伤的普通又便宜的非处方药。

不良反应

多黏菌素 B 单独引起的接触过敏非常罕见[29]，其用于皮肤科术后伤口也很少引发过敏[18]。尽管曾有一例可逆性急性肾衰竭的报道[30]，但因为多黏菌素 B 与细胞膜结合很强，所以即使外用于开放性伤口，其系统性吸收也很少，极少出现系统反应[2]。如果怀疑有接触过敏，可用 3％多黏菌素 B 溶于凡士林中进行斑贴试验（表 36-4）。

新霉素

药理学

新霉素是氨基糖苷类杀菌剂，由弗氏链霉菌产生[31]。其结合到细菌核糖体的 30S 亚单位以抑制蛋白质合成，且能抑制细菌 DNA 聚合酶（表 36-1）[32]。新霉素的妊娠期用药分级为 D 级（表 36-3）。

微生物学活性（表 36-1）

新霉素对多数革兰氏阴性菌和某些革兰氏阳性菌有效，包括大肠埃希菌、流感嗜血杆菌、肺炎克雷伯菌、变形杆菌属、金黄色葡萄球菌和沙雷菌属。其抗菌谱不包括铜绿假单胞菌和厌氧菌（如类杆菌）。新霉素对链球菌只有很弱的活性[27,33]。因为革兰氏阳性菌和革兰氏阴性菌都有新霉素耐药的报道，因此新霉素几乎必须与其他外用抗菌药联用。通常加入杆菌肽以对抗革兰氏阳性菌，而多黏菌素 B 则能杀灭铜绿假单胞菌。

临床应用

皮肤科应用

新霉素可用于治疗轻微损伤和皮肤感染。联合杆菌肽能覆盖葡萄球菌和链球菌的感染。

不良反应

与其他氨基糖苷类抗生素相同，新霉素的系统性毒性包括耳毒性和神经毒性。抗菌药外用于轻微皮损时不会出现系统性吸收和毒性。曾有新霉素相关性耳聋的报道，通常发生于用新霉素溶液冲洗较大伤口时[34]。还有极罕见的新霉素滴耳液引发耳聋的报道。鼓膜穿孔患者不应使用含新霉素的滴耳液[35]。为了降低耐药性或毒性，建议外用含新霉素的制剂时每日不超过 1g，最长不超过 7 天[33]。

问题 36-2 在美国，新霉素引起的过敏性接触过敏的发生率为 0.09%～1.1%[36-37]，但 10% 的 ACD 患者新霉素斑贴试验为阳性[12]。新霉素是引起皮肤科手术后 ACD 的最常见原因，因此应避免应用[18]。研究表明，下肢溃疡患者长期外用新霉素后，9%～13% 新霉素斑贴试验阳性[15,38]。有趣的是，近期研究表明酒渣鼻患者较少发生接触过敏，发生率为 0.6%～1.3%[39-40]。斑贴试验是将 20% 硫酸新霉素溶入凡士林中封包 48h（表 36-4）。尽管多数阳性结果出现在 96h 内，但有时需要 7 天才会看到阳性结果[33]。新霉素可与链霉素、卡那霉素、庆大霉素、巴龙霉素、大观霉素和妥布霉素交叉反应[41]。

问题 36-4 如前所述，新霉素常与杆菌肽协同反应，但没有交叉反应。因此，对两者进行斑贴试验可能会发现杆菌肽敏感，这种协同反应代表同时敏感[26]。

莫匹罗星

药理学

莫匹罗星（即以前的假单胞菌酸）是荧光假单胞菌的主要代谢产物。它抑制细菌的异亮氨酰-tRNA 合成酶，因此阻碍细菌 RNA、蛋白质和细胞壁的合成（表 36-1）[42]。局部外用即可达到杀菌浓度[27]。

局部外用吸收很少[43]，皮肤代谢<3%。因此多数药物停留在皮肤表面发挥抗菌活性[27]。莫匹罗星对渗出性伤口疗效稍差，因为 95% 的药物都结合于蛋白[44]。

目前所用莫匹罗星为溶于聚乙二醇（Bactroban 软膏和 Centany 软膏）[45]或白凡士林/Softisan649（鼻用 Bactroban）的浓度为 2% 的软膏，还有溶于矿物油的浓度为 2% 的乳膏（2% Bactroban 乳膏）。莫匹罗星的妊娠期用药分级为 B 级（表 36-3）。

微生物学活性（表 36-1）

莫匹罗星对金黄色葡萄球菌、表皮葡萄球菌、酿脓链球菌和 β 溶血性链球菌活性极佳，且能对抗甲氧西林金黄色葡萄球菌（MRSA）[45]。其对厌氧菌、铜绿假单胞菌、粪肠球菌、屎肠球菌、牛链球菌、真菌及皮肤常驻菌（如棒状杆菌、微球菌和丙酸杆菌属）的活性很低[27,45]。

问题 36-5 莫匹罗星的耐药性近年逐渐增加，几乎全部发生于 MRSA 和抗甲氧西林表皮葡萄球菌（MRSE），之前使用过莫匹罗星的患者特别容易发生耐药[46-47]。编码异亮氨酰-tRNA 合成酶的天然 ileS 基因突变会导致低度耐药，而高度耐药由质粒编码的 ileS-2 基因转移介导，后者编码另一种异亮氨酰-tRNA 合成酶[48-50]。莫匹罗星耐药不会对细菌的生长和繁殖能力产生负面影响[51-52]，估计有 3.1% 的 MRSA 菌株对莫匹罗星高度耐药[46]。

临床应用

皮肤科应用

莫匹罗星用于治疗葡萄球菌和链球菌引起的皮肤感染，包括脓疱病、毛囊炎、脓疱病样湿疹、烧伤、划伤和下肢溃疡。在治疗脓疱病方面，莫匹罗星软膏与口服红霉素疗效相当，因此可以单独应用[44]。莫匹罗星的高费用可被高不良反应发生率和生产减少（由于红霉素的替代）所弥补[53]。

葡萄球菌定植

问题 36-1 鼻内莫匹罗星能有效清除慢性携带者的葡萄球菌，甚至是 MRSA[8,54-55]。多数研究提倡每日 2 次，连用 5 天。每周或每月给药能延长对鼻腔葡萄球菌携带者的抑制[56]。鼻腔给药能有效清除健康成人鼻内细菌定植，对鼻外细菌无效[57]。延长使用鼻内莫匹罗星超过 1 年能降低免疫功能正常患者皮肤感染的复发率[56]。

莫匹罗星在防止院内感染方面的疗效存在争议。有研究发现鼻内莫匹罗星能显著降低金黄色葡萄球菌携带者发生院内金黄色葡萄球菌感染的概率[58]，但另一项研究发现，鼻内莫匹罗星仅能减少院内金黄色葡萄球菌感染的时间[59]。大规模试验发现鼻内莫匹罗星联合氯己定肥皂能使鼻腔金黄色葡萄球菌携带者手术伤口的金黄色葡萄球菌感染发生率从 7.7% 降到 3.4%[60]。与之相反，早期另一项研究则发现单独应用鼻内莫匹罗星起不到这种作用[58]。问题 36-2 接受 Mohs 手术的鼻腔 MRSA 携带者应用鼻内莫匹罗星和复方磺胺甲噁唑片治疗 5～7 天后，没有发生术后 MRSA 感染[61]。

问题 36-6 对特应性皮炎的儿童和成人患者来说，金黄色葡萄球菌定植很常见，它是病情加重和金黄色葡萄球菌反复感染的危险因素[62-63]。此外，金黄色葡萄球菌定植与病情严重程度直接相关。定植发生在皮损或非皮损处[64]，65% 的皮损处金黄色葡萄球菌菌株能产生超抗原外毒素，后者能刺激大量 T 淋巴细胞，导致病情加重[63]。特应性皮炎患儿 MRSA 和金黄色葡萄球菌菌株多药耐药的发生率很高[62]。与单用头孢氨苄相比，伴有细菌感染的特应性皮炎患儿间断使用鼻内莫匹罗星、稀释漂白浴和口服头孢氨苄氨苄能缓解病情[65]。皮肤和鼻腔携带金黄色葡萄球菌的成年人采用鼻内莫匹罗星、口服头孢氨苄和外用氯己定软膏也会使特应性皮炎显著改善[63]。曾有两项研究采用莫匹罗星软膏联合外用皮质类固醇（0.1% 丁酸氢化可的松或 0.005% 氟替卡松）将特应性皮炎病情缓解 1 周，但这种改善不能维持[64,66]。超过 50% 的蕈样肉芽肿和塞扎里综合征患者有皮肤和（或）鼻腔金黄色葡萄球菌定植，特别是红皮病患者。鼻内莫匹罗星联合口服抗菌药能使 58% 的金黄色葡萄球菌定植患者达到临床改善，这与皮肤和鼻孔金黄色葡萄球菌清除有关[67]。

关于莫匹罗星清除免疫功能低下患者金黄色葡萄球菌定植方面也有研究。在对 HIV 阳性患者的长期护理中，鼻内莫匹罗星每月 1 次、连用 8 个月能显著降低其金黄色葡萄球菌定植率，但不能影响金黄色葡萄球菌感染率[68]。早期一项对 HIV 感染者的研究表明，鼻内莫匹罗星治疗 5 天能使 88% 的鼻腔金黄色葡萄球菌携带者实现鼻腔培养转阴，但到第 10 周时只有 29% 的患者培养仍为阴性[69]。鼻内莫匹罗星能降低血液透析患者金黄色葡萄球菌菌血症的发生率[70]。但另一项研究发现，第 10 个月时金黄色葡萄球菌再定植增加至 66%。因此，免疫功能低下患者可能需要连续重复治疗[71]。

烧伤

对于没有基线定植的烧伤患者，鼻内莫匹罗星能降低伤口金黄色葡萄球菌感染的风险[72]。与磺胺嘧啶银、硝酸银、醋酸磺胺米隆及蜂蜜相比，莫匹罗星是针对烧伤伤口中分离出的 MRSA 活性最高的外用抗菌药[73]。另外，对于烧伤面积低于 20% 体表面积的伤口，每日 2 次封包外用莫匹罗星，不超过 5 天即可有效清除伤口 MRSA[74]。因此，莫匹罗星对葡萄球菌感染性烧伤的治疗很有优势，特别是对于有 MRSA 定植的烧伤。尽管没有外用莫匹罗星引起系统毒性的报道[75]，但对超过 20% 体表面积的烧伤来说，莫匹罗星的安全性还不明确。

不良反应

多数为局部反应，包括疼痛、烧灼感和瘙痒。这些反应可能归因于赋形剂（聚乙二醇），因为与单用赋形剂出现反应的概率差不多[45]。鼻腔用药不含聚乙二醇，因此对黏膜的刺激性较小。由于其独特的结构，莫匹罗星不与其他抗菌药交叉反应[45]。问题 36-2 对莫匹罗星的真正变应性接触反应极其罕见[76-77]。与杆菌肽和新霉素不同，莫匹罗星很少引起手术后 ACD[18]。曾有一例鼻内应用莫匹罗星后出现中毒性表皮坏死松解症的个例报道[78]。

瑞他莫林

药理学

瑞他莫林是半合成截短侧耳素衍生物，是第一个用于人类的截短侧耳素类外用抗菌药[79]。截短侧耳素是亚脐菇杯状斜盖伞（以前称为担子菌侧耳属）产生的三环二萜[80]。问题 36-7 瑞他莫林是抑菌剂，通过三种机制选择性抑制细菌蛋白质合成：①以高亲和力结合到核糖体 50S 亚单位的特定位点——蛋白 L3；②抑制核糖体肽基转移酶；③通过阻断 fmet-tRNA 与核糖体 P 位点的相互作用而防止翻译起始（表 36-1）[79]。瑞他莫林（Altabax/Altargo）为 1% 的软膏，其妊娠期用药分级为 B 级（表 36-3）。

微生物学活性（表 36-1）

瑞他莫林对多种革兰氏阳性需氧菌有很好的体外对抗活性，包括甲氧西林敏感性和抗甲氧西林及莫匹罗星金黄色葡萄球菌、表皮葡萄球菌、酿脓链球菌、无乳链球菌、肺炎链球菌和绿色链球菌[81]。瑞他莫林能抑制 91％的体外厌氧菌，包括多药耐药的丙酸杆菌属[82-83]。**问题 36-7** 由于其独特的作用靶点，瑞他莫林与其他抗菌药（包括苯唑青霉素、红霉素或莫匹罗星）没有临床相关的交叉耐药性[79,81,84]。敏感性降低需要编码蛋白 L3 的基因的逐步突变或 Vga 蛋白（参与药物外排的 ATP 结合盒蛋白）的产生增加[85-86]。因此，瑞他莫林不容易筛选出金黄色葡萄球菌和化脓性链球菌的耐药菌株[87]。

临床应用

皮肤科应用

瑞他莫林经 FDA 审批用于治疗成人和 9 个月以上儿童金黄色葡萄球菌（仅限甲氧西林敏感性菌株）或化脓性链球菌引发的原发性脓疱病。瑞他莫林临床反应率为 85.6％，而赋形剂作为安慰剂的反应率仅为 52.1％[88]。在治疗脓疱病方面，瑞他莫林的临床疗效与夫西地酸相似（分别为 99.1％ 和 94.0％）。在治疗继发感染性皮炎和继发感染性创面方面，瑞他莫林和口服头孢氨苄（每日 2 次，共 10 天）的疗效一样[90-91]。基于上述研究，治疗脓疱病的推荐剂量是 1％软膏每日 2 次，连用 5 天[88-91]。尽管瑞他莫林对 MRSA 有体外活性[81]，但关键临床试验中仅发现少量的抗甲氧西林金黄色葡萄球菌菌株[89-90]。因此，瑞他莫林没有被 FDA 批准用于治疗 MRSA 引起的脓疱病。

不良反应

最常见的不良反应是局部反应，包括用药部位瘙痒、感觉异常、刺激或疼痛[88,90]。值得注意的是，有些作者曾报道有 ACD 发生，并通过斑贴试验得到了证实[92-93]。

庆大霉素

庆大霉素是氨基糖苷类抗生素，源自紫色小单孢菌。它通过与核糖体 30S 亚单位可逆性结合抑制蛋白质合成（表 36-1）。庆大霉素是杀菌药，对某些革兰氏阳性菌（如金黄色葡球菌）和革兰氏阴性菌（如大肠埃希菌、变形杆菌属和铜绿假单胞菌）有效（表 36-1），对对链球菌无效[94]。庆大霉素常用于治疗眼部感染，如细菌性结膜炎，其妊娠期用药分级为 C 级（表 36-3）。化脓性汗腺炎手术切除后放入庆大霉素-胶

原海绵能降低术后 1 周的并发症，但对复发率没有影响[95]。**问题 36-2** 外用庆大霉素预防耳部伤口 Mohs 手术后化脓性软骨炎的结果并不优于凡士林[96]。

庆大霉素极少引起 ACD[97]，尽管 8％的酒渣鼻患者会发生庆大霉素接触过敏，但这可能是源于之前眼部疾病的抗生素治疗[98]。由于显著的交叉反应，庆大霉素斑贴试验阳性提示之前曾系统或外用过氨基糖苷类抗生素，包括新霉素[97,99]。斑贴试验是用 20％庆大霉素溶于凡士林中（表 36-4）。**问题 36-8** 值得注意的是，很多新生儿患者应用庆大霉素软膏防止眼部感染后出现了眼周溃疡性皮炎[100]。

磺胺嘧啶银

磺胺嘧啶银是杀菌剂，针对革兰氏阳性菌和革兰氏阴性菌，分别包括 MRSA 和铜绿假单胞菌（表 36-1）[101]。该药与细菌脱氧核苷酸（DNA）结合并抑制其复制[102]。磺胺嘧啶银的妊娠期用药分级为 B 级（表 36-3）。基于其抗铜绿假单胞菌活性，磺胺嘧啶银最常用于烧伤创面[102]。但近期研究不能证明其在不全深度皮肤烧伤中的疗效，也不能证明它优于新霉素 B、芦荟、蜂蜜及有或没有银浸渗的敷料[103-108]。

磺胺嘧啶银毒性很低。少见不良反应包括对磺胺基团的过敏反应、发生于葡糖-6-磷酸脱氢酶（G6PD）缺乏患者的溶血、高渗透性和高铁血红蛋白血症[109]。但大面积用于烧伤创面或长期外用于大疱性皮损时要谨慎，因为有大量吸收导致肾功能不全的报道[110]。营养不良型大疱性表皮松解症患者大面积应用磺胺嘧啶银后会出现银中毒这种极罕见的不良反应[111-112]。

双碘喹啉

双碘喹啉是卤代喹诺酮类衍生物，其系统制剂曾被用于阿米巴病的治疗[113]。目前可用的外用制剂含有 1％ 双碘喹啉和 1％ 醋酸氢化可的松乳膏（Dermazene/Vytone）或 2％ 醋酸氢化可的松凝胶（Alcortin）。双碘喹啉的妊娠期用药分级为 C 级（表 36-3）。其作用机制不明[114]。

问题 36-9 1％双碘喹啉在体外对包括痤疮丙酸杆菌、抗甲氧西林金黄色葡萄球菌、铜绿假单胞菌和水生棒状杆菌在内的细菌有抗菌活性（表 36-1）。要注意的是，双碘喹啉是广谱制剂，体外对数种皮肤真菌也有活性，包括红色毛癣菌、絮状麦皮癣菌以及白念珠菌和糠秕马拉色菌等酵母菌[115]。

细菌或真菌引起的浅表感染可外用双碘喹啉每日 3～4 次，对有继发细菌感染的真菌感染也有效[114,116]。

目前没有外用双碘喹啉经皮吸收的数据。系统制剂不能用于碘过敏患者，它可能导致神经毒性、碘疹、甲状腺肿，并可干扰甲状腺功能检测[113]。

用于痤疮和酒渣鼻的药物

过氧化苯甲酰

药理学

问题 36-10 过氧化苯甲酰（BP）是广谱杀菌药，通过强大的氧化活性发挥作用（表 36-6）[117]。外用 BP 适应证是轻中度寻常型痤疮。其为痤疮丙酸杆菌的杀菌药，抑制三酰甘油水解并降低痤疮皮损处的炎症[118-12]3。该药有角质剥脱和除粉刺活性（表 36-7）[124]。BP 有洗液、洗剂、乳膏和凝胶等剂型，浓度从 2.5％到 20％不等（表 36-8、表 36-9）。美国的最高浓度为 10％[120]。BP 稳定性依赖于赋形剂，在丙二醇中稳定性最差[126]。大约 5％的外用 BP 经皮吸收。药物在皮肤中被完全代谢为苯甲酸。系统性吸收的苯甲酸可很快被肾清除，因此不会因为药物累积而发生系统毒性[127-128]。BP 的妊娠期用药分级为 C 级（表39-10）。

微生物学活性（表 36-6）

皮肤微生物群的体外研究表明，BP 对痤疮丙酸杆菌、头皮葡萄球菌、表皮葡萄球菌、溶血性葡萄球菌、贪婪丙酸杆菌、颗粒性丙酸杆菌和卵形疟原虫都有致死效应[117]。问题 36-11 体外研究未发现痤疮丙酸杆菌对 BP 的耐药性[129]，因此，BP 是控制抗生素耐药的辅助方法，能有效减少对红霉素、四环素和克林霉素耐药的痤疮丙酸杆菌[130]。

表 36-6 用于痤疮和酒渣鼻的外用抗菌药的抗菌谱和机制

名称	抗菌谱	作用机制	起源
过氧化苯甲酰	杀菌剂，广谱	非特异性氧化活性	有机过氧化物
克林霉素	广谱（金黄色葡萄球菌、链球菌、肺炎球菌、脆弱类杆菌、痤疮丙酸杆菌）	与核糖体 RNA 的 50S 亚单位可逆性结合，净效应是蛋白质合成抑制	链霉菌属产生的林可霉素的 7-脱氧-7 氯半合成衍生物
红霉素	对多数革兰氏阳性菌和痤疮丙酸杆菌都有杀菌活性	与核糖体 RNA 的 50S 亚单位可逆性结合，净效应是蛋白质合成抑制	红霉素链球菌
甲硝唑	革兰氏阳性和阴性菌以及厌氧菌	破坏 DNA 并抑制核酸合成	合成的硝基咪唑
壬二酸	对痤疮丙酸杆菌有杀菌和抑菌作用	对线粒体呼吸及 DNA 合成的抑制	天然二羧酸
氨苯砜	对分枝杆菌有抑菌活性	抑制二氢蝶酸合酶及核酸合成酶	合成亚砜
磺胺醋酰钠	痤疮丙酸杆菌	抑制二氢蝶酸合酶	衍生自苯胺的合成分子

表 36-7 用于治疗痤疮和酒渣鼻的外用抗生素的关键概念

名称	说明
过氧化苯甲酰	对痤疮的抗菌活性＞＞角质剥脱活性 同时使用维 A 酸可能中和其疗效 不会诱导细菌耐药性 接触过敏罕见
克林霉素	对革兰氏阳性菌和厌氧菌都能覆盖 外用克林霉素磷酸酯不太可能导致抗生素相关性肠炎
红霉素	也是相对常见的致敏剂，特别是对于有淤积性皮炎的患者 Neosporin 是新霉素与杆菌肽及多黏菌素 B 组成的联合制剂，也被称作"三重抗生素"
甲硝唑	对需氧菌和厌氧菌均有效 对一些寄生虫也有效，对酒渣鼻中的毛囊蠕形螨作用不详
壬二酸	广谱抗菌（包括痤疮丙酸杆菌在内） 对某些色素问题也有效
氨苯砜	对炎症性皮损迅速起效 不需要就 G6PD 缺乏症进行筛查或监测血液系统参数
磺胺醋酰钠	在数种酒渣鼻药物中存在，与沉淀硫联合

表 36-8　本章讨论的用于痤疮和酒渣鼻的外用抗菌药*

非专有名	商品名	生产商	是否有非专利药	乳膏包装规格‡	特殊剂型
过氧化苯甲酰†	很多	很多	是	很多	洗剂——不同大小 凝胶——不同大小 溶液——不同大小 皂条——113g
磷酸克林霉素 (1%)	Cleocin T 洗剂 Cleocin T 凝胶 Cleocin T 溶液	Pharmacia Upjohn	是 是 是		洗剂——60ml 凝胶——30g、60g 溶液——30ml、60ml
红霉素‡	很多	很多	是		凝胶——30g、60g、65g 药垫——60/盒 溶液——60ml、120ml
甲硝唑	Metrogel（0.75%、1.0%） Metrocream（0.75%） Noritate（1%）	Galderma Gaoderma Dermik	否/是 是 否	45g 30g	凝胶——45g
壬二酸	Azelex（20%） Finacea（15%）	Allergan Berlex	否 否	30g、50g	凝胶——40g
氨苯砜	Aczone（5%）	Allergan	否		凝胶——30g、60g
磺胺醋酰钠	Sulfacet R Novcet Klaron	Dermik GenDerm Dermik	是		洗剂——25g 洗剂——30g 洗剂——60g

* 这些外用抗生素均无软膏剂型可用。
† 所有可选用的过氧化苯甲酰剂型见表 36-9。
‡ 所有可选用的红霉素剂型见表 36-11

表 36-9　常用的过氧化苯甲酰剂型

名称	生产商	剂型	包装规格
Benzac	Galderma	5%、10%凝胶	60g
Benzac AC	Galderma	2.5%、5%、10% 凝胶	60g
Benzac W	Galderma	2.5%、5%、10% 凝胶	60g、90g
Benzagel	Dermik	5%、10%凝胶	45g、90g
Benzashave	Medicis	5%、10%剃须膏	120g
Brevoxyl	Stiefel	4%凝胶	42.5g
Desquam-E	Westwood- Squibb	2.5%、5%、10% 凝胶	45g
Desquam-X	Westwood- Squibb	2.5%凝胶 5%、10%凝胶	45g 45、90g
PanOxyl	Stiefel	5%、10%凝胶	60、120g

临床应用

皮肤科应用

寻常痤疮——单一治疗

对炎性皮损（脓疱和丘疹）来说，BP 与红霉素[131]和克林霉素[123]一样有效，但对非炎性皮损来说，BP 更有效。在治疗非炎性皮损方面，BP 效果与外用维 A 酸乳膏相似，但对于炎性皮损，BP 更有优

势[132]。在降低炎性和非炎性皮损方面，4%BP 凝胶与 0.1%阿达帕林效果相似[133]。

寻常痤疮——联合治疗

与其他药物（包括其他外用抗菌药）联用能增强 BP 活性。5%BP 与 3%红霉素联用比单用任一种都更有效[134]。这种联合也比 4%红霉素/1.2%锌制剂更有效[135]。支持 BP 和外用克林霉素联用的证据将在对克林霉素的讨论中综述。

最近出现了 BP 联合外用维 A 酸的制剂。数项研究都发现 0.1%阿达帕林/2.5%BP 凝胶能显著降低皮损数目，并且起效（早至 1 周）快于单用阿达帕林或 BP[136-138]。对严重炎症性痤疮，每日外用 1 次 0.1%阿达帕林/2.5%BP 凝胶，联合每日口服 100mg 多西环素，治疗 12 周后所有皮损缩小程度均高于单用多西环素。且由于联合治疗起效快，前 4 周痤疮丙酸杆菌快速减少[139]。BP 和外用维 A 酸的联合治疗优于单用任一药[140]。6% BP 洗面奶联用 0.1%维 A 酸微球凝胶较单用 0.1%维 A 酸微球凝胶能更多地降低炎性皮损数目，而对非炎性皮损的效果没有明显差别[141]。问题 36-12 如果同时应用，BP 可能将维 A 酸氧化，因此推荐早上外用 BP、晚上外用维 A 酸[118]。但维 A 酸的优化水凝胶可与 BP 联用，不会出现氧化诱导的降解[142]。

酒渣鼻

赋形剂对照试验中，每日 1 次 5% BP/1%克林霉

素，连用12周能显著减少丘疹和脓疱，并且患者耐受性良好[143]。

不良反应

外用BP的主要不良反应是刺激性皮炎，表现为烧灼感、红斑、脱皮和干燥[122-123]。每日2次2.5% BP与5%或10% BP疗效相当，但前者不良反应更少[120]。水性基质的凝胶比乙醇或丙酮基质的剂型刺激性更小[118]。用0.1%阿达帕林/2.5% BP比单用任一药物都更容易出现短时间干燥和刺激[136]，联合凝胶的安全性数据与0.1%阿达帕林凝胶相似[137]。0.1%阿达帕林/5% BP凝胶的刺激性比0.1%阿达帕林/2.5% BP凝胶或单用2.5%、5%或10% BP凝胶更明显，但患者对0.1%阿达帕林/2.5% BP凝胶的耐受性与单用2.5%或5% BP凝胶相似[144]。每日1次0.1%阿达帕林/5% BP凝胶在应用超过1年的研究中证实是安全的[145]。

真正接触过敏的发生率为0.2%～1%[146-147]。可将5%（15%假阳性反应）或2%凝胶（3%假阳性反应）溶于凡士林中进行斑贴试验（表36-4）[147]。需告知患者药物会漂白织物、头发及其他有颜色的材料[125]。

药物最初上市时曾引发致癌性担忧，因为小鼠研究发现其为肿瘤促进剂[148-150]，但随后的人体研究未发现BP和皮肤癌的关联性[149,151]。

克林霉素

药理学

克林霉素是林可霉素的合成衍生物，后者分离自链霉菌属。可用的外用制剂有1%乙醇基质的溶液、1%洗剂和1%凝胶。所有剂型治疗寻常痤疮都有相同疗效，但洗剂刺激性较低，较少引发干燥[152]。4%～5%的药物被系统性吸收[153]。克林霉素的妊娠期用药分级为B级（表36-10）。

表36-10 妊娠期用药分级——用于治疗痤疮和酒渣鼻的药物

名称	妊娠期分级
过氧化苯甲酰	C
克林霉素	B
红霉素	B
甲硝唑	B
壬二酸	B
氨苯砜	C
磺胺醋酰钠	C

微生物学活性

该药为广谱抗菌药，可逆性结合到细菌核糖体的50S亚单位[154]，从而抑制细菌蛋白质合成并产生杀菌或抑菌效果。该药对多数需氧革兰氏阳性球菌和厌氧革兰氏阳性菌及阴性菌有效[155]。**问题 36-11** 克林霉素对痤疮丙酸杆菌有效，尽管越来越多的克林霉素耐药菌株导致治疗失败[156]。5% BP联合1%克林霉素比单用克林霉素能更显著地减少痤疮丙酸杆菌（包括克林霉素耐药性菌株）[156-158]。

临床应用

皮肤科应用

寻常痤疮

外用克林霉素的主要适应证是寻常痤疮。对炎性皮损来说，单独外用克林霉素与口服四环素（剂量高至1g/d）相比疗效相当或更佳[159-161]。每日2次外用1%克林霉素与每日2次口服米诺环素50mg疗效相当[162]。与外用1.5%红霉素相比，1%克林霉素对脓疱疗效更明显，但对非炎性皮损疗效略差[163]。而后来的研究发现，1%克林霉素与1.5%红霉素一样，对炎性皮损（可降低60%）比对非炎性皮损（可降低40%）更有效[163]。

近期多项研究聚焦于外用克林霉素与BP、外用维A酸或锌的联合治疗方案。5% BP/1%克林霉素凝胶与单用克林霉素相比，能更有效地降低炎性皮损和总皮损数目[165]。对轻中度痤疮来说，每日1次0.1%阿达帕林与每日1次1%克林霉素/5% BP疗效相似，但对炎性皮损来说联合治疗更有效，不良反应也更少[166-167]。对于中重度痤疮，1%克林霉素/5% BP凝胶联合0.1%他扎罗汀乳膏比单用0.1%他扎罗汀乳膏能更有效地清除粉刺和炎性皮损[168]。最后，1%克林霉素/5% BP凝胶比1.2%克林霉素/0.025%维A酸凝胶在清除痤疮丙酸杆菌方面更有效，而且只有1%克林霉素/5% BP凝胶能降低克林霉素和红霉素耐药的痤疮丙酸杆菌菌株[169]。值得注意的是，5% BP的刺激性会限制其应用。不含乙醇或表面活性剂的1.2%克林霉素/2.5% BP凝胶对中重度痤疮有效，且患者耐受性良好，但缺乏反对联用5%BP的对比研究[170-171]。

与每日2次单用1%克林霉素洗剂相比，每日1次0.1%阿达帕林/1%克林霉素洗剂能显著降低炎性、非炎性和总皮损数目[172]。外用1.2%克林霉素也可联合0.025%维A酸制成凝胶，该联合在降低皮损数目方面优于任一药单独使用[173]。在降低皮损总数方面

1%克林霉素/0.025%维 A 酸洗剂和 1%克林霉素/2%水杨酸洗剂一样有效，两种联合用药都比单用 1%克林霉素洗剂效果更好[174]。

将醋酸锌加入外用克林霉素能降低克林霉素的系统性吸收[175]。1%克林霉素/醋酸锌凝胶的疗效和安全性与 1%克林霉素洗剂相当[176]。外用克林霉素对红癣、毛囊炎、面部口周皮炎、酒渣鼻和 Fox-Fodyce 病均有效[177-179]。最近有报道称 1%克林霉素/5%BP 治疗窝状角质松解症有效[180]。

不良反应

轻度局部反应包括瘙痒、烧灼感、针刺感、过度干燥、脱皮、皮肤油腻和红斑[119]。这些反应常由赋形剂导致[160]。尽管应用广泛，但克林霉素引起的接触性过敏很罕见[181-185]。可用 1%克林霉素溶于水中进行斑贴试验（表 36-4）。革兰氏阴性菌毛囊炎极少与外用 1%克林霉素有关[186]。虽然极为罕见，但有外用克林霉素后出现抗生素相关性（假膜性）肠炎的报道[187-188]。

红霉素

药理学

红霉素是大环内酯类抗菌药，分离自红霉素链球菌[155]。该药可以 1%～4%的浓度溶于多种赋形剂中。对不同赋形剂的对比研究发现下列赋形剂允许红霉素有效穿透：脂质体制剂＞传统乳剂＞水醇溶液[189]。截至目前没有外用红霉素后系统性吸收的相关数据。红霉素的妊娠期用药分级为 B 级（表 36-10）。

微生物学活性

该药为杀菌剂，通过与细菌核糖体 50S 亚单位结合抑制细菌蛋白质合成。结合位点与克林霉素的结合位点相同或非常接近。红霉素对革兰氏阳性球菌、棒状杆菌、流感嗜血杆菌、嗜肺性军团病杆菌、衣原体属、梅毒密螺旋体、肺炎支原体和解脲脲原体均有效[154]。**问题 36-11** 1993 年发现，有 25%的抗生素治疗过的痤疮患者出现了红霉素耐药性痤疮丙酸杆菌，不论采用的抗生素是什么[190]。**问题 36-13** 解决此问题的方法之一是采用高浓度红霉素，4%红霉素联合或不联合 1.2%锌（Zineryt）能有效减少红霉素耐药性痤疮丙酸杆菌[191]。体外实验在红霉素中加入锌盐也能降低痤疮丙酸杆菌对红霉素的耐药性[192]。另一种降低红霉素耐药性痤疮丙酸杆菌的方法是将红霉素与 BP 联合应用[193]。

临床应用

皮肤科应用

寻常痤疮

外用红霉素的主要适应证是寻常痤疮。目前的外用红霉素是以 2%和 3%的浓度溶于不同赋形剂中（表 36-11）。

表 36-11　常用的外用红霉素剂型

名称	生产商	剂型	包装大小
A/T/S	Hoechst Marion Roussel	2%溶液 2%凝胶	60ml 30g
Benza-mycin	Dermik	3%红霉素加 5%过氧化苯甲酰凝胶	23.3g、46.6g
Erycette	Ortho Dermatological	2%药签	60/盒
Erygel	Allergan	2%凝胶	30g、60g、65g
Thera-mycin Z	Medicis	2%溶液	60ml
T-stat	Westwood-Squibb	2%溶液 2%药垫	60ml 60/盒

对炎性皮损和总体痤疮分级来说，红霉素（1.5%～2%）比安慰剂更有效[194-195]。在降低严重度分级和丘疹方面，4%红霉素/1.2%醋酸锌溶液比安慰剂[196-197]和口服四环素（250mg 每日 2 次）更有效[197]。在减少总皮损数方面，每日 2 次 4%红霉素/1.2%醋酸锌与每日 1 次 1%克林霉素/5% BP 一样有效，但 4%红霉素/1.2%醋酸锌治疗组起效速度和皮损减少速度均较慢[198]。锌的作用不明，一项小规模研究对 4%红霉素联合 1.2%醋酸锌和单用 4%红霉素进行比较，发现在降低炎性和非炎性皮损数方面两者无统计学差异[191]。对于痤疮治疗，单用 2%硫酸锌并不比安慰剂更有效[199]。对轻中度痤疮来说，联合外用 BP 和红霉素在减少炎性皮损方面与口服土霉素或米诺环素一样有效。与四环素方案不同，BP/红霉素联用不会诱发痤疮丙酸杆菌耐药性[200]。

酒渣鼻

曾有小规模研究比较红霉素联合 BP 与单用甲硝唑，发现红霉素和 BP 可作为治疗酒渣鼻的备选方案[20]。

不良反应

可有轻微反应，如红斑、鳞屑、触痛、烧灼感、瘙痒、刺激、油腻和干燥等[194,202]。红霉素是很弱的致敏物质，很少有 ACD 的报道[204-206]。可用 1%～5% 红霉素溶于凡士林中进行斑贴试验（表 36-4）。

甲硝唑

药理学

甲硝唑是合成硝基咪唑抗菌药，很容易被厌氧菌摄取。在易感菌细胞内，甲硝唑的还原产物导致 DNA 破坏并抑制核酸合成（表 36-6）[207]。

在美国可用的甲硝唑外用药有 0.75% 凝胶或乳膏及 1% 凝胶。外用于皮肤后的系统性吸收微乎其微[208-210]。口服和外用甲硝唑的妊娠期用药分级为 B 级（表 36-10）[155]。

微生物学活性（表 36-6）

甲硝唑对多数厌氧菌和原生动物都有效，包括脆弱类拟杆菌、产黑素拟杆菌、梭杆菌属、韦容球菌属、梭菌属、消化球菌属、溶组织内阿米巴、阴道滴虫、肠蓝伯式鞭毛虫和结肠小袋绦虫[211]。问题 36-14 该药对痤疮丙酸杆菌、葡萄球菌、链球菌、真菌及毛囊蠕形螨无效[189,194]。与未经治疗的患者相比，甲硝唑治疗 1 个月后皮肤微生物群落无明显改变[212]。体外研究表明，采用 1mg/ml 甲硝唑治疗后毛囊蠕形螨仍能存活。因此，甲硝唑对酒渣鼻的疗效不是源于对螨虫的直接杀灭[213]。

问题 36-14 甲硝唑治疗酒渣鼻的作用机制不明，但甲硝唑有抗炎活性，包括对细胞介导免疫反应和白细胞趋化的抑制[209]。

临床应用

皮肤科应用

酒渣鼻

甲硝唑 0.75% 凝胶和 1% 乳膏的临床试验表明，68%～96% 的患者炎性皮损减少[207,214]。中度酒渣鼻患者每日 2 次外用 0.75% 甲硝唑凝胶，治疗 9 周后丘疹和脓疱减少 51%～65%，红斑也有所减少[190,215]。与 0.1% 阿达帕林凝胶相比，0.75% 甲硝唑凝胶在减少红斑方面更有效，但在减少炎性皮损总数方面效果较差[216]。与单用防晒指数（SPF）15 的防晒霜相比，1% 甲硝唑乳膏联合防晒霜在减少红斑、毛细血管扩张和炎性皮损数方面更有效[217]。近期试验表明，联合抗炎（亚抗菌）剂量的多西环素（每天 40mg）能增强 0.75% 甲硝唑洗剂或 1% 凝胶的疗效[218-219]。

甲硝唑对脓疱、丘疹的效果优于对红斑的效果。

其对毛细血管扩张和肥大性酒渣鼻无效[220]。既往经验表明，该药不能缓解酒渣鼻的眼部症状。但小规模研究发现，与单独眼睑清洁相比，眼睑清洁加甲硝唑外用于眼睑边缘能改善酒渣鼻的睑缘炎[221]。外用甲硝唑对严重和反复发作的酒渣鼻均有效[222]。1% 甲硝唑乳膏和口服四环素一样有效[223]。

寻常痤疮

外用甲硝唑对痤疮的效果不确切。一项研究发现，与单用 BP 和安慰剂相比，2% 甲硝唑联合 5% BP 能使皮损明显改善[224]，但 0.75% 甲硝唑单用无效[225]。

皮肤溃疡

数项研究表明，外用甲硝唑可清除腐烂溃疡和溃疡性或蕈样肿瘤的臭味[226-231]。采用甲硝唑治疗一系列骶部褥疮溃疡后，厌氧菌培养和伍氏灯检查转阴，臭味被清除[232]。与安慰剂相比，10% 甲硝唑软膏能显著降低肛周克罗恩病患者的疼痛和分泌物[233-234]。

脂溢性皮炎

问题 36-15 在降低脂溢性皮炎严重度方面，1% 甲硝唑凝胶比安慰剂有效，但 0.75% 凝胶没有这种效果[235-238]。值得注意的是，近期研究表明 1% 吡美莫司乳膏比 0.75% 甲硝唑凝胶更有效，不良反应也更少[240]。

不良反应

外用甲硝唑不良反应罕见，包括皮肤干燥、瘙痒、烧灼感和针刺感。外用甲硝唑引起敏感的可能性很低[241]，但有数例 ACD 的报道（表 36-4）[242-243]。可用 1% 甲硝唑溶于凡士林中进行斑贴试验。曾有噻康唑和异噻唑啉酮接触过敏者发生对甲硝唑的交叉反应的报道[244-245]。

壬二酸

药理学

壬二酸是天然饱和 9-碳二羧酸。研究者发现花斑癣感染产生的二羧酸是酪氨酸酶的竞争性抑制剂[246]，这一属性提示壬二酸可用于色素性皮损。最近发现壬二酸能通过与过氧化酶体增殖因子活化受体 γ（PPARγ）相互作用而抑制紫外线 B 诱导的白介素（IL)-1β、IL-6 和肿瘤坏死因子（TNF)-α mRNA 的表达，提示了该药治疗酒渣鼻的可能机制[247]。

壬二酸外用后吸收的比例大约为 3%。15% 凝胶的吸收（8%）比 20% 乳膏（3%）要多[248]。美国的壬二酸制剂包括 20% 乳膏（Azelex）和 15% 凝胶（Finacea）。壬二酸的妊娠期用药分级为 B 级（表 36-10）。

微生物活性（表 36-6）

壬二酸的抗菌活性源于对敏感菌蛋白质合成的抑制，具体作用机制不明。体外壬二酸是表皮葡萄球菌、金黄色葡萄球菌、头皮葡萄球菌、溶血性葡萄球菌、痤疮丙酸杆菌、颗粒性丙酸菌、卵白丙酸杆菌、奇异变形杆菌、大肠埃希菌、铜绿假单胞菌和白念珠菌的抑菌剂[249]。体外抗菌活性在养分耗竭和低 pH 值时会增强。后一因素有利于细胞摄取壬二酸[250]。

临床应用

皮肤科应用

寻常痤疮

壬二酸的适应证是痤疮，能降低皮肤表面和毛囊的痤疮丙酸杆菌浓度[251-252]。壬二酸能抑制人类角质形成细胞的分裂和分化，但不能减少皮脂产生[253]。尽管如此，治疗 1～2 个月后患者常感觉皮肤油腻程度逐渐降低[254-255]。每日外用乳膏 3～4 次能实现皮损部位较高渗透度[256]。经过 1～2 个月的治疗可看出痤疮的改善[251,257]，4 个月达到最大改善[257-258]。

对于轻中度痤疮的治疗来说，壬二酸比安慰剂有效[251,258]，而与外用 0.05% 维 A 酸乳膏[258]、外用 5% BP[259]、外用 2% 红霉素乳膏[249]，甚至口服四环素[252,257] 同样有效。5% 壬二酸联合 2% 红霉素凝胶比安慰剂、单用 2% 红霉素或单用 20% 壬二酸更有效，不良反应也比单一治疗更少[260]。

酒渣鼻和口周皮炎

对酒渣鼻的炎性皮损和红斑来说，15% 壬二酸凝胶每日 2 次、连用 15 周效果优于 0.75% 甲硝唑凝胶[261]。20% 壬二酸乳膏是 0.75% 甲硝唑的安全有效的替代品[262-263]。对于中度酒渣鼻，每日 1 次 0.1% 甲硝唑凝胶和每日 2 次 15% 壬二酸凝胶疗效相当[264]。每日 1 次口服多西环素 40mg 联合每日 1 次 1% 甲硝唑凝胶与联合每日 2 次 15% 壬二酸凝胶的疗效相似[265]。壬二酸在口周皮炎的治疗中显现出很好的效果[266]，小规模研究将 20% 壬二酸乳膏外用于皮质类固醇诱发的非肉芽肿性口周皮炎患儿，4～8 周后实现皮损清除[267]。

斑块型银屑病

一项研究发现，15% 壬二酸凝胶在降低受累面积、总银屑病评分、鳞屑和角化过度方面比赋形剂更有效[268]。

色素病

壬二酸对正常皮肤、日光性雀斑、老年性雀斑、黑子、色素性脂溢性角化病及痣没有脱色素活性[249]。

壬二酸对物理或化学制剂导致的色素沉着、炎症后色素沉着、黄褐斑、恶性雀斑样痣和恶性雀斑样痣黑素瘤有部分活性[249-250,256]。对黄褐斑来说，单用 20% 壬二酸乳膏 24 周与先用 0.05% 氯倍他索乳膏 8 周然后外用 20% 壬二酸乳膏 16 周的疗效相似（改善 90% *vs.* 改善 96.7%）[269]。

不良反应

动物模型发现壬二酸无毒性、无致突变性、无致畸性[270-272]。壬二酸被认为是人类的潜在能量底物，胃肠外输入没有不良反应[270]。

目前为止没有发现壬二酸接触过敏。10% 的患者会出现瘙痒、烧灼感或鳞屑，这些不适可持续 4 周。治疗开始后的 1～2 周每日用药 1 次会降低局部反应[273]。

氨苯砜

药理学

氨苯砜（4,4'-二氨基二苯砜）是一种抗菌和抗炎症制剂，获 FDA 审批用于治疗麻风和疱疹样皮炎。氨苯砜曾用于治疗嗜中性皮肤病[274]。关于本药作用机制的全面描述，请参见第 18 章 "系统性氨苯砜"。简单来说，氨苯砜通过多重机制干扰中性粒细胞功能[275-283]，包括对 IL-8 释放的抑制[284]。另外，氨苯砜通过活化的单核细胞抑制 TNF-α 产生，提示其治疗皮肤狼疮的机制[285]。

5% 氨苯砜凝胶（Aczone）被 FDA 审批用于治疗寻常痤疮。每日 2 次用于 22.5% 体表面积连续 2 周导致的稳态暴露比单次口服 100mg 达到的稳态暴露低 126 倍。治疗 1 年药物浓度不会增加。外用氨苯砜后药物及其代谢产物的系统性暴露比口服药物要低 100 倍[286]。吸收后氨苯砜在肝经历 N-乙酰化和 N-羟基化，经肾排泄，有显著的肠肝循环[287]。外用氨苯砜的半衰期为 48h，而口服半衰期为 20.6h[286]。外用和口服氨苯砜的妊娠期用药分级均为 C 级（表 36-10）。

微生物学活性（表 36-6）

在体内，氨苯砜有对抗麻风分枝杆菌的活性[288]。在体外，其他很多分枝杆菌属都对氨苯砜敏感，包括鸟分枝杆菌、胞内分枝杆菌、堪萨斯分枝杆菌、偶发分枝杆菌、溃疡分枝杆菌及结核分枝杆菌[289-290]。另外，氨苯砜在体外对卡氏肺孢子虫（现称耶氏肺孢子虫）[291]、镰状疟原虫[292]、硕大利什曼原虫[293] 和刚地弓形虫[294] 也有抗菌活性。氨苯砜的抗菌活性源于它对二氢蝶酸合酶的抑制，后者能将叶酸还原[292]。

临床应用

皮肤科应用

在降低非炎性皮损、炎性皮损和总皮损数目方面，每日 2 次外用 5% 氨苯砜比赋形剂更有效。其对炎性皮损数目的影响最大，2 周内即很明显[295]。长期治疗疗效相似，4 周后炎性皮损数目平均降低 30.8%。治疗 12 个月后炎性、非炎性和总皮损数目较基线分别降低 58.2%、19.5% 和 49%，证实了氨苯砜凝胶对痤疮炎性皮损的较好疗效[296]。随机试验比较了每日 2 次 5% 氨苯砜凝胶单一治疗和联用 4% BP 凝胶每日 1 次及 0.1% 阿达帕林凝胶每日 1 次的联合治疗，发现在降低炎性皮损方面没有显著差异。但联合治疗方案（特别是与 0.1% 阿达帕林联合时）对非炎性皮损和总皮损数目降低的影响较单用氨苯砜治疗影响更大[297]。目前尚缺乏评价氨苯砜对嗜中性皮肤病的疗效的研究。

不良反应

最常见的不良反应是一过性干燥、红斑、皮疹或晒伤[295-296]。问题 36-16 G6PD 缺乏患者在暴露于氧化应激物（如氨苯砜的羟胺代谢产物）时更容易发生溶血，后者是剂量相关性溶血性贫血及高铁血红蛋白血症的原因[299]。在关键的长期安全性研究中未发现 G6PD 缺乏患者血红蛋白浓度有明显改变[295-296]。G6PD 缺乏患者每日 2 次外用 5% 氨苯砜凝胶连续 12 周可导致一过性血红蛋白浓度降低 0.32g/dl，尽管没有发现溶血性贫血的临床症状和体征。溶血的其他实验室指标未发生变化[300]。外用氨苯砜治疗前没有必要进行 G6PD 筛查，治疗过程中也没必要监测溶血指标[301]。

亚砜（如氨苯砜）在结构上与磺胺类药物（如磺胺甲噁唑）有明显不同[302]。尽管两种药物都含有过敏反应的靶位点芳香胺基团，但目前证据表明两类药物间交叉反应很少，对磺胺过敏的患者出现亚砜过敏的可能性并不高于对青霉素过敏的可能性[303]。临床试验中未发现外用氨苯砜后出现超敏反应[295-296]，因此很少有证据表明磺胺过敏的患者外用氨苯砜后过敏风险增加[302]。与 BP 混合时，氨苯砜会呈橙棕色从而污染衣物，但对皮肤无影响[304]。

磺胺醋酰钠

磺胺醋酰钠有抗菌和抗炎活性，常与硫磺组成复方制剂用于治疗痤疮和酒渣鼻，硫磺是非特异性抗真菌和抗细菌药[305]。磺胺醋酰抑制细菌二氢蝶酸合酶，阻止 p-氨基苯甲酸（PABA）转化为叶酸（表 36-6）[306]。磺胺醋酰钠的妊娠期用药分级为 C 级（表 36-10）。

60 例使用其他外用药治疗（例如维 A 酸或抗菌药）失败的女性痤疮患者使用磺胺醋酰钠 12 周后发现总痤疮数减少 78%，炎性皮损减少 83%[307]。与 0.75% 甲硝唑乳膏相比，用 10% 磺胺醋酰钠/5% 硫磺乳膏联合防晒霜治疗酒渣鼻 12 周后，炎性皮损（72% vs. 80%）和红斑（45% vs. 69%）的减少更明显[308]。但 10% 磺胺醋酰钠对花斑癣的治疗只有中度活性[309]。

超过半数患者会出现轻中度干燥和一过性瘙痒[307]。前瞻性病例研究表明，新型不含香料和酒精的 10% 磺胺醋酰钠/5% 硫磺的润肤泡沫对痤疮[305,310]和丘疹脓疱型酒渣鼻[311]有良效。与含有 BP 的外用制剂联用时，磺胺醋酰钠会变为橙棕色而污染衣物，但对皮肤没有影响[304]。

消毒剂

消毒剂常用于手术伤口和个人卫生。很多皮肤护理产品、漱口水和牙膏中都含有消毒剂。它们的抗菌谱很广，而且很少出现刺激或 ACD（表 36-12）。

表 36-12 常见外用消毒剂的关键概念

名称	说明
三氯生	目前所用抗菌皂的主要成分，Dial、pHisoderm、Safeguard、Softsoap 及其他产品的活性成分
氯己定	主要用作术前洗消液，洗必泰的活性成分，洗手液、牙膏和接触镜护理液中也含有
聚维酮碘	主要用作术前洗消液，聚维酮碘溶液的活性成分

三氯生

三氯生（2,4,4'-三氯-2'-羟基二苯醚）是广谱抗菌药，很多护理产品（如除臭剂、除臭皂、牙膏、漱口液和洗手液等）中都含有三氯生。数项体内研究发现，三氯生能抑制重要炎性介质（如前列腺素和白三烯）的产生[312]，因此能减少阿弗他溃疡形成[313]、治疗龈炎，还能降低外用刺激物（如月桂硫酸钠）的效应[314-315]。

在体外，三氯生包裹的 polidioxanone 和聚卡普隆 25 缝合线有对抗金黄色葡萄球菌、MRSA、表皮葡萄球菌、MRSE、肺炎克雷伯菌和大肠埃希菌的活性[316-317]。

在体内，这些三氯生包裹的缝合线能显著降低金黄色葡萄球菌和大肠埃希菌的定植[316,318]。与 2％三氯生相比，0.3％三氯生联合 0.34％氯己定在减少病原体和改善特应性皮炎严重度方面疗效相似[319]。随机对照试验发现，三氯生联合润肤乳在降低特应性皮炎严重度方面比单用润肤乳更有效，但这种差异不能持久[320]。

即使用于湿疹皮肤，三氯生和三氯生产品的致敏性也非常低（分别为 0.7％和 1.4％）[321]。但三氯生曾引起缝线皮肤[322]和抗菌洗手液[323]ACD。斑贴试验用 2％三氯生溶于凡士林中进行。

氯己定

氯己定｛1,1-己双基［5-(对氯苯基) 双胍］｝是一种广谱抗菌药，对金黄色葡萄球菌、铜绿假单胞菌、黏质沙雷菌和兼性厌氧菌均有活性[324]。住院患者鼻内应用 2％葡糖酸氯己定洗剂联合 2％莫匹罗星软膏、口服利福平及口服多西环素连续 7 天，能清除 74％MRSA 定植达至少 3 个月[325]。但与单用氯己定漱口水和鼻内莫匹罗星相比，连续 5 天全身用 4％氯己定溶液清洗联合氯己定漱口水和鼻内莫匹罗星只能使腹股沟部位 MRSA 定植改善 30 天[326]。术前用氯己定-乙醇清洁皮肤可比聚维酮碘液更有效地防止术后 30 天内浅表（4.2％ vs. 8.6％）和深部（1％ vs. 3％）伤口感染[327]。

氯己定引起 ACD 很罕见[328]，但 42.5％的特应性皮炎患儿曾出现氯己定敏感[329]。斑贴试验通常用 1％葡糖酸氯己定水溶液进行[330]。

目前有超过 50 例患者出现氯己定过敏反应，只有 2 例是用于完整皮肤[331]。 问题 36-17 用氯己定消毒耳朵附近的皮肤时要小心，确保消毒液不流进耳朵，因为氯己定的耳毒性可导致耳聋[332]。

聚维酮碘

聚维酮碘是抗菌药，对革兰氏阳性菌和阴性菌均有活性，常用于围术期和皮肤伤口消毒[333]。足部手术并发感染的可能性较高。在减少正常足第一趾蹼细菌接种量方面，70％异丙醇联合 7.5％～10％聚维酮碘比 4％氯己定更有效[334]。

聚维酮碘引起 ACD 的概率极低[335]，但长期大量接触聚维酮碘会导致刺激性接触性皮炎伴发组织坏死[333]。类似于血管炎[336]和中毒性表皮坏死松解症[337]的刺激性接触性皮炎也有报道。

致谢

感谢 Deborah Jin Yang 和 Long T Quan 对本章的贡献。

本章使用的英文缩写	
FDA	食品药品监督管理局
G6PD	葡糖-6-磷酸脱氢酶
HIV	人类免疫缺陷病毒
MRSA	抗甲氧西林金黄色葡萄球菌
MRSE	抗甲氧西林表皮葡萄球菌
NACDG	北美接触性皮炎研究组
PPARγ	过氧化酶体增殖因子活化受体 γ
SPF	防晒指数
TNF	肿瘤坏死因子

参考文献

见本书所附光盘。

第 37 章　外用抗真菌药

Rhea M. Phillips and Theodore Rosen

赵　娜　译　娜仁花　审校

概述

真菌感染是皮肤科常见病，是仅次于痤疮的最常见皮肤科疾患。外用抗真菌药（图 37-1）因疗效高、系统性不良反应少而成为无并发症的浅表真菌感染的一线用药。

19 世纪 30 年代，Robert Remak 和 Johann Schonlein 首先发现真菌是人类皮肤真菌病的病因，并发现这些微生物的感染性[1]。后来 David Gruby 和 Raimond Sabouraud 这两位有影响力的真菌学家进行深入研究，从临床、显微镜下和培养技术方面对真菌进行了阐述。这些进展标志着医学真菌学的开始。人类真菌病的治疗研究进展缓慢，在 Remak 和 Schonlein 最初的发现之后的 100 年才发现抗真菌的特异性治疗[1-2]。

第二次世界大战是抗真菌药发展的关键转折点。很多士兵感染足癣，并且因为居住条件差、不注意卫生、公用淋浴及缺少床位和设施而加重。20 世纪 40 年代以前，抗真菌治疗仅限于卡斯特里尼的油漆、苯甲酸水杨酸软膏和甲紫。这些非特异性制剂通常有刺激性、易污染衣物，且疗效欠佳[2-3]。二战期间，真菌感染暴发和重复治疗失败促使人们对治疗方案进行进一步研究，并加速了医学真菌学的培训设施、研究机构和联邦机构的发展[1-2,4]。

目前有多种外用抗真菌药能实现皮肤真菌病的临床和微生物学清除。**问题 37-1** 常用局部抗真菌药有三类，即多烯类、唑类和丙烯胺类/苄胺类。其他抗真菌药包括羟基吡啶酮类抗真菌药——环吡酮胺和二硫化硒（表 37-1）。这些类别药物的特性列于表 37-2。还有一些局部抗真菌药正在研发中。

多烯类

多烯类抗真菌药研发于 20 世纪 50 年代后期，是第一类特异性抗真菌药。多烯类抗真菌药是由碳原子组成的含很多共轭双键（$C=C-C=C$）的大环内酯环，因此得名"多烯"[5-8]。多烯大环内酯环由内部双酯或乳糖闭合[5]。制霉菌素和两性霉素 B 是两种临床有效且易得的多烯类药物。本章仅介绍制霉菌素。

制霉菌素

制霉菌素（Mycostatin、Mytrex、Nystop）是第一个用于人类的特异性抗真菌药，1949 年由纽约州健康实验室的 Hazen 和 Brown 发现，因此得名"制霉菌素（nystatin）"[9-10]。

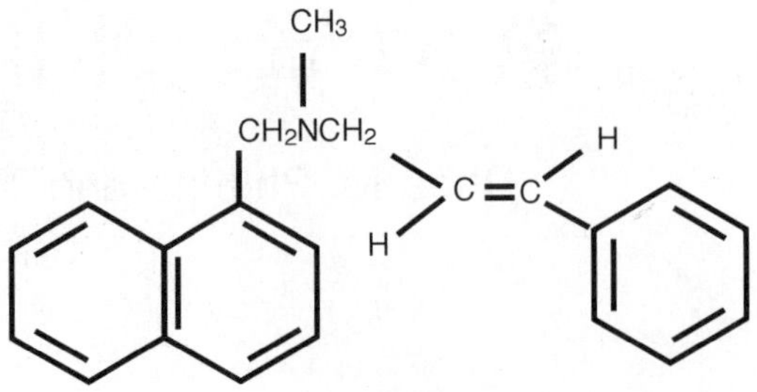

萘替芬

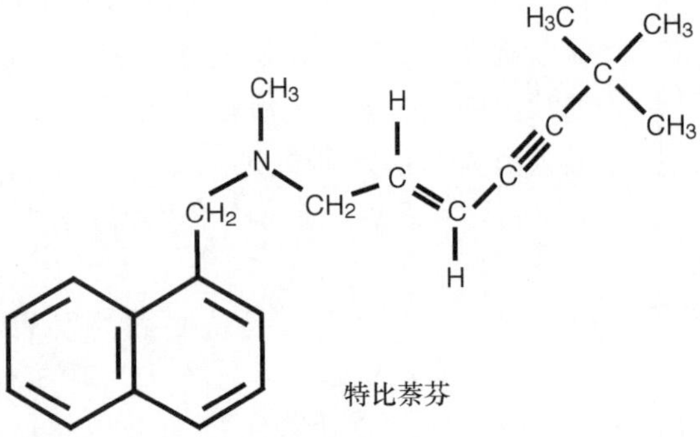

特比萘芬

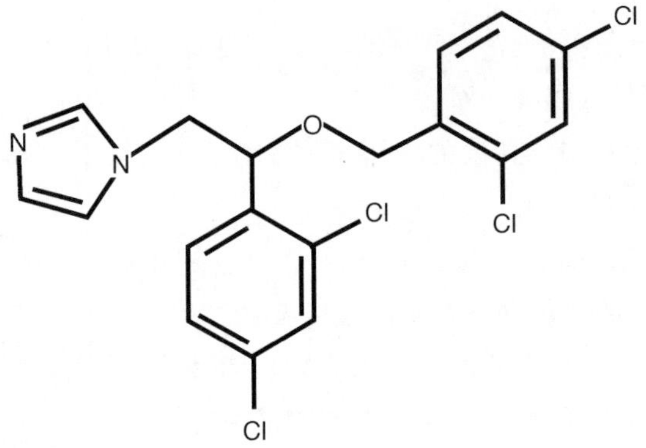

咪康唑

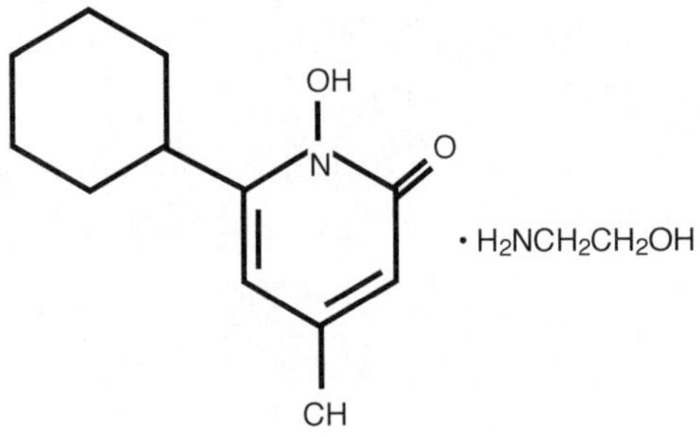

环吡酮胺

图 37-1 外用抗真菌药（萘替芬、特比萘芬、咪康唑、环吡酮）

药理学

制霉菌素是由诺尔斯链霉菌和微白链霉菌产生的多烯类抗生素[8-10]。它是四烯抗生素，分子中既有共轭二烯又有共轭四烯。它的组成中还含有一个糖配基和海藻糖胺[5,7]。其结构和作用方式与两性霉素 B 相似，但其系统毒性限制了外用制霉菌素的应用。制霉菌素基本不能溶于水，也不能从完整皮肤、胃肠道或阴道吸收[11]。

作用机制

制霉菌素是抗真菌药，在体外既有抑制真菌活性又有杀真菌活性。它与敏感念珠菌细胞膜上的固醇不可逆性结合，导致膜通透性改变及细胞内重要组分的外漏（表 37-2)[5,8,12-13]。

临床应用

适应证

制霉菌素对白念珠菌和其他敏感念珠菌引起的皮肤或皮肤黏膜真菌感染有临床和微生物学疗效，但对皮肤癣菌没有疗效。制霉菌素对细菌、原生动物或病毒没有活性[5,14]。制霉菌素有乳膏、软膏和粉末制剂，每日 2 次外用于皮肤。制霉菌素还有混悬剂和缓慢溶解的片剂，用于口腔念珠菌病（鹅口疮）的治疗。片剂推荐每日用药 4～5 次。

不良反应

患者对制霉菌素的耐受性良好，少于 0.1％的患者有不良反应。常见不良反应包括用药部位的烧灼感、瘙痒、皮疹、湿疹和疼痛[13]。超敏反应罕见但有报道[14-16]。

表 37-1　外用抗真菌药

非专有名	商品名	生产商	是否有非专利药	乳膏*	软膏*	特殊剂型	PPS
多烯类							
制霉菌素	Mycostatin、Nilstat、Nystop 及其他	很多	是	乳膏*	有*	粉剂、混悬剂	B
两性霉素 B	Fungizone	Bristol-Myers Squibb	是	无	无	口服混悬剂 100mg/ml（及静脉应用剂型）	B
唑类							
咪康唑	Monistat-Derm、Micatin	Ortho	是	2%乳膏	有	喷剂、粉剂、溶液、凝胶（及静脉应用剂型）	B
克霉唑	Lotrimin	Schering-Plough	是	1%乳膏	无	1%溶液、洗剂 口服片剂（Mycelex）	B
酮康唑	Nizoral	McNeill	是	2%乳膏	无	1%†、2%香波（及口服剂型）	B
奥昔康唑	Oxistat	Glaxo Wellcome	否	1%乳膏	无	1%洗剂	B
益康唑	Spectazole	Ortho	是	1%乳膏	无	无	B
硫康唑	Exelderm	Westwood Squibb	否	1%乳膏	无	1%溶液	B
舍他康唑	Ertaczo	OrthoNeutragena	否	2%乳膏	无	无	C
丙烯胺类及苄胺类							
萘替芬	Naftin	Herbert	否	1%乳膏	无	1%凝胶	B
特比萘芬	Lamisil AT	Novartis	是	1%乳膏	无	1%喷剂（及口服剂型）	B
布替萘芬‡	Mentax	Bertek	是	1%乳膏	无	无	B
其他抗真菌药							
环吡酮胺	Loprox	Meclicis	是	1%乳膏	无	1%凝胶、洗剂、香波、甲擦剂	B
二硫化硒	Selsun、Exsel 及其他	Allergan、Ross	是	无	无	1%、2.5%洗剂、香波	C

PPS，妊娠期处方信息（美国 FDA）；
* 未用百分比表述，100 000 USP 单位/g；
† 酮康唑 OTC 产品的浓度；
‡ 布替萘芬属于苄胺类药

表 37-2　常用抗真菌药的体外和体内活性

分类	药物	作用机制	治疗的微生物
多烯类抗真菌药	制霉菌素	与细胞膜固醇结合，导致细胞渗漏及通透性改变	酵母菌（念珠菌）
唑类	咪康唑 克霉唑 酮康唑 益康唑	阻断羊毛固醇 14α-脱甲基，从而抑制维生素 D_2 合成	皮肤癣菌、糠秕马拉色菌、念珠菌
唑类（亚组）	奥昔康唑 硫康唑	与唑类一样	皮肤癣菌、糠秕马拉色菌、念珠菌*
丙烯胺类	萘替芬 特比萘芬	通过阻断角鲨烯环氧酶抑制固醇合成	皮肤癣菌（两种药都可以）、念珠菌†（只有特比萘芬）
苄胺类	布替萘芬	与丙烯胺类一样	皮肤癣菌、念珠菌†

* 与其他唑类抗真菌药相比，其对念珠菌的活性相对较弱。
† 与唑类抗真菌药相比，其对念珠菌的活性相对较弱。
唑类和丙烯胺类的作用机制见图 5-2

唑类

唑类抗菌药更广谱，包括对多烯类不敏感的皮肤癣菌。 问题 37-2 唑类通过阻断维生素 D_2 的生物合成起作用，后者是真菌细胞膜的主要固醇衍生物[17-18]。维生素 D_2 的消耗导致细胞膜功能异常（见下述），不能与真菌生长和生存相匹配。唑类通过干扰细胞色素 P450 依赖性酶——羊毛固醇 14α-脱甲基酶而阻断固醇合成，羊毛固醇 14α-脱甲基酶催化羊毛固醇转化为维生素 D_2（本章所有唑类药物均为此机制）（表 37-2）。唑类结合主要通过吡咯氮与位于细胞色素 P450 分子结合结构域上的血红素铁的直接连接而进行。这类抗真菌药都结合到位于细胞色素上的血红素铁的同一位点，该位点也是氧结合位点。唑类复合物用这种方式与氧竞争并抑制氧的结合和活化。这就抑制了细胞色素 P450 对羊毛固醇的催化作用。维生素 D_2 减少和细胞内 14α-甲基固醇的累积导致细胞膜硬度增加、膜通透性变化、关键膜结合酶改变、生长抑制及最终的细胞死亡[17,19-20]。

人类皮肤对多数唑类复合物都有很好的屏障效应。完整皮肤的经皮吸收通常<1%。炎性或受损皮肤的吸收可增至 4%，这与擦伤或胶带剥离角质层时的情况类似[21]。总体而言，所有唑类抗真菌药的致敏性都很低。

咪康唑

药理学

咪康唑（Monistat-Derm、Micatin）是合成的 β 替换的 1-苯乙基咪唑衍生物，微溶于水，微溶于常见的有机溶剂和稀释的非有机酸[22]。咪康唑能穿透皮肤角质层，单次给药 4 天后仍可检测到。系统性吸收很少，外用后<1% 的药物被吸收[11,23]。

临床应用

适应证

咪康唑在体外能有效对抗常见皮肤真菌，如红色毛癣菌、须癣毛癣菌、絮状麦皮癣菌。它还对白念珠菌和糠秕马拉色菌有抑制活性[22,24-25]。咪康唑乳膏对足癣、体癣、股癣、花斑癣和皮肤念珠菌病均有效[26-29]。咪康唑对某些革兰氏阳性菌有活性，对 A 组 β 溶血性链球菌或致病性葡萄球菌引起的红癣、脓疱病或臁疮也有中度活性[22,30-31]。但其抗菌活性不足以

让它成为这类感染的治疗药物。曾有研究联用过氧化苯甲酰和咪康唑治疗寻常痤疮[32]，但该制剂市面上没有。除花斑癣以外的所有适应证都推荐每日用药 2 次，对花斑癣每日 1 次就很有效。

不良反应

外用咪康唑耐受性良好，罕见不良反应包括用药部位的刺激、烧灼感、浸渍和过敏性皮炎[13]。

克霉唑

药理学

克霉唑（Lotrimin、Fungoid、Mycelex 片剂）在 1967 年首次合成，是广谱咪唑类抗真菌药[33]。将 1% 克霉唑乳膏和 1% 克霉唑溶液外用于完整皮肤和急性炎症性皮肤，克霉唑在角质层、真皮和皮下组织的浓度分别为 $100mg/cm^3$、$0.5 \sim 1mg/cm^3$ 和 $0.1mg/cm^3$。常规外用后的系统性吸收很少。外用克霉唑乳膏和溶液并封包 48h 后，血清中检测不到克霉唑，只有 0.5% 或更少的药物在尿液中分离出[34]。

临床应用

适应证

克霉唑在体外有广谱抗真菌活性，对毛癣菌属、表皮癣菌属和小孢子菌属的多数菌株均有效[35]。其对革兰氏阳性菌也有活性，抑制念珠菌的活性接近但略差于制霉菌素[23,36]。克霉唑对足癣、体癣、股癣、花斑癣和皮肤念珠菌病均有效[35-40]。

克霉唑有乳膏、洗剂和溶剂等剂型，每日用药 2 次。该药也用于治疗口咽部（片剂）和阴道（阴道内片剂、乳膏）念珠菌病[37]。口服片剂能在口腔内缓慢溶化，需每日用药 4～5 次，连用 2 周。阴道内片剂每日 1 次、连用 1～2 天就很有效。

不良反应

克霉唑通常耐受性良好，少数患者会在用药部位出现红斑、烧灼感、刺激、针刺感、脱皮、水疱性水肿、瘙痒和荨麻疹[34]。

酮康唑

药理学

酮康唑（Nizoral）是水溶性咪唑衍生物，首次合成于 1977 年。其为合成的广谱抗真菌药，对皮肤癣菌和酵母菌均有活性。

将酮康唑单次外用于健康志愿者的躯干和上肢，

用药后 72h 内都无法在血浆内检测到酮康唑，检测敏感性水平为 5mg/L[41]。将酮康唑外用于婴儿头皮，10 天的治疗期内都无法检测到酮康唑[43-46]。

临床应用

适应证

酮康唑是广谱抗真菌药，在体外对皮肤癣菌、白念珠菌和糠秕马拉色菌均有活性[42-44]。临床试验中，2% 酮康唑乳膏对足癣、股癣和体癣均有效。Lester[47] 曾报道外用酮康唑每日 1 次、连用 4 周后，82% 的足癣、股癣或体癣患者反应极好。酮康唑乳膏治疗皮肤念珠菌病[48] 和花斑癣[49-50] 也很有效。酮康唑乳膏、2% 香波和 2% 泡沫治疗脂溢性皮炎均有效，因为脂溢性皮炎与卵圆皮屑芽孢菌有关[45,51-55]。一项研究发现，婴儿脂溢性皮炎外用 10 天酮康唑后，78.9% 的患儿疗效很好或极佳，成人患者应该能达到类似疗效。1% 香波已被批准作为非处方药用于脂溢性皮炎的治疗。

不良反应

临床试验中，905 例患者外用 2% 酮康唑乳膏，5% 的患者出现刺激、瘙痒和针刺感等不良反应。其中 1 例患者出现用药部位的疼痛性过敏反应。根据世界范围内上市后的反映，酮康唑乳膏或其成分（亚硫酸钠或丙二醇）的接触性皮炎极少发生[56]。

奥昔康唑

奥昔康唑于 1989 年在美国获批用于治疗人类皮肤癣菌感染。该药（Oxistat）是第一个获批每日 1 次用药的局部抗真菌药[57]。

药理学

硝酸奥昔康唑是基本咪唑结构单位的苯乙酮肟衍生物（3-位置上的杂环被氮取代）。外用奥昔康唑后可被快速吸收至角质层。外用后 5h 内表皮层可达到杀真菌浓度，用药后 100min 达到峰浓度。Polak 在动物研究中发现，单次给药后药物在角质层可停留 96h[59]。由于奥昔康唑的药动学特性，其在表皮的治疗浓度可持续 7 天。这种储存库效应使得奥昔康唑每日 1 次即可实现真菌清除[60-61]。奥昔康唑的系统性吸收微乎其微。临床试验中，外用奥昔康唑乳膏后 5 天，尿中可分离出少于 0.3% 的药物，而粪便中没有分离出药物[62-64]。

临床应用

适应证

临床试验中，奥昔康唑洗剂每日 1 次局部外用治疗足癣（包括足底高度角化型和趾间型）安全有效，且明显优于赋形剂[65]。一项多中心双盲平行组别研究中，Ellis 等[61] 给予真菌学确认的 153 例足癣患者每日 1 次或 2 次外用奥昔康唑乳膏或无活性赋形剂乳膏。在 2 周的随访中，每日 1 次和每日 2 次奥昔康唑治疗组的真菌学治愈率分别为 80% 和 75%，而赋形剂组的真菌学治愈率为 34%。欧洲[60,64,66-67]、美国[61-62,65,68-69]、拉丁美洲[70-71] 和日本[72-74] 的临床试验表明，奥昔康唑对浅表真菌感染高度有效[57]。奥昔康唑有 1% 乳膏和 1% 洗剂两种剂型，洗剂主要用于大面积或有毛部位（如躯干和后背）。

不良反应

外用奥昔康唑耐受性良好，患者很少发生不良反应。美国的临床试验给予 955 例患者外用奥昔康唑[62-63,69]，其中 41 例患者出现药物相关不良反应，包括瘙痒（1.6%）、烧灼感（1.4%）、刺激（0.4%）、红斑（0.2%）、浸渍（0.1%）和裂口（0.1%）。由 Meinhof 等人进行的一项大规模多中心试验发现，1759 例接受奥昔康唑乳膏治疗的患者中仅有 2.8% 发生不良反应。日本的数项临床试验没有发现不良反应[73-74]。

益康唑

药理学

益康唑（Spectazole）在 1969 年首次合成，其为咪唑的去氯衍生物。益康唑外用后在人类角质层的绝对浓度远超过对皮肤癣菌的最低抑菌浓度（MIC），且深至真皮中部都能达到抑菌浓度[75-76]。外用益康唑后系统性吸收很少，少于 1% 能在尿液和粪便中分离出。

临床应用

适应证

在体外，益康唑能抑制毛癣菌属、小孢子菌属和表皮癣菌属的大多数菌株及白念珠菌和糠秕马拉色菌[75]。外用益康唑对皮肤癣菌引起的足癣、股癣和体癣及白念珠菌引起的皮肤念珠菌病均有效[75,78-82]。在治疗皮肤癣菌感染和念珠菌病方面，1% 益康唑乳膏和 1% 克霉唑一样有效，但益康唑起效更快[82]。益康唑对某些革兰氏阳性菌和阴性菌也有活性[75,83]。Kates 等[83] 用益康唑治疗不伴真菌感染［氢氧化钾（KOH）或培养证实］的严重趾间细菌感染。研究者发现，88% 的外用益康唑治疗的患者改善明显或极佳，而赋形剂治疗组没有改善。

不良反应

外用益康唑耐受性良好，极少出现不良反应。临床试验中 3% 的患者出现不良反应，包括红斑、烧灼感、针刺感和瘙痒[77]。

硫康唑

药理学

硫康唑与之前讨论的其他唑类复合物相似[84]。与其他唑类不同的是，硫康唑构成环之间有一个硫键。外用后 96h 还能在角质层检测到硫康唑。硫康唑的经皮吸收超过其他唑类复合物，为 8%～11%[85]，该现象的临床意义尚不清楚。除了抑制羊毛固醇 14α-脱甲基酶，硫康唑还对革兰氏阳性菌有中等活性[84,86]。

临床应用

适应证

与其他唑类复合物相比，硫康唑无明显优势。其对常见微生物引起的皮肤癣菌病[86-89]、花斑癣[90]和皮肤念珠菌病[91]均有效。硫康唑有 1% 乳膏和 1% 溶液两种剂型。硫康唑需每日外用 1～2 次，直至临床缓解，通常需要 2～4 周。临床反应与其他唑类相似，尽管有报道认为与咪康唑或克霉唑相比，硫康唑起效更快[86]。硫康唑每日 2 次、连用 14 天对 A 组 β 溶血性链球菌和葡萄球菌引起的脓疱病和臁疮有效[92]。但它不是这类感染的一线用药。

不良反应

硫康唑的耐受性良好，尽管有少数变应性接触性皮炎的报道[93]。

舍他康唑

药理学

进入美国市场的最新一个外用唑类抗真菌药即为舍他康唑（Ertaczo）。与其他唑类相比，舍他康唑偏亲脂性，因此在角质层有更强大的储存库效应。除了抑制羊毛固醇 14α-脱甲基酶[94]，舍他康唑还有另一个可能的作用机制，即与非固醇细胞膜脂质结合，导致细胞膜通透性改变，并最终引起敏感微生物的细胞内组分外漏[95]。这种双重作用机制意味着，根据不同微生物和不同药物浓度，舍他康唑可以抑制真菌也可以杀灭真菌。

临床应用

适应证

尽管世界范围内有超过 20 个国家都用舍他康唑治疗各种感染，但在美国，它的适应证只有足癣[96]。其以 2% 舍他康唑乳膏上市。在其他地区，舍他康唑有乳膏、凝胶、粉剂、溶液以及阴道乳膏和阴道内片剂（单次用药治疗念珠菌病）等。体外实验表明，舍他康唑对红色毛癣菌、须癣毛癣菌和絮状麦皮癣菌的活性至少与其他唑类相当[97]，临床适应证也是基于体外实验的结果。且该药对常见念珠菌活性极佳，对革兰氏阴性菌也有中度活性（浓度 <1μg/ml 时）[97,99]。治疗足癣的获批方案为每日 2 次、连用 4 周。对典型皮肤癣菌病的总治愈率近 25%，治疗有效（针状改善但没有达到真菌性治愈）率约为 35%。尽管批准用法是每日 2 次，但临床经验和某些证据表明，每日 1 次对足癣和其他超适应证皮肤癣菌病均很有效[100]。

不良反应

舍他康唑的安全性与其他唑类相似，仅有很少的变应性接触性皮炎的报道[101]。

丙烯胺类和苄胺类

丙烯胺类是一类新的抗真菌药。20 世纪 80 年代引入的丙烯胺类是广谱杀真菌药。丙烯胺是在合成中枢神经系统活性复合物的过程中被无意发现的[102]。常规实验室筛查试验发现这种复合物——萘替芬有抗真菌活性[103]。 问题 37-2 丙烯胺既有抑制真菌活性又有杀真菌活性，它通过抑制真菌细胞膜的重要组分——维生素 D$_2$ 合成而起效。这种抑制导致细胞膜变脆弱、膜通透性增加及细胞内固醇前体累积。与其他唑类相比，丙烯胺作用在维生素 D$_2$ 生物合成途径中的较前一步（抑制角鲨烯环氧酶），这种抑制不依赖细胞色素 P450[104-105]。

萘替芬和特比萘芬是丙烯胺中的两个重要药物。布替萘芬是第一个也是唯一一个苄胺类抗真菌药，苄胺的结构和作用与丙烯胺类相似。总体而言，这些药物的耐受性都很好，致敏可能性很低。

萘替芬

药理学

萘替芬（Naftin）是合成的丙烯胺类抗真菌药。该复合物的高度亲脂性使得它能有效穿透角质层和毛囊并保持较高浓度[106-107]。三丙烯胺是萘替芬的结构元素，有很强的抗真菌活性[108,110]。

萘替芬既是杀真菌药又是抑制真菌药[111]。萘替芬通过抑制角鲨烯环氧酶使维生素 D_2 合成降低，固醇前体角鲨烯累积增加，随后导致真菌细胞膜破坏[104,108,112-123]。

临床应用

适应证

萘替芬在体外对皮肤癣菌、酵母菌和腐生菌有广谱抗菌活性[103,114]。动物研究发现它在体内对须癣毛癣菌有很强的活性[111,115]。欧洲[38,116-120]和美国[121-122]的临床试验发现，萘替芬对数种皮肤癣菌病均很有效。Millikan 等[122]进行的双盲对照研究发现，1% 萘替芬乳膏在治疗股癣和体癣方面与 1% 益康唑一样有效，但萘替芬起效更快。动物实验对比益康唑和萘替芬也得出相似结果[111,115]。在治疗足癣[117,123-124]、股癣[117]、体癣[117]和念珠菌病[116,120]方面，萘替芬与克霉唑一样有效，但萘替芬缓解症状明显更快。萘替芬有乳膏和凝胶剂型，每日外用 1~2 次。对轻度感染（如仅限于趾缝的足癣），每日 1 次就足够。

不良反应

萘替芬耐受性极好，少于 5% 的患者出现不良反应，包括轻度烧灼感/针刺感、瘙痒、红斑、刺激和罕见的过敏反应[125]。

特比萘芬

药理学

特比萘芬（Lamisil）是合成的广谱抗真菌药，属于丙烯胺家族，有抑制真菌和杀真菌活性[110,126]。问题 37-3 特比萘芬为高度亲脂性，使角质层、皮脂和毛囊中达到高浓度并与这些组织有效结合，从而降低再感染的可能性。药动学研究表明，外用后 7 天仍能保持高于常见皮肤癣菌 MIC 的浓度[106,127]。特比萘芬是丙烯胺衍生物，与萘替芬相似但体外活性要强10~100 倍。给予萘替芬后进行化学和生物学分析，以明确结构-活性相关性，结果发现有抗真菌活性显著增强的化合物合成。最终证明该化合物为特比萘芬。丙烯胺基团的关键性结构修饰包括苯环增加 1 个三键（乙炔基），增加的支链能显著增强体内和体外的抗真菌活性[104,109-110]。外用后有 3%~5% 的 1% 特比萘芬乳膏被吸收进入系统循环。吸收过程缓慢，用药后2~3 天代谢产物在尿中达到峰浓度。这种缓慢吸收可

能反映出药物进入表皮和真皮的速度[107,127]。

特比萘芬既是抑制真菌药又是杀真菌药。特比萘芬通过抑制角鲨烯环氧酶导致维生素 D_2 合成降低、固醇前体角鲨烯累积增加及随后的真菌细胞膜破坏[104-105,128-129]。

临床应用

适应证

体外敏感性实验表明，特比萘芬对很多皮肤癣菌、霉菌、某些双相型真菌和白念珠菌都有杀菌活性[126,130-131]。Savin 进行的一项临床试验发现，每日 2 次外用特比萘芬乳膏治疗慢性足癣很安全，且显著优于赋形剂。该研究中，用特比萘芬的患者中有 89% 达到了临床和真菌学清除，而用安慰剂治疗的患者无一清除。人们采用了随机双盲对照平行组研究来评价特比萘芬治疗体癣和股癣的安全性和疗效。总体来说，外用特比萘芬组的患者中有 76% 达到了真菌学治愈和临床缓解，而安慰剂组仅 17% 的患者达到了同样结果。日本的一项大规模多中心研究给予 629 例患者外用特比萘芬，结果发现，1% 特比萘芬对于足癣、体癣、股癣、花斑癣和间擦性念珠菌病既安全又有效[133]。Villars 和 Jones[134]进行的一项来自 27 项研究、包含了 1258 例不同皮肤癣菌患者的回顾分析发现，特比萘芬乳膏的总有效率波动在 70%~90%，而对体癣和股癣的有效率为 80%~90%。

尽管常规外用任何抗真菌药都不可能实现甲癣的临床或真菌学治愈，但一些新方法可促进局部抗真菌药用于甲癣治疗。用电离子透入疗法可将治疗浓度的特比萘芬透进甲板，也可以联合指甲穿透激光技术。这些技术都在研发中。

不良反应

外用特比萘芬耐受性良好，极少有不良反应的报道。日本一项包含 629 例外用特比萘芬的患者的试验中，仅 6 例患者出现不良反应，包括瘙痒和急性刺激性接触性皮炎[133]。美国的试验显示，2.2% 的患者出现轻微局部不良反应，包括用药部位刺激、烧灼感/针刺感、瘙痒和干燥[134]。

布替萘芬

药理学

布替萘芬（Mentax、Lotrimin Ultra）是第一个也是唯一一个苄胺类抗真菌药。盐酸布替萘芬的结构与其他丙烯胺类药物相似，但以丁基苄基取代丙烯胺

基团[135-136]。药动学研究发现，外用后至少 72h 均能在皮肤（特别是角质层）达到杀真菌浓度。这是由于药物与皮肤脂质相互作用或固定在皮肤脂质内，导致药物储存[137-138]。

与丙烯胺相似，布替萘芬能抑制角鲨烯环氧酶，导致维生素 D_2 合成降低、固醇前体角鲨烯累积增加及随后的真菌细胞膜破坏[110,128-129,135,139]。

临床应用

适应证

布替萘芬在体外具有杀真菌活性，动物模型发现其对皮肤癣菌、曲霉菌和双相型真菌的抑制活性与萘替芬和特比萘芬相同或比二者更高[135-136]。自 1992 年上市以来，布替萘芬乳膏在日本用于治疗足癣、体癣、股癣、花斑癣和皮肤念珠菌感染。日本的临床试验发现它对股癣的治愈率为 84%～100%，只有 2%～3% 的患者发生不良反应，包括红斑、刺激和瘙痒[140]。对照临床试验发现布替萘芬耐受性良好，对趾间足癣、体癣和股癣均有效[141-144]。Lesher 等[145] 报道布替萘芬每日 1 次、连用 2 周治疗股癣安全有效，同一研究还发现用布替萘芬治疗 1 周后真菌学治愈和临床缓解均有统计学差异。此外，治疗终止后 2 周治愈率持续增加，表明布替萘芬有残留治疗活性。Savin 等[146] 报道每日 2 次短期外用布替萘芬治疗足癣，临床和真菌学均有效。Greer 等[144] 进行的一项双盲对照试验表明，布替萘芬乳膏每日 1 次、连用 2 周治疗体癣安全有效。数项布替萘芬临床试验发现，治疗结束后真菌学和临床改善仍会持续，表明其与角蛋白的强力结合有关。

不良反应

外用丙烯胺/苯胺类药物耐受性良好，2%～3% 的患者会出现轻微不良反应，包括用药部位烧灼感、瘙痒和红斑[134,139]。Lesher 等[145] 对 76 例应用布替萘芬的患者进行的对照研究发现，只有 1 例外用布替萘芬后出现烧灼感。

其他外用抗真菌药

环吡酮胺

药理学

环吡酮胺（Loprox、Penlac 指甲胶）是羟基吡啶酮类抗真菌药，其结构和作用方式较为独特，与其他抗真菌药均不同。

作用机制

问题 37-4 与多数抗真菌药不同，环吡酮不影响固醇生物合成，而是通过干扰重要巨大分子前体的活性膜转运，破坏细胞膜完整性并抑制呼吸过程的关键酶[147-148]。多数研究者认为其主要作用机制是与三价阳离子高度亲和，随后阻断酶的辅助因子[149]。环吡酮在体外对皮肤癣菌、酵母菌和腐生真菌都有高度抑制活性[150-151]。一项研究[152] 发现，环吡酮在体外对须癣毛癣菌和白念珠菌的抗菌活性显著优于奥昔康唑、咪康唑、克霉唑和萘替芬。体外活性不总是能代表体内活性，但对于这种实验室对比研究的结果仍应慎重对待。

临床应用

适应证

环吡酮有乳膏、凝胶、混悬剂（0.77%）以及指甲胶（1.0%）等剂型。在美国，环吡酮被批准用于治疗足癣、体癣、花斑癣和皮肤念珠菌病，指甲胶用于治疗甲真菌病（美国还有 1% 香波制剂，用于控制皮脂溢出。其他地区还有 1.5% 的类似剂型。详见第 47 章"治疗性香波"）。临床试验发现，1% 环吡酮乳膏（现更换为 0.77%）对足癣的疗效明显比赋形剂和 1% 克霉唑乳膏更好[152-153]。临床试验[149,154] 发现，1% 环吡酮乳膏对体癣、股癣、花斑癣[155-156] 和皮肤念珠菌病[157] 一样有效。凝胶因乙醇含量高，干燥效果更好，疗效与乳膏相似[149]。大面积受累（如泛发性体癣或花斑癣）时，如口服药有禁忌或患者拒绝，很适合外用混悬剂。环吡酮在体内和体外均能很强地对抗革兰氏阳性菌和阴性菌[148,150,158]。环吡酮还有内在抗炎活性。这种复合物能抑制人类多形核白细胞（PMN）中的前列腺素和白三烯合成[159]。对照研究发现在治疗炎症性浅表真菌病方面，1% 环吡酮乳膏与 1% 环吡酮/1% 醋酸氢化可的松联合疗法疗效相似[160]。8% 环吡酮指甲胶可穿透甲板[161]，研究发现 40% 的指（趾）甲真菌病患者能达到临床和真菌学清除[162]。在志愿者中，环吡酮指甲胶的指甲穿透力差别很大，与临床结果吻合[161-163]。任何情况下想用指甲胶实现甲真菌病完全缓解都需要延长治疗期（9～12 个月）。从药物经济方面考虑，与口服抗真菌药相比，这种治疗方法不是很有优势。

不良反应

与多数外用抗真菌药相似，环吡酮耐受性也很好。少数患者（0.5%）用药后会出现烧灼感或瘙痒[149,164]。超敏反应很少见但有报道。

二硫化硒

二硫化硒是液态抗脂溢、抗真菌药，只能外用。唯一制剂是 2.5% 洗剂。浓度 1% 的二硫化硒（Selsun Blue）是非处方药。二硫化硒用于治疗花斑癣和头皮脂溢性皮炎[50,165-168]。另外 Gougerot 和 Carteaud 的研究表明，二硫化硒对融合性网状乳头状瘤病有效[169-170]。对于头癣治疗，二硫化硒还是灰黄霉素的有效辅助药物[171]。硒有抑制表皮细胞和毛囊上皮细胞生长的作用。该特性通过降低角质层细胞黏附促进角质层真菌脱落[172]。二硫化硒在体外和体内都对卵圆皮屑芽孢菌有杀菌活性[173]。过去人们曾认为二硫化硒可能会致癌，但无数研究都没有证实这一点[174-175]。该药缺乏动物生殖研究，外用硒的妊娠期用药分级为 C 级。花斑癣的推荐疗程内未发现血液和尿液中有硒[176-177]。2.5% 二硫化硒治疗花斑癣有效，疗效与联苯苄唑相似[165,166-168]。

对照性研究

多项实验室、动物和临床研究对不同抗真菌药的安全性和疗效进行了对比。这些药物主要针对皮肤癣菌病的常见病原菌，如毛癣菌属、表皮癣菌属和小孢子菌属。

皮肤癣菌

体外研究

问题 37-5 体外易感性试验表明，对常见皮肤癣菌来说，丙烯胺/苄胺类药物比唑类衍生物活性更强。例如，Shadomy 等[131]（表 37-3）报道，特比萘芬对常见皮肤癣菌的体外抗菌活性比酮康唑强 2～30 倍，比咪康唑强 10 倍。Maeda 等[136]（表 37-4）报道，布替萘芬对常见皮肤癣菌的活性比克霉唑高 10～35 倍。Arika 等[137]报道布替萘芬的体外抗皮肤癣菌活性比克霉唑和联苯苄唑高 10～100 倍，比萘替芬高 4 倍。此外，对皮肤癣菌来说，丙烯胺/苄胺类 MIC 与其 MFC（最低杀真菌浓度）相同或相近，表明它们以杀真菌活性为主。这与唑类抗菌药有所不同，后者主要抑制真菌。问题 37-5 体外抗皮肤癣菌活性总结如下[102,114,125,130-131,136-138,178-180]：布替萘芬＞特比萘芬＞环吡酮＝萘替芬＞唑类。

动物研究

动物研究结果通常与体外研究平行。Arika 等[137]给豚鼠感染须癣毛癣菌和犬小孢子菌，随后用丙烯胺/苄胺和唑类抗真菌药治疗皮肤癣菌病。治疗 10 天后，外用 1.0% 布替萘芬的豚鼠有 94% 达到真菌学治愈，而克霉唑治疗组仅 28% 实现真菌学治愈。此外，同一批研究者在豚鼠感染前 24h 或 48h 给予其外用布替萘芬，结果没有豚鼠出现皮损，感染后 17 天对损害部位行真菌培养均为阴性。而感染前 24h 外用联苯苄唑（唑类衍生物，在美国未获审批）的豚鼠，感染后 17 天发现 5 只中有 4 只出现皮损。

表 37-3　抗真菌药对皮肤癣菌的最低抑菌浓度（MICs）（平均 MIC，mg/ml）*

真菌（菌株）	特比萘芬	萘替芬	酮康唑
毛癣菌属（13）	＜0.06	0.07	0.21
小孢子菌属（6）	＜0.06	0.07	0.35
表皮癣菌属（5）	＜0.06	＜0.06	0.11

数据来自 Shadomy 等[131]。
* 较低的 MIC 值提示丙烯胺类/苄胺类对皮肤癣菌比唑类药物抑制作用更强

表 37-4　抗真菌药对皮肤癣菌的最低抑菌浓度（MICs）（平均 MIC，mg/ml）*

真菌（菌株）	布替萘芬	萘替芬	克霉唑
红色毛癣菌（41）	0.007	0.031	0.267
须癣毛癣菌（22）	0.012	0.035	0.266
犬小孢子菌（14）	0.024	0.100	0.266

数据来自 Maeda 等[131]。
* 较低的 MIC 值提示丙烯胺类/苄胺类对皮肤癣菌比唑类药物抑制作用更强

Hare 和 Loebenberg[181]对感染须癣毛癣菌的豚鼠进行了类似研究。他们根据对诱发出来的皮肤癣菌的疗效将常见唑类和丙烯胺进行排序。萘替芬和特比萘芬疗效极佳，皮肤癣菌抑制率达 74%～100%，唑类衍生物克霉唑、益康唑和奥昔康唑只能达到 54%～73% 抑制。酮康唑、咪康唑和硫康唑活性最低，对皮肤癣菌的抑制率只有 34%～53%。

Arika 等[182]进行了一项试验，以评价药物治疗过的动物的足癣复发率，结果发现布替萘芬治疗组的真菌学清除率为 91.6%，而联苯苄唑治疗组仅为 55.8%。而且，联苯苄唑治疗组的足癣复发率（12 只中有 11 只复发）明显高于布替萘芬治疗组（12 只中有 3 只复发）。研究者认为，这种高疗效和低复发率归因于布替萘芬的杀真菌（而不是抑制真菌）活性和外用后药物在皮肤的长时间停留。

临床试验

临床对照试验将不同丙烯胺/苄胺类与唑类抗真菌药的疗效进行对比。Evans 等[183]进行了一项多中心双盲平行组研究，对 256 例真菌学确诊的皮肤癣菌病患者进行不同治疗，结果发现，外用 1% 特比萘芬乳膏治疗足癣 1 周比外用 1% 克霉唑乳膏治疗 4 周的效果更好。到第 4 周时，特比萘芬治疗组有 93.5% 的患者达到了真菌学治愈，而克霉唑治疗组仅有 73.1%。

Bergstresser 等[184]进行的多中心对照试验发现，无论在真菌学检查还是在临床表现上，外用特比萘芬治疗足癣比外用克霉唑更有效。真菌学确诊的足癣患者接受了 1～4 周的外用特比萘芬或克霉唑治疗。到第 12 周末，接受 1 周特比萘芬治疗的患者有 81% 达到了真菌学清除，而接受 1 周克霉唑治疗的患者真菌学清除率仅为 30%。第 12 周时，接受 4 周克霉唑治疗的患者中有 68% 真菌培养阴性，接受 4 周特比萘芬治疗的患者中有 85% 达到真菌学清除。此外，随诊中的总疗效（结合真菌学和临床表现）也是特比萘芬治疗组明显较高，特比萘芬真菌学治愈组只有 9.3% 复发。总体而言，1 周克霉唑治愈组有 47% 患者复发，而 4 周克霉唑治愈组复发率为 30%。

Alon 等[185]对 1% 特比萘芬乳膏、1% 萘替芬凝胶和 1% 奥昔康唑洗剂进行比较，每日 1 次、连用 2 周治疗慢性足癣。治疗结束后特比萘芬、萘替芬和奥昔康唑的真菌学治愈率分别为 33.3%、34.5% 和 21.4%。尽管治疗结束时临床表现没有显著差异，但 4 周随访发现，特比萘芬和萘替芬治疗组的真菌学治愈率明显优于奥昔康唑组。治疗结束后 1 个月，特比萘芬和萘替芬的真菌学治愈率分别上升至 84.8% 和 69.0%，而奥昔康唑组治愈率仍很低（32.1%）。

Tsuyuki 等[186]对比了 1% 布替萘芬乳膏每日 1 次和 1% 克霉唑乳膏每日 2 次治疗趾间足癣的疗效，结果发现，布替萘芬组的真菌学治愈率为 95%，而克霉唑组仅为 88%。

Smith 等[124]对比了萘替芬乳膏和克霉唑/二丙酸倍他米松乳膏治疗足癣的疗效。每日 2 次、连用 4 周后，萘替芬治疗组中有 97% 的患者达到了真菌

学清除，而克霉唑/二丙酸倍氯米松组仅 70% 的患者达到了真菌学清除。治疗后 2 周随访发现，萘替芬组和克霉唑组真菌培养阴性的比例分别为 92% 和 55%。

丙烯胺/苄胺治疗后的复发率明显低于唑类抗真菌药。例如，Bergstresser 等[184]报道，28% 的足癣患者接受 4 周克霉唑治疗后 8 周内复发。而接受 1 周特比萘芬治疗的患者中仅不到 10% 在治疗后 11 周内出现复发。

Smith 等[124]报道，接受萘替芬治疗的患者复发率为 9%，而接受克霉唑/二丙酸倍他米松治疗的患者复发率为 29%。

Elewski 等进行了一项长期随访研究，足癣患者分别接受 1 周特比萘芬或克霉唑治疗，结果特比萘芬治疗组有 42% 的患者没有足癣复发，而克霉唑治疗 1 周和 4 周的患者分别有 23% 和 31% 没有出现足癣复发。

对奥昔康唑、萘替芬和特比萘芬短期治疗足癣的对比研究发现，停止治疗后 2 个月，特比萘芬和萘替芬的真菌学治愈率分别为 80.6% 和 75%，而奥昔康唑组治愈率只有 26.9%[185]。

小结——皮肤癣菌的对比研究

问题 37-5 总之，尽管本章提到的所有药物都有效，但在治疗皮肤癣菌病方面，丙烯胺/苄胺类药物比唑类药物的体外活性更强，体内疗效也更佳。丙烯胺/苄胺杀灭真菌，而唑类主要抑制真菌。另外，丙烯胺/苄胺的亲脂性高，有储存库效应，因此治疗停止后患者能持续改善。这种滞留效应加上杀真菌活性，使其疗程更短，复发率更低。

念珠菌病

体外研究

皮肤念珠菌病不像皮肤癣菌病那样流行，但也很常见，特别是在免疫功能低下的患者。皮肤念珠菌感染可用唑类、丙烯胺/苄胺和羟基吡啶酮类抗真菌药控制，尽管这些药物疗效不尽相同（表 37-5）。问题 37-6 根据体外研究结果，这些药物的疗效（基于 MIC）可被分层如下：[148,188,189]环吡酮＝唑类＞布替萘芬＞萘替芬＞特比萘芬。

表 37-5　抗真菌药对白念珠菌的最低抑菌浓度（MICs）（平均 MIC，mg/ml）*

研究（菌株）	布替萘芬	特比萘芬	萘替芬	酮康唑	克霉唑
Maeda 等[136]（57）	3～100	—	3～100	—	0.64
Shadomy 等[131]（10）	—	128	128	0.51	—
Georgopapadakou 和 Bertasso[189]（1）	—	8	64	16	—

* 较低的 MIC 值提示唑类比丙烯胺类/苄胺类药物对念珠菌的抑制作用更强

临床试验

尽管丙烯胺类在体外是最弱的抗念珠菌药，但它们对皮肤念珠菌感染有效。布替萘芬对间擦性念珠菌病、趾间念珠菌病和甲周念珠菌病的总体有效率分别为 81%、73% 和 83%[139]。Villars 和 Jones[134] 认为特比萘芬与苄胺类疗效大致相当，因为 8 项皮肤念珠菌病研究发现，75%～85% 的研究人群应用特比萘芬治疗后可达到临床治愈或真菌学治愈。

问题 37-6 尽管如此，对皮肤念珠菌病来说，环吡酮和唑类复合物更为有效，比丙烯胺/苄胺类更适合作为治疗选择。

特殊特性

抗炎活性

数种外用抗真菌药有内在抗炎活性。此活性不仅有助于减少皮肤癣菌病相关炎症，还可用来治疗其他炎症性皮肤病。该抗炎活性被很多体外[190-195]和体内[148,190-192,196-197]研究所证实。

问题 37-7 唑类和丙烯胺/苄胺类的某些药物有抗炎活性。但直接对比研究发现，丙烯胺/苄胺的抗炎活性更高[198]。多数唑类（克霉唑、益康唑、酮康唑和咪康唑）都能抑制 PMN 趋化[193]。除了前面提到的唑类，联苯苄唑也可抑制钙调蛋白，后者是前列腺素合成和肥大细胞释放组胺必需的蛋白[199]。银屑病斑块中发现钙调蛋白升高[200-201]。舍他康唑在小鼠耳朵水肿模型中有体外抗炎活性[202]。

联苯苄唑和酮康唑在很多炎症性皮肤病中发挥作用。联苯苄唑对脂溢性银屑病[203-204]和脂溢性皮炎[205]均有作用。联苯苄唑能减少 PMN 产生的白三烯，这是炎症过程的关键一步[192]。酮康唑在治疗脂溢性皮炎中发挥抗炎作用[45,54-55,206]。其以剂量依赖方式抑制 5-脂加氧酶，从而降低 5-HETE 和白三烯 B_4 的产生。这种作用可能与对细胞色素 P450 的抑制有关，后者可能在花生四烯酸代谢中起作用[191]。当用于对抗活的或死亡的金黄色葡萄球菌接种诱发的炎症时，酮康唑的抗炎活性与氢化可的松相似[196]。

萘替芬和 1% 克霉唑/1% 氢化可的松的抗炎活性通过头对头临床对比进行评价，在降低炎症性真菌感染相关性红斑方面，萘替芬和联合疗法一样有效[207]，其应归因于萘替芬的抗真菌活性还是抗炎活性尚不清楚。

尽管如此，丙烯胺的抗炎作用还是被其他方式所证实。萘替芬通过干扰白细胞伪足形成，对 PMN 的趋化产生剂量依赖性抑制。它还阻止 PMN 产生活性氧中介物，并能抑制 5-脂加氧酶[207]。萘替芬还可抑制 UVB 诱导的红斑，后者与真菌感染诱发的炎症途径有很多共同炎症介质[197,208-209]。此外，与其结构类似的苄胺类衍生物布替萘芬也能防止 UVB 诱导的红斑，推测这种效应是由与萘替芬相同的抗炎机制所介导[190]。

环吡酮胺也有抗炎活性。将环吡酮和利洛吡酮（实验性羟基吡啶酮）与酮康唑、咪康唑、氟康唑和萘替芬进行体内和体外对比。在体外，上述所有药物均能抑制 5-脂加氧酶，但只有环吡酮胺能抑制 5-脂加氧酶和环加氧酶。在花生四烯酸诱导的炎症的体内模型中，只有环吡酮表现出明显的活性抑制作用[210]。双盲研究分别用 1% 环吡酮乳膏和 1% 环吡酮/1% 醋酸氢化可的松治疗炎症性浅表性皮肤癣菌感染，共 21 天。炎症的临床评分没有显著差异（基线及随后每周的评估），这表明利环吡酮有明显的抗炎活性[159]。

抗细菌活性

某些外用抗真菌药的内在抗细菌活性可用作真菌-细菌混合感染的辅助治疗。对某些革兰氏阳性菌和少数革兰氏阴性菌，克霉唑、益康唑、咪康唑、奥昔康唑和舍他康唑在体外及体内均有抑制活性[23,27,30-31,60,75,83]。咪康唑能抑制某些革兰氏阴性菌生长，对 A 组 β 溶血性链球菌或致病性葡萄球菌引起的红癣、脓疱病和臁疮均有效[30-31,211]。益康唑和舍他康唑的抗菌活性使其在治疗伴或不伴真菌感染的混合趾间感染时获得中等疗效[83,212]。在体外，特比萘芬对革兰氏阴性菌和阳性菌（包括金黄色葡萄球菌、痤疮丙酸杆菌和铜绿假单胞菌）都有抑制活性[213]。

问题 37-8 环吡酮胺在体外的抗革兰氏阴性菌活

性比所有其他抗真菌药都强。例如，环吡酮胺对铜绿假单胞菌、奇异变形杆菌、大肠埃希菌和肺炎克雷伯菌表现出临床相关的 MIC[214]。环吡酮还对革兰氏阳性菌、支原体和阴道滴虫有抗菌活性[148,150-151,158]。由于其广谱抗菌活性、内在抗炎活性和高效的抗真菌活性，环吡酮（0.77%凝胶）成为治疗趾间足癣继发细菌感染（复合型足癣）的非常有效的方法[215]。

该类抗真菌药的辅助性抗菌和抗炎活性提高了炎症性或有继发感染的皮肤癣菌病的疗效。上述药物均不能作为伴或不伴并发症的原发性细菌感染的治疗选择。

妊娠期用药

问题 37-9 妊娠期外阴阴道念珠菌病的治疗值得关注。详尽的回顾性荟萃分析表明，外阴/阴道内多次外用唑类药物明显优于外用制霉菌素治疗[216]。更有趣的是，妊娠期外用/阴道内使用唑类药物能降低早产发病率，可能是由于正常生殖道菌落的恢复[217]。

丙二醇诱发的刺激

问题 37-10 丙二醇作为赋形剂是一个"双刃剑"。这种化合物常被用作药物赋形剂，以促进经皮吸收。另一方面，对少数患者来说，丙二醇能导致明显的皮肤刺激，特别是外用于炎症性、开裂或溃疡部位皮肤时。表 37-6 列出外用抗真菌药及其是否含有丙二醇。如果患者外用抗真菌药治疗失败，临床医生至少要考虑到是否由丙二醇的刺激所致。总体而言，本章讨论的所有抗真菌药的活性成分都可能导致风险低于1%的变应性接触性皮炎[218]。

表 37-6　外用抗真菌药——丙二醇含量

非专有名	商品名	乳膏含有丙二醇
制霉菌素	多种	是
两性霉素 B	多种	是
咪康唑	Micatin、Monistat Derm	否
克霉唑	Lotrimin、Mycelex	否
酮康唑	Nizoral	是
奥昔康唑	Oxistat	是
益康唑	Spectazole	否
硫康唑	Exelderm	是
舍他康唑	Ertaczo	否
萘替芬	Naftin	否
特比萘芬	Lamisil	是
布替萘芬	Lotrimin Ultra-OTC	是
环吡酮胺	Loprox	否
二硫化硒	Selsun、Exsel	—

本章使用的英文缩写

HETE	羟基二十碳四烯（酸）
KOH	氢氧化钾
MFC	最低杀真菌浓度
MIC	最低抑菌浓度
PMN	多形核白细胞
UVB	紫外线 B

推荐阅读

Topical antifungal therapy overviews

Alsterholm M, Karami N, Faergemann J. Antimicrobial activity of topical skin pharmaceuticals – an in vitro study. *Acta Derm Venereol* 2010; 90:239–45.

Gupta AK, Cooper EA. Update in antifungal therapy of dermatophytosis. *Mycopathologia* 2008;166:353–67.

Gupta AK, Ryder JE, Cooper EA. Naftifine: A review. *J Cut Med Surg* 2008;12:51–8.

Kyle AA, Dahl MV. Topical therapy for fungal infections. *Am J Clin Dermatol* 2004;5:443–51.

Overview treatment of *pityrosporum* infections

Faegermann J. Management of seborrheic dermatitis and pityriasis versicolor. *Am J Clin Dermatol* 2000;1:75–80.

参考文献

见本书所附光盘。

第 38 章　外用和皮损内抗病毒药

Pranav B. Sheth and Megan N. Landis
赵　娜　译　娜仁花　审校

概述

外用和皮损内抗病毒药有很多。本章主要讨论三大类，分别是杀病毒药、免疫增强剂和细胞破坏性药物（框 38-1）。有专利配方的药物被列在表 38-1 中。这些药物主要用于控制人乳头瘤病毒（HPV）和单纯疱疹病毒（HSV）感染，咪喹莫德和外用西多福韦对传染性软疣有效。

杀病毒药

阿昔洛韦

阿昔洛韦在 1974 年被发现，第一个外用剂型于 1982 年上市[1]。美国 FDA 批准用于 HSV 治疗的只有

5% 乳膏和 5% 软膏。

药理学

阿昔洛韦 [9-(2-羟乙基甲基) 鸟嘌呤] 是鸟嘌呤核苷的无环类似物（图 38-1）。即使是外用于受损皮肤，包括局限性水痘带状疱疹病毒（VZV）感染，其系统性吸收也很有限。使用溶于聚乙二醇的 5% 阿昔洛韦每日 4～6 次、连续 5～7 天治疗生殖器单纯疱疹后，血浆中检测不到阿昔洛韦[2-4]。

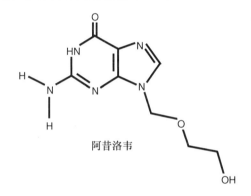

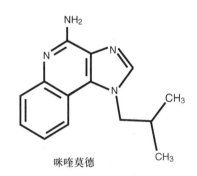

图 38-1　阿昔洛韦和咪喹莫德的结构

作用机制

问题 38-1 阿昔洛韦对 HSV 感染细胞有特异性，因为该药需要病毒的胸苷激酶（TK）才能实现磷酸化。阿昔洛韦磷酸化后变成单磷酸阿昔洛韦，随后被人类鸟苷酸激酶代谢为三磷酸阿昔洛韦，后者能抑制病毒 DNA 聚合酶。另外，三磷酸阿昔洛韦会被误认为脱氧鸟苷三磷酸，被不可逆性参入到新合成的病毒 DNA 中。由于阿昔洛韦缺乏 DNA 延伸需要的 39-羟基基团，因此它的参入可导致链终止[3]。

问题 38-2 阿昔洛韦对 HSV-1 和 HSV-2 最有效。其对 VZV 疗效稍差，因为不能被病毒 TK 有效磷酸化。该药对巨细胞病毒（CMV）无效，因为 CMV 不能编码 TK。

临床应用

FDA 批准的适应证

生殖器单纯疱疹

5%阿昔洛韦软膏被批准用于控制免疫功能正常患者的初发生殖器单纯疱疹和局限性、非危及生命的皮肤黏膜 HSV 感染。给予生殖器单纯疱疹初次发作的患者 5%阿昔洛韦软膏每日 4 次，能将病毒脱落时间从 7 天（使用安慰剂）降低到 4.1 天，但对疼痛时间、愈合时间、新皮损形成及复发无影响。对复发性生殖器单纯疱疹患者的症状或疗程无明显改善[5]。欧洲的小规模研究发现，5%软膏（聚乙二醇基质）和 5%乳膏基质对初发生殖器单纯疱疹[6-7]和复发生殖器单纯疱疹[6,8]的疗效有统计学差异。早期应用（出现前驱症状的 24h 内）及患者教育非常重要。

口唇单纯疱疹

5%阿昔洛韦软膏被 FDA 批准用于免疫功能正常患者的局限性、非危及生命的黏膜皮肤 HSV 感染，研究表明其能加快病毒脱落，并缩短疼痛的持续时间[4]。

框 38-1　外用及皮损内抗病毒药——根据分类*

杀病毒药	免疫增强剂	细胞破坏性药物
阿昔洛韦	咪喹莫德	博来霉素
喷昔洛韦	干扰素	鬼臼树脂/鬼臼毒素
西多福韦		三氯醋酸
膦甲酸		斑蝥素
碘苷		水杨酸
		氟尿嘧啶

* 本章按以上述药物顺序进行讨论

5%阿昔洛韦乳膏能将复发性口唇单纯疱疹患者的平均病程缩短约 0.5 天，但不能阻止典型皮损［进展为水泡、溃疡和（或）结痂］的发生[9]。采用单次离子电渗入方法外用 5%阿昔洛韦乳膏治疗复发性口唇单纯疱疹能缩短愈合时间 1.5 天[10]。

不良反应和妊娠期处方信息

用药部位的反应包括轻度疼痛和烧灼感，但安慰剂组患者也有类似不良反应[5-6]。

阿昔洛韦的妊娠期用药分级列于表 38-1 中，该表中还有本章其他抗病毒药物的妊娠期用药分级。

表 38-1　外用和皮损内抗病毒药——可用的产品*

非专有名	商品名	生产商	是否有非专利药	乳膏	软膏	其他剂型	PPS
杀病毒药							
阿昔洛韦	Zovirax	Valeant Pharmaceuticals	是	有	有	口服、注射剂	B
喷昔洛韦	Denavir	Novartis	是	有	无		B
西多福韦	Vistide	Gilead	否	无	无	只有注射剂型	C†
膦甲酸	Foscavir	AstraZeneca	否	无	无	只有注射剂型	C†
免疫增强剂							
咪喹莫德	Aldara5%	Medicis	是	有	无		C
	Zyclara3.75%	Medicis	否	有	无		C
细胞破坏性药物							
博来霉素	Blenoxane	Bristol-Myers Squibb	是	无	无	可注射的粉剂	D†
鬼臼毒素	Condylox	Watson Pharmaceutical	是	无	无	溶液	C
水杨酸	多种	多种	是	有	有	溶液、凝胶、薄膜、贴膏、贴片、喷剂	C
氟尿嘧啶	Efudex Fluoropex Carac	Valeant Allergan Sanofi-Aventis	是	有	无	溶液、注射剂	X

PPS，妊娠期处方信息（美国 FDA）；
* 只列出本章讨论的、美国现有的专利剂型（三氯乙酸和斑蝥素除外）；
† 妊娠期处方信息是针对该药的注射剂型

对妊娠前 30 天或妊娠期外用阿昔洛韦的孕妇进行的观察性研究没有发现任何不良结果，尽管对死产的影响尚无定论[11]。

治疗指南和小结

对于初发生殖器单纯疱疹，推荐 5% 阿昔洛韦软膏每 3h 一次，每日 6 次，连用 7 天；对复发性口唇单纯疱疹，推荐 5% 阿昔洛韦乳膏每日 5 次，连用 4 天。抹药时要用指套或橡胶手套，防止自身接种或传染给别人。症状或体征刚出现时即应治疗[4]。

考虑到临床对照实验的结果、剂量参数、便捷性和价格，单独外用阿昔洛韦治疗生殖器单纯疱疹和口唇单纯疱疹作用有限。作者的观点是，对复发性生殖器单纯疱疹建议口服阿昔洛韦，因为能缩短病毒脱落持续时间及皮损结痂和愈合的时间[12,14]。

喷昔洛韦

口服阿昔洛韦的生物利用度有限，而外用阿昔洛韦疗效有限，这就导致喷昔洛韦的诞生。喷昔洛韦在 1996 年获 FDA 批准。

药理学

喷昔洛韦 {2-氨基-9-[4-羟基-3-(羟甲基) 丁基]-鸟嘌呤}[15] 是鸟嘌呤的无环嘌呤核苷类似物，结构上与更昔洛韦相似。喷昔洛韦只有外用剂型，因为口服生物利用度较差。泛昔洛韦是喷昔洛韦的前体药，有口服制剂[16]。

作用机制

问题 38-1 与阿昔洛韦一样，喷昔洛韦也被病毒 TK 选择性磷酸化为单磷酸形式。单磷酸喷昔洛韦进一步被细胞酶磷酸化为活性三磷酸喷昔洛韦形式，后者通过与脱氧鸟苷三磷酸竞争病毒 DNA 聚合酶抑制病毒复制。

问题 38-3 尽管阿昔洛韦和喷昔洛韦质量相似，但喷昔洛韦比阿昔洛韦有更多优势。喷昔洛韦磷酸化更有效，三磷酸形式与病毒 DNA 聚合酶的亲和力更高，且该形式稳定性更高，使其活性更持久[17]。

问题 38-2 喷昔洛韦对数种疱疹病毒有抑制活性，包括 HSV-1、HSV-2、VZV 和 EB 病毒（EBV）。其对 CMV 的体外活性有限。

临床应用

FDA 批准的适应证

口唇单纯疱疹

1% 喷昔洛韦用于治疗 12 岁及以上免疫功能正常患者的复发性口唇单纯疱疹。1% 喷昔洛韦乳膏能减轻疼痛，并将病毒脱落时间从 5.5 天（使用安慰剂）缩短至 4.8 天，而与药物治疗开始的时间无关[16]。

1% 喷昔洛韦乳膏与 3% 阿昔洛韦乳膏治疗口唇单纯疱疹的疗效无差别[18]。尚缺乏 5% 阿昔洛韦乳膏和喷昔洛韦乳膏的对比数据。

禁忌证和不良反应

该药的禁忌证包括对药物或制剂内任何成分过敏。局部刺激发生率与安慰剂相似。最常见的不良反应是头痛。

治疗指南和小结

1% 喷昔洛韦乳膏应在发病的最早期就开始应用，每 2h 一次（或至少每日 6 次），连用 4 天。

考虑到频繁用药的不便捷性、价格以及症状缓解和病毒脱落时间仅减少半天，喷昔洛韦的抗病毒用途有限。问题 38-3 如果口服治疗有禁忌或不可得，外用喷昔洛韦是一种治疗选择，但目前没有研究对 1% 喷昔洛韦和 5% 阿昔洛韦进行头对头对比[19]。

西多福韦

西多福韦是无环核苷酸，对 DNA 病毒有广谱（包括 HPV、人类疱疹病毒和某些痘病毒）抗病毒活性。静脉西多福韦可用于治疗获得性免疫缺陷综合征（AIDS）患者的 CMV 视网膜炎。目前没有口服剂型，但很多外用制剂都加入了西多福韦。小规模研究发现其对皮肤病毒感染（包括疣、湿疣、单纯疱疹、羊痘和软疣）有效。该药对天花的作用正在研究中[20]。

药理学

西多福韦 {（[1-(4-氨基-2-氧代嘧啶-1-基)-3-羟基丙烷-2-基] 氧甲基膦酸}[15] 是脱氧胞苷一磷酸的核苷类似物。

作用机制

参入到感染细胞后，西多福韦需要两步磷酸化以形成活性代谢产物双磷酸西多福韦。与阿昔洛韦和喷昔洛韦不同，西多福韦的磷酸化不依赖于病毒的胸苷激酶。双磷酸西多福韦作为脱氧胞嘧啶-59-三磷酸的竞争性抑制剂，通过病毒 DNA 聚合酶参入到病毒 DNA。参入后，西多福韦阻止病毒 DNA 的进一步合成[21]。

临床应用

超适应证皮肤科应用

传染性软疣

小规模研究和病例报告发现，外用西多福韦对成人和儿童 HIV 患者的顽固性软疣有中等疗效[22-24]。

尖锐湿疣

对 30 例免疫功能正常患者的双盲对照试验发现，西多福韦组（安慰剂组为 0）患者中有 47% 达到完全清除[25]。此外还有更多病例被报道[26-29]。

寻常疣

曾有报道 2 例儿童接受 3% 西多福韦乳膏治疗顽固性寻常疣[30]。曾有 7 例儿童用 1% 西多福韦治疗，其中 4 例达到清除[31]。

单纯疱疹

在一项随机双盲对照研究中，分别外用 0.3% 凝胶、1.0% 凝胶和安慰剂治疗阿昔洛韦耐药的 AIDS 患者的单纯疱疹。治疗组中有 50% 的患者得到高于 50% 的改善，其中 30% 的患者（安慰剂组为 0）达到完全清除[32]。皮损内西多福韦也用于治疗 HIV 患者的阿昔洛韦耐药性单纯疱疹[33]。

对于健康患者的复发性单纯疱疹，发作 12h 内外用西多福韦凝胶（1%、3% 或 5%）能将愈合时间和病毒脱落时间缩短 1~2 天[34-35]。

其他应用

外用西多福韦可成功治疗免疫功能低下小鼠的 BCC[36-37] 和进行性牛痘[38]。

不良反应

头痛、恶心和咽炎的发生率与安慰剂类似。浓度增加时会出现用药部位瘙痒、皮疹、疼痛、感觉异常和溃疡[35]。

膦甲酸

膦甲酸为一种焦磷酸盐类似物，对所有疱疹病毒均有活性，用于免疫功能低下患者的 CMV 感染。其为阿昔洛韦耐药性 HSV 的口服替代药[39]。膦甲酸不需要被细胞或病毒酶活化。因为该药不是核苷类似物，故核苷抵抗性病毒聚合酶对膦甲酸敏感。膦甲酸干扰脱氧腺苷三磷酸分裂为焦磷酸[40-41]。

与安慰剂相比，外用 3% 膦甲酸乳膏不能减少紫外线诱导的口唇单纯疱疹的皮损数及疗程[39]。外用 1% 膦甲酸乳膏曾用于治疗 1 例健康女性阿昔洛韦耐药性外阴疱疹[42]。但总体而言，与安慰剂相比，健康患者外用膦甲酸治疗生殖器单纯疱疹没有显著获益[40-41]。

AIDS 患者的阿昔洛韦耐药性疱疹外用 1% 膦甲酸每周 5 次后可有所改善[43]。

碘苷

碘苷（5-碘-29-脱氧尿苷）为一种合成于 1959 年的胸苷类似物，是第一个获 FDA 批准的抗病毒药[44]。溶于二甲亚砜的 5%~15% 碘苷对生殖器单纯疱疹无效[45]，每 4h 外用一次、连用 4 天对 VZV 和口唇单纯疱疹疗效有限[46-47]。目前碘苷仅有眼科剂型（Stoxil）用于治疗疱疹性角膜炎。

免疫增强剂

咪喹莫德

咪喹莫德是免疫调节剂，1997 年被 FDA 批准用于治疗 12 岁及以上患者的外生殖器和肛周 HPV 感染（图 38-1）。随后其又获准用于治疗免疫功能正常的成人患者的光线性角化病（AK）（所有浓度）和浅表性基底细胞癌（BCC）（5% 浓度）。

药理学

咪喹莫德 {1-异丁基-4-氨基-1H-咪唑并 [4，5-c] 喹啉} 是一种非核苷杂环胺。

作用机制

问题 38-4 咪喹莫德为 Toll 样受体-7（TLR-7）活化剂，在体内能诱导很强的抗病毒和抗肿瘤效应[48]。其对 HPV 感染的确切作用机制尚不清楚。咪喹莫德诱导肿瘤坏死因子（TNF）-α、干扰素（IFN）-γ、IFN-α、白介素（IL）-6、IL-1α、IL-1β、IL-8、IL-12、粒细胞-巨噬细胞集落刺激因子（GM-CSF）和粒细胞集落刺激因子（G-CSF）的释放[49-50]。IFN-α 对生殖器疣的清除有不可或缺的作用，并有间接抗病毒活性[50]。按照说明用药时系统性吸收很少。

临床应用

FDA 批准的抗病毒适应证

外生殖器和肛周疣

数项随机对照试验（RTC）表明 5% 咪喹莫德乳膏安全有效。每日 1 次、每周 3 次、连用 16 周后，50%（安慰剂组为 11%）的患者皮损完全清除。3 个月时复发率为 19%，6 个月时增加至 23%[49,51-54]。给予 HIV 阳性患者高活性抗逆转录病毒治疗（HAART），32% 的患者在第 16 周达到完全清除[55]。

给予 12 岁及以上女性患者外用 2.5％和 3.75％咪喹莫德短期治疗 8 周，发现其治疗肛门生殖器疣安全有效。两项研究分别将安慰剂和 2.5％及 3.75％咪喹莫德进行比较，每日 1 次，最多使用 8 周，发现完全清除率分别为 14.2％、28.3％和 36.6％。3.75％咪喹莫德被 FDA 批准用于肛门生殖器疣及 AK 的治疗[55]a。

FDA 批准的非病毒性适应证

如果不适合做手术且能保证规律随访，5％咪喹莫德乳膏（Aldara）也被 FDA 批准用于 AK 和小的（<2cm）非面部浅表性 BCC 的治疗[57]。3.75％咪喹莫德乳膏（Zyclara）现已批准用于 AK 的治疗[56]。

小的（<2cm）非面部浅表性 BCC

FDA 推荐方案为每日 1 次，每周 5 天，连用 6～12 周[57]。已有多项研究证实其疗效。清除率［临床和（或）组织学］波动于 43％～100％，用药方法从每日 1 次、每周 2 天到每日 2 次、每日用药，疗程 5～15 周。但对肿瘤的疗效评价标准是 5 年清除率。目前多数研究采用治疗后活检判断清除率，极少有 5 年临床随诊[58]。

肿瘤成功清除需要随访确认。随诊时应对皮损部位重新评价，没有进行活检就不能确保肿瘤被彻底清除[59]。咪喹莫德诱导的色素减退或增生性瘢痕能掩盖瘢痕下的残留肿瘤，其引起的红斑和溃疡有时很难与肿瘤进行鉴别[60]。FDA 批准的指南是针对不适合手术的特定肿瘤（浅表 BCC<2cm 且不在面部），且必须确保患者定期随诊。咪喹莫德不是任何 BCC 的一线治疗，只作为某些特定肿瘤的二线治疗。一定要强调患者随诊的必要性。

光线性角化病

5％咪喹莫德被 FDA 批准用于 AK 治疗，面部或头皮（不能同时）用药面积大约为 25cm²，每周 2 次，连用 16 周。睡前将乳膏外用于干净皮肤上，停留大约 8h，然后用肥皂和水冲洗掉。局部皮肤反应很常见，包括发红和烧灼感，有时需要停药数日。不能因为停药而使疗程长于 16 周。Aldara 是独立包装，每盒 25 袋，建议 16 周疗程内开出的处方不超过 36 袋[57]。但开一包半有时很不现实。

已有数项 RCT 证实该药对 AK 的疗效。每周 2～3 次，连用 16 周，AK 清除率在 45％～84％。用药部位出现强红斑或其他局部反应的患者 AK 皮损也更易清除[60]。其他用药方案包括每周 3 次，连用 4 周（如果第 1 疗程治疗失败，应重复治疗），完全清除率达到 55％[61]。

目前咪喹莫德没有获准用于头面部以外的 AK，但 1 项试验曾将咪喹莫德外用在前臂和手部，每周 2～7 次，连用 8 周。所有治疗组的完全清除率均低于 7％。部分清除（皮损减少>75％）率波动于 22.6％～36.7％。多数患者不能耐受每周用药超过 3 次[62]。

2010 年，3.75％咪喹莫德（Zyclara）和随后的 2.5％咪喹莫德被批准用于免疫功能正常的成年人全面部及头皮脱发部位（不同于 5％咪喹莫德，后者只能局限于 25cm² 范围）AK 的治疗。3.75％和 2.5％咪喹莫德每日 1 次、连用 2 周，停 2 周再连用 2 周（即 2 周的用药/停药/用药）[63]的方案及每日 1 次、3 周的用药/停药/用药方案[64]对 AK 疗效显著优于安慰剂。

咪喹莫德是 AK 多种治疗方案中的一种，适合于不能耐受其他一线外用药物［如氟尿嘧啶（5-氟尿嘧啶，5-FU）］的患者。其局限性包括花费和剂量选择受限（因为只有小袋包装）。目前尚缺乏对 5-FU 和咪喹莫德的头对头对照研究。

皮肤科超适应证应用

皮肤疣

曾有报道 30％的免疫功能正常的皮肤疣患者每周 5 次睡前外用咪喹莫德后达到完全清除[65]。一项研究用较大剂量方案治疗 14 例免疫抑制患者的顽固性手足疣，其中 5 例（36％）改善[66]。由于咪喹莫德很难穿透寻常疣组织并被吸收，因此单用咪喹莫德对皮肤疣疗效有限。**问题 38-5** 根据作者和同事们的经验，联合细胞破坏性方法（如冷冻、水杨酸和封包）可提高咪喹莫德对寻常疣的疗效[67]。

咪喹莫德未被批准用于 12 岁以下儿童，但有报道发现，给予 16～18 岁患儿每日 2 次、平均使用 5.8 个月能实现完全清除[68]。

传染性软疣

在 1 项包含 15 例患者的研究中，咪喹莫德显示有效，清除率可达到 53％[69]。

单纯疱疹病毒

动物实验结果不一[70-71]。仅有的一项包含 124 例患者的研究发现，5％咪喹莫德乳膏不能改变复发性生殖器单纯疱疹的自然病程[72]。

原位黑色素瘤（MIS）

咪喹莫德并未获准用于治疗 MIS［即恶性雀斑样痣（LM）］，但 2000 年首次报道有此应用[73]，从此出现了很多病例和开放性研究的报道。治疗方案差别很大，疗程从 2 周到 7 个月不等，用药频率为每周 3～7 次[74]。一项针对开放性研究的回顾发现，咪喹莫德对 LM 的临床清除率为 91％（62 例患者中有 58 例），其中 52 例患者获得组织学证实[75]。

咪喹莫德治疗 MIS 的疗效缺乏 RCT 或长期随访

数据。多数报道随访仅 1 年或更短,不足以说明其对癌症的疗效[76]。此种治疗的另一个问题是如何确定肿瘤清除,一些是基于临床表现,而另一些是在原发肿瘤区域做活检。此外,LM 的确切诊断也很有挑战性[74]。使用咪喹莫德治疗 MIS 时必须小心谨慎。这种治疗仍停留在实验阶段,并且有争议,尚未获得 FDA 批准。只有在真正有把握并能确保患者密切随诊的情况下才考虑应用。

禁忌证和不良反应

应用咪喹莫德的禁忌证是对该药的任一成分过敏。咪喹莫德耐受性良好,最常见的不良反应是局部皮肤红斑、瘙痒、溃疡和疼痛。尚未发现严重系统反应。流感样症状的发生率与安慰剂相似[49,52,54,77]。

治疗指南

5% 咪喹莫德乳膏应在睡前外用于受损区域,在局部停留 6～10h,然后冲洗干净。由于会增加刺激风险,故生产商不推荐封包或包扎。

α 干扰素

关于外用 α 干扰素用于治疗尖锐湿疣和复发性生殖器单纯疱疹曾有研究,但未发现效果优于安慰剂[78-80]。皮损内注射干扰素将在第 21 章"干扰素"中讨论。

细胞破坏性药物

博来霉素

博来霉素是来自轮丝链霉菌的一组含硫糖肽细胞毒性抗生素的非专有名,具有抗肿瘤、抗细菌及抗病毒活性[81-82]。

药理学

作用机制

其对 HPV 感染的治疗机制不明,但博来霉素在细胞周期的 M 和 G2 期通过结合 DNA 导致单链断裂。博来霉素影响蛋白质合成,引起生化改变,从而导致角质形成细胞凋亡和坏死。博来霉素不太可能与 HPV 特异性结合[83]。

系统性吸收

皮损内注射 1mg/ml(1mg/ml=1U/ml)博来霉素后血浆中可以检测到[84],但目前为止没有系统毒性的报道。

临床应用

超适应证皮肤科应用

寻常疣

问题 38-6 有大量关于皮损内注射博来霉素治疗疣的报道,清除率波动于 14%～99%[81-82,85-87]。皮损内注射博来霉素比冷冻更有效[88]。有人曾用稀释过的博来霉素(0.1U/ml)成功治疗甲周疣[89]。用无针高速皮肤喷注枪皮损内注入博来霉素能达到 90% 的完全或部分清除[90]。皮损内注射博来霉素(0.5U/ml)后立即行脉冲染料激光曾使 10 例手部疣患者达到 89% 的清除[91]。

禁忌证和不良反应

博来霉素没有获批用于治疗疣,其曾有严重不良反应的报道,因此应用有限。博来霉素不可用于孕妇、儿童、免疫抑制患者及可能有血管问题的患者。

最常见的不良反应是注射部位疼痛。治疗后的头 24～72h 会出现红斑、水肿和疼痛,继而会出现变黑的栓塞性焦痂。瘢痕形成很少见。雷诺现象少见,但可发生[82,86,92]。有报道发现该现象只局限于注射博来霉素的指/趾皮损处[93-95]。其他不良反应包括甲板永久性脱落、持续性甲营养不良和如鞭挞后的条纹状的色素沉着[96-98]。

治疗指南

每处皮损内注射 0.1ml 溶于生理盐水的 0.1% 的 1U/ml 博来霉素。每次治疗博来霉素的总量不超过 2ml(10～20 个疣)。每 2～3 周重复治疗,直至缓解。注射时的疼痛限制了其应用。减轻疼痛的方法包括治疗前局麻(外用、皮损内或神经阻滞)、将博来霉素与麻药混在一起注射(如用不含肾上腺素的布比卡因取代生理盐水)、冰袋或振动镇痛。注射后每日用冰水浸泡 2 次,每日 10～15min,连续 4 天可减轻疼痛[99]。

问题 38-7 由于重新配过的博来霉素在室温下会快速变质(24h),并且药物花费很大,故 0.1% 博来霉素水溶液应放置在玻璃内储存于 −22℃ 的冰箱中,使其免疫反应性至少保持 27 个月[84]。

鬼臼树脂和鬼臼毒素

鬼臼树脂自 20 世纪 40 年代起开始用于治疗湿疣,它是鬼臼属植物(盾叶鬼臼或桃儿七)的细胞毒性物质的粗提物。鬼臼树脂中活性最强的细胞破坏性物质是鬼臼毒素。鬼臼树脂应用中存在的问题是，门诊所用的鬼臼树脂中的鬼臼毒素浓度不能实现标准化。商用产品鬼臼毒素（Condylox）为溶液或凝胶，是浓度 0.5% 的稳定鬼臼毒素[100]。尽管总体来说浓度低于门诊应用的鬼臼树脂，但鬼臼毒素中不含槲皮素或山柰酚（已知的诱变剂），且患者自己应用很安全[101]。

药理学

问题 38-8 鬼臼毒素是抗有丝分裂药，能通过可逆性结合微管蛋白将细胞阻止在细胞分裂中期[101]。

临床应用

FDA 批准的适应证

尖锐湿疣

对于生殖器疣的治疗来说，患者使用的 0.5% 鬼臼毒素比门诊由医护人员使用的 20% 及 25% 的鬼臼树脂清除率更高[100,102]。鬼臼毒素溶液和凝胶对生殖器疣的治疗都很安全有效。其清除率为 37%～71%，用于黏膜表面时效果更好[101,103-104]。复发率波动在 20%～30%。根据作者的经验，患者使用的鬼臼毒素和门诊应用的鬼臼树脂在治疗生殖器疣方面有各自的作用。临床研究发现，鬼臼毒素的专利剂型疗效和安全性（对于生育期妇女）更高。但门诊应用的鬼臼树脂（20%～50%）可单独使用或与其他细胞破坏性治疗联合应用，对有蒂及菜花样肛门生殖器疣尤其有效。

禁忌证和不良反应

鬼臼树脂因其致突变性禁用于孕妇，对育龄期妇女要谨慎使用。出生缺陷、死胎和死产均有报道，建议治疗前进行妊娠试验。鬼臼毒素的妊娠期用药分级为 C 级[101]。

最常见的不良反应是炎症、烧灼感、红斑和腐蚀，用 0.5% 鬼臼毒素凝胶治疗的患者中 75% 会出现这类不良反应[101,103]。

三氯醋酸

三氯醋酸（TCAA）通过水解细胞蛋白破坏组织，从而导致炎症和细胞死亡[105]。由于其对病毒感染的细胞不具有特异性，故应用 TCAA 时必须小心，避免周围组织被破坏。与鬼臼毒素相比，TCAA 的优势是可用来治疗孕妇生殖器疣。当疣体和周围区域变成白色时说明用药充足[106]。TCAA 在美容学方面的应用详情请见第 49 章。

临床应用

超适应证皮肤科应用

外生殖器疣

对 TCAA 和冷冻的对比研究发现，TCAA 与后者疗效相似，反应率为 70%～81%。达到清除需要的平均治疗次数为 4～6 次。应用 TCAA 的复发率约为 39%[107-108]。

宫颈 HPV 感染

三氯醋酸对宫颈 HPV 感染的疗效不一。一项研究认为 TCAA 与安慰剂相比无差异[105]，而另一项研究发现，将 85% TCAA 外用于整个宫颈（1～4 次）能达到 81% 的 HPV 清除率（通过测量巴氏涂片的空泡细胞数）[109]。

非生殖器疣

TCAA 通常对小的、角化不明显的疣更有效。尚无用 TCAA 治疗寻常疣的研究报道。

不良反应

用 TCAA 治疗的主要不良反应是局部疼痛和溃疡[107]。

斑蝥素

问题 38-9 斑蝥素是来自斑蝥（西班牙蝇）的起疱剂。斑蝥素通过干扰线粒体导致表皮细胞死亡、棘层松解和水疱形成[110]。其没有直接的抗病毒活性。斑蝥素的应用仅限于门诊医生给药治疗寻常疣。FDA 在 1992 年改变了对最初的"爷爷辈药"的要求，要求斑蝥素进行新药申请。Cantharone 和 Cantharone Plus 被撤出美国市场[111]。斑蝥素可从配药师处或 Paladin Labs Inc（加拿大）获得，有 Canthacur 溶液（活性成分为 0.7% 斑蝥素）和 Canthacur PS（1% 斑蝥素、5% 鬼臼树脂、30% 水杨酸）。

可用棉棒或牙签的木头末端将胶体溶液直接抹在疣体上，然后用胶带密封 4～24h。通常 6～48h 内形成一个水疱，1 周内愈合。推荐每 1～3 周重复治疗。对寻常疣、跖疣和甲周疣的治愈率高达 80%[110,112]。

斑蝥素的优点是抹药无疼痛，而且不留瘢痕。主要不良反应是水疱痛，少见但让医生和患者非常沮丧的是环状疣的形成（斑蝥素诱发的水疱使得水疱周围形成环状疣，冷冻则很少出现这种现象）。斑蝥素也用于治疗传染性软疣，不同点是无需封包，除非疣体很大或很顽固[112]。联合斑蝥素和咪喹莫德治疗儿童软疣很有效，而且患儿耐受性良好[113]。

水杨酸

水杨酸为一种角质软化剂（角质剥脱剂），是治疗寻常疣的常用非处方药，浓度为 10％～60％。水杨酸有液体和贴膏剂型，推荐用于手足部位疣的治疗。为达到最佳疗效，可将疣体在温水中浸泡 5min，用磨甲板或浮石去除死皮，然后外用含水杨酸的药物。之后可将皮损封包以增强药物穿透。不同部位皮损的治愈率差别很大。治疗 3 个月后手部疣、单纯跖疣、镶嵌疣的完全缓解率分别为 67％、84％和 45％[114]。一项关于皮肤（非生殖器部位）病毒疣所有局部治疗的随机对照试验的综述发现，最佳治疗仍是简单地外用含水杨酸的药物（关于水杨酸的更多详情请见第 51 章）[85]。

氟尿嘧啶

5-FU 是一种有细胞毒性的氟化的嘧啶类似物，其对异常皮肤的穿透力高于正常皮肤。外用 5-FU（Efudex、Fluoroplex、Carac）已通过 FDA 批准的适应证是多发 AK 和浅表性 BCC，但该药对顽固性生殖器疣、跖疣和寻常疣也都有一定疗效[115]。5％ 5-FU 每周 1 次外用的疗效与每日用药的疗效相同，而前者不良反应更少[116-117]。不良反应包括红斑和水肿，持续应用还可能出现腐蚀性皮炎和黏膜炎（关于外用 5-FU 的更多详情请见第 42 章）[115]。

Sinecathechin

Sinecathechin（15％ Veregon 软膏）是一种来自野茶树的外用高级茶多酚提取物，FDA 批准用于治疗外生殖器疣和肛周疣。它含有儿茶素，后者能保护细胞免受氧化损伤，诱导凋亡并抑制端粒酶活性[118]。

用 15％和 10％ Sinecatechins 软膏治疗生殖器疣的临床试验发现，治疗 16 周后清除率为 57.2％（安慰剂是 33.7％）。不良反应包括红斑、瘙痒、溃疡、疼痛和水肿[119]。

本章使用的英文缩写	
AIDS	获得性免疫缺陷综合征
AK	光线性角化病
CMV	巨细胞病毒
EBV	EB 病毒
FDA	食品药品监督管理局
G-CSF	粒细胞集落刺激因子
GM-CSF	粒细胞-巨噬细胞集落刺激因子
HAART	高活性抗逆转录病毒治疗
HPV	人乳头瘤病毒
HSV	单纯疱疹病毒
IFN	干扰素
IL	白介素
LM	恶性雀斑样痣
MIS	原位黑色素瘤
RCT	随机对照试验
TCAA	三氯醋酸
TK	胸苷激酶
TLR	Toll 样受体
TNF	肿瘤坏死因子
VZV	水痘带状疱疹病毒

推荐阅读

General reviews – topical antiviral therapy
Boull C, Groth D. Update: treatment of cutaneous viral warts in children. *Pediatr Dermatol* 2011;28(3):217–29.

Wagstaff AJ, Perry CM. Topical imiquimod: a review of its use in the management of anogenital warts, actinic keratoses, basal cell carcinoma and other skin lesions. *Drugs* 2007;67:2187–210.

参考文献

见本书所附光盘。

第39章　外用抗寄生虫药

Shiva S. Krishnan and Benjamin N. Lockshin

赵　娜　译　娜仁花　审校

概述

皮肤寄生虫病在世界范围内无处不在，给医疗卫生系统带来巨大负担。系统和外用抗寄生虫药在治疗皮肤寄生虫感染方面发挥了重大作用。本章聚焦于治疗皮肤科三大类寄生虫感染（疥疮、虱病和幼虫移行症）的外用抗寄生虫药。尽管很多老的抗寄生虫药仍然有效，但医药公司仍在开发新的、更安全有效的药物。本章为临床医生总结了能有效治疗皮肤寄生虫感染的药物。外用抗寄生虫药的总结列于表 39-1。

表 39-1　扑灭司林一览

适应证	疥疮（FDA 批准） 头虱和阴虱 蠕形螨毛囊炎
剂型	5% 扑灭司林乳膏（Elimite） 1% 扑灭司林乳膏（Nix）
剂量	疥疮：睡前脖子以下全部涂抹，保留 8h。1 周后重复； 头虱：睡前外用于头皮和颈部，次日早上冲洗。1 周后重复
妊娠期分级	B
花费	5% 扑灭司林乳膏 60g，60.73 美元
不良反应	瘙痒 轻微而短暂的烧灼感和针刺感

扑灭司林和除虫菊酯（表 39-1）

药理学

除虫菊酯是有机复合物，最初来源于菊科属的一种花。由于其的化学结构不稳定且效果不佳，故很快研发出合成的拟除虫菊酯，如扑灭司林，其对虱子、疥螨、蜱和很多其他节肢动物有广谱活性。

扑灭司林是一种合成的拟除虫菊酯，是 3-苯氧基苄基（6）顺式和反式-3-(2,2-二氯乙烯)-2,2-二甲基环丙烷羧酸酯按照约 2∶3 的比例混合而成（图 39-1）。扑灭司林的关键药理学概念列于表 39-2 中。

扑灭司林的 5% 乳膏（Elimite）可全身外用治疗疥疮，还有 1% 清洗乳膏（Nix）用于治疗头虱。

外用 5% 扑灭司林乳膏后的平均系统性吸收低于 1%～2%，因为其经皮吸收量极少[1-2]。对 5% 扑灭司林洗剂（还没有商用产品）的研究发现，多数受试人群血浆中无法检测出扑灭司林，其最大吸收量为用药量的 0.032%。扑灭司林经酯裂解代谢，最终所有被吸收的扑灭司林在 1 周内经肾排泄[3]。

作用机制

问题 39-1 扑灭司林通过损伤钠转运机制作用于节肢动物细胞膜，而钠转运机制负责保持节肢动物神经膜的极化[4]。之后，疥螨被麻痹。

457

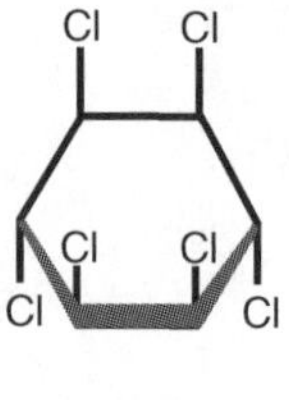

林旦

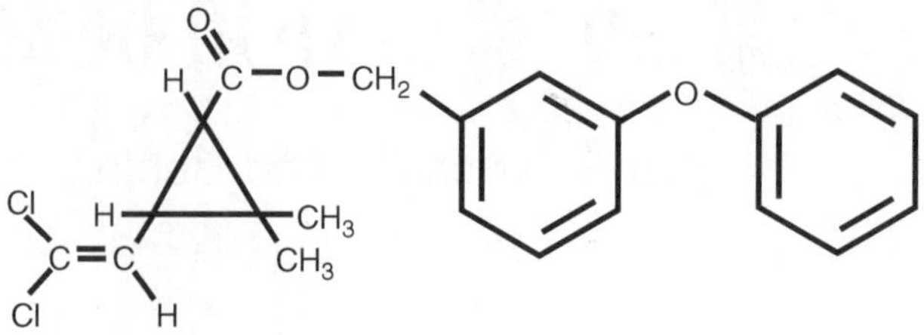

扑灭司林

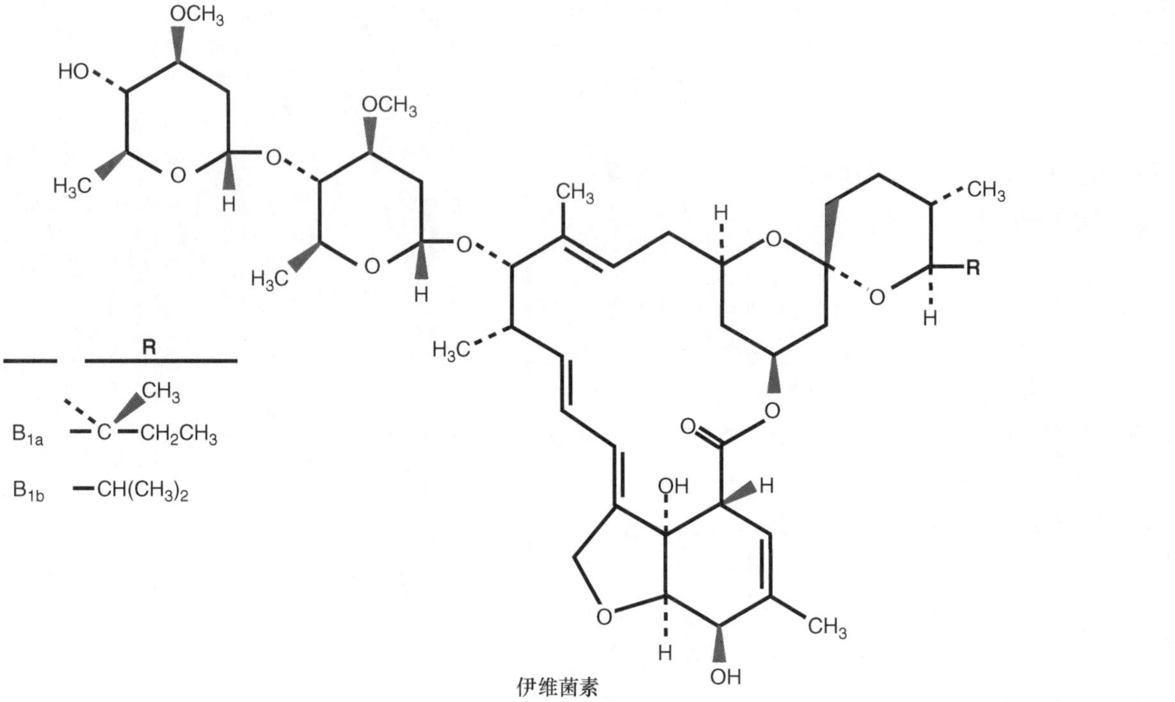

	R
B₁ₐ	$-C(CH_3)(CH_2CH_3)$
B₁ᵦ	$-CH(CH_3)_2$

伊维菌素

图 39-1 抗寄生虫药的结构

临床应用

适应证

疥疮

问题 39-2 多项试验将 5% 扑灭司林乳膏、克罗米通、外用林旦和口服伊维菌素进行比较，发现 5% 扑灭司林乳膏是疥疮的治疗选择[5]。问题 39-3 应将乳膏涂抹在脖子以下的所有部位，特别是手部和指甲区域，因为这些部位疥螨浓度最高。另外，间擦部位（包括指/趾间）也需要仔细抹药。尽管有研究表明外用扑灭司林 1 次就能达到 97.8% 的治愈率[6]，但通常还是建议患者 1 周后重复一次，每次都用药过夜。

扑灭司林乳膏获批用于年龄为 2 个月及以上的患者使用。由于疥疮可影响婴儿和儿童的头皮及面部，所以这些地方也要抹药。

需注意的是，瘙痒可能在治疗后 1 个月仍存在。对于严重病例，可给予外用或系统糖皮质激素来控制持续性瘙痒。

与虱病不同，疥螨离开人体后不能存活太长时间。因此，开始疥疮治疗后无需经常清洗床上用品和衣物。应让患者用热水机洗之前 24h 内用过的衣物和床上用品。所有密切接触者都应该外用 5% 扑灭司林过夜治疗[3]。

虱病

加有增效醚的扑灭司林（Rid、A-200、Proto、R & C 香波、End Lice）及 1% 清洗乳膏（Nix）被 FDA 批准用于治疗头虱，它们都是非处方药。

尽管市面上认为 1% 扑灭司林（Nix）和拟除虫菊酯（Rid）1 次用药就可以治疗头虱，但实际仍建议者 7~10 天后重复 1 次，因为这些产品杀虫卵的效果并不可靠[7]。头发应仅采用香波清洗，因为护发素会削弱扑灭司林对毛干的黏附性，从而降低疗效[8]。将头发用毛巾擦干后，要用药物将整个头皮、头发和耳后区浸透，然后用温水冲洗干净。

5% 扑灭司林乳膏（Elimite）也可用于治疗头虱和阴虱，特别是对 1% 乳膏（Nix）耐药时。推荐头皮和颈部过夜外用，1 周后重复一次。

表 39-2 抗寄生虫药

药物	商品名	剂型	规格	临床适应证
扑灭司林	Elimite	5%乳膏	60g	疥疮
	Nix*	1%清洗乳膏	60ml	头虱、阴虱
伊维菌素†	Stromectal	片剂	3mg	疥疮、头虱
除虫菊酯	Rid、A200、Barc	0.3%香波	60ml	头虱、阴虱
		0.18%洗剂	60ml、120ml	
		0.3%洗剂		
林旦	无	1%香波	59ml	头虱、阴虱
		1%洗剂	59ml	疥疮
克罗米通	Eurax	10%乳膏	60g	疥疮
		10%洗剂	60ml、480ml	
马拉硫磷	Ovide	0.5%洗剂	59ml	头虱、阴虱
苯甲酸苄酯	无	10%~25%溶液	—	疥疮
噻苯唑†	Mintezol	片剂	500mg	匐行疹
		乳膏或软膏		
		10%~15%复合制剂		
沉淀硫	无	6%软膏	多种	疥疮
多杀菌素	Natroba	0.9%外用混悬剂	120ml	头虱

* 为非处方（OTC）产品。
† 关于这些药物的更多信息见第 11 章 "系统性抗寄生虫药"

不良反应

不良反应包括局部刺激，炎症部位皮肤外用药后发生这种反应很常见。 问题 39-4 需注意，对菊科植物过敏的患者不能用扑灭司林，因为有发生交叉反应的可能性[7]。

妊娠期和哺乳期用药信息

这类药物的妊娠期用药分级为 B 级。值得注意的是，在小鼠和人类淋巴细胞实验中发现扑灭司林与 MLL 致癌基因中 at（11：19）易位的发生有关。同样的易位也见于 1 例白血病早产儿，其母亲曾在妊娠期大量应用扑灭司林[9]。

目前尚不清楚扑灭司林是否会由母乳分泌，但生产商建议哺乳期妇女在用药前停止哺乳。

马拉硫磷（表 39-3）

药理学

马拉硫磷目前只有复合了异丙醇（78%）和松油醇（12%）的 0.5%洗剂用来治疗头虱。马拉硫磷是弱效有机磷，可转化为马拉氧磷。 问题 39-1 该药不可逆性抑制乙酰胆碱酯酶，导致节肢动物神经肌肉麻痹。有证据表明，异丙醇（78%）和松油醇（12%）也有杀虫卵和杀虱活性，二者协同作用以增加马拉硫磷的疗效[10]。

表 39-3 马拉硫磷一览表

适应证	头虱（FDA 批准）
剂量	外用于头皮和颈部过夜，次日早上冲洗。7~9 天后重复
妊娠期分级	B
花费	每瓶 59ml，184.99 美元
不良反应	易燃性、皮肤刺激

临床应用

适应证

头虱

目前 0.5%马拉硫磷洗剂（Ovide）在美国是治疗头虱的最有效药物[11]。需注意的是，1999 年以前，马拉硫磷曾 2 次因用药时间过长、易燃性及其气味被撤出市场[8]。后来因为既存药物的耐药性逐渐增加，该药重新以现有名 Ovide 进入市场。

FDA 推荐将 0.5%Ovide 洗剂外用于干头发上，8~12h 后用香波冲洗。上市后研究发现，用 0.5%Ovide 洗剂治疗 20min 的疗效果相似。如果治疗 1 周后还有感染的临床证据，可重复用药一次。

不良反应

外用马拉硫磷没有严重的系统性不良反应[13]。另外，对健康志愿者的研究发现，头皮外用马拉硫磷后没有明显的系统性吸收[14]。因该药能快速失活，故还被广泛应用于供人消费的农作物上。

问题 39-5 美国市场上的 Ovide 洗剂因为乙醇含量高而有气味且易燃，因此应用马拉硫磷时要小心避开热源。有了这条警告后，再也没有产品易燃性导致的严重不良反应发生[10]。

只有口服用药才会发生系统毒性，症状与其他有机磷农药中毒相似，表现为胆碱酯酶消耗症状。外用马拉硫磷几乎没有系统性吸收。所有被吸收的马拉硫磷都被组织 A-酯酶和羧酸酯酶快速代谢为无活性的代谢产物，然后经尿液排泄[13]。

妊娠期和哺乳期用药信息

马拉硫磷的妊娠期用药分级为 B 级，其在哺乳期使用的安全性尚缺乏研究。

临床对比

问题 39-6 大量研究表明，马拉硫磷对普通虱子和扑灭司林耐药性虱子都有极佳的杀虱活性及杀虫卵活性。尽管治疗虱病的其他药物不断出现耐药性，但 Ovide 洗剂一直保持其疗效[12,15-16]。美国没有出现马拉硫磷耐药的报道[17]，而英国用的另一种马拉硫磷剂型则有耐药报道[18,19]。因此，马拉硫磷被认为是治疗 6 岁及以上患者头虱的一线治疗方案[20]。

多杀菌素（表 39-4）

药理学

多杀菌素（Natroba）为外用 0.9％洗剂，是最近被 FDA 批准用于治疗头虱的新药。问题 39-1 它能兴奋节肢动物运动神经元，导致肌肉收缩、麻痹和死亡。尽管其确切作用机制还不明确，但多杀菌素能引起烟碱乙酰胆碱受体的破坏[21]。

表 39-4 多杀菌素一览

适应证	头虱（FDA 批准）
剂量	头虱：外用于头皮和头发，10min 后冲洗。必要时 1 周后重复
妊娠期分级	B
花费	现在在美国与 2011 年年中一样
不良反应	红斑和皮肤刺激

适应证

多杀菌素的一个显著优点是快速起效。外用于干发后 10min 即可将溶液清洗掉。如果 1 周后发现活虱，需要重复治疗[22]。近期研究表明，0.9％多杀菌素溶液比 1％扑灭司林更有效、更便捷[23]。

妊娠期和哺乳期用药信息

多杀菌素的妊娠期用药分级为 B 级，但这是没有考虑溶液中苯甲醇的系统性吸收情况的分级[22]。

克罗米通

克罗米通（Eurax）有 10％乳膏和洗剂两种剂型，被 FDA 批准用于治疗疥疮。总量 30g 的药物要涂抹在脖子以下的所有部位，连用 2 天。该药疗效较差[24]，但止痒效果不错。由于有很多经过详尽研究的其他治疗选择，所以克罗米通不能被看作一线治疗。该药没有明显不良反应，妊娠期用药分级为 C 级。

苯甲酸苄酯

苯甲酸苄酯可制成 10％～25％溶液用于疥疮治疗。尽管没有商用制剂，但该药常被添加到别的溶液中。关于其对人体疥疮的治疗很少有研究，但其实该药在美国以外的很多国家都被普遍应用，并被报道非常便宜有效。一项研究发现，15％苯甲酸苄酯每日 2 次、连用 3 天，联合单次口服伊维菌素，对 HIV 阳性患者的疥疮非常有效[25]。不良反应通常仅限于皮肤刺激。另外，应建议患者在外用苯甲酸苄酯后的 48h 避免摄入乙醇，因为可能会出现双硫仑样反应[26]。妊娠期安全性不确定。

沉淀硫

含有 6％沉淀硫的复合物被广泛用于治疗疥疮。尽管没有商用制剂，但可将它加入到乳膏或软膏赋形剂中。将复合物外用 24h 后冲洗掉，然后重复治疗连续 5 天。很多学者认为它是妊娠期用药的一个选择，虽然没有研究能证实这种说法。沉淀硫耐受性良好，没有明显不良反应。患者不喜欢的是该药的刺激性气味及轻微皮肤刺激症状[27]。

林旦

林旦是有机磷杀虫剂，能抑制寄生节肢动物的神经传递，包括呼吸和肌肉麻痹。如使用正确，林旦的毒性很罕见。问题 39-7 但反复暴露或摄入会影响中枢神经系统，曾有多例用药后发生癫痫的报道[28-31]。

关于该药的许多系统毒性作用曾有报道，包括多例再生障碍性贫血和白血病病例[32]。林旦广泛分布于全身，代谢缓慢，可在脂肪组织及大脑中储存。另外，用药后数月仍能在人体中检测到少量林旦。该药在在婴儿、年幼儿及脂肪含量低的患者（如早产儿）中含量较高[33]。林旦不仅有黑框警告，而且自 2002 年以来在加利福尼亚州已禁售，同样还有 52 个国家也禁用林旦[34]。

互叶白千层（茶树）油

互叶白千层油是澳大利亚土著居民的传统药，它对反复结痂性疥疮有体外杀疥螨活性。外用 5％互叶白千层油可使所有疥螨在 3h 内死亡。尽管耐受性良好，有时候仍会出现接触过敏[35]。

头虱的非药物治疗

问题 39-8　很多非药物治疗被推荐作为头虱的辅助疗法。尽管将受累头发剃掉能清除感染，但出于美观的考虑，很多患者不会选择这种治疗[7]。欧洲很多人建议用湿梳，尽管其效果很有限。将头发暂时弄湿能阻止虱子移动，梳头发时促进头虱清除。湿梳时使用稀释的醋或 8％蚁酸可将虫卵从头发上松开而提高疗效[36]。

问题 39-9　某些机构仍坚持无虫卵原则，即只有患儿头发上完全没有虫卵时才会被允许返回学校。美国儿科学院和全国学校护理协会不鼓励这么做，他们认为对头虱的治疗不应影响上学，因为虱病在学校中的传染性不是特别强[8]。要注意的是，除非处于非常潮湿的环境中，否则头皮上超过 0.25 英寸的虫卵并不代表活性感染[7]。

噻苯唑

药理学

噻苯唑即 2-(4-噻唑)-1H-苯并咪唑。目前尚缺乏外用药的药理学研究。

作用机制

问题 39-1　噻苯唑的确切作用机制尚不清楚，但它可能通过抑制线虫类的微管合成而发挥作用[37]。

临床应用

适应证

尽管现在没有商用的外用剂型，但噻苯唑可与其他药物共同作为复方成分应用（表 39-5）。一项针对 98 例患者的研究发现，上述复合物每日 3 次、连用 5 天对幼虫移行症非常有效[38]。以前液氮冷冻是主要的治疗方法。该方法常常失败，因为微生物往往超出可见的炎性轨迹数毫米至数厘米，很难判断其头部所在方向[39]。皮损有自限性，即使不治疗，也通常在 1～3 周内自发缓解。外用皮质类固醇在改善症状方面有效。

表 39-5　噻苯唑一览表[44-45]

适应证	线虫类（超适应证：幼虫移行疹）
剂型	500mg/5ml 混悬剂 500mg 片剂，可嚼服 没有商用制剂，常用的复合制剂为含或不含 3％水杨酸的 10％～15％乳膏或软膏
妊娠期分级	C
花费	—
不良反应	罕见的日光加重的接触性皮炎

治疗指南

问题 39-10　噻苯唑的外用制剂对皮肤幼虫移行症能达到 98％～100％的清除率[40-41]。15％噻苯唑软膏与亲脂性脂肪乳剂（24g）和二甲亚砜凝胶（35g）的复合制剂要每日 1 次、连用 3～5 天。通常 48h 内可见临床缓解[41]。需注意的是，对多发皮损或钩虫性毛囊炎来说，外用疗效有限[39]。

不良反应

外用噻苯唑的不良反应主要是局部刺激。

药物相互作用

外用噻苯唑与其他药物没有相互作用，但口服噻苯唑可能增加茶碱浓度[42]。

妊娠期及哺乳期用药信息

噻苯唑的妊娠期用药分级为 C 级。口服用药后有 90％在 48h 内被排泄，之后可以继续哺乳[43]。

推荐阅读

Diamantis S, Morrell D, Burkhart C. Treatment of Head Lice. *Dermatol Ther* 2009;22:273–78.

Hicks M, Elston D. Scabies. *Dermatol Ther* 2009;22:279–92.

Nordlund J. Cutaneous Ectoparasites. *Dermatol Ther* 2009;22:503–17.

参考文献

见本书所附光盘。

第 9 部分　局部应用的免疫调节剂及抗增殖药物

第 40 章　外用皮质类固醇

Michael R. Warner and Charles Camisa

王玉英　译　赵　娜　审校

概述

人体通过内源性糖皮质激素（如氢化可的松）对炎性免疫反应进行调节。20 世纪 50 年代早期，医生们开始系统性应用可的松治疗炎性皮肤病。不幸的是，在碳 11 位置上带有酮的皮质类固醇（如可的松）必须还原为相应的 11-羟基衍生物（如氢化可的松）才具有活性，而在皮肤中这种还原反应无法发生。之前外用可的松的尝试都以失败告终，直到 1952 年 Sulzberger and Witten 成功地外用氢化可的松治疗湿疹样皮炎。他们的成功成为皮肤病学历史上的一个奠基石，并因此诞生了医药企业新的重要市场。接下来 50 年的研究、经验及市场营销促使了一系列外用皮质类固醇制剂的诞生，并有大量相互关联的事实对它们的临床效能进行解释。本章归纳了外用皮质类固醇（TCS）药理学的有关要点及其在皮肤病临床中的合理应用。

药理学

为了理解 TCS 的药理学及药动学，临床医生必须首先清楚如何测定及比较它们的临床效果。

评估 TCS 的效能

为评估临床效果，可用实验动物或志愿者来分析鉴定 TCS 的抗炎和（或）抗增生效能（框 40-1）。**问题 40-1** 斯托顿血管收缩试验是最常用的检测 TCS 效能的试验。事实上，效能一词被常用于形容 TCS 引起的血管收缩等级，它并不总是与临床效果相关。

框 40-1　常用的糖皮质激素试验举例

抗炎效能测定	致萎缩性测定
动物研究	**细胞培养或动物研究**
有丝分裂指数抑制——无毛小鼠	体外抑制成纤维细胞生长
抗肉芽肿实验——兔子	中性红释放试验
巴豆油炎症实验——兔子	鼠尾表皮
6-氯-2,4-二硝基苯炎症——豚鼠	表达人类弹性蛋白启动子/氯霉素乙酰转移酶的转基
人体研究	因鼠模型
血管收缩试验	豚鼠表皮
人工诱导炎症	**人体研究**
胶带剥离	千分卡尺
紫外线	皮肤活检的组织病理学检查
芥子油	X 射线照相术
硝酸	脉冲超声
四氢糠醇	光学相干断层成像术
镍合金诱导的阳性斑贴试验	
二甲亚砜	
氢氧化钠	
自然发生的皮肤病（银屑病）	

Adapted from （1）Yohn JJ，Weston WL. Topical glucocorticosteroids. Curr Probl Dermatol 1990；2：38-63. （2）Seidenari S，Di Nardo A，Mantovani L，Giannetti A. Parallel intraindividual evaluation of the vasoconstrictor action and the anti-allergic activity of topical corticosteroids. Exp Dermatol 1997；6：75-80. （3）Korting HC，Hulsebus E，Kerscher M，et al. Discrimination of the toxic potential of chemically differing topical glucocorticoids using a neutral red release assay with human keratinocytes and fibroblasts. Br J Dermatol 1995；133：54-9. （4）Katchman SD，Del Monaco M，Wu M，et al. A transgenic mouse model provides a novel biological assay of topical glucocorticosteroid potency. ArchDermatol 1995；131：1274-8. （5）Cossman M，Welzel J. Evalutation of the atrophogenic potential of different glucocorticoids using optical coherence tomography，20－MHz ultrasound and profi lometry；a double－blind，placebo－controlled trial. Br J Dermatol 2006；155：700-6

现行的血管收缩试验通常包括如下步骤：

1. 在 95％的乙醇中配备试验用皮质类固醇；

2. 将其放置于志愿者前臂掌侧；

3. 待乙醇蒸发后，用封闭敷料覆盖试验区域 16h；

4. 清洗试验区域；

5. 由有经验的试验者在 2h 后用多单元比例尺（0～3 或 0～4）评估血管收缩反应；

6. 统计学分析。

血管收缩试验价值较高，因为它通常与临床效果间有很好的相关性，并且重复性很好。例如，给予银屑病患者靶损害处 32 种 TCS 复合物中的 30 种，每日 1～3 次，共 2～3 周，治疗后进行血管收缩试验，双侧对称性配对比较显示相关性非常好[2]。阿氯米松软膏及氢化可的松戊酸盐乳膏除外，它们的血管收缩活性比临床效果更强。不同观察者在环境、地域、气候和受试者完全不同的情况下进行的血管收缩试验均有很好的重复性[3]。该试验的缺点是存在主观性，仅测定 TCS 效果的一个方面，而没有留下客观证据（如进行心电图或 X 线检查）用于随后的比较、分析和验证。血管收缩试验是 TCS 制剂最好的评估方法，其次是在皮肤病（如银屑病）患者身上的评估。

药动学

TCS 制剂的药动学及其临床效果取决于 4 组因素的相互作用：皮质类固醇的分子结构、赋形剂、皮质类固醇分子在赋形剂中的浓度及应用 TCS 制剂的皮肤特性。这些因素间的准确关系尚不清晰也不可预见，但某些方面已经被阐明。

TCS 的分子结构

氢化可的松被认为是绝大多数 TCS 分子的基础结构（图 40-1 和表 40-1）。这些分子是通过在原子核的 11-β 位、17-α 及 21 位加入羟基，在 3 和 20 位上加入酮基，在 4 位上加入双键而组成。在某些位置上进一步增加或更换功能键（如羟基、烃基、酯基、氟、氯、丙酮化合物、酮基）可以明显影响分子的药动学（见表 40-1）。

对一个分子羟基的去除、置换或修饰可改变其亲脂性、溶解度、透皮吸收及与糖皮质激素受体（GCR）的结合活性。用氯基置换倍他米松在 21 位的羟基则生成丙酸氯倍他索，后者与 GCR 的结合更加紧密。酯化或增加丙酮化合物可以修饰羟基。倍他米松

17 位经酯化生成倍他米松-17-戊酸酯，它不仅与 GCR 结合得更加紧密[4]，而且血管收缩试验显示其效能比倍他米松增强近 125 倍。倍他米松 21 位酯化生成倍他米松-21-戊酸酯，后者虽与 GCR 的结合不那么紧密[1]，但却因为亲脂性增强而显著增强透皮吸收（及其效能）。曲安西龙和氟新诺龙在 16-α 及 17-α 位羟基化后即形成丙酮化合物。曲安奈德与 GCR 的结合较曲安西龙紧密得多[5]，并且氟轻松渗入人及裸鼠皮肤比氟新诺龙快 14～23 倍[1]。氟轻松在 21 位被酯化便生成更强效的醋酸氟轻松。

在 1 位加入双键可增强糖皮质激素的活性。根据卤素原子的特性，在 6-α、9-α 或 21 位进行卤化可增

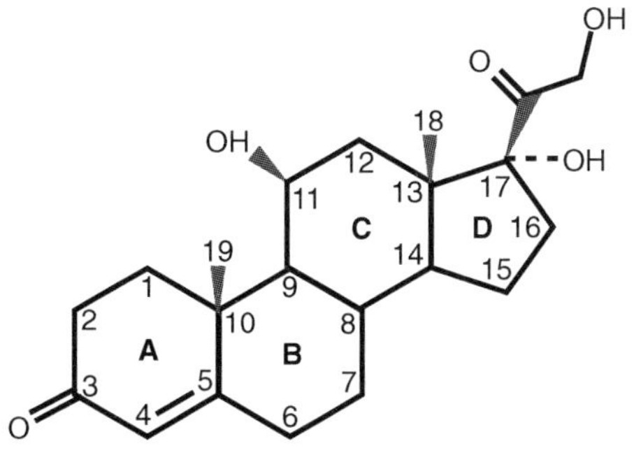

氢化可的松

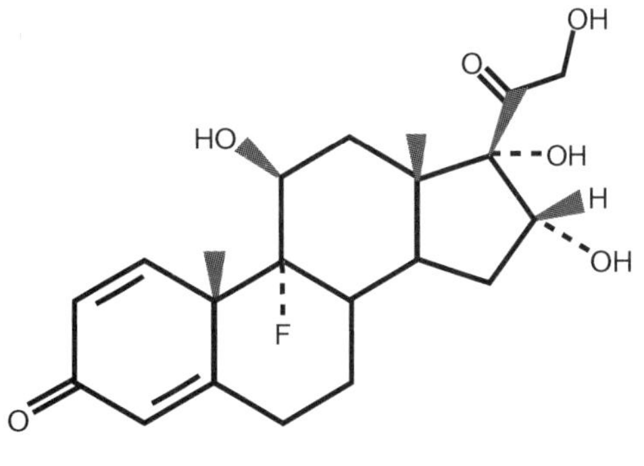

曲安奈德

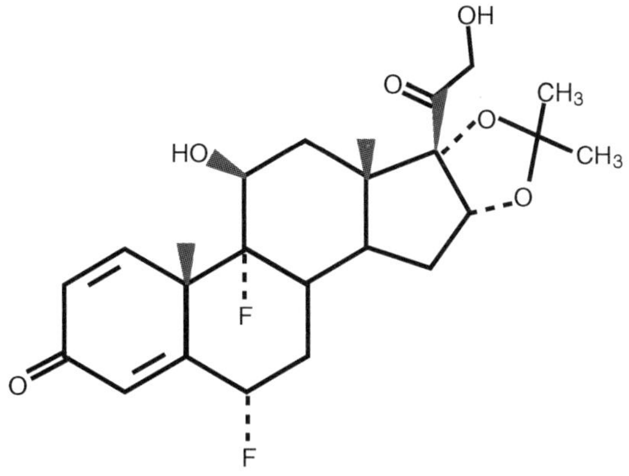

醋酸氟轻松

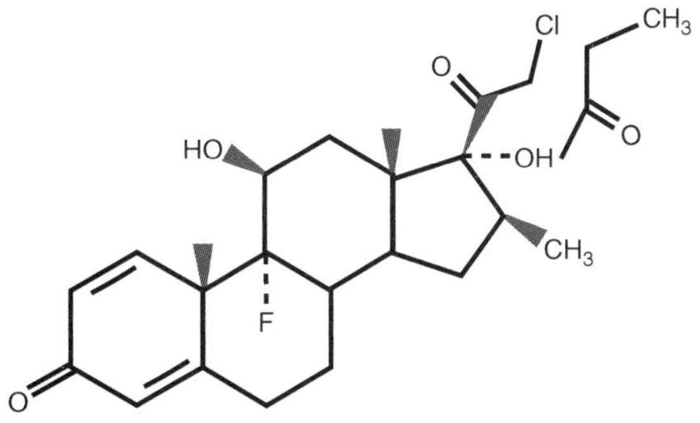

丙酸氯倍他索

图 40-1　外用皮质类固醇举例

表 40-1　不同效能外用皮质类固醇的结构比较

名称	结构	相关功能基团	血管收缩效能的分级
氢化可的松	氢化可的松结构	碳 11：β-羟基	Ⅶ级
		碳 17：羟基	弱效（1.0%、2.5%）
		碳 20：酮	非专利软膏
		碳 21：羟基	
曲安奈德	曲安奈德结构	碳 1，2：双键	Ⅴ级
		碳 9：氟	中效（0.1%）
		碳 11：羟基	非专利软膏
		碳 16：羟基	
醋酸氟轻松	醋酸氟轻松结构	碳 1，2：双键	Ⅱ级
		碳 6：氟	强效（0.05%）
		碳 9：氟	非专利软膏
		碳 16、17：丙酮化合物	
		碳 21：酯（醋酸盐）	
丙酸氯倍他索	丙酸氯倍他索结构	碳 1，2：双键	Ⅰ级
		碳 9：氟	超强效（0.05%）
		碳 16：甲基	非专利软膏
		碳 17：酯	
		碳 21：氯	

*所列举的外用皮质类固醇软膏的血管收缩效能

强糖皮质激素的效能[6]。附加的氟化作用（如二乙酸乙酯-6-α）或氯化作用可进一步增强糖皮质激素的效能[7]。在 16-α 及 16-β 位加上甲基或在 16-α 位加上羟基可降低盐皮质激素的活性。因此，这些功能基团常常被混合在 9-α 位和 6-α 位上含有卤素的分子（如地塞米松、倍他米松和曲安西龙）内。

结构改变也可影响生物转化。表皮中的酶导致 TCS 去酯而成为非活性代谢物。21 位的卤化作用（如丙酸氯倍他索）抑制 17 位的去酯化，并显著增加效能[8]。9-α 位的卤化也可以降低生物转化。

与赋形剂相关的问题

赋形剂是由众多化学物质构成的高度平衡的物质，每一种成分均有其独立功能或与其他成分的功能叠加（框 40-2）。润滑剂被吸收可以减缓经表皮水分丢失、封闭糖皮质类激素分子，并且增加皮肤柔韧性。乳化剂是制备油包水制剂（如软膏和洗剂）所必需的。其他化合物起到稳定乳剂并使制剂变稠的作用。溶媒被用在洗剂、溶液、凝胶和喷雾剂内以减少产品黏性。为保持所需的含水量，保湿剂为所有油包水制剂所必需。

框 40-2　根据功能挑选的赋形剂成分

润肤剂	乳化剂	乳剂稳定剂和增黏剂	防腐剂、抗氧化剂及化学稳定剂
硬脂酸丁酯	两性氧化物-9	卡波姆	
羊脂酸/公羊甘三酯	卡波姆	棕榈醇	乙醇
蓖麻油	棕榈醇（和）鲸蜡硬脂醇-20	鲸蜡醇	苯甲醇
棕榈醇	胆固醇	甘油单硬脂酸酯	2-Bromo-2-硝基丙烷-1,3-二醇
鲸蜡醇	单油酸酰胺磺基琥珀酸二钠	聚乙二醇	丁基羟基苯甲醚（BHA）
己二酸二异丙酯	乳化蜡，NF	丙二醇硬脂酸酯	丁基羟基甲苯（BHT）
甘油	羊毛脂	十八醇	氯化甲酚（P-氯代-m-甲酚）
甘油单硬脂酸酯	羊毛脂醇	**增稠、增黏混悬剂**	乳酸
肉豆蔻酸异丙酯	氢化羊毛脂	蜂蜡（白蜡或黄蜡）	尿素醛
棕榈酸异丙酯	聚乙二醇 1000 十六烷基醚	Canthum 胶	二羟甲基二甲基（DMDM）
羊毛脂	聚乙二醇 40 硬脂酸酯	卡波姆	乙内酰脲
羊毛脂醇	聚山梨醇酯	十六烷基酯蜡	依地酸二钠
加氢羊毛脂	月桂硫酸钠	糊精	戊二醛
矿物油	月桂醇硫酸酯钠	聚乙烯	甲基氯异噻唑酮/甲基异恶唑啉酮（卡松 CG）
凡士林	山梨糖醇酐酯	**溶媒**	
聚乙二醇	硬脂酸	乙醇	对羟苯甲酸乙酯
聚氧丙烯 15-硬脂基醚	三乙醇胺硬脂酸酯	己二酸二异丙酯	山梨酸钾
丙二醇硬脂酸酯	三乙醇胺	甘油	梧丙酯
鲨烯	**保湿剂**	1,2,6-己硫醇	丙二醇
硬脂酸	甘油	肉豆蔻酸异丙酯	季铵盐-15
十八烷醇	丙二醇	聚氧丙烯 15 硬脂基醚	亚硫酸氢钠
	山梨醇溶液	碳酸丙烯	山梨酸
		丙二醇	硫柳汞

Adapted from The Base Book. Syntex Laboratories，Inc. USA，1982.

赋形剂可通过改变 TCS 分子的药动学而间接改变特定制剂的疗效和不良反应[9]。 问题 40-2 丙二醇和乙醇等溶媒通过影响 TCS 分子在赋形剂和皮肤中的溶解度而改变药物的经皮吸收[10]。丙二醇的净效应是通过增加经皮吸收来提高效能。封闭性好的赋形剂也可增强 TCS 分子的经皮吸收，这可能是通过增加角质层的水合作用实现的[11]。基于该理论，同样浓度的 TCS 分子的软膏制剂比乳膏及洗剂似乎更强效。乳化剂帮助药物均衡分布在皮肤表面。赋形剂也可以直接促成

TCS 制剂的治疗作用和不良反应（见下述"不良反应和治疗指南"部分），并最终决定既定 TCS 制剂是否为患者所接纳。泡沫剂很受患者认可，但由于挥发剂技术相对复杂而使得费用更高。

皮肤状况在经皮吸收中的作用

皮肤条件也可以影响生物利用度。药物的渗透性与角质层的厚度成反比[11]。有炎症的皮肤或患病皮肤的渗透性增加[9]，角质层水合作用较强、相对湿度较大及温度

较高时也可增加皮肤的渗透性[11]。角质层储存 TCS 的时间长达 5 天，这种保持力取决于 TCS 的浓度及配方[13]。

作用机制

一般概念

可用的 TCS 制剂仅与其可能的作用机制匹配。对机制的理解有助于对更有效的 TCS 衍生物进行直接研究。TCS 通过结合并激活 GCR 发挥作用：问题 40-3

1. 糖皮质激素弥散进入靶细胞并在胞质内与 GCR 结合[14]。

2. 糖皮质激素-GCR 复合物经历必要的结构变化[15]。

3. 生成的活性复合物穿越核膜并直接或间接地与 DNA 结合[16]。

4. 多种特异性 mRNA 的转录与调节[17-18]。

GCR 几乎在人类细胞中无所不在地表达，而 TCS 则有无数功能（框 40-3 和框 40-4）。负性基因调控已被证实与抗炎作用有关，而正性基因调控则与一些不良反应相关。鉴于 GCR 的介导效应及正面（治疗的益处）和负面（不良反应）两种作用，目前的研究更多地聚焦在治疗指数更好、选择性更高的分子上[19]。

框 40-3　皮质类固醇的作用机制——抗炎效应

直接作用（即刻）

- 稳定细胞和溶酶体膜：阻止用于前列腺素和血小板活化因子（PAF）合成的溶酶体内容物及磷脂前体释放
- 增强儿茶酚胺的血管反应
- 降低血管平滑肌对组胺及缓激肽的敏感性
- 抑制由 IgE 诱导的肥大细胞敏感
- 抑制组胺及其他肥大细胞介质的释放

GCR 介导效应（迟发）

- 诱导抗炎症蛋白——膜联蛋白 I、血管皮质素及血管调节素
- 膜联蛋白 I 抑制磷酯酶 A_2，并阻止花生四烯酸及 PAF 从细胞膜释放，从而阻止前列腺素、白三烯、12-HETE 及 15-HETE 等强效炎性介质的形成
- 膜联蛋白 I 还可阻止由 PAF 诱导的风团及潮红反应，并阻止白细胞趋化作用
- 血管皮质素和血管调节素降低血管通透性

在特定细胞上起抗炎作用（可直接作用也可由 GCR 介导）

多形核白细胞

- 降低其黏附到血管内皮细胞的能力
- 降低其迁移到炎症部位的能力
- 减少其在炎症部位的数量
- 降低其吞噬作用、杀菌活性以及酸性水解酶和热原的释放
- 在体外导致异常的硝基蓝四氮唑试验

单核细胞

- 降低其在炎症部位的数量
- 降低其杀真菌活性及对调理颗粒的清除能力
- 降低其对巨噬细胞活化因子的反应并降低趋化作用
- 降低其对混合白细胞反应的应答

淋巴细胞

- 降低其对伴刀豆球蛋白 A 诱导的 T 细胞芽生的反应
- 降低其对破伤风类毒素和链道酶-链激酶的反应
- 抑制其对混合淋巴细胞反应的应答
- 降低其抗体依赖性细胞介导的细胞毒性
- 降低其自然杀伤细胞活性

朗格汉斯细胞

- 中效的外用皮质类固醇导致其 Fc 受体、C3b 受体及 HLD DR 阳性率的表达降低，但对 CD1a 抗原表达无影响
- 超强效外用皮质类固醇导致表达朗格汉斯细胞标志物的细胞缺失

对免疫性细胞因子的影响

- 减少白介素-1（IL-1α 和 IL-1β）、IFN-γ、肿瘤坏死因子、IL-2 和粒细胞-单核细胞集落刺激因子的产生

Adapted from Yohn JJ，Weston WL：Topical glucocorticosteroids. Curr Probl Dermatol 1990；2：38-63

框 40-4　皮质类固醇的作用机制——抗增生作用

注意：下面可能既有直接作用又有 GCR 介导的作用

表皮

- 角质形成细胞有丝分裂数量减少
- 角质层的厚度降低
- 颗粒层减少或缺失
- 基底层的角质形成细胞扁平
- 角质形成细胞生长因子被抑制
- 角质形成细胞的超微结构（角蛋白丝、透明角质颗粒、膜被颗粒）正常
- 基底膜带不受影响
- 黑色素细胞色素产生受到抑制

真皮

萎缩早期

- 真皮体积减少——水含量降低，黏多糖丢失
- 成纤维细胞活性降低：前胶原蛋白 1 mRNA 转录抑制，脯氨酰羟化酶-4 和赖氨酰氧化酶活性降低，胶原酶活性降低，透明质酸合成酶活性受抑制
- 胶原和弹力纤维无变化

萎缩晚期（萎缩过程继续）

- 真皮体积缩减
- 胶原和弹力纤维减少并且异常聚集
- 成纤维细胞活性降低（同上）
- 由于缺乏纤维和基质支持，导致真皮血管变脆

Adapted from：（1）Yohn JJ，Weston WL：Topical glucocorticosteroids. *Curr Probl Dermatol* 2：38-63，1990.（2）Brauchle M，Fassler R，Werner S. Suppression of keratinocyte growth factor expression by glucocorticoids in vitro and during wound healing. *J Invest Dermatol* 1995；105：579-84

抗炎作用

TCS 似乎影响着皮肤炎症的各个方面，包括炎性细胞、化学介质以及由 TCS 导致的组织反应，与炎症有关的所有细胞都受到影响。表皮朗格汉斯细胞及抗原提呈细胞负责启动非特异性及获得性免疫应答。如果细胞数目减少且细胞受体数量缩减，则表明抗原呈递功能降低。多形核白细胞没有足够能力吸附到血管内皮上，且其在炎症部位的数量减少[20-22]。其吞噬细胞的能力及抗菌能力降低[23]。炎症部位的单核细胞不仅数量减少，而且其抑菌活性及对细菌微粒的清除均减弱[24-26]。淋巴细胞的抗体依赖性细胞毒性[27]及自然杀伤细胞活性减弱[28]。肥大细胞致敏和由 IgE 诱导的介质释放均受到抑制[29-30]。TCS 还能减少启动和维持免疫反应所必须的细胞因子和炎性蛋白的合成及分泌。白介素（IL）-1、IL-2、干扰素（IFN）-γ、肿瘤坏死因子以及粒细胞-单核细胞集落刺激因子的生成减少[31]。TCS 诱导膜联蛋白Ⅰ[32]，后者可以抑制磷脂酶 A_2 及随后的细胞表面血小板活化因子（PAF）和花生四烯酸的释放，以及相关强力炎症介质。TCS 甚至通过增强对肾上腺素和去甲肾上腺素的血管收缩反应[33-36]，及降低对组胺和缓激肽的反应[37]而影响炎症的血管成分。

同时，TCS 的抗炎特性对炎性皮肤病（如特应性皮炎和接触性皮炎）都有帮助，但如果皮肤病的炎症是一种有用的宿主反应（如皮肤癣菌感染）时则可能有害。

抗增生和致萎缩作用

TCS 降低表皮的分裂活性[38,39]，导致基底细胞层扁平和角质层以及颗粒层变薄[40]。TCS 可使对表皮分化和炎症过程进行调节的阿片样肽、脑啡肽等减少[41]，角质形成细胞的超微结构及基底层不受影响[42]。TCS 促使真皮萎缩，主要是通过影响成纤维细胞的增殖、移行、趋化和蛋白质合成[43]。成纤维细胞黏多糖（GAG）及胶原蛋白的合成受到抑制[46-50]。GAG 的丢失发生得早一些，因为 GAG 在皮肤中的转换速率为 2～18 天[51]。GAG 丢失及 TCS 诱导的血管收缩导致的真皮体积（水分）缩减发生在应用超强效（也可称为极强效或巨强效）TCS 仅 3 周后。晚期的皮肤萎缩归因于早期过程的延续及弹力蛋白和胶原蛋白的减少和异常聚集[52]。同时，TCS 的抗增生及致萎缩作用对增生性皮肤病（如银屑病）有效；但若将 TCS 用于错误的疾病、部位，或所选 TCS 的效能错误，亦或过量使用 TCS，TCS 的上述作用则会有害。

系统性作用

经皮吸收的 TCS 的系统性作用机制与系统性给予的皮质类固醇一样（见第 12 章"系统性应用皮质类固醇"）。

临床应用

适应证

　　框 40-5 列举了 TCS 的适应证及禁忌证，在此讨论其中某些内容。

特应性皮炎

　　TCS 是所有年龄组特应性皮炎（AD）的一线治

疗药物，其功效在随机对照临床试验中得到了很好确认。中效 TCS 可用于成人四肢及躯干的皮炎发作，每日 2 次、连续 2～3 周即可使疾病得到控制。弱效 TCS 每日 2 次（见"治疗指南"部分）用于结束治疗或疾病复发的早期。一项多中心随机研究发现，0.05％丙酸氟替卡松软膏每日 1 次外用和每日 2 次一样有效[53]。一项开放性试验证实，每周 2 次外用糠酸莫米松连续 6 个月作为预防性治疗是有效的（90％患者无皮疹），仅有 1 例患者出现皮肤萎缩[54]。

框 40-5　外用皮质类固醇的适应证及禁忌证

皮肤科应用

皮炎/丘疹鳞屑性
- 特应性皮炎*
- 尿布皮炎*
- 汗疱疹
- 红皮病
- 扁平苔藓
- 慢性单纯性苔藓
- 钱币样皮炎*
- 玫瑰糠疹
- 银屑病——反常型*
- 银屑病——斑块状或掌跖部位
- 脂溢性皮炎*

大疱性皮肤病
- 大疱性类天疱疮
- 良性黏膜类天疱疮
- 获得性大疱性表皮松解症
- 妊娠疱疹（妊娠期类天疱疮）
- 落叶型天疱疮

结缔组织病
- 皮肌炎

- 狼疮

嗜中性皮肤病
- 白塞病
- 坏疽性脓皮病

皮肤科的其他用途
- 斑秃
- 项部瘢痕疙瘩性痤疮
- 结节性耳轮软骨皮炎
- 皮肤 T 细胞淋巴瘤斑片期
- 环状肉芽肿
- Jessner 淋巴细胞浸润
- 毛发扁平苔藓
- 硬化萎缩性苔藓
- 硬斑病
- 妊娠瘙痒性荨麻疹性丘疹及斑块
- 瘙痒症——肛周、外阴、阴囊
- 结节病
- 白癜风
- Well 综合征

外用皮质类固醇的禁忌证

绝对禁忌
- 皮质类固醇过敏
- 对赋形剂中的某种成分过敏

相对禁忌
- 细菌、分枝杆菌、真菌、病毒感染
- 寄生虫感染
- 溃疡

妊娠期使用——只在潜在的好处明显大于对胎儿的危害时才能使用

哺乳期使用——可在乳房和乳头之外的部位谨慎使用（外用皮质类固醇是否分布到乳汁内目前还不清楚）

* 对外用皮质类固醇非常敏感的疾病

　　对于特应性皮炎患儿，推荐使用弱效 TCS（见"治疗指南"部分）。0.05％地奈德水凝胶[55]、0.1％氟轻松花生油[56]、0.1％丁酸氢化可的松脂霜[57]及

0.05％氟替卡松洗剂[58]对 1～3 个月年龄段患儿安全有效，有时短程应用中效 TCS 很必要。一项由 174 名儿童参与、历时 18 周的随机双盲并列研究证实，应用

0.1％戊酸倍他米松软膏 3 天后改为外用赋形剂 4 天与连用 7 天 1％氢化可的松乳膏一样有效[59]。一项历时 3 周、由 219 名 2～12 岁儿童参加的随机单盲平行多中心研究证实，每天 1 次 0.1％糠酸莫米松乳膏比每天 2 次丁酸氢化可的松乳膏的效果更好。这些儿童对连续 7 天氢化可的松治疗无反应。两组都没有发现治疗相关的皮肤萎缩[60]。

特应性皮炎患者对 TCS 的依从性是一个重要问题。尽管患者的使用报告接近完美，但治疗依从性却显著不同[61]。

无论对儿童还是成人 AD 患者，以神经酰胺为基质的隔离乳膏、吡美莫司乳膏及他克莫司均可增加 TCS 的疗效[62-63]（见第 44 章）。

盘状红斑狼疮

0.05％醋酸氟轻松乳膏[64]和 0.05％丙酸倍氯他索软膏中的 0.3％他克莫司[65]对盘状红斑狼疮患者治疗有效。

环状肉芽肿

单独使用超强效 TCS 或在封闭状态下使用强效 TCS 对局限性环状肉芽肿是有效的治疗。封闭性 TCS 制剂（如 Cordran 胶带）和皮损内 TCS 治疗（如曲安奈德 5～10mg/ml）也是有效的[66]。

扁平苔藓

局限性扁平苔藓（LP）通常对 TCS 有反应[67]。口腔糜烂性 LP 用 TCS 凝胶、软膏、喷雾剂及冲洗剂治疗有效[68]。地塞米松酏剂（通用形式）及泼尼松口服溶液（Orapred）冲洗剂是目前通用的。在一项 20 例患者参与的随机双盲安慰剂对照研究中，16 例患者对溶于黏胶基质的醋酸氟轻松有较好反应[69]。在一项 49 例患者参与的 II 期临床试验中，每天 3 次使用 1％糠酸莫米松微乳漱口液超过 30 天，可显著减轻疼痛[70]。一项 48 例患者参加的为期 6 周的随机交叉研究证实，丙酸氟替卡松喷雾剂每天 4 次与倍他米松磷酸钠口腔清洗剂每天 4 次使用均有效[71]。一项对照研究提示，溶于黏胶基质的氯倍他索软膏加上抗真菌药与每日口服 50mg 泼尼松的效果一样[72]。一项针对萎缩-糜烂性口腔扁平苔藓的安慰剂对照的对比研究发现，0.05％丙酸氯倍他索软膏的效果优于 0.05％醋酸氟轻松软膏[73]。TCS 对毛发扁平苔藓也有效[74]。

硬化萎缩性苔藓

硬化萎缩性苔藓（LSA）用 TCS 治疗有效[75]。在一项 10 例患者参加的开放性非对照性临床试验中，

每日 2 次外用丙酸氯倍他索 45 天，然后改为每日 1 次再用 45 天，无论主观上还是客观上都使 LSA 的生殖器损害明显改善[76]。对儿童 LSA，先用强效或超强效 TCS 治疗，然后改为弱效 TCS 维持治疗的方法已被证实既安全又有效[77-78]。在一项针对 54 例不同年龄外阴 LSA 患者的前瞻性观察研究中，94％的患者对 TCS 递减疗法有反应[79]。同样，一项针对 22 例阴茎 LSA 患者的临床及组织病理回顾性研究发现，0.05％丙酸氯倍他索软膏安全有效，但却有触发人乳头瘤病毒感染的潜在危险[80]。类似地，给予 462 例有不能回缩的包皮过长和包茎的青春期男孩 TCS 结合皮肤牵拉每日 2 次、连续 6 周，其中 383 例（83％）有改善作用[81]。

银屑病——一般原则

TCS 对局限性及头部银屑病最有效。局限性斑块型银屑病通常需要每日 2 次外用强效或超强效 TCS，然后维持治疗，有效率因 TCS 效能不同而不同[82-83]。最近一项由 1254 例患者参与的开放性观察试验证实，90 例受试者在每日 2 次应用 0.05％丙酸氯倍他索喷雾剂治疗 4 周时对治疗表现出明显或轻度满意[84]。无论用或不用 TCS，银屑病在中止治疗后常会复发。一项研究证实，患者每周连续 3 次间隔 12h（周六上午、下午及周日上午）外用 3.5g 赋形剂最佳化的丙酸倍氯米松（BDOV，Diprolene）即可保持长达 6 个月的缓解状态[85]。其他研究也证实，每日 2 次应用 0.05％丙酸氯倍他索软膏连续 14 天有效，根据复发情况至少间隔 1 周再用[86]。对反常型银屑病推荐外用低效或中效的 TCS 短期治疗[87]。对于儿童期银屑病，推荐使用卡泊三醇加或不加 TCS[88]。

头皮银屑病的治疗

TCS 是头部银屑病的推荐疗法（短程或间歇）[89-90]。许多医生用强效或超强效 TCS 溶液或泡沫剂每晚 1 次或每日 2 次治疗肥厚性头皮银屑病斑块，使用 2 周后停用 1 周，并与白天使用的含有煤焦油或水杨酸的治疗性洗发香波结合。最近，有 56 例患者接受每天 1 次外用 0.05％ 17-丙酸氯倍他索洗发香波连用 4 周的短期治疗，其中 66％的患者获得满意疗效[91]。

银屑病——TCS 与维生素 D 产品联合使用

卡泊三醇单用及与 TCS 联用的成功促进单一制剂和联合制剂的发展。在一项 1224 例患者参与的长达 6 个月的多中心单一组别非干预性研究中，一种卡泊三醇和二丙酸倍他米松联用的软膏产生了 80％的满意度[92]。一项针对 364 例患者、历时 8 周的随机平行双

盲探索性研究证实了卡泊三醇联合二丙酸倍他米松凝胶每日 1 次比单一活性成分更有效[93]。一项针对 568 例头皮银屑病患者的随机双盲对照证实，每日 1 次卡泊三醇加二丙酸倍他米松的配方比单一活性成分更有效[94]。中重度斑块型银屑病经过 4 周 0.05％丙酸氯倍他索喷雾剂治疗后，75％的患者完全或近乎完全清除；而卡泊三醇-二丙酸倍他米松软膏治疗的患者中，只有 45％达到了这种疗效[95]。

骨化三醇是维生素 D₃ 的天然活性形式，对银屑病治疗也有效。一项随机、调查者盲的多中心临床试验对骨化三醇软膏与卡泊三醇软膏进行了比较，患者早晨应用 0.05％丙酸氯倍他索乳膏，晚上外用骨化三醇软膏或卡泊三醇软膏，结果发现两者疗效相似[96]。

银屑病——TCS 与其他疗法的联合

TCS 与其他疗法联用治疗银屑病已有很多尝试，如生物光疗、系统治疗及其他外用制剂等。尽管还需要进一步研究加以证明，但对中重度斑块型银屑病除了给予生物治疗以外，联合 0.05％丙酸氯倍他索喷雾剂似乎是安全有效的[97]。至少 5 项临床研究证实，补骨脂素加紫外线 A（UVA）（PUVA）联合 TCS 对银屑病损害的清除比单一 PUVA 疗法要快得多[3]。在进行 PUVA 光化学疗法治疗时联合中强效 TCS 不仅皮损清除快，而且所需的 UVA 总剂量及终剂量均明显降低。TCS 联合紫外线 B（UVB）光疗不论在皮损清除时间上还是治疗反应百分率上都没有显著优势。已证实 TCS 与 Goeckerman 疗法后早期复发风险增加相关。在短期环孢素治疗时加用 TCS 虽然不能改变银屑病复发率，但却能使银屑病斑块清除更加快速[98]。

TCS 与水杨酸（SA）[99]、地蒽酚[100]、卡泊三烯[101] 或他扎罗汀[102] 联用也有益。8％氯倍他索指甲胶与他卡西醇软膏联合治疗使 15 例甲银屑病患者的严重度指数平均降低 78％[103]。一项 30 例患者参加的双盲随机安慰剂对照研究证实，辛伐他汀（一种已知的免疫调节剂）与倍他米松联用比单用 TCS 对斑块型银屑病的改善作用更显著[104]。

银屑病——封包的效用

TCS 结合封包可增加疗效。研究提示，与每天 2 次 0.05％丙酸氯倍他索乳膏或单用 0.1％曲安奈德软膏相比，0.1％曲安奈德软膏封包更有效[105-106]。同样，一项针对斑块型银屑病的随机研究者盲双向对比试验证实，每天 1 次外用 Cordran 胶带明显优于每日 2 次外用双醋二氟拉松软膏[107]。将水合胶体敷料封包的氯倍他索洗剂每周 1 次外用于慢性斑块型银屑病、

手足银屑病、掌跖脓疱病及 Reiter 病的皮肤损害处，均取得了极佳的效果[108]。对局限性银屑病来说，每周 1 次外用水合胶体敷料封包的丙酸氯倍他索洗剂比每日 2 次外用无封包的丙酸氯倍他索软膏起效更快，复发及安全性二者相当[109-110]。

脂溢性皮炎

控制面部脂溢性皮炎仅需弱效 TCS 乳膏。如果传统的去屑洗发香波无效，可以在头皮使用中强效 TCS 洗剂或溶液。医生常根据需要将 Alcortin（1％双碘喹啉及 2％氢化可的松）凝胶外用于面部，每日 2 次，用 2 周停 1 周。头皮皮损则在夜间外用 0.01％醋酸氟轻松溶液。

脂溢性皮炎的治疗方法很多，但对比试验却很少[111]。外用吡美莫司、他克莫司、甲硝唑、酮康唑和壬二酸的疗效相似[112]。

WELL 综合征

TCS 可以成功治疗初发和后续的嗜酸性蜂窝织炎[113]。

大疱性皮肤病

水疱大疱性黏膜损害［如寻常型天疱疮（PV）］可以用 TCS 制剂治疗[114]。对于皮肤没有受累的轻型口腔天疱疮，可以每日 4 次（三餐后及睡前）外用一种含氟的 TCS，如 0.05％醋酸氟轻松（在牙膏里，如 Orabase，或在凝胶中）。对于口腔中度寻常型天疱疮，医生经常给予地塞米松酏剂（0.5mg/5ml），每次取一茶匙放入口中，保持几分钟后吐出，每日 4 次。当原有损害减轻后，用含 0.1％曲安奈德的弱效牙膏替代[115]。TCS 引起的表皮萎缩不会出现在口腔黏膜，因此不会导致美学及功能上的显著变化。同样，良性黏膜类天疱疮、大疱性类天疱疮或落叶型天疱疮的黏膜损害单用 TCS 治疗即有效。而副肿瘤性天疱疮损害对 TCS 治疗抵抗。

超强效 TCS 已成功治疗局限性及泛发性大疱性类天疱疮（BP）的皮肤损害。一项 312 例患者参与的多中心随机对照试验表明，连续 4 个月每天外用 10～30g 小剂量 0.05％丙酸氯倍他索乳膏并逐渐减量，与长达 12 个月每天外用 40g 0.05％丙酸氯倍他索乳膏并逐渐减量具有同样效果[116]。此外还有报道，单独外用 TCS[117]、TCS 与甲氨蝶呤联合[118]、TCS 与口服四环素联合（含[119]或不含[120]烟酰胺）治疗泛发性 BP 均获成功。一项 341 例中度到广泛 BP 患者参与的随机多中心试验中，外用丙酸氯倍他索乳膏（每天 40g）

与口服泼尼松比较，在总生存率、3 周控制率以及严重并发症的发生率等方面均相似[121]。

糜烂性脓疱性皮肤病

继发于冷冻治疗、放射治疗、手术治疗、外伤以及激光治疗的头皮或非头皮部位的糜烂性脓疱性皮肤病均可应用 TCS 成功治疗[122]，尽管他克莫司可能也是一种选择[123]。同样，根据作者的经验，在头皮肉芽肿性手术伤口停止再上皮化后可以用超强效 TCS 每日 2 次，治疗 2～3 周。只要骨头表面有肉芽组织存在，再上皮化就会重新开始。

白塞病

应用 TCS 治疗白塞病是以轶事或开放性临床试验为依据的[124]。将强效或超强效 TCS 置于软膏或 Orbase 等赋形剂中，直接涂于口腔或生殖器的糜烂处，每日 4 次，连续使用 1～2 周，直至愈合。

坏疽性脓皮病

超强效 TCS 可能阻止早期的丘疹或脓疱性损害进展，但在坏疽性脓皮病（PG）皮损进展时，通常需要皮损内或系统性应用皮质类固醇[125]。强效 TCS 可使已经口服泼尼松龙及硫唑嘌呤的皮肌炎患者阴囊 PG 快速缓解[126]。

斑秃

用 TCS 治疗斑秃（AA）更多地是依据轶事经验，长期疗效未经证实[127]。对成人患者，推荐将超强效 TCS 的凝胶、洗剂或溶液制剂外用于脱发斑及其邻近 1cm 范围内的皮肤上，每日 2 次，用 2 周停 1 周，用药周期 2～3 个月。对于儿童，可选择中效 TCS。TCS 常与米诺地尔联合外用[128]。

皮肤 T 细胞淋巴瘤（CTCL）斑片期

前瞻性综述表明，TCS（特别是超强效复合物）对 CTCL 斑片期有效[129-130]。

白癜风

TCS 是白癜风的有效皮肤再着色剂[131-132]。建议每天外用中弱效 TCS 乳膏 3～4 个月[133]。如果发生再着色，应继续治疗；如无反应，则停止治疗。每隔 6 周用伍氏灯监测治疗进展。

在一项有 500 例患者参与的回顾性对比研究中，患者外用丙酸氯倍他索结合日晒，其中受累体表面积小于 10% 的 232 例患者中有 89% 产生了中度到极佳的皮肤再着色[134]。荟萃分析显示，中等效能 TCS 的成功率约为 55%[135]。年轻或肤色深的患者以及面颈部白癜风患者似乎反应更好[136]。小样本研究表明，TCS 与卡泊三烯的联合疗法也有效[137]。

黄褐斑

228 例患者参与的开放性研究证实，每日 1 次外用 0.01% 醋酸氟轻松、4% 氢醌和 0.05% 维 A 酸（Triluma）乳膏持续 12 个月治疗有效。参与者没有出现皮肤萎缩，但 6 例患者出现了毛细血管扩张[138]。每周 2 次外用乳膏维持治疗无效[139]。

皮肤科的其他应用

作为皮损内应用类固醇的替代药，外用糠酸莫米松每日 2 次是治疗浅表性血管瘤的首选[140]。短期应用 1% 氢化可的松软膏治疗肛门瘙痒有效[141]。水/乙醇作为基质的 TCS 洗剂治疗对皮质类固醇有效的造瘘口皮肤病非常有用，在瘘口周围区域外用乳膏及软膏会导致造瘘袋脱落[142]。

不良反应——系统性

TCS 制剂的不良反应（框 40-6）多来自 TCS 分子。赋形剂可增强这些不良反应，并可能引起其他问题。

框 40-6　外用皮质类固醇的不良反应

系统性
- 抑制下丘脑-垂体-肾上腺轴
- 医源性库欣综合征
- 婴儿及儿童生长迟缓

局部
- 表皮萎缩——皮肤发亮、松皱、变脆，伴有色素减退、血管清晰可见、星形假瘢痕、萎缩纹或紫癜
- 皮质类固醇依赖/反弹
- 青光眼/白内障
- 变应性或刺激性接触性皮炎
- 快速耐受
- 面部多毛
- 毛囊炎、粟丘疹
- 生殖器溃疡
- 婴儿臀部肉芽肿
- 结痂性疥疮（挪威疥）
- 对细菌、真菌及病毒的易感性增加或感染加重
- 卡波西肉瘤复发
- 口周皮炎、酒渣鼻、痤疮
- 伤口愈合迟缓

对生长和下丘脑-垂体-肾上腺轴的影响

问题 40-4 大量 TCS 分子经皮吸收会造成与系统应用皮质类固醇相同的系统性不良反应：下丘脑-垂体-肾上腺（HPA）轴抑制、医源性库欣综合征、婴儿及儿童生长迟缓。

这些不良反应报告的真实数量很少，并且多数是因为 TCS 滥用。例如，1 例生长障碍婴儿曾接受每周 30g0.1％倍他米松 17-戊酸酯软膏（Betnovate）长达 3 年[143]。1 例库欣综合征患者每天在聚乙烯薄膜封包下外用 38g0.1％曲安奈德达 4 年之久，撤掉曲安奈德后出现肾上腺功能不全[144]。另一例发生库欣综合征的患者在超过 5 年的时间内每天应用大约 30g0.25％地塞米松乳膏，撤掉 TCS 后发生肾上腺功能不全[145]。2 例西班牙成年人发生库欣综合征的临床及实验室证据曾被报道，他们每周分别使用 100g0.05％丙酸氯倍他索软膏和约 80g 溶于增效基质的 0.05％丙酸倍他米松长达数月甚至数年[146]。曾有报道发现用 TCS 治疗非大疱性鱼鳞病性红皮病的过程中出现库欣综合征[147]。倍他米松戊酸酯也引起过医源性库欣综合征[148]。长期 TCS 治疗后出现侏儒症的病例也曾有报道[149]。

实验室证据强烈提示 TCS 制剂有确定的系统性不良反应。每日将 50~60g 地塞米松乳膏涂抹在 80％的体表面积上，24h 内可导致空腹高血糖及胰岛素/血糖比值增加，糖类代谢增加与循环中白细胞增加相平行[150]。正常人和患有银屑病或湿疹的成年志愿者每周外用大于 50g 的 0.05％丙酸氯倍他索（Dermovate）乳膏或软膏，结果显示，早 9 点血清皮质醇水平降低或 1 周时的胰岛素紧张试验峰值下降。超过 100g 可导致皮质醇水平严重抑制[151]。在医院中每天用聚乙烯封包使用 30gBetnovate 软膏 20h，连用 1 周，结果早 9 点的血浆皮质醇水平降低[143]。无封包外用 Dermovate 软膏每天 2 次，每次 15g，9.5h 后即出现早 7:30 血浆皮质醇的完全抑制[152]。事实上，严重特应性皮炎患者疾病活动时的皮质醇即低于基础水平，这一事实会对实验结果产生干扰[153]。

系统性不良反应的风险因素

问题 40-5 系统性不良反应的风险因素包括年龄小、肝病、肾病、皮质类固醇的用量、所治疗皮肤的范围、皮肤水合度、使用频率、治疗持续时间、TCS 的效能及封包使用。儿童及婴儿的面积体积比更大，且对皮质类固醇代谢较慢[154]。婴儿及年幼儿在停用 TCS 后，尚可以追赶性生长。近青春期时应避免长时间 TCS 治疗，因为生长抑制会导致骨骺在追赶性生长

前提前闭合[155]。肝是系统性皮质类固醇的主要代谢器官，肾则负责将已代谢和未代谢的皮质类固醇排出体外[156]。长时间治疗中缺乏医生监管也是发生全身性不良反应的危险因素。

下丘脑-垂体-肾上腺轴功能实验

HPA 轴抑制的筛查试验是监测早 8 点的血浆皮质醇水平，确定诊断需要甲吡酮试验或胰岛素低血糖试验（见第 12 章"系统性应用皮质类固醇"）。对 TCS 诱导的 HPA 轴抑制的治疗包括用口服皮质类固醇治疗并降低 TCS 的剂量或效能。没有正式的实践指南，TCS 减量的时间和速度取决于肾上腺的抑制程度以及 TCS 的效能、用量和持续时间。当 HPA 轴抑制的临床表现很明显时，应请内分泌科医生会诊。

不会导致 HPA 轴抑制的 TCS 疗法

将卡泊三醇/丙酸倍他米松软膏（Taclonex/Diavobet/Dovobet）外用于皮损占 15％~30％体表面积的少数银屑病患者连续 4 周，接下来的 48 周根据需要进行治疗，没有造成 HPA 轴功能抑制[157]。许多弱效 TCS 方案都不会导致中重度特应性皮炎患儿 HPA 轴抑制，方案包括：每日 3 次外用 0.1％丁酸氢化可的松，连用 4 周[158]；每日 2 次外用 0.05％地奈德水凝胶，连用 4 周[159]；每日 2 次丙酸氟替卡松洗剂，连用 4 周[160]。

TCS 在妊娠期及哺乳期的应用

目前的循证指南建议，妊娠期优先选择弱效/中效 TCS[161]。一项对 35503 例接受 TCS 的妊娠期女性的同期组群研究证实，胎儿生长迟缓与强效/超强效 TCS 显著相关。而颜面裂、腭裂、早产或死胎与 TCS 无关[162]。哺乳前不应将 TCS 产品用于乳头。

局部不良反应

局部反应的一般问题

局部不良反应比系统性不良反应的发生要频繁，但总体来说不常见。一项针对 2349 例患者的研究发现，未封包皮质类固醇的局部不良反应的发生率很低，与单用赋形剂大致相等[163]。

萎缩

问题 40-6 最常见的局部不良反应是萎缩[164]。皮肤萎缩的临床特征是皮肤松弛、发皱、发亮，伴有毛细血管扩张、紫癜、萎缩纹、星形假瘢痕、色素减退

或深层血管显露。显微镜下特征在"作用机制"部分进行讨论。封包状态下每天外用超强效 TCS，连用 7 天即可出现表皮萎缩[52]；不封包状态下每天使用效能稍弱或超强效 TCS，连续 2 周也可出现表皮萎缩[165-166]。显著萎缩和萎缩纹通常发生在连续使用 TCS 很多星期或数月之后，但是，曾有一位男性在使用 0.05％丙酸倍他米松及 1％克霉唑的专利组合 2 周后即在大腿内侧出现萎缩纹。萎缩的危险因素（框 40-7）包括皮质类固醇的效能、封包、婴儿/儿童及 TCS 的应用部位。高风险部位是面部、颈部、腋窝、腹股沟、大腿上部内侧和胫前。TCS 在生殖器的吸收较无毛皮肤高出 40 倍之多[167]。在尿布区域使用含氟 TCS 制剂后会出现脂肪和肌肉萎缩[168]。皮肤萎缩的大部分特征在停用 TCS 后 1～4 周即可消失，但萎缩纹会永久存在。大多数已发表的涉及人类的研究仅持续 4～6 周，关于 TCS 长期应用的资料很少[9]。

框 40-7　系统性不良反应及局部萎缩的危险因素

系统作用
- 年纪小（婴儿期/儿童期）
- 肝病
- 肾病
- TCS 的用量
- 外用皮质类固醇的效能
- 使用封包
- 缺乏医生监管

局部萎缩
- 年纪小（婴儿期/儿童期）
- 皮质类固醇的效能
- 使用封包
- 位置（面部、颈部、腋下、腹股沟及大腿内侧）

依赖/反弹综合征及口周皮炎

问题 40-7 依赖/反弹综合征的特征是，用 TCS 获得初始改善后，继续应用便没有反应，但停掉 TCS 后却出现暴发。治疗部位的皮肤出现萎缩及红斑，患者常常自诉皮肤有烧灼感。这种综合征易发生在面部、生殖器或肛周皮肤，尤其面部最易受累。

依赖/反弹综合征的典型例子是口周皮炎。口周皮炎常发生在面部皮肤长期暴露于 TCS 或应用强效 TCS 后。这种暴露可能是有意的，也可以是隐蔽的（如由发际滴下，或是不知不觉自手部揉搓到面部）。口周皮炎的特征是口周湿疹和痤疮，有时也可在眼周。治疗包括四环素每天 500～100mg，然后逐渐减量至每天 250mg，维持数周。可通过使用不含氟的 TCS（如

1％丁酸氢化可的松乳膏）而逐渐将皮质类固醇减量[169]。一项针对 100 例眼睑 TCS 依赖/反弹综合征患者的回顾性调查推荐停止应用 TCS。停药后 2～3 周眼睑或面部皮炎（通常鼻子和上唇不受累）的复发可以长达 18 个月[170]。对于炎症性疾病，如痤疮[171]、酒渣鼻[172]及感染［如疖疮[173]和皮肤癣菌病（一种名为"隐匿癣"的疾病）][174]，TCS 最初可以改善皮损，但最终会使病情加重。当 0.75％氢化可的松与 0.5％硫磺复合时，似乎不发生类固醇性痤疮和反弹现象[175]。

眼部作用

眼周皮肤的穿透力是手掌及足跖皮肤的 36～40 倍[3]。问题 40-8 虽然眼睑皮肤外用 TCS 后眼睛不良反应罕见，但眼科制剂研究表明，长时间在结膜组织使用 TCS 制剂可导致青光眼、白内障、创伤性溃疡愈合减慢、疱疹性溃疡恶化，并增加对真菌和细菌感染的易感性[176]。一项针对成人特应性皮炎的回顾性研究表明，眼睑及眼周外用 TCS 与青光眼和白内障无相关性[177]。特应性皮炎患者在眼周间断外用 1％氢化可的松乳膏长达 12 年后发生青光眼并失明[178]。1 例手部湿疹患者也发生了青光眼，该患者在过去 7 年内每日或间断在睡前外用 0.1％戊酸倍他米松乳膏[179]。这种青光眼最有可能因睡眠中无意的眼睑接触而导致。

TCS 分子导致的变应性接触性皮炎

问题 40-9 北美接触性皮炎研究组发表的最新研究结果表明，TCS 导致的变应性接触性皮炎（ACD）的发病率接近 5％[180]。2005 年，美国接触性皮炎协会将皮质类固醇命名为"年度过敏原"[181]。

当皮质类固醇敏感性皮炎失去对 TCS 的反应或经 TCS 治疗后反而加重时要考虑到 TCS 引起 ACD 的可能。泛发性皮炎伴有面部血管性水肿[182]、多形红斑样反应[183]，以及生殖器水肿伴红斑和水疱[184]都有报道。

过敏反应涉及赋形剂（详见下述）或 TCS 分子（框 40-8）。明确 TCS 过敏反应需行斑贴试验，有时也进行针刺试验和皮内试验。斑贴试验要用患者的 TCS 产品及筛查标记物，后者包括替可的松匹伐酯、布地奈德、曲安奈德、丙酸氯倍他索[185]。关于最佳赋形剂和标记物浓度存在争议，建议延迟结果阅读（第 6 天或第 7 天）。初筛有阳性结果的患者可进一步对国内所有的 TCS 产品进行筛查，以明确交叉反应并找到安全替代物。在正常皮肤上进行应用试验并不可靠。

框 40-8　外用皮质类固醇所致变应性接触性皮炎交叉反应组

A 组
　　氢化可的松 *
　　替可的松匹伐酯 †
　　醋酸可的松
　　醋酸氢化可的松
　　甲泼尼龙
　　泼尼松龙
　　泼尼松

B 组
　　曲安奈德 *
　　布地奈德 †
　　安西奈德
　　地奈德
　　醋酸氟轻松
　　氟轻松
　　哈西奈德
　　曲安奈德
　　醋酸曲安西龙

C 组
　　倍他米松 *
　　倍他米松磷酸钠
　　氯可托龙匹伐酸酯
　　去羟米松
　　地塞米松
　　地塞米松磷酸钠
　　氟可龙

D1 组
　　丙酸倍他米松 *
　　17-丙酸氯倍他索 †
　　17-丁酸氯倍他索
　　阿氯米松
　　戊酸倍他米松
　　双醋二氟拉松
　　丙酸氟替卡松
　　糠酸莫米松

D2 组
　　17-丁酸氢化可的松 * †
　　氢化可的松丁丙酸酯
　　17-戊酸氢化可的松
　　泼尼卡酯
　　醋丙甲泼尼龙

Adapted from Jacob SE，Steele T. Corticosteroid classes：A quick reference guide including patch test substances and cross-reactivity. J Am Acad Dermatol 2006；54；723-7.
　* 为该组外用皮质类固醇药物接触过敏的典型
　† 该组中经常进行筛选的外用皮质类固醇（见正文）

问题 40-9 根据由斑贴试验明确的交叉反应将皮质类固醇划分为 5 个组别：氢化可的松类（A）、曲安奈德类（B）、倍他米松类（C）、丙酸倍他米松类（D1）和甲泼尼龙醋丙酯类（D2）[186]。交叉反应容易发生在同组 TCS 之间，很少发生在不同组间 TCS。例外情况包括但不限于以下几种：布地奈德（B 组）与 D2 组的某些酯产生交叉反应，17-丁酸氢化可的松（D2 组）的代谢产物包含有氢化可的松（A 组），醋丙甲泼尼龙（D2 组）可以转换为甲泼尼龙（A 组）[187]。TCS 诱导 ACD 后，应选择具有不同交叉反应的其他组别 TCS。如果患者有对 TCS 的迟发型过敏反应，应提醒其系统应用同一皮质类固醇会有很小但明确的全身反应[188]。

快速耐受

问题 40-10 快速耐受是指重复给药后对药物作用

迅速出现耐受反应。长时间使用 TCS 的常见问题是药物临床疗效消失（尽管有争议），尤其是在使用强效 TCS 时。研究证实，快速耐受体现在人类皮肤的血管收缩效应[189]及无毛小鼠的抗增生效应[190-192]。在血管收缩试验研究中，每天 3 次外用溶于 N，N-二甲基乙酰胺的 0.5% 或 0.1% 醋酸曲安奈德及每天 2 次或隔日涂抹醋酸氟轻松乳膏，在试验第 4 天即出现严重的快速耐受。通常经过 3~4 天的休息期后可恢复。封包外用 0.05% 丙酸氯倍他索可抑制组胺诱导的风团，药物完全耐受在巴豆油诱导的皮炎皮肤要比正常对照组出现得更早[193]。尚无防止快速耐受发生的方法。推荐患者每日 2 次、连用 2 周，然后停用 1 周，因为这样患者更容易记住。一项联合调查和临床研究表明，治疗银屑病时患者对 TCS 的不完全临床反应会被误认为是对 TCS 的快速耐受[194]。一些慢性皮肤病患者对治疗的依从性差也经常被误认为是对 TCS 的快速耐受[195]。

其他局部不良反应

TCS 的局部作用包括面部多毛症、毛囊炎、粟丘疹、生殖器溃疡及婴儿臀部肉芽肿[9]。臀部肉芽肿是用强效 TCS 治疗尿布皮炎所导致，表现为腹股沟、大腿内侧及臀部紫红色斑块和结节。光学显微镜下显示该过程有梅毒样浆细胞浸润。系统性红斑狼疮患者应用强效 TCS 制剂治疗反常型银屑病时，可在臀部间裂周围发生婴儿臀部肉芽肿样皮疹。长期 TCS 治疗曾致使 1 例患者发生结痂性疥疮（挪威疥），从而需要伊维菌素治疗[196]。1 例幼红细胞减少症、胸腺瘤和卡波西肉瘤（KS）患者用 TCS 治疗糜烂性扁平苔藓时，在用药部位出现了新的 KS 损害[197]。

赋形剂相关性不良反应

TCS 赋形剂可以增强不良反应的发生，而且赋形剂本身也可导致局部不良反应。

赋形剂成分可导致瘙痒、烧灼感、刺痛感、荨麻疹和刺激性接触性皮炎。常引起刺痛感的赋形剂包括苯甲酸、肉桂酸化合物、尿素、乳化剂、甲醛及山梨酸。**问题 40-2** 丙二醇、乙醇和丙酮刺激性很大。不含有丙二醇的 TCS 制剂列于表 40-2。TCS 制剂的某些成分会导致 I 型非免疫性接触性荨麻疹，这些成分包括醋酸、乙醇、秘鲁香脂、苯甲酸、肉桂酸、甲醛、苯甲酸钠和山梨酸。免疫性因素包括丙烯酸单体、乙醇、氨水、苯甲酸、苯甲酮、二乙基甲苯甲酰胺、甲醛、指甲花染料、薄荷脑、对羟苯甲酸酯、聚乙二醇、聚山梨醇酯[60]及水杨酸、硫化钠[198]。密封性好的赋形剂可以导致毛囊炎和粟丘疹，并加重痤疮和酒渣鼻。

赋形剂成分可以是 TCS 制剂导致 ACD 的原因。丙二醇、山梨酸、能释放甲醛的防腐剂、对羟苯甲酸酯、甲基氯代异噻唑啉酮/甲基异噻唑啉酮、羊毛脂及香水都是 TCS 赋形剂中常见的过敏原。 问题 40-11 最常出现在 TCS 赋形剂中的过敏原是丙二醇和山梨酸[199]。

治疗指南

正确使用 TCS 包括选择制剂、估算用量，以及治疗的指导和监测。

TCS 制剂的选择

TCS 制剂非常多，并且还在不断增多。医生应该熟悉每一类别中的数种制剂，从而知晓并预见其临床疗效。 问题 40-12 临床医生必须对以下问题做出判断：①TCS 效能；②赋形剂选择；③专利药还是非专利药；④价格和性价化；⑤使用不的合适剂量。

首先，医生必须决定所要的 TCS 效能。应根据患者年龄和类型、病变严重度、病变范围、受累部位以及预计的疗程而做决定。表 40-3 列出了这些因素的复杂性（见"适应证"部分）。总体而言，应选择能达到反应所需要的最弱效 TCS，并且尽快逐渐减弱 TCS 效能。

选择效能后，医生必须选择合适的赋形剂。表

40-4 展示了选择 TCS 赋形剂时需要考虑的各种因素。选择外用赋形剂最重要的考虑因素是用药部位、潜在刺激性以及既往过敏反应。最终应根据患者的依从性和临床反应来确定最佳赋形剂。表 40-5 展示了特定 TCS 与其独特的赋形剂/基质。

表 40-2 赋型剂中不含丙二醇的外用皮质类固醇

非专有名	商品名	剂型
中效产品		
氯可托龙匹伐酸酯	Cloderm	0.1%乳膏
氟氢缩松	Cordran	0.05% 洗剂 胶带
丁酸氢化可的松	Locoid	0.1%乳膏 0.1%软膏 0.1%溶液
强效产品		
去羟米松	Topicort	0.025%滋润霜 0.05%LP 滋润霜 0.05%凝胶 0.05%软膏
哈西奈德	Halog	0.1%软膏 0.1%溶液
超强效产品		
氯倍他索	Temovate	0.05%头皮用制剂
卤倍他索	Ultravate	0.05%乳膏

表 40-3 选择外用皮质类固醇时需考虑的因素

效能（分级）	皮肤病类型	皮肤病累及范围	TCS 应用时长	皮肤病的部位	婴儿及儿童的应用	表皮状态
超强效（Ⅰ）	对中强效 TCS 抵抗的皮肤病	避免大量使用（每周>50g）	短时间外用，最好 1 个疗程 2～3 周	不要用于面部、腋下、乳房下及腹股沟	避免用于婴儿及 12 岁以下儿童	最好是肥厚、苔藓化及增殖性皮肤，避免用于较薄皮肤
强效（Ⅱ & Ⅲ）	严重	避免大量使用（每周>50g）	短时间外用，最好 1 个疗程 2～3 周	不要用于面部、腋下、乳房下及腹股沟	避免用于婴儿及 12 岁以下儿童	最好是肥厚、苔藓化及增殖性皮肤，避免用于较薄皮肤
中效（Ⅳ & Ⅴ）	中度	最好短期用于泛发性皮肤病	婴儿及儿童要避免持久应用（>1～2 周）	最好用于躯干及四肢	婴儿及儿童要避免持久应用（>1～2 周）	短期用于较薄皮肤相对安全，对肥厚性皮肤效果欠佳
弱效（Ⅵ & Ⅶ）	对皮质类固醇敏感	适于大面积外用	是长期治疗的最佳选择	是面部、腋下、腹股沟及其他潮湿封闭部位的首选	可用于婴儿及儿童	最好用于较薄皮肤，但对肥厚性皮肤无效

根据专有名或非专有名选择 TCS 不是一件容易的事。表 40-6 列举了一些 TCS 的专有名及其相应的非专有名。

1. 没有保证专利药与专利药之间效能对等性的效能对比标签。

2. 研究证实，非专利药的效能并不总是等同于专利药，反之亦然[200-201]。

3. 研究表明，不同非专利药之间也存在很大差异[202]，强调了赋形剂对特定 TCS 制剂效能的作用。研究同样证实，同一 TCS 的不同品牌产品其血管收缩作用也不同[203]。

4. 用非专利药取代专利药并不能保证价格更优惠。

表 40-4 选择外用皮质类固醇赋形剂需考虑的因素

剂型	组成	皮肤保湿或干燥	适用的皮肤病或应用部位	首选应用部位	美容方面的考虑	皮肤刺激可能性
软膏	油包水乳化	保湿效果好	最好用于肥厚、苔藓化及脱屑性皮肤病	最好是肥厚的掌跖皮肤，避免用于密闭部位	非常油腻	通常很低
乳膏	水包油乳化	中度保湿	最好用于急性、亚急性及渗出性皮肤病	对潮湿皮肤及间擦部位较好	非常好	不定，需要防腐剂
凝胶	纤维素加乙醇或丙酮	使皮肤干燥	头皮或毛发浓密的区域	最好用于密闭部位、头皮及黏膜	非常好	较高
洗剂	水包油	使皮肤干燥	头皮或毛发浓密的区域	最好用于密闭部位、头皮	非常好	较高
溶液	乙醇	使皮肤干燥	头皮或毛发浓密的区域	最好用于密闭部位、头皮	非常好	较高

表 40-5 溶于特定基质/赋形剂中的外用皮质类固醇

基质/赋形剂	效能	商品名
泡沫剂	超强效	Olux
		Luxiq
	弱效	Verdeso
凝胶	超强效	Diprolene
		Temovate
	强效	Lidex
		Topicort
洗剂	超强效	Clobex
	强效	Clobex
		Diprolene
	中效	Cordran
		Elocon
		Kenalog（0.01%、0.025%）
油剂	弱效	Derma-Smoothe/FS
糊剂	中效	溶于 Orabase 的 Kenalog
香波	强效	Clobex
		Capex
溶液	超强效	头皮用 Temovate
	强效	Halog
	中效	Locoid
喷雾剂	弱效	Clobex
		Kenalog
胶带	超强效	Cordran

5. 总体而言，用非专利药替代专利药需要对该产品及其价格有所了解。

关于价格，TCS 浓度增加时价格也会提高，但效能并不总是增加。表 40-7 列举的 TCS 制剂有多种浓度（效能）可选。同样，不同 TCS 的性价比难以进行对比，因为分析涉及到产品价格、包装规格、不用的废弃产品，处方覆盖范围及其他变量。系统性回顾不能确定每日 1 次外用 TCS 治疗特应性皮炎的性价比是否比每日 2 次要高[204-205]。他克莫司软膏与强效 TCS

方案的性价比也有争议[206-207]。确定 TCS 的需要量也很重要。确定 TCS 制剂的正确用量需要估算受累的体表面积并将测定结果转换为克。一个指尖单位（FTU）[208]是指将药膏自直径 5mm 的喷管挤到食指指尖掌侧所需的药量。成年男性一个 FTU 重 0.49g，可覆盖 $312cm^2$ 的面积，而成年女性一个 FTU 重 0.43g，平均覆盖面积为 $257cm^2$。表 40-8 和表 40-9 分别是成人和儿童每日用药 2 次连续 1 个月所需药量的转换表。

表 40-6　某些外用皮质类固醇的非专有名及商品名

超强效/强效		中效/弱效	
商品名	非专有名	商品名	非专有名
ApexiCon E	双醋二氟拉松	Aclovate	二丙酸别氯地米松
Clobex	丙酸氯倍他索	Alacort	醋酸氢化可的松
		Capex	醋酸氟轻松
Diprolene AF	丙酸倍他米松*	Cloderm	氯可托龙匹伐酸酯
Diprolene	增效丙酸倍他米松	Cordran	氟氢缩松
		Cutivate	丙酸氟替卡松
		Dermatop	泼尼卡酯
Halog	哈西奈德	Desonate	地奈德
		Elocon	糠酸莫米松
Olux	氯倍他索	Kenalog	曲安奈德
		Locoid	丁酸氢化可的松
		Luxiq	戊酸倍他米松
Temovate	丙酸氯倍他索	Pandel	丁酸氢化可的松
Ultravate	丙酸卤倍他索	Topicort LP	去羟米松
Vanos	醋酸氟轻松	Verdeso	地奈德
		Westcort	戊酸氢化可的松

*丙酸倍他米松的增效基质版，"AF"代表优良配方

表 40-7　有多种浓度可选的外用皮质类固醇产品

赋形剂	产品非专有名	低强度	中等强度	高强度
乳膏	氢化可的松	0.5%	1.0%	2.5%
	醋酸氟轻松	0.01%		0.025%
	曲安奈德	0.025%	0.1%	0.5%
	氟氢缩松	0.01%		0.025%
	去羟米松	0.1%		0.25%
软膏	氢化可的松	0.5%	1.0%	2.5%
	氟氢缩松	0.01%		0.025%
	曲安奈德	0.025%	0.1%	0.5%
洗剂	氢化可的松	0.5%	1.0%	2.5%
	曲安奈德	0.025%		0.1%
凝胶	氢化可的松	1.0%		2.0%

注：强度中的低、中、高仅指两者或三者之间相比较，与斯托顿血管收缩试验的效能并不等同

表 40-8　估算成人患者外用皮质类固醇的用量

解剖部位	所需指尖单位（FTU）量	每日 2 次使用所需量（g）	每日 2 次、连用 1 周所需量（g）	每日 2 次、连用 4 周所需量（g）
面部及颈部	2.5	2.5	17.5	70
躯干前部或后部	7	7	49	196
上肢	3	3	21	84
手（双侧）	1	1	7	28
腿	6	6	42	168
足	2	2	14	56

Adapted from Long CC, Finlay AY. The fingertip unit-a new practical measure. *Clin Exp Dermatol* 1991；16：444-7

TCS 的复合制剂

　　TCS 与水杨酸、煤焦油、抗生素及抗真菌药复合应用可改变皮质类固醇的稳定性[209]或溶解度，或导致接触过敏。已证实 10% 尿素可以使 Topicort、Kenalog 及 Westcort 乳膏中的 TCS 显著降解[210]。而与 0.25% 薄荷醇、樟脑、苯酚、2% 水杨酸或 5% 煤焦油灰溶液（LCD）混合的 TCS 却不会降解。

TCS 治疗指导

　　与多数处方药一样，TCS 治疗需要医生指导以使疗效最大化，并将不良反应最小化。指导最有效的形

式就是随诊。不幸的是，最近的医疗保健趋势是尽量减少随诊。因此需更加重视对患者首次访问时的教育。根据我们的经验，即使再聪明的患者也不容易一次就能记住超过 2～3 项指导，因此，TCS 治疗手册很有用。框 40-9 列出了患者宣教手册的样本。

表 40-9　估算儿童患者外用皮质类固醇的用量

解剖部位	所需指尖单位（FTU）量				每日 2 次使用所需量（g）				每日 2 次，连用 1 周所需量（g）				每日 2 次，连用 4 周所需量（g）			
患儿年龄范围	3～6 个月	1～2 岁	3～5 岁	6～10 岁	3～6 个月	1～2 岁	3～5 岁	6～10 岁	3～6 个月	1～2 岁	3～5 岁	6～10 岁	3～6 个月	1～2 岁	3～5 岁	6～10 岁
面部和颈部	1.0	1.5	1.5	2.5	1.0	1.5	1.5	2.5	7.0	10.5	10.5	17.5	28	42	43	70
手和上肢	1.5	1.5	2.5	3.0	1.5	1.5	2.5	3.0	10.5	10.5	14.5	21.0	42	42	58	84
腿和脚	1.5	2.5	3.5	4.5	1.5	2.5	3.5	4.5	10.5	17.5	24.5	31.5	42	70	98	126
躯干前面	1.5	2.5	3.5	4.5	1.5	2.5	3.5	4.5	10.5	17.5	24.5	31.5	42	70	98	126
躯干后面和臀部	1.5	3.5	4.5	5.5	1.5	3.5	4.5	5.5	10.5	24.5	31.5	38.5	42	98	126	154

Adapted from Long CC，Mills CM，Finlay AY. A practical guide to topical therapy in children. *Br J Dermatol* 1998；138：293-6

框 40-9　患者宣教手册样本

外用皮质类固醇

药名：_____

指导：_____

- 这种信息概述适用于大多数外用皮质类固醇制剂
- 外用皮质类固醇有很多潜在不良反应。尽管患者对不良反应的知晓度很重要，但对不良反应过度担忧及过度关注反而不利于治疗，最好避免发生。

禁忌证

- 外用皮质类固醇的绝对禁忌证是已知对外用皮质类固醇或赋形剂成分过敏。
- 其他可能的禁忌证包括溃疡形成、疖疮感染以及细菌、病毒、分枝杆菌或真菌感染。

不良反应

短期治疗的轻微反应（2～3 周或更短）

- 如果没有前面提到的禁忌证，那么外用皮质类固醇很少发生严重不良反应。
- 最常见的不良反应包括发红、烧灼、刺痛或瘙痒等轻度刺激。

长期治疗的潜在不良反应

- 长期治疗的重要不良反应包括皮肤萎缩（变薄），表现为皮肤发亮、皱缩、容易淤血、色素改变、小血管明显可见及溃疡形成。
- 长期外用某些皮质类固醇（特别是大面积外用）可导致药物被吸收入血，并引起体重增加和体液潴留、血压上升、情绪变化、明显发热或寒冷、过度口渴、尿频或大量排尿及严重或持续的骨、关节或肌肉疼痛等。
- 长期外用皮质类固醇治疗可使疖疮、真菌及酵母菌感染加重、疱疹性溃疡播散、对真菌和细菌性感染的易感性增加、毛囊及汗腺导管的炎症、痤疮或酒渣鼻及青光眼恶化。
- 局部不良反应通常仅发生在用药部位且很少见。

特殊情况

- 妊娠期间只有皮质类固醇的潜在收益大于对胎儿的潜在风险时方可使用，并应取得医生完全同意。
- 在哺乳期应小心应用。避免用于乳房或乳头。外用皮质类固醇是否会分泌到乳汁尚不清楚。

总结

- 绝大多数患者在接受短期或长期外用皮质类固醇治疗时不会出现重大或严重的不良反应，但要尽早向医生报告相对严重的不良反应。
- 应根据医生的指导外用皮质类固醇。
- 外用皮质类固醇的不正确使用可以显著增加局部及系统性不良反应的风险。
- 不要与其他人共用自己的药品。

本章使用的英文缩写

AA	斑秃	IL	白介素
ACD	变应性接触性皮炎	KS	卡波西肉瘤
AD	特应性皮炎	LCD	煤焦油灰溶液
BDOV	在赋形剂最佳化的丙酸倍他米松	LP	扁平苔藓
BP	大疱性类天疱疮	LSA	硬化萎缩性苔藓
CTCL	皮肤 T 淋巴细胞瘤	PAF	血小板活化因子
FTU	指尖单位	PG	坏疽性脓皮病
GAG	黏多糖	PUVA	补骨脂素加紫外线 A
GCR	糖皮质激素受体	PV	寻常型天疱疮
HPA	下丘脑-垂体-肾上腺	SA	水杨酸
IFN	干扰素	TCS	外用皮质类固醇
IgE	免疫球蛋白 E	UVA	紫外线 A
		UVB	紫外线 B

推荐阅读

General overviews

Ahluwalia A. Topical glucocorticoids and the skin-mechanisms of action: an update. *Mediators Inflamm* 1998;7:183–93.

Chaffman MO. Topical corticosteroids: a review of properties and principles in therapeutic use. *Nurse Practitioner Forum* 1999;10:95–105.

Katz M, Gans EH. Topical corticosteroids, structure-activity and the glucocorticoid receptor: discovery and development – a process of 'planned serendipity'. *J Pharm Sci* 2008;97:2936–7.

Adverse effects – overviews

Hengge UR, Ruzicka T, Schwartz RA, et al. Adverse effects of topical glucocorticosteroids. *J Am Acad Dermatol* 2006;54:1–15.

参考文献

见本书所附光盘。

第 41 章　外用维 A 酸类药物

Naveed Sami

王玉英　仓　田　译　赵　娜　审校

问题

问题 41-1 关于外用维 A 酸类药物：(a) 3 种天然存在的维 A 酸是什么？(b) 3 种合成维 A 酸是什么？(c) 两者代谢上的差异是什么？(第 481 页)

问题 41-2 哪种外用维 A 酸的妊娠期用药分级为 (a) D 级和 (b) X 级？(第 481 页，表 41-3)

问题 41-3 关于维 A 酸血清浓度增加与致畸性的相关性，哪几个变量会增加外用维 A 酸的血浆水平？(第 482 页)

问题 41-4 正常生理状态下，维生素 A 从吸收到基因转录的主要步骤有哪些？(第 483 页，图 41-2)

问题 41-5 哪种外用维 A 酸与 (a) RAR、(b) RXR 或 (c) RAR 及 RXR 相结合？(第 483 页，表 41-5)

问题 41-6 关于前体药他扎罗汀，(a) 该药的活性形式是什么？(b) 在基因转录水平其相对独特的作用有哪些？(第 484 页)

问题 41-7 总体而言，RAR 和 RXR 在 (a) 细胞分化和 (b) 凋亡中的简要作用是什么？(第 486 页)

问题 41-8 哪种外用维 A 酸被 FDA 审批用于 (a) 银屑病、(b) CTCL 及 (c) AIDS 相关的卡波西肉瘤？(第 487 页)

问题 41-9 不同外用维 A 酸治疗痤疮的作用机制有哪些？(第 487 页)

问题 41-10 外用维 A 酸的患者接受紫外线照射的主要负面效应有哪两个？不同维 A 酸在该效应方面的差别是什么？(第 488、489 页)

问题 41-11 关于外用维 A 酸治疗光老化，(a) 改善的作用机制是什么？(b) 有哪些显著的组织学变化？(第 489 页)

问题 41-12 有哪些类别的产品与外用维 A 酸同时应用会增加刺激的风险？(第 491 页)

概述

维生素 A 的外用形式（维 A 酸类）在美国已广泛应用了约 40 年。全反式维 A 酸是第一个局部应用的维 A 酸，它由宾夕法尼亚大学的 Albert　Kligman 博士开发[1]。该产品随后以 Retin-A 的名称在 20 世纪 70 年代由 Ortho Phamaceuticals 提供给市场，用来治疗寻常型痤疮。大约 10 年后，Kligmem 及同事注意到患有痤疮的中年女性在痤疮得到很好控制后都不情愿停掉 Retin-A 疗法，因为她们感觉细小皱纹及皮肤外观都有改善。该药对光老化的效果在 1986 年首次发表[2]。众多临床及基础科学研究随后相继发表，进一步明确了 Retin-A 在光老化方面的疗效。

维 A 酸现仍用于治疗寻常型痤疮及光老化。它有几种采用独特赋形剂和导入系统的配方可供使用。除了维 A 酸，近年来还有几种外用维 A 酸类药物被研发用于痤疮治疗。还有一些被开发并批准用于治疗银屑病、卡波西肉瘤和皮肤 T 细胞淋巴瘤（表 41-1）[3-5]。

药理学

结构

本章讨论的维 A 酸的结构见图 41-1。问题 41-1 需注意维 A 酸是全反式维生素 A 的氧化型，是经血流转运到基底层角质形成细胞的全反式维生素 A 在皮肤内内源性合成的[6]。阿利维 A 酸（9-顺维 A 酸）也是天然的内源性维 A 酸[5]。由于全反式维 A 酸（维 A 酸）（全反式视黄酸）、全反式维生素 A（全反式视黄醇）和阿利维 A 酸都是天然维 A 酸，因此人体内有相应的结合蛋白质及酶系统对其代谢。相比之下，阿达帕林、他扎罗汀和贝沙罗汀这些非天然维 A 酸类药物结构明显不同，因而它们的代谢途径很难预测[7-8]。维 A 酸的结构很重要，因为结构决定其如何在血流和细胞内被转运。与细胞质和细胞核中结合蛋白质的亲和力对于维 A 酸影响基因转录及其导致的生物学活性至关重要。

作用机制

问题 41-2 外用维 A 酸类药物的作用机制（表 41-2）及其他重要药理学概念列于表 41-3，便于对本章中天然及合成外用维 A 酸进行对比讨论。接下来将会对每种特定药物的如下内容进行详细讨论：①血清

表 41-1 外用维 A 酸

通用名	商品名	上市时间	可用剂型	天然或合成
全反式维 A 酸	Retin-A、Altinac	1971 年	0.025%、0.05%、0.1% 乳膏，0.01%、0.025%、0.05%凝胶，0.05%溶液	天然
	Renova	1996 年	0.02%、0.05%乳膏	
	Avita	1996 年	0.025%乳膏、0.025%凝胶	
	Retin-A Micro	1997 年	0.1%乳膏，0.04%、0.1%凝胶	
他扎罗汀	Tazorac、Avage	1997 年	0.05%、0.1%乳膏，0.05%、0.1%凝胶	合成
阿达帕林	Differin	1996 年	0.1% 乳膏，0.1%、0.3%凝胶，0.1%溶液	合成
阿利维 A 酸	Panretin	1999 年	0.1%凝胶	天然
贝沙罗汀	Targretin	2000 年	0.1%凝胶	合成

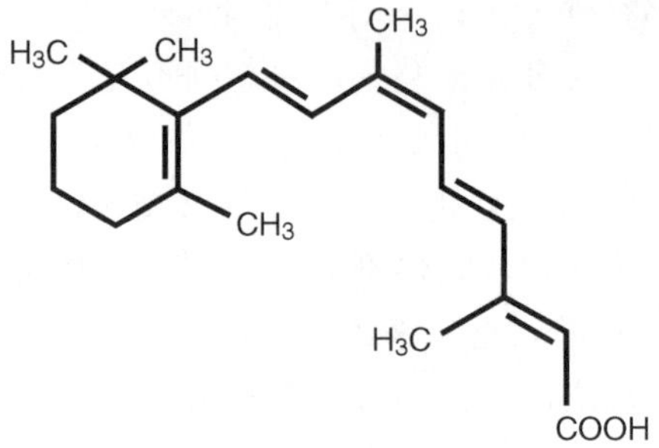

阿利维A酸

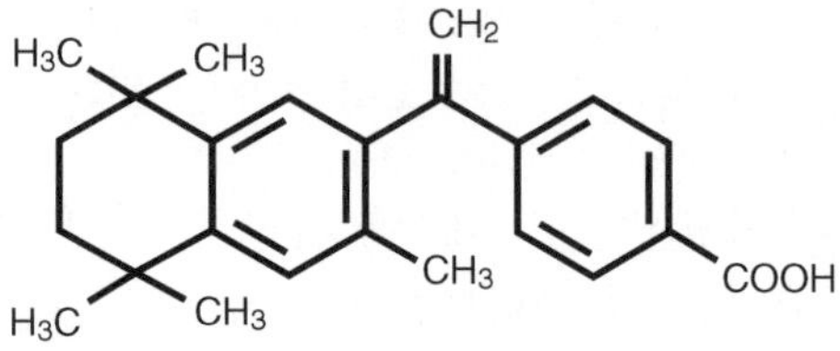

贝沙罗汀

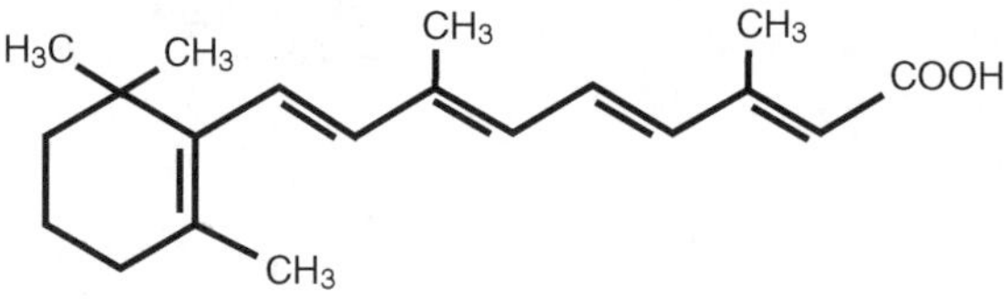

维A酸

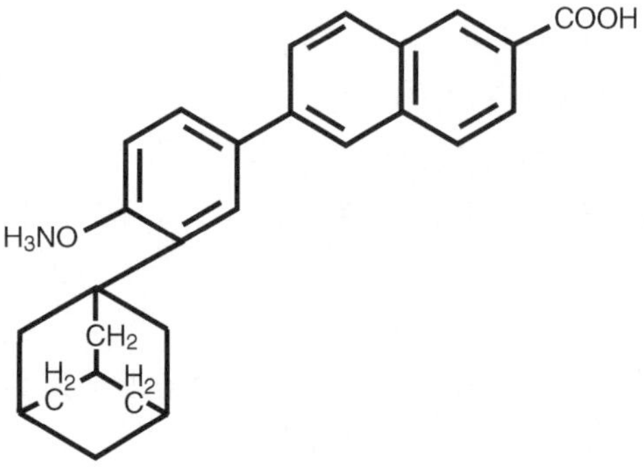

阿达帕林

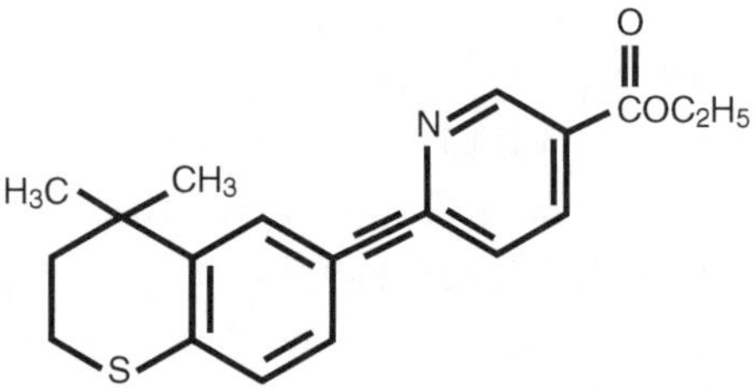

他扎罗汀

图 41-1 外用维 A 酸

及细胞结合蛋白质；②核受体/转录因子；③每种药物作用机制的其他细节，包括基因调节；④药物的吸收、代谢及排泄。

致畸性

很多组织的生长和分化需要维生素 A，问题 41-3 但过量维生素 A 对许多动物的胚胎及胎儿发育都有不利影响[9-10]。因此，虽然外用维 A 酸的吸收通常很少，但当大面积应用时仍然令人担忧。例如，银屑病患者可有大面积皮肤受累并伴有表皮屏障破坏，此时，维 A 酸的吸收速度可能会显著增加。推荐育龄期妇女在应用他扎罗汀和贝沙罗汀前进行妊娠试验，而且治疗期间应采

表 41-2　外用维 A 酸类药物作用机制

维 A 酸	作用机制	产生的治疗作用	产生的不良反应
全反式维生素 A	转换为全反式维 A 酸后进行基因转录	粉刺溶解、表皮增厚、真皮更新、色素变浅	刺激、红斑、脱屑
全反式维 A 酸	基因转录影响皮肤细胞的生长和分化，使毛囊上皮分化和角质化正常	粉刺溶解，对面部皱纹、色素沉着斑以及皮肤粗糙有姑息治疗作用	刺激、红斑、脱屑
阿达帕林	使毛囊上皮细胞分化正常，以减少微小粉刺的形成；抑制 PMN 的趋化作用；下调 5-脂加氧酶、15-脂加氧酶、AP-1 转录因子及 toll 样受体 Ⅱ；增加 IL-1、IL-6、IL-8 及 TNF-α 的产生	粉刺溶解	刺激、红斑、脱屑、瘙痒、烧灼
他扎罗汀	阻断鸟氨酸脱羧酶活性诱导并减少细胞增生，抑制 MRP8（银屑病炎症标志物）、外皮蛋白、角质形成细胞谷氨酰胺酶、elafin、角蛋白 6 和 16，抑制犀牛小鼠皮肤角质包膜形成和角质细胞堆积，抑制交联的角质包膜形成，增加聚丝蛋白	使银屑病表皮角质形成细胞的分化及增生正常化，对痤疮有粉刺溶解作用	刺激、红斑、脱屑、瘙痒、、烧灼，加重银屑病的光敏感性、皮肤干燥、皲裂、出血、致畸性
阿利维 A 酸	某些基因能控制细胞分化及增生，阿利维 A 酸能结合并激活调节上述基因表达的 RAR 和 RXR 亚型	体外实验能抑制卡波西肉瘤细胞生长，增加细胞分化并减少细胞增生	刺激性接触性皮炎、红斑、脱屑、瘙痒、致畸性
贝沙罗汀	调节 RXR 受体，通过减少抗细胞凋亡蛋白（存活蛋白）和激活胱天蛋白酶-3 而增加细胞凋亡	*诱导肿瘤消退并抑制造血细胞和角质形成细胞的肿瘤细胞生长，增加细胞分化并减少细胞增生	刺激性接触性皮炎、红斑、脱屑、瘙痒、致畸性

* 原始数据来自于口服贝沙罗汀，外用贝沙罗汀缺乏类似资料

取恰当的避孕措施[3-4]。妊娠期间要避免使用所有外用维 A 酸类药物。

全反式维生素 A 及全反式维 A 酸

问题 41-4　图 41-2 中总结了全反式维生素 A 及全反式维 A 酸的代谢途径。全反式维生素 A 是维生素 A 的天然乙醇形式，它储存在肝中，然后与血浆转运蛋白——视黄醇结合蛋白质（RBP）结合，通过血流被转运到周围靶组织（表 41-4）。全反式维生素 A 穿过真皮乳头层细胞间隙，被基底层角质形成细胞摄取。随着细胞分裂和向表皮移行，维生素 A 分布到整个表皮层[6]。全反式维生素 A 外用于皮肤时，该药被表皮外层的角质形成细胞摄取，然后作为亲脂性药物弥散进入皮肤。在角质形成细胞内，过量的全反式维生素 A 被酯化成长链脂肪酸，形成视黄酯，后者再形成脂滴，这与维生素 A 在肝内的储存形式类似[11]。

角质形成细胞中有两种不同的酶系统指导视黄酯酯化及水解：脂酰辅酶 A-视黄醇酰基转移酶（ARAT），其对外用维生素 A 更重要；卵磷脂-视黄醇酰基转移酶（LRAT），其对内源性全反式维生素 A 更重要。当全反式维生素 A 在细胞内自由存在时，就会与细胞质的 RBP（CRBP）结合。当细胞需要时，全反式维生素 A 被氧化为全反式维 A[6,11]。该机制形成的全反式维 A 酸与细胞质中的的全反式视黄酸结合蛋白质（CRABP）相结合。CRABP Ⅱ 主要存在于人类皮肤内，它可能是维 A 酸生物利用度的决定性因素[12]。

问题 41-5　全反式维 A 酸被 CRABP Ⅱ 转运到细胞核，又与细胞核视黄酸受体（RAR）及脂肪酸结合蛋白质 5（FABP5）结合，并成为过氧化物酶体增殖物激活受体 β/δ（PPARβ/δ）的配基[13]。全反式维 A 酸通过为 PPARβ/δ 提供配基而对参与细胞增生和抗凋亡的基因进行诱导。药物-RAR 复合物随后结合到维 A 酸应答元件（RARE），RARE 是基因转录的增强元件，因此导致细胞生长的抑制（表 41-5）。全反式维 A 酸经过异构变为 9-顺维 A 酸，后者与类视黄醇 X 受体（RXR）结合。RAR 和 RXR 以异二聚体相结合，并作为转录因子。基因转录的细节不在本章讨论范围内。

很多全反式维 A 酸反应性基因已被识别，包括 Ⅰ 型表皮谷氨酰胺转移酶、CRBP、CRABP、RAR 和 PPARβ/δ。已证实全反式维 A 酸也可以减少特定炎症因子的释放，包括白介素（IL）-1β、IL-6、IL-12、TNF-α 及 IFN-γ[14-15]。全反式维生素 A 和全反式维 A 酸对皮肤治疗的最显著影响之一均是针对表皮增生。

阿达帕林

用于治疗痤疮的阿达帕林剂型有 0.1% 凝胶、乳膏和溶液以及 0.3% 凝胶。虽然阿达帕林和全反式维 A 酸治疗痤疮的效果相似，但前者化学结构更稳定，光不稳定性低，亲脂性更强，可以更快渗入毛囊。阿达帕林选择性结合 RAR（包括 RAR-β 和 RAR-γ），也通过抗 AP-1（激活蛋白-1）机制间接影响细胞功能[7,16]。它不结合细胞内受体蛋白，所以对 CRABP 无亲和力。但是在人类皮肤外涂并封包 4 天后可诱导 CRABP-Ⅱ 信使核糖核酸（mRNA）[7,16]。阿达帕林抑制多形核白细胞的趋化作用，并抑制氧自由基从中性粒细胞释放；还可抑制脂加氧酶通路和花生四烯酸代谢，导致中性粒细胞减少和前列腺素产生[17-18]。阿达帕林外用于皮肤时，在犀牛小鼠活体模型上可以看到粉刺溶解反应。荧光显微镜显示阿达帕林微晶体外用 5min 内从毛囊开口处渗透至皮脂腺水平。目前认为被毛囊选择性摄取与其亲脂性有关，并可能是阿达帕林治疗痤疮取得满意疗效的因素之一[16,19]。理论上说，在毛囊吸收后，阿达帕林的亲脂性会导致其在皮脂内溶解，从而防止系统性吸收。最近，阿达帕林有效治疗痤疮的抗炎症机制研究有新进展（表 41-2）[20]，包括减少 Toll 样受体-2（TLR-2）的表达、减少 IL-10 细胞因子的分泌以及减少 CD1b 的表达[20]。阿达帕林在特定癌细胞中有体外抗增殖和诱导凋亡的作用[21]。

药动学研究表明，只有微量阿达帕林被系统性吸收入体内并经由肝胆途径排泄出体外。迄今为止，尚无阿达帕林在体内或体外实验中致癌、致突变或致生殖毒性的报道[22]。人类推荐剂量的最大值外用无明显致畸作用，人类推荐剂量最大值的 24 倍用于大鼠时观察到有轻微致畸作用。即使如此，仍然建议妊娠期停用阿达帕林，因为还没有针对妊娠妇女的对照研究。

目前尚无临床研究显示阿达帕林有光敏作用。0.1% 阿达帕林凝胶比 0.025% 维 A 酸凝胶的光稳定性明显更强。尽管如此，根据其他外用维 A 酸的建议，仍然推荐患者避免暴露于紫外线。阿达帕林最常见的不良反应包括红斑、鳞屑、干燥、瘙痒及持续的灼热和刺痛感。

他扎罗汀

问题 41-6 他扎罗汀是一种前体药，在组织内迅速水解成为活化的代谢物他扎罗汀酸，后者对细胞核 RAR-γ（在表皮表达的主要受体）有高亲和力。他扎罗汀酸也可结合 RAR-α 和 RAR-β（见表 41-5），但不结合 RXR[8]。通过结合不同的 RAR，他扎罗汀酸调节维 A 酸应答基因（包括调节细胞增殖、细胞分化和炎症的基因）的表达[8]。上述基因的调节也见于银屑病——一种以表皮增殖和炎症增加为特点的疾病。他扎罗汀调低角质细胞谷氨酰胺转移酶Ⅰ、表皮生长因子受体、内披蛋白、弹性蛋白酶抑制剂抗体（SKALP）、小富脯蛋白 2 以及高增殖角蛋白 K6 和 K16 的异常表达[24-25]。移动抑制因子相关蛋白（MRP-8）作为炎症的一个标志，可通过他扎罗汀治疗而减少，并伴随 AP-1 的降低[26-27]。他扎罗汀通过调低 AP-1 减少炎症和增殖的现象也见于银屑病。他扎罗汀在银屑病患者中还可诱导他扎罗汀诱导基因（TIG-1、TIG-2 和 TIG-3）。虽然这些基因和蛋白质在银屑病病理生理学中的作用尚不明确，但 TIG-1、TIG-2 和 TIG-3 在银屑病皮损中的表达远远低于正常的未受累皮肤[28]。有研究发现，TIG-2 和 TIG-3 在皮肤鳞状细胞癌和其他恶性肿瘤（如胃肠道恶性肿瘤）中也存在低表达。在表皮肥厚皮损的组织学研究中发现，TIG-2 和 TIG-3 高表达可减少角质细胞增殖和非典型角质细胞[29]。

他扎罗汀凝胶可在皮肤内高度聚集，但实际上不产生系统性吸收，因为其在皮肤内被迅速代谢为他扎罗汀酸。外用于正常皮肤的药物系统性吸收达 5%，外用于银屑病皮损的系统性吸收达到 15%[30-31]。他扎罗汀外用 9h 后达到最大血药浓度。其半衰期短于 20min。少数被系统性吸收的他扎罗汀不降解，通过尿液和粪便排出体外。他扎罗汀酸的降解通过氧化为非活性亚砜和砜的衍生物排泄入尿。他扎罗汀酸的最终半衰期约为 18h[31]。

他扎罗汀在一系列体外诱变测试中未显示有导致基因突变或染色体变异的作用。外用未发现致癌性，但在无毛小鼠模型，发现他扎罗汀连同紫外线（UVR）可增加光致癌性。在大鼠和兔的试验中大剂量口服他扎罗汀显示出致畸性，但外用大剂量他扎罗汀在任何物种中均未显示出致畸性（有些会产生局部刺激）[8]。

他扎罗汀有典型的外用维 A 酸类不良反应，这在本章正文及表 41-7 中均有讨论，其中包括皮肤红、痒及烧灼感。此类药物的妊娠分级为 X 级，意味着须严格避免妊娠期使用他扎罗汀治疗[30-32]。其余情况下长期外用他扎罗汀在人类和动物的研究中都被认为是安全的。安全指标包括临床上无显著的系统性、眼科、血液科疾病，也无临床化验异常[30-32]。

表 41-3　外用维 A 酸主要药理学概念

药物	全反式维生素 A	全反式维 A 酸	阿达帕林	他扎罗汀	阿利维 A 酸	贝沙罗汀
系统性吸收	—	正常皮肤 1%~2%，炎症皮肤高达 31%	微量	正常皮肤高达 5%，银屑病皮肤高达 15%	不可测算	微量（<5ng/ml）
起效时间	—	—	—	2 周	2 周	4 周
临床改善时间	8~12 周	8~12 周，可在 6 个月时达最大疗效	8~12 周	8~12 周	4~8 周	平均 20 周
血浆半衰期	稳定存在于血浆中	稳定存在于血浆中	—	他扎罗汀酸为 18h	稳定存在于血浆中	—
分布	角质细胞，真皮摄入未知	角质细胞，真皮摄入极少量	外用 5min 后渗透入毛囊	角质细胞，渗透入真皮层并且入血	—	—
代谢	全反式维 A 酸是其有效代谢产物	本身即是有效代谢产物，无需转换	无需代谢转化即可起效	迅速（<20min）转化为他扎罗汀酸	不转化	未知*
排泄	经肝排泄和皮肤剥脱	经肝排泄和皮肤剥脱	经肝排泄和皮肤剥脱	经尿、粪排泄和皮肤剥脱	—	经肝排泄，少量经尿排泄
致畸性	过量口服维生素 A 致畸，尚无外用全反式维生素 A 的相关数据	C 级	C 级	X 级	D 级	X 级

* 口服贝沙罗汀的研究显示需要细胞色素酶 P450 3A4，尚不清楚此氧化代谢在外用贝沙罗汀的过程中是否相同

表 41-4　外用维 A 酸的缩写和定义

缩写	全称	注解
血清和细胞结合蛋白质		
RBP	视黄醇结合蛋白质	血清转运蛋白质
CRBP	胞质视黄醇结合蛋白质	在细胞内结合所有全反式维生素 A
CRABP	全反式维 A 酸结合蛋白质	在细胞内结合所有的全反式维 A 酸
受体和 DNA 效应元件		
RAR	视黄酸受体	三型：RAR-α、RAR-β、RAR-γ
RXR	类视黄醇 X 受体	三型：RXR-α、RXR-β、RXR-γ
RARE	维 A 酸应答元件	加强元件-维 A 酸转录
TIG	他扎罗汀诱导基因	三型：TIG-1、TIG-2 和 TIG-3
角质细胞代谢酶系统		
ARAT	脂酰辅酶 A-视黄醇酰基转移酶	对外用维 A 酸有重要作用
LRAT	卵磷脂视黄醇酰基转移酶	对内源性全反式维生素 A 起作用
其他缩写		
K6、K16	角蛋白 6、角蛋白 16	角蛋白增生过度
MRP-8	移动抑制因子相关蛋白质-8	炎症标志，被他扎罗汀抑制
Tgase Ⅰ	角质细胞谷氨酰胺转移酶 Ⅰ	酶活性可被他扎罗汀调低

贝沙罗汀

贝沙罗汀是一种合成维 A 酸，选择性与 RXR 配体交联[4,33-38]，因此许多作者用"rexinoid"一词来归类贝沙罗汀，而为了统一，本章中所有药物均采用"维 A 酸（retinoid）"一词。外用剂型有 1% 贝沙罗汀

凝胶。贝沙罗汀结合并激活 RXR，导致细胞周期抑制，从而减少增殖和加速凋亡。贝沙罗汀通过减少细胞周期蛋白 D 的表达以及抑制细胞周期的 G1、G2 和 M 期来调节细胞分化。RXR 在无维 A 酸核受体（包括维生素 D 和甲状腺激素受体、PPAR 以及其他的孤儿受体）时形成异二聚体。发生机制可能是，PPAR 通过直接减少 MDR1mRNA 和 Pgp 的表达，在活化 T 细胞核因子（NFAT）和 NFκB 核转录因子途径中减少炎症细胞因子。贝沙罗汀也通过 PPAR-γ 及减少基质金属蛋白酶（MMP）、血管内皮生长因子（VEGF）和表皮生长因子（EGF）而抑制血管形成[37]。贝沙罗汀也可增加组织基质金属蛋白酶抑制因子（TIMP），这种因子可以帮助防止某些肿瘤细胞转移[37]。因此，贝沙罗汀在临床上有潜在的抗癌作用。

药动学研究显示，外用贝沙罗汀血浆浓度通常很低。在临床试验中发现，患者的血浆浓度范围是 5～55ng/ml，93% 的样本 <5ng/ml。贝沙罗汀血浆浓度增高与皮肤表面使用面积呈正相关。贝沙罗汀血浆浓度远远低于动物研究中的致突变浓度。

口服贝沙罗汀与血浆蛋白质高度结合（>99%）并通过细胞色素 P4503A4 酶路径代谢。外用贝沙罗汀无类似的研究和结果。因此，关于药物相互作用及肝肾功能不全对外用贝沙罗汀的药动学影响都难以得出结论。

正在使用贝沙罗汀的患者不可同时使用含有二乙甲苯酰胺的产品，因为可能会增加后者的不良反应。没有研究显示外用贝沙罗汀会像口服贝沙罗汀那样通过减少促甲状腺素而导致中枢性甲状腺功能减退。临床研究也并未证实贝沙罗汀在体外实验中表现出的疑似光敏性。尽管如此，仍然建议患者在治疗中避免暴露于紫外线。

标签上的许多注意事项及禁忌证（如妊娠期使用）都源于对口服贝沙罗汀的研究。由于维 A 酸类药物有潜在的致畸作用，故贝沙罗汀凝胶的妊娠期用药分级被认为是 X 级。儿童和哺乳期妇女外用贝沙罗汀的安全性尚未评估。临床研究显示，皮肤 T 细胞淋巴瘤（CTCL）患者中有 38% 大于 65 岁。总体来说，65 岁以上人群的使用安全性并无不同。

外用 1% 贝沙罗汀凝胶对治疗早期皮肤 T 细胞淋巴瘤有效。它是 FDA 批准的用于治疗早期（IA 和 IB）顽固性、难治性 CTCL 的药物，具体机制不明。体外试验显示贝沙罗汀可调低抗凋亡蛋白存活蛋白，调高胱天蛋白酶-3 和多腺苷二磷酸核糖聚合酶（PARP），促进 CTCL 细胞系凋亡。

有证据表明，提高患处的使用频率能增加疗效。推荐频率如下：第 1 周每两天 1 次，隔周增加至每天 1 次，然后每天 2 次，随后每天 3 次，最终可增加至每天 4 次（取决于皮损耐受能力）。临床试验中大部分患者在每天 2～4 次外用 1% 贝沙罗汀凝胶时有反应，贝沙罗汀凝胶治疗 CTCL 时第 4 周即可出现治疗反应，中位数为 20 周。在临床试验中，总体反应率为 44%～54%。有报道外用贝沙罗汀对淋巴瘤样丘疹病、严重的慢性手部湿疹、银屑病和斑秃有效[4,39-42]。外用贝沙罗汀最常见的不良反应是局部反应，包括皮疹、瘙痒、非特异性皮肤异常、接触性皮炎和疼痛。外用药物局部反应可以通过减少使用频率和增加外用糖皮质激素来控制。少见的不良反应有感染、头痛、水肿和高脂血症。

阿利维 A 酸（9-顺维 A 酸）

阿利维 A 酸是在皮肤和体循环中自然产生及存在的物质。其剂型为 0.1% 凝胶，用于治疗 AIDS 相关卡波西肉瘤（KS）[5,43-45]。有两种假说可解释卡波西肉瘤细胞生长的减少。第一，维 A 酸可能调低 IL-6（一种卡波西肉瘤的生长因子）；第二，维 A 酸可能改变各种卡波西肉瘤致癌基因的表达[43-44]。

表 41-5 维 A 酸与核受体的结合[2,24-25,35,41-42]

维 A 酸	RAR-α	RAR-β	RAR-γ	RAR-α	RAR-β	RAR-γ
全反式维生素 A	（—）	（—）	（—）	（—）	（—）	（—）
全反式维 A 酸	++	++	++	（—）	（—）	（—）
阿达帕林	微弱	++	++	（—）	（—）	（—）
他扎罗汀酸	+	+++	++	（—）	（—）	（—）
阿利维 A 酸	+++	+++	+++	++	++	++
贝沙罗汀	（—）	（—）	（—）	+++	+++	+++

他扎罗汀酸是他扎罗汀的有效代谢产物；+，少量结合；++，中度结合；+++，较强结合，（—），没有特定维 A 酸和此核受体相结合

问题 41-7 阿利维 A 酸能与所有 RAR（RAR-α、RAR-β、RAR-γ）及所有 RXR（RXR-α、RXR-β、RXR-γ）有效结合。阿利维 A 酸对 RAR 的亲和力稍高于 RXR。撤消与这些受体的结合可激活它们产生转录因子的作用。总体来说，RAR 受体与细胞分化相关，RXR 受体与细胞凋亡相关。

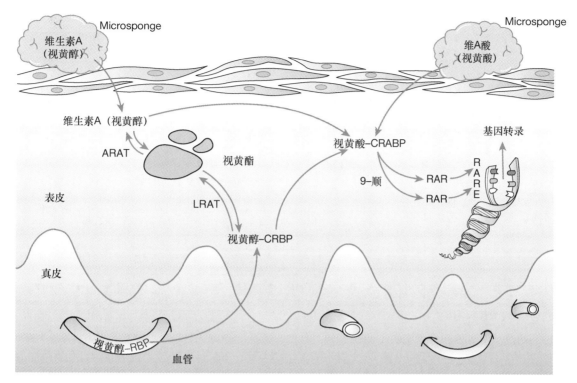

图 41-2 外用和系统性使用维生素 A 转运至表皮的途径 维生素 A（视黄醇）通常和视黄醇结合蛋白质结合后通过真皮血管运输至皮肤，其在角质细胞起作用，和细胞（或胞质）视黄醇结合蛋白质（CRBP）相结合。多余的维生素 A 经由卵磷脂的作用酯化成长链脂肪酸，储存在表皮深层。外用维生素 A 和维 A 酸的利用如上图所示。在表皮外层过多时，维生素 A 经过脂酰辅酶 A 转化储存，即视黄醇酰基转移酶将其转化为视黄酯。外用维生素 A 很少发生刺激，可能是由于维 A 酸过多时可以储存起来。维 A 酸外用后迅速在细胞内聚集，因为它不能以维生素 A 的形式储存。因此，从理论上说，直接使用维 A 酸有可能会使细胞的生物过程过度而引起不良反应。当表皮维 A 酸水平较低时，储存的视黄酯代谢为维生素 A，后者被氧化成全反式维 A 酸和其他异构体（如 9-顺维 A 酸）。两种代谢产物分别与视黄酸核受体（RAR、RXR）相结合。这些受体复合物形成同源二聚体，发挥转录因子作用，与视黄酸应答元件（RARE）相结合，在 DNA 水平影响基因转录。目前已知这些基因可以影响细胞增殖和分化，调节基因表达，从而改善痤疮、银屑病、光老化、色素沉着和角化异常

已有临床研究对阿利维 A 酸的系统性吸收进行了评估。外用阿利维 A 酸的个体血浆中的药物浓度与未用药个体血浆药物浓度相近，表明系统性吸收非常少。此外，阿利维 A 酸血浆水平与接受治疗的皮损数目或外用频率均不呈正相关。因此，阿利维 A 酸的妊娠危险等级为 D 级。阿利维 A 酸高剂量给药在兔和小鼠中有致畸性。

阿利维 A 酸可能会引起局部刺激症状。包括皮肤红斑、水肿及水疱形成。除此之外似无其他难以接受之处。该药与其他外用维 A 酸一样，有潜在的光敏性，应鼓励防晒。在针对阿利维 A 酸治疗卡波西肉瘤的主要临床研究中尚无出现光敏性的报道，但这些卡波西肉瘤皮损暴露于日光的频率并不清楚。使用阿利维 A 酸凝胶时需要避免外用二乙甲苯酰胺（DEET）。动物研究显示联合使用会使 DEET 毒性增加。

临床应用

适应证

问题 41-8 外用维 A 酸的临床指征见表 41-6。禁忌证、不良反应以及药物相互作用总结于表 41-7。

痤疮

问题 41-9 痤疮的产生有赖于四个关键性病理因素[18,20,46-48]：毛囊上皮过度增生、皮脂分泌过多、炎症及痤疮杆菌存在和活跃。痤疮发生的初始事件似乎是微小粉刺，微小粉刺是其他非炎性皮损（开放粉刺和闭合粉刺）和炎性皮损的先导。外用维 A 酸作用于异常的毛囊表皮细胞，可减少毛囊堵塞,减少微小粉

表 41-6 外用维 A 酸的临床使用说明

维 A 酸	FDA 批准适应证	超适应证用药
全反式维生素 A	—	光老化[57]、色素沉着[67-68]
全反式维 A 酸	寻常痤疮、细小皱纹、斑点状色素沉着、面部皮肤触觉粗糙	光线性角化病[52]、色素沉着（如黄褐斑、日光性雀斑样痣）[65,67-68]、角化过度性疾病[109]、预先使用促进皮肤愈合[89-91]、早期妊娠纹和腹纹[97-98]
阿达帕林	寻常痤疮	色素沉着[67-68]、光线性角化病[50]
他扎罗汀	寻常痤疮、银屑病（＜20％ 体表面积）	CTCL[33]、色素沉着[67-68]、遗传性皮肤病（片层状鱼鳞癣、变异性红斑角化病）[111,118]
阿利维 A 酸	AIDS 相关卡波西肉瘤	卡波西肉瘤（无 AIDS）[45]、光老化[55]、手部湿疹[102]
贝沙罗汀	CTCL（ⅠA 和ⅠB 阶段）	淋巴瘤样丘疹病[39]、手部湿疹[40]、银屑病[41]、斑秃[42]

表 41-7 外用维 A 酸的临床注意事项

维 A 酸	禁忌证	药物不良反应	药物相互作用
全反式维生素 A	对赋形剂过敏	刺激皮肤	
全反式维 A 酸	哺乳，妊娠（相对禁忌证），对赋形剂过敏，慎用于湿疹皮肤、晒伤、烫发液、电针除痣、脱毛剂和蜡类	刺激、红斑、脱皮、暂时性痤疮加重、光敏感	光敏药物（如噻嗪类、四环素、喹诺酮类、吩噻嗪类、磺胺类），皮肤刺激物（有刺激性的外用药物或化妆品），与过氧苯甲酰联用可能会相互中和
阿达帕林	妊娠（相对禁忌证），对阿达帕林或赋形剂过敏	皮肤刺激、红斑、脱皮、灼热、瘙痒	外用硫磺、间苯二酚、水杨酸，含有较高浓度乙醇、收敛剂、香料或酸橙的产品
他扎罗汀	妊娠（相对禁忌证），对他扎罗汀或赋形剂过敏，湿疹皮肤、晒伤、暴露于极端天气	皮肤刺激、红斑、脱皮、银屑病同形反应	避免使用可导致强烈干燥的皮肤科药物或化妆品，光敏药物
阿利维 A 酸	妊娠、哺乳、对赋形剂过敏	刺激、红斑、瘙痒	联合使用含有 DEET 的产品
贝沙罗汀	妊娠、哺乳、对赋形剂过敏	刺激、红斑、瘙痒	联合使用含有 DEET 的产品，经由 CYP3A4 代谢的药品*

* 这些药物相互作用主要针对口服贝沙罗汀；虽然没有外用贝沙罗汀的类似数据，但仍建议注意潜在的药物相互作用

刺和非炎性痤疮皮损。外用维 A 酸可抑制角质细胞的异常增殖，减少炎症皮损数目，促进分化[46]。其通过抑制 TLR-2 起抗炎作用，或单纯地减少先导皮损形成。痤疮丙酸杆菌激活 TLR-2，激活后可上调前炎症介质核因子 κB（NFκB）、IL-8 和 IL-12[20]。TLR-2 介导的炎症被外用维 A 酸阻断。TLR-2 和病原体相关分子模式（PAMP）也可被阻断，通过抑制 IL-1 释放和减少毛囊壁渗透性而进一步减少炎症产生[15,18]。外用维 A 酸并不直接抑制皮脂过盛现象或痤疮丙酸杆菌数目，但可以提供不适合丙酸杆菌生长的有氧环境[18]。此外，阿达帕林通过抑制脂加氧酶通路和趋化性产生抗炎作用，此过程伴随中性粒细胞释放氧自由基。

外用维 A 酸能够抑制痤疮早期的皮损，因此成为非炎性痤疮的一线药物，同时也是治疗炎性痤疮的重要制剂，常与局部或系统抗生素或激素联合用药。该类药物通常不用于治疗严重的结节性寻常型痤疮。痤疮一旦得到较好的控制，外用维 A 酸应继续应用，以维持满意疗效。

治疗痤疮时外用维 A 酸的使用方法通常为，在痤疮皮损形成之前，每日 1 次在整个发病区域涂抹薄薄一层维 A 酸类的乳膏、凝胶或溶液。需要特别提出的是，外用维 A 酸制剂不用于单个皮损的点状治疗。

问题 41-10 维 A 酸类有光敏感性，所以应该在夜间使用。阿达帕林和他扎罗汀具有更好的光稳定性，可以在早晨或夜晚涂抹[23]。外用维 A 酸可能会引起皮肤刺激，包括红斑和脱皮。可通过告知患者避免使用收敛剂、碱性强的肥皂、抛光粉扑和其他损伤表皮的潜在刺激制剂来使这种维 A 酸皮炎最小化。如果皮肤刺激造成困扰，可以隔日给药（尤其是在治疗早期）或停药一段时间。维 A 酸皮炎通常在第 1 周最严重。

大多数临床研究发现，治疗 12 周后痤疮皮损大约会有 50％ 的改善。应建议患者耐心完成，以达到最佳效果。最近新的联合治疗显示出更佳的疗效。首选方案是使用局部抗生素联合外用维 A 酸[48]。

光线性角化病

皱纹、色斑、红血丝、光化性粉刺以及光线性角化病（AK）是皮肤日光损伤的特征。全反式维 A 酸是最早被研究用以治疗 AK 的外用维 A 酸类药物之一，其有效性得到了印证[49]。维 A 酸作为单一治疗药物，如果使用足够长的时间（至少 6 个月），能够减少大约 50% 的面部 AK 皮损[49]。但在头皮和四肢，治疗效果不明显[49]。治疗 AK 的其他外用维 A 酸制剂包括阿达帕林、0.1% 异维 A 酸乳膏、0.05% 视黄醛（Avene 视黄醛）[49-51]。有限的研究表明这些新的外用维 A 酸治疗 AK 的效果不及外用维 A 酸。

AK 的另外一种治疗是维 A 酸联合外用氟尿嘧啶（5-FU）[49]。该方案可增加氟尿嘧啶乳膏的渗透力，从而加强疗效。因此联合使用维 A 酸和外用氟尿嘧啶的方案治疗 AK 的效果更佳。外用维 A 酸可使 AK 中发育不良的上皮细胞正常分化，因此被认为对基底细胞癌或鳞状细胞癌的高危人群皮肤有潜在的化学防癌作用。有限的动物研究（没有人类研究）显示，在实验室环境中外用维 A 酸可增强紫外线诱导的皮肤肿瘤产生[8,49]。长时间暴露于日光的患者应多注意。相反，在数个群体研究中发现，系统性维 A 酸疗法对角质细胞的恶性肿瘤有化学防癌作用[52-53]。

光老化

问题 41-11 光老化源于紫外线对皮肤结构经年的破坏。特别是紫外线可通过不同的基质金属蛋白酶增加 AP-1/NFKB 等转录因子的活性，从而增加胶原蛋白受损[27,54-55]。AP-1 是合成 c-Jun 和 c-Fox 蛋白的一种转录因子。AP-1 促进基质金属蛋白酶合成，包括胶原酶和明胶酶，这些酶可以降解胶原蛋白 Ⅰ、Ⅱ、Ⅲ 和 Ⅶ[54-55]。成纤维细胞活性（与新的胶原蛋白合成相关）同样通过调低转化生长因子（TGF）表达和 Smad 信号通路而降低。外用维 A 酸阻断 AP-1 并增加皮肤 Ⅰ 型前胶原的产量[55-56]。它们也可增加光损伤皮肤的表皮厚度，减少不典型角质细胞[55,57-60]。持续的维 A 酸疗法带来的组织学改变包括萎缩性皮肤表皮增生、海绵样水肿、颗粒层增厚、基底角质细胞有丝分裂指数增加、黏蛋白沉积、角质细胞增生减少（包括 AK、黑素颗粒分散、新的胶原蛋白形成和粉刺溶解）[2,55,57-60]。超微结构研究显示真皮乳头层网状纤维、胶原蛋白（Ⅰ、Ⅱ 和 Ⅶ）沉积以及血管生成[55,61]。

获得 FDA 批准的用于治疗皮肤光损伤的药物为 0.05% 和 0.02% 维 A 酸乳膏（Renova）及 0.1% 他扎罗汀乳膏（Avage）。使用 0.05% 维 A 酸乳膏治疗 2 年后其在细小皱纹、斑点状色素沉着、粗糙皱纹、皮肤暗淡和雀斑方面的疗效均具有统计学显著意义[62]。使用 0.1% 他扎罗汀与安慰剂对比治疗光损伤皮肤，分别进行 24 周研究，结果显示治疗组在细小皱纹、斑点状色素沉着、雀斑、皮肤弹性、触觉粗糙度和粗糙皱纹方面均明显得到改善[27,63]。尽管阿达帕林尚未被 FDA 批准用于光损伤皮肤，其也已显示出在光损伤皮肤的细小皱纹和雀斑方面有疗效[50,55]。

治疗光老化一般为每晚 1 次使用维 A 酸类产品，如 Renovate 或 Avage。明显的临床效果需要经过 3～6 个月的连续治疗才能显现。可观察到的临床表现包括皮肤光滑（4～6 周）、色素沉着减退（8～16 周）和细小皱纹减少（16 周）。与痤疮治疗一样，患者在治疗期间的日常护肤需要专业人员指导，使用抗光老化产品时也是如此。问题 41-10 防晒霜的使用需要被重视，因为在使用维 A 酸期间角质层厚度减少，皮肤对阳光的敏感性增加。此外，暴露于阳光会阻碍外用维 A 酸诱导的修复进程，患者需要每天使用防晒霜。

色素异常

对于炎症后色素沉着、黄褐斑或光老化（雀斑样痣）引起的色素增加，外用维 A 酸类可以达到有效治疗[64-70]。上皮的黑色素通过如下机制减少：①直接抑制酪氨酸酶和酪氨酸酶相关蛋白 1（TRP-1）的活性；②减少黑素小体从黑素细胞向角质细胞运输；③加速充满黑素的角质细胞的转化。黑素细胞的高尔基体和内质网也变小。当色素沉着问题较轻时，单独外用 0.02% 或 0.05% 维 A 酸（Renova）制剂即可起效。也曾有报道新制剂（如 10% 维 A 酸剥脱面膜）对某些疾病（如黄褐斑）有效[69]。但较明显的色素沉着问题则常常使用维 A 酸联合氢醌、外用皮质类固醇、壬二酸或 α-羟酸（羟基乙酸、乳酸）治疗[67]。联合疗法优于单独治疗，维 A 酸有助于氢醌的表皮渗透。正如之前提到的，维 A 酸引起黑素颗粒分散，允许光更容易透过皮肤，使色素沉着表现减轻[64-68]。阿达帕林和他扎罗汀在某些色素沉着疾病（包括光老化、黑变病和炎症后色素沉着）中也有效[67,70]。

不典型痣

尽管广泛应用可能并不实际，但已有研究外用维 A 酸治疗不典型痣，以预防恶性黑素瘤的发生。有人注意到，在维 A 酸治疗后的不典型痣中，黑素细胞的不典型性较少[71-72]。这样的效果能否持续尚不明确。但近期的一项研究表明，在停止治疗 6 个月后，细胞发育不良复发[52]。维 A 酸治疗黑素细胞异型性的长期疗效尚需更多的研究证实。

斑块型银屑病

外用维 A 酸能平复角质细胞的过度增生和分化，并通过包括下调 AP-1 在内的不同的机制发挥抗炎作用，这些都使得某些维 A 酸类药物能有效治疗银屑病[27,30-32,73-77]。0.05% 和 0.1% 他扎罗汀凝胶是获 FDA 批准的用于治疗轻中度斑块型银屑病的药物。临床试验证实，他扎罗汀凝胶减少斑块型银屑病的隆起、鳞屑和红斑的作用优于赋形剂[27,30,77]。最近有两项大型多中心临床试验对 0.05% 和 0.1% 他扎罗汀乳膏进行了评估。再一次证实他扎罗汀在减少银屑病隆起性斑块和鳞屑方面明显优于赋形剂[27,76-77]。两种剂型的使用中，均有 30% 的患者产生包括刺激在内的不良反应[73]。

有一个治疗不同程度银屑病的临床路径建议将单独外用他扎罗汀或联合卡泊三醇或糖皮质激素作为一线治疗方案[73]。但大量证据表明，他扎罗汀与外用皮质类固醇、卡泊三醇、光疗的联合治疗比单独使用其中的某种治疗更有效[74-77]，外用糖皮质激素和他扎罗汀联用还可以同时减轻他扎罗汀的皮肤刺激。有趣的是，他扎罗汀凝胶的长期疗效和二级糖皮质激素相似[53]。贝沙罗汀是另外一个对银屑病疗效确切的维 A 酸外用制剂。与他扎罗汀相似，对于中重度银屑病，联合 UVB 治疗比单一疗法更有效[41,78]。

皮肤 T 细胞淋巴瘤（CTCL）

早期的、治疗抵抗的 CTCL 可选择外用糖皮质激素进行治疗[4,3-38,79-80]。虽然他扎罗汀和贝沙罗汀凝胶对 IA 和 IB 阶段的 CTCL 都有效，但贝沙罗汀是唯一被 FDA 批准用于 CTCL 的外用维 A 酸类药物。一项研究表明，0.1% 贝沙罗汀凝胶在早期的、伴随有皮损中 CD8 T 细胞平行升高和 CD45RO 记忆 T 细胞减少的 CTCL 患者中有 35% 的有效率[33]。尚无双盲试验对比药物疗效。CTCL 的其他疗法（外用化疗、光疗、电子束治疗）有许多缺点，如需要反复看医生、需要全身涂药而不只是皮损用药、皮肤色素沉着、皮肤老化和萎缩加速、继发其他恶性肿瘤的风险升高等。对比其他的外用疗法，外用贝沙罗汀显得十分昂贵。但是考虑到其他疗法存在的问题，对疾病局限的 CTCL 患者来说，费用还是可以接受的。对于其他疗法存在的缺点，1% 贝沙罗汀凝胶可以作为替代选择之一，它直接外用于皮损上，且耐受性良好。贝沙罗汀在 CTCL 治疗中似乎存在双重作用机制，其一可以抑制 T 细胞增殖，其二可以通过 p53/p73 依赖性细胞循环抑制通路诱导细胞凋亡[81]。它也可以通过减少恶性 T 细胞上趋化因子受体 4（CCR4）的表达来减少 T 细胞的趋化性。

AIDS 相关卡波西肉瘤

阿利维 A 酸（9-顺维 A 酸）被 FDA 批准用于治疗 AIDS 相关卡波西肉瘤[5,43-45]，对仅有皮肤病变而无系统受累的卡波西肉瘤有效。药费需要考虑，对于非常局限的皮损费用可能并不昂贵。在临床试验中，阿利维 A 酸的确改善了卡波西肉瘤皮损的厚度和直径。

在 I 和 II 期临床试验中，使用 0.05% 或 0.1% 阿利维 A 酸凝胶每天 2 次，持续 2 周。如能耐受，增加外用凝胶的剂量和频率至每天 4 次。显效的中位时间为 33 天。停用阿利维 A 酸会出现复发。疗效显著的患者需要长期使用阿利维 A 酸。虽然阿利维 A 酸获批用于 AIDS 相关卡波西肉瘤，但该药治疗普通卡波西肉瘤的作用也有报道[45]。

创伤愈合及瘢痕疙瘩

外用维 A 酸在创伤愈合方面已有研究，其可促进胶原合成和新血管形成[83]。在皮肤创伤未显现之前外用维 A 酸 2 周或更长可加强创伤愈合过程和加快愈合时间。实验表明，在皮肤磨削术、中度化学剥脱术和 CO_2 磨削术之前预先外用维 A 酸可以缩短愈合时间，而且能增强美容术的疗效[84-86]。研究还表明，在皮肤环钻活检之前外用维 A 酸可以加速全层伤口愈合[87]。动物实验表明维 A 酸可以显著促进糖尿病大鼠和小鼠的伤口愈合[88-89]。

最近的研究表明，对于慢性创伤和糖尿病溃疡，0.05% 维 A 酸溶液短暂接触疗法可以刺激肉芽组织生成（但是也减慢上皮覆盖）[90-91]。外用维 A 酸并不促进高张力的手术伤口愈合，也不能提高全层皮肤移植的成功率[92]。因此，外用维 A 酸在创伤和溃疡方面的疗效可能有限，对于溃疡，短暂接触的治疗策略可能比长期外用疗法更有效。

曾有外用维 A 酸成功治疗肥厚性瘢痕和瘢痕疙瘩的少量报道[93-96]。报道中使用的药物是 0.05% 维 A 酸（乳膏和溶液）和 0.25% 维 A 酸维 E 酯软膏，后者为一种包含 α-维生素 E 和维 A 酸的复合制剂。治疗反应包括减少瘙痒、炎症和瘢痕的大小。但上述为初步数据，维 A 酸治疗瘢痕疙瘩尚需要更多的研究加以证实。

萎缩纹

早期外用维 A 酸可以改善萎缩纹（一种闭合性真皮创伤）[97-98]。但在单独使用维 A 酸治疗时，虽然可见萎缩纹外观的改善，却并没有明显的胶原沉积增加。但有一项研究显示，使用 20% 的乙醇酸联合 0.05% 的维 A 酸可以增加表皮厚度和真皮中的弹性蛋白。

口腔白斑及扁平苔藓

很少有研究评估外用维 A 酸治疗各种口腔疾病[99-101]。这些疾病包括口腔扁平苔藓和黏膜白斑。外用维 A 酸作为黏膜白斑的化学预防制剂曾经被研究过，因为这些口腔皮损有可能发展为鳞状细胞癌，特别是对于抽烟的患者。维 A 酸新的给药途径已经出现并正在测试中，包括动物模型试验中的黏膜黏附性生物膜[100]。该生物膜可预防毒性作用并递送有效治疗所需的维 A 酸外用最佳剂量。这些试验表明，虽然外用维 A 酸对已存在的黏膜白斑有效，但只有少数患者在停药后还会持续缓解。

其他皮肤病

外用维 A 酸已成功用于治疗多种其他皮肤病[5,40,42,102-118]。包括手部湿疹、副银屑病、斑秃、毛囊角化病、片层状鱼鳞癣、变异性红斑角化病、融合性网状乳头瘤病、Flegel 病、硬斑病、盘状红斑狼疮和扁平疣。其他可能的临床应用包括软疣、毛发红糠疹、掌跖角化病、点状掌跖角化病、毳毛囊肿、珍珠样阴茎丘疹、浅表性基底细胞癌、化脓性肉芽肿、光泽苔藓、角化性表皮痣、慢性单纯性苔藓、硬化萎缩性苔藓、暂时性棘层松解性皮肤病（Grover 病）、毛发上皮瘤（联合咪喹莫德）、穿通性疾病（匐行性穿通性弹性组织变性）、头皮蜂窝织炎、颗粒性角化不全、皮肤骨瘤、糖尿病脂质渐进性坏死。但以上疾病还需要更多的临床研究。

化妆品

有些化妆品中含有维 A 酸[119-122]。大多数化妆品中的维 A 酸类都为维 A 酸前体。虽然不像维 A 酸那样有效，但它们刺激性更小并容易耐受。药用化妆品中最常用的合成外用维 A 酸包括视黄醛、维生素 A（视黄醇）、视黄酯。大量研究证实，上述成分能减少皱纹、色素沉着、痤疮瘢痕，并对抗痤疮丙酸杆菌和葡萄球菌属。这些维 A 酸也和其他药物（如玻璃酸、乙醇酸）联合使用来增强对皱纹和痤疮瘢痕的疗效。这些产品的真实疗效需要更多的研究证实。

不良反应

外用维 A 酸类的不良反应列于表 41-7。所有外用维 A 酸类都会在皮肤上引发类似反应。虽然药厂强调产品之间的刺激性有显著不同，但临床观察发现，不同患者使用同样产品的差异比同一患者使用不同产品的差异要大。局部不良反应包括红斑、脱屑、瘙痒、灼热、刺痛、干燥和刺激。曾有患者报告对紫外线的耐受降低，导致光敏反应。

问题 41-12 如果不能耐受这些不良反应，可能导致治疗中断或依从性下降。患者要避免使用其他刺激皮肤的产品，如刺激性药物、磨砂肥皂和美容品，以及含有高浓度乙醇、收敛剂、香料、酸橙的产品。同样，为减少刺激，含有硫磺、间苯二酚或水杨酸的产品在使用维 A 酸期间也应避免。

致谢

在此感谢 Julie C. Harper 在前一版中对本章做出的贡献。

本章使用的英文缩写

5-FU	氟尿嘧啶	PAMP	病原相关分子模式
AP-1	激活蛋白-1	PARP	多腺苷二磷酸核糖聚合酶
ARAT	脂酰辅酶 A-视黄醇酰基转移酶	PPAR	过氧化物酶体增生物激活受体
CCR4	趋化因子受体 4	RAR	（核）视黄酸受体
CRABP	全反式视黄酸结合蛋白质	RARE	视黄酸应答元件
CRBP	胞质视黄醇结合蛋白质	RBP	视黄酸结合蛋白质
CTCL	皮肤 T 细胞淋巴瘤	RXR	视黄酸 X 受体
EGF	表皮生长因子	Tgase I	角质细胞谷氨酰胺转移酶 I
KS	卡波西肉瘤	TIG	他扎罗汀诱导基因
LRAT	卵磷脂-视黄醇酰基转移酶	TIMP	组织基质金属蛋白酶抑制因子
MMP	基质金属蛋白酶	TLR	Toll 样受体
MRP-8	移动抑制因子相关蛋白质-8	TRP-1	酪氨酸酶相关蛋白质 1
NFAT	活化 T 细胞核因子	UVR	紫外线
NFκB	核因子 κB	VEGF	血管内皮生长因子

推荐阅读

Bhawan J. Assessment of the long-term safety of topical retinoids. *Cutis* 2005;75:25–31.

Thielitz A, Abdel-Naser MB, Fluhr JW, et al. Topical retinoids in acne–an evidence-based overview. *J Dtsch Dermatol Ges* 2008;6(12):1023–31.

Specific topical retinoids

Cheer SM, Foster RH. Alitretinoin. *Am J Clin Dermatol* 2000;1:307–16.

Guenther LC. Topical tazarotene therapy for psoriasis, acne vulgaris, and photoaging. *Skin Ther Lett* 2002;7:1–4.

Martin AG. Bexarotene gel: a new skin-directed treatment option for cutaneous T-cell lymphomas. *J Drugs Dermatol* 2003;2:155–67.

Waugh J, Noble S, Scott LJ. Adapalene: a review of its use in the treatment of acne vulgaris. *Drugs* 2004;64:1465–78.

参考文献

见本书所附光盘。

第42章　外用及皮损内化学治疗药物

Anjali V. Morales，Eunice Y. Tsai，and Youn H. Kim

王玉英　赵　娜　译　娜仁花　审校

问题 ❓

问题 42-1 氟尿嘧啶（5-FU）治疗 AK 的依据是什么？（第 494 页）

问题 42-2 在治疗非黑色素瘤皮肤癌时应如何使用外用 5-FU（第 495 页）

问题 42-3 涉及 5-FU 代谢的酶是什么？如果该酶缺乏，会明显增加外用 5-FU 的风险吗？（第 495 页）

问题 42-4 关于氮芥疗法，（a）有变应性接触性皮炎的风险吗？（b）对非黑色素瘤皮肤癌的风险是什么？（第 497 页）

问题 42-5 水及软膏两种剂型的外用氮芥是怎样制备的？（第 497 页）

问题 42-6 本章中讨论的哪种化学治疗制剂需要实验室监测？（第 498 页）

问题 42-7 长春碱及长春新碱皮损内注射治疗卡波西肉瘤的证据是什么？（第 499 页）

问题 42-8 皮损内注射博来霉素治疗寻常疣有效的证据（正反两方面）是什么？（第 500 页）

问题 42-9 博来霉素对哪种血管异常治疗有效？（第 500 页）

问题 42-10 博来霉素注射治疗肢端寻常疣的主要风险是什么？（第 500 页）

概述

本章将介绍外用化学疗法［如氟尿嘧啶（5-FU）、氮芥以及卡莫司汀（BCNU）］的相关信息，另外会用很短的篇幅讨论皮损内注射化学疗法（如长春碱和博来霉素），重点阐述这些药物对于各种癌前病变、恶性以及良性皮肤病的治疗（表 42-1）。

外用化学治疗制剂

氟尿嘧啶

1950 年首次证实 5-FU 的抗肿瘤活性。该药作为静脉化疗药物，广泛用于各种癌症，包括肠癌、乳腺癌及头颈部癌症[1]。5-FU 作为一种外用制剂应用始于 1962 年的 1 例病例报告，报告中 1 例接受系统性 5-FU 治疗的患者的光线性角化病（AK）得到了清除[2]。1963 年，1 种 20％ 的 5-FU 亲水性软膏被用于治疗泛发性 AK 患者长达 4 周[3]。随后的一项研究测试了不同浓度的 5-FU，发现 5％ 5-FU 软膏对 AK 的清除率与 20％ 的软膏相同[5]。从此，5-FU 开始用于治疗泛发性 AK，并用于治疗角化棘皮瘤、原位鳞状细胞癌（Bowen 病）、浅表性基底细胞癌、光线性唇炎、疣及汗孔角化病。

药理学作用

5-FU 是氟原子在 C-5 位置取代氢原子的一种尿嘧啶结构类似物（图 42-1）[1]。曾有使用放射性标记的 5-FU 软膏研究皮肤对 5-FU 的吸收。最初的研究通过对尿中排出的放射性物质进行测定，发现约有 6％ 的 5-FU 被系统性吸收[4]。作者的观点是，这个量很小，不足以对身体产生任何系统性不良反应。在接下来的研究中，将放射性标记的 5-FU 软膏施用于健康皮肤，其吸收总量略高于 1％。相比之下，同一软膏外用于患病或有溃疡的皮肤，系统性吸收增加 15～75 倍[5]。5-FU 的选择性效应使得其可以用于大面积皮肤而不必担心会对正常皮肤造成损伤。在最近的一项离体研究中，将全层的尸体皮肤置于一个流通扩散细胞装置，以测定经皮吸收的情况。结果发现，5％ 5-FU 的透皮流量比 0.5％ 5-FU 高出 20～40 倍[6]。

有关 5-FU 代谢的数据均来自于静脉使用，5-FU 在皮肤中代谢的数据尚无从查找。进入细胞后，5-FU 转化为如下几种活性代谢物：氟脱氧尿苷一磷酸、氟脱氧尿苷三磷酸及氟尿苷三磷酸。代谢途径的关键酶是二氢嘧啶脱氢酶（DPD），其将 5-FU 转化为双氢氟尿嘧啶

(DHFU)。超过 80％的 5-FU 在肝中分解代谢[1]。在人体研究中，以 15mg/kg 的剂量静脉注射 5-FU 后，该药在血浆中的水平迅速下降，3h 后已检测不到有效药物。

60％～80％的 5-FU 被分解代谢为二氧化碳并由肺排出体外。静脉注射剂量的 15％在 6h 内作为有效的 5-FU 由尿排出，其中 90％在第 1 个小时内被排泄[7]。

表 42-1　本章讨论的外用及皮损内化学治疗药物

非专有名	别名	商品名	制造商	标准浓度	包装规格
外用药					
氟尿嘧啶	5-FU	Efudex-40*	Roche	5％乳膏	40g
				2％、5％溶液*	10ml
		Fluoroplex*	Allergan	1％乳膏*	30g
				1％溶液*	30ml
		Carac*	Dermik	0.5％乳膏*	30g
氮芥	氮芥	Mustargen	Yaupon Therapeutics	10mg％软膏†10mg 溶于 60ml 水中	10mg 瓶装
卡莫司汀	BCNU	BiCNU	Bristol-Myers Squibb	300mg 溶于 150ml 储备液中‡	100mg 瓶装
皮损内用药					
长春碱	无	Velban	Lilly	0.5mg/ml	10mg 瓶装
长春新碱	无	Oncovorin、Vincasar PFS	Prizer	1μg/ml	1mg 或 2mg 瓶装
博来霉素	无	Blenoxane	Bristol-Myers Squibb	1％溶液1U/ml	15 单位（U）或30 单位瓶装

* 为现存的专利配方，表中的所有其他产品必须经过调和；
† 先将 10mg 氮芥与 10ml 无水乙醇混合，随后再与 100g 凡士林或希帕胺混合制成软膏（10mg％和 40mg％浓度的混合在正文中有说明）；
‡ 储备液足够使用 1 个月，每日取 2.5～5.0ml 的储备液加入 30ml 水中使用（根据患者病变的程度）

作用机制

5-FU 是一种抗代谢药。作为尿嘧啶的类似物，5-FU 及其代谢产物被错参入 RNA，干扰 RNA 的合成。其代谢产物也阻断胸苷酸合成酶的功能，从而干扰 DNA 合成[1]。

临床应用

适应证

光线性角化病

5-FU 的主要适应证是光线性角化病（AK）。AK 常见于白种人光暴露区域的皮肤，其患病率随着年龄的增长而增加。只有少量 AK（0.25％～20％）会进展为侵袭性鳞状细胞癌（SCC）[8-9]。但因无法预测哪些 AK 将发展为鳞状细胞癌，所以必须治疗所有 AK。冷冻治疗对于单个的 AK 是一种常用的方法，但不适于多发和广泛分布的 AK。外用 5-FU 自 20 世纪 60 年代开始用于治疗 AK，当时 Dillaha 等证明了 5％5-FU 软膏每日 2 次用于治疗面部及颈部多发 AK 是有效的[4]。5-FU 的效用对 AK 皮损具有选择性，因此，5-FU 可用于较大面积的皮肤而不用顾虑正常皮肤被损伤[10]。5％ 5-FU 乳膏制剂目前研究得最为广泛，1％及 0.5％的乳膏和 2％溶液也是可用的。

问题 42-1 1 项针对 1％ 及 5％ 5-FU 软膏治疗面部 AK 效率的荟萃分析表明，总有效率为 88％，完全清除（CR）率为 63％[11]。0.5％ 5-FU 制剂每日涂用 1 次，应用 1 周、2 周或 4 周均显示比安慰剂更加有效，治疗时间越长，效果越显著[12-13]。有一篇关于 5-FU 治疗 AK 的随机对照试验（RCT）的综述包括了自 1966 年到 2008 年 1 月的 13 项 RCT[14]。1 项研究比较了 5％5-FU 治疗与采用二氧化碳激光（CO_2）或 30％三氯醋酸剥脱的面部换肤术。另一项研究对比了先用 5-FU 治疗 1 周，然后在第 4 周对残留损害单独进行冷冻治疗的效果。有 8 项研究比较了 5％ 5-FU 与咪喹莫德、冷冻、3％双氯芬酸钠凝胶（DFS）、面部皮肤磨削术、光动力治疗（PDT）、5％ 5-FU 联合维 A 酸以及 0.5％ 5-FU 的效果。有 3 项研究比较了 5％ 5-FU 与安慰剂。1 项研究对比了 5％ 5-FU 与 PDT。总体而言，应用 5％ 5-FU 治疗后 AK 皮损平均减少 80％，用 0.5％ 5-FU 治疗后 AK 皮损平均减少 86％。

使用 5% 5-FU 和 0.5% 5-FU 治疗的完全清除率分别为 50% 和 35%。但这个综述缺乏 5% 5-FU 与安慰剂的比较，没有对最佳治疗时长的精确测定，且与咪喹莫德对比的研究有不一致之处。

非黑色素瘤皮肤癌

问题 42-2 5-FU 经 FDA 批准用于治疗浅表性基底细胞癌（BCC），并且治疗原位 SCC（传统上称其为 Bowen 病）有效。5% 5-FU 获 FDA 审批用于治疗浅表性 BCC 的方法是每日 2 次外用，连续 3～6 周。最近发表了一篇关于 5% 5-FU 治疗基底及鳞状细胞癌的综述[25]。在一项研究中，31 例浅表性 BCC 患者应用 5% 5-FU 每日 2 次、治疗 11 周，清除率达到 90%[16]。曾报道有 5 项关于 5% 5-FU 治疗原位 SCC 的研究。在 2 项研究中，治疗方法为每日 1 次，连续 1 周，然后改为每日 2 次，连续 3 周，结果显示皮损的清除率分别为 56% 和 48%。一项治疗方法为每日 2 次、连续 8 周的研究报告其随访 4.6 年的清除率为 85%。其他治疗原位 SCC 及浅表性 BCC 的选择包括 Mohs 显微外科、切除术、电干燥术及刮除术、冷冻疗法、外用咪喹莫德、放射疗法、PDT 以及激光。遇以下情况时，非外科处理可能更好：①患者有多处损害；②患者较难承受积极的治疗措施；③患者损害位于手术治疗难以进行的部位。对于上述患者，5% 5-FU 每日 1 次或 2 次外用是一种确定可选的治疗。

光线性唇炎

光线性唇炎有转变为 SCC 的可能。外用 5-FU 对于该疾病已是一种标准疗法，其他的治疗模式有冷冻治疗、化学剥脱术、电灼术、激光唇红缘切除术及外科手术切除。有研究报告 PDT 是一种可能的治疗选择[17]。尽管曾有研究提示治疗后活检显示有残存肿瘤，但 5% 及 1% 5-FU 仍被证实有效[18]。

角化棘皮瘤

研究显示，15 例角化棘皮瘤的患者中有 12 例在外用 2% 或 5% 5-FU 治疗 3～5 周内损害完全消退[19]。另一项研究证实，14 例患者应用 20% 5-FU 软膏治疗 2～4 周，平均 3.4 周时所有损害均被清除[20]。大部分角化棘皮瘤会在 8 周内对 5-FU 出现反应，所以，对治疗没有反应的皮损应进行活检，除外侵袭性 SCC[21]。

疣

一篇 Cochrance 综述报道了外用 5-FU 治疗生殖器疣[22]。该综述评估了包括 988 例非免疫缺陷患者的 6 个组别的研究。5-FU 组比安慰剂组、非治疗组、间甲酚磺酸组、鬼臼树脂组的治愈率更高。5-FU 组与 CO_2 激光组的比较无差别，5-FU 组效果次于低 5-FU ＋干扰素-a_{2a} 组和 5-FU ＋ CO_2 激光＋ 干扰素-a_{2a} 组。镶嵌性跖疣对 5-FU 的反应率至多可达 53%[23]。一项有 64 例病毒疣患者参与的随机对照研究证实，5-FU 软膏优于安慰剂，但总有效率也仅为 60%[24]。相对于可供病毒疣选用的其他治疗而言，外用 5-FU 并非更有效[25]。

汗孔角化病

尽管手术切除可用于治疗汗孔角化病，但从美容角度或技术因素而言，对大面积或多发性损害进行手术切除较为困难。1973 年，6 例经典的唇部 Mibelli 汗孔角化病患者使用 5-FU 软膏治疗成功[26]。另一篇报道显示，拇指背侧的皮损每日 2 次以凡士林和（或）绷带封包应用 5-FU 溶液后获得完全缓解[27]。每日 1 次外用 5-FU（没有封包）治疗泛发性汗孔角化病有效[28]。一例 Mibelli 汗孔角化病患者经 5-FU 与 PDT 联合治疗后损害得到完全清除[29]。

禁忌证

问题 42-3 5-FU 不能外用于对 5-FU 过敏的患者以及 5-FU 代谢关键酶 DPD 缺乏的患者[30]。由于其妊娠期风险级别为 X 级，也不能用于已经或可能妊娠的女性。

不良反应

大多数常见不良反应为局部反应，包括红斑、刺激、灼痛、瘙痒、色素减退及色素沉着。炎性不良反应通常发生于治疗开始后的 5～10 天内。接触性皮炎也有报道[19]。外用 5-FU 引起的系统性不良反应极其罕见。问题 42-3 关于系统性吸收的研究表明，外用 5-FU 的吸收量远低于其用于癌症化疗时的常见水平。但曾有报道一位外用 5% 5-FU 的患者发生了危及生命的毒性反应，该患者是 5-FU 代谢关键酶 DPD 缺乏者[30]。

治疗指南

市场上可买到的 5-FU 有 1%、2%、5% 的溶液以及 0.5%、1%、5% 的软膏。1%、2% 及 5% 的配方每日应用 1 次或 2 次，0.5% 的软膏则每日 1 次。对于 AK，治疗的持续时间为 2～6 周，治疗时间的长短取决于治疗部位及不同患者对治疗的敏感度。通常面部的疗程为 2 周，而手及上肢的皮损可能需要 4～6 周才能获得理想的治疗反应。对于浅表性 BCC，推荐的治疗计划是每日 2 次，连用 11 周。对于原位 SCC，推荐的治疗计划是每日 2 次，连用 8 周[15]。在敏感部位（如眼睛、鼻唇沟及口腔等处）使用时需小心避免过度用药。使用药物后一定洗手。炎性反应是意料中的，包括红斑、渗出及结痂。如果反应微弱，可以继续治疗 1～2 周。可降低 5-FU 的使用频率或强度来避免更严重的炎症反应。外用糖皮质激素可与外用 5-FU 同时给予，以缓解炎症，并延续至 5-FU 停药后的 1～2 周。该方案不会对外用 5-FU 的效果造成影响。

氮芥

氮芥类是一组在抗癌治疗中广泛应用的烷化剂。氮芥（NM）是该组中的一员并且最先在临床上使用。烷化剂中的其他制剂包括美法仑、苯丁酸氮芥、环磷酰胺、异环磷酰胺及塞替派。上述所有化学药物均与 DNA 有较高的反应活性，导致 DNA 烷化，从而扰乱正常的细胞功能。与 DNA 损伤有关的细胞死亡最终原因尚不明确[31]。NM 作为 MOPP［氮芥、长春新碱（硫酸长春新碱）、丙卡巴肼和泼尼松］联合化疗的组成成分之一被系统性应用于霍奇金病。自 20 世纪 50 年代起，NM 即被制作成溶液或软膏用于治疗一种皮肤 T 细胞淋巴瘤（CTCL）——蕈样肉芽肿（MF）。NM 适用于治疗霍奇金病、淋巴肉瘤、慢性淋巴细胞白血病、真性红细胞增多症、MF 及支气管肺癌。

一项 2 期临床试验比较了 0.02％氮芥丙二醇软膏和 0.02％氮芥希帕胺软膏对Ⅰ期或ⅡA 期 MF 的疗效。该项研究进而拓展为一个时长 6 个月的开放性试验，使在前述试验中接受了 1 年治疗而未能获得完全缓解的患者转而使用 0.04％氮芥软膏。FDA 正在审查这些旨在推进氮芥治疗 MF 的数据。

药理学

NM 的结构见图 42-1。目前尚无明确数据表明外用 NM 可造成显著的全身吸收。未观察到长期外用 NM 的 MF 患者出现因经皮吸收而导致的系统性毒性反应。

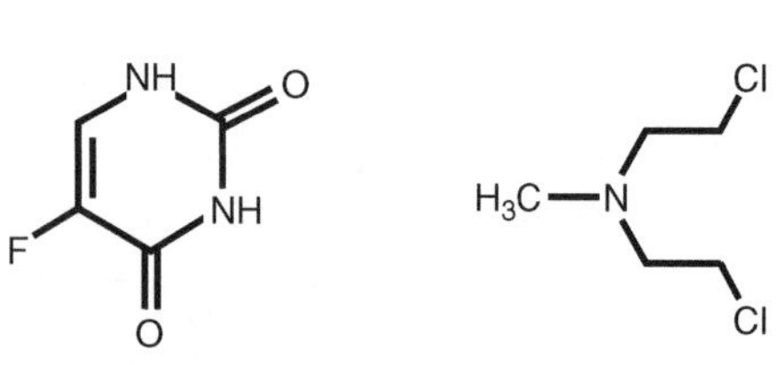

氟尿嘧啶 　氮芥

图 42-1　外用及皮损内化学治疗药物

作用机制

局部应用 NM 的作用机制尚不清楚。外用 NM 的临床研究尚未对血中 NM 的水平进行评估。当全身用药时，NM 是一个强的亲电体且其化学性质不稳定，使亲核基团烷基化，导致共价键形成。其化疗效果取决于 DNA 的烷基化反应，但与 DNA 损伤相关的细胞

死亡的最终原因尚不明了[31]。

临床应用

适应证

MF 是外用 NM 的基本适应证。MF 是 T 细胞起源的非霍奇金淋巴瘤，也是最常见的皮肤淋巴瘤。关于外用 NM 治疗 MF 的首次描述见于 1959 年的英文文献中[32]。后续报道证实了 NM 治疗 MF 的效果，包括其对疾病的完全清除能力[33-34]。NM 在早期 MF 患者中应用最为广泛，早期 MF 即指在修改后的 TNM 分期中处于 T1 期［局限性斑片/斑块，＜体表面积（BSA）的 10％］或 T2 期（广泛性斑片/斑块，＞BSA 的 10％）[35]。外用 NM 既可以水溶液为基质也可以软膏为基质。1959 年首次对水溶液进行描述[30]，对软膏制剂的首次描述是在 1982 年[36]。两种剂型均证实有效。目前已发表的应用 NM 的最大患者群来自于斯坦福大学、纽约大学以及天普大学。结果综述于下，并在表 42-2 中进行总结。

蕈样肉芽肿——斯坦福大学的经验

1968 年至 1980 年在斯坦福大学，MF 患者是用 NM 水溶液进行治疗，自 1980 年始主要使用 NM 软膏。一小部分患者（5％）接受了以聚乙二醇乳液为基质的 NM 治疗。总体来说，有 195 例 T1 期（受累的 BSA ＜ 10％）或 T2 期（受累的 BSA≥10％）的患者使用了 NM 溶液或软膏治疗[37]。T1 和 T2 的完全缓解（CR）率分别为 65％和 34％，总有效率分别为 93％和 72％，达到 CR 的中位时间为 12 个月。NM 软膏制剂和水溶液制剂治疗组在总体状况、疾病特异性或无复发生存率上均无显著差异。使用 NM 软膏制剂和水溶液制剂的治疗组总有效率分别为 86％和 72％。

蕈样肉芽肿——纽约大学的经验

1970 年至 1986 年在纽约大学，有 107 例早期 MF 患者使用了 NM 溶液治疗[38-39]，完全缓解率为 63％。所用的溶液为 60ml 水中含有 10mgNM，患者每天使用该溶液涂抹除间擦部位之外的全身皮肤。达到完全缓解的总体中位时间是 10.9 个月。T1 期患者达到完全缓解的中位时间是 4.4 个月，T2 期则是 20.4 个月。

蕈样肉芽肿——天普大学的经验

1968 年至 1982 年，天普大学的 201 例早期 MF 患者接受了外用 NM 溶液的治疗[40]。患者使用的是 40～60ml 水中加入 10～20mgNM 的水溶液，每日 1 次涂布于全身皮肤，生殖器区域除外。该项研究中包括了同时接受其他治疗（如局部放射治疗、全身皮肤电子束辐射、紫外线治疗或系统性化学治疗）的患者。T1 期患者的完全缓解率为 80％，T2 患者为 62％。

表 42-2 斑片/斑块（T1~T2）型蕈样肉芽肿患者外用氮芥研究的总结

机构	患者数目	制剂	临床分期	完全缓解例数	5 年、10 年存活例数	维持治疗时长	注释
天普大学[38]	201	水（100%）	ⅠA（44%）	71（80%）	94、89	3 年	许多患者同时使用其他治疗
			ⅠB（33%）	45（68%）	85、83		
			ⅡA（23%）	28（61%）	82、67		
纽约大学[36-37]	107	水（100%）	Ⅰ ~ ⅡA（100%）	67（63%）	93、无相关数据	1.5 年	淋巴累及的患者未另做统计
斯坦福大学[35]	195	软膏（81%）水（14%）PEG（5%）	ⅠA（53%）	69（67%）	97、88	0.5~2 年	无其他治疗
			ⅠB（38%）	26（35%）	70、57		
			ⅡA（9%）	5（28%）	89、67		

PEG，聚乙二醇

禁忌证

曾对 NM 过敏的患者应避免使用该疗法。尽管既往有多发性鳞状细胞癌病史不是 NM 的禁忌证，但对于这些患者仍应谨慎使用，尤其是曾接受过皮肤损伤性治疗（如放疗）的患者。

不良反应

接触性皮炎

外用 NM 最常见的不良反应是刺激性或变应性（迟发型超敏反应）接触性皮炎。荨麻疹及过敏样反应尽管少见，但也有过报道[41]。

问题 42-4 刺激性接触性皮炎最为常见，在外用 NM 的个体其发生率高达 25%，尤其是使用在敏感部位（如面部或皮肤皱褶部位）时。与软膏剂型相比，在应用水溶液剂型时更易发生变应性接触性皮炎。接受水溶液治疗的患者中有高达 2/3 出现变应性超敏反应，而接受软膏制剂的患者发生率少于 10%[37-40]。通过降低 NM 的使用频率或强度或施用外用皮质类固醇可使接触性皮炎缓解。如果反应为中至重度，可以短时停用 NM 并应用外用皮质类固醇减轻炎症。随后再重新以低浓度开始 NM 治疗并严密监测。另外，患者可以接受规范的脱敏治疗，如对水溶液，可以降低其浓度至 0.01~1mg/100ml，然后在数月间逐渐增加溶液的浓度；而软膏的起始浓度可以为 1mg/100g（1mg%），之后在数月内逐渐增加。

诱发继发性皮肤恶性肿瘤

问题 42-4 曾有报道外用 NM 的患者发生非黑色素瘤皮肤癌[40,42-43]。外用 NM 的 MF 患者约有 10%（4%~14%）被报道发生 SCC，提示表皮癌变的潜在危险。但大部分发生继发皮肤恶性肿瘤（主要为 SCC）的患者也曾使用多种损害皮肤的其他治疗方法，如光疗或放射治疗，或曾在生殖器部位的皮肤使用过

NM[44]。在斯坦福大学的病例系列中，203 例患者中有 8 例在开始 NM 治疗后发生了 SCC 或 BCC[37]。总体来说，这些患者中有 6 例在 NM 治疗后、出现皮肤癌之前还曾接受过其他治疗，包括全身皮肤电子束辐射或光疗。另外 2 例患者接受的是单一 NM 治疗，他们是 Fitzpatrick Ⅰ~Ⅱ型皮肤的老年人，在光损伤区域出现了皮肤癌。对于非生殖器区域接受长时间单一外用 NM 治疗的患者没有继发性皮肤恶性肿瘤风险升高的证据。

色素改变

外用 NM 治疗可发生炎症后色素沉着或色素脱失，随着时间的推移，色素问题会逐渐改善。

治疗指南 问题 42-5

氮芥溶液的配制

NM 以每瓶装有 10mg 盐酸氮芥粉末的形式提供，可以将其配制成水溶液或软膏外用。由于 NM 在水中不稳定，所以水溶液应该每天新鲜配制并且立即使用。用注射器取 2~3ml 水加入瓶中溶解粉末，然后将该混合物移出小瓶至一个合适的容器，再加入适量的水以达到所需要的浓度和容量。每瓶 10mg 的 NM 需加 100ml 自来水达到 10mg% 的浓度，浓度可以增加至 20~40mg/100ml。用海绵或布每天将溶液涂布于皮肤，在间擦部位应用时应尽可能薄。除非有活动性损害，应避免在面部使用。不应将溶液用于生殖器处。完成治疗后要洗手。

氮芥软膏的配制

以软膏做基质的产品最好由有经验的药师配制。首先将 NM 粉末加入 10ml 的 95% 乙醇中溶解（无论最终的浓度将是多少），随后与无水软膏基质（如希帕胺软膏或白色凡士林）混合。制备 10mg% 的制品时需将 10mg 的 NM 在乙醇中溶解，然后混合入 100g 的希

帕胺或同类基质。浓度可以增至 40mg％（即使 100g 希帕胺中含有 40mgNM）。依每天治疗的体表范围，400g 软膏可以使用 1～3 个月。涂抹软膏时要尽量薄，结束时要洗手。

治疗部位

开始治疗时，先将 NM 应用在一个小的区域测试 7～10 天，以评估超敏反应的可能性，试验结束后即可进行全身皮肤的治疗，但面部及生殖器区域不用药。间擦部位也可以进行治疗，但不管是软膏还是溶液，在这些部位应尽量减少使用量及频率。另外，也可将 NM 仅用于患处，尤其是当患者仅有很小的体表面积受累时。目前还没有大的随机对照试验比较全身皮肤用药和受累部位用药之间的疗效差别。

治疗时长

应每天连续外用 NM 直至完全缓解，然后进行一段时期的维持治疗。维持治疗 0～3 个月、3～9 个月及 9 个月以上的对比结果显示，维持治疗时间越长，完全缓解的维持率越高。但是，不论维持治疗的时间多长，停止治疗后的复发率是一样的[37]。斯坦福大学用于维持治疗的标准时间是 1～2 个月。如果出现复发，可重新启动 NM 治疗，其疗效与初始治疗相似，对于 T1 期或 T2 期患者总有效率可达 93％[44]。

卡莫司汀/BCNU

卡莫司汀也称为 BCNU（氯乙基亚硝基脲），是用于癌症化疗的亚硝基脲复合物中的一种。它的肿瘤学指征主要是中枢神经系统恶性肿瘤、淋巴瘤、黑色素瘤和消化道肿瘤。其作用机制主要通过烷化实现。Zackheim 于 1972 年首先报道了外用数种亚硝基脲治疗 CTCL[45]，从此以后 Zackheim 和同事在外用 BCNU 治疗 MF 方面做了很多研究[39,46-47]。

药理学

亚硝基脲是烷化剂。它们可通过自发性、非酶性降解形成很强的亲电体，从而将 DNA 烷化，并导致 DNA 链间或链内交联[31]。

临床应用

适应证

蕈样肉芽肿——用 BCNU 溶液进行研究的结果 Zackheim 等报道了 109 例斑片/斑块期 MF 用 BCNU 溶液治疗的效果[46]。皮损小于 10％体表面积（T1）的患者完全反应率为 86％，部分反应率为 12％，总反应率为 98％。皮损大于 10％体表面积（T2）患者完全反应率为 47％，部分反应率 37％，总

反应率为 84％。随后 Zackheim 等报道了用 BCNU 溶液对 188 例斑片/斑块期 MF 患者进行治疗的结果[39]。由于研究持续时间很久，治疗反应用"无治疗失败（FFTF）"一词来表述。该研究对患者随访多达 218 天。T1 期患者的中位 FFTF 没有获得，T2 期患者的中位 FFTF 为 86 个月。第 36 个月时，91％ 的 T1 期患者和 62％的 T2 期患者都没有治疗失败。大多数患者出现一定程度的红斑。这种红斑几乎均呈斑点状，类似晒伤。皮肤皱褶处最容易受累。严重者伴有皮肤触痛，而且在红斑消退后触痛仍可持续数月。严重反应可遗留数月的毛细血管扩张。因严重程度不同，毛细血管扩张可持续数月甚至可达 11 年。但此毛细血管扩张是良性的，长达 11 年的毛细血管扩张性损害经活检没有发现恶性改变。3.7％的患者出现轻度白细胞减少（最低白细胞计数为 2700/mm³）。出现过敏反应的患者少于 10％，仅限于皮肤，且症状轻微。没有发现治疗相关性皮肤肿瘤。

蕈样肉芽肿——用 BCNU 软膏进行研究的结果

关于 BCNU 软膏的使用经验比 BCNU 溶液少很多。没有用这种方法进行系列治疗的报道。软膏给人的印象是其导致的皮肤反应要比溶液轻微，但效果也较差。软膏应用更便捷，但容易弄脏衣物。有项研究对 BCNU 软膏进行评价，发现外用皮质类固醇（特别是 I 类皮质类固醇）与 BCNU 软膏疗效相当甚至更优。I 类外用皮质类固醇的不良反应较 BCNU 软膏更少。因此 BCNU 软膏的临床试验被放弃。

禁忌证

既往对 BCNU 过敏的患者应禁用。儿童患者用药需谨慎，因为有系统性吸收的可能。

不良反应

多数患者外用 BCNU 后会出现红斑，特别是用 BCNU 溶液后。皱褶部位、腹股沟和腋窝处红斑更严重。可发生刺激性或过敏性皮炎。如果治疗过程中出现中重度红斑、瘙痒或其他症状，必须停药，并外用激素或其他抗炎药。还可出现毛细血管扩张，通常在数月内缓解，但严重毛细血管扩张可持续数年。毛细血管扩张为良性病变，没有任何癌前改变。问题 42-6 系统性吸收会导致系统性不良反应，包括骨髓抑制（30％）。既往研究中最低的白细胞计数为 2700/mm³。可出现轻度贫血，但未发现血小板减少。血生化指标不受影响[48]。

监测指南 问题 42-6

在用 BCNU 溶液和软膏治疗前及治疗过程中每个月都要监测全血细胞计数。

治疗指南

BCNU 溶液

市面上的 BCNU 为 BiCNU，是 100mg 粉末装在橡胶塞封闭的黑色玻璃瓶内。BCNU 不能直接溶于水，必须先溶于 95％ 或纯乙醇中，然后用自来水稀释。乙醇溶液在冰箱中可存放 3 个月，甚至更长。水溶液在配制后应尽快用完。一瓶 BCNU（100mg）溶于 50ml 95％ 乙醇中产生 2mg/ml 的储存液，然后取 5ml 该溶液（含 10mg BCNU）用 60ml 水稀释，可用于全身皮肤。通常开具的处方为 300mg BCNU 溶于 150ml 乙醇中，这些储存液足够用 1 个月。因为药物仅用于皮损区域，因此要指导患者少量应用，例如，根据需要将 2.5ml 储存液溶于 30ml 水。面部、生殖器和间擦部位若无皮损则不使用。最好用 2 英寸的尼龙刷涂抹溶液。塑料或橡胶手套容易被破坏。小面积皮损（小于 3％ 体表面积）可用棉签蘸未经稀释的乙醇储存液外用，每日 1 次。

BCNU 软膏

BCNU 软膏是将 BCNU 乙醇溶液与白凡士林 USP 混合而制成。变成棕色表明氧化失效。最常用的浓度为 20mg/100g 软膏（浓度为 2 0mg％）或 40mg/100g 软膏（浓度为 40mg％）。浓度 20mg％ 的软膏通常用于起始治疗阶段，如果疗效不足再换成 40mg％ 的软膏。但治疗面积大于 10％ BSA 的皮损时，不可用浓度 40mg％ 的软膏，因为有骨髓抑制的风险。戴保护性手套涂抹受累部位每日 1 次，注意事项同 BCNU 溶液。

皮损内化学治疗制剂

长春碱

系统应用长春碱可治疗白血病、淋巴瘤和睾丸癌。皮损内应用长春碱可用于治疗卡波西肉瘤（KS）。

药理学

作用机制

长春碱和其他长春花生物碱是细胞周期特异性抗肿瘤药。药物特异性结合到微管蛋白并阻止其聚合为微管，导致细胞分裂在中期终止。有丝分裂过程中染色体不能正确分离，最终导致细胞死亡[49]。

小鼠模型发现长春碱能诱导树突状细胞成熟[50]。将长春碱注射到黑色素瘤细胞可诱导黑色素瘤细胞凋亡、肿瘤浸润性树突状细胞成熟及细胞毒性 T 细胞活性。

临床应用

适应证

长春碱 卡波西肉瘤

问题 42-7 KS 皮肤损害的局部疗法包括手术切除、放疗、冷冻、外用咪喹莫德、外用阿利维 A 酸凝胶、激光手术和皮损内化疗。尽管皮损内注射长春碱治疗获得性免疫缺陷综合征相关性皮肤 KS（AIDS-KS）有成功案例，但治疗反应率有限。注射通常疼痛强烈。有研究观察了 11 例男同性恋患者分别在加或不加用碳酸氢钠缓冲的利多卡因时，皮损内注射长春碱 0.5mg/ml 的疗效和相关疼痛评价[51]。长春碱治疗的皮损中 88％ 出现完全或部分缓解。加入利多卡因不会降低疗效，也不能减轻注射疼痛。在一项为增加长春碱疗效而进行的尝试中，注射长春碱前先注射透明质酸酶，原因是透明质酸酶可能会增加注射液向组织中的弥散。在另一项包含 6 例多发 KS 斑块和结节患者的小规模研究中，先注射长春碱，然后注射透明质酸酶，结果发现皮损消退明显，而且经过联合治疗的皮损复发率也比单用长春碱的皮损更低[52]。

不良反应

包括注射部位的疼痛、炎症和水疱，还可出现炎症后色素沉着。尚缺乏皮损内注射长春碱后系统性吸收的相关研究。

治疗指南

灭菌硫酸长春碱可用 0.9％ 氯化钠溶液稀释至 0.5mg/ml 的最终浓度。注射时用 30 号针头和 3ml 注射器。皮损内注射量要足够（0.03～1.0ml），要使整个损害都变白[51]。

长春新碱

长春新碱是常用的系统性化疗药，用于恶性血液病和肾母细胞瘤。

药理学

作用机制

与长春碱一样，长春新碱也是一种长春花生物碱，它能破坏微管功能。

临床应用

适应证

卡波西肉瘤

问题 42-7 一项包括 151 例经典型卡波西肉瘤患

者的前瞻性报道对皮损内注射长春新碱的疗效和安全性进行了评价[53]。对每例患者下肢的一处皮损进行治疗，同一患者相似但未经治疗的皮损作为对照。总体反应率为 99%。

不良反应

上述研究中，10% 的患者出现了注射部位的红斑和烧灼感（1 度），但严重疼痛和溃疡罕见。20% 的患者出现了轻中度瘙痒。

治疗指南

上述研究中，皮损内注射长春新碱的量与结节直径成正比。损害内注射了 0.03~0.08ml 浓度为 1μg/ml 的硫酸长春新碱。

博来霉素

博来霉素类从轮丝链霉菌的发酵产物中获得。系统应用该类制剂可治疗宫颈、头颈部、肺部鳞癌，以及淋巴瘤和睾丸肿瘤。

皮损内注射博来霉素属于超适应证用药，用来治疗不同的皮肤科疾病，包括各种恶性皮肤病、肿瘤、血管畸形、瘢痕疙瘩和增生性瘢痕及疣[54]。

药理学

作用机制

博来霉素的细胞毒性作用源于它能对 DNA 链的脱氧核糖骨架产生氧化破坏，导致 DNA 单链和双链破裂[55]。

临床应用

适应证

病毒疣

问题 42-8 皮损内注射博来霉素可用于治疗对其他标准治疗（如外用水杨酸、冷冻和用念珠菌抗原进行的免疫治疗）无效的顽固性病毒疣。有数项临床试验对皮损内注射博来霉素的疗效进行了评估。治愈率从 0 到 95% 不等[54]。总体来说，镶嵌性跖疣的治愈率为 66%（排除一项治愈率为 0 的报道），比以前报道的其他传统疗法略高[56]。一项包括了 73 例患者的随机对照研究比较了皮损内注射博来霉素和冷冻对病毒疣的作用，结果博来霉素和冷冻的清除率分别为 95% 和 77%[57]。另一项研究用皮损内博来霉素治疗 47 例患者的 138 个对冷冻抵抗的跖疣，治愈率达到 90%[58]。还有一项研究对 24 例患者手部的 59 对疣分别用皮损内博来霉素和生理盐水进行治疗，用患者自身疣体做对照，结果博来霉素的治愈率为 66%[59]。因

此皮损内博来霉素是治疗镶嵌性跖疣和顽固性病毒疣的合适选择。

血管畸形

问题 42-9 有报道用皮损内博来霉素治疗血管瘤和血管畸形。尽管多数血管瘤可自行消退或缓解，但有一些却很复杂，特别是节段性血管瘤、边界不清的血管瘤、损害超过 37.3cm 的血管瘤及会阴部血管瘤[60]。将数项皮损内注射博来霉素治疗血管瘤的研究进行综合，发现约 56% 的患者可以实现 70%~100% 皮损消退。一项包括 82 例婴儿颌面部血管瘤的研究发现，皮损内注射博来霉素能让所有皮损消退，并且没有出现严重不良反应[61]。

淋巴管畸形（LM）由异常的淋巴管道和囊腔组成，能导致气道梗阻、外观畸形、出血、疼痛和感染。考虑到手术切除导致的伤害，硬化剂治疗是更好的选择。皮损内注射博来霉素对巨囊性 LM 有效[62]。一项针对 65 例面颈部 LM 患者的研究证实了皮损内博来霉素的有效性[63]。该研究中，81% 的巨囊性 LM 和 63% 的微囊性损害缩小超过 90%。基于该研究的结果，皮损内博来霉素被认为是治疗巨囊性 LM、浅表口腔黏膜 LM 和局限性深部微囊性损害的安全有效手段。

不良反应

皮损内注射博来霉素经常出现红斑伴肿胀、疼痛及烧灼感。问题 42-10 对多数患者来说，疼痛是最常见的不良反应。注射部位还可出现水疱和组织坏死。持续性雷诺现象、过敏和鞭毛样色素沉着也有报道，但这些反应更多见于静脉给药[64-67]。对于甲周疣，皮损内注射博来霉素可导致甲营养不良或甲缺失[68-69]。

治疗指南

市面上的博来霉素商品名是 Blenoxane，为 15 或 30 单位的硫酸博来霉素装于小瓶中。对病毒疣推荐用 1U/ml 的溶液，根据疣体直径大小调整用药剂量。可用生理盐水稀释成 1% 的溶液。冷藏的博来霉素溶液可保持稳定长达 4 周[54]。用结核菌素注射器抽吸溶液并注射至疣体变白。注射过浅可出现水疱或博来霉素溶液渗漏；注射过深则溶液进入深部组织，不能让疣体变白。必须小心操作，避免溶液直接进入血管。每 3~6 周注射 1 次。对甲周疣，要避免将溶液注射到甲母质，因为可能导致瘢痕和甲畸形。针对注射部位的疼痛，必要时可让患者口服阿司匹林或对乙酰氨基酚。注射前用利多卡因局麻或阻滞麻醉会增加患者对疼痛的耐受性。

对于血管畸形，考虑到患者多为儿童且出现溃疡的风险较高，建议应用低浓度博来霉素，用生理盐水稀释至 0.2~0.4mg/ml[54]。建议每隔 2~4 周进行注射，4~

10 次注射后能看到明显改善。

本章使用的英文缩写			
5-FU	氟尿嘧啶	FFTF	无治疗失败
AK	光线性角化病	KS	卡波西肉瘤
BCC	基底细胞癌	LM	淋巴管畸形
BCNU	氯乙基亚硝基脲（卡莫司汀）	MF	蕈样肉芽肿
CR	完全清除（缓解）	NM	氮芥
CTCL	皮肤 T 细胞淋巴瘤	PDT	光动力治疗
DHFU	双氢氟尿嘧啶	RCT	随机对照试验
DPD	二氢嘧啶脱氢酶	SCC	鳞状细胞癌

推荐阅读

Askew DA, Michan SM, Soyer HP, et al. Effectiveness of 5-fluorouracil treatment for actinic keratosis–a systematic review of randomized controlled trials. *Int J Dermatol* 2009;48:453–63.

Batista CS, Atallah AN, Saconato H, et al. 5-FU for genital warts in non-immunocompromised individuals (Review). *The Cochrane Library* 2010;(Issue 4).

Gibbs S, Harvey I, Sterling J, et al. Local treatments for cutaneous warts: systematic review. *Br Med J* 2002;325:1–8.

Kim YH. Management with topical nitrogen mustard in mycosis fungoides. *Dermatol Ther* 2003;16:288–98.

Saitta P, Krishnamurthy K, Brown L. Bleomycin in dermatology: a review of intralesional applications. *Dermatol Surg* 2008;34: 1299–313.

Zackheim HS. Topical carmustine (BCNU) in the treatment of mycosis fungoides. *Dermatol Ther* 2003;16:299–302.

参考文献

见本书所附光盘。

第 43 章 局部接触致敏剂

Andrew N. Lin

袁 姗 译 赵 娜 审校

概述

局部接触致敏剂包括一组复合物，通过诱导以前未致敏的宿主产生变应性接触性皮炎而治疗多种皮肤病，并维持治疗部位的皮炎（框 43-1）。有 3 种药物被广泛研究，主要用于治疗斑秃和病毒疣：联苯环丙烯酮（DPC，二苯莎莫酮）、方酸二丁酯（SADBE）和二硝基氯苯（DNCB）。

问题 43-1 理想的有治疗潜力的接触致敏剂应符合下列标准：

1. 是强力的局部致敏剂；
2. 不能在环境中广泛被发现；
3. 不会引起明显的不良反应；
4. 同其他物质没有交叉致敏。

问题 43-2 DNCB 是第一个被广泛研究的药物，但在 Ames 试验中被发现有致突变性，很大程度上已经被 DPC 和 SADBE 代替（图 43-1）。三种药物治疗斑秃和病毒疣都有很好的效果。但许多研究是非对照性的，数据可能受发表偏倚（即阳性结果比阴性结果更容易被报告）的影响[1]。再者，斑秃和病毒疣在临床上是两种不同的疾病，在患者的选择和治疗上很难建立一个明确界定的、一贯使用的标准[1-2]。同时，由于上述疾病的自然病程多变，有时候很难将治疗同结果进行关联[2]。

这些药物没有被 FDA 批准的适应证，只有经过伦理或机构审查委员会同意，并获得患者知情同意后才能开始治疗[3-4]。育龄妇女应采取避孕措施，一旦发生妊娠，治疗需立即停止[4-5]。针对 DPC 和 SADBE，一些研究者建议在治疗前及治疗开始后每 3～6 个月进行一次全血细胞计数和肝肾功能监测[4-5]。尽管在数项研究中也有一些斑秃患儿参与，但因为这些药物的实验性质，一些研究者并不会将其用于治疗儿童[4]。

治疗斑秃的机制

问题 43-3 现在尚不明确局部接触致敏剂如何改善斑秃。抗原竞争理论提出，对一种抗原的免疫反应可以抑制对另一种不相关抗原免疫反应的发生[6]。未治疗的斑秃毛球周围浸润的细胞主要是 CD4＋细胞，CD4：CD8 约为 4：1[7]。用 DPC 成功治疗后，比例变为 1：1，反映出毛球周围的 CD8＋细胞相对增高。可能是抑制性 T 细胞非特异性地抑制了针对不明毛发相关抗原的免疫反应，而该抗原被认为是斑秃发病机制中的主要靶器官[8]。同样，长期使用 DPC 或 SADBE 治疗斑秃可能导致明显的非特异性迟发超敏反应的系统性抑制[9]。在斑秃中，DPC 治疗也降低人类白细胞抗原（HLA）-A、HLA-B、HLA-C 和 HLA-DR 在毛囊下部上皮的异常表达[10]。在一项 11 例严重斑秃患者参与的研究中，DPC 治疗与抗毛囊抗体的效价降低及反应模式改变相关[11]。另一项 14 例斑秃患者参与的研究中，DPC 治疗与毛囊角质形成细胞的血管内皮生长因子（VEGF）表达上调相关，毛球周围 CD4/CD8 比例降低至 0.85（非治疗的头皮为 3.45）[12]。在最初的致敏阶段，DPC 治疗导致真皮内 MMP-9＋CD1a＋细胞数量增加[13]。研究者报道局部使用 DPC 可成功治疗小鼠和大鼠斑秃样的毛发缺失，局部使用 SADBE 也成功治疗了小鼠[15]。一项研究表明，在 DPC 治疗期间，上皮内 CD8 细胞数量上升约600％，而毛球周围和其他表皮附属器CD8细胞数量上

升 250％[16]。另一项研究表明，长期应用 DPC 治疗时，通过驱使自身反应性 T 细胞进入激活诱导的细胞死亡，可以使毛囊重建[17]。并且，对 DPC 治疗有反应的患者 Bcl-2 表达水平升高[18]。

框 43-1　局部接触致敏剂

联苯丙烯酮（二苯莎莫酮，DPC）*
方酸二丁酯（SADBE）*
二硝基氯苯（DNCB）*

*这些接触致敏剂没有任何由 FDA 批准的适应证——本章讨论的应用仅为调查性

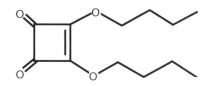

方酸二丁酯（SADBE）

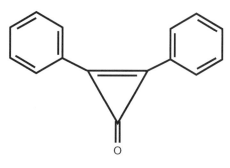

联苯环丙烯酮（DPC）　　　　　　　二硝基氯苯（DNCB）

图 43-1　方酸二丁酯、联苯环丙烯酮和二硝基氯苯

治疗疣的机制

问题 43-3 局部接触致敏剂治疗疣的机制尚不清楚。推测其源于非特异性细胞介导的免疫反应，该反应触发了病毒感染细胞的溶解和死亡[19]。DNCB 治疗增加与补体结合的疣病毒抗体的比例，从 15％升至 48％，表明体液因素在起作用[20]。

联苯环丙烯酮

药理学

问题 43-2 自 20 世纪 80 年代起，DPC 就是治疗斑秃的首选局部接触致敏剂。在 Ames 试验中显示无致突变性，但其合成前体（α,α'-双溴联苯酮）是商业

获得样品的潜在污染物，是强致突变剂[21]。一些研究者在使用前会用高效液相色谱法常规筛查前体的存在，以后定期筛查[22-23]。DPC 对光相当敏感，它的光解产物（二苯乙炔）不是致突变剂[21]。有资料表明存在一个暂时的、光化学引起的、高能致突变的中间产物，但是意义不清楚[21]。鸡蛋试验或鼠致畸试验中没有发现致畸性和器官毒性[24-25]。18 名受试者用 1％DPC 涂于头皮，最小量为 0.5ml，没有在血清和尿中检测到 DPC[26]。如果储存在暗的容器中或避光保存，DPC 在 4 周内是稳定的[27]，而一些研究者认为它能保持 3 个月的稳定性[4]，甚至到 6 个月[25]。

丙酮是常规溶媒，原因为：①它是紫外线强吸收剂[3]；②可以快速干燥，使用后患者可以立即带上假发[4]。育龄妇女在开始使用 DPC 治疗前，需确定没有妊娠，并在治疗期间采取可靠的避孕措施[28-29]。在一项研究中，有 5 例女性在应用 DPC 治疗斑秃的过程中妊娠，但是都娩出了正常胎儿[29]。因为其不良反应并未被全部

了解，一些研究者不建议用于 10 岁以下的儿童[4]。

临床应用

皮肤科超适应证使用（框 43-2）

斑秃——治疗方案

问题 43-4 用 DPC 治疗斑秃的试验已在数篇综述中发表过[4-5,23-24,29-31]。参与研究的患者多数是全秃、普秃或严重斑秃。

在一项标准化方案中[32]，一半头皮上外用 2% 丙酮进行致敏试验（框 43-3）。患者戴假发或帽子 2 天，以避免接触性湿疹和诱发非头皮部位的光过敏反应。2 周后，预先致敏的头皮每周 1 次应用逐渐增加浓度的 DPC（0.000 000 1%～2%）外涂，直到产生湿疹样反应。一旦治疗部位毛发重新生长（平均 4 个月后），将溶液用于全部头皮。部分头皮治疗用于自身对照，以区别于自发性生长。

为避免光解作用，患者头部要用发片或头巾遮盖至少 6h，最好 48h，然后洗掉 DPC[23]。成功案例中，毳毛样发通常在 8～12 周内出现，随着持续的治疗而逐渐增厚、变黑[4]。当单侧再生长明显时，DPC 应涂于全头皮。一些作者认为，如果 20 周后还没有发生再生长则为无效[23]。第 1 次成功诱导致敏反应后，无间断治疗 30 周后应终止治疗，因为后面的反应不会很好[25]。在一项包含 148 例患者的回顾性研究中，研究者发现，临床改善明显的多数患者（90%）均在 24 个月内出现反应，故该时间段内没有反应的患者持续治疗可能没有意义，但推测如果 1 年或 18 个月时停止治疗，那么会分别有 1/3 和 1/5 对治疗有反应的患者不被发现。而其他研究者会给予经验性治疗至 3 年[34]。一项含 26 例患儿的研究显示，无反应者持续治疗超过 1 年，仍不能激发进一步的毛发生长[35]。眉毛治疗需要极度谨慎，建议这个部位的药物浓度是头皮的 1/10[24]。患者应平躺，眼睛盖上纱布[29]。不能用于睫毛[4,24]。

斑秃——反应率

问题 43-5 目前已报道的治疗反应率差别很大。1998 年，Rokhsar 和同事们[2]回顾了 17 篇英文文献研究，将已报道的治疗结果重新分类如下：①完全反应被不同作者定义为极好、外观可接受（不需要假发）或毛发生长超过 90%；②部分反应，毛发生长情况中到好，或为 30%～90%（可能需要假发）；③反应不佳，毳毛生长，无色素性或非色素性终毛，或生长不良。根据这些定义，17 个 DPC 研究中全部的反应率（完全反应加部分反应）在 29% 到 87% 之间，平均反应率是 59%。

一项开放性研究包含 25 例患者，使用 DPC 治疗的反应率是 68%，开始反应时间是 21～360 天[36]。

框 43-2　接触致敏剂——人类临床使用

联苯环丙烯酮（DPC）
　斑秃
　病毒疣
　黑色素瘤（1 例病例报道）

方酸二丁酯（SADBE）
　斑秃
　病毒疣

二硝基氯苯（DNCB）+
　斑秃
　病毒疣
　非黑色素瘤性皮肤癌
　黑色素瘤
　HIV 感染
　特应性皮炎
　系统性红斑狼疮
　光泽苔藓
　慢性结节性痒疹

* 所有上述应用都是调查研究性的，目前的接触致敏剂均无 FDA 批准的适应证（详见正文和参考文献）；
+ DNCB Ames 试验阳性率很难解释这些调查研究性应用

框 43-3　局部接触致敏剂——剂型

联苯环丙烯酮（DPC）
致敏
　用于斑秃的 2% 丙酮溶液
　用于疣的 1%～3% 丙酮溶液
激发
　用于斑秃的 0.000 000 1%～2% 丙酮溶液
　用于疣的 0.001%～2% 丙酮溶液
注释
　Ames 试验阴性
　暗容器保存，避光
　采用高效液相色谱法筛查潜在致突变污染物

方酸二丁酯（SADBE）
致敏
　用于斑秃或疣的 2% 丙酮溶液
激发
　用于斑秃的 0.000 000 1%～2% 丙酮溶液
　用于疣的 0.01～1% 丙酮溶液
注释
　Ames 试验阴性
　应冷藏保存

二硝基氯苯（DNCB）
注释
　Ames 试验阳性
　目前很少用于斑秃和疣

问题 43-6 部分取得良好疗效的患者停药后出现复发。Macdonald Hull 和 Cunliffe 检查了 19 例已经获得成功治疗的患者（14 例毛发全部再生长，5 例几乎全部再生长）停药 6 个月后的情况[37]。2 例（10%）失去了全部再生长出来的毛发，10 例（53%）出现片状秃发，7 例（37%）没有脱发。Van der Steen 和助手[38]随诊了 54 例毛发全部再生长出来的患者，停止 DPC 治疗后 15 个月，发现 25 例（46%）无复发。Gordon 和合作者[34]随诊了一项队列研究中的 47 例患者 18～36 个月，其中对 DPC 有反应的 32 例患者中 9 例（28%）停药后维持了美容外观，另外 9 例（28%）持续使用 DPC 维持相同的再生长，还有 9 例（28%）尽管持续使用 DPC，毛发再生长仍不良。剩下的 5 例（16%）因为不良反应而停止使用 DPC。

预后不良的因素包括疾病的严重程度和病程、发病年龄、家族史、甲改变和特应性体质[39]。在一项包括 97 例患者的大型研究中，患者因素中唯一可影响预后的是基线受累程度[40]。1 级（25%～49% 头皮受累）、2 级（50%～74% 头皮受累）、3 级（75%～99% 受累）、全秃和普秃患者中分别有 100%、77%、54%、50% 和 41% 达到极好反应。

非索非那定能提高 DPC 或 SADBE 对斑秃的疗效[41]。有 13 例患者使用 DPC 联合 5% 米诺地尔，并没取得明显的临床效果，其中 5 例在 DPC 治疗 24 周后有明显的粗大终毛再生长[42]。同样，在 33 例全秃患者中，加服免疫调节剂异丙肌苷并没有增加局部 DPC 的疗效[43]。11 例接受单纯 DPC 治疗的患者中仅 1 例有良好反应，11 例联合异丙肌苷治疗的患者也仅有 1 例反应良好，而单纯异丙肌苷治疗的 10 例患者中没有获得良好反应的病例[43]。在一项包含 119 例患者的研究中，Tosti 和同事[44]发现，采用 4 种不同的治疗方案，患者的毛发完全再生长率没有统计学差异：使用 SADBE 治疗的 44 例患者中有 28 例（64%）毛发完全再生长，35 例 DPC 治疗的患者中有 27 例（77%），20 例局部米诺地尔治疗的患者中有 12 例（60%），20 例安慰剂治疗的患者中有 12 例（60%）。

斑秃——不良反应

问题 43-7 局部淋巴结肿大是常见的不良反应，一项包含 139 例患者的研究中几乎全部患者发生[26]（框 43-4）。治疗部位的湿疹也很常见，湿疹可以很严重[45]，有时导致水疱形成[22,25,28,46]和睡眠障碍[25,39]。湿疹可以播散到不同部位[25,28,35,45]，甚至发展为泛发性[34,45]。少见的反应包括发热和寒战[45]、昏厥[45]及流感样症状[47]。

问题 43-8 白癜风是比较罕见的不良反应，曾有报道 7 例患者出现治疗部位的白癜风[34,43,45,48-49]，其中 2 例白癜风扩展到了非治疗部位。1 例患者经电镜证实黑素细胞和黑色素小体缺失[48]。是源于 DPC 诱导的湿疹引起的同形反应，或 DPC 的直接化学作用，还是由于斑秃患者比普通人的白癜风发生率高目前尚不明确[50]。由于这种罕见但影响容貌的问题，深色肌肤患者治疗时需要谨慎[23]。色素沉着和色素减退称为多彩性皮肤变色，243 例接受 DPC 治疗的患者中有 4 例发生[51]。多彩性皮肤变色可以发生在 DPC 治疗部位，也可以发生在非治疗部位。尚不清楚该色素异常是否是因为 DPC 的毒性或过敏反应[51]。作者注意到，4 例发生色素异常的患者中 3 例有相当深的肤色，提示对于这样的患者需要提高警惕[51]。1 例 DPC 诱导的白癜风患者用窄谱光疗有效[52]。

曾有 1 例患者出现多形红斑[34]，另有 2 例出现多形红斑样皮损[25]，还有 2 例局部应用 DPC 治疗疣的患者发生多形红斑样反应[53-54]。其他副反应包括荨麻疹和接触性荨麻疹[25,55-57]。1 例头皮应用的患者发生广泛的皮肤划痕症[58]。1 例应用 DPC 治疗的患者的妻子出现面颈部急性皮炎，明显是从丈夫那里接触了 DPC（配偶接触性皮炎）[59]。另 1 例应用 DPC 治疗普秃的患者的妻子发生了白癜风，大概也是无意中接触到了丈夫正在使用的 DPC[60]。职业 DPC 暴露也会致敏[61-65]，从事 DPC 治疗的员工必须使用手套、外罩和防护霜，以避免意外暴露[29]。

未发现治疗可致血常规、肝功能、肾功能、电解质、铁蛋白、甲状腺功能、自身抗体、免疫球蛋白或尿酸异常[25,28,34,66]。

治疗中或治疗后的头皮活检结果各异。对于儿童，这些结果包括毛囊向皮下组织下移、毛囊从微小到正常大小的改变、毛囊周围纤维化和淋巴细胞浸润减少[35]。

框 43-4　DPC、SADBE、DNCB ——不良反应

常见

局部接触性湿疹（红斑、水疱）

接触性湿疹播散到远处

局部淋巴结肿大

致突变（Ames 试验阳性仅见于 DNCB）

少见

白癜风

多彩性皮肤变色

白斑病

多形红斑

多形红斑样反应

荨麻疹

接触性荨麻疹

疣

目前已有 4 项包含 44～134 例接受 DPC 治疗的顽固性疣患者的大型研究报道[19,65,67-68]。其中 3 项研究用 1%～3% DPC 丙酮溶液对患者前臂致敏。开始的 2～3 周使用最低浓度（0.001%～2%）涂于疣体，每周 1 次，以产生轻度炎症。Buckley 和助手[68]使用 0.1% 和 2% 的 DPC 分别治疗指疣和跖疣，发现 48 例坚持用药的患者中有 42 例疣全部治愈。清除的中位数是 5（1～22），中位清除时间是 5 个月（0.5～14 个月）。Rampen 和 Steijlen[19]发现 138 例患者中有 9 例在 8 周后完全缓解，随访 4 个月后有 49 例完全缓解。Orrechia 和同事[65]治疗的 44 例患者中有 20 例痊愈。

Naylor 及同事采用了不同的方法，单纯用 0.1% 溶液涂于前臂，使 62 例患者中的 60 例致敏。开始时应用 0.01% 溶液治疗，每天涂于疣体，而面部和腹股沟部位的病损用 0.004%～0.1% 溶液[67]。45 例患者中有 62% 治愈，大多数在 3～4 个月内[67]。最高治愈率发生于跖疣（16 例患者中有 12 例）和甲周疣（14 例患者中有 9 例）。相反，6 例手掌疣患者仅 1 例获得治愈，2 例生殖器疣患者没有治愈[67]。

在一项包含 211 例掌跖疣和甲周疣患者的回顾性研究中，DPC 治疗后有 135 例患者全部清除[69]。患者在 6 个多月内平均治疗 5 次。另一项包含 25 例患者的回顾性研究中，14 例获得清除[（中位数是 4（2～11）]，11 例未获得清除[中位数是 4（2～7）][70]。1 例面部泛发性扁平疣患者仅在面部 1cm² 的区域使用了 DPC，就使全部疣体清除，包括未接受治疗的部位[71]。另 1 例患有播散性面部疣的 14 岁女孩用 DPC 治疗 8 周，疣体全部清除[72]。

一项研究显示 DPC 与水杨酸共用有效。致敏后，50 例掌跖疣患者使用 0.1% DPC 和 15% 水杨酸白软石蜡，完成研究的 48 例患者中有 44 例痊愈，清除时间从少于 4 周到 4 个月[73]。

不良反应包括非治疗部位的接触性皮炎[67]、色素沉着[65]和治疗部位的严重反应[19]。1 例患者在治疗期间发生了期前收缩，另 1 例则发生泛发性荨麻疹[74]。1 名配药师无意中发生了 DPC 致敏[65]。同斑秃一样，长期应用 DPC 治疗病毒疣的作用尚不清楚，建议在治疗复发性多发疣的其他方法无效时才最后试用[65]。一些患者在非直接 DPC 治疗部位发生了泛发性荨麻疹[75]。

黑色素瘤

问题 43-10 1 例皮肤上有约 400 个转移性黑色素瘤的 76 岁女性患者。由于年龄太大，不适于接受手术或其他积极的药物治疗，因而采用了口服西咪替丁和外用 DPC 免疫疗法[76]。治疗 66 周后，达到病理学痊愈[76]。此缓解持续了 70 周，无远处播散。PDC 诱导的迟发型超敏反应被认为增加了 T 淋巴细胞和巨噬细胞对黑色素瘤细胞的反应。给予 7 例转移性黑色素瘤患者 DPC 治疗，4 例显示痊愈，3 例部分有效[77]。

白癜风

在一项开放性研究中，19 例白癜风患者中有 8 例 DPC 治疗有效[78]。需要进一步研究评价该治疗。

方酸二丁酯

药理学

问题 43-2 同 DPC 一样，SADBE 在 Ames 实验中不是致突变剂[79-80]。给予 ICR/Ha Swiss 小鼠终身皮下注射 SADBE，会在注射部位出现发生率很低的肿瘤，发生率同注射生理盐水相同[81]。通过气相色谱-质谱法并没有发现污染物[82]。

SADBE 不应混于可吸收性软膏中，因为该基质可导致 41.4% 的水解[82]。研究者发现，SADBE 在亲水性凡士林或异丙醇中不能诱发皮炎，所有患者最终更换为丙酮溶剂[83]。SADBE 易水解，但可以通过在溶液中增加分子筛（如从有机溶剂中捕获和转移水的分子）来降低水解[82]。该化学物不如 DPC 在丙酮中稳定，需要冷藏[3]。

临床应用

皮肤科超适应证使用（见框 43-2）

斑秃——临床研究

问题 43-5 SADBE 的治疗方案与 DPC[5]相同（框 43-3）。一项研究比较了 SADBE 和月桂硫酸钠[84]，另一项研究比较了 SADBE 和 DPC、局部米诺地尔及安慰剂[45]。同 DPC 一样，研究结果不一。最大的研究包括 144 例患者[85]。在 129 例斑秃患者中，得到下列结果：81 例患者毛发再生（61%），23 例患者无再生（17%），6 例开始再生后又脱发（5%）。19 例（15%）未完成试验。13 例全秃患者中，11 例再生良好，2 例无再生。2 例普秃患者中 1 例再生，1 例无再生。

在另一组包含 17 例患者（11 例斑秃，6 例全秃）的研究中，15 例完成 1 个月疗程的患者均无终毛生长，6 例完成 3 个月疗程的患者中 3 例有终毛生长。该研究因为严重湿疹而提前终止[86]。一项包含 20 例患者的研究对治疗部位和非治疗部位进行比较，结果有统计学显著差异[87]。另一项研究采用 SADBE 治疗 54 例严重斑秃患者，与配对组的 54 例未接受任何治疗的患者相比，结果有统计学显著差异[88]。1998 年，Rokhsa 和同事们回顾了 13 篇英文文献，重新分类了所有报告结果，将其归为完全有效、部分有效或无效，并使用同样的定义分析了 DPC 治疗的研究[2]。结果发现，在 13 项 SADBE 的研究中，总体有效率（完全有效＋部分有效）从 9％ 到 85％ 不等，平均为 58％，几乎同 DPC 数据相同。

在一项针对 36 例患者的回顾性研究中，12 例被归类为有效（全部再生、外观有改善的部分再生或外观无改善的部分再生），24 例无效（无再生或没有致敏）[89]。报告时没有 1 例全秃或普秃患者对 SADBE 有反应。

问题 43-6 同使用 DPC 一样，成功治疗的患者会出现复发。Tosti 和同事们报道，33 例患儿中有 10 例（30.3％）毛发完全再生，但是随访 1 个月到 3 年，所有患儿在持续接受治疗的情况下，10 例中有 7 例复发[90]。同样，Orrechia 的患儿研究报道，复发率为 87％，其复发甚至仅在治疗后 2～6 个月内。

有些患者在非 SADBE 治疗部位出现毛发再生[85,92]，或者非治疗部位比治疗部位的毛发生长更加致密和迅速[79]。这被称为王车易位现象（参考象棋玩法，车从国王上方跳到另一侧）。其机制不清，但有人提出局部应用的系统性效应理论[93]。DPC 治疗斑秃时也有这种现象[25,94]，估计接受 DPC 治疗的病例中有 1％～2％ 发生[94]。

一项研究发现，发病年龄早（15 岁以前）同 SADBE 治疗效果差有关[95]。但是 Orrechia 和助手[91] 发现，有效率和发病年龄、性别、受累范围、病程或疾病类型无关。联合 PUVA 和 SADBE 并不比单独使用二者中任一治疗效果更好[96]。5 例患者发生耐药[83,97]，1 例患者使用西咪替丁后恢复[83]。一项研究发现 DNCB 和 SADBE 疗效无差别[98]。

在治疗期间，未见患者血常规、网织红细胞计数、肝肾功能、尿常规、红细胞沉降率、血糖、血清蛋白电泳、尿酸、毒性颗粒和 Heinz 小体异常[79,83,85,87]。

在一项研究中，10 例患者的头皮治疗部位组织病理学检查显示表皮有慢性皮炎改变[79]。另一项包含 19 例患者的研究中，活检标本免疫组织学检查显示，与毛发生长反应相关的淋巴细胞亚群和巨噬细胞无特异性改变[84]。另一项研究中，1 例患者显示毛乳头位置有肉芽肿浸润（该病理表现意义不明），而其他 2 例患者显示慢性皮炎[99]。对接受 SADBE 治疗的斑秃小鼠进行研究，研究者认为长期疗效依赖于白细胞转运受损[100]。在一项 SADBE 治疗 40 例斑秃或病毒疣患者的回顾性研究中，研究者发现有 23 例患者（57.5％）1～7 年后失去了对该药的敏感性[101]。

斑秃——不良反应

问题 43-7 目前观察到的不良反应同 DPC 治疗相同（框 43-4）。最常见的不良反应是局部和远处湿疹、局部淋巴结肿大和瘙痒。在一项包含 14 例患者的研究中，将患者前臂以 2％SADBE 致敏，面积超过 9cm²，其中 10 人发生严重的局部湿疹样反应，9 人发生播散性湿疹样反应[102]。如果在前臂致敏，屈肘可以导致化学物被意外粘到肱二头肌部位，导致湿疹样反应播散[103-104]。少见的副作应包括持续性湿疹样反应[105]（有时 1 次致敏涂抹，反应可以持续 18 个月[103]）、治疗部位良性淋巴细胞增生[106] 及对丙酮溶剂的接触过敏[107]。1 例患者发生镍接触过敏，但不确定是否与 SADBE 有关[108]。

问题 43-8 1 例原有白癜风的患者接受 SADBE 治疗斑秃后导致全头皮发生白斑病[109]。1 例无白癜风病史的 16 岁女性使用 SADBE 治疗头部斑秃，发生额头未治疗部位的白斑病，但停止治疗后，逐渐消退[110]。另 1 例患者发生的白斑病在治疗后期消失[85]。1 例金色头发和 1 例红色头发的患者使用 SADBE 治疗斑秃，导致深色终毛的片状再生[111]。

疣

问题 43-9 在英文文献中能找到四项有关 SADBE 治疗疣的大型研究。第一项研究包含 20 例患者，年龄 5～50 岁，14 例患有跖疣，4 例患有指甲周疣，1 例疣在手部，还有 1 例疣在腿部[112]。疣的病程平均为 15.3 个月。患者用 2％ SADBE 丙酮在手臂致敏，用 0.1％ 或 0.01％ 溶液治疗，每周 1 次或每 2 周 1 次，维持轻度的接触性皮炎。最终，有 12 例患者在接受平均 6 次治疗（2～12 次）后治愈，5 例患者在 9～18 次治疗后反应不佳或无效，3 例患者发生接触性皮炎，推测对治疗无反应[112]。

第二项研究包括 29 例患者（年龄 22 个月到 40 岁），疣主要在手部或足部[113]。患者前臂以 1％ 或 2％ 丙酮基质溶液封包过夜，然后洗掉。治疗采用 0.5％～1％ 溶液直接涂于疣体，每 2～4 周 1 次。0.5％ 的溶液用于肛周和接触性皮炎明显的患者。面部不予治疗。另外，有 12 例患者还接受了辅助治疗，如冷冻、水杨酸、浸泡和西咪替丁。29 例患者中有 20 例疣体全部清除（至少 1 个月），平均疗程为 4.2 个月。一共有 6 例患者发生治疗部位的水疱。

第三项研究是针对 59 例患儿的开放标签的回顾性研究[114]。在前臂用 2％ SADBE 致敏，然后回家以 0.5％ SADBE 治疗，每周应用 3～7 个晚上，连续治疗至少 3 个月。34 例患者全部清除（58％），平均疗程 7 周，11 例部分清除（18％），14 例无反应

（24%）。清除率与疣在足底的分布、疣病程不足 2 年、用 SADBE 作为一线治疗相一致。1/3 患者有轻度不良反应，主要为致敏部位的轻度红斑。

第四项研究包含 188 例患儿，每周 2 次给予 SADBE（0.03%～3%），治疗不超过 10 周。其中 148 例完成研究，124 例（8%）获得临床痊愈，没有明显不良反应发生[115]。

在一项包括 2 例儿童和 7 例成人肛门生殖器疣患者的小型研究中，2 例儿童患者仅用 SADBE 涂于左手背，就清除了全部疣体（1 例患儿涂抹 32 次，另 1 例涂抹 38 次），表明接触性免疫治疗可能通过系统性机制介导[116]。对其他治疗抵抗的疣也对 SADBE 有很好的反应[117]。

1 例患者在 SADBE 治疗疣的部位出现了皮肤淋巴样增生[118]。

二硝基氯苯

药理学

DNCB 是第一个被广泛研究用来治疗斑秃和疣的外用致敏剂。问题 43-2 但在 Ames 试验中，该化学物有致突变性[80,119-120]，通过人成纤维细胞的姊妹染色体互换产生遗传毒性[121]。一项研究发现商业化的 DNCB 含有污染物，可以导致动物突变和癌变[122]。毒性或致癌性在口服 DNCB 的大鼠和小鼠中未出现[123]。外用于人类皮肤后超过 40% 的药物被系统性吸收[124]。因此，考虑到安全性，DPC 和 SADBE 在斑秃[125]和疣的治疗上很大程度地代替了 DNCB。外用 DNCB 作为皮肤癌的免疫佐剂及其在获得性免疫缺陷综合征（AIDS）中的免疫调节作用也已开始研究。

临床应用

皮肤科超适应证使用（框 43-2）

斑秃

在治疗斑秃方面，DNCB 的应用与 DPC 及 SADBE 非常相似。一项双盲研究发现，DNCB 比巴豆油更有效[126]，而开放性研究显示其对某些患者有效[127-134]。一项包含 905 例患者的研究发现，DNCB 和 DPC 比醋酸曲安奈德皮损内注射效果好，但是仅仅针对脱发面积超过 50cm²（包括全秃和普秃）的患者[135]。

疣

问题 43-9 其治疗方案与 DPC 和 SADBE 非常相似。患者通常在前臂致敏，也可以在疣体上致敏[136]。

开放性研究[20,136-141]显示治愈率高达 80%[20]。一项包含 10 例患者的研究发现，仅对身体一侧进行治疗，有 8 例患者未治疗部位的疣体也被治愈[142]。

非黑色素瘤性皮肤癌

DNCB 曾作为免疫佐剂用于各种癌症，这意味着接触致敏原能增加宿主对抗原的应答及增强已有的抗肿瘤反应[143]。

已发现外用 DNCB 对一些患者的皮肤癌有效。病情改善机制不明。可能致敏原扮演了半抗原的角色，同微弱的肿瘤抗原相互作用。其自身的免疫原性不足以激发有效的免疫反应[144]。

1 例 54 岁男性患者外用 DNCB 治疗了约 60 个鲍恩病皮损。15 个月后，除一个较大皮损外，其他皮损全部痊愈。该处较大皮损对局部氟尿嘧啶（5-FU）有反应[144]。一项包含 5 例患者 113 个基底细胞癌病灶的研究发现，其中 36 个通过局部使用 DNCB 达到临床完全缓解[145]。另一项包含 10 例光线性角化病患者的研究中，DNCB 同 5-FU 联合，效果仅仅比单用 5-FU 好一点[146]。

在一项研究中，DNCB 使 6 例顽固性外阴原位癌患者中的 4 例病灶全部根除[147]。但是，另一项研究认为并不能推荐 DNCB 作为宫颈涂片阳性患者的常规治疗[148]。同样，1 例结膜鳞癌患者使用 DNCB 治疗后得到快速缓解[143]，而另 1 例则无效[149]。1 例患有无法手术的头皮梅克尔细胞癌的 69 岁男性局部外用 DNCB，每周 4 次，联合放射治疗，维持缓解超过 1 年[150]。

黑色素瘤

一项前瞻性随机研究发现，皮损内使用 DNCB 治疗复发性转移性皮肤恶性黑色素瘤与皮损内卡介苗（BCG）治疗同样有效[151]。1 例 71 岁女性在足跟部患有不适合外科治疗的肢端雀斑样痣黑色素瘤，Breslow 深度 1.9mm，将 DNCB 外用到皮损产生了严重的毒性过敏性反应，但是仍持续治疗，5 个月后皮损消失。10 个月及 36 个月后，局部复发同样被成功治疗[152]。局部 DNCB 联合系统性达卡巴嗪治疗 59 例复发性黑色素瘤患者，取得了很好的效果[153]。在这项研究中，15 例患者完全缓解，7 例患者部分缓解，其余 37 例患者无效。另一项研究包含 19 例不适合用任何其他治疗方法的皮肤转移性黑色素瘤患者[154]。局部应用 DNCB 使其中 3 例患者完全缓解，另有 3 例部分缓解，1 例稳定，12 例无效[154]。1 例 50 岁男性患者出现皮肤和脑转移性黑色素瘤，原发部位不清，经过系统性化疗、局部应用 DNCB 和静脉应用福莫司汀，有效治疗了皮肤和脑的转移灶[155]。1 例 78 岁女性发现左腿出现转移中的黑色素瘤，局部 DNCB 治疗有改善，但是后来发生了淋巴结转移和致命性的肝受累[156]。

人类免疫缺陷病毒（HIV）感染

由于 DNCB 具有调节朗格汉斯细胞（该细胞在 HIV 感染中起重要作用）的功能，研究者用局部 DNCB 致敏作用于 HIV 感染的患者[157-160]，该治疗与改善细胞免疫功能相关[161-164]，并降低病毒载量[165]。尚需更多的研究来阐明局部 DNCB 治疗对 HIV 感染的作用。

特应性皮炎

在一项开放性研究中，8 例顽固性特应性皮炎患者（年龄为 15～48 岁）用 DNCB 局部治疗，有 6 例达到临床改善，这种改善与嗜酸性粒细胞计数、免疫球蛋白 E（IgE）水平和血清可溶性白介素-2（IL-2）受体水平相关。1 例患者没有临床改善，另一例出现恶化[166]。另一项开放性研究包含 9 例特应性皮炎患者，DNCB 治疗使得全身受累皮肤面积明显减少[167]。

其他皮肤病

1 例 71 岁的系统性红斑狼疮患者使用 DNCB 治疗后出现关节痛减轻以及抗核抗体（ANA）效价下降[168]。DNCB 还改善了 1 例 40 岁患者的光泽苔藓[169-170]以及 1 例 50 岁女性的慢性结节性痒疹[171]。

本章使用的英文缩写	
5-FU	氟尿嘧啶
DNCB	二硝基氯苯
DPC	联苯环丙烯酮
FDA	食品药品监督管理局
IgE	免疫球蛋白 E
HIV	人类免疫缺陷病毒
HLA	人类白细胞抗原
IL-2	白介素-2
SADBE	方酸二丁酯
UV	紫外线
VEGF	血管内皮生长因子

推荐阅读

Buckley DA, Keane FM, Munn SE, et al. Recalcitrant viral warts treated by diphencyprone immunotherapy. *Br J Dermatol* 1999;141:292–6.

Epstein WL, Stricker RB. Immunomodulation by allergic contact sensitization: the dinitrochlorobenzene story. *Am J Contact Dermatitis* 1995;6:117–21.

Freyschmidt-Paul P, Happle R, McElwee KJ, et al. Alopecia areata: Treatment of today and tomorrow. *J Invest Dermatol Symp Proc* 2003;8:12–7.

Happle R. Diphencyprone for the treatment of alopecia areata. *Arch Dermatol* 2002;138:112–3.

Higgins E, Du Vivier A. Topical immunotherapy: Unapproved uses, dosages, or indications. *Clin Dermatol* 2002;20:515–21.

Hoffmann R, Happle R. Topical immunotherapy in alopecia areata: what, how and why? *Dermatol Clin* 1996;14:739–44.

Lee AN, Mallory SB. Contact immunotherapy with squaric acid dibutylester for the treatment of recalcitrant warts. *J Am Acad Dermatol* 1999;41:595–9.

Rokhsar CK, Shupack JL, Vafai JJ, et al. Efficacy of topical sensitizers in the treatment of alopecia areata. *J Am Acad Dermatol* 1998;39:751–61.

Singh G, Lavanya MS. Topical immunotherapy in alopecia areata. *Int J Trichol* 2010: 2: 36–9.

参考文献

见本书所附光盘。

第 44 章　外用钙调磷酸酶抑制剂

Andrew N Lin

袁姗 译　赵娜 审校

概述

他克莫司和吡美莫司是钙调磷酸酶抑制剂，外用剂型适用于特应性皮炎的治疗。这些药物没有外用皮质类固醇的多种不良反应，如皮肤萎缩、膨胀纹和潜在的下丘脑-垂体-肾上腺轴（HPA）抑制。研究者通过大量关于特应性皮炎的双盲和开放性试验，证实了两种药物的安全性和有效性。此外，他们还评估了许多超适应证应用。有强有力的证据证实它们对于口腔扁平苔藓、硬化性苔藓和白癜风的治疗有效。

他克莫司

他克莫司是由土壤中的链霉菌属产生的大环内酯物，肝肾移植后静脉或口服给药用于预防器官排斥反应。其结构和作用机制同环孢素相似，但环孢素局部应用没有活性，可能是因为分子量大（1230Da），导致表皮穿透困难[1]。相反，他克莫司和吡美莫司分子量小（分别为 804Da 和 809Da），因此能较好地穿透有特应性皮炎损害的炎性皮肤。

药理学

作用机制

问题 44-1 他克莫司与细胞蛋白 FK506 结合蛋白（FKBP）结合，FKBP 是肽基脯氨酰基顺反异构酶（旋转异构酶），参与蛋白质折叠。然后该复合体与钙调磷酸酶结合，阻止转录因子 NFAT（活化 T 细胞核因子）-1 的去磷酸化能力，反过来抑制编码细胞因子白介素-2（IL-2）的基因转录，阻止 T 细胞活化和增殖以及细胞因子的产生[1]。他克莫司控制瘙痒的疗效与感觉不良反应一样，是通过影响钙调磷酸酶而直接作用于神经元，可能通过 PIP_2（磷脂酰肌醇 4,5-双磷酸）调节通路降低瞬时受体电位香草酸亚型 1（TRPV1）和钙电流的敏感性（框 44-1）[2]。

临床应用

FDA 批准的适应证

特应性皮炎——在不同国家的适应证

问题 44-2 在美国，外用他克莫司适应证如下：他克莫司软膏仅作为其他局部治疗效果不佳或其他方法不适用的、无免疫缺陷的成人和儿童中重度特应性皮炎的二线治疗，短期或非持续性使用，0.03% 和 0.1% 他克莫司软膏用于成人，0.03% 用于 2～15 岁儿童

510

（http：//www.astellas.us/docs/protopic.pdf，2011 年 7 月），妊娠期用药分级为 C 级。

问题 44-2　在加拿大，外用他克莫司也用于维持治疗："他克莫司软膏也可以维持治疗，用于已达到初始疗效（皮损清除、几乎清除或病情较轻）但反复发作（每年发生 5 次及以上）的中重度特应性皮炎，可以预防发作，延长发作间期，用法为每日 2 次，共 6 周"（http://www.astellas.ca/pdf/en/monograph/2010-09-24 ProtopicProductMonograph-En.pdf，2011 年 7 月 5 日）。

框 44-1　外用他克莫司的适应证和禁忌证

FDA 批准的皮肤适应证（见加拿大和欧洲特殊适应证部分）

　特应性皮炎[3-19]

超适应证皮肤应用

　丘疹鳞屑性皮肤病

　　口腔和皮肤扁平苔藓[20-24]

　　银屑病[32-33]

　色素异常

　　白癜风[25-31]

　自身免疫性皮肤病

　　皮肤红斑狼疮[34-35]

　　坏疽性脓皮病[36-38]

　其他超适应证应用[39-51]（见正文）

禁忌证

　绝对

　　对他克莫司或软膏任一成分敏感

　相对

　　2 岁以下儿童

　　活动性皮肤感染（治疗部位）

妊娠期用药分级——C 级

问题 44-2　在欧洲，外用他克莫司适用于达到初始疗效（皮损清除，几乎清除或轻度病情）但反复加重（每年发生 4 次或以上）的中重度特应性皮炎，可以预防发作，延长发作间期，每日 2 次使用，最多可用 6 周（http://www.wma.europa.eu/docs/en _ GB/document _ library/EPAR _ - _ Summary _ for _ the _ public/human/000374/WC500046825.pdf，2011 年 9 月 23 日）。

特应性皮炎——荟萃分析

问题 44-3　数项双盲开放性研究显示，外用他克莫司治疗成人和儿童特应性皮炎安全有效。这些结果被很好地记录在 4 个外用他克莫司和吡美莫司治疗的荟萃分析中，因此以下部分内容会将两种药物放在一起讨论。

1. 第一个针对 8 项随机对照试验的荟萃分析包括 1781 例用他克莫司治疗的患儿，研究者发现对于特应性皮炎的治疗来说，0.03% 和 0.1% 他克莫司软膏优于 1% 醋酸氢化可的松和 1% 吡美莫司软膏。而 0.03% 和 0.1% 他克莫司软膏之间没有统计学上的显著差异[3]。

2. 第二个针对 20 项临床试验的荟萃分析共包括 6288 例患有特应性皮炎的婴幼儿，结果发现应用他克莫司的患儿比对照组有更好的疗效，对照组采用的是赋形剂、1% 醋酸氢化可的松软膏和 1% 吡美莫司乳膏。0.03% 和 0.1% 他克莫司软膏之间没有统计学上的显著差异[4]。

3. 第三个荟萃分析发现，外用钙调磷酸酶抑制剂治疗特应性皮炎比安慰剂更有效。吡美莫司比皮质类固醇效果差一些，但是值得长期维持以及作为节制激素药物，在红斑和（或）瘙痒开始出现时应用。外用他克莫司作用等同于中效皮质类固醇。面部和屈侧的慢性皮损最适合使用钙调磷酸酶抑制剂治疗[5]。

4. 第四个荟萃分析评价了 17 项试验，比较 0.03% 和 0.1% 他克莫司软膏和外用皮质类固醇，包含 2328 例儿童和 2849 例成人患者，结论是 0.1% 他克莫司软膏作用与 Ⅰ/Ⅱ 及 Ⅲ 级皮质类固醇强度相同[6]。

特应性皮炎——更多的综述和研究

问题 44-3　在 2010 年，Fleischer 和同事们回顾了 52 篇使用他克莫司治疗特应性皮炎和其他皮肤病的文章，得出结论：他克莫司软膏用于疾病严重度不等的成人和儿童时能有效减少瘙痒，明显优于单独使用赋形剂[7]。

1 项针对中重度成人特应性皮炎的双盲研究发现，他克莫司在第 6 个月时所有疗效评分均高，第 12 个月时面颈部疗效好[8]。

对于成人特应性皮炎，他克莫司起效迅速并能维持疗效。日本对成人患者的研究显示，他克莫司用于躯干和四肢时有和中效皮质类固醇戊酸倍他米松相同的作用，对于面颈部皮损则优于弱效皮质类固醇二丙酸阿氯米松[9]。另外，在提高活动性特应性皮炎患者生活质量方面，他克莫司和吡美莫司优于赋形剂[10]。

另一篇综述的结论是，他克莫司和吡美莫司对于儿童特应性皮炎的治疗已经被广泛评估。将其与安慰剂、外用皮质类固醇进行对比及二者相互比较的试验显示，他克莫司和吡美莫司短期持续应用安全有效，可间断使用长达 4 年。局部用钙调磷酸酶抑制剂（TCI）长期使用的安全性尚属未知，因为其临床应用还不到 10 年[11]。

特应性皮炎——维持治疗

问题 44-3　数项大规模双盲研究显示，一旦特应性皮炎病情稳定，每周 2～3 次使用他克莫司的维持治疗能有效预防儿童和成人患者病情复发。

在一项研究中，267 名轻到重度特应性皮炎患儿每日 2 次外用 0.03％他克莫司软膏，直至调查者整体评分≤2[12]。患者再随机使用 0.03％他克莫司或赋形剂，每周 2 次，连续 12 个月。疾病发作时应用 0.03％他克莫司每日 2 次。他克莫司治疗组比标准治疗组发作次数少（P＜0.001），发作时间延迟（146 天 vs. 17 天，P＜0.001）。

另一项研究包含 206 例 2～15 岁中重度特应性皮炎患儿，他们被随机分组，分别以 0.05％阿氯米松软膏和 0.03％他克莫司软膏双盲治疗，每日 2 次，共 4 天，然后每日 2 次给予 0.03％他克莫司软膏，随访 16 周，他克莫司软膏治疗组的无病期明显多于赋形剂组，首次复发时间更晚，复发天数明显减少[13]。

Brenemen 及同事分析了 197 例中重度特应性皮炎成人及儿童患者，应用他克莫司软膏治疗到 16 周后皮损清除，然后随机双盲采用他克莫司（0.03％或 0.1％）或赋形剂进行治疗，每周 3 次，共 40 周。药物涂抹在之前的皮损处。他克莫司组的平均无发作时间是 177 天，赋形剂组是 134 天（P＝0.003），他克莫司组首次复发的中位时间是 169 天，赋形剂组为 43 天（P＝0.037）[14]。

在另一项研究中，257 例成人特应性皮炎患者外用 0.1％他克莫司每日 2 次，共 6 周。当调查者整体评分≤2 时，患者随机预防性使用他克莫司或赋形剂，每周 2 次，共 12 个月。他克莫司组能明显减少疾病加重的病例数（中位数差别：15.2％，P＜0.001）[15]。

一篇荟萃分析文章得出的结论是，赋形剂为对照的试验能证明预防性使用他克莫司、丙酸氟替卡松、醋丙甲泼尼龙抑制复发的有效性。该试验间接证明，每周 2 次使用强效皮质类固醇丙酸氟替卡松比他克莫司软膏能更有效地预防复发[16]。

特应性皮炎——他克莫司 vs. 吡美莫司

问题 44-3 有两项随机研究显示，成人特应性皮炎患者使用他克莫司比吡美莫司更有效[17]。在一项研究中，特应性皮炎成人和儿童患者之前外用过激素，然后随机外用他克莫司（0.03％于儿童，0.1％于成人）或吡美莫司 6 周。结果显示他克莫司比吡美莫司更有效，两者安全性相同[18]。但某综述的结论是，短期连续使用，吡美莫司效果同 0.03％他克莫司相同，两者耐受性相同[19]。

皮肤科超适应证使用

除了特应性皮炎，外用他克莫司对其他许多皮肤病的疗效也有评估。该药对扁平苔藓（尤其是口腔糜烂性扁平苔藓）、白癜风和银屑病的治疗也有很好的研究[20]。

扁平苔藓（LP）

关于他克莫司对扁平苔藓（尤其是口腔糜烂性扁平苔藓）的治疗有大量研究[21]。关于口腔扁平苔藓的双盲试验和开放性研究的强有力证据显示，他克莫司的疗效至少等同于 0.05％氯倍他索软膏。但是，使用他克莫司软膏治疗口腔 LP 可以导致系统性吸收，50 例患者中有 27 例血液内可以检测到，平均最大血液浓度是 2.7ng/ml（最高 11ng/ml）[22]（注：为保持一致，本章中凡是采用"μg/ml"之处均被换算为"ng/ml"）。实体器官移植患者的最低浓度是 5～10ng/ml[23]。尚未见与系统性吸收相关的明显不良反应。

有 2 例使用他克莫司软膏后发生口腔鳞状细胞癌的报道，但是进一步的研究除外了致病相关性[21]。开放性试验和病例报告证实了他克莫司软膏对外阴阴道 LP 和皮肤 LP 的有效性[21]。有一项开放性试验报道了 5 例甲 LP 患者，均取得了很好的疗效[24]。

白癜风

问题 44-4 双盲随机对照研究表明 0.1％他克莫司软膏优于安慰剂，尤其对于面部损害[25]，几乎与 0.05％丙酸氯倍他索作用相同[26]。一项双盲研究[27]和一项随机前瞻性研究[28]表明，0.1％他克莫司软膏加准分子激光优于单独准分子激光治疗，特别是对于传统紫外线治疗无效的部位，如骨突和四肢。另一项双盲试验显示，0.1％他克莫司软膏联合窄谱紫外线（NB-UVB）的效果等同于安慰剂联合 NB-UVB[29]，面部损害最好每日 2 次使用[30]。

一项包含 61 例面颈部白癜风患者的开放性研究显示，多数患者在第 4 周有色素恢复[31]。在一些开放性试验和病例报告中有较好效果[20]。

银屑病

问题 44-5 0.1％他克莫司对银屑病治疗有明确作用，特别是对于面部、反转型及外阴部银屑病。三项双盲试验显示，他克莫司优于安慰剂和赋形剂[20]。其中一项试验对面部或皱褶部位银屑病患者进行评价，最早在第 8 天就开始改善（P＝0.004）[32]。另一项对面部/外阴-腹股沟银屑病的双盲研究显示，0.03％他克莫司优于卡泊三醇[33]，卡泊三醇是一种自然生物活性的 1,25-双羟维生素 D_3，在欧洲和加拿大有软膏供应。几项开放性试验也显示效果良好，特别是对于面部、反转型和外阴部银屑病[20]。

红斑狼疮（LE）

一项双盲研究显示，他克莫司治疗面部 LE 疗效等同于 0.05% 丙酸氯倍他索，特别是对于颧部皮疹、盘状 LE 和亚急性皮肤 LE 皮损[34]。开放性试验和病例报告也发现效果良好[20]。一项开放性试验显示，外用他克莫司单用或联合口服羟氯喹对皮肤 LE 有效[35]。

脂溢性皮炎

开放性研究显示，0.1% 他克莫司软膏治疗脂溢性皮炎有效[20]。

皮肤克罗恩病

一项双盲研究显示，0.1% 他克莫司软膏治疗肛周及肛门溃疡性克罗恩病的效果优于安慰剂，但在有瘘管的地方可能无效[20]。一项开放性研究显示，0.5% 他克莫司治疗口腔和肛周克罗恩病有效，但是 1 例口面部克罗恩病患者用 0.05% 口腔膜剂后出现系统性吸收，血中浓度为 9ng/ml[20]。

硬化性苔藓

曾有开放性研究及病例报告发现，外用他克莫司治疗硬化性苔藓有效，特别是对于肛门生殖器部位的皮损[20]。

坏疽性脓皮病

小型开放性研究[36]显示，5 例患者单独应用他克莫司治疗有效[37]。一病例报告也显示了较好疗效[38]。

颜面肉芽肿

有病例报告他克莫司治疗有效[20,39-40]。

接触性皮炎

双盲研究显示，对于金属镍导致的变应接触性皮炎，他克莫司优于安慰剂[41-43]。在一项接触性皮炎的双盲研究中，0.1% 他克莫司、1% 吡美莫司、0.05% 丙酸氯倍他索、0.1% 醋酸曲安奈德和安慰剂没有区别，但还是更倾向于采用药物治疗[44]。

尚有其他研究及病例报告显示，对于变应性接触性皮炎，他克莫司效果良好[42,45-46]。

酒渣鼻

开放性研究显示外用他克莫司对酒渣鼻治疗有效[20]。

他克莫司——无效

一项开放性研究和 3 例病例报告显示，0.1% 他克莫司治疗斑秃无效[20]。一项包括 22 例血液透析瘙痒症患者的双盲研究发现，他克莫司并不比赋形剂更好[20]。另外有研究显示，他克莫司对前额纤维性脱发、人为脂膜炎和紫外线诱导的红皮病无效[20]。

硬斑病/局限性硬皮病

一项双盲研究比较了 0.1% 他克莫司和凡士林对硬斑病的疗效，还有一项针对局限性硬皮病的开放性研究，均显示出 0.1% 他克莫司的良好结果[20]。一项双盲研究显示，0.1% 他克莫司软膏比凡士林更有效[47]。开放性研究和病例报告也表明他克莫司效果良好[48-50]。但有 1 例患者外用他克莫司无效[51]。

其他超适应证使用

一篇综述[20]引用了使用他克莫司取得良好效果的报告，包括的疾病如下（至少有 1 例病例报告支持）：闭塞性干燥性龟头炎、口腔/会阴部克罗恩病、Zoon 龟头炎、间擦疹、尿毒症性瘙痒、慢性光线性皮炎、环状肉芽肿、淀粉样苔藓、嗜酸性脓疱性毛囊炎、面部肉芽肿、网织红细胞黏蛋白沉积症、脂质渐进性坏死、苔藓样糠疹、副肿瘤性天疱疮、皮肌炎的皮肤损害、家族性良性天疱疮（1 例病例报告记录完全失败）、色素性扁平苔藓、白色糠疹、外阴瘙痒、Jogger 乳头、青少年跖部皮病、神经性皮炎、蕈样肉芽肿、浆细胞性外阴炎、淤积性皮炎、腺性唇炎和其他疾病（详见综述）。

不良反应

他克莫司软膏可能导致使用部位的局部刺激症状，但只是暂时性的，随时间延长而消退，多数患者在 1 个月内消退。罕见病例可见症状持续存在[7]。

理论上的致癌风险——FDA 数据

问题 44-6 在 2004 年，美国食品药品监督管理局（FDA）回顾了不良反应报告系统的数据，发现 19 例恶性肿瘤与局部外用他克莫司相关，10 例与局部外用吡美莫司相关，其中 1 例与两者都相关（http://www.fda.gov/ohrms/dockets/ac/05/briefing/2005-4089b2.htm，2011 年 5 月 22 日）。

与他克莫司相关的病例包括：非霍奇金淋巴瘤（2 例）、鳞状细胞癌（4 例）以及"恶性淋巴瘤或塞扎里综合征""淋巴瘤""淋巴瘤可能，淋巴结肿大"、结节性滤泡性淋巴瘤、"EB 相关性 B 细胞淋巴瘤""脂膜炎样 T 细胞淋巴瘤""T 细胞淋巴瘤，间变性大细胞淋巴瘤"、皮肤卡波西肉瘤、"转移性血管肉瘤"、肝母细胞瘤、食管癌伴转移、"转移-新发性黑色素瘤"和"肿瘤"各 1 例。

与吡美莫司相关的病例包括：淋巴瘤（2 例）、"肿瘤"（2 例）以及非霍奇金淋巴瘤、"脂膜炎样 T 细胞淋巴瘤"、肉芽肿性淋巴结炎伴增生、乳头导管内乳头瘤、基底细胞癌、鳞状细胞癌各 1 例。

2005 年 FDA 发布了公共健康报告，部分内容是："FDA 正在发布公共健康报告，通知医疗保健提供者和患者关于皮肤外用 Elidel（吡美莫司软膏）和 Protopic（他克莫司软膏）的潜在致癌风险。这种担忧基于动物实验、少数患者病例报告和药物的作用机制。可能需要 10 年或更长时间的人类试验来判断 Elidel 和 Protopic 是否同癌症相关。与此同时，由于危险性不确定，FDA 建议 Elidel 和 Protopic 仅用于其他治疗无效的适应证范围内疾病（http：//www.fda.gov/Drugs/DrugSafety/PostmarketDrugSafetyInformatonforPatientsandProviders/ucm153956，htm，2011 年 5 月 22 日）。

理论上的致癌风险——临床研究

问题 44-7 许多研究和综述都不支持外用钙调磷酸酶抑制剂和癌症之间的关系。一项回顾性研究对综合性医疗服务系统来源的数据进行分析，观察了自 2001 年 1 月到 2004 年 12 月期间 953 064 例诊断为特应性皮炎或湿疹的患者。研究者发现，外用他克莫司或吡美莫司和整体癌症比例的增加并不相关，但外用他克莫司可能增加 T 细胞淋巴瘤的风险（风险比为 5.44，95％置信区间为 2.51～11.79，$P<0.001$）[52]。

问题 44-8 一项病例对照研究对 5000 例成人皮炎患者进行问卷调查，发现外用钙调磷酸酶抑制剂与成人非黑色素瘤性皮肤癌的风险增加无关[53]。

问题 44-7 PharMetrics 数据库中一项巢式病例对照研究对特应性皮炎患者外用免疫抑制剂和淋巴瘤之间的关系进行了队列研究，研究者没有发现外用钙调磷酸酶抑制剂的患者淋巴瘤风险增加[54]。另一项巢式病例对照研究应用英国基础健康改善系统数据，发现特应性皮炎（疾病本身，与治疗无关）同淋巴瘤风险增加相关（比值比为 1.83，95％置信区间为 1.41～2.36），但是没有发现任何外用钙调磷酸酶抑制剂后出现淋巴瘤的病例[55]。

其他研究者发现，在大量特应性皮炎或湿疹患者中所有淋巴瘤的相对风险率是 0.7～1.8。关于外用钙调磷酸酶抑制剂使用后发生淋巴瘤的数据并不一致，不足以得出因果关系的结论，问题 44-8 也没有证据显示黑色素瘤和非黑色素瘤性皮肤癌同外用钙调磷酸酶抑制剂相关[56]。数篇综述也发现他克莫司和恶性肿瘤没有相关性[57-60]。

问题 44-7 但一项研究显示，同一般人群相比，外用他克莫司、吡美莫司、中高效皮质类固醇与淋巴瘤增高的风险相关，建议增加对之前存在的淋巴瘤的检测。该研究未发现外用吡美莫司的患者淋巴瘤风险增加与其他外用药物的关系[61]。

考虑到光疗和恶性肿瘤风险相关，一项研究显示，与单用 UVB 相比，UVB 联合他克莫司对角质形成细胞的直接光致癌性风险很有限[62]。外用吡美莫司和他克莫司也不能加速无毛小鼠紫外线 A 照射后或刺激性日光放射后的光致癌性[63]。

系统性吸收——他克莫司

对于特应性皮炎患者，他克莫司的系统性吸收很少，无临床意义。但是，明显的系统性吸收可见于 Netherton 综合征患者。

特应性皮炎患者的吸收

问题 44-9 一篇包含 12 项临床研究的综述中发现，应用 0.03％或 0.1％他克莫司每日 2 次治疗中重度特应性皮炎[64]，89％～95％的患者他克莫司全血浓度低于 1ng/ml，平均最大浓度为 0.2～1.6ng/ml，血浓度-时间（0～12h）曲线下的平均面积是 1.4～13.1ng/(h·ml)。实体器官移植患者的最低浓度是 5～10ng/ml[23]。一项对 53 例特应性皮炎患儿的研究发现，首次和重复给予 0.03％他克莫司软膏仅引起很少的系统性暴露[65]。一项包括 14 例中重度特应性皮炎成人患者的研究发现，他克莫司主要分段用于皮肤，使外用的系统性吸收最小化[66]。

Netherton 综合征的吸收

问题 44-9 在一项用 0.1％他克莫司软膏治疗 Netherton 综合征的研究中，3 例患者血液中他克莫司水平很高，最高到 37.2ng/ml，但是没有中毒的症状或体征[67]。另一项研究中，一例 4 岁半的女孩用 0.01％他克莫司软膏治疗左臂皮损，5 天后血清他克莫司水平为 4.2ng/ml。其他 2 例患儿用 0.005％他克莫司治疗面颈部皮损，每日 2 次，临床快速改善，血清水平在治疗的 1 周、1 个月和 3 个月时均低于 3ng/ml[68]。

对 3 例使用他克莫司和吡美莫司治疗的患者，每 3～4 个月监测血中他克莫司水平，基本检测不到，偶尔能刚刚检测到，从 1.6 ng/ml 到 2.7ng/ml，低于移植患者的治疗范围（5～10ng/ml）[69]。1 例 10 岁男孩采用 0.03％他克莫司治疗，但因为血中药物水平达到 2.5ng/ml 而停止治疗，后来外用吡美莫司治疗成功[70]。

其他不良反应

问题 44-10 其他不良反应包括饮酒后面部潮红加重[71]、发生酒渣鼻样皮炎[72]、痤疮[73]以及人乳头瘤病毒感染再激活[74]。

吡美莫司

药理学

吡美莫司是半合成的子囊霉素衍生物，子囊霉素是从吸水链霉菌子囊菌分离的大环内酯类，专用于炎症性皮肤病，如特应性皮炎。结构与他克莫司类似。

作用机制

问题 44-1 吡美莫司的作用机制与他克莫司相同[1]。其与 FK506 结合蛋白结合，抑制钙调磷酸酶，阻止 NFAT-1 的活化，从而阻止编码 IL-2 的基因转录，阻断 T 细胞活化和随后的细胞因子产生（框 44-2）。

有证据表明，外用吡美莫司可能不是主要通过抑制淋巴细胞内的钙调磷酸酶/NFAT-1 发挥作用，而是通过其他机制，可能是通过抑制毛囊角质细胞的 NFAT-2 活性起作用[75]。

框 44-2　外用吡美莫司的适应证及禁忌证

FDA 批准的皮肤科适应证
　特应性皮炎[17-19,76-86]
超适应证皮肤科应用
　皮炎
　　接触性皮炎[93-96]
　　脂溢性皮炎[97-106]
　色素异常
　　白癜风[87-92]
　自身免疫性皮肤病
　　皮肤红斑狼疮[112-115]
　其他皮肤病
　　酒渣鼻[107-111]
　　口周皮炎[116-117]
　其他超适应证使用[118-126]（见正文）
禁忌证
　绝对
　　对吡美莫司或吡美莫司乳膏的任一成分过敏
　相对
　　2 岁以下儿童
　　活动性皮肤感染（治疗部位）
妊娠期用药分级——C 级

临床应用

FDA 批准的适应证

特应性皮炎——概述

问题 44-3 正如他克莫司部分所述，数项荟萃分析

研究证实了他克莫司和吡美莫司治疗特应性皮炎的安全性和有效性[3-5]。更多综述也表明了吡美莫司治疗特应性皮炎的安全性和有效性[19,76-78]。

吡美莫司似乎对于头颈部特应性皮炎有特殊作用。在一项研究中，面部特应性皮炎患儿及成人患者长期间断使用吡美莫司治疗明显减少了外用皮质类固醇的使用[79]。一项包含 200 例 12 岁以上患者的研究发现，吡美莫司对外用皮质类固醇不耐受或皮质类固醇依赖的头颈部皮炎患者有效。皮肤萎缩在皮质类固醇治疗间歇期可得到恢复[80]。另一项研究包括 184 例有严重特应性皮炎病史的 2～17 岁患儿，随机用吡美莫司或赋形剂治疗 24 周，泼尼卡酯作为急救药物备用。结果显示，使用吡美莫司乳膏后头颈部对外用皮质类固醇的需要量下降[81]。

起效

在一项研究中，患者随机使用吡美莫司（$n=100$）和赋形剂（$n=98$），吡美莫司组有 56％的患者瘙痒缓解，而赋形剂组仅有 34％（$p=0.003$）[82]。但一项随机对照研究显示，对于严重的特应性皮炎患者，吡美莫司并不优于赋形剂[83]。

预防疾病发作

一项为期 26 周的随机双盲赋形剂对照研究共包括 521 例 2～17 岁患儿，在随机使用吡美莫司或赋形剂前皮损清除或基本清除，早期使用吡美莫司可预防发作，减少复诊，减少外用皮质类固醇暴露[84]。

在一项针对吡美莫司和赋形剂的为期 26 周的随机研究中，没有活动性皮损的轻中度特应性皮炎成人患者用吡美莫司乳膏来干预症状和（或）体征，减少发作次数，降低外用皮质类固醇的需要量，减少疾病相关性复诊[85]。

另一项研究包括 300 例 2～17 岁患儿，每日 2 次外用吡美莫司，直到完全缓解，最长用 6 周（开放标签）。评分至少降低 1 分的患者被纳入随机双盲治疗，吡美莫司每日 2 次或 1 次，最长 16 周。每日 2 次组复发率较低，但两组的疾病复发时间并没有统计学差异。作者的结论是，吡美莫司每日 2 次然后每日 1 次使用超过 16 周对于儿童患者可以有效预防复发[86]。某综述的结论是，根据数项长期（4～12 个月）随机双盲多中心试验，在特应性皮炎症状和体征发作时间断使用吡美莫司对于预防疾病发作及减少外用皮质类固醇的需求，效果优于赋形剂[19]。

皮肤科超适应证使用

许多研究探索了外用吡美莫司的超适应证使用，特别是对于扁平苔藓、白癜风和银屑病[20]。

扁平苔藓

双盲及开放性研究均证实了 1％吡美莫司乳膏治疗口

腔 LP 的有效性，效果与 0.1% 醋酸曲安奈德贴膏相同[21]。对于外阴阴道 LP，一项双盲研究发现吡美莫司优于安慰剂，2 例病例报告发现吡美莫司对皮肤扁平苔藓有效。

白癜风

问题 44-4 多项双盲随机对照研究显示，1% 吡美莫司效果不一。一项双盲研究显示，1% 吡美莫司乳膏与安慰剂相比，对于色素恢复没有不同[87]；而另一项研究显示，1% 吡美莫司比 0.05% 丙酸氯倍他索效果差[88]，两项研究针对的都是非面部皮损。另外一项双盲随机对照研究显示，对于面部皮损，1% 吡美莫司乳膏联合 NB-UVB 优于安慰剂联合 NB-UVB[89]。单盲研究显示，308nm 准分子激光联合 1% 吡美莫司对面部皮损疗效优于单独使用准分子激光[90]。另外，1% 吡美莫司乳膏联合皮肤微磨削优于单独使用 1% 吡美莫司乳膏[91]。四项开放性试验均显示该药效果良好，特别是对于面部皮损[20,25]。另一项开放性试验比较了 1% 吡美莫司和 0.1% 糠酸莫米松乳膏，发现二者对于面部皮损作用相同[92]。另一项开放性试验显示，1% 吡美莫司乳膏与 0.05% 丙酸氯倍他索效果相同，一项回顾性研究和 3 例病例报告也证实 1% 吡美莫司效果良好[20]。

银屑病

问题 44-5 同他克莫司一样，对吡美莫司的研究主要是针对反转型银屑病，但其作用需要进一步研究。一项双盲研究显示吡美莫司治疗反转型银屑病优于赋形剂，而另一项研究显示其优于赋形剂但劣于卡泊三醇和氯倍他索[20]。另一项研究显示吡美莫司优于卡泊三醇，但是劣于 0.1% 戊酸倍他米松。一项开放性研究发现，应用吡美莫司后面部银屑病的所有临床参数都有改善[20]。

接触性皮炎

如他克莫司部分所述，一项针对接触性皮炎的双盲研究显示，0.1% 他克莫司乳膏、1% 吡美莫司乳膏、0.05% 丙酸氯倍他索软膏、0.1% 醋酸曲安奈德软膏和安慰剂并无不同，但还是倾向于应用药物治疗[44]。一项开放性研究显示 0.6% 吡美莫司乳膏有效[93]。吡美莫司也能有效治疗皮肤[94]和唇部[95]的刺激性接触性皮炎。一病例报道发现其治疗海蜇引起的刺激性皮肤反应有效[96]。

脂溢性皮炎

两项双盲研究表明吡美莫司治疗脂溢性皮炎有效[97-98]。一项开放性研究显示吡美莫司优于甲硝唑凝胶和醋丙甲泼尼龙乳膏[99]。另一项研究显示吡美莫司

与酮康唑有类似效果，但是吡美莫司组不良反应更常见，而酮康唑组少见[100]。一项研究发现，用药第 7 天临床参数明显改善，超过 90% 的患者在第 14 天症状清除[101]。其他开放性试验也显示其效果良好[102-106]。

酒渣鼻

一项双盲研究和一项开放性研究显示，1% 吡美莫司软膏治疗酒渣鼻的效果并不优于软膏赋形剂[107-108]。一项开放性研究显示吡美莫司不比甲硝唑乳膏更有效[109]。两项开放性研究显示，1% 吡美莫司对皮质类固醇诱导的酒渣鼻有效[110-111]。

皮肤红斑狼疮（LE）

一项双盲研究显示，对于盘状 LE 来说，1% 吡美莫司乳膏与 0.1% 戊酸倍他米松效果相同[112]。开放性试验和病例报告发现，1% 吡美莫司治疗皮肤 LE 有效[113-115]。一项开放性试验显示，吡美莫司单用或联合口服羟氯喹治疗皮肤 LE 有效[35]。

口周皮炎

两项双盲研究显示，1% 吡美莫司乳膏在治疗口周皮炎方面效果优于赋形剂[116-117]。

硬化性苔藓

一项包括 38 例外阴硬化性苔藓女性患者的双盲研究发现，氯倍他索优于吡美莫司（$P = 0.015$），但是两者均有效，耐受性都很好[118]。数项开放性试验和一病例报告显示，外用吡美莫司治疗外阴硬化性苔藓效果好[20]。但有 1 例生殖器外硬化性苔藓男性患者对吡美莫司乳膏治疗无效[20]。

皮肤移植物抗宿主病

曾有 1 例吡美莫司成功治疗儿童皮肤移植物抗宿主病的报道[119]。

Netherton 综合征

问题 44-9 在他克莫司部分提到过，1 例 10 岁男孩用 0.03% 他克莫司治疗，但是因为血中药物水平达到 2.5ng/ml 而停药，换用外用吡美莫司治疗有效，血中吡美莫司浓度始终低于 2.4ng/ml[20]。相比之下，口服吡美莫司治疗银屑病的患者没有出现系统性不良反应，其血中吡美莫司浓度达到 15ng/ml[120]。

有一项研究描述了 3 例患者先用他克莫司治疗，然后用吡美莫司，而另 1 例只用吡美莫司治疗。所有患者的红斑、鳞屑和瘙痒几乎全部改善。血中检测不到吡美莫司[69]。

在一项探索性研究中，3 例患儿用 1% 吡美莫司乳膏治疗，每日 2 次，连用超过 18 个月，效果极为明显[121]。血中药物浓度从 0.625ng/ml 到 7.08ng/ml。

作者引用的研究显示，成人接受口服吡美莫司，血中水平高达 54ng/ml，持续 3 个月未出现有临床意义的免疫抑制。

一例病例报告也显示应用 1% 吡美莫司乳膏治疗成功，最高血药浓度是 0.557ng/ml[122]。

吡美莫司——无效

吡美莫司治疗斑秃及寻常痤疮无效[20]。一项前瞻性研究发现，吡美莫司对西妥昔单抗诱导的丘疹脓疱性皮损没有临床优势，但是另一病例报告则显示有效[20]。一项双盲研究比较了吡美莫司和安慰剂对尿毒症性瘙痒的疗效，发现两者无差异[123]。

其他超适应证使用

一篇综述[20]引用的研究（至少一例病例报告）显示，吡美莫司能有效治疗白塞病、项部瘢痕疙瘩性痤疮、外阴神经性皮炎、外阴瘙痒、移植物抗宿主病、条纹状苔藓、环状肉芽肿、黏液水肿性苔藓、面部肉芽肿、慢性光线性皮炎、离心性环状红斑、Jessner 淋巴细胞浸润、嗜酸性脓疱性毛囊炎、额部纤维化脱发、出汗不良性湿疹、毛发红糠疹、坏疽性脓皮病、网织红细胞性黏蛋白沉着、Zoon 龟头炎、白色糠疹及其他多种皮肤病。

有良好疗效的报道还见于 Darier 病[124]、寻常型天疱疮（作为硫唑嘌呤的辅助治疗）[125]和皮肤肥大细胞增多症[126]。

不良反应——吡美莫司的系统性吸收

问题 44-9 一项包含 17 例日本婴幼儿的开放性研究显示，在治疗第 1 天和第 10 天，分别有 94% 和 93% 的患儿血药浓度低于 0.5ng/ml，药物浓度没有随治疗体表面积增加而升高。药物相关性系统性不良反应未见报道。使用吡美莫司可以引起少量系统性吸收[127]。另一项研究显示，长期间断使用吡美莫司治疗成人泛发性皮炎可引起少量系统性暴露，但没有药物蓄积的证据[128]。

5 例 5.7~11.9 个月的婴儿每日 2 次给药，按需治疗 1 年，没有发现药物蓄积，吡美莫司血液浓度一直很低，从定量分析下限（0.1ng/ml）到 1.94ng/ml。长期治疗耐受很好，没有任何治疗相关性不良反应发生[129]。

不良反应——其他问题

问题 44-7 数篇综述的结论是，外用吡美莫司不增加恶性肿瘤的风险[130-131]。 问题 44-10 他克莫司的其他不良反应包括乙醇诱导的面部潮红增强[132]、面部痤疮[133]和传染性软疣[134]。

1 例外阴硬化性苔藓患者使用吡美莫司后，突然发生外阴未分化鳞癌快速生长[135]。1 例 27 岁男性在用吡美莫司治疗头部特应性皮炎时发生疱疹样湿疹[136]。

本章使用的英文缩写	
Da	道尔顿
FKBP	FK506 结合蛋白
HPA	下丘脑-垂体-肾上腺（轴）
IL	白介素
LE	红斑狼疮
LP	扁平苔藓
NB-UVB	窄谱紫外线 B
NFAT	活化 T 细胞核因子（-1、-2）
PIP$_2$	磷脂酰肌醇 4,5-双磷酸
TRPV1	瞬时受体电位香草酸亚型 1

参考文献

见本书所附光盘。

第45章　外用维生素 D_3

Ginette A. Hinds，Yolanda R. Helfrich，Dana L. Sachs，and Sewon Kang

袁　姗　译　赵　娜　审校

概述

维生素 D 是人体必需的激素，维持正常血清钙磷水平。它在钙平衡中的重要性的典型例子是佝偻病——一种损毁性骨病。到 20 世纪末，佝偻病发病率在北欧和美国西北部已经达到流行病水平。那时的城市特点是重污染和街道无阳光。早在 1882 年人们既已观察到佝偻病在农村儿童中相对少见，当时推断疾病由缺乏日晒导致。大约 40 年后，放射影像学证据显示单独日晒即可治愈佝偻病，也注意到佝偻病患者口服鱼肝油可以改善。最终，人们发现维生素 D 是鱼肝油的活性成分，是临床改善的主要原因。随后发现，紫外线（UV）照射可以激活维生素 D 在皮肤生物合成的信号，从而明确了日光暴露、维生素 D 和佝偻病之间的联系[1]。

皮肤科对维生素 D 的兴趣源于皮肤是维生素 D 生物合成的部位（在这里，7-脱氢胆固醇在日光作用下转化为维生素 D），也是维生素 D 活性的靶器官。问题 45-1 维生素 D 受体（VDR）——1,25-二羟维生素 D_3 [1,25-$(OH)_2D_3$] 作用的转换器被角质细胞、朗格汉斯细胞、黑色素细胞、成纤维细胞和内皮细胞识别[2]。体内和体外试验均已证实 1,25-$(OH)_2D_3$ 对细胞增殖和分化的作用。随着人们对维生素 D_3 及其类似物的免疫调节作用的了解逐渐增加，其用于银屑病和其他炎症性皮肤病的作用模式也逐渐被知晓，从而促使了治疗银屑病和其他皮肤病的外用维生素 D_3 及其类似物的各种配方的发展。

药理学

结构及生物合成

维生素 D_3 原（7-脱氢胆固醇）（图 45-1）存在于动植物中。问题 45-2 在表皮中，维生素 D_3 原依赖紫外线 B（UVB）形成维生素 D_3 前体，该前体无活性。继而形成温度依赖的异构化的维生素 D_3 前体，在皮肤形成维生素 D_3（胆钙化醇）。维生素 D_3 分子不稳定，如果不及时进入循环会被灭活。在循环中，维生素 D_3 进入肝，被细胞色素 P450 依赖的酶（25-羟化酶）羟基化，形成 25-羟维生素 D_3。在肾（也可以在其他组织，如胎盘、肺泡巨噬细胞和骨细胞）中，25-羟维生素 D_3 再次被羟基化，形成活性激素骨化三醇 [1,25-$(OH)_2D_3$]。

对人类角质细胞最近的研究证实，角质细胞很独特，含有所有将 7-脱氢胆固醇转换为活性骨化三醇的必需酶。1-羟化酶和 25-羟化酶也被证实存在于人角质细胞，尽管二者的生理作用尚不清楚[3]。

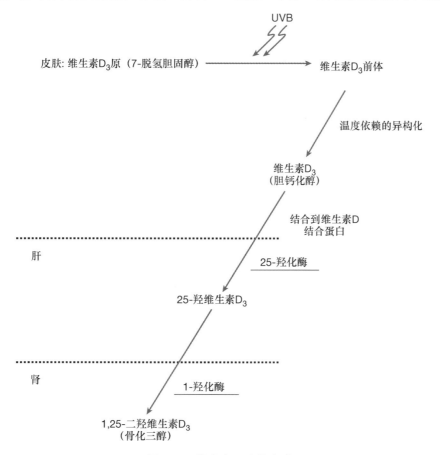

图 45-1　维生素 D 生物合成

代谢

维生素 D 活性形式 1,25-$(OH)_2D_3$ 被 24-羟化酶代谢为 1,24,25-三羟维生素 D₃，同活性形式相比，该形式几乎没有生物学活性。24-羟化酶在肾和人类皮肤表达。它是一个诱导酶，局部涂抹骨化三醇于人类皮肤可增强其活性[4]。

作用机制

问题 45-3 维生素 D 以 1,25-$(OH)_2D_3$ 形式主要通过 VDR 调节细胞生长、分化和免疫功能以及钙磷代谢。VDR 蛋白属于甲状腺激素、皮质类固醇和视黄酸核受体基因家族。当 VDR 被其配体 1,25-$(OH)_2D_3$ 或合成的类似物激活，药物-受体复合物与视黄酸 X 受体-α（RXR-α）关联，结合到特定脱氧核糖核酸（DNA）结合部位——维生素 D 应答元件，然后诱导或抑制含有这些元素的基因（图 45-2）。维生素 D 抑制培养的角质细胞增殖，调节表皮分化。通过提高基因表达以及内披蛋白和谷氨酰胺转胺酶的蛋白水平来促进角质层形成[5]。另外，其在炎症中还起重要作用。维生素 D 通过 T 细胞抑制白介素-2（IL-2）和 IL-6 产

生，阻止干扰素（IFN）-γ 和粒细胞巨噬细胞集落刺激因子（GM-CSF）信使核糖核酸（mRNA）转录，抑制细胞毒性 T 细胞和自然杀伤细胞活性[6]。

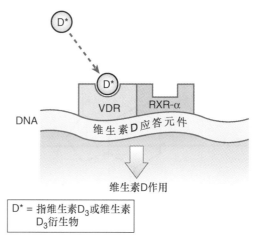

图 45-2　维生素 D 及其类似物作用机制

维生素 D 类似物

问题 45-4 口服药理学剂量的 1,25-$(OH)_2D_3$ 会

产生明显的高钙血症和高钙尿症，从而限制了皮肤科使用。因此，维生素 D 类似物被合成，后者可以降低高钙血症风险，但保留维生素 D_3 介导的其他细胞作用。目前有三种类似物被广泛使用：卡泊三醇（最早命名为钙泊三醇）、骨化三醇和他卡西醇（表 45-1、图 45-3）。双盲试验证实卡泊三醇比骨化三醇和他卡西醇更有效[7-8]。另外，卡泊三醇比他卡西醇更少诱发高钙血症（和高钙尿症）[8]。

表 45-1　外用维生素 D 类似物

是否有非专利药	商品名	制造商	是否有非专利药	乳膏	软膏	溶液
卡泊三醇	Dovones（美国）	Warner Chilcott	是	0.0005%	否	0.005%
他卡西醇*	在欧洲和亚洲有多种名称	欧洲和亚洲有多种药厂	否	0.0002%+	0.0002%+ 0.0004%++ 0.002%+	0.0002%+
骨化三醇	Silkis（欧洲）	Galderma	否	无	0.0003%++	无
	Vectical（美国）	Galderma	否	无	0.0003%	无
卡泊三醇加丙二酸倍他米松	Taclonex（美国）	LEO Pharma	否	无	0.005%/0.064%	0.005%/0.064%

* 尚未在美国上市，+ 日本配方，++ 欧洲配方

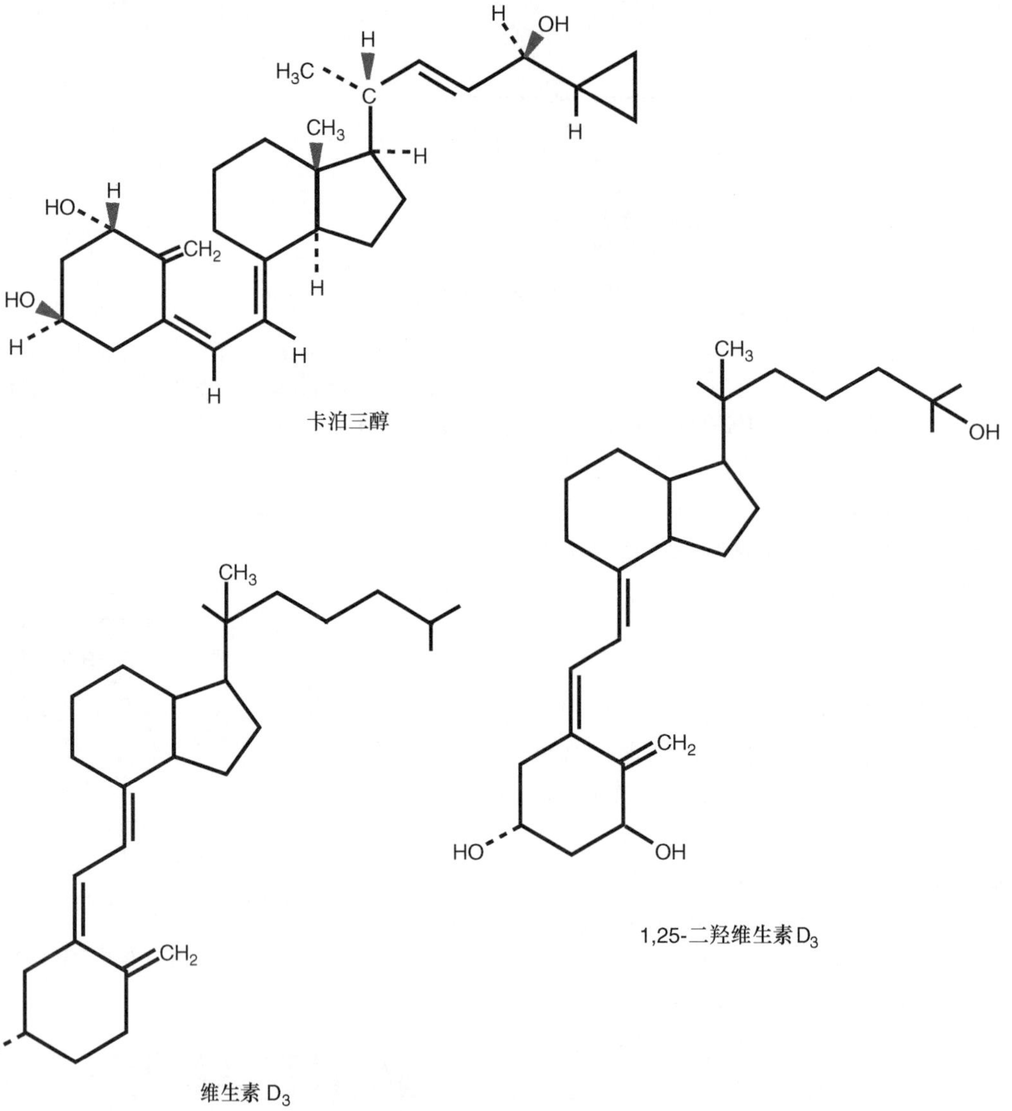

卡泊三醇

1,25-二羟维生素 D_3

维生素 D_3

图 45-3　外用维生素 D 类似物

卡泊三醇

问题 45-4 卡泊三醇（钙泊三醇）是合成的骨化三醇类似物。它和骨化三醇有同样的亲和力，结合到 VDR，但是很少引起高钙血症，因为其外用时，可快速在用药部位代谢。目前市场上有 Dovonex（美国）、Daivonex（欧洲、亚洲）、Psorcutan（欧洲）和 Dermocal（南美洲）。Dovonex 软膏已经停用，但是乳膏和溶液（50μg/g，0.005%）制剂仍在使用。

骨化三醇

骨化三醇是 1,25-(OH)₂D₃ 的天然生物活性形式。可以系统给药（口服和静脉途径）。目前在美国有局部应用的软膏，商品名为 Vectical，规格为 3μg/g，每日 2 次治疗银屑病。

他卡西醇

他卡西醇（1α,24-二羟维生素 D₃）与骨化三醇结构不同，在 24 位而非 25 位上有羟基团。同卡泊三醇类似，该形式比骨化三醇更少引起高钙血症。他卡西醇由日本研发，目前有软膏、乳膏、洗剂和溶液供应，浓度为 2μg/g（0.0002%），也有 20μg/g（0.002%）的软膏。欧洲有 4μg/g（0.0004%）的软膏，每日 2 次用于治疗银屑病。目前美国没有该产品。

其他维生素 D 类似物

关于其他维生素 D 类似物的研究已经开始并正在进行中。有两种已经通过了安慰剂对照双盲试验，分别是外用马沙骨化醇（1α，25-二羟-22-奥沙骨化三醇）和六氟-1,25-二羟维生素 D₃。两者在银屑病治疗上均有疗效，且与高钙血症无关[9-10]。目前两者都没有在美国上市。

卡泊三醇——临床应用

卡泊三醇的适应证及禁忌证列于框 45-1 中。

FDA 批准的适应证——银屑病

斑块型银屑病

卡泊三醇获批用于治疗成人斑块型银屑病。早期研究都是短期使用（4～8 周）。问题 45-5 在双盲对照研究中卡泊三醇优于赋形剂，也优于骨化三醇、他卡西醇、煤焦油、复合 5% 煤焦油、2% 尿囊素、0.5% 氢化可的松和短期接触的地蒽酚。治疗 8 周时，卡泊三醇的作用同强效外用皮质类固醇相同[11]。每日 2 次

比每日 1 次更有效。每日 2 次使用并不增加刺激性[12]。

框 45-1　卡泊三醇的适应证及禁忌证

FDA 批准的适应证
　银屑病[11-43]
超适应证应用
角化性疾病[44]
　X 连锁鱼鳞病
　片层状鱼鳞癣
　表皮松解性角化过度
　舍格伦-拉松综合征
自身免疫性皮肤病
　硬斑病[2,46-47]
　白癜风[48-49]
肿瘤性疾病
　皮肤 T 细胞淋巴瘤[50]
各种皮肤病
　黑棘皮病[50]
　融合性网状乳头瘤病[50]
　播散性浅表光线性汗孔角化病[50]
　离心性环状红斑[50]
　暂时性棘层松解性皮肤病[50]
　炎性线状疣状表皮痣（ILVEN）[50]
　苔藓淀粉样变[50]
　毛发红糠疹[50]
　结节性痒疹[50]
　寻常疣[51]
禁忌证
绝对 HT
　无
相对 HT
　导致高钙血症的情况
妊娠期用药分级——C 级

间擦部位银屑病

一项开放性非对照研究用卡泊三醇治疗腋下、腹股沟和肛周部位的银屑病。结果发现卡泊三醇有很好的耐受性和疗效。一半患者出现轻度烧灼感或皮损及皮损周围有轻度刺激[13]。

头皮银屑病

在一项多中心前瞻性观察性队列研究中，单用卡泊三醇或联合外用皮质类固醇或水杨酸治疗头皮银屑病，每日 2 次，治疗 8 周。80% 患者临床改善很好或良好。联合其他治疗方式可增加疗效。已证实卡泊三醇是有效、安全、耐受良好的治疗手段[14]。

甲银屑病

一项双盲对照研究比较了卡泊三醇与二丙酸倍他米松、水杨酸联合用药，发现卡泊三醇与联合用药效果相同，均能减少甲下角化过度[15]。

脓疱性银屑病

卡泊三醇可能是脓疱性银屑病的有效治疗手段。一项研究发现，用卡泊三醇治疗后泛发性脓疱性银屑病得到改善，患者未出现高钙血症[16]。轶事性报告显示，卡泊三醇与卡泊三醇、二丙酸倍他米松联合用药对 Hallopeau 连续性肢端皮炎的疗效相同，该病被认为是脓疱性银屑病的变异型[17-18]。但是，另一项报道提示卡泊三醇是脓疱性银屑病的原因[19]。这些问题还需要进一步明确。

儿童银屑病

一项前瞻性随机双盲对照研究发现，尽管儿童患者使用卡泊三醇能很好地改善红斑和鳞屑，但对于PASI（银屑病面积与严重程度指数）的改善并不优于赋形剂[20]。一项无对照开放标签研究对患儿随诊长达106 周，发现 PASI 比基线有明显改善，未发现严重不良反应，包括高钙血症[21]。

大剂量卡泊三醇

住院银屑病患者中曾有人使用 200g 卡泊三醇软膏治疗 1 周，然后在接下来的 1 周继续使用 300～360g卡泊三醇。共有 65％的患者有反应。在这些有反应的患者中，有 69％症状控制 3 个月。29 例患者中共有 5例发生无症状的高钙血症，停药 3 天后恢复正常。所有患者最大用药量小于每周 5g/kg[22]。

卡泊三醇加二丙酸倍他米松

问题 45-6 0.005％卡泊三醇加 0.064％二丙酸倍他米松的复合剂型目前在美国已经上市，商品名为Taclonex。短期和长期研究均证实该复方剂型比单用任一药物疗效更好，起效更快[23-25]。复合软膏耐受性很好，研究中没有报道药物相关的不良反应。

头皮银屑病

专为头皮银屑病配制的卡泊三醇-倍他米松制剂每日 1 次外用于患处，结果发现其效果优于任一药物以同一赋形剂单用的疗效[26-27]。

甲银屑病

在一项开放性非对照研究中，甲银屑病患者用卡泊三醇-二丙酸倍他米松软膏治疗 12 周，甲下角化过度、甲分离、"油点"和凹点均明显改善[28]。另一项研究用卡泊三醇-倍他米松每日 1 次治疗甲银屑病，结果与单用卡泊三醇每日 2 次疗效相同，但每日 1 次可以提高患者依从性[29]。

骨化三醇

FDA 批准的适应证——银屑病

骨化三醇已获批用于治疗成人轻中度斑块型银屑病。它是维生素 D_3 的天然活性形式，目前在美国仅有维生素 D_3 软膏。短期和长期临床试验都证实骨化三醇治疗银屑病安全有效[30-33]。在两项随机赋形剂对照双盲平行多中心试验中，每日 2 次的$3\mu g/g$ 骨化三醇软膏比赋形剂能更有效地清除银屑病和控制瘙痒。$3\mu g/g$ 骨化三醇软膏不影响钙平衡[34]。骨化三醇每日 2 次，给药 12 周，与卡泊三醇效果相同，但安全性更好[35]。四项系列临床研究发现，与白凡士林相比，骨化三醇不产生刺激、接触致敏或光敏感[36]。

间擦部位银屑病

一项双盲随机对照研究显示，将 $3\mu g/g$ 骨化三醇每日 2 次、连续 6 周用于面部和皱褶部位，患者耐受性很好，与 0.3mg/g 他克莫司一样，但他克莫司疗效更好[37]。

头皮和甲银屑病

尚无针对骨化三醇治疗头皮和甲银屑病疗效的研究。但有一病例报告显示，在甲皱襞上应用骨化三醇软膏，每日 2 次，连续 6 个月，甲银屑病得到了非常显著的改善。

与其他抗银屑病治疗的联合应用

UVB 和补骨脂素加紫外线 A（PUVA）

多项研究表明，维生素 D 类似物与紫外线联合治疗优于其中任何一种单一治疗。联合治疗皮损清除更快，PASI 降低更多。另外，维生素 D 类似物有光节约作用，即诱导临床缓解所需的光照次数更少，照射剂量更低。与任一单一治疗相比，联合治疗的不良反应并不会增加或更严重[32,39]。

问题 45-7 使用维生素 D 类似物后再进行 UV 照

射能诱导维生素 D 类似物降解，影响 UV 穿透。紫外线 A（UVA）治疗可以降低卡泊三醇浓度。因此，推荐光疗后应用维生素 D 类似物[39]。

外用皮质类固醇

维生素 D 类似物与外用皮质类固醇的联合治疗在前面已经讨论过[39]。

有关配伍的研究

问题 45-8 将卡泊三醇与其他外用药物结合时，每种药物的稳定性都会改变。与 0.2% 戊酸氢化可的松、12% 乳酸铵溶液或 6% 水杨酸联用时，卡泊三醇会被降解。但联合丙酸氯倍他索和二丙酸倍他米松时，卡泊三醇可稳定存在[40]。

系统性治疗

问题 45-9 由于系统性治疗的潜在毒性，将卡泊三醇与多种系统性药物相联合可以加强疗效，降低风险。卡泊三醇联合环孢素可以提高斑块清除率，并减少环孢素用量[39]。阿维 A 联合卡泊三醇比单用阿维 A 效果更好，同样也减少阿维 A 的用量[39]。甲氨蝶呤和卡泊三醇联合用药也有研究。使用卡泊三醇可以减少甲氨蝶呤的用量，并在停用甲氨蝶呤后延长复发时间[41]。尚需更多研究来评价卡泊三醇和新的生物制剂的联合用药。某研究用阿来西普和卡泊三醇乳膏联合治疗银屑病，发现卡泊三醇对银屑病皮损处的表皮细胞群有额外作用，而且联合治疗比单用阿来西普能更快诱导临床改善[42]。另一项研究发现，卡泊三醇乳膏可增加部分缓解的银屑病患者对依那西普的反应[43]。

超适应证使用 问题 45-10

角化异常

在一项随机双盲安慰剂对照研究中，卡泊三醇被外用于先天性鱼鳞病（包括 X 连锁、片层状和表皮松解性角化过度型）、遗传性掌跖角化病、毛发角化病及毛囊角化病患者。结果显示，卡泊三醇治疗 X 连锁鱼鳞病和先天性鱼鳞病有效，而对毛发角化病、掌跖角化病和毛囊角化病患者无效或耐受性不好。没有患者发生高钙血症[44]。

结节性痒疹

一项随机双盲前瞻性左右对照试验发现，卡泊三醇软膏在减少结节性痒疹的数目及大小方面优于倍他

米松。其中的作用机制还不清楚[45]。

硬斑病

一项为期 3 个月的开放标签研究用卡泊三醇封包治疗硬斑病或线状硬皮病。所有患者均有统计学上的明显改善，色素沉着异常、硬结、红斑和毛细血管扩张都减少或减轻[46]。一项包括 6 例硬斑病患者的病例系列用卡泊三醇-二丙酸倍他米松治疗，发现临床和超声影像学都有中等到明显改善[47]。

白癜风

一项安慰剂对照双盲试验对外用卡泊三醇是否能增加 PUVA 疗效进行了评估，发现加用卡泊三醇比安慰剂或单独用 PUVA 能明显增加复色比例。另外，联合治疗可以使复色更早，UVA 累积量更低[48]。一项随机试验发现，卡泊三醇和二丙酸倍他米松复方软膏比单纯任一成分的疗效和安全性均更好[49]。

其他超适应证应用

一些病例报告发现外用卡泊三醇对多种疾病有效，包括暂时性棘层松解性皮肤病、黑棘皮病、Gougerot 和 Carteaud 融合性网状乳头瘤病、脂溢性皮炎、播散性浅表光线性汗孔角化病、离心性环状红斑（EAC）、皮肤 T 细胞淋巴瘤、慢性苔藓样角化病、苔藓淀粉样变、毛发红糠疹、炎性线状疣状表皮痣（ILVEN）和寻常疣[50-51]。

不良反应

高钙血症

问题 45-11 使用外用维生素 D 制剂的最大顾虑是它们可能引起高钙血症或高钙尿症。当每周累积剂量不超过 100g 时，卡泊三醇可以安全使用。即使剂量达到每周 300～360g，也仅有一小半患者发生高钙血症，停药 3 天即可缓解[22]。

刺激

外用卡泊三醇可刺激皮损及周边皮肤。刺激是自限性的，一旦停药即可快速缓解。辅助外用皮质类固醇可降低刺激发生的可能性[39]。骨化三醇比卡泊三醇刺激性小[35-36]。

光敏感

问题 45-12 有报道发现，使用卡泊三醇和 UVB

联合治疗的患者有轻度光敏感。一项研究发现，烧灼感仅出现在那些在 UVB 治疗过程中加用卡泊三醇的患者，在 UVB 治疗前已用卡泊三醇者则不会发生[52]。但有多项研究证实了该联合治疗的显著疗效。建议在 UVB 治疗中增加维生素 D 类似物时，UVB 剂量轻度降低[39]。骨化三醇没有发现光敏感性[36]。

变应性接触性皮炎

问题 45-12 有证据表明卡泊三醇既是弱接触致敏剂，也是接触刺激剂[53]。同白凡士林相比，未发现卡泊三醇可产生皮肤刺激或接触致敏[36]。

本章使用的英文缩写	
$1,25\text{-}(OH)_2D_3$	1,25-二羟维生素 D_3
EAC	离心性环状红斑
GM-CSF	粒细胞巨噬细胞集落刺激因子
ILVEN	炎性线状疣状表皮痣
PASI	银屑病面积与严重程度指数
PUVA	补骨脂素加紫外线 A
UVA	紫外线 A
VDR	维生素 D 受体

推荐阅读

Holick MF. Photobiology, Physiology, and Clinical Applications for Vitamin D. In: Goldsmith LA, editor. Physiology, Biochemistry, and Molecular Biology of the Skin, Volume 2. 2nd ed. Oxford: Oxford University Press; 1991. p. 928–56.

O'Neill JL, Feldman SR. Vitamin D analogue-based therapies for psoriasis. *Drugs Today (Barc)* 2010;46(5):351–60.

Mason AR, Mason J, Cork M, et al. Topical treatments for chronic plaque psoriasis. *Cochrane Database Syst Rev* 2009;15(2):CD005028.

Uliasz A, Lebwohl M. Other topical medications. In: Bolognia JL, Jorizzo JL, Rapini R, editors. *Dermatology*, 2nd ed. Spain: Mosby Elsevier publishing; 2008. Chapter 129.

参考文献

见本书所附光盘。

第 10 部分　各种外用治疗药物

第 46 章　防晒霜

Stanley B. Levy

周亚彬　译　张春雷　审校

概述

在皮肤护理上，医生首要推荐的健康保护策略是防晒。虽然防晒是最可取的，但是由于户外工作及生活方式，大多数人不能完全避免日光照射。规律使用防晒霜在这种情况下提供了一种折中的方案。在动物实验中，防晒霜可以阻止鳞状细胞癌的形成[1]。规律使用防晒霜可以减少人群中光线性角化病及日光性结缔组织病的发病率[2]。习惯性每天使用防晒霜可能也减少黑色素瘤的风险[3]。防晒霜可使药物光敏性及光诱导性和光激发性皮肤病消失（或至少减弱）。理解可使用的防晒霜产品可以提供患者一个最合适的产品。熟悉防晒霜的有效成分及作用机制会增加患者使用推荐的个体化防晒霜的意愿。

表 46-1 列出了紫外线光谱的波长和缩写。表 46-2 列出了防晒霜标签。紫外辐射（UVR）到达地球表面后可分成紫外线 B（UVB）（290～320nm）和紫外线 A（UVA）（320～400nm）。UVA 可以进一步分为 UVA I（340～400nm 或长波 UVA）及 UVA II（320～340nm 或短波 UVA）。

防晒霜产品被美国食品药品监督管理局（FDA）分到非处方（OTC）药类。人类应用的非处方药用防晒霜产品最近获得了批准（联邦登记号为 1999：64：27666-27693）并确定了这些药品的安全性、药效及标签。日光防护系数（SPF）的定义是应用 $2mg/cm^2$ 防晒霜后产生最小红斑量（MED）的 UVR 量除以未使用防晒霜时产生 1 个 MED 的 UVR 量。最近获得批准的最终原则（联邦登记号为 2011：76：35620-35672）指明，一种防水产品可以维持 SPF 水平在水洗 40～80min 后。一个广谱的防晒霜可以提供 UVB 和 UVA 的全面防护，这可以通过体外临界波长（CW）法证实。一个建议修订案（联邦登记号 2007：72：49070）推荐使用 SPF 最大可达 50 以上的产品。

防晒霜选择

活性遮光成分

根据传统的作用机制可将防晒霜分为化学吸收和物理阻滞型。化学性防晒霜通常是带羧基的芳香族化合物[4]。这些化合物可以吸收高密度的 UVR，产生更高能级的激发。随着返回到起始状态，吸收的能量会转为低能级的波（如红外线，产生热能）。物理阻滞剂反射或分散 UVR。微粒状的物理阻滞剂（也即无机微粒）也可产生部分吸收作用。

最通用的活性遮光成分根据它们的美国命名（USAN）列入表 46-3 中。允许使用的成分列入在 FDA 专著里，同样在本章讨论的紫外线滤过适宜浓度也在其中。防晒霜命名相当令人困惑。它们可能有 INCI（国际化妆品成分）化学名或商品名。代表性的防晒霜化学结构列在图 46-1 中。防晒霜成分可以按特异吸收的紫外线光谱分类，也可以按照各成分的配方及作用分类。最通用的防晒霜吸收光谱列在图 46-2 中。最重要的防晒霜成分单独讨论。

框 46-1　常见防晒霜成分

UVB 阻滞剂

奥西诺酯（甲氧肉桂酸辛酯）

奥替柳酯（水杨酸辛酯）

奥克立林

恩磺唑（2-苯基苯并咪唑-5-磺酸）

UVA 阻滞剂

羟苯甲酮

美拉地酯（氨苯甲酸甲酯）

阿伏苯宗（Parsol 1789）

（Ecamzule 麦素 SX）

物理性阻滞剂

二氧化钛（TiO_2）

氧化锌

UVB 防晒霜

二甲氨苯酸辛酯

问题 46-2 对氨基苯甲酸（PABA）是最先被广泛使用的化学性防晒霜。但有几个问题限制了 PABA 的使用。这种 UVB 滤过剂需要乙醇溶媒，可弄脏衣服，并有一些不良反应，包括感觉刺痛和接触性皮炎。酯类衍生物主要是二甲氨苯酸辛酯（辛甲基对氨基苯甲酸），因与化妆品的亲和力更高以及更小的刺痛或其他

不良反应，变得越来越受欢迎。尽管是一种强效的 UVB 吸收剂，但有关 PABA 的问题限制了它的使用。二甲氨苯酸辛酯是 FDA 批准的最强效的 UVB 吸收剂。PABA 使用的减少及更高的 SPF 产品的需求促使多种活性成分融合在一起的产品诞生，以获取想要的 SPF。

表 46-1　紫外线光谱波长和缩写

UV 紫外线光谱	波长（nm）	缩写	含义
UVB	290～320	MED	最小红斑量
UVA	320～400	SPF	日光防护系数
UVA I	340～400		
UVA II	320～340		

表 46-2　防晒霜标签定义

术语	定义
SPF	使用防晒霜后产生 1 个 MED 的 UVR 量除以未使用防晒霜时产生 1 个 MED 的 UVR 量
广谱防护	UVB/UVA 全波长防护
防水性	浸入水中 40min 或 80min 后 SPF 值仍能保持

奥西诺酯（甲氧肉桂酸辛酯）

问题 46-2 桂皮酸盐作为新型强效 UVB 吸收剂很大程度上替代了 PABA 衍生物。奥西诺酯（甲氧肉桂酸辛酯，OMC）是最常用的防晒霜成分。正如图 46-2 所示，OMC 在对数标度吸收曲线上比二甲氨苯酸辛酯效果低一个数量级。

奥替柳酯（水杨酸辛酯）

水杨酸辛酯用来增加防晒霜的 UVB 保护作用。水杨酸是弱 UVB 吸收剂，通常同其他 UVB 吸收剂混合使用。其他水杨酸类需要较高的浓度。

奥克立林

奥克立林需要同其他紫外线吸收剂联用来获得更高的 SPF 和耐光性。

恩磺唑（2-苯基苯并咪唑-5-磺酸）

大多数化学性防晒霜成分是亲脂性的，为乳剂中的油相。这使大多数产品拥有比重大、油腻的美容特性。2-苯基苯并咪唑-5-磺酸是亲水性的，可使产品具有比重低、不油腻的特点，如日用化妆品护肤霜。

表 46-3　FDA 最终专著中的防晒霜成分

药物名（化学名或商品名）	浓度	吸收峰（λ nm）	紫外线反应光谱
对氨基苯甲酸（PABA）	最高 15%	283	UVB
阿伏苯宗（Parsol 1789）	最高 3%	360	UVAⅠ、UVAⅡ、UVB
西诺沙酯	最高 3%	289	UVB
二羟苯宗	最高 3%	352	UVB、UVAⅡ
依坎舒（麦素 SX）*	最高 10%	345	UVAⅠ、UVAⅡ
恩磺唑（2-苯基苯并咪唑-5-磺酸）	最高 4%	310	UVB
胡莫柳酯	最高 15%	306	UVB
美拉地酯（氨苯甲酸甲酯）	最高 5%	340	UVAⅡ
奥克立林	最高 10%	303	UVB
奥西诺酯（甲氧肉桂酸辛酯）	最高 7.5%	311	UVB
奥替柳酯（水杨酸辛酯）	最高 5%	307	UVB
羟苯甲酮（二苯酮-3）	最高 6%	288、325	UVB、UVAⅡ
二甲氨苯酸辛酯（辛甲基对氨基苯甲酸）	最高 8%	311	UVB
舒利苯酮（二苯酮-4）	最高 10%	366	UVB、UVAⅡ
二氧化钛	最高 25%		物理性
水杨酸三乙醇胺	最高 12%		UVB
氧化锌	最高 25%		物理性

UVA 防晒霜

羟苯甲酮

问题 46-3 虽然二苯酮最初是 UVB 吸收剂（图 46-2），但羟苯甲酮吸收 UVAⅡ 光谱。这种防晒霜可看作光谱的 UVR 吸收剂。加入二苯酮可增强防晒霜产品的 UVB 保护作用（拓宽了 UVA 覆盖面）。

美拉地酯（氨苯甲酸甲酯）

氨苯甲酸甲酯是一种弱 UVB 滤过剂，主要吸收 UVA（UVAⅡ）短波成分。这种防晒霜效果较差，应用较少。

阿伏苯宗（丁基甲氧基二苯甲酰甲烷）

问题 46-3 阿伏苯宗具有较好的针对 UVA 光谱的保护作用（图 46-2），特别是 UVAⅠ光谱。 问题 46-4 耐光性是阿伏苯宗的一个问题，它会减弱其他防晒霜成分的作用，包括奥西诺酯[5]。这种感光性可以通过联合阿伏苯宗和奥克立林或其他非防晒霜成分（如 2，6-乙基己基萘酚）减弱[6]。临床医生再次被提醒限制使用防晒霜产品，需要建议患者完全的日光防护。

依坎舒（二茨酮磺酸）

作为麦素 SX，这种 UVA 滤过剂有较广的吸收光谱（290～390nm），吸收峰在 345nm。由于依坎舒通过新药应用获得 FDA 的批准，它只能用在某些配方中。

物理阻滞剂

较弱的化妆品承受力限制二氧化钛和氧化锌直到微小纳米结构才可以使用。作为无机微粒防晒霜，这些金属氧化物未经覆盖和化学处理，是有活性的、不可溶的。目前的研究发现这些纳米微粒没有皮肤渗透性[7]。

二氧化钛

理想的防晒霜是化学惰性的，安全并吸收或反射整个紫外线光谱。二氧化钛符合这些准则，只是不美观。通过减小微粒尺寸至微米级或超微级，并使其在皮肤表面看不出来，这些优势就可以得到利用。 问题 46-5 改变这些微粒的形式使它们产生吸收功能，不仅仅是阻滞（反射和分散）UVR。这使二氧化钛比不透光的物理阻滞剂在 UVA 范围效果差。即使有这样的限制，这种成分依旧可以作为一种广谱剂。

尽管技术在进步，但仍然很难避免二氧化钛产品使皮肤发白并继发色素残留。添加其他肉色颜料可能部分遮盖这种效应。净效应可能会使用户会倾向于使用更轻且有效降低 SPF 的产品。使用紫外线吸收剂与无机颗粒相结合的防晒霜是一个折中的办法。

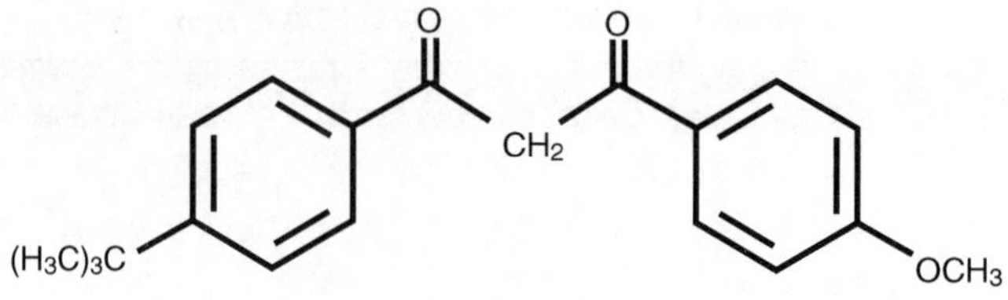

阿伏苯宗

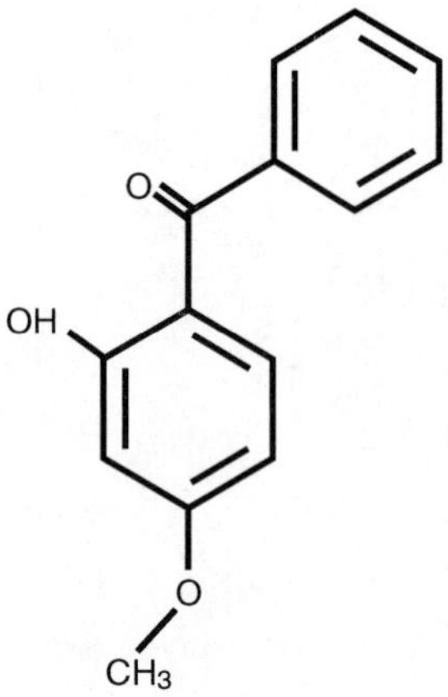

羟苯甲酮

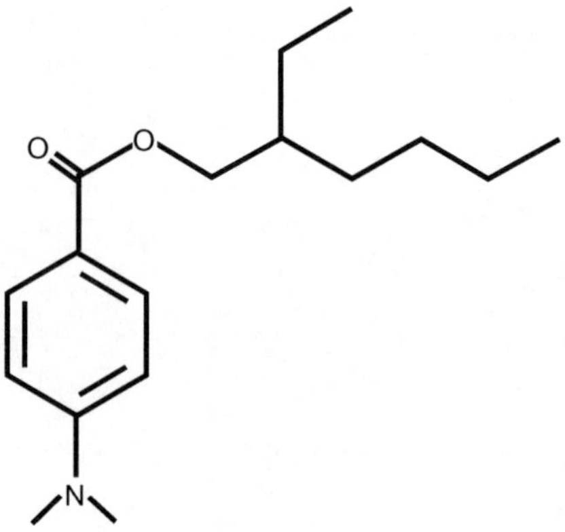

二甲氨苯酸辛酯

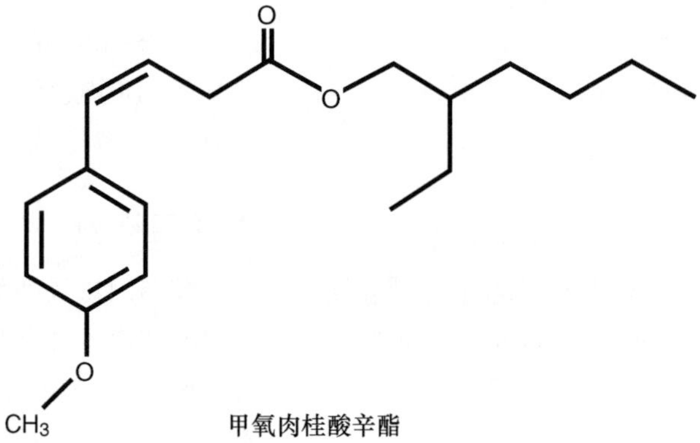

甲氧肉桂酸辛酯

图 46-1 防晒霜（x4，A-B）

氧化锌

问题 46-5 氧化锌有先前描述的二氧化钛相同的优点和缺点。对于 UVAⅠ（340～380 nm）防护作用，氧化锌比二氧化钛更好，从而提供全谱的保护[8]。

问题 46-6 无机颗粒微米级的防晒霜对于短波长不是很有效。迟发性皮肤卟啉病（PCT）或其他卟啉病患者在可见光范围内——Soret 带必须进行防护。防护服和避免日光是 PCT 患者避免紫外线暴露的支柱性保护措施。不透明的物理阻滞剂对这些 PCT 患者的局部皮肤区域有价值。

防晒霜审批

在欧洲比起美国有更多的遮光成分可供使用。有几种防晒霜通过 TEA（材料应用时间和范围）的批准过程（见表 46-4）很快可供使用，同时提供 UVB 和 UVA 防护，这些吸收剂也有助于产生耐光配方。

临床应用

适应证

框 46-2 列出了防晒霜的适应证和禁忌证。最初开发防晒霜是为了预防严重的晒伤。SPF 名称直接说明了这一适应证。从理论上讲，SPF15 的产品允许一个人停留在太阳下而不被晒伤的时间是无保护皮肤的 15 倍。SPF15 的产品阻止 93.3％的 UVR 穿透皮肤[9]。一个白种人在 10min 内被太阳灼伤，使用 SPF15 的产品理论上会得到超过 2.5h 的保护。事实上，使用方法和剂量的不同可能会得到同目标 SPF 相比更少的保护作用。

问题 46-7 大多数皮肤科医生建议常规使用防晒霜的适应证更为广泛，包括预防光老化和癌症。UVR 暴露通过直接的组织和细胞损伤引起皮肤的慢性改变，靶对象是 DNA[10]。间接作用上，紫外线介导的免疫抑制作用在皮肤癌的发生中扮演重要角色。用防晒霜预防紫外线引起的免疫抑制作用已在人类身上被证实[11]。在理论上是可能的，但不能证明使用防晒霜可以在太阳下停留更长的时间，并减少皮肤癌发生的风险。

大量增加光敏性的药物需要患者具有光防护的依从性。无论是摄入或局部应用化合物，直射光介导的光毒性对皮肤的伤害比免疫介导的光过敏反应更常见。许多皮肤病是光诱导或 UVR 加重的。这些进程可以通过选择和使用合适的防晒霜（足够的 UVA 保护）阻止或减弱。

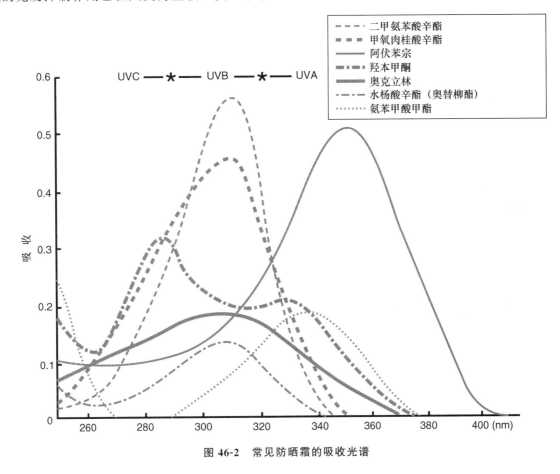

图 46-2　常见防晒霜的吸收光谱

表 46-4　待审批的防晒成分

活性成分	最大浓度（%）	吸收峰（nm）	紫外线反应光谱
乙基三嗪酮（辛基三嗪酮，Uvinul T 150）	5	314	UVB
亚甲基二苯并三唑（Tinosorb M，比索曲唑）	10	305、360	UVB、UVA
二乙基己氧基三嗪（Tinisorb S，贝曲嗪诺）	10	310、343	UVB、UVA
甲氧基肉桂酸异戊酯（阿米洛酯）	10	310	UVB
恩扎樟烯（恩扎卡明）	4	300	UVB

SPF 水平

根据 2007 年的修正案，FDA 的防晒专著建议 UVB 防晒因子以 50 为上限。一个 SPF15 的防晒霜在理论上提供了正常个体充分保护。SPF 的数值与 UVB 过滤比例相关。一个 SPF2 的产品可以减少 50% 的辐射。一个 SPF50 的产品有 2% 的渗透率，并阻止 98% 的 UVR。如表 46-5 中所示，SPF15 和 SPF30 之间的产品 UVR 渗透率差异约在 4%，这不会对大多数人或临床情况产生显著影响。

适应证

　　避免 UVR，防止出现以下情况：

　　晒伤——FDA 批准

　　皮肤或嘴唇损伤、雀斑、皮肤异色——FDA 批准

　　皮肤老化——FDA 批准

　　皮肤癌——FDA 批准

　　光毒性或光变应性药物反应

　　光敏性疾病

　　光加重性皮肤病

禁忌证

　　已知对产品中任一防晒成分过敏

　　6 个月以下的婴儿

　　在光保护整体计划中单独使用*

* 一个完整的防晒保护程序包括防护服、遮蔽和避光（框 46-3）

表 46-5　防晒霜 SPF 对应的 UVB 渗透比例的减少

SPF	UVB 吸收率（％）*
2	50
4	75
8	87.5
15	93.3
20	95
30	96.7
45	97.8
50	98

* UVB 吸收率（％）＝100－（100/SPF）

问题 46-8 产品应用技术改变了 SPF。美国 FDA 的 SPF 测试标准为 2 mg/cm² 的产品厚度。在实验室外面真实条件下，大多数人应用的厚度接近 1 mg/cm²。另外，当在户外进行 SPF 测试，SPF 水平比在实验室条件下获得的低。红斑——SPF 实验的主要指标是粗略的生物学指标。SPF30 与 SPF15 的防晒霜相比，可产生亚临床损伤，表现为细胞的晒伤，而这不形成可见红斑。SPF 30 的产品对于晒伤细胞提供更显著的保护作用[12]。 问题 46-9 SPF 越高，UVA Ⅱ 防护作用越强[13]。现有的数据还显示，标示的 SPF 可能被高估，如温带地区 UVA 比例比实验室模拟的太阳辐射更大。

UVA 防护

　　高 SPF 的产品使人们在阳光下晒伤需要的时间更长，这引起了对于更多 UVA 暴露累积后对 UVA 防护充足性的担心。避免晒伤并不一定能防止 UVA 光损害，后者可导致肿瘤和皮肤老化[10]。

　　在测量 UVA 防护的最佳方法上没有共识，目前已有各种方法的提议[15]（表 46-6）。每种方法都有其局限性和一个特定的临床情况或皮肤类型的适应性。 问题 46-9 为了给消费者简化标签，FDA 最终规则已经建立了一个体外临界波长法来确定产品是否可以被认为是广谱防晒霜。临界波长（CW）的定义是低于90％的紫外线吸光度曲线总面积的波长。一种广谱防晒霜 CW 需≥370 nm。通常这些产品是包含阿伏苯宗或无机颗粒作为活性成分的防晒霜。

防晒霜赋形剂

　　赋形剂是确定防晒功效和美观的关键。成分（如溶剂和润滑剂）在紫外线吸收长度上有深刻的影响，这是由活性成分和成分吸收的波长决定的[16]。涂膜剂和乳化剂的成分确定皮肤表面上形成的膜的性质。高 SPF 产品需要一种剂型，提供一个均匀且厚的防晒膜，使惰性成分与活性成分的相互作用最小[17]。持久性和耐水性显然取决于剂型。最后，产品美学与特定的防晒建议在患者的依从性方面起着重要的作用。

表 46-6　UVA 保护作用的测定方法

方法	指标	适用范围
SPF	红斑	UVA Ⅱ
UVA 防护因子	红斑	UVA Ⅱ 皮肤光型Ⅰ和Ⅱ
持久性色素沉着	色素沉着	全 UVA 皮肤光型Ⅲ和Ⅳ
光毒性保护因子	局部光敏剂红斑	全 UVA 光敏
光敏性疾病研究	疾病进程中的雀斑	特定的光敏性疾病
体外	通过基板（如薄膜）的透光率	防晒材料 舒适和实用

乳剂

最常用的防晒霜为洗剂和乳膏。乳剂包含两种类型——水包油和油包水，这可以产生各种配方。因为最有效的紫外线吸收剂是油，所以它们必须纳入乳剂的油相。更高的 SPF 产品可能含有 20%～40% 的防晒油，很多产品都会有比重大、油腻的感觉。所谓干洗剂，即"体育洗剂"，正试图通过使用新型的聚合物膜和硅油制定一种油腻轻的产品。新的 Ultrasheer 产品进一步完善这些特质，利用二氧化硅作为主要的溶媒。

凝胶

水凝胶依靠亲水性数量有限的活性防晒成分，如苯基苯并咪唑磺酸或三乙醇胺水杨酸。酊剂或醑剂也有类似的限制。凝胶容易通过游泳或出汗消除，往往更容易引起面部或眼部刺痛。它们比较适合油性皮肤或有痤疮的人。对头皮毛发较细或体毛旺盛的人来说，它们更容易被接受。

喷雾剂

为便于应用，有些人喜欢喷雾制剂防晒霜。喷雾剂应用均匀比较困难，可能会产生一层不连续的薄膜，导致不太好的防晒效果。FDA 没有批准喷雾作为一个剂型，目前正在等待进一步考虑和测试。

棒剂

用蜡和石蜡增厚，大多数的亲脂性防晒霜可以很容易地纳入棒剂。棒剂有助于保护身体的有限部位，如嘴唇、鼻子或眼睛周围。

化妆品

含有防晒霜的化妆品和护肤产品越来越多。FDA 专著认识到这一范畴，并区分海滩和非海滩的产品。这些化妆品防晒产品有以下几个优点：对于大量的人群来说日常保护比较方便，拥有卓越的美观，使用起来有更好的依从性。也许最重要的是，这些产品的商业化向消费者提供全年的反季节性可用的海滩产品。

问题 46-10 粉底中即使没有防晒霜，因其中所含的色素成分可能也会提供一些保护作用（一般在 SPF 4～5）。由于色素（如二氧化钛）水平的提高，通过添加一个化学性防晒霜获得较高的防晒系数可以很容易地实现。通过不透明的特性，粉底也产生一些 UVA 防护作用。

不良反应

一个依从性差的主要因素是这些防晒霜的不良反应（框 46-3）。问题 46-11 这些反应是自然条件下刺激产生的[19]。

> **框 46-3　防晒霜不良反应**
>
> 主观刺激——刺痛、烧灼感、瘙痒
> 接触性荨麻疹——免疫、非免疫性
> 刺激性接触性皮炎
> 变应性接触性皮炎
> 光敏性
> 痤疮形成（诱发或加重痤疮）
> 粉刺形成
> 毛囊炎
> 预先存在的痤疮恶化

主观刺激

人们对于防晒霜最常见的抱怨是使用时直接的刺痛或烧灼感，不伴有明显的红斑。眼睛周围最为常见。即使防晒霜涂抹部位远离眼睛，这种感觉可以迁移，特别是出汗后，造成眼睛刺痛。这刺痛感觉在防晒霜使用数小时后发生。

接触性荨麻疹

接触防晒霜后立即发生的红斑可能是接触性荨麻疹。通过局部应用物质引起的荨麻疹可以是免疫性的［免疫球蛋白 E（IgE）介导的 I 型超敏反应］或非免疫性的（毒性或肥大细胞直接变性）。非免疫性接触性荨麻疹可能是主观刺激造成的。防晒霜引起接触性荨麻疹的发病率不高于其他化妆品。

刺激性接触性皮炎

问题 46-11 不进行斑贴试验可能很难分辨长期的刺激反应和真正的变应性接触性皮炎。在上市后调查显示，对防晒霜进行投诉的 57 人中，20 例用户出现相对短暂的症状，持续数分钟或数小时。总体而言，26 例有 1～3 天的症状[20]。半数研究对象参与了斑贴试验和光斑贴试验，仅 3 例对防晒霜成分呈阳性反应。

变应性接触性皮炎

问题 46-11 比起真正的迟发型超敏反应，刺激显然是一个更普遍的问题。考虑到它们的广泛使用，人们对防晒霜成分起过敏反应的记录数并不高[21]。香料、防腐剂和其他辅料在防晒霜过敏反应中发挥重要作用[22]。

光敏感性

问题 46-11 几乎所有有报道可引起过敏的防晒霜成分均有可能是光过敏原。虽然还比较少见，但防晒活性成分似乎已成为光接触过敏反应的主要原因[23]。由于皮肤屏障受损，有湿疹的人过敏（接触性皮炎或光接触性皮炎）的发生率较高。有光敏性皮肤病的患者尤甚，这占防晒霜所致光接触性皮炎的很大比例[24]。对于感光条件突然改变或恶化的患者，防晒霜所致的变应性接触性皮炎和光变应性接触性皮炎必须考虑。

痤疮的诱导和加重

与许多先前描述的不良影响不同，与其防晒成分相比，防晒霜所致的痤疮加重似乎跟防晒霜赋形剂有更多的相关性。防晒霜赋形剂成分可能会产生粉刺，但防晒油通常不会[25]。粉刺的形成导致痤疮是一个渐进的过程。通常，医生可看到一个易患痤疮的人痤疮加重。关于防晒霜单独引起痤疮的论断是有问题的，因为痤疮可以通过紫外线照射加重，如痤疮患者的水疱[26]。接触性毛囊炎，即产品应用后不久快速发展的小毛囊性丘疹和脓疱，代表了另一种形式的刺激。缺乏重复性的反应导致这个问题很难系统地研究。凝胶或喷雾剂可以减少这种不良反应的发生率。

对患者一般的光防护说明

给予患者正确使用防晒霜的说明，并指导他们选择最适合的产品，可以提高患者依从性（框 46-4）。

纬度决定了在一年中特定的时间内防晒霜的需要。在美国北部地区防晒霜在 4～10 月间最为重要，户外活动中防晒霜是否应该全年应用是有争议的。在美国南部地区防晒霜应该全年应用。患者们应该意识到即使是阴天，80％ 的 UVR 仍然能够到达地球的表面[27]。纬度越高，UVR 到达的越多。

在白天太阳到达最高点的 3h 之前和 3h 之后，防晒霜是最重要的。作为一个粗略的指导，这个时间在中午前后 3h。这段时间因"日光保留时间"的变化而变化。在阳光暴露前 15～30min 使用防晒霜可以产生足够的时间让防晒膜建立在皮肤表面上。这对于防水防晒霜是特别重要。经常（甚至间歇）户外活动的人最好每天早上应用防晒霜。这种早上的应用可以采用保湿乳液或化妆的形式。这些保湿成分或其他防晒产品，如一个无油凝胶或乳液，可以被推荐作为润肤产品使用。UVA 的强度同 UVB 相比在一天内变化很

少。特别需要 UVA 防护的患者白天应多抹防晒霜。这种一整天的 UVA 防护对于有药物光敏感性或光加重性皮肤病的患者来讲特别重要。

框 46-4　患者使用日光保护措施的说明

取决于纬度和气候，防晒霜可能需要全年使用，包括在多云的日子里，这时仍有 80％ 的紫外线可以到达地球表面。

防晒霜使用从上午 10 点到下午 4 点（"日光保留时间"）最为重要，此时太阳光线是最强的。如果可能的话，尽量避免在高峰时间暴露在阳光下，可以待在树荫下或室内。

对于间歇日常使用来说，一个 SPF 15 的防晒霜是足够的。如需长时间的阳光暴露，SPF 30 更为可取，特别是皮肤白皙的人。

防晒霜应该在日光暴露前 15～30min 使用，以便有足够的时间来产生防护作用。每 2h 重复使用一次。长时间游泳或剧烈活动导致出汗后，防晒霜应该重新使用。如果游泳或大量出汗，应该使用防水的产品。

防晒霜要不受限制地使用。1 盎司的产品可以覆盖整个身体。记得要应用于所有区域，包括颈部、耳后及有细头发的头皮区域。

紧密编织的服装是提供防晒保护的一个较好的方法。可以通过是否有可见光透过衣服来检查。否则防晒霜应该在衣服或帽子下应用。

需要一个 4 英寸的宽边帽来覆盖整个面部和颈部

问题 46-12 防晒霜需要均匀地应用在暴露的区域。频繁地重复应用（每 2h）显著提高疗效[28]。人们最可能使防晒霜呈斑片状分布，这对于在实现标签上的 SPF 来说用量不足[29]。最多 1 盎司（约 30g）的防晒霜可以覆盖整个身体。3～5g 可以覆盖头部和颈部。人们特别不情愿应用于眼眶和耳周围区域[30]。患者需要注意保护嘴唇和头发稀疏的头皮区域。

特殊患者群体的指导

光敏感性的患者

易于患各种光照性皮肤病的患者需要特别注意防晒霜的选择和应用。通常来说，以下患者需要更好的紫外线防护：多形性日光疹患者、使用致光敏药物者和那些尽管使用了防晒霜仍有黄褐斑或雀斑变暗者。对紫外线的防护需覆盖整个光谱，包括 UVA I。问题 46-6 因此，这些患者需应用高 SPF 值的产品，内含阿伏苯宗、依坎舒、二氧化钛、氧化锌。患者需要被告知防晒霜的成分对超过 380nm 波长的光线难以

充分阻挡，在商品化的防晒霜产品中，若其物质颗粒仅仅是不透明而未做到微粒化，就仅能做到物理上阻隔可见光。对迟发性皮肤卟啉病和卟啉病患者，其对可见光过敏，只有包含这些染剂的不透明防晒物质（也包括化妆）可以阻挡这部分光线。

敏感性皮肤患者

获得患者过去应用防晒霜的详细病史对鉴别患者的防晒霜不耐受很有帮助。患者需要被告知在眼内或眼周的主观性的刺痛感并不是真正的过敏反应。医生可以指导他们试验性使用（重复开放应用试验，ROAT）先前使用过或被推荐过的防晒霜。若怀疑存在过敏反应，可行斑贴试验证实。防晒产品中个别防晒成分的浓度与斑贴试验中使用的浓度相当。慢性光敏患者应用了广谱产品而仍有新发湿疹者可能需要对全系列的防晒霜进行斑贴试验或光斑贴试验。

无论患者以前对何种防晒霜不耐受，应用化学惰性无机颗粒材料（如二氧化钛或氧化锌）作为唯一活性成分的防晒霜提供了一个合适的替代选择。

易于生痤疮（粉刺）的患者

油性皮肤者更喜欢用不含油性物质、以乙醇为基质的凝胶剂型或更缓和的化妆用防晒保湿霜。即使是不含油性物质的产品，使用起来感觉也"较油"，不含油性仅仅指的是溶媒为非油脂性。虽然防晒霜和成膜溶媒的成分一般都不刺激粉刺生长，但其排外性对一些痤疮患者可能是个问题。适用于油性皮肤的防晒产品，如凝胶或乳液，可以推荐给上述患者（表 46-7）。

儿童

防晒在儿童中的重要性不应被过分强调。在幼儿身上规律应用防晒霜的父母发现其孩子在青少年期仍需继续应用。针对儿童推出的防晒霜其本质上与成人使用者没有区别。FDA 的专著提出不建议在年龄小于6 个月的婴儿身上应用防晒霜。虽然不知道这些产品本身是否有害，但避免阳光照射仍是对婴儿的最好治疗手段。

从理论上可抑制维生素 D 的合成

具有生物活性的维生素 D 在饮食中含量很少。阳光是大多数人活性维生素 D_3 生物合成的主要来源[32]。

问题 46-13 日常的防晒霜使用可减少紫外线依赖的皮肤维生素 D 合成。老年人对维生素 D 缺乏更为敏感，包括骨质缺乏、骨折[33]。流行病学调查大致结果表明，低维生素 D 水平与结肠癌症和乳腺癌及心脏疾病、神经疾病、自身免疫病均有关，且与总体死亡率相关[34]。在单剂量使用或对照研究背景下，防晒霜的使用可抑制维生素 D 的合成，但在大规模纵向真实环境研究中使用防晒霜对维生素 D 水平的影响仍不清楚[35]。

使用防晒霜的患者未涂抹的部位可能获得足够的紫外线照射，以获得足够的维生素 D。许多食物可加强维生素 D 的供给。对于接受严格限制光照的患者，每日通过饮食摄入或补充 600 单位的维生素 D 似乎是合适的[36]。对于年龄为 71 岁及以上的老人建议日摄取 800 单位维生素 D[34]。

非日晒性古铜肤色——二羟丙酮

在我们的文化中，古铜肤色令人羡慕并是健康的象征，这种观点依然很流行，但现在越来越多的人认识到阳光照射的危害。在人们认识到防晒霜的局限性时，"自我皮肤变黑"或者说"非日晒性皮肤变黑"可能是一种安全的选择。这些产品中含有一种叫二羟丙酮（DHA）的活性成分[37]。DHA 是一种三碳糖，可与角蛋白或表皮中的氨基酸、多肽或蛋白质的氨基末端反应，从而在角质层中引起 Maillard（或"棕色反应"），产生蛋白类黑素。问题 46-10 DHA 对防晒系数最多有中度的影响，有 3～4 的 SPF 值[38]。获得的棕色肤色可以吸收可见光的短波长部分，包括重叠部分的 UVA，可能也包括 UVA I[39]。医生需要告知患者，虽然他们用含 DHA 的产品获得了古铜色皮肤，但那仅提供了最小限度的保护。

许多非日晒性使皮肤变黑的产品也包括防晒物质并有防晒系数标识。因为这些产品产生作用需要数天的时间，医生需要告知患者相较于转变肤色所需要的时间，该产品防护紫外线的持续时间很短。

总结

尽管有很多局限性，防晒霜仍是光保护治疗中的关键组成部分。对防晒霜中活性防晒成分和其溶媒的全面理解有助于医生针对特定的适应证提供恰当建议，并保证患者有更好的依从性。

表 46-7　一些市售的防晒霜*

产品类型	适应证（优点）	商业产品（不包含）
防水	休闲娱乐 职业性 全天暴露	Coppertone Ultraguard SPF 70＋ Neutrogena Spectrum ＋ Advanced Sunblock Lotion 55 or 70
日用保湿霜	机会性暴露 应用后感觉轻松 妆前 剃须后	Aveeno Ultra-Calming SPF 30 Daily moisturizer Cetaphil Daily Facial Moisturizer SPF 15 Neutrogena Healthy Defense Daily Moisturizer SPF 30
全谱（含有阿伏苯宗）	药物光敏感性 光照性皮肤病 色素沉着	Blue Lizard Australian Suncream SPF 30＋ Solbar Zinc SPF 38
干洗剂	避免眼睛刺痛 用量较少	Coppertone Sport SPF 30
只有无机颗粒	敏感皮肤	Blue Lizard Australian Suncream SPF 30 ＋ Neutrogena Sensitive Skin Sunblock SPF 60 VaniCream SPF 30 or 60
无油凝胶	油性皮肤 痤疮肤质	Bull Frog Quickgel SPF 36 PreSun Ultra SPF 30 Gel
无油洗剂	油性皮肤 感觉清爽 痤疮肤质	Coppertone Oil-Free Lotion SPF 50 Neutrogena Healthy Defense Oil-Free Sunblock SPF 45
喷雾	易于使用 细发	Coppertone Ultraguard Continous Spray SPF 50 Kinesys Performance SPF 30
棒剂	嘴唇 眼部	Blistex SPF 15 or 30 Bull Frog Quik Stick SPF 36 Chapstick SPF 15 or 30 Neutrogena Sunblock Stick SPF 30 or 60
粉底	日常使用 舒适	Almay Smart Shade SPF 15 Clinique Even Better SPF 15 Revlon PhotoReady SPF 20

* 这个列表并不全面。大众化市场更强调现有的品牌而不是是否划算。产品列表迅速更新，因为制造商不断地重新设计自己的产品包装但很少改变它们的配方

本章使用的英文缩写			
DHA	二羟丙酮	SPF	日光防护系数
INCI	国际化妆品成分	TEA	材料应用时间和范围
MED	最小红斑量	TiO₂	二氧化钛
OMC	甲氧肉桂酸辛酯	USAN	美国命名
OTC	非处方	UVA	紫外线 A
PABA	对氨基苯甲酸	UVB	紫外线 B
PCT	迟发性皮肤卟啉病	UVR	紫外辐射

推荐阅读

DeBuys HV, Levy SB, Murray JC, et al. Modern approaches to photoprotection. *Dermatol Clin* 2000;18: 577–90.

Gasparro FP, Metchnik M, Nash JF. A review of sunscreen safety and efficacy. *Photochem Photobiol* 1998;68:243–56.

Hexsel CL, Bangert SD, Herbert AA, et al. Current sunscreen issues: 2007 Food and Drug Administration sunscreen labeling recommendations and combination sunscreen/insect repellant products. *J Am Acad of Dermamtol* 2007;59:316–23.

Levy SB. Sunscreens for photoprotection. *Dermatol Ther* 1997;4:59–71.

Moloney FJ, Collins S, Murphy GM. Sunscreens: safety, efficacy and appropriate use. *Am J Clin Dermatol* 2002;3:185–91.

Tyrell R, De Schryver F. Topical and systemic photoprotection. *Photochem Photobiol Sci* 2010;9:419–616.

参考文献

见本书所附光盘。

第 47 章　治疗性香波

Blair K. Young，Robert T. Brodell，and Kevin D. Cooper

关　欣　译　张春雷　审校

概述

治疗性香波一般用于去除鳞屑（头皮屑）和治疗瘙痒。这类产品使用比较方便，因为它通过乳化油性分泌物清洁头皮，可以替代日常的香波使用。作为有效的产品，如果使用方便和具有改善外观的作用，那么它的使用依从性就会较高。根据基础活性成分的不同，治疗性香波分为很多类型（表 47-1）。

累及头皮的皮肤病

问题 47-1 临床上，头皮产生鳞屑有以下几种情况：①头皮屑；②乳痂；③脂溢性皮炎；④银屑病；⑤特应性皮炎；⑥刺激性或接触性皮炎。少见的情况有药疹、结缔组织病（如皮肌炎）、红皮病或者淋巴细胞增生性疾病，这些可能成为诊断和治疗上的难点。

脂溢性皮炎及相关头皮问题

乳痂是脂溢性皮炎的一种类型，常见于出生后 1～2 周的婴儿，可发生在生后 6 个月内的任何时期。患儿头皮可见黄色-棕色的油腻性鳞屑，边界不清，常伴有基底红斑和瘙痒。本病也可以累及耳后、鼻唇沟、颈部皮褶、腋窝和尿布区。病情一般在 2～8 周内消退。

干性脂溢性皮炎（头皮脂溢或头皮屑）表现为分散分布于头皮上干燥的灰白色鳞屑[1]。与银屑病不同，它的边界不清晰。头皮屑发生于青春期之后，可以持续终生，倾向于随着年龄增长而减轻。可伴有瘙痒，也可无瘙痒。

当鳞屑和头皮分泌的油脂产物相混合，形成头皮脂溢[1]。在头皮、眉弓、耳后、鼻唇沟、皮肤皱褶和胸背部 T 型区域内，出现红斑基础上的白色-黄色鳞屑。本病常见于神经系统疾病（如帕金森病）患者，或者人类免疫缺陷病毒（HIV）感染，所以可以作为这些疾病的早期标志[2-4]。常常伴有瘙痒症状。尽管本病可以持续终生，脂溢性皮炎常表现为消退-复发加重的反复过程，精神压力是通常的诱发加重因素。

银屑病

银屑病典型表现为发生于头皮的厚的境界清楚的红色-紫红色斑块，伴有云母样鳞屑。其他常见受累部位有膝盖、肘部、指甲和骶尾部位。银屑病常发生于青年和成年期，但也可以发生在其他任何年龄段。半数的头皮银屑病患者会感觉瘙痒。病程同样表现为部分消退-复发加重的反复过程。环境刺激以及链球菌感染、某些药物、发热性疾病和各种情感或躯体上的压力等被认为是诱发加重的因素。尽管最近有证据显示银屑病可能与代谢综合征（糖尿病、高血压、肥胖等）具有关联，但银屑病首要的系统性症状为银屑病关节炎，发生于 10% 的银屑病患者中。在一些患者，银屑病可以与脂溢性皮炎相伴发或者重叠（脂溢性银屑病）。

表 47-1　皮肤科应用的治疗性香波

非专有名	商品名	活性成分	规格（盎司）	AWP（美元）
去角质香波				
水杨酸	T-sal	3%水杨酸	4.5	7.50
	Baker's P&G	2%水杨酸	8	19.00
	Ionil	2%水杨酸	16	37.99
	Ionil Plus	2%水杨酸	8	16.95
水杨酸和硫磺	MG217 Tar-free Shampoo	3%水杨酸、5%硫磺	8	12.37
	Sebulex	2%水杨酸、2%硫磺	7	16.57
抗细胞增殖香波				
二硫化硒	Selsun Blue	1%二硫化硒	7	7.41
	Head&Shoulders intensive Treatment	1%二硫化硒	14.2	7.69
	Selenium Sulfide2.5%*	2.5%二硫化硒	4	18.50
吡硫翁锌	Head&Shoulders	1%吡硫翁锌	7	7.66
	Zincon	1%吡硫翁锌	8	9.43
	T-gel Daily Control	1%吡硫翁锌	8.5	10.68
	DHS Zinc	2%吡硫翁锌	16	16.94
抗有丝分裂香波				
焦油	T-Gel XS	4%CTE 溶液	6.5	12.41
	T-gel	0.5%CTE 溶液	8.5	7.98
	Ionil T	2%煤焦油溶液	16	37.99
	Ionil T plus	2%煤焦油溶液、2%水杨酸	8	16.07
	DHS Tar	0.5%煤焦油	8	12.15
抗微生物香波				
酮康唑	Nizoral	1%酮康唑	7	36.15
	Nizoral*	2%酮康唑	4	43.48
环吡酮胺	Loprox*	1%环吡酮胺	4	179.75
聚维酮碘	Betadine Surgical Scrub	7.5%聚维酮碘	4	4.17
抗炎香波				
氟轻松	Capex*	0.01%氟轻松	4	217.50
丙酸氯倍他索	Clobex*	0.05%氯倍他索	4	366.24
低变应原香波				
	Free&Clear		12	11.79

Price adapted from Drug Topics. The Red Book，2010.

AWP，平均批发价格；CTE，煤焦油提取物。

* 为处方药

神经性皮炎（慢性单纯性苔藓）

刺激性接触性皮炎和特应性皮炎发生于头皮时，常称为神经性皮炎。这些患者伴有显著的瘙痒，病程中患者会反复搔抓。皮疹可以发生于任何部位，但是枕部头皮最常受累。这种情况会一直持续，直到瘙痒-搔抓循环被打破。很多病例发生在原有的焰色痣处，后者是一种发生于后颈部的先天性血管畸形。

其他头皮皮肤病

很多其他疾病可以导致严重的附着鳞屑堆积，导致束状头发。这可为石棉状癣，尽管不是真菌感染导致。在所有头皮鳞屑性疾病中，都必须要排除皮肤癣菌感染（头癣），特别是在儿童，儿童的头癣必须通过口服抗真菌药物治疗。氢氧化钾（KOH）和真菌培养是诊断头癣最好的检查手段。头皮问题也可能是伴随于严重的系统性疾病（如系统性红斑狼疮、皮肌炎和皮肤 T 细胞淋巴瘤）或者头皮瘢痕性脱发导致（如扁平苔藓、皮肤结节病、盘状红斑狼疮、化脓性毛囊炎或头部脓肿性穿掘性毛囊周围炎）。这些情况必须通过临床或者组织学检查排除之后，再考虑选择治疗性香波。

历史

1874 年，Malassez 提出酵母菌是脂溢性皮炎的病因[5]。1904 年，Sabouraud 支持了这一观点[6]。超过 100 年以来，大多数专家相信，酵母菌是继发感染于患病皮肤。口服酮康唑对于脂溢性皮炎有效的事实，重新使酵母菌是脂溢性皮炎重要病因的观点得到支持，因为口服酮康唑对于角质形成细胞没有生物学作用。与抑制马拉色菌无关的其他的作用机制仍然被讨论，如酮康唑对于角质形成细胞的直接代谢作用（如抑制细胞色素 P450 酶）或者其他抗炎作用（这可能改变脂溢性皮炎的病因学）仍然不能除外[7-9]。葡萄球菌的定植也可能在脂溢性皮炎的发病过程中起作用。

最早使用外用药物治疗头皮鳞屑的记录出现在 1876 年，当时 Duhring 写道"外用疗法中最有效的、应该用于所有病例的，是各种简单的或者使用药物的浴疗，包括焦油制剂、汞剂软膏、硫磺、绿皂和苛性钾溶液"[10]。大量的头皮药物已经商品化很多年，尽管它们中的很多都没有经过现代临床试验的严格验证。

药理学

作用机制 问题 47-2

治疗性香波的一般特性

本章讨论的大多数香波都含有湿润剂，也就是表面活性剂，表面活性剂的每一个分子中都同时含有亲水基团和疏水基团。这些香波可以通过乳化油脂、增加头皮湿度来去除头皮的油脂，以此来加强活性成分的作用。使用的结果是洗去大片的鳞屑，促使鳞屑分散变小，减少可见的细屑。

在脂溢性皮炎中，治疗性香波降低和控制皮肤表面的油脂水平，可以起到治疗作用[11,12]。可能的原因是皮肤表面的较高油脂水平会为马拉色菌提供必需的生长基质。另外，表面油脂可能为炎性的前列腺素和后续的细胞信号传导提供基质。有趣的是，已有研究发现，在脂溢性皮炎患者中，油脂的分泌水平并未升

高[13-16]。两性离子和阴离子表面活性剂作为许多香波的基础成分，和阳离子、非离子表面活性剂被加入，用于养护受损的头发。阳离子润湿剂（包括苯扎氯铵和十六烷基三甲基溴化铵等季铵化合物）用于养护带更多负电荷的受损头发。阴离子型湿润剂用于清洁和起泡，包括硫酸盐、磺酸盐和肥皂（如十二烷基硫酸钠、琥珀酸二辛酯磺酸钠）。非离子湿润剂属于柔和的表面活性剂，这使其应用于婴儿香波，包括丙二醇和吐温[17]。

去除角质作用

问题 47-3 尽管角质软化剂（角质溶解剂）（如水杨酸和硫磺）是头皮护理方案的标准成分，但对于银屑病、神经性皮炎和脂溢性皮炎，它们软化、溶解或洗脱附着鳞屑的作用机制还是没有得到很好的解释。

角质层是皮肤的最外层，由扁平的角质形成细胞聚集形成。这种相对不透水层起到限制水的损失，防止环境的化学物质和各种传染性病原体，并提供对于机械力的保护。在正常皮肤，角质细胞（死亡的扁平的角质形成细胞）从角质层的外层脱落，基底层不断分化和更换脱落的细胞，这种脱落的速度与生产新细胞的速度相平衡。这种脱落更新过程是连续的，通常不易被察觉。

在银屑病和脂溢性皮炎（程度较轻）出现了过度增殖和从基底层到角质层的更快的通过时间（3 天，而不是通常的 25～30 天）。这导致角化异常和角质层不能正常脱落。基底细胞可能在短短的 3 天到达角质层，而不是通常的 25～30 天[18]。不成熟的角质细胞保持紧密地附着，当它们被刮起时就会形成大片的肉眼可见的鳞屑。湿疹（包括神经性皮炎和特应性皮炎）也会出现角化过度。角质溶解剂用于治疗性香波，可以松解角质细胞之间的"水泥"。这种"水泥"是由脂类、胆固醇、游离饱和脂肪酸和在细胞间的神经酰胺组成，它增加细胞之间的凝聚力。当角化细胞游离时，它们从头皮释放并被洗掉。角质溶解剂使角质层变薄，减少头皮屑和允许皮肤更好地接触外用香波制剂中的有效治疗药物。还没有研究证明水杨酸或硫磺的单药治疗对银屑病和湿疹具有有效性，虽然在脂溢性皮炎和其他有头皮鳞屑的疾病中，这些药物可以使鳞屑明显减少[19-20]。

用剥除的方法，如使用指甲、梳子或刷子清除头皮屑，对于控制头皮屑几乎无效。用力擦洗可导致出血（银屑病 Auspitz 征）、结痂、增加皮肤瘙痒和潜在疾病的恶化（银屑病的同形反应）[21]。此外，瘙痒-搔抓循环是神经性皮炎的根本原因，也能加重特应性皮炎。

抗炎作用

问题 47-4 很多香波和头皮洗剂或喷雾剂含有外用皮质类固醇，具有抗炎症、止痒作用。香波是外用皮质类固醇到头皮的一种简捷方式。已被证明的是，即使是短时间接触然后冲洗掉，皮质类固醇香波仍有相当于涂抹外用皮质类固醇溶液的效果[22]。含有氟轻松、曲安奈德以及最近的丙酸氯倍他索的香波制剂已经出现。它们确切的作用机制可能是复杂的、多方面的。可能的机制包括对免疫因素的抑制，如来自 T 细胞、角质形成细胞、巨噬细胞的细胞因子诱导的炎症级联反应。此外，含皮质类固醇香波的作用机制还可能包括对组胺、蛋白酶抑制剂和白三烯等炎性介质的抑制作用机制。皮质类固醇抑制瘙痒抓挠从而降低银屑病同形反应。外用皮质类固醇还减轻脂溢性皮炎、特应性皮炎和神经性皮炎相关的炎症。在脂溢性皮炎患者，也许是因为潜在的马拉色菌感染没有被皮质类固醇香波直接治疗，所以复发率均较高[23]。除了抗真菌作用，外用酮康唑和环吡酮胺可能也具有抗炎作用[24,25]。茶树油香波由于具有抗炎作用，也有效地治疗头皮屑[44]。

抗细胞增殖作用

问题 47-5 焦油香波具有抗有丝分裂（抗细胞增殖）和抑制细胞生长的作用，抑制表皮细胞的脱氧核糖核酸（DNA）的合成。因为煤焦油产品含有大量的生物活性成分，因此分析其机制是很复杂的[26]。煤焦油还可以通过抑制 T 细胞和对 T 细胞具有抗原呈递作用的朗格汉斯细胞发挥免疫抑制作用[27]。最后，焦油还具有抗细菌和抗真菌活性。此外，焦油产品可以松解鳞屑，这本身可能会降低糠秕孢子菌的定植[28]。

二硫化硒可以改善头皮脱屑，由它对过度增殖的角质形成细胞具有抑制作用[29]。吡硫翁锌也可以减少角质形成细胞通过时间，但其机制不明[28]。

抗马拉色菌作用

问题 47-6 酮康唑香波、环吡酮香波、吡硫翁锌及二硫化硒香波的可能作用机制是其对于头皮的浅部真菌感染的抑制[30-34]。特别是脂溢性皮炎中，其细胞过度增殖和炎症，可能是由浅部马拉色菌感染引起的反应性过程。有研究表明，马拉色菌的密度与脂溢性皮炎的严重程度相关，这支持了糠秕孢子菌感染对于脂溢性皮炎的重要作用[35]。此外，糠秕孢子菌在脂溢性皮炎中的培养检出率远高于其他丘疹鳞屑性疾病[36]。最后，在抗真菌治疗脂溢性皮炎中，疗效是与菌量的减少相平行的[37-39]。伴有 HIV 感染和其他免疫缺陷状态的患者更好发脂溢性皮炎，可能是由于免疫缺陷与马拉色菌的过度繁殖有直接关系。此外，在 HIV 感染中的异常炎症过程也可能发挥作用。在银屑病患者，酵母菌可以在异常的鳞屑中定植，从而导致某种程度上的同形反应，触发后续的炎症反应。吡硫翁锌可通过导致铁缺乏，抑制真菌生长[40]。

茶树（M. alternifolia）精油和日本扁柏（C obtusa）也具有抗真菌特性，并已经用在香波配方中[41-43]。

系统性吸收

问题 47-7 因为有资料证实煤焦油及其组分的致突变作用，所以，可能存在的对焦油的化合物的显著全身吸收是令人担忧的[45]。正常头皮使用焦油香波洗头时，会出现焦油的显著吸收。在一项研究中，使用焦油香波患者尿液中检测出的多环芳烃（在煤焦油香波中出现的成分）数量相当于焦炉工尿检测水平。有记录显示，这些焦炉工人由于多环芳烃导致的癌症发病率是增加的[46]。可以预想，银屑病、脂溢性皮炎患者的患病皮肤可能会导致更多的全身吸收。但焦油香波几十年的使用中，还没有发现诱导局部或全身肿瘤的形成的情况[47]。

吸收水杨酸导致水杨酸中毒的报道极少见，发生在患者使用浓度＞10％的水杨酸软膏、使用超过体表面积50％的情况下[48]。使用目前可用的水杨酸香波的情况下，还没有发现有系统性吸收的情况。少量被吸收的水杨酸，可以被肝代谢和被肾排泄。

当二硫化硒、吡硫翁锌等产品用于香波时，必然会发生某种程度的全身吸收，但通常有一个较高的安全范围，仅有很少的关于轻微皮肤刺激性的报告[49-51]。一个孤立的报告描述了一位头皮受损的患者，连续 8 个月每周使用 2～3 次二硫化硒的香波，出现了硒中毒，高硒水平高达 32mg/ml。震颤、出汗、大蒜味呼吸、虚弱、呕吐和腹痛等症状证实出现了硒的系统性吸收[52]。通过支持治疗，患者经历了一个渐进的完全的恢复。金属味在 5 天后消失，在出现症状的 10 天之后患者完全康复。最近的一项研究中，研究对象每周 3 次使用含硒香波，共 1 个月，在使用期间和随访过程中，测定尿、血、头发和指甲的硒含量。在治疗中，尿液和血液硒含量无明显增加，而头发和一些趾甲样品表现出硒含量升高。随访中，所有的浓度指标降低，无不良反应发生[53]。

使用含有皮质类固醇的香波时会出现皮质类固醇的经皮吸收。通过头皮的外用皮质类固醇吸收较少、减少使用香波的频率（最多每天 1 次）、在相对小的体表面积上使用等可以限制和减少潜在的系统性皮质类固醇的吸收，以及由此导致的对下丘脑-垂体-肾上腺轴的抑制[54]。由于皮质类固醇的萎缩作用，大量反复使用可以出现头皮皮肤变薄，毛细血管扩张。过量使用超高效的外用皮质类固醇（如丙酸氯倍他索）时，发生这种情况的可能性会增加。

酮康唑用于香波剂型时，只有很少量会被吸收[55]。被吸收的少量酮康唑经过肝代谢，不会出现显著的血清水平。使用香波后，酮康唑可以在角质中持续存在高达 72h。在使用酮康唑或环吡酮香波的患者中，无全身不良反应报道。

临床应用

应用指征

本章中介绍的许多香波对于头皮鳞屑性炎症性皮肤病的治疗是有效的。它们是被用来控制脱屑和炎症的，而不是治愈头皮病变。长期或间歇性使用是一个原则而不是特例。因为关于这些治疗性香波的科学信息较少，艺术必须结合科学，应该为每个患者制订个体化的治疗方案。定期清洗头皮，使用非药用香波可以作为控制头皮屑的重要方法[1,56]。食品药品监督管理局（FDA）批准的特定使用指征列在表 47-1 中（参见"治疗指南"部分）。

框 47-1　治疗性香波的适应证

FDA 批准的适应证
鳞屑性头皮和头皮屑
　水杨酸
　1%和 2.5%二硫化硒
　吡硫翁锌
　焦油
　1%和 2%酮康唑
脂溢性皮炎
　2%酮康唑
　1%环吡酮胺
　焦油
　0.01%醋酸氟轻松
　2.5%二硫化硒
银屑病
　焦油
　0.05%丙酸氯倍他索
皮肤科超适应证应用
头癣辅助治疗
二硫化硒
酮康唑

不良反应

每种治疗性香波都禁用于已知对活性成分、防腐剂、稳定剂、香精和其他成分过敏者。

妊娠安全性

任何产品都没有经过严格的妊娠期测试。但是小面积的头皮使用、短时接触治疗以及多年来没有胎儿危害的病例报告，提示对胎儿没有明显的风险。

儿童安全性

同样，许多这些产品没有在儿童进行测试。除了产品标注可用于乳痂外，这些产品均不推荐使用在婴儿[55,57]。这是因为婴幼儿皮肤表面与体重的比例大于年龄较大的儿童和成人。此外，新生儿肝酶系统发育不完全，不足以对可能被吸收的有毒物质进行处理。

初步资料表明，酮康唑香波对于婴儿的乳痂是安全和有效的。这个年龄组在长时间大量使用酮康唑香波时一定要慎重，必须要注意那种出现于系统使用酮康唑时罕见的特质性肝毒性。系统性酮康唑水平不太可能接近出现肝毒性所必需的水平[58]。

含或不含有皮质类固醇、水杨酸的焦油香波通常用对于儿童是安全的。虽然水杨酸可以作为一种辅助用药，用于病情严重的 6 岁以上的儿童银屑病，但是因为存在水杨酸中毒风险，仍需谨慎使用。在小于 6 岁的儿童应该完全避免使用。

变应性和刺激性接触性皮炎

问题 47-8　每一个在本章中讨论的产品都曾有报道在使用后出现干燥、灼热、刺痛、刺激和不适的症状，这是最常见的本身的刺激性。刺激症状一般发生于含有角质溶解剂的治疗性香波[28]。较短的接触时间、水的稀释和后续很快进行的冲洗减少了这些产品的致敏可能性。变应性接触性皮炎可能是产品中的活性成分（如外用皮质类固醇）导致的，也可能是产品中的其他组分造成的。这些潜在的变应原按照致病率排序，为香料、椰油酰胺丙基甜菜碱（两性离子洗涤剂）、甲基氯异噻唑啉酮/甲基异噻唑啉酮（MCI/MI）（非甲醛防腐剂）、甲醛释放防腐剂、丙二醇和维生素 E[59,60]。香料出现在大多数香波中，因为它们可以提升产品的外观和使用感，使消费者对产品的好感提高[61]。虽然非常罕见，但吡硫翁锌导致的接触性皮炎已有报道[28]。

香波成分导致的变应性接触性皮炎可能会表现为出现在头皮本身的皮炎。实际上，这些过敏反应一般不限于头皮，相反，通常会出现在耳后、颈部和眼睑外侧。这可能是因为头皮皮肤有着解剖结构造成的局部免疫学特点，或者由于较厚皮肤具有更好地保护作用，使其对于变应原有更有效的屏障作用。对各个成分进行斑贴试验是准确确定香波中变应原的必需方法。含茶树精油香波也可以导致变应性接触性皮炎以及其他的皮肤反应[62]。我们已经在表 47-1 中列出了一种具有代表性的日常用香波 Free&Clear。因为它是特别设计的，避免了尽可能多的变应原，它对于很多不能耐受普通香波，特别是已经知道特定过敏成分的患者尤其有用[60]。

其他不良反应

这些治疗性香波的不良反应相对较少。含有皮质类固醇的香波可以导致与其他外用皮质类固醇相同的局部不良反应。这些潜在不良反应包括毛囊炎、皮肤萎缩、毛细血管扩张、色素减退、多毛症、继发感染和萎缩纹。皮质类固醇香波导致的特殊性不良反应在文献中还没有报道[63,64]。

此外，已经有关于一般外用皮质类固醇快速耐受的报道，但是还没有皮质类固醇香波出现这一问题的报告。推测使用吡硫翁锌和其他去屑香波会发生快速耐受。但在一个研究中，与安慰剂相比较，吡硫翁锌并没有表现出快速耐受[65]。

在使用焦油、水杨酸、二硫化硒和外用皮质类固醇类香波时应该避免接触眼睛[28]。焦油香波能使头发染色，出现金色、白色/灰色或把头发染成绿色或棕色。二硫化硒的香波可能会留下残余的气味，使头发褪色，并使头发更油[28,56,66]。衣服染色似乎在较新的焦油香波中不常见。此外，焦油香波应避免在患者接受补骨脂素加紫外线 A（PUVA）治疗时使用，避免出现"焦油敏感"，即一种与其他外用焦油制剂相关的光敏性反应。早期焦油香波的不良的特点，如令人不愉快的气味、使浅色头发染色和难以去除焦油等已经在很大程度上用现代制剂方法克服了[28,67]。对焦油产品发生意外摄取时，可以出现发热、低血压、肾衰竭、肝毒性等[68]。患者长期使用茶树油香波时应该注意它们可能的雌激素和抗雄激素特性[69]。

治疗指南

使用方法和频率

一般来说，使用前先把头发润湿，然后将治疗性香波涂在头皮上，用力按摩，让香波接触头皮约

5min[28]。冲洗后，可以再使用 1 次。丙酸氯倍他索香波是最近推出的，建议本品擦到湿润过的头皮，停留 15min，然后使用香波洗净，这些产品每日使用是安全的，对于头皮屑、脂溢性皮炎或乳痂患者用于维持治疗，可以每周只用 1 次或 2 次，仍然有效[70]。与此不同，酮康唑香波建议每周使用 2～3 次，二硫化硒和其他药物香波可以增加次数到每天使用，使疗效得到持续提高[71,72]。

酮康唑和环吡酮胺

许多临床研究支持酮康唑洗剂对脂溢性皮炎和头皮屑的临床疗效[73-82]。环吡酮胺 1% 的香波也被证明是有效的（每周两次使用 1 个月的有效率为 57.97%），在每周一次的维持治疗中复发率仅有 14.7%[83]。1% 的环吡酮香波每周 3 次应用比每周 2 次应用无更高疗效[84]。另一个研究表明 1% 环吡酮胺香波每周 2 次，使用 4 周，28% 受试者有效[85]。对于治疗脂溢性皮炎患者，环吡酮胺的疗效不劣于酮康唑，而且患者对改善的感受度更高[86]。在比较研究中，酮康唑香波在抑制糠秕孢子菌方面比吡硫翁锌或二硫化硒的香波更有效[87]。在两个咪唑类抗菌剂中，体外最低抑菌浓度（MIC）和临床经验表明，酮康唑对于脂溢性皮炎有更高疗效[88]。酮康唑洗剂可尝试作为银屑病的初始治疗，如红斑持续，可以继续外用糖皮质激素或维生素 D 类似物[89]。

二硫化硒和锌吡啶硫酮

临床研究中，二硫化硒也证明有效[77,80]。与安慰剂[89]和 2.5% 二硫化硒香波[80]相比，采用 2% 酮康唑香波复发可能会得到延迟。对于银屑病[89-90]和头皮屑，吡硫翁锌香波也被证明是有效的。二硫化硒可能比吡硫翁锌更有效[91-92]。

水杨酸和焦油

水杨酸洗剂［如 5%～10% 的水杨酸乳膏、Bakers P&G 溶液、Epilyt 或 5% 水杨酸加 5% 煤焦油灰溶液（LCD）的旁氏柔肤水］可以提前 2～8h 涂在头皮上，然后用焦油香波洗发。如果发生刺激，患者应避免该产品数天，然后恢复较低频率的使用。焦油香波的临床有效性也得到了证实[69,93]。在使用其他外用制剂治疗银屑病后，可以使用焦油香波作为维持治疗，保持康复状态[89]。

丙酸氯倍他索和氟轻松

对于银屑病的治疗，0.05% 丙酸氯倍他索香波比

卡泊三醇溶液、基质香波、煤焦油香波有更好疗效[89,94]。在一项随机双盲 100 例脂溢性皮炎患者的多中心临床试验中，0.01% 氟轻松香波也被证明是有效的，治疗 2 周后，84% 的患者皮疹完全清除，而在香波基质组只有 28% 的患者达到完全清除[95]。

治疗性香波的长期使用

对于脂溢性皮炎和银屑病的治疗性香波，应教育患者预期较长的使用时间以控制疾病，而不是期待治愈[96]。2% 酮康唑洗剂长期使用已被证明是安全的[97]。对于头皮银屑病，使用各种治疗香波都可以出现完全缓解，但是不可预测。

轮替疗法

很多鳞屑性头皮疾病患者受益于轮替治疗[72]。所谓轮替疗法是，使用特定的某种香波 3～4 周，随后换成使用不同类的另一种香波[98]。另一个常用的方法是将两种产品隔日轮替使用，在改善病情的情况下，减少使用频率。一些患者发现水杨酸和焦油的产品可以在洗发前混合在一起来取得更好疗效。最后一种组合使用方法是每周 2 次使用酮康唑或环吡酮香波来治疗糠秕孢子菌的影响，每周 5 次使用去角质或抗炎症香波。

辅助性头皮治疗——外用和系统性应用

问题 47-9 外用皮质类固醇洗剂、他扎罗汀凝胶、卡泊三醇溶液或地蒽酚头皮溶液用于与香波的联合治疗。虽然外用皮质类固醇用于脂溢性皮炎的治疗在短期内优于吡硫翁锌，但吡硫翁锌是一种安全、有效的长期维持治疗[25]。长期使用的含水杨酸或煤焦油洗发香波可以作为辅助治疗，配合间歇性或短期的外用皮质类固醇香波使用。在控制头皮银屑病方面，这些产品都没有突出的显著疗效。相反，如果头皮瘙痒不能通过单纯的香波充分控制，外用皮质类固醇溶液或洗剂可以作为一种适当的辅助治疗。通过发泡剂使皮质类固醇可以更好地用于头皮（Luxiq、0.12% 倍他米松戊酸酯、Olux、0.05% 丙酸氯倍他索）也为治疗性香波提供了有用的辅助手段。医生必须通过每个患者的反馈来为患者的慢性头皮疾病选择最有效和最佳耐受性的产品。本章独立于其他治疗方式，专门讨论治疗性香波。

在银屑病的情况下，许多不同的治疗方式，包括系统性治疗方法和光疗可同时用在同一患者。全身性治疗可以对银屑病患者的整个皮肤表面产生改善，可能会增加治疗性香波表现的效用[99]。即使在全头的银屑病，也通过光疗（如 PUVA）照射身体的其余部位。

在头癣治疗中的作用

无论是二硫化硒香波还是酮康唑香波，都已被证明可以减少头皮的皮肤癣菌并可能减轻头癣患者的感染[100-104]。这些辅助洗发方法虽然不能彻底治疗头癣，但可以与系统性抗真菌药物一起作用，治愈头癣和减少传染。在作为口服头癣药物的辅助治疗时，OTC 的二硫化硒（1%）被证实和处方性的浓度为 2.5% 的产品具有相同的疗效[105]。与确诊头癣的患者有接触者应该接受筛查，并使用 2% 酮康唑香波治疗[103,106]。

处方类产品

问题 47-10 除了 2% 酮康唑香波、2.5% 二硫化硒香波、0.12% 倍他米松戊酸酯泡沫（Luxiq）、0.01% 氟轻松油和香波（Dernia-Smoothe FS，Capex）、5% 丙酸氯倍他索洗发香波和泡沫（Clobex、Olux）和 1% 环吡酮胺香波（Loprox），所有在本章讨论的其他产品均为非处方药。

药物相互作用

在常规的使用中，这些制剂间没有已知的药物相互作用。如果因为酮康唑香波大量使用而导致酮康唑水平升高，那么需要注意其他由细胞色素 P450 酶介导相互作用的各种药物。使用酮康唑香波治疗是不需要进行相关监测。治疗雄激素性脱发的外用米诺地尔不与细胞色素 P450 抑制剂相互作用，因此它与酮康唑香波不产生相互作用。皮肤细胞色素 P450 抑制剂在理论上可以延迟皮质类固醇代谢，增强皮质类固醇效应，。

总结

治疗性香波广泛应用于各种与头皮鳞屑相关的病变。它们的有用性和安全记录已经经受了时间的考验。将来进一步比较研究的结果会更好地揭示这些产品最具成本效益的使用价值。

本章使用的英文缩写	
FDA	食品药品监督管理局
HIV	人类免疫缺陷病毒
KOH	氢氧化钾
LCD	煤焦油灰溶液
MCI/MI	甲基氯异噻唑啉酮/甲基异噻唑啉酮
MIC	最低抑菌浓度

推荐阅读

Azfar RS, Gelfand JM. Psoriasis and metabolic disease. *Curr Opin Rheumatol* 2008;20(4):416–22.

Berk T, Scheinfeld N. Seborrheic Dermatitis. *PharmTher* 2010;35(6):348–55.

Chan CS, Van Voorhees AS, Lebwohl MG, et al. Treatment of severe scalp psoriasis: From the Medical Board of the National Psoriasis Foundation. *J Am Acad Dermatol* 2009;60: 962–71.

Faergemann J. Pityrosporum infections. *J Am Acad Dermatol* 1994;31:S18–20.

Greaves MW, Weinstein GD. Treatment of psoriasis. *N Engl J Med* 1995;332:581–7.

Gupta AK, Madzia SE, Batra R, et al. Etiology and management of seborrheic dermatitis. *Dermatology* 2004;208:89–93.

Leyden JJ. Overview: Pityrosporum and scaling disorders of the scalp. *J Int Postgrad Med* 1990;2:5–9.

McGrath J, Murphy GM. The control of seborrheic dermatitis and dandruff by antipityrosporal drugs. *Drugs* 1991;41:178–84.

Stefanaki I, Katsambas A. Therapeutic update on seborrheic dermatitis. *Skin Therapy Letter* 2010;15(5):1–4.

Trueb RM. Shampoos: ingredients, efficacy and adverse effects. *JDDG* 2007;5:356–65.

Van de Kerkhof PCM, deHoop D, deKorte J, et al. Scalp psoriasis, clinical presentations and therapeutic management. *Dermatology* 1998;197:326–34.

参考文献

见本书所附光盘。

第 48 章　α-羟酸（果酸）

Amy B. Lewis and Samantha M. Lee

曹　源　译　张春雷　审校

问题

概述

α-羟酸（AHA）为一类化合物，越来越受到媒体及消费者的青睐。其用于皮肤干燥症、鱼鳞病、痤疮、皮肤角化类疾病、光损伤及衰老皮肤的治疗。随着皮肤年轻化研究的进展，这个古老的羟酸家族正成为皮肤"返老还童"必需的医疗手段。AHA 中以乳酸和羟基乙酸用途最广，其他如苹果酸、柠檬酸、苦杏仁酸、酒石酸等尚未广泛应用。另外，高分子量的 AHA（如上述的苹果酸、柠檬酸、苦杏仁酸、酒石酸等）不能通过皮肤角质层。AHA 又被称为果酸，是因为其广泛存在水果中，也存在于甘蔗（羟基乙酸）和酸奶中（乳酸）。由于是从有机产品中提取，人们通常以为治疗中所用果酸均为天然成分，其实通常现实治疗中均使用人工合成产品。在过去 10 年中，聚羟基酸（PHA）通常作为外用产品治疗，但现在已在美容界发挥重要作用，它的潜在优势将在药理学机制部分讨论。

药理学机制

化学结构

AHA 是一个大的羟酸家族，共同点是在 α 碳上附着一个羟基。分子量最小的 AHA 是只含有 2 个碳原子的羟基乙酸，化学分子式是 $HOCH_2COOH$（图 48-1）。它的优点是化学性质稳定，无色无味，可溶于水，吸收后无毒性。大小仅次于羟基乙酸的是包含 3 个碳原子的乳酸，形成一条单链。化学结构如图 48-1。乳酸存在以下同分异构体：左旋乳酸、右旋乳酸以及上述两种的变旋混合物。研究表明右旋乳酸不能通过皮肤角质层屏障，所以化妆品中的成分多为左旋乳酸和变旋乳酸。

其余的 AHA 分子量较大，有更长的碳链（表 48-1）。苦杏仁酸由 German 命名，由于从苦杏仁中提取而得名。它是含有 8 个碳原子的 AHA［化学结构式为 $C_6H_5CH(OH)COOH$］，它也有药理学分类上的 2 种对映体。

表 48-1 α-羟酸不同碳链的长度

2个C	3个C	4个C	6个C	6个C环	8个C
羟基乙酸	乳酸	苹果酸	柠檬酸	单苯基羟基乙酸†	苦杏仁酸
	丙酮酸*	酒石酸	葡萄糖酸	二苯基羟基乙酸	
		α-甲基乳酸	葡糖醛酸		

* 丙酮酸是乳酸的氧化形式。

† 复合物是羟基乙酸衍生物

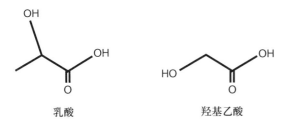

图 48-1 α-羟酸

PHA 是由 2 个或以上碳原子构成的羟酸家族，其中一个羟基必须附着在 α 碳位上。正因为较大的分子量，PHA 被皮肤吸收的速度较慢。PHA 的主要成分（如葡萄糖酸内酯、半乳糖、乳糖酸等）都是来源于牛奶，葡萄糖酸内酯和半乳糖各包含有 4 种羟酸成分，乳糖酸中包含有 8 种羟酸成分，因此决定了它们亲水性比小分子量 AHA 要差。

作用机制

表皮效应

问题 48-1 所有低浓度果酸均可破坏角质层细胞间的连接，促进角质颗粒的降解，从而加速皮肤角质层的新陈代谢。但具体作用机制尚不明了。Wang 提出一个假说，局部外用 AHA 后，导致表皮细胞间钙离子浓度降低，从而降低表皮细胞间连接，导致脱屑。Wang 进一步假设钙离子浓度的降低可使表皮细胞加速增殖，弱化角质形成细胞间的差异，从而使皮肤外观年轻化[1]。

在干燥、粗糙的皮肤上持续外用 AHA 可调控角质形成细胞形成更光滑的外观。毛囊口的细胞剥脱可清洁毛孔、防止堵塞。除治疗皮肤干燥症、鱼鳞病、痤疮外，还可用于日光性色斑的患者[2]。高浓度的 AHA 不仅可以降低表皮细胞间的凝聚力，还可以减少黑色素的合成[3]。这种效应联合表皮细胞间重构的作用使高浓度 AHA 更有希望用于治疗脂溢性角化病、光线性角化病、寻常疣和面部皱纹。

真皮效应

问题 48-1 长期外用 AHA 可使真皮发生能够检测到的改变（表 48-2）。一项对照试验显示，被测试者在前臂皮肤连续外用 6 个月的 25% 的羟基乙酸、乳酸、苦杏仁酸，真皮层厚度平均增加约 25%。表皮和真皮乳头层都出现了非炎症性增厚；真皮层透明质酸黏多糖增加、胶原蛋白密度增加、黑色素颗粒分解增加，弹力胶原纤维弹性增加（彩图 5）[4]。

尽管 AHA 带来的临床改善已被证实，但这些改变的具体原因还未查明。一种观点认为羟基乙酸可功能性活化成纤维细胞。一项验证羟基乙酸和乳酸如何作用于真皮中分化成熟的成纤维细胞的实验显示，坚持外用羟基乙酸可使成纤维细胞细胞增殖活跃、胶原蛋白产量增加，且与浓度呈正相关；但在对照组和使用苹果酸组就几乎无改变[5]。Okano 和同事们发现羟基乙酸可通过使角质形成细胞释放细胞因子来直接促进成纤维细胞合成胶原蛋白，调控基质和老化的胶原蛋白降解[6]。

Ⅰ 型胶原蛋白和细胞间基质（透明质酸）的增加使真皮层含水量和厚度增加，并为营养成分和毒素的弥散提供了一个水化的环境[7,8]。AHA 还可以降低光损伤[9]。与维 A 酸外用制剂不同，AHA 不会引起真皮脉管系统增生[10]。此外，AHA 可以逆转激素治疗造成的表皮萎缩[11]。

表 48-2 对不同 α-羟酸浓度和 pH 的生物反应

角质层反应	表皮和真皮反应
每日应用 pH>3.0 的 10%AHA	单纯应用高浓度非中性的羟基乙酸或乳酸
短时间内应用低 pH、高浓度 AHA（即"办公室换肤"）	反复暴露于 pH<3.0 的低浓度 AHA
	反复暴露于 pH>3.0（但不到中性）的高浓度 AHA

多羟基酸作用

问题 48-2 PHA（如葡萄糖酸内酯、半乳糖、乳糖酸）与 AHA 作用机制相似。补水保湿的特点是 PHA 额外的好处。月桂硫酸钠刺激后，相较于用羟基乙酸及乳酸治疗的皮肤，经 PHA 治疗的皮肤透皮失水更少、皮肤刺激更低[12]。问题 48-3 PHA 被用于很多化妆品制剂，因为它与 AHA 效果相近，并且对于敏感性皮肤耐受性更好。

临床应用

干燥症和鱼鳞病

乳酸铵——乳酸的衍生物——和其他 AHA 都是有效的补水剂。在基质中加入封闭性材料可能增加水合。这也是为什么有些洗剂或乳膏配方中会含有少量的凡士林。Leyden 和同事[11] 研究试验将 12％乳酸铵用于严重干燥的皮肤。在干燥病及鱼鳞病除了异常的高度角化缓解以外，表皮及真皮也有变化。活性表皮增长变厚 20％真皮糖胺聚糖（GAG）增长 50％，尤其是透明质酸。其他研究也表明含有 AHA 的乳膏有效地治疗表皮高度角化和鱼鳞病（表 48-3）[13-14]。

通常认为正常皮肤角质层变薄可能增加水分丢失并造成对于潜在的刺激性化学物质的皮肤敏感性。这对于治疗干性皮肤或湿疹患者很重要，因为他们通常存在易激惹性或敏感性倾向。但是，研究发现低浓度羟基乙酸治疗不影响角质层脂质屏障结构也不增加透皮失水[15]。令人惊讶的是长期应用某些含有 AHA 的制剂实际上增加角质层对于潜在刺激物（如洗涤剂）的抵抗力[11]。

皱纹及光老化（皮肤光老化）

问题 48-4 局部外用 AHA 引起胶原生成及细胞间基质增加。这有助于消除表皮和真皮的光老化痕迹[4]。Bernstein 和同事发现在前臂应用 20％羟基乙酸 3 个月后，相对于对照组，治疗组表皮及真皮中透明质酸增加、Ⅰ型胶原 mRNA 表达增加 2.8 倍[7]。因为透明质酸能结合其重量 10000 倍的水，所以能显著地改善光老化造成的皱纹。

有研究证明羟基乙酸的有效性，在无毛小鼠首先用 UVB 照射 10 周致敏，然后用 15％羟基乙酸治疗 10 周。相较于赋形剂对照组及治疗 5 周的标本，治疗 10 周的标本组织病理检查示胶原沉积并且合成增加、皮肤表面硅胶印模示皱纹显著消退。因为第 10 周结束时治疗效果最佳，研究结果支持持续应用羟基乙酸重塑表皮和真皮是个动态过程的假说[16]。

最常见的含 AHA 日用品中的活性物质浓度低于上述研究中所用浓度。有项研究调查 5％和 12％乳酸商品制剂的美容及病理改变。应用 12％乳酸后临床观察到组织病理上表皮及真皮硬度及厚度增加。此外临床上皮肤光滑度有所改善，皱纹减轻。相反的是，5％乳酸治疗后尽管临床改变和表皮改变相似，但未见组织病理上有真皮改变[17]。有学者对 2 个最广泛使用的 AHA——8％羟基乙酸和 12％乳酸（左旋异构体）对面部和上肢光损伤皮肤的治疗效果进行研究。与溶媒对照组相比，羟基乙酸组在改善整体光损伤评分和肤色方面有显著优势。左旋乳酸组治疗前臂，在减少整体光损伤评分、改善肤色、色素沉着斑、粗糙度方面比赋形剂对照组强很多[18]。高剂量 85％乳酸通过表皮松解在几分钟内可快速去除日光性色斑[19]。这种浓度的产品目前尚未销售。

问题 48-2 与 AHA 相比，PHA 的预试验显示同样的抗衰老作用。有一项为期 12 周的临床对照试验，其中一组每天外用 8％羟基乙酸日霜和 8％羟基乙酸晚霜，另一组每天外用含 4％葡萄糖酸内酯（一种 PHA）的日霜和 8％葡萄糖酸内酯的晚霜，最终对于皮肤早期细纹、皱纹、毛孔粗大、皮肤粗糙、紧实度、色斑和清透度改善的临床评价，两者是类似的。但是，AHA 对于面色黯黄和皮肤牵拉回弹试验的改善更优越。患者对这两类果酸成分都有较好耐受性，但据患者反映，AHA 产品引起灼热和针刺感的现象更常见[20]。问题 48-3 更进一步在女性患者及敏感皮肤和光损伤患者中进行的 PHA 试验表明，由一个名为"鸡爪印"硅胶复制品的客观检测方法可支持 PHA 改善早期细纹及皱纹。深色皮肤类型的患者也可从 PHA 治疗中受益，且不会有较明显的刺激反应[21]。

在更深入的研究中，高浓度的羟基乙酸还可用于果酸换肤术。一项将未中和的 50％的高浓度羟基乙酸外用于面部及前臂、双手的光老化皮肤的试验，每次在一侧肢体的皮肤外用试验试剂 5min，对侧使用空白对照试剂，在改善皮肤纹理、老年斑、日光性色斑、皱纹数量等方面，两者有明显统计学差异。试验组的皮肤在显微镜下显示角质层厚度减少 53％，整个表皮层厚度平均增加 19％，其中 50％是增加在颗粒层，对照组并无上述改变。应用羟基乙酸行果酸换肤术时可出现短暂的红斑、脱屑和刺激性皮炎及轻微的针刺感[22]。

表 48-3 不同亚型的鱼鳞病患者外用果酸制剂（2 次/天）的效果*

化学制剂	L1	L2	L3	L4	L5	L6	X1	X2	X3	IV1	IV2	EH1	U1	U2
柠檬酸	4	3	4	4	4	—	3	4	4	4	4	2	—	—
丙酮酸乙酯	4	—	3	4	3	4	3	4	4	4	4	0	1	—
羟基乙酸	4	3	4	4	4	—	4	4	4	4	4	1	—	—
葡糖醛酸	4	—	4	4	4	—	4	4	4	4	4	1	—	—
乳酸	4	—	4	4	4	3	4	4	4	4	4	4	0	3
苹果酸	3	—	3	3	3	—	4	4	4	4	4	4	—	—
丙酮酸	4	—	4	4	4	4	4	4	4	4	4	4	4	4
酒石酸	4	—	4	4	3	—	2	—	4	—	4	1	—	—
Tartonicacid	4	—	—	4	4	—				4	4	0	—	—

Adapted from VanScott EJ and Yu RJ. Control of keratinization withα-hydroxy acids and related compounds. Arch Dermatol1974；110；586-90.

L，板层状鱼鳞病；X，X 性连锁遗传性鱼鳞病；IV，寻常性鱼鳞病；EH，表皮松解性角化过度型；U，未确定分型（分型后面的阿拉伯数字表示患者例数）。

* 表内数字"0"表示无任何缓解；"1"表示与赋形剂对照有轻度缓解；"2"表示皮损有明显缓解；"3"表示显著缓解，皮损上鳞屑完全清除；"4"表示痊愈，皮损部位恢复为正常皮肤；"—"表示患者未完成试验

表 48-4 诊所通用果酸换肤治疗方案*

方案 1	方案 2
第 1 个月：20％羟基乙酸 5min	第 1 个月：20％羟基乙酸 4min
第 2 个月：35％羟基乙酸 5min	第 2 个月：30％羟基乙酸 4min
第 3 个月 50％羟基乙酸 5min	第 3 个月：40％羟基乙酸 4min
第 4 个月 70％羟基乙酸 5min	第 4 个月：50％羟基乙酸 4min
第 5 个月：70％羟基乙酸 5min	第 5 个月：60％羟基乙酸 4min
第 6 个月：70％羟基乙酸 5min	第 6 个月：70％羟基乙酸 4min

* 以上为多位皮肤美容科医师的临床经验总结

问题 48-5 果酸换肤术可以采用多种试剂实施，目前有大量不同成分及不同 pH 值的产品可供选择，果酸的浓度通常在 20％～70％之间。当为一名患者行果酸换肤术时，最重要的就是从低浓度开始，耐受了基础治疗后，再循序渐进提高果酸溶液的浓度。油性皮肤的患者通常反应较轻，光损伤等环境导致的敏感皮肤往往反应较重。两类最广泛应用于果酸换肤术的产品见表 48-4。无论采用哪种治疗计划，当患者出现对当前浓度的试剂有过度的刺激反应时，都应返回到上次治疗时能耐受的浓度和持续时间。问题 48-6 应用羟基乙酸行换肤术时，可加入其他成分（如三氯乙酸）来增强美容效果，但是必须警惕混合用药可能带来的剥脱效果的增强[23]。

问题 48-6 Kligman 报道过将 AHA 产品和维 A 酸类产品一天中交替使用，与每晚单用维 A 酸作对照，事实证明联用治疗早期细纹及色斑等早期衰老症状疗效更佳[24]。通常提倡每晚外用 1 次维 A 酸类产品，白天外用 1～2 次羟基乙酸产品。产品制剂的赋形剂必须适合使用者的皮肤状况。因为大部分光老化的患者皮肤都很干燥，所以含润滑成分的乳膏是首选。所有的患者都从 5％的低浓度 AHA 开始，耐受后再增至 10％。患者通常在治疗期间被要求使用广谱防晒霜，这也是治疗方案的一部分。

甲损害

AHA 还用于改善脆甲等指甲老化情况，包括甲纵脊、脆甲和甲板分层等[25]。每日外用 3～4 次 8％或 12％的羟基乙酸可明显改善上述表现[11]。

寻常痤疮及相关疾病

除痤疮丙酸杆菌定殖和皮脂分泌增加外，还有引起痤疮的第三种发病机制——角化物堆积造成毛囊口堵塞，致使皮脂腺不能通畅地排泄皮脂。

问题 48-7 由于 AHA 对于角质层的独特作用，即调控皮肤浅表的角质细胞脱落，其也可用于痤疮的治疗。低浓度（5％～10％）的羟基乙酸可每日 1～2 次在家应用，高浓度（如 35％～70％）可以在诊所短期应用，达到表皮换肤的效果[26]。

问题 48-7 在 1989 年，Van Scott 和 Yu[27] 报道过局部外用 70％的羟基乙酸治疗 28 例痤疮患者。每次治疗时间是由试剂可致最小红斑的程度决定的，而且

红斑可以在数小时内完全消失。作者总结说，该治疗方法使痤疮急速好转，应加入确切的痤疮标准治疗中[27]。但是，这个方法被其他学者质疑，如 Kligman[28] 就认为，单用羟基乙酸治疗痤疮效果弱于单用维 A 酸，但是他承认该疗法与维 A 酸合用治疗痤疮有协同效果。持有此观点的还有 Elson[29]，他报道了联合两种疗法治疗寻常痤疮并未发生刺激等严重不良反应。在这项约有 500 例痤疮患者的研究中，Elson 发现同时应用上述两种药物的患者比单用其中任何一种的患者效果更好。他解释说这种联合治疗是基于不同的作用机制：羟基乙酸促使微粉刺内容物清空排出，维 A 酸则减少和预防微粉刺形成。一个广泛被皮肤科医生接受的联用方法就是，白天外用 AHA 制剂，晚间外用维 A 酸制剂。痤疮和油性皮肤的患者所用的 AHA 制剂一般是溶于乙醇或溶于水的洗剂。PHA 制剂在与维 A 酸联用时也显示了极小的刺激性[21]。

每月 1 次的浅表换肤术通常也被安排在痤疮治疗计划里，Dreno 和同事们回顾了近来所有用 AHA 换肤术治疗寻常痤疮的临床试验，尽管所有实验都是学术性的，样本有限，但都显示了痤疮治疗中果酸换肤术可以缓解非炎性、浅表炎性和结节囊肿性痤疮损害[30]。 问题 48-5 联合果酸换肤术和维 A 酸治疗时，医生必须警惕会增加表皮剥脱的风险。

有报道 8% 的羟基乙酸洗剂用来治疗须部假性毛囊炎有效，且刺激性较小[31]。

酒渣鼻

因为潜在的刺激和引发红斑的风险，大部分医生都避免给酒渣鼻的患者应用 AHA 治疗，极少有文献报道用 AHA 治疗酒渣鼻相关疾病。1996 年，Briden 和同事们报道[32]，对于常规治疗病情顽固的慢性酒渣鼻患者，加用果酸换肤术后，炎性症状得到了显著缓解，丘疹、脓疱和炎性红斑都明显减少[32]。酒渣鼻发病机制未明，假说主要认为皮肤对毛囊蠕形螨敏感以及潜在的毛细血管功能失调[33]。局部外用维 A 酸可治疗酒渣鼻，可是会对皮肤持续刺激，且加重毛细血管扩张。但 AHA 不会促使血管再生[4]，能阻止蠕形螨黏附在毛囊口，低 pH 值的酸性环境还可破坏细菌体的营养成分，从而减轻症状。

对于丘疹脓疱型酒渣鼻患者，羟基乙酸可以每天在家使用。诊所内进行的换肤术，方法与寻常痤疮的治疗相同。 问题 48-3 总体上来说酒渣鼻患者对 PHA 治疗耐受性很好，烧灼感和针刺感少见[34]。目前，对比 AHA 和 PHA 治疗酒渣鼻效果的研究尚未见成果发表。

色素沉着

AHA，尤其羟基乙酸和乳酸，对于色素沉积性疾病如日光性色斑、黄褐斑、色素沉着等有显著疗效。Yamamoto 和同事们研究表明[35]，皮肤在接受 6 周的以下果酸（羟基乙酸、乳酸、柠檬酸、醋酸）治疗后出现的组织学变化显示，使用羟基乙酸和乳酸换肤术的患者皮肤基底层黑色素颗粒明显减少，鳞状细胞层黑色素沉积减少。羟基乙酸、乳酸、柠檬酸治疗后的皮肤 I 型胶原增加[35]。

以上改善的作用机制可能与表皮层的重建和再生有关，同时也抑制了酪氨酸酶的活性。此外，羟基乙酸还可与其他漂白成分（如氢醌）联合应用，就可以增加其他药物在皮肤的穿透作用，从而增强疗效。把中效的羟基乙酸和一种名为 Kligman 配方（包括氢醌、维 A 酸、外用皮质类固醇）的药物混合，使用后效果就比单用 Kligman 配方皮肤增白效果更好[36]。这些都验证了使用羟基乙酸会增强美白效果。

果酸换肤术在中等色度到深色人种的个体中使用是有效、安全的，肤色越深，果酸的浓度及作用时间就相应越长。潜在风险除了化学性的刺激反应外，还包括炎症后色沉可能[31]。新的换肤术，比如采用维 A 酸类药物，经对照与浓度 70% 的羟基乙酸效果等同[37]。

光线性角化病

1997 年，美国皮肤病学会将果酸换肤疗法列入光线性角化病的治疗指南[38]，最近有一项治疗光线性角化病的实验，采用 20% 的羟基乙酸每周一次果酸换肤术，连续使用 4 周后，改为每日 1 次局部外用氟尿嘧啶，连续 4 周。这种联合疗法比单用氟尿嘧啶治疗时间更短且疗效等同。

配方

越来越多的皮肤科医生从诊所处方含 AHA 的药物，同样，制药公司和化妆品生产线也往产品里添加各种各样的 AHA 产品。包括洁面乳、香波、化妆水、角质软化剂、乳液、面霜、啫喱、面膜、喷雾、换肤霜和防晒霜。通常在洗涤清洁产品里果酸（通常是羟基乙酸）浓度 <1%，乳液和面霜中浓度最高可达 20%。 问题 48-8 皮肤科医生的诊所里行果酸换肤术采用的 AHA 浓度通常为 20%～70%[39]。

生物利用度

外用的 AHA 配方取决于它的生物有效性成分的

浓度，以及采用哪种赋形剂[40]。生物利用度是指进入循环中的游离酸波度除以配方中起始游离 AHA 的数量生物活性成分的浓度为生物利用度乘以原始 AHA 的浓度。局部外用治疗时，穿透角质层的过程才是自由酸进入表皮和真皮的最大阻碍[41]。

问题 48-9　目前很多市面上果酸产品宣称中性化处理或加入缓冲剂后会减少刺激性。这两个学术名词并不等同。AHA 可被无机碱和有机碱（如氢氧化钠和氢氧化铵）中和，pH 值升高。pH 值越接近中性，对皮肤的刺激反应就越轻微。这个原理被 Westwood-Squibb 制药公司采用，研发了一种名为 Lac-Hydrin 的乳液，含有 12% 乳酸铵成分。在果酸产品中调和酸碱度的缓冲系统起维持 pH 值平衡的作用。例如，羟基乙酸溶液就可以加入羟乙酸钠和磷酸二氢钠作为缓冲系统，使 pH 值稳定在 2.8～4.8 的酸性范围内，果酸的效果最佳。但这些操控处理降低了自由酸的水平，减少了 AHA 穿透皮肤的生物效能。

问题 48-9　AHA 的生物利用度在 25℃ 室温下可由 pH 值和 AHA 浓度计算得出。在大部分环境中，再加上 Henderson-Hasselbalch 方程式和自由酸的数值也可算出生物利用度。这个对于医生在现实中利用果酸换肤治疗简直太重要了。如果某种 AHA 产品宣称浓度为 10%，那么医生和患者会相信真实值低于这个数字。他们会努力寻求更高一点浓度的治疗。但是，当产品种类复杂化时，再好的设计和预测也会偏离轨道。例如当两种不同的羟基乙酸产品竞争时，一种是含 15% 果酸成分，但自由酸含量不到 5%；另一种含 10% 果酸成分，自由酸浓度也高达 10%。表 48-5 对照了由 MD Formulation 和 Glytone 公司出品的面霜和乳液所标示的果酸含量和自由酸含量。

问题 48-9　当转换使用另一大类 AHA 产品时，最重要的是对比自由酸的水平。患者们总觉得标签上的 AHA 浓度越高越好，但是容器上的说明书总不去让患者更关心自由酸的浓度。大多数公司的产品都只标注中和前的 AHA 浓度，所以我们要教育患者理解自由酸的浓度和价值，才更有帮助。

赋形剂和 AHA 吸收

赋形剂在药物的吸收上发挥着重要作用[40]。例如，羟基乙酸是亲水性的，所以大部分水相的羟基乙酸在直接接触皮肤时就被角质层吸收了，某些添加成分可增强这种药理学吸收作用。甘油完全不能穿透角质层，而且与 AHA 结合有很强的黏附力，所以会阻碍羟基乙酸的吸收。与此对应，赋形剂中的丙二醇可以增强 AHA 透皮吸收，因为丙二醇能调节角质层的渗透功能[42]。当医生在外用治疗时，应当选择既能增强果酸吸收，又无刺激性，还能提高患者依从性的赋形剂。

表 48-5　羟基乙酸产品中标明酸与游离酸含量对比

药品厂家	产品名及标明酸含量	游离酸含量（生物利用度）
Allergan	MD Forte Facial Cream I 15%	4.68%
	MD Forte Facial Cream II 20%	5.76%
	MD Forte Facial Lotion I 15%	4.68%
	MD Forte Facial Lotion II 20%	6.84%
Pierre Fabre Médicament	Glytone Facial Cream/Lotion 1 10%	10%
	Glytone Facial Cream/Lotion 2 15%	15%
	Glytone Facial Cream/Lotion 3 20%	20%
	Exfoliating Lotion 1 5.5%	5.5%
	Exfoliating Lotion 2 11%	11%
	Exfoliating Lotion 3 17%	17%

Adapted from Genesis Pharmaceuticals，Inc. Hazel Park，MI.

游离酸含量（FAV）指将每种产品的 pH 和 AHA 比例代入 Henderson-Hasselbach 公式中所得数值（每 Van-Scott）

配方的 pH 值和刺激性

问题 48-9　很明显果酸产品的 pH 值和潜在的刺激风险呈负相关，pH 值越低，产品刺激性的风险就越大；但在 pH 值维持恒定的情况下，提高 AHA 浓度并不会增加刺激的风险。同样是含有 10% 浓度的羟基乙酸产品，pH 值可以从 2.0～4.4，共 6 种 pH 值。一项斑贴试验将含羟基乙酸浓度分别 10%、15%、20% 但 pH 值均为 3.0 的三种产品贴于受试者后背，结果显示刺激性无差异。进一步证明只要 pH 值恒定，刺激性不随果酸浓度改变而改变。同时斑贴试验也进一步验证了 pH 值越低的产品，刺激反应出现的概率越高，当 pH 值接近中性为 4.4 时，刺激性反应显著降低[43]。

配方的 pH 值和表皮效应及真皮效应

问题 48-9　已明确果酸可以刺激胶原蛋白及透明质酸黏多糖增加，达到真皮层增厚、去除皱纹的效果，但 pH 值均为 3.8 的不同浓度的 AHA 产品还是显示了不同的效果。20％的 AHA 产品刺激胶原蛋白合成，5％、10％和15％的 AHA 产品使胶原蛋白大量沉积在真皮层。

当 pH 值更高时，如 pH 值 3.8 的产品，可更多出现表皮层的改变，如角质层变薄，表皮全层变厚；但当 pH 值升至 4.4 时，果酸的效果就大大减弱了[44]。

混合类产品

问题 48-6 化妆品行业的新趋势是把果酸和其他抗氧化及漂白作用的成分混合在一起。这种混合类产品使皮肤护理变得更容易、更节约时间，还可以取得附加的美容效果。例如，将果酸与维 A 酸或者氢醌混合后，治疗光老化和色素沉着类疾病的效果提升，耐受性也更好[20]。2005 年有一项关于 PHA 与维 A 酸类药物混合后的配方应用于无毛小鼠的皮肤实验，共有 3 组，即 0.1％的视黄醛组、0.5％的维 A 酸组、视黄醛与果酸的混合制剂组。3 组药物使用效果显示，较之单用视黄醛组，混合制剂组中视黄醛生物利用度更高，而且比单用视黄醛和维 A 酸组透皮吸收度更高[45]。该实验配方已被应用于痤疮和炎症后色素沉着的治疗[46]。

如前文讨论内容，混合类药物配方的 pH 值对于稳定有效成分的活性及生物利用度至关重要。

处方和非处方药

AHA 的出现填补了化妆品的功能性空白，以往化妆品的配方只是为了改善外观及审美效果，AHA 可以通过药理学机制从功能上和结构上改变皮肤，从而达到美容目的。药妆这个新名词更好地定义了含有能够带来美容效果的医药成分的化妆品。尽管如此，FDA 仍然强硬地不给予这种"杂交"的"新品种"官方形式的认可。在上市前，此类产品不必像药物一样反复进行安全性及功效性申请和测试，在市场上，药妆能够像普通化妆品一样自由流通，但其实发挥的是药物效果[47,48]。

化妆品成分审核（CIR）专家协会承担起检测产品 AHA 数据分析的任务。1997 年 6 月，CIR 协会为果酸的使用提供了三个用途分类：家用护理、美容专业护理、医疗。

问题 48-8 OTC 类果酸产品反复强调低于 10％浓度的羟基乙酸和乳酸的安全性，pH 值通常≥3.5。大家公认更低的 pH 值产品会造成刺激反应增多的风险[49]。

问题 48-8 问题 48-10 专业美容的产品配方果酸浓度通常为 30％或稍低，pH 值在 3.0 或稍高，每日按说明使用，再加上规范的防晒护理。这种防晒是全方位的，还包括果酸产品可能引起的光敏感反应。2005 年，FDA 还要求所有标识含有果酸类产品的厂家必须在成分表上说明："晒伤警示，该产品包含果酸 AHA 成分，可能导致使用者对光线敏感性增加，尤其是有晒伤可能。请使用防晒霜，穿保护性衣物，使用产品期间及使用后 1 周内都要减少日光暴露。"配方含有高浓度（＞30％）或者 pH 值较低的果酸类产品均提示只为医疗用途，或在医生建议下使用。

不良反应

刺激反应和色素沉着

FDA 目前收到的关于使用 AHA 产品的不良反应回报中包括灼热感、皮炎、肿胀、色素减退、水疱、脱屑和瘙痒。但是相对于果酸类产品的大规模使用，上述主诉的数量显得微不足道[50]。最常见的不良反应是刺激性接触性皮炎。问题 48-11 这个问题可以通过降低 AHA 浓度解决，提前警示患者，或提升产品的 pH 值。换肤后，大部分患者会经历几分钟至几个小时的轻微红斑、灼热和刺痛[30]。如果反应严重或时间持续，出现脱屑、水疱和结痂，就需要外用皮质类固醇。

色素沉着或脱失可继发于换肤术后。所有皮肤色度类型的患者均可出现深度换肤术后色素减退，但真实发生极少见。色素沉着更多见于深色皮肤的患者，常见于维 A 酸或氢醌治疗后。为减少色素沉着的风险，换肤术后的数周内必须做好光防护。

大分子量的果酸更易停留在皮肤表面，产生更多表皮效应。皮肤角质层不能通过大分子量果酸，如柠檬酸、苦杏仁酸等[40]。低分子量果酸常会出现灼热或刺痛等不良反应，因此一些化妆品公司会为敏感皮肤使用者提供含大分子量的 AHA 或 PHA 产品。PHA 比起 AHA 更少见刺激及不适，但抗老化效果相当[20]。

单纯疱疹病毒感染

由于化学刺激或者皮肤外伤，果酸换肤治疗可诱发单纯疱疹病毒感染，但上述情况非常罕见。使用阿昔洛韦或其他口服抗病毒药物可以使疱疹感染对患者的危害最小化[51]。

光敏感 vs. 光防护

问题 48-12 很多研究发现短期外用羟基乙酸增加

患者对紫外线的敏感度。在一项对 14 名 Ⅱ～Ⅲ 型皮肤的受试者研究中，每周 5 次在受试者后背 3～4 个位点外用 10％的羟基乙酸、2％的水杨酸、赋形剂，连续 3 周半，第 4 个位点为空白对照，什么都不用。最后在 4 个位点均用 UVB 照射并取病理活检，测最小红斑量（MED）、晒斑细胞（SBC）及 DNA 损伤。羟基乙酸治疗部位光敏感度增加，MED 降低，DNA 损伤和 SBC 均增加[52]。

还有一项试验，在 6 例白人志愿者和 6 例亚洲志愿者的后背和前臂皮肤外用 10％的羟基乙酸（pH 值为 3.52），连用 3 周后，用 UVB 和 UVA 诱导色素沉着。两组受试者背部均被 UVB 晒黑，亚洲受试者组前臂皮肤被 UVA 晒黑[53]。综上，研究支持每日外用广谱防晒霜来预防光敏感性提高的风险。

外用果酸为何会引起光敏感情况增加机制未明。果酸并不直接吸收 UVA 或 UVB，有假说认为引起了皮肤的生物活性成分的变化造成光敏感。一种可能的解释是比起干燥皮肤，紫外线更易穿透水润皮肤，因为干性皮肤可以反射或散射紫外线[52]。唯一明确的是还需更多研究来阐明光敏感性提高的机制。

在 10 例患者的研究中，较之对照组，受试者背部外用 8％的葡萄糖酸内酯并没有增加 SBC，也没有降低 MED[54]。但是毕竟关于 PHA 的研究太少，样本量也太小，也难以肯定 PHA 就不会引起光敏感这个结论。

一项用 SKH-1 无毛小鼠的实验，一周 2 次在背部外用共 30mg 的羟基乙酸，同时每周 5 次在该部位照射 UVA 和 UVB，共 22 周。外用果酸组的小鼠皮肤癌发病率下降，即使形成肿瘤后，肿物也较小，提示羟基乙酸有预防光源性皮肤肿瘤的作用[55]。这种保护机制可能与抑制 p53 和 p21 肿瘤相关基因有关[56]。

最近一项实验将无毛小鼠每周用 UVB 照射 3 次，连续 14 周，然后外用羟基乙酸每 2 周治疗一次，共治疗 10 次。对比对照组，行果酸换肤的老鼠肿瘤发生率降低，且 p53 异常细胞的保留受到抑制。预防肿瘤的机制被认为归功于果酸治疗清除了光老化和光损伤的角质形成细胞[57]。

关于果酸与光敏感的关系还需要更多相关临床研究，根据现有知识，应当建议所有进行果酸换肤治疗的患者外用防晒霜。

总结

因为果酸家族理化性质的多样性以及对多种病情的适用性，毫无疑问果酸已跻身皮肤科最常用的药物成分之一。尽管其常被吹捧为皮肤科疾病治疗的主力军，但仍有一些研究数据对其作用有争议，临床医生需建立在对病情的诊断和把握上，使果酸浓度、产品 pH 值以及治疗计划上更加个体化、更适用。当处方含果酸类产品时，临床医生需向患者告知必须使用防晒霜来预防光敏感。

本章使用的英文缩写	
AHA	α-羟酸
CIR	化妆品成分审核
FDA	食品药品监督管理局
GAG	糖胺聚糖
MED	最小红斑量
SBC	晒斑细胞

推荐阅读

Bernstein EF, Lee J, Brown DB, et al. Glycolic acid treatment increases type I collagen mRNA and hyaluronic acid content of human skin. *Dermatol Surg* 2001;27:429–33.

Elson ML. Differential effects of glycolic acid and tretinoin in acne vulgaris. *Cosmet Dermatol* 1992;5:36–40

Fischer TC, Perosino E, Poli F, et al. Chemical peels in aesthetic dermatology: an update 2009. *JEADV* 2010;24:281–92.

Green BA, Yu RJ, Van Scott EJ. Clinical and cosmeceutical uses of hydroxyacids. *Clinics in Dermatol* 2009;27:495–501.

Grimes PE, Green BA, Wildnauer RH, Edison BL: The use of polyhydroxy acids (PHAs) in photoaged skin. *Cutis* 2004;73(2 Suppl):3–13.

Kornhauser A, Wei R, Yamaguchi Y, et al. The effects of topically applied glycolic acid and salicylic acid on ultraviolet radiation-induced erythema, DNA damage and sunburn cell formation in human skin. *J Dermatol Sci* 2009;55(1):10–7.

Tsai TC, Hantash BS, Hantash BM. Cosmeceutical agents: A comprehensive review of the literature. *Clin Med* 2008;1:1–20.

Usuki A, Ohasi A, Sato H. The inhibitory effect of glycolic acid and lactic acid on melanin synthesis in melanoma cells. *Exp Dermatol* 2003;12(Suppl 2):43–50.

参考文献

见本书所附光盘。

第 49 章　化学换肤（化学剥脱）

Melanie Kingsley，Andrei I. Metelitsa，Ally-Khan Somani

兰宇贞　译　张春雷　审校

概述

自古代开始，化学换肤就被用于皮肤年轻化。最早使用的美容（化学）换肤为古埃及所记载，使用动物油、盐、雪花石膏和发酵牛奶的混合物[1]。古希腊和罗马也曾记载类似报道。更为高级的操作见于 19 世纪，Hebra 报道使用不同成分外用以促进雀斑和黄褐斑表皮剥脱，Fox 报道使用苯酚治疗面部雀斑以及 Unna 使用三氯乙酸（TCA）换肤。在 20 世纪，Mac-kee 使用苯酚以及后来的 Baker 和 Gordon 的调整方案更为先进[2]。Scott 和 Yu[3] 记载的浅表使用 α-羟酸（AHA）换肤以及联合使用 TCA 和干冰（Brody 联合）[6]换肤、Jessner 方案（Monheit 联合）[5] 和 70% 羟基乙酸（GA）（Coleman 联合）[6]为现代皮肤病治疗提供了更多先进手段。

问题 49-1 化学换肤以一种可控的方式在不同深度加速皮肤剥脱。每种化学物质都有其特有的作用浓度及作用模式。医生必须为患者选择一种既安全又有效的换肤方式。化学换肤可以基于它们发生的深度来选择，其深度可分为浅表（颗粒层）、中度（乳头层）和深层（真皮网状层上部）（表 49-1）。结霜反应见于化学换肤完成时，亦可作为穿透深度的指示（表 49-2）。

表 49-1　化学换肤分类（根据皮肤穿透深度） **问题 49-1**

类型	皮肤穿透深度
浅表换肤	
羟基乙酸（20%～70%）	角质层到真皮乳头层
Jessner 方案	
水杨酸	
十八碳烯氨酸	
固体二氧化碳泥	
维 A 酸	
TCA（10%～25%）	
中等深度换肤	
TCA（35%～50%）	真皮乳头层到网状层上部
35% TCA ＋ Jessner 方案	
35% TCA ＋ 70% 羟基乙酸	
35% TCA ＋ 固体二氧化碳	
深层换肤	
Baker-Gordon	真皮网状层中部
88% 苯酚	
大于 50% TCA	

浅表化学换肤

浅表化学换肤可致使角质层和表皮上部脱落，从而改善某些皮肤异色。它们还可以刺激表皮增厚，从而使皮肤纹理更加平滑。

表 49-2 化学换肤相关的结霜类型 问题 49-1

结霜强度*	皮肤表现	换肤深度
Ⅰ 度	红斑 斑状结霜	浅表
Ⅱ 度	均一白色结霜 背景红斑	中度
Ⅲ 度	固态白色结霜 背景红斑无或极小	深度

* 结霜表明角蛋白变性（角质凝结）

α-羟酸（AHA）

AHA 是来源于水果的一种弱有机酸。羟基乙酸换肤是 AHA 换肤最常见的类型之一，它产生于蔗糖。GA 化学换肤的浓度范围为 20%～70%。这些换肤局部使用数个阶段，以每周或每月为间隔。低浓度（＜30%）使用时，GA 换肤通过降低角质细胞黏附力来诱导表皮剥脱[3]。高浓度使用时，GA 换肤可能产生破坏性改变，它会降低表皮酶的活性从而导致表皮松解[8]。

有报道称每日使用 AHA 与胶原和黏多糖沉积增加以及表皮真皮厚度增加有关[9]。较不常用的 AHA 包括乳酸（来自于发酵牛奶）、柠檬酸（来自于柠檬果）、苹果酸（来自于苹果）、苦杏仁酸（来自于杏仁）和酒石酸（来自于葡萄酒）[1]。

由于 AHA 为弱酸性，需要在化学换肤结束时以碱性溶液（如碳酸氢钠）中和。

β-羟酸

水杨酸（SA）被广泛认为（见第 51 章的支持与反对观点）是一种 β-羟酸（BHA），可有效促进角质剥脱，可以不同浓度（通常 20%～30%）单独或联合其他制剂使用。 问题 49-2 SA 换肤剂液态溶剂比其他浅表酸性换肤剂对粉刺的穿透性更好。SA 具有抗炎作用，可减轻换肤后红斑；同时具有麻醉效应，可减轻疼痛[10]。SA 换肤在易于产生炎症后色素沉着（PIH）的深色皮肤类型使用较为安全[11]。SA 可在使用 1min 内产生一种白色沉淀物，而且不需要中和。

十八碳烯氨酸（LHA）是一种新的亲脂性水杨酸衍生物，有 5% 和 10% 两种浓度。LHA 可靶向作用于角质细胞之间的结合位点，使角质细胞相互分离，此方式类似于皮肤自然更替[12]。LHA 的促角质剥脱作用比 SA 强 3 倍[13]。LHA 还具有抗炎、抗细菌和抗真菌作用[12]。

SA 化学成分与阿司匹林非常相似，因此，对阿司匹林过敏的患者应避免使用 SA。

Jessner 方案

问题 49-3 Jessner 换肤将 SA、乳酸和间苯二酚混溶于乙醇（表 49-3）。这一方案并不需要持续使用太长时间。一旦出现轻微结霜，便可用水中和。

表 49-3 化学换肤成分 问题 49-3 问题 49-4

化学换肤	成分
Jessner 方案	14g 间苯二酚 14g 水杨酸 14g 乳酸（85%） 100ml 乙醇（95%）
Baker-Gordon	3ml 液体苯酚（88%） 2ml 蒸馏水 8 滴消毒液体肥皂 3 滴巴豆油

中等深度化学换肤

中等深度化学换肤会导致表皮和真皮乳头层可控性损伤。浓度为 35%～50% 的 TCA 是这一类型换肤常用的制剂。为了使穿透深度最优化而不增加不良反应风险，建议使用联合换肤。联合换肤即在 35% TCA 之前局部使用浅表换肤剂，以达到更深的穿透度。它可以与 50% TCA 单独使用时产生相同功效，而不良反应较小[14]。中等深度换肤常用于轻到中度光老化征象，包括皱纹、皮肤变色以及痤疮瘢痕和光线性角化病[8,14]。

联合换肤

虽然 50% TCA 被认为是中等深度化学换肤的代表，但它发生并发症的概率很高，尤其是瘢痕，因此并不常用[14]。一些包含 35% TCA 的联合换肤可产生与高浓度 TCA 相同效用的换肤效果，但更为安全。

MONHEIT 换肤

将 Jessner 方案中的 1～4 种成分以湿纱布外敷来诱发红斑和散在结霜。然后将 TCA（35%）涂抹于棉质涂药器[5]。

BRODY 换肤

这一技术将固体二氧化碳浸入丙酮，作为一种制冷技术选择性作用于特定皮肤区域，并需要随后使用 35% TCA 进行更深层换肤[4]。

COLEMAN 换肤

将羟基乙酸（70%）用于皮肤 2min，然后使用

TCA（35％）[6]。

深层化学换肤

问题 49-5 深层化学换肤有 4 个损伤修复阶段：炎症、凝固、表皮再生和纤维素增生（表 49-4）。深层化学换肤可达真皮网状层中部，在泛发性光损伤（包括 Glogau Ⅲ 级和 Ⅳ 级）的患者，可导致新的胶原沉积（表 49-5）。最常使用的深层化学换肤是 Gordon-Baker 苯酚换肤，自 1961 年问世以来一直颇为成功[14]。

表 49-4 深层化学换肤后损伤修复的 4 个阶段 问题 49-5

阶段	时间	临床表现
1. 炎症	最初 12h	红斑和明显色素性损伤
2. 凝固	最初 12h	渗出、结痂
3. 表皮再生	3～14 天	
4. 纤维增生（新生毛细血管和胶原）	3～4 个月	

表 49-5 Glogau 光老化等级

分级	光老化严重程度	推荐换肤
Ⅰ	轻度	浅表
Ⅱ	中度	中度
Ⅲ	晚期	中度
Ⅳ	重度	深层

Gordon-Baker 苯酚换肤无论对医生和患者来说都是很紧张的过程。患者需要做术前麻醉以及术前和术后水化以降低血清苯酚水平。问题 49-6 苯酚可致心脏毒性，因此需全程进行心电监测。

问题 49-4 Baker-Gordon 苯酚换肤剂为 88％ 苯酚、2ml 蒸馏水、8 滴消毒液体肥皂和 3 滴巴豆油的混合物（表 49-3）。消毒液体肥皂作为一种表面活性剂，可降低表面张力以达到特定穿透力。将巴豆油加入苯酚可使苯酚穿透力更强[14]。

Baker-Gordon 苯酚换肤有两种类型。Litton 的配方使用甘油替代消毒液体肥皂，而 Beeson-McCollough 使用经典配方但采用更为强烈的脱脂剂及更浓的换肤剂[15]。

临床应用

适应证（框 49-1） 问题 49-7

黄褐斑

黄褐斑的治疗常常很棘手，尤其是在深色皮肤的个体。有报道称，浅表化学换肤（包括 SA、LHA、GA 和 TCA）可通过去除多余的色素来改善黄褐斑，有些报道称改善率超过 60％[11]。如果浅表化学换肤联合其他抑制色素形成的局部治疗［如改进的 Kligman 方案（维 A 酸、外用皮质类固醇和氢醌）］，可使治疗更优化。中等深度和深层换肤对黄褐斑的疗效非常有限，发生 PIH 的风险较高。

框 49-1 化学换肤的适应证和禁忌证

适应证
美容
  皱纹
  痤疮瘢痕
表皮肿瘤和增生
  光线性角化病
  黑人丘疹性皮肤病
  粟丘疹
  皮脂腺增生
  脂溢性角化病
  寻常疣
炎症性皮肤病
  寻常痤疮及其亚型
  酒渣鼻
  须部假性毛囊炎
色素性疾病
  雀斑
  面部黑变病
  黑子
  黄褐斑
  炎症后色素沉着
禁忌证
绝对
  活动性感染
  开放性损伤
  近 6 个月内有异维 A 酸治疗史（中度和深层换肤）
  期望过高或依从性差的患者
相对
  有换肤剂过敏史
  有放射性物质暴露史
  存在炎症性皮肤病，如特应性皮炎、酒渣鼻和银屑病
  近期有面部手术史，如皱纹切除术

光老化

皮肤光老化归因于长期紫外线（UV）暴露，临床特征包括异常色素沉着、皱纹、弹力纤维变性、毛细血管扩张、皮肤粗糙以及癌前病变。组织学光老化表现为表皮变薄、细胞非典型性、弹力纤维变形以及真皮黏多糖消耗[12]。化学换肤可通过使表皮增厚、黑素细胞和黑素颗粒再分配以及诱导胶原再

生来治疗光老化[8]。浅表化学换肤可用于早期光老化，光老化严重时则必须使用中度、深层换肤。最近一项研究显示，TCA 换肤治疗 3 个月后光线性角化病改善 80％ 以上，并降低了非黑素细胞皮肤癌的发病率[16]。

寻常痤疮

化学换肤可改善皮肤外观、纹理以及毛孔大小，故作为局部和口服药物辅助治疗，可有效治疗轻到中重度寻常痤疮。一篇循证综述称，浅表化学换肤可改善痤疮的炎性及非炎性反应[17]。由于具有除粉刺的特性，SA 和 GA 均可改善粉刺性痤疮，缓解率达 35％[12]。炎性痤疮的总体改善与浅表换肤治疗次数成正比，但在治疗的最初几周可能出现一过性丘疹和脓疱暴发[18-19]。SA 可消除痤疮相关的 PIH，并可增加其他外用制剂的穿透能力[11]。

化学换肤亦可用于治疗轻到中度痤疮瘢痕。治疗较浅的瘢痕时，虽然中度和深层换肤可诱导胶原再生，但它们亦可增加 PIH 风险，尤其是在深色皮肤类型[20]。

不良反应（框 49-2）

选择合适的患者并对风险因素进行评估将有助于降低换肤相关并发症的发生率。一般来说，深层换肤更容易产生不良反应，需要更严密的监测。但是，所有换肤都有潜在并发症，医生和患者均应知晓。

框 49-2　化学换肤的不良反应
痤疮样疹
心脏毒性
感染
细菌
真菌
病毒
粟丘疹
持久性红斑
色素改变
色素沉着
色素减退
痣色素增加
瘢痕形成

持久性红斑

中度和深层换肤红斑通常持续 30～90 天，而浅表换肤会导致 5～7 天的红斑。如果红斑持续时间超过预期，可能预示着肥厚性瘢痕的出现。出现持久性红斑时建议使用有效的 I 类皮质类固醇制剂外用治疗。在一些病例，脉冲染料激光治疗也有效。

色素改变

色素改变常是短暂的。**问题 49-8** 色素改变常发生在肤色较深的患者，所以细心选择患者是必要的，尤其考虑深层换肤时。化学换肤前使用外用维 A 酸和氢醌数周对皮肤进行预处理能减少色素沉着过度的可能性。如果色素改变仍持续发展，治疗包括外用维 A 酸、氢醌和温和的皮质类固醇联合应用。在这种情况下，AHA 可能也有益处。正确使用遮光剂也是每日养护的有益措施。

通过深层换肤永久破坏黑素细胞能导致持久的色素减退。这种并发症的发生率与换肤深度、大量使用溶液及本身皮肤颜色成正比[15]。考虑到这种色素减退的持久性，多数患者需要用化妆品遮盖。

粟丘疹

粟丘疹常出现在化学换肤后的数周，且外用软膏会加重这种情况的发生。治疗可选择包括切除或高频电刀清除，但已发现它们可自行消退。

痤疮样疹

痤疮样疹常出现在新的上皮形成后，表现为多种多样，以滤泡为基础的丘疹。治疗包括短期使用抗生素和停止外用皮质类固醇，因为后者能进一步加重这些皮疹的出现。

感染

尽管化学换肤后发生感染并不常见，但是需要及时发现和适当治疗，以预防瘢痕形成。这些感染的病原菌包括细菌（葡萄球菌、链球菌、假单胞菌）、真菌（念珠菌）和病毒（单纯疱疹）。疱疹常发生于唇部或上唇红边界，可能会出现疼痛，甚至经过预防性抗病毒治疗后的患者也是如此。在这种情况下，应予以治疗性抗病毒方案。有面部疱疹史的患者需在换肤当天开始预防性治疗，并在换肤后持续 7～14 天。

瘢痕

问题 49-9 深层化学换肤时考虑瘢痕形成的可能性十分重要。口周和下颌是瘢痕常见的好发部位。危险因素包括过去 6～12 个月内使用异维 A 酸，修复能力差的历史和瘢痕疙瘩的形成，也包括持久性红斑和化学换肤后感染。早期预防是非常关键的，包括对上述感染病因的治疗以及局部外用和皮损内注射皮质类固醇和贴硅胶片。

心脏毒性

问题 49-6 有研究报道，多达 23％ 的患者应用苯酚换肤会引起心律失常，包括房性和室性心动过速、室性期前收缩和二联律[21]。联合静脉水化作用、适当通气、预防性使用普萘洛尔能减少苯酚诱发的心脏毒性至低于 7%[22]。

妊娠期用药

问题 49-10 AHA 换肤属于 B 类用药，因此在妊娠期使用很安全。SA 换肤不能用于妊娠期，因为其结构与阿司匹林类似。妊娠期摄入阿司匹林的风险包括流产、出血性并发症、先天畸形和水杨酸中毒。本章节中所探讨的其他换肤没有在妊娠期安全使用的充分证据，因此不能在妊娠期使用。

本章使用的英文缩写	
AHA	α-羟酸
BHA	β-羟酸
GA	羟基乙酸
LHA	十八碳烯氨酸
PIH	炎症后色素沉着
SA	水杨酸
TCA	三氯乙酸
UV	紫外线

推荐阅读

Khunger N. Standard guidelines of care for chemical peels. IADVL Task Force. *Indian J Dermatol Venereol Leprol* 2008;74(Suppl):S5–12.

Landau M. Chemical peels. *Clin Dermatol* 2008;26(2):200–8.

Rullan P, Karam AM. Chemical peels for darker skin types. *Facial Plast Surg Clin North Am* 2010;18(1):111–31.

参考文献

见本书所附光盘。

第 50 章 慢性创面的护理

Swetha Kandula，Sarika M.Ramachandran，Richard A.Clark

叶珍珍 译 关 欣 张春雷 审校

概述

创面是肉眼可见的皮肤缺损。可进一步分为急性（短于 6 周）和慢性（超过 6 周或周期性复发）两种。慢性创面是一种重要的保健负担，在美国每年总花费接近 120 亿美元。

作为皮肤科医生，我们应该熟悉多种用来治疗慢性创面的护理敷料（药物）。

创面愈合生理学与理想愈合环境

问题 50-1 创面愈合是一个发生在不同的血液、组织细胞和细胞外基质（ECM）分子之间动态复杂的交互过程。它可以分为凝固、炎症、增生、重塑等 4 个阶段。活化的血小板与聚合纤维蛋白形成血栓阻止初期的出血。在炎症阶段，被碎片和细胞因子活化的中性粒细胞以及被生长因子和 ECM 碎片激化的巨噬细胞吞噬细菌和残骸，杀死前者，降解后者。在增生阶段，成纤维细胞和血管重新进入伤口底层，修复 ECM 和微循环，表皮细胞迁移和增殖形成新的表皮来覆盖新生真皮。在重塑阶段，成纤维细胞首先转化为使伤口缩小的成肌纤维细胞，然后是持续数月的 ECM 合成和降解。很多生长因子通过这些过程调整伤口愈合并起到关键作用。

另外，内外因素及系统性因素可以显著影响愈合，包括心肺功能和血液状态、营养、代谢紊乱、免疫状态、局部和系统性感染、机械力和干燥程度等。

慢性创面患者一般处理方法

详细的病史和彻底的体格检查对有慢性创面的患者来说至关重要，正如上面所述，许多因素可能妨碍愈合。

创面病史

了解创面病史，包括持续时间、原因、既往相关检查、既往的治疗、渗出物、脓性分泌物、疼痛、减轻和加重因素等。

既往史

问题 50-2 询问患者既往病史及治疗情况，包括：①代谢性疾病（糖尿病、高血压）；②血管性疾病（外周血管疾病、静脉曲张、深静脉血栓形成）；③神经病变；④营养失调；⑤病毒感染〔病毒性肝炎、人类免疫缺陷病毒（HIV）感染〕；⑥自身免疫病（类风湿关节炎、炎性肠病）；⑦遗传性疾病（镰状细胞病、遗传性球形红细胞增多症）。此外，高凝状态〔蛋白 C 缺陷、蛋白 S 缺陷、凝血因子 V Leiden 突变、抗磷脂综合征、高半胱氨酸（同型半胱氨酸）不足、凝血酶基因突变、抗凝血酶 Ⅲ 缺乏〕可以导致患者出现慢性创面。

手术外伤史

确定是否存在任何累及循环系统的骨折、关节置换、自体静脉采集并移植。

用药史

明确患者是否正在接受免疫抑制剂[3]、化疗（如羟基脲)[4]或抗炎药[5]治疗。

个人史

明确所有当前或既往吸烟、饮酒、使用毒品和职业暴露史。

系统性回顾

询问最近是否出现体重下降、水肿、疼痛、四肢感觉障碍。深部静脉血栓形成史和流产可提示高凝状态。

体格检查

评估创面的位置、大小、深度和颜色。在每次就诊时注意渗出物的颜色和气味。注意创面边缘、窦道和瘘管的形成。检查伤口周边区域有无浸渍和（或）变应性接触性皮炎。

单纯的体格检查即可以显示溃疡的病因。病因通常多于一个。表 50-1 列出了各种溃疡的描述和相关的异常情况。

问题 50-3 静脉性溃疡的边缘呈楔形，下肢水肿可导致丰富的血性浆液渗出，可形成白色萎缩、含铁血黄素沉积和脂肪皮肤硬化症。其位置是多变的，取决于破溃的位置，最常见的是在内踝附近。

动脉性溃疡为凿缘性溃疡，通常位于外侧踝，有少量渗出或没有渗出，触诊脉搏搏动减弱。相关表现包括毛细血管回流缓慢（>5s）、四肢冰凉、皮肤萎缩发亮与毛发脱落。跛行和静息痛的存在表明动脉功能不全。多普勒超声测量的踝肱血压比（踝肱指数，ABI）可以提供更多动脉血液循环状态的相关信息。ABI≥0.9ABI 是正常的，而 ABI≤0.5 意味着严重的

动脉疾病。

神经性溃疡与感觉的阈值降低或改变相关。通常出现在糖尿病患者中，且合并感染的概率相当高。

褥疮性溃疡位于受压点，如肘、脚踝、骶骨和坐骨结节。这些溃疡开始时出现的红斑块或大疱能够掩饰创面累及的深度，可能深达骨质。较深的创面可能和脓性及血性浆液排出及窦道形成相关。

坏疽性脓皮病溃疡通常非常疼痛，为凿缘性溃疡并有筛状的基底，周围的皮肤可呈浅紫色。可表现出同形反应，即微小创伤部位形成新溃疡。

人为创面的特点是具有不对称的、锐利、几何形状的边缘，同时，基底部有健康肉芽等。

实验室评估

问题 50-2 实验室评估可包括：①全血细胞计数（CBC）与白细胞分类计数；②白蛋白，明确是否存在营养不良；③肝酶，以除外肝炎；④丙型肝炎检测，其可能与混合冷球蛋白血症有关；⑤类风湿因子，可能存在循环免疫复合物，包括混合型冷球蛋白；⑥其他免疫学检查，包括抗核抗体（ANA）、补体 3（C3）、补体 4（C4）、补体活性效价（CH50）；⑦狼疮抗凝物及抗磷脂抗体；⑧一般炎症标志物，如红细胞沉降率（ESR）、C 反应蛋白（CRP）；⑨糖化血红蛋白，以检测糖尿病血糖控制情况；⑩其他高凝状态相关因素检查，包括蛋白质 C、蛋白 S、凝血因子 V Leiden 突变、高半胱氨酸、抗凝血酶 Ⅲ、凝血酶基因；⑪血清蛋白电泳（SPEP），用以检测异常球蛋白血症。

培养

问题 50-4 创面细菌培养和药敏可为细菌增殖和感染提供非常有价值的信息。伤口的细菌生长几乎是普遍的，与皮肤表面正常菌群共存，没有明显感染的征象。在较低浓度下，细菌实际上可加速愈合过程[6]。一旦细菌计数达到危险的增殖水平，伤口愈合可遭遇阻碍，但仍没有明显的感染症状和体征[7]。当每克组织的细菌数量 $>10^5$ 菌落形成单位（CFU）时，便会阻碍伤口愈合[8]。

随着细菌数量继续上升，机体出现明显的感染征象，包括红、肿、热、痛和白细胞增多。细菌分泌的各种酶降解 ECM，导致愈合延迟。

问题 50-4 创面培养可以通过多种技术，包括表面拭子、刮匙、针吸术和组织活检。尽管拭子是最常用的非侵入性的方法，但是该方法经常只取到创面表面细菌而不能提示组织所感染的细菌[9]。在伤口边缘应用 3mm 的刮匙刮取组织能可靠地培养出致愈合缓慢

及感染的细菌。这种操作可能通过生物膜的破坏加速伤口愈合[10]。此外，它能够提供细菌的定量和定性数据。它与深层组织活检相比为非侵入性检查，准确性高于伤口分泌物针吸和拭子培养。伤口分泌物针吸培养不能够明确创面细菌载量，但它是一种非侵入性的技术。深层组织活检是金标准，更准确地反映细菌的载量，但它是有创的，可能会导致局部创面不愈合。除了培养，也可以进一步行组织学相关检查并行细菌、真菌、分枝杆菌以及寄生虫等相关染色。切片检查法在长期存在的溃疡中对排除鳞状细胞癌（和少数基底细胞癌）有帮助。

影像学研究

影像学包括多普勒超声评估静脉功能不全，尤其是功能区的表现。除了瓣膜功能不全，它还可以识别慢性静脉壁增厚，或者显示慢性血栓形成，提示血栓形成后综合征。多普勒超声也可以用来评估及识别狭窄动脉的动脉供应。动脉狭窄可出现双相和单相波形，而不是正常三相的波形。如果考虑有骨髓炎可能，平片、计算机断层扫描（CT）、磁共振成像（MRI）、锝扫描/镓白细胞扫描/锝白细胞成像/锝-111扫描和骨活组织检查可以提供更多的辅助诊断信息。

在这一章，我们将主要讨论治疗及护理静脉性溃疡的标准做法，其他溃疡（如动脉溃疡）超出了皮肤科医生的范畴并可能需要手术治疗。类似的伤口护理原则（清创术除外）同时也可应用于护理坏疽性脓皮病的溃疡，同时，必须通过系统性药物治疗潜在的自身免疫病。

静脉性溃疡类疾病

下肢是慢性溃疡最好发的部位。超过半数的下肢溃疡为静脉性溃疡，最常见的部位为内踝后[11]。静脉性溃疡常有复发倾向，且常迁延不愈。罹患此类溃疡性疾病造成了高额的医疗费用的同时，也导致了劳动能力下降，每年约造成200万个工作日丧失，共计超过30亿美元的经济损失[12]。慢性溃疡的患者劳动能力长期丧失，生活质量下降。根据基于Skindex-29建立的下肢静脉性溃疡生活质量（VLU-QoL）量表统计，溃疡的大小与生活质量呈反比[13]。

静脉性溃疡易出现于慢性静脉高压、静脉曲张及淤滞的患者。静脉性溃疡相关的其他风险因素包括年龄的增长、静脉性疾病家族史、身体质量指数（BMI）增加、吸烟史、浅静脉血栓形成、妊娠、长时间站立、存在动静脉瘘、下肢创伤史或对循环系统有影响的手术史。有研究表明静脉曲张具有较强的家族倾向。在一项包含67例患者及其父母的病例对照研究中，父母双方均患静脉曲张的儿童发展为静脉曲张的风险高达90%，父母有一方患病时，男性发病风险为25%，女性为62%；父母双方均未患病，子女患病率为20%[14]。

静脉性溃疡患者最常见的症状为疼痛及肿胀。当长时间站立或保持足部下垂坐姿时，上述症状明显加重。抬高患肢及行走可减轻疼痛及肿胀等症状。患者每次就诊均需对疼痛进行分级，疼痛加重可能与感染相关。Gardner等研究证实疼痛、创面增大、出现新发皮损及有异味可作为组织含细菌量升高的征兆，研究显示每克组织含细菌量大于10^5CFU与上述症状的出现具有高度相关性[15]。**问题 50-3** 静脉性溃疡具有楔形边缘、黄色纤维化基底及中至多量渗出液，周围皮肤有紫癜相关性水肿时症状加重。可有皮肤溃疡表现的静脉性疾病包括：①可凹性水肿；②白色萎缩；③含铁血黄素沉积导致的色素沉着；④静脉曲张；⑤淤滞性皮炎；⑥脂肪皮肤硬化症。白色萎缩（目前发现与血管状态而非青斑样血管病变相关）以象牙白色凹陷性星状萎缩斑块周围绕以色素沉着为主要特点，上述表现多位于近内踝处。该区域易进一步出现由微血管血栓性闭塞导致的溃疡，并伴有显著疼痛。脂肪皮肤硬化症晚期腿部可出现特征性"倒置香槟酒瓶"样外观，同时局部硬化的皮肤有明显的色素沉着。有15%的腿部静脉性溃疡患者与动脉供血不足相关，故需通过触诊或便携式超声多普勒等设备评估足部动脉搏动情况。

如前所述，多普勒超声是评估静脉解剖及生理功能最常用的手段。同时，光电容积描记及空气体积描记仪可分别对静脉反流的程度及腓肠肌泵的功能进行测量，这些检查手段的优势在于除了可以评估浅部静脉系统功能之外，可对深静脉系统的功能进行评估。彩色双功能超声扫描具备准确性、重现性和非侵入性的特质，因而被称为评价静脉解剖结构及生理功能的"金标准"。侵入性静脉造影术通常作为瓣膜手术的术前检查。

治疗应针对溃疡的愈合、防止复发及治疗静脉功能不全等方面进行。抬高患肢至高于心脏水平3～4次/日，每次30min可改善循环并减轻水肿，但该方法常难以实行，一旦下肢处于支撑位，肿胀便会复发。**问题 50-5** 加压疗法至关重要，因为它可以减少水肿并抵消静脉系统静水压力的增加。

表 50-1　常见的溃疡

溃疡的病因	表现	治疗方法
血管源性		
静脉性	溃疡通常在内踝，伴随着色素沉着过度、水肿、脂肪皮肤硬化症、角化过度、白色萎缩、淤滞性皮炎、静脉曲张[34]	抬高患肢，压迫，湿性敷料，己酮可可碱[11]
动脉性	骨性突起表面溃疡，周围萎缩，无毛和皮肤发亮，可见肌腱和深层组织，伴随跛行/痛苦、肢端脉搏弱、毛细血管回流缓慢、四肢颜色变化、ABI 减少[34-35]	修正危险因素（吸烟、高脂血症、糖尿病、高血压），阿司匹林、噻氯匹定、氯吡格雷、血管舒张药物、己酮可可碱、西洛他唑、萘呋胺、丙酰左旋肉碱，疼痛控制，四肢保暖，高压氧治疗[35-36]
内分泌疾病		
糖尿病	发生在受压区域、胼胝前，伴随周围神经病变、周围血管疾病、足部畸形[34-37]	减少伤口处的机械应力，清创，抗生素治疗，控制血糖[38]
物理/化学损伤		
褥疮性溃疡	骨性突起表面的溃疡，诱发因素包括局部长期固定体位、湿度、年龄的增加、营养不良	减少压力涉及的区域，定期翻身、改变体位，应用专业床垫
感染性疾病		
病毒性	确诊为 HIV 感染/获得性免疫缺陷综合征（AIDS）、丙型肝炎、其他病毒慢性感染的溃疡患者	治疗丙型肝炎/HIV/AIDS 或其他感染性疾病或免疫因素所致的病毒感染
细菌性	继发于 β 溶血性酿脓链球菌或金黄色葡萄球菌的脓皮病，脓疱或表面尚有薄膜覆盖的皮肤白喉未愈时形成的鸟眼状溃疡、丘疹、血疱、继发于炭疽杆菌恶性脓疱导致的浅溃疡[39-40]	细菌培养，敏感抗生素治疗[39-40]
分枝杆菌、真菌或其他	最近旅游/接触病原体，如寄生虫、非典型分枝杆菌、真菌（海鱼分枝杆菌、孢子丝菌病或利什曼病等致播散性孢子丝菌病样表现）病史[40]	针对相应病原体的治疗
血管炎/血管病变		
钙化	发生于肾病终末阶段、高甲状旁腺激素、磷酸盐血症、高钙磷代谢产物、高钙血症患者。最初表现为非典型的网状青斑伴随皮下结节和斑块，后来成为大的、伴有疼痛的溃疡和坏死[41]	减少钙透析液，减少磷和钙的摄入，停止维生素 D 类似物，消除钙基磷酸盐黏结剂，甲状旁腺切除术、磷酸盐、硫代硫酸钠、高压氧、组织型纤溶酶原激活物
肝素诱导的皮肤坏死	在应用肝素 6～12 天内，在肝素的注射部位出现痛性红色结节、斑块或出血性大疱，进一步演变成坏死溃疡。这可能为肝素诱发的血小板减少（HIT）的表现[41]	在与 HIT 相关的情况下，停止所有肝素产品以及直接凝血酶抑制剂或磺达肝素的应用。若不相关，服用维生素 K 拮抗剂、阿司匹林或改变肝素的类型[41]
抗磷脂抗体综合征	网状青斑、各种大小的下肢溃疡、血栓形成、抗心磷脂抗体、狼疮抗凝物、抗 β2 糖蛋白 I 抗体、抗磷脂酰丝氨酸抗体[41]	广泛受累或坏疽病例考虑抗凝治疗[41]
冷球蛋白血症	疼痛、对称、双侧，坏死溃疡周围皮肤呈紫癜样改变。可能发生在丙型肝炎的患者中[42]	血浆置换，免疫抑制剂。丙型肝炎相关的冷球蛋白血症，抗病毒治疗（即 α 干扰素和利巴韦林）较为常用。其他治疗方法包括皮质类固醇、细胞毒性药物、利妥昔单抗、血浆置换、抗抑郁药、抗神经性疼痛药物、伊洛前列素、秋水仙碱[42-43]
华氏巨球蛋白血症	溃疡可能伴发肿瘤细胞浸润皮肤、肢端紫癜、荨麻疹、黏膜出血、免疫球蛋白 M 沉积性丘疹。血循环中单克隆免疫球蛋白 M 水平升高，高黏血症、冷球蛋白血症和免疫球蛋白的沉积亦可能出现[44]	抗肿瘤治疗[45]
华法林皮肤坏死	通常出现于华法林治疗的 10 天内，对称、质软、脂肪含量较高的部位易发生皮肤坏死，溃疡周围可有红斑、血疱、瘀点和瘀斑[41]	停用华法林，维生素 K，新鲜冷冻血浆，肝素替代物。可能需要手术/清创术。在某些情况下，华法林可通过缓慢加量的方式应用[41]

溃疡的病因	表现	治疗方法
粥样硬化栓子	潜在的外周动脉疾病，血管或心胸手术术后或动脉造影术后，合并浅溃疡的蓝趾综合征[41]	可选治疗：他汀类药物、西洛他唑、抗血小板治疗、伊洛前列素、皮质类固醇。抗凝治疗可能使病情恶化，因而停止维生素 K 拮抗剂的治疗有时是推荐的。其他治疗方式有外科手术和介入治疗[41]
血管炎	溃疡位于小血管及中等血管分布的区域，伴有脓疱、明显紫癜、荨麻疹、网状青斑、瘀点、皮下结节和坏疽。可能伴随发热、疲倦和疼痛[41]	针对病因进行治疗。孤立散发的皮肤小血管的血管炎保守治疗即可。氨苯砜＋/-秋水仙碱已应用于轻度或中度疾病的治疗。重度的皮肤小血管炎，特别是有系统受累的患者，可应用免疫抑制或免疫调节药物。皮质类固醇和细胞毒性药物可用于治疗中度血管炎[41]
蜘蛛咬伤	叮咬时无痛，2～6h 内出现局部疼痛、瘙痒、肿胀和发红。发展为水疱/大疱，偶尔会在有"红、白、蓝"外观的缺血性溃疡后出现出血。系统症状包括发热、关节痛、呕吐和皮疹，可发展为弥散性血管内凝血（DIC）、血红蛋白尿、肌红蛋白尿、溶血和肾衰竭[41]	局部伤口护理和清创术，并可能需行皮肤移植。其他的治疗方法目前尚有争议。预防性使用抗生素可能有效[41]
恶性肿瘤		
鳞状细胞癌	长期光暴露部位的皮肤溃疡，周围的角化过度，结痂[39]	针对鳞状细胞癌的手术或局部治疗
基底细胞癌	光暴露部位的长期易破溃侵蚀性溃疡[39]	适当的外科手术或针对基底细胞癌的局部治疗
皮肤 T 细胞淋巴瘤	溃疡可伴有裂隙、斑片、斑块、结节、红皮病等[46]	皮肤 T 细胞淋巴瘤的相关治疗，或溃疡部位局部放疗[46]
血液系统		
镰状细胞贫血	在非洲裔美国人中比较普遍，溃疡伴随着阴茎异常勃起与肺动脉高压[47]	湿至干性敷料、输血、移植、锌、Unna 靴、高压氧、丁酸精氨酸、外用中药、外用生长因子、止痛[47]
遗传性球形红细胞增多症	腿部痛性溃疡伴随脾功能亢进、贫血、黄疸、下肢皮炎[48]	脾切除术
结缔组织病		
硬皮病	指端痛性溃疡可继发细菌感染甚至坏死、萎缩及自发离断[49]	物理治疗、Ⅳ伊洛前列素、波生坦、水胶体敷料、吸水性敷料、皮肤替代品、抗生素
类风湿关节炎	溃疡由多种原因形成（活动受限、静脉功能不全、外周动脉疾病、血管炎、坏疽性脓皮病等)[50]	病因治疗
药物引发溃疡		
羟基脲	应用羟基脲治疗数年的患者踝部出现的痛性溃疡，周围绕以白色萎缩[39,51]	停药，湿性创面敷料[39,51]
其他病因		
坏疽性脓皮病	溃疡呈挖凿状，周围绕以紫色边缘，有时可伴有潜在的疾病（炎症性肠病、单克隆丙球蛋白病、恶性血液病或异常球蛋白血症、白塞病、急性发热性嗜中性皮肤病、肝炎、AIDS、结缔组织病、类风湿关节炎、大动脉炎)[39,52]	小面积皮损应用保湿敷料，止痛，局部外用他克莫司、皮质类固醇、环孢素。大面积皮损系统性应用大剂量皮质类固醇、环孢素、沙利度胺、甲氨蝶呤、他克莫司、硫唑嘌呤、吗替麦考酚酯、环磷酰胺、苯丁酸氮芥、静脉注射用免疫球蛋白、氨苯砜、粒细胞血浆置换，生物制剂包括英利昔单抗、阿来西普、阿达木单抗、依法珠单抗、依那西普[52]
神经性/精神性表皮脱落	有成角的或线性的糜烂，或同时存在多个阶段的表皮溃疡伴结痂，指端可接触到的部位出现糜烂、周围皮肤颜色变化及其他瘢痕[53]	寻找潜在精神疾病和适当的治疗[53]
人工溃疡	有角度或线性的溃疡表面结痂，不同阶段的糜烂伴有色素沉着或减退，累及范围可广泛	寻找溃疡的潜在成因，自残患者可能有自杀倾向

下肢静脉性溃疡加压疗法

加压疗法的一般概念

问题 50-5 压迫是静脉性溃疡护理的基石，它通过协助小腿肌肉泵效应增加静脉回流，增加静脉回心血量、淋巴液流动和皮肤的微循环，减少静脉反流[16]。但是加压疗法应避免用于无法触及足背动脉搏动的患者，除非踝肱指数正常。从根本上来说至少有15%的下肢溃疡的形成是静脉和动脉的因素混合作用的结果，因而在启用加压疗法之前需注意除外动脉性疾病。

问题 50-6 压迫可以通过各种方法来实现。水肿在初期可通过 Unna 靴、短或长的弹力绷带及多层绷带得到缓解。一旦水肿消退，可利用弹力袜进行维持治疗。

UNNA 靴与传统辅料联合治疗

Unna 靴 (UB；Medicopaste，GrahamField，Haup-page，纽约) 是一个由浸满氧化锌、炉甘石、甘油和明胶的绷带构成的糊膏系统。在将传统敷料 (如水状胶质、泡沫或海藻酸) 应用于溃疡面的同时，应用浸渍绷带以非加压方式循环地从足趾远端上方包扎至膝部胫骨结节下 1 英寸。患者足部需处于背屈位，与腿部成 90°。制成的 UB 通常覆盖有弹性绷带包裹或支持，可进一步干燥，形成半钢性铸件。根据排水及水肿的情况每周进行 1～2 次更换。UB 对于严重的下肢水肿非常有效，但由于其不能根据水肿造成的腿部体积的变化自行调整尺寸，因而需要频繁更换。该治疗对于具有活动性感染的患者相对禁忌。目前已报道的不良事件包括皮炎、过敏、伤口浸渍，以及尺寸不合。

弹力绷带

短的弹力绷带可制造 18～55mmHg 的压力，通过压缩血管协助小腿肌肉泵抵抗行走过程中回流力量的变化。也形成了静脉低静息压力和高工作压力[17]。长弹力绷带作为一种弹力系统可提供好的工作压力，但同时也产生比短弹力绷带更高的静息压力。

多层弹力绷带

多层弹性绷带通常为 3～4 层。各层之间需重叠50%，可于足踝处提供高达 40～45mmHg 的压力。第一层是可吸收剂填充，第二层是一层轻顺应性包扎。第三及第四层均为压迫层。

与静脉性溃疡治疗相关的临床试验

已有多项关于加压疗法是否能改善静脉性溃疡愈合的随机对照试验 (RCT)。McGukin 等对比了160 例 (美国及英国各 80 例) 静脉性溃疡患者根据治疗指南进行治疗前后的愈合率。他们指出，根据指南治疗的患者对加压疗法依从性的提高可增加愈合率并减少医疗花费，同时也提高了生活质量[18]。针对 1950 年到 2008 年 O'Meara 完成的 39 项 RCT 的一项 Cochrane 系统性回顾指出，接受加压疗法的患者溃疡愈合率高于非加压疗法者。他们同时也总结出多层系统 (尤其是包含弹力绷带者) 比单层系统更有效[19]。关于 4 层绷带的疗效是否优于粘贴绷带系统，由于粘贴系统不同，目前尚没有试验得出相关结论。

Duby 及其同事采用随机分配方式，对 25 条患肢使用短弹力绷带 (Comprilan)，另 25 条患肢为 4 层绷带，26 条患肢为 3 层糊靴 (UB)[20]。第 12 周时，4层绷带及短弹力绷带痊愈率均高于 3 层糊靴。

Marston 及其同事对 227 例共 264 处腿部溃疡患者进行评估，通过临床表现或双功能多普勒超声扫描进行诊断[21]。ABI ＞0.8 的患者被随机分配至覆盖着弹性绉布绷带 (Coban) 的 UB 组或 4 层绷带系统 (Profore，Smith & Nephew，Largo，佛罗里达州) 组。ABI 位于 0.5～0.8 的患者采用 3 层 Profore (Profore Lite) 治疗。总体来说，69% 的患者应用了Profore，18% 应用 UB，13% 应用 3 层 Profore。到第10 个星期，57% 的患者痊愈；第 16 周，75% 的患者痊愈。到 1 年时，96% 的溃疡愈合。初始溃疡大小和中等动脉功能不全 (ABI 0.5～0.8) 均与愈合延迟相关 ($P < 0.01$)。溃疡大小＜5cm^2 者愈合明显快于面积为 5～20cm^2 者。关于是否应用压迫技术治疗在痊愈率及时间上均未见明显差异。

Meyer 等[22]对比了 133 例应用 3 层与 4 层加压糊膏绷带系统治疗的静脉性溃疡患者，随机分配到 3 层系统的患者痊愈率为 80%，而分配至 4 层系统的患者痊愈率为 65%，存在统计学显著差异。3 层绷带组较 4 层组恢复速度快，愈合时间分别为 6 周及12 周。

各种治疗方法对比

问题 50-7 UB 在美国最常用，而多层压力治疗系统在英国更为常用。欧洲及澳大利亚则多用短弹力绷带[23]。总体来说，UB 与加压包扎系统在静脉性溃疡愈合上没有显著差异。加压疗法一般来说，不管应用的是何种方法，局部压迫均可增加静脉性溃疡的愈合率。

问题 50-8 一旦最初的水肿得到控制，便可使用弹力袜作为维持治疗，预防水肿复发。弹力袜应该施加至少 20～30mmHg 压力于脚踝处；而对于活动性溃疡，则需使用更高等级的 30～40mmHg。长度到膝部的弹力袜比到大腿部的长筒袜耐受性好。穿弹力袜有困难的患者可选择定做弹力袜、带有拉链或尼龙搭扣带的弹力袜、增压弹力袜或气动泵。弹力袜的弹力经过使用和洗涤会有所下降，因而每 6 个月需更换一次。

创面床准备

创面床的准备对于慢性溃疡的愈合非常关键。问题 50-9 根据国际创面床准备专家委员会的建议[24]，采用 TIME 方案。

组织（tissue）

清除不能存活及生长不充分的创面组织，表皮再生速度可通过去除坏死组织得到一个飞跃，同时也促进健康新鲜肉芽组织的生长。问题 50-10 清创术可通过以下几个方式实施：①自溶性、使用封闭的伤口敷料；②酶性，胶原酶、木瓜蛋白酶/尿素、胰蛋白酶和纤维蛋白溶酶/脱氧核糖核酸酶；③机械性，通过湿至干敷料；④涡流水疗治疗；⑤应用蛆虫等生物；⑥应用外科刮匙或手术刀。

感染或炎症（infection/inflammation）

静脉性溃疡常有多种需氧及厌氧微生物定居，金黄色葡萄球菌是静脉性溃疡最常培养出的细菌。慢性创面存在持续感染及炎症，尽管应用了抗生素，仍可在表面继发存在细菌生物膜。生物膜是指复杂的多细胞的细菌群落嵌在细胞外高分子物质基质中。慢性创面包含蛋白质、糖脂、多糖和胞外 DNA 等混合物，为生物膜形成提供一个几乎完美的环境。清创术可破坏上述生物膜，减少了细菌载量并促进溃疡愈合[10]。尽管系统性应用抗生素可帮助溃疡愈合，但该治疗应适用于具有明确病原学证据的感染以预防细菌耐药。

水分不平衡（moisture imbalance）

最佳含水量对慢性创面的愈合非常必要。但是过多的液体可以浸渍周围组织并减缓上皮细胞的迁移。从另一方面来说，干燥可以阻碍伤口愈合。闭合性敷料因其可为创面提供最佳含水量并促进上皮细胞的迁移而被广泛使用在创面护理中。同时应用压迫性敷料外包协助处理多余的水分。

创面边缘（edge of wound）

慢性溃疡创面常见不规则破坏或边缘外翻，如上所述，这些表现可阻止上皮细胞迁移，通过清创术清除伤口边缘生物膜可促进创面愈合，但是，需除外坏疽性脓皮病，因清创术会大大加剧此类溃疡。

应用于静脉性溃疡的敷料

目前应用最多的湿至干敷料并不是护理静脉性溃疡的最优选择，其可导致新生的上皮剥落延迟创面愈合，同时，亦会因暴露创面床的敏感神经纤维导致疼痛[25]。而封闭式的敷料则能提供最佳水分，促进自溶清创，使清创及换药时疼痛感较少。问题 50-10 目前有 5 类封闭式敷料可供选择：①水凝胶（如 Curagel、Restore Hydrogel、NuGel）；②薄膜（如 OpSite、Tegaderm）；③水胶体（如 Comfeel、DuoDerm、Tegasorb）；④泡沫（如 Allevyn、Curafoam、Lyofoam）；⑤海藻酸盐（如 Sorbsan、Kaltostat、Aquacel）。图 50-1 展示了在伤口评估的基础上选择敷料的流程。静脉性溃疡因静脉静水压力高及水肿，常出现中至重度渗液。因而水胶体、泡沫或海藻酸盐由于其吸水特性较为适用。水凝胶及薄膜可保持创面水分含量，但较少应用于静脉性溃疡，因而在此不再详述。我们将根据敷料的特点及机制分别讨论。表 50-2 为应用于静脉性溃疡敷料的概述。

水胶体敷料

水胶体敷料是有少量至中等量渗出的静脉性溃疡最好的选择。它们由羧甲基纤维素组成，可吸收伤口渗出物，形成亲水凝胶，保持最佳水分。由于水胶体敷料会将多余的液体保留在创面床上，可导致创面周围浸渍，因而不推荐用于严重渗出的创面。有综述系统性回顾了应用于静脉性溃疡的敷料。对 42 项以溃疡愈合作为主要终点判断依据的试验进行了综述。敷料的类型为：水胶体（$n=23$）、泡沫（$n=6$）、海藻酸盐（$n=4$）、水凝胶（$n=6$）以及其他（$n=3$）。目前没有证据显示，在加压疗法之下应用水胶体敷料疗效优于简单的低黏附性敷料（9 项试验显示水胶体敷料治疗相对风险率为 1.09，95％置信区间为 0.89～1.34）[26]。水胶体敷料的一个优点是，它们有较长的换药间歇，可根据创面引流情况每 5～7 天换一次药。

泡沫敷料

泡沫敷料最适用于少量到中等量渗出的静脉性溃

疡。该敷料由聚合物（如聚氨基甲酸酯或硅酮）构成并可保温[27]。它们可渗透蒸气，因而具有较高的水分蒸发率，同时亦可抗菌。当应用于压迫性绷带下时，泡沫敷料可保护创面免受剪切力损伤，同时可吸收创面多余液体。浸有亚甲蓝的泡沫敷料具有广谱抗菌功效，对抗甲氧西林金黄色葡萄球菌（MRSA）、抗万古霉素肠球菌（VRE）、假单胞菌属均有效[28]。换药频率需根据创面排水量进行调整。

海藻酸盐敷料

海藻酸盐敷料因其具有高吸收率适用于中至重度渗出的溃疡。该敷料主要成分自褐色海藻、巨藻、球型褐藻以及各种类型的昆布属植物中提取，是由海藻酸钙和钠盐、甘露糖醛酸及葡糖醛酸聚合物构成。敷料接触到创面渗出物便进行离子交换，形成凝胶状团块。这可以防止水分的横向毛细作用，因而可防止创面浸渍。该种敷料不具备黏附性，故需加用敷料包扎以防止其从创面脱落。应用该种敷料可形成凝胶状团块的特性常被误解为感染征象，故需将该特性提前告知患者。海藻酸盐也有止血功效，可用来控制出血[29]。

OASIS 天然基质

问题 50-11 OASIS 是来自猪小肠黏膜下层的天然细胞外基质。该敷料禁用于对猪肉过敏的患者及三度创面。细胞外基质被吸收至创面，激活转化生长因子-β_1（TGFβ），可促进慢性创面愈合。

APLIGRAF 组织工程皮肤

问题 50-11 APLIGRAF 是由牛类 I 型胶原基质、人类新生儿包皮及人类角质形成细胞表皮层中提取的成纤维细胞构成。该敷料可产生数种生长因子促进静脉性溃疡愈合[30]。

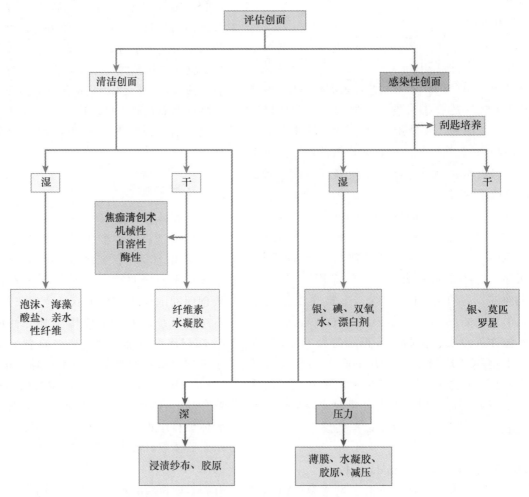

图 50-1　基于创面评估的敷料选择

Adapted from：Lee JC，Kandula S，Sherber NS. Beyond wet-to-dry：a rational approach to treating chronic wounds. J Plast Surg9：E14；2009

表 50-2 静脉性溃疡敷料的应用

敷料	适应证	评价	产品实例
亲水性纤维敷料	中到重度渗出创面	羟甲香豆素纤维具有较好的吸水性及渗透性，可在创面上保持数日，可制成含银的敷料产品	Aquacel
海藻酸盐敷料	中到重度渗出创面	海藻酸聚合物是从海藻中提取的，具有高吸水能力，保护肉芽组织形成	Sorbsan、Kaltostat
泡沫敷料	轻到中度渗出创面	通常由聚氨基甲酸酯组成。有渗透性和黏附性，可抵抗剪切力，可在创面上保留数日，可制成含银的敷料产品	Allevyn、COPA、Lyofoam、Mepilex、Optifoam
亲水性胶体敷料	轻到中度渗出创面	微细粒悬浮的天然或合成聚合物，例如明胶或果胶。如果用于有渗出液的伤口可吸收多余液体。大多数有防水的支持，因而不透水	Comfeel、DuoDerm、Tegasorb
水凝胶	极少量轻度渗出创面	由交联聚合物凝胶组成，如聚环氧乙烷，因此吸附渗出物量有限。适合用于保持无渗出伤口湿润	Dermagauze、Flexigel、Geliperm、Tegagel、Vigilon

它是由美国食品药品监督管理局批准用于治疗静脉性溃疡的敷料。Apligraf 可能会诱导治疗抵抗，出现更大及更深的溃疡，昂贵且不易储存。该敷料禁用于临床感染性创面及已知对牛胶原过敏的患者。

在一个包含有 275 例静脉性溃疡患者的多中心随机对照研究中，患者被随机分配到接受包含或不包含 Apligraf 的两组加压疗法中。该研究显示，6 个月时应用加压疗法联合 Apligraf 治疗的患者痊愈率显著高于单纯使用加压疗法的患者（63% *vs.* 49%；$P = 0.02$）。同时，联合应用 Apligraf 组溃疡愈合时间中位数亦显著缩短（61 天 *vs.* 181 天)[30]。

创面周围保护剂

过多的水分、伤口液体蛋白酶、敷料黏合剂均可破坏创面周围脆弱的皮肤。静脉性溃疡患者接触性皮炎并不少见，因而建议避免局部应用含有常见致敏剂的产品。目前有几种创面周围皮肤保护剂可用于避免创面周围皮肤出现浸渍，同时可抗炎、止痒。它们由凡士林、氧化锌、calmoseptine 和液体丙烯酸酯组成。若同时存在淤滞性皮炎，适量外用皮质类固醇软膏亦可提供一个暂时性创面保护屏障。

系统治疗与外科治疗

系统治疗应作为加压疗法及局部创面护理的辅助治疗。可适当地系统性应用抗生素治疗明确的感染性溃疡患者。同时，口服己酮可可碱结合压迫疗法和良好的创面护理（见下述）是有效的。

己酮可可碱

问题 50-12 口服甲基黄嘌呤衍生物己酮可可碱可作为静脉性溃疡的辅助疗法。当与加压疗法联合治疗时，己酮可可碱组疗效优于安慰剂组[31]。同时，单独应用己酮可可碱治疗静脉性溃疡疗效亦优于安慰剂组或无治疗组。

己酮可可碱用于治疗静脉性溃疡的常规剂量为每次 400mg，3 次/日。应用己酮可可碱治疗的患者需告知其可能出现的胃肠道不良反应，包括腹泻、恶心和消化不良[31]。关于己酮可可碱其他相关信息见第 29 章。

外科治疗

传统外科治疗

由于缺乏明确的指南，外科治疗的应用多根据溃疡的进展情况决定。手足部位呈圆形或垂直方向深达肌腱的静脉性溃疡提示需要进行自体皮肤移植。亦可直接应用外科手术治疗潜在的慢性静脉功能不全，既往多在静脉剥离术后进行结扎，用于治疗静脉反流。

血管内消融技术

问题 50-12 静脉内射频（或激光）消融已取代结扎治疗静脉反流。此方式侵入性较小，不影响行动，患者耐受性较好，并且能较大程度地满足美观需求。

静脉内射频消融术的射频能量通过一个尖端有特殊电极导管的装置发射，而激光消融则是应用 980nm 或 1470nm 的二极管激光。这两种方式均通过产热破坏静脉组织，导致血管收缩。

生长因子治疗

问题 50-12 局部生长因子越来越多地被用于静脉性溃疡。有研究表明局部应用粒细胞-巨噬细胞集落刺激因子（GM-CSF）可促进静脉性溃疡愈合[32]。在Steed 等[33]进行的一项随机对照双盲研究中，118 例糖尿病足溃疡患者应用重组血小板源性生长因子（PDGF）及安慰剂治疗。两组患者分别应用重组 PDGF 及安慰剂治疗达 20 周。应用重组 PDGF 组患者显示了高达 48％的显著的创面愈合率，而安慰剂治疗组则为 25％，使局部生长因子治疗批准应用于糖尿病溃疡。

本章使用的英文缩写

ABI	踝肱指数	HIV	人类免疫缺陷病毒
ANA	抗核抗体	MRI	磁共振成像
BMI	身体质量指数	MRSA	抗甲氧西林金黄色葡萄球菌
C3	补体 3	PDGF	血小板源性生长因子
C4	补体 4	RCT	随机对照试验
C4CBC	全血细胞计数	SPEP	血清蛋白电泳
CFU	菌落形成单位	TGFβ	转化生长因子-β_1
CRP	C 反应蛋白	UB	Unna 靴
CT	计算机断层扫描	VLU-QoL	下肢静脉性溃疡生活的质量
ECM	细胞外基质	VRE	抗万古霉素肠球菌
ESR	红细胞沉降率		

推荐阅读

Treatment modalities in venous ulcers

Kistner RL, Shafritz R, Stark KR, et al. Emerging treatment options for venous ulceration in today's wound care practice. *Ostomy Wound Manage* 2010;56(4):E1–11. Review.

Límová M. Active wound coverings: bioengineered skin and dermal substitutes. *Surg Clin North Am* 2010;90(6):1237–55. Review.

Word R. Medical and surgical therapy for advanced chronic venous insufficiency. *Surg Clin North Am* 2010;90(6):1195–214. Review.

Compression in venous ulcers

O'Meara S, Tierney J, Cullum N, et al. Four layer bandage compared with short stretch bandage for venous leg ulcers: systematic review and meta-analysis of randomised controlled trials with data from individual patients. *BMJ* 2009;338:b1344.

参考文献

见本书所附光盘。

第 51 章　角化过度的药物治疗

Adam B. Hessel，Julio C. Cruz-Ramon，Dana M. Klinger，and Andrew N. Lin

郭金竹　译　关　欣　张春雷　审校

概述

用于治疗角化过度的物质经常与角质剥脱剂（角质软化剂）有关。这些制剂在临床上显著降低角化过度的程度。但这些角质剥脱剂在分子水平上并非真正"溶解"角质。本章回顾了最常用的治疗角化过度的制剂（框 51-1）。详见第 48 章中对 α-羟酸（如乳酸和羟基乙酸）的完整讨论。

本章的共同点是探讨水杨酸、硫、焦油及尿素对角化过度的治疗。对于角化过度有疗效的附加效应是对于多种疾病具有潜在疗效，包括痤疮、酒渣鼻、银屑病、脂溢性皮炎、疣、胼胝、鱼鳞病以及许多其他的皮肤状况。

水杨酸

2000 多年来，水杨酸一直被外用治疗皮肤病[1]。Pliny 在公元 1 世纪应用含有水杨酸的柳树皮来治疗鸡眼和胼胝。19 世纪 20 年代晚期，Buchner、Brugnatelle 和 Fontana 从柳树皮中提取出水杨苷，又被 Leroux 提纯。19 世纪 60 年代，新的化学合成的水杨酸面世，其软化和剥脱角质层的作用被发现[2]。

药理学

化学

图 51-1 列出了治疗角化过度的药物。水杨酸又称 2-羟基苯甲酸或邻羟基苯甲酸。水杨酸和水杨酸盐（很容易转化为水杨酸）存在于柳树皮、鹿蹄草的叶子以及甜桦树。水杨酸也很容易合成[1,3]。

水杨酸被 Kligman[4] 描述为 β-羟酸，而 Yu 和 Van Scott[5] 将水杨酸归类为酚醛芳香酸。Yu 和 Van Scott 反对水杨酸为 β-羟酸的理由是它不像真正的 β-羟酸，水杨酸在同一个芳香苯环上具有羟基和羧基。另外，与真正的 β-羟酸不同，水杨酸的羟基显示出酸的特性。真正的 β-羟酸的羟基呈中性，而并非酸性。真正的 β-羟酸的典型例子是 β-羟丁酸。

问题 51-1 与 α-羟酸（如乳酸和羟基乙酸）相反，水杨酸是亲脂性的，因此会与表皮脂类和毛囊内的皮脂混合。这样，水杨酸可以作用于围绕角化细胞的脂质。水杨酸能够与围绕在角质层和毛囊的角质形成细胞多层结构相互作用。此外，由于其更大的亲脂性（与 α-羟酸相比），水杨酸的临床效果可能局限于浅表表皮。相比之下，α-羟酸可穿透更深的表皮，可能到真皮[3]。

水杨酸的 pKa 为 2.98。要达到显著的表皮剥脱作用，水杨酸比这种药物的盐形式更需要合适的 pH 值，以允许足够的游离酸存在。因此，不同浓度配方的水杨酸在 pH 值接近 pKa 时的剥离作用比在 pH 值显著大于 pKa 时强[6]。

作用机制

角质剥脱和桥粒松解效果

问题 51-2 水杨酸进行角质层分离和粉刺溶解的

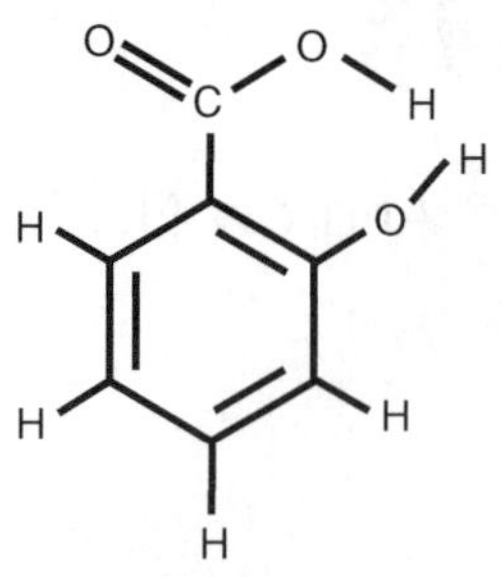

图 51-1　用于治疗角化过度的药物

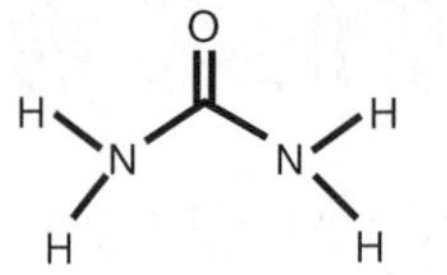

框 51-1　用于治疗角化过度的制剂
水杨酸
硫
焦油
尿素

机制并不完全清楚[7]。推测的机制包括减少角质细胞黏附、角质细胞松解和脱离[9-10]。水杨酸作为有机溶剂，可以去除角质细胞周围连接在角质细胞之间的脂质包膜[11]。此外，有机酸（如水杨酸）从细胞桥粒抽取其成分蛋白，包括桥粒黏蛋白，从而破坏表皮细胞的连接[11]。据报道，水杨酸可以导致跨膜糖蛋白变性和角质桥粒破碎。通过电子显微镜，人们观察到外围角质桥粒的碎片被移到角质细胞两边。考虑到水杨酸的作用机制，因此"桥粒松解"一词被认为比"角质剥脱"更合适。这个术语被提出是由于水杨酸导致细胞连接中断（细胞桥粒结构），而不是溶解或破坏细胞内的角蛋白丝[12]。

2% 水杨酸处理的人体上臂皮肤角质层明显比对照部位用赋形剂处理的皮肤角质层更容易被胶带剥离[13]。鳞屑的剥脱可能是由于角质细胞之间的黏附力减少。尽管水杨酸似乎没有影响正常的人类表皮有丝分裂活动[8]，但对豚鼠上皮增殖的病理学研究表明，水杨酸降低了角质形成细胞的增殖[14]。水杨酸使角质层变薄和不规则，但不改变表皮厚度[13]。

防晒效果

水杨酸及其衍生物可以用作防晒霜[15-16]。防晒的机制是苯环将紫外线辐射（UVR）转换为长波辐射，然后以热能的形式从皮肤发散出[17]。

抗炎作用

水杨酸酯还具有抗炎作用。阿司匹林（乙酰水杨酸）是众所周知的镇痛、解热、抗炎剂。阿司匹林抑制前列腺素的生物合成[18]。水杨酸与阿司匹林有部分相同的抗炎效果[19]。水杨酸发挥最显著抗炎效果的浓度为 0.5%～5%（w/w）[7]。

临床应用

皮肤科应用

框 51-2 列出了水杨酸的临床应用。水杨酸出现在许多局部制剂中，其中许多并非处方药[20]。

疣和胼胝

水杨酸用于各种各样的疣和胼胝的局部治疗，经常与其他角质剥脱剂（如乳酸）一起制成复方制剂。水杨酸（2%～20%）可用于火棉胶涂剂和凝胶中[20]，干燥形成膜状的水杨酸被皮肤吸收。较高浓度（10%～50%）水杨酸可制成膏药，剪成小块，适合治疗疣、鸡眼或胼胝[20]。

头皮银屑病和脂溢性皮炎

很多洗发水含有 2% 水杨酸，经常也含焦油和硫[1]（见第 47 章）。这些洗发水治疗银屑病、脂溢性皮炎、头皮婴儿湿疹是有用的[7]。水杨酸软膏和油剂通常用于封包，是治疗头皮银屑病厚斑块的有效方法[21]。

鱼鳞病及相关疾病

专利复方制剂（Keralyt 凝胶）含有 6% 水杨酸、60% 丙二醇和 20% 乙醇，制成凝胶，可用于去除寻常

框 51-2　水杨酸临床应用
角化过度的疾病
胼胝
鸡眼
角化过度
鱼鳞病（不同类型）
角化病（不同类型）
化妆品/美容应用
色素沉着
活肤/剥脱术
丘疹鳞屑性皮肤病
银屑病
皮肤感染
皮肤真菌感染
疣
皮炎
婴儿头皮湿疹
脂溢性皮炎
其他用途
痤疮
光保护（水杨酸酯）
减少刺激

性鱼鳞病、x 连锁鱼鳞病、板层状鱼鳞病和表皮松解性角化过度的厚鳞屑，特别是封包应用[20]。这种凝胶也用于各种类型的角化病、Unna 掌跖角化过度症、毛发红糠疹及银屑病。

皮肤真菌感染

上述凝胶（Keralyt）具有角质分离效果，单方使用曾清除 3 例红色毛癣菌患者的皮肤感染[22]。Whitfield 软膏治疗癣菌感染历史悠久，为含有 6％水杨酸和 12％苯甲酸的羊毛脂和矿脂[1,7]。将水杨酸和苯甲酸的浓度减半可以减少刺激。Whitfield 软膏已经很大程度上被更有效和制剂更好的产品取代。10％水杨酸和 20％尿素的复方制剂一直作为拔甲的非外科手术手段使用[23]。

痤疮

水杨酸被认为有轻微粉刺溶解效应，从而用于痤疮的各种制剂中，包括乳膏、液体清洁剂、收敛剂、药用垫和肥皂[24]。

银屑病（非头皮）

水杨酸添加到局部制剂时加入地蒽酚以防止其氧化[25]。Lassar 贴膏含有 2％水杨酸、24％氧化锌、24％淀粉和 50％白色柔软的石蜡[7]。Lassar 贴膏需要新鲜配制，因为其组成成分可形成水杨酸锌[26]。现代制剂的 Lassar 贴膏不含水杨酸，因为水杨酸和锌氧化物之间可发生相互作用[27]。

水杨酸不能用于粉底霜，因为水杨酸使乳液所需的皂基分解，出现"裂缝"[28]。虽然体外试验数据表明水杨酸可以提高外用皮质类固醇的吸收，但在动物[29]和人体[30]试验中没有证实。然而，有研究对 0.1％糠酸莫米松联用 5％水杨酸软膏与更强的皮质类固醇软膏 0.05％醋酸氟轻松治疗银屑病进行对比，显示 0.1％糠酸莫米松加上 5％水杨酸软膏更有效[31]。由于有报道显示卡泊三醇与水杨酸混合时不稳定，卡泊三醇与水杨酸的复合制剂应该避免[12]。

应用于防晒霜

水杨酸和相关水杨酸酯可以作为防晒霜的成分（见第 46 章）。水杨酸酯在 300～310nm 最大限度地吸收紫外线 B（UVB）[16]。在银屑病治疗中外用水杨酸会干扰银屑病的 UVB 光疗[28]。辛基水杨酸（2-乙烷基己水杨酸）和水杨酸三甲环己酯在许多化妆品中作为防晒剂[16]。

瘙痒和疼痛

水杨酸用于止痒制剂的浓度为 1％～2％[7]。水杨酸胆碱作为局部麻醉药用于口腔溃疡[32]。水杨酸甲酯（冬青油）用于缓解局部肌肉骨骼疼痛[33]。

光老化——化学换肤

水杨酸可用作剥脱剂。Jessner 方案为含有 14％水杨酸、14％间苯二酚和 14％乳酸的乙醇溶液，用作表面剥脱剂[34-35]。含有 20％～30％水杨酸的乙醇（含 5％水）溶液制成的化学剥脱剂已经普遍用于痤疮、光损伤、色素沉着的治疗[34-35]。水杨酸的化学剥脱过程很大程度上被认为是表皮损伤，这可能是类似于其他化学剥脱剂造成的损害，甚至激光和其他剥脱技术[11]。采用无毛小鼠的一项研究显示，用水杨酸（7.5％～30％）剥脱，形态学的损伤只有角质细胞，随之是表皮基底细胞和潜在的成纤维细胞的激活。作者得出的结论是，水杨酸破坏角质层生物化学和生理学变化可能发生在整个表皮和浅层真皮。这些可能导致再生效果，尤其是在光老化皮肤[11]。

50％水杨酸软膏一直用于治疗严重的手和前臂的光损伤[36]。低浓度的 1％～2％水杨酸作为剥脱剂增加角质细胞脱落，改善老化皮肤的外观[37]。在对照研究中，含 1.5％～2％水杨酸的保湿基质对比空白保湿剂和羟基乙酸制剂，前者更好地改善面部皮肤外观，清除毛囊内容物，增加角质细胞更新[38]。

角化过度

水杨酸的一个载体基质使用同心层乳化液水介质（多泡乳液），并用于含有 6％水杨酸的乳膏和洗剂的专利剂型 Salex。据报道，多泡乳液不同于脂质体，前者使活性成分"分层"或"堆叠"。在一个无对照开放试验中，早上应用多泡乳液 6％水杨酸乳膏，晚上应用去羟米松或莫米松药膏，可以改善银屑病。该作者也报道，晚上应用多泡乳液 6％水杨酸乳膏，早上应用指定的保湿产品，使局部的角化过度（如足跟/足底、手掌和手指、肘部）和毛发角化病得到改善[12]。由于这一研究并无对照，在我们看来，还不能明确证明添加水杨酸的疗效超过单独使用糖皮质激素或润肤霜。

多汗

据报道，浓度为 2％的水杨酸添加到含有 15％铝氯六水合物（Hydrosal）凝胶中，有效性和刺激性优于没有水杨酸制剂的铝氯六水合物[39]。

不良反应

系统性吸收——水杨酸中毒

问题 51-3 局部使用在皮肤上时，水杨酸容易被吸收[40]。如果水杨酸应用在红皮病的皮肤上，可以在 24h 内在尿液中检测到[41]。亲水性软膏[42]、角质层的胶带剥离[43]或应用封包[44]都会增强经皮吸收水杨酸。

经皮吸收水杨酸产生系统性毒性是一种罕见的但潜在的严重事件（框 51-3）。高浓度水杨酸酯有中枢神经系统毒性。水杨酸毒性的临床表现包括恶心、呕吐、意识错乱、头晕、谵妄、精神病、麻木、昏迷和死

框 51-3　水杨酸系统性毒性

消化道
　　恶心
　　呕吐
神经系统
　　意识错乱
　　头晕
　　谵妄
　　精神病
　　麻木
　　昏迷
　　死亡
代谢
　　呼吸性碱中毒
　　代谢性酸中毒（婴幼儿）
　　低血糖
其他
　　耳鸣（早期预警症状）
　　换气过度

亡[40,45]。水杨酸毒性耳鸣是由于增加了对耳蜗毛细胞迷宫的压力和影响，也可能由于次级听觉微脉管系统的血管收缩[40]。水杨酸的毒性刺激延髓的呼吸中枢，导致换气过度和呼吸性碱中毒，在婴儿和儿童，还可能出现代谢性酸中毒[40]。水杨酸毒性的体征通常发生在血药浓度超过 35mg/dl 时。

在一项 1998 年的英文文献的综述中，发现 32 例患者局部应用水杨酸出现水杨酸毒性[1]，其中大多数患者使用其治疗银屑病、鱼鳞病。水杨酸毒性症状出现于治疗早期（通常 2~3 天内）。一例成年患者局部应用水杨酸浓度低至 3％，每天 3 次，应用 5 天，应用于颈部以下的全部皮肤，导致毒性[46]。在一项水杨酸盐导致耳鸣的病例中，同时使用的萘普生被认为通过竞争结合蛋白质和肝代谢，增加释放（游离）血清水杨酸而导致毒性反应[40]。2 例死亡病例发生于外用 20.7％水杨酸在50％以上体表面积的情况[45]。这些患者都有水杨酸中

毒的症状，虽然没有报道血液中水杨酸含量。

系统性吸收——低血糖

此外，水杨酸盐影响葡萄糖的利用。这可能导致低血糖，尤其是在水杨酸酯蛋白结合率降低的尿毒症患者[47]。

接触过敏

水杨酸是一种弱光敏剂[48]，只有少数接触致敏的报道[1]。推测水杨酸制剂引起的变应性接触性皮炎患者可能不是对水杨酸过敏，而是对其他成分。两个用水杨酸贴膏治疗疣的变应性接触性皮炎的患者斑贴试验结果水杨酸为阴性，但对贴膏中包含的松香为阳性[49]。

硫

硫药用从希波克拉底治疗瘟疫的时代开始[50]。几个世纪以来，硫被用于皮肤病治疗。硫作用包括杀菌、抗寄生虫、抗痤疮和抗脂溢性皮炎。硫的用途包括治疗痤疮、脂溢性皮炎、酒渣鼻、口周皮炎、疥疮、花斑癣。

药理学

化学

硫是一种黄色的非金属元素。硫的各种形式（表51-1）如下：

1. 升华硫　这种形式的未加工硫由从固相直接转换到气体，然后蒸气冷凝产生黄色粉末[51]。

2. 沉淀硫　这种形式的硫是由石灰和水沸腾升华硫，然后添加盐酸，导致颗粒细小。这些粒子明显小于升华硫的粒子。较小的颗粒大小使硫和皮肤之间更多地相互作用，从而提高治疗效果[52]。

3. 胶体硫　这种形式的硫是比沉淀硫更小的粒子。这被认为是最活跃的形式的硫，尽管它在皮肤用药中并不常用[50]。

4. 含硫钾　这种形式的硫是加热升华硫和碳酸钾得到。

表 51-1　各种形式的硫

形式	颜色/形态	颗粒大小	溶解度	临床应用
升华硫（硫华）	黄色粉末	相对较大	不溶于水或乙醇	软膏
沉淀硫（乳硫）	黄白色粉末	相对较小	不溶于水，微溶于乙醇	软膏
胶体硫	黄色晶体	相对较小	不溶解	悬浮于胶体溶液
含硫钾	黄褐色至褐色	相对较大	溶于水	洗剂
含硫石灰	清亮至橙色溶液	多硫钙颗粒可能存在	多硫钙溶液	洗剂或溶液（如 Vleminckx 溶液）

5. 含硫石灰：这种形式的硫是由沸腾升华硫、碳酸钙和水形成。这导致五硫化钙和硫代硫酸钙的形成[53]。

6. 洗硫：这种形式的硫来源于用氨处理升华硫，用水洗去除杂质（如砷等）[51]。

基于硫不同形式的属性，各种硫用于多种皮肤病的治疗。更小的粒子被认为有更大的药理学效应，因为其有更大的面积和皮肤接触。此外，其在水和乙醇的溶解度以及颗粒大小，确定各种硫的制剂类型。

沉淀硫和升华硫是美国药典官方制剂。沉淀硫是皮肤科最常见的形式[53]。

作用机制

角质剥脱和角质促成效果

硫的角质剥脱作用的确切机制尚不清楚[54]。硫与角质细胞的半胱氨酸之间的相互作用可能与角质剥脱的效果有关[50,52]。低浓度硫有角质促成（使上皮细胞成熟和角化正常化）的作用。更高浓度的硫被认为有角质剥脱（分解角质层）效果[55]。半胱氨酸与硫结合形成胱氨酸，释放硫化氢（2 半胱氨酸＋硫→胱氨酸＋H_2S)[52]。

因为胱氨酸是角质层的正常组成部分，低浓度硫被认为可以促进正常的角化，起角质促成效应[55]。其角质促成效应来源于以下作用：硫引起表皮角化增加但不完全，引起很少的有丝分裂和明显的真皮血管扩张。但硫在更高浓度会导致更多的硫化氢，可分解角质，会导致角质层的松解[51]。

抗真菌作用

问题 51-4 硫的抗真菌特性与皮肤的细菌和角质形成细胞形成的连五硫酸（$H_2S_5O_6$）相关。进一步抗真菌的活动也可能与硫的角质剥脱有关，导致感染的角质层脱落[56-57]。

抗菌作用

问题 51-4 除了其抗真菌作用，硫对痤疮丙酸杆菌、一些链球菌和金黄色葡萄球菌的生长抑制作用证明了其具有抗菌性[58]。这种抗菌活性可能由于其使细菌酶系统中的巯基失活[58]。

抗寄生虫作用

问题 51-4 硫治疗酒渣鼻可能是由于杀死蠕形螨，后者在某些情况下是酒渣鼻的一个诱发因素。根据一篇发表 2004 年的综述，有一些对照研究表明硫可显著减少蠕形螨的数量。此外，患者治疗时局部应用以硫为基础的 Danish 药膏或其他含硫的药物，酒渣鼻的临床症状大大改善了[59]。

关于硫对疥疮的作用目前了解甚少。硫化氢和多硫酸的形成对于螨虫是有毒的，并导致螨虫藏身处的角质层脱落，可能是治疗疥疮的作用机制[51,60]。

药动学

外用硫的药动学特征尚未完全知晓。硫穿透皮肤，外用后 2h 内可以在表皮内检测到，8h 内穿过整个皮肤。但在外用 24h 后皮肤中已经不能检测出硫[58]。

临床应用

皮肤科应用

框 51-4 总结了硫在皮肤病治疗中的应用[61-67]。多种非处方药制剂含有硫，经常和焦油、水杨酸等其他成分合用。硫的角质剥脱效果可以被同时使用的其他成分（如水杨酸）增强[68]。

框 51-4　硫的临床应用

痤疮和相关的皮肤病
　痤疮
　口周皮炎
　酒渣鼻
皮炎
　脂溢性皮炎
皮肤感染
　螨虫疹
　皮肤真菌感染
　疥疮
　花斑癣
　疣

痤疮和酒渣鼻

硫在痤疮的治疗作用可能不是来自于角质剥脱，但可能与非特异性刺激作用而导致剥脱换肤有关。硫可能无粉刺溶解作用，甚至可能会造成粉刺[61,69]，但是 Strauss 没有发现粉刺的生成[70]。

硫曾与一个磺胺类抗菌剂磺胺醋酰钠联合局部外用。从历史角度来看，磺胺醋酰与硫联合可能有一个协同效应，用于治疗痤疮、脂溢性皮炎、口周皮炎。硫的剥脱作用结合磺胺醋酰的抗菌作用可能与过氧化苯甲酰和维 A 酸联合治疗的疗效相似，但比其具有更好的耐受性[71-72]。也有报告称，氢化可的松、硫和磺胺醋酰的联合制剂，可有效治疗痤疮、脂溢性皮炎、口周皮炎。氢化可的松的增加可能增加有效性和耐受性[72]。

有许多专有制剂将硫和磺胺醋酰联合，可制成各种剂型，如乳膏、凝胶、洗剂、外用混悬液、面膜、洗面奶、洁面巾、泡沫。据报道，这些产品都可有效治疗寻常痤疮、酒渣鼻、脂溢性皮炎[58]。许多产品的商业推广基于其独特的定位、添加额外的成分和（或）不同的载体基质。这些独特的额外成分包括尿素、防晒霜的化学成分、彩妆、硫的类型。更为独特的载体基质包括面膜、泡沫、洁面巾。但据我们所知，没有发表的研究能证实使用这些额外的成分或不同的载体基质有更多的好处。在一种专利产品（Sulfoxyl）中，硫联合过氧化苯甲酰治疗痤疮。

疥疮

问题 51-5 在扑灭司林用于治疗疥疮之前，5%～10%沉淀硫制剂已经被用于治疗孕妇和哺乳期妇女以及婴儿的疥疮。但没有对硫治疗疥疮的疗效和毒性的设计良好的研究[54]。

不良反应

硫应用于婴儿大面积皮肤后出现致命的毒性很少有报道[73]。此外有报道硫引起变应性接触性皮炎[74-75]。使用硫的限制因素是它散发出一种恶臭，这是类似臭鸡蛋的气味[53]。

焦油

使用焦油治疗皮肤病可以追溯到近 2000 年前。希腊医生 PedaniusDioscorides（生于公元 20 年）将焦油制剂以沥青的形式治疗皮肤病[76]。1925 年，Goeckerman 介绍了粗制煤焦油和紫外线治疗银屑病[77]。

药理学

化学

焦油是缺氧环境下加热有机物的干馏产品。皮肤科应用的焦油制剂主要来自三个有机物：烟煤、木材和海洋生物化石。

粗制煤焦油是皮肤科使用最广泛的形式，是煤在 900～1200℃蒸馏获得的气体制成。蒸馏这一化学过程的固体副产品是焦炭，用于炼钢。将这些气体冷凝至液相，随后用氨提取，制成粗制煤焦油，为黏稠、深色、有气味的液体。粗制煤焦油由复杂的混合物组成，成千上万个有机成分，其中包括多环芳烃（PAH）、酚类化合物、氮碱基。部分煤焦油馏分在不同温度下产生不同的颜色、气味、稠度和有机成分。另外，乙醇提取的煤焦油与聚山梨酯（Tween80）乳化产生更易接受的产品，称为煤焦油溶液（LCD）[78]。

木头焦油制剂来自蒸馏温度不超过 700℃的树木，如桦木（桦木焦油）、山毛榉、杜松（杜松油）或松树。他们比煤焦油有更少的致癌剂（如吡啶和蒽），但刺激性和毒性更大，因为酚更易吸收。

沥青焦油也称为磺化页岩油（鱼石脂），为海洋化石沉积物和自然岩石在 150～500℃蒸馏得到。随后副产品的化学降解用氨和硫酸完成。沥青焦油制剂可以为浅色或深色，这取决于制备温度。

作用机制

沥青的作用机制还不清楚。由于其化学复杂性，焦油在药理学方面尚未标准化，起治疗作用的成分尚不清楚。

抗增殖作用

问题 51-6 尽管如此，焦油有明确的抗表皮增殖作用。Lavker 及其同事的研究显示，主要由于刺激作用，使用焦油后出现短时的表皮增生，而后出现进行性表皮变薄[79]。焦油似乎通过抑制脱氧核糖核酸（DNA）合成和随之减少表皮的基底层有丝分裂活动发挥作用[80-83]。联合紫外线，煤焦油比已知的疗法更有效地减少表皮增殖[83]。

焦油的其他作用

除了抗增殖作用，页岩焦油（沥青焦油）还有抗炎作用，它通过白三烯 B4 和 C5a 抑制中性粒细胞趋化性[84-85]。Listemann 还报道了页岩焦油杀真菌的特性，但抗真菌作用机制尚不清楚[86]。

临床应用

表 51-2 列出了焦油的临床应用。

皮肤科使用

焦油制剂是一个有效的治疗炎症性皮肤病的外用药物，尤其是寻常型银屑病、特应性皮炎、脂溢性皮炎、湿疹皮炎。

银屑病

煤焦油结合 UVR 治疗银屑病的方法称为 Goeckerman 方案，已经根据经验进行多样化和个性化。修改后的方案使用 LCD 或其他焦油通常被认为是有益的。最初的方案是基于局部日常使用的粗制煤焦油，随后逐渐增加紫外线剂量[77]。焦油局部应用不配合紫外线也可以用于治疗银屑病。

表 51-2 焦油临床应用

皮肤病	煤焦油	木头焦油	页岩焦油
银屑病	X	X	X
特应性皮炎	X		
脂溢性皮炎	X		X
花斑癣	X		
酵母菌或皮肤癣菌感染			X
白癜风	X		
瘙痒症	X		

脂溢性皮炎

焦油洗发水通常用于治疗头皮的脂溢性皮炎。磺化页岩油主要用于治疗脂溢性皮炎等炎症性皮肤病。此外，这些页岩油对酵母菌、皮肤癣菌和丝状菌类有抗真菌性[86]。

焦油的联合使用

浓度高达20%的煤焦油（通常在5%～20%的范围）可以在面霜、软膏、糊剂中联合应用。煤焦油经常与水杨酸联合。此外，焦油制剂可作为沐浴泡、洗发水、肥皂和外用乳剂。

不良反应

可能的致癌作用

问题 51-7 焦油的安全性，特别是煤焦油，几十年来一直是一个有争议的问题。在美国，食品药品监督管理局（FDA）因为担心外用焦油的潜在致癌性对其进行审核，但宣布焦油是有效和安全的[87]。小鼠暴露于煤焦油诱导了皮肤癌[88]，但临床研究证明许多患者长期使用外用焦油制剂的皮肤癌发病率与一般人群没有差别[89-92]。相反，其他一些零星的研究报道皮肤癌发生在使用焦油制剂的患者[93-95]。银屑病患者接受了广泛焦油或 UVR 治疗后，皮肤癌的发病率增加[96]。UVR 和焦油在致癌作用方面的效应大小是未知的。最近的一项研究显示，Goekerman 治疗可在治疗期和治疗后的缓解期导致潜在的遗传毒性效应、增加尿诱变和血液样本的外周淋巴细胞染色体畸变[97]。再次强调，焦油和 UVR 引起的遗传毒性的影响是未知的。此外，如果考虑皮肤恶性肿瘤与皮肤使用焦油相关，未来需要进行设计更好的研究来确定二者的关系[98]。

阴囊鳞状细胞癌与暴露于焦油相关，这是一个著名的职业诱发癌症的案例。但防护服的使用、更好的卫生和更少的阴囊接触致癌物质，使焦油诱发阴囊鳞状细胞癌只具有历史意义[99]。尽管如此，有许多泌尿外科文献报道了生殖器部位使用焦油后发生的阴囊癌[100-102]。

问题 51-7 焦油的潜在致癌性一直与其致癌物质含量有关。焦油中的主要致癌剂是 PAH，如苯并芘、蒽和吡啶。煤焦油富含这些致癌剂，木材焦油含有丰富的多环芳烃，沥青焦油中上述致癌剂的相对水平较低[103]。

美容问题

问题 51-8 煤焦油使用的一个主要缺点是依从性差。粗制煤焦油不被使用，因为它不受欢迎的气味、外观和弄脏衣服及其他物品的特点。因此，粗制煤焦油已经被改良，如馏分油和 LCD 等。LCD 显示比馏分油疗效更好，但不如粗制煤焦油[103]。患者接受LCD 往往超过其他形式的焦油。

光毒性

问题 51-9 光毒性是煤焦油的不良反应，也是（至少部分）Goeckerman 疗法的治疗作用。煤焦油中有几种光毒性成分，包括蒽、荧蒽、菲、苯并芘和吖啶[104]。此外，木材焦油和沥青焦油无光敏性，比煤焦油在美容上更有吸引力。有趣的是，"焦油刺痛"（自然阳光和无意中接触焦油产生的光毒性）是由于紫外线照射中的紫外线 A（UVA）的作用。

接触过敏

此外，焦油产品可以产生不同类型的接触过敏。煤焦油产品的光毒性和光敏反应都有报告[105]。光毒性皮炎可以导致皮肤异色症[106]。接触性皮炎更多发生在木焦油，这可能会同树脂、秘鲁香脂、松节油有交叉反应[106-107]。

焦油的其他不良反应

焦油的潜在急性毒性，特别是木焦油，一直与苯酚有关。但新焦油产品生产时苯酚含量低，苯酚毒性的风险最小化[103]。

对焦油的刺激反应也可以发生。焦油也可以产生瘙痒、毛囊炎、粉刺、痤疮样皮疹、角化病（焦油疣）和角化棘皮瘤[106]。

尿素

1828 年，德国化学家 Frederich Wohler 成为第一个合成有机化合物的人，由此形成了有机化学这一学科。这种化合物是尿素[108]。尿素是尿液中找到的。古巴比伦人将尿灌输到伤口。这种不同寻常的做法可能有一些实用价值，因为尿素的抗菌性[109]。多年来，尿素被有效地以外用制剂形式作为保湿剂、吸湿剂（吸引水）、抗菌剂和角质剥脱剂。在该部分，"吸湿剂"和"湿润剂"被认为是同义词。

药理学

化学

尿素是由氨基甲酸铵（$NH_2CO_2NH_4$）在高温高压下脱水形成。氨基甲酸铵是氨和二氧化碳反应得到的。尿素分子的双极性，使分子具有高度亲水性和在盐溶液中的离子交换能力。后者使得尿素与氯化钠混合时增加水合能力[110]。

尿素保持水的能力被鲨鱼利用。鲨鱼组织中生成并维持高浓度的尿素。这些尿素略超过海水的盐浓度，防止渗透脱水，减少鲨鱼吞下海水[111]。

尿素是动物蛋白质分解代谢的最终产物。因此，对大多数致病细菌，尿素不是一个能量来源，不促进致病细菌生长。

作用机制

尿素的一般作用

尿素具有与皮肤相关的各种药物和化学作用。尿素是一种抗菌剂、蛋白质溶剂和变性剂，增强蛋白质水合能力。尿素可以抑制微生物的生长[112]。此外，尿素增加各种化学品和药品的经皮吸收[112]。

角质剥脱和吸湿/湿润作用

问题 51-10 外用尿素能够通过打破氢键将其自身融入表皮的角质层，到达表皮角蛋白的内部[113]。由于尿素的高亲水性和低蒸气压，尿素能够在高度湿润环境中吸收大气中的水。有尿素参与时，水化的角质层保持弹性和柔软性[114]。Loden 证实含尿素的润肤霜减少透皮水分丧失量，增加皮肤水合作用[115]。尿素也增强了各种外用药物的渗透，包括一些外用糖皮质激素[116]。

高浓度的尿素由于可以分解蛋白质，可以作为变性剂[112]。尿素可以浸软营养不良的指甲，这归因于其蛋白酶解作用[109]，但其他作者认为是由于尿素的水合功能[117]。将死青蛙沉浸在尿素的饱和溶液，可以使其在数小时内浸渍和解体。全层皮肤浸渍发生在尿素浓度＞20％的水中[112]。

最后，尿素的角质剥脱机制尚不清楚。但双极分子结构使尿素分子具有角蛋白分散和变性功能，同时不破坏表皮水屏障[118]。一些作者对尿素归类于角质剥脱剂尚有争论，因为尿素不会引起表皮直接代谢或酶的变化。但尿素通过物理变化，如改善表皮角质层的水合作用等促进角质松解[12,113-114]。尿素的亲水性和水合能力赋予其润肤和吸湿特性，导致角质细胞剥脱增加。

临床应用

皮肤科应用

干皮病和角化过度

表 51-3 列出了尿素的临床应用。外用 10％和 20％浓度的尿素可以作为润肤剂和温和的角质剥脱剂[119]。还有一个双盲研究表明尿素的止痒效果[120]。尿素对于干性皮肤有关的疾病是有效的，包括特应性皮炎、干燥性湿疹、毛发角化病、鱼鳞病样皮肤病、角化病[119]。直到最近，市场可以买到的大多数乳膏和洗剂中尿素的浓度通常从 10％到 25％不等。最近有产品中尿素浓度高达 50％。同样，尿素的凝胶、涂布棒、药垫以及乳酸结合尿素的制剂也已经上市。包含 40％～50％尿素的制剂外用治疗胼胝和其他形式的局部角化过度。

表 51-3 尿素临床应用

浓度	药理学特性	皮肤病
10％～25％尿素	保湿 吸水 止痒 角质剥脱（轻微的）	干皮病 特应性皮炎 干燥性皮炎 毛发角化病 角化病 鱼鳞病 角化过度
40％～50％尿素	化学吸湿的角质 松解	胼胝 营养不良甲的化学拔甲 角化过度

化学拔甲

40％尿素、40％无水羊毛脂、5％白蜡和 35％白凡士林混合封包，可用于营养不良甲的化学拔甲[109,121]。后来改为 40％尿素、5％白蜂蜡（或石蜡）、20％无水羊毛脂、25％白凡士林、10％ H 型硅胶混合。这些化学拔甲化合物都有非常具体的专用说明[122]。但对于类似营养不良甲的化学拔甲，使用滋润霜与 40％尿素混合进行封包也有相似的成功率[117]。含 40％尿素化合物对正常甲（非营养不良甲）化学拔甲无效，但 10％水杨酸与 20％尿素混合外用却可以将非营养不良甲进行化学拔甲[123]，尽管尿素和水杨酸合剂对正常指甲的化学拔甲效果一直是有争议的[122]。新型商品化制剂的尿素浓度较高，用于营养不良甲的非手术拔甲也可能是有用的。

尿素的不常见应用

尿素的不常见应用包括基底细胞癌和鳞状细胞癌的病灶内注射治疗、基底细胞癌和光线性角化病的局部外用[124]。尿素也被用来辅助伤口愈合[125]。

不良反应

外用尿素制剂可以引起刺激反应和浸渍，这更可能发生在高浓度的产品，特别是封包时。尿素在表皮剥脱或皲裂的皮肤上外用可以产生刺痛和刺激。这些不良反应与许多制剂的高酸性相关（通常 pH 值 3.0 或更低）[119]。新的稳定制剂声称可以降低酸度，降低皮肤的刺激性。

本章使用的英文缩写	
FDA	食品药品监督管理局
LCD	煤焦油溶液
PAH	多环芳烃
UVA	紫外线 A
UVB	紫外线 B
UVR	紫外线辐射

推荐阅读

Salicylic acid
Brackett W. The chemistry of salicylic acid. *Cosmet Derm* 1997;10(Suppl 4):5–6.
Draelos ZD. Rediscovering the cutaneous benefits of salicylic acid. *Cosmet Derm* 1997;10(Suppl 4):4.
Lin AN, Nakatsui T. Salicylic acid revisited. *Int J Dermatol* 1998;37:335–42.

Sulfur
Gupta AK, Nicol K. The use of sulfur in dermatology. *J Drugs Dermatol* 2004;3:427–31.

Lin AN, Reimer RJ, Carter DM. Sulfur revisited. *J Am Acad Dermatol* 1988;18:553–8.

Tar
Lin AN, Moses K. Tar revisited. *Int J Dermatol* 1985;24:216–19.
Paghdal KV, Schwartz RA. Topical tar: back to the future. *J Am Acad Dermatol* 2009: 61: 294–302.

Urea
Banerjee PK, Choudhury AK, Panja SK. Topical urea in dermatology. *Indian J Dermatol* 1990;36:17–25.

参考文献

见本书所附光盘。

第 52 章　化妆品治疗

Zoe D. Draelos

韩　玉　译　张春雷　审校

化妆品治疗回顾

专为美容护理而设计的产品是皮肤病治疗的重要组成部分，具有维持皮肤、头发和指甲完整性的能力，以及美化外貌的作用。从历史上看，化妆品是人类所使用的第一种皮肤病学制剂。本章讨论的内容包括改变皮肤和头发颜色的化学方法、改变发型的物理方法以及暂时性使甲和皮肤染色的方法。对头发和皮肤的清洁和保湿也进行了讨论。

皮肤漂白剂

氢醌

氢醌也称为 1，4-对苯二酚（图 52-1），被应用于漂白皮肤颜色的产品中[1]。它的化学作用是作为减少黑素细胞色素生成的活性剂，通过降解自氧化的黑色素、酪氨酸酶以及酚氧化酶，阻断其成为高活性氧自由基、半醌和醌类[2-3]，这些活性物质阻止了黑色素生成。氢醌的反应性在面部使用中得到了证实，它甚至在试管和瓶子中也能发生氧化反应，从白色变成棕色。经过了这种颜色变化的美白（"漂白"）产品是无效的，应被丢弃。

氢醌在美国可用于皮肤漂白产品中，非处方（OTC）产品使用浓度在 2%，处方类产品的使用浓度是 3%～4%。 问题 52-1 氢醌经常和皮肤去角质剂（如羟基乙酸）联用，可以增加氢醌的吸收和表观浓度。新型的氢醌产品包括防晒霜，在提供独特的专利配方同时还提供额外的益处。由于日光暴露会加重色素沉着，因此在广谱紫外线 A（UVA）和紫外线 B（UVB）防晒剂中加入氢醌可以起到双重功效。维 A 酸类，如非处方维生素 A 和处方维 A 酸，也可以加强氢醌的渗透，减少黑色素的转移，并具有抗衰老的作用。

氢醌导致变态反应性及刺激性接触性皮炎两方面都有报道[4]。因此，建议在使用前先在一个小区域（如耳后）试用产品。有时候氢醌的刺激性可以被联合治疗中的低效皮质类固醇压制。

问题 52-2 但是在某些配方中氢醌的安全性受到质疑，日本、亚洲和欧盟已经禁止了其 OTC 使用，在南非是严格限制。美国食品药品监督管理局（FDA）也质疑其安全性，由于担心其稳定性差，以及当氢醌在 6%～8% 或更高的浓度，可以发展成不可逆的外源性色素沉着（如褐黄病），但目前氢醌仍然活跃在 OTC 与处方两个市场。

氢醌

二羟丙酮

图 52-1　化妆用治疗剂

皮肤着色剂——二羟丙酮

二羟丙酮（DHA）是免晒型或自晒黑产品中的活性剂[5]。DHA 的化学特征是一个 3 碳糖（见图 52-1）。它在 pH4～6 时状态稳定[6]。 问题 52-3 DHA 与汗水和角蛋白中的游离氨基酸存在相互作用，反应的最终结果是形成一种棕色的物质称为类黑精，白种人使用其模仿日晒的颜色[7]。所有部位的皮肤都可以被该产品染色，包括手掌和足底（框 52-1）。

大多数现有的免晒型美黑产品含有 3%～5% 的DHA，更高的浓度可以制造出更深的颜色。 问题 52-4 但是，更深的肤色并不意味着更好的防晒保护。事实上，DHA 能够提供的防晒保护是极小的，其防晒指数（SPF）大约仅相当于 2，这导致其被剔除出专业防晒领域。因此，医生应该认识到非日晒性美黑的产品只是作为临时皮肤染色，而非光保护剂。

免晒型美黑产品为那些坚持保持深色皮肤的人提供了安全的选择。DHA 的过敏反应发生率低。成功地达到逼真晒黑效果的秘密是认真地涂抹。框 52-1 列举了一些使用建议。

框 52-1　使用美黑霜和乳液的小贴士

1. 应用美黑产品之前使用含有聚乙烯珠的液体皂磨砂清洁皮肤（玉兰油日用重生面部清洁油，抗老系列；宝洁），因为废旧角质和皮肤干燥会吸收太多的颜色。
2. 使用前彻底擦干皮肤。
3. 用手掌将美黑产品均匀地涂抹一层薄膜，不要用指尖。不均匀的涂抹将导致不均匀的皮肤颜色。
4. 在皮肤很薄的区域（如肘部和膝盖）应用少量的美黑霜。
5. 涂抹后立即清洗双手以避免手掌着色。
6. 等待 2h 才可进行运动或出汗，以防止偏色。
7. 每 3～5 天再次使用美黑霜以保持自然的颜色。
8. 开封后 6 个月内用完整瓶美黑霜，过期产品无效。
9. 记住外出时常规另外使用防晒霜

面部粉底和修颜化妆品

面部粉底和修颜化妆品的功能是添加颜色，改善色素异常，以及遮盖瑕疵。

在面部粉底方面的第一次重大突破，是 Max Factor 研发了蛋糕粉饼，他使得粉末类产品能够小巧便携并能用湿海绵涂抹，这项发明在 1936 年获得了专利。这种产品提供了良好的遮盖能力，创造了一个柔软的外观，并提亮了面部的肤色。

自那时以来，面部粉底的种类和普及程度极大地扩展。配方和品种的类型参见表 52-1 和表 52-2，另外，使用说明列表参见框 52-2。面部粉底是皮肤病治疗的一个有价值的辅助手段。最受欢迎的面部修颜类产品是乳膏，用勺子从罐子或用压舌板从盒子中取出，在手心加温。这些产品最容易使用，因为它们能保持很长的时间，有良好的调和性，只需要最低限度的应用技巧，提供卓越的遮盖效果，并对大多数人来说有足够的耐磨性[8]。

表 52-1　面部粉底和修颜化妆品——配方

种类	配方	优点	缺点
水基质	水包油乳液	最大众化类型，使用感清爽	随着使用可能变色，保持时间短，不防水
油基质	油包水乳液	最小众类型，保湿，防水，随着使用不会变色	有点油腻，有点封闭
无油	不含矿物或植物油，只含硅油	轻薄不油腻，对痤疮患者或者油性皮肤患者非常合适	不防水，使用时可能会有刺激
无水	只含油分	防水，无需防腐剂，遮盖力优良，长效耐磨	非常厚重，难以卸除，非常封闭

开始时，一种彩妆必须选择接近患者的自然肤色。调和通常是必要的，但不要超过 3 种颜色，否则会产生一个肮脏的色彩终产物。如果患者有基础的色素问题，应该把这个当作其中的一种颜色。在这种情况下，由于促进伤口愈合而增生的血管形成的粉红色应算成

表 52-2　面部粉底和修颜化妆品种类

种类	使用	说明
震荡剂	水和粉剂混合 震荡	配方最简单 作用时间短 妆容轻薄
液体	从瓶中倒出	最大众化 多功能
摩斯	从罐中喷出 烟雾状泡沫	最小众 妆容轻薄
乳膏	从罐中取出	厚重的产品 较浓厚妆容
舒芙蕾	从罐中取出	奶油状乳膏 生产轻盈产品
霜/ 粉饼	从一个粉盒中 擦拭	妆容厚重 需要更多的化妆技巧
粉条	从一个旋转管中旋出 涂擦	妆容厚重 防水

框 52-2　面部粉底和修颜化妆品使用指导

1. 使用前清洁皮肤。
2. 在干燥部位使用保湿剂，最好用防晒霜（玉兰油日常紫外线防护油，宝洁）；在油性区域使用收敛剂（洁肤水、倩碧），以便于粉底类产品的最佳使用。
3. 取护肤品 1/4 的量在食指上，然后轻轻涂抹在前额中部、鼻子、下巴和两颊。
4. 在整个面部涂匀粉底直至发际线、耳朵和下颏下方。
5. 让粉底在脸上停留几分钟再使用其他面部彩妆产品。
6. 如果使用的是一种治疗性粉底，应该使用定妆散粉压在粉底上

一种颜色。其他颜色的异常可能是由于黑色素的增加（产生褐色）、含铁血黄素的增加（产生铁锈色）或退化的面部弹性纤维和胶原蛋白（产生黄色）。

根据不同的情况，在最初先应用绿色的妆前底霜，然后再使用传统粉底来纠正红色可能是比较合适的，也避免了使用治疗性产品。但是，如果颜色反差太大，具有高遮盖力的治疗性粉底可以遮盖皮肤原本的所有色调，可能是修饰肤色的更佳选择。治疗性粉底是完全掩盖了原来皮肤外观的有色面霜，具有不透明的优点和优良的防水特性。

一旦选定了最接近的粉底颜色，它可能需要融入黄色（如果该患者面色发黄）或红色（如果该患者面色发红）。一个好的色彩搭配的获得应该是涵盖面部所有色调的最终调和。色彩调和通常是通过少量的彩妆品在手背进行试验。手背提供了调色的平台，也便于举起来到脸的高度进行颜色匹配的对比，还可以加温产品，使得颜色更容易混合和应用。

将最终的混合颜色粉底先轻压于瘢痕或色素异常部位，而不是抹擦，然后从面部中央到发际线约 0.25 英寸以及混合至耳朵和下颏下方。为了达到更自然的外观，确认应用范围的边界是很必要的。必须强调轻压的重要性，因为瘢痕不包含皮肤附属器结构（如毛囊口），而其对于化妆品的依附是很必要的。再者，涂擦也会蹭掉彩妆。所以化妆品应该是压入皮肤直至干燥达 5min。

这个简短的干燥期后，粉底必须由一个未经着色、细磨滑石粉末为基质的散粉来定妆，以防止粉底被弄脏，提高耐磨性和防水性，并完成妆面调整。修颜性彩妆设计中更需要这层散粉，没有这层散粉甚至无法完全发挥功能。散粉粉末应按压在粉底表面而不要拂擦。问题 52-5 在美国应用最广泛的治疗性粉底和修颜系统是现已为欧莱雅品牌所有的 Dermablend 遮瑕膏，在百货公司的化妆品柜台有售卖。白癜风以及其他很多种类型的色素异常患者可以使用这些修颜化妆品来修饰他们自己的天然色素问题。

最后，利用阴影和高亮的原则以最小化瘢痕轮廓的明显度。不幸的是，修颜类粉底实际上会加重瘢痕和正常皮肤的表面不规则度，如毛孔和皱纹。即使同一颜色的粉底得到了应用，由于阴影的存在，凹陷的瘢痕通常比周围的皮肤颜色更深，因此一种高亮粉体在凹陷瘢痕上得以应用。如果瘢痕高于皮面，一种深色的阴影粉体可以应用。最后，一个红色的胭脂用在脸中央（额头中央、鼻子、下巴）和颧部以模仿自然的色彩变化。不幸的是，高遮盖力不透明的治疗性粉底也涵盖这些面部标志，形成一个平坦的面具般的脸。这时其他的面部彩妆品（眼影、眼线、睫毛膏等）通常需要被使用，以达到一个自然的外观[9]。

皮肤清洁剂

肥皂是通过混合脂肪和碱生产出的具有洗涤性能的脂肪酸盐[10-12]。使用添加剂来调整碱性 pH 值和防止硬水中脂肪酸钙盐沉淀——一种被称为"皂垢"的现象。肥皂可以简单地分为 3 种基本类型，如表 52-3 所示。真正的肥皂指普通皂，有一个碱性极强的 pH 值，很多产品在皮肤上使用时因为其刺激性和导致皮肤干燥而会损害表皮屏障功能。对于更温和清洁剂的需求越来越频繁，带动了新型合成洗涤剂的研发[13-14]。这些合成洗涤剂配制成肥皂块，被称为"合成皂"，它

们具有中性 pH 值和不太可能造成皮肤刺激和干燥的优势。有时合成洗涤剂联合普通皂生成一种复合皂，既有合成洗涤剂的温和性也合并了合成洗涤剂和普通皂优良的清洁力。复合皂的 pH 值也呈碱性。最佳洗涤剂配方的 pH 值为保持皮肤的天然弱酸性，pH 值在 4.5 和 6.5 之间，因为 pH 值的长期变化可以导致角质层屏障功能破坏[15-17]。

表 52-3　肥皂的分类

类别	组成	pH
普通皂	长链脂肪酸碱盐	9～10
复合皂*	碱性皂基混合表面活性剂	9～10
合成皂#	合成洗涤剂及填充剂，皂基含量少于 10%	5.5～7.0

* 混合了普通皂基和合成洗涤剂；
\# 合成洗涤剂

常用的皂类合成洗涤剂有椰油酸钠、牛脂酸钠、棕榈仁油酸钠、硬脂酸钠、棕榈油酸钠、三乙醇胺硬脂酸盐、羟乙基磺酸钠、十二烷基苯磺酸钠以及椰油醇甘油醚磺酸钠。液体合成洗涤剂包括十二烷基醚硫酸钠、椰油酰胺丙基甜菜碱、月桂酰胺二乙基铵（DEA）、椰油基羟乙基磺酸钠和月桂醇聚氧乙烯醚琥珀酸单酯磺酸钠。所有的洗涤剂对皮肤都有较大或较小程度的刺激性，这取决于它们提取细胞间脂质及改变角质层屏障功能的能力[18-20]。

近来皂类清洁剂市场巨大的多样性变化归功于特殊添加剂，其中一些有护理皮肤的价值，而其他的仅具有市场营销价值。表 52-4 列出了各种皂类清洁剂的独特属性。

表 52-4　特殊的肥皂配方

肥皂种类	独特的成分
富脂皂	大量的油分和脂肪，脂肪比例最高 10%
橄榄香皂	橄榄油作为主要脂肪成分
可可油香皂	可可油作为主要脂肪成分
坚果或果油香皂	坚果油或水果油作为主要脂肪成分
除臭皂	抗菌成分（如三氯生）
法国牛奶香皂	减少碱度的添加剂
浮水皂	在制造过程中额外混入空气
燕麦皂	添加燕麦（粗磨生产研磨皂，细磨生产温和洁面乳）
痤疮皂	添加硫磺、间苯二酚、过氧化苯甲酰或水杨酸
洁面皂	小尺寸——没有独特成分
沐浴皂	大尺寸——没有独特成分
芦荟皂	添加芦荟——没有独特益处

续表

肥皂种类	独特的成分
维生素 E 皂	添加维生素 E——没有独特益处
透明皂	添加了甘油和蔗糖
研磨皂	添加浮石、粗燕麦、玉米粉、磨坚果仁、干香草或花
无皂基皂	合成洗涤剂（合成皂）

Adapted from Draelos ZD. Cosmetics in Dermatology. Edinburgh: Churchill Livingstone；1995

保湿剂

保湿剂的功能是减少受损皮肤屏障的经表皮水分丢失量，安抚受刺激的皮肤，填充剥脱的角质细胞留下的不平整区域以增加皮肤柔软度[21]。因此，保湿剂能够增加表皮和角质层水分含量，相比之下，润肤剂只是简单地维持皮肤平滑和柔软。角质层再水合作用有两个主要的机制：封闭和保湿[22]。

封闭的功能状态可以减少皮肤中的水分向大气蒸发[23]。保湿剂普遍都是油性物质，因此水分不容易通过。封闭物质分类见表 52-5。

表 52-5　封闭性保湿剂——原料类别

种类	特殊原料举例
碳氢油和蜡	凡士林、矿物油、石蜡、角鲨烯
硅油	二甲基硅酮、环甲基硅氧烷
植物和动物脂肪	大豆油、橄榄油、羊毛脂和动物脂肪
脂肪酸	羊毛脂酸、硬脂酸
脂肪醇	羊毛脂醇、鲸蜡醇
多元醇	丙二醇
蜡脂	羊毛脂、蜂蜡、硬脂醇硬脂酸酯
植物蜡	巴西棕榈蜡、小烛树蜡
磷脂	卵磷脂
固醇	胆固醇

脱水的表皮也可以通过使用保湿剂来改善，因为保湿剂可以吸收水分，模拟透明质酸等真皮黏多糖的作用。外用保湿剂包括甘油、蜂蜜、乳酸钠、尿素、丙二醇、山梨糖醇、吡咯烷羧酸、明胶、透明质酸、维生素（维生素 A、维生素 C、维生素 B5）和一些蛋白质等。问题 52-6 最常用的商业制备保湿剂是甘油和丙二醇，因为它们具有自身即是保湿剂以及作为许多保湿剂载体的双重功能。尿素作为最常见的保湿剂，是前表中列举的商业产品的活性成分（见第 51 章，其对含尿素的外用产品讨论更多）。保湿剂保湿性能的好

坏与保湿剂原料的浓度直接相关。

问题 52-7 当环境湿度超过 70% 条件下，局部应用的保湿剂吸收的水分大部分从真皮到表皮，很少从环境中得到。如不使用皮肤保湿剂，补充到皮肤的水分会迅速流失到大气中。而浸湿后充满水分的皮肤如果随后应用保湿剂能够更有效地保留水分。保湿剂也可以让皮肤感觉饱满，因为角质细胞的膨胀使得角质层的孔都被填满[24]。但是，在低湿度条件下，保湿剂（如甘油）会从皮肤吸收水分从而增加经表皮水分的损失。为此，保湿成分必须与封闭性成分组合使用。保湿剂吸收水分至干燥的角质层和表皮，同时封闭剂把水留在皮肤里，从而防止水分蒸发及皮肤再次水合。

洗发香波

洗发香波的作用是去除头发和头皮的皮脂和污垢，也能让秀发柔顺，有更好的形态和光泽[25]（见第 47章）。问题 52-8 洗涤剂是去除皮脂和污垢的主要洗净成分，但是皮脂过度去除会导致头发失去光泽，易生静电，很难梳。因此，仔细选择和调配洗涤剂原料决定了洗发香波的清洗力及其化妆品属性[26]。发泡剂提供泡沫是必要的，一些消费者会把起泡等同于清洁，但泡沫很大程度上仅有美学价值。护发素使洗发后的发丝柔顺，但额外的护发素可能需要洗发过程后再单独应用。增稠剂、遮光剂、柔顺剂及香料保证了洗发香波必要的外观、触感和香味，但很少有清洁头发的作用。螯合剂防止洗涤剂在头发上形成皂垢，后者可以导致头皮瘙痒，使头发干涩及枯燥。这就是为什么洗发香波而不是肥皂块更适合用来清洗头发。最后，防腐剂是必要的，因为大多数洗发香波含有水，理论上可以滋生细菌[27]。

问题 52-8 洗发香波中的洗涤剂可以从化学层面分为阴离子型、两性型和非离子型（表 52-6）。阴离子是优良的清洁剂，但会让头发毛糙。相反，非离子型产生温和的清洁，可以让头发更柔顺。两性型是独特的，其对眼睛无刺激性，同时又能产生温和的洗净力并有保持头发柔顺的能力。很多洗发水配方采用三组活性剂联用来满足消费者的需求。洗发香波中最常用的洗涤剂是十二烷基硫酸钠、月桂醇聚醚硫酸铵、四乙胺（TEA）十二烷基硫酸钠、十二烷基硫酸铵、月桂基硫酸铵、二乙基铵（DEA）十二烷基硫酸钠和烯烃磺酸钠[29]。

烫发剂

烫发是把直发改变成卷发的方法，在男性和女性中均很流行。这需要三个步骤：化学软化、重新排列并固定。简化化学反应涉及头发毛干二硫键的减少，这在框 52-3 中说明。烫发可以在专业沙龙或在家里按照框 52-4 里列举的基本步骤来进行[30]。

表 52-6　香波洗涤剂[28]

表面活性剂种类	化学分类	特点
阴离子型	十二烷基硫酸钠 月桂醇聚醚硫酸盐 肌氨酸 磺基琥珀酸酯	深度清洁 可以造成头发毛糙
两性型	甘氨酸 丙酸盐 甜菜碱	对眼睛无刺激 洗净力温和 保持头发柔顺
非离子型	聚山梨醇酯 壬基酚聚醚 泊洛沙姆	洗净力温和 保持头发柔顺

框 52-3　烫发技术的化学反应

巯基化合物渗透进入毛干。

毛发角蛋白的二硫键（kSSk）断裂，产生一个半胱氨酸残基（kSH）和毛发角蛋白巯基化合物（kSSR）。

kSSk ＋RSH ⟷ kSH＋kSSR

另一个巯基分子反应产生第二个半胱氨酸残基和巯基烫发液对称的二硫化物（RSSR）。

kSSR＋RSH ⟷ kSH＋RSSR

根据发卷的大小以及头发缠绕的张力，头发蛋白质结构重新排列，释放内部压力。

应用氧化剂（相当于下面反应的催化剂）重建二硫键。

kSH＋HSK ⟷ kSSk ＋H_2O

*各种类型的烫发剂，其一般化学反应顺序都类似

框 52-4　烫发程序[30]

1. 使用洗发香波去除头发污垢和油脂。
2. 将头发分为 30～50 个区域。
3. 在头发末端放上冷烫纸同时以合适的张力用卷发杠缠绕湿发。
4. 应用烫发液 5～20min 开始化学反应。（参见"烫发技术的化学反应"部分）。
5. 在前发际线位置先做测试卷。
6. 使用氧化剂中和头发两次以重建二硫键交联。
7. 吹干和头发造型

烫发剂有几种不同的类型，每种使用不同的烫发液。烫发液主要包括还原剂水溶液来还原与调节 pH 值。最受欢迎的还原剂水溶液是巯基乙酸盐，甘油巯基乙酸酯和亚硫酸盐。烫发可以简单地分为以下几组：碱性、碱性缓冲、热塑、自调节酸、酸和亚硫酸盐（表 52-7）。

表 52-7 烫发产品评价

烫发类型	代表产品名称	优点	缺点
碱性	Lasts so long、Helene Curtis	产生紧致、长时间保持的发卷	头发毛糙，特别是漂白过和染过颜色的头发
碱性缓冲	无	产生紧致、长时间保持的发卷	较轻微的毛糙
热塑	Even Heat、Helene Curtis	产热，顾客感觉舒适	必须被适当混合
自调节酸	Post Impressions、Helene Curtis	有限的头发损伤，保持头发柔软	产生松散的卷
亚硫酸盐	Rave、Ogilvie	异味最少	产生松散的卷

在美发沙龙使用的烫发剂主要是酸性型，接下来会更详细地讨论。酸性烫发发生在 pH 值在 6.5～7.3 的酸性环境下，以巯基乙酸酯为基础，如单巯基乙酸甘油酯。较低的 pH 值是一个优势，因为头发毛干比在较高的 pH 值水平较少发生溶胀，因此对头发的损伤是最小的。这种烫发的效果是产生一种蓬松的不太持久的卷曲，但头发比较柔软。 问题 52-9 某些酸性烫发水中存在的单巯基乙酸甘油酯是在美发师和顾客两个群体中引起变应性接触性皮炎最常见的原因，值得注意的是，即使烫发剂产品已经彻底被冲洗掉，头发可能仍会过敏[31]。

家庭烫发通常是使用比专业产品低强度的烫发液，以防止新手造成极端头发损伤，产生的卷曲也因此不紧。除了亚硫酸盐外，巯基乙酸盐制剂可作为家庭烫发产品。亚硫酸盐烫发剂没有巯基乙酸盐烫发剂的特征性味道，但也不能引起紧密的卷曲[32]。

头发烫直剂

化学性烫直发和烫卷发很相似，只是二硫键重建是为了直发，而不是绕轴心弯曲。烫直头发可以用碱液基质、无碱液、巯基乙酸盐或亚硫酸氢盐乳膏来完成[33]。碱液基质或氢氧化钠直发剂是碱性的，pH 值为 13。氢氧化钠是一种腐蚀性物质，会损伤头发，灼伤头皮，如果接触到眼睛会导致失明。这些产品一般仅限于专业场合或沙龙使用，并最多不能超过 3.5% 的氢氧化钠浓度。

烫直时头发胱氨酸的 1/3 含量发生变化，伴随着肽键的少量水解变成羊毛硫氨酸[34]。

胍氢氧化物和氢氧化锂（无碱化学直发剂）等强碱性物质有时可替代氢氧化钠使用。这些直发剂包含 4%～7% 的氢氧化钙和液体碳酸胍。在氢氧化钙乳膏中加入碳酸胍的活化剂产生碳酸钙和胍氢氧化物，后者为有效活性成分。

巯基乙酸直发剂是完全相同的烫发剂，只是形态上为厚重的乳膏而不是溶液，以增加头发重量和保持其坠直。但是它们可以造成头发极度毛糙，所以成为最不受欢迎的直发剂是可以理解的。巯基乙酸乳膏的 pH 值为 9.0～9.5，可以去除皮脂和有利于头发毛干的渗透，也可发生化学烧伤[35]。

破坏性最小的直发产品是亚硫酸氢铵乳膏，基于直发液的 pH 值不同，这些产品含有不同比例的亚硫酸氢盐和亚硫酸盐的混合物。许多家庭用直发产品都是这种，但产生烫发的效果也是最弱的。一般规律是，产生最佳效果的化学直发剂对毛干的损伤也最大。

染发剂

头发纤维中仅包括 <3% 的色素，但却是最重要的美学外观之一。真黑素、褐黑素和氧黑素三种类型的色素组成了极其丰富的人类头发颜色变化。真黑素是不溶性聚合物，形成棕色和黑色的色调，主要含有大量 5,6-二羟吲哚和小量 5,6-二羟吲哚羧酸。褐黑素是可溶性聚合物，形成红色和黄色的色调，含有 10%～12% 的硫和 1,4-苯并噻唑基丙氨酸。真黑素的硫含量少于褐黑素。另一种较少的色素被称为氧黑素，呈现黄色或红色，可能因为 5,6-二羟吲哚单元部分氧化裂解而表现为较浅的色素。氧黑素比较容易分辨，因为它不含硫。染发剂就是试图模仿这些色素重现自然的头发颜色外观[36-37]。

染发剂基于它们的配方和持久性可分为以下几种类型：渐进性、暂时性、半永久性以及永久性（表 52-8）。

渐进性染发剂

渐进性头发染色也被称为金属或渐进性染发，需要反复应用染发剂导致头发颜色逐渐加深。在数个星期间本产品将头发的颜色从灰色染到黄棕色再改变到黑色。这个染发技术不可能把头发染淡。渐进性染发剂采用亲水性金属盐，它们可以以氧化物、低价氧化物和硫化物的形式沉积于毛干中。最常见的金属是铅、银、铜、铋、镍、铁、锰和钴也会被使用[38]。

表 52-8　染发剂

染料类型（特定产品）	作用机制	优点	缺点
渐进性（Grecian Formula、Combe）	水性金属溶液	渐进黑发产品	毛发焦枯，不能与其他化学成分合用
暂时性（Fanci full	纺织染料	容易调色	一次性被香波洗脱
半永久性（Loving Care Clairol）	小分子纺织染料，高分子化合物或植物染料	增加亮色，<30%的灰色可以染深	4～6次香波洗脱
永久性（Preference、L'Oreal）	氧化着色	可以染淡或者染深发色，持久着色	可能过敏

暂时性染发剂

　　暂时性染发剂也称为染发液，可以用香波一次洗脱。它们被用来添加轻微的色彩，提亮自然色调，或改善现有的染色效果。它们含有的染液成分分子太大，不能穿透毛发外皮，因此成为暂时性染发剂。它们是基于纺织染料，属于以下化学种类：偶氮、蒽醌、三苯甲烷、吩嗪、氧杂蒽或苯醌。这些染料为 FDC 和 DC 蓝色、绿色、红色、橙色、黄色和蓝紫色，有各种易混淆的命名[39]。

半永久性染发剂

　　半永久性染发剂使用于自然未漂白的头发来掩盖灰色，添加亮色，或改变不喜欢的头发颜色。半永久性染发剂在 4～6 的香波洗发后洗脱，由于它们是中等大小的颗粒，可以进入和退出毛干。最近，这一种类中可以买到含有过氧化氢的较持久的染发剂。染料在弱极性和范德华力的作用下保留在头干。这些染料的分子量越大，保持时间越长。典型的半永久性染发剂的配方包括染料（硝基苯胺、硝基酚、硝基苯二胺、偶氮、蒽醌）、碱化剂、溶剂、表面活性剂、增稠剂、香料和水。通常，多达 10～12 种不同的染料相混合得到理想的颜色[40]。

　　半永久性染发剂可以做成乳液、洗发水和摩丝。最多见的是以香波形式使用的家用类型。包含有分子的染料结合含碱性成分的香波可以促进头发膨胀，使染料能更好地穿透。此外，染料含有增稠剂来增加黏度，使产品保持在头皮上，还含有泡沫稳定剂使其不会沾染面部皮肤。使用时将染料涂在头发，20～

40min 后冲洗掉即可[41]。

永久性染发剂

　　永久性染发得名是因为染料渗入头发皮层形成彩色大分子，无法通过洗发被洗脱。永久性染发剂覆盖灰色而产生全新的头发颜色，可以在自然色基础上染浅色或者染深色。由于有新生头发，一般需要每 4～6 周复染一次。

　　这种类型的染发剂不含染料，而是由无色染料前体与过氧化氢发生化学反应在头发内产生有色分子。在这个过氧化氢氧化过程中需要中间体（对苯二胺、对甲苯二胺、对氨基酚）的作用。这些反应中间体与偶合剂（间苯二酚、萘酚、间氨基苯酚等）组合，形成各种各样的染料，从化学上归类为吲哚染料[42]。

　　永久染色可以让头发比自然颜色深，也可以染浅。高浓度的过氧化氢可以漂白黑色素，因此氧化步骤在着色（染头发）和漂白头发黑色素两个方面都发挥作用。脱色剂（如过硫酸铵或硫酸钾）可实现很大程度的颜色变亮。脱色剂必须接触头发 1～2h 来达到最佳效果。打算把深色头发染成浅金色的人会注意到头发随着时间延长呈现红色。梳理造成的损伤和洗发会使新产生的金发色分子从头发中散出。这使过氧化氢脱色系统不能完全去除的红褐色色素变得明显。有趣的是，红褐色色素比棕黑色色素更难去除，原因仍不完全清楚。

头发脱色剂

　　减淡头发自然色被称为"漂白"。这种化学变化是在碱性 pH 值条件下通过氧化剂实现的。主要使用氧化剂是过氧化氢，它的作用是使氧从头发角蛋白中释放，释放的比例就是脱色的程度。过氧化氢的浓度用量值表示。在漂白过程中使用的过氧化氢的量越高，越可以达到明显的漂白效果。应用于头发之前，过氧化氢溶液与氨水即刻混合，碱化到 pH 值 9～11。身体热量的作用使化学反应更迅速地发生，不需要外部热源。因此，在头皮附近的头发被漂白的速度比远端的头发更快[43]。

指甲油

　　指甲油是指甲的初级美容装饰，但在特殊情况下也可起到治疗的意义，例如在物理性增厚甲板中或修复受损的甲板时。

指甲油出现于 20 世纪 20 年代，当时发现将煮熟的纤维素溶解在有机溶剂中，当溶剂挥发后，可以形成一种坚硬的、有光泽的薄膜。指甲油的基本成分和其功能列在表 52-9 中。

专业的成分可以被添加到这个基本的指甲油的配方中，可以治疗某些指甲疾病，发挥医疗作用。人造丝或尼龙纤维溶解在指甲油中，牢牢地附着在甲板上，可以提供额外的强度和可塑性。这些类型被称为纤维指甲油。有人担心，指甲油的使用会导致指甲干燥和变脆，但实际上并非如此。指甲油可以防止指甲与洗涤剂接触，从而作为一种保护剂。此外，指甲油减少指甲的水蒸气丢失，减少的量为每小时 $0.4 \sim 1.6 mg/cm^2$。

问题 52-10 敏感的人可以出现变应性接触性皮炎，可能会发展成近端甲襞红斑和水肿、指尖的压痛和肿胀或眼睑皮炎，通常是因为对甲苯磺酰胺/甲醛树脂过敏[46]。北美接触性皮炎研究组发现，4% 的阳性斑贴试验是由于甲苯磺酰胺/甲醛树脂导致[47]。过敏反应最常见的是由于湿指甲油。Tosti 等[48] 发现，59 例对湿指甲油斑贴试验阳性的患者中，有 11 例对干漆过敏。有可能出现严重的过敏反应，可能造成误工，在极少数情况下需要住院治疗[49]。倩碧和露华浓已经出产几种使用聚酯树脂代替甲苯磺酰胺/甲醛树脂的低变应原指甲油。

指甲油可以直接用于测试，但应该使其完全干燥，因为挥发性溶剂如果不能迅速蒸发，也可以引起刺激性反应。可以将甲苯磺酰胺/甲醛树脂溶解在 10% 凡士林中，对其进行单独检测[50]。对这种树脂过敏的患者一般可以耐受低变应原指甲油，但仍然可能出现变应性接触性皮炎[51]。

表 52-9　指甲油配方[44]

成分	功能
硝酸纤维素	成膜
甲苯磺酰胺/甲醛树脂	变应接触性皮炎的传统树脂过敏原
聚酯树脂	低过敏性树脂——建议用于对指甲油过敏者
邻苯二甲酸二丁酯	增塑剂——让指甲油柔韧
乙酸正丁酯、乙酸乙酯	溶剂——挥发留下的涂膜
甲苯、异丙醇	稀释——使指甲油变薄，降低成本

本章使用的英文缩写	
DHA	二羟丙酮
FDA	食品药物管理局
OTC	非处方
SPF	防晒指数
UVA	紫外线 A
UVB	紫外线 B

推荐阅读

Baran R, Maibach HI. *Textbook of cosmetic dermatology*, 3rd ed. London: Informa; 2010.

Draelos ZD. *Cosmetic Dermatology:* Products and Procedures. Wiley-Blackwell; 2010

Draelos ZD. *Cosmetics in dermatology*, 2nd ed. Edinburgh: Churchill Livingstone; 1995.

Draelos ZD. *Cosmeceuticals*, 2nd ed. Philadelphia: Elsevier; 2005.

Draelos ZD. *Hair care: an illustrated dermatologic handbook*. Boca Raton, FL: Taylor and Francis; 2004.

参考文献

见本书所附光盘。

第53章 刺激和过敏：何时应该怀疑外用治疗药物所致

Michael Sheehan，Nico Mousdicas，Matthew J. Zirwas

李春婷 译 张春雷 审校

问题

问题 53-1 什么类型的反应被包含在接触性皮炎一词中？（第 584 页）

问题 53-2 什么是药物性皮炎？（第 584 页）

问题 53-3 有什么线索可以帮助确定接触性皮炎的存在？（第 585 页）

问题 53-4 在本章所讨论的范围内，最不容易累及的接触皮炎是哪一种？（第 585 页）

问题 53-5 有哪些原因会影响接触性皮炎累及眼睑的频率？（第 585 页）

问题 53-6 在眼科产品中常被认为是导致眼睑接触性皮炎的变应原是什么？（第 585 页）

问题 53-7 哪种变应原被认为是导致光变应性接触性皮炎的最常见的原因？（第 587 页）

问题 53-8 哪些皮质类固醇被认为是低变应原？（第 587 页）

问题 53-9 哪种变应原在生殖器用非处方药产品市场中频繁出现？（第 588 页）

问题 53-10 交叉反应与共同反应之间有何区别？（第 589 页）

概述

接触性皮炎这个主题将两极化的皮肤科医生的两大阵营趋于统一。一部分人似乎过分依赖于斑贴试验而另一部分人则对其畏首畏尾。笔者认为，答案主要在于接触性皮炎是如何被知晓的。许多从业者不太喜欢接触性皮炎这个主题，因为它通常需要记忆数百种化学药品但却没什么临床应用价值。在此，我们将介绍关于处理接触性皮炎的方法模式的转变。我们将不再强调死记硬背接触变应原，相反地，我们强调的是在各种临床场景下均可以被皮肤科医生广泛应用的核心知识。

接触性皮炎的概念

据报道，6%～10% 的皮肤科疾病是接触性皮炎[1]。问题 53-1 一个核心概念就是，接触性皮炎这个词意义很广，包括变应性接触性皮炎（ACD）、刺激性接触性皮炎（ICD）和几乎与接触无关的荨麻疹。我们将只讨论 ACD 和 ICD。在这些子群中，皮肤上几乎任何形态的反应都是可能的。而湿疹样反应是最常见的，无论是急性湿疹皮疹（如毒藤）或慢性湿疹暴发（如慢性手部皮炎的典型病例）。一般的经验法则是，接触性皮炎的病例中，80% 都是刺激性的，20% 是过敏性的[2]。

问题 53-2 药物性皮炎是指变应原为某种用于治疗、预防或减轻症状的药物。

变应性接触性皮炎

ACD 是一个典型的迟发型超敏反应及由此产生的炎症反应。ACD 既是因患者而异的，也是因变应原而异的。这意味着，一个具有完整且功能完善的免疫系统的特定患者暴露于特定的变应原下是必需条件。

在接触性皮炎范围内，致敏原一词用来特指能够在皮肤上引起迟发型超敏反应的潜在的变应原。"致敏原"和"变应原"通常可以互换使用。

刺激性接触性皮炎

ICD 是皮肤对伤害性刺激的正常反应。它涉及一种非特异性炎症反应。事实上如果伤害性反应达到给定物质的阈值，所有的患者都会有所反应。伤害性阈值是以下三方面因素的函数：①物质的先天刺激性；②由浓度、频率和暴露时间来决定的暴露水平；③通过角质层的穿透能力，这是受角质层的健康状况和闭塞程度影响的。ICD 不需要特定的抗原致敏。

何时怀疑接触性皮炎

问题 53-3 任何对于常规治疗无效的瘙痒或痛苦的皮疹都应该怀疑是接触性皮炎。综合了难治疗、恶化或间歇的红肿的皮炎会影响身体的任何部位。某些部位的接触性皮炎发病率很高，这些部位应进行相对较多的斑贴试验。这些部位包括眼睑、嘴唇、口周区域、颈部、腋下、手、脚、生殖器区域和小腿。

区域方法

我们相信这是更实际和更有效地学习接触性皮炎的方法。虽然使用在身体的任何部位的任何一种药物都可能导致药物性接触性皮炎，但我们将强调能成为身体特定部位病因的药物。

经验建议

对于每个区域，在无法完成的病例中，我们也给出了可疑接触性皮炎的初始建议，直到斑贴试验可以完成。如果可能的话，疑似接触性皮炎患者应常规进行斑贴试验，而且后续治疗的选择应以试验结果为导向。在本章中，"低变应原"这个词将被应用到低变应原性而且不太可能与 ACD 有关的药物上。这些产品通常也具有低刺激性。

头皮

问题 53-4 实际上来说，接触性皮炎很少单独发生在头皮。在这个区域中，通常 ACD 和 ICD 都是很罕见的。即使在由对苯二胺（PPD）（深色染发剂中发现的一种强变应原）造成的 ACD 的病例中，头皮也通常被忽略或极少涉及，而常会出现涉及头发边缘、脸部和颈部冲洗引起的暴发性皮炎。

在涉及头皮的相对少见的 ACD 病例中，染发产品是最重要的变应原[3]。在皮肤科常用的处方外用制剂中，米诺地尔可能是最常见的导致单独的头皮接触性皮炎的试剂。尽管有 ACD、光变应性接触性皮炎、色素接触性皮炎和脓疱变应性接触性皮炎的病例报告，外用米诺地尔最常见的还是 ICD[4]。重要的是，要记住接触性皮炎既可以由有效成分导致，又会由添加剂导致，后者如防腐剂、溶剂和乳化剂、香料或润肤剂。在很多处方治疗中，丙二醇的使用非常普遍，包括泡沫、乳膏、凝胶、软膏、溶液和外用抗菌药物。表 53-1 列出了一些常见的非处方（OTC）米诺地尔针对头皮产品的成分。

低变应原性头皮产品可凭经验用在头皮皮炎的处理。表 53-2 强调了一些比较有用的具有最低限度的

表 53-1　外用米诺地尔产品

产品	活性成分	其他成分
Rite Aid	5％米诺地尔	丙二醇、乙醇、水
DS Laboratories Spectral	5％米诺地尔	丙二醇、乙醇、水
Rogaine Extra Strength foam	5％米诺地尔	丁基化羟基甲苯、鲸蜡硬脂醇、聚山梨酯 60、无丙二醇的十八烷醇

表 53-2　微创或低变应原性头皮产品

产品	潜在变应原
Loprox 香波	无
Clobex 香波	椰油酰胺丙基甜菜碱
DHS 焦油香波（无香料）	无
Free and Clear 香波	无
RID Lice Removal 香波	香料
California Baby 超敏感香波和沐浴露	对羟基苯甲酸酯
Neutrogena T/Sal 香波	椰油酰胺丙基甜菜碱

刺激性或低变应原性头皮产品。

脸部

虽然化妆品的讨论超出了本章的范围，但是人们使用的许多化妆品可能会导致面部变应性接触性皮炎。但对于已知对某些常用药物的非活性成分过敏的患者来说，治疗痤疮、酒渣鼻、脂溢性皮炎、银屑病或光线性角化病还是个挑战。对于这些患者，表 53-3 可以指导治疗。

眼睑

涂抹于头皮的产品通常会诱发眼睑接触性皮炎。问题 53-5 解释这个悖论的主要理论是，眼睑皮肤更薄，因此更大的经皮吸收会导致 ACD 和 ICD 的风险增大。眼睑皮炎的发生率较高，可能与该区域的功能而不是眼睑本身的结构有关。眼轮匝的括约肌功能会导致上眼睑皮肤手风琴状运动。这可能使潜在的变应原被陷其中，当眼睛睁开时保留在缩回的折叠皮肤内，从而诱发接触性皮炎。

一项研究侧重于纯眼睑皮炎的斑贴试验结果发现黄金、香料（以前最常见的变应原）、防腐剂和乳化剂（椰油酰胺丙基甜菜碱）是最常见的额外病因[5-6]。外用药物仍然被视为是眼睑皮炎潜在的变应原，相关斑贴试验反应显示 8％来自外用抗生素，3％来自用皮质类固醇的活性成分。

问题 53-6 通常在皮肤病的治疗药物中其他的重要变应原包括苯扎氯铵和苯甲醇。苯扎氯铵是经常涉及眼睑皮炎的防腐剂。在许多眼药水中都可以找到它，这一点很重要[7]。

585

表 53-3　微创或低变应原性配方外用制剂

产品	变应原
痤疮	
Acanya 凝胶	丙二醇
Atralin 凝胶	对羟基苯甲酸酯、丁基羟基甲苯（BHT）
Benzaclin 凝胶	无
Differin 凝胶（0.1%，0.3%）	丙二醇、对羟基苯甲酸酯
Differin 乳膏	对羟基苯甲酸酯
DUAC 凝胶	无
Retin-A Micro 凝胶（0.1%，0.04%）	丙二醇、BHT
Tazorac 凝胶	丁基羟基茴香醚（BHA）、BHT
Tazorac 乳膏	无
酒渣鼻	
Finacea 凝胶	丙二醇
Metrogel	对羟基苯甲酸酯、丙二醇
光线性角化病	
Solaraze 凝胶	无
Zyclara 乳膏	对羟基苯甲酸酯
EFUDEX 乳膏	丙二醇、对羟基苯甲酸酯
脂溢性皮炎	
外用皮质类固醇	见框 53-1
Promiseb 乳膏	没食子酸丙酯
Tersi 泡沫	对羟基苯甲酸酯、丙二醇
Xolegel	BHT、丙二醇
银屑病	
外用皮质类固醇	见框 53-1
Dovonex 乳膏	重氮烷基脲
Taclonex 软膏	无
Vectical 软膏	无

苯甲醇是一种防腐剂、溶剂和香料，它在许多外用药物中均可发现。它是秘鲁香脂、茉莉和依兰油的天然成分。有报道称它与香料诱发的眼睑炎有关。

在导致 ACD 的常见的原因中，通常用来治疗眼睑皮炎的非处方药氢化可的松（0.5% 和 1.0% 的浓度）被列在第 17 位。有趣的是，该药与在指甲油中发现的甲苯磺酰胺树脂有相似的发病率。

应高度怀疑眼睑 ACD 的一个临床要点就是非对称的眼睑炎。具有"溢流或泪滴"模式的下眼睑皮炎应该增大对眼用溶液的怀疑。孤立的不对称的上眼睑皮炎是变应原从手（如洗手液、洗手皂或手部润肤霜）传播的一种线索。

ACD 被怀疑是眼睑皮炎的原因时的经验性建议：①使用表 53-2 列出的洗发水之一；②使用表 53-4 列出的洗面奶；③使用框 53-1 列出的外用抗炎产品；④使用表 53-4 列出的手工肥皂；⑤使用低变应原性的手部润肤霜（如 Eucerin Plus Intensive Repair Hand Crème 或 Neutrogena Norwegian FormulaHand Cream Fragrance Free）。

嘴唇和口周

在多达 25% 的可能因为 ACD 而患有顽固性唇炎的病例中，外用药物是一个重要的原因[8]。患者的隔离性唇炎可能是由于其他部位的 ACD，我们不应该指责防腐剂。从 2001 年到 2004 年北美接触性皮炎研究组（NACDG）公布的数据表明，对于隔离性变应性接触性唇炎，药物和口腔卫生产品是第三个最常见的变应原来源[9]。在外用药物中，新霉素、杆菌肽、布地奈德和丁卡因是最常见的变应原。

ACD 是唇/口周皮炎一个可疑原因的经验建议：①只使用凡士林作为唇部保湿；②使用框 53-1 列出的外用消炎药；③使用不含典型调味剂的牙膏，如 Tom's of Maine Children'sFluoride-Free Silly-Strawberry Toothpaste。

颈部

颈部皮炎应使我们立即想起一个鉴别诊断，包括冲洗引起的接触性皮炎（如果仅仅涉及颈外侧）和光接触/光敏感性（紫外线造成）皮炎（如果涉及更多的光分布区域）。光引起者很容易被误认为是空气引起，反之亦然。它们的区别在于：光引起者通常下颏和耳垂后少见，而冲洗引起者则常常涉及这些区域。

真正的光变应性接触性皮炎是非常罕见的，只有通过光斑贴试验才能给出明确的诊断[10]。在光斑贴试验证实光变应性接触性皮炎的情况下，防晒霜是最常见的凶手。从历史上看，对氨基苯甲酸（PABA）衍生物应该受到指责。如今在防晒霜难得发现对氨基苯甲酸(PABA)，对氨基苯甲酸酯二甲氨苯酸辛酯或辛

表 53-4　无变应原或低变应原性面部和手部清洁剂

产品	变应原
Dove Beauty Bar、Sensitive Skin、Unscented	椰油酰胺丙基甜菜碱
California Baby Supersensitive Shampoo and Bodywash	对羟基苯甲酸酯
Aveeno Moisturizing Bar for Dry Skin	无
Aquanil Cleanser	无
Albolene Moisturizing Cleanser	无
Tom's of Maine Natural Moisturizing Bodywash Unscented	无

框 53-1　使用外用类固醇过敏的经验性外用产品推荐

非过敏性活性成分

　　TTopicort 软膏（去羟米松软膏 0.25%，TaroPharmaceuticals）

　　Topicort 凝胶（去羟米松 0.5% 凝胶，TaroPharmaceuticals）

　　Protopic 软膏（0.1% 他克莫司，0.03% 软膏，AstellasPharma）

潜在过敏性活性成分

软膏剂

　　Locoid 乳膏（丁酸氢化可的松软膏 0.1%，Ferndale Labs）

　　非专利的曲安西龙 0.1% 软膏

　　非专利的地奈德 0.05% 软膏

液体

　　Locoid 洗剂（0.1% 丁酸氢化可的松洗剂，Ferndale Labs）

　　Beta-Val 洗剂（0.1% 戊酸倍他米松洗剂，Teva Pharmaceuticals）

　　Embeline 洗剂（0.05% 丙酸氯倍他索洗剂，CoriaLabs）

　　Cormax 洗剂（0.05% 丙酸氯倍他索洗剂，Watson Labs）

　　非专利的 0.05% 丙酸氯倍他索洗剂

　　非专利的 0.05% 二丙酸倍他米松洗剂

非过敏性类固醇

　　Cloderm 乳膏（0.1% 氯可托龙乳膏，Coria Labs），含有对羟基苯甲酸酯

基氨苯甲酸甲酯是唯一在美国批准使用的与对氨基苯甲酸（PABA）相关的产品。

问题 53-7　20 世纪 80 年代以来，二苯甲酮衍生物是被报道的最常见的的防晒霜接触性皮炎和光接触性皮炎的原因。二苯甲酮-3 是上述两种皮炎最常涉及的。

颈部疑似 ACD 的患者经验性的建议包括：①使用只包含物理阻滞剂（二氧化钛和氧化锌）作为活性成分的防晒霜，如 Vanicream SPF 30、VanicreamSPF 60、Blue Lizard Sensitive 或 California Baby 的产品；②使用表 53-2 中的低变应原性洗发水。

手部

手部皮炎很常见，鉴别诊断可能需要很长时间。考虑对两大类会很有用，即内源性和外源性原因。特应性皮炎、慢性水疱性手部皮炎（出汗障碍）和屏障功能障碍是手部皮炎主要的内源性因素。ACD 和 ICD 均属于手部皮炎的外源性因素。这种划分有人为因素，因为经常会有显著的重叠部分。

外用接触更可能导致典型湿疹性接触性皮炎。从 1994 年和 2004 年间北美接触性皮炎研究组（NACDG）的 22 025 例患者斑贴试验反应的横断面分析研究表明：单独的手部皮炎的 10 个最常见的阳性变应原分为 4 类：①化妆品原料（防腐剂和香料）；②金属；③橡胶手套；④药物。1/3 的手部皮炎患者和斑贴试验阳性者有可识别的相关的刺激原，50% 单独的手皮炎患者的原因被认为在本质上仅有刺激原[11]。

许多外用药物中常见到丙二醇。它是导致 ACD 和 ICD 的原因。它在 1932 年首先被用在药物制剂铋的溶剂中来治疗梅毒[12]。前丙二醇几乎无处不在，它是外用皮质类固醇制剂中最常见的变应原，在各个品牌软膏中都很常见[13]。

慢性手部皮炎的治疗是多方面的，往往涉及外用皮质类固醇。治疗失败有以下几个原因。如前文所述，溶剂的使用可以导致 ACD 和 ICD，丙二醇是最常见的罪魁祸首。脱水山梨醇油酸酯/异噻唑啉酮/羊毛脂和甲醛释放的防腐剂是其他外用皮质类固醇中发现的常见变应原。

不常见者，活性类固醇本身可以引起 ACD。皮质类固醇可细分为不同的结构类型，在一个特定的类中的试剂之间更容易发生交叉反应（表 53-3）。ACD 最常见使用的是 A 类试剂。这种关联可以通过非处方药氢化可的松（属于 A 类）相对频繁的使用来解释。A 类皮质类固醇过敏现在可以进行筛选，用薄层快速使用上皮测试（TRUE test），它含有特戊酸硫氢可的松。TRUE test 还包含了布地奈德，它可用于筛选变应性接触性过敏的 B 类皮质类固醇（表 53-5）。

问题 53-8　一般认为，同一类中的所有试剂可以发生交叉反应。此外，不同类之间的试剂可以发生更显著的交叉反应。A 类和 B 类皮质类固醇可以同时与 D2 类发生交叉反应。C 类皮质类固醇很少是 ACD 的诱因，因此被认为是低变应原。框 53-1 突出经验性低变应原性消炎药，可以在疑似接触性皮炎时尝试。

对皮质类固醇进行斑贴试验（包括 TRUE test）的要点是：①如果仅有 48h 观察的话，皮质类固醇斑贴试验反应往往推迟甚至会被错过；②阳性的斑贴试验反应具有较高的临床意义。

疑似手部 ACD 的经验性建议：①使用框 53-1 列出的外用消炎药；②使用表 53-4 列出的清洁剂；③使用低变应原性的手润肤霜 Eucerin PlusIntensive Repair Hand Crème 或 Neutrogena NorwegianFormula Hand Crème，Fragrance Free。

表 53-5　潜在的交叉反应基础上的皮质类固醇分类

A 类	B 类	C 类	D1 类	D2 类
斑贴试验外用皮质类固醇				
特戊酸硫氢可的松	布地奈德	去羟米松		氢化可的松-17- 丁酸酯
常用的外用皮质类固醇				
外用氢化可的松	安西奈德	氯可托龙匹伐酸酯	阿氯米松双丙酸酯 二丙酸倍他米松 倍他米松戊酸酯 丙酸氯倍他索 丙酸氟替卡松 糠酸莫米松	
醋酸氢化可的松	地奈德 氟轻松	去羟米松		氢化可的松 丁酸氢化可的松
甲泼尼龙	醋酸氟轻松 哈西奈德	地塞米松		戊酸氢化可的松
泼尼松龙	曲安奈德			泼尼卡酯
泼尼松	醋酸曲安西龙			

足部

从接触性皮炎的角度看，足部是很有趣的，因为它们被封闭在鞋这种非常特殊的微环境中。鞋皮炎的典型表现为皮炎位于足部与鞋的接触点（背侧脚和脚趾）。其他不太被认可的 ACD 和 ICD 的原因是受害者这一特定的封闭的微环境，具体说就是足部用药后药物变应原仍然保留在鞋内。

外用产品通常可以渗入袜子和鞋的内面。因为鞋子不会定期清洗，变应原长期保留其中，潜在的暴露时间延长。保留在袜子和鞋子的变应原、摩擦以及潮湿为诱发 ACD 提供了完美的环境。

外用药物是导致单独的足部皮炎的一个主要原因，外用抗生素是最常见的变应原[14]。外用抗生素（新霉素、杆菌肽）、外用抗真菌药物或外用皮质类固醇等均可能导致足部医源性 ACD。

在 ACD 中，外用抗真菌药物就像皮质类固醇一样更可能来自于溶剂成分。在对活性成分的过敏中，一个简单的规则可以在经验上帮助我们选择另一种不容易导致交叉反应的产品。在咪唑类抗真菌药物中，益康唑和咪康唑结构相似，而且频繁发生交叉反应，而酮康唑和克霉唑结构上就没那么相似了。

疑似足部 ACD 的经验性建议：①如果可能的话解决多汗症；②使用框 53-1 中列出的外用消炎药；③至少 6 周的时间完全避免穿着能被外用产品（如抗真菌，抗菌药物，或外用类固醇）污染的鞋和袜子；④如果必须使用外用抗生素或抗真菌药物，使用框 53-2 中的制剂。

肛门生殖器

肛门生殖器区域是药物性皮炎的一个常见部位。

理论上，这种倾向是多因素的：①皱褶和肛门生殖器区域黏膜表面具有更少的角质层屏障；②此解剖区域也是摩擦和出汗的部位，这两者进一步减少自然屏障功能；③皮肤皱褶导致残存的变应原和闭塞。上述因素加上患者很可能会将各种生殖器症状的多个非处方药产品用于自我治疗的事实，造成了接触性皮炎风险较高的情况。

在接触性皮炎的所有情况下，我们首先考虑 ICD，这点很重要。可能在肛门生殖器皮炎中这是最重要的。Margesson 评论了外阴接触性皮炎和刺激物的重要性[15]。在皮肤科中使用的著名的刺激物有盾叶鬼臼树脂、普达非洛、肥皂、纸巾和丙烯乙二醇。

问题 53-9 肛门生殖器 ACD 的主要嫌疑是外用的麻醉药、抗生素、皮质类固醇和防腐剂。湿纸巾是常见的刺激原（由于其含有乙醇），也是变应原（因为它们通常含有防腐剂和香料）。另外，具有肛门生殖器皮炎的患者通常具有多种敏感性[8]。

马伦和同事曾指出，135 例外阴瘙痒不适患者中

框 53-2　低变应原性外用抗生素和抗真菌药物

抗菌

莫匹罗星软膏

抗真菌

硝酸咪康唑乳膏

Desenex 喷雾

Lotramin AF 乳膏

Lotramin 粉末和粉末喷雾

Tinactin 喷雾和高吸水性树脂粉

有 39 例被发现曾有过相关的斑贴试验阳性[16]。大多数的这些病例与药物相关，尤其是可以在很多针对肛门生殖器部位使用的非处方药中含有的苯佐卡因。

穆拉托和同事指出，一位阴茎皮炎患者与苯佐卡因凝胶（增强其性能力）安全套有关系[17]。本病例强调了药物性皮炎的一个隐匿陷阱，其中药物是隐藏在个人使用的产品之中的。

另一个缺陷是，有原发性生殖器皮肤病的患者往往会继发 ACD。例如，患有硬化性苔藓的患者具有比较高的斑贴试验阳性率[18]。对于传统治疗效果不佳的肛门皮肤病患者中，考虑斑贴试验也是很重要的。

如果生殖器皮炎和一只手的手指皮炎同时发生，而那只手是用来为生殖器区域涂抹试剂或使用湿纸巾清洁，则肛门生殖器区域的 ACD 应该被高度考虑。

疑似肛门生殖器区域 ACD 的经验性建议：①只使用表 53-4 列出的清洁剂清洁此区域；②避免一切湿巾；③只用凡士林对此区域进行保湿；④使用框 53-1 列出的微创或低变应原性的外部治疗；⑤避免一切非处方或处方产品，特别是那些含有苯佐卡因的产品；⑥避免穿旧的/没洗过的内衣，因为这些可能被变应原污染。

淤滞性皮炎和慢性下肢溃疡

对于 ACD，淤滞性皮炎和慢性下肢溃疡是高危因素。镇痛药、抗炎产品和抗生素之外，患者经常使用多种非处方药。如果溃烂四肢屏障功能受损，也会造成先天致敏倾向。

问题 53-10 在淤滞性皮炎和慢性下肢溃疡中，ACD 的典型变应原就是外用抗生素，如新霉素和杆菌肽。在 2003 年，杆菌肽被认定为接触变应原。在 2010 年，新霉素被认定为接触变应原[19-20]。对于外用抗生素，很重要的一点就是要记住共同反应的概念。它与交叉反应不同。在交叉反应中，患者对一个特定的变应原敏感。如果暴露在结构相似的变应原之下，他们都可以形成迟发型超敏反应。一个例子是新霉素和庆大霉素，它在结构上是非常相似的。相反，当两个潜在的变应原频繁地在一种药剂中同时使用时，会增加患者对两者都过敏的概率。对结构相似性没有要求。典型的例子是新霉素和杆菌肽，他们通常在一种产品中出现（三联抗生素）。

最后的思考

无论是作为一种刺激物或真正的变应原，药物性

接触性皮炎都有可能导致身体任何部位的皮炎。将这个问题进一步复杂化，无论是活性成分还是这个产品的添加剂都需要考虑到。变应原的作用需要进一步研究，这其中斑贴试验是金标准。以这种方式我们可以描述真实致敏性与刺激性的程度。一个重复打开的应用程序测试（ROAT）是一种有用的测试，它也可以采用临床上，以测试致敏性的潜在的罪魁祸首产品。这要求患者每天 2 次应用试验物质到肘前区 2 周，从而再造对于潜在变应原的实际暴露。停止应用后，当急性皮炎暴发至少持续 7～10 天，就可怀疑 ACD。对于扩展的斑贴试验，转诊到斑贴试验诊所往往是非常有帮助的。

临床要点
两个重要的临床要点包括：

- 由于抗生素制剂用于已经受损的皮肤，源自新霉素或杆菌肽的 ACD 并不总是很容易就能识别。
- 它往往表现为持续性、预先存在的皮炎的恶化或突然的"td"反应。

一些研究强调了在淤滞性皮炎和慢性下肢溃疡中外用药物的重要性[21]。杆菌肽可引发罕见但可能致命的过敏反应[22]。当杆菌肽应用在开放性伤口（如下肢溃疡）时，过敏反应的风险是最高的。

疑似淤滞性皮炎和慢性下肢溃疡 ACD 的经验性建议：①只使用去羟米松软膏作为外用治疗；②只使用凡士林作为此区域的保湿剂；③如果需要外用抗生素，强烈建议考虑使用稀释的 Dakin's Solution（32 盎司水加 1 汤匙漂白剂）

本章使用的英文缩写	
ACD	变应性接触性皮炎
BHA	丁基羟基茴香醚
BHT	丁基羟基甲苯
ICD	刺激性接触性皮炎
NACDG	北美接触性皮炎研究组
OCT	非处方
PABA	对氨基苯甲酸
PPD	对苯二胺
ROAT	重复打开的应用程序测试
SPF	防晒指数
TRUE	薄层快速使用上皮测试

推荐阅读

Contact Dermatitis. *Dermatologic Clinics* 2009; 27(3).
Gehrig KA, Warshaw EM. Allergic contact dermatitis to topical antibiotics: Epidemiology, responsible allergens, and management. *JAAD* 2008;58(1):1–21.

Jacob SE, Steele T. Corticosteroid classes: A quick reference guide including patch test substances and cross-reactivity. *JAAD* 2006;54(4):723–7.
Saary J, Qureshi R, Palda V, et al. A systematic review of contact dermatitis treatment and prevention. *JAAD* 2005;53(5):845.e1–845.e13.

参考文献

见本书所附光盘。

第 54 章　昆虫驱避剂

Mark S. Fradin

门月华　译　张春雷　审校

概述

1957 年，最早的广谱驱虫化学制剂 N，N-二乙基-3-甲基苯甲酰胺（DEET）（图 54-1）开始面向市场。已证实 DEET 对蚊、虱、蝇、蚋、螨、蚤等皆有效。在北美，虽然这些节肢动物大部分惹人厌，但是它们在世界范围内传播给人类多种细菌性、病毒性、原虫性、寄生虫性、立克次体性疾病（框 54-1）[1-2]。全世界仅蚊虫一年能够使七亿人感染疾病，还不包括因疟疾死亡的三百万人。

问题 54-1 防止蚊虫叮咬最有效措施是避免接近蚊虫滋生地、穿保护性服装和使用驱虫剂。关于如何

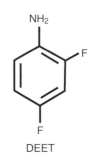

图 54-1　药物结构——DEET

驱除灭虫，书上和网络中有着各种奇特而未经证实的说法，例如"天然"局部驱虫剂、口服驱虫药、电驱蚊装置、驱蚊植物、微波灭虫器等。本章节将阐述驱虫剂在安全有效性方面的科学理论，并披露一些"另类"驱虫剂的流言。驱虫方法总结及有效性分类见框 54-2。

昆虫生物学

总论

蚊子和虱子是节肢动物媒介传染病的主要携带者。蚊子需在水生环境（如积水）中产卵、滋生幼虫。除南极洲，蚊子遍布全球各大陆。其中，叮咬人类最常见的种属是按蚊、库蚊和伊蚊。

问题 54-2 已知两种蜱（俗称扁虱）能将病原体传播给人类——硬蜱科和软蜱科。硬蜱之所以如此命名是因为它有硬鳞甲遮盖其身。在美国，能将病原体传播给人类的软蜱只有钝缘软蜱这一属种，它能传递螺旋菌，引发回归热;硬蜱科能传播疾病者包括硬蜱属（能引起莱姆病、巴贝斯虫病、壁虱性麻痹）、革蜱属（能引起土拉菌病、洛基山斑疹热、埃里希体病、科罗拉多壁虱热及壁虱性麻痹）和钝眼蜱属（能引起土拉菌病、埃里希体病及壁虱性麻痹）[2-3]。

吸引昆虫的刺激物

蜱不能飞或跳。它们攀附在植物上，静候数小时甚至数日，直到感知到路过者引起的振动或二氧化碳气息，便摸索爬行至最佳位置，以此寄生于宿主身上。

框 54-1　昆虫通过叮咬传播给人类的疾病

蚊子壁虱性麻痹[*]

东部马脑炎[*]	立克次体痘[*]
圣路易脑炎[*]	南方蜱相关出疹性
西部马脑炎[*]	疾病
交叉性脑炎[*]	蜱传斑疹伤寒
日本脑炎	**苍蝇**
委内瑞拉脑炎	土拉菌病
疟疾	利什曼病
黄热病	非洲锥虫病（昏睡
登革热	病）
班氏丝虫病	盘尾丝虫病
流行性多关节炎（罗斯河	巴尔通体病
病毒）	非洲眼线虫
奇昆古尼亚热	**恙螨**
里夫特裂谷热	恙虫病（恙虫热）

蜱跳蚤

莱姆病	立克次体痘[*]
洛基山斑疹热[*]	瘟疫
科罗拉多壁虱热[*]	（鼠地方性）斑疹
回归热[*]	伤寒
埃里希体病[*]/无形体病	**虱**
巴贝斯虫病[*]	流行性斑疹伤寒
土拉菌病[*]	回归热
	接吻虫
	美洲锥虫病（南美
	洲锥虫病）

[*] 在美国可能发生

框 54-2　降低节肢动物叮咬风险的防护措施

证实有效
保护性衣物
窗户和帐篷上装纱窗
避免去蚊虫猖獗的地方
疾病预防控制中心批准：
　　　含 DEET 的化学驱虫剂
　　　含 Picaridin 或 IR3535 的生物杀虫剂
　　　含柠檬桉油的植物驱虫剂
扑灭司林喷洒衣物或帐篷
清除房子周围的积水
效果有限
香茅为主的驱虫剂
大豆油为主的驱虫剂
香茅蜡烛
院子里安置喷雾器
证实无效
口服硫胺素或吃大蒜
电驱蚊
捕蚊蝇器
蝙蝠或蓝枪鱼屋
香茅气味的植物

吸引蚊子的刺激物非常复杂[5-8]。蚊子通过视觉、温度、嗅觉刺激来定位宿主，其中嗅觉是最重要的。对于白天觅食的蚊子，物移和深色衣物较容易使人成为目标[9]。飞行中的蚊子定位目标尤其是在一个比较广的范围内，常依赖视觉；而当蚊子离目标很近时，嗅觉就成为它定位的主要手段。

二氧化碳和乳酸是研究得最为透彻的诱虫剂。在宽广范围，二氧化碳为诱虫刺激，其影响范围宽达 36m[10-11]；在较近范围，诱虫主要刺激来源于皮肤温度和湿度[7,10,12]。由皮脂腺、大小汗腺直接分泌或经皮肤菌群作用后的、具有挥发性的分泌物，也可以作为化学性诱虫剂[5,13]。因此止汗后吸引蚊子的能力明显降低[5]。香水、乳液、肥皂和护发产品中的植物香味都可能吸引蚊子[14]。有研究表明，摄入乙醇会增加被蚊子叮咬的可能性[15]。

不同的人对于同种或不同种蚊子的吸引具有明显的差异性[12,16]。男性比女性更易招蚊子叮咬[10,17]，成人也比儿童更易被蚊子咬[12,16,18]。

驱虫剂概况

问题 54-3 尽管人们很想找到有效又能口服的驱虫剂，但是至今为止尚无发现。食用大蒜[19]或维生素 B₁（硫胺素）[20]驱虫，此做法目前没有科学证据支持。通过测验包括其他维生素在内的 100 多种口服药物，结果不能说明口服药的驱蚊功效[21]。

人们还在探索最佳的局部驱虫剂。理想的驱虫剂应该能够：①驱赶多种叮咬人的节肢动物；②有效驱虫持续 8h 以上；③对皮肤或黏膜无刺激；④无全身性毒性；⑤耐擦拭和洗涤；⑥不油腻，无臭味。现有的驱虫剂无一完全符合这六项标准。由于多种因素影响化学物质内在的排斥性，故要合成完美的驱虫剂相当困难。不同的驱虫剂有不同的作用机制，不同的昆虫对同一种驱虫剂的反应也可能不尽相同[22]。

一种驱虫剂若是有效的，它应该具有挥发性，并在皮肤表面维持一定的有效的浓度，但是又不能被皮肤吸收或者蒸发过快，以致失去驱虫效果。一种驱虫剂能有发挥多大效果受很多复杂因素的影响，包括使用药物的浓度、频率、是否涂抹均匀、使用者的反应水平、使用者对吸血性节肢动物的吸引程度以及该叮咬吸血生物的数量和种类。鉴于主要成分为 DEET 的驱虫剂对女性发挥的作用不如男性[23]，说明性别也可能是影响因素之一。驱虫剂的驱虫效果在以下几种情况下会被减弱：①脱掉衣物；②药物在体表挥发或被吸收；③药物被汗液、雨、水等冲洗掉；④处于通风环境中[12,24-26]。环境温度每升高 10℃，药物从体表的蒸发加速，导致药物的有效驱虫时间减少一半[26]。驱虫剂不能给使用者以全身性的保护，没有涂抹驱虫剂的暴露部位仍然容易被饥不可耐的蚊虫叮咬[24]。

化学性驱虫剂

DEET

N，N-二乙基-3-甲基苯甲酰胺（曾被称为 N，N-二乙基-m-苯甲酰胺）也称为 DEET，它在过去的数十年内被当做是驱虫剂金标准。DEET 自 1957 年起为大众所用。它是一种较为广谱的驱虫剂，对多种爬虫和飞虫都有效，如蚊子、螯蝇、蠓、臭虫、恙、跳蚤及蜱等[27-32]。据美国环保局统计，每年使用含 DEET 昆虫驱避剂的美国人达美国总人口的三成，在全世界范围内达两亿之多[27,33]。

可用产品的制剂

在美国，从 5％到 100％浓度的 DEET 都有出售，形式多样，有溶液、乳液、乳膏、凝胶、喷雾剂、浸渍湿巾等（表 54-1）。美国环保局规定，每种驱虫产品必须在标签上注明其 DEET 浓度。大部分驱虫剂中所含 DEET 的浓度是不变的。两个厂家发明了一种缓释制剂，能够降低产品中 DEET 的浓度而不缩短其有效作用的时间。3M 公司拥有一项专利产品——35％DEET 聚合配方，它在多种不同气候环境中，持续 12h 后驱蚊有效率仍可达 95％[34-35]，效力可与 75％DEET 媲美。Sawyer 公司的 20％DEET 控释制剂使有效化学成分包裹在蛋白颗粒中，使之在体表缓慢释放，可达与标准的 50％DEET 制剂相同的效果，并能持续 5h[36]。总之，60％的 DEET 包囊制剂的吸收率低于 20％乙醇溶解的 DEET 醑剂[37]。

如何选择和使用 DEET 昆虫驱避剂

DEET 浓度与有效性

众所周知，DEET 浓度越高，驱避昆虫的时间越长，而当其浓度超过 35％时[38]，效力几乎不再增强。因此，平常使用的驱虫剂时无须用最高浓度的DEET。一般 10％～35％DEET 制剂便能够应付大多数情况。

当身处于雨林或盐沼等环境中，蚊虫蜂拥密集，昆虫叮咬极易引起虫媒传染病，并且在高温高湿或雨水环境中，体表的驱避剂容易挥发，故而首选高浓度并具延时效应的 DEET 制剂，多次重复涂抹能够维持其驱虫功效。

DEET 的应用指南

安全、有效地使用驱虫剂的指南可查阅框 54-3。问题 54-4 驱虫剂可直接涂抹于皮肤、纱窗、防虫网、帐篷或睡袋上，因为密封时药物通过皮肤的吸收会增加，故而在皮肤上涂抹后不能加盖衣物。选择合适的驱虫剂并合理使用，才能降低药物的不良反应。问题 54-5 美国儿科专家认为，2 岁以上的儿童使用含 30％DEET 的驱虫剂是较为安全的[40]。加拿大健康中心则认为浓度高于 10％的驱虫剂仅可用于 12 岁以上儿童[41]。但是在必要的时候，我们可以通过重复多次使用低效驱虫剂，来延长驱虫时效。

我们使用含 DEET 的驱虫剂时需格外小心，因为它能够腐蚀塑料（如表盘玻璃及镜框等）、人造纤维、尼龙、油漆表面等，DEET 不腐蚀像木头或棉花之类的自然纤维。

DEET 与防晒霜的组合产品

使用 DEET 驱虫剂与防晒霜组合产品的消费者应该注意，这种混合产品可能会削减驱虫剂和防晒霜各自的功效。通过对 14 例患者进行研究发现，先后涂抹 33％DEET 驱虫剂和防晒指数 15 的防晒霜，防晒指数平均降低 33.5％[42]。有一项研究说使用防晒霜不影响高分子 DEET 驱虫剂的效能[43]，又有研究称涂抹DEET 驱虫剂后再使用防晒霜会显著降低 DEET 的驱虫有效时间[44]。虽然，将昆虫驱避药与防晒剂混合而得的组合产品本意在于既驱虫又防晒。但是，因为每个人对驱虫和防晒的需求各不相同，所以这种组合产品并不是最佳选择。

表 54-1　含 DEET 成分的昆虫驱避剂

厂商	产品名	剂型	DEET*
Sawyer Products Safety Harbor, FL（800）940-4664	Sawyer 控释剂	洗剂	20%
	Sawyer 超 30 驱虫剂	洗剂	30%
	Sawyer 最强驱虫剂	喷雾剂	100%
-S. C. Johnson Wax Racine，WI (800) 588-5566	OFF! 家庭护理	浸渍湿巾	5.6%
	OFF! 家庭护理无香型	喷雾剂	7%
	OFF! 家庭护理	气溶胶喷雾剂	15%
	OFF! 运动护理	气溶胶喷雾剂	15%
	OFF! 运动护理	喷雾剂	25%
	Deep Woods OFF!	浸渍湿巾、喷雾剂、气溶胶喷雾剂	25%
	Deep Woods OFF! 运动型	喷雾剂	25%
	Deep Woods OFF! 运动型	气溶胶喷雾剂	30%
	Deep Woods OFF! 运动型	喷雾剂	98%
Tender Corp. Littleton，NH (800) 258-5566	Ben 蜱蚊驱避剂	浸渍湿巾、喷雾剂、气溶胶喷雾剂	30%
	Ben 蜱蚊驱避剂	喷雾剂	100%
Spectrum Brands Alpharetta，GA (800) ₤336-1372	Cutter All Family Insect Repellent	浸渍湿巾、喷雾剂、气溶胶喷雾剂	7%
	Cutter Skinsations Insect Repellent	喷雾剂	7%
	Cutter 无香型	气溶胶喷雾剂	10%
	Cutter Backwoods	浸渍湿巾、喷雾剂、气溶胶喷雾剂	23%
	Cutter Max	喷雾剂	100%
	Repel Sun and Bug Stuff（SPF15）	洗剂	20%
	Repel Family Formula	气溶胶喷雾剂、洗剂	23%
	Repel Sportsman Formula	洗剂	20%
	Repel Sportsman Formula	喷雾剂	25%
	Repel Sportsman Formula	气溶胶喷雾剂	29%
	Repel Sportsman Formula	浸渍湿巾	30%
	Repel Sportsman Max	气溶胶喷雾剂、洗剂	40%
	Repel 100% Insect Repellent	喷雾剂	100%
3M St. Paul，MN (888) 364-3577	Ultrathon	喷雾剂	19%
	Ultrathon	气雾剂	25%
	Ultrathon	洗剂	35%

*注意：有的厂商标注的 DEET 浓度仅指 m-构型 DEET，有的则标注的是 DEET 所有构型的浓度。工业 100%DEET 是指 95%m-构型 DEET 和 5%其他构型

框 54-3　昆虫驱避剂安全有效使用指南 问题 54-4

昆虫驱避剂使用总原则
- 日常使用宜选择浓度不超过 35% 的 DEET 驱虫剂。
- 涂抹时仅需少量覆盖皮肤即可，不要浸润皮肤。
- 仅在暴露部位使用驱虫剂，勿使用于衣物下皮肤。
- 要达到最大效果，最好涂遍所有暴露皮肤。

特殊部位驱虫剂的使用注意事项
- 用于颜面部时，先将驱虫剂倒在手掌中，抹匀，然后在脸上拍上薄薄的一层。
- 避免接触眼睛和嘴巴，不要在小孩手上涂驱虫剂，防止沾到黏膜处。

- 涂抹后将手掌擦干净，防止一不留意弄到眼睛嘴巴里或者生殖器上。
- 请勿在割伤、伤口及红肿发炎或患湿疹的皮肤处使用。
- 切忌将气雾驱虫剂吸入肺内或喷入眼内。

重复使用及洗掉驱虫剂
- 如果驱虫剂没有失效，没必要频繁涂抹或喷洒。炎热潮湿的环境下驱虫剂从体表挥发较快，此时可重复多次使用。
- 驱虫剂一旦被吸收入体内，立即涂肥皂用水冲洗。尤其当接下来的几天还会用到驱虫剂时，更要将皮肤表面的驱虫剂冲洗干净

Adapted from United States Environmental Protection Agency Guidelines[39]

DEET 的药动学

DEET 经皮渗透、吸收、代谢及分泌等一系列动力学过程已被研究得很透彻，在各著作中均可查阅到[45-50]。

DEET 在人体的毒性作用

安全性的常见问题

考虑到全球数百万人近 50 年使用 DEET 的情况，可知 DEET 的使用还是比较安全的。1980 年，根据美国环保局 DEET 的注册标准，研究者们通过 30 多项动物实验来分析 DEET 的急性、慢性和亚急性毒性反应。没有能够证实使用 DEET 会致突变致癌或对发育、生殖、神经功能产生毒性。研究结果显示 DEET 驱虫产品在正常情况下不会产生除驱虫之外的毒性作用，无须为达到环保局的安全标准而做任何改变[27,49-50]。1998 年发布的《环保局合格再注册决定》[33]也认可正常使用 DEET 产品不会对美国民众的健康造成威胁。

妊娠期暴露风险

有病例报告指出，3 例在妊娠期使用过 DEET 的母亲分娩的婴儿存在颅面部[51]或心脏[52]异常。与之相反的是，有一项研究是追踪 450 例泰国孕妇的情况，她们在妊娠期后 6 个月每天使用 30%DEET 来预防疟疾，发现 4% 孕妇在分娩时脐带血中可检测到 DEET[53]。但在使用 DEET 和安慰剂的两组孕妇中，婴儿在存活、生长、神经系统发育方面不存在差异。

DEET 的神经毒性

问题 54-6 统计关于 DEET 潜在毒性的病例报告[54-80]，在过去 50 年内，医学文献中记载的由于使用 DEET 导致明显毒性反应的病例不超过 50 例，并且其中 75% 以上患者的毒性反应不但消退而且无后遗症。所报道的这些病例大都涉及长期、过量、不适当的 DEET 驱虫剂使用，但由于暴露于 DEET 的一些细节记录并不是很清楚，所以我们暂时难以得知中毒的因果关系。以上病例未明示在 DEET 浓度与毒性危险程度之间的关系。在所报道的 6 例死亡病例中，3 例是服毒自杀。最严重的不良反应是脑病，在 18 例报道过的病例中有 14 例是出现于未满 8 岁的儿童[49,55,56,58,59-65]，其中 3 个小孩死亡，包括 1 例鸟氨酸氨甲酰转移酶缺乏者[56]（测得血氨水平升高），该酶缺失可能使患儿更易发生 DEET 诱导的毒性反应[55]。

其他患儿病情恢复并且不留后遗症。通过大小鼠动物实验可知 DEET 不是选择性神经毒素[27,81,82]。即使 DEET 的使用与癫痫发作有某种联系，但据统计其风险不超过 1/100 000 000[33]。另有研究证实儿童使用 DEET 发生不良反应的风险并不会高于成人[68,83,84]。

DEET 的心脏毒性及过敏反应

一位 61 岁的老年妇女在自行使用 DEET 驱虫剂后发生了心动过缓和高血压，她的症状消失后不留后遗症[72]。还有一位患者被报道在接触 DEET 后发生了过敏性反应[73]。持续 21 天以上的重复 DEET 刺激斑贴试验中未出现皮肤激惹现象[27]。相反，目前所知的 12 例出现大疱性接触性皮炎的患者都是军人，他们晚上睡觉时常需在皮肤上涂抹 DEET 驱虫剂，并且皮疹局限于肘窝[69,73-75,78,80,85,86]。

基于大规模人群的 DEET 安全性研究

1994 年把从 1985 年至 1989 年间 71 家中毒控制中心所接收到的 9086 例接触 DEET 病例进行了统计分析[68]，其中有一半多（54%）的人在呼叫毒控中心时没出现任何症状。症状发生多见于两种情况，一是将驱虫剂喷到眼睛里（众所周知 DEET 对眼睛有刺激性[27]），二是吸入肺中。当误食少量驱虫剂时很少会出现不适。虽然大部分使用 DEET 后出现症状多是儿童，但是六岁以下儿童发生不良作用的概率并不会高于大龄的人。症状的严重性与使用者的年龄、性别及 DEET 浓度之间尚未发现相关性。88% 出现症状者不需要就医，即使就诊，也有 81% 患者遣回家，仅 5% 需要住院治疗。99% 可追访到的患者的症状是一过性的，如刺激性眼炎，短时间即可消失。另一项针对从 1993 年至 1997 年 20，000 例 DEET 接触患者的类似研究也证实了以上结论[83]。

1995 年，DEET 注册要求有对志愿者接触 DEET 后发生中度到重度不良反应的监测。自 1995 年至 2001 年，注册机构调查了可能跟 DEET 的使用相关的 296 例病例。对这些病例进行分析，儿童发病率与其他相比无偏高倾向，不良反应的严重程度与 DEET 浓度也无直接关系。所有调查的病例中，13 例有癫痫发作史的儿童中有 1/4 在接下来的一年内再次癫痫发作，提示初次癫痫的发作与 DEET 无关[86]。

DEET 毒性总结

总而言之，全球数百万人 50 多年的使用验证 DEET 有较高的安全性。谨慎选择合适的驱虫剂（多是浓度选择，35% 或更低），并按照环保局的指南使用驱虫剂可以大大降低其毒性。对于儿童，应该保守使用低浓度（不超过 30%）DEET 产品。

生物农药驱虫剂

IR3535（乙基-丁基乙酰氨基丙酸）

IR3535 是 β-氨基丙酸类似物，20 多年来在欧洲被作为昆虫驱避剂出售。美国环保局将其归为生物农药一类，对蚊、蜱和苍蝇有效。IR3535 于 1999 年进入美国市场，由纽约 Avon Products 和佛罗里达州 Sawyer Products 发售，浓度范围为 7.5%～20%，部分有防晒功能（见表 54-2）。使用不同方法，针对不同的蚊虫，该驱虫剂发挥不同的功效，其有效时间短至 23min，长达 10 余小时[87-89]。有一点跟 DEET 不同的是，IR3535 的浓度越高，其有效时间越长[90-91]。IR3535 能 12h 防止致黑腿病的扁虱（蜱）的叮咬[92]。问题 54-7 2005 年，疾病预防控制中心发布通知正式批准将 IR3535 纳入驱虫剂之列，用于虫媒性传染病的预防。

哌啶（卡瑞丁）

以卡瑞丁为基础的昆虫驱避剂与辣椒碱结构相似，自 1998 年起便在欧洲出售，直到 2005 年才出现于美国市场，产品中卡瑞丁浓度从 5% 到 20% 之间（表 54-2）。此驱虫剂对蚊子、苍蝇及蜱均有效。用较高浓度测试它的防蚊效果，发现卡瑞丁驱虫剂功效与 DEET 不相上下，有效驱虫可持续 8h[29,88,93-96]。甚至对于蜱，

卡瑞丁的效果优于 DEET[97]。从美学上来讲，卡瑞丁还有一个优势即与塑料接触不产生有害影响，这点与 DEET 不同。环保局声明卡瑞丁动物实验中未出现明显毒理学反应，经皮吸收较少[98]。问题 54-7 2005 年疾病预防控制中心补充声明，卡瑞丁作为一种驱虫剂用于虫媒性传染病的预防。

植物源性驱虫剂

经实验证实数千种植物具有驱虫功能。虽然没有一种植物源性化学物质具有 DEET 的广泛有效性和持久性，但有些植物确实能够表现出其驱虫特性。问题 54-8 香茅、雪松、马鞭草、薄荷、天竺葵、薰衣草、松树、白千层、肉桂、迷迭香、罗勒、百里香、猫薄荷、五香粉、大蒜、胡椒薄荷等植物的精油被报道具有驱虫功效[99-105]。与那些化学合成的驱虫剂不同，植物源性驱虫剂研究得相对较少。大部分植物精油只能起到短暂的驱虫保护作用，大约在数分钟至 2h 之间。表 54-3 总结了一些容易获取的植物源性驱虫剂。

香茅产品的科学验证

问题 54-8 香茅是经由环保局注册过的有效驱虫成分，是在美国上市的自然植物或草药型驱虫剂中最常见的成分。香茅油最初是从草本植物精香茅中提出来的，散发柠檬的气味。关于香茅产品驱虫效果的相关

表 54-2　生物农药驱虫剂

厂商	产品名	剂型	活性成分
S.C. Johnson Wax Racine，WI (800) 558-5566	OFF! FamilyCare Insect Repellent Ⅱ Clean Feel	喷雾剂	卡瑞丁 5%
Spectrum Brands Alpharetta，GA (800) 336-1372	Cutter Advanced Cutter AdvancedSport Cutter Skinsations Ultra Light	喷雾剂、浸渍湿巾 气溶胶喷雾剂 气溶胶喷雾剂	卡瑞丁 5.75% 卡瑞丁 15% 卡瑞丁 15%
Tender Corp. Littleton，NH (800) 258-5566	Natrapal	喷雾剂、气溶胶喷雾剂、浸渍湿巾	卡瑞丁 20%
Sawyer Products Safety Harbor，FL (800) 940-4664	Picaridin Insect Repellent	喷雾剂	卡瑞丁 20%
Avon Products，Inc. New York，NY (800) 367-2866	Skin So Soft Bug Guard Plus IR3535 (SPF 30) Skin So SoftBug Guard Plus IR3535 Expedition Skin So SoftBug Guard Plus Picaridin	洗剂 喷雾剂、气溶胶喷雾剂 喷雾剂、气溶胶喷雾剂、纸巾	IR3535 7.5% IR3535 20% 卡瑞丁 10%
Sawyer Products Tampa，FL (800) 940-4664	Sunblock Insect Repellent IR3535 (SPF 30)	喷雾剂	IR3535 20%

表 54-3　植物源性昆虫驱避剂　问题 54-6

厂商	产品名	剂型	活性成分
HOMS，LLC Pittsboro，NC (800) 270-5721	Bite Blocker Xtreme Sportsman	洗剂、喷雾剂	大豆油 3%，天竺葵油 6%，蓖麻油 8%
	Bite Blocker Herbal	喷雾剂	大豆油 2%，天竺葵油 5%
	Bite Blocker BioUD	洗剂、喷雾剂	2-十一烷酮 7.75%
All Terrain Co. Sunapee，NH (800) 246-7328	Herbal Armer	洗剂、喷雾剂	香茅油 10%，大豆油 5.6%，胡椒薄荷油 2%，松油 1.5%，，柠檬草油 1%，天竺葵油 0.05%，缓释胶囊
	Herbal Armer SPF15	洗剂	
	Kids Herbal Armer	喷雾剂	
	Kids Herbal Armer SPF15	洗剂	
Quantum Inc. Eugene，OR (800) 548-1548	Buzz Away Extreme	喷雾剂、浸渍湿巾	大豆油 3%，天竺葵油 6%，蓖麻油 8%，柏木油 1.5%，香茅 1%
Spectrum Brands St. Louis，MO (800) 874-8892	Cutter Lemon Eucalyptus	喷雾剂	柠檬桉油 40%
	Repel Lemon Eucalyptus	喷雾剂	柠檬桉油 40%

数据比较混乱，由于研究方法、地点和所用昆虫的不同，使得结果出入很大。但是整体而言，香茅驱虫剂效果不如 DEET。香茅驱虫的时效更短，当然，这个不足或许可以通过频繁使用来弥补。1997 年环保局通过分析当时香茅驱虫效果的相关数据，得出结论，即香茅驱虫产品必须在其标签上注明"要想达到最佳驱虫效果，需每隔 1h 重复使用本产品"[106]。

香茅

香茅蜡烛和香茅植物

问题 54-8 香茅蜡烛的卖点在于能够有效驱赶后院的蚊虫。研究者比较商用 3% 香茅蜡烛、5% 香茅香和纯蜡烛三者在田野里防伊蚊叮咬的功效[107]，发现靠近香茅蜡烛组与无任何防护措施的对照组相比，被叮咬的次数减少 42%（统计学上具有显著差异性）。然而，点燃普通蜡烛也能减少 23% 叮咬次数。在香茅蜡烛组与纯蜡烛组之间驱蚊功效无显著差异。而纯蜡烛之所以能够驱蚊是因为它通过释放热气、水分和二氧化碳引诱蚊虫。

驱蚊香草植物（驱蚊草）能够持续不断地散发出香茅油驱赶蚊虫，故在市场上作为驱虫剂销售。然而，在科学实验中并未发现这些植物对防蚊虫叮咬有显著作用[108]。

Bite Blocker（有机驱蚊虫水）

Bite Blocker（HOMS，Pittsboro，北卡罗莱纳州）是一种有机驱蚊剂，于 1997 年进入美国市场。Bite Blocker 中含有大豆油、天竺葵油和蓖麻油，这个配方在欧洲市场盛行了数年。Guelph 大学研究证明此产品在田野环境中对于防止各种蚊虫的叮咬有效性达 97%，并且可持续 3.5h 以上。在相同的时间内，DEET 驱虫剂提供 86% 的保护，而 Avon 公司的 Skin-

So-Soft 香茅驱虫剂仅能提供 40% 的保护[109]。另一项研究显示，Bite Blocker 完全防蚊子叮咬的时间是 200±30min[110]，防黑蝇叮咬则大约是 10h，相同条件下 20%DEET 仅能提供 6.5h 的完全防护[111]。

BIOUD（2-十一烷酮）

胡姆斯是美国 BIOUD 产品的唯一经销商，BIOUD 是一种从野生西红柿中提取出来的驱虫剂，于 2007 年环保局登记注册用于驱蚊蜱。在田野中，7.75% BioUD 的驱蚊功效与 25% DEET 相当[112]。在驱逐 A. americanum、D. variabilis、I. scapularis 三种蜱时，BIOUD 比 DEET 更有效[113]。

桉树

从柠檬桉油中提取出来的一种物质对-薄荷烷-3，8-二醇（简称 PMD）具有驱蚊防虫的功效，有望成为一种天然驱虫剂[114]。PMD 在体表的蒸发速度比香茅等植物源性驱虫剂慢，并且提供防护作用持续的时间更长。柠檬桉在中国用来驱虫已经很多年了，直到最近欧洲和美国才有出售，在欧洲主要有 Mosi-Guard，在美国有 Repel Lemon Eucalyptus（SpectrumBrands，St Louis，MO）和 Cutter Lemon EucalyptusInsect Repellent（Spectrum Brands）。田野试验显示，柠檬桉提供完全防护的时间根据蚊虫种类和试验方法的不同有所差异，其均数为 4~7.5h[88,89,115]。PMD 驱虫剂对眼睛有刺激，故应采取措施使之远离眼睛，并且避免用于不满 3 岁的幼儿。问题 54-5 疾病预防控制中心于 2005 年将柠檬桉纳入驱虫剂之列，用于蚊虫媒源性疾病的预防。

DEET 与植物源性驱虫剂的功效

直接比较 DEET 驱虫剂与植物源性驱虫剂的研究

资料很少。目前可获得的关于植物性驱虫剂功效的数据通常比较零散，而且尚无公认的产品检测标准。因此，不同的实验研究由于方式和地点的不同，得出了不同的结论。

在严格控制的实验室环境中，把蚊子限制在密闭空间，比较植物源性驱虫剂与低强度 DEET 产品的有效性，发现目前市场化的各种驱虫剂效果迥异。香茅产品仅能驱蚊虫数分钟，持续时间很短。低浓度 DEET 洗剂（低于 7%）在驱蚊方面效果优于香茅产品，其完全防蚊虫叮咬功效可持续 1.5～2h[87,116]。重复多次涂抹低浓度 DEET 能够弥补其较短起效时间的不足。DEET 驱虫剂存在明显的浓度-时效关系，故而高浓度的 DEET 完全驱蚊时间可相应延长至 6～8h。

问题 54-6 Bite Blocker（有机驱蚊虫水）和柠檬桉油是最好的植物驱虫剂，但是有些消费者对其气味相当反感。BIOUD 在驱蚊蜱方面是个不错的选择。卡瑞丁驱虫剂（尤其是较高浓度）的驱虫效果可与 DEET 相媲美，并且从美学角度它比 DEET 让使用者感觉更舒心。

扑灭司林

防护范围

除虫菊是从晾干的菊花碾碎挤出的汁液中提取出来的一种强效快速反应型杀虫剂。扑灭司林是人工合成的除虫菊酯，它不能驱虫，是一种接触性杀虫剂，通过引发神经系统毒性使蚊虫失去意识或直接致死。它对蚊子、苍蝇、扁虱、跳蚤、人虱及恙有效[117-120]。除虫菊酯对人仅有轻微毒性，因为经皮吸收非常少，并且很快能被皮肤和血液的酯酶催化代谢[121]。

除虫菊酯应直接喷洒在衣物或纱窗蚊帐上，而不能直接喷于皮肤。一部分人皮肤直接接触除虫菊酯会出现皮肤刺痛或烧灼感。该喷雾是无色无味的，高温和日晒下不降解。此外，即使衣物被洗过，除虫菊酯的时效还可达 2 周以上[118,122]。

问题 54-9 衣物上喷除虫菊酯，皮肤上涂抹 DEET，是最强固的驱虫防蚊屏障。一组穿着除虫菊酯处理过的衣物并用上 35% DEET[34,123,124]，在阿拉斯加的田野中监测蚊虫叮咬情况，发现这两者合用其保护效果可达 99%（1h 被叮咬 1 次），并持续 8h 以上，而未使用任何防护措施另一组则平均每小时被叮咬 1188 次[125]。

问题 54-10 除虫菊酯喷于衣物上对防蜱也很有效。西方草原革蜱（传播落基山斑疹热）接触到除虫菊酯处理的衣物在 3h 内 100% 发生死亡[126]，除虫菊酯喷洒过的裤子和夹克还能 100% 防止丹明尼硬蜱

（莱姆病带菌者）在其各个生长发育阶段的叮咬[117]。相反，仅在皮肤上涂抹 DEET，最高驱蚊虫防叮咬有效率为 85%，6h 后降至 55%。美洲钝眼蜱属孤星蜱[29]、丹明尼硬蜱对 DEET 也不甚敏感[28,98]。最佳的防蜱叮咬指南见框 54-4。

框 54-4　防蜱叮咬及蜱源性传染病指南

- 进入蜱滋生地，穿长袖上衣和长裤，并把裤腿塞进靴子或袜子里。蜱难以附着在类似于尼龙等面料的衣物上。
- 在衣服和鞋子上喷洒扑灭司林驱虫产品可防止蜱从衣服鞋子外面爬进去。
- 离开蜱滋生地时检查自己和孩子身上，大部分蜱得附着在人身上 24h 以上才能传播莱姆病。
- 如果在皮肤上发现蜱，最好用镊子在尽可能靠近皮肤之处夹住它，然后用稳定均衡的力量向上将其夹起。
- 发现蜱的存在时，也可喷液氮将其弄去。
- 在蜱滋生地穿梭过的衣物单纯机洗无法将蜱杀死，高温干洗持续 1h 才可确保灭蜱成功

配方和产品使用

表 54-4 列举了在美国可购买到的除虫菊酯杀虫剂喷雾。在室外喷洒，并且在衣物两面都要喷 30～45s，使得衣物刚刚潮湿即可，最好晾 2～4h 后再穿。

相关问题

减少本地蚊虫数量

我们平时可能会看到一些相关广告，例如随身携带某小型超声电子设备，它能够发射出声波驱逐蚊虫。但是无论是在野外还是实验室里的多项实验都表明，这些设备没有驱虫功能[131]。通过在后院中筑鸟巢或蝙蝠巢，促进昆虫的自然捕食，这种方法也对减少蚊虫数量无效[132]；安置臭虫消灭器，诱引昆虫靠近然后电击致死，效果同样不佳[133,134]。问题 54-11 户外活动前在院子里喷洒除虫菊酯杀虫剂，能在数小时内减少后院中的昆虫数量。喷洒杀虫剂前不可将食物放在院子里，喷洒时应避开宠物、鸟类和鱼池。

要减少蚊虫总数，最有用的方法是消除一切造成积水的可能性，例如废弃的旧轮胎、阻塞的过滤器、花架、鸟浴池及树桩孔等。观赏性水池中可放养些食蚊鱼来消灭孑孓[135]，或者在水面上撒一些灭蛹剂（如苏云金杆菌以色列亚种）[136]。

节肢动物叮咬后如何缓解

节肢动物叮咬后，皮肤反应可有局部风团、烧灼感（Ⅰ型超敏反应）或迟发型丘疹（Ⅳ型超敏反应），少见系统血管炎性变态反应，严重时可有全身性过敏反应[137]。曾有报道在几个年龄较小的儿童身上发生了类似于蜂窝织炎的局限性炎症反应。当出现症状，且伴有低热时，我们称之为虫咬综合征[138]。发生虫咬反应是蚊虫唾液中的抗原致敏，产生特异性 IgE 和 IgG 抗体的结果[139,140]。速发型反应由 IgE、IgG 和组胺介导，迟发型则是由细胞介导。

蚊虫叮咬所致的瘙痒有几种方法可缓解。局部使用皮质类固醇可减轻相关的红斑、瘙痒、结节。短期口服泼尼松对于控制广泛蚊虫叮咬反应效果明显。禁忌局部应用苯海拉明或苯佐卡因（酯类局麻药），因为它们能够引发变应性接触性炎症。口服抗组胺药对症治疗有效。对于高致敏个体，可口服具有微弱镇静作用的抗组胺药进行预防性治疗，以此减轻节肢动物叮咬后的皮肤反应。

蚊虫叮咬后，3.6％氨水（Tender Corporation, Littleton, New Hampshire）能够减轻叮咬相关的Ⅰ型超敏反应。在双盲安慰剂对照试验中，64％蚊子叮咬的受试者在使用一次氨水后症状得以完全缓解，其余 36％在单次使用氨水之后的 15～90min 内症状可以暂时缓解。而安慰剂组则没有一例能够完全缓解症状[141]。

表 54-4　扑灭司林杀虫剂

厂商/联系方式	产品名	剂型	活性成分
Coulston/Products Easton, PA (610) 253-0167	Duranon odorless Perma-Kill	气溶胶喷雾剂 液体	扑灭司林 0.5％ 扑灭司林 13.3％
Sawyer Products Tampa, FL (800) 940-5464	Permethrin Clothing Insect Repellent	喷雾剂及气溶胶喷雾剂	扑灭司林 0.5％
Spectrum Brands St. Louis, MO (800) 874-8892	Repel Permanone Clothing and Gear Insect Repellent	气溶胶喷雾剂	扑灭司林 0.5％
3M St. Paul, MN (888) 364-3577	Clothing and Gear Insect Repellent	气溶胶喷雾剂	扑灭司林 0.5％

推荐阅读

Bissinger BW, Roe RM. Tick repellents: past, present, and future. *Pest Biochem Physiol* 2010;96:63–79.

Elston DM. Prevention of arthropod-related disease. *J Am Acad Dermatol* 2004;51:947–54.

Fradin MS: Mosquitoes and mosquito repellents: a clinician's guide. *Ann Intern Med* 1998;128:931–40.

Fradin MS. Protection from blood-feeding arthropods. In: Auerbach PS, editor: *Wilderness medicine: management of wilderness and environmental emergencies*, 5th ed. St. Louis: Mosby; 2005. p. 892–904.

Fradin MS, Day J. Comparative efficacy of insect repellents. *N Engl J Med* 2002;347:13–8.

Goddard J. *Physician's guide to arthropods of medical importance*, 5th ed. Boca Raton, FL: CRC Press; 2007.

Sangha GK. Toxicology and safety evaluation of the new insect repellent picaridin (saltidin). In: Krieger R, editor. *Hayes' Handbook of Pesticide Technology*. New York: Academic Press; 2010. p. 2219–30.

Sudakin DL, Trevathan WR. DEET: a review and update of safety and risk in the general population. *J Toxicol* 2003;41:831–9.

参考文献

见本书所附光盘。

第55章 各种局部外用药

Katherine Roy，Seth B. Forman

蒋丽潇 王艺萌 译 关 欣 张春雷 审校

框 55-1 本章讨论的药物

外用抗氧化剂

抗坏血酸（维生素 C）

维生素 E

硒

锌

（植物抗氧化剂，表 55-2）

用于止血和多汗症的外用制剂

氯化铝

碱式硫酸铁

（硝酸银，表 55-3）

其他外用药

植物甲萘醌（维生素 K_1）

米诺地尔

贝美前列素

辣椒碱（主要在第 56 章详述）

贝卡普勒明

地蒽酚

芦荟

概述

本章分为 3 个部分：①外用抗氧化剂；②用于止血和多汗症的外用药；③其他外用药制剂（框 55-1）。本章中讨论的多数外用制剂是非处方（OCT）制剂，只有 3 种是处方药，它们是贝美前列素、贝卡普勒明和地蒽酚。

外用抗氧化剂

由于媒体的渲染，将抗氧化剂融合到外用药配方中变成公众的迫切要求。很遗憾，临床上将这类外用药用于受试者的相关数据寥寥无几。本章讨论的是理论上的临床相关性方面的最新支持证据。生理性抗氧化剂更加详细地呈现在下面的表格中（表 55-1），植物抗氧化剂在表 55-2 中列出。

该部分讨论的外用抗氧化剂包括：①抗坏血酸（维生素 C）、②维生素 E、③硒和④锌。主要讨论维生素 C 和维生素 E。

抗坏血酸（维生素 C）

药理学

Cellex-C International 提供了多种市场上可以买到的制剂，含有多种据说可以增加其产品中维生素 C 稳定性的添加剂[1]。

作用机制

问题 55-1 抗坏血酸是脯氨酰羟化酶和赖氨酰羟化酶必需的辅助因子。这两种酶分别用于形成一种稳定的胶原分子和胶原蛋白交联。

L-抗坏血酸是主要的皮肤抗氧化剂。主要原理是抗坏血酸清除亲水成分中的氧自由基，并且刺激胶原的合成。抗坏血酸本身并不能吸收紫外线 A（UVA）或者紫外线 B（UVB），但是 L-抗坏血酸联合 α-生育酚（维生素 E）最近被证实可以为皮肤提供重要的针对 UVA 及 UVB 的防护。维生素 C 使维生素 E 避免被氧化。外用 15% 的 L-抗坏血酸和 1% α-生育酚（Ferrulin、Skinceuticals）能显著提高光保护能力[2-3]。

另一个问题是外用维生素 C 的生物利用度。添加了酪氨酸和锌的维生素 C 比正常皮肤表面存在的抗坏血酸总含量高 20 倍[4-5]。Cellex Advanced-C Serum 含有白藜芦醇（一种从桑葚和葡萄提取的自由基清除剂）和 L-麦角硫因（也是一种天然抗氧化剂），可以进一步稳定维生素 C。

临床应用

皮肤科应用

光老化

外用抗坏血酸通常被用于治疗皮肤光老化疾病。虽然人群随机对照试验较少，但是有限的数据指出外用抗坏血酸可以改善光损伤皮肤的外观[6]。一项随机双盲赋形剂对照研究显示，细小皱纹、可触知的粗糙度、粗糙的皱纹、皮肤松弛和泛黄都有改善。尤其以能显著改善可触知的粗糙度/纹理和皮肤含水量而闻名[4]。在另一项 10 例患者参与的小规模随机半面试验中，发现应用亲水性和亲脂性维生素 C 的混合物可以显著改善光老化皮肤的外观。环钻活检标本证实胶原产生量增加[7]。在一个 33 例女性参与的安慰剂对照试验中，显示应用 3% 维生素 C 乳膏可以改善前臂光老化的皮肤，这与在显微镜下发现的真皮乳头的密度增加有关[8]。

光保护

Lin 和同事阐明维生素 C 和维生素 E 联合应用对 UVA 和 UVB 的吸收作用更强，超过单独使用两种维生素中的任何一种的作用[10]。这项研究是在猪模型上完成的。这些研究结果体现在遮光剂、日用保湿霜和其他非处方皮肤护理产品中同时添加了维生素 C 和维生素 E[2,9]。维生素 C 和维生素 E 与阿魏酸（一种从植物中获取的抗氧化剂）混合的调查研究进一步证明了化学稳定性的提升和两倍的光保护能力[10]。应用上述混合物（简称 CEFer）的其他研究中，参加治疗的患者其 UVB 暴露的皮肤显示出有效的光保护作用，包括红斑形成、晒斑细胞和胸腺嘧啶二聚体结构的形成[11]。

不良反应

外用抗坏血酸的不良反应是轻微的，通常在持续用药的前 2 个月消退。这些较小的不良反应包括刺痛（55%）、红斑（24%）和皮肤干燥（1%）[4]。

治疗指南

清洁将要暴露在阳光下的区域后，将含有维生素 C 的混合物（或维生素 C 和维生素 E 的复合产品）均匀涂抹在皮肤表面。防晒霜随后应用，理想情况下，两种产品应间隔 30min 或更长，避免显著的稀释。

表 55-1　生理性抗氧化剂

抗氧化剂	化学名称	作用机制	可能的应用
维生素 C	L-抗坏血酸	亲水性还原剂，自由基清除剂	UVA/UVB 防护、光老化
维生素 E	生育酚*	抑制脂质过氧化作用	UVA/UVB 防护、银屑病
硒	L-硒代甲硫氨酸	谷胱甘肽过氧化物酶和硫氧还蛋白还原酶的辅助因子	光保护
锌	锌	不是很清楚，可能与细胞反应中产生 Fe^{2+}、Cu^+ 的有害的自由基相互竞争，及（或）与金属硫蛋白相互竞争†	光保护

* 最具有活性的形式是 a-生育酚；
† 理论上的机制

表 55-2　植物抗氧化剂[5]

抗氧化剂	来源	作用机制	可能的作用
水飞蓟素	从牛奶蓟植物中提取（水飞蓟属）	抑制脂质过氧化作用，抑制脂蛋白氧化，清除活性氧类	UVB 光保护、抗致癌物
染料木黄酮	黄豆（大豆异黄酮类）	酪氨酸激酶抑制剂，抑制脂质过氧化作用，清除过氧化氢自由基	UVA/UVB 光保护、抗致癌物
绿茶多酚	山茶属（茶）	减少脂质过氧化作用，清除游离的氧自由基	UVA/UVB 光保护、抗血管生成、抗致癌物

妊娠期处方情况

口服抗坏血酸（维生素 C）是妊娠期规定的 C 级药物。没有妊娠期外用处方指南。

维生素 E

药理学

维生素 E 有 8 种分子形式，包括 4 种生育酚和 4 种生育三烯酚。在所有的 8 种形式中，α-生育酚是生理活性最高的异构体，由于一种特殊的 α-生育酚转移蛋白的存在。这种转移蛋白选择性地将 α-生育酚转换为脂蛋白[9]。

作用机制

维生素 E 是一种自由基清除剂，抑制脂质过氧化作用。它是人类主要的脂相抗氧化剂。维生素 E 是保护细胞膜的主要亲脂性抗氧化剂。

临床应用

皮肤科应用

光保护作用

外用维生素 E 可有效减轻鼠模型中由于紫外线照射引起的红斑和水肿。结果也显示在动物中应用可以减轻皮肤光老化作用、皮肤癌的发生和紫外线照射诱导的免疫抑制。更加具体地说，α-生育酚通过表皮抑癌基因 p53 的作用来抑制嘧啶二聚体的形成[9]。

关于维生素 E 和维生素 C 联合外用的光保护作用的讨论见前述[9]。

不良反应

总体来说，维生素 E 的不良反应非常罕见[12]。维生素 E 具有抗凝作用，因此将其用于开放性的、正在愈合的伤口是很不明智的。

关于上述药品在妊娠期的使用目前尚无公开的数据。

硒

问题 55-2 硒是谷胱甘肽过氧化物酶和硫氧还蛋白还原酶必需的辅助因子。上述两种酶在细胞抗氧化应激方面非常重要。

外用的 L-硒代甲硫氨酸在人体被证实可以增加紫外线照射的最小红斑量。应用小鼠模型的进一步研究结果表明其可抵抗紫外线诱发的红斑及皮肤癌[9]。上述实验中的 L-硒代甲硫氨酸混合物目前还不能在市场上买到。数种相关产品（关于它们的应用尚无公开数据）含有 L-硒代甲硫氨酸，包括 Vitastic Soothing Shave

Gel 和 Perfect Day Vitamin and Mineral formula。

锌

人们对外用锌化合物的防护性能目前尚未完全理解。一种可能的机制是锌代替了有害的氧化还原体，包括 Fe^{2+} 和 Cu^+。另外一种理论认为，锌诱导金属硫蛋白的合成，后者是一种在重金属解毒中起作用的自由基清除剂[9,13]。在一个仓鼠实验模型中显示皮肤外用红霉素锌制剂（Zineryt）可以增加金属硫蛋白的含量[14]。

在鼠模型中，外用锌盐可以减少紫外线诱发的晒斑细胞的形成[9]。人类纤维细胞培养的体外研究也证明了锌在 UVA 导致 DNA 损伤方面起到保护作用[15]。在一项小型的伊拉克黑变病患者的研究中，每天 2 次应用 10％硫酸锌洗剂，发现病情明显好转。作者们将这些功效归结于锌的光保护作用和抗氧化作用[16]。

治疗止血和多汗症的外用制剂

该部分讨论的两种药物包括氯化铝和碱式硫酸铁（蒙塞尔溶液）。由于这些药品在皮肤科中广泛应用，故将在后面详细讨论。硝酸银在皮肤科中通常很少使用，仅在表 55-3 中简略提到。

氯化铝

药理学

氯化铝的化学式是 $AlCl_3$。该药品可使用 20％无水乙醇溶液（Drysol）和 12％溶液（Certain-Dri 缓冲垫和滚瓶）来制备。

作用机制

氯化铝通过阻塞外分泌腺的毛孔和诱导分泌细胞暂时萎缩来实现可逆地抑制外分泌腺分泌的作用。铝引起低度的凝血酶产生，进而引发血小板依赖性凝血因子 XI 向 XI a 的活化。

临床应用

皮肤科应用

外科手术期间止血

20％氯化铝经常用于小手术后的止血，如刮取活组织检查或刮除术。问题 55-3 氯化铝优于蒙塞尔溶液之处在于它不会导致可持续存在于皮肤中的铁的残留，后者实质上是制造了一个纹身。氯化铝优于电凝

表 55-3　外用止血剂[6,11,14]

常用名	化学名	化学式	临床应用
蒙塞尔溶液	硫酸铁/碱式硫酸铁	$Fe_2(SO_4)_3$	止血
氯化铝	氯化铝	$AlCl_3$	止血
硝酸银	硝酸银	$AgNO_3$	止血/杀菌剂

止血之处在于氯化铝不会导致过多的瘢痕。反之，手术中更为显著的出血通常需要电凝止血。

多汗症

氯化铝可以有效治疗手掌、足底和腋窝的多汗症[17]。也有报道显示氯化铝对面部和头部的多汗症有效[18-19]。预防由于在高温下长距离行走时引起的足部水疱，例如徒步旅行者和军队新兵，是氯化铝的另一项应用[20-21]。

不良反应

罕见的较小的不良反应包括刺激性接触性皮炎、灼伤或者刺痛感[17]。眼周应慎用。临床医生应该意识到，如果在采用电凝术之前不能使皮肤完全干燥，氯化铝可能成为易燃物。

多汗症的治疗指南

问题 55-4 关于多汗症的治疗，不同的文献推荐的使用频率是存在差异的，范围从每天 1 次到每周 1 次。人们普遍认为低浓度的溶液可以每天使用。最初，20% 浓度的溶液可以每天使用，随后按需逐渐减少到每周 3 次或者达到每周 1 次。该溶液应当被用于完全干燥的皮肤[17]。

碱式硫酸铁

碱式硫酸铁（又名蒙塞尔溶液）用作一种沉淀剂。凝固的蛋白质机械性密封小血管。碱式硫酸铁历史上主要用于皮肤手术过程中的止血。 问题 55-3 蒙塞尔溶液的应用可能导致色素沉着过度和医源性纹身。对应用蒙塞尔溶液引起的化学腐蚀区域的皮肤进行切除活检，组织病理检查结果显示切片类似于恶性黑色素瘤或非典型纤维黄色瘤的表现[22-23]。

优先选择其他的止血方法（氯化铝、电凝术），蒙塞尔溶液如今在皮肤科已不常用。

其他外用药

接下来将要讨论的外用药包括：①植物甲萘醌（维生素 K_1）；②米诺地尔；③贝美前列素；④辣椒碱；⑤贝卡普勒明；⑥地蒽酚；⑦芦荟。重点讨论米诺地尔、贝卡普勒明和地蒽酚。

植物甲萘醌（维生素 K_1）

药理学

可以买到的外用植物甲萘醌制剂是 2%（K-Derm）和 5% 乳膏。外用植物甲萘醌精确的作用机制尚不清楚。口服维生素 K 用于因华法林抗凝作用引起的有出血倾向的患者，是通过肝产生的维生素 K 依赖性凝血因子 Ⅱ、Ⅶ、Ⅸ 和 Ⅹ 来治疗的。

临床应用

外伤导致的紫癜患者中，接受治疗的患者其淤伤在 5～8 天内消退，未接受治疗者 11～13 天消退[24]。在术后处理中，外用维生素 K 能使患者淤伤和紫癜减轻，此功效可能会引起美容从业者对它的特殊兴趣。一项 22 例患者接受脉冲-染料激光（PDL）治疗的试验证明，尽管预处理阶段外用维生素 K 不能预防淤伤，但是出现淤伤后使用维生素 K 能够使其快速消退[25]。近来，另外一项 20 例激光诱发紫癜的患者参与的试验显示了类似的皮损较快消退的结果[26]，并且建议外用维生素 K_1 来预防因注射或其他美容治疗引发的淤伤。不良反应可以忽略。

米诺地尔

药理学

米诺地尔（Rogaine）有 2%、5% 外用溶剂和 5% 泡沫剂可供使用。2% 溶剂产品含有 60% 的乙醇。5% 溶剂产品含有 30% 乙醇（图 55-1）。

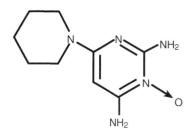

图 55-1　米诺地尔

作用机制

问题 55-5 米诺地尔可以延长毛发生长期的持续时间并且逐渐扩大微小毛囊（毳毛）发展成为成熟的终毛毛囊的数量[27]。对于米诺地尔刺激毛发生长的精确的生化机制还不明确，但有证据表明它对钾通道有作用。米诺地尔是一种腺苷三磷酸（ATP）敏感性钾通道开放剂。ATP 的增加导致腺苷的释放。血管内皮生长因子（VEGF）——一种被认为毛发生长的促进剂，可以被腺苷信号通路刺激。另外，米诺地尔还可刺激真皮乳头中的前列腺素。

临床应用

FDA 批准的适应证

男性雄激素性脱发

此药品（两种浓度）适用于头顶区域的男性雄激素性脱发。如果头顶脱发区域的横向直径没有变小，需持续使用此药[28]。研究表明在最初的 4 个月的治疗中，毳毛的生长构成了全部毛发中多数再生的毛发。此后，终毛的生长逐渐明显，并且其数量增加。米诺地尔治疗头顶区域的雄激素性脱发要达到最好的疗效需要使用 12 个月。米诺地尔的治疗应该按每日 2 次的方法无限期持续应用，因为患者从第 12 个月开始改为每日 1 次的疗法可能会使毛发数量减少[30-32]。从美容方面看，泡沫制剂更加吸引男性并且有类似的显示其有效性和安全性的案例[33]。

女性雄激素性脱发

2％的外用米诺地尔制剂适用于女性前额区域变细且弥漫的脱发。有趣的是，Lucky 和同事在一项双盲随机安慰剂对照研究中发现 5％ 米诺地尔的疗效优于 2％ 米诺地尔和安慰剂[34]。另外一项日本女性患者参与的试验显示应用低浓度的 1％ 米诺地尔溶液是有效的[35]。

皮肤科超适应证应用

多种涉及脱发的皮肤病使用米诺地尔治疗后获得不同的成功。问题 55-6 这些疾病包括斑秃、先天性稀毛症和毛发生长初期松发综合征[27]。

斑秃

根据一项研究，外用 5％ 米诺地尔比 1％ 米诺地尔疗效好，推荐高浓度的制剂[36]。其他研究表明，使用 3％ 和 5％ 浓度的制剂，经历长达 3 年的随访，一组斑秃患者有了从美容角度可以接受的再生的毛发[37-38]。总体来说，外用米诺地尔在斑秃患者整套治疗中起到的作用相对局限。为了维持疗效通常需要长期使用。

毛发移植之前

推荐毛发移植前使用 5％ 米诺地尔源于国际毛发修复术协会第九届年会的一次圆桌讨论[39]。该组织建议在毛发移植之前外用米诺地尔可以改善非理想毛囊的功能，之后使用可以优化移植毛囊的存活率。

化疗引起的脱发

一项小规模研究中，22 名女性患者化疗后使用 2％ 米诺地尔溶液，统计结果显示，应用此药可以明显延长脱发最大化的时间，同时在脱发最大化后能够使再生的毛发快速恢复。但是，这种制剂不能真正改变

必然性脱发的进程[40]。

不良反应

外用米诺地尔的患者分别出现刺激性皮炎和接触性皮炎的病例不到 10％。不慎将药应用到头皮以外的部位可能引起该部位的多毛。系统性吸收量很小。平均为 1.4％ 的用药剂量可以被吸收。对于 1ml 标准剂量而言，会有 0.28mg 药物被系统性吸收。如果整个头皮都需要用药的话，系统性吸收量预计为每日 2.4～5.4mg[30,41]。泡沫剂型比溶液剂型用量少（则用药部位出现多毛症的风险也较小），系统性吸收量也相对较少[33]。

治疗指南

所有已经发表的研究采用 FDA 批准的用法，1ml 米诺地尔溶液或泡沫应用于头皮，每日 2 次。为了维持治疗的目的，需要无限期持续使用。可买到的 OTC 产品有多种类型，包括滴管剂、滚珠剂和喷雾剂。

妊娠期处方情况

外用米诺地尔是妊娠期规定的 C 级药物。不建议在妊娠期和哺乳期使用。

贝美前列素

用拉坦前列素（一种外用的合成前列腺素类似物）治疗青光眼的患者随后出现睫毛多毛症，从而发现前列腺素可以引起毛发生长[28-29]。另一个类似的外用降眼压药——贝美前列素被发现比拉坦前列素引起睫毛生长的程度更强[42]。随后，0.03％ 贝美前列素制剂应用在睫毛根部皮肤被 FDA 批准用于眼睑稀毛症的治疗。贝美前列素治疗后可以增加睫毛长度、浓密度和色素沉着度，而且比滴眼液剂型引起的不良反应少[43]。主要的作用机制被认为是可以增加任意给定时间内毛发生长期的毛囊比例。刺激黑色素的产生（黑色素细胞不增生）是其增加毛发色素沉着的最可能原因[43]。

辣椒碱

辣椒碱是一种来源于辣椒属的化合物，能产生灼热感。这种化合物用于皮肤可诱导无髓鞘疼痛纤维中神经肽的释放。神经 P 物质（一种神经肽）的刺激性释放似乎是该药起效的关键。这种药物将在第 56 章"局部麻醉剂"中详细讨论。

贝卡普勒明

药理学

贝卡普勒明（Regranex）是一种重组人血小板衍生

生长因子-BB（PDGF-BB），每克凝胶中含有 $100\mu g$ 贝卡普勒明。Regranex 的包装规格有 2g、7.5g 和 15g。

作用机制

问题 55-7 贝卡普勒明生物作用类似于内源性 PDGF。它能促进伤口愈合过程中炎症细胞的趋化性募集和增殖。贝卡普勒明被认为可以促进肉芽组织的形成，使得伤口更加适应再生上皮的形成。贝卡普勒明能够刺激血管生成并且促进平滑肌细胞的增生。PDGF 也能增加细胞的存活时间，因为 PDGF-α 受体可以编码一种生长停滞特异性基因。因此，贝卡普勒明能够抑制细胞凋亡。

临床应用

FDA 批准的适应证

糖尿病性和神经性下肢溃疡

这些溃疡必须累及皮下组织并且有充足的血供保证药物的疗效。使用该药需要配合局部伤口的良好护理，尤其是清创术。一项有关 922 例患者的多中心随机安慰剂对照研究的综述指出，贝卡普勒明凝胶结合创面护理比单独创面护理的疗效好。3 项研究表现出了统计学上的显著差异，1 项研究中贝卡普勒明组与安慰剂组没有统计学上的显著差异[44-47]。一项最近的回顾性分析发现，对糖尿病足溃疡患者而言，此药是一类性价比较高的一线治疗药物[48]。

皮肤科超适应证用药

慢性肥厚性压疮

一项 Ⅱ 期随机双盲安慰剂对照研究发现，贝卡普勒明凝胶对于慢性肥厚性压疮的治疗是有效的。患者每日 1 次使用贝卡普勒明凝胶再配合创面的基础护理，发现在第 16 周治疗结束时凝胶药物提高了创面的完全愈合率，而且减小了溃疡的面积[49]。

婴幼儿溃疡性血管瘤

Metz 和同事报道了 8 例会阴部溃疡性血管瘤患儿对于其他常规治疗无效，应用贝卡普勒明凝胶有效的病例。患儿的年龄为 3～11 个月[50]。

不良反应

包装说明书中指出应用贝卡普勒明凝胶治疗的患者红疹的发生率是 2%，对照组则未出现。除此以外，贝卡普勒明凝胶与安慰剂相比，没有出现发生率更高的局部或全身不良反应[44]。近来，FDA 在药品上标出了与癌症死亡率相关的警告框，这是基于一项历时 5 年的研究，研究发现使用 3 支或 3 支以上者癌症死亡率的危险性增加了 5 倍。没有充足的证据能够确定应用贝卡普勒明凝胶的患者是否增加任何癌症的死亡

率[51]。而距今更近 2006 年的随访数据对上述结果产生了质疑，该数据结果显示，应用 3 支贝卡普勒明凝胶的队列组癌症死亡率与其余组相比并没有统计学上的显著差异[52]。

治疗指南

贝卡普勒明凝胶用于溃疡处，每日 1 次，形成一个 1/16 英尺厚的连续的薄层。

用浸湿的生理盐水纱布包扎伤口，维持 12h。之后去除包扎，用水冲洗凝胶，再用另一块浸湿的生理盐水纱布覆盖伤口而其下方没有贝卡普勒明（表 55-4）[44]。这两个步骤每日重复 1 次。使用此药的花费较为可观，对这些患者而言还需要考虑到相对昂贵的伤口护理费用。根据保险的类型患者的花费可能会有明显差异[48]。

妊娠期处方情况

贝卡普勒明是妊娠期规定的 C 级药物。未进行过动物繁殖试验。不知道此药是否对胎儿有害。也尚不清楚贝卡普勒明是否可以通过乳汁分泌[44]。

地蒽酚

药理学

Drithocreme 和 Anthraderm 是乳膏剂型的地蒽酚的两个品牌，有 0.1%、0，25%、0.5% 及 1% 浓度（两种专利药和非专利药）的 50g 管装剂。该药的基质主要由凡士林油和水组成。Micanol（也可买到 50g 管装剂）是地蒽酚的一种形式，有特殊的递药系统。地蒽酚被包裹在半透明的单酰甘油的基质中。药品中透明的单酰甘油层避免了地蒽酚的氧化并且增加了药物的稳定性，不良反应也较少[53-54]。

作用机制

问题 55-8 地蒽酚抑制单核细胞的促炎症活性，并且诱导细胞外氧自由基的生成[55-57]。氧自由基的产生会引起皮肤的刺激，但是反复使用后对这种刺激可以逐渐耐受。地蒽酚也具有抗朗格汉斯细胞的作用[58]。

临床应用

FDA 批准的适应证

银屑病——慢性斑块型

地蒽酚被推荐用于慢性斑块型银屑病的治疗。地蒽酚最初是于 80 年前合成的。其天然成分驱虫豆素来自于南美洲的柯桠树。地蒽酚最常用于治疗银屑病，尤其是对其他治疗耐药的局限性斑块型银屑病。地蒽酚与紫外线 B（UVB）联合治疗取得了良好的疗效

表 55-4　按厘米计算每日应用贝卡普勒明凝胶长度的公式

规格	公式
2.5g 包装	（长度×溃疡宽度）/2
7.5g 或 15g 包装	（长度×溃疡宽度）/2

[59]。**问题 55-9** 由于染色和刺激的问题，地蒽酚在美国从未得到广泛的应用。为了克服这些不良反应，地蒽酚的短期接触式疗法成为了定量外用地蒽酚的常用方案（见"治疗指南"部分）。

皮肤科超适应证应用

斑秃 问题 55-6

地蒽酚也常用于治疗斑秃。地蒽酚的安全性使其对于儿童和成年人的广泛性斑秃（包括全秃）非常有用。新发在用药后 2～3 个月开始生长，并且大约 25％的患者 6 个月后再生的毛发可以达到其对美容的需求[60]。**问题 55-9** 为避免刺激，推荐短期接触式地蒽酚疗法（即 SCAT），虽然某种程度的刺激可能对于斑秃患者的治疗反应是必然的[27,61]。

不良反应

如前所述，刺激性接触性皮炎和衣服、皮肤、头发及指甲的染色都是地蒽酚治疗中常被观察到的不良反应。

治疗指南

问题 55-9 最常规的方案是从低浓度的地蒽酚开始应用，如 0.1％或 0.25％。治疗区域每日应用地蒽酚时使其存留 10～20min。存留时间每周递增，直到总接触时间达到 1h，之后洗去药物。这种方式通常能够减少皮肤的刺激。但染色仍然是一个问题。一种含有三乙醇胺（CuraStain）的产品据报道可用于减轻地蒽酚的刺激和染色问题。在去除地蒽酚之前将这种产品喷洒到皮肤上，将药物去除之后再重复使用一次[54,62]。随着时间推移，根据临床效果和刺激程度，地蒽酚产品的浓度可以增加到 0.5％和 1％。

妊娠期处方情况

地蒽酚是妊娠期规定的 C 级药物。不推荐孕妇及哺乳期女性使用。

芦荟

大量民众支持媒体宣称的芦荟具有多种用途的说法，但是支持这些用途的科学证据却很少。有一些轶事性报道指出芦荟对于严重的冻伤[63-64]、扁平苔藓[65-67]、促进皮肤磨削术后的伤口愈合[68]、银屑病[69-70]和小腿静脉性溃疡[71]有疗效。变应性接触性皮炎也曾经被报道。

本章使用的英文缩写	
ATP	腺苷三磷酸
CEFer	维生素 C、维生素 E、阿魏酸
OTC	非处方
PDGF	血小板衍生生长因子
PDL	脉冲-染料激光
SCAT	短期接触式地蒽酚疗法
UVA	紫外线 A
UVB	紫外线 B
VEGF	血管内皮生长因子

推荐阅读

Topical antioxidants

Keller KL, Fenske NA. Uses of vitamins A, C, and E and related compounds in dermatology: a review. *J Am Acad Dermatol* 1998;39:611–25.

Pinnell SR. Cutaneous photodamage, oxidative stress, and topical antioxidant protection. *J Am Acad Dermatol* 2003;48:1–22.

Topical hemostatic agents and treatments for hyperhidrosis

Thomas I, Brown J, Vafaie J, et al. Palmoplantar hyperhidrosis: a therapeutic challenge. *Am Fam Phys* 2004;69:1117–20.

Other topical agents

MacDonald Hull SP, Wood ML, Hutchinson PE, et al. Guidelines for management of alopecia areata. *Br J Dermatol* 2003;149:692–9.

Derry S, Lloyd R, Moore RA, et al. Topical capsaicin for chronic neuropathic pain in adults. *Cochrane Database Syst Rev* 2009;(4):CD007393.

Hong J, Azens A, Ekdahl KN, et al. Material-specific thrombin generation following contact between metal surfaces and whole blood. *Biomaterials* 2005;26:1397–403.

Negai MK, Embil JM. Becaplermin: recombinant platelet-derived growth factor, a new treatment for healing diabetic foot ulcers. *Exp Opin Biol Ther* 2002;2:211–8.

Kemeny L, Ruzicka T, Braun-Falco O. Dithranol: a review of the mechanism of action in the treatment of psoriasis vulgaris. *Skin Pharmacol* 1990;3:1–20.

参考文献

见本书所附光盘。

第11部分 部分注射用药及口腔黏膜用药

第56章 局部麻醉剂

Michael J. Huether，Christine H. Weinberger，and David G. Brodland

娜仁花 译 赵 娜 审校

概述

局部麻醉药几乎是每个皮肤科诊室的常用药。不论是美容治疗前的外用麻醉剂，还是在切除皮肤癌前注射的麻醉药，作为皮肤科医生都必须对这些药物非常熟悉。

近些年，麻醉方法的性价比成为关注的焦点。局部麻醉（局麻）曾经是许多传统门诊治疗使用的相对便宜的方法。更重要的是，局麻的使用大大减少了全身麻醉（全麻）的应用，因而提高了患者的医疗安全性[1]。随着皮肤科医生治疗手段的不断扩展，熟练掌握这类药物有利于保证局麻药物使用的有效性和安全性（表56-1）。

局部注射麻醉药

利多卡因及相关酰胺类麻醉药

局麻药的使用始于19世纪晚期。Niemann于1860年分离出第1种局麻物质——可卡因[2]。该药物在1884年第1次被使用，Koller在眼科治疗中用其做局部麻醉[3]。当时，可卡因是唯一的局部麻醉药。直到1904年，Einhorn合成了普鲁卡因——一种对氨基苯甲酸酯[4]。酰胺类麻醉药利多卡因在1948年才被合成[5]。利多卡因是目前应用最为广泛的局部麻醉药。

药理学

结构

尽管许多化学结构不同的物质都有麻

607

醉作用，但经典分类方法将最常用的浸润麻醉剂分为两类：酯类（可卡因、普鲁卡因、丁卡因）和酰胺类（利多卡因、甲哌卡因、布比卡因、依替卡因、丙胺卡因）。两类麻醉药的结构中都有一个芳香环（亲脂）、一个中间链（酯或氨）和一个酰基（亲水）[6]。（图

56-1）芳香基和氨基结构上的差异可影响蛋白质结合、麻醉强度、麻醉持续时间以及其他特性。具体而言，亲脂性与麻醉药的内在强度相关。例如，布比卡因较利多卡因的亲脂性强很多，其麻醉效应和持续时间均强于利多卡因[7]。

表 56-1　局部麻醉剂

药物	公认商品名	药物信息
注射用麻醉剂		
酰胺类局部麻醉药		
布比卡因	Marcaine、Sensoricaine	0.025％溶液（不含肾上腺素） 0.025％溶液（含 1∶200000 肾上腺素）
利多卡因	Xylocaine	0.5％、1％、2％溶液（不含肾上腺素） 0.5％、1％、2％溶液（含 1∶100 000 肾上腺素） 0.5％、1％、2％溶液（含 1∶200 000 肾上腺素）
甲哌卡因	Carbocaine	1％、1.5％、2％、3％溶液
酯类局麻药		
普鲁卡因	Novocain	1％溶液
抗组胺药		
苯海拉明	Benadryl Injection	10mg/ml（稀释方法见正文）
外用麻醉药		
酰胺类表面麻醉剂		
辛可卡因	Nupercainal	1％软膏、0.5％乳膏
利多卡因	Xylocaine、LMX4	4％乳膏、溶液，2％黏性液、凝胶，2.5％、5％软膏，10％口腔喷雾剂
利多卡因和丙胺卡因的混合物	EMLA	2.5％利多卡因、2.5％丙胺卡因
酯类局麻药		
苯佐卡因	Solarcaine、Lanacane	20％凝胶、溶液、气雾剂，1％～20％软膏、乳膏、糊剂，0.5％～8％洗剂
乙醚局麻药		
普莫卡因	Prax、Pramagel、Caladryl	1％乳膏、洗剂、软膏、凝胶
酮类局麻药		
达克罗宁	Dyclone	0.5％、1.0％溶液
抗组胺药		
苯海拉明	Benadryl Itch Relief	1％乳膏
多塞平	Zonalon	5％乳膏
P 物质耗竭剂		
辣椒碱	Zostrix、Capsin	0.025％乳膏
	Zostrix HP	0.075％乳膏
血管收缩剂		
肾上腺素	多种商品名	1∶100 000 或 1∶200 000 稀释液

吸收

如下几种因素会影响利多卡因及其他注射麻醉剂在血液中的吸收：药物性能、是否加入血管收缩剂、注射部位、注射药量及注射技巧。可卡因有较强的血管收缩功效。其他局麻药的血管收缩效能不等。因有

止血功能，肾上腺素常常被加入局麻药中。血管收缩还能延迟麻醉药物的吸收，因而延长麻醉持续时间（表 56-2）。不加肾上腺素时利多卡因的作用时间是 $30\sim60min$。而加入肾上腺素使利多卡因的作用时间延长至 $120\sim360min$[7]。头面部皮肤和皮下组织血管密度相对较高，因而表现出明显更高的药物吸收力。药物作用时间在这些血运丰富的部位可能缩短。另外，如果将麻醉药物注射在皮下脂肪比较深的位置，可能会导致麻醉效力不足，特别是在头皮部位。结果可能是增加注射量，并导致系统性吸收增加。错误的入针方式也可能会造成麻药注射入血管内，因而造成系统性中毒的风险。

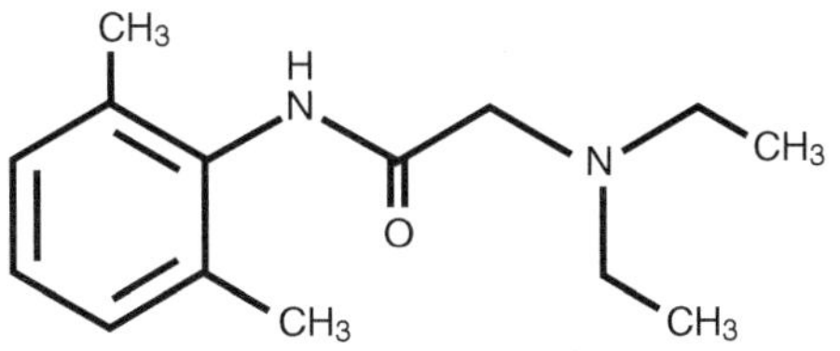

利多卡因

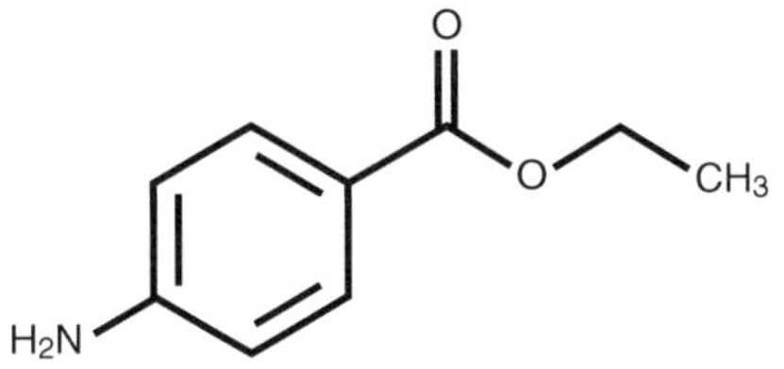

苯佐卡因

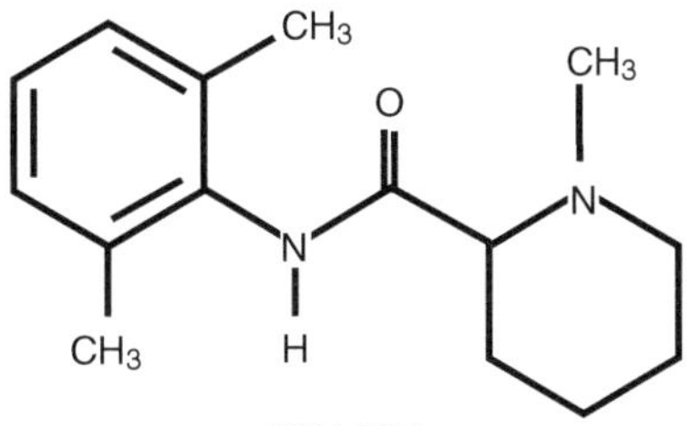

甲哌卡因

图 56-1 局部麻醉药

生物利用度

局麻药的蛋白结合能力与其亲脂性相关。利多卡因的蛋白结合率为 $60\%\sim80\%$，半衰期为 $1.5\sim2.0h$。布比卡因是作用时间最长的局麻药，其蛋白结合率为 $82\%\sim96\%$，半衰期为 $5.0h$[8]。动物实验表明，利多卡因广泛分布于全身各组织[9]，而每种局麻药在不同组织和器官的分布速率和渗透深度是不同的。

代谢

酰胺类和酯类局麻药的代谢是不同的。以利多卡因为代表的酰胺类局麻药由肝细胞内质网内的肝微粒体酶水解[10]。酰胺类代谢速率由快到慢依次为[11]：丙胺卡因、依替卡因、利多卡因、甲哌卡因、布比卡因。肝功能明显受损的患者，代谢大大降低，使用较大剂量的酰胺类局麻药时有发生系统性毒性反应的风险。利多卡因由细胞色素 P450（CYP）3A4 系统的肝微粒体酶代谢[10]，因而在药物相互作用方面有重要意义。在后面的药物相互作用部分会进一步讨论。

酯类局麻药在血液中迅速被拟胆碱酯酶水解而形成芳香酸和乙醇胺。普鲁卡因的血浆半衰期小于 $1min$[12]，其主要代谢产物是对氨基苯甲酸（PABA），其中一部分在肝中进一步代谢。拟胆碱酯酶缺乏的患者对酯类局麻药的代谢能力降低[6]。大约有 4% 的人部分缺乏该酶，导致酯类局麻药代谢缓慢。约 0.1% 的人几乎完全缺乏拟胆碱酯酶，导致临床显著的酯类局麻药清除困难。而临床上拟胆碱酯酶缺乏引起的最大问题是神经肌肉传导阻滞剂琥珀酰胆碱作用时间的延长。

排泄

两种局麻药的主要排泄途径均为肾排泄。利多卡因的排泄较为复杂，大部分药物经过肝代谢并被排入胆管。因为粪便中几乎没有其代谢物，故一般认为利多卡因代谢物在消化道被重新吸收并排入尿液中。排出物中主要为利多卡因代谢物，有少于 10% 的药物在注射后以原形形式由肾排出[14]。

只有 2% 的普鲁卡因原形由尿液排出。大部分以其主要代谢物对氨基苯甲酸（PABA）的形式排出。

作用机制 问题 56-2

神经传导的正常生理

要想理解局麻药的作用机制，必须理解神经传导的正常生理。静止时，神经轴膜有跨膜电位（$290\sim260$ mV）。这一电位的维持是由活性钠钾 ATP 酶持续将钠离子泵入细胞外环境而实现的。钠离子通道在静止期是关闭的，从而使得细胞内环境（轴突胞质）呈负电压状态。当神经受到刺激时，离子通道打开，大量的钠离子内流。膜向着钠离子平衡电位去极化（140 mV），使得细胞内的负电位转化为正电位。随后，钠离子通道关闭，钾离子通道开放，钾离子外流。钠钾 ATP 酶的活动重新回到基线电压状态（$290\sim260$mV）。通过这种机制神经冲动沿轴突下传，并在细胞间传递。

防止神经的去极化

局麻药通过减少或抑制钠离子的内流、进而防止去极化而阻断神经的传导（表 56-3[15]）。目前认为这一效果是由结合后对电压敏感的钠离子通道的构象改变介导的。亲脂基团允许药物透过细胞膜，而亲水基团则被认为是在细胞膜内表面作用于钠离子通道[16]。

表 56-2 主要药理学性质——常用注射局麻药

非专有名	利多卡因	布比卡因	甲哌卡因	普鲁卡因	苯海拉明
起效时间	<2min	5min	3~5min	2~5min	1~10min
作用时长*	不加肾上腺素时 30~60min，加肾上腺素时 120~360min	不加肾上腺素时 120~240min，加肾上腺素时 180~420min	不加肾上腺素时 45~90min，加肾上腺素时 120~360min	15~60min	30min 或更长+
相对麻醉效力	4	16	2	1	+/-
蛋白结合能力	60%~80%	82%~96%	60%~85%	5.8%	80%~85%
清除半衰期	1.5~2.0h	1.5~5.5h	1.9~3.2h	0.66h	2.4~9.3h
代谢器官	肝	肝	肝	被血浆拟胆碱酯酶水解	肝
排出	肾	肾	肾	肾	肾
最大剂量	不加肾上腺素时 300mg（4.5mg/kg），加肾上腺素时 500mg（7.0mg/kg）	不加肾上腺素时 175mg，加肾上腺素时 225mg	400mg	350~600mg	缺乏组织浸润方面的数据；肌注/静脉给药最大量成人每天 400mg，儿童每 24h 5mg/kg
特殊情况	在安全环境下，用于吸脂术肿胀麻醉时，可用到 55mg/kg	小剂量时即有较高的心脏毒性	有轻度的血管收缩作用，会减少药物的吸收		有使用后发生组织坏死的报道，多见于 5% 浓度时；更多的注射痛；药品说明书中提示谨慎使用此法

Adapted from McEvoy Physicians'desk reference，Montvale，NJ：Medical Economics Company，Inc；1999.
* 可因药物浓度、使用位置及注射技巧等而明显改变；
+ 不加肾上腺素的情况下，可能比利多卡因的作用时间短

表 56-3 作用机制及不良反应——常用局麻药[15,15a,15b]

通用名	利多卡因*	苯海拉明	辣椒碱
作用机制	通过降低神经细胞膜对 Na^+ 的通透性进而防止去极化，阻断神经冲动的产生和传导[15]	不明，很可能同其他局麻药一样与阻断 Na^+ 通道有关[15b]	刺激感觉神经末梢释放 P 物质，持续作用，耗竭感觉神经末梢的 P 物质[15a]
疗效	阻断 C 类疼痛纤维及瘙痒纤维的传导	阻断 C 类疼痛纤维及瘙痒纤维的传导	抑制痛感
其他药理学作用	干扰其他器官产生的神经传导	阻断组胺 H_1 受体、抗胆碱能作用、镇静	

* 及其他酰胺类局麻药，也适用于酯类麻醉药

神经纤维的亚类

尽管局麻药作用于所有神经，但由于神经纤维有不同特性，药物对传导的阻滞方式也不同。有髓神经中，细小纤维对局麻药的阻断作用更加敏感，它们也更受皮肤科医生关注，因为小纤维主要负责对疼痛和温度的感受（A 型，δ 纤维），而较粗的、阻抗较大的纤维负责触觉和压觉（A 型，α 纤维）。最粗的、阻抗最大的纤维则控制本体感受和运动功能（A 型，α 纤维）。有髓神经较无髓神经对麻醉药的抵抗力更强。因此，应提前告知患者其在麻醉后仍会感受到压力，但不会疼痛。另外需谨记的是，当使用大剂量局麻药，或者注射部位的运动神经紧邻其上的皮肤感觉神经而麻醉药注射位置又比较深时，可能会出现暂时的运动

功能麻痹。这种运动功能麻痹在进行覆盖面神经颞支的颞部皮肤局麻时常常出现。

临床应用

FDA 批准的应用

美国食品药物管理局批准的注射用麻醉剂的皮肤科适用范围包括浸润麻醉和神经阻滞麻醉（框 56-1[18-39]）。

框 56-1 利多卡因的适应证及禁忌证

FDA 批准的皮肤科适应证

浸润麻醉[18-20]

局部神经阻滞[26-27]

表面麻醉

皮肤科超适应证使用

肿胀麻醉*[28-39]

治疗后神经痛

瘙痒

禁忌证

绝对

　对利多卡因或其中的防腐剂（亚硫酸盐或对羟苯甲酸酯）过敏

相对

　对酰胺类麻醉药过敏

　妊娠（B 级）

　显著的肝功能障碍

　显著的心脏功能障碍

　重症肌无力

　甲状腺功能亢进

妊娠期处方分级——B 级

* 超适应证使用中已有明确的临床获益记录

浸润麻醉

问题 56-3 注射用麻醉剂是皮肤科常规使用的手术麻醉药。常用的剂型包括 $0.5\% \sim 2.0\%$ 的利多卡因（添加或不添加 $1 : 100\ 000$ 或 $1 : 200\ 000$ 的肾上腺素）。浸润麻醉技术是将麻醉药直接注射于治疗部位及其周围组织。真皮乳头层的注射痛感最为强烈，并且最有可能造成组织变形，但麻醉效能几乎马上显现。此深度的注射可以在需要快速麻醉时使用。皮下注射痛感最弱，但是对表皮和真皮手术的麻醉需求可能不够，除非能够等待数分钟使得药物充分扩散入周围组织。比较好的注射方法是一边缓慢注射麻药，一边将针头逐渐深入至真皮和皮下脂肪交界处。该方法融合上述两种的优缺点，既可得到较快的麻醉效应，又减少注射中产生的疼痛。

其他技术也可以减少利多卡因注射中产生的不适

（框 56-2）：

1. 注射前和注射中掐捏皮肤能减少刺入和注射时的疼痛。

2. 逆向刺激（如牵拉、压迫或摩擦局部皮肤）会减少痛感。

3. 用装电池的振动器提供逆向刺激有很好的效果[18]。

4. 分散患者的注意力，与患者聊天、向患者提问题或请患者动动手指或脚趾常常是有帮助的。

5. 注射较大范围的皮肤时用 1 英寸注射针头会减少刺入的次数，但可能会稍难控制一些。

6. 如果需要刺入一次以上时，应尽可能多地在已经注射麻醉药的区域内刺入。

7. 在破损部位或切开部位注射比从完整皮肤注射疼痛弱[19]。

8. 30 号针头会减少注射疼痛[20]，但是该型号的针头在注射前回抽血液（以确认针头在血管外）时稍显困难。

9. 冰敷 10s 能提供 2s 的痛感缺失时间，这时注射麻药可能疼痛会较弱。

10. 缓慢注射经常会减少痛感。

框 56-2 浸润麻醉减轻疼痛的方法*

在浸润之前和过程中掐捏皮肤

机械性刺激——伸展、按压、揉搓、采用电池驱动的振动器

用语言转移注意力——解释、询问问题

用行动转移注意力——请患者扭动手指或脚趾

针尖大小——采用 1 英寸注射器以减少针尖刺入皮肤的次数

减缓浸润速度

利多卡因加肾上腺素（在麻醉剂中加入重碳酸盐）

中和

将麻醉药加温至 40℃

* 关于上述方法的特殊参考见正文

另外，改变局麻药成分可能减轻注射疼痛：

1. 对照研究显示，使用 pH 中和的利多卡因能减轻注射疼痛[20]。最常见的中和方法是将 1 份碳酸氢钠（8.4% 或 1mEq/ml）与 9 份或 10 份含有 $1 : 100\ 000$ 肾上腺素的 1% 利多卡因混合[21]。混合液在常温下有效期为 1 周，因为中和后肾上腺素效能每周会下降 25%[22-24]。冰箱冷藏能够延长肾上腺素的有效期至 2 周。

2. 相反，有人建议将局麻药加热至 40℃ 以减轻注射痛[25]。

3. 在利多卡因中加入透明质酸酶会增加利多卡因

在组织中的扩散并减少组织变形。透明质酸酶可能会增加注射时的疼痛及缩短麻醉持续时间,而其在伤口愈合中所起的作用尚缺乏评估[26]。透明质酸酶内含有可能导致患者过敏的硫柳汞[25]。

利多卡因浸透的纱布覆盖在开放伤口上数分钟可以使麻药被局部吸收,有利于减少重复注射时的疼痛。该方法可用于 Mohs 显微手术的多步骤切除或重新缝合撕裂伤时,在下肢溃疡清创前也可以使用。但这种情况下,利多卡因可能会被大量吸收入体内,由此产生的药物相互作用及系统性中毒的问题成为关注重点。

环形阻滞

环形阻滞麻醉是浸润麻醉的一种改良,使得需要麻醉的区域被一圈麻醉所环绕,而麻醉剂不直接注射于活检或切除区域。这种麻醉较少导致组织变形,因而有时优于一般的浸润麻醉。在获取微生物学检测标本时可以使用该技术。麻醉药中的防腐剂有抗菌作用,因而可能导致组织培养出现假阴性结果。

局部神经阻滞

局部神经阻滞麻醉常用于面部、手腕、踝部及指(趾)。这种麻醉方式对于取代需要多次注射的大面积区域(如激光面部磨削术或二氧化碳激光治疗数目较多的跖疣时的麻醉)非常有用。神经阻滞通常使用较高浓度(如 2% 利多卡因)的麻醉药,沿着治疗区域主要感觉神经的走行注射于皮下脂肪层。尽管该技术可减少注射次数,但是注射后通常需要一定时间才能达到理想麻醉效果。与之相关的主要风险是神经干损伤、血管内注射和暂时性运动麻痹[27]。

皮肤科神经阻滞麻醉最常用于指(趾)部位。与之相关或其他详细的神经阻滞麻醉技术可参考他处,此处不再赘述[26-27]。

超适应证使用

肿胀麻醉

问题 56-4 使肿胀麻醉技术被广泛接受的人是 Klein[28],这项技术对吸脂术而言具有革命性的意义。肿胀麻醉中,大量稀释的利多卡因(0.05% 或 0.1%)以及低浓度肾上腺素(1∶1 000 000)直接渗入局部组织而达到持久的区域麻醉。大量液体使皮下脂肪组织肿胀变硬,有利于吸脂插管的深入。这项技术改变了利多卡因的药动学,使其吸收延迟,血浆峰值开始于用药后的 12~14h[29]。这种药动学的变化使得大剂量利多卡因用于更大面积成为可能。实际上,正常体重个体进行肿胀麻醉时,利多卡因的安全剂量为 35~50mg/kg,甚至可达 55mg/kg[30-31]。肿胀麻醉作为唯

一疼痛管理手段时,利多卡因的安全有效剂量已经明确。充盈液所含利多卡因量应不超过 500mg/L 生理盐水,而实际上 400mg/L 对多数身体部位已能达到很好的麻醉效果了[32]。

在没有其他系统性麻醉参与的情况下,肿胀麻醉单独使用已被证明非常安全,目前没有致死的记录[33-34]。但 Rao 及助手曾报道 5 例患者在行肿胀麻醉吸脂术时死亡[35]。但这几例患者及报道的其他吸脂术后死亡病例中,都也同时加用了其他系统性麻醉[36]。很显然使用肿胀麻醉的最安全做法是不同时使用其他全麻手段[36-37]。

肿胀麻醉也用于皮肤科其他治疗中。皮肤癌手术修复[38-39]、皮肤磨削术[39-40]、毛发移植术[39]、头皮缝缩术[39] 及门诊静脉切除术均有使用肿胀麻醉的报道。Chiarello[41] 曾报道使用肿胀技术在局部皮损内注射利多卡因、肾上腺素和曲安奈德治疗急性期疱疹引起疼痛以及疱疹后神经痛。

不良反应

局麻药的应用非常普遍,但不良反应十分少见。常见不良反应多与麻药中的血管收缩剂及注射过程有关,而非药物本身所致。不良反应可分为毒性反应和过敏反应两大类。这两类不良反应需与肾上腺素的作用和非药物相关性反应进行鉴别。

毒性作用

问题 56-5 幸运的是,利多卡因在常规皮肤手术(即 Mohs 显微手术)中即使用量较大也不会达到中毒性血清浓度[42]。但是,如果其用量超出最大量或者患者的代谢和排泄能力受到破坏,血中利多卡因浓度会超出安全范围。利多卡因毒性血症一般出现于大量注射局麻药时,但也有报道发生在外用于黏膜表面、大面积皮损或受损皮肤时[43-45]。血中利多卡因水平不同会出现剂量相关的临床体征或症状(表 56-4),这些体征和症状与中枢神经系统和心血管系统毒性相关。

中枢神经系统毒性可能表现为下列症状:嗜睡、口周感觉异常、舌感觉异常、耳鸣、眼球震颤、共济失调、幻觉、抽搐、躁动、惊厥、昏迷或呼吸暂停[47]。需要注意的是,临床症状的发生不一定按上述顺序进行。例如,大剂量利多卡因由静脉进入人体时,首先出现的症状可能是惊厥[47]。利多卡因的毒性反应症状与肾上腺素的系统性反应症状有所重叠,有时难以辨别而变得复杂。血药浓度高时,两种药物都有可能引起焦虑、躁动、震颤。如果利多卡因没有超量,这些症状可以归因于肾上腺素。如

果没有出现耳鸣及口周感觉异常，也支持肾上腺素为上述症状的诱因。

问题 56-6 对毒性反应的治疗首先从认识症状开始，停止使用局麻药，观察利多卡因毒性反应的进展。如果临床症状提示中度血药浓度（5～8mg/ml），最好将患者收入院观察。惊厥的治疗遵守下列步骤：开放气道、吸氧、给予劳拉西泮或者地西泮，同时启动急诊医疗系统（EMS）。静脉给予脂肪乳（20%）能够安全有效地提高生存率，并逆转局麻药导致的心血管及神经系统症状[48]。该药一般在急诊室或医院病房使用。

利多卡因对心血管系统的作用是阻断钠离子通道，进而使心脏收缩力下降。其作用与药物效力成正比。布比卡因的作用较利多卡因大约强 4 倍[49]。利多卡因毒性反应的发生有一个渐进过程，随着血药浓度升高，逐渐出现低血压（源于交感神经阻滞）、心动过缓，最终呼吸抑制[50]。布比卡因中毒表现不同，首先出现的心脏毒性表现即可为致死性心律失常（心室颤动）。这可能是因为布比卡因在静止期与钠离子通道的分离更加缓慢或者不完全[51]。不幸的是，尽管布比卡因的麻醉效力较利多卡因大约强 4 倍，但其对心脏的潜在毒性也成比例增加[49,52]。总体而言，因心脏毒性而需入院输液治疗者极其少见。

表 56-4　血中利多卡因浓度及相应的中毒症状和体征

血药浓度	中毒的症状和体征
1～5μg/ml	焦虑水平提升
	话多
	耳鸣
	口唇及舌刺痛麻木
	恶心、呕吐
	金属异味
	复视
5～8μg/ml	眼球震颤
	肌肉抽搐
	震颤
8～12μg/ml	抽搐
	呼吸停止

过敏反应

问题 56-7 据估计，过敏反应在局麻药物不良反应中的比例小于 1%[53]。过敏反应有可能是药物本身引起，也有可能是其中的防腐成分（如对羟苯甲酸酯类或亚硫酸盐类）所致[54]。酯类局麻药的过敏反应比较常见，这也是其临床应用减少的原因。酰胺类局麻药过敏反应则少见得多。两种最常见的局麻药过敏反应为过敏反应（Ⅰ型超敏反应）和迟发型超敏反应

（Ⅳ型超敏反应）。过敏反应有可能致命，因而也最为严重。上述反应由 IgE（免疫球蛋白 E）介导，常常表现为荨麻疹、血管神经性水肿和支气管痉挛（哮鸣）。如果这些症状出现于注射局麻药后的 1～2h 内，则支持过敏反应的诊断[55]。脉搏是区别过敏反应性低血压与血管迷走神经或心律失常引起的低血压的实用体征。过敏反应时表现为心动过速，血管迷走神经反应表现为心动过缓，而心律失常是的脉搏是不规律的[56]。如果患者出现呼吸或血液系统受累，必须启动急救系统作为支持。

对有卡因过敏史的患者，有必要详细询问病史。对确认病情有帮助的信息包括：所用麻醉药物、剂量、给药途径、是否含有血管收缩剂、是否含有防腐剂、当时的症状和体征、持续时间、同时使用的其他药物、既往病史、先前的发作情况等[56]。这些信息如果来源于当时目击和参与治疗的医护人员，可能会更加准确可靠。这些医护人员可能能够提供该患者使用过的、不过敏的其他局麻药的信息。如果难以确定患者是否对药物过敏，有必要请患者去做皮肤过敏测试或者增量激发试验。有限的皮肤斑贴试验数据显示，酰胺类局麻药和酯类局麻药之间无交叉过敏反应[57]。有人建议如果患者出现过敏反应，则直接改换为另一类局麻药，以避免再发生严重过敏反应。可惜的是，这种简单更换对于过敏反应而言并未被证明是完全安全的。所以，如果患者曾有过敏反应，建议还是请过敏反应专科医师做全面评估[56]。在某些情况下，如果无法确定安全的局麻药，局部浸润注射苯海拉明[58-59]或者盐水[60]也能提供足够的麻醉。

肾上腺素作用

尽管肾上腺素不是局麻药，其作用却常常在讨论局麻药不良反应时被提及，因为这些反应确实难以相互鉴别。一些一过性的轻微反应，如焦虑、头痛、震颤、心神不定及心悸，常常被归因于肾上腺素。当局麻药的使用剂量在表 56-2 所列出的安全范围时，肾上腺素通常被认为是上述症状的诱因。舌下含服低剂量地西泮可缓解这些症状，但是一般情况下这些症状会在短时间内自行缓解。本章后面还会详细讨论肾上腺素。

与注射相关的反应

问题 56-8 血管迷走神经反应不是局麻药的作用，而是不良情绪或者物理刺激所诱发。典型表现包括出汗、头晕、低血压和最重要的症状——心动过缓。紧急处理方法包括腿抬高平躺（头低脚高位）、嗅盐及冷湿毛巾敷额头。如果采取这些措施后

患者不见好转，推荐的进一步措施为皮下注射 0.4mg 阿托品[61]。

局部注射任何物质都可能出现血肿、瘀斑、神经损伤或感染，这些在局麻药注射中都可能发生。

药物相互作用

利多卡因由肝细胞色素 CYP3A4 中的微粒体酶代谢。导致 CYP3A4 产生的药物理论上都可能加速利多卡因的清除，降低其血浓度[62]。这一点对皮肤科医生来说一般不是问题，因为快速清除实际上增加了药物使用的安全系数。而 CYP3A4 抑制剂理论上会减少利多卡因的清除，从而增加其血浓度（表 56-3）。CYP3A4 抑制剂和诱导剂列表已经在医学文献中发表[10]。作者们建议，在同时使用与利多卡因有相互作用的药物进行肿胀麻醉时，应减少利多卡因剂量（女性减少 30%～40%，男性减少 10%～20%）。皮肤科诊室治疗或 Mohs 显微手术中使用的麻醉药剂量极少接近毒性血药浓度。但在使用大剂量局麻药进行浸润麻醉时，如果患者同时使用 CYP3A4 抑制剂，相应减少局麻药使用量是明智之选。

表 56-5 列出了利多卡因最重要的药物相互作用信息。有报道一些药物与利多卡因同时应用可能会出现问题，或是因为药物浓度改变，或是由于增加了某种药物对某个特定器官的效应。这些药物包括[62]洋地黄类、丙吡胺、麻黄碱、硝酸异山梨酯、美西律、戊巴比妥、苯妥英、普罗帕酮和妥卡尼。一般而言，这些报道都源于静脉用药而非浸润给药。需要注意的是，不恰当的注射技术可能导致意外静脉内注射，从而导致静脉内出现药物。

治疗指南

通用指南

尽管利多卡因是当今使用最为广泛的局麻药，但其他局麻药也各有优点。甲哌卡因在起效时间及作用时长上与利多卡因非常接近，但还没有皮肤科应用证实其优越性。然而在一项研究中，研究者用生理盐水、1% 丙胺卡因、1% 利多卡因、1% 甲哌卡因和 1% 普鲁卡因分别做皮内注射时发现，所用的药物都能提供相似的麻醉效应，但是甲哌卡因的注射痛感最小[63]。尽管这个结论在统计学上有显著意义，但其临床意义目前还不确定。在减少注射痛方面，注射技术远较药物的选择重要。

布比卡因的麻醉时长是普通利多卡因的 4 倍[64]，但有人觉得其起效比较慢。这种较长的作用时间归因于药物的高度亲脂性。一般而言，亲脂性越高的药物作用越强，而相应地对中枢神经系统和心血管系统的

毒性作用也越强[7]。虽然这些药物有作用强度高和作用时间长等优点，其较强的注射痛还是影响了其应用。有人提倡将一种起效快、作用时间短的局麻药和一种起效慢、作用时间长的局麻药混合使用。但有人发现将市面上的药物混合后会出现不可预测的效应[65]，因而得出的结论是，混合使用局麻药对临床工作益处并不大[7]。一个显而易见的问题是，两种药物混合后，药物浓度均降低，因而麻醉效力也下降。如果混合使用确实会对患者有益，医生可以选择相对高浓度的药物加以混合（如用 2% 利多卡因进行 1∶1 的混合，得到的是 1% 的利多卡因）。

表 56-5　影响利多卡因代谢的 CYP3A4 抑制剂及诱导剂

过剩药物组及药物	举例及说明
CYP3A4 抑制剂，升高利多卡因水平	
大环内酯类抗生素	红霉素、醋竹桃霉素≫克拉霉素
氟喹诺酮类抗生素	诺氟沙星
其他抗生素	头孢类、多西环素、氯霉素、四环素、甲硝唑
唑类抗真菌药	酮康唑≫伊曲康唑＞氟康唑
HIV-1 蛋白酶抑制剂	利托那韦、茚地那韦≫沙奎那韦、那非那韦
钙通道阻滞剂	地尔硫䓬、维拉帕米、尼卡地平、硝苯地平
H₂ 抗组胺药	西咪替丁
皮质类固醇	甲泼尼龙、地塞米松
利尿剂	噻嗪类、呋塞米
苯二氮䓬	氟西泮、咪达唑仑、三唑仑
食物	西柚、西柚汁
抗心律失常药	米贝拉地尔、奎尼丁、胺碘酮
激素	达那唑、甲状腺素
选择性 5-羟色胺再吸收抑制剂/其他抗抑郁药	帕罗西汀、氟西汀、氯伏沙明、舍曲林、萘发扎酮
其他	美沙酮、己酮可可碱、普萘洛尔、丙泊酚、齐留通（也是一种 CYP1A2 抑制剂）
CYP3A4 诱导剂，降低利多卡因水平	
抗痉挛剂	苯妥英、苯巴比妥、卡马西平
抗结核药	利巴韦林、异烟肼

妊娠期间的局部麻醉

问题 56-9 妊娠期间使用局麻药需谨慎权衡利弊，但一般而言是可以使用的。利多卡因在美国食品药品监督管理局（FDA）的妊娠期药物风险分级中被列为

B 级，意味着尽管其可能对动物胚胎有危害风险，但对人类胚胎无风险；或者在动物实验中未发现危害风险，而人类使用的研究还没有进行[66]。尽管利多卡因在妊娠期使用一般是安全的，但布比卡因和甲哌卡因由于会导致胚胎心动过缓，因此禁止在妊娠期使用[67]。妊娠期使用局麻药的建议如下[66]：

1. 如果可能，避免在组织形成期（妊娠第 15～56 天）使用；

2. 尽量减少使用剂量；

3. 密切关注迷走神经血管反应的发生，其在妊娠期的发生率明显升高；

4. 让患者取左侧卧位，避免对腔静脉和大动脉的压迫；

5. 使用利多卡因，不用甲哌卡因和布比卡因。

肾上腺素在美国 FDA 妊娠期药物风险分级中为 C 级，意味着其妊娠期使用的风险不能排除，人体研究还没有，动物实验中风险可能有也可能没有，使用该药带来的益处有可能大于风险[66]。分级虽然如此，但是一般认为在皮肤科治疗中使用的剂量不大可能超过由于紧张而自身产生的肾上腺素[68]。并且，如果肾上腺素使治疗能在更短时间内和使用更少麻醉药的情况下完成，其益处反而很大。尽管有妊娠期使用局麻药的一般原则，但在妊娠期使用任何药物遇到问题时与患者的产科主管医生进行沟通都是明智的做法。

表面麻醉剂

局麻药领域的最大变化就是表面麻醉剂的演变。在过去 15 年间，出现了数种新的表面麻醉剂配方，其中几种已经可以非处方购买了。但接下来我们要讨论的新配方都有着与其原型药利丙双卡因乳膏相似的特点、属性和使用风险。

利多卡因及丙胺卡因共熔性合剂（利丙双卡因乳膏）

由于黏膜易于渗透，表面麻醉剂在黏膜上的使用已经有多年历史。而角化的角质层是表面麻醉剂在正常皮肤应用的障碍。过去使用的表面麻醉剂常有导致皮炎、系统性毒性或局部止痛效果不好等问题[69]。利丙双卡因乳膏是利多卡因和丙胺卡因的混合配方，能提供足够的止痛效果，从而减轻后续注射麻醉的针刺痛，甚至免除注射麻醉的必要性。

药理学

吸收

问题 56-10 利丙双卡因乳膏的特殊优势源于其成

分的共熔性混合，这包括 2.5％利多卡因和 2.5％丙胺卡因。两种药物固体结晶之 1∶1 混合物的熔点低于其中任何一种药物单独存在时的熔点，即共熔性混合[70-71]。混合物在室温时是液态的，使得其能够混悬于水包油的乳剂中[72]。这种高浓度液态混合物的渗透能力远远高于其中任何一种药物单独使用时置于乳膏基质中的固体结晶[72]。

利丙双卡因乳膏的系统性吸收与用药时长和使用的体表面积直接相关[72]。皮肤血流、皮肤厚度（特别是角质层厚度）、皮肤病理学改变在影响药物起效时间、药效和作用时长的同时，也会影响药物吸收[73]。不同部位的吸收速率不同，面部的吸收较其他部位快些。

代谢及排泄

与利多卡因相似，丙胺卡因由肝微粒体的 CYP 酶代谢，只是其代谢速率快一些[74]。动物实验发现其有肝外代谢[75]。丙胺卡因最终主要以代谢物的形式由肾排出体外，约有 1％以药物原形由肾排出[8]。

临床应用

FDA 批准的应用

FDA 批准的利丙双卡因乳膏在皮肤科的应用是正常皮肤的局部镇痛（框 56-3[72,76-93]）。

皮肤外科手术

按照用药方法，以 1～2g/10cm² 的用量将利丙双卡因乳膏涂于患处并用塑料（如 Tegaderm 或 cellophane）封包，大约需要 60min 产生显著止痛效果。如果封包继续，皮肤止痛效果可持续 3h，并在清除表面涂抹的药膏后仍然持续 1～2h[72]。用药量不够或封包不充分都可能导致止痛效果不理想。因此，为使用简便有效，有厂家生产了一种单剂量包（贴膏）。要想达到最好的麻醉效果，指导患者正确使用药物是至关重要的环节，这一点在用乳膏制剂时尤为突出。

在皮肤科手术中使用时，了解利丙双卡因乳膏的麻醉深度很重要。随着用药时长增加，其麻醉作用深度加深，最深可达 5mm。用药 90min 可使麻醉作用持续 30min。用药 120min 后，深达 5mm 的麻醉效应可持续 60min 之久[78]。在用手术刀去除传染性软疣治疗前，外用利丙双卡因乳膏 1h 即使 61％的患儿免受疼痛之苦，对特应性皮炎患儿也同样有效[80-81]。但利丙双卡因乳膏的止痛效应在接受常规免疫接种的儿童中没有体现[82]。

如果术前足量用药，利丙双卡因乳膏有可能在表面削除和环钻活检中使用。一篇评估利丙双卡因乳膏在手术切除、刮除和电烧灼术中作用的报道指出，不论是乳膏还是贴膏，如果其在术前足量使用 110min，即能为 87% 的患者提供有效麻醉[83]。尽管这种报道令人鼓舞，但是实际工作中，患者往往会要求追加浸润麻醉以保证治疗绝对无痛。这时，利丙双卡因乳膏所提供的麻醉效果也使得患者对浸润麻醉的耐受性大大提高。

激光手术

利丙双卡因乳膏曾被广泛用作鲜红斑痣激光治疗前的麻醉措施[84-85]。现在也用于激光脱毛的术前麻醉[86]。

腿部溃疡清创

利丙双卡因乳膏还用于腿部溃疡清创治疗时的麻醉，且已证明能够减少清洁溃疡所需的清创次数[87-88]。与在任何开放创口使用的其他药物一样，临床工作者需要考虑利丙双卡因乳膏中两种药物成分的系统性吸收增加的可能性[89]。

框 56-3　利多卡因和丙胺卡因共熔性合剂（利丙双卡因乳膏）适应证及禁忌证

FDA 批准的皮肤科应用
术前无损伤皮肤的局部麻醉
激光手术
腿部溃疡清创
其他皮肤科应用
黏膜镇痛
瘙痒
手术后疼痛
区分 Ehlers-Danlos 综合征和过度活动综合征
多汗症
禁忌证
绝对
对局麻药利多卡因或丙胺卡因过敏
先天性或非特异性高铁血红蛋白血症
正在接受会引起高铁血红蛋白血症的药物（磺胺类药物、硝酸甘油、对乙酰氨基酚、硝普钠、苯妥英）治疗的婴儿
相对
黏膜应用
用于破损皮肤
对酯类或其他（非利多卡因、非丙胺卡因）酰胺类局麻药过敏
葡糖-6-磷酸脱氢酶（G6PD）缺乏症
显著的心脏病
显著的肝病
正在使用 I 类抗心律失常药（妥卡尼、美西律）
妊娠妇女
年龄小于 1 个月
妊娠期使用分级——B 级

超适应证使用

疱疹后神经痛

利丙双卡因乳膏治疗疱疹后神经痛能够不同程度地暂时缓解疼痛[90-93]。尽管每天用药 1 次即有效，但由于使用面积往往较大，并且需要封包，其应用受到限制。

不良反应

利丙双卡因乳膏的不良反应可分为系统性不良反应和局部反应。

系统性反应——高铁血红蛋白血症

问题 56-11 利丙双卡因乳膏最严重的系统性不良反应是高铁血红蛋白血症。这是丙胺卡因特有的不良反应。丙胺卡因的代谢物邻甲苯胺导致血红蛋白氧化成为高铁血红蛋白[94]。这种氧化的（高铁）血红蛋白不能携带氧，因而使得正常的含铁血红蛋白释放氧的效率下降，最终导致组织缺氧。药品说明书[72]中列举了 1 例 3 个月大的患儿，在手背和肘窝处共涂抹了 5g 利丙双卡因乳膏并封包 5h，同时还服用复方磺胺甲噁唑片治疗泌尿系感染。患儿随后出现严重的高铁血红蛋白血症，高铁血红蛋白比例达到总血红蛋白的 28%（正常为 1%）。

有高铁血红蛋白血症风险的患者不应使用利丙双卡因乳膏，包括先天性或特异性高铁血红蛋白血症患者以及正在服用可能导致高铁血红蛋白血症的药物的婴儿[72]（框 56-4）。

高铁血红蛋白血症可以自行缓解，如果症状比较严重，可静脉应用亚甲蓝加速其缓解。

框 56-4　利多卡因和丙胺卡因共熔性合剂药物相互作用——有致高铁血红蛋白血症风险的药物

解热镇痛药	**硝酸盐/相关药物**
对乙酰氨基酚	硝酸盐和亚硝酸盐
乙酰苯胺	呋喃妥因
非那西丁	硝酸甘油
麻醉剂	硝基氢氰酸盐
苯佐卡因	**磺胺类药/磺基类**
抗惊厥药	氨苯砜
苯巴比妥	磺胺甲噁唑
苯妥英	复方磺胺甲噁唑片
抗疟药	**其他类药及化学制剂**
氯喹	苯胺染料
羟氯喹	萘
帕马喹	对氨基水杨酸
伯氨喹	
奎宁	

其他系统性作用

同注射用利多卡因一样，过量吸收利多卡因及丙胺卡因理论上可能导致系统性中毒，但是可能性极小。

局部反应

利丙双卡因乳膏外用部位可能出现针刺感、烧灼感、瘙痒、发烫或发红，甚至接触性荨麻疹[95]、紫癜[96]、瘀点[97]也有报道。文献报道曾有对利丙双卡因乳膏中丙胺卡因发生变应性接触性皮炎者[98-99]。该报道中2例患者利丙双卡因乳膏和丙胺卡因斑贴试验结果均为阳性。

更令人头痛的局部反应见于面部激光手术患者，在接近眼睛部位使用利丙双卡因乳膏时出现角膜擦伤和结膜炎[100]。在这些部位使用利丙双卡因乳膏时要极为小心，因为药物的碱性性质可能导致化学烧伤，而其症状可被麻醉效果暂时掩盖，从而使患者得不到及时处理。

治疗指南

另有用药指南适用于儿科患者[72]。

婴儿和儿童使用时，药物的用量和使用面积需严格控制（表56-6）。

表 56-6 利多卡因和丙胺卡因共熔性合剂用于婴儿和儿童时的指导原则

年龄	体重	最大剂量	最大使用面积
1～3 个月	<5kg	1g	10cm²
4～12 个月	5～10kg	2g	20cm²
1～6 岁	>10kg	10g	100cm²

局部使用的利多卡因

局部使用的利多卡因包括溶液、黏稠溶液、凝胶、软膏和喷雾等剂型，都主要用于治疗皮肤疼痛或瘙痒。有报道系统性毒性反应确有发生（前面也已经讨论过），所以使用不同剂型产品时，需认真遵守厂商建议的剂量[43-44]。一种丁卡因、肾上腺素和可卡因的混合物（简称为 TAC）曾经广泛用于儿科皮肤外伤修复时的麻醉。一项研究比较了利丙双卡因乳膏和 TAC 在儿童皮肤外伤修复术前的麻醉效果，发现利丙双卡因乳膏组术中追加麻醉的需求明显少于 TAC 组，因而认为利丙双卡因乳膏的麻醉效果更强[101]。

最近出现的有 4％利多卡因乳膏（LMX4，以 ELA-max 的名字正式上市）和 5％利多卡因乳膏（LMX5）。该产品使用专利脂质载体技术在组织中转运和分配药物，目前为非处方药。LMX4 与利丙双卡因乳膏有相似效用[102-104]，无需封包为其优点，而且起效时间也更快，只需 30min 左右。

利多卡因和丁卡因的共熔混合物与一种氧活化加热成分相结合制成贴剂，称为 Synera。该产品起效很快，为 20～30min。FDA 批准其作为麻醉剂在浅表静脉治疗及切除、电烧、削除等皮肤浅表治疗中使用。

5％Lidoderm 贴膏是 FDA 批准用于治疗疱疹后神经痛的粘性贴剂。使用方法为贴于患处并每次留置 12h，较大区域可同时贴 3 剂。但本产品的主要目的是提供长时间镇痛，起效却不一定很快。所以，该产品在皮肤科手术治疗中很少用到。

一种独家生产的、不需注射的粉状利多卡因投放装置（无菌、预先充满、一次性使用）最近试制成功。这一装置主要用于儿童患者，已证实其能在 1～3min 内产生显著的镇痛效果[105]。这一装置中，氦气由压力瓶中被释放出来，让利多卡因微粒加速至能有效浸入表皮。

苯佐卡因

苯佐卡因是酯类局麻药，出现在数百种用于皮肤和黏膜的制剂中，能临时缓解与烧伤、虫咬和轻度皮肤刺激相关的疼痛和瘙痒。 **问题 56-7** 苯佐卡因是很强的致敏物，用于开放性伤口或皮肤有裂隙时很可能会引起过敏，如同伴发皮炎[106]。斑贴试验证明，对苯佐卡因过敏的患者可能会对其他酯类局麻药交叉过敏[37]。这种情况见于迟发型超敏反应，而在 IgE 介导的速发型超敏反应中从未得到证实[56]。尽管没有确切的科学依据，但是如果患者对某种局麻药过敏，最好避免系统性使用同类麻醉药物[56]。有报道发现苯佐卡因在儿童可导致高铁血红蛋白血症[107]。

达克罗宁

达克罗宁是酮类局麻药，用于暂时缓解手术后伤口疼痛和瘙痒，以及放置内镜前的黏膜麻醉。有人发现，在治疗放疗导致的口腔炎时，它能提供比含有 1％可卡因的利多卡因黏稠溶液更强的镇痛效果[108]。达克罗宁用于治疗大多数口腔溃疡性疾病，根据镇痛需要，可每 2～3h 用棉签蘸取 0.5％的溶液直接涂于患处。达克罗宁导致的接触性皮炎曾有报道[109]。

其他表面麻醉剂——普莫卡因及辛可卡因

普莫卡因是乙醚类局麻药，常用作外用止痒剂。辛可卡因是酰胺类局麻药，通常用在痔疮制剂中。表 56-7 列出了外用局麻药的详细信息。

表 56-7　关键的药理学概念——常用局麻药

通用名	利多卡因	利丙双卡因乳膏	达克罗宁	辣椒碱	辛可卡因	多塞平	苯佐卡因	普莫卡因
使用频率	每 3～4h	治疗前 1～3h	每 2～3h	3～5 次/日	每 2～4h	4 次/日	按需	4 次/日
起效时间	<2min	<60min	2～10min	1～2 周	<5min	—	—	<5min
峰效应时间	2～5min	120～360min、60～120min	2～10min	4～6 周	<5min	—	<5min	<5min
作用时长	30～45min	去除封包后 60～120min	<60min	3～6h	15～45min	—	15～45min	<60min
最大成人剂量	+	—	100mg	无局部使用数据	30mg	—	—	200mg
特殊说明	局部使用可造成全身中毒	仅限用于无破溃皮肤，有致高铁血红蛋白血症风险	用于结膜以外的黏膜			可使用 8 天，使用面积大于体表 10% 可致困倦、接触性皮炎	最大剂量 5g/d，可能导致高铁血红蛋白血症	

+ 因配方不同而不同

可共同注射的血管收缩剂

肾上腺素

肾上腺素是皮肤科最常见的与局麻药共同使用的血管收缩剂。问题 56-12 其使用有 3 个目的：

1. 延长局麻药作用时间；
2. 减少局麻药的系统性吸收；
3. 有助于止血。

尽管其他血管收缩剂（如去氧肾上腺素和去甲肾上腺素）也曾用于同样目的，但迄今为止，最常用的血管收缩剂还是肾上腺素。

药理学

肾上腺素 $[\beta\text{-}(3,4\text{-}二羟基苯基)\text{-}\alpha\text{-}甲氨基乙醇]$ 是一种由肾上腺髓质产生的内源性儿茶酚胺。它在体内由酪氨酸经一系列酶催化合成。内源性和合成的肾上腺素都是儿茶酚胺的左旋异构体，较右旋异构体活跃 15 倍[8]。尽管肾上腺素既是 α 肾上腺素能拮抗剂，也是 β 肾上腺素能拮抗剂，但引起血管收缩的只是 α 肾上腺素能作用。

皮下注射时，肾上腺素的最大血管收缩作用发生于 7～15min 时[110]，作用时间较短（大约 60min）[111]。肾上腺素在组织内被迅速灭活，主要由酶催化转化为变肾上腺素或去甲变肾上腺素[111]，后二者在肝内结合。肾上腺素也在肝内被单胺氧化酶和儿茶酚邻位甲基转移酶直接降解。变肾上腺素和去甲变肾上腺素结合后即以硫酸盐和葡糖醛酸的形式在尿中排出[111]。

两者的终产物都为香草基扁桃酸（VMA），可在尿中检出。

作用机制

肾上腺素是 α、β$_1$、β$_2$ 肾上腺素能拮抗剂。其在皮肤和黏膜中的血管收缩作用是通过刺激皮肤血管平滑肌细胞上的 α 肾上腺素能受体而实现的。肾上腺素与利多卡因共用较与布比卡因或依替卡因共用更为有效，因为后二者本身较强的蛋白结合能力即可使起效延迟。

在以较高浓度治疗过敏反应时，肾上腺素的 β$_1$ 肾上腺素能作用增加心脏输出；β$_2$ 肾上腺素能作用负责支气管扩张；α 肾上腺素能作用提高全身血管阻力，从而达到升压作用。

临床应用

FDA 批准的应用

FDA 批准的肾上腺素在皮肤科的应用是作为止血剂、延长局麻药作用时间及治疗急性超敏反应[111]（框 56-5[27,110-116]）。

止血

问题 56-12 当与局麻药同时注射时，肾上腺素导致血管收缩，减少手术区域出血。需要重点指出的是，肾上腺素的止血作用直到注射后 7～15min 才会达到最大值[110]。肾上腺素经常与局麻药一起包装出售。有些作者认为，在注射前即刻加入肾上腺素，溶液的 pH 值较高，能减少注射时的疼痛[27]。

肾上腺素还作为止血剂使用。在中厚皮片植皮取皮瓣时，肾上腺素与一种水性基质的凝胶混合作为取皮瓣器的润滑剂，同时起到止血作用[112]。也可用肾上腺素以 1：100 000 的浓度混入盐水中喷在中厚皮片供皮处[113]。

框 56-5　肾上腺素的适应证和禁忌证[27,104-109]

FDA 批准的皮肤科适应证

止血[27,104-106]

延长局麻药作用时间[107]

治疗急性超敏反应[108-109]

禁忌证

绝对

对焦亚硫酸钠过敏

嗜铬细胞瘤

相对

心脏病——不稳定型心绞痛、近期发生过心肌梗死、近期冠状动脉搭桥术后、难治性心律失常、控制不好的高血压、控制不好的充血性心力衰竭

妊娠

未控制好的甲状腺功能亢进

未控制好的糖尿病

严重的周围血管病

闭角型青光眼

可卡因滥用

妊娠期使用分级——C 级

延长局部麻醉效应

问题 56-12 使用肾上腺素时，由于血管收缩，局麻药的吸收被延迟[114]。如表 56-2 中所示，肾上腺素能使局麻药在皮肤的作用时间延长 1 倍多。以利多卡因为例，不加肾上腺素时，其作用时间为 30～60min；加入肾上腺素时，其作用时间延长至 120～360min。这意味着在较长的有创治疗中所需的麻醉注射次数减少。另一个附加好处是，血管收缩导致药物吸收减少，因而利多卡因引起系统性中毒的风险降低。

急性超敏反应

肾上腺素还用于治疗过敏反应及药物或虫咬等引起的过敏样反应。这种情况下会使用较高剂量的肾上腺素，一般为 0.3～0.5mg（1：1000）皮下注射。该剂量可每 5～10min 重复给药。过敏反应的治疗另行讨论[115-116]。

不良反应

心脏效应

肾上腺素对健康人心脏的影响除了一过性心悸外，一般无足轻重。但在某些治疗剂量或药物过量情况下，偶尔会发生心律失常和血压升高[111]。由于肾上腺素可引发心动过速和心输出量增加，缺血性心脏病患者发生心律失常和冠状动脉灌注减少的概率更高[117]。

为使这些潜在的心脏毒性最小化，肾上腺素使用

的最大剂量有相关规定。至于怎样的剂量是完全安全的，则没有数据可以参照，所以一般建议尽可能使用所需要的最小剂量[118]。有些作者建议 200mg 为所有患者的最大使用剂量[119-120]。而另一些作者建议 200mg（0.2mg，即 20ml1：100 000 肾上腺素）作为心脏病患者的最大剂量，500mg（50ml1：100 000 肾上腺素）为健康者的最大剂量[121]。还有人建议更加保守的剂量，以 40mg（0.04mg，即 4ml1：100 000 肾上腺素）作为显著心脏病患者的最大剂量[119]。

中枢神经系统效应

肾上腺素的中枢神经系统反应可表现为焦躁不安、震颤和头痛。其他更严重的系统性不良反应包括脑出血、偏瘫、蛛网膜下腔出血。这些不良反应在皮肤科发生的可能性非常小。

内分泌学效应

在糖尿病患者，肾上腺素有可能导致血糖升高和乳酸酸中毒[122]。嗜铬细胞瘤患者和甲状腺功能亢进患者使用肾上腺素时有血压升高的风险[123]。

局部缺血

问题 56-13 由于有血管收缩作用，传统上一直认为肾上腺素不可与局麻药物一同用于可能出现血液循环障碍的部位。这些部位包括鼻子、耳朵、阴茎和指（趾）。临床实践中，耳朵、鼻子和阴茎部位由于有很好的侧支血供，只要局麻药用量不是太大，同时使用肾上腺素一般是安全的。少量利多卡因与肾上腺素用于无血供减少的指（趾）浸润麻醉也很安全。最近的研究[124]和综述[125]结果也支持我们的实践经验，并没有证据支持利多卡因和肾上腺素浸润麻醉或神经阻滞麻醉会引起肢端缺血性坏死。

因其血管收缩作用，在获取分层皮瓣（STSG）全层皮瓣（FTSG）时，肾上腺素是否可在供皮部位使用受到质疑。一项研究发现，当供者接受的是含肾上腺素的利多卡因局麻时，全层皮瓣在第 1 周出现不良反应的概率增加，而在第 6 周时的不良反应率与单用利多卡因无差别[126]。另一项研究发现，当用含有肾上腺素的利多卡因局麻时，全层皮瓣的成活率下降，但中厚皮瓣不受影响[127]。尽管目前尚无明确的指导性结论，但临床实践表明，肾上腺素在局麻中的应用一般来说是安全的，血供不良的个体需要皮瓣移植时可以考虑单纯用利多卡因进行局部麻醉。

药物相互作用

β 受体阻滞剂

问题 56-14 尽管在皮肤科治疗中很少见，但曾有报道正在服用非心脏选择性 β 受体阻滞剂的患者在皮

肤手术中注射肾上腺素后出现恶性高血压[130]。有人认为这种情况的发生是因为 β_2 受体被阻断，平时受其拮抗的周围血管的 α 肾上腺素受体被激活。其他常用的非选择性 β 受体阻滞剂有纳多洛尔、噻吗洛尔、拉贝洛尔。尽管有关药物相互作用的精确信息（如局麻药的容量、β 受体阻滞剂的剂量等）尚未明确，但鉴于此种不良反应在皮肤科手术中很少见，目前认为没有必要停用普萘洛尔或其他非选择性 β 受体阻滞剂[126,129]。

三环抗抑郁药

三环抗抑郁药（如阿米替林、丙米嗪）能加重肾上腺素对心脏的不良反应。与肾上腺素共用会使得作用于心脏的抗胆碱能作用强度增加（心动过速、心悸等）。

其他药物

抗组胺药（如氯苯那敏和苯海拉明）及甲状腺替代物能强化肾上腺素的拟交感神经血管收缩效应[62]。抗精神失常药（如氟哌啶醇）能逆转甲状腺素的拟交感神经血管收缩效应。肾上腺素对心脏的作用可被洋地黄和奎尼丁强化[62]。肾上腺素的药物相互作用在表 56-8 中列出。

表 56-8　肾上腺素药物相互作用

相互作用的药物类型	举例和说明
潜在恶性高血压	
β 受体阻滞剂（非心脏治疗类）	普萘洛尔、纳多洛尔、噻吗洛尔、拉贝洛尔
拟交感效应增强	
抗组胺药	马来酸氯苯那敏、苯海拉明
三环抗抑郁药	阿米替林、丙米嗪
其他药物	洋地黄、麦角胺、奎尼丁、反苯环丙胺、甲状腺素
拟交感效应的逆转	
抗精神病药	氟哌啶醇

治疗指南

肾上腺素用于皮肤手术中增强麻醉效应、减少不良反应。其最佳使用浓度目前尚未确定。一项以猪为研究对象的实验发现，1：200 000 的肾上腺素在血管收缩、血流阻断及作用时间上同 1：100 000 的肾上腺素相似。而稀释至 1：400 000 时效应减弱[134]。一项小规模研究选择了双侧接受手术的患者，由术者盲法评价不同浓度的肾上腺素对毛细血管出血程度的影响。结果发现不同浓度的肾上腺素作用没有明显区别，稀释至 1：500 000 时止血能力才有下降[135]。最近一项机双盲前瞻性研究明确了稀释较多的肾上腺素有效。其比较了在 1% 利多卡因中不同稀释度的肾上腺素的血管收缩效应和血流阻断能力。在 1：400 000 和 1：200 000 之间以及 1：100 000 和 1：50 000 的稀释度之间未发现明显差异[136]。这些研究提示，较小浓度的肾上腺素在临床上有类似效果，但其对局麻药的系统性吸收是否有影响未被提及。目前最常用的浓度是 1：100 000 和 1：200 000。

问题 56-3　由于新鲜配制的利多卡因和肾上腺素混合液较提前混合好的液体引起的注射痛轻，故建议选用前者[27]。提前混合好的液体需要较低的 pH 值，以防止肾上腺素随时间降解。新鲜配制的液体 pH 值较高，但不会马上使肾上腺素降解，而且注射时痛感较轻。配制上述混合液时，将 0.3ml 1：1000 的肾上腺素加入 30ml 利多卡因中[27]。

其他有局麻效应的物质

辣椒碱

辣椒碱是一种自然物质，是辣椒中导致辣味觉的活性成分。在墨西哥等辣椒原产国，辣椒提取物作为食品添加剂或药物成分已有数世纪之久。早在 150 年前的欧洲，辣椒提取物就曾被用来治疗牙痛。现在，辣椒碱被制作成洗剂或乳膏，用于疼痛的辅助治疗。如此，辣椒碱应该被看作止痛剂而不是麻醉剂。其作为慢性疼痛治疗的辅助剂时，必须持续频繁使用才能有效。

临床应用

FDA 批准的皮肤科应用

手术后神经痛

辣椒碱在皮肤科最普遍的应用是治疗手术后神经痛（框 56-6[137-138]）。但大多数已发表的关于辣椒碱疗效的文章都为无对照研究或病例报告。一项随机双盲对照研究对比了 0.075% 辣椒碱乳膏与赋形剂对手术后神经痛中的疗效，结果发现，几种疼痛评估方法均提示辣椒碱乳膏组患者手术后疼痛有所缓解[137]。另一项采用了 3 种不同疼痛评估方法的随机双盲对照研究也表明，辣椒碱乳膏对手术后疼痛控制的作用在统计学上有显著意义，20% 的患者能够达到疼痛完全消失或几乎完全消失。一位作者建议，由于辣椒碱作用较弱，应与鸦片类或抗抑郁药联合使用[138]。市面上还有一种 8% 辣椒碱皮肤贴膏用于治疗手术后神经痛[139]。

辣椒碱对角质细胞和成纤维细胞有毒性作用[141]，所以，在有磨损或伤口的皮肤上使用可能延迟愈合过程。

药物相互作用

外用辣椒碱没有药物相互作用的临床证据。

治疗指南

辣椒碱治疗疼痛时，每天使用 3～5 次，起效时间为 1～2 周。而最佳疗效可能在 4～6 周时才出现[138,142]，因此充分的治疗性研究必须能够持续这么久。辣椒碱每次使用后疗效可维持 3～6h[14]。

苯海拉明

问题 56-15 人们对抗组胺药的麻醉效应的认知由来已久[143-144]。其作用机制很可能与传统局麻药类似，即阻断钠离子通道[145]（见表 56-3[15]）。对利多卡因过敏的患者（或对其他酰胺类局麻药过敏的患者）目前提倡以注射用苯海拉明替代传统局麻药[146]。在急诊医学相关文献中显示有直接比较注射用苯海拉明与利多卡因局麻效果的研究。一项随机双盲研究比较了 1% 苯海拉明与 1% 利多卡因在修复成人小撕裂伤时的局麻效应[59]。参试者认为苯海拉明注射痛更重但麻醉效应无异于利多卡因。另一项前瞻性随机双盲安慰剂对照研究证实了上述结论[56]。

尽管有些患者在系统性吸收苯海拉明后有嗜睡反应，但其最严重的不良反应来自众所周知的组织刺激。关于注射苯海拉明后发生不明原因的组织坏死已有数例报道[147]，其中 1 例肢端坏死，最终导致截肢[148]。因此，厂商在药物说明书中标明苯海拉明不应作为局麻药使用[149]。由于上述 3 例中的 2 例使用的都是 5% 苯海拉明，有人认为坏死可能与药物浓度有关[58]。使用 1% 苯海拉明溶液并避免用于侧支循环较差的部位可能还是有益的[58]。配制 1% 溶液时，将 1ml50mg 的苯海拉明加入 4ml 无菌生理盐水即可[59]。制作较大容量的 1%（10mg/ml）溶液时，从 50ml 生理盐水瓶中取出 10ml 丢弃，然后加入 10ml 5% 苯海拉明[150]。另外，作为注射局麻药使用时，会产生剂量相关性镇静作用，该作用在低至 25mg 的剂量时即可出现，而在儿童可能更低。

市场上还可见到数种外用苯海拉明的不同剂型，用于暂时性缓解轻微疼痛和瘙痒。不幸的是，外用苯海拉明是较强的致敏剂，能够引起大范围皮炎及随之产生的苯海拉明和相关物质的系统性吸收[106]。已有数例文献报道了儿童外用苯海拉明后引起严重的、包括死亡在内的不良反应[151]。推测认为，在大面积外用、涂抹于屏障功能受损的皮肤（如发生湿疹或水痘时）或沐浴后外用时，系统性吸收增加，导致苯海拉

框 56-6　辣椒碱的适应证和禁忌证[135-136]

FDA 批准的皮肤科适应证
治疗后神经痛[135-136]

FDA 批准的医疗适应证
糖尿病神经痛

皮肤科超适应证应用†
乳房切除术后疼痛综合征*
感觉异常性背痛
反射交感性营养不良
残肢痛
　大汗腺色汗症
　阴道前庭炎
　白癜风
　顽固性瘙痒
　PUVA 引起的皮肤疼痛
　烧灼痛
　红斑性肢痛病
　肿瘤浸润相关的皮肤疼痛

禁忌证
绝对
　有破溃的皮肤
相对
　能忍耐的患者

妊娠期用药分级——B 级

* 超适应证使用中已有明确的临床获益记录；
† 更多相关信息见：

1. Mason L，Moore RA，Derry S，et al. Systematic review of topical capsaicin for the treatment of chronic pain. BMJ 2004；328；991.
2. Norton SA. Useful plants in dermatology. V. Capsicum and capsaicin. J Am Acad Dermatol 1998；39；626-8.

超适应证使用

已报道的辣椒碱超适应证使用如下：感觉异常性背痛、反射交感性营养不良、补骨脂素加紫外线 A（PUVA）治疗引起的皮肤疼痛、烧灼痛、红斑性肢痛病、与肿瘤浸润相关的皮肤疼痛、银屑病、阴道前庭炎及大汗腺色汗症。

不良反应

辣椒碱的主要不良反应为局部反应[138]。使用辣椒碱产品的患者中 80% 有烧灼感。正是这种烧灼感使得对照试验中的盲法几乎不可能实现[138]。另外，这种不适增加了患者放弃治疗的可能性。为了增加依从性，需告知患者治疗中会出现显著烧灼感，坚持使用至少 1～2 周后不适感会逐渐消失。使用辣椒碱后还可能出现瘙痒、皮肤发红、咳嗽和打喷嚏等。需告知患者使用辣椒碱后注意洗手，以免不经意间将其涂抹至非治疗部位的皮肤或黏膜，引起不适。还可能发生的不良反应有红斑、浅表性糜烂[140]。体外研究显示，

明在体内达到系统性毒性水平[151]。

本章使用的英文缩写			
CNS	中枢神经系统	IgE	免疫球蛋白 E
CYP	细胞色素 P450	PABA	对氨基苯甲酸
EMLA	局部麻醉药的共熔性合剂	PUVA	补骨脂素加紫外线 A
EMS	急诊医疗系统	STSG	分层皮瓣
FDA	食品药品监督管理局	TAC	丁卡因、肾上腺素、可卡因混合物
FTSG	全层皮瓣	VMA	香草基扁桃酸

推荐阅读

Local anesthesia

Catterall WA, Mackie K. Local anesthetics. In: Brunton LL, Lazo JS, Parker KL, editors. *Goodman and Gilman's the pharmacological basis of therapeutics*, 11th edn. New York: McGraw-Hill; 2006. p. 369–86.

Hruza GJ. Anesthesia. In: Bolognia JL, Jorizzo JL, Rapini RP, et al, editors. *Dermatology*. London: Mosby; 2003. p. 2233–42.

Koay J, Orengo I. Application of local anesthetics in dermatologic surgery. *Dermatol Surg* 2002;28:143–8.

Soriano TT, Lask GP, Dinehart SM. Anesthesia and analgesia. In: Robinson JK, Hanke CW, Sengelmann RD, et al, editors. *Surgery of the skin: procedural dermatology*. Philadelphia: Elsevier Mosby; 2005. p. 39–58.

Wetzig T, Averbeck M, Simon JC, et al. Local anesthesia in dermatology. *J German Soc Dermatol* 2010;8:1–11.

Wiles MD, Nathanson MH. Local anaesthetics and adjuvants – future developments. *Anaesthesia.* 2010;65(suppl 1):22–37.

Topical anesthesia

Huang W, Vidimos A. Topical anesthetics in dermatology. *J Am Acad Dermatol* 2000;43:286–98.

Kaweski S. Topical anesthetic creams. *Plast Reconstr Surg* 2008;121:2161–5.

Railan D, Alster TA. Use of topical lidocaine for cosmetic dermatologic procedures. *J Drugs Dermatol* 2007;6(11):1104–8.

参考文献

见本书所附光盘。

第 57 章　真皮内及皮下注射用填充剂

Melanie Kingsley，Andrei I. Metelitsa，Michael S. Kaminer

娜仁花　译　赵　娜　审校

概述

当我们衰老时，真皮会变薄，骨组织吸收，胶原和弹力纤维减少，于是皮肤老化的征象出现。皮肤填充物的出现和逐渐改进使得减缓皮肤衰老征象出现、纠正已出现的衰老征象成为可能，而这些在从前被认为是不可能的。

早在 19 世纪晚期人们就已经试用脂肪移植进行软组织扩容矫形。从那时开始，就不断有填充物试制成功并推向市场。但直到 1981 年，美国食品药品监督管理局（US FDA）才通过了牛胶原在治疗细小皱纹中的应用。自此，真皮填充物领域经历了不断出现新产品和新注射技巧的巨大进步。所以，对进行这类治疗

的医生而言，熟知该领域的新进展很重要。临床医生必须经过严格培训，熟知产品成分、治疗范围、禁忌证和可能发生的不良反应，以及当不良反应发生时应该怎样处理。每位患者都有其自身特点，所以，应有针对每位患者的个性化的、既安全又有效的治疗方案。

真皮内填充剂的分类

胶原

牛胶原是第一个得到 US FDA 认可的真皮填充物。其以 Zyderm I （由美国加利福尼亚州圣巴巴拉的 INAMED Aesthetics，McGhan Medical 生产）的商品名上市，迅速得到广泛喜爱。Zyderm I 对于细小皱纹的改善效果非常好，但是对中度和较深皱纹的改善效果则不理想[1]。

几年后，含有较高浓度牛胶原的 Zyderm II 上市。随后上市的是 Zyplast，其中戊二醛与牛胶原进行交联，使得产品更稠、更长效。这两种产品均用来纠正较深皱纹[1]。

牛胶原填充物平均作用时间为 3 个月。**问题 57-1** 它有导致过敏的风险，所以，在进行治疗前需进行两次皮肤测试。测试在治疗前至少 6 周进行，将 0.1ml 胶原填充物注射入前臂屈侧浅层真皮[1]。注射后 48h 内观察测试结果，详细记录注射部位出现的皮肤发红、硬结、水肿和疼痛。4 周后，在对侧前臂进行第二次皮肤敏感测试，以捕捉初次测试阴性的患者。如果未出现肉眼可见的反应，可在第二次皮试后 2 周内进行正式的牛胶原填充物注射治疗。

2003 年 3 月，经生物工程改造的人胶原上市，商品名为 Cosmoderm 和 Cosmoplast（由美国加利福尼亚州圣巴巴拉市的 INAMED Aesthetics，McGhan Medical 生产）。这些产品不必经过皮试，可以直接注射[2-3]。

牛胶原和生物工程改造的人胶原产品含有利多卡因，使得注射治疗容易耐受。这些产品在美国已经见不到，由于市场萎缩，于 2010 年主动从美国撤市[1]。

2004 年一种名为 Evolence（由以色列赫兹利亚市的 CollbarLifeScience 公司生产）的猪胶原纤维产品上

市，主要用于治疗深在皱纹。由于猪胶原和人胶原在结构上类似，所以该产品不需皮试。Evolence 的作用时间较传统胶原纤维长，其效果可以维持 1 年。Evolence 的稳定性取决于猪胶原与天然糖 D-核糖的交联，即 Glymatrix 技术。由于逐渐失去人们的喜爱，这款产品于 2009 年从美国主动撤市[2,4]。

玻璃酸（玻尿酸）

玻璃酸（HA）是一种天然多糖，是天然存在于我们真皮内的细胞外基质。目前 FDA 批准使用的玻璃酸填充产品是经过细菌发酵生产出来的，致敏性非常低，所以不需要做皮试[2-3]。早期的玻璃酸产品，如

Hylaform（美国加利福尼亚州欧文市的 Allergan 生产），来自禽类，现在市场上已经没有这些产品。

Hylaform 是第一个上市的玻璃酸产品，随后上市的是 Restylane（美国亚利桑那州斯科茨代尔市的 Medicis 生产），于 2003 年获得 FDA 批准。自此以后，又有数种玻璃酸产品上市。它们作用很相似，但是又各有特点。其不同之处在于玻璃酸的浓度、分子大小、交联情况、G'系数（凝胶硬度）和是否含有利多卡因（表 57-1）。

玻璃酸经 FDA 批准用于纠正中重度皱纹，特别是鼻唇沟（NLF）处。其有许多超适应证使用，包括但不限于面颊部（苹果肌）、口角纹（木偶线）、眼窝凹陷（泪槽）、唇及手部填充[5]（框 57-1）。

表 57-1 皮肤科常用填充物

产品	厂商	材料	作用时间	测量(G)(帕)
I. 非永久性				
1. 胶原* Cosmoderm1	INAMED	人成纤维细胞衍生的胶原	3～6 个月	
Cosmoderm2	Aesthetics			
Cosmoplast	INAMED Aesthetics	人成纤维细胞衍生的胶原	3～6 个月	
Evolence	CoolbarLifeScience	猪胶原（35mg/ml）	可达 1 年	
Zyderm1	INAMED Aesthetics	牛胶原（35mg/ml＋0.3％利多卡因）	3～6 个月	
Zyderm2	INAMED Aesthetics	牛胶原（65mg/ml＋0.3％利多卡因）	3～6 个月	
Zyplast	INAMED Aesthetics	牛胶原（35mg/ml＋0.3％利多卡因）	3～6 个月	
2. 玻璃酸 Hylaform	INAMED Aesthetics	来自雄鸡冠的玻璃酸（3.5mg/ml Hylan B）	2～4 个月	
Hylaform Plus	INAMED Aesthetics	来自雄鸡冠的玻璃酸（3.5mg/ml Hylan B），微粒较 Hylaform 大	2～4 个月	
Hydrelle	Coapt Systems	NASHA（28mg/ml＋0.3％利多卡因）	可达 1 年	
Juvederm Ultra XC	Allergan	NASHA（24mg/ml＋0.3％利多卡因）	6～9 个月	28
Juvederm Ultra Plus XC	Allergan	NASHA（24mg/ml＋0.3％利多卡因），与 Juvederm Ultra XC 相比含有较高比例的交联玻璃酸	6～9 个月	75
Prevelle Silk	Mentor	NASHA（4.5～6mg/ml）	3～6 个月	
Perlane-L	Medicis Aesthetics Inc.	NASHA（8000 凝胶微粒/ml＋0.3％利多卡因）	6～9 个月	541
Restylane-L	Medicis Aesthetics Inc.	NASHA（20mg/ml，100 000 凝胶微粒/ml＋0.3％利多卡因）	6～9 个月	513
II. 半永久性				
Radiesse	Bio-Form Medical	羟基磷灰石钙	9～18 个月	1407
Sculptra	Valeant	PLLA	12～22 个月	
III. 永久性				
Artefill	SunevaMedical	20％聚甲基丙烯酸甲酯（PMMA）微粒和 80％提纯牛胶原加 0.3％利多卡因	永久	
Silikon 1000	Alcon Laboratories	液体硅胶	永久	
IV. 填充物				
Belotero	Merz Aesthetics	NASHA（22.5mg/ml）	6～12 个月	低
Captique	INAMED Aesthetics	NASHA（5.5mg/ml）	3～6 个月	

NASHA，非动物性稳定性玻璃酸。
* 目前所有的胶原产品在美国都已撤市

框 57-1　注射填充剂的适应证和禁忌证

FDA 批准的应用

中到重度面部皱纹和皱褶

Belotero
Captique*
Cosmoderm*
Cosmoplast*
Evolence*
Hyaluform
Hydrolle
Juvederm Ultra XC
Juvederm Ultra Plus XC
Prevelle Silk
Perlane
Radiesse
Sculptra
Zyderm*
Zyplast
丰唇
Restylane

禁忌证

对制剂的任一成分（如利多卡因）过敏

严重过敏

与 HIV 感染有关的面部脂肪萎缩

Radiesse
Sculptra

持久性视网膜填塞

Silikon 1000

超适应证使用

面部填充（如唇部和颧部）

手部嫩肤治疗

痤疮瘢痕

硬斑病

鼻部整形

足跖填充

* 已经撤市的产品

玻璃酸填充物在活动部位（如鼻唇沟和唇部）的作用时间平均为 6～9 个月。在活动受限部位（如颧部和泪槽）作用时间可超过 1 年。**问题 57-2** 玻璃酸的优势包括注射后可持续数月的可塑性和很低的过敏风险[12]。**问题 57-3** 另外，玻璃酸注射后很容易被透明质酸酶降解，这与其他填充物相比是巨大优势。透明质酸酶是一种天然存在的酶，能够在 24h 内降解玻璃酸。

问题 57-4 现在能够买到混合了利多卡因的玻璃酸。患者耐受性更好，医生们发现患者对表面麻醉剂或神经阻断麻醉的需求减少了。两项不同的随机双盲对侧面部研究均报道，含有利多卡因的玻璃酸组患者在注射时痛感显著减轻，量化数据表明疼痛减轻达 50%。而与此同时，其治疗效果和存在的风险与不含利多卡因的同款产品相似[7]。

玻璃酸除了有丰盈作用之外，Wang 及其同事还报道，注射玻璃酸引起的真皮机械牵拉可促进胶原合成。机械张力导致成纤维细胞伸长及最终的胶原合成，这也解释了为什么注射玻璃酸后会维持长达数月甚至数年的效果[8]。

羟基磷灰石钙

玻璃酸填充物以良好的丰盈效果而被接受，而羟基磷灰石钙（CaHA）则被认为既有好的丰盈能力又有好的刺激效果。羟基磷灰石是一种天然物质，是我们骨骼的主要成分，其引发免疫反应的风险很低，因而不需做皮试[9]。

Radiesse（美国加利福尼亚州圣马特奥市的 BioForm Medical 公司生产）是目前唯一作为真皮填充物的羟基磷灰石钙产品。**问题 57-5** 2006 年 FDA 批准其用于治疗中重度皱纹及 HIV 感染相关脂肪萎缩。Radiesse 是由羟基磷灰石钙微球体和含有羟基甲纤维素钠、甘油和蒸馏水的水性凝胶混悬液组成的制剂[2]。

该产品较玻璃酸有更长的作用时间，疗效可维持 12～18 个月之久。其刺激作用可引起成纤维细胞增生和新胶原生成。注入真皮的物质造成异物反应，导致成纤维细胞在羟基磷灰石钙周围累积形成保护，使得微球的降解延缓。这一异物反应也导致新生胶原形成[10]。

问题 57-2 羟基磷灰石钙较玻璃酸难控制。该产品在注射入治疗部位后必须马上进行塑形，一旦固定就不能改变。

问题 57-6 羟基磷灰石钙能够在影像学检验中看到，告知患者这一点很重要。医生要告知患者其不会影响对周围组织的评估，消除患者疑虑[2]。

Radiesse 不含利多卡因，但常规会在注射前加入利多卡因。通常是加入 1% 含肾上腺素的利多卡因或者 2% 利多卡因单剂。为了减轻患者不适，FDA 于 2009 年批准了加入利多卡因的成品。这样不仅可减少患者疼痛，还可软化产品，使注射过程中产品的流动变得更加容易[11]。

左旋聚乳酸

Sculptra（美国宾夕法尼亚州伯温市的 Dermik Laboratories 生产）由左旋聚乳酸（PLLA）微颗粒组成，起初于 1999 年在欧洲被批准用于治疗瘢痕和皱纹。**问题 57-5** 随后 FDA 于 2004 年批准其用于治疗 HIV 感染相关脂肪萎缩，接下来于 2009 年又批准其用于皮肤美容注射。该产品对于面颊部和鼻唇沟的深部填充效果很好，对颞部萎缩的填充特别有效[12-13]。

注射后，亲水性物质被巨细胞缓慢再吸收和清除。在再吸收过程中，左旋聚乳糖刺激胶原产生，导致治疗部位扩容[12-24]。经过每月 1 次、共 2～8 次的治疗，左旋聚乳糖的治疗效果逐渐在数月内缓慢显现。其效果可持续 1～3 年之久。

聚甲基丙烯酸甲酯

问题 57-4 Artefill 由聚甲基丙烯酸甲酯（PMMA）

微粒（20％）和提纯的牛胶原（80％）组成[15-16]，加入 0.3％的利多卡因作为麻醉剂。PMMA 微粒不能够被酶降解，所以产生永久性效果。问题 57-1 由于该产品含有牛胶原，在给患者注射前必须进行皮试，除外致敏可能[16]。

有皮肤皱纹和明显褶皱且多余皮肤很少的患者比较适合接受 Artefill 治疗。油性皮肤治疗后的反应大多也很好[16]。

硅胶

硅胶是由元素硅衍生而来的合成聚合物。硅胶产品有数种剂型以适应不同需求，最常用于美容填充的剂型为可注射液态硅胶（LS）——聚甲基硅氧烷硅。该液体的黏度为 1000 厘泊，FDA 批准其用于视网膜脱离后的长效视网膜填充治疗。问题 57-7 其用于美容治疗并没有获得 FDA 批准，但很多医生认为，在正确使用微滴技术进行注射时，其有很好的安全性、稳定性和治疗效果。微滴技术需要多次注射，每次在真皮下注射 0.01ml 等量的液体硅胶。要达到完全纠正，患者一般需要接受数次治疗，两次治疗相隔至少 1 个月。很重要的一点是，只有接受过严格医用纯硅胶注射培训的医生才可以实施这一治疗[3,17]。

最新的填充物

新的、有创意的填充物正在被开发生产和进行临床试验。因为这些产品还没有获得 FDA 批准，就不在这里进行详细讨论了，只简单列出其中要点（表 57-2）。

表 57-2 最新的填充物（撰稿时尚未获得 FDA 批准）

产品名	性能
Aquamad	永久性填充物，包含与 2.5％交联聚丙烯酰胺聚合物结合的 97.5％高温热解水
Belotero*	使用内置稠密基质（CPM）技术生产的玻璃酸，这一特殊的制作过程使得产品有了可变的密度，能够更好地适应真皮条件；可以在表浅部位注射
Isolagen	含有培养的自体成纤维细胞的填充物
Juvederm-Voluma	高黏度、高密度的玻璃酸填充物
Laresse	非永久、非玻璃酸填充物，由两种可溶性医学多聚物（羟甲基纤维素和聚环氧乙烷）组成（羟甲基纤维素和聚环氧乙烷）
Prevelle Lift	Dermal Gel 附加填充物；二乙烯砜（DVS）交联的玻璃酸，具有高弹系数，防止填充物变形

* 已于 2011 年获得 FDA 批准

不良反应（框 57-2）

即刻不良反应（0～2 天）

最常见的微小不良反应一般发生在治疗后即刻，由注射过程导致，包括疼痛、皮肤发红、瘙痒、肿胀以及淤血等[18]。问题 57-8 玻璃酸填充剂具有与肝素相似的抗凝作用，所以与胶原产品相比会更容易出现水肿和淤血[19]。这些不良反应一般持续 1 周左右自行缓解，不会遗留不良后果。

填充剂注射部位如果过于表浅，会出现可见性包块。玻璃酸注射过浅时皮肤会呈现蓝色（Tyndall 现象），而其他微粒填充物太浅表时会有白色包块样物质[20]。如果出现上述不良反应，可尝试用力按摩、用细针头划破皮肤及使用透明质酸酶（如果是以玻璃酸为主的填充物）进行处理。

如果填充物不慎注射入动脉，会导致注射部位坏死，该动脉灌注区域的皮肤出现苍白。立即发现并停止注射、局部热敷、外用硝酸甘油糊剂促进血管扩张和局部注射透明质酸酶等措施可能成功治疗这一反应。

早期不良反应（3～14 天）

注射后最初几周出现非炎症性结节通常由填充物注射部位不理想而致。轻柔按摩一般可以消除结节。如果这种反应出现在注射玻璃酸后，并且按摩不能完全消除结节，可考虑使用透明质酸酶。

早期出现疼痛性结节可能与感染有关，应该进行包括组织培养在内的相关检查，然后给予抗生素治疗。如果发现有波动性结节，则应该考虑切开引流。初始阶段使用的抗生素应从大环内酯类、四环素类和喹诺

框 57-2 真皮填充物不良反应

即刻不良反应（0～14 天）
疼痛
皮肤发红
瘙痒
皮肤肿胀
淤血
可看见皮肤内注射物质、Tyndall 现象
注射部位坏死
早期不良反应（3～14 天）
非炎症性结节
炎症性结节
超敏反应（如血管神经性水肿）
晚期不良反应（15 天～1 年）
异物性肉芽肿
延迟反应（1 年以后）
生物膜

酮类中选择至少两种药物，以减少抗药性产生[21]。

严重超敏反应（如血管神经性水肿）可能与注射物质及宿主因素有关。超敏反应非常少见，估计每10 000 例接受注射的患者中少于 1～5 例。

晚期不良反应（15 天～1 年）

填充物引起的异物性肉芽肿通常出现较晚，多在注射 6 个月以后出现。一般认为这些肉芽肿是由产品中的其他化学物质、杂质或者大量植入物引起。一般情况下，临床即可诊断，表现为疼痛、水肿、皮肤发红或深紫色皮肤色素改变。异物性肉芽肿初期增大，随后可能数月没有改变，有时甚至不经治疗自行消退。皮损内注射皮质类固醇被认为是该类肉芽肿的主要治疗选择。

在多动部位（如口唇）注射微粒填充物（如羟基磷灰石钙、左旋聚乳酸和聚甲基丙烯酸甲酯）会引发非炎症性结节[20]。如果发生，可以考虑用力按摩和皮损内注射生理盐水或曲安奈德。

问题 57-9 注射左旋聚乳酸后出现可以摸到的结节可能是因为注射前溶药时间太短（<2h）、稀释不够（<5ml）以及注射技巧不当。目前的指导性建议是注射前至少 2h 溶药[22-23]，最好是 24h[24]。注射左旋聚乳酸前摇匀也很重要，药物需充分混合。使用 25G 针头配以 1ml 或 3ml 注射器能使注射过程变得容易。但如果使用更稀的溶液，更多人会使用 26G 或 27G 针头，以减少损伤和淤血。问题 57-9 注射部位过浅也会导致结节形成，所以建议左旋聚乳酸的注射部位在真皮和皮下脂肪交界处或在皮下脂肪内。注射后按摩对预防结节形成非常重要。要遵循 5S 原则，即按摩5min、每日 5 次、按摩 5 天。

延迟反应（1 年以后）

问题 57-10 注射时带入的细菌经过静态菌群形成过程会导致迟发性生物膜的生成，即一群微生物包埋在自己产生的、黏附在表面上的聚合性基质中[21]。已形成的生物膜以反复发作性感染为特征，需要长期使用抗生素抑制感染发作，进而去除植入物和生物膜[25]。

本章使用的英文缩写	
CaHA	羟基磷灰石钙
G	测量
HA	玻璃酸
HIV	人类免疫缺陷病毒
LS	液态硅胶
NASHA	非动物性稳定性玻璃酸
NLF	鼻唇沟
PLLA	左旋聚乳酸
PMMA	聚甲基丙烯酸甲酯
US FDA	美国食品药品监督管理局

推荐阅读

Beer K. Dermal fillers and combinations of fillers for facial rejuvenation. *Dermatol Clin* 2009;27(4):427-32.

Carruthers J, Cohen SR, Joseph JH, et al. The science and art of dermal fillers for soft-tissue augmentation. *J Drugs Dermatol* 2009;8(4):335-50.

Mercer SE, Kleinerman R, Goldenberg G, et al. Histopathologic identification of dermal filler agents. *J Drugs Dermatol* 2010;9(9):1072-8.

参考文献

见本书所附光盘。

第 58 章　肉毒杆菌毒素注射

Christian Murray and NowellSolish

娜仁花　译　赵　娜　审校

概述

历史上对肉毒杆菌神经毒素（BoNT）的记载始于臭名昭著的、古老的、致命的毒药，直至 50 多年前其成为潜在的神秘生物武器。肉毒杆菌毒素重新出现，成为有益的医学奇物。其应用在最近 15 年里迅速增加，变身为北美最常用的美容制剂。它仍然是一种很强的神经毒药，但是经过多年谨慎探索，临床医生们已经能够控制并使其达到治疗目的。极好的患者满意度和较低的不良反应率是 BoNT 的使用激增的原因。在探索肉毒杆菌神经毒素的治疗潜力和不断扩充其适应证方面，皮肤科医生一直处于前沿地位。

肉毒杆菌有三种形态：食物产生的、新生儿的及与伤口相关的[1-2]。毒性反应的出现始于头部抗胆碱能症状（如口干、视力模糊、恶心），而且可以恶化至瘫痪、呼吸循环衰竭及死亡。德国医生 Kerner 早在 19 世纪早期就发表了首个病例研究报告[2]。Kerner 在自己以及实验室动物身上的勇敢试验提供了这种神经毒素的详细效用，Kerner 甚至预测到其可用于控制交感神经和神经肌肉的过度兴奋[3]。van Ermengem 于 19 世纪末首次确认病原菌为肉毒杆菌，后来重新归类为肉毒芽孢梭菌[4]。这种革兰氏染色阳性的棒状厌氧菌能够形成孢子，并能在特殊条件下产生毒素。一般而言，毒素总是产生于腌制的、缺氧环境下的食物，起初认为源于香肠（botulus 一词即拉丁文"香肠"）[2]。van Ermengem 记载，该毒素对热敏感，对乙醇和弱酸不敏感[3]。他还记录了不同动物对该毒素的易感性的不同。针对性研发始于 20 世纪 20 年代，到 20 世纪 40 年代，美国军方已经分离出可以使用的 A 型肉毒杆菌神经毒素。肉毒杆菌神经毒素是对人类最具杀伤力的物质，1g 肉毒杆菌神经毒素可杀死 1 000 000 人。然而，早期进行的将其武器化的努力并不成功，大部分已放弃[2-3]。

A 型肉毒杆菌神经毒素（BoNTA）在医疗上的应用始于 20 世纪 50 年代，在 20 世纪 60 年代晚期得到了显著发展。当时 Schantz 和 Scott 展示了注射 A 型肉毒杆菌神经毒素会使眼外肌变弱[2]。第一批商用 BoNTA（79-11）称为 Oculinum，生产于 1979 年。直到 1997 年，美国使用的肉毒杆菌毒素均来源于这批产品，其名称在 1991 年改为 Botox（onabotulinumtoxin A，Allergan 生产）。Botox 最初被批准用于治疗斜视，在其他眼外肌相关性痉挛性疾病中的应用也很普遍[5]。BoNTA 进而被用于斜颈及其他肌张力失常性疾病。1987 年，加拿大眼科医生 Jean Carruthers 观察到，眼睑痉挛患者在接受 BoNTA 治疗后，眉间肌皱纹减少，她将这一发现告诉了她的丈夫（一名皮肤外科医生）Alistair Carruthers[2-3]。Carruthers 夫妇和一些其他医学先驱们就 BoNTA 在美容治疗上的潜力进行了许多实验，他们最早揭示了 BoNTA 治疗效用和安全性数据。自此，相关研究的激增大大扩展了肉毒杆菌神经毒素在皮肤科和其他领域的应用。

药理学

结构及血清型

问题 58-1 肉毒杆菌 C 产生 7 种不同的神经毒素，按血清型分类为 A、B、C、D、E、F 和 G[1]。不同血清型有不同的药理学特征，但是都抑制神经肌肉接头（NMJ）处乙酰胆碱（ACH）神经递质的释放，导致肌肉松弛性瘫痪[6]。所有血清型都有一种小的神经毒素蛋白（150kDa），该毒素蛋白附着于一种大的没有毒性的蛋白，后者保护前者抵御胆囊中的酸性环境以及不受肠道中蛋白酶降解（图 58-1）。当上述复合物到达血液里，附属蛋白的凝血素成分与血红细胞反应，导致毒性蛋白与其附着的蛋白分离而自由发挥毒性作用[1]。毒素的重链（HC）与突触前神经末梢结合，最终使得轻链进入细胞液而裂解乙酰胆碱释放所需的蛋白质。神经毒素 C 和 D 对人类几乎没有作用。A 型肉毒杆菌神经毒素是用于人类的最强的神经毒素，也是第一个用于医疗并商业化的产品[2]。

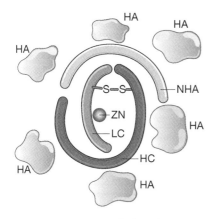

图 58-1　**Botox 结构**　900kDa 的复合物中 150kDa 的毒素被大的、保护性、非毒性、非血凝素（NHA）和血凝素（HA）蛋白围绕，并附着于一个锌原子。50kDa 的轻链（LC）由不耐热的双硫键连接变成一条 100kDa 的重链。这一复合物在胆囊中的酸性环境中稳定，但是在血流中溶解并释放毒素。（Adapted from Carruthers A，Carruthers J，editors. Botulinum toxin. Philadelphia：WB Saunders；2005，Figure 2.1，p. 10）

神经生理学

每个神经末梢终端都有小的细胞内脂质小泡，小泡内含有神经递质，如乙酰胆碱（ACH）。当神经冲动到达神经末梢，电位改变刺激钙离子内流，进而引起脂质小泡向细胞质膜移动，并在细胞质膜上停靠、融合，向突触间隙释放其内含物（图 58-2、图 58-3）[4]。乙酰胆碱（ACH）与突触后肌肉上引发肌肉收缩的受体结合。乙酰胆碱的胞吐作用非常快，在激活后 1ms 内就会发生。

脂质小泡之所以能够停靠和与细胞质膜融合得益于一组蛋白质的帮助，这组蛋白质是 SNARE（可溶性 N-乙基马来酰亚胺敏感因子黏附蛋白受体），也有人称其为突触融合复合物。在脂质小泡起作用的 SNARE 蛋白称为 v-SNARE，而作用于胞膜上的称为 t-SNARE。SNARE 蛋白是结构中的重要组成部分，介导各种细胞内的膜的融合。

作用机制

神经肌肉功能的抑制

干扰脂质小泡胞吐过程中任何一部分都会破坏神经肌肉的功能。问题 58-2 问题 58-3 SNARE 蛋白是肉毒杆菌神经毒素轻链的靶点，导致突触后细胞麻痹[4]。肉毒杆菌神经毒素 A、C 和 E 催化 SNARE 蛋白中的突触相关蛋白 25（SNAP-25）裂解，而肉毒杆菌神经毒素 B、D、F 和 G 则催化突触小泡蛋白裂解，突触小泡蛋白也叫小泡相关膜蛋白（VAMP）[6]。还有其他一些分子也是肉毒杆菌神经毒素的靶点，如突触融合蛋白和哺乳动物非协同蛋白 18（MUNC-18）。周围神经末梢的疼痛感受神经元也含有脂质小泡，并通过释放致痛物质［如 P 物质、谷氨酸、降钙素基因相关肽（CGRP）］来维持神经源性炎症。这些脂质小泡

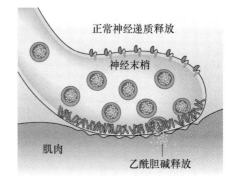

图 58-2　**神经传导**　一个神经冲动到达神经末梢，触发电压敏感的钙通道开放，钙离子流激发预先形成的含有 ACH 的小泡和其他神经介质流向轴突末梢与突触前膜融合。ACH 被释放入突触间隙并被突触后肌肉接收，致去极化和肌肉收缩。Adapted from Carruthers A，Carruthers J，editors. Botulinum toxin. Philadelphia：WB Saunders；2005，Figure 2.4，p. 12

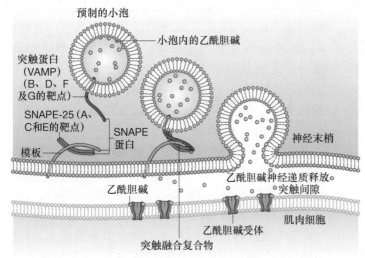

图 58-3　肉毒素存在情况下的神经传导　小泡的运输、停靠和膜融合过程均由 SNARE 蛋白控制。肉毒杆菌毒素 A、C、和 E 催化 SNAP-25 的裂解，而肉毒杆菌毒素 B、D 阻断小泡蛋白的功能。任何 SNARE 蛋白的损伤都会妨碍脂质小泡的功能以及随后产生的肌肉活动。Adapted from Carruthers A，CarruthersJ，editors．Botulinum toxin. Philadelphia：WB Saunders；2005，Figure 2.5，p. 13

的释放也由 SNARE 蛋白介导，使得肉毒杆菌神经毒素调节疼痛感受成为可能。

神经肌肉功能的恢复

问题 58-4 一旦血管转运功能受到破坏，则组成部分不能再恢复。肌肉无力开始出现于第 2～4 天，最强麻痹出现于第 7～10 天。周围神经在 1 个月内开始生出新的小的无髓神经末梢。这一时期，新 SNARE 蛋白也开始生成，到 3 个月时，原有神经末梢重新建立功能上的联系[4]。新芽开始回缩并在神经修复完成后逐渐消失。每一次注射肉毒杆菌毒素后都可能出现相应的肌肉萎缩，并随着注射重复次数增加而逐渐加重。很多患者都意识到要为维持治疗效益而延长治疗间歇，这与失用性萎缩相似。

肉毒杆菌毒素活性度的确定

肉毒杆菌毒素是极强的分子。它的活性由小鼠单位来衡量：1 单位（U）是指在腹腔内注射时能够致死一半数量小鼠所需的量（LD50＝50％小鼠致死量）[1]。人类半数致死量估计为小鼠半数致死量的几千倍，为 2500～3500 个腹腔内肉毒素注射单位[4]。Botox 的实际剂量大约为每 100 单位神经毒素 5ng。在标准化小鼠单位模式下，不同剂型肉毒杆菌神经毒素的剂量是等同的，即 1 单位剂量的任一品牌产品——Botox、Dysport、Xeomin 或者 Myobloc 均能杀死 50％的小鼠。但这种强度对人类的作用则不尽相同。问题 56-5 剂量转化的因素很难计算，但根据肉毒杆菌毒素是用于美容还是治疗目的可以进行剂量估算（表 58-1）。目前每一支 Botox 含有 100 单

表 58-1　肉毒杆菌神经毒素剂型的比较[4,28,35-36,38-41]　（问题 58-5　问题 58-6）

肉毒杆菌神经素毒素剂型	非专利名称	可比较单位*	批准应用范围	其他说明
肉毒杆菌毒素 A Botox（在法国称为 Vistabel）	Onabotulinumtoxin A	1	美国、加拿大和英国：腋下多汗症、皱眉纹（美容）、痉挛（加拿大：眼睑痉挛、上面部皱纹）、斜视、颈部肌张力障碍；只在加拿大和英国：脑瘫患儿的局部痉挛和足痉挛	以 100 单位分装供给，冰箱冷藏，溶药时取出
肉毒杆菌毒素 A Dysport	AbobotulinumtoxinA	2.5～5	美国：皱眉纹；加拿大：无；英国：局部痉挛（面部痉挛、脑患儿的足部痉挛、斜颈、斜视）	以 300 单位（美国）或 500 单位供应，可室温保存，必须溶药
肉毒杆菌毒素 A Xeomin	Incobotulinumtoxin A	1	美国、加拿大和欧盟：斜视、颈部肌张力障碍、脑血栓后上肢痉挛、皱眉纹（德国）	100 单位包装，无需冷藏至溶药，溶解度和剂量与 Botox 近似
肉毒杆菌毒素 B MyoBloc（在欧洲称为 NeuroBloc）	RimabotulinmtoxinB	50～150	美国和英国：颈部肌张力障碍；加拿大：无	可能较 Botox 稳定，以 2500 单位、5000 单位或 10 000 单位的包装供给，不必溶药

*为近似值

位神经毒素（即 5ng）、0.5mg 人白蛋白和 0.9mg 氯化钠。而起初的那批产品（79-11）含有 25ng 毒素，是目前产品的 5 倍[1]。和所有注射用外源性蛋白质一样，其也有可能产生抗体。中和抗体是针对神经毒素的核心元件（150kDa）而形成的，而且产品中这种核心元素的相对量才是真正抗原，那些附属蛋白则不是。肉毒杆菌神经毒素不同配方有不同结构，其潜在临床应用也不同。Xeomin 缺少络合蛋白质，所以比较小，只有 150kDa。附属蛋白有助于抵抗胃肠道环境的侵扰，但是在注射时可能用处不大。Botox 的分子量是 900kDa，而 Dysport 的分子量为 500～900kDa。

A 型肉毒杆菌毒素产品的详细信息

问题 58-6 大多数肉毒杆菌神经毒素的研究和使用经验都基于 Botox 配方，现在其非专有名 Onabotulinumtoxin A 也被大家所熟知，其为北美地区第一个被批准在皮肤科使用的肉毒杆菌神经毒素。最近，第二个肉毒杆菌神经毒素产品 Dysport（abobotulinumtoxin A）在美国获准用于治疗皱眉纹。除非特别说明，实际应用中的肉毒杆菌神经毒素都指的是 onabotulinumtoxin A（表 58-1）。肉毒杆菌毒素的针剂对热敏感，可以储存于冰箱中（表 58-2）。厂家建议用不含防腐剂的生理盐水溶药，但随机对照试验（RCT）显示，用含有苯甲醇的生理盐水溶解的肉毒素注射时疼痛明显减少，治疗效果无不同且无更多不良反应[7]。尽管近期报道显示摇晃并不会降低其效用，但溶解后的药品最好要轻拿轻放[8]。北美的药品使用说明建议 Botox 在溶药后 24h 内使用，而 Dysport 应在溶药后 4h 内使用，这是为了保证药品的无菌性。实际上有实验证实，Botox 在溶药后数周内效用并无下降[9]。药物的稀释度因治疗部位、条件及医生喜好而不同。不论溶液稀释度大小，使用剂量均以毒素单位来衡量。稀释度较大时，更容易使毒素扩散，这有益于治疗散在区域，如腋下的多汗症；但是在重要结构附近（如眼周）进行注射时则比较危险[10]。

比较肉毒杆菌神经毒素的不同产品剂型时存在三大主要争议点：剂量的等同性、药物扩散形式和起效时间。几乎没有人将 Dysport 与 Botox 或 Xeomin 进行过认真的研究比较。Botox 和 Xeomin 在效用、使用剂量和扩散方式上相近（表 58-1）。Dysport 似乎较 Xeomin 或 Botox 的扩散距离更大些，但这可能是使用剂量的不一致所导致。尽管一些小型研究提示 Xeomin 和 Dysport 的起效时间可能短至 1～2 天，但是大多数有关 Botox 的研究都没有这么早地关注起效情况。

表 58-2　Botox 溶药技术

步骤		说明
1	用大孔径的注射器抽取无菌生理盐水	用于溶 100 单位 Botox 的量一般为 1～2.5ml，美容用途可能量会多些，多汗症为 2.5～5ml
2	除去药瓶盖外面的塑料保护层	
3	用一个 14～28 号的针刺透橡胶瓶盖	可将药瓶稍稍倾斜，以使盐水能沿着瓶身慢慢流进药瓶
4	让瓶内的负压将盐水吸入瓶中	拉住注射器的塞子减慢盐水进入瓶内的速度，防止气泡产生
5	将注射器移走，针头留下	针头仍然透过橡胶瓶盖留在瓶中，空气会进入，平衡压力
6	轻轻转动药瓶，混合药和盐水	
7	将针头拔出、扔掉	
8	用开瓶器去除药瓶的橡胶盖和金属固定物	这样就有了开放的瓶口，而不必因为要刺透橡胶瓶盖吸取药液使用于注射的针头变钝
9	用注射器抽取需要的剂量，注射治疗部位	做美容治疗时通常使用 0.3～0.5ml 的 Beckton-Dickinson 超细Ⅱ30G 胰岛素注射用针。治疗多汗症时采用抽取盐水时用的大注射器抽取溶好的药液，然后在注射时换上 30G 针头。建议每注射 6 个点后更换针头，以减少针头变钝引起的注射痛
10	在病案上详细记录治疗情况	药品序列号、有效期、使用的单位量、部位等

临床应用

患者评估

问题 58-7 对于美容手术，患者选择是手术成功最重要的因素。在着手任何治疗前，一定要认真讨论合理的期望值、长期目标和每种选择可能达到的效果。谈话应包括皮肤老化的各种表现，并以患者自身情况作为例子加以解释。要询问相关病史，如既往肉毒杆菌毒素的使用情况、美容手术史（特别是眼睑手术）、是否有眼睛干涩等，并详细回顾禁忌证（框 58-1）。查体时患者取坐位，室内光线应良好，患者不能化妆。对于治疗前已经存在的感染、炎症反应、不对称之处或者瘢痕等要进行特殊的详细记录。在眼周注射之前，要用眨眼实验检测眼睑的松弛度。需告知患者治疗步骤、采用的技术、药物作用时长以及重复维持治疗的必要性。治疗前拍摄照片及记录与所有相关不良反应有关的讨论都是明智之举。

有些患者会提出不喜欢自己某些特定皱纹，而有些

框 58-1　肉毒素注射治疗的禁忌证[30]

绝对禁忌证
　　对肉毒素中任何成分过敏
　　治疗部位有感染
相对禁忌证
　　不现实的期望或合并精神疾病（如躯体变形障碍）
　　妊娠或哺乳（妊娠期风险分级为 C 级）
　　患有神经肌肉病，如兰伯特-伊顿综合征、重症肌无力
　　注射部位有炎症
　　正在使用如下药物：氨基糖苷类、胆碱酯酶抑制剂、琥珀酰胆碱、箭毒样去极化物质、硫酸镁、奎宁、钙通道阻滞剂、林可酰胺类、多黏菌素
　　年龄大于 65 岁

患者会认为自己总体上显得衰老、不高兴、沮丧、生气或疲惫。这些自我印象经常成为他们真实情感的障碍，而治疗的目的就是使他们看起来并自己感到更加年轻和充满正能量。皮肤老化的诊断最好用下列一个或多个美学评估代替（以便于被患者接受）：①肌肉牵拉引起的动态皱纹；②软组织缺失；③表浅轮廓或颜色异常；④皮肤松垂[11]。肉毒杆菌毒素单独使用对后三者效果不理想，而常常与软组织填充剂、嫩肤技术和除皱手术同时使用、协同作用[12]。最理想的患者是要对肉毒杆菌毒素作用的限度有很好的理解，并愿意通过一系列治疗达到理想的年轻化效果。

适应证

潜在适应证概述

已有很多实践证明肉毒杆菌毒素肌内注射能够弱化面部的表情肌。随机对照试验揭示了其在减少皱眉纹[13-15]以及额头[16]和眼周皱纹上的应用[17]。另外，随机对照试验还证实了其对腋下以及手掌多汗症有效[18-19]。除这些随机对照试验外，适于肉毒杆菌毒素治疗的适应证一直在不断增加[20]。由于皮肤科医生对肉毒杆菌毒素较为熟悉，一些可用其治疗的非皮肤科情况近些年也逐渐进入皮肤科治疗范围，如头痛[21]、慢性疼痛综合征、Frey 综合征[22]、抑郁症[23]、面部不对称、面部潮红及一些过去只能用手术达到的美容治疗。

目前在美国和加拿大，正式批准的肉毒杆菌神经毒素在皮肤科的应用只有上半面部皱纹和腋下多汗症（表 58-1）。

面部皱纹

准确的肉毒杆菌毒素肌内注射才能达到最佳美容

治疗效果。详细了解面部解剖（包括其常见变异）是掌握肉毒素治疗最基本的一步[24]。表 58-3 和图 58-4 及图 58-5 介绍了肉毒素治疗的常见靶肌肉，并列举一些治疗步骤。但是无法提供对所有患者都适用的、有详细注射位置、剂量和注射技术的诊疗常规。我们只是希望这些例子能够为进一步了解和探索这一技术提供基础。每个患者的肌肉都有不同，需要个体化考虑。

新手应从注射上面部开始，在对肉毒素注射技术达到娴熟前，不要冒险去试中下面部治疗[25-26]。眼部以下的面部肌肉变异很大，其肌肉组织的功能在社会交往、发声、咀嚼和吞咽等方面至关重要。对于技术精湛的医生及患者而言，这些部位使用肉毒素可能取得令人满意的效果，但出现不良反应的风险也随之加大。

每次治疗时，注射的靶点都应是在肌腹内。但为了避免产生淤血，眼睑部的注射采取皮下或皮内注射，这是一个例外。另一个方法是将 100 单位肉毒素稀释为 2.5～4ml，而不是 1ml，这样也能减少眼周注射时出现不良反应。同所有外科治疗一样，从较保守的方式和剂量开始，必要时进行补充，这比处理因过度治疗而引发的不良反应要容易得多。

多汗症

肉毒素治疗多汗症效果令人非常满意，因为它的确能很明显、很快地改善患者的生活质量[27]。问题 58-8 在手掌、脚掌、额头或腋下的皮内注射肉毒素会导致汗液产生明显减少。起效一般始于 4～10 天，效果持续 5～9 个月。简易淀粉-碘试验是一种快速而有效的定性方法，术前用于确定治疗范围。出汗最多的部位和范围应该拍照，留作日后比较治疗效果，或用于确认治疗范围[22]。但实际操作中，该试验通常只在常规治疗效果不够明显时使用，以便明确没有被肉毒素覆盖的部位。

禁忌证

该部分讨论的内容均源于对肉毒杆菌神经毒素 A 的研究，但也适用于肉毒杆菌神经毒素 B。肉毒素的确可能诱发神经肌肉疾病（列于框 58-1 的药物均有干扰神经肌肉传导的潜在可能），但这种风险在美容治疗的用量来说是很低的，而大多数治疗者会用钙通道阻滞剂进行治疗。曾有孕妇和哺乳期妇女误用肉毒素治疗的例子，目前均未发现不良后果[29]。肉毒素对妊娠、哺乳期及年龄大于 65 岁的患者的安全性还缺乏系统性、设计良好的研究。妊娠和哺乳期患者推迟所有的非急需治疗都是明智的，但 65 岁以上患者的治疗常规上不存在不良反应增加的风险[30-31]。

表 58-3　Botox 应用举例

部位/适应证	靶点	明显的不良反应	平均剂量（U）
美容治疗			
抬头纹	额肌	眉毛下垂	10
皱眉纹	降眉间肌、皱眉肌、降眉肌、眼轮匝肌	眼睑下垂	25
鱼尾纹	眼轮匝肌	复视、睑外翻、眼睑下垂、唇下垂	每侧 9～15
鼻背纹/蹙鼻纹	鼻肌	唇下垂	每侧 3～5
下颏窝	颏肌	唇下垂、流涎	下颏中央 5～15
口周/吸烟者纹	口轮匝肌	如下困难：亲吻，发"p""s"及"b"音，吸吮，吹奏乐器，吹口哨，啐痰，偶尔造成流涎	1～2 整个/每片唇，在唇上总共打 4～6 个位置
颈纹	颈阔肌	吞咽困难	20～40
唇/露齿笑	提上唇鼻翼肌	唇下垂，拉长的唇部看上去像有缺齿	每侧鼻唇沟 1～2
咬肌肥大	咬肌	咀嚼乏力	每侧 20～40
唇颏线/木偶线	口角降肌	下唇突出、易咬颊黏膜	每个下颌角处 1～5
多汗症治疗			
腋下多汗症	小汗腺	少见	每侧腋下 50～100
手掌多汗症	小汗腺	手内侧乏力	每侧手掌 50～200
足底多汗症	小汗腺	少见	每侧脚掌 50～200
额头及头皮多汗症	小汗腺	眉毛下垂	50～100

注意：表中列出的剂量范围来自不同的诊疗方式，因患者不同而有所不同。笔者建议初用者从低剂量开始，根据需要逐渐加量。但肌肉强健的患者去除皱纹的治疗可能还是需要用较高的剂量

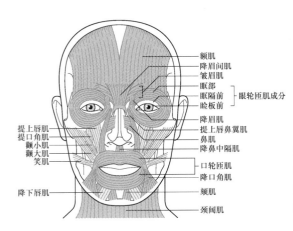

图 58-4　面部表情肌　图中左侧肌肉（患者右侧面部）为注射肉毒素时需避开的肌肉，而右侧肌肉（患者左侧面部）可为肉毒素的靶肌肉

不良反应

一般效应

肉毒素在皮肤科应用的安全性记录非常好[30]。有 1 例患者在注射肉毒素时出现休克，但其更可能是由同时使用的利多卡因导致的[32]。在批准的美容治疗使用中，没有关于肉毒素中毒或其他长期不良反应的报道，而且没有证据表明重复使用会导致不可修复的神经肌肉损伤。但其他剂型的肉毒素使用中曾出现可逆的类似中毒症状，这提示在肉毒素治疗中有可能出现系统性肌肉无力。另外，曾有人使用黑市购得的肉毒素，剂量达到 50 000 单位，出现了严重的不良反应（包括瘫痪）。

肉毒素抗体

问题 58-9 迄今为止，在治疗多汗症或其他美容治疗的肉毒素使用中，少有患者产生抗体的报道，而自从 1997 年新一批 Botox 上市后，则完全没有该类报道[30]。抗体的产生在神经科患者中有报道，并且似乎与血清型相关，所以如果对某个血清型肉毒素产生抗体并出现抗药性，可以选用其他血清型肉毒素。几乎所有报道的因重复使用而产生抗体的病例，其使用肉毒素的剂量都大于300单位，抗体出现的结果是

表 58-4 肉毒素的不良反应[29-31,37]

适用范围	发生频率和病因	不良反应	使用方法及说明
皮肤科应用	常见，与针刺注射有关	疼痛、肿、红、淤血	使用细小的针头，治疗前后使用冰敷、防腐盐水，停用血液稀释药物，缓慢注射，聊天或轻捏注射部位周围皮肤以分散注意力
	不常见，与肉毒素的局部扩散有关（大多与注射技术相关）	眼睑、眉毛及唇下垂	唇下垂：会持续 6 周，不需治疗 眼睑下垂：始于第 2～14 天，持续 2～12 周，使用 α 肾上腺素滴眼液直到缓解。 眉毛下垂：可持续 3 个月，α 肾上腺素滴眼液可能有帮助
		手乏力（多汗症治疗）	表浅部位注射，在对手的灵活性依赖较重的人群慎用
		吞咽困难	避免颈部的表浅注射，特别在老年人
	不常见，原因不明	头痛	通常 2～4h，一项 RCT 显示治疗组发生率不高于照组物，肉毒杆菌毒素还对某些头痛缓解有帮助
	少见，原因不明	远端炎症、过敏反应、感冒样症状、口中金属味道	均可于数天至数周时间内自行消失
非皮肤科应用	常见，与毒素的局部扩散相关	吞咽困难	
	不常见	眼干燥症、头痛、睑外翻、复视	建议请眼科会诊
	罕见	高血压、心律失常、心肌梗死	还不清楚是否与肉毒素有关

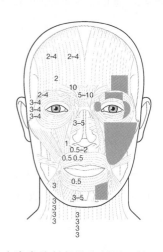

图 58-5 肉毒素注射部位和剂量示例（左侧），以及需避开的肌肉（右侧）

肉毒素疗效下降而不是完全失效。多数出现抗体的报道发生于那些使用早期的、易导致抗体出现的肉毒素剂型的患者。对于那些对肉毒杆菌神经毒素的化学去神经现象产生抗药性的患者，需测定其抗体水平并开始试用其他血清型肉毒素治疗。在常规皮肤科治疗中，出现抗药性或疗效下降的风险几乎可以忽略。

与注射技巧相关的不良反应

问题 58-10 肉毒素治疗中大多数不良反应与注射技术有关，而并不是源于未知的毒素反应（表 58-4）。

所以，谨慎而又熟练的注射技术能避免多数不良反应的发生[30]。

治疗指南

注射技术——一般考虑

肉毒素的扩散范围取决于稀释程度，可以为 1～3cm，并且可能会影响到周围的肌肉结构[10]。多数医生建议患者注射后保持直立体位 2～4h，同时避免按摩揉捏治疗部位。有些医生建议患者尽量夸张地活动治疗部位的肌肉，认为这样可能促进毒素与其靶肌肉的结合。注射导致的不良反应（如淤血和疼痛）在治疗时就会出现；而其他不良反应（如周围肌肉无力等）则在 2～4 天以后才出现，并可能持续 3～4 个月。非皮肤科应用中，吞咽困难在治疗颈部肌张力障碍时较为常见，眼干燥症在治疗眼睑痉挛或斜视后频繁出现。一过性头痛可在治疗任何情形时出现，但更常见于颈部肌张力障碍治疗后。其他的治疗部位相关性考虑有助于避免局部肉毒素不良反应的出现（图 58-4、图 58-5）。

额头的注射

问题 58-11 治疗前要测试隐蔽性/代偿性眼眉或眼睑下垂的可能性。当患者用抬眉毛来代偿上睑下垂或眼睑无力时提示其有代偿性上睑下垂，在放松眉毛时评估眼睑位置即可得到证实。为避免上睑下垂的出现，需保持注射部位在眶缘以上至少 1cm 处。治疗降眉肌（眉间肌群和眉毛外缘）可以防止轻度的眉毛下垂。保持注射部位在眉毛上方 3cm 以上会减少表情僵化的发生（"额头凝固"）。α 肾上腺素受体激动剂眼水能刺激 Müller 肌抵消无力的上睑提肌，进而改善眼睑覆盖及轻度眉毛下垂。

眉间的注射

问题 58-11 用非注射手的拇指沿着眶缘压住注射部位与眼睛之间的部位，可能减少眼睑下垂。

鱼尾纹的注射

问题 58-11 表浅部位或在小血管旁边的注射应该能像冰敷一样减少淤血发生。为避免复视和上睑下垂的发生，应在眶缘外侧 1cm 以外处（外眦以外 1.5cm 以上）注射。如果出现复视或视力模糊请眼科会诊。离颧弓下缘较近部位的注射可造成提唇肌无力而导致持久性口唇下垂。

颈部注射

用非注射手捏起皮肤，进行非常表浅的小剂量注射能减少吞咽困难、声音改变和颈屈肌无力发生的风险[33]。

多汗症

多汗区域的注射一般用较低浓度（每 100 单位稀释为 2.5～5ml）的肉毒素，注射点之间的距离应为 1～1.5cm。取决于治疗部位面积大小，每个点约注射 0.1ml。腋下治疗可以在没有麻醉的情况下注射入浅表脂肪内，一般没有不良反应或明显的疗效下降。相反，手掌和脚掌部位皮肤较厚，注射时痛感较强，一般需要冰敷以减少疼痛，偶尔需要使用手腕或脚腕部的阻滞麻醉。重要的是毒素注射部位须在真皮内，以避免其进入下层肌肉内而引起肌无力[34]。这种无力一般较弱，可持续数周，尽管神经方面的研究发现无症状性异常其实可以存在数月之久。

随访

皱纹或多汗症的缓解一般在肉毒素注射后数天开始显现，第 14 天时所有接受治疗的患者应该都能看到效果。如果治疗后 2 周时没有达到预期效果，建议患者复诊评估治疗效果，并讨论是否有必要在一些特殊区域进行追加注射或填充治疗。

结论

肉毒杆菌神经毒素是一种令人兴奋的分子，已证明其在很多皮肤科问题的治疗中有效且安全。肉毒杆菌神经毒素 A 在欧美有广泛临床应用，据报道，其在多汗症和美容治疗中的应用均有超过 90% 的患者满意[20]。有研究正在探索包括肉毒杆菌神经毒素 B 在内的其他血清型肉毒素在皮肤科领域的应用。肉毒素美容治疗需要医生对面部解剖结构有详细的了解，并熟悉注射技巧。肉毒素所到之处即会出现肌肉的化学去神经现象，所以精准的定位注射是避免不良反应发生的根本。

本章使用的英文缩写	
ACH	乙酰胆碱
BoNT	肉毒杆菌神经毒素
CGRP	降钙素基因相关肽
G	Gauge，测量单位
HC	重链
LC	轻链
LD50	半数致死量
MUNC-18	哺乳动物非协同蛋白 18
NMJ	神经肌肉接头
RCT	随机对照试验
SNAP-25	突触相关蛋白 25
SNARE	可溶性 N-乙基马来酰亚胺敏感因子黏附蛋白受体
VAMP	小泡相关膜蛋白

推荐阅读

Carruthers A, Carruthers J. Upper Face Treatment. In: Carruthers A, Carruthers J. editors. *Botulinum Toxin*. Philadelphia: W.B. Saunders; 2005. p. 31–43.

Grunfeld A, Murray CA, Solish N. Co-Principal Author. Botulinum Toxin for Focal Hyperhidrosis: a Review. *American Journal of Clinical Dermatology*. *Am J Clin Dermatol* 2009;10(2):87–102.

Jankovic J, Esquenazi A, Fehlings D, et al. Evidence-based review of patient-reported outcomes with botulinum toxin type A. *Clin Neuropharmacol* 2004;27:234–44.

Naumann M, Jankovic J: Safety of botulinum toxin type A: A systematic review and meta-analysis. *Curr Med Res Opin* 2004;20:981–90.

Rohrer TE, Beer K. Background to Botulinum Toxin. In: Carruthers A, Carruthers J, editors. *Botulinum Toxin*. Philadelphia: W.B. Saunders; 2005. p. 9–17.

参考文献

见本书所附光盘。

第 59 章　口腔黏膜治疗药

Ginat W. Mirowski andBethanee J. Schlosser

仓　田　译　娜仁花　审校

概述

本章介绍常见口腔疾病的局部和系统药物治疗，希望能满足皮肤科医生、牙医和其他保健工作者的需要。重点介绍治疗中的经验和潜在的陷阱。虽然我们讨论的药剂都是经过 FDA 批准并可以进入市场的，但是使用剂量的依据可能仅仅来源于有限的文献，这些都是标签外的。本章重点在糜烂性龈口炎、口腔念珠菌病、毛舌、复发性阿弗他口炎（RAS）、急性坏死性溃疡性龈口炎（ANUG）、黏膜炎、口腔干燥症和口腔灼烧综合征（BMS，舌痛）。

可明确描述的形态学特征非常有限，所以，同样表现可能出现多种不同的诊断。例如，一处口腔白色皮损可以诊断为不同病因：感染（病毒疣）、炎症（扁平苔藓、苔藓样药疹、盘状红斑狼疮）、机械损害（咬颊症、咬唇症等）、肿瘤性（发育不良）等。所以，处理黏膜疾病的首要步骤是明确诊断。作出诊断前需要询问完整的病史、进行体格检查以及全面评估黏膜和皮肤的状况，有时还需要普通病理检查、免疫荧光、微生物培养和实验室检查等其他手段确诊。

局限于口腔的疾病更适合外用药物治疗，如果多处黏膜受累，或者口腔和皮肤都有累及，则更适合系统治疗。在系统治疗时不要忽视口腔局部治疗和口腔保健。在顽固病例中，局部外用皮质类固醇可以加强系统使用该药的效果。在口腔局部外用非类固醇药物也可以减少系统用药剂量。

常用名词概览

龈炎是由于口腔卫生欠佳或混合细菌感染而导致的非破坏性炎症。牙菌斑是一层由分解的食物、脱落的角质细胞、累积的细菌所组成的黏稠、黄色或无色的薄膜。牙菌斑可以导致牙龈炎，通过使用牙刷和（或）磨平可以去除牙菌斑。牙菌斑可以钙化形成牙结石，只能由牙医或牙齿保健者通过机械作用去除。牙周炎是牙龈、牙周系带、牙槽骨的毁坏性炎症。在炎症过程中，牙槽骨的完整性和强度逐渐减弱，导致骨质流失、牙齿松动、牙龈萎缩。

糜烂性龈口炎

糜烂性龈口炎（剥脱性龈炎）表现为牙龈和其他黏膜的红斑、水肿以及柔软而表浅的糜烂，小疱可因小疱壁薄而脆的特性或口腔的机械损伤而破裂。患者常会抱怨疼痛、流血、牙龈太软，进食、吞咽或讲话困难。黏膜表面糜烂、易损伤，伴随疼痛，这些情况可能使得患者无法维持正常的口腔卫生和进食。

糜烂性龈口炎的鉴别诊断包括糜烂性扁平苔藓（LP）、黏膜类天疱疮（MMP）、寻常型天疱疮（PV）、红斑狼疮（LE）、大疱性类天疱疮（BP）以及其他小疱糜烂性疾病。普通病理和免疫荧光等诊断性活检在鉴别诊断中非常重要，直接血清学研究可以进一步显示疾病累及范围和病情。

应进行完备的黏膜和皮肤（皮肤、头皮、指甲、黏膜）检查，以便得到临床线索。

对称的白色网状条纹伴或不伴有红斑和糜烂要考虑口腔 LP。颊黏膜、唇黏膜、硬腭黏膜对称的白色斑块和朱红色唇要考虑盘状或系统性 LE，如果有颧部红斑、光敏史以及肌肉骨骼不适的症状则更支持本诊断。龈炎患者的骨骼是完好的。严重的局部骨质流失提示肿瘤、感染或严重免疫失调，如人类免疫缺陷病毒（HIV）感染的晚期。

问题 59-1 诊断明确后，局限性口腔糜烂性疾病（如 LP 或 MMP）的一线用药是外用皮质类固醇。严重的口腔 LP 和 MMP 以及所有 PV 患者需要系统治疗（皮质类固醇、硫唑嘌呤等）。外用钙调磷酸酶抑制剂（他克莫司和吡美莫司）越来越多地用作辅助治疗，有时也可单独用药。

临床应用的技巧和心得——糜烂性龈口炎

问题 59-2 软膏和凝胶在治疗局限性牙龈疾病时最有效，乳膏在嘴里有不适味道，也不易于黏附在湿润的黏膜上。对于后咽上的溃疡或斑块，或者患者不能用外用药物时，酊剂和混悬剂可能更有效。

问题 59-3 为了口腔外用药能充分发挥作用，需要告知患者用药后 30～60min 内避免吃饭、喝水且尽量少说话，因为这些活动会增加唾液分泌。还应该告知患者涂药前应该擦干口腔黏膜，用手指或棉签涂上外用药，在局部轻揉涂药 30s。

问题 59-2 药物的口感（味道、质地）也要考虑到。作者比较喜欢软膏和凝胶，因为它们使用方便，质地顺滑。Orabase 等固着基制剂质地粗糙，与其他外用皮质类固醇制剂相比也未能显现出更好的疗效[1]。对于皮损面积大、解剖位置隐蔽（如后咽部）的疾病，或者有些患者不能使用外用药（视力限制、操作能力有限或高呕吐反射）的情况下，液体制剂（酊剂或混悬剂）更有益处。调味品可有效改善口腔外用药的口味，这些调味品通常不含糖、谷蛋白和色素，在药房中很容易买到此类产品。

问题 59-4 定制的丙烯酸牙托可以帮助牙龈外用药物的吸收（图 59-1）[2-3]。牙医常用柔软的牙托辅助牙

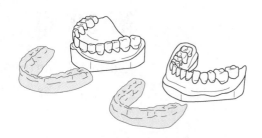

图 59-1　图示上、下牙托

齿漂白剂使用。牙医必须明白用牙托的目的是延长牙龈黏膜和外用药接触的时间，并且起到密封剂的作用（类似皮肤外用药的封包疗法）。牙托应该被修剪得可以覆盖住病变牙龈。这不同于牙医的常规做法，因为为了使用酸性物质漂白牙齿，牙托通常被修剪得不到牙龈处。这种治疗通常每天 2～4 次，每次 10～20min。具体治疗次数根据患者症状和检查结果来决定。

务必使患者牢记口腔卫生的重要性。充分的口腔卫生保健包括每天刷牙 2 次，使用普通的或声波震动的软毛牙刷，牙膏最好选择不含月桂硫酸钠的、薄荷或肉桂口味、可以有效控制牙垢的制剂。患者应该每天至少 1 次使用无味牙线清洁牙齿。建议每 3～4 个月进行 1 次专业牙齿清洁。使用抗菌漱口液可以有效减少牙菌斑。

问题 59-5 无论外用、吸入或系统使用皮质类固醇都有可能产生继发性念珠菌感染或单纯疱疹病毒口炎复发。这两种情况都可能会导致疼痛、黏膜糜烂加重以及疗效明显降低。此时需要做全面检查、微生物涂片和培养，以找出病因。白念珠菌是口腔中最常见的真菌，无症状的成人也可分离出此真菌（参阅下面的念珠菌部分）（表 59-1）。疱疹性口炎常常是由于长期使用免疫调节剂（皮质类固醇、外用钙调磷酸酶抑制剂等），抑制了对病毒的抵抗力（参阅"疱疹性龈口炎"部分）。

漱口液

大多数漱口液含有抗细菌成分，可以配合本章所讲的各种保健步骤一起使用。例如，Listerine 漱口液可以在柜台直接购买（非处方药，OTC）；葡萄糖酸氯己定漱口液则需要处方才能购买。

OTC：Listerine
规格：250ml、500 ml、1L、1.5L 或 1.7L。
用法：用 20ml（4 勺，2/3 盎司）漱口液含漱 30s。每天 2 次（分别在刷牙后）使用。
附注：该产品含有 26.7% 乙醇。

表 59-1　口腔单纯疱疹病毒感染的系统治疗

药物	初发	复发	抑制治疗
	免疫健全 ● 200mg 口服，每日 5 次，10 天 ● 400mg 口服，每日 3 次，10 天	免疫健全 ● 200mg 口服，每日 5 次，5 天 ● 400mg 口服，每日 3 次，5 天 ● 800mg 口服，每日 2 次，5 天	免疫健全 ● 400mg 口服，每日 2 次 ● 200mg 口服，每日 3～5 次 ＊1 年后评估
	免疫缺陷 ● 400mg 口服，每日 5 次，10 天 ● 800mg 口服，每日 3 次，10 天 ● 10mg/kg 最佳体重，静脉滴注，每 8h 一次，2～7 天；继续以口服剂量口服，总共为 10 天	免疫缺陷 ● 400mg 口服，每日 5 次，5 天 ● 800mg 口服，每日 3 次，5 天	免疫缺陷 ● 400～800mg 口服，每日 2～3 次
伐昔洛韦	免疫健全 ● 1g 口服，每 12h 一次，7～10 天	免疫健全 ● 2g 口服，每 12h 一次，1 天	免疫健全 ● 500mg 口服，每日 1 次 ＊4 个月后评估
	免疫缺陷 ● 2g 口服，每 12h 一次，7～10 天	免疫缺陷 ● 1g 口服，每日 1 次，5 天 ● 500mg 口服，每 12h 一次，3 天	免疫缺陷 ● 500mg 口服，每 12h 一次 ＊6 个月后评估
泛昔洛韦	免疫健全 ● 250mg 口服，每日 3 次，7～10 天	免疫健全 ● 1g 口服，每日 2 次，1 天 ● 1500mg 口服，1 次 ● 125mg 口服，每日 2 次，5 天	免疫健全 ● 250mg 口服，每日 2 次 ＊1 年后评估
	免疫缺陷 ● 500mg 口服，每日 2 次，5～10 天	免疫缺陷 ● 500mg 口服，每日 2 次，5～10 天	免疫缺陷 ● 500mg 口服，每日 2 次

IBW，最佳体重

处方：葡萄糖酸氯己定漱口液，0.12%（Oro Clense、Peridex、PerioGard、PerioRx、Perisol）。

规格：480ml。

用法：用 15ml（3 勺，0.5 盎司）漱口液含漱 30s，吐掉。每天 2 次（分别在刷牙后）使用。

附注：该产品含有 26.7% 乙醇和糖精，PerioGard 漱口水可引起牙齿、假牙和舌背染色。可能很快会出现更多配方和口味的产品。

局部用药

皮质类固醇

处方：0.1% 曲安奈德凝胶、0.05% 醋酸氟轻松凝胶、0.05% 氯倍他索凝胶。

规格：30～60g。

用法：在病变处薄薄涂一层，禁饮禁食（NPO）30～60min，或者涂在假牙或牙托的内面，保持 10～20min。如果需要可以每天用 4 次。

处方：地塞米松酏剂 0.5mg/ml（Decadron）。

规格：400ml。

用法：用 5ml 含漱 5～10min，然后吐掉，每天用 4 次（三餐后和睡前）。禁饮禁食 30min。

激素节制免疫抑制剂

处方：硫唑嘌呤漱口液 5mg/ml，溶媒是甲基纤维素，有不同口味。

规格：600ml。

用法：用 5ml（25mg）漱口，至少 1min，然后吐掉。每天用 3～4 次，禁饮禁食 30min。

附注：适用于寻常型天疱疮、黏膜类天疱疮、慢性移植物抗宿主病[4]。

处方：环孢素溶液 100 mg/ml（Sandimmune）。

规格：50ml、450 ml。

用法：用 5ml（500mg）漱口，5～10min，然后吐掉。每天用 3 次，禁饮禁食 30min。

附注：有极少量被系统吸收，利大于弊时使用。使用 4～8 周后见效[5-6]。

处方：0.1% 吡美莫司乳膏（Elidel）。

规格：15、30 或 100g。

用法：每天 2 次涂于患处，禁饮禁食 30min。

附注：该产品可以长期使用，或者和亲水黏合剂基质 1:1 混合使用。可能发生灼热和刺痛感[7]。

处方：西罗莫司溶液 1mg/ml（Rapamune）。

规格：60ml。

用法：糜烂面每天使用 2 次，每次 1 ml，禁饮禁食 30min。

附注：灼热和刺痛感时常发生，可随着时间减轻。可能伴有系统吸收[8]。

处方：0.03％或 0.1％他克莫司乳膏（Protopic）。

规格：30g 或 60g。

用法：在患处薄薄涂一层，也可涂在假牙或医用牙托内面，禁饮禁食 30min。每天可使用 4 次。

附注：灼热和刺痛感时常发生。可能伴有系统吸收[9]。

处方：他克莫司混悬液 0.5 mg/ml（Prograf）。

规格：每小瓶含有 5mg。

用法：标准配方是用 6 小瓶 5mg 该产品溶解等量的漱口用单糖浆，做成 60ml 漱口水。每次用 5ml 含漱 5 ～ 10min，然后吐掉。每天 2 次，禁饮禁食 30min。

附注：在室温下用玻璃或塑料安瓿瓶存放的混悬液可保存 8 周[10]。

表面麻醉剂

处方：2％利多卡因（Xylocaine）。

规格：100ml。

用法：用 5～15ml 漱口 5min，然后吐掉，如果疼痛可以每 3h 重复一次（包括饭前）。

附注：最大剂量是 15ml（0.225ml/kg），每天 8 次。 问题 59-6 如果将漱口水吞下可能发生毒性反应。在急性患者或衰弱患者，咽反射可能会导致将混悬液吞咽的危险。用手指或棉签局部上药可以减少吞咽危险。

皮损内皮质类固醇注射

处方：注射用曲安奈德，3 ～ 10mg/ml（Kenalog）。

用法：用 30 号针头为皮损进行混悬液注射，可每 2～4 周重复一次。

附注：最好用于其他疗法无效的单个皮损（或少个皮损），有可能发生系统吸收[11]。

系统性治疗

口腔疾病经常是免疫性大疱病的首发症状，也常常是最顽固的症状。为了充分控制疾病常常需要系统

给药。对于免疫性大疱病和其他炎性疾病引起的龈口炎，更多的系统免疫抑制疗法（泼尼松、TNF-α 拮抗剂、硫唑嘌呤、吗替麦考酚酯、环磷酰胺、环孢素、甲氨蝶呤、免疫球蛋白、利妥昔单抗）详见各相关章节和文献。

减轻疼痛是龈口炎治疗和保健的重要环节，同时要考虑继发性单纯疱疹病毒（HSV）感染和念珠菌感染。根据患者痛苦的程度，考虑给予镇痛药，患者的营养状况和用药持续时间都应考虑到。

疱疹性龈口炎

大多数疱疹性龈口炎初发在儿童早期，常被误诊为普通的病毒性疾病。反复发作史可能是既往感染 HSV 的一个指征。复发病症在严重程度和累及范围上皆存在较大差异。HSV1 在口腔疾病中较常见，也可见到 HSV2。二者在临床上无法区分。口腔感染 HSV1 较之 HSV2 复发少。

治疗目的是减轻症状和加速皮损愈合。HSV 的治疗包含在相关综述[12]和本书的第 10 章中。越早采用抗病毒制剂越有效。如果患者每年发生多于 6 次的口腔和唇部 HSV 感染，可考虑每天给予病毒抑制疗法。局部抗病毒治疗效果欠佳。

临床应用技巧和心得——疱疹性龈口炎

大多数 OTC 系统用止痛药（如对乙酰氨基酚）可以缓解伴随疾病的疼痛和不适。

局部治疗

由硅镁土（Kaopectate）和苯海拉明（Benadryl 酏剂）混合成的漱口水可有效减轻症状。

处方：硅镁土（750mg/15ml、600mg/15ml）和苯海拉明（12.5mg/5ml）50：50 混合。

规格：400 ml。

用法：用 5ml 漱口，每天 3 ～ 4 次，每次 5 ～ 10min，然后吐掉。

系统治疗

免疫功能正常和免疫低下的患者口腔 HSV 感染的系统治疗请参阅表 59-1。

口腔念珠菌病

白念珠菌是口腔常见的真菌，存在于 30％～50％

健康成人的口腔中[13]。所以根据培养结果不足以诊断，还需要感染的临床症状和过度生长的细胞学证据。口腔念珠菌病患者常有疼痛、口干、嘴唇肿以及味觉改变等症状。临床表现包括容易移除的白色伪膜、红斑和黏膜水肿。用氢氧化钾（KOH）涂片检查口腔，找到菌丝和芽生孢子是感染白念珠菌的证据。但是，阴性的 KOH 涂片也不能排除活动性感染。培养结果结合临床表现可以判断白念珠菌是否活跃。早期治疗口腔念珠菌病可以减少不适，预防局部白念珠菌感染系统扩散（可见于免疫低下的器官移植患者和严重的 HIV 感染患者）。白念珠菌在 HIV 感染患者中是最常见的独立病原体。白念珠菌几乎占所有念珠菌病的 50%，其次是热带念珠菌（20%）和光滑念珠菌（10%）。培养可判断种类和耐药性。

临床应用技巧和心得——口腔念珠菌病

　　口腔用抗真菌制剂（克霉唑锭剂和制霉菌素锭剂）含有蔗糖（长期使用会增加患龋齿的风险），加重葡萄糖不耐受，促进念珠菌的过度生长。 问题 59-7 患者佩戴的口腔内用具（如嵌体、整副假牙或单个假牙）都是病原体的栖息地。在这些用具的微孔中可以查到菌丝。所以，将口腔内用具浸泡在稀释的漂白溶液里（一勺漂白剂加入一杯水中）20min，每天 2 次，可有效减少真菌量，减少口腔念珠菌复发。为了起到预防作用，可以在佩戴口腔内用具前将抗真菌药粉（制霉菌素）涂在其内面，当治疗失败，应考虑是否患者的内在免疫有问题，也应考虑使用唑类药物治疗。

局部治疗 问题 59-7

　　处方：甲紫溶液，0.5%～2%。

　　规格：60ml。

　　用法：在患处使用 1.5ml，每天 2 次。

　　附注：该产品可将皮肤和衣服都染成紫色，此缺点限制了这种备选防腐剂在抗念珠菌和抗葡萄球菌方面的使用。

　　处方：克霉唑锭剂 10mg（Mycelex）。

　　规格：70 片（一瓶装 70 片或 140 片）。

　　用法：慢慢将 1 片药含化，每天 5 次，使用 7～14 天。

　　附注：建议定期评估肝功能，特别是有肝病史的患者[14]。接受化疗的白血病患者可每天 3 次使用克霉唑，以起到预防作用。

　　处方：制霉菌素含片 100 000 单位。

　　规格：60 片。

　　用法：慢慢将 1 片药含化，每天 5 次，禁饮禁食 30min，持续使用到症状消失后 48h。

　　附注：片剂比混悬液有效，味道也更好。有恶心和呕吐的风险。口腔干燥的患者难以含化。

　　处方：制霉菌素口腔混悬液，100 000 单位/ml（Mycostatin）。

　　规格：240ml（12 天用量）。

　　用法：用 4～6ml 漱口每天 4 次（三餐后和睡前），保持在口中 5～10min，然后吞下。禁饮禁食 30min，持续使用到症状消失后 48h。

　　处方：氟康唑 40mg/ml 口服混悬液。

　　规格：35ml。

　　用法：第一天 200mg（5ml）口服（负荷剂量），然后每天 100mg（2.5ml），使用 2 周。

系统治疗

　　问题 59-7 系统性抗真菌药物（如氟康唑和伊曲康唑）会增加有害的药物相互作用，这是由于它们是肝代谢途径细胞色素酶 P450 3A4 的强效抑制剂。因此，在患者需要慢性抑制疗法时不常使用这些制剂。

　　处方：氟康唑片 100mg（Diflucan）。

　　规格：15 片。

　　用法：首剂 2 片（负荷剂量），以后每天服 1 片，服用 2 周。

　　附注：各种胃 pH 值情况下都可以被很好地吸收。即使不是短疗程疗法，也很少出现肝毒性。注意各种药物相互作用（详见第 9 章和第 65 章）。如果耐药则需要较高剂量。

　　处方：伊曲康唑口服液 10mg/ml 或 100mg 胶囊（Sporanox）。

　　规格：200～280ml 或胶囊 10～14 粒。

　　用法：10～20ml 或 1～2 粒胶囊每天口服 1 次，与食物同服。持续使用 1 周。

　　附注：与食物同服是为了增加吸收。避免和抑酸剂同服。

　　处方：泊沙康唑混悬液 40mg/ml（Noxafil）。

　　规格：105ml。

　　用法：第一天服用 100mg（2.5ml）。每天 2 次（负荷剂量）；此后 13 天服用 100mg（2.5ml），每天 1 次。对某些难治性疾病也可以用 400mg，每天口服 2 次，3 天后后改为 400mg，每天口服，1 次，继续服用 25～28 天。

附注：用之前摇一摇，以保证药粉在液体中均匀分布。与丰富的食物同服，也可以和营养液同服。适用于对氟康唑抵抗的病例或难治性病例[15]。

处方：氟氯康唑混悬液 40mg/ml 和 200mg 片剂（Vfend）。

规格：100ml 或 50 片。

用法：200mg（5ml）口服，每 12h 一次，至少14 天。

附注：症状完全消失后至少还应再服用 7 天。食管念珠菌病伴或不伴咽部念珠菌病是使用指征。药片需要在饭前或饭后 1h 服用。

毛舌

毛舌（黑毛舌、黑舌）是舌背侧面常见的、难看的反应性的表现。有食物、饮料、烟草、药物（多西环素、铋）和（或）产色细菌等外源色素的持续沉积，加之丝状乳头上的角质堆积导致。大多数患者无症状。有味觉改变，有恶心的感觉，可能有恶臭味。致病因素有不良口腔卫生、吸烟、咽下有色素的食物和饮品（咖啡、茶、甘草糖等）、使用过氧化氢漱口水、广谱抗生素和放疗。阻断可能的致病因素。用牙刷沾或不沾小苏打粉，或者使用刮舌板机械清洁可以控制毛舌。现在还没有通过 FDA 认证的毛舌治疗方案。其他制剂，如 40％尿素溶液、15％水杨酸甘油、甲紫、麝香草酚和 30％～50％的三氯乙酸都曾被报道有效。

局部治疗

处方：0.1％维 A 酸乳膏（视黄醛-A）。

规格：20g、45g。

用法：外涂在舌背侧表面 5min。然后用温水漱口。用稍硬的牙刷、舌头清洁器或者刮舌板刷患处。

复发性阿弗他口炎

复发性阿弗他口炎（RAS）是口腔溃疡最常见的原因。与水疱大疱病的疏松溃疡相反，RAS 表现为界限清楚的椭圆形溃疡，绕以红晕。可以单发或多发，从 1～2mm 到 1～2cm 大小不等。轻型阿弗他口炎占所有阿弗他口炎的 90％，典型的大小为 0.5～1cm。重型阿弗他口炎大于 1cm，常常单发。但疱疹样（集簇的）阿弗他口炎表现为一些 1～2mm 的溃疡，必须

和 HSV 相鉴别。特征性分布部位包括未角质化的黏膜（见下述）。对于持久性溃疡有必要用活检排除恶性肿瘤或感染。RAS 的发病机制不明，可能涉及细胞免疫损伤。

患者有持续性口腔溃疡或有多黏膜的阿弗他表现（包括生殖器黏膜）者称为复杂性口炎。复杂性口炎可独立发病，也可能是系统炎症性疾病的一个表现，包括白塞病和 HIV 感染。

临床应用技巧和心得——复发性阿弗他口炎

外用皮质类固醇是复发性阿弗他口炎的首选疗法。对于分布在口腔前 1/3 的皮损来说，凝胶是一种理想制剂。当溃疡出现在咽部或软腭部，酏剂能较好地覆盖患处，因为酏剂可以减轻咽反射。溃疡的分布可以帮助鉴别 RAS 和复发的 HSV。皮损在非角化的黏膜处（例如唇黏膜、颊黏膜、舌腹侧、口腔底、软腭、扁桃体柱）提示 RAS。另一方面，皮损发生在硬腭、舌背侧部、附着龈、唇红或唇部皮肤提示 HSV 感染。

应用对乙酰氨基酚、使用涂膜剂、避免局部刺激[如咽下酸的和辛辣的饮食（包括烟草、盐、辣椒、柠檬和醋）]可以充分控制疼痛。某些饮食（如坚果、巧克力、酸的饮食、乙醇和碳酸饮料）可以诱发或者延长 RAS 皮疹的暴发。

月桂硫酸钠——一种牙膏、漱口水中含有的乳化和表面清洁剂被认为是个别 RAS 的诱因[16-17]。但一项双盲交叉临床试验发现此物对溃疡形成并无显著影响[18]。

局部治疗 问题 59-8

初始的皮质类固醇疗法参见"糜烂性龈口炎"部分的外用制剂。此外，涂膜剂也有帮助，如硫糖铝。

处方：硫糖铝混悬液，1g/10ml（Carafate）。

规格：14 液盎司。

用法：含漱 1g（10ml）5min，然后吐掉，一天4 次。

附注：胃肠道吸收少见。可显著改善白塞病口腔溃疡的发生次数、愈合时间、疼痛指数[19]。

处方：硅镁土（750mg/15ml、600mg/15ml）和苯海拉明（600mg/15ml）。

规格：混合体积为 50：50，参见前述。

处方：2％利多卡因（Xylocaine），参见前述。

皮损内皮质类固醇治疗

处方：曲安奈德注射剂 3～10mg/ml 用于轻型阿

弗他溃疡，或 10mg/ml 用于重型阿弗他溃疡。

系统治疗

处方：己酮可可碱 400mg 片剂（Trental）。

规格：90 片。

用法：1 片口服，一天 3 次与食物同服。

附注：疗程不少于 30 天。

抗炎药

处方：秋水仙碱 0.6mg 片剂。

规格：90 片。

用法：：1 片口服，一天 2 次。如能耐受，加量至 1 片口服，一天 3 次。

附注：一天 2 次可减少腹泻、恶心。联合外用和（或）系统性皮质类固醇时有疗效。可能发生中性粒细胞减少和男性不育症。禁忌证包括肾、胃肠道、心脏或血液疾病。

处方：氨苯砜 25mg 或 100mg 片剂。

规格：30～90 片。

用法：1 片（25mg）口服，每天 1 次。如能耐受，2 周后加量至每天 125～150mg，分 2 次或 3 次口服。复杂性口炎需要秋水仙碱和氨苯砜联合用药[20]。

风险是高铁血红蛋白血症和溶血。粒细胞缺乏和运动神经病罕见。

处方：氯法齐明 100mg 片剂。

规格：30 片。

用法：1 片口服，每天 1 次。

附注：风险是肝炎、肠梗阻、胃肠道出血、脾梗死和抑郁[21]。

处方：沙利度胺 50mg 片剂（Thalomid）。

规格：60～180 片。

用法：2 片（100mg）睡前口服。如能耐受，以每 2～4 周增加 50mg 的方式加量至每天 300mg。

附注：FDA 批准可以用于治疗 HIV 阳性患者的阿弗他口炎[22]。

免疫生物制剂

处方：英利昔单抗（Remicade）。

剂量：5mg/kg。

用法：分别在第 0、2、6 周静脉注射，此后每 8 周 1 次。

附注：慢性或复发性感染、深部真菌感染的风险

较高。有淋巴瘤和其他恶性肿瘤的风险[23]。

处方：依那西普（Enbrel）。

规格：25mg 皮下注射液。

用法：每次 25mg 皮下注射，每周 2 次；或 50mg 皮下注射，每周 1 次。

附注：风险是结核再活动、进行性多灶性白质脑病、狼疮样反应和淋巴瘤[24]。

急性坏死性溃疡性龈口炎

急性坏死性溃疡性龈口炎（ANUG，战壕口炎，樊尚口炎）是一种密螺旋体或其他细菌引起的青、中年成人感染性疾病。ANUG 表现为严重的疼痛、恶臭呼吸、出血和好发于牙间乳头的坏死性穿凿性溃疡，发热和颈淋巴结肿大。危险因素有身体或心理压力（如考试期间）、不适当的营养、不良口腔卫生、饮酒、吸烟，以及免疫抑制。疗法包括改善口腔卫生、适当的止痛药（布洛芬、麻醉剂、利多卡因）和口服抗生素。非青霉素过敏的患者首选青霉素 VK。

临床应用技巧和心得——急性坏死性溃疡性龈口炎

需要将患者立刻转诊给牙医或牙周病医师以给予积极清创，可减少骨质流失和预防复发。

局部治疗

处方：0.12% 葡萄糖酸氯己定漱口水（Oroclense、Peridex、Periogard、RerioRx、Perisol）。

规格：480ml。

用法：用 10～15ml 含漱 30s，然后吐掉。刷牙后使用，每天 2 次。

附注：可能发生牙齿染色。味道苦。有些产品含有 11.6% 乙醇。

处方：利多卡因（2%）溶液，详见前述。

系统治疗

处方：青霉素 VK500mg 片剂。

规格：40 片。

用法：1 片口服，每天 4 次，共 10 天。

处方：克林霉素 300mg 片剂（Cleocin）。

规格：30 片。

用法：1 片口服，一天 3 次，共 10 天。

处方：甲硝唑 250mg 片剂（Flagyl）。

规格：30 片。

用法：即刻口服 2 片。然后口服每次 1 片，一天 4 次，共 7 天。

附注：肝炎患者调整剂量。避免饮酒。

黏膜炎（口炎）

黏膜炎以及口咽处的炎症、溃疡是癌症化疗或放疗后常见的、痛苦的并发症。治疗后 7～14 天后出现是其特征（框 59-1 和框 59-2）。患者表现为非角化黏膜部位对称性红斑、疼痛性溃疡和坏死。根据黏膜炎对解剖和功能方面的影响将口腔黏膜炎分为几级（表 59-2）[25-27]。危险因素包括潜在系统性疾病、毒性疗法或免疫抑制疗法、口咽部感染、不良口腔卫生、吸烟、唾液过少、基础中性粒细胞计数减少和血清肌酐升高。在治疗结束后黏膜炎可能持续大于 4 周。

黏膜炎同时影响发病率和死亡率，例如，黏膜炎降低患者生存质量、促进病毒和真菌的重复感染、延缓癌症治疗和减少营养摄入。在美国每年诊断为癌症的 120 万人口中，大约有 40 万人在治疗过程中出现口腔并发症。许多问题是可防、可治的。经过防治可有较大改善。

临床应用技巧和心得——黏膜炎

预防和治疗的关键是改善口腔卫生、适当止痛（布洛芬、系统使用阿片类、外用吗啡、三环类抗抑郁药、加巴喷丁）和治疗伴发感染（细菌、病毒和真菌）。患者需要避免硬的、辣的和烫的食物。经常用 0.9% 生理盐水或碳酸氢钠（小苏打）漱口水漱口，吸吮冰块或棒冰有时可以缓解症状。

框 59-1	癌症治疗的口腔并发症

出血

龋齿

味觉障碍（味觉变化）

吞咽困难

口腔黏膜炎或口炎

与使用二膦酸盐有关的下颌骨坏死

放射性骨坏死（骨坏死）

疼痛

继发感染（病毒或真菌）

牙关紧闭症（下颌僵硬）

口腔干燥症

框 59-2	与口炎相关的标准剂量化疗药[34-35]

常见药物

博来霉素	环磷酰胺
白消安	阿糖胞苷
卡培他滨	多柔比星（脂质体）
放线菌素 D	表柔比星
柔红霉素	依托泊苷
多西紫杉醇	氟尿苷
多柔比星（脂质体）	吉妥珠单抗
依达曲沙	羟基脲
氟尿嘧啶	伊达比星
吉西他滨	洛莫司汀
白介素-2	氮芥
伊立替康	美法仑
甲氨蝶呤	巯嘌呤
奥沙利铂	普卡霉素
喷司他丁	丝裂霉素
雷替曲塞	米托蒽醌
托泊替康	紫杉醇
曲妥珠单抗	培美曲塞
维 A 酸	丙卡巴肼

不常见药物

阿仑珠单抗	硫鸟嘌呤
安吖啶	塞替派
门冬酰胺酶	长春碱
卡铂	长春新碱

局部用药

处方：硫糖铝混悬液，1g/10ml（Carafate），参见前述。

处方：硅镁土（750mg/15ml，600mg/15ml）和苯海拉明（12.5mg/5ml）混合体积为 50：50，参见前述。

处方：2% 利多卡因（Xylocaine），参见前述。

处方：多塞平混悬液（5mg/ml）漱口水，含有 0.1% 乙醇和山梨醇。

规格：900ml。

用法：含漱 5ml 至少 1min，然后吐掉，每天使用 3～6 次，禁饮禁食 30min。

附注：使用后可显著减轻疼痛，持续达 3h。可能有不适和刺痛。可能有系统吸收和镇静作用[28]。

处方："Benacort-Tetrastat""玛丽的神奇漱口水"

制霉菌素混悬液 60ml

表 59-2　口腔黏膜炎的分级

分级	0	1	2	3	4
WHO	无	疼痛±红	红，溃疡；患者能吞咽固体食物	溃疡和广泛红，患者不能吞咽固体食物	严重黏膜炎，营养不保障
RTOG	无	红±轻微疼痛	片状黏膜炎，血清渗出，微痛	融合的纤维素性黏膜炎，严重疼痛	溃疡，坏死或出血
WCCNR	无皮损，粉色黏膜，没有出血	1～4 个皮损，黏膜微红，没有出血	多于 4 个皮损，黏膜中度发红，自发出血	融合皮损，黏膜重度红，自发出血	无

WHO，世界卫生组织口腔毒性分级；RTOG，肿瘤放疗团体急性射线病分级标准；WCCNR，肿瘤护理研究西部共同体口腔黏膜炎分级系统

苯海拉明咳嗽糖浆 180ml

四环素粉 1.5g

氢化可的松粉 60mg

　　规格：240ml。

　　用法：含漱 5～10ml，每天 4 次。

　　附注：有效期 6 个月。

　　混合说明：在研钵内混合所有粉末，加入一点糖浆做成混悬液，然后混匀。加入所有原料一起搅拌。用磁力搅拌器混合直到均匀。

　　处方：Stomafate 混悬液

硫糖铝粉 24g

蒸馏水 80ml

苯海拉明糖浆 60ml

Maalox Plus 混悬液加量至 180ml

　　规格：180ml。

　　用法：摇匀，每天 2～4 次。冷藏。

　　附注：保质期 2 个月。每 15ml 含有硫糖铝 2.0g，苯海拉明 12.5mg 和 Maalox Plus 混悬液 2.5ml。

　　混合说明：在磁力搅拌器上混合硫糖铝和水。加入苯海拉明糖浆混匀，将混合物倒入量筒，用 Maalox Plus 补足容积。

　　处方：放疗合剂

Maalox Plus 混悬液 700ml

2％利多卡因 160ml

苯海拉明咳嗽糖浆 100ml

　　规格：960ml。

　　用法：摇匀。一天 2～4 次。冷藏。

　　附注：每 5ml 含有利多卡因 16.5mg、苯海拉明 1.2mg 和 Maalox Plus 混悬液 3.7ml。

　　混合说明：在磁力搅拌器上混匀。

口腔干燥症

　　口腔干燥症（口干）在唾液腺破坏或萎缩的患者中很常见。唾液帮助移除牙齿表面的食物碎片和牙菌斑、中和酸性物质。所以，口腔干燥症伴随着牙齿腐烂（龋齿）。

　　口腔干燥症的症状和体征包括灼热感、味觉受损、吞咽困难、容易口渴、说话和戴假牙困难、口臭（口气难闻）、唇炎。口腔干燥症可能由于自身免疫病（干燥综合征）、放疗、外伤或药物治疗（解除充血药、利尿药、降压药、抗抑郁药和抗组胺药）导致（表 59-3）。衰弱患者常有唾液流量减少，原因是咀嚼减少和软食。口腔干燥症常伴有黏膜红斑和唾液腺结石。

临床应用技巧和心得——口腔干燥症

　　保护措施可以缓解症状（框 59-3），包括 OTC 的唾液替代品。患者可以从干燥综合征基金会的网站获取最佳信息，网址是 http：//www.sjogrens.org[29]。

表 59-3　系统用药的常见口腔不良反应

口腔不良反应	相关药物	
味觉障碍	金诺芬（Ridaura）	地尔硫䓬（Cardizem）
	卡托普利（Capoten）	氧氟沙星（Floxin）
吞咽困难	倍他洛尔（Kerlone）	莫雷西嗪（Ethmozine）
	环丙沙星（Cipro）	萘丁美酮（Relafen）
	氯米帕明（anafranil）	培高莱（permax）
	氟伏沙明（Luvox）	毛果芸香碱（Salagen）
	膦甲酸（Foscavir injection）	匹莫齐特（Orap）

口腔不良反应	相关药物[*]	
	更昔洛韦（Cytovene）	舍曲林（Zoloft）
	促性腺素释放激素（Lupron）	舒马普坦（Imitrex）
	胍法辛（Tenex）	四环素（Achromycin，Sumycin）
	干扰素-α₂b（Intron A）	文法拉辛（Effexor）
	左旋多巴（Laradopa tablets）	扎西他滨（Hivid）
牙龈增生	环孢素（Neoral、Sandimmune）	吗替麦考酚酯（Cellcept）
	地尔硫䓬（Cardizem）	硝苯地平（Adalat、Procardia）
	干扰素-α2b（Intron A）	维拉帕米（Calan、Isoptin）
舌痛、口痛和口灼热	对乙酰氨基酚、布他比妥、咖啡因（Fioricet）	色甘酸钠（Gastrocrum）
	阿维 A（Soritane）	甲基多巴（Aldomet）
	抗胸腺细胞球蛋白（Thymoglobulin）	司来吉兰（Edipryl）
	阿司匹林、布他比妥、咖啡因（Fiorinal）	舒马普坦（Imitrex）
	氯氮平（Clozaril）	曲伐沙星（Videx）
		扎西他滨（Hivid）
黏膜色素沉着	氯喹（Aralen）	干扰素-α₂b（Intron A）
	羟氯喹（Plaquenil）	米诺环素（Minocin、Dynacin）
口腔干燥	阿维 A（Soriatane）	羟嗪（Atarax）
	阿伐斯汀、伪麻黄碱（Semprex-D）	干扰素-α₂b（Intron A）
	阿普唑仑（Xanax）	异丙托铵（Atrovent）
	阿米替林、氯氮䓬（Limbitrol）	异维 A 酸
	阿莫沙平（Asendin）	亮丙瑞林（Lupron，Depot）
	安普乐定（Lopidine）	氯雷他定（Claritin）
	溴隐亭（Parlodel）	氯雷他定、硫酸伪麻黄碱（Claritin-D）
	溴苯那敏、伪麻黄碱（Bromfed cough syrup）	马普替林（Ludiomil）
	安非他酮（Wellbutrin）	莫雷西嗪（Ethmozine）
	布托啡诺（Stadol）	纳布啡（Nubain）
	卡托普利（Capoten）	奈法唑酮（Serzone）
	卡托普利、氢氯噻嗪（Capozide）	尼卡地平（Cardene）
	氯噻酮、可乐定（Combipres）	尼扎替丁（Axid）
	氯米帕明（Anafranil）	帕罗西汀（Paxil）
	可乐定（Catapres）	培高莱（Permax）
	氯氮平（Clozaril）	匹莫齐特（Orap）
	环苯扎林（Flexeril）	普罗帕酮（Rythmol）
	双环维林（Bentyl）	伪麻黄碱、曲普利啶（Axtifed）
	丙吡胺（Norpace）	喹那普利（Accupril）
	多沙唑嗪（Caudura）	东莨菪碱-透皮剂（Transderm Scop）
	多塞平（Zonalon cream）	司来吉兰（Eldepryl）
	芬太尼（Duragesic Transdermal System）	舍曲林（Zoloft）
	氟吗西尼（Romazicon）	曲唑酮（Desyrel）
	氟西汀（Prozac）	苯海索（Artane）
	氟伏沙明（Luvox）	曲伐沙星（Trovan）
	胍法辛（Tenex）	文拉法辛（Effexor）
		唑吡坦（Ambien）

Adapted from：PDR Guide to Drug Interactions Side Effects，Medical Economics 1996.

[*] 根据《医生案头参考》，发生率≥1%

框 59-3　护理口腔干燥的提示

一般考虑

- 每 2h 一次频繁少量喝水（在水中加入柠檬片或柠檬汁）
- 吮吸冰块
- 咀嚼无糖口香糖
- 吮吸无糖的糖果（柠檬糖*）
- 反复锻炼下颌肌肉

饮食

- 避免进食干硬、粗糙或刺激性食物
- 用液体使食物软化或稀释——饼干、麦片、碎牛肉、薯片、盐、沙拉酱、辛辣食物

口腔卫生

- 认真保持口腔卫生（每天 2 次刷牙或擦牙，每天使用牙线，每年辅以 3～4 次的专业洗牙）
- 每顿饭后用普通水或生理盐水漱口
- 使用含氟的牙膏、漱口水和水

改变患者习惯

- 尽量减少烟草的使用（咀嚼或者吸入）
- 避免乙醇、柠檬甘油拭子、咖啡

适用或禁用的药物

- 选用合适的局部或系统止痛药
- 如果可以，选用唾液替代品或唾液刺激剂
- 避免使用抗组胺药、抗胆碱能药和利尿剂

* 咀嚼刺激唾液分泌，柠檬中的柠檬酸刺激唾液

表 59-4　治疗口腔干燥症的非处方药

非处方药	成分
Orabase-B 糊	20% 苯佐卡因
Oraloe 冰干贴剂	芦荟凝胶提取物、氯化苯乙氧胺、羟乙基纤维素、聚乙烯吡咯烷酮、二甲基硅油
Zilactin-B 黏附性凝胶	10% 苯佐卡因、苯甲醇、鞣酸、硼酸和水杨酸

局部治疗

麻醉及包膜物质

OTC：Orabase-B 糊、Oraloe 冰干贴剂、Zilactin-B 黏附性凝胶（表 59-4）。

用法：外用于患处，每天 4 次。

抗微生物制剂

处方：0.12% 葡萄糖酸氯己定漱口水，见前述。

抗炎制剂

处方：5% 氨来占诺口腔糊剂（Aphthasol）。

规格：5g。

用法：外用 0.25 英寸的一段在黏膜溃疡上，每天

4 次（饭后和睡前）。

附注：外用糊剂后立即洗手。如果 10 天后无改善需要重新评估。

处方：硫糖铝混悬液，1g/10ml（Carafate），见前述。

系统治疗 问题 59-9

处方：毛果芸香碱 5mg。规格：120 片。

用法：1～2 片口服，每天 3～4 次，不要超过 30mg/d。

附注：可能会有出汗和胃肠道不适（腹泻）。

处方：苯丁酸氮芥片 30mg（Evoxac）。

规格：90 粒胶囊。

用法：每次 1 粒口服，每天 3 次。

附注：可能会有出汗和胃肠道不适（腹泻）。FDA 批准用于干燥综合征患者的口干。

口腔烧灼综合征

口腔烧灼综合征（BMS）就是我们所说的舌痛、口炎、舌灼痛或舌炎，特征是舌、唇部或口腔的灼痛、不适、疼痛、刺激、红肿擦伤。BMS 的原因可能是某种疾病（继发性舌痛），也可能没有明确原因（原发性舌痛）。已报道舌痛的发病率在一般人群中为 0.7%～1.5%，女性多发。

对继发性舌炎的患者需要完善的评估（糖尿病、念珠菌病、干燥综合征等）。原发性舌痛的治疗主要是苯二氮䓬类、三环类抗抑郁药。2005 年 Cochrane 综述过 BMS 的治疗效果，认为只有三种疗法可以改善症状[30]。但有一系列文献显示出相反的结果。

临床应用技巧和心得——口腔烧灼综合征

应全面了解患者的用药情况（处方药、OTC、草药、吸入性），来发现有可能导致病情恶化的因素。针对口干的个人护理非常重要（框 59-3）。治疗失败有可能是因为伴发念珠菌病。 问题 59-10

处方：阿米替林 10mg 片剂[31]（Elavil）。

规格：120 片。

用法：1 片睡前口服。如果可以耐受则每 7 天增加半片至 1 片（5～10mg）。

附注：可以增加剂量至 100mg，睡前或分成每天 2 次服用。

处方：氯硝西泮 0.25mg 片剂[32]（Klonopin）。

规格：120 片。

用法：1 片睡前口服。如果可以耐受则每 7 天增加 1 片。

附注：可以睡前或分成每天 3 次服用。

处方：加巴喷丁 300mg 片剂（Neurontin）。

规格：120 片。

用法：1 片睡前口服，共 7 天；然后增加为 1 片口服，每天 2 次，共 7 天；随后增加为 1 片口服，每天 3 次，共 7 天；最后增至每天睡前 2 片、早上及中午各 1 片。

处方：奥氮平 5mg 片剂[33]（Zyprexa）。

规格：30 片。

用法：1 片睡前口服。

附注：出现新的或加重的精神异常，如激动、抑郁、幻觉、自杀观念；癫痫、四肢肿胀、易饥饿、虚弱乏力、高催乳素血症症状。

本章使用的英文缩写

ANUG	急性坏死性溃疡性龈口炎	LP	扁平苔藓
BMS	口腔烧灼综合征	MMP	黏膜类天疱疮
BP	大疱性类天疱疮	NPO	禁饮禁食
HIV	人类免疫缺陷病毒	OTC	非处方药
HSV	单纯疱疹病毒	RAS	复发性阿弗他口炎
LE	红斑狼疮	PV	寻常型天疱疮

推荐阅读

Overviews

Eisen D, Lynch DP, editors. *The mouth: diagnosis and treatment.* St. Louis, MO: Mosby; 1999.

Mirowski GM, Schlosser BJ, guest editors. *Dermatologic Therapy: Diagnosis and Treatment of Oral Mucosal Disorders.* Philadelphia, PA: Wiley; 2010.

Rogers III RS, Bruce A, guest editors. *Dermatologic Clinics: Oral Medicine/ Oral Dermatology.* Philadelphia, PA: WB Saunders; 2003.

Erosive gingivostomatitis

Eisen D, Carrozzo M, Sebastian JV, et al. Oral lichen planus: clinical features and management. *Oral Dis* 2005;11:338–349.

Knudson RM, Kalaaji AN, Bruce AJ. The management of mucous membrane pemphigoid and pemphigus. *Dermatol Ther* 2010;23:268–280.

Schlosser BJ. Lichen planus and lichenoid reactions of the oral mucosa. *Dermatol Ther* 2010;23:251–267.

Oral mucosal infections

Mirowski GW, Bettencourt JD, Hood AF. Oral infections in the immunocompromised host. *Semin Cutan Med Surg* 1997;16:249–256.

Sharon V, Fazel N. Oral candidiasis and angular cheilitis. *Dermatol Ther* 2010;23:230–242.

Recurrent aphthous stomatitis

Altenberg A, Abdel-Naser MB, Seeber H, et al. Practical aspects of management of recurrent aphthous stomatitis. *J Eur Acad Dermatol Venereol* 2007;21:1019–1026.

Messadi D, Younai F. Aphthous ulcers. *Dermatol Ther* 2010;23:281–290.

Mucosal reactions to drug therapy

Bensinger W, Schubert M, Ang KK, et al. NCCN Task Force Report. Prevention and management of mucositis in cancer care. *J Natl Compr Canc Netw* 2008;6:S1–21.

Clarkson JE, Worthington HV, Furness S, et al. Interventions for treating oral mucositis for patients with cancer receiving treatment. *Cochrane Database Syst Rev* 2010:CD001973.

Jensen SB, Pedersen AM, Vissink A, et al. A systematic review of salivary gland hypofunction and xerostomia induced by cancer therapies: management strategies and economic impact. *Support Care Cancer* 2010;18:1061–1079.

Susser WS, Whitaker-Worth DL, Grant-Kels JM. Mucocutaneous reactions to chemotherapy. *J Am Acad Dermatol* 1999;40:367–398.

Burning mouth syndrome

Torgerson RR. Burning mouth syndrome. *Dermatol Ther* 2010;23:291–298.

Zakrzewska JM, Forssell H, Glenny AM. Interventions for the treatment of burning mouth syndrome. *Cochrane Database Syst Rev* 2005;1:CD002779.

参考文献

见本书所附光盘。

第 12 部分　系统性药物的主要不良反应

第 60 章　皮肤科药物治疗的肝毒性

Stephen E. Wolverton

袁小英　译　袁　姗　李邻峰　审校

问题

概述

药物性肝病（药物肝毒性）的重要性见如下统计数据[1-2]：**问题 60-1**

1. 据估计，药物是导致大约 10% 成人肝炎的原因。

2. 50 岁以上成人肝炎中，药物占致病原因的 40%～50%。

3. 据估计，至少 25% 的暴发型肝炎由药物所致。

4. 药物所致的特异性肝衰竭中，当前 75%～80% 会有生命危险[3]。

文献报道表明目前市场上大多数系统性药物都有一定肝毒性，可能有些在罕见的情况下会导致药物肝毒性。

一些重要的问题必须在此提出来。为什么肝是系统药物反应的常见部位？为什么某些药物在一些常见的情况下导致显著肝毒性？为什么大部分患者对于某种药物耐受良好，而个别病例会出现显著的肝毒性损伤？

在这一章里，我们总结了一些目前已知的关于药物导致的肝病的基本而又重要的概念。同时对上述问题的答案和更多问题进行了探讨。我们的重点是讲述皮肤科药物所导致的 4 类肝病，当然其他专业医生读完此章后也可以摸索药物安全使用原则，以服务于更多的患者。这 4 类分别是：①肝细胞毒性，②药物超敏反应综合征（DHS），③胆汁淤积，④肝脂肪变性进展为肝纤维化。

写这一章的主要目的是为了分享一些用药原则，使皮肤科常用的系统治疗药物最大限度地安全有效，避免出现不必要的副作用和罕见的因药物死亡的情况。**问题 60-2** 一些药物由于其严重的肝毒性现在在临床已经很难获得，这些药物我们列在表 60-1 中[2]。

表 60-1　由于严重肝毒性而撤市的一些药物

通用名	商品名	药品分类
曲格列酮	Rezulin	胰岛素激动剂
溴芬酸	Duract	非甾体抗炎药（NSAID）
佐美酸	Zomax	NSAID
替尼酸	Selacryn	利尿剂
苯噁洛芬	Oraflex	NSAID

酮康唑[4]、甲氨蝶呤[5]等药物有时可能造成严重的、不可逆转的肝病而需要肝移植，其实这种情况是可以避免的。避免因救治这些药物副作用而产生的巨大花费也是一个重要目的。

肝和药物代谢

肝的药物代谢过程

　　肝是大多数药物的主要代谢器官[1]。 问题 60-3 肝的药物代谢整体目的是使具备药理活性的亲脂性结构的药物转换为相对非活性的水溶性药物，目的是为了方便其从肾或胆汁排泄。因为这一重要的功能，毫无疑问肝成为这一代谢过程的"受害者"。而且肝细胞在这个代谢过程中起着至关重要的作用；因此也导致其成为药物性肝病的主要受害细胞。关于肝代谢的一些重要概念列在框 60-1 中。

　　问题 60-3 人类身体有一套复杂精细的系统用于一系列外源性的分子或药物的生物转换（将药物从亲脂性分子转换为亲水性分子）和解毒过程（将活性中间产物转换为更稳定的分子复合物）。这套用于生物转换和解毒的系统在所有当今药物开发之前早已进化得以发展。这套系统同样在分子（如糖皮质激素、性激素、胆汁酸等一系列分子）的代谢及对环境中潜在的损伤的解毒（如氧自由基及超氧自由基清除）中发挥重要的作用。

　　增加的生物转换酶（源于 CYP 诱导剂）活性能够导致大量活性的、能清除电子的代谢中间产物生成。将药物的亲脂性结构转换为活性的中间产物的过程即为生物转换。如果肝的解毒系统异常，会导致大量的中间产物堆积在肝，或通过间接机制出现一系列系统问题。只要生物转换和解毒过程存在有合理的平衡，就不会发生药物导致的肝毒性问题。Spielberg 和他的助手发展了淋巴细胞毒性试验作为重要的实验室方法，用来评估个人对一些药物的解毒能力[6]。我们鼓励读者从一些出色的文献中[7-9,11]来更多地了解肝代谢系统。

框 60-1　肝药物代谢系统的关键点[2,6-9]

基线药理原则
- 大多数药物有亲脂性特点。
- 药物的亲脂性结构使其能够有效地穿过不同的脂膜结构，从而到达期望其发挥药理活性的位置。

药物代谢的整体目的

生物转换
- 这个过程的主要目的是将药物从亲脂性转换为亲水性。
- 药物的亲水性增加对于药物从肾或胆道排出是基本的过程。

解毒
- 这一过程的整体目的是为了避免在药物的生物转换过程中生成的活性中间产物对附近或远处器官损伤。
- 这些生成的活性中间产物通常为亲电子复合物，经常能和附近的蛋白、DNA 及脂质形成共价键。
- 对于接受这些潜在肝毒性药物治疗的大部分患者而言，这些解毒系统足够让药物安全摄入而不会出现对肝造成重大损伤的风险。

药物代谢分期

Ⅰ 期（主要为氧化反应）
- 细胞色素 P-450（CYP）酶——这个反应主要由 5~6 个同工酶完成，可完成人类使用的大部分药物的代谢过程。
- 主要代谢过程为氧化，主要是添加一个羟基，为随后的结合反应提供一个结合位点。
- 上述的氧化反应只是导致亲水性增加一点。
- 其他Ⅰ期反应还包括脱尿苷二磷酸葡糖烷基化反应和卤化反应。

Ⅱ 期（结合反应）
- 参与的酶包括 N-乙酰转移酶、葡糖醛酸转移酶、磺基转移酶。
- 参与的主要酶连接在一个大的极性支链，其连接在Ⅰ期反应的氧化部位。
- Ⅱ期结合反应导致药物的亲水性大大增加，同时对药物的活性中间产物具有解毒功能。

多态性

　　问题 60-4 关于特定个体出现药物性肝病的各种可能性问题，部分可以由个体的肝生物转换酶和解毒酶的基因多态性来解释（表 60-2）。这两种酶活性在不同个体的巨大差异部分是因为个体Ⅰ期和Ⅱ期肝酶不同的 DNA 遗传突变（即多态性）[9,12-13]。有 5 种 CYP 同工异构结构（CYP1A2、CYP2C9、CYP2D6、CYP2E1、CYP3A4）参与药物导致的肝毒性发病机制。CYP2C19 现在发现并不会导致和潜在肝毒性相关

表 60-2　Ⅰ期和Ⅱ期代谢酶及解毒系统[6,9,12]

酶（举例）	多态性、差异性	说明
Ⅰ期酶		
CYP1A2[†]	不同个体变异性达 30 倍之多	由奥美拉唑、抽烟或吃烧烤肉引起
CYP2C9	多态性	由各种抗惊厥药或利福平诱导
CYP2C19[*]	多态性	与药物性肝病无关
CYP2D6[T]（无诱导）	多态性	10% 白种人此酶并无活性
CYP2E1	不同个体变异性达 30 倍之多	由饮酒或异烟肼引起
CYP3A4[‡]	不同个体变异性达 30 倍之多	由各种抗惊厥药或利福平引起
Ⅱ期酶		
尿苷二磷酸葡糖转移酶	多态性	葡萄苷酸化，增加亲水性
磺基转移酶	多态性	磺化，增加亲水性
N-乙酰转移酶1、N-乙酰转移酶2（NAT₂）	多态性	N-乙酰转移酶2白种人50%慢乙酰化
解毒系统		
环氧化物水解酶	多态性	在抗惊厥药高敏综合征中可能发挥作用
谷胱甘肽 S-转移酶	多态性	是很多药物关键的解毒酶
氧自由基清除剂	不确定	超氧化物歧化酶（SOD）、过氧化氢酶、维生素 C 和 E

[*] 由 S-美芬妥英（一种抗惊厥药）代谢测得 CYP2C19 的多态性。
[T] 由异喹胍（一种抗焦虑药）代谢测得 2D6 多态性，其活性在不同个体间变异性可达 50 倍。
[†] 由咖啡因的代谢测得 1A2 的变异性。
[‡] 由红霉素呼吸实验或 MEGX 试验（可用以研究利多卡因代谢）测得 3A4 的变异性

的活性代谢中间产物产生。

具有重要多态性的原型酶是 CYP2D6、CYP2C9 和 CYP2C19[14-15]。拥有低活性（低代谢者）CYP2D6 的个体相比拥有同一种高活性酶的个体（高能代谢者或超速代谢者）要降低 50 倍酶活性。这种个体间之间酶活性的巨大差异解释了一些个体夜间单次口服 10mg 多塞平后，要经历过度的并且延长了的日间镇静作用，而一些个体每晚接受 200～300mg 多塞平口服却很少出现镇静作用。同样的道理，一些肝毒性药物在一些 CYP2D6 低活性的遗传个体会出现体内药物水平相对要高的情况。即使没有基因多态性，其他酶（如 CYP3A4）在不同个体间也会出现较大的酶活性差异（可以相差到 30 倍）[14]。对于 CYP3A4 而言，很少有

等位基因变异性（多态性），但是这种酶活性差异很少见，以致于得不到临床重视。

药物肝毒性这一问题更重要的话题在于诱导 CYP 酶产生的诱导剂增加了不同 CYP 同工酶的酶活性，这些Ⅰ期氧化性的 CYP 同工酶活性的增加会导致药物的中间代谢产物大量增加。当同时伴随有先天 [如 N-乙酰转移酶 2（NAT2），慢乙酰化] 或后天的Ⅱ期结合反应和（或）解毒系统缺陷（如由于 HIV 感染出现谷胱甘肽水平降低）时，出现药物性肝病的风险最大。

这一领域依然存在很多争议，一些问题仍未得到解答。例如，一些慢乙酰化表型存在于 50% 的白种人，然而只有非常少的慢乙酰化表型患者和这种多态性有关（如药物导致的红斑狼疮和异烟肼肝毒性）[17-18]。有人推测抗惊厥药超敏反应综合征是由于遗传所致环氧化物水解酶活性降低，导致来源于抗惊厥药的环氧化物不稳定中间产物（如苯妥英、苯巴比妥、卡马西平）大量产生[19-20]。这种解释从开始就受到挑战[21]。

药物肝损害发生机制

一般机制

目前能够为大家所接受的药物性肝病的发病机制有 2 个组成部分[22]。第一，必须有活性代谢中间产物，即亲电子的化合物存在，如果其不被很快清除，则快速与不同分子化合物形成共价键[23-24]。这些共价键依赖于分子的不同而出现一系列结构和功能的变化（表 60-3）。这些与活性中间产物相结合的分子化合物包括不同的蛋白（包括 CYP 异构体）、DNA 及脂质，详细结果见表 60-4。CYP 诱导剂的存在大大增加了这些亲电子的活性中间产物产生（表 60-5）。第二，细胞解毒系统必须存在缺陷，导致这些活性中间产物大量或持续存在，从而导致药物性肝病。如果没有 CYP 诱导剂和（或）解毒系统正常，因这些代谢产物而出现药物性肝损伤的情况就很少见。

解毒系统中最重要的酶系统可能是谷胱甘肽和谷胱甘肽 S 转移酶（GST）系统[7]。GST 是一种基因多态性的酶，谷胱甘肽是辅助因子以及以 GST 为底物的各种亲电子的药物代谢产物。活性代谢产物（如对乙酰氨基酚）过多时，谷胱甘肽在电子清除过程中被消耗。过多饮酒、HIV 感染或营养不良情况下，会进一步消耗谷胱甘肽和谷胱甘肽 S 转移酶系统清除电子的能力[8,10]，这也解释了临床这些情况下药物性肝病会增加。

表 60-3　参与药物性肝病的分子靶点[2,6-7]

分子	结果	说明
多种蛋白	新抗原形成	活性代谢产物导致结构或组成变化
CYP 同工异构体	新抗原形成	CYP 由于接近活性代谢产物而脆弱
DNA	凋亡或坏死	都导致细胞死亡
脂质	失去膜完整性	由于活性代谢产物导致过氧化反应

表 60-4　参与药物性肝病的细胞和结构靶点[2,6-7]

细胞或结构	反应种类	代表性药物
肝细胞	肝细胞坏死	酮康唑、米诺环素
胆道、胆小管	胆汁淤积	依托红霉素（成年人）
上皮细胞、肝血窦	静脉闭塞	环磷酰胺
伊藤细胞（脂肪储存细胞）	脂肪变性 → 纤维化	甲氨蝶呤

表 60-5　一些具有潜在肝毒性的 CYP 诱导剂或抑制剂

药物	同种异构体	反应种类
CYP 诱导剂 *		
苯妥英	不定	超敏反应综合征
卡马西平	不定	超敏反应综合征
利福平	3A4	肝细胞毒性
异烟肼	2E1	肝细胞毒性
乙醇	2E1	肝细胞毒性
CYP 抑制剂		
酮康唑	3A4	肝细胞毒性
伊曲康唑†	3A4	肝细胞毒性
氟康唑†	2C9	肝细胞毒性
依托红霉素‡	3A4	胆汁淤积

* 和其他抗惊厥药类的酶诱导剂相反，苯巴比妥肝细胞毒性最小；
† 伊曲康唑和氟康唑与酮康唑相比，肝细胞毒性风险要低得多；
‡ 与其他大环内酯物（包括氮杂内酯类）相比，肝细胞毒性较少

问题 60-5　当活性亲电子性代谢中间产物过多时，会出现 2 种结果。第一种，由于与代谢中间产物的共价键结合，使蛋白、DNA、脂质生物膜发生改变，造成对附近细胞（最常见的是肝细胞）的直接毒性。引起细胞坏死或凋亡的重要而又常见的一条通路是钙调节的破坏，导致细胞骨架肌动蛋白和细胞膜完整性发生改变[8]。Fas 链（抗原呈递细胞）和 Fas（受损的肝细胞膜）结合，导致出现 caspase 级联反应，细胞发生凋亡，这也是细胞被破坏的一条重要通路。这条通路也可以由 TNF-α 受体激活。第二种，活性代谢产物

与不同蛋白的结合导致出现新的抗原。这些新的抗原包括不同的 CYP 同工异形结构，它们存在于这些活性代谢产物附近[26-27]。结果导致机体针对这些新抗原发生体液或细胞免疫或针对这些结构近似的远处抗原发生免疫交叉反应，或两者都有。参与抗原呈递的主要组织相容性复合体（MHC）分子及自身免疫病的发病机制已经超出了本章的范围，在此不做赘述。同时，由于皮肤科药物引起的胆汁淤积也非常少见，其中机制在此也不再加以讨论（可以参看推荐阅读中的 Erlingers 论文）。

药物毒性与特异反应

值得提醒读者注意的是这两者有重要区别。药物导致直接的肝毒性是在药物过量的情况下发生，仅仅发生在少数药物[7,28]，典型的生化例子是四氯化碳引起的肝变化，典型的药理例子是对乙酰氨基酚过量，但药理剂量的对乙酰氨基酚在 CYP2E1 诱导剂（慢性过多的酒精摄入）存在的情况下也能导致类似的结果。定义上来说，这里的药物毒性指的是如果过量摄入四氯化碳或对乙酰氨基酚，每个个体都会出现的反应；而特异反应指的是仅有少数个体会因为某些特定药物出现药物性肝病，而且这些反应的发生与药物剂量无关。我们这里提的大多数肝毒性是由于药物而发生的[8,29]。令人困惑的是，毒性一词也经常用在特异反应的情形中。特异质反应通常分为代谢特异反应（由于局部形成的活性中间产物对局部组织造成的毒性反应）和免疫特异反应（由活性代谢产物形成的新抗原造成的免疫反应，对局部组织造成的损伤）。读者在读本章的过程中要把毒性和特异反应区分开来，同时也要把代谢特异反应和免疫特异反应进行区别（问题 60-6 框 60-2）。

药物肝毒性的风险因素

一般风险因素

除了基因和特异原因，还有许多因素可以解释为什么有些个体容易对特定药物发生反应，而大多数人却没有异常。这些因素列在表 60-6 中[30]。风险因素包括个人习惯、营养、医疗诊断、合并药物及人口统计学因素。虽然各种风险因素大多不可逆转，但是对于特定的患者如果上述重要风险因素存在的话，谨慎的临床医生应尽量避免使用肝损害药物。典型的例子就是如果患者存在过多的饮酒、肥胖、糖尿病、乙型或丙型肝炎、肾功能不全等 1 个或 2 个潜在风险因素时，

机制

- 大多数为特异反应，因此具有不可预测性且和药物剂量无明确相关性。
- 少部分为毒性反应，这些能够进行预测并且呈剂量依赖性（超过药理剂量）。

时机

- 发生时间——大多数发生在药物治疗后的第 15～90 天，与潜在的严重血液学药物反应相比一般是逐渐加重。
- 消退——停药 15 天后一般有明显改善。
- 上述时间指的是肝细胞毒性反应，超敏反应综合征、胆汁淤积型药物性肝病的发生时机。
- 脂肪变性进展为纤维变性非常缓慢（通常为数年），进展更为隐蔽。

可逆转性

- 大部分损害如果早期发现（数日至数周）能够完全逆转。
- 一些损害发现相对较迟（数周至数月），不能完全逆转。
- 诊断很迟的话有可能导致死亡，肝衰竭甚至需要肝移植，严重的纤维化或肝硬化，肝功能缺失到一定程度*。

*与肾相反，肝具有巨大的储备能力——显著肝损害仅发生在大多数可靠的实验指征表明肝功能减退时［如白蛋白降低、国际标准化比值（INR）升高］

表 60-6　药物所致肝损害的风险因素[1-2,7,30]

分类	风险因素	解释
习惯	过度饮酒	直接毒性，CYP2E1 诱导剂，消耗谷胱甘肽
营养	营养不良	消耗谷胱甘肽
医疗诊断	HIV 感染	消耗谷胱甘肽——增加磺胺、氨苯砜
	糖尿病	增加脂肪肝风险——增加 MTX 及维 A 酸毒性
	肥胖	增加脂肪肝风险——增加 MTX 及维 A 酸毒性
	既往肝病	任何原因导致的肝病，很有必要进行基线肝功能测试（LFT）
合并使用药物	CYP 诱导剂	增加活性中间代谢产物的数量
	CYP 诱导剂	增加活性中间代谢产物的数量
人口因素	老龄患者	由于多种药物联用，肝肾功能减退
	性别	女性患者由于特异反应发生药物性肝病的可能性增加
基因	多种	章节中的很多例子——见表格及正文

甲氨蝶呤（MTX）肝毒性的可能性增加（脂肪变

性到纤维变性）[31-32]。对于类风湿关节炎而言，仅选择那些没有上述风险因素的患者进行 MTX 治疗将大大减少 MTX 导致的肝硬化风险[33]。最近，银屑病患者使用 MTX 的肝损害风险增加（和类风湿关节炎患者接受 MTX 治疗相比），原因是由于银屑病患者容易伴有脂肪肝［包括非酒精性脂肪肝（NASH）］等代谢综合征[34]。

药物特异性风险因素

影响药物肝毒性的危险因素很多，包括常规剂量、累积剂量、用药频率、用药开始时间和临床或实验室肝病理学监测开始显示证据后的药物持续性应用。除了一部分特殊病例外，我们来回顾一下抗真菌药物类（第 9 章）、甲氨蝶呤（MTX）（第 13 章）、硫唑嘌呤（第 14 章）、氨苯砜（第 18 章）和维 A 酸类（第 20 章）。这些药物代表了有潜在肝毒性的最重要的皮肤科药物。常规剂量的维 A 酸类就能导致肝毒性[35]，而 MTX 相关性肝损害中累积剂量是危险的决定因素[31-32]。再如硫唑嘌呤[36]、氨苯砜[37-38]、米诺环素[39-40]等有引起 DHS 的危险，所以从服药一开始就应该进行实验室监测。酮康唑特异反应时间与 DHS 相似，即使缺乏其他的 DHS 原因，多发生在用药后的 3～12 周（尤其是在前面一半的时间）。如果盲目增加 MTX 的常规用药剂量，用药频率增加造成潜在中毒的危险因素会增加。

多态性的前瞻性实验

用广泛有效的前瞻性实验来评估患者药物相关性肝损害的基因易感性是个不错的方法[27]。研究用药前基因多态性（CYP2D6 和 NAT2）、酶的多态性（CYP3A4）及重要的解毒系统（GST 解毒系统）消耗所引起显著肝损害的研究可能很有价值。问题 60-7 研究 CYP2D6、CYP2C9、CYP2C19 等几个 CYP 亚型的前瞻性实验很多，但还没有用于临床。

药物信息的宣传问题

理论上有几个药物相关性肝损害不确定的危险因素，包括：

1. 新上市的药物（细节见下文）。
2. 医生或患者不知道应用的药物有肝损害的潜在危险因素。

临床实验预测肝损害的局限性

问题 60-8 众所周知 FDA 批准新药上市前很少有

合适的患者数量来检测罕见的特异事件。这些临床试验若是常规包含如此大的样本量经济上是不可行的。酮康唑的肝毒性实验就是这样一个相当有限样本的临床前期试验的例子。酮康唑可以诱导 5%～10% 患者转氨酶轻度改变，肝损害的发生率只有 1/10000[42]，长期服用酮康唑肝损害的发生率约为 1/1500，但 FDA 在药物上市前临床前期试验样本数最大只有 1000～2000。所以在药物上市前发现肝损害的可能性很小。曲格列酮从美国下架就符合这样的统计模式[43-44]。此外，临床前期试验严重限制了一些变量，以便准确决定所研究药物对适应证是否真实有效，也非常限制参与患者所服用其他药物的数量，以期限制试验中潜在的变量。

真实实践中药物使用的风险

当药物开始临床应用时，治疗患者的数量和患者使用的药物数量会大幅度增加。罕见的特异药物诱导的肝病和潜在的重要的药物相互作用等结果是之前难以预测的。这些情况可能导致潜在的、严重的肝病和罕见的死亡。

肝毒性的潜在预测因素

处方最近上市但还没有大规模临床经验的药物时，医生需要警惕至少 2 个方面，包括：

1. 大量的患者在临床试验中有轻微的 LFT 特别是转氨酶的升高。

2. 药品在临床试验或者上市后不久已有 1～2 例死亡病例。

符合以上 2 项的药物，临床医师要么避免应用，要么要仔细监测服用该药物的患者，特别是在用药的前 3～4 个月。在应用高风险药物的前期要每 2～4 周进行一次实验室监测。

药物安全信息宣传的重要性

医生和患者不知情是造成药物肝损害的重要危险因素。一旦患者出现药物相关性肝损害症状或者医生通过实验室及肝细胞病理切片发现异常，药物就可能会停用[8]。严重的事故（死亡或需要肝移植）主要发生在已有肝损害指征却仍继续用药的情况下。酮康唑相关的死亡病例大部分就是这样发生的[42]。告知所有医生新药或者新上市的药物有导致药物性肝损害危险因素的工作虽然复杂但仍然是必要的。医生应该认真对待 FDA 发表在 "dear healthcare professional" 的来信或者其他国家类似机构对医疗的建议，专业医疗机构应承担起宣传的责任。医生必须告知患者实时反馈自身症状，以方便监测药物潜在性肝损害的发生。虽然各方面的影响都会存在潜在的风险，但应在力求保障药效的同时将药物的危险性减到最低。

分类系统（表 60-7）

读者需主要关注本部分的表格。问题 60-9 理想的分类系统要基于肝病的临床和实验室证据、肝病理组织学以及对各种形式的药物诱导的肝病背后机制的全面认识（框 60-3）。可事实是以上三元素信息几乎无法得知。但临床医生却还要确定药物是否有肝损害以权衡是否继续或重新开始用药及评估实验室的结论是否可靠。好在还有实验室检查数据可以测定。在实践中通过监测血浆 LFT（最多的是转氨酶）可以评估肝细胞损害或者阻塞性肝病，这也是多数临床决策的基础。皮肤科的系统用药很少发生肝胆管阻塞（胆汁淤积）的实验室异常。肝活检仅仅用于银屑病患者长期应用 MTX 的监测（见第 13 章，使用 MTX 的患者常规肝活检的全部讨论）。需要提醒读者，从实验室检查指标看肝细胞毒性和 DHS 相似，但传染性单核细胞增多症样临床表现及典型的嗜酸性粒细胞增多症是 DHS 的临床本质。氨苯砜、硫唑嘌呤和米诺环素都可能导致单个器官功能失常（比如单纯肝细胞中毒）或者 DHS，读者应熟悉其他的肝毒性药物（见表 60-8）。

致病药物

皮肤科常见的致肝损害药物

如果一个已知的高危药物并没有被处方，那么临床医生单独判断肝病是否是药物引起以及鉴定责任药物时是发憷的。越来越多皮肤科医生意识到应用有潜在肝损害危险的药物时有必要监测肝功能。问题 60-10 这里要提 2 个概念，一个是应用氨苯砜和硫唑嘌呤时所有医生都会常规进行血液学监测，却很少常规查转氨酶水平；另一个是米诺环素所致的肝毒性（单独表现）和 DHS 也是较晚发现的。

相对少见的致肝损害药物

问题 60-10 除了表 60-9 中列出的药物，皮肤科医生至少要进行实验室监测，确定是否有肝功能异常的其他药物包括氯丙嗪、环磷酰胺、吗替麦考酚酯、环孢素、异维 A 酸、羟氯喹、氯喹，须查阅各个药物章节特异性的监测指南。皮肤科医生偶尔用 NSAID

表 60-7　肝毒性药物的主要分类

分类	最好的诊断试验	典型的"罪魁祸首"	皮肤科使用药物	其他医学治疗使用药物
肝细胞毒性	AST/SGOT（谷草转氨酶） ALT/SGPT（谷丙转氨酶）	氟烷	酮康唑 氨苯砜 米诺环素 硫唑嘌呤 阿维 A 甲氨蝶呤†	各种他汀类药物 氟他胺 异氟烷 利福平 *
超敏反应综合征	AST/SGOT ALT/SGPT 嗜酸性粒细胞计数	苯妥英	氨苯砜 米诺环素 硫唑嘌呤 磺胺	别嘌醇 阿莫西林/克拉维酸钾 苯巴比妥 卡马西平 拉莫三嗪
胆汁淤积	磷酸钾 GGT（γ-谷氨酰转肽酶） 胆红素	氯丙嗪	红霉素 复方磺胺甲噁唑片 （TMP/SMX） 利福平‡	卡托普利 萘夫西林 雌激素
脂肪变性→纤维 变性（大疱型）	肝活检 转氨酶	甲氨蝶呤	阿维 A（罕见）	甲基多巴

* 利福平治疗结核长期使用导致肝细胞毒性。
† 甲氨蝶呤很少导致肝细胞毒性，严重性一般是轻到中度。
† 利福平一般导致肝细胞毒性，很少导致胆汁淤积

表 60-8　其他肝毒性药物的分类[1-2,7]

分类	致病药物		
肉芽肿	地尔硫䓬、苯妥英		普鲁卡因胺、奎尼丁
静脉闭塞	环磷酰胺（高剂量）		其他化疗药物
缺血	可卡因、甲烯二氧苯丙胺		烟酸（持续应用）
微泡状脂肪变性	胺碘酮、哌克昔林、阿司匹林、静脉用四环素		丙戊酸、齐多夫定、去羟肌苷
血管增生*	雌二醇		雄激素
直接毒性	对乙酰氨基酚（过量）		对乙酰氨基酚与 CYP 诱导剂

* 血管增生包括肝紫斑病等亚类

治疗结节性红斑，吡罗昔康（Feldene）和双氯芬酸（Voltaren）有导致药物性肝毒性的个别案例报道[45-47]。NSAID 类药物中的佐美酸（Zomax）和苯噁洛芬（Oraflex）在 20 世纪 80 年代就因为药物性肝中毒而退市[48-49]。

诊断

诊断方法

问题 60-11　4 步法可评估药物与药物不良反应（包括肝毒性）的因果关系[50-51]。

1. 激发（根据患者用药的过程、用药时间及患者既往用该药时的情况）。

2. 停药试验（停药后损害症状出现预期改善）。

3. 重新激发试验（仅在知道药物有确定的低危因素时应用）。

4. 排除其他非药物因素出现的同类不良反应。

轻度的转氨酶升高患者可以试着进行重新激发试验，对于存在中度或重度药物性肝损害的患者身上进行激发试验是不谨慎的。考虑到大多数皮肤科治疗都没有生命威胁，重新激发试验的风险太大，因此不合理。除了这些，在药物相关性肝损害特异性诊断过程中其他因素也应一起考虑到（见参考文献）[52-53]。

第 2 和第 4 步适用于转氨酶是正常值 2～3 倍的患者（表 60-10）。只有存在替代药物和进行全面实验室监测的情况下重新激发试验才能被允许进行。当转氨酶升高 1～2 倍时（阈值考虑），才可以应用一些稍微灵活的处理方式，这时要根据转氨酶的值来合理降低药物剂量。转氨酶水平高于 3 倍时，应无限期停用可疑药物，直到可以用别的病因去解释转氨酶升高。这个 3 倍标准是制药行业和 FDA 为临床研究肝毒性而人

表 60-9　导致严重药物相关性肝病的皮肤科药物

药物名称	反应分类	低风险替代药物	注意事项
常用药物			
甲氨蝶呤	脂肪变性→肝硬化	其他银屑病治疗方法，包括生物疗法在内	小心剂量，筛选患者，适当监测
米诺环素	高敏综合征	多西环素、四环素	3～12 周疗法，肝可能单独受损
硫唑嘌呤	高敏综合征	其他免疫抑制药	3～12 周疗法，肝可能单独受损
氨苯砜	高敏综合征	秋水仙碱、磺胺吡啶	可与磺胺吡啶交叉反应，肝可能单独受损
磺胺类药物	高敏综合征	非磺胺类抗生素	长期疗法少见不良反应
阿维 A	脂肪变性、肝细胞毒性	第一代维 A 酸——异维 A 酸	严重反应不常见，轻微 LFT 升高常见
不常用药物			
利福平	肝细胞毒性	只用于短期疗法	7～10 天的短期疗法很少出现问题
酮康唑	肝细胞毒性	伊曲康唑、氟康唑、特比萘芬	酮康唑目前很少用（应用几天理论上可以最小化危险）
依托红霉素	胆汁淤积	其他红霉素类、氮杂内酯类 *	主要应用于成年人，同其他红霉素盐合用不危险
西咪替丁	肝细胞毒性	所有其他 H_2 拮抗剂	很少有并发症

* 氮杂内酯类是大环内酯类抗生素，包括阿奇霉素和克拉霉素

为规定的。如果一个患者转氨酶呈 3 倍升高或者稍高于 3 倍水平，继续服用可疑药物，其转氨酶可以达到正常的 10～50 倍。不幸的是，许多重新激发试验和应用实例中往往没有注意到实验结果的异常或者根本没有意识到肝功能异常是与应用药物有关而继续服用可疑药物。

框 60-3　药物所致肝病的主要分类系统 [1-2,7]

基于异常的实验室检测（即肝功能检查）
- 肝细胞损害——主要体现在转氨酶异常
- 阻塞——主要表现在碱性磷酸酶、GGT 异常，后期是胆红素的异常
- 混合——以上指标都有异常（两者随时间一般都会变成混合型）

基于肝组织病理（举例说明）
- 脂肪变性——脂肪肝，包括微泡状（假酒精性）、大泡状亚型
- 纤维化至硬化——异常纤维变性的组织学证据，如果存在结节性重建则为肝硬化
- 肉芽肿
- 静脉闭塞

基于病理生理学（基于药物剂量的可预测性及相关性）
- 中毒
- 特异性

基于特异反应的亚型（事实上这些亚型有明显的重叠）
- 代谢特异——主要源于活性中间产物导致的局部毒性作用
- 免疫特异——主要源于活性中间产物诱导产生的新抗原

鉴别诊断

患者服药前没有患有肝病的证据时，还要考虑到有以下 4 种导致转氨酶升高的可能性（表 60-10）[1-2,8]：

1. 病毒性肝炎（如甲肝、乙肝、丙肝）。
2. 饮酒［患者不一定会透露自己饮酒的信息，但红细胞平均体积（MCV）和 GGT 水平升高会提示患者有饮酒可能性］。
3. 脂肪肝（多数患者至少有中度的肥胖）。
4. 药物的相互作用（其他途径来源的药物与可疑药物产生相互作用）。

这些鉴别诊断也存在一定缺陷，例如，如果患者服用的药物可以改变叶酸代谢而提高 MCV 水平（如氨苯砜、MTX）就有被误认为是饮酒的风险，再如某些抗痉挛药和利福平等酶诱导剂会显著提高 GGT 水平。另外，脂肪肝引起的转氨酶轻微异常可掩盖药物在肝脂肪沉积的情况下引起肝重大疾病的风险（如 MTX 治疗）。

会诊标准

一些复杂病例（如转氨酶高于正常临床水平 3 倍或者持续不正常）应请消化科或者肝病科会诊。

肝功能测试

问题 60-12 "肝功能"这个说法其实并不准确，因为仅仅用 LFT 和转氨酶评估肝细胞完整性显然不严

表 60-10　常用的肝功能测试

名称	意义/局限性
测试肝细胞完整性	
AST/SGOT	特异性小于 ALT
ALT/SGPT	
乳酸脱氢酶（LDH）	没有肝特异性，可以分离亚型来提高肝特异性
肝功能障碍测试	
碱性磷酸酶	没有肝特异性，可以分离亚型来提高肝特异性
GGT	比碱性磷酸酶有更高的肝特异性，对乙醇敏感
胆红素	在严重肝病才会出现升高
肝蛋白合成功能	
白蛋白	非常迟，但是是肝功能降低的重要指征，营养不良时也会异常
INR	非常迟，但是是肝功能降低的明显指征
肝衰竭严重程度的检查	
血氨	肝病晚期严重时才出现异常，产生肝性脑病
肝纤维化的实验室检查	
氨基Ⅱ型前胶原肽（P3NP）	有假阳性风险（如关节炎）

表 60-11　主要药物相关性肝病的分类

分类	症状、体征	相似疾病
肝细胞毒性	首先无症状，随后右上腹（RUQ）疼痛、黄疸、肝脾大、门脉高压	病毒性肝炎、急性酒精性肝炎
超敏反应综合征	发热、疲乏、咽炎、多形红斑、腺病、肝脾大	传染性单核细胞增多症、自身免疫性肝炎
胆汁淤积	早期无症状，后期出现瘙痒、黄疸	原发性胆汁性肝硬化、硬化性胆管炎
脂肪变→纤维化	早期无症状，后期出现肝衰竭	慢性酒精性肝炎、维生素 A 中毒

次，服用 MTX 1 年内的 9 次检测至少有 5 次异常）或白蛋白水平低于 3.0g/dl 作为肝活检的指征。这一方法的原理就是当血浆白蛋白水平降低时血浆中的 MTX 结合蛋白也会随之降低，使游离 MTX 升高。

治疗

背景问题

治疗药物导致的肝损害的根本方法是马上停用可疑药物，但也有一个重要却少见的例外：当可疑药物为维持患者生存所必需又没有可替代的药物时就得继续服用，显然这种可能性在皮肤科很少发生。皮质类固醇只有在严重 DHS 皮肤症状发生时才考虑应用（本章强调的药物诱导肝病的 4 种形式存在时）[8]。应与资深医生合作，一起决定是否系统使用皮质类固醇来治疗这种有肝参与的、罕见的严重综合征。

治疗选择

总体而言，关键的治疗步骤是：①停止使用可疑药物；②密切监测 LFT；③进行合适的咨询；④支持治疗。幸运的是，大多数早期诊断的患者通过系统监测后肝病理改变能完全逆转。肝移植是严重病例的一种治疗选择，在这里仅做简单介绍，因为对于药物性肝病而言，这种昂贵的救命方式绝对不是必要方式[4-5]。如果选择合适的患者、患者能意识到关键症状并进行报告以及针对一些药物建立系统监测肝功能的标准，具有皮肤科适应证的系统用药出现不可逆的终末期药物性肝病非常少见。

对于少数严重的并发症，轻到中度转氨酶升高（升高 1~2 倍）时，临床有如下治疗选择（也可同时

谨，别的器官功能异常时这些指标也可能升高（见表60-11）[54-56]。因肝内胆管系统异常或阻塞发生的病变可以用肝功能来评估肝功能情况，但如果病变发生在肝外胆管系统，实验室测得的肝功能就不能用来评估肝的障碍情况。表格列出的试验中肝蛋白合成功能（INR 或白蛋白水平）可以评估一部分肝功能，但是特异性不够理想，并且只有在晚期肝病时才会明显异常。整体来说，实验室项目结合起来，用于肝功能检测的参考是可行的。其他一些有创的实验室检查（如肝活检）和复杂的真正检测肝功能的试验没有常规在临床上应用。对皮肤科医生经常处方的、本章讨论的多数系统用药，用血浆中 AST/SGOT、ALT/SGPT 组合评估肝功能仍是标准监测方法。很明显这两个指标一起监测有助于提高敏感度。定期肝活检是长期应用 MTX 治疗银屑病时的标准监测手段，虽然越来越多刚被审批的药物通过其他各种实验组合并进行统计学分析来绕开肝活检这一步[57-58]，但那些仍不是当前的标准监测方法。

有些风湿科医生把血浆白蛋白水平作为评估长期 MTX 疗法治疗类风湿关节炎是否要进行肝活检的决定性指标[28]，也有人把转氨酶反复升高（每 6 周测一

选择不止一项）：①降低药物剂量；②临时停用可疑药物；③加大实验室监测频率；④进行咨询，从可信的医生那里获取电话并进行咨询。如果还不能确定是否存在肝损伤，可以暂不做决定，直到肝损伤程度和内容诊断明确。本章讨论的所有药物均能够停用至少 1～2 周，直到实验室异常结果恢复正常，或实验室结果明显趋向好转。如果临床仍需要使用此类可能导致肝损伤的药物，那么再次使用时应该减少使用剂量，而且应进行密切的实验室监测随访。

对未来的展望——过往的教训

有一句格言是这样说的："那些不从过去吸取教训的人必定还会重复同样的错误。"对事件的细节分析导致一些药物从美国市场上撤出（表 60-3），这些药物不在本章讨论范围（见第 7 章）。这些药物退出市场的故事及酮康唑事件产生了一系列使临床用药安全最大化的原则，我们总结在框 60-4 中。

框 60-4　当前使用的药物从过去得到的教训

- 慢慢来——一些 FDA 批准的药物在临床前试验仅出现少量的转氨酶升高，但在广泛的临床使用启动之前，应该密切观察 1～2 年[6]。
- 保持关注——以往那些药物性肝病导致死亡的报告，其实仅仅是死亡病例的冰山一角。这一点从某种程度上来说适用于酮康唑，也同样适用于曲格列酮（Rezulin）。只有用药更加保守并进行非常严密的监测，目前临床才能获许使用酮康唑。
- 不受干扰——对于药物指南应该将药物和特定疾病一起加以考虑。不要受风湿免疫科关于甲氨蝶呤指南的干扰。肝活检仍然是皮肤科甲氨蝶呤治疗的标准监测手段。目前倾向于更保守活检方案的诉求，并不是建议取消肝活检，而仅仅是考虑通过选择无创伤的临床试验来减少活检的次数[49]。

- 加强宣传——在很多出现严重药物性肝病的病例中，处方医生或者患者中任何一方或者二者都没有意识到潜在的风险。因此监测用药过程对于二者而言都很重要，FDA 和医生都需要加强宣传。
- 对于其他药物亦需谨慎——新上市药物和其他药物相互作用的潜在风险还没有经受时间的考验，通常需要多年的观察。新上市药物与 CYP 强诱导剂或强抑制剂联用要谨慎。
- 停用药物——大多数药物性肝病所致死亡的病例与临床某种用药已经导致患者出现重要的临床或实验室药物性肝损伤，而皮肤科医生仍继续让其使用有关。当不能确定时，可停用可疑药物，注意密切监测肝功能，直到实验室异常结果恢复正常。

---

* AST 和 SGOT 是谷草转氨酶的不同缩写，
†ALT 和 SGPT 是谷丙转氨酶的不同缩写

本章使用的英文缩写

AST	谷草转氨酶	MHC	主要组织相容性复合体（抗原）
ALT	谷丙转氨酶	MTX	甲氨蝶呤
Amox	阿莫西林	NASH	非酒精性脂肪肝
CMV	巨细胞病毒	NAT$_2$	N-乙酰转移酶 2
CYP	细胞色素 P-450 酶	P3NP	氨基 Ⅲ 型前胶原肽
DHS	药物超敏反应综合征	RA	类风湿关节炎
EBV	EB 病毒	RUQ	右上腹
GGT	γ-谷氨酰转肽酶	SGOT	谷草转氨酶
GST	谷胱甘肽 S-转移酶	SGPT	谷丙转氨酶
INR	国际标准化比值	SOD	超氧化物歧化酶
LDH	乳酸脱氢酶	TMP/SMX	复方磺胺甲噁唑片
LFT	肝功能测试	UDP	尿苷二磷酸
MCV	红细胞平均体积		

本章使用的定义

名词	定义
转氨酶	谷草转氨酶和谷丙转氨酶的总称
转氨酶炎	谷丙转氨酶和谷草转氨酶值是正常值的 2 倍以上
中毒性肝炎	转氨酶 3 倍升高或出现肝炎的症状，或二者兼有
肝衰竭	肝的合成和代谢功能严重降低
多态性	个体间基因差异导致酶活性的差异
酶变异性	基因型类似但酶活性存在差异
同种异构体	一种特定的色素 P-450 酶，如 2D6、3A4 等
特异质	药物反应不可预测，发生与药物剂量无关
毒性	药物反应可以预测，考虑到一些特定药物使用的剂量足够高
新抗原	活性代谢产物与蛋白、脂质和 DNA 结合形成共价键，形成新抗原
脂肪变性	脂肪沉积在肝，形成微泡或大泡
氮杂内酯类	属于大环内酯类抗生素，包括阿奇霉素和克拉霉素
他汀类药物	羟甲基戊二酸单酰辅酶 A 还原酶抑制剂，包括洛伐他汀和阿托伐他汀
阈值	实验室测试数值上升到一定水平，超过这个数值后可能出现严重反应，这种异常经常能逆转
关键值	实验室测试数值上升到更高水平，超过这个数值后可能出现极为严重的反应，这种异常完全逆转的可能性较低

推荐阅读

General overviews

Lee WM. Medical progress: drug-induced hepatotoxicity. *N Engl J Med* 2003;349:474–85.

Gonzales FJ, Coughtrie M, Tukey RG. Drug metabolism. In: Brunton LL, Chabner BA, Knollman BC, editors. *Goodman & Gilman's The Pharmacologic Basis of Therapeutics*, 12th ed. New York: McGraw Hill; 2011. p. 123–43.

Maddur H, Chalasani N. Idiosyncratic drug-induced liver injury: a clinical update. *Curr Gastroenterol Rep* 2011;13(1):65–71.

General mechanisms of hepatotoxicity

Erlinger S. Drug-induced cholestasis. *J Hepatol* 1997;26(suppl 1):1–4.

Walgren JL, Mitchell MD, Thompson DC. Role of metabolism in drug-induced idiosyncratic hepatotoxicity. *Crit Rev Toxicol* 2005;35:325–61.

Liver 'function' tests

Carey E, Carey WD. Noninvasive tests for liver disease, fibrosis, and cirrhosis: Is liver biopsy obsolete? *Cleve Clin J Med* 2010;77(8):519–27.

Giannini EG, Testa R, Savarino V. Liver enzyme alteration: a guide for clinicians. *CMAJ* 2005;172:367–79.

Psoriasis and methotrexate-induced liver disease

Montaudie H, Sbidian E, Paul C, et al. Methotrexate in psoriasis: a systematic review of treatment modalities, incidence, risk factors and monitoring of liver toxicity. *J Eur Acad Dermatol Venereol* 2011;25(Suppl 2):12–8.

Zachariae H. Liver biopsies and methotrexate: a time for reconsideration? *J Am Acad Dermatol* 2000;42:531–4.

参考文献

见本书所附光盘。

第 61 章 药物治疗的血液系统毒性

Kathleen A. Remlinger

赵　暕　译　袁　姗　李邻峰　审校

概述

皮肤科药物的血液系统毒性是罕见的，但是其有潜在的生命危险和不良反应。为了避免血液并发症，需要提高对药物代谢、相互作用、不良反应以及患者相关的危险因素（包括年龄和伴随的内科疾病）这些方面的知识。了解可能的血液学不良反应和它们最有可能发生的时机可以直接监控毒性。个体药物监控指南的建立是基于临床试验过程中观察到的不良反应的发生率，并包括这些并发症的时机。

本章的第一部分论述了总则，如血液毒性发展的机制、时机和可预测性（或其不足）。第二部分讲述最重要的特定的血液不良反应。第三部分回顾了个体用药，包括常见的用于皮肤科的细胞毒性剂和其他药物。最后，在第四部分讲述血液毒性的处理。

总则

血液毒性的机制

药物的不良反应为可被预知（药理学的）或不可预知（特异质的）。此外，不良反应可能继发于细胞直接毒性或免疫反应。一般而言，毒性反应起病隐匿，通过数周到数月发展，但部分毒性血液反应可以更早地被发现。通过药物激发，在显露症状前，有一段潜伏期。另一方面，在治疗过程中，免疫反应的出现相对较早。这些反应在数天到数周内发展，一旦出现，经常伴随着更大的暴发。再次暴露时，哪怕是小剂量的致病物，免疫反应也可以快速复发。

细胞毒性剂是常见且可预见地引起血细胞减少的药物的代表。尽管细胞死亡的途径因为药物的种类而有所不同，但多数细胞通过凋亡死亡[1]。一般而言，代表细胞毒性剂毒性反应的血细胞减少是有剂量依赖性且相当可预测的。对于硫唑嘌呤，存在一个独特的情况。问题 61-1 该药物的血液毒性不仅取决于药物的剂量，还取决于硫代嘌呤甲基转移酶（TPMT）的水平，这种酶在这种药物的代谢中很重要（见本章中的硫唑嘌呤反应）。

药物的特异质反应也可以是毒性或免疫性的。它们经常与药物代谢的遗传变异性相关，特别是常见的酶多态性。问题 61-2 例如，磺胺类药物的乙酰化作用是其代谢的主要部分。超过90%的有磺胺类药物过敏的患者显示慢乙酰化。在这些患者中，磺胺类药物代谢转变为更多的亚硝基和羟胺代谢物，它们可以直接对多种器官的细胞（包括骨髓细胞）造成毒性[2]。抗坏血酸缺乏被证实可增强这种效应[3]。但这些超敏反应与有慢乙酰化表型的患者（多达50%的高加索人）的数量相比还是很罕见，所以其他因素一定做出了贡献。

问题61-3 特异质的免疫反应说明了某些血液不良反应的原因。非细胞毒性药物，如奎尼丁、奎宁和肝素引起的药物性血小板减少有着共同的机制。除了以前提到的毒性机制以外，免疫机制可能在磺胺类药物的超敏中起着作用。问题61-2 磺胺代谢物的苯胺结构（4-氨基）可能改变免疫细胞的抗原呈递，使患者对这类药物更有可能过敏[4]。问题61-3 在一些药物（包括β-内酰胺类或抗甲状腺药物）引起的粒细胞缺乏中，已发现药物依赖的抗中性粒细胞的自身抗体[5]。但对于大多数非细胞毒药物，导致血液毒性的原因并不能很好地解释。

血液毒性的时间

细胞毒性药物造成的不同的血细胞减少的类型和发病取决于药物的类别。皮肤科应用的细胞毒性药物，特别是抗代谢物和烷基化物，白细胞减少症是其最常见的血液学反应。中性粒细胞的半衰期只有6～8h，对比来说，血小板是5～7天，红细胞是60天。白细胞计数的下降通常开始于最初的细胞毒性药物应用后的5～14天，而通常在停药后7～10天恢复。细胞周期药物（例如抗代谢物）的骨髓抑制通常更早发病且病程更短。相比之下，白消安或亚硝基脲（如氯化亚硝脲，BCNU）引起的血细胞减少发生更迟，典型者在开始治疗后4～6周。此点对外用和系统应用BCNU都适用。

特异质反应的发生是易变的，取决于诱因和血液毒性的类型。这些超敏反应可能是代谢或免疫特异质性反应。如果药物初次应用，药物诱导的免疫血细胞减少的发展最少需要6天，但是药物再次应用时，仅需数分钟到1h[6]。

经常在治疗的第一个月发生急性粒细胞缺乏、溶血性贫血和血小板减少。但也有显著的特例，柳氮磺吡啶和氨苯砜诱导的粒细胞缺乏通常在3～12周发生。治疗几个月后，左旋咪唑可能产生对抗任一血细胞链的自身抗体。这些药物引起的血细胞减少在停药后可能持续数月，而不是预期的几周。

停药超过1个月开始的中性白细胞减少症和血小板减少与药物不太可能相关[7]。但再生障碍性贫血可以表现为不同的时间过程，它有时在药物应用后数月至1年发生，也可能在停药后持续4个月或更长[7]，并且尽管停止了可疑药物，也常不能解决问题。

预测血液毒性的风险

测定皮肤科应用的药物的血液毒性准确的风险比率是困难的，但通过遗传药理学和表观逻辑学的研究，可以进行估计。一些药物毒性是剂量依赖性的，而其他是特异质的。通常，细胞毒性药物产生的毒性是剂量依赖性的，且为S曲线。在低药物水平，骨髓抑制可能不发生。随着药物剂量的增加，细胞死亡与药物浓度成比例增加。当药物剂量很高时，骨髓抑制进入平台期。

特异质反应的发生率，不管是因为遗传学还是因为随机事件，都可以通过人群研究估计。这里有一些大样本的药物相关的血液异常的研究[9-19]。问题61-4 我们基于以下几点，从这些报道中去推断药物毒性的相对风险率：

1. 报告资料的完整性；
2. 各种药物应用的频率；
3. 研究的人群；
4. 患者的多种用药中选择出一种有问题药物的能力。

报告每年每人群药物副作用数量的理想研究通常采用病例对照并统计研究期间对一种特定药物写的处方的数量。如果没有，这个研究可能低估低频率用药的问题的发生率，并且高估经常应用的药物的问题发生率。

药物诱导的血液毒性的主要类别

粒细胞缺乏

粒细胞缺乏是指没有重度贫血和血小板减少时中性粒细胞数量<500mm³，常伴有发热、咽炎、吞咽困难和口腔溃疡。继发于败血症引起的死亡率已经下降到5%（0～23%）[8-9]，可能与疾病的早期认识和新的抗生素、粒细胞集落刺激因子的应用有关。高龄、严重感染、肾衰竭和其他严重伴随症状者预后较差[8,18]。

问题61-5 根据世界卫生组织（WHO）[17]定义，多达97%的病例涉及的药物很"有可能"和"可能"导致粒细胞缺乏，每年发生率是1/1000 000～9/1000 000[8,13]，而在拉丁美洲调查其每年发生率极其低，为0.38/1000 000[11]。

Garbe对1960年至2001年间药物性粒细胞缺乏发生率进行了一项回顾性研究，发现相关危险药物包括抗甲状腺药物、安乃近、大环内酯类、复方磺胺甲噁唑片和抗惊厥药物（表 61-1）[8]。Saskatchewan 也同样报道过抗甲状腺药物、磺胺脒、氯丙嗪、卡马西平、复方磺胺甲噁唑片和 β-内酰胺类抗生素同粒细胞缺乏密切相关[20]。Andersohn 对药物进行回顾性研究并称其确定或很可能同粒细胞缺乏相关。10 个以上报告中涉及到氨苯砜、青霉素、利妥昔单抗、柳氮磺吡啶、抗惊厥药物、抗甲状腺药物和抗血小板药[9]。在西班牙，一项研究报道药物性粒细胞缺乏每年发生率是 3.46/1000 000[16]，其中噻氯匹定、羟苯磺酸钙、抗甲状腺药物、安乃近和螺内酯和该疾病的关联性更大。其他相关药物包括柳氮磺吡啶、苯妥英、β-内酰胺类、红霉素和双氯芬酸。Huerta 和他的同事估计每年应用抗生素的患者发生恶血质的发生率为十万分之 3.3/100 000[12]。如果大于 60 岁患者服用吩噻嗪类或者多于一种抗生素，致病危险性增大。

表 61-1　药物性粒细胞缺乏的原因

药物	流行病学相对风险率评估#	95%置信区间
镇痛药		
安乃近	25.8	8.4～79.1
吲哚美辛	8.9	2.9～27.8
双氯芬酸	3.9	1.0～15.0
抗甲状腺药	114.8	60.5～218.6
抗癫痫药	20.0	6.1～57.6
氯米帕明		
抗生素		
甲氧苄啶*	14.0	4.0～42
磺胺甲噁唑片*	25.1	11.2～55.0
大环内酯类*	50.0	5.1～500.0
红霉素*	7.6	1.1～51.1
β-内酰胺类*	4.7	1.7～12.8
青霉素*	3.1	1.3～7.9
其他药物		
噻氯匹定	103.2	12.7～837.4
柳氮磺吡啶	74.6	36.3～167.8
	24.8	2.2～282.8
螺内酯	20.0	2.3～175.9

Data from Garbe E. Non-chemotherapy drug-induced agranulocytosis. Expert Opin Drug Saf 2007；6；323-35.

* 常用于皮肤科的药物。

\# 文章评论数个流行病学研究。选择的数据包含在此表中，完整的总结报道见文章

再生障碍性贫血（全血细胞减少）

　　再生障碍性贫血是由骨髓障碍引起全血细胞减少

综合征，表现为中性粒细胞＜1500/mm³、血小板＜10 000/mm³ 和血红蛋白＜10g/dl，其死亡率为 46%[10]。国际粒细胞减少症和再生障碍性贫血研究组曾报道 27% 的再生障碍性贫血患者与药物相关[10]，同时涉及到青霉胺、金和卡马西平（表 61-2）。一个法国研究组将再生障碍性贫血患者同住院患者进行用药对照研究[15]。使用青霉胺、金或卡马西平和再生障碍性贫血的高风险相关。瑞士恶血质研究组也发现 25% 再生障碍性贫血患者很可能与药物相关[14]。复方磺胺甲噁唑片（TMP-SMX）报告每年风险是 13/10⁶。但某些患者所伴随的病毒性疾病也可以导致骨髓发育不全。在其他研究中表明由复方磺胺甲噁唑片引起再生障碍性贫血的风险很低（5 个月用药发病率 1.4/10⁶）[10]（见磺胺类药物章节）。其他皮肤科药物和可以引起再生障碍性贫血的相关药物包括非甾体类抗炎药、氨苯砜、β-内酰胺类抗生素和氯喹[21]。

表 61-2　药物相关再生障碍性贫血：疾病发生前使用药物 29～180 天相关风险评价

药物	相对风险率	95%置信区间*
青霉胺	49	5.2～464
金#	19	3.6～97
卡马西平	13	3.3～54
别嘌醇	4.6	1.7～12
萘普生	3.9	1.6～9.7
保泰松	3.7	1.6～8.3
双氯芬酸	3.0	1.3～7.0
吲哚美辛	2.8	1.1～6.8
氯霉素	2.7	0.8～8.7

Data from Kaufman DW, Kelly JP, Jurgelon JM, et al. Drugs in the aetiology of agranulocytosis and aplastic anaemia. Eur J Haematol 1996；57 (suppl)：23-30.

* 病例对照分析，在再生障碍性贫血发生前 29～180 天内同未使用药物的患者进行对照。

\# 皮肤科常用药

血小板减少

　　血小板减少是指血小板计数＜100 000/mm³，病例报告的综述中曾报道 5 例或更多例药物引起的血小板减少（见表 61-3）[22]。其中经常涉及到的药物有肝素、奎尼丁、金、某些抗生素（利福平、磺胺类药、万古霉素）、抗惊厥药物、西咪替丁、某些止痛剂（对乙酰氨基酚、双氯芬酸、萘普生）和噻嗪类利尿剂[23]。1990 年至 2002 年，荷兰进行一项病例对照研究观察非肝素药物相关性血小板减少，发现 β-内酰胺类的优势比为 7.8，而复方磺胺甲噁唑片优势比为 5.7[19]。瑞典登记处的研究表明，复方磺胺甲噁唑片

每年导致血小板减少的概率为 96/100 000，一些病例伴随的病毒性疾病可能是其混杂因素。重症血小板减少（<20000/mm³）急需输血小板预防颅内出血，通常在停用致病药物 1～2 天后病情开始恢复。

表 61-3　药物相关性血小板减少：曾有 5 个以上的报告显示这些药物明确或可能存在与该疾病的因果关系#

药物	明确	可能
奎尼丁	26	32
西咪替丁	1	5
达那唑	3	4
双氯芬酸	2	3
金	0	11
α 干扰素	1	6
雷尼替丁	0	5
利福平	3	5
复方磺胺甲噁唑片	3	12
万古霉素	3	4

Data from George JN, Aster RH. Drug-induced thrombocytopenia: pathogenesis, evaluation, and management. http://asheducationbook.hematologylibrary.org/cgi/content/full/2009/1/153

除了奎尼丁，以上列出的药物是在皮肤科最常见的。完整清单见全文

肿瘤

药物潜在致癌的危害是一种特殊的担忧。对于大多数细胞毒性药物，比起其他实体肿瘤，更易导致恶性血液病和皮肤癌。恶性肿瘤的发生同样也取决于药物的使用。 问题 61-6 抗代谢药物［如甲氨蝶呤、硫唑嘌呤、巯嘌呤（6-MP）］与烷化剂（如环磷酰胺、苯丁酸氮芥）相比，很少导致恶性血液病，因为前者不直接与脱氧核糖核酸（DNA）相互作用。在某些情况下很难评估药物导致恶性肿瘤的相对风险率，因为数据建立在由个体病例报告为主导的药物同恶性肿瘤之间的关系。此外，某些患者群本质上可能患恶性肿瘤的风险更高，尽管使用相同的药物和类似的剂量。例如银屑病患者出现淋巴瘤的相对风险率为 2.95［95％置信区间（CI）为 1.83～4.76］，而使用甲氨蝶呤的患者除外时该相对风险率变化不大[24]。

问题 61-7 患有淋巴增生障碍的患者接受免疫抑制治疗时，随着免疫抑制药物的减量或停药，病情可能会消退，特别是 EB 病毒感染相关的淋巴瘤患者[25]。因此，应在停止使用免疫抑制药物后观察一段时间，再决定是否进行化疗。但免疫抑制剂或细胞毒性药物治疗期间或之后发展的急性白血病几乎

不会自然消退。上述白血病往往与染色体 5 或 7 的细胞遗传学异常有关，且预后不良[26]。药物相关的实体肿瘤的发展在本书中也有讨论。（见第 62 章药物引起的肿瘤）。

皮肤科处方药的血液毒性风险

框 61-1 列出多种皮肤科药物和潜在的血液毒性风险。其中重点是细胞毒性药物和（或）免疫抑制剂。

框 61-1　有潜在血液毒性风险的皮肤科用药*

高风险药物	低风险药物
抗代谢药物	抗炎药
甲氨蝶呤	抗疟疾药
硫唑嘌呤	金
烷化剂	青霉胺
环磷酰胺	其他免疫抑制剂
苯丁酸氮芥	吗替麦考酚酯
其他细胞毒性药物/	其他药物（极低风险）
免疫抑制剂	特比萘芬
羟基脲	非甾体消炎药
干扰素（IFN）#	抗生素——环丙沙星、甲
砜类	硝唑、头孢菌素
氨苯砜	H₂ 受体拮抗剂——雷尼替
磺胺类药	丁、西咪替丁
柳氮磺吡啶	
复方磺胺甲噁唑片	

* 以上代表这些药物或这类药物在本章中的讨论顺序。

通常干扰素诱导的中性粒细胞减少是剂量相关的，且为轻至中度

甲氨蝶呤

毒性机制

甲氨蝶呤是一种叶酸拮抗代谢物。研究表明其血液学毒性与抗炎作用机制可能无关。甲氨蝶呤和其聚谷氨酸盐衍生物抑制二氢叶酸还原酶和胸苷酸合成酶，干扰叶酸代谢，影响细胞繁殖，特别是胃肠黏膜和骨髓，引起特征性的黏膜炎毒性和血细胞减少症，特别是白细胞减少症。甲氨蝶呤也导致细胞内腺苷的积累，可能某种程度上有抗炎效果[27]。另外，甲氨蝶呤通过多形核白细胞抑制炎症趋化性和阻止由 C5a 引起的炎症[28]。每天口服叶酸 1～5mg 预防性治疗，在不影响药物疗效的同时可以减轻药物毒性作用，尤其是恶心症状。然而这种方案并没降低药物的血液毒性，可能因为低剂量甲氨蝶呤引起的骨髓抑制很少见。虽然叶

酸是安全的，不会干扰治疗效果，但是甲氨蝶呤治疗皮肤科疾病时常规应用叶酸仍需谨慎。

血液毒性的一般危险性

患有风湿性疾病和全血细胞减少的患者因甲氨蝶呤治疗导致单纯性血小板减少的概率分别是 4％ 和 1％～3％[30-31]。甲氨蝶呤常引起骨髓巨红细胞生成，但不会导致巨红细胞性贫血。高龄并伴有肾功能不全和低蛋白血症者由甲氨蝶呤引起的全血细胞减少更为明显。全血细胞减少可以出现较晚，尤其是对于稳定剂量用药者。在一项研究中，应用甲氨蝶呤治疗类风湿关节炎，出现中性粒细胞减少症的中位数为 16.9 个月，而血小板减少为 9.4 个月[32]，这些迟发的血细胞减少症经常是由于甲氨蝶呤药物作用引起，但同时与高龄、肾功能不全和叶酸缺乏症也有关联。因此，使用试验剂量的甲氨蝶呤的同时持续监测全血细胞计数（CBC）和肾功能非常重要。

药物相互作用

有些药物可与甲氨蝶呤发生相互作用，所以应该告知患者避免使用这些特殊药物。患者使用复方磺胺甲噁唑片可出现重度全血细胞减少，尽管预防剂量的复方磺胺甲噁唑片并不会引起该反应[33]。甲氧苄啶同二氢叶酸还原酶结合，阻碍了后者的作用。磺胺类抗生素作用于白蛋白，移出甲氨蝶呤（减少白蛋白和甲氨蝶呤的结合），增加了药物的生物利用度。非甾体类抗炎药有肾毒性，从而影响甲氨蝶呤的排出代谢。

血细胞减少的处理

如果服用甲氨蝶呤导致危及生命的血细胞减少症，血清药物水平必须密切检测并且每 6h 静脉应用亚叶酸 $15mg/m^2$，直至血清中甲氨蝶呤检测不到为止，伴有肾功能不全者需要更高剂量的亚叶酸。

致癌风险

早期研究发现在银屑病患者中应用甲氨蝶呤，发生肿瘤的可能性并未增加。但是不断出现患者使用甲氨蝶呤后淋巴组织增生异常的报道，除了银屑病患者外，还有类风湿关节炎和皮肌炎患者[24-25,34]。建议服用甲氨蝶呤的患者每 3～6 个月复查外周淋巴结，尽管超过 50％ 的甲氨蝶呤相关淋巴瘤发生于淋巴结外[24]。

硫唑嘌呤

毒性机制

硫唑嘌呤是一种类似嘌呤的抗代谢物，具有免疫抑制特性。它转化为巯嘌呤，再相继经黄嘌呤氧化酶（XO）、TPMT 和次黄嘌呤鸟嘌呤磷酸核糖基转移酶（HGPRT）作用代谢。2％～17％ 的患者出现血液毒性，特别是中性粒细胞减少症。由于全血细胞减少会推迟出现，所以建议治疗的最初 4 周每周需要检测全血细胞计数，第二个月每 2 周一次。 问题 61-1 TPMT 纯合子缺陷（一种常染色体隐性遗传病，白种人群患病率 0.3％）的患者可能会出现严重的骨髓抑制，大约 11％ 的人 TPMT 杂合子显示有酶中间活性。研究表明 TPMT 活性和红细胞内活性硫鸟嘌呤代谢产物的积累呈逆相关，酶缺陷患者使用硫唑嘌呤或巯嘌呤时，常规剂量就会导致严重骨髓抑制。预检测 TPMT 活性可以帮助预测哪些患者会出现严重的全血细胞减少，该组将可能发生药物累积毒性；同时发现哪一组可能抵抗药物作用，需要更高的药物剂量，因为硫唑嘌呤活性代谢物会快速失活[35]。当预检测 TPMT 水平正常，严重特应该性皮炎患儿可以安全使用硫唑嘌呤[36]。但狼疮患者接受硫唑嘌呤时全血细胞计数应密切监测，因其 TPMT 水平和中性粒细胞减少症发病率的相关性甚微[37]。

药物相互作用

别嘌醇、硫唑嘌呤和巯嘌呤之间的药物相互作用非常重要。通过别嘌醇抑制黄嘌呤氧化酶（XO）可大大增强抗代谢药物的骨髓毒性，所以应谨慎地避免别嘌醇与其他药物合用。如果必须一起使用，抗代谢物的剂量应减少 75％。

血小板减少风险

硫唑嘌呤很少引起血小板减少和巨红细胞性贫血。曾报道器官移植患者发生单纯红细胞再生障碍性贫血可以在停药后好转。

致癌风险

接受硫唑嘌呤和其他免疫抑制剂同时治疗的移植患者恶性肿瘤的发病率为 1％～8％。每月单用硫唑嘌呤治疗类风湿关节炎、炎性肠病或多发性硬化可以轻微增加白血病、淋巴瘤和皮肤鳞状细胞癌的患病概率[38-39]。目前没有皮肤病患者使用硫唑嘌呤致癌性的风险的大型研究。

环磷酰胺

毒性机制

问题 61-8 环磷酰胺是一种烷化免疫抑制剂，可以抑制免疫诱导阶段和效应阶段。该药物可以抑制 B 细胞，同时也可以抑制 CD4＋CD25＋Foxp3＋调节 T 细胞[40]。环磷酰胺的代谢产物磷酰胺氮芥可以引起细胞（如淋巴细胞）毒性，减少解毒酶醛脱氢酶。尽管该药物有疗效，但因为环磷酰胺相对高的潜在严重不良反应，皮肤科医生仍较少使用该药。

血液毒性的一般风险

用环磷酰胺治疗风湿的患者中有 15％的人发生中性粒细胞减少症[32]，但不像烷化剂会偶尔导致永久的发育不全，环磷酰胺抑制骨髓是可逆的。这种抑制干细胞的影响继发于高水平的乙醛脱氢酶[40]。尽管血小板减少会出现，但环磷酰胺一般是血小板贫乏。肥胖（＞20％理想体重）会减少身体环磷酰胺的清除[41]。但骨髓抑制或环磷酰胺的治疗效果与药物清除没太大联系，所以目前对于肥胖患者没有特殊推荐的剂量调整[41]。

预防措施

一个合成的四肽——AcSDKP（N-乙酰-丝氨酸-天冬氨酸-赖氨酸-脯氨酸）可以降低环磷酰胺和一系列不同作用机制的化疗药物的血液毒性[42]。同样，氨磷汀、无机硫代磷酸盐作为自由基清除剂和细胞缺氧的诱导物，可以选择性地保护正常组织免于放疗和化疗药物引起的骨髓毒性、黏膜炎、肺炎、神经毒性和肾毒性[42]。氨磷汀被批准同射线和顺铂合用，但是它也可以保护身体免于环磷酰胺引起的细胞毒性。氨磷汀可引起严重的皮肤毒性，包括重症多形红斑、中毒性表皮坏死松解症。

恶性肿瘤的风险

环磷酰胺与数种肿瘤有关。单一药物即可诱发膀胱癌、淋巴瘤、急性非淋巴细胞白血病和骨髓增生异常综合征，最独特的是环磷酰胺治疗可增加膀胱移行细胞癌的风险[43]。停止使用环磷酰胺后，这种风险会一直持续 17 年[43]。

苯丁酸氮芥

血液毒性的一般风险

苯丁酸氮芥是一种烷化剂，通常用于塞扎里综合征、白塞病、皮肌炎、红斑狼疮、天疱疮和类天疱疮的治疗[44]。它除了血液毒性以外很少有其他不良反应。骨髓抑制的偶然发生也许是深远或持续的。白细胞计数高的患者中，最初剂量是每天 6 ～ 10mg [0.1mg/（kg·d）]，直到白细胞计数开始下降。这时应该立即减药，维持每天 2～4mg，因为白细胞计数会一直持续降低 10 天。当治疗白细胞计数正常的患者时，初始剂量每天 2～4mg 是适当的。刚开始治疗的 6 周内，要每周检查白细胞计数，如果是高剂量的治疗最初应该每周 2 次检查。

恶性肿瘤的风险

苯丁酸氮芥可增加急性白血病的风险，尤其是本身就有骨髓增生紊乱或恶性肿瘤的患者。白血病也见于那些没有前驱肿瘤的患者。本组中苯丁酸氮芥诱导的白血病确切的风险没有确定。苯丁酸氮芥间歇冲击治疗或许可降低肿瘤形成的风险。

羟基脲

羟基脲是核糖核苷还原酶的抑制物，用于治疗银屑病和嗜酸性粒细胞增多症。相对于骨髓抑制的风险来说，该药毒性低。对白细胞的影响是最先的，且影响远大于血小板，但是停药后中性粒细胞迅速恢复。血小板最低值的发生时间不会晚于中性粒细胞最低值的 7～10 天[46]。渐进性巨红细胞症常在慢性治疗中见到。发展至严重贫血时应停药。羟基脲用于皮肤治疗的常规剂量是每天 500～1500mg。大多研究显示，该药物很少有引起白血病的潜能[46]。

干扰素

天然干扰素出现在糖蛋白中，现在干扰素产生于重组 DNA 技术。干扰素有抗病毒、抗肿瘤、抗增殖及一些免疫调节作用。α干扰素用于皮肤 T 淋巴细胞、基底细胞癌、鳞状细胞癌、卡波西肉瘤、黑色素瘤、尖锐湿疣和血管瘤的治疗[47-48]。流感样症状是其最常见的不良作用，常见于 98％的患者，大多患者能耐受这种不良作用。骨髓抑制常是对骨髓成熟的抑制。这是一种剂量相关现象，常常是轻微的、可逆的。中性粒细胞减少症发生于剂量低至 3 百万单位时。血小板减少可见于更高的剂量，尤其是有血液肿瘤的患者。纯红细胞发育不全也有过报道[49]。

氨苯砜

毒性机制

氨苯砜是一种砜，用于治疗麻风、血管炎、中性粒细胞富集紊乱和一些大疱性疾病。主要有三种血液学毒性：溶血、高铁血红蛋白血症和粒细胞缺乏。一旦摄取，药物经肝细胞色素 P450（CYP）的 3A 家族作用，发生 N-羟基化。 问题 61-2 合成羟胺对于药物血液学毒性起决定作用[50]。一些羟胺被红细胞占据，随后通过谷胱甘肽氧化途径，产生二硫化物副产品，导致红细胞的不稳定构象改变。这通常会导致正常个体中发生轻度溶血。随后，大多二硫化物通过谷胱甘肽还原酶还原成母体药物，这过程需要还原型烟酰胺腺嘌呤二核苷酸磷酸（NADPH）。

问题 61-1 有葡糖-6-磷酸脱氢酶（G6PD）缺陷的患者不能把烟酰胺腺嘌呤二核苷酸磷酸（NADP）以一个正常比例还原成 NADPH，于是氨苯砜导致快速溶血。

轻微的 G6PD 缺乏症患者在非裔美国人中更常见，溶血性贫血明显但为自限性，因为与溶血同时产生的新生的网状细胞有正常水平的葡糖-6-磷酸脱氢酶。相反，在更严重的地中海型葡糖-6-磷酸脱氢酶缺陷中，溶血现象是不自限的，并且必须停止使用相关药物来遏制这一进程[51]。护理是有帮助的，但重点是足够的水合作用。为各种族背景的患者在系统应用氨苯砜之前检测葡糖-6-磷酸脱氢酶的水平是非常重要的。局部应用 5% 氨苯砜凝胶即使是在葡糖-6-磷酸脱氢酶缺陷患者中也不会引起溶血[52]。

高铁血红蛋白血症

红细胞中羟胺代谢物的谷胱甘肽依赖的循环也能够生产高铁血红蛋白。通常高铁血红蛋白会维持在较低水平（< 15%）[33]，除非患者有症状，否则不需要测量或治疗。高铁血红蛋白症的水平超过 50% 时可以危及生命[51]。亚甲蓝是一种有效治疗严重的高铁血红蛋白症的方法，但是不应该在葡糖-6-磷酸脱氢酶缺陷的患者身上使用，因为它会导致溶血性贫血。每日 1200 ~ 1600mg 西咪替丁已被证明在患者的慢性氨苯砜治疗中能降低高铁血红蛋白水平并减少症状[54]。

粒细胞缺乏和溶血

氨苯砜诱发的粒细胞缺乏是一种相对少见的现象。人口研究显示每 1 百万人口每年发病 65 例[14]。但这数据也取决于就诊的人数。据报道，在疱疹样皮炎患者中，这个风险会增加 25 ~ 33 倍，而在麻风患者中这个风险接近于 0[50]。粒细胞缺乏在治疗过程的第 3 周到第 12 周之间可以被见到。如果患者出现发热、寒战、咽炎、吞咽困难或口腔溃疡，应该警告他们立即寻求治疗。体外实验表明，"氨苯砜"羟胺可能从红细胞中流出，造成白细胞（包括骨髓前体细胞）的死亡[50]。

基于氨苯砜的血液学毒性（早期溶血的发生和后期粒细胞缺乏的风险）可能发生的时机而进行的监测是在治疗的最初 2 周检测全血细胞计数和网织红细胞计数，接着在治疗前 3 个月每 2 周复查。如果不能得到葡糖-6-磷酸脱氢酶水平而治疗必须立即开始，第 1、2 周应该每 1 ~ 2 天检测全血细胞计数，另外至少每周要检测网织红细胞计数（见第 18 章的氨苯砜）。大于 3% 的校正网织红细胞计数表示对溶血程度有足够的骨髓反应。

预防措施

红细胞生成不足的原因，如潜在的感染、其他慢性炎性疾病、维生素缺乏或缺铁，应该在任何时候尽可能发现并改善。叶酸缺乏是慢性溶血时网织红细胞反应不足的潜在原因，因为对维生素的需求有所增加。可以建议氨苯砜的患者补充叶酸，以减少远期贫血引起的耗竭[51]。

磺胺类药

磺胺类药与各种各样的血液学毒性相关，包括中性粒细胞减少、粒细胞缺乏、血小板减少、再生障碍性贫血[8-14,16-20]。柳氮磺吡啶有着高风险预测，但复方磺胺甲噁唑片也有特定的毒性。

柳氮磺吡啶

人群研究数据

瑞典的一个研究小组研究了所有磺胺类药物导致血液异常的病例[14]。在柳氮磺吡啶治疗期间，几乎只在第 1 个 3 个月的治疗当中发生粒细胞减少。考虑到处方数据我们可以发现，粒细胞缺乏的发生的风险是每年每 1 000 000 患者 87 例（1/2400 的患者发生在治疗的第 1 个月，1/700 的患者发生在第 2 个月和第 3 个月，1/11200 的患者发生在第 3 ~ 12 个月）[55]。死亡率是 6.5%，90% 的患者停止服用柳氮磺吡啶 15 天后白细胞计数得到了恢复。在 1991 年到 1998 年间，英国的一项研究发现，每 1 000 000 个柳氮磺吡啶的处方中有 27.6 例血液异常[36]。粒细胞缺乏和其他血液异常的发生率在接受柳氮磺吡啶治疗的类风湿关节炎患者中的比例高于用这种药物治疗炎性肠病的患者[14,56]。

粒细胞缺乏的治疗

有报道使用粒细胞-巨噬细胞集落刺激因子（GM-CSF）治疗药物诱导的粒细胞缺乏[5,9,18]，包括柳氮磺吡啶导致的粒细胞缺乏[57]。血细胞计数正常化需要 4~7 天，而且抗生素住院治疗期缩短了。由于这些报告缺乏对照，使用造血刺激因子而明显缩短的恢复时间无统计学意义。

血小板减少的风险

柳氮磺吡啶引起血小板减少的风险在类风湿关节炎的患者中比因其他疾病接受药物治疗的患者要高。在一项研究中，10 000 例应用该药物的患者中有血小板减少者为 3 例，他们都是为了治疗类风湿关节炎（每 1000 例患者中 0.8 例为治疗关节炎）[58]。英国最近一项关于调节疾病性抗风湿药的不良反应的研究表明，柳氮磺吡啶引起血小板减少的发生率为 1.4%（175 年/药物不良反应事件）[32]。一篇已发表的柳氮磺吡啶引起血小板减少的病例报告的综述显示，明确或可能存在血小板减少者在 515 例中有 3 例[59]。确定柳氮磺吡啶导致的血小板减少的相对风险率是不可能的，因为这个研究缺乏病例对照和处方数量数据。另一个研究回顾了药物导致的 309 例血小板减少[60]，其中 6 例患者应用了柳氮磺吡啶。

复方磺胺甲噁唑片

人群研究数据

瑞典的药品不良反应系统发现复方磺胺甲噁唑片导致的血液异常的发病率是每 18 000 个处方中有 1 例[61]。粒细胞缺乏的发病率为日剂量下 $1.3/10^6$（住院患者）和 $0.6/10^6$（门诊患者）。荷兰一病例系列表明，复方磺胺甲噁唑片导致的粒细胞缺乏的超额危险度是 $1.6/10^6$（暴露 2 周）[14]。诊断粒细胞缺乏前，复方磺胺甲噁唑片的平均治疗时间是 13 天。

毒性机制

问题 61-8 对于是因甲氧苄啶抑制了二氢叶酸还是因磺酰胺免疫反应负责复方磺胺甲噁唑片的血液学副反应，目前还没有统一的结论。不同的机制可能负责不同患者的不同毒性。药物依赖性抗血小板抗体或自身免疫性抗体在某些磺胺相关性血小板减少症的患者中被发现[23]。而骨髓的巨幼红细胞血症有时也会出现在其他血小板减少的患者中，推测是甲氧苄啶的效

果。在儿童使用复方磺胺甲噁唑片的一项研究中，中性粒细胞减少仅在单独服用抗生素的患者中第 10 天发生，而不在那些接受补充叶酸的患者中发生（发生率 20% vs. 0），这再次表明干预叶酸代谢是毒性的可能机制[62]。

血小板减少的风险

一篇综述显示，515 例药物相关的血小板减少中有 10 例很有可能或明确由复方磺胺甲噁唑片引起[59]，另一篇中为 309 例中的 26 例[60]。单独由甲氧苄啶引起者 1 例[60]。Kaufman 和他的同事们计算出风险为每周每百万例使用者发生 38 例[60]。除了奎宁，使用复方磺胺甲噁唑片的血小板减少持续时间相比其他药物时间略短。总体来说，接受糖皮质激素治疗的患者和那些没有接受治疗的患者的恢复率没有差别。停止药物治疗后，血小板减少的平均恢复时间为 8 天[60]，死于出血的比例为 3.6%。尽管缺乏在恢复时间上的统计学显著差异，作者仍建议在一些药物引起的血小板减少的严重病例中使用全身性糖皮质激素，因为很难区别于特发性血小板减少性紫癜。

全血细胞减少的风险

磺胺类药导致再生障碍性贫血的相对风险很低[10,15,61,64]。对于复方磺胺甲噁唑片，全血细胞减少/再生障碍性贫血的发病率为日剂量下每百万例 0.4 例[15]。在泰国，因磺胺类药导致再生障碍性贫血的相对风险率为 5.6[64]。特别值得注意的是，甲氨蝶呤与复方磺胺甲噁唑片的不良相互作用可能导致全血细胞减少[33]。其他的磺胺类的血液毒性包括溶血性贫血和来自于柳氮磺吡啶的纯红细胞贫血，以及复方磺胺甲噁唑片的非溶血性贫血（日剂量下每百万例 0.1 例）[61]和再生障碍性贫血。

有特殊风险的人群

总体来讲，研究发现，短期和长期（3 个月）服用复方磺胺甲噁唑片除了可能存在叶酸缺乏症的患者，其他人发生不良血液反应很少见。适宜的方法是在治疗前测定含血小板计数的全血细胞计数，然后定期对有叶酸缺乏症倾向的患者（酗酒者、产后妇女）进行测定。有红细胞升高或中性粒细胞过度分裂等证据表明存在巨幼红细胞血症的患者不可使用此药，除非这些问题得到纠正，或者巨幼红细胞血症被证明来自一个不相关的原因。服用甲氨蝶呤的患者应用复方磺胺甲噁唑片时不应给予标准剂量。

抗疟疾药

抗疟疾药由于其抗炎性而广泛应用于皮肤，特别

是光敏感的皮肤病。重大的血液学影响相对少见，伴有葡糖-6-磷酸脱氢酶缺乏的患者服用伯氨喹会使溶血活跃[65]，而其他抗疟药标准剂量下则不会发生。根据治疗的持续时间，在接受药物的个体中，米帕林引起再生障碍性贫血的比例为 $2.84/10^5$[66]。有一半的再生障碍性贫血患者前期都会暴发皮疹[66]。所有的抗疟疾药都会导致白细胞减少，服用氯喹的患者白细胞减少的发生率为 4.8%，服用羟氯喹的患者发生率相对较低。所有药物还可以有个例的粒细胞减少症，包括 1 例服用极高剂量羟氯喹的患者，除了阿莫地喹以外这种毒性是很少见的，阿莫地喹可导致粒细胞缺乏，通常为每 2000 人发生 1 例[67]。

秋水仙碱

毒性机制

问题 61-8 秋水仙碱在白细胞中能抑制细胞免疫和干扰微管蛋白聚合，从而作为免疫调节剂和抗炎药应用，它用于治疗家族性地中海热、白塞病、白细胞破碎性血管炎、阿弗他口炎、急性发热性嗜中性皮肤病和掌跖脓疱病[68-69]。血液学毒性通常与急性药物过量有关，但在急性或慢性的治疗中，治疗剂量也有见到[69-70]。肾或肝功能不全患者的风险较高[70]，接受静脉注射秋水仙碱者风险也高。建议急性剂量不超过 5mg/d。急性中毒后可以出现暂时的白细胞增多。由于骨髓发育不全出现在 3~8 天，当给予很高剂量以后，紧随白细胞增多的是全血细胞减少。

临床表现

出现血液学毒性之前通常会有肠胃和神经体征及症状，并伴有多器官衰竭。一些患者发展为弥散性血管内凝血、亨氏身体溶血性贫血或 Pelger-Huët 异常（二分叶的中性粒细胞）[71]。死亡一般源于败血症或低血容量性休克。骨髓恢复一般在停止秋水仙碱后大约 3 天开始。问题 61-8 因为全血细胞减少并不总是发生在秋水仙碱过量时，偶尔在慢性治疗过程中出现，故来自于秋水仙碱的血液学反应可能是特异质的。其他作者把血液学毒性效果归因于秋水仙碱直接毒性，因为秋水仙碱有聚集白细胞、导致有丝分裂阻滞的作用[70]。粒细胞的集落刺激因子可能有助于血液学恢复[71]。

金和青霉胺

一般血液毒性风险

抗风湿药金和青霉胺与再生障碍性贫血、白细胞减少和血小板减少相关[7,10,15,23,72]。血栓性血小板减少性紫癜和纯红细胞再生障碍已知同青霉胺治疗相关[72-73]。考虑到药物销量，金和青霉胺两者对再生障碍性贫血均有较高的相对风险率。应用金和青霉胺的超额危险度分别是 $23/10^6$ 和 $60/10^6$（与未应用该药物的再生障碍性贫血的发生率相比较）[10]。死亡率高达 60%[72]。治疗形式有螯合和免疫抑制治疗（包括抗胸腺细胞球蛋白、造血生长因子和骨髓移植）。白细胞减少在金治疗中较青霉胺中更常见[72]。接受金治疗的 5%~40% 的患者发生嗜酸性粒细胞增多症，可伴或不伴金毒性的其他特征[72]。

血小板减少的风险

1%~3% 的接受复合金制剂的患者会发生血小板减少[27,72]。它是免疫介导的，而且可以发生在治疗过程中的任何时段。金诱导的血小板减少在 HLA-DR3 阳性的患者中更常见。青霉胺导致的血小板减少通常逐渐出现，偶尔来势凶猛[72]。通常随着停药，该反应可逆。

监测

在应用金或青霉胺的患者中，包含血小板计数的全血细胞计数需要每月进行测定。这些化验在治疗的开始和剂量增加时需要监测得更加频繁。

吗替麦考酚酯

吗替麦考酚酯是一种免疫抑制剂，通过抑制嘌呤核苷酸从头合成途径的 II 类酶——肌苷一磷酸脱氢酶而抑制 T 细胞和 B 细胞[74]。它被批准用于抑制器官移植排异，但也用于治疗各种自身免疫性和炎症性皮肤病，包括天疱疮、类天疱疮、坏疽性脓皮病、克罗恩病、弥漫性皮肤系统性硬化病和银屑病[28,73,76]。不良反应包括胃肠道不耐受、白细胞减少、贫血、血小板减少、假性 Pelger-Huët 异常和感染[28,75]。增生的淋巴细胞受到的影响的比中性粒细胞大，因为前者主要采用从头合成途径，而不是鸟嘌呤参入 DNA 的补救合成途径[77]。对于皮肤疾病，吗替麦考酚酯的通常剂量是每日 1~2.5g，分次服用，单一用药或与泼尼松联用。尽管吗替麦考酚酯的水平可以测量，但目前还不是常规，因此不能很好地与治疗反应或毒性预测相关联。

利妥昔单抗

利妥昔单抗是单克隆的嵌合抗体，与表达于 B 细胞的 CD20 抗原结合，用于 CD20$^+$ 非霍奇金淋巴瘤和慢性淋巴细胞性白血病的治疗，也用于多种自身免疫病，包括系统性红斑狼疮、类风湿关节炎和天疱疮的治疗。已有几个治疗组报告应用利妥昔单抗发生了迟发性中性粒细胞减少，包括那些治疗自身免疫病者[78-79]。发生率为 8%～27%。中性粒细胞减少发展的中位时间是 175 天[78]。这种并发症的发展机制尚不清楚。利妥昔单抗也与急性、严重血小板减少相关，通常发生在有血液系统肿瘤的患者中[80]。

其他药物

系统性维 A 酸类

口服维 A 酸可能发生中性粒细胞减少，但是粒细胞缺乏极其少见[81]。随着停药，中性粒细胞减少是可逆的，尽管有 1 例应用异维 A 酸 18 周后出现较长时间中性粒细胞减少的报道[82]。

特比萘芬

特比萘芬至少在 16 例患者中与中性粒细胞减少和粒细胞缺乏相关[83-85]。粒细胞缺乏在治疗 4～6 周后发生。预计的发生率是 1/400 000[83]。机制不清，但是可能与抑制胆固醇合成有关，而胆固醇在血细胞膜合成中很重要[84]。在免疫功能不全的患者中，推荐在基线水平和治疗后 4～6 周进行全细胞计数。在免疫功能不全的患者中，血液监测是有争议的[83-84]。建议告知患者如果应用特比萘芬发生发热、寒战、咽喉痛、萎靡或其他感染征象，应立即寻求医疗服务，获得全血细胞计数。血小板减少估计在应用特比萘芬的患者中发生率为 1/200 000[84]。

其他药物

对于非甾体类抗炎药[10,13,86]、环丙沙星[8,14]、系统性甲硝唑[87]、头孢菌素[8,14]、西咪替丁[88]、雷尼替丁[88]和英利昔单抗[89]，发生中性粒细胞减少的报道较少。

万古霉素可以诱导免疫性血小板减少及出血[90]。在噻嗪类、西咪替丁、头孢菌素、青霉素类[60,63]、利福平[63]、四环素[60]、环丙沙星[91]、米诺环素[92]、维A酸类[93-94]、非甾体类抗炎药[14,16,60,63]和抗肿瘤坏死因子药[93]中，血小板减少少见。伏林司他——一种组蛋白去乙酰化酶抑制剂——用于皮肤 T 细胞淋巴瘤的治疗，通常在 1/4 的治疗患者中出现轻度的剂量相关的血小板减少[96]。

非甾体类抗炎药[97]、利福平[98]和头孢菌素[99]很少引起免疫性溶血性贫血。血栓性血小板减少性紫癜

和溶血性尿毒症综合征已报道与多种抗生素相关，如青霉素、头孢菌素、环丙沙星、克拉霉素、利福平和甲硝唑[99]。这些微血管病性贫血也可在应用环孢素、他克莫司或其他钙调磷酸酶抑制剂时发生，还可在移植中可见，而在皮肤病治疗中未见[100]。

血液毒性的治疗

药物停用和激发试验指南

问题 61-9 新出现中性粒细胞减少（1500～2000/mm³）或白细胞减少（3000～3500mm³）时药物需减量（表 61-4），如果中性粒细胞减少至<1500/mm³ 或血小板减少至<100 000/mm³ 需要停药。如中性粒细胞低于 1000/mm³ 或血小板低于 50 000/mm³，相关可疑药物必须明确停用[31]。血细胞减少痊愈后，根据药物毒性级别（表 61-5 和 61-6）和潜在疾病的严重程度，患者可以考虑使用先前药物剂量的 50%～75%，如果该药物的毒性级别为 3～4，则不应该再次应用。老年患者骨髓储备较少，因此对超过 65 岁的患者谨慎的做法是低限剂量开始或重新治疗，或略低于推荐的范围。

表 61-4　血细胞减少停药指南*（每微升细胞计数）

细胞分型	药剂减量	慎重考虑停药	必须停可疑药
白细胞	3000～3500	2500～300	<2500
粒细胞	1500～2000	1000～1500	<1000
血小板	100 000～150 000	50 000～100 000	<50 000

Data from Hande KR. Principles and pharmacology ofchemotherapy. In: Lee RG, Foerster J, Lukens JN, et al., editors. Wintrobe's clinical hematology, vol 2, 10th ed. Baltimore, MD: Williams & Wilkens; 1999. p. 2085.

* 上面为粗略指导方针，应根据临床表现适当处理，病情变化的速度和时机尤为重要

表 61-5　骨髓抑制级别（每微升细胞计数）

毒性级别	白细胞	粒细胞	血小板
0	≥4000	≥2000	≥100 000
1	3000～3999	1500～1999	75 000～99 000
2	2000～2999	1000～1499	50 000～74 000
3	1000～1999	500～999	25 000～49 000
4	<1000	<500	<25 000

Data from Haskell CM, Principles of cancer chemotherapy. In: Haskell CM, editor: Cancer treatment, 4th ed. Philadelphia: WBSaunders; 1995. p. 41. Miller AB, Hoogstraten B, Staquet M, et al. Reporting results of cancer treatment. Cancer 1981; 47; 207-14.

* 粒细胞包括分段和幼稚中性粒细胞

输血标准

问题 61-10 如果患者未合并明显的心血管疾病，大多数患者可以忍受 26% 的血细胞比容。若患者有症状，给予输入浓缩红细胞。血小板计数 < 50 000/mm[3] 并且合并出血时，需要输血小板治疗，血小板计数 < 10 000 ~ 20 000/mm³ 时需要预防性输血小板治疗。

粒细胞缺乏的处理

问题 61-10 发热的患者如果中性粒细胞绝对值 < 500/mm³ 则属于急症，需要立刻住院，在血培养结果出来前使用广谱抗生素。重组人粒细胞集落刺激因子（G-CSF）已被用来治疗药物相关性中性粒细胞减少，10% ~ 20% 的患者使用这些试剂会出现骨骼疼痛，也可有皮肤不良作用，包括局部注射部位刺激反应、丘疹、血管炎和急性发热性嗜中性皮肤病[101]。上述因素均和可致命的肺浸润有关。G-CSF 出现上述反应较 GM-CSF 少见[102]。由于死亡率与中性粒细胞减少的严重程度和病程有直接相关性，所以有理由在药物引起中性粒细胞减少时使用 G-CSF。但这些细胞因子的使用没有被证明能缩短中性粒细胞减少的病程和癌症化疗后的死亡率。其他试剂（如静脉注射免疫球蛋白）[0.4mg/（kg·d），3 ~ 5 天]，也已经用于治疗药物诱导的免疫性血小板减少和中性粒细胞缺乏[6]。

致谢

作者非常感谢 Paul D. Asheim 对本章的帮助和 James Bohlen 提供的图书馆帮助。

表 61-6　血液毒性恢复后重新使用化疗药物剂量调整（%剂量）

血小板计数（/mm³）	粒细胞/全白细胞			
	>2000/3500	1500 ~ 1999/3000 ~ 3499	1000 ~ 1499/2500 ~ 2999	<1000/2499
>100 000	100%	75%	50%	0
50 000 ~ 90 000	50%	50%	50%	0
<50 000	0	0	0	0

Data from Freter CE, Perry MC. Systemic therapy. In: Abeloff MD, Armitage JO, Niederhuber JE, Kastan MB, McKenna WG, editors. Abeloff 's clinical oncology , 4th edn. Philadelphia: Churchill Livingstone Elsevier; 2008. p. 458

本章使用的英文缩写

6-MP	巯嘌呤	IFN	干扰素
AcSDKP	N-乙酰-丝氨酸-天冬氨酸-赖氨酸-脯氨酸	MCV	平均红细胞容积
CYP	细胞色素 P450	TMP-SMX	复方磺胺甲噁唑片
G6PD	葡糖-6-磷酸脱氢酶	TPMT	巯嘌呤甲基转移酶
G-CSF	粒细胞集落刺激因子	WHO	世界卫生组织
GM-CSF	粒细胞-巨噬细胞集落刺激因子	OX	黄嘌呤氧化酶
HGPRT	次黄嘌呤鸟嘌呤磷酸核糖基转移酶		

推荐阅读

Anstey AV, Wakelin S, Reynolds NJ. Guidelines for prescribing azathioprine in dermatology. Br J Dermatol 2004;151:1123–1132.

Brodsky RA, Jones R. Aplastic anemia. Lancet 2005;365:1647–1656.

Burgess JK. Molecular mechanisms of drug-induced thrombocytopenia. Curr Opin Hematol 2001;8:294–298.

Carey PJ. Drug-induced myelosuppression: diagnosis and management. Drug Saf 2003;26:691–706.

Levine N, editor. Systemic dermatologic therapy. Dermatol Clin 2001;19:1–219.

Patel RV, Clark LN, Lebwohl M, et al. Treatments for psoriasis and the risk of malignancy. J Am Acad Dermatol 2009;60:1001–1017.

van Staa TP, Boulton F, Cooper C, et al. Neutropenia and agranulocytosis in England and Wales: incidence and risk factors. Am J Hematol 2003;72:248–254.

参考文献

见本书所附光盘。

第 62 章　药物诱发的恶性肿瘤

Stephen E. Wolverton

赵　晦　译　赵　娜　李邻峰　审校

概述

皮肤科医生使用的多种系统性免疫抑制剂最初都是为其他专科所研发的，举例如下：

1. 甲氨蝶呤和环磷酰胺——为治疗肿瘤研发；

2. 环孢素和硫唑嘌呤——为器官移植研发；

3. 肿瘤坏死因子（TNF）抑制剂，如依那西普、英利昔单抗和阿达木单抗——为风湿科和消化科研发。

以上药物用于皮肤病治疗时，与用于肿瘤、器官移植及非皮肤科自身免疫病相比，一般需要进行更加细致的风险-效益评估。将传统的"风险-效益比"换一种方法看则是"风险-风险"评估[1]。在该评估中，对疾病的潜在风险与应用药物的风险之间进行细致权衡。固有的疾病风险越大时，用药风险就越"合理"。

基于上面的原则，考虑到皮肤科较少出现危及生命的情况，因此需要对任何潜在的严重药物风险进行非常细致的审查。也有一些例外情况值得注意，包括严重的寻常型天疱疮和中毒性表皮坏死松解症患者。皮肤病系统性用药诱发恶性肿瘤的风险需要更加细致的审查（鉴于皮肤病的风险-风险评估因素）。不幸的是，数据库对于确定皮肤科系统性免疫抑制剂诱发恶性肿瘤的风险的价值有限。但本章和全书讨论的大部分药物都可采用一些总体可靠的有用的分析。

本章将分为以下几个部分为读者提供生物学基础和数据，从而就药物诱发恶性肿瘤的风险给出合理结论：

1. 评估药物和恶性肿瘤的因果关系；

2. 致癌作用的一般原则；

3. 回顾器官移植引发恶性肿瘤的风险；

4. 回顾自身免疫病引发恶性肿瘤的风险；

5. 用于皮肤科的药物和它们诱发恶性肿瘤的风险；

6. 预防和检测可能的恶性肿瘤。

本章讨论的特定的用于皮肤科治疗的药物类别包括：

1. 烷化剂——环磷酰胺和苯丁酸氮芥；

2. 抗代谢药物——硫唑嘌呤和甲氨蝶呤；

3. 钙调磷酸酶抑制剂——环孢素；

4. 补骨脂素加紫外线 A（PUVA）光化学疗法；

5. 银屑病的生物疗法：TNF 抑制剂（依那西普、英利昔单抗和阿达木单抗）和 T 细胞活化抑制剂（阿来西普和依法珠单抗）。

在多数情况下，本章会列出对应药物在其他章节的参考文献序号（表 62-1）。挑选出来的新的文献也将在正文中标注。

表 62-1　本章讨论的药物及其在其他章节的参考文献序号*

药物非专有名	商品名	本书章节	药物特定章节的相关文献序号
烷化剂			
环磷酰胺	Cytoxan	第 17 章	134-139（膀胱癌），140-141（整体风险）
氯霉素	Leukeran	第 17 章	232-236
抗代谢药			
硫唑嘌呤	Imuran	第 14 章	50-53
甲氨蝶呤	Rheumatrex	第 13 章	121-128
吗替麦考酚酯	CellCept	第 15 章	10、61、89-93
磷酸酶抑制剂			
环孢素	Neoral，Gengraf	第 16 章	67-73
生物疗法——TNF 抑制剂			
依那西普	Enbrel	第 25 章	144-150
英利昔单抗	Remicade	第 25 章	144-150
阿达木单抗	Humira	第 25 章	144-150
生物疗法——T 细胞活化抑制剂			
阿来西普	Amevive	—	表 62-5
依法珠单抗	Raptiva		表 62-5
光化学疗法			
甲氧沙林（PUVA）	Oxsoralen Ultra	第 22 章	78-79（鳞状细胞癌）、90-96（黑色素瘤）

*请注意，已有明确的证据表明，此表中列出的部分药物有恶性（肿瘤）风险。读者应认真阅读每种药物后面的讨论，并从上表列出的章节中阅读细节

评价药物诱导恶性肿瘤的因果关系

一般原则和药物因果关系判定法则

问题 62-1 评估药物引发皮肤过敏反应的因果关系很困难。更困难的是对药物诱导恶性肿瘤的评估。一般来说，任何性质的药物反应因果关系的判定都最好采用以下步骤，以实现最大程度的合理化：

1. 激发——初始的药物状况；

2. 去激发试验或撤药反应——停止可疑药物并观察反应是否消退；

3. 再激发试验——一定要有选择性，观察不良反应是否再现；

4. 排除——无药条件下出现相同结果或情况。

作为上述法则的补充，确定生物学合理性关系重大。法则的细节如表 62-2 所示。

确定药物引起恶性肿瘤至少有 3 个现实性的困难：（1）去激发试验阶段基本没什么意义，因为恶性肿瘤不一定因停药而停止发展；（2）所有药物诱导的恶性肿瘤在不同人群中都有特定发生比例（"背景噪声"），而这与药物治疗完全无关；（3）假如在去激发试验阶段肿瘤有好转现象，不论是从伦理学还是从法医学角度来讲，进行再激发试验都不是明智选择。

确定特定的恶性肿瘤发生率与"背景噪声"相比是否有统计学意义上的显著增高这一点很重要。因此，可靠的一般人群和特定疾病人群发病率的数据是非常重要的。

整个人口数据库以及疾病特异性数据库

SEER 数据库

问题 62-2 在美国，由国家癌症研究所建立的流行病监督及最终结果（SEER）数据库很好。这个数据库收集了全美国近 10％登记在册的所有癌症。SEER 数据库对很多恶性肿瘤，包括霍奇金病和非霍奇金淋巴瘤（NHL）的发生率进行定期更新[2]。

疾病特异性数据库

有这些数据在手，下一步就是确定某种恶性肿瘤（如淋巴瘤）在某种疾病群体中的发生率。在比较相似人群时，如果可以获得，这些数据比 SEER 数据库中的数据更可取。类风湿关节炎（RA）和银屑病这两种疾病都有可靠的淋巴瘤发生率数据[3-4]。如果没有疾病特异性数据库的存在，就需要大量未给药的同疾病患

表 62-2　建立药物因果关系的基本法则*

法则步骤	此步骤的时间	注释
"激发"#	回顾性	药物的原始情况，"往回看" 不良反应与药物起始治疗的时间 疑似药物的病因学的文献可信度 患者对药物或其化学相关物的反应史
去激发试验#	预期性	停药后药物不良作用的缓解 如果药物为必需且没有化学上无关的合适替代品，不应该做去激发试验
再激发试验#	预期性	重新应用可疑药物时药物不良反应重现 如果可疑药物的不良作用有可能致命，就绝对不应该再激发患者
排除#	预期性	排除同样不良反应的非药物因素 排除药物不良反应的系统性因素
生物合理性	理论性	已知或假设的药物机制与不良反应的已知或假设的机制是否相关

　　备注："激发"一词是笔者自己为方便理解而作出的描述（"激发"一词描述了药物的初始情况，见正文），因为与传统概念（去激发和再激发）相似。

　　* 注意有阳性反应的步骤越多，就越确定药物因果关系。

　　# 这些法则步骤在确定药物引起恶性肿瘤的病例报告时有很大的局限性

者作为对照组进行比较。这种对照组的缺点是，因为患者经常服用其他多种免疫抑制药物，增加了恶性肿瘤发生的可能性。

疾病特异性数据库举例

　　理想状态下，一个大的疾病特异性数据库（如 RA 和银屑病的公开数据库）可以与 SEER 数据库（或其他国家的国家数据库）进行比较。通过这种比较能够看出，与一般人群相比，是否这种疾病本身就有导致淋巴瘤（或其他恶性肿瘤）升高的趋势。确定淋巴瘤发生率的最合适的研究包括来自 Wolfe（用美国淋巴瘤发生率与 RA 人群的数据进行比较）和 Gelfand〔用银屑病患者罹患淋巴瘤的风险与全英国（UK）一般人群的数据进行比较〕的 RA 的数据[3-4]。Baecklund 和他的助手们确定了瑞典 RA 患者淋巴瘤的发生率，采用的就是 RA 患者与整体人群的淋巴瘤发病率相比的方法[5-6]。这种淋巴瘤背景发生率必须按每人年来计算，以获得有效的统计学比较。

与药物特异性数据库的比较

　　在确定 RA 和银屑病的恶性肿瘤的背景发病率时，最后的比较需要从制药公司数据库获得特定药物的人年发病率数据，并与疾病特异性发病率进行比较。必须有可靠的共同数据，这种数据最容易从 Ⅱ 期和 Ⅲ 期临床试验中获得。多数情况下制药公司会继续无限期地跟踪 Ⅱ 期和 Ⅲ 期的患者，来确定淋巴瘤和其他重要恶性肿瘤的长期风险。

　　考虑到确定皮肤科用药是否会增加恶性肿瘤的风险的重要性，大型制药公司数据库与疾病特异性数据库相比是目前确定药物引起恶性肿瘤的风险的最好办法。与本章药物有关的表格的统计学分析都以这种方式进行。

　　置信区间（95% CI）必须够窄才能得出最准确的结论。数据库需要包含 5000～10 000 人年的数据才能得到合理的窄的置信区间。在风湿病学的文章中更容易获得这么大量的人年的统计数据。最近公布的药物（或老药用于新的适应证）自然不会有上述的人年数据来获得最可靠的统计分析。

自愿报告系统和病例报告的局限性

　　从上述概念可知，病例报告和个人用药经验的价值是非常局限的。即使是从文献中获得所有报告的病例系列，价值也很有限。从自发报告系统获得的病例系列没有共同数据，不包含对照组，因此不能进行有效的统计学分析。所以病例报告和病例系列只能提出可能性，不能确立可靠的因果关系。实际上，确定药物因果关系法则中的去激发试验和激发试验基本不可行或不可靠，这就使得药物可能诱导恶性肿瘤的个例报道对确立因果关系有比较低的价值。

致癌作用的总体原则

致癌作用的多步骤模型

　　几十年来，致癌作用的多步骤模型已得到普遍认可[7]。 问题 62-3 该模型中细胞癌变有明显的三步，一般需要几年或几十年的过程。该模型包括起始、促进和演变。演变步骤一般细分为恶性转化和转移亚组分。起始和演变步骤具有遗传性（基因突变参与），而促进步骤是后天性的（不会有基因突变）[7]。

细胞发展为恶性基因型和生物学行为至少需要两个基因突变。转移多发生于血管或淋巴附近。恶性角质形成细胞必须出现突变才能穿透基底膜区，侵入血管结构，并在原位/远处生长。理论上这一过程需要经过许多年（甚至几十年）才能完成。

起始步骤需要至少一种体细胞突变，而肿瘤促进剂（促进步骤）诱导突变细胞克隆扩增为大量非典型细胞[7]。在化学性致癌物中，苯并芘就是一种"启动器"的好例子，而佛波酯（如 tetraphorbol acetate）为"肿瘤促进剂"。紫外线的光致癌作用的研究发现紫外线 B（UVB）可以同时作为启动器和促进剂[8]。

与药物引发恶性肿瘤最相关的第三个研究领域应该是病毒的致癌作用。致癌性病毒包括多型人乳头瘤病毒（HPV）[引起皮肤和宫颈的鳞状细胞癌（SCC）]和 EB 病毒（EBV）（引起各种淋巴瘤）[9-11]。问题 62-4 近期有证据表明病毒对梅克尔细胞的致癌作用（"梅克尔细胞多瘤病毒"）[12-13]，并提出病毒与黑色素瘤之间可能存在因果关系（"黑色素瘤相关逆转录病毒"）[14]。这部分将在器官移植导致恶性肿瘤的风险部分中进一步介绍。

致癌基因和肿瘤抑制基因

问题 62-5 在癌变过程中有两类基因，即致癌基因和肿瘤抑制基因起到重要作用[15-16]。皮肤科非常重要的致癌基因是 ras 致癌基因。p53 肿瘤抑制基因可能是研究最透彻的与突变有关的基因，它与很多皮肤恶性肿瘤相关。本章不详细介绍这一重要研究领域。

但一个关于致癌基因和肿瘤抑制基因在癌症发生过程中的作用的模型有助于作者的理解[17]。在该"汽车"致癌作用模式中，癌基因是"油门"，肿瘤抑制基因是"刹车踏板"。如果油门踏板踩下来（＝致癌基因突变），但是刹车充分运作，则车不会失控（无恶性肿瘤）。如果刹车踏板没有功能（＝肿瘤抑制基因突变），但油门踏板不踩下来，车也不失控（没有恶性肿瘤）。只有当油门踏板踩下来，而刹车踏板故障时汽车才会失控，在该模型中，"汽车失控"与恶性细胞分裂失控类似（由于致癌基因和肿瘤抑制基因的共同突变）。

建议读者深入了解有趣的癌变过程话题，特别是与皮肤科有关的恶性肿瘤。这里引用了一些有意思的综述[18-20]。

器官移植导致恶性肿瘤的风险评价

器官移植可致恶性肿瘤风险增加

30 年来已有大量数据证实实体器官移植患者的恶性肿瘤发病率增加。从移植数据库获得的大量关于硫唑嘌呤和环孢素的长期数据为研究免疫抑制剂相关性恶性肿瘤提供了初始资料。1970 年代由 Pem 和 Starzl 启动的一个重要数据库主要对肾移植患者进行了评估[21-22]。该数据库的主要结论包括如下：

1. 人群中硫唑嘌呤和环孢素引起恶性肿瘤的风险类似；

2. 使用环孢素导致恶性肿瘤较硫唑嘌呤早；

3. 和对照组人口相比，恶性肿瘤持续增长，包括非霍奇金淋巴瘤（一般 B 细胞表型）、鳞状细胞癌和卡波西肉瘤；

4. 基底细胞癌增长的风险较小；

5. 一般人群中最常见的恶性肿瘤，如乳腺癌、结肠癌、肺癌，与对照组人群相比发病率没有出现大幅增加。

病毒辅助因子

问题 62-6 在移植数据库中，相对危险度最高的三种恶性肿瘤有个有趣的特点，那就是大多数患者都有病毒辅助因子参与（见表 62-3）。EBV 与相当高比例的非霍奇金 B 细胞淋巴瘤相关[11]。HPV 亚型与皮肤、口腔黏膜、女性泌尿生殖道的 SCC 有关联[9-10]。在移植数据库中，三个部位 SCC 的恶变率均增加。最后，HHV-8 与器官移植患者的卡波西肉瘤具有因果关系[23]。问题 62-4 最近发现，病毒因子及日益增加的实体器官移植与梅克尔细胞癌有关联[12,24]。

表 62-3　几种免疫抑制剂相关性恶性肿瘤的病毒辅助因子

恶性肿瘤	身体部位	常在发病中起作用的病毒
非霍奇金淋巴瘤	通常在体表	EBV
鳞状细胞癌	皮肤 口唇、口腔 女性泌尿生殖道	HPV 多种亚型*
卡波西肉瘤	皮肤 系统性（多部位）	人类疱疹病毒-8 （HHV-8）†
梅克尔细胞癌	皮肤	梅克尔细胞多瘤病毒

*常见的引起恶性肿瘤的 HPV 亚型包括（特别是）HPV3、5、8、16、18、31、33、35。

†HHV-8 以前被称作卡波西肉瘤相关性疱疹病毒

考虑到两者较高的发生率和对皮肤科医生的临床价值，本章剩余部分只讨论 EBV 引起的淋巴瘤和 HPV 引起的 SCC。

对病毒性恶性肿瘤来说，合理的解释就是药物引起的免疫抑制反应优先损害人体的免疫监测系统。目前尚不清楚为何免疫抑制优先促进病毒性恶性肿瘤的发展。一种解释是：与没有接受过实体器官移植的患者相比，接受器官移植的患者的免疫效应器机制，如细胞毒性 T 细胞（CD8）、自然杀伤细胞（NK cells）和肿瘤浸润性淋巴细胞更易受损。本章对有关病毒致癌的免疫监测方面不进行进一步讨论。

器官移植导致恶性肿瘤的独特方面

实体器官移植的临床情况是否足以评价自身免疫病（如银屑病、RA、炎性肠病）中药物引起恶性肿瘤的可能性，这是值得讨论的。器官移植和自身免疫系统疾病有两个显著区别：

1. 对于器官移植患者，外来抗原的来源不确定，可能是肾、肝，亦或是心脏；

2. 与自身免疫病的用药相比，器官移植体需要更强效的多药物免疫抑制方案。

针对第一个问题，抗原呈递细胞、B 细胞、T 细胞虽然被免疫抑制剂所抑制，但也不可能将外来抗原完全视为"自家"抗原。其结果是各种淋巴细胞的无限期低级别免疫刺激。尽管 EBV 在传染性单核细胞增多症中优先扩增 B 细胞，但其优先导致 B 细胞淋巴瘤的机制尚不清楚[11,25]。关于第二个问题，直观来讲，不管是否由病毒引起的恶性肿瘤，药物引起的免疫抑制反应越大，对恶性细胞的免疫监测的损害就越大。

目前的术语"移植后淋巴细胞增生性疾病"包括 B 细胞淋巴瘤和 T 细胞淋巴瘤、霍奇金病和这类人群的淋巴瘤前病变。值得注意的是，虽然淋巴瘤极具侵袭性，但早期淋巴瘤是可逆的[25-26]。

自身免疫病导致恶性肿瘤风险的回顾

近年来，已建立数据库用于评价免疫抑制的效应和可能的恶性肿瘤诱导。目前研究的最大量人群包括：

1. 风湿病学——RA；

2. 胃肠病学——炎性肠病（IBD），最值得注意的是克罗恩病（CD）；

3. 神经病学——多发性硬化（MS）；

4. 皮肤病——银屑病。

下面将对上述情况的固有恶性肿瘤（尤其是淋巴瘤）风险、特定药物导致恶性肿瘤的风险及对照人群的恶性肿瘤风险进行简单讨论。重要的是，对每一种情况都要对比每种疾病出现恶性肿瘤的药物风险和背景风险。由于这些疾病的患者通常要终身服用多种免疫抑制药物，要用完全纯粹的方式评价这些药物的危险性极具挑战性。尽管如此，每天都需要对获得的已发表的数据进行整理，做出重要决定。

类风湿关节炎

近期，Baecklund 和助手对 RA 患者的淋巴瘤风险进行了更新[6]。作者用瑞典国家医学数据库发现，与整个国家人口相比，RA 患者有总体升高的淋巴瘤风险。而且，即使排除药物因素，随着疾病严重性的增加，罹患淋巴瘤的风险也增加。

问题 62-7 从表 62-4 可以看出，相比较于整个美国人口来说，应用各种 TNF 抑制剂治疗的 RA 患者中，其罹患淋巴瘤的风险会有小幅的增加[2,27-29]。但 Wolfe 等的研究发现，与 RA 的自身淋巴瘤风险相比，目前三种正在使用的 TNF 抑制剂并不显著增加 RA 患者罹患淋巴瘤的风险[3,27-29]。鉴于 TNF 抑制剂在银屑病和银屑病关节炎患者中日益广泛的应用，这一统计分析结果对安定人心非常重要。

炎性肠病

目前我们并不知道在炎性肠病患者，特别是克罗恩病患者中，淋巴瘤的患病风险会不会增加。目前已有不少的研究表明，硫唑嘌呤（一种免疫抑制药）并不会增加炎性肠病患者罹患淋巴瘤的风险[30-33]。另外，环孢素和甲氨蝶呤同样不会增加这一风险[33]。但最近一项关于克罗恩病的研究表明，应用硫唑嘌呤（一种免疫抑制药）治疗的克罗恩病患者，其罹患淋巴瘤的风险增加，虽然幅度很小，但是有统计学意义[34]。这一研究中的混杂变量是作者将接受硫唑嘌呤和硫嘌呤的患者都包括在内。但我们对文献进行搜索发现，即使硫唑嘌呤能增加炎性肠病/克罗恩病患者罹患淋巴瘤的风险，也是非常小的。

表 62-4　应用 TNF 拮抗剂治疗的类风湿关节炎患者罹患淋巴瘤的风险[27-29]

药物	RR（vs. SEER）	95% CI	RR（vs. RA）	95% CI
依那西普	4.23	1.93～8.02	1.11	0.51～2.12
英利昔单抗	3.07	0.08～17.09	1.49	0.79～2.54
阿达木单抗	5.64	3.00～9.65	0.81	0.02～4.51

RR，相对风险率；SEER，流行病监督和最终结果；CI，置信区间；RA，类风湿关节炎。

如果 95% CI 包括数字"1"，那么 RR 没有统计学意义

多发性硬化

数项研究评价了 MS 患者用硫唑嘌呤（及相关药物巯嘌呤）导致淋巴瘤的理论风险。用于治疗银屑病的生物制剂对于 MS 和相关脱髓鞘疾病没有显著作用。而且，TNF 抑制剂可能还会增加罹患 MS 的风险。总之，目前没有研究表明 MS 患者应用硫唑嘌呤会增加淋巴瘤（或是增加所有恶性肿瘤）的风险[35-38]。

银屑病

很多研究表明，所有银屑病患者的淋巴瘤患病率都有一个小的但是显而易见的升高。考虑到之前讨论过的几种自身免疫病患者罹患淋巴瘤的背景风险，银屑病患者有类似较小的罹患淋巴瘤的风险不会让临床医生感到意外。特别是 Gelfand 研究了英国全科数据库，将非银屑病患者和银屑病患者患病风险进行了比较，结果更加一目了然[4]。换句话说，该研究中的绝大部分银屑病患者并没有系统应用哪怕是有远期诱导恶性肿瘤作用的药物。甚至当我们对应用甲氨蝶呤治疗的银屑病患者和没有应用甲氨蝶呤的患者进行比较时，发现他们的患病风险差别微乎其微。应用环孢素或各种不同生物制剂（TNF 抑制剂和 T 细胞活化抑制剂）治疗的银屑病患者罹患淋巴瘤的风险将在后面讨论。

目前没有研究表明银屑病患者本身就有罹患皮肤或口腔 SCC 的风险。评估免疫抑制剂诱发 SCC 风险的混杂变量是：有很大一部分银屑病患者接受了天然和治疗性紫外线照射。PUVA 单一疗法导致 SCC 和 BCC 的风险以及器官移植方案导致 SCC 的风险将在后面进行讨论。

皮肤科特殊药物及其致恶性肿瘤的潜在风险

皮肤科用药可能或确定的导致恶性肿瘤的风险将在后面讨论。防止或控制这些恶性肿瘤的具体措施将在最后一部分讨论。下面每一种皮肤科用药讨论请参考表 62-1 所示的参考资料。

烷化剂——环磷酰胺和苯丁酸氮芥

膀胱癌

问题 62-8 反复研究表明接受环磷酰胺治疗恶性肿瘤的患者罹患膀胱移行细胞癌的风险增加。还不清楚环磷酰胺用于各种自身免疫病时是否有类似风险。一种丙烯醛代谢物似乎对这些膀胱恶性肿瘤的发生有重要作用。出血性膀胱炎通常先于膀胱癌发展。苯丁酸氮芥没有类似的膀胱癌风险。

白血病

用作化疗目的时，环磷酰胺和苯丁酸氮芥可明显诱导急性非淋巴细胞白血病（急性髓系白血病）。其用于治疗自身免疫病时的致白血病风险缺乏相应数据库。

一般特点环磷酰胺和苯丁酸氮芥诱发膀胱肿瘤和白血病的风险，无疑限制了其在皮肤科的应用。烷化剂治疗自身免疫病时诱发恶性肿瘤的风险降低是极有可能的。但由于这两种药治疗机制是引起 DNA 结构的改变，直观上认为其引起的恶性肿瘤风险高于抗代谢药和磷酸酶抑制剂，后两者不改变 DNA 结构。

抗代谢药——硫唑嘌呤和甲氨蝶呤

硫唑嘌呤

没有特别针对硫唑嘌呤在皮科应用的重要数据库。移植数据库提示需要谨慎并持续性监测淋巴瘤、皮肤/口腔/女性生殖器鳞状细胞癌的发生。单系统自身免疫病，如类风湿关节炎、炎性肠病和多发性硬化的发病机制（和恶性肿瘤风险）更适合与银屑病、自身免疫性大疱性皮肤病（如天疱疮和类天疱疮）相比较。硫唑嘌呤在大疱性皮肤病中的应用多于银屑病。硫唑嘌呤用于炎性肠病和多发性硬化的大量研究表明，硫唑嘌呤在自身免疫病中应用中诱发淋巴瘤的风险很小[30-38]。建立硫唑嘌呤的皮肤病特异性数据库有助于澄清上述问题。

甲氨蝶呤

同样很少有关于甲氨蝶呤引起恶性肿瘤风险的相关数据。银屑病患者使用甲氨蝶呤引起淋巴瘤的个例报道很少，但类风湿关节炎患者使用该药物出现的淋巴瘤的病例报告相对较多[39]。之前提到过英国 Gelfand 的研究发现，使用甲氨蝶呤的银屑病患者和未使用甲氨蝶呤的患者相比，淋巴瘤发生的概率有微小差异，该差异没有统计学意义[4]。而且类风湿关节炎和银屑病患者都有增高的淋巴瘤背景发病率，这就使得对甲氨蝶呤引起淋巴瘤风险的评价难度增加。考虑到甲氨蝶呤在皮肤科有 40 年的应用史，其药物性淋巴瘤的风险应该早已被察觉到。

钙调磷酸酶抑制剂——环孢素

环孢素是第一个建立了皮肤科特异性恶性肿瘤风险数据库的药物。近期及随后的文献回顾发现应用环孢素引起淋巴瘤的风险并未增加。总体来说，淋巴组

677

织增生性疾病相当少[40-41]，而且这些淋巴组织增生性疾病一般在停药后可以恢复。理论上来说，环孢素可增加接受过光疗患者的 SCC 和 BCC 的发生率。就作者所知，目前没有科学研究证实环孢素治疗前或同时进行光疗会增加这种风险。

银屑病的生物治疗——TNF 抑制剂和 T 细胞活化抑制剂

TNF 抑制剂

TNF 抑制剂（依那西普、英利昔单抗、阿达木单抗）已经越来越多地应用于银屑病和银屑病关节炎的治疗，也出现越来越多的超适应证用药。在肺结核等疾病中，TNF-α 无疑对保持完整肉芽肿起主导作用[42]。TNF-α 在癌症发生中的作用（诱导还是保护）还不清楚。而且，这类药物的相对选择性免疫抑制同用于器官移植的广谱免疫抑制（经典的 2～3 联药物方案）明显不同。

问题 62-7 从表 62-5 可以看到，将 SEER 数据库与 Gelfand 将生物制剂用于银屑病的研究作对比，未发现依那西普有明显的诱发淋巴瘤的风险[27,43-44]。随后对英利昔单抗和阿达木单抗治疗银屑病和银屑病关节炎的类似数据正在分析中。尽管不同 TNF 抑制剂的作用机制不同，但预测这三种试剂有类似的致病风险。

T 细胞活化抑制剂

目前 T 细胞活化抑制剂（阿来西普和依法珠单抗）主要在银屑病患者中进行过研究（本书之前版本中曾介绍这些药物）。因此，要获知这两种药用于其他自身免疫病引起的药物相关性恶性肿瘤的数据并进行比较是不可能的。问题 62-7 表 62-5 表明阿来西普和依法珠单抗不会增加银屑病患者罹患淋巴瘤的风险。

表 62-5　接受生物制剂治疗的银屑病患者罹患淋巴瘤的风险[27,43-44]

药物名	IR (vs. SEER)	95% CI	IR (vs. Psor)	95% CI
阿来西普	2.57	0.70～6.58	0.30	0.08～0.78*
依法珠单抗	5.41	1.11～15.80	0.64	0.13～1.87
依那西普	0.00	0.00～12.85	0.00	0.00～1.52

IR，发病率比；SEER，流行病监督和最终结果；CI，置信区间；Psor，银屑病。

注意：如果 95% CI 包含数字"1"，那么 IR 没有统计学意义（*如果 CI 低于"1"，可以假设相应的药物有保护作用）

PUVA 光化学疗法与器官移植致 SCC 和黑色

PUVA 光化学疗法 —— SCC 风险

问题 62-9 大量研究发现，接受 PUVA 治疗的患者出现 SCC 和 BCC 的风险增加。SCC 大多发生在皮肤暴露部位，包括男性生殖器。欣慰的是比起日光诱导的鳞癌，这些患者 SCC 在生物学上侵袭性较弱。另外，银屑病患者的皮肤肿瘤相对较容易监测到，因此 SCC 出现生物学侵袭性的可能性较弱。光疗引起皮肤免疫抑制的程度以及光疗引发的 DNA 损伤可能是这些患者出现 BCC 和 SCC 的原因。

PUVA 光化学疗法——恶性黑色素瘤的风险

对该风险的评估更为复杂。目前欧洲的研究未发现能增加黑色素瘤发生率。相反，Stern 和同事用哈佛/纽约大学 PUVA 数据库认为有迟发但明显增加的黑色素瘤风险。值得注意的是，这些患者都接受了至少 250～350 次 PUVA 治疗。从上述数据可以看出相对短期（不超过 50～100 次）的 PUVA 治疗不会增加黑色素瘤风险。

器官移植相关性 SCC 风险

多个移植数据库都证实不同部位的 HPV 相关性 SCC 显著增加[36-37]。发生 SCC 部位多见于皮肤、唇部、口腔和女性生殖器 SCC 亚型。而且，这些 SCC 都有侵袭性生物学行为。

一些作者推测，对于移植患者来说，SCC 风险最大的是心脏移植，其次是肾移植，可能性最低的是肝移植（但这个数字仍在增长）[38-39,41-48]。一般来讲，治疗所需的免疫抑制程度（心脏＞肾＞肝移植）与 SCC 在这些人群中的发生概率相关。肾移植的时间更长以及肾移植存活患者更多使得肾移植患者切除 SCC 和 BCC 的频率更高这一现象某种程度上来说是人为导致的。

器官移植相关的黑色素瘤风险

多年来 Penn-Starzl 移植数据库都没能证实黑色素瘤风险增加。只有后期的几项评估发现黑色素瘤风险有小的但是有统计学意义的增加[22,49]。一项最近的系统性回顾研究发现，在实体器官移植患者中，黑色素瘤的相对风险率（RR）是 1.6～2.5，尽管其引用的 13 项研究中仅有 5 项有统计学意义[50]。无论如何，对这些高风险患者进行 SCC 和 BCC 筛查时，也很容易对黑色素瘤进行判定。如前所述，最近认为（但未证实）病毒性辅助因子参与了免疫抑制导致的黑色素瘤的发病机制。

恶性肿瘤的预防和发现

第 2 章讨论了药物安全性的一般原则。问题 62-10 这里简单介绍几种早期预防和（或）发现的特定例证：

1. 环磷酰胺相关性膀胱肿瘤；
2. PUVA 或器官移植性 SCC 或黑色素瘤；
3. 生物制剂治疗银屑病引起淋巴瘤的理论可能性。

除非临床医生能长期确定应用生物疗法不会增加淋巴瘤的风险，否则必须监测早期淋巴瘤的发生并采取积极的预防措施。表 62-6 详细列出了本章提到的所有药物诱发恶性肿瘤的预防和发现办法。读者应参考本书相应章节（阐述本章中讨论的特定的药物）药物的监控指南。任何药物治疗，哪怕仅有远期系统性恶性肿瘤的诱导风险，临床医生都应该鼓励患者让他们的保健医生对他们进行年龄和性别特异性癌症筛查。

环磷酰胺

鼓励患者大量摄入液体有帮助。临床医生选择性使用 Mesna 也有助于防止膀胱癌。常规进行尿常规检查以发现出血性膀胱炎可减少接受环磷酰胺治疗的患者发生膀胱癌的风险。

PUVA 和器官移植患者

避免 PUVA 和器官移植患者发生 SCC 和其他皮肤恶性肿瘤的措施包括：应用可靠防晒霜和避免日晒。每年 1 次或 2 次全身皮肤检查很有必要。此外，应教育患者了解 BCC、SCC 和黑色素瘤的早期表现并向医生报告。

生物治疗和环孢素

没有特殊的预防淋巴瘤的措施。应该教育患者认识到：①出现"B 症状"（发热、盗汗、疲劳）要报告；②淋巴结肿大要报告；③需要保健医生定期检查。皮肤科医生可以进行淋巴结检查。常规胸部 X 线片或其他影像学检查对监测淋巴结的作用目前尚不清楚。和之前一样，虽然银屑病患者使用环孢素、TNF 抑制剂或 T 细胞活化抑制剂后并未增加淋巴瘤风险，但是仍然需要对这些患者进行淋巴瘤筛查。

表 62-6　药物性恶性肿瘤的预防和早期诊断

恶性肿瘤	药物方案	预防方法	早期诊断措施
恶性肿瘤风险明确			
膀胱癌	环磷酰胺	大量液体摄入 Mesna	尿常规或尿细胞/膀胱镜检查
白血病	环磷酰胺 苯丁酸氮芥	无特殊措施	全血细胞计数 骨髓分析
SCC 和 BCC	PUVA 光化学疗法 器官移植 免疫抑制剂	防晒霜 防晒和穿衣保护	教育患者认识到皮肤检查的重要性 全身皮肤/黏膜检查 皮肤活体组织检查
卡波西肉瘤	器官移植 免疫抑制剂	无特殊措施	教育患者认识到皮肤检查的重要性 全身皮肤/黏膜检查 皮肤活体组织检查
可能或不太可能有恶性肿瘤风险			
黑色素*	PUVA 光化学疗法 器官移植 免疫抑制剂	防晒霜 防晒和穿衣保护	教育患者认识到皮肤检查的重要性 全身皮肤/黏膜检查 皮肤活体组织检查
淋巴瘤†	硫唑嘌呤 甲氨蝶呤 环孢素 TNF 抑制剂 T 细胞活化抑制剂	无特殊措施	教育患者关注早期症状，注意淋巴结变化 体格检查，包括淋巴结筛查

*归结于皮肤科疾病（见本章和有完整讨论的相应章节的内容）所用药物的可能增加的恶性肿瘤风险。

†归结于皮肤科疾病所用药物的不太可能出现的恶性肿瘤风险

的风险更大。

底线

　　最大的银屑病数据库确定环孢素、TNF 抑制剂（服用依那西普、英利昔单抗和阿达木单抗）和 T 细胞活化抑制剂（阿来西普和依法珠单抗）不会诱发淋巴瘤。相反，PUVA 光化学疗法和器官移植可明确使 SCC 和 BCC 风险增加，且黑色素瘤风险可能稍有增加。尽管硫唑嘌呤使用超过 10 年可能会使恶性肿瘤风险有非常小幅度的增加，但从所有药物治疗自身免疫病（RA、IBD、MS）的数据库推断，该药的致癌风险比较使人安心。环磷酰胺致膀胱癌的风险增加 8～10 倍，适当的监测详见第 17 章。

　　必须采取积极措施预防和监测免疫抑制剂可能诱发的恶性肿瘤。皮肤科医生和保健医生需要主动监测淋巴瘤、SCC 和其他皮肤恶性肿瘤，以及接受这些药物的患者发生其他恶性肿瘤的风险。

　　在我们的领域开发一个类似全国风湿性疾病数据库的数据库非常重要。还应该与制药公司长期合作，以确认药物性恶性肿瘤的长期风险。本章讨论的药物对缓解严重皮肤病至关重要。永远记住一点，我们选择的治疗方案导致的风险不可以比所治疗的疾病本身

本章使用的英文缩写	
BCC	基底细胞癌
CD	克罗恩病
EBV	EB 病毒
HHV-8	人类疱疹病毒-8
HPV	人乳头瘤病毒
IBD	炎性肠病
MS	多发性硬化
NHL	非霍奇金淋巴瘤
NK	自然杀伤（细胞）
PUVA	补骨脂素加紫外线 A
RA	类风湿关节炎
SCC	鳞状细胞癌
SEER	流行病监督和最终结果
TNF	肿瘤坏死因子
UK	英国

推荐阅读

Carcinogenesis – general reviews

Hussein MR. Ultraviolet radiation and skin cancer: molecular mechanisms. *J Cut Pathol* 2005;32:191–205.

Luch A. Nature and nurture – lessons from chemical carcinogenesis. *Nature Rev* 2005;5:113–125.

Stoff B, Salisbury C, Parker D, et al. Dermatopathology of skin cancer in solid organ transplant recipients. *Transplant Rev* 2010;24(4):172–189.

Immunosuppression and skin cancer

Otley CC, Pittelkow MR. Skin cancer in liver transplant recipients. *Liver Transplant* 2000;6:253–262.

Tilli CMLJ, Van Steensel MAM, Krekels GAM, et al. Molecular aetiology and pathogenesis of basal cell carcinoma. *Br J Dermatol* 2005;152:1108–1124.

Organ transplantation and overall malignancy risk

Andres A. Cancer incidence after immunosuppressive treatment following kidney transplantation. *Crit Rev Oncol Hematol* 2005;56:71–85.

Taylor AL, Marcus R, Bradley JA. Post-transplantation lymphoproliferative disorders (PTLD) after solid organ transplantation. *Crit Rev Oncol Hematol* 2005;56:155–167.

参考文献

　　见本书所附光盘。

第63章 皮肤科药物引起的神经系统不良反应

Mark A. Bechtel and Henry K. Wong

杨 敏 译 袁 姗 李邻峰 审校

概述

　　严重的皮肤疾病往往具有错综复杂的免疫学致病机制，因此常需通过系统性治疗才能有效地纠正机体免疫系统的紊乱。尽管能够特异性地调节免疫系统的靶向治疗（如生物制剂）正经历一个高水平的发展阶段，但是，长期应用可能带来的意想不到的不良后果仍困扰着临床医生。如皮肤科的系统治疗虽然有效，但可能会引起神经系统的不良反应。因此，在有效控制疾病活动的同时，还要监控这些神经方面的不良反应。这些不良反应一部分是呈剂量依赖并可预测的，另一部分则是变化莫测的，需随时警惕和防范其带来不可逆转的后果。本章总结了皮肤科系统治疗药物所引起的主要不良反应。

作用机制

　　由治疗皮肤病的系统性药物导致的神经损伤，其致病过程是多途径、多方面的，常常无法确定。**问题 63-1** 某些药物可通过抑制免疫系统引起机体内潜伏的病毒被再次激活，该病毒可以直接损伤神经组织。另一些药物可以降低癫痫发作阈值或通过提高药物浓度直接导致中枢神经系统的毒性反应。一些药物可引起神经纤维轴索的变性，而另一些引起不可逆的背根神经节细胞的死亡。四环素族可以改变在脉络膜区脑脊液（CSF）的吸收，同时伴分泌滤过功能的异常。肿瘤坏死因子（TNF）-α 抑制剂可引起脱髓鞘病，但病因尚不明确。

进行性多灶性白质脑病

　　进行性多灶性白质脑病（PML）是一种少见的、进行性发展的、致死性神经系统疾病。**问题 63-2** PML 是由于 John Cunningham（JC）病毒感染了中枢神经系统的神经胶质细胞，导致脑白质区出现散在的脱髓鞘，而脊髓和视神经不受累。JC 病毒是一种多瘤病毒，超过 80% 的健康成人可检测到此病毒的存在。PML 多发生在：①严重免疫缺陷的个体，如人类免疫缺陷病毒（HIV）感染者；②正在接受免疫抑制化学治疗的患者；③正在接受器官移植后免疫抑制治疗的患者[1]。那些影响细胞免疫的药物或疾病会使患者易于再感染或再激活潜在的 JC 病毒。系统性红斑狼疮（SLE）患者易患 PML 已逐渐得到共识，具有强大的免疫抑制效应以及作用于细胞转运的新药可能与 PML 的易感性增加有一定关联。

问题 63-2 近来发现应用生物制剂（如单克隆抗体）治疗自身免疫病的患者发生 PML 的例数越来越多[2]。如两种单克隆抗体：治疗多发性硬化和克罗恩病的靶细胞黏附因子 VLA-4（那他珠单抗）以及治疗银屑病的 LFA-1（依法珠单抗），均与 PML 的发病有显著相关性。这些单克隆抗体可能通过抑制正常细胞介导的免疫效应潜在地破坏中枢神经系统（CNS）的免疫监视功能。可与 B 细胞表面标记物 CD20 特异性结合的利妥昔单抗主要用于治疗 B 细胞的恶性肿瘤及风湿病，其亦可导致 PML[2]。它可以促进 PML 中的 JC 病毒再激活，其具体机制尚不清楚，推测可能由于该单克隆抗体能够同时抑制机体的体液和细胞免疫应答[2-5]。

吗替麦考酚酯（MMF）的严重不良反应之一即为 PML，目前已列入美国药品说明的黑框警告。在一项大样本的回顾性研究中，应用 MMF 预防排异反应的肾移植患者 PML 的发生密度为 14.4/100 000 人年，而未使用 MMF 者的发生密度为 0 人年[6]。控制潜在的 JC 病毒活力需要细胞介导的免疫应答。PML 更易在 T 细胞功能缺陷的感染 HIV 的人群中发生。阻抑 T 细胞转运和免疫监视功能的药物，如抗 T 细胞表面抗原分子的单克隆抗体或系统性免疫抑制剂均能导致免疫失衡，从而使潜伏在骨髓的病毒再激活，并进一步蔓延至中枢神经系统。负责体液免疫应答的 B 细胞对于 JC 病毒的潜伏很可能是至关重要的，因为 PML 的发病也与利妥昔单抗的使用有关。

PML 最常见的症状是四肢酸软无力、步态异常、言语障碍、视觉缺陷、感觉丧失、麻痹性痴呆、共济失调和脑神经病变[7]。任何采用各种生物治疗或 MMF 的患者出现以上症状的急性发作并伴有精神方面疾患（痴呆、性格改变或思维混乱）需高度怀疑 PML[8]。

皮肤科医生使用的药物引起 PML 的已报道的有依法珠单抗（框 63-1），MMF 和利妥昔单抗[8]。依法珠单抗上市后有 3 位患者被报道经过 3 年多的治疗出现 PML，还有另外 1 例可疑。一系列很可能由依法珠单抗造成的 PML 迫使药品制造商自愿将该药从国际市场撤回[9]。

PML 的诊断依靠临床表现、磁共振成像（MRI）和聚合酶链反应（PCR）检测脑脊液中 JC 病毒的 DNA[8]。据 MRI 所见，边界不清、弥漫的损害倾向于集中在脑皮质下的白质区和后颅窝[10]。

PML 的治疗需确诊本病后首先停用致病药物。即使停用以上药物，PML 仍可达到很高的致死率。血浆置换联合甲氟喹和米氮平可以抑制病毒复制，从而成功逆转 PML 的进展[11]。

脱髓鞘病

问题 63-3 所有 TNF-α 抑制剂和依法珠单抗可引起脱髓鞘性神经系统疾病出现新的症状或原有症状加剧。已被报道的疾病包括视神经炎、多发性硬化、横贯性脊髓炎、吉兰-巴雷综合征和慢性炎性脱髓鞘多神经病[12]（框 63-2）。TNF-α 抑制剂在脱髓鞘病中确切的致病机制目前尚不清楚。TNF-α 在脑脊液中的水平与多发性硬化的病情活动密切相关[12]。人们一度尝试用 TNF-α 抑制剂治疗多发性硬化症，反而导致其症状发作更频繁并且严重[13]。

框 63-1	与进行性多灶性白质脑病相关的药物
那他珠单抗	
依法珠单抗	
利妥昔单抗	
吗替麦考酚酯	
环孢素	

框 63-2	已报道的 TNF-α 抑制剂引起的脱髓鞘疾病的症状和体征

视神经炎
  急性视力丧失和动眼疼痛
多发性硬化
  感觉障碍、感觉异常、乏力、视神经炎、复视、共济失调、意向性震颤
横贯性脊髓炎
  背痛（常指胸廓）伴下肢无力或迅速进展的感觉异常，带状分布的背部紧束感
吉兰-巴雷综合征
  快速发展的对称性四肢无力，感觉信号和肌肉的牵张反射消失或减弱
慢性炎性脱髓鞘多神经病
  四肢乏力，通常对称性出现运动和感觉神经失调

视神经炎

问题 63-3 视神经炎（ON）是由于视神经脱髓鞘而造成的一种突发的视力丧失。ON 患者表现为亚急性（数小时至数天）的单侧失明和眼球运动疼痛。其他症状有色觉和深度知觉改变，眼前转瞬即逝的闪光和视物模糊。

已有文献报道 ON 可发生在应用英利昔单抗[14]、依那西普[15]和阿达木单抗[16]。任何使用生物制剂并出现突然的视力丧失的都应首先排除 ON 的诊断。ON 的确诊依赖临床及 MRI 表现。这些患者需同时监测 MS 的进展。

多发性硬化

多发性硬化（MS）与脱髓鞘症和神经胶质过多症可划为一组炎症性疾病。该病既有急性发作，又可隐匿起病，特点是有时为复发缓解交替出现，有时又呈进展性病程。MS 初期最常见的临床表现为感觉丧失或异常、乏力、视神经炎和复视。在病程中还会出现以小脑病变为主的症状，即共济失调、辨距不良和意向性震颤。接受依那西普[17]、英利昔单抗[17]和阿达木单抗[18]治疗的患者有发生 MS 药物不良反应的报道。任何接受 TNF-α 抑制剂治疗的患者出现感觉异常、乏力、视物模糊或失明均应想到发生 MS 的可能[8]。通过神经系统的检查、异常的 MRI 和诱发电位的研究可进一步确诊。

横贯性脊髓炎

横贯性脊髓炎（TM）是脊髓的局灶性病变导致机体感觉、运动和自主神经功能障碍的一种神经系统疾病[19]。该病可能为 MS 的后遗症。TM 患者常表现为背痛（胸廓部频繁）和下肢无力，可数小时至数周后进展。有报道 TM 患者在迅速加剧的感觉异常和乏力之后出现背部急性节段性神经痛和神经根痛的症状。患者可能会描述为一种带状的肌肉紧束感[20]。TM 可在使用依那西普治疗的患者中发生。任何正在应用 TNF-α 抑制剂治疗的患者表现出背痛（尤其是胸廓部位）、下肢无力、大小便失禁和贯穿背部的带状肌肉紧束感时应拟诊 TM[21]。通过 MRI 检查、脑脊液中细胞数增多和 IgG 升高以证实脊髓炎的存在可确诊 TM[19]。

吉兰-巴雷综合征

吉兰-巴雷综合征（GBS）是一种急性、自身免疫性多发性神经根病，主要表现为迅速进展的对称性四肢无力，感觉信号和肌肉的牵张反射消失或减弱。患者常主诉下肢麻木，感觉迟钝如"橡皮腿"，经过数小时至数天可渐进性下肢瘫痪形成。GBS 的发生于应用依法珠单抗和英利昔单抗治疗的患者[21]。正进行生物治疗的患者出现进行性对称性四肢无力应考虑 GBS。通过神经系统检查及脑脊液、电生理检测可帮助确诊。

慢性炎性脱髓鞘多神经病

慢性炎性脱髓鞘多神经病（CIDP）是以脑脊液蛋白水平升高及获得性脱髓鞘症为特征的神经系统疾病。约 25％ 的患者可同时表现出未定类单克隆丙种球蛋白病的症状。CIDP 呈平缓或亚急性起病，病情可进行性加重或自行缓解[8]。患者常主诉对称性的四肢乏力，多伴运动和（或）感觉神经失调。CIDP 的发作与依那西普[22-23]和英利昔单抗[24]的应用有关。当正接受生物制剂 TNF-α 抑制剂治疗的患者出现进行性加重且迁延不愈的四肢无力，应考虑发生 CIDP 的可能。确诊依靠临床表现及脑脊液和电生理的阳性发现[8]。

可逆性后部白质脑病综合征

可逆性后部白质脑病综合征（RPLS）是近来才提出的、结合临床及放射学的发现诊断的一种神经系统疾病。其临床主要表现为头痛、意识改变、癫痫发作和视力障碍，神经影像学研究显示脑后部为主的血管源性水肿[25-26]。

典型的 RPLS 患者有高血压，同时，由于患自身免疫病或正在治疗恶性肿瘤而导致的机体免疫抑制状态。相似的临床表现与可逆性影像学阳性发现相关。问题 63-4 RPLS 与 PML 有以下 3 个鉴别要点，前者：①无明确的感染机制；②不出现脱髓鞘的症状；③具有可逆性，停用免疫抑制剂或给予降压药后症状可完全消失。既往曾有环孢素（CsA）引起 RPLS 的报道。在一项乌司奴单抗的临床试验中，仅 1 例患者发生RPLS[27]。该患者在历经 2 年共 12 个疗程的乌司奴单抗治疗中出现头痛、癫痫发作和意识模糊，而停止治疗后患者完全康复。

问题 63-4 RPLS 常发生于具有高血压、肾病、恶性肿瘤以及进行器官移植的患者中[28]。RPLS 也是钙调磷酸酶抑制剂（CNI）的重要不良反应之一。在最近一项关于 84 例 RPLS 发作期患者的调查发现：43％ 的患者正在使用 CNI，29％ 患高血压，12％ 患有肾病，7％ 为惊厥发作[26]。尽管大多数 RPLS 患者停药后均康复，但也有致死的报道。CNI 所致 RPLS 的大样本研究显示：有 1/3 的患者遗留了神经系统缺陷，甚至死亡[26]。

假性脑瘤（特发性颅内高压）

　　假性脑瘤（PTC）又常称特发性颅内高压（IIH）。本病为一种病因不明的、脑脊髓液压增高导致颅压增高的神经系统疾患。Quicke 最先于 1893 年以浆液性脑膜炎命名本病，之后由 Corbett 和 Thomson 更名为目前公认的病名——PTC[29]。该病常见于年龄较轻的肥胖人群，女性更多见。其与系统性、内分泌性疾病（尿毒症、铁缺乏、Addison 病、甲状腺功能减退和多囊卵巢）及自身免疫病（SLE 和白塞病）有一定相关性。几种皮肤科常用药的使用也 PTC 的发病相关。本病的典型表现常发生于肥胖妇女的育龄期间，但也见于任何年龄。患病的儿童与肥胖的关联较少。流行病学估计其发病率 1/1 000 000，男女比例为 1∶8。据文献统计，药物相关性 PTC 的发病率依然是女性较高[30-32]。

　　PTC 的发病机制尚不清楚，仅提出许多假说。因此可能多种因素参与致病，即：①脑脊液动力学，②肥胖，③性激素，④高凝状态。药物引起的 PTC 目前认为是继发的。发病机制中最为广泛接受的理论是颅压增高为脑脊液的动力学改变的结果。四环素族可影响脉络膜丛脑脊液的吸收进而使其分泌或滤过功能异常[33]。另一个影响因素是肥胖，众多报道均提到女性的发病率在上升。

　　引起 PTC 的常见药物见框 63-3。发生频率最多的是四环素族和维 A 酸类衍生物。四环素族又以米诺环素为主。如四环素族与异维 A 酸联合应用将增加发生 PTC 的风险[33-34]。

　　问题 63-5 PTC 典型的临床表现为头部跳痛、恶心、呕吐、暂时性视物模糊、畏光以及眼科裂隙灯检查发现视乳头水肿（单侧或双侧）。头痛常不能完全缓解，程度时轻时重，性质为钝痛或觉压力感的胀痛。PTC 的诊断需满足以下 3 条标准[35]：①影像学显示正常的颅内结构，无脑室被压缩、视神经肿胀和"空蝶鞍"的证据，也无静脉栓塞或占位性损害；②腰穿提示脑脊液压力升高；③脑脊液参数分析为细胞数量、蛋白、葡萄糖及培养均正常，同时排除其他可确定的原因。脑脊液检查显示其压力升高，范围在 250～450mmH₂O（框 63-4）。

　　各年龄阶段人群均有可能在应用痤疮药物时出现 PTC。问题 63-5 这些药物包括四环素、多西环素、米诺环素、维生素 A 和异维 A 酸。皮质类固醇长期系统应用后突然撤药可能引起颅压升高[36]。在米诺环素

框 63-3　　引起假性脑瘤的皮肤科药物
四环素族
多西环素
米诺环素
四环素
维 A 酸类
异维 A 酸
口服维生素 A
其他
皮质类固醇撤药

框 63-4　　假性脑瘤的临床表现
头痛常不能完全缓解，时轻时重，钝痛或压力性胀痛
视物模糊
视乳头水肿（显著）
除视乳头水肿外的其他神经系统症状
仍保持精神和意识活动
脑脊液压力升高
CT 和 MRI 显示脑室大小正常或偏小

致 PTC 的 12 例患者中，9 例（75%）于开始治疗 8 周内出现症状，其他 3 例遗留大面积的视野缺损[37]。

　　问题 63-5 四环素联合异维 A 酸或口服维生素 A 可增加发生 PTC 的风险[34]。

　　PTC 的治疗包括停止可疑药物和谨慎地对症处理神经系统病变。反复的腰穿和引流可维持正常的脑脊液压力。利尿剂乙酰唑胺对于那些未迅速丧失视敏度的患者来说是治疗的第一步。系统应用糖皮质激素目前存在争议。体重过大的患者减重无疑是至关重要的。

药物引起中枢神经系统的毒性和癫痫

　　某些药物由于血药浓度的升高降低了癫痫发作的阈值或通过直接毒害中枢神经系统而导致癫痫。能引起癫痫的抗微生物和抗病毒药物包括 β-内酰胺类抗生素、氟喹诺酮类、阿昔洛韦、异烟肼和更昔洛韦。麻醉药和镇痛药如哌替啶、曲马多和利多卡因也是并非少见的引起神经系统疾病的药物。免疫调节剂环孢素、他克莫司和干扰素（IFN）也已有引起癫痫的报道。抗抑郁和抗精神病药物也可引发癫痫[36]。

　　问题 63-6 在皮肤科，外用和局部注射利多卡因损伤中枢神经系统和引发癫痫的不良事件已备受关

注。利多卡因造成的系统性毒性反应可呈进行性发展，其临床表现为感觉异常、眩晕、头晕目眩、困倦、易激动、肌纤维自发性收缩或颤动、震颤、肌肉收缩和惊厥[38]。皮内注射利多卡因[39]、刮疣[40]及激光治疗前[38]应用可溶性利多卡因和丙胺卡因混合麻醉剂可导致中枢神经系统损伤。另外，人们也一直警惕着利多卡因在膨胀试剂抽脂术和大范围 Mohs 显微描记外科中的毒性反应。 问题 63-6 外用利多卡因引发中枢神经系统的损伤可能与下列因素有关：①局部皮肤因擦伤等而破损；②利多卡因涂于皮肤上的含量；③低体重指数；④患者同时服用可能干扰利多卡因在肝中代谢的药物（见第 65 章）。如果患者存在潜在的肝、内分泌、心脏、中枢神经系统或精神疾患，则发生利多卡因不良反应的概率很可能更大[38]。

周围神经病/多神经病

药物引起的多神经病的首发症状为感觉异常。患者可主诉足弓和趾尖部麻刺感、针刺感、烧灼感或呈带状的感觉迟钝，也可广泛分布于足底。以上症状多为对称性的，且远端加重，并于客观运动神经病变之前出现。随着病情进展，双足出现盘状感觉缺失，同时伴足踝反射和足趾的背屈反应消失或减弱。之后膝跳反射消失，足下垂更明显及显著的步态摇摆不稳。长此下去可致肌肉萎缩，且运动时伸肌的力量减弱程度更著。

很多药物均与多神经病变有关，且以感觉神经障碍为主。总之，大部分多发性周围神经病变是剂量依赖性的，当上述药物的摄入量积累到一定程度其发病是可预知的。 问题 63-7 长期服用可引起神经系统病变的药物见表 63-1。

问题 63-7 由药物导致的周围神经病变主要分以下 3 种类型：

1. 轴突变性是最常见的类型，病程可达数周至数月。电生理检查异常可先于临床症状出现。因病变仅累及轴突，停服致病药后神经症状可完全消失。

2. 周围神经病变是由于神经损伤导致细胞死亡，常见病灶为背根神经节。以感觉神经病变为主，其症状逐步恶化，感觉逐级减退，且具有潜在的不可逆性。

3. 继发于药物的脱髓鞘性神经病变是最少见的类型[41]（框 63-5）。

表 63-1 与感觉运动轴突变性相关的皮肤科药物

药物	神经系统效应
甲硝唑	轻度肢端感觉神经病变和视神经病变
利奈唑胺	严重的感觉神经病变
氨苯砜	运动神经病变
秋水仙碱	轴突感觉神经病变
沙利度胺	感觉神经病变
肉毒毒素	远端轴突神经病变

框 63-5 与脱髓鞘性神经病变相关的药物
氯喹 依法珠单抗 α 干扰素 他克莫司 TNF-α 抑制剂

特殊药物

依法珠单抗

依法珠单抗是抗 CD11a 的人源单克隆抗体，其作为 CD18 配体的细胞表面分子——CD11a，是介导细胞黏附的重要因素，对白细胞趋化也具有一定作用。临床试验结果显示，依法珠单抗可以使 24%～30% 中重度银屑病患者的银屑病面积严重指数（PASI）-75 评分明显下降，因此被批准用于中重度慢性斑块型银屑病的治疗。依法珠单抗为皮下给药，外周白细胞增多为可检测到的实验室反应，引起血小板减少不常见。初期即见成效的银屑病患者仍给予维持治疗。通过对疫苗的免疫反应研究证实应用依法珠单抗治疗的患者对新抗原免疫应答的能力和细胞介导的免疫应答均下降[42]。长期连续治疗的患者耐受性很好，但由于 PML 的出现使该药的生产公司自愿将其下市。PML 还可出现于应用那他珠单抗之后，后者通过对抗细胞黏附因子而发挥作用。可见抑制正常细胞的游走对于调节细胞免疫具有深远意义，只是需要谨慎控制潜在的感染。

TNF-α 抑制剂

所有 TNF-α 抑制剂均与罕见的脱髓鞘疾病的发作和症状加重有关。这类疾病包括多发性硬化、视神经炎、横贯性脊髓炎、吉兰-巴雷综合征、慢性炎性脱髓鞘多神经病、癫痫和系统性血管炎的中枢神经系统症状。TNF-α 抑制剂引起脱髓鞘疾病的确切机制尚未揭示。

问题 63-8 美国皮肤科学会的最新版指南建议[43]：

685

有脱髓鞘疾病史的患者避免使用 TNF-α 拮抗剂；一级亲属有 MS 史的患者发生 MS 的风险会显著增加[44]，因此指南提出此种情况也应禁用 TNF-α 拮抗剂。

干扰素

干扰素作为具有重要免疫调节活性的生物分子临床已用于感染性疾病（丙肝）、恶性肿瘤（恶性黑色素瘤和皮肤 T 细胞淋巴瘤）和危及生命的血管瘤。调节免疫系统的细胞因子也会对神经系统造成影响。IFN-α 对中枢神经系统的常见不良反应为抑郁，该症状在 IFN-α 的治疗中较 IFN-β 更易发生。其潜在的机制是抑制了色氨酸和 5-羟色胺[45]。其他不良反应包括困倦、疲乏、嗜睡、意识模糊、记忆障碍、头痛、视神经病变和皮质盲。还有一些罕见的神经系统不良事件的报道，其发病机制仍不清楚。应用 IFN-α 治疗 1 例 18 年病史的毛细胞白血病，该患者后来出现多灶性白质脑病和多神经病[46]。其他报道描述在应用 IFN 治疗期间出现与多灶性白质脑病相关的症状包括痴呆、共济失调、意识模糊状态、注意力丧失和皮质盲。CT 扫描结果符合多灶性白质脑病，最终确定以上发现为 IFN 的毒性反应[47]。

问题 63-9 IFN 在儿科主要用于治疗危及生命的血管瘤，其被报道的不良反应有痉挛性双侧瘫痪和运动发育异常[48]。其他方面还包括焦虑不安、失眠和烦躁易怒[46]。

据报道 IFN 已成功治疗了横贯性脊髓炎（TM）[49]。也有人应用 IFN-α 治疗热带痉挛性轻截瘫[50]。IFN-α 可有效降低脱髓鞘疾患的发生率[51]。

沙利度胺

沙利度胺目前批准用于治疗多发性骨髓瘤，其对顽固的免疫性皮肤病，如白塞病、麻风结节性红斑、移植物抗宿主病（GVHD）和坏疽性脓皮病（PG）相当有效。能准确记载沙利度胺应用情况的 STEPS 项目显示，沙利度胺在皮肤科的使用仅占全部的 2%[52]。沙利度胺可抑制 TNF-α[53-54]，增加 T 抑制细胞比例和中性粒细胞的吞噬能力。

沙利度胺作为镇静剂的催眠效果是有治疗意义的，但其对神经系统的其他影响则是不利的。不幸的是，神经毒性和育龄妇女的胚胎毒性（海豹儿）限制了该药的广泛使用。若干研究均发现，在应用每日剂量从 100mg 至 1200mg 的沙利度胺治疗 GVHD、PG 和盘状红斑狼疮 5～16 个月期间（累积剂量为 24～384g），患者出现了感觉而非运动或轴索的、长度依赖性的多发性周围神经病变，临床表现和电生理检查皆可证实，

患者常表现为痛性感觉异常或麻木，其他症状（癫痫等）也有报道。

据文献统计，感觉异常是服用沙利度胺的患者最常见的不良反应之一。3 例患者取腓肠肌部位行神经纤维活检，病理显示 wallerian 变性和有髓神经纤维缺失。其症状、体征和电生理检查结果均与服用沙利度胺的总累积量相关。可见，沙利度胺可引起一种剂量依赖性的、与长度相关的、感觉和运动神经轴索的病变，需予严密的神经检测，以便及时作出正确的诊断[55]。

问题 63-10 沙利度胺总量超过 20g 极有可能引起神经毒性，减量后周围神经病变可能减轻，但通常不可逆。故应用沙利度胺时，应选择能达到临床效果的最低剂量以尽可能减少神经病变的发生率。一旦出现沙利度胺神经系统的不良反应，应立即停用。

氨苯砜

氨苯砜作为一种抗生素可抑制二氢蝶酸合成酶，从而有效治疗各种感染、麻风和肺囊虫病，既往也称卡氏肺囊虫肺炎。氨苯砜在治疗中性粒细胞介导的皮肤病中具有强大的抗炎活性[56]。氨苯砜发挥抗炎活性的机制之一为抑制中性粒细胞与整合素分子的黏附，未黏附于内皮细胞表面整合素分子 CD11/CD18 上的中性粒细胞也就无法穿越血管壁外渗至病变组织中[57-58]，从而推测氨苯砜是通过干扰黏附过程而发挥抗炎作用的。

问题 63-10 长期应用氨苯砜治疗后出现周围运动神经病变的临床表现如下：肢体无力但感觉和反射均正常。周围神经病变似乎更常见于每日超过 200mg 氨苯砜且长期应用的患者中。另外，慢性乙酰化表型的患者正如所料，对氨苯砜更敏感，出现症状的时间也更早。该药造成的神经病变主要影响运动神经元，当停用氨苯砜后病情常可逐渐缓解。慢性乙酰化表型的患者发生周围运动神经病变的风险可能会升高（见第 18 章 "氨苯砜"）。

曾有 1 例 SLE 患者应用氨苯砜治疗后出现 PML，该患者曾服用糖皮质激素和羟氯喹，从未服用过硫唑嘌呤、利妥昔单抗、吗替麦考酚酯或环磷酰胺[59]。氨苯砜引起 PML 的具体机制不清，本例报告强调 SLE 患者可能发生 PML 的敏感性增加。

维 A 酸类

维 A 酸类制剂可有效治疗囊肿性痤疮、鱼鳞病、银屑病和皮肤淋巴瘤。这类药物也会出现神经系统的副作用。最常见的症状是头痛、失眠、昏睡、心神不宁、癫痫、卒中、晕厥和乏力，以上不良反应在异维 A 酸药盒内的说明书中均有描述。头部反复而剧烈的跳痛伴恶

心和视物模糊提示 PTC，在服用异维 A 酸和其他维 A 酸的过程中均可出现[60-62]。当维 A 酸与四环素联合使用时 PTC 的发生率更高[33]。维 A 酸还可引发多发性外周感觉神经病变[6]。例如，经过 3 个月的异维 A 酸治疗后，患者出现了典型的感觉异常和麻木的症状[64]。

四环素族

四环素族药物治疗一些皮肤病十分有效，其神经系统的不良反应（如 PTC）在前文中已有论述。

环孢素

环孢素作为免疫抑制剂已广泛应用于各种免疫介导的皮肤病。CsA 抑制钙调磷酸酶，该酶在所有组织中均有表达，在中枢神经系统内相对高表达。人们已认识到 CsA 的很多不良反应，其中最常见的是肾损害和高血压。该药产生的神经毒性也在患者中逐渐显露，关于其神经毒性已有大量报道，发生率高达 40%[65]。

虽然理论上认为这些不良反应更易见于使用大剂量 CsA 的患者，但也有一些患者在服用正常剂量的 CsA 时出现神经系统症状。问题 63-11 最常见的不良反应是头痛和震颤，偶尔还可见轻度的脑病。极少见的不良反应是躁动不安、焦虑、健忘、感觉异常和癫痫。以上这些神经系统症状有时是源于电解质紊乱。

CsA 还可导致 PML[66-67]，另外与 RPLS 的发病也有相关性[68-69]。关于 PML 和 RPLS 的典型临床症状请回看上文的描述。在 CsA 相关的 RPLS 病例中，有 50% 的患者存在低镁血症。从开始服用 CsA 至神经系统症状出现所需的时间为 2 周。幸运的是这些发生不良反应的患者停服 CsA 并口服降压药治疗预后良好，症状可完全消失。当再次服用 CsA 时，应以较低剂量起步，通常会获得很好的耐受性[65]，或者将 CsA 改为他克莫司胶囊，依然会对原发病的治疗有帮助[70]。

本章使用的英文缩写

缩写	含义	缩写	含义
CIDP	慢性炎性脱髓鞘多神经病	MRI	磁共振成像
CNI	钙调磷酸酶抑制剂	MS	多发性硬化
CNS	中枢神经系统	ON	视神经炎
CsA	环孢素	PASI	银屑病面积严重指数
CSF	脑脊液	PCR	聚合酶链反应
GBS	吉兰-巴雷综合征	PG	坏疽性脓皮病
GVHD	移植物抗宿主病	PML	进行性多灶性白质脑病
HIV	人类免疫缺陷病毒	PTC	假性脑瘤
IIH	特发性颅内高压	RPLS	可逆性后部白质脑病综合征
IFN	干扰素	SLE	系统性红斑狼疮
JC（virus）	JC 病毒	TNF	肿瘤坏死因子
MMF	吗替麦考酚酯	TM	横贯性脊髓炎

推荐阅读

Progressive multifocal leukoencephalopathy
Kothary N, Diak IL, Brinker A, et al. Progressive multifocal leukoencephalopathy associated with efalizumab use in psoriasis patients. *J Am Acad Dermatol* 2011;65(3):546–51.
Keene DL, Legare C, Taylor E, et al. Monoclonal antibodies and progressive multifocal leukoencephalopathy. *Can J Neurol Sci* 2011;38(4):565–71.

Demylinating complications
Bosch X, Saiz A, Ramos-Casals M. *Nat Rev Neurol* 2011;7(3):165–72.

Peripheral neuropathy
Zara G, Ermani M, Rondinone R, et al. Thalidomide and sensory neurotoxicity: a neurophysiological study. *J Neurol Neurosurg Psychiatry* 2008;79(11):1258–61.

参考文献

见本书所附光盘。

第 64 章　妊娠和哺乳期的皮肤科用药

Katherine B. Lee，Sancy A. Leachman

杨　敏　译　袁　姗　李邻峰　审校

问题

问题 64-1　医生在为备孕女性处方药物时一般应关注哪 5 点？（第 689 页）

问题 64-2　何种药物已有充分的证据证明其可引起（a）宫腔装置避孕失败和（b）口服药避孕失败？（第 689 页）

问题 64-3　在妊娠的哪个阶段胚胎细胞未分化，因此越早用药反而不会致畸？在什么阶段胎儿器官形成？（第 689、690 页）

问题 64-4　哪些皮肤科药物在妊娠期是禁用的？（表 64-4，第 690 页）

问题 64-5　皮肤科医生处方的药物中，哪些属于 FDA 妊娠期用药风险等级中的 X 级？（表 64-5，第 690 页）

问题 64-6　哪几种药物在妊娠中晚期（6～9 个月）应用会对新生儿造成危害？（第 690 页）

问题 64-7　哪些药物在妊娠期服用基本上是安全的？（第 692 页）

问题 64-8　本章最后总结的妊娠和哺乳期安全使用皮肤科药物的 8 条原则是什么？（第 697 页）

概述

多数皮肤病的治疗方案并非单一，而是有一定选择度的。皮肤科医生处方的某些药物对孕产妇及胎儿或乳儿可能有潜在的危害。同样，并不是每一次未给予任何药物的妊娠都能产出一个完全健康的宝宝，医生们也非常担心有朝一日因为错给了孕妇可能产生伤害的药物而被起诉。因此，医生们通常不情愿在妊娠和哺乳期为患者处方任何药物。但有些药物在上述特殊时期应用其实并无明显的禁忌。临床医生和患者对这类孕产期用药可能既感兴趣又安心。

本章充分利用当前有价值的信息明确和讨论在妊娠和哺乳期各类药物禁忌的大致程度。当患者必须使用某种药物时，一定要谨慎检查和评估临床的各项指标和数据，以确定风险与获益比率。另一方面，母乳喂养的巨大优势是不容置疑的，因此，只有当产妇所患疾病严重危及乳儿的健康，及时治疗疾病的意义大于维持母乳喂养时，才可考虑放弃[1-3]。值得强调的是，医生应与患者一起参与做决定的过程。

影响每种药物选择的相关信息来源已在文中列出。在妊娠和哺乳期如何将药物的危害降至最低在本章的部分章节和大部分表格中均有强调。

基本原则

妊娠和哺乳期使用药物的信息来源

大多数医生都熟知食品药品监督管理局（FDA）的妊娠期用药风险等级目录（表 64-1）是来自记载在《医师案头参考》（PDR）上的制造商提供的药品信息[4]。其他版本的妊娠期用药风险等级目录临床上有时也在参考，但这些具体的分类信息与制造商给出的药品详细说明并不完全吻合。我们强烈推荐的是由 Briggs 主编的《妊娠和哺乳期用药：评估胎儿和新生儿危险性的参考指南》，该书是在妊娠和哺乳期用药方面内容最全面的书籍之一[5]。Briggs 通过来自人体和动物实验的数据对给药途径、母亲疾病的危险性等进行了评估，从而修改了 FDA 关于妊娠和哺乳期的用药等级。FDA 的妊娠期用药风险等级目录计划 2008 年修改后再版，因为目前的版本已不再能严格遵循循证医学的原则，很可能导致临床上的困惑。

哺乳期用药风险也是由制造商在药品说明书中阐述（框 64-1）。表 64-2 中列出了妊娠和哺乳期用药风险等级的信息来源。

孕产期不同阶段的用药风险

妊娠期、产前或哺乳期口服药物所产生的的危害可能有所不同。妊娠期若以每 3 个月为一个阶段，各个阶段之间服药的风险亦存在差异。标明致畸性的药品通常对刚孕育几周的胎儿有风险性，虽然如此，一般仍建议这类药物在整个妊娠期间均禁用。在哺乳期将母亲和婴儿同时置于危险中的药物不同于妊娠期仅对胎儿不利的药物。

表 64-1　FDA 妊娠期用药的风险等级目录*

X	妊娠期绝对禁忌
	在妊娠期无任何理由可以冒险使用这类药物
D	有研究证实对胎儿有风险
	但是，当用药的利大于弊（所产生的副作用）时，亦可使用
C	风险不能排除——缺乏关于人类的实验研究
	动物实验研究可能或未能发现风险因素
	经判断潜在的益处可能超过潜在的风险
B	对人类胎儿无风险，尽管可能对实验动物造成一定危害；或动物实验证实对动物无任何伤害，但人体实验尚未进行
A	对照实验显示对胎儿无任何伤害
未分级	尚未在任何妊娠用药分级目录中查到其分级

* 联邦条例编码：21（part201.57）；23，25，1987.
注意：关于特定药物的使用指南将在本章的所有表格中重点体现；同时，来自 Briggs[5]、美国儿科学会（AAP）[7] 或世界卫生组织（WHO）[8] 的哺乳期用药指南也包括其中。特别注意 FDA 于 2008 年通过一项提议——废除 FDA 的妊娠期用药分类，其在出版时尚未生效[6]

框 64-1　FDA 哺乳期用药的风险等级目录

中断

"应仔细考虑治疗对母亲健康的重要性后再决定是中断哺乳还是停药"

警告

"哺乳期用药警告"的标签应用于以下情况：药物系统吸收后经乳汁外泌，其不良反应和潜在的致癌性还不清楚

妊娠前

问题 64-1 医生为准备妊娠的育龄妇女处方药物时应关注以下几点：

1. 由于药物的相互作用造成避孕失败；
2. 万一已受孕，药物会对母亲和胎儿造成危害；
3. 可能干扰妊娠；
4. 存在自然流产的潜在风险；
5. 保留生育能力。

问题 64-2 有些药物可能与避孕失败相关（表 64-3）。许多口服避孕药的药效发挥是依赖于雌激素水平升高，后者可刺激受孕和抑制排卵。那些可降低乙炔雌二醇和孕酮浓度的药物可能导致排出的卵子突破防线而使口服避孕药的患者避孕失败[9]。又如，硫唑嘌呤[10] 和非甾体消炎药（NSAID）[11] 可增加宫腔器具避孕失败的风险。口服避孕药失败也可能发生在避孕药与肝酶诱导剂如灰黄霉素[12] 同服的情况，因为灰黄霉素可通过诱导肝微粒体酶而提高雌激素的代谢水平。利福平也可刺激雌激素代谢或减少雌激素的肝肠循环，从而降低口服避孕药的效果[13]。常见的一些系统应用的抗生素对于避孕药的影响仍存在很大争议。有人推测青霉素类抗生素也会降低雌激素的肠肝循环[14]。四环素族和磺胺类药物理论上可以增加突破性出血的概率[15-16]。但近来在进一步的研究中并未发现任何药动学数据支持口服抗生素可降低口服避孕药的效果的观点，但利福平除外[17-18]。

能杀伤和致突变生殖细胞的药物同样应禁用。备孕的男女均应避免系统应用甲氨蝶呤。虽然在已发表的研究中并没有提示男性在准备生育期间服用沙利度胺可致胎儿先天异常，但生产商仍建议对于正在接受沙利度胺治疗的男性，性生活期间应使用避孕套[19]。

妊娠早期——前 3 个月

问题 64-3 在妊娠早期即妊娠的第 2～2.5 周（末次月经第一天之后的 4～4.5 周），细胞尚未分化，对各种药物的接触有相似的反应（图 64-1）。在此阶段摄入的药物对所有或大部分细胞的影响是均等的，最终可出现两种结果：一是全部细胞死亡形成自然流产；二是仅少部分细胞死亡，留下足够的未分化的干细胞。后者能使胚胎完全康复[20]。根据最新版的 FDA 妊娠危用药风险等级目录，动物实验证实药物毒性多少会对妊娠产生潜在的不良后果。妊娠期的药物毒理学研究始终未进行是因为给大量的孕妇使用药物不符合伦理道德。

表 64-2　妊娠和哺乳期的药品使用指南的信息来源*

药物索引	通过 Micromedex Healthcare series 获得全面的药品信息数据，包括剂量、药动学、注意事项、药物之间的相互作用、药效、适应证和超适应证用药以及临床应用情况。 信息来自：Thomson Micromedex，6200 S. Syracuse Way，Suite 300，Greenwood Villige，CO80111-4740. 电话 303-486-6400. 传真：303-486-6464. Website http://www.micromedix.com/
药品致畸的信息服务中心	畸形学研究团队提供的信息包括妊娠期特殊药物对人体的危险性的比率。 TERIS 划分的危险等级为：无、不太可能、微、中、高。以上等级设定的标准基于一项数据的评估，评估的级别为无、极少、有限、中等、好、很好。TERIS 提供了实用信息，儿科，RES 207，CDMRC WJ 10，华盛顿大学，西雅图，WA 98195. 网址：http://depts.washington.edu/~terisweb/teris 也可登陆 http://www.micromedix.com/
生殖系统的毒理学服务	这是一种电脑软件或在线订制的项目。关于药物效果的参考书和人类生育力、妊娠和胎儿发育的信息经常更新。 不含分级系统。信息来自生殖毒理中心，哥伦比亚大学妇女医学中心，2440 M Street NW，Suite 217，华盛顿 20037-1404
美国儿科学会（APP）	回顾总结哺乳期母亲用药对婴幼儿的影响，每隔几年 AAP 更新出版药品危险性等级排序表
世界卫生组织[8]	给母乳喂养的产妇提供一些用药建议
Briggs GG 等[5]	收集汇总妊娠和哺乳期用药的不良反应信息定期更新
药物与哺乳期的数据库	一个经过论证具有充分参考价值的药品数据库，其涉及母乳喂养的母亲可能使用的药物。内容包括婴儿和母亲的血药浓度、可能对母乳喂养的婴儿和哺乳所造成的影响以及可替代的影响较小的药物。 网址：http://toxnet.nlm.nih.gov/cgi-bin/sis/Htmlgen? LACT

* 表中网址在发布时已更新

表 64-3　已报道的与避孕失败相关的药物

药品名称	避孕方式	可能机制
硫唑嘌呤	宫内节育器	不详
NSAID	宫内节育器	不详
灰黄霉素	口服避孕药	通过肝微粒体酶诱导提高雌激素的代谢水平
利福平	口服避孕药	通过肝微粒体酶诱导提高雌激素的代谢水平或减少雌激素的肠肝循环
四环素族*	口服避孕药	减少雌激素的肠肝循环
磺胺类抗生素*	口服避孕药	减少雌激素的肠肝循环

* 除了 CYP 酶诱导剂（灰黄霉素和利福平）外，几乎无任何证据支持其他抗微生物制剂为避孕失败的因素，或存在很大争议

问题 64-3 妊娠 2～8 周是胚胎器官形成（末次月经第一天之后的 4～10 周），正在分化的细胞可能会受特殊药物的影响而导致先天异常。此期最要避免的是引起致畸的药物，这其中包括最新版的 FDA 妊娠期用药风险等级目录中 X 级和 D 级的药物，以及一些其他的按照其他等级划分的或不分等级的药物。动物实验发现 NSAID 类药物可导致自然流产，也可能与某些先天畸形有关[21]。阿司匹林虽能阻抑胚细胞植入宫腔，却可提高有些自身免疫病（如抗磷脂抗体综合征）患者的受孕概率[22]。

问题 64-4　问题 64-5 妊娠及哺乳期可致畸的药物均列于表 64-4 和 64-5。

妊娠中期——3～6 个月

妊娠中期，各种器官系统开始成熟。胎儿的药物代谢能力可能不同于母亲，如果其代谢能力比较慢，则可能造成胎儿受药物作用时间延长。例如碘和四环素等药物可能有此情形。母亲使用的碘剂可能通过胎盘到达胎儿体内引起胎儿的甲状腺功能减退。过量的碘可能引起 Wolff-Chaikoff 效应，导致甲状腺摄入碘受阻因而出现 T_4 的下降和 TSH 的升高[47-48]。众所周知，妊娠 4 个月以后使用四环素会导致孩子牙齿颜色改变[44]。四环素会与骨磷酸钙结合，沉积于正在骨化的骨骼和牙齿中。由于重建和钙交换在骨化后便不再发生，四环素和骨磷酸钙的结合物就造成牙齿和骨骼的永久性颜色改变[44]。

妊娠晚期——6～9 个月及预产期前

问题 64-6 妊娠后期，尤其是接近娩出时，一般会发生一些非胎儿畸形类的疾病。常见致病药物如磺胺类和 NSAID 类。磺胺可产生新生儿胆红素脑病。磺胺连同胆红素一起竞争血浆白蛋白结合。在子宫内，胎儿通过胎盘循环清除了游离的胆红素，而一旦胎儿出生，这一保护机制不再能发挥作用，被释放的胆红素可能穿越血脑屏障引起胆红素脑病的发生[49]。NSAID 可抑制前列腺素的生成，后者会导致宫腔内的动脉导管收缩，最终促使产生持久的肺动脉高压[50]。

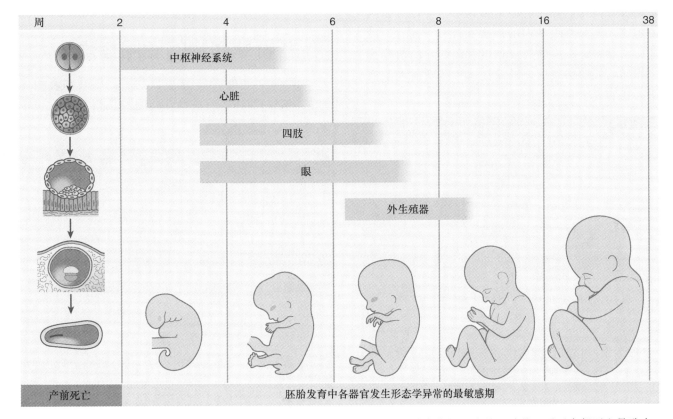

周	2	4	6	8	16	38

中枢神经系统

心脏

四肢

眼

外生殖器

产前死亡　　　　　胚胎发育中各器官发生形态学异常的最敏感期

图 64-1　胚胎形成　在胚胎形成早期细胞是未分化的，因此大多数细胞对外来物的反应是一致的，要不全部死亡导致自然流产，或者只死亡一小部分，留下足够的未分化的干细胞，使胚胎毫发无损地完全康复（见前述）。详见 http：// homepage. smc. edu/wissmann _ paul/anatomy2textbook/BeforeWeAreBorn. html

哺乳期

在母乳喂养阶段，几乎所有的不良反应均发生于 6 个月以下的婴儿[51]。镇静和腹泻容易被察觉。不太被注意到的可能是神经系统方面的副反应。总之，已知的可致畸的药物不推荐在哺乳期使用（见表 64-4 和 64-5）。这其中包括所有维 A 酸类和抗肿瘤类药物。

表 64-4　妊娠期用药风险等级 X 级——妊娠和哺乳期禁忌药物

药品名称	解释
阿维 A	主要形成胎儿先天异常[23]
贝他罗汀	主要形成胎儿先天异常[24]
雌激素	致胎儿生殖系统先天性缺陷的危险性增加[25]
阿维 A 酯	主要形成胎儿先天异常[25]
非那雄胺	造成男性后代肛门生殖器之间距离缩短、畸形并保留了女性乳头[27]
氟尿嘧啶	据报道可发生多种出生缺陷[28]
异维 A 酸	主要形成胎儿先天异常[29]
甲氨蝶呤*	甲氨蝶呤胚胎病和自然流产[30]
司坦唑醇	女性胎儿男性化[31]
他扎罗汀	同时口服类维生素 A 后易形成胎儿畸形[32]#
沙利度胺*	严重的、危及生命的出生缺陷，原发性短肢畸形[33]

＊备孕男女均应禁忌接触此类药物。
#外用此药存在系统性流产的潜在风险，但并无发生使用他扎罗汀致胎儿先天性异常的报道

表 64-5　妊娠和哺乳期禁忌药物——妊娠期用药风险等级 D 级和其他

药物名称	FDA 风险等级	机制
阿司匹林*	D	先天畸形，流产风险[22]
硫唑嘌呤	D	胎儿畸形[34]
博来霉素	D	烷化剂#35
秋水仙碱	C	动物实验研究发现致畸性[36]
环磷酰胺	D	烷化剂#37
灰黄霉素	—	产下联体双胎的风险[12]
氟他胺	D	男胎具女性特征[38]
羟基脲	D	抗肿瘤药#39
氮芥	D	烷化剂#40
青霉胺	D	皮肤松弛症和其他先天异常#[41]
碘化钾	—	甲状腺肿，甲状腺功能减退，其他异常[42]
螺内酯	C	男胎女性化风险[43]
四环素	D	在孕中晚期服用乳牙可变色[44]

＊应避免大剂量及缓释剂型。
#烷化剂和抗肿瘤药：在妊娠前 3 个月服用有致先天异常的风险，在 3 到 9 个月服用有发生发育迟滞的风险[45,46]。
#除 Wilson 病或胱氨酸尿症患者外其他孕产妇禁用

多数产妇避免接触所有的药物，担心有些药物至今仍未发现其副作用。医生们在推荐给患病产妇一些

对她们及婴幼儿危险性极小的药物时，应该意识到产妇的担忧并充分尊重她们的想法和选择。而且，医生们还应留意将许多皮肤病（如甲真菌病）的治疗推迟到妊娠和哺乳期结束后，以保证这一特殊时期孕产妇和下一代的安全。

一些特殊药物的使用指南

框 64-2 和框 64-3 重点罗列了妊娠和哺乳期优先选择使用的药物。一些特殊药物的使用指南见表 64-7 和 64-17。 问题 64-7

框 64-2 妊娠期优选药物	
镇痛药	对乙酰氨基酚
麻醉剂	利多卡因
抗生素	红霉素、青霉素
抗真菌药	伊曲康唑、制霉菌素*、克霉唑*、咪康唑*
抗组胺药#	氯苯那敏、曲吡那敏
抗疥/虱药	扑灭司林——外用
抗病毒药#	阿昔洛韦
糖皮质激素	口服：泼尼松、泼尼松龙或甲泼尼龙，在妊娠头 3 个月需避免大剂量 外用：避免大剂量长期使用
各种外用治疗痤疮药物	壬二酸、克林霉素、红霉素

* 如阴道黏膜破溃应避免使用。
\# 妊娠最后 2 周避免使用。
\# 仅限应用于严重的疱疹病毒感染

框 64-3 哺乳期对母婴的危险性最低的优选药物	
镇痛药	对乙酰氨基酚
麻醉剂	利多卡因
抗生素	头孢菌素类、红霉素、青霉素
抗真菌药	氟康唑、制霉菌素、克霉唑、咪康唑
抗组胺药	氯雷他定、非索非那定
抗疥药	扑灭司林、伊维菌素
抗病毒药#	阿昔洛韦、伐昔洛韦
糖皮质激素	口服：泼尼松龙、泼尼松和甲泼尼龙，用药 4h 内避免哺乳 外用：避免涂抹在乳头和乳晕处
各种外用治疗痤疮药物	壬二酸、过氧化苯甲酰、红霉素
其他	卡泊三醇

表 64-6 镇痛药

药物名称	半衰期（h）	FDA 级别	TERIS 风险/数据	Briggs	注意事项
对乙酰氨基酚	2～4	B	N-M/F-G	1	用于止痛
阿司匹林	6	C	N-M/F-G	3	妊娠早期存在流产风险[21,52]，妊娠 6～9 月胎儿有患心血管疾病风险[53-54]，与 Reye 综合征相关[7]
NSAID	1.8～2.44*	B、D（6～9 月）*	M/F-G*	1	妊娠前 3 个月有自然流产风险[21,52] 妊娠晚期有心肺功能障碍风险[50] AAP 将 NSAID 归类为哺乳期可用药
阿片类（毒品）： 可待因、羟考酮、氢可酮、吗啡	不定	C#、B（羟考酮）	可待因/吗啡 UL/F-G 羟考酮/氢可酮 UD/L	2#	婴儿死亡风险[55-56] AAP 将可待因和吗啡列为哺乳期常选择药物

* 指布洛芬；
\# 所有 D 级别均指在妊娠晚期长期或大剂量应用；
\# 在 Briggs 等级中，氢可酮、羟考酮和吗啡几乎可以在母乳喂养期选择；而可待因被警告有潜在的毒性反应，但在 AAP 中通常又被认为符合母乳喂养安全标准

表 64-7 局麻药（除特殊说明外均为皮内注射）

药物名称	半衰期（h）	FDA 级别	TERIS 风险/数据	Briggs	注意事项
利多卡因（皮内/外用）	1.8	B	N/F	2	AAP 列为哺乳期常选择药物
利多卡因/肾上腺素（皮内）	—	C	UL/F	3	
布比卡因	3.5	C	UD/VL	—	胎儿具心动过缓及死亡风险[57]
甲哌卡因	1.9～3.2	C	UL/L	—	胎儿具心动过缓风险[58]

续表

药物名称	半衰期（h）	FDA 级别	TERIS 风险/数据	Briggs	注意事项
丙胺卡因	10～150min	B	UD/VL	—	
依替卡因	2.5	B	UD/N	—	
普鲁卡因（外用及皮内）	40～84s	C	N/L-F	—	
氯普鲁卡因	1.5～4.7min	C	UD/N	—	
丁卡因	—	C	UD/VL	2	

表 64-8　抗生素

药物名称	半衰期（h）	FDA 级别	TERIS 风险/数据	Briggs	注意事项
头孢菌素 头孢氨苄 头孢克洛 头孢地尼	不定 0.9～1.7 0.9～1.7	B	UD/L*	1	妊娠前 3 个月可能存在先天畸形风险[59]
大环内酯类 红霉素#	1～1.5	B	N-M/F-G	1	妊娠期首选抗生素 婴儿服后可能致幽门狭窄[60-61]
氮杂内酯 阿奇霉素	68	B	UL/L-F	2	
氟喹诺酮类 环丙沙星 左氧氟沙星 氧氟沙星	3～6#	C	UL/F#	2	非妊娠期一线用药，AAP 将环丙沙星和氧氟沙星列为哺乳期常选择药物
青霉素类 青霉素 青霉素 V 阿莫西林 氨苄西林 双氯西林	1/2～2/3§	B	N/G§	1	妊娠期一线药物
磺胺类 磺胺甲噁唑	8～11	C	UD/L	3	G6PD 缺乏的新生儿有溶血危险[49]，新生儿胆红素脑病[62]，AAP 将磺胺药列为哺乳期常选择药物
DHFR 抑制剂 甲氧苄啶	6～17	C	S/G	1	如在妊娠前 3 个月使用需补充叶酸[62] AAP 将甲氧苄啶列为哺乳期常选择药物
四环素族 四环素 多西环素 米诺环素	不定 8～10	D	UL/F-G**	1（T/ D）	因可使牙变色，妊娠 3～9 个月时禁用[63-64]。
林可酰胺类 克林霉素	1.5～5	B	UD/L	1	生产商警告局部使用应停止哺乳[65] AAP 将克林霉素列为哺乳期常选择药物
其他 甲硝唑	6～14	B	N-M/G（阴道使用）	3##	妊娠前 3 个月禁忌口服[66] 生产商警告只有在妊娠期明确需要时才可外用，哺乳期禁用[67]

* 头孢地尼未在 TERIS 中分级。

除外依托红霉素，该红霉素由于可致孕妇肝毒性已在妊娠中被禁忌[68]。

半衰期显示的是环丙沙星立即释放，TERIS 分级数据也是指环丙沙星。

§ 半衰期是指青霉素 V。

** TERIS：多西环素 UL/F-L，米诺环素 UD/L。

美国儿科学会建议如果顿服 2g 甲硝唑，由于药物可从乳汁分泌，需停止哺乳 12～24h。AAP 则声明此药对母乳喂养的婴儿的不良反应不明确，也许有一定影响

表 64-9 局部应用的抗生素和抗痤疮药物*

药物名称	半衰期（h）	FDA 级别	TERIS 风险/数据	Briggs	注意事项
莫匹罗星	9～35min	B	UD/N	—	
杆菌肽	1.5	C	UD/N	1	
多黏菌素 B	6	—	UD/VL	1	
新霉素	3	—	UD/L	—	
磺胺嘧啶银	10	B	—	—	见注释，WHO 报告符合母乳喂养标准
磺胺醋酰钠	7～13	C	N/L−F	—	见注释
壬二酸	12	B	—	—	妊娠优选
水杨酸	2～3	C	（系统）—	—	系统应用具有毒性[69]
过氧化苯甲酰	—	C	UD/N	—	WHO 报告符合母乳喂养标准
阿达帕林	17.2+/−10.2	C	UD/N	2	
维 A 酸	0.5～2	C	UL/F	2	患先天性疾病风险[70-71]
他扎罗汀	18	X	UD/VL	3	妊娠期应避免，开始治疗前 2 周应获知妊娠试验阴性[72]

* 见表 64-8 中有关克林霉素、红霉素和甲硝唑的信息。
注释：磺胺类抗生素（磺胺嘧啶银和磺胺醋酰钠）有导致黄疸和胆红素脑病的风险，哺乳期患 G6PD 缺乏或黄疸的婴儿易发生[5,7,62]

表 64-10 抗真菌药物

药物名称	半衰期（h）	FDA 级别	TERIS 风险/数据	Briggs	注意事项
系统抗真菌药					
氟康唑	30	C	UL/F（单次剂量）	1	大剂量可能出现先天畸形儿[73]，AAP 将其列为哺乳期常选择药物
灰黄霉素	9～22	—	UL/L	3	发现几例联体双胎的报道[74]，妊娠期禁忌[75]♯
伊曲康唑	35～64	C	UL/L-F	3	可能是最安全的唑类药，因其不影响肾上腺功能[76]，避免前 3 个月使用[77]
酮康唑*	2～12	C	UD/VL-L	2	服药即停止哺乳[78]，AAP 将其列为哺乳期常选用药物
制霉菌素*		C	UL/F-G	1	对胎儿不良反应未知[79]
特比萘芬*	22～26	B	—	3	妊娠期应延迟可选择的甲真菌病治疗[80]，乳房部位也不应采取局部治疗
伏立康唑		D	—	3	妊娠期避免使用[81]
两性霉素	15d	B	UD/L	2	目前认为妊娠期播散性霉菌感染的一线治疗药物[82-83]
局部抗真菌治疗					
克霉唑	3.5～5	B	UL/F	1	目前认为局部抗真菌的一线药物[84]
咪康唑		C	UL/F	2	目前认为局部抗真菌的一线药物[85]
布康唑	21～24	C	UD/VL	2	
环吡酮胺	1.7	B	UD/L	2	
萘替芬	2～3d	B	UD/N	2	
奥昔康唑		B	—		
硫康唑		C	UD/VL		
噻康唑		C	UD/VL		
益康唑		C	UL/L-F	2	

* 有局部和口服两种剂型。
♯ 灰黄霉素产品信息：女性服药期间及停药 1 个月内均应避孕，男性须停药 6 个月再授孕。
注释：
· 阴道酵母菌感染不建议局部给药，因为此种方式有可能使真菌从破损的黏膜进入子宫[86]。
· 治疗阴道念珠菌感染应用克霉唑和咪康唑阴道上药通常认为是安全的，它们理论上也是妊娠期间治疗皮肤真菌感染的一线外用药物[83]

表 64-11　抗组胺药

药物名称	半衰期（h）	FDA 级别	TERIS 风险/数据	Briggs	注意事项
西替利嗪	7.4～9	B	UL/L-F	2	
赛庚啶	16	B	UD/L	2	
苯海拉明	4～8	B	UL/F	2	通常认为妊娠期安全[87]，见注释
多塞平	15.3	C	UD/L	3	AAP 报告对母乳喂养的婴儿的影响不确定，但应当考虑
非索非那定	14～18	C	UD/VL	2	AAP 将其列为哺乳期常选用药物
羟嗪	3～20	C	UL/L-F	2	生产商规定妊娠和哺乳早期禁用[88-89]。FDA 推荐替代药物氯苯甲嗪或赛克利嗪[90]
氯雷他定	12～15	B	UL/F	2	见注释，AAP 将其列为哺乳期常选用药物
氯苯那敏	20	C	UL/F-G	2	妊娠期可选择的口服抗组胺药物[91]
曲吡那敏	—	B	—	2	

注释：
- 在妊娠期最后 2 周服用抗组胺药可能有发生晶体后纤维增生病的风险[92]。
- Briggs、美国妇科和产科医师学会及美国变应性哮喘和免疫学会建议：如果妊娠期需要口服组胺，扑尔敏和曲吡那敏可作为一线的治疗药物。二代抗组胺药西替利嗪和氯雷他定可作为一代药物不耐受时的替代治疗，但妊娠前 3 个月除外[5,93]。
- 妊娠期肠道外给药应优先考虑苯海拉明[91]。
- 一代 H_1 受体阻滞剂由于具有抗胆碱能作用可能抑制泌乳。根据 WHO 的建议，接受氯苯那敏治疗的产妇所母乳喂养的婴儿应时刻给予监测其可能发生的不良反应，包括困倦和易激惹[6,94]。

表 64-12　抗疥和虱药物

药物名称	半衰期（h）	FDA 级别	TERIS 风险/数据	Briggs	注意事项
克罗米通	—	C	UD/N	—	
伊维菌素	18	C	—	2	妊娠期不应使用[95]，FDA 未通过治疗疥疮[96]，AAP 将其列为哺乳期常选用药物。
林旦	17.9～21.4	C	UD/L	2	妊娠期除虫菊素较林丹更安全[97]，使用林丹时和停药 24 小时内均不宜哺乳；避免婴儿皮肤大面积直接接触[98-99]。
马拉硫磷	1.2～7.6	B	UL/F	—	只有当明确需要此药时才可在妊娠期使用[100]
扑灭司林	—	B	UD/VL	1	妊娠期治疗疥、虱的优选药物[101-102]
沉淀硫					其他可选择的抗疥药物

表 64-13　系统抗病毒药物

药物名称	半衰期（h）	FDA 级别	TERIS 风险/数据	Briggs	注意事项
阿昔洛韦	2.5～19.5	B	UL/L-F	1	见 CDC 注释中的治疗建议，AAP 将其列为哺乳期常选用药物
泛昔洛韦	2.3	B	—	3	无环鸟苷研究较多，因此可能作为妊娠期可选药物[103]，产妇服用泛昔洛韦不应哺乳[104]
伐昔洛韦	2.5～3.3	B	—	1	与阿昔洛韦使用指征相同，严重和播散病例不宜使用[105]

注释：CDC 提供妊娠期使用阿昔洛韦的注意事项
- 推荐妊娠期口服阿昔洛韦治疗生殖器疱疹发作，静脉注射阿昔洛韦治疗危及生命的母亲的单纯疱疹感染。
- 短期使用阿昔洛韦可降低剖宫产率，尤其对那些反复发作和新发作的生殖器疱疹患者。
- 具有生殖器疱疹反复发作病史的孕妇不建议使用阿昔洛韦常规治疗[106-107]。

表 64-14 生物制剂

药物名称	半衰期 （h）	FDA 级别	TERIS 风险/数据	Briggs	注意事项
阿达木单抗	10～18 d	B	UD/L	2	
依那西普	102＋/－30	B	UD/L	—	生产商警告用药时应停止哺乳[108]
英利昔单抗	8～10d	B	UD/L	2	生产商警告用药时应停止哺乳[109]
阿来西普	270	B	UD/N	3	用药时停止哺乳
乌司奴单抗	14.9～45.6d	B	—		

注释：
- 阿达木单抗、英利昔单抗和阿来西普均已行药品登记。
- FDA 数据库从 1999 年至 2005 年间报道依那西普、英利昔单抗和阿达木单抗所发生的不良反应包括脊柱异常、肛门闭锁、心脏缺损以及气管食管、肾脏和肢体联合畸形 （VACTERL）[110]。
- 目前认为妊娠早期大分子物质如母体内的 IgG 不会通过胎盘。IgG 亚型最早可于孕初 3 个月的后期经过胎盘转运，但其效率很低，因此很长一段时间只能检测到低水平的 IgG 直至妊娠最后 3 个月的晚期或前期。据可靠数据，抗 TNF 的治疗在妊娠期似乎是安全的；但此方面数据数量有限。来自接受抗 TNF 治疗的患炎性肠病的孕妇的病例研究显示：英利昔单抗在妊娠晚期 （最后 3 个月）时的转换增加，因此应停止治疗[111-116]。
- 理论上，当产妇体内的大分子蛋白 （英利昔单抗）在胃肠道中分解或被消化酶灭活后哺乳应该是安全的[30]

表 64-15 系统和局部应用糖皮质激素

药物名称	半衰期 （h）	FDA 级别	TERIS 风险/数据	Briggs	注意事项
系统应用	2.6～3*	C （D 妊娠前 3 月）	UL/F-G	1	患唇裂、胎盘功能不全、低体重儿、死胎和先天性白内障[117] AAP 将其列为哺乳期常选用药物。停药 3～4h 后可哺乳[117]
局部应用	—	C	UD/L	2	大剂量可能引起胎儿宫内发育迟滞[118]，哺乳前乳房不宜涂抹[119]

* 泼尼松的半衰期。
- 目前资料并未显示不同类型/级别的外用激素之间其危险性有显著差异。
- 妊娠期短效的泼尼松、泼尼松龙和甲泼尼龙经胎盘代谢的效率高于长效的地塞米松和倍他米松，因此前者在胎儿中的浓度也较后者低[120-121]。
- 哺乳期需系统应用激素治疗时，应优先选择泼尼松龙、泼尼松和甲泼尼龙[121]

表 64-16 局部应用免疫调节剂

药物名称	半衰期 （h）	FDA 级别	TERIS 风险/数据	Briggs	注意事项
他克莫司软膏	71～112	C	UD/L	2	见下
吡美莫司乳膏	—	C	UD/N		见下

注释：
- FDA 于 2005 年 3 月发布了一项公共卫生公告，指出外用免疫抑制剂有患详情未知的淋巴瘤的风险。随后 2006 年 FDA 为强调此事增添了黑框警告。
- 该警告基于可能系统吸收的安全考虑和器官移植的研究资料显示钙调磷酸酶抑制剂的系统性免疫抑制作用可增加致癌的风险。致癌风险性增加的理论基础源自动物实验，也有很少的个案报告了外用钙调磷酸酶抑制剂的患者可发生淋巴瘤和皮肤肿瘤。基于上述观点，皮肤屏障功能降低的妊娠妇女应禁用此药，同时哺乳期女性乳头处也应避免使用[122-125]

表 64-17 其他类药物

药物名称	半衰期 （h）	FDA 级别	TERIS 风险/数据	Briggs	注意事项
卡泊三醇	—	C	UD/VL	1	胎儿患维生素 D 过多症的风险较孕妇高[126]
煤焦油	—	—	UD/VL	—	已知的致癌物和诱变剂，部分吸收来自香波的使用[127]
乳酸铵	—	B	UD/N		
尿素	—	—	—	2*	已有多篇胎盘内使用致流产的报道[12]
环孢素	19	C	M-MO/F	3	可能引起胎儿宫内发育迟滞[129] AAP 将其归为细胞毒性药物，其可干扰母乳喂养的婴儿的细胞代谢
氨苯砜	10～50	C	UD/L	3	使用于麻风和疱疹样皮炎上是安全的[130-131] 最后 1 个月停药可减少胆红素脑病的发生[132] AAP 将其列为哺乳期常选用药物

续表

药物名称	半衰期（h）	FDA 级别	TERIS 风险/数据	Briggs	注意事项
羟氯喹	40d	C	UL/L-F	2	自身免疫病患者妊娠期使用安全[133] AAP 将其列为哺乳期常选用药物。
吗替麦考酚酯	17.9	D	M/F	4	频发畸形已被报道[134] 生厂商规定哺乳期禁用[135]
咪喹莫德	20	C	—	2	
氟尿嘧啶	6～22	X	UD/L-F	4*	据报道外用安全[136]
肉毒毒素		C	—	2	动物实验发现早期胚胎死亡和死胎[137]
氢醌	—	C	UD/VL	2	系统应用致动物毒性[138]
硫化硒	—	C	UD/N	—	生产商告诫在妊娠哺乳期可使用于花斑癣[139]

斜体字代表外用药。
* 等级评估特指系统用药。
# 育龄妇女在开始治疗前 1 周内血清和尿液妊娠实验均应阴性，用药前应避孕 4 周，停药后应持续避孕 6 周[135]

总结 问题 64-8

1. 如患者是育龄妇女，临床医生在处方药物时应该考虑并明确患者当下或未来是否有妊娠生育的需求。即使她现在未妊娠，也要提醒她一旦妊娠就应尽早说明，因为妊娠期间服药可能会对其本人或胎儿有一定危害。

2. 如患者已经妊娠，首先应尽快估算出其妊娠的日期及确定所处的妊娠阶段，因为各种药物在妊娠的不同时期所产生的不良反应均存在差异。

3. 如患者尚未妊娠且即将服用早期妊娠需禁忌的药物（如甲氨蝶呤和异维 A 酸）时，应详细地告诫患者该药在妊娠早期对其本人和胎儿的危险性。另外，患者在用药前及服用期间均应定期做妊娠测试。

4. 当已知患者妊娠但其所患疾病须药物治疗，且治疗用药对患者本人或胎儿会造成危害时，医生应汇总患者既往的用药信息以评估确定目前药物治疗的实际危害程度。另外，TERIS 和 Briggs 对孕妇用药危险性的评估尤其有帮助。同时建议将医生与患者讨论其妊娠期用药危害的具体内容以书面形式记录在案。

5. 建议主治医生提供能将妊娠期用药风险降至最低的方案的信息来源，并在处方前与患者进行充分细致的讨论。

6. 母乳喂养也会受药物影响。某些药物虽在妊娠期禁用但对哺乳影响较小，而另一些在妊娠期可以适当放开使用的药物却慎用或禁用在哺乳期。

7. 关于哺乳期用药的风险，各种信息资料之间也许存在分歧。推荐最佳的参考数据来自 Briggs、AAP 和 WHO。

8. 如某种药物为生产商声明的妊娠或哺乳期禁用品，但该药恰又在治疗可选择的范围内，则只有在下述特殊情况下才考虑应用：患病母亲总体上正处于一种危重状态，权重其获益与风险后使用并由产科医生或儿科医生记录在案。

本章使用的英文缩写	
TERIS 风险	**TERIS 数据资料级别**
None（N） 没有	None（N） 没有
Minimal（M）非常小	Very Limited（VL）非常有限
Small（S） 小	Limited（L） 有限的
Moderate（MO） 中等	Fair（F） 尚可
High（H） 高	Good（G） 好
Undetermined（UD）未定	Excellent（E） 非常好
Unlikely（UL） 不太可能	
AAP 美国儿科学会	
FDA FDA 妊娠期用药风险等级	
Briggs：哺乳期用药建议级别	
1. 可优先选用	
2. 慎用，人类数据提示很可能无明显不良反应	
3. 慎用，人类数据提示有潜在不良反应	
4. 慎用，人类数据提示对母亲有潜在不良反应	
5. 禁用	

推荐阅读

Bhatt-Mehta V. Drugs in Pregnancy and Lactation: A Reference Guide to Fetal and Neonatal Risk, 9th Edition (October). *Ann Pharmacother* 2011 Sep 6.

Haas DM, Gallauresi B, Shields K, et al. Pharmacotherapy and pregnancy: highlights from the Third International Conference for Individualized Pharmacotherapy in Pregnancy. *Clin Transl Sci* 2011 Jun;4(3):204–9.

参考文献

见本书所附光盘。

第 65 章　药物相互作用

Lori E. Shapiro，Neil H. Shear

罗晓燕　译　袁　姗　李邻峰　审校

概述

广义上讲，药物相互作用是指一种药物影响另一种药物的药动学、药效学、疗效和毒理作用。在药动学方面表现为一种药物影响另一种药物的吸收、结合部位的分布、肝代谢、排泄，在药效学方面表现为一

种药物常常通过协同作用在不影响另一种药物血清水平情况下诱导其代谢发生变化，或者直接竞争结合与药理作用相关的受体。两种药物无需通过物理性能相互作用产生效应。但当药物相互结合产生非预期效应，药物相互作用则变成了药物不良反应。药物相互作用比药物不良反应常见。

总体来说，药物不良反应大部分是可以预知的。药物相互作用遵循二八定律，也就是 20％的药物引起 80％的药物相互作用。

判断患者在何种情况下处于高风险状态至关重要[1]（参阅推荐阅读）。每个临床医生不可能记住所有药物之间的相互作用，重要的是要通过电脑、书籍或者其他资源获取关于药物相互作用的知识[2]。例如《药物相互作用前 100 位：患者管理指南》2011 版[3]，这本手册涵盖了迄今为止最全面的药物不良反应，虽然没有广泛罗列各类药的药物相互作用，但是它指出了某些类别药物相互作用的细微区别。如大环内酯类抗生素，其药物相互作用信息在很多资料或者分析药物相互作用的软件中都没提到。

不好的药物相互作用可导致药物毒性增加、疗效降低或两者同时发生[4]。掌握药物相互作用的知识可以预防严重药物不良反应。非处方药、中草药、替代医疗和食物（如西柚汁）也可发生药物相互反应。

当药物通过抑制或诱导细胞色素酶 P450（CYP）改变药物代谢时，可由此预测药物相互作用。大多数药物在联合用药时，可以通过合理的剂量调节或用更少发生药物相互作用的其他类药物以提高安全性[5]。

理解不同药物相互作用的知识有利于预防药物不良反应发生。药物相互作用的发生主要包括底物和促变剂两方面，底物在反应中受影响，促变剂可以是诱导剂或抑制剂，在药物相互反应中主要是产生影响的一方。最重要的促变剂能影响药物的吸收、分布、代谢和排泄。

药物相互作用的一般原则

药物相互作用的潜在后果

从药动学上讲，药物相互作用的机制是使药物的

代谢、排泄加快或减慢[6]，结果导致药物在血清或组织中浓度过高或过低。

酶抑制作用

当酶抑制药物的代谢时，血药浓度会升高，药理活性也会随之增强。增强的药理活性是否对机体构成威胁取决于药物的治疗谱。当药理效应增强时，与之伴随的一些药物不良反应也会增加。如果药物前体的活性被抑制，其疗效则会降低。当药物的主要代谢途径被部分或完全阻断，旁路途径将会激活，从而可能通过生物转化产生某些毒性产物。同时，CYP 酶受抑制后产生的高药物浓度还可通过氧化等途径抑制其他 CYP 酶同工异构体。

酶诱导作用

当药物代谢相关的不同 CYP 同工异构体或者其他酶类被诱导后主要会引起药效降低。或者，前体药被过快活化从而引起血药浓度过高。

评估药物相互作用临床转归危险因素

药物相互作用的重要性在临床往往被高估或低估，这是因为这些评估大多是基于临床上进行药物配伍时的临床经验[7]。大多数药物相互作用的临床表现都视情况而异。在使用可能发生相互作用的药物时大多数患者不会产生不良反应。应特别重视患者可能增加或降低药物不良反应的危险因素。

药物相互作用的特定危险因素

临床上为了预防和监测药物的相互作用，医生需要识别个体患者的危险因素。某些人群较其他人群更可能发生药物不良反应[8]（详见框 65-1）。框中分类列出危险因素。

多态性

药物代谢存在个体差异，主要是因为基因多态性导致遗传药物代谢酶活性具有显著差异。该多态性存在于众多 CYP 同工异构体和 N-乙酰氨基转移酶中（表 65-1）。在不同种族间，药物代谢、CYP 同工异构体和葡糖醛酸基转移酶表达、基因多态性的频率都存在差异[9]。其中部分基因多态性研究已深入流行病学、蛋白质、脱氧核糖核酸（DNA）水平。现已能检测绝大部分个体的基因型[10]。有关基因多态性的更多细节问题将在后面深入探讨（也可见第 3 章"多态性"）。

框 65-1	药物相互作用的患者危险因素

使用多种药物
- 复方用药

人口危险因素
- 女性
- 年龄（年幼或年老）

重要器官功能障碍（尤其是多器官）
- 肝功能障碍
- 肾功能障碍
- 充血性心力衰竭

代谢及内分泌危险因素
- 肥胖
- 甲状腺功能减退
- 低蛋白血症

遗传药理学危险因素
- 慢乙酰化表型
- 其他基因多态性（见正文）

其他问题
- 低体温
- 低血压
- 脱水

Adapted from Andersen W, Feingold D. Arch Dermatol 1995；131：468-73

治疗谱

药物因素同样需要被评估。安全谱窄的药物治疗谱也同样变窄。 **问题 65-1** 因治疗谱窄而发生严重不良反应的药物常见的有华法林、地高辛、单胺氧化酶抑制剂、甲氨蝶呤、环孢素等。

吸收（图 65-1）

发生在消化道的药物相互作用可降低药物吸收，减少药物生物利用度或药物到达体循环中的有效浓度，导致血药浓度低于治疗剂量（表 65-2）[1,11]。大多数药物相互作用改变其吸收的机制包括：①形成药物复合体减少其吸收；②改变胃 pH 值；③改变胃肠道动力从而影响药物转运时间[12]。

表 65-1 细胞色素同工酶活性的影响因素

	1A2	2C9/2C19	2D6	2E1	3A4
营养	＋			＋	＋
吸烟	＋				
乙醇	＋			＋	
药物	＋	＋	＋		＋
环境因素	＋				
遗传		＋	＋		

Adapted from Rendic S, DiCarlo FJ. Drug Metab Rev1997；29：413-580

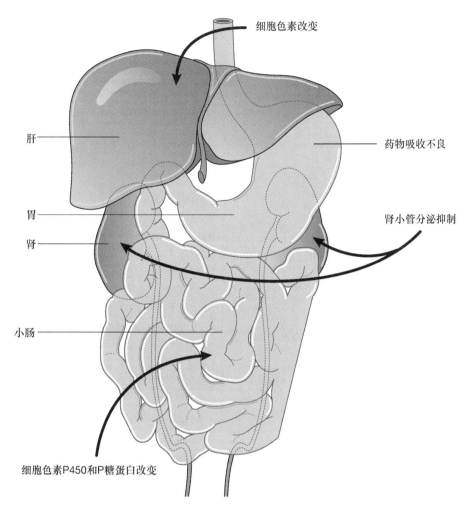

细胞色素改变

肝

胃

肾

小肠

药物吸收不良

肾小管分泌抑制

细胞色素P450和IP糖蛋白改变

图 65-1　药物在体内的全过程——吸收、分布、代谢和排泄

药物复合体

可与其他药物形成复合体的常见药物包括抗酸药、硫糖铝和胆固醇结合树脂。多价阳离子同抗生素可发生显著的相互作用，如四环素类和氟喹诺酮类。在服用氢氧化铝或者氢氧化镁抗酸剂 5～10min 后再口服环丙沙星，可使环丙沙星吸收率下降 85%[13]。阿仑膦酸钠是一种新的二磷酸盐，用于预防及治疗骨质疏松症，它可以和很多药物形成复合体，从而使其原本就低的口服吸收率进一步降低。

处方吗替麦考酚酯类药时，皮肤科医生需知道抗酸剂、考来烯胺、考来替泊考来替泊和铁剂等药物会与之结合生成药物复合体[14-15]。

改变胃内 pH 值

质子泵抑制剂、抗酸剂及 H_2 受体拮抗剂等增高胃 pH 的药物可减少酮康唑和伊曲康唑等在酸性环境吸收最好的药物的吸收[16]。对胃酸过少的患者，饮用酸性饮料（如可口可乐、百事可乐）可以增加伊曲康唑的生物活性。pH 小于 3 的饮料能使弱碱性的伊曲康唑发生

电离，一些无糖饮料，如可口可乐、百事无糖饮料和加拿大干姜汽水因为 pH 大于 3 不产生电离作用[17]。

胃肠道动力

一些影响胃肠道动力的药物［如抗胆碱能药和西沙必利（已下市）］可能通过降低药物吸收速率而非程度来影响药物吸收，而药物吸收程度的减少更具有临床意义。

肝内再循环

一些药物干扰底物的肝肠循环。当底物被排泄到胃肠道时，抑制剂与其结合阻止其重吸收回血循环。过量的底物通过粪便排出体内，有效地降低其吸收，从而缩短了药物的半衰期。如口服考来烯胺能缩短华法林的半衰期。

分布

高蛋白结合率药物

高蛋白结合率（＞90%）的药物由于药物分布发

表 65-2　增加底物药物毒性反应风险的药物相互作用

机制	底物	抑制剂	时间进程
竞争性抑制 CYP3A4	环孢素 氨苯砜 大环内酯类：红霉素、克拉霉素	抗抑郁药：氟西汀、萘发扎酮 唑类抗真菌药：酮康唑、伊曲康唑、氟康唑、伏立康唑 西柚汁 HIV-1 蛋白酶抑制剂：印地那韦、利托那韦 大内环酯类：克拉霉素、红霉素 奎宁	快速
降低代谢清除	硫唑嘌呤 甲氨蝶呤	别嘌醇 水杨酸	快速
血浆蛋白置换	甲氨蝶呤	非甾体消炎药 水杨酸 磺胺类	快速
降低肾清除	甲氨蝶呤	非甾体消炎药 青霉素 丙磺舒 水杨酸 磺胺类	快速
协同作用	维 A 酸： 阿维 A	四环素 乙醇	可变 可变

生变化而可能发生药物相互作用。当一种药物被另一种药物从血清蛋白结合位点置换出来后，被置换的药物在血清中浓度升高，药效增强。但未结合的药物片段即游离药物不仅有更多作用位点且更容易被清除。药物效应增强只是暂时的，因为药物清除会代偿性升高导致置换药物所起的临床效应忽略不计。因此，药物从结合蛋白中置换的相互反应倾向于自限性。

因此若患者在联合用药的第一周未出现不良反应，可以认为产生不良反应概率较小。实际上，因蛋白结合而发生的药物置换不会产生严重药物反应，除非药物在体内分布范围局限、清除缓慢，或治疗谱窄[1]。蛋白结合置换作用在置换抑制剂能减少底物清除时具有更重要的意义。非甾体消炎药和甲氨蝶呤相互作用即为此原理。

特殊例子

问题 65-2 易通过置换蛋白结合药物影响药物分布产生相互作用的药物包括华法林、磺胺类药和苯妥英钠[18]。

P 糖蛋白（PGP）（图 65-2）

背景

膜转运系统也可以决定药物的分布[19]。P 糖蛋白

框 65-2　P 糖蛋白底物

抗肿瘤药　放线菌素 D、柔红霉素、阿霉素、依托泊苷、丝裂霉素、紫杉醇、紫杉醇注射液、长春碱、长春新碱
止吐药　多潘立酮、昂丹司琼
抗菌药　环丙沙星、红霉素、伊维菌素、喹诺酮、利福平
β受体阻滞剂　比索洛尔、纳多洛尔、普萘洛尔、噻吗洛尔
钙通道阻滞剂　地尔硫䓬、维拉帕米
强心剂　胺碘酮、地高辛、奎尼丁
HIV-1 蛋白酶抑制剂　茚地那韦、奈非那韦、利托那韦、沙奎那韦
免疫抑制剂　环孢素、他克莫司
其他药物　西咪替丁、利多卡因、洛哌丁胺
治疗风湿药　秋水仙碱、甲氨蝶呤、奎宁
他汀类药物　阿托伐他汀、洛伐他汀、普伐他汀

框 65-3　P 糖蛋白抑制剂

抗菌药　克拉霉素、红霉素、伊曲康唑、伊维菌素、酮康唑、甲氟喹、氧氟沙星、利福平、利托那韦
抗抑郁药　阿米替林、地昔帕明、多塞平、丙米嗪
抗精神病药　氯丙嗪、氟奋乃静、氟哌啶醇
β受体阻滞剂　卡维地洛、普萘洛尔
钙通道阻滞剂　地尔硫䓬、非洛地平、尼卡地平、维拉帕米
心脏药物　胺碘酮、屈奈达隆、双嘧达莫、普罗帕酮
免疫抑制剂　环孢素、他克莫司
其他　双硫仑、西柚汁
类固醇激素　黄体酮、他莫昔芬、睾酮

（PGP）是一种依赖 ATP 的胞膜糖蛋白，属于 ATP 结合盒式转运子超家族。人 MDR1 基因编码胞膜糖蛋白，其药物转运载体作用影响药物吸收及消除[20]。问题 65-3 小肠表面的柱状上皮细胞、肾近端小管顶端上皮细胞及肝细胞的微小胆管膜都高表达 PGP，在血脑屏障的毛细血管上皮细胞及睾丸、子宫、胎盘同样也高表达 PGP。理解转运子的生理调节作用对提高 PGP 底物的药效至关重要。

这类膜转运系统还可防止有害物质侵蚀机体，它依赖 ATP 水解释放的能量将细胞内药物泵出胞外，最显著的特征是能够转运大量具有不同结构特征的复合体。PGP 的底物、抑制剂和诱导剂种类繁多（框 65-2、框 65-3）。

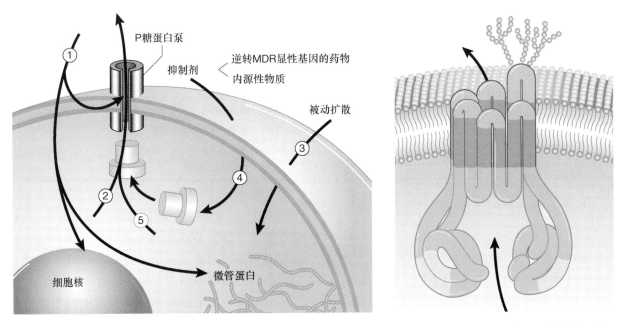

图 65-2　P 糖蛋白结构　左图呈现的是 P 糖蛋白在药物（如果其为 P 糖蛋白的底物）消除过程中的正常作用（第 1、2、3 步）。P 糖蛋白抑制剂可进入细胞并阻止该过程（第 4、5 步），从而增加药物的细胞内浓度。右图是该过程的三维呈现

首关效应

PGP 在肠道能阻断药物吸收从而发生首关效应。为后续的 CYP 酶反应担当"守门员"。通过抑制或者诱导肠道 CYP3A 酶将直接导致药物吸收的改变，而抑制或诱导 PGP 则主要是影响药物吸收的速率[21]。若一种药物同时是 PGP 和 CYP3A4 的底物时（PGP 和 CYP3A4 被发现在肠壁极为贴近），加入一种同时是 PGP 和 CYP3A4 的抑制剂（如酮康唑、红霉素），则底物药物浓度升高。CYP3A4 被抑制后，未代谢的药物将入血。PGP 将发挥其守门员的阻断作用以增强后续 CYP3A4 抑制反应。

肠道的 PGP 在环孢素（CsA）的首关效应中起重要作用，类似于药物吸收中的限速步骤，CYP3A4 的作用其次[22]。肠壁上 PGP 和 CYP3A4 在组织分布、底物特异性上的交叉重叠使我们很难发现关于药物相互作用的准确机制，也很难预测联合用药时药物的血清浓度。而且，在药物相互作用中 PGP 和 CYP3A4 两者关系并不总是协同互补的。

PGP 抑制剂能减少地高辛在肾或者肾外的清除，从而使地高辛的血药浓度增加 2～4 倍，尤其是强效 PGP 抑制剂（如伊曲康唑和酮康唑等）使其增高更明显。临床医生应该在开始用这类抗真菌药或中断、更改其药物剂量时监测地高辛水平，需在 10 天内监测其水平，并适时调整地高辛的剂量，因为地高辛能在 10 天左右重新达到稳定水平。

代谢

药物代谢的 I 相和 II 相

临床最常见药物相互作用是由药物代谢改变引起的（表 65-3）。药物进入体内后通过一系列代谢反应增加药物亲水性利于药物排泄。这些生物转化反应通常分为两类：I 相和 II 相反应。I 相反应包括氧化、还原、水解等分子内部改变，使药物产生极性。II 相反应为结合反应，内源性物质与 I 相反应产生的功能基团结合形成高度极化的结合物很快排出体内，如糖脂化和磺化作用。

代谢产物转归

代谢产物通常比原形药活性低或无活性。但一些代谢产物活性可能增强甚至有毒性作用，包括致癌作用、突变或者致畸[23]。因此生物转化包括解毒作用和毒性作用两方面。如环磷酰胺，其作为前体药代谢产物为磷酰胺氮芥（药物的活性形式），进一步代谢为丙烯醛后可产生膀胱毒性。

位点和酶的例子

虽然一些器官（如小肠和肺）据给药途径不同可对药物代谢起作用，但发生生物转化反应最重要的器官还是肝。药物代谢酶类包括 CYP 多功能氧化酶、硫嘌呤甲基转移酶、谷胱甘肽合成酶[24]。

表 65-3　降低底物疗效的药物的相互作用

机制	底物	诱导剂或抑制剂	时间进程
减少胃肠道吸收	唑类抗真菌药：伊曲康唑、酮康唑 抗菌药：四环素、氨苯砜	抗酸药：去羟肌苷、H₂ 受体阻滞剂、质子泵抑制剂 二价阳离子：钙剂、镁剂	快速
诱导 CYP3A4	钙调磷酸酶抑制剂：环孢素、他克莫司 其他药物：口服避孕药、泼尼松、华法林	抗惊厥药：卡马西平*、苯妥英*、苯巴比妥* 抗结核药：异烟肼*、利福平* 其他药物：地塞米松*、灰黄霉素*	1～2 周
拮抗作用	肾上腺素 赛庚啶	SSRI 类抗抑郁药：氟西汀、帕罗西汀 其他药物：β 受体阻滞剂	快速

* 表示诱导剂

排泄

药物相互作用的另一机制包括因药物肾清除率的变化使得药物效能发生改变。如非甾体消炎药（NSAID）能抑制甲氨蝶呤在肾的清除。但有一些 NSAID 被认为同甲氨蝶呤联合应用时是安全的，因为它们不会影响甲氨蝶呤的血清水平，如酮洛芬、氟苯布洛芬、吡罗昔康[25]。丙磺舒抑制甲氨蝶呤在肾小管的排泄。

基于细胞色素 P450 的药物相互作用

细胞色素 p450 酶概述

一般情况

CYP 酶是最重要的药物代谢酶，存在于多种细胞的内质网膜上，尤其在肝细胞中高表达[26]。这类含亚铁血红素的蛋白质以基因超家族的形式存在并编码一系列同工酶，这些同工酶结构虽存在差异但在底物特异性、异构体特异调节、药物遗传学特性等方面有共同点[27]。这类酶因其酶蛋白中所含血红素与一氧化碳的结合体在 450nm 处有特征性强吸收峰而得名。通常，同一家族的 CYP 酶氨基酸同源性＞40％，而氨基酸同源性＞55％ 则为同一亚家族。在亚家族中再通过阿拉伯数字来区分各个亚型。CYP 酶按鉴定顺序依次命名编号，目前已被鉴定命名的 CYP 酶超过 500 多种，74 个家族，其中 18 个家族存在于哺乳动物中。人类基因组中发现其 20 种亚家族。CYP1-3 家族参与药物或者外源性非药物物质代谢，其代谢产物在胆汁酸、类花生酸、维 A 酸、类固醇等内源性复合物的代谢或生物合成中发挥重要作用[28]。

体内与体外实验

通过重组 DNA 技术可获得大量 CYP 酶，有利于对其结构和功能进行研究。体外实验能较直接地检测出哪种 CYP 亚型氧化哪些药物，以及被此 CYP 亚类催化的药物抑制或诱导的氧化反应。体外实验的主要缺陷是尚不能明确新药的最佳药物治疗浓度和原始代谢产物及其在某种特定组织中的浓度[23,29]。

合理体内研究以检测与体外实验的相关性是可行的[6]。已知具有高或低的活性的 CYP 亚型的个体，可以检测其药动学是否与之匹配。主要是通过体内药动学研究和体外 CYP 亚型的检测以了解两者之间的联系。某些 CYP 酶的诱导剂或者抑制剂可以安全地应用于志愿者研究，以明确其是否参与药物的代谢。再者，体内实验还可以研究药物是否通过酶抑制或者诱导作用影响其他药物的药动学。

临床前试验

临床上检测患者 CYP2D6 表型通常是通过服用异喹胍（一种选择性 CYP2D6 底物）后检测其代谢产物 4-羟基异喹胍血清浓度。目前，通过基因芯片技术可自动检测患者 CYP2D6 和 CYP2C19 表型。通过口服右美沙芬可以检测 CYP2D6 活性。咖啡因是 CYP1A2 酶的底物，可用于检测 CYP1A2 酶活性。

随着新药不断问世，药物安全性也备受重视。美国食品药品监督管理局（FDA）要求必须清楚药物氧化早期发展过程中 CYP 亚型的体外信息。信息主要来自于对肝微粒体片段或者肝细胞的培养并覆盖 I 相和 II 相反应从而定量检测各种药物代谢途径。各种主要的 CYP 酶抗体、选择性底物和抑制剂活性可靠性增高为初步研究提供了条件。体外研究的信息为更昂贵的体内试验打下基础，尤其可以用来评估药物代谢可能产生的潜在不良反应，还可以大大减少体内研究的次数[2]。药物代谢的临床前试验应能明确：①代谢途径；②参与反应的酶系；③是否存在基因多态性；④药物是诱导剂或抑制剂；⑤可能产生的药物相互作用。体外实验能筛选出选择最不易发生药物相互作用的药物。人类已知主要 CYP 亚型能通过体外实验筛查抗氧化作用的候选药物预测其生物利用度。

框 65-4	CYP1A2 底物及其选择性抑制剂与诱导剂	
底物	三环类抗抑郁药	阿米替林、氯米帕明、地昔帕明、丙米嗪
	其他药物	咖啡因、他克林、茶碱、华法林、齐留通
抑制剂	唑类抗真菌药	酮康唑
	氟喹诺酮类	环丙沙星、诺氟沙星
	H₂ 受体阻滞剂	西咪替丁
	HIV-1 蛋白酶抑制剂	利托那韦
	大环内酯类	克拉霉素、红霉素
	其他药物	噻氯匹定
	质子泵抑制剂	奥美拉唑
诱导剂	抗痉挛药	巴比妥类、苯妥英
	抗结核药	利福平
	食物及习惯	球芽甘蓝、卷心菜、炭烧食物、吸烟

药物相互作用中最常见的亚型

了解有关酶的底物、诱导剂、抑制剂的知识可有助于预测药物相互作用。大多数药物的代谢是由少部分 CYP 亚型所介导。问题 65-4 超过 90% 的体内药物氧化作用由 6 种 CYP 亚型介导：CYP1A2、2C9/10、2C19、2D6、2E1、3A4[30]。1/3~1/2 的药物代谢由 CYP3A4 介导。大量数据证实药物相互作用更有可能与 CYP3A4 相关。CYP2D6 亚型参与约 1/4 的药物代谢。多数药物氧化反应主要是由少数 CYP 酶所催化，使得体内体外实验方法鉴定药物相互作用更为可行。

临床前实验的限制

只单独研究 CYP 酶来预测临床相互作用的体外实验可能并不可靠，原因有三：①我们不可能总是知道新药和其原发代谢产物在特定组织的治疗浓度[29]；②代谢途径和反应种类繁多；③不可能检测所有的代谢途径及反应。有时体外实验结论并不能给临床医生很好的实践指导（如某些体外实验的临床意义是未知的）。在临床数据证明相互作用是否具有临床意义前调整药物剂量都为时过早[31]。大量关于相互作用的临床报告是两种药物相互作用可能产生不良反应的最好证据。

框 65-5	CYP2C19 底物、抑制剂与诱导剂	
底物	抗真菌药	伏立康唑
	抗组胺药	苯海拉明
	抗病毒逆转录药	奈非那韦
	质子泵抑制剂	右兰索拉唑、兰索拉唑、泮托拉唑
	SSRI 抗抑郁药	舍曲林
	三环类抗抑郁药	氯丙米嗪、地昔帕明、多塞平、丙米嗪
	其他药物：氯氮平、美沙酮、普萘洛尔、沙利度胺、华法林	
抑制剂	抗痉挛药	非尔氨酯、奥卡西平
	抗真菌药	氟康唑、伏立康唑
	抗病毒逆转录药	地拉韦啶、依非韦伦
	抗结核药	异烟肼
	H₂ 受体阻滞剂	西咪替丁
	质子泵抑制剂	奥美拉唑、雷贝拉唑
	SSRI 抗抑郁药	氟伏沙明
	其他药物	莫达非尼
诱导剂	抗痉挛药	苯巴比妥、苯妥英、扑米酮
	抗结核药	利福平
	其他药物	圣约翰草、噻氯匹定

每一 CYP 亚型能氧化数种药物，具有广泛的底物特异性。某种药物可能对某种特定 CYP 亚型具有高亲和力。在生理状态下，这种 CYP 亚型大多仅仅催药物发生氧化反应。大多数常用药已被认为是特定 CYP 亚型的底物[32]。例如环孢素和非那雄胺是 CYP3A4 的底物。

CYP1A2

CYP1A2 部分催化茶碱、华法林、咖啡因代谢（框 65-4）。氟喹诺酮类抗生素（如环丙沙星）和大环内酯类抗生素（如红霉素）则可抑制 CYP1A2。苯妥英钠、苯巴比妥、奥美拉唑、香烟则可诱导其活性增强。

CYP2C19

CYP2C19 的底物包括多塞平和沙利度胺（框 65-5）。

框 65-6	CYP2C9 底物及其选择性抑制剂与诱导剂	
底物	抗菌药	磺胺类药[+]
	抗痉挛药	苯妥英[#]、丙戊酸[#]
HMG CoA 还原酶抑制剂		氟伐他汀[+]
	非甾体消炎药	双氯芬酸、布洛芬[+]、吡罗昔康
	三环类抗抑郁药	阿米替林
	其他药物	氯沙坦、华法林[#]
抑制剂	抗菌药	磺胺类药[+]
	抗心律失常药	胺碘酮[#]
	唑类抗真菌药	氟康唑[+]、酮康唑、咪康唑、伏立康唑
	H₂ 受体阻滞剂	西咪替丁[+]
	HIV-1 蛋白酶抑制剂	利托那韦
	质子泵抑制剂	奥美拉唑
	SSRI 抗抑郁药	氟伏沙明
	其他药物	氯吡格雷、伊马替尼、它莫昔芬
诱导剂	抗痉挛药	巴比妥类、卡马西平[#]、扑米酮[#]
	抗结核药	利福平[+]
	其他药	波生坦、乙醇

[+] 皮肤科医生使用药物。
[#] 治疗谱窄

CYP2C9

CYP2C9 的底物包括苯妥英钠、华法林和甲苯磺丁脲。与皮肤科医生用药相关的氟康唑则抑制 CYP2C9[33]（框 65-6）。CYP2C9 遗传缺陷较少见[32]。

CYP2D6

CYP2D6 酶介导精神类药物底物包括阿米替林、地昔帕明、去甲替林、可卡因等及异喹胍、美托洛尔、恩卡尼、氟卡尼、普罗帕酮等心血管类药物的代谢（框 65-7）。编码这类酶的基因存在多态性从而导致"过高"或"过低"的临床表型，基于其多态性 CYP2D6 活性变化可达 50 倍以上[34]。很多对多塞平耐受产生的瘙痒与 CYP2D6 基因多态性有关。选择性 5-羟色胺再摄取抑制剂（SSRI）类抗抑郁药是

CYP2D6 酶的抑制剂（尤其是氟西汀、帕罗西汀）。当

框 65-7	CYP2D6 底物及其选择性抑制剂与诱导剂	
底物	止痛剂	可待因[*]、右美沙芬[#]、哌替啶[*]、吗啡
	抗心律失常药	恩卡尼[#]、氟卡尼[#]、美西律[#]、普罗帕酮[#]
	抗精神病药	氯氮平、氟哌啶醇[#]、匹莫齐特[*]、利培酮
	β 受体阻滞剂	美托洛尔、普萘洛尔[*]
	其他抗抑郁药	曲唑酮、文拉法辛
	选择性 5-羟色胺再吸收抑制剂类抗抑郁药	氟西汀、帕罗西汀
	三环类抗抑郁药	阿米替林、氯丙米嗪、地昔帕明、多塞平[*]
抑制剂	丙烯胺抗真菌药	特比萘芬[*]
	抗心律失常药	胺碘酮[#]、屈奈达隆[#]、普罗帕酮[#]、奎尼丁[#]
	抗精神病药	氟哌啶醇[#]、硫利达嗪[#]
	H₂ 受体阻滞剂	西咪替丁[*]
	选择性 5-羟色胺再吸收抑制剂类抗抑郁药	氟西汀、帕罗西汀、舍曲林[*]
	三环类抗抑郁药	氯丙米嗪、地昔帕明
	HIV-1 蛋白酶抑制剂	利托那韦
	其他药物	安非他酮、塞来昔布、羟氯喹
诱导剂	抗惊厥药	卡马西平[#]、苯巴比妥、苯妥英[#]
	抗结核药	异烟肼、利福平[*]

[*] 皮肤科医生使用药物。
[#] 治疗谱窄

与多塞平合用时，还能增强镇静作用甚至产生心脏毒性。氟西汀的主要代谢产物诺氟西汀具有很长的半衰期，是 CYP2D6 的高效抑制剂，所以停用氟西汀后其抑制作用仍能持续几周。

他莫昔芬通过 CYP3A4 代谢后生成无活性代谢产

物，而通过 CYP2D6 代谢后可生成活性代谢产物。

CYP3A4

CYP3A4 亚型是人类 CYP 酶里数量最多的酶，在肝和胃肠道上皮的 CYP 亚型中 70% 为 CYP3A4。CYP3A4 也表达于胎盘、子宫、肾、肺和胚胎。皮肤科医生所处方药最主要的代谢酶也是 CYP3A4。最重要 CYP 酶亚型也是 CYP3A4。最近数据显示 CYP3A5 可能同样具有重要的临床意义[35]。发现在 20%～30% 成人肝中有 CYP3A4 并在胃表达。在胃肠道，CYP 酶表达在隐窝细胞中，但在绒毛顶端的肠上皮细胞中浓度最高。肠上皮细胞表达的 CYP3A4 对 50% 的口服环孢素起明显的首关代谢作用[36]。

CYP3A4 活性具有明显的个体差异。变化的范围达到 20 倍以上。已报道的影响 CYP3A4 活性及水平的因素包括精神、药物和环境因素。人口研究数据显示 CYP3A4 的活性呈单峰（钟形曲线）分布。个体 CYP3A4 活性程度可能与临床有相关性。具有低氨苯砜羟基化率的患者反映其 CYP3A4 具有较低活性，同时也较正常人发生侵袭性膀胱癌的可能性高 5.4 倍，说明了 CYP3A4 还具有保护作用[37]。

CYP 亚型总结

成功应用 CYP 亚型知识去预防药物相互作用的发生、提高药物治疗风险效应比率，需要明确知道参与药物代谢的酶。深入理解 CYP 酶参与药物代谢的方式能提高药物疗效。在已知某种复合物诱导或抑制特定 CYP 酶基础上，药物相互作用更可预见[38]。

细胞色素 P450 3A4 的诱导

概况

很多酶在催化底物时，酶诱导剂能提高其活性或数量。而酶诱导剂在表现出最大的酶诱导活性前往往需要 1 周时间。药物的半衰期决定了酶诱导作用的速度。特定的酶诱导剂能增强药物清除率，进一步减少目前已经快速代谢药物的作用。

酶诱导作用开始及停止过程都是循序渐进的，因为诱导阶段需依赖特定的诱导剂和后续新合成的 CYP 酶的积累。反之，诱导过程的停止则取决于诱导剂的清除和 CYP 酶的衰减。

特例——失效

问题 65-5 利福平是最高效的 CYP3A4 诱导剂之

一，比具有长半衰期的 CYP 酶诱导剂诱导作用更快速。CYP3A4 的其他诱导剂包括抗癫痫药（苯妥英钠、苯巴比妥、卡马西平）、地塞米松、灰黄霉素[39]（框 65-8、框 65-9）。一般而言，酶诱导作用具有剂量依赖性，大剂量的酶诱导剂酶诱导作用更强[40]。因为酶对各种药物的易感性存在明显的个体差异，所以很难预测在某个特定患者中何种剂量的诱导剂会产生何种程度的酶诱导作用。这种个体差异受年龄、遗传、是否应用酶抑制剂同步治疗及是否存在肝病等因素影响[40]。

CYP3A4 诱导效应可能在肝代谢中增强。利福平和口服避孕药同时服用时，利福平可能会增强雌激素代谢，这解释了为什么当女性同时服用这两种药物时可能导致口服避孕药失效[41]。所以，建议服用利福平的女性患者在用药 14 天或当前月经周期结束甚至更长时间内选择非激素避孕的方法避孕。

框 65-8	选择性 CYP3A4 诱导剂及抑制剂	
抑制剂	抗生素类	克拉霉素*+、红霉素*+、甲硝唑+、诺氟沙星、奎奴普丁和达福普汀（共杀素）、醋竹桃霉素
	唑类抗真菌药	氟康唑*+（>200mg/d）、伊曲康唑*+、酮康唑*#、伏立康唑
	钙通道阻滞剂	地尔硫䓬、维拉帕米
	HIV-1 蛋白酶抑制剂	茚地那韦*、奈非那韦、利托那韦*、沙奎那韦
	SSRI 抗抑郁药	氟西汀、氟伏沙明、帕罗西汀、舍曲林
	其他抑制剂	胺碘酮#、抗孕激素、大麻类、西咪替丁#、屈奈达隆+、西柚汁、马替尼+、γ干扰素#、奎宁、他克莫司、他莫昔芬
诱导剂	抗痉挛药	卡马西平#、乙琥胺、苯巴比妥、苯妥英#、扑米酮
	抗结核药	异烟肼、利福布汀、利福平
	其他诱导剂	贝沙罗汀、地塞米松+、灰黄霉素+、萘发扎酮

* CYP3A4 特异高效抑制剂，能产生重要的临床相互作用；
+ 皮肤科医生使用药物；
# 治疗谱窄

框 65-9	CYP3A4 底物
镇痛药	对乙酰氨基酚、可待因
抗菌药	红霉素[+]、利福平[+]
抗凝血药	华法林[*][#]
抗痉挛药	卡马西平[#]、乙琥胺
抗抑郁药	阿米替林、多塞平[+]、丙米嗪、舍曲林[+]
抗心律失常药	胺碘酮[#]、地高辛[#]、利多卡因[+]、普罗帕酮[+]、奎尼丁[#]
苯二氮䓬类	阿普唑仑、地西泮、咪达唑仑、三唑仑
钙通道阻滞剂	氨氯地平、地尔硫䓬[+]、非洛地平、伊拉地平、硝苯地平[+]、维拉帕米
肿瘤化疗	白消安、环磷酰胺[+]、多西他赛、阿霉素[#]、依托泊苷、异环磷酰胺、紫杉醇、他莫昔芬、长春碱[#]、长春新碱[#]
H₁ 受体阻滞剂	阿司咪唑[*]、非索非那定[+]、氯雷他定[+]、特非那定[*]
HIV-1 蛋白酶抑制剂	茚地那韦、奈非那韦、利托那韦、沙奎那韦
HMG CoA 还原酶抑制剂	阿托伐他汀[#]、西立伐他汀[*]、洛伐他汀[#]、辛伐他汀[#]
激素制剂	雌激素、口服避孕药[+]
免疫抑制剂	类固醇激素[+]、环磷酰胺、环孢素[+]、他克莫司[#]
质子泵抑制剂	奥美拉唑
其他药物	西沙必利[*]、氨苯砜[+]、依那普利、氟他米特、氯沙坦、匹莫齐特[#]、维A酸[+]、西地那非、茶碱[#]、伏立康唑[#]、齐留通[#]

[*] 已下市；
[+] 皮肤科医生使用药物；
[#] 治疗谱窄

特例——毒性增强

一些处方药作为 CYP3A4 的诱导剂在增强底物代谢激活代谢产物的同时也可能增强底物毒性。烷化剂环磷酰胺必须代谢成活化的磷酰胺氮芥才能发挥治疗效应，但代谢活化同时导致丙烯醛形成，该物质具有膀胱毒性[42]。

抑制 CYP3A4

概述

抑制药物代谢是药物相互作用机制中最重要的机制，抑制药物代谢能提高血浆药物水平，增强药物反应和毒性。在抑制剂处于第一或头两个浓度之间时抑制药物代谢作用开始，当抑制剂达到稳定浓度时抑制作用最强（框 65-8、框 65-9）。

抑制作用可分为竞争性抑制和非竞争性抑制。竞争性抑制例子参与了包括 CYP3A4 抑制剂例如酮康唑、西咪替丁、红霉素与 CYP3A4 及亚铁血红素的紧密结合。只要抑制剂结合了 CYP3A4 的特定位点，底物就不能发生生物转化[43]。当抑制剂的浓度升高时，其特定同工酶系统的饱和度也随之升高，一旦酶系饱和其代谢活性将受限。此时，患者药物代谢降低，而一同处方的药物浓度则升高。药物被抑制的程度取决于每种复合物对 CYP 同工异构酶的亲和力。竞争性抑制取决于：①底物与被抑制的酶的亲和力；②底物浓度；③抑制剂的药物半衰期。酶抑制作用的开始与停止取决于抑制剂的半衰期和达到稳态浓度的时间。大多数抑制剂在几天内可发生初始效应。

特定药物血清浓度水平上升的意义主要取决于药物的治疗谱。因此，考虑到药物相互作用潜在的临床相关性，临床医生在应用治疗谱相对较窄的药物时应更加谨慎。例如本章前面讨论本话题所提及的药物。

服药顺序的重要性

先后服用相同剂量的相同两种药物产生的药物作用结果有很大差异，这是药物相互作用让人迷惑的特征之一。底物与诱导剂或者抑制剂服用顺序可能增加引起对患者有害的相互作用的风险[44]。下面四种情况提到服用底物和诱导剂、抑制剂的顺序的重要性。

服用底物后再服用抑制剂

这是发生药物不良反应最常见的情况。在这种情况下，抑制剂减少底物的清除导致底物累积，一旦累积的血清浓度超过治疗范围则产生毒性作用。问题 56-6 具有窄治疗谱的底物、高的首关效应以及服用强效抑制剂都可能增加药物不良反应发生的风险。合理地监测底物血药浓度或作用可降低患者的风险。停用抑制剂后底物的血药浓度及效应下降，所以应该监测每个患者，还应按需提高底物的血清浓度。

服用抑制剂后再服用底物

当在患者服用药物中再加入一种新的底物时，很快到达患者药物反应或药物浓度的滴定终点，当给服用抑制剂的患者再加服底物时，患者将维持较正常水平低的底物药物浓度。在未监测的情况下，标准剂量的底物也有产生毒性的风险，相反，停用抑制剂可能引起底物药物效应减低。

服用底物后再服用诱导剂

服用诱导剂诱导底物的代谢能降低底物血药浓度，其疗效也会降低或丧失。因为酶诱导作用比抑制作用更延迟，在数天至数周内底物药效丧失都不易被察觉。为了代偿这种诱导作用，应该在监测药物浓度或药效学的情况下增加底物的剂量。 问题 65-7 如果底物是一种前药，可被诱导代谢成活性代谢产物时，将会发生毒性反应或过量反应。停用诱导剂时，底物浓度逐渐升高。仔细监测并调整剂量能避免毒性反应发生。

服用诱导剂后再服用底物

在服用诱导剂而使底物药物代谢增强的患者中，为了达到底物的疗效必须增加其剂量。如果在未监测情况下服用标准剂量的底物可能产生疗效不足。如果底物无活性，需要经过代谢才能产生作用，此时诱导剂可能增加毒性反应的风险，需要对患者进行监测。如果停用诱导剂，底物会缓慢累积，可能引起不良反应。

添加或者撤退底物和抑制剂、诱导剂的顺序显著影响发生不良反应的潜在可能。给予药物的顺序可帮助临床医生制定对患者监测的计划。

不同类别药物的药物相互作用风险

表 65-4 列出了涉及到代谢的可能发生药物相互作用的药物种类。

唑类抗真菌药

唑类抗真菌药包括最初的咪唑类，如酮康唑；另外还有三唑类，如伊曲康唑、氟康唑、伏立康唑。其中，伊曲康唑需在酸性环境下吸收，与抗酸剂、H_2 抗组胺药、质子泵抑制剂（如奥美拉唑）、去羟肌苷同时服用能显著减少吸收。

与唑类抗真菌药同时服用经酶代谢能发生中至重度药物相互作用的底物包括苯妥英钠、华法林、环孢

表 65-4　含有涉及到代谢的药物相互作用风险的药物/食物类别

药物分类	易引起相互作用的药物	不易引起相互作用的药物
大环内酯类	克拉霉素 红霉素	阿奇霉素
钙通道阻滞剂	地尔硫草 维拉帕米	氨氯地平 硝苯地平
氟喹诺酮类	环丙沙星 依诺沙星	左氧氟沙星 洛美沙星 氧氟沙星
H_2 受体阻滞剂	西咪替丁	法莫替丁 尼扎替丁 雷尼替丁
HIV-1 蛋白酶抑制剂	利托那韦 茚地那韦	沙奎那韦 奈非那韦
HMG CoA 还原酶抑制剂	辛伐他汀 洛伐他汀 阿托伐他汀 西立伐他汀*	普伐他汀 氟伐他汀
食物	西柚汁	橘子汁

* 已下市

素。在服用氟康唑 48h 后苯妥英钠浓度显著升高，清除率下降 33%[45]。当唑类抗真菌药（特别是酮康唑、伊曲康唑）与环孢素同时服用时，环孢素浓度升高，需要仔细监测其浓度。同理，服用华法林的患者在需要服用唑类抗真菌药时应该经常监测国际标准化比值（INR）。据报道，唑类抗真菌药（最显著的是氟康唑）能增强华法林抗凝作用 2～3 倍。

唑类抗真菌药可干预苯二氮䓬类药物代谢，如三唑仑、咪达唑仑，从而增强药物镇静作用。唑类抗真菌药还能降低 HMG CoA 还原酶抑制剂（辛伐他汀、洛伐他汀）的代谢，导致药物浓度增加及横纹肌溶解。它对他克莫司、茚地那韦也存在降低其代谢的作用。

硝苯地平和伊曲康唑相互作用引起的外周水肿已有报道。猜测可能是伊曲康唑作为 CYP 酶的抑制剂抑制硝苯地平这种钙通道阻滞剂作为底物的代谢，导致硝苯地平血清浓度升高、下肢水肿。这个猜想已通过对比分析服用伊曲康唑前后患者血清硝苯地平、伊曲康唑及伊曲康唑活化形式的羟基伊曲康唑水平得到证实[46]。因此，应监测同时服用唑类抗真菌药和钙通道阻滞剂的患者的不良反应，如因为血清钙通道阻滞剂浓度升高引起的下肢水肿和低血压。

伊曲康唑是 CYP3A4 抑制剂，而氟康唑抑制 CYP2C9 作用更显著。氯沙坦是治疗高血压的一种血管紧张素转换酶抑制剂，当它与氟康唑相互作用时，氟康唑抑制氯沙坦代谢成活性代谢产物 E-3174[33]。这

个相互作用的临床意义尚不清楚，但要想到氟康唑降低氯沙坦疗效的可能性，而伊曲康唑与氯沙坦则不会发生这种相互作用。

与唑类抗真菌药相比，特比萘芬作为一种丙烯酸类抗真菌药不会抑制 CYP3A4[47]。在三唑类抗真菌药与其他药物联合用药，发生药物相互作用可能性高的患者中，特比萘芬可为较好的选择。

丙烯酸类抗真菌药

特比萘芬从 1993 年在加拿大开始被用于治疗皮肤真菌病，它是一种口服活性丙烯酸类抗真菌药。至少 7 种 CYP 酶参与其代谢，重组人 CYP 酶技术研究预测 CYP2C9、CYP1A2 和 CYP3A4 在其中起重要作用[48]。

问题 65-8 人群中 CYP2D6 的活性分为 4 种水平：慢代谢型（PM）、中间代谢型（IM）、广泛代谢型（EM）、超快代谢型（URM）。到目前为止 EM 是最常见的类型，也被视为正常类型。约 7.5% 的美国白人和欧洲人群和少于 2% 的美国黑人和亚洲人群的 CYP2D6 是慢代谢型。在接受特比萘芬治疗的 CYP2D6 活性为 EM 的个体，特比萘芬可使 CYP2D6 活性转变为 PM，这个作用在停用 CYP2D6 抑制剂后几周都可能存在。这种抑制作用引起两个问题：第一是现有药物积累产生剂量依赖性药物毒性，再者是活性代谢产物形成减少使药物疗效降低[49]。

人群中存在超过 17 种 CYP2D6 突变，最常见的等位基因为 CYP2D6*1A。不同种族人群中无活性等位基因不同（详见第 3 章"多态性"）。研究显示不同等位基因的药物作用可能不同。目前为止，特比萘芬是强效的 CYP2D6 抑制剂，因此临床医生应该知道潜在的相互作用。其中最严重也最常见的是特比萘芬与 β 受体阻滞剂或多奈哌齐作用，导致 β 受体阻滞剂（如普洛萘尔）或者多奈哌齐累积，引起心动过缓[50]。当 CYP2D6 活性低时可待因的活性代谢产物吗啡不能形成，导致可待因止痛作用丧失[51]。在应用特比萘芬时，已报告的可发生与抑制 CYP2D6 途径相关的药物相互作用的药物包括去甲替林、多塞平[52]。

对临床实践的影响是什么？如果处方某个药物时考虑到其可能与其他由 CYP2D6 代谢的药物有交叉反应，给患者的用药指导应做出什么相应调整？

硫唑嘌呤

硫唑嘌呤被代谢成巯嘌呤（6-MP）。6-MP 的后续代谢包括 3 种途径：6-MP 被硫代嘌呤甲基转移酶（TPMT）代谢成无活性产物（见遗传多态性部分）；也被黄嘌呤氧化酶代谢成无活性代谢产物；别嘌醇抑制 6-MP 的代谢，使硫唑嘌呤和巯嘌呤的抗代谢作用和毒性增强。临床上应该避免这种联合用药，如果必须要用别嘌醇，临床医生应该选用另外的免疫抑制剂。一个例外是非布司他（Uloric）与药物诱导的过敏反应无关，且剂量与肾功能无关，非布司他不与硫唑嘌呤发生相互作用。

秋水仙碱

秋水仙碱是 PGP 的底物，同 PGP 抑制剂合用可产生严重的秋水仙碱毒性作用。秋水仙碱同样也是 CYP3A4 的底物，应用 CYP3A4 抑制剂可升高其血清浓度。因为秋水仙碱毒性作用可以是致死性的，所以严禁 PGP 和 CYP3A4 抑制剂同秋水仙碱合用。如果必须采用这种联合治疗，必须仔细监测秋水仙碱毒性反应，如腹泻、腹痛、肌肉痛或虚弱、感觉异常等[4]。一旦怀疑发生毒性反应必须立即同时停用两种药物。

环孢素（CsA）

大量与环孢素相互作用的药物通过 CYP3A4 分别在肝进行代谢及在小肠进行首关代谢。胃肠道代谢可能能说明 CsA 的不稳定吸收。事实上，服用 CYP3A4 抑制剂提高 CsA 的生物活性从而减少服用剂量，也减少昂贵药费。每天服用 200～400mg 酮康唑能减少 60%～80% CsA 每日需要剂量[52]。但临床上极少这样合用药。

地尔硫草能减少高达 30% 的 CsA 的剂量[53]。问题 65-9 关于西柚汁的酶抑制效应是未定的。其他通过 CYP3A4 抑制作用改变 CsA 浓度的药物包括维拉帕米、硝苯地平、氟康唑、伊曲康唑、酮康唑、红霉素、克拉霉素和他克莫司[54]。尼卡地平也是 CYP3A4 抑制剂。相反，CYP3A4 诱导剂（如利福平、苯妥英钠、卡马西平和苯巴比妥）能显著降低 CsA 浓度。2 例接受 CsA 治疗的心脏移植患者在开始加用圣约翰草治疗后发生急性排斥反应[55]。CsA 与 CYP3A4 诱导剂或抑制剂联合应用时应监测 CsA 低谷水平、毒性反应迹象及免疫抑制反应。

西柚汁

问题 65-9 在个别患者中，西柚汁与相当多的药物的相互作用具有潜在临床相关性。西柚汁通过竞争同一个代谢通路提高 CsA、钙通道阻滞剂（如氨氯地平、地尔硫草、非洛地平、硝苯地平、伊拉地平、尼卡地平和维拉帕米等）及其他 CYP3A4 底物的血清浓度[56]。有趣的是，除了所有钙通道阻滞剂是 CYP3A4 的底物外，维拉帕米和地尔硫草同样也是 CYP3A4 的抑制剂。西柚汁与药物发生相互作用的机制本质上是药动学改变，主要通过新鲜或冰冻的西柚汁抑制小肠壁 CYP3A4 而发挥作用[56]，引起 CYP3A4 底物首关代谢降低，生物活性增强，血清浓度升高。这种效应在具有高首关效应的药物中更为显著，如秋水仙碱、非洛地平、硝苯地平、沙奎那韦、环孢素、咪达唑仑、三唑仑、特拉唑嗪、炔雌醇、17-β 雌二醇、泼尼松和 HMG CoA 还原酶抑制剂洛伐他汀、辛伐他汀[57-58]。

西柚汁中到底是哪种复合物起作用尚不清楚，香柠檬素是一种呋喃香豆素复合物，它被认为是发挥 CYP3A4 抑制作用的主要物质。它还具有小部分黄酮类化合物作用，如柚苷配基、槲皮黄酮[59]。香柠檬素（6，7-二羟薄荷素）与典型的 CYP3A4 抑制剂酮康唑抑制作用相同或者更强[60]。

不同牌子或者批次的西柚汁可能影响西柚汁与药物相互作用，但程度不可预测，因为西柚汁是一种天然产物而不是标准化的成分。在其他柑橘类果汁（如橘子汁）中未发现类似西柚汁的作用。在橘子汁中缺乏 6，7-二羟薄荷素可能是其不具备 CYP 抑制作用的原因[60]。

在临床往往通过西柚汁和环孢素联合用药减少治疗费用[61]。因为西柚汁抑制环孢素的代谢，联合用药时能减少环孢素每日需要量，减少环孢素这种昂贵的免疫抑制剂的花费[62]。当服用主要通过 CYP3A4 广泛代谢的药物时，除非没有潜在的药物作用的风险，一般建议患者避免摄入西柚汁。 问题 65-9 橘子汁对于这些患者而言是不错的替代物。

中草药

中草药越来越受欢迎，使用草药的皮肤科患者也越来越多。但是我们对于中草药处方药的安全性了解却很少。植物类药物和西药处方药的相互作用亟待研究[63]。据估计全球 80% 的人口主要使用包含植物提取物及其活性成分的中成药。

因为中草药不像西药一样售卖，所以没有药物疗效证据和不良反应的警告[64]。在处方西药时，剂量和质量是明确的，而中草药处方则没有标准化或者质控。中草药的污染、识别标记错误和鉴定错误都是问题。一些患者不知道自己服用的是什么，因为他们可能购买的是只有外文成分说明书的药物。表 65-5[65-66] 中列出了一些中草药之间的药物相互作用及其和皮肤科治疗手段之间的可能作用[67]。

当询问用药史时，具体询问处方、非处方和中草药疗法非常重要，因为经常应用中草药/自然疗法的替代医疗，发生药物相互作用的可能性增加。我们仍没有足够重视服用一些具有窄谱药物（如华法林）的患者，关键是需要在开始新治疗（包括中草药）的 1 周内，进行专门的药物水平检测，以确保药物浓度处于治疗范围。

HMG CoA 还原酶抑制剂

虽然皮肤科医生可能不开这类药，但是保健医生和其他的各种专科医生则常用这类药。他汀类药物与 CYP3A4 抑制剂联合用药时，只有洛伐他汀和辛伐他汀会通过 CYP3A4 在肝和肠壁进行广泛的首关代谢。伊曲康唑或其他 CYP3A4 抑制剂与洛伐他汀、辛伐他汀联合用药是禁忌。伊曲康唑抑制洛伐他汀的代谢，导致洛伐他汀浓度增加 10～20 倍，高浓度洛伐他汀与横纹肌溶解相关[68-70]。伊曲康唑可能也抑制辛伐他汀的代谢[71]。阿托伐他汀和西立伐他汀也都是通过肝

表 65-5　中草药和处方药的相互作用

药物	不良反应	药物相互作用
Zemaphyte（由 10 余种中药组成的治疗湿疹的组方）	腹泻、肝功能值升高、可逆的扩张型心肌病、可逆的急性肝病、致命的肝坏死、特应性皮炎恶化、急性荨麻疹	甲氨蝶呤
辅酶 Q10	降低华法林的药效	华法林
高丽参、大蒜、姜、人参[65]	降低华法林的抗凝作用	华法林
甘草（乌拉尔甘草）	禁用于高血压、糖尿病、低钾血症、肝/肾病患者	环孢素、地高辛、泼尼松、噻嗪类利尿剂
紫松果菊（狭叶松果菊）	警告：获得性免疫缺陷综合征（AIDS）患者、结缔组织病、结核、代谢综合征、豚草属、向日葵过敏者易发生复发性结节性红斑	免疫调节剂和环孢素、甲氨蝶呤、皮质类固醇
银杏[66]	可以引起自发性出血	增强阿司匹林、非甾体消炎药、华法林和肝素的作用
圣约翰草	降低环孢素的水平 降低口服避孕药的药效	环孢素 口服避孕药

CYP3A4 代谢，所以都不推荐与 CYP3A4 合用[72-73]。氟伐他汀和瑞舒伐他汀通过 CYP2C9 代谢[74]，所以临床上与 CYP3A4 抑制剂合用时一般不会发生显著的药物不良反应，但是可能会与氟康唑、伏立康唑发生相互作用[75]。氟伐他汀是 CYP2C9 的抑制剂[76]。任何一种 CYP 同工异构体对普伐他汀的代谢影响都很小，所以普伐他汀也是一种安全的替代药[71]。

大环内酯类抗生素

红霉素和克拉霉素是 CYP1A2、CYP3A4 的抑制剂。弱镇静作用的抗组胺药（如非索非那定、氯雷他定、西替利嗪）要与大环内酯类药物合用时，应该选择阿奇霉素，因为阿奇霉素不会明显抑制 CYP3A4[77]。给长期服用华法林的患者服用红霉素后华法林血浆浓度升高，抗凝作用增强，有发生出血的风险。这是因为华法林是 CYP3A4 的底物，而红霉素是 CYP3A4 的高效抑制剂。当大环内酯类药物与他汀类药物联合用药时，红霉素和克拉霉素可增加他汀类药物引起肌病发生的风险，而阿奇霉素则无此风险。

甲氨蝶呤

接受抗肿瘤药物甲氨蝶呤治疗的患者，服用环丙沙星、NSAID、青霉素类和水杨酸类药物后可能发生甲氨蝶呤毒性反应，如骨髓抑制、胃肠道毒性等。这种相互作用的机制是抑制肾小管分泌。其因果关系尚未明确，但是就这种反应的严重性而言，应该引起足够重视。与疾病相关的药物相互作用的典型例子就是 NSAID 与甲氨蝶呤联合用药，证据显示接受高剂量甲氨蝶呤抗肿瘤治疗的患者这样联合用药后发生相互作用的风险高于接受低剂量甲氨蝶呤治疗银屑病的患者[78]。

上述联合用药的相互作用在低剂量甲氨蝶呤治疗银屑病的患者身上可能低很多，对于一些伴随有银屑病性关节炎的患者会加用 NSAID 联合治疗。尽管如此，我们还是应该警惕甲氨蝶呤的毒性反应，在可能的情况下可以用对乙酰氨基酚药物减少发生毒性反应的风险，丙磺舒通过抑制肾小管分泌使甲氨蝶呤浓度增加 2~3 倍。

患者同时服用维 A 酸和甲氨蝶呤时，因为两种药物都具有肝毒性，理论上两者可产生协同作用。但实际上，一个阿维 A 和甲氨蝶呤联合用药的研究证实这种联合用药是安全的[79]。

激素类避孕药

已报道的在接受抗生素治疗期间，通过激素类避孕药避孕失败的案例数不胜数，但他们不是致命的。现在已经在通过药动学研究各种各样抗生素对乙炔雌二醇水平的影响，普遍认为其对激素水平影响很小[80]。理论上，抗生素能减少肠道细菌，影响与肠肝循环的雌激素，减少雌激素血清浓度，可能导致大出血。调整激素类避孕药的剂量可能会避免这种不良反应，同时也可避孕。药物诱导的口服避孕药避孕失败的其他潜在机制[81-83]包括药物（如利福平、灰黄霉素、苯妥英、奥卡西平、扑米酮、圣约翰草）的酶诱导作用。另一个理论机制可能是抗生素引起呕吐和腹泻，导致避孕药吸收不良。在接受抗生素治疗的情况下或在停用抗生素后的至少 1 个月经周期，为了有效避孕应该选择其他的避孕方法。

匹莫齐特

匹莫齐特是一种精神药物，治疗谱窄，可发生神经和心脏不良反应。它是治疗寄生虫病妄想症状的公认药物。单用匹莫齐特可以延长 QT 间期，它还与心律失常有关，例如尖端扭转型室性心动过速。匹莫齐特可被 CYP3A4 和 CYP1A2 氧化，前者是代谢匹莫齐特起治疗作用浓度的主要酶[84]。虽然 CYP1A2 对匹莫齐特代谢作用次于 CYP3A4，但是在 CYP3A4 活性较低时它能发挥较正常更强的作用。因此，当匹莫齐特同这两种酶的抑制剂联合用药时，发生不良反应的风险升高。唑类抗真菌药和大环内酯类抗生素都是 CYP3A4 的抑制剂。再者，匹莫齐特同氟伏沙明或者氟喹诺酮类药物（如环丙沙星、依诺沙星、诺氟沙星）等抑制 CYP1A2 的药物合用时也可能产生相互作用。最近有报道匹莫齐特和克拉霉素联合应用时匹莫齐特浓度升高引起致死性心脏节律障碍，使得匹莫齐特同 CYP3A4 抑制剂联合用药的风险受到重视[85]。因此，服用匹莫齐特的患者应该避免同时服用 CYP3A4 抑制剂。

CYP3A4 的诱导剂（如利福平、卡马西平）可能会降低匹莫齐特的疗效。吸烟者 CYP1A2 活性较高，所以在接受匹莫齐特治疗时剂量也应增加。这些影响因素说明了匹莫齐特药动学的个体差异性。

匹莫齐特是 CYP2D6 的抑制剂而非底物。抑制作用可能是由基于抑制作用或者抑制性代谢产物堆积引起。证实能改变匹莫齐特疗效和毒性作用的潜在危险因素对安全有效地使用它至关重要。

华法林

华法林的治疗谱很窄，可发生很多不良反应[86]。感染或者炎症时产生的细胞因子增多能改变华法林的代谢。一些细胞因子能降低 CYP2C9 的活性，而 CYP2C9 是参与华法林对映异构体——S-华法林代谢的主要酶。所以，考虑到细胞因子的作用，在疾病急性期应减少维生素 K 的摄入。应用了抗生素的患者华法林作用增强。虽然华法林反应改变可能发生在服用抗生素期间，但可能与服用抗生素无关。一些抗生素可能干扰华法林代谢，包括红霉素、克拉霉素、阿奇霉素。有案例报道华法林同环丙沙星、左氧氟沙星、诺氟沙星、氧氟沙星联合用药时华法林效应增强，但是与曲伐沙星合用时没有类似反应。目前，尚不能在出版物或电脑软件中完全查询到药物相互作用。

皮肤科医生在给接受华法林治疗的患者加入新药治疗时，在加新药后的 5～7 天应该监测患者 INR 值。

基因多态性

每种细胞色素 P450 酶系的亚型都受遗传控制。因为基因多态性各种 CYP 同工异构体活性具有个体差异性[87]，基因多态性就是意味着在正常人群中某些个体具有功能完善的酶，而另一些个体的酶活性可能降低甚至无活性。问题 65-8 遗传基因决定具有低水平酶活性的个体成为慢代谢型（PM），而具有完善功能的酶的个体称为广泛代谢型（EM）。另一些个体的酶活性显著高于正常水平，称为超快代谢型（URM）。还有一些个体具有部分酶活性，稍稍低于正常，称为中间代谢型（IM）。这部分解释了药物在血液中分布的极大变化范围，如三环类抗抑郁药，在不同个体均能使用相同剂量。这是 CYP2D6 通路基因多态性的例子[49]。

已证实慢代谢型药物的血清水平高于正常，发生不良反应的风险更高[87]。对于依靠特定的酶代谢成无活性代谢产物而清除的药物来说，PM 代谢比 EM 代谢反应更强，发生毒性反应的风险更高。

并非所有的 CYP 同工异构体都存在基因多态性。问题 65-10 具有显著多态性的同工异构体有 CYP1A2、2C9、2C19、2D6 和 2E1。人群中 EM 与 PM 的百分率存在种族差异（表 65-6）。

问题 65-11 遗传药理学变异同样可以发生在其他代谢药物的酶中。如皮肤科相关例子：TPMT 酶在硫唑嘌呤和巯嘌呤代谢成无毒性的代谢产物过程中起重要作用[88]。0.3% 的白种人 TPMT 酶为隐性纯合子，使这些人发生毒性反应（尤其是骨髓抑制）的风险较大。相反，88% 的白种人为显性纯合子，酶活性高，为了达到治疗效果，硫唑嘌呤和巯嘌呤的剂量必须高

表 65-6 基因多态性—最重要者

酶	慢代谢型概率	药物影响的例子
CYP2C9	6%～8% 的白种人	格列本脲 华法林 苯妥英
CYP2C19	3%～5% 的白种人 12%～23% 的亚洲人	地西泮 奥美拉唑 泮托拉唑
CYP2D6	6%～10% 的白种人 2%～5% 的美国黑人 1% 的亚洲人	可待因 丙米嗪 多塞平 美托洛尔

于每日 1～2mg/kg 这种标准剂量。检测患者 TPMT 酶活性为硫唑嘌呤个体化治疗提供帮助，使其毒性作用最小化，治疗效果最大化。这个试验在北美很多中心都在开展，普遍用于接受硫唑嘌呤治疗的患者。

药物相互作用的药效学机制

药效的相互作用可能发生拮抗或者协同作用。药物治疗或者不良反应都可发生协同作用。

拮抗作用

当两种药物用于同一个个体，发生了相反的终末器官作用，称为拮抗效应。当一个患者服用 β 阻滞剂产生过敏反应，可能拮抗肾上腺素的抗过敏作用。曾有随机对照试验研究风湿性关节炎患者中叶酸和亚叶酸减轻甲氨蝶呤诱导的胃肠道毒性的效应[89]，并对这些研究进行荟萃分析，显示每周 5mg 低剂量的叶酸能减少患者 80% 的黏膜和胃肠道不良反应。另一方面，目前没有证据显示叶酸改变了甲氨蝶呤的疗效。疾病活动性在安慰剂组、低剂量叶酸组和高剂量叶酸组没有明显差异。医生在处方拮抗药时应认识到它有减少药物疗效的潜在可能性。

协同作用

当两种药物用于同一个个体，药物具有相同的靶器官毒性，则发生协同作用。维 A 酸和四环素类抗生素联合用药时，发生假性脑瘤的风险比单用任何一个药物时都大。

甲氨蝶呤同磺胺类药物联合用药时，甲氨蝶呤可诱导产生与叶酸缺乏相关的、磺胺类药物诱导的巨细胞性贫血[90]。初步证据显示阿仑膦酸钠和萘普生联合用药发生胃溃疡的风险明显比单用任何一个药物时发生胃溃疡的风险高[91]。皮肤科医生预计糖

皮质激素持续用药超过 12 周时，会加用二磷酸盐协同治疗。医生在给患者加用新药时一定要考虑到药物协同作用，尤其是很多非处方药都会发生协同作用（例如乙醇和水杨酸）。

同一类药物的药理作用是否都相似

临床上处理和避免潜在的药物相互作用是一个巨大的挑战。新的信息不断快速地出现，但是皮肤科医生必须全面掌握所开药物可能发生的潜在相互作用。书本最大的局限性在于描述的是一类药物普遍都存在的反应，而我们更注重同类药物中的差异（表 65-4）。了解这些差异有利于我们合理用药和使药物相互作用的危险最小化。如 Hansten 和 Horn 编著的参考手册是评估潜在药物相互作用很好的工具。

小结

既然预测某个患者药物相互作用的临床转归往往不够准确，在有更好的工具出现以前那我们应该怎样去提高预测药物相互作用的准确性呢？首先，临床医生需要最大限度地掌握运用目前关于药物相互作用的所有信息资源。与此同时还需牢记药物相互作用的临床转归具有很大可变性。

临床医生和药剂师应该注意最易发生药物相互作用的 50 种或 100 种药。服用华法林的患者需注意 CYP2C9 抑制剂（如氟康唑），服用辛伐他汀的患者需警惕 CYP3A4 抑制剂，服用秋水仙碱的患者需警惕 PGP 抑制剂，服用他莫昔芬的患者应警惕 CYP2D6 抑制剂等。

分清各种 CYP 同工酶在药物代谢中的作用可以帮助医生理解临床上重要的药物相互作用的机制。随着时间推移，对潜在可发生显著药物相互作用的药物理解增加，有利于指导规范用药。与临床相关的药物相互作用最好的证据多来自以往的病例报告，这对于开处方的医生来说是一个很大的障碍，所以我们必须观察药物相互作用，如有必要可监测药物血清浓度，如发现特异的药物相互作用要向管理部门报告或者发表声明。通过理解药物相互作用的机制并时刻警觉特定的相互作用，临床医生可以确保药物治疗更安全，并减少公众对药物相互作用的担心。

本章使用的英文缩写	
6-MP	巯嘌呤
CsA	环孢素
CYP	细胞色素 P450
EM	广泛代谢型
IM	中间代谢型
INR	国际标准化比值
NSAID	非甾体消炎药
PM	慢代谢型
PGP	P 糖蛋白
SSRI	选择性 5-羟色胺再摄取抑制剂
TPMT	硫代嘌呤甲基转移酶
URM	超快代谢型

推荐阅读

Drug interactions overviews – general

Pelkonen O, Turpeinen M, Hakkola J, et al. Inhibition and induction of human cytochrome P450 enzymes: current status. *Arch Toxicol* 2008;82:667–715.

Specific drug groups and specific CYP isoforms

Singer MI, Shapiro LE, Shear NH. Cytochrome P450 3A: interactions with dermatologic therapies. *J Am Acad Dermatol* 1997;37:765-71.

Herbal remedies

Hu Z, Yang X, Ho PC, et al. Herb-drug interactions: a literature review. *Drugs* 2005;65(9):1239–82.

Izzo AA, Ernst E. Interactions between herbal medicines and prescribed drugs: an updated systematic review. *Drugs* 2009;69(13):1777–98.

参考文献

见本书所附光盘。

第66章 合并系统症状的皮肤药物反应

Sandra R. Knowles and Neil H. Shear

罗晓燕 译 袁 姗 李邻峰 审校

概述

本章重点阐述皮肤科常见的药物反应综合征，包括药物超敏反应综合征（DHS）、药物性狼疮（DIL）、血清病样反应（SSLR）、急性泛发性发疹性脓疱病（AGEP）、重症多形红斑（Stevens-Johnson综合征）（SJS）/中毒性表皮坏死松解症（TEN）和过敏症（框66-1）。

药物超敏反应综合征（DHS）

DHS（也称伴发嗜酸性粒细胞增多及系统症状的药疹，DRESS），其主要特点是发热、皮疹和内脏器官受累三联征。 问题66-1 部分药物诱发的药物超敏反应综合征已经阐明，包括芳香族抗癫痫药、拉莫三嗪、磺胺类抗生素、氨苯砜、米诺环素和别嘌醇（框66-2）[1-2]。抗癫痫药和磺胺类抗生素暴露的人群中有1/10 000～1/1000的人发生这种反应，但是由于临床表现的多样化和报道的欠准确性，它的真实发病率尚未可知[3]。DHS常常在药物首次暴露时即发病，症状出现在药物暴露后2～6周（表66-1）。有DHS病史的患者在可疑药物再次暴露后，病情可能在1天之内迅速发展。DHS的病情与药物剂量或其血清浓度均无关。在一项60例DHS的研究中，其总死亡率是10%。6例死亡病例中，4例的可疑药物为别嘌醇，1例为拉莫三嗪，1例为中药[4]。

修订后的DHS诊断标准包括皮疹、血液学异常如嗜酸性粒细胞增多和（或）出现异形淋巴细胞，全身症状包括淋巴结肿大或肝炎（血清转氨酶升高超过2倍）、间质性肾炎或其他器官功能障碍[5-6]。

大部分患者的临床症状是38～40℃的中度至高热和不适，可伴随咽炎和颈部淋巴结病。很多患者在反应初期即可出现异形淋巴细胞和继发的嗜酸性粒细胞显著升高。大约85%的患者会在发热的同时出现广泛的皮疹或者发热后很快出疹。其皮肤表现是发疹型，也可以更严重，如剥脱性皮炎。部分患者可能还会出

框66-1 合并系统症状的药物皮肤反应

药物超敏反应综合征（DHS）
血清病样反应（SSLR）
药物性狼疮（DIL）
急性泛发性发疹性脓疱病（AGEP）
Stevens-Johnson综合征（SJS）
中毒性表皮坏死松解症（TEN）
过敏症

*依据本章讨论的顺序

框 66-2	与药物超敏反应相关的药物[2,4,9]

抗癫痫药物
　卡马西平
　拉莫三嗪
　苯巴比妥
　苯妥英
抗逆转录病毒药物
　茚地那韦
　奈韦拉平
磺胺类及相关药物
　氨苯砜
　柳氮磺吡啶
　磺胺
其他抗生素
　米诺环素
　呋喃妥因
其他药物
　别嘌醇
　伐地考昔
　传统中药

框 66-3	与药物性皮肤假性淋巴瘤相关的药物[17-20]

抗癫痫药
　卡马西平
　拉莫三嗪
　苯巴比妥
　苯妥英
　丙戊酸
其他药物
　阿米替林
　别嘌醇
　氨氯地平
　阿替洛尔
　环孢素
　地尔硫䓬
　他莫昔芬
　疫苗（含有氢氧化铝）

现结膜炎和面部血管性水肿[6-9]。约50%的患者会出现肝功能异常，表现为转氨酶、碱性磷酸酶、凝血酶原时间和胆红素升高。很多患者是无症状的，但也有部分患者会出现伴随黄疸的严重肝炎[10]。其他器官可能较少累及，如肾（间质性肾炎、血管炎）、肺（间质性肺炎、急性呼吸窘迫综合征、血管炎）、胰腺[11]、心脏[12]或中枢神经系统（脑炎、无菌性脑膜炎）[13]。少部分患者可能在症状出现后2个月之内出现同自身免疫性甲状腺炎的甲状腺功能减退[14]，表现为甲状腺素降低，促甲状腺激素和甲状腺自身抗体［包括抗甲状腺微粒体抗体（也称抗甲状腺过氧化物酶抗体）］的升高。

　　尽管大部分患者在停药后症状可以缓解，还是有部分患者在DHS缓解后发展成了自身免疫病和（或）产生了自身抗体[13]，包括发展成了1型糖尿病[15]、自身免疫性甲状腺炎[15]以及红斑狼疮[16]。

皮肤假性淋巴瘤

　　尽管部分临床医生用药物性皮肤假性淋巴瘤的名称代替DHS，但是皮肤假性淋巴瘤只适用于临床特点和病史均符合淋巴瘤的患者。这种药疹是亚急性的，由单个或多个结节组成，不伴随任何全身表现[17]。皮肤假性淋巴瘤并不是癌前的状态。与皮肤假性淋巴瘤相关的最常见的药物是芳香族的抗癫痫药物（如苯妥英、苯巴比妥和卡马西平）、丙戊酸和拉莫三嗪[18]。其他相关药物还包括氨氯地平[19]、他莫昔芬[20]和含氢氧化铝成分的疫苗[21]。常在药物暴露后的1周至2年

内出现（框66-3）。症状和体征通常在停药后7～14天内得到缓解。两种皮肤假性淋巴瘤在组织病理学上的表现是有区别的，T细胞性皮肤假性淋巴瘤为真皮浅层淋巴细胞带状浸润，类似蕈样肉芽肿，而B细胞性皮肤假性淋巴瘤则为淋巴细胞结节状浸润。药物性皮肤假性淋巴瘤的治疗通常除了停用可疑药物，不需要其他处理。全血细胞计数（CBC）和血清生化指标通常在正常范围内。长期随访对于除外非假性淋巴瘤（如真性淋巴瘤）是很有必要的。

抗癫痫药物

　　问题66-2 DHS通常和芳香族抗癫痫药物是有关的，即苯妥英、苯巴比妥、奥卡西平和卡马西平[10,22]。非芳香族抗癫痫药物拉莫三嗪也可能诱发DHS。苯妥英、卡马西平和苯巴比妥毒性代谢产物在DHS的发展过程中起着至关重要的作用[23-24]。最近研究发现疱疹病毒感染和严重过敏反应综合征有关，特别是人类疱疹病毒6型（HHV-6）感染（初次或再次感染）[25]。日本专家达成共识，HHV-6的再次感染是DHS的一项诊断标准[26]。病毒感染可能产生一种诱发损伤性药物免疫反应的危险信号，也可能本身就是危险信号，而不是免疫耐受[27]。药物特异性T细胞在DHS发病机制中也扮演着一定角色。

　　研究[23]发现，在由某种芳香族抗癫痫药物诱发的DHS中，75%的患者对另外两种芳香族抗癫痫药物在体外也存在交叉过敏反应。体外试验还发现，芳香族抗癫痫药物诱发的超敏反应是有家族发病倾向的[23]。问题66-2 虽然拉莫三嗪不是芳香族抗癫痫药物，但很多研究发现它和DHS的发生也是相关的[28]。

表 66-1　药物超敏反应综合征、皮肤假性淋巴瘤和血清病样反应的临床特点

综合征	皮肤表现	症状出现时间	发热	内脏器官受累	关节痛	淋巴结病
药物超敏反应综合征	发疹、剥脱性皮炎、发疹性脓疱、多形红斑/Stevens-Johnson 综合征/中毒性表皮坏死松解症	2～6 周	有	有	无	有
皮肤假性淋巴瘤	单个或多个丘疹或结节	6 个月	无	无	无	有（活检示似恶性肿瘤样不典型增生）
血清病样反应	荨麻疹样疹、发疹	7～14 天	有	无	有	有

磺胺类抗生素

报道发现，磺胺类抗生素可在易感人群中诱发 DHS。问题 66-3 磺胺类药物的主要代谢途径是通过乙酰化转化为无毒的代谢产物，然后经肾排泄。慢乙酰化者的主要代谢途径涉及 CYP 酶[29]。问题 66-4 CYP 酶将药物复合物代谢成活性代谢产物，也即羟胺和亚硝基化合物，它们会产生细胞毒性，而且这种毒性与之前产生的药物特应性抗体无关[30]。大部分人都会对代谢产物进行解毒。问题 66-3 如果患者不能通过还原作用对代谢产物进行解毒[31]（如谷胱甘肽缺乏的患者），发生 DHS 的风险可能会更高。2% 的人群缺乏解毒作用，但只有 1/10000 的人表现出磺胺类药物诱发的 DHS 症状。患者的同胞兄弟姐妹和其他一级亲属，患病风险明显更高（可达 1/4）。问题 66-5 其他芳香族胺类化合物，如普鲁卡因、氨苯砜和醋丁洛尔，也会代谢为类似的化合物。由于潜在的交叉过敏，建议出现磺胺类药物诱发 DHS 的症状的患者，避免使用芳香胺类药物。有磺胺类抗生素诱发 DHS 病史的患者，应该避免使用所有的磺胺类抗生素（如磺胺醋酰、磺胺嘧啶银和磺胺甲噁唑）。因为柳氮磺吡啶与磺胺甲噁唑存在交叉过敏，所以也应该避免使用[32]。但是磺胺类药物的交叉过敏是不会发生于非芳香胺类的药物（如磺酰脲类药物、噻嗪类利尿剂、呋塞米和乙酰唑胺）[33-34]。芳香族和非芳香族磺胺类药物之间缺乏交叉过敏反应，包括 DHS 在内的磺胺类抗生素所致的全部皮肤反应。

氨苯砜

很多报道发现多种皮肤病（如麻风、疱疹样皮炎、寻常痤疮、银屑病和红斑狼疮）患者会出现氨苯砜诱发的 DHS，也称氨苯砜综合征[35]。氨苯砜诱发的 DHS 在用药至少 4 周后出现，主要症状为发热、皮疹和肝炎，也常常出现浸润性肺部疾病[36]。

问题 66-4 氨苯砜主要通过两条通路进行代谢：N-乙酰化和 N-羟基化。N-乙酰化是由 N-乙酰转移酶 2 型介导的，N-羟基化是由细胞色素酶 P450 3A4 介导的。N-羟基化的活性代谢中间产物（羟胺代谢物）可以导致溶血性贫血和高铁血红蛋白血症。这些活性代谢产物也参与到氨苯砜诱发 DHS 的发病机制中[35]。西咪替丁是细胞色素酶 P450 3A4 的抑制剂，体外研究发现可以减少氨苯砜的毒性羟胺代谢物的形成，但是不影响氨苯砜的乙酰化作用[26]。后续研究发现长期同时使用（至少 3 个月）西咪替丁导致血浆氨苯砜浓度升高，不增加溶血，高铁血红蛋白血症现象减少，但疗效不变[37]。同时使用氨苯砜和西咪替丁是否可以减少氨苯砜超敏反应综合征尚未可知。

米诺环素

DHS 的发生和米诺环素也相关[2]，通常反应出现在用药 2～4 周后。尽管大部分米诺环素诱发的 DHS 可以很快好转[38]，但也有文献报道患者在停药后病程仍然迁延，持续数月[39,40]。肤色分类 V 和 VI 的患者 9 例中有 7 例血浆中和（或）皮肤中长期存在米诺环素。这些患者停用米诺环素后，药物存留持续时间从 11 天至 17 个月不等[39]。一例米诺环素诱发的 DHS 的 15 岁女性出现多发性自身免疫病（甲状腺疾病、1 型糖尿病和自身免疫指标的升高）[15]。米诺环素也和慢性/自身免疫性肝炎有关[41]。

问题 66-6 米诺环素诱发的 DHS 的发病机制尚未可知。但是米诺环素代谢物可能产生活性的亚氨基醌衍生物。氨基酸侧链可能形成活性代谢产物，但是不论是四环素还是多西环素结构中都没有氨基酸侧链，这可能解释四环素或多西环素都和 DHS 不相关[28]。但目前关于米诺环素和其他四环素类药物之间是否存在交叉过敏反应，还没有定论。因此对于米诺环素诱发的 DHS 的患者，使用其他四环素类药物应当慎重。

其他药物

别嘌醇与包括 DHS 在内的严重药物反应有关。**717**

一项 60 例 DHS 患者的回顾性研究中，19 例患者（32%）的可疑药物是别嘌醇[4]。别嘌醇诱发 DHS 的潜伏期比苯妥英长（分别是 27 天和 14 天）。慢性肾损伤是别嘌醇诱发 DHS 的特征性临床表现。一项对 13 例别嘌醇 DHS 患者的回顾性研究发现，发热和皮疹是最常见的主诉。其他伴随的异常包括白细胞数升高（62%）、嗜酸性粒细胞升高（54%）、肾功能损害（54%）和肝功能异常（69%）[42]。部分别嘌醇诱发 DHS 的患者也存在 HHV-6 激活或新近感染的证据[43]。别嘌醇诱发的药物不良反应包括 DHS、Stevens-Johnson 综合征（SJS）和中毒性表皮坏死松解症（TEN），其药物不良反应和中国汉族人的遗传易感性有很重要的联系。现证实 HLA-B*5801 等位基因是一个很重要的危险因素[44]。

奈韦拉平也和 DHS 有关，其症状包括发热、肝炎和皮疹。研究认为患者的 HLA-DRB1*0101 和 CD4 状态可能决定对奈韦拉平超敏反应的易感性[45]。

鉴别诊断

DHS 的鉴别诊断包括其他类型皮肤药物不良反应、急性病毒感染（如 EB 病毒、肝炎病毒、流感病毒、巨细胞病毒）和特发性嗜酸性粒细胞增多综合征[6,9]。根据发热、皮疹和淋巴结病诊断 DHS 后，一些实验室检查可以帮助评估无相关症状的患者其内脏受累的情况（框 66-4）。初步评估可能会检测肝转氨酶、全血细胞计数（CBC）、尿常规和血清肌酐。临床医生还应当依靠临床症状进行评估，可能提示特异性的内脏器官受累（如呼吸道症状）。应检测甲状腺功能并在 2~3 个月后重复检测。如果患者有疱疹样或脓疱样皮疹，皮肤活检可能有助诊断。但目前尚没有可靠的诊断或确诊的检测手段，来确定某种药物是否是致敏药物。为有助于评估 DHS 患者，实验室研究目前开展了老鼠肝微粒体系统的体外实验[46]。由于存在潜在严重的 DHS 反应，口服再激活和脱敏疗法是不推荐的。

治疗

停药是 DHS 患者治疗上最首要的手段。
问题 66-7 如果症状较重，一些临床医生选择使用 1~2mg/(kg·d) 的泼尼松，然后逐渐减量，使用数周至数月。SJS 和 TEN 患者使用皮质类固醇尚有争议，与之相比，DHS 患者使用皮质类固醇不会因屏障功能改变而发生脓毒症。也有很多患者接受环孢素[47]、静脉输注免疫球蛋白（IVIG）[48]和血浆置换联合利妥昔单抗进行治疗[40]。抗组胺类药物或局部使用皮质类固醇也可以缓解症状。DHS 患者的一级亲属患 DHS 的

风险大大提高，所以家庭成员的病史是诊断该综合征非常关键的部分[23]。临床上对抗癫痫药物诱发的 DHS 患者应用斑贴试验，其阳性预测值从 10%~95% 不等[49]。

框 66-4 药物超敏反应综合征的治疗

1. 停用可疑药物
2. 进行如下实验室检查：
   A. 症状出现时：
      ● 全血细胞计数及分类检测
      ● 肝功能检测（特别是转氨酶）
      ● 尿液检测（尿常规及镜下检查）
      ● 血清肌酐检测
      ● 根据临床表现进行其他检查（如有呼吸系统症状进行胸部 X 线照片）
      ● 甲状腺功能检查（如 TSH）
   B. <3 周：
      ● 重复检查有异常的项目给予适当的医疗处理
   C. 3 周：
      ● 重复血液学检查作为临床依据
      ● 密切观察发热皮疹是否加重
   D. 3 个月：
      ● TSH 检测
      ● 警惕可能引发交叉过敏的药物，其家庭成员对同种药物出现相似反应的风险会增加
3. 如果有小疱或脓疱需要进行皮肤活检
4. 应用抗组胺药和（或）局部皮质类固醇进行对症治疗
5. 评估是否需要进行系统治疗

TSH，促甲状腺激素

血清病和血清病样反应

问题 66-8 血清病是一种临床综合征，其特征是发热、淋巴结病、关节痛、皮疹、胃肠道紊乱和不适。血清病患者经常出现蛋白尿症状，而无肾小球肾炎的证据。最开始该病是因为注射异种蛋白（如马抗毒素、抗蛇毒/蛛毒血清、抗淋巴细胞球蛋白和链激酶）而被发现的。血清病是由循环免疫复合物的组织沉积、补体的激活和随后的炎症反应来介导的。

相比之下，血清病样反应（SSLR）的特点是在用药 1~3 周后出现发热、皮疹（通常是荨麻疹）和关节痛的症状[50]，也可能出现淋巴结病和嗜酸性粒细胞增多。但是免疫复合物、低补体血症、血管炎和肾损伤在 SSLR 中是见不到的（表 66-1）。

儿童流行病学调查发现，头孢克洛诱发 SSLR 的风险要远远高于其他抗生素诱发的 SSLR，包括其他

头孢菌素[50]。头孢克洛诱发的 SSLR 在所有开过此药处方的人群中的总发病率为 0.024％～0.2％。其发病机制不清，但是目前认为头孢克洛在组织蛋白相关的代谢过程中产生的活性代谢物，在遗传易感人群中可以引发如 SSLR 的炎症反应[51]。

其他和 SSLR 相关的药物还包括抗生素（如米诺环素[52]、头孢菌素[53]）、安非他酮[54] 及单克隆抗体（如英利昔单抗、利妥昔单抗[55] 和依法利珠单抗[56]）（框 66-5）。这些药物诱发的 SSLR 的发病率尚不清楚。

治疗

SSLR 的推荐治疗是停用可疑药物，并系统使用抗组胺药和局部应用皮质类固醇。症状更重的患者需要口服短疗程皮质类固醇进行治疗[57]。诱发 SSLR 的药物今后应当避免使用。头孢克洛和头孢罗齐与其他 β 内酰胺类抗生素发生交叉过敏的风险很小，再次使用其他头孢菌素机体也可以很好地耐受[50]。目前没有四环素类抗生素在米诺环素诱发的 SSLR 患者中诱发交叉过敏反应的报道。

药物性狼疮（DIL）

DIL 的特点是频繁肌肉骨骼不适、发热、体重减轻，超过半数患者累及胸膜肺，而少见累及肾、神经系统和血管炎。其皮肤表现不同于系统性红斑狼疮的颜面部皮疹、光敏感及口腔溃疡。DIL 患者的特点是紫癜、结节红斑、荨麻疹性血管炎和坏死性血管炎[58]。一般来说，症状出现和血清学改变可能在用药后一年以上才会出现。DIL 也可能没有皮肤表现。

目前尚无 DIL 的分类标准，使用的是如下的指南[59]：

1. 至少接受过 1 个月的可疑药物治疗；

2. 症状/内脏器官累及包括关节痛、肌肉痛、发热、浆膜炎和皮疹；

3. 实验室指标异常，包括抗核抗体（ANA）、抗组蛋白抗体，而其他特异性抗体阴性（即抗 Sm 抗体，抗 dsDNA 抗体）；

4. 停药数天或数周后症状缓解。

DIL 分成三种类型：系统性、亚急性皮肤性和慢性皮肤性。系统性 DIL 是三种类型中最具特点的，症状包括关节炎、肌肉痛、肝炎、皮疹等等。亚急性皮肤性 DIL 表现为广泛的皮肤损伤，常常不伴随系统症状。慢性皮肤型性 DIL 是很少见的，常常和氟尿嘧啶化合物相关[58,60]。

框 66-5　与血清病样反应相关的药物[50,54,55]

抗菌剂
　　头孢克洛
　　头孢罗齐
　　头孢曲松
　　头孢呋辛
　　环丙沙星
　　米诺环素
　　青霉素
　　磺胺
抗真菌剂
　　伊曲康唑
抗癫痫药
　　卡马西平
　　苯妥英
抗抑郁药
　　氟西汀
　　安非他酮
其他药物
　　利妥昔单抗/英利昔单抗
　　依法利珠单抗

ANA 均质性阳性是 DIL 最常见的血清学异常。

问题 66-9 虽然 95％的 DIL 抗组蛋白抗体可升高，但它并不是特异性指标，在 50～80％的原发性红斑狼疮患者中也可以见到。与原发性红斑狼疮相比，DIL 的抗双链脱氧核糖核苷酸（dsDNA）抗体阴性而抗 ssDNA 抗体阳性[61]。遗传因素在 DIL 发生发展中也扮演着角色。73％肼屈嗪、70％米诺环素诱发的狼疮患者存在 HLA-DR4[63]。胸腺中 T 细胞的选择异常导致狼疮样自身抗体的产生[64]。

一般来说，阴性 ANA 转化成阳性 ANA 不是停药的充分理由。大部分患者不会出现系统性狼疮的症状[59]。当 DIL 的症状出现时，应当立即停用该可疑药物。DIL 的症状常常是自限性的，一旦停用可疑药物，症状通常在 4～6 周内得到缓解；但 ANA 可能在 6～12 个月内持续阳性[61]。临床症状好转得更快。肌肉骨骼的疼痛不适可以应用非甾体消炎药（NSAID）进行对症治疗。对于病情严重的患者，短疗程的泼尼松可能也是必要的。我们应该清楚米诺环素可能诱发 DIL，很多患者都是青年和女性，他们是原发性红斑狼疮的常见人群。

普鲁卡因和肼屈嗪是诱发药物性狼疮发生发展的高风险药物，用药 1 年期间，它们诱发 DIL 的发病率分别是 20％和 5～8％。奎尼丁是中度风险的药物。其他药物如柳氮磺吡啶、氯丙嗪、青霉胺、甲基多巴、卡马西平、醋丁洛尔、异烟肼、丙基硫氧嘧啶和米诺环素都是低风险的药物[64]。诱发 DIL 的药物还包括他汀类药物[65]、噻氯匹啶[66]和抗肿瘤坏死因子-α药物[67-68]。

米诺环素

米诺环素诱发的 DIL 的大部分患者都是年轻女性，她们都是应用米诺环素治疗痤疮，治疗时间平均 2 年。通常起病急，症状包括不适、发热、多关节痛，很少出现皮疹。皮疹通常是荨麻疹，也有红斑和血管炎[61]。关节炎很常见，既累及大关节也累及小关节。一项回顾性队列研究发现，四环素类抗生素包括多西环素在内，和红斑狼疮的发生发展是不相关的[69]。

实验室检查的发现包括白细胞数减少或者增多，红细胞沉降率升高，阳性 ANA，其滴度可以高达 1：1600。不像典型 DIL，米诺环素诱发 DIL 患者的抗组蛋白抗体很少阳性。定向抗髓过氧化物酶或弹性蛋白酶的核周抗中性粒细胞胞浆抗体可呈阳性，有时抗 dsDNA 抗体也呈阳性。肝转氨酶（ALT 和 AST）可能会升高 10 倍[61]。再次用药可能会在 12～24h 之内诱发症状复发[61]。肝严重受累的患者再次用药是不推荐的。框 66-6 中列出了一些给长期使用米诺环素治疗的患者的建议。

抗肿瘤坏死因子药物

药物上市后的研究发现，英利昔单抗诱发 DIL 的发病率估计为 0.19%～0.22%，依那西普诱发 DIL 的发病率是 0.18%，阿达木单抗诱发 DIL 的发病率是 0.1%[68]。抗 TNF 药物诱发的 DIL 和非 TNF 相关的 DIL 是有区别的。抗 TNF 药物诱发的 DIL 患者中大约 70% 可以看到皮疹，但是非 TNF 诱发的 DIL 患者中只有 9%～27%。肌肉痛更多见于非 TNF 诱发的 DIL（分别是 50% 和 25%）。抗 TNF 药物诱发的 DIL 与非 TNF 诱发的 DIL 相比，出现阳性抗 dsDNA 抗体的患者比例更高（91%）。非 TNF 诱发的 DIL 与抗 TNF 药物诱发的 DIL 相比，出现阳性抗组蛋白抗体的患者比例更高（分别是 95% 和 57%）[67]。抗 TNF 药物诱发的 DIL 的平均潜伏期是 41 周[59]。

急性泛发性发疹性脓疱病

AGEP 的特点是 >38℃ 的发热和在水肿性红斑基础上的非毛囊性的无菌脓疱。从药物开始使用到皮疹出现的间隔期是不定的，时间从 2 天到 2～3 周不等。间隔期长提示首次致敏，间隔期短提示可能和无意识的再次暴露有关[70]。通常起病急，皮疹从面部开始蔓

框 66-6　给使用米诺环素治疗的患者的一般建议

1. 系统性红斑狼疮（SLE）患者或一级亲属有 SLE 病史的患者应当避免使用米诺环素。
2. 使用米诺环素的相对禁忌证包括存在潜在肝或肾的疾病。
3. 不需要常规或者周期性进行实验室指标监测。
4. 长期接受米诺环素治疗并出现相关症状的患者，需要监测抗核抗体和肝转氨酶水平。
5. DHS 或 SSLR 患者应当监测相关的实验室指标（框 66-8）。

SLE，系统性红斑狼疮

延至躯干和下肢。2 周后开始广泛脱屑。有些患者可能出现其他的皮损，包括紫癜、多形性红斑样靶形皮损、小疱、水疱。特征性的实验室发现包括白细胞增多，通常是中性粒细胞。海绵状脓疱是 AGEP 组织学上的重要特点，可伴有真皮乳头水肿、血管周围以嗜酸性粒细胞为主的多形细胞浸润、白细胞破碎性血管炎和角质细胞坏死[6]。

AGEP 的发生通常和氨苄西林/阿莫西林、氟喹诺酮类、羟氯喹、氯喹、抗感染性磺胺类药物、特比萘芬、地尔硫䓬和普那霉素有关（需要特别注意，普那霉素在加拿大/美国不可用）[71]（框 66-7）。AGEP 的鉴别诊断包括脓疱性银屑病、伴脓疱的 DHS 和角质层下脓疱皮肤病[70]。

停药是绝大部分患者必要的治疗措施[6]。但是对于部分患者，根据反应的严重程度也需要系统使用皮质类固醇。不推荐再次应用可疑药物，因为皮损可能在再次用药后数小时内复发[72]。

斑贴试验可能有助于诊断 AGEP[73]，通常可以看到同形的脓疱反应，活检呈角质层下脓疱。斑贴试验结果通常在 6h 内持续阳性[72]。阳性斑贴试验和淋巴细胞转化实验提示了 T 细胞在 AGEP 中的作用。有 AGEP 病史的患者斑贴试验部位和血液中可分离出药物特异性 CD41 和 CD81T 细胞。其主要特点是产生高浓度的 CXCL8［也称白介素（IL）-8][74]。

Stevens-Johnson 综合征和中毒性表皮坏死松解症

SJS 和 TEN 的鉴别在于皮损性质和受累皮肤表面积。临床上 SJS/TEN 的反应特点是三联征：黏膜糜烂、靶形皮损和表皮坏死剥脱[75]。剥脱面积占皮肤表面积 <10% 时定义为 SJS，>30% 时定义为 TEN，中间情形被称作 SJS/TEN 重叠征（10%～30%）。SJS

框 66-7　与急性泛发性发疹性脓疱病相关的药物[70-71]

抗癫痫药	大环内酯类抗生素
卡马西平	阿奇霉素
苯妥英	红霉素
抗真菌剂	螺旋霉素
伊曲康唑	普那霉素
特比萘芬	**其他抗生素**
抗疟药	环丙沙星
羟氯喹	多西环素
钙通道阻滞剂	异烟肼
地尔硫草	链霉素
硝苯地平	磺胺类药物
β-内酰胺类抗生素	**其他药物**
阿莫西林/氨苄西林	对乙酰氨基酚
头孢克洛	别嘌醇
头孢呋辛	双氯芬酸
头孢氨苄	呋塞米
青霉素	汞

表 66-2　多形性红斑与 SJS/TEN 特点比较[75]

分类	多形性红斑	SJS	TEN
表皮剥脱（体表面积的百分比）	＜10％	＜10％	＞30％
典型靶形红斑	有	无	无
非典型靶性红斑	扁平	扁平	扁平
斑疹	无	有	有
黏膜受累	有	有	有
严重程度	＋	＋＋	＋＋＋
药物诱发可能性	＋	＋＋	＋＋＋

＋，低；＋＋，中；＋＋＋，高

的靶形皮损并非是多形性红斑中经典的隆起的三环样虹膜样皮损，而是紫红色或双环样皮损（表 66-2）。反应越严重，越可能是药物所诱发。部分 SJS 并非药物相关性，可能是很多其他易致病因素作用后发展成SJS，包括感染（如肺炎支原体）、肿瘤和自身免疫病。

问题 66-10 70％的 TEN 都是药物相关的[76]。目前认为超过 200 种药物可以导致 SJS/TEN。一项病例对照研究发现，最常见的药物是磺胺类抗生素（包括滴眼液）[77]、抗癫痫药物、昔康类 NSAID 药、别嘌醇、奈韦拉平和拉莫三嗪[78]。

严重皮肤药物不良反应（ADR）的发病机制尚未可知。目前认为 CD8+ T 细胞参与其中[6]。药物特异性限制性 MHC Ⅰ类分子、穿孔素和颗粒酶介导的细胞毒性可能在 TEN 发生发展中扮演主要角色[79]。目前有研究提出 SJS/TEN 中的可溶性 Fas 配体（FasL）也参与其中。人类角质细胞表达死亡受体之一的 Fas、Fas-FasL 相互作用引起角质细胞凋亡[80]。FasL 起源于外周血单个核细胞（PBMC），而并非角质细胞[81]。颗粒溶素是阳离子细胞溶解蛋白，可以杀死很多微生物和肿瘤细胞，也作为促炎趋化因子，在 TEN 的水疱和血液中也过表达。粒溶素通过凋亡作用引起表皮角质细胞死亡[82-83]。

最近研究发现人类白细胞抗原（HLA）-B* 1502 等位基因与卡马西平诱发的 SJS/TEN 的中国/亚洲种族受试者关系密切，但与卡马西平诱发的发疹或 DHS 无关[84-87]。白种人中也没有发现 HLA-B* 1502 与卡马

西平所致 SJS/TEN 有关[88]。在北欧血统的受试者中发现 HLA-A* 3101 和卡马西平诱发的超敏反应有关[89]。而且 HLA-A* 3101 是一个预测日本人卡马西平诱发皮肤药物不良反应（包括 SJS/TEN）的很好的工具，敏感性为 60.7％，特异性为 87.5％[90]。HLA-B* 5801 对于别嘌醇诱发的严重皮肤药物不良反应可能也是相关的，但并不确定[44]。一项关于 SJS 和 TEN 的欧洲研究发现，61％别嘌醇诱发的 SJS/TEN 患者中存在 HLA-B* 5801，包括 55％ 欧洲血统的患者[88]。

为除外并发内脏器官受累，应该检测 CBC、肝转氨酶和进行胸部 X 线照片检查。SJS 和 TEN 的治疗包括停用可疑药物和支持治疗，如仔细的伤口护理、保湿和营养支持[6]。SJS 和 TEN 患者使用皮质类固醇是有争议的。有些临床医生认为在病程早期足量使用皮质类固醇可能是有效的。但是另一些作者认为皮质类固醇药物不能缩短恢复时间，而且可能使并发症的风险升高，包括继发感染（可能导致脓毒症）和胃肠出血[1]。非对照研究发现血浆置换、环孢素和静脉输注丙种球蛋白（IVIG）可能有效[6]。但是其他研究没有发现使用 IVIG 治疗使 TEN 患者有更好的转归[91]。一项关于 SJS 和 TEN 治疗的大型回顾性研究发现，无论是应用皮质类固醇还是静脉输注丙种球蛋白，与仅仅应用支持治疗相比，死亡率间差异并没有统计学意义[92]。有报道发现，一例依托考昔诱发 TEN 的患者应用英利昔单抗进行治疗，使用单次剂量数小时内表皮松解就被控制住了[93]。患有严重皮肤 ADR（如 SJS和 TEN）的患者（如 SJS 和 TEN），既不应再次用药激发，也不应接受该药物的脱敏疗法[94]。

过敏症

过敏症是由于肥大细胞和（或）嗜碱性粒细胞释

放免疫介质导致的严重全身过敏反应。药物或其代谢产物和皮肤肥大细胞表面的 IgE 结合，引起肥大细胞激活、脱颗粒，释放作用于血管的介质，如组胺、白三烯和前列腺素。

IgE 介导的过敏反应的症状和体征是典型的瘙痒、荨麻疹、皮肤发红、血管性水肿、恶心、呕吐、腹泻、腹痛、鼻充血、流涕、喉水肿、支气管痉挛或低血压或两者均有。过敏症所致的死亡常常是因气道阻塞或心血管系统衰竭或两者共同引起。过敏症的症状通常在接触可疑药物后数分钟出现，也可能长至 1h。虽然大部分患者在治疗数小时内症状便得到缓解，但是大约 20% 的患者病程有 2 个时相。第二时相通常出现在 1~8h 的无症状期后，但是可能延迟至 24h[95]。

抗生素（尤其是 β-内酰胺类药物）、NSAID 和麻醉剂是引发 IgE 介导的反应中最常见的药物。其他常见诱因还有蜜蜂和胡蜂过敏原、食物过敏原（如坚果、鱼、贝类）和乳胶[96]。

过敏症是需要紧急处理的医疗状况，必须要立即去除可疑致敏因素。当血管性水肿或过敏症出现时，必须立即予以肾上腺素、抗组胺类药物（H_1 和 H_2 受体阻滞剂）和系统应用皮质类固醇[96-98]。皮试（如青霉素、乳胶）对 IgE 介导的荨麻疹、血管性水肿和（或）过敏症也是很有帮助的。

讨论

药物反应综合征常常是一个很有挑战性的难题。诊断药物反应的系统分级的方法有助于解决多重药物暴露的复杂的临床情况[99]（框 66-8）。皮肤科医生必须能够识别药物反应综合征，如 AGEP、DHS、SSLR、

框 66-8　评估可疑药物不良反应的步骤[99]

临床诊断
- 非病因评估。如诊断名称不要写成"阿莫西林疹"，诊断只是对皮疹进行描述

药物暴露分析
- 处方药物
- 非处方药物
- 中药或整体疗法

鉴别诊断
- 考虑非药物性和其他药物诱发性

查阅文献
- 包括医学杂志、教科书和制药商

确证试验
- 再激发：体内（口服*、皮试、斑贴试验）和可靠的体外试验
- 去激发：停止用药，观察症状是否缓解

建议患者
- 患者此次反应相关的可疑药物，可能引起反应复发的药物，存在潜在交叉过敏反应的药物以及家庭成员的遗传因素
- 药物过敏（MedicAlert）大纲上的注册信息
- 审批部门和（或）制药商的报道

* 体内口服用药只适用于相对风险较低的药物反应类型

DIL。认真思考每个综合征的鉴别诊断点。仔细完整的药物使用史是很关键的，包括之前 6 个星期内开始使用的所有新药、非处方药、中草药和（或）自然疗法药物，但并非仅仅局限于此。诊断药物不良反应的第 4 步是判断每种可疑药物诱发已观察到的反应的可能性。当发生严重的药物反应综合征时，即便是相对可能性较低的可疑药物都应该怀疑，并且将来都应该避免使用[94]。

本章使用的英文缩写			
ADR	药物不良反应	IVIg	静脉输注丙种球蛋白
AGEP	急性泛发性发疹性脓疱病	NSAID	非甾体消炎药
ANA	抗核抗体	PBMC	外周血单个核细胞
CBC	全血细胞计数	SJS	Stevens-Johnson 综合征（重症多形红斑）
DIL	药物性狼疮	SSLR	血清病样反应
DRESS	伴发嗜酸性粒细胞增多及系统症状的药物反应	TEN	中毒性表皮坏死松解症
DHS	药物超敏反应综合征	TNF	肿瘤坏死因子
FasL	Fas 配体	TSH	促甲状腺激素

推荐阅读

Antonov D, Kazandjieva J, Etugov D, et al. Drug-induced lupus erythematosus. *Clin Dermatol* 2004;22:157–66.

Hung S, Chung W, Jee S, et al. Genetic susceptibility to carbamazepine-induced cutaneous adverse drug reactions. *Pharmacogenet Genomics* 2006;16:297–306.

Kano Y, Shiohara T. The variable clinical picture of drug-induced hypersensitivity syndrome/drug rash with eosinophilia and systemic symptoms in relation to the eliciting drug. *Immunol Allergy Clin North Am* 2009;29:481–501.

Mockenhaupt M. Severe drug-induced skin reactions: clinical pattern, diagnostics and therapy. *J Dtsch Dermatol Ges* 2009;7:142–60.

Ramos-Casals M, Roberto P, Diaz-Lagares C, et al. Autoimmune diseases induced by biological agents: a double-edged sword? *Autoimmun Rev* 2010;9:188–93.

参考文献

见本书所附光盘。

第 13 部分　特殊的药理学及治疗话题

第 67 章　药物经济学

Marc A. Darst，Jennifer Reddan，and Ashley N. Feneran

罗晓燕　译　仓田　李邻峰　审校

概述

药物经济学是健康经济学的一个分支，审查药物治疗的成本和收益，寻找利用最小的花费使治疗效果最大化的方法。对于某种治疗方法，需要关注它直接获得的成本及对健康资源总体利用的影响。由于涉及药厂的效益，也会产生许多不可预知的负面影响。药物经济学就是一门探索药物自身价值，最大限度提高药物质量，改善治疗成本的一门学科。药物经济学分析提出一系列明确标准，并分析在有限的医疗资源基础上提出的治疗指南的价值[1]。除了决定药物成本外，药物经济学还研究如何在产生明确疗效的基础上降低总体健康成本[2]。

问题 67-1 药物经济学中应用到的四种主要分析形式是 ①成本最小化；②成本效益；③成本效果；④成本效用。每种分析都各有所长，但没有一个是普遍适用的，各有其适应证和局限性。有关这些分析包括"隐性"或间接成本。本章回顾这 4 种分析方法的应用、强度及局限性。此外还包括药品定价策略、患者援助计划、一般药品定价和替代问题。框 67-1 列出与本章讨论主题相关的网站。

各种成本分析方法

成本最小化分析 问题 67-1

成本最小化是比较 2 个或 2 个以上药物的成本及其临床效果，或是基于临床观察论文的综述而进行的评估。因为目的是在不考虑患者喜好、药物过敏或其他原因导致疾病缓解的情况下选择最便宜的药物，结果不单纯以经济支出来评判。实际上，很难所有的治疗方案有相同的结果，因此，这种分析法有很大局限性。成本最小化的比较通常是不同给药途径［如同一药物的静脉（IV）与口服给药（po）途径］、给药频率（如相同的药物的 q6h 与 q8h）或等价药物的治疗（如多西环素和四环素）[3]。要进行准确分析，所有药物的应用成本必须包含在内。这包括一些难以估计的费用（如护理时间）以及其他由患者自己产生的费用。

在评估中只简单地把每种治疗的所有成本相加并比较其总和。总成本最低的便是花费最少的治疗（最小成本）。

成本-效益分析

成本-效益分析比较治疗成本及其效益，将效益以货币形式体现出来。在商业行为中，目标是实现最高的投资回报率。该分析法的关键前提是假设资金及资源是有限的[4]。进行这种分析，结果必须以金钱的方式来评估，如挽救一个生命的花费，延长 1 年寿命的花费，或应用该治疗降低发病率的花费。该工具可以比较多个治疗或干预的不同结果，不同疗法的总成本（或选择其中一种治疗优于其他治疗的增量效益）可以通过计算每个患者收益和成本乘以患者的总数确定总收益和总成本。有了这些数据，可以计算 3 个不同的数值：①效益成本比（总收益÷总成本）；②净效益（总收益－总成本）；③投资回报率（净收益÷总成本）。当比较各治疗时，最高净效益并不一定是具有最高投资回报的，但通常是治疗的首选[2]，除非经济能力不足。此时，投资回报最高的治疗是首选。

成本-效果分析

成本-效果分析研究治疗成本和治疗结果比，结果体现在治愈例数或预防疾病例数。结果用经济指标来表示（如治疗每例患者的费用）。该分析法的前提是结果是有价值的，它不一定需要成本最低，而是成本效果达到预期的目标即可[1]。相比较而言，即使治疗效果相对稍差一些，成本较低的治疗方法仍然是该分析法的首选。其他的治疗成本，包括对副作用的治疗也应在分析中考虑。简单地将治疗总体成本除以治疗效果，成本-效果比比较低的治疗方法是更好的治疗选择。

以表 67-1 为例，健康维护组织（HMO）提出：药物 A 用于系统治疗斑块型银屑病，皮肤科的新生物制剂——药物 B 也纳入该治疗方案，根据获得的数据分析其要求。尽管它副作用较轻，但成本效果比高，因此，可能被排除在规定治疗方案外，或仅限于使用药物 A 治疗失败之后。

成本-效用分析

成本-效用分析具有独特价值，因为它考虑了患者意愿，以及疾病产生痛苦和疼痛的发生率[1]。除了结果的评定要考虑患者意愿和实用性外，它类似于成本效益分析[5]。结果是用质量调整后的生命年（QALY）来表示，它用延长生命的年数与这些年中有效生活质量率相乘。如果延长的生活质量并不完美的，将其从 0（死亡）和 1.0（正常健康）之间阶梯性分级，再乘以年数生成 QALY 图。若有被认为比死亡更糟糕的状态，将被评估为负数。当延长 1 年的正常生活，即为 1 个 QALY 值。表达 QALY 的结果证实两种延长生命治疗方法间的区别。该类型分析受限于决定结果评判的要素很难，效果指数率的评定也是主观的，通常由健康人群数据得出，因此该结果可能不能反映患者的实际观点[6]。Gill 和 Fenstein[7]建议在患者接受治疗后询问他们对于生活质量的意见，然后得到统计结果。

新的工具不断开发以评估各种结果。一些常用的生活质量指数包括 EuroQoI[8]、幸福指数量表（QWB）[9]、马克健康效度指数（Mark HUI-Ⅲ）[10-11]。最近的热点是对皮肤科患者进行简易生活质量筛查，涉及普通皮肤健康问题和特定皮肤病，如皮肤生活质量指数（DLQI）[12-13]、银屑病生活质量指数（PSORIQoL）[14]和非首字母缩略词皮肤相关指数-29（skindex-29）[15]。此外，湿疹面积和严重程度指数（EASI）[16]和特应性皮炎生活质量指数（QoLIAD）[17]可以用于湿疹和特应性皮炎患者。许多评价工具被证实在跨文化领域的世界各地均可使用[18-21]。例如，假设有 2 种蕈样肉芽肿疗法。如表 67-2 所示，尽管药物治疗成本更高，A 疗法仍然是首选。

表 67-1 两种虚拟疗法治疗斑块型银屑病

药物经济学问题	药物 A	药物 B
治疗总成本（治疗疾病及其副作用所需成本之和）	600 美元	4500 美元
不良反应（肝毒性、恶心、骨髓抑制、注射部位不良反应）	8%	2%
疗效（患者达到 PASI 50 的比例）	50%	72%
成本效益（成本/效益）	1200 美元	8250 美元

表 67-2　两种假想疗法治疗蕈样肉芽肿

药物经济学问题	A 疗法	B 疗法
治疗总费用	20 000 美元	8500 美元
增加预期寿命	10 年	6 年
实用率（0～1）	0.8	0.4
QALY（预期寿命×效用比）	8	3
成本-效用比（成本÷每一增加的 QALY）	2500	3541

治疗的"隐性"和间接成本

问题 67-2 间接成本这个词让人困惑。严格地说，只有两种类型的成本——直接和间接成本。Lar-sonc[22] 指出，直接成本是任何涉及到金钱的成本。因此，有些成本乍一看可能是间接成本，实际上是直接成本。医生称这些为"隐性"的治疗成本，包括护理人员进行患者教育的成本、药物的使用成本（技术时间、管道和管理系统）、实验室测试或定期肝活检（甲氨蝶呤疗法）以及治疗活检并发症的费用。常见的唯一的直接成本主要是药物的获取。在所有药物疗法的成本中，药品的价格可能是其中最昂贵的部分。药物成本根据远期平均批发价格（AWP）、机构花费、患者花费而不同。间接成本不涉及金钱交易，而是失去某些机会的成本，如误工费、抚养费和交通费。间接成本往往被忽略，但在讨论患者可能的治疗方案时，是决策过程中应该被考虑的一部分。简言之，虽然临床医生往往只需考虑治疗方法本身的成本，但也应该考虑到隐性和间接成本的问题。

问题 67-3 问题 67-4 例如，研究两种疾病银屑病和蕈样肉芽肿（皮肤 T 细胞淋巴瘤）的总成本时，两种疾病均可采用紫外线 B（UVB）光疗和补骨脂素加紫外线 A（PUVA）治疗，而没有实验室监测数据成本。这两种疾病有不同的治疗方法，如表 67-3 和表 67-4。其他一些治疗有显著的实验室监测的要求，详见以下各表。

表 67-3　银屑病的系统治疗成本比较——每年的花费（美元）

治疗	剂量和频率	药品花费	监测费用	光疗费用	看医生费用	一年总费用
UVB 光疗	每周 2 次	—	—	1395	300	1895
维持治疗	每月 2 次	—	—	496	243	739
PUVA 光疗	每周 2 次	* 1142	315	1395	300	2010
维持治疗	每月 2 次	* 561	85	930	243	1258
阿维 A 胶囊	25mg/d	3574	737	—	543	4854
	50mg/d	6972	737	—	543	8252
甲氨蝶呤	7.5mg/周	301	3585	—	543	6915
	15mg/周	602	3585	—	543	4730
新山地明（环孢素软胶囊）	200mg/d	4621	3032	—	1191	8844
	300mg/d	6931	3032	—	1191	11 154

监测指南——决定花费的因素：

UVB——无。

PUVA——每年两次眼科检查、每年一次眼底照相，无其他监测。

阿维 A 胶囊（阿维 A）——三酰甘油、胆固醇、血清谷草转氨酶、血常规。初始每月一次，逐渐减为每 3 个月一次。

甲氨蝶呤——血常规、血清谷草转氨酶。初始为每 2 周一次，逐渐减为每 2 个月一次，外加一次肝活检。

新山地明（环孢素软胶囊）——血常规、尿素氮、肌酐、三酰甘油、胆固醇、血清谷草转氨酶、尿酸、血钾、血镁。初始为每 2 周一次，随后每月一次。

门诊复诊：

UVB 和 PUVA——诱导治疗阶段（3 个月）每月一次、维持治疗时每 3 个月一次。

阿维 A 胶囊（阿维 A）——初始每月一次（3 个月），然后每 3 个月一次。

甲氨蝶呤——初始每月一次（3 个月），然后每 3 个月一次。

新山地明（环孢素软胶囊）——每 2 周一次，1～2 个月，然后每月一次。

CPT 编码：99203 为 137.5 美元，99213 为 81 美金，11100（环钻活检）为 115 美金，眼底照相为 170 美金，肝活检为 2400 美金（译者注：CPT 是美国的医疗收费编码，99201～99205 为首次门诊收费编码，99211～99215 为门诊复诊收费编码）。

* PUVA 光疗中的药物花费是以 30mg 甲氧沙林（Oxsoralen Ultra）为基础计算的

表 67-4　蕈样肉芽肿的系统治疗成本比较——每年花费的美元

治疗	剂量和频率	药品花费	监测费用	光疗费用	看医生费用	一年总费用
UVB 光疗	每周 2 次	—	—	1396	300	1695
维持治疗	每月 2 次	—	—	496	189	685
PUVA 光疗	每周 2 次	1142	315	1395	233	3085
维持治疗	每月 2 次	561	85	930	189	1765
氮芥	10％体表面积/天	448	—	—	543	991
	100％体表面积/天	4480			543	5023
贝沙罗汀	150mg/d	7263	2670		624	10 557
	300mg/d	14 490	2670		624	17 784
	450mg/d	21 717	2670		624	25 011
电子束	一个疗程†	—		65 000	324	65 324

监测指南——决定花费的因素：

UVB——无。

PUVA——每年两次眼科检查、每年一次眼底照相，无其他监测。

氮芥——无实验室监测。

贝沙罗汀——血常规、血清谷草转氨酶、三酰甘油、胆固醇、促甲状腺素（除甲状腺素外其他监测为初始每 2 周一次，随后每月一次）。

电子束——无实验室监测。

门诊复诊：

UVB 和 PUVA——诱导治疗阶段（3 个月）每月一次，维持治疗时每 3 个月一次。

氮芥——初始每月一次（3 个月），然后每 3 个月一次。

贝沙罗汀——初始每月一次（3 个月），然后每 2 个月一次。

电子束——每周一次，共 10 次；然后第 1 年每 2 个月一次（治疗师和皮肤科医生轮流），第 2 年每 3 个月一次，第 3～5 年每 6 个月一次。

CPT 编码：99203 为 137．5 美金，99213 为 81 美金，11100（环钻活检）为 115 美金，眼底照相为 170 美金（译者注：CPT 是美国的医疗收费编码，99201～99205 为首次门诊收费编码、99211～99215 为门诊复诊收费编码）。

* PUVA 光疗中的药物花费是以 30mg 甲氧沙林（Oxsoralen Ultra）为基础计算的。

† 一个疗程的电子束治疗为 65 000 美金（包括医生的诊费及住院费用）

不同成本分析

问题 67-1 以上每一个分析有其固有的优点和缺点。临床医生关注的数据类型决定了分析方式的选择。

四个主要成本分析方法的比较

成本最小化分析用于临床医生在两种相似或都有效果的疗法中选择最便宜的。它不能保证疗效最佳，也没有考虑到患者意愿或不良反应。

成本效益分析用来比较项目的总费用，干预措施及不同治疗方法的结果。它也可以被用来帮助确定资金分配[23]。这一分析法的缺点是，由于成本和效益都必须用同一术语表达，因此经济花费与治疗结果紧密相连，从而产生道德上的矛盾，因为这样的价值分配是主观的并且具有文化偏倚。

成本效果分析是最常用的分析，因为它的客观性最强[24]。用于已达到期望获得的结果和寻找成本效果最大化的方法。成本效果分析的优势是其结果是用自然单位表示（如挽救生命数）而不是经济指标。缺点是结果必须用一个相同的尺度来衡量，而不能对不同领域药物的效果进行比较，即使其效果是令人满意的[25]。应根据每组患者的成本效果比来制订各类患者的治疗方案。多种数据库可用以进行该分析，如 Indiana 大学医学中心的 Regenstrief 医疗记录系统即是一个基于门诊患者治疗方案比较的大型数据库。其他数据库见参考文献[26-28]。

成本效用分析是最符合伦理的评估治疗方法，因为它能兼顾患者意愿和治疗费用。但许多机构审查部门的预算是空的。这种方法将各个部门药品费用支出最小化，鼓励使用低成本的疗法将起到降低整体医疗成本的作用[29]。

使用成本分析方法的一般原则

问题 67-5 所有的药物经济学分析是建立在最佳的假设和猜测的基础上。为评估基于关键假设的结果范畴，应进行敏感性分析，在确定治疗关键点后，假设可以不同，并被重复计算[30]。不良反应率、治疗反应的不同或固定总支出可能是多变的。确定结果改变的关键点后将大大提高信心[30]。分析的类型在文献中有充分体现，可能包括单向、多向和阈值分析[31]。研究人员用一定阈值进行敏感性分析得到一个有效的范围。如果使用不同的分析方法来分析而能得到类似的结论，则这种研究被认为是一个可靠的研究。

有争议的领域

药物经济学领域的争论主要是围绕数据来源和数据的准确性两方面。可用以进行分析的数据质量差别很大。住院数据可以从出院小结、目前的程序术语（CPT）、诊断相关群（DRG）记录、登记资料等得到。必须谨慎使用这些数据库，因为住院数据不容易解释，反映了提供数据机构的偏倚。在构造模型的分析中，每个数据源应认真分析及考虑其局限性。这些问题可能包括诊断缺乏准确性、编码错误或未能完全列出患者所有存在的条件。

无论是通过购买或内部数据库获得的数据而做出重要的结论时，必须确定这个数据能满足研究的要求和尽可能可靠。

药物经济学分析如何使用

处方确定

任何组织在评价一种处方中的新药时都应将药物经济学数据作为考量的一部分。也可用内部或已公布的数据进行计算。还应该分析药物在哪种情况下使用获得最大好处。例如，医院发现一天 1 次左氧氟沙星可能是治疗社区获得性肺炎的最有效方法，价格昂贵，但是另一个多药联合治疗方案是治疗家庭获得性肺炎病原体更好的方案。处方的限制是基于这种类型的分析。例如，一些保险公司可以拒绝为治疗银屑病支付昂贵的药费（如注射生物制剂），除非患者初始治疗失败或患有银屑病性关节炎。

同患者和保险公司之间的"谈判"

目前，处方是一个由医生经验和患者、保险公司协商而共同决定的治疗方案。随着越来越多的分析数据发表，许多医师团体（如美国皮肤病学会）会根据重要的药物经济学原理制定指南，作为指导医生选择治疗方案的重要依据[35]。目前，许多保险公司已经开发出临床治疗方案提供给医生诊疗他们的参保人。临床药师也经常会提供一些指南。医生可以很信任他们。但是，这些指南会明显受制于制定指南者的主观倾向。

制药公司药物试验评价

问题 67-6 当进行药品公司赞助的药物试验时，需要意识到在试验的设计、分析、数据解释时有一定的偏倚。可以通过分析药物较其对照组在临床上微不足道的优势来解读原始数据。因为制造商通常保留批准赞助研究的发表权，研究表明不利于制造商的结果可能不会发表。Garattini[36] 及其同事发现在已发表的药物经济学研究中，非制药商赞助和制药商赞助的研究结论的差异有统计学意义。事实上，非制药公司赞助的实验不利结论达到 11%，而由制药公司赞助的不利结论为 0[35]。此外，在制药公司赞助的研究中有利的结论达到 94.5%，而非制药公司赞助的只有 31%[36]。制药公司的资源有限，所以他们必须充分挖掘药物开发应用潜力使其最大化。正如 Gagnon 指出[37]，市场经济的倒退可能导致药物开发走到末路。

问题 67-7 1991 年，DiMasi 及其同事[38]公布的数据显示，1987 年每开发一个新药平均成本是 2.308 亿美元。到 1990 年为止，平均每种药物开发成本上升到 5 亿美元[39]。Tufts 药物开发研究中心 2010 年 1 月 6 日发表声明，每种药物从开发到进入市场成本超过 10 亿美元[40]。但日益增高的处方药物成本不完全归咎于逐年增高的研究和开发成本，在 2001 年美国家庭杂志发表的报告中表明[41]，在 2000 年，在美国公开上市占有市场最主要份额的 9 家公司在市场营销、广告和管理上总共花了 454 亿美元，而在研究和开发上仅花了 191 亿美元。表 67-5 阐明了过去 10 年来药品成本增加的典型代表。

当前药品价格趋势

不仅许多已上市的药物价格每年上升，而新的药物价格也继续上升。表 67-6 说明最近公布的几个药品零售价调查。

问题 67-8 处方药零售价格（反映现有药品生产价格的变化和处方倾向于更新、价格更高的药物），从 1997 到 2007 年以平均每年 6.9% 的速度增长（平均价格从 35.72 美元到 69.91 美元），是同一时期年通货膨胀率 2.6% 的 2.5 倍以上[42]。

表 67-5　常用的系统药物的成本比较（价格/单位剂量）

通用名	商品名	常用剂量（mg）	1995 年 AWP（美元）	2000 年 AWP（美元）	2005 年 AWP（美元）	2010 年 AWP（美元）
阿维 A	Soriatane	25	—	8.99	17.68	28.77
阿昔洛韦	Zovirax	200	1.11	1.31	2.21	3.07
硫唑嘌呤	Imuran	50	1.18	1.46	1.31	3.85
阿奇霉素	Zithromax	250	4.83	5.40	10.80	11.13
环丙沙星	Cipro	500	3.13	4.15	6.49	5.96
环孢素	Neoral	100	5.29	6.11	6.11	6.11
氟康唑	Diilucan	200	9.00	9.78	15.50	20.60
异维 A 酸	Accutane	40	4.45	7.32	14.37	16.56
甲氨蝶呤	Methotrexate	2.5	3.81	1.66	3.49	3.56
甲氧沙林	Oxsomien ultra	10	4.22	6.16	12.97	36.87

表 67-6　选择费用高的系统药物用于皮肤病和风湿病

通用名	商品名	规格	2010 年 AWP（美元）
传统治疗			
贝沙罗汀	Targretin	75mg	36.54
地尼白介素	Ontak	150mg/ml（2ml/管）	1756.80
沙利度胺	Thalomid	50mg	150.15
生物治疗			
阿达木单抗	Humria	40mg/支	914.38
阿来西普	Amevive	15mg/管	1092.00
依那西普	Amevive	50mg（自动注射器）	465.91
英利昔单抗	Enbrel	100mg/管	752.57
利妥昔单抗	Rituxan	500mg/管	3321.60
乌司奴单抗	Stelera	45mg/注射管	5595.60

这种趋势的持续在很大程度上是因为华尔街积极参与药物早期研究和发展。在过去，制药公司开发药物时通常是基于一个想法或者纯科学研究人员的偶然发现，然后进一步将其开发成产品。现在药物公司通常绕过多年的前期研究，直接从大学购买技术然后把药品投放市场。投资分析师和银行家们密切关注所有药品开发商，并试图预测哪些公司将推出"重磅药物"。基于这些制药公司所承受的间接压力，微利或负利润的药物（如所谓的罕见药），就不可能进入市场。

医生在控制药品费用中的角色

医生有道德义务帮助其患者控制药品费用。随着本世纪的进展，用于医疗保健的资金依然有限。医生应该为患者和社会制订最佳治疗方案，达到控制疾病发病率，同时节约经济资源。

药品价格体系

三种基本价格体系

问题 67-9 药品公司采用 3 种方式制定药品零售价格，包括：①线性，①平行，③对数。当一个药物的价格与其剂量呈线性关系上升时称线性定价。图 67-1 说明这三种定价方法的价量关系。

每种药物的定价是由药品公司进行市场研究，并且以占领市场重要份额为目标而制定的。对数定价法代表包装更大量药品所节约的部分。平行定价法能帮助公司在基于价格基础上获得更多的市场份额，并能留住更多需要大剂量药品使用的患者。线性定价法一般基于原材料极昂贵或公司处于市场发展初期，希望能最大限度地获取利润。它需要治疗谱窄的药物有更精确的剂量，如环孢素。

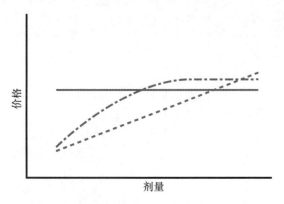

图 67-1　制定药品价格的 3 种方式　————，
对数；－－－，线性；—，平行

平均批发价格（AWP）

传统衡量药品价格的工具是平均批发价格。
问题 67-10 它实际与药房支付的批发价格无关。
AWP 是由制药公司自己任意制定的，类似于汽车制
造商设立的厂商建议零售价（MSRP）。鉴于此，制
药公司坚持用 AWP 来进行药品比较是否妥当值得
商榷。

问题 67-10 药剂师所得的价格是由药品公司或批
发商根据交易量确定的折扣价。巨大的交易量使保险
公司具有决定药店偿还销售药品的权利。如果该药店
亏损，保险公司将其业务转给与其竞争的药房。Car-
roll[44] 发现，为了药店能生存，他们必须偿还最低
AWP 减去 15％ 再加上 6.95 美元的税费。最近的一项
研究发现，药房需平均需花费 10.50 美元来补贴药品。
但大多数保险公司补偿药店 10％～15％ AWP，再加
平均约 2 美元的税费[45]。这比 Carroll 计算出的数值
小，因此，药房不得不将成本转嫁给患者，让其付出
全额零售价以为其买单。

现在药房的平均收支大致相抵或甚至可能对处
方药赔钱。为了获得利润，他们不得不依靠营养保健
品、干货、酒类、烟草弥补其在药品销售中的损失。
尽管医生无疑会更倾向于让患者使用最经济的药物，
目前还没有全面准确的药物定价机制[46]。手持式电子
设备（如智能手机等）提供的电子处方程序和表格已
得到广泛应用，包括保险公司认可的处方以及 AWP
的药物。

批发采购成本

药品生产企业以同样的价格出售他们的药物给所
有零售药店和批发商，遵循 Clayton 反垄断法中 Rob-

inson-Patman 法的规定[47]。大型邮购药店和医药福利
工厂因不受该法案约束能在购买药品时享受很低的折
扣而大受欢迎。

制药成本

制药行业在历史上一直是一个研发产业。传统上
包括 2 种类型的制药公司：研究型和非研究型。传统
意义上的制药公司是研究和开发一种药物，然后让它
商业化。非研究型制药公司可以从研究公司购买老药
的市场营销权或从事非专利药制造。研究型公司从其
他公司购买产品使得这种区别很模糊。非专利药品生
产厂家也会进行有限的研究来证明他们的产品的生物
利用度与市场上的品牌药相似。

患者药物援助计划

根据信用度，多数制药公司意识到到很多患者生
活困难，需在食物、租金、或药物间选择，故制定了
不同的患者援助项目。这些计划通常需要医生帮助这
些患者申请并受益。文件或简或繁。一些公司邮寄药
物到医生办公室方便患者领取，另一些公司则是直接
寄药给患者。有些程序会有严格的收入的限制，患者
必须满足这些条件才会考虑。完整申请表可在网站
http://www.pparx.org 上下载。若药物未列在该网
站上，制造商可能仍有其自己的程序给予贫困人群以
帮助，可以通过与公司直接沟通来获得。

非专利药及替代药

一大批知名药品专利目前已到期，允许很多非专
利药品公司通过食品药物管理局（FDA）批准而进行
生产和销售。仿制环孢素是一个典型例子，直到近几
年前，保险公司和患者接受医生将其作为最好的药物
为患者治病却需为商标付出高昂的代价。随着药品价
格增加，保险公司、患者、医院开始寻找减少药品成
本的方法，非专利药的出现带来了竞争。以前医生认
为非专利药由于制造工艺缺陷含有杂质或是疗效不好。
在过去的 30 年中，公众和医生开始把非专利药当成是
品牌药便宜的替代品。此外，大多数第三方保险公司
要求或鼓励能使用非专利药时尽量使用。

为什么经济学对临床医生如此重要？

药物经济学每天都影响着医生。许多方面是不可

预见的，如制药公司对于药品开发或停止的决定。其他如每天都能遇到的处方限制等。

本章介绍了 4 种常见分析方法，包括它们的优点和局限性。重点强调了药品间接成本的重要性，几种药物经济学的应用实例，以及影响药品定价的因素。希望能引导读者在这方面做进一步的探讨，也希望能提高在医院药房或治疗机构工作的读者参与药物成本效益-分析的意识，至少，它能够为医生提供更好的知识，以评估各医药公司代表提供的一些药品信息。

即使医生不能完全了解药物经济学是什么，它能或不能给我们提供哪些信息，他们仍然能从中受益，临床医生应了解更多关于这个重要领域的知识，以便能更好地为患者提供医疗保健服务。

本章使用的英文缩写	
AWP	平均批发价格
CPT	目前的程序术语
DRG	诊断相关群
FDA	食品药品监督管理局
HMO	健康维护组织
MSRP	厂商建议零售价格
PUVA	补骨脂素加紫外线 A
QALY	质量调整后的生命年
UVB	窄谱紫外线 B

推荐阅读

Gagnon JP. A primer on pharmacoeconomics. *Manag Care Med* 1995;37:11–18.

Gibson G. Understanding and implementing the economics of pharmacoeconomics. *Manag Care Med* 1995;37:9–24.

Luks-Golger D, Caspi A. The ABC's of pharmacoeconomic research. *Pharm Ther* 2000;25:88–90.

Rascati K. *Essentials of Pharmacoeconomics*. Lippincott Williams and Wilkins; 2008.

Walley T, Haycox A, Boland A. *Pharmacoeconomics*. London: Elsevier; 2004.

参考文献

见本书所附光盘。

第 68 章　知情同意和风险管理

Stephen E. Wolverton and Marshall B. Kapp

罗晓燕　译　仓　田　李邻峰　审校

概述

知情同意这一章涉及一系列有关历史、道德和法医学原则的问题。皮肤科少见单纯由于未告知患者医疗行为中的风险而产生的法律纠纷。例如在 2004 年的一项涉及诊断为皮肤癌的患者的医疗事故索赔案件的研究中，7％的案件是由于没有知情同意[1]。尽管如此，知情同意在皮肤科也是极重要的。除了法律因素外，本章还强调了知情同意中伦理和医学原则的问题

（更恰当地说是告知选择的权利，患者有权利拒绝医学干预[2]）。交流的过程是知情同意最重要的组成部分，我们强调知情同意在于交流，而不仅仅是为获得在同意书上的亲笔签名。事实上，在医疗中大多数知情同意往往缺乏患者亲笔签名的书面文件。

本章涵盖了知情同意在美国和欧洲的历史沿革[3]，及其背后的伦理观点和相关法律原则，还包括知情同意书的正式书面格式，并简述了皮肤科的法律风险管理问题。

历史概览

众所周知，知情同意是在 1767 年英国的公共法中被首次提及，着眼于患者享有接受或者拒绝医疗行为的权利[4]。1914 年，美国法官 Cardozo 在审理一宗针对医生进行攻击和索赔的案件时，提出了患者有同意接受或拒绝接受医疗活动的权利，并强调每一个成年人或者是精神健全的人都享有人身自由权[5]。出现在 1947 年战争罪行审判中的纽伦堡宣言是第一个被用来作为医疗保健中知情同意的基本原则的重要文件[6]。"知情同意"一词在 1957 年美国的一家法庭被第一次应用[7]。

知情同意的"专业"或"合理医师"的标准源于 1960 年的具有重大影响的堪萨斯医疗纠纷案件；相比之下，"资料"或"合理患者"的标准于 1972 年在法庭中被提出。这两个标准关于披露患者信息方面的论述请见后文。

知情同意的法医学观念也在发展，医生应该熟悉在司法实践中相关的法律和司法判决。另外，由不同专业机构和其他组织建立的诊疗指南可能会影响到患者的知情同意。一些私人鉴定机构标准（如联合委员会）也有影响到知情同意的内容。

伦理视角

知情同意的法律原则反映了医生应有尊重患者自主权的基本伦理责任。目标是让患者和医生能够共同决定使用某种特殊药物治疗或者进行一项外科手

术[11]，他们双方都将直接受到该决策的影响。理想情况下，知情同意能够让他们做出更理智更合理的决定。

通过真正良好的知情同意过程会达到许多重要的医疗效果。问题 68-1 ①密切医患关系，增强医患互信。②让医患关系更加开放，减少威权主义，提高患者的依从性，使患者更多更好地参与药物不良反应的监控。③增强医生专业行为中的自省自律。

应充分为患者提供关于医疗选择的信息，符合伦理和法律的原则[12]。自主性的伦理观念结合知情同意的法律原则，赋予人们拥有获知信息并实施、同意或拒绝的权利。

基本法律原则

几条基本法律原则是理解知情同意的基石。如前所述，医生应熟知那些与其医疗活动直接相关的知情同意的法律和司法文件。

主治医生对医疗的整个过程和结局应该负最终的法律责任，即使许多相关的医务人员也会牵涉其中。牢记该原则，医生最终的责任是保证充分的患者知情同意权，不能授予学生、护士或者其他人。同样，医生也不能完全用宣传手册或者视听材料代替知情同意的对话。但是其他医疗团队成员、文字或视听材料等可以对交流过程起重要的补充和强化作用[13]。

问题 68-2 明确告知需明确的口头或者书面形式的交流同意。如果预期医疗干预的风险或侵袭性较大，建议采用明确告知方式更好。暗示告知更多在常规的医疗行为中运用。在涉及的风险或干扰很小的情况下，患者不反对合作通常被认为表示同意。暗示告知并不违反知情同意，恰恰是一个符合要求的办法。

由于完全缺乏知情同意而引起的诉讼（如未授权接触之类的行为）现今极罕见。但没有充分解释的药物风险或者医疗干预行为在当前环境下更可能被认为是医疗标准中的过失或偏差，即使医疗的质量或结果很好，如未给予充分解释，也会被提起诉讼。

医患沟通的环境也会影响到信息交换和书面知情同意的交流。例如，在进行临床药物试验的时候，有非常具体的联邦法规要求[14]。详细的知情同意书对制药公司的研究工作是非常重要的。

在治疗方面，关于 FDA 批准的有严重不良反应的药物的处方没有清晰的法律规定。问题 68-3 一般来说，在进行超适应证处方或者是用于未获批的适

应证时，应该特别为患者提供带有潜在风险和益处的警示标志。

皮肤科的大多数系统用药是超适应证处方的。FDA 批准厂家标注和营销某种药物，可以通过广告或者是在说明书中插入相应的信息告知药物限制[15]。FDA 批准意味着制药公司能够提供足够能证明其疗效和安全性的证据。如果某种药物太危险或者无效，FDA 是不允许销售和处方的。针对许多罕见的疾病，制药公司收集足够的证据以申请 FDA 获批生产某种药物，在经济上来说是不切实际的。

医生处方 FDA 批准的药物，但用于不同的、未被批准用途的疾病的时候，如有临床数据支持这种未被批准的用途的话，在医学上是可接受和合法的。联邦食品药品和化妆品法案明确规定 FDA 有权调整药物的说明。

从医疗和法律的目的来看，任何治疗的风险不应大于疾病本身的风险。例如，中毒性表皮坏死松解症与寻常型天疱疮等是较为严重的皮肤病，在某些患者值得去承担潜在的治疗风险。这里对风险-效益比的估算与皮肤病不太严重时是不同的。好的治疗药物有时也会有风险，征得患者的同意，尽可能地达到重要的治疗效果。一个医生的职业环境（如私人诊所和教学医院）可能会决定系统用药的风险，具体来说，风险大的药物往往在教学医院用得更多。

单独签署知情同意书通常只在研究程序上是法律需要的。在临床实践中，联合委员会（JC）要求的同意书形式主要基于医院的外科手术。在其他方面，JC 认证是医院从第三方支付中获得医疗服务费的一种方式（主要手段）。

一份签署的知情同意书，即使法律没有明文要求，也可能对规避法律风险的管理是有用的，因为它至少可以证明医生和患者间进行过交流[16]。除了联合委员会要求的外科手术的知情同意书外，知情同意文件本身相对于交流过程而言是其次的。在皮肤科，记录患者系统用药的知情同意文件只需要有关于药物风险、获益、限制及替代治疗方法的表格就行。例外的是对育龄期女性使用异维 A 酸类药物，iPledge 程序信息包和知情同意书依然是标准程序。

知情同意的组成要素

问题 68-4 一份合法的知情同意书应该有以下 3 个基本组成要素[17]：①自愿同意。患者应该有自由选择的权力，没有外力、欺骗、胁迫、或其他形式的约束或强制。②患者的决定是基于充分的知情，

733

被告知。③患者必须能够自主决定：换句话说，认知和情感健全并能理性地管理其个人医疗问题。

在美国当代法律中就医生应该给患者交流多少信息存在分歧。问题 68-5 约一半的州采用专业的或者合理的医疗标准。医生必须给患者提供合理的信息。

相反，将近一半的州遵循"资料风险"（或"合理患者""谨慎的患者"）标准，以此标准来决定分享信息的程度。根据此标准，在同样的情况下患者将依据公开信息来做出理智的决定（换而言之，患者做出决定的信息应该是客观的）。资料风险标准的好处包括加强了交流、更加重视健康问题、减少诉讼风险和提高医疗质量。

大约一两个州仍保留着主观或个人的患者标准。在这一标准条件下，在特定的环境对任何特定的患者（而不是客观的"合理患者"）必须提供相应的信息。

由于缺乏对各种风险的充分告知，这些信息标准必然会影响到每个医生的判断，医生会根据存在风险的严重性和频率来进行告知。如果某个特别的风险发生率越高，那么它发生后的严重性就越大，在进行该项医疗干预前进行告知就越重要。除了自愿地决定向患者提供什么信息外，医生还必须准备好如何睿智地回答患者咨询的问题，这些问题主要是基于面向大众消费的药品广告、互联网、大众媒体的文章或者是其他来源的信息及错误信息。

框 68-1 列出了必须包含在知情同意里面的一般要素。医生也必须牢记知情同意的效果不只取决于告知患者的信息内容，还决定于医生告知的方式和风格[18]。

框 68-1　知情同意的组成要素

诊断或者鉴别诊断的可能性
提出的医疗措施或外科干预的性质和会达到的目的
　合理的可预见的风险
　潜在的好处和可能会发生的情况
　缺陷（比如，用到的干预措施可能无效的风险）
采取的干预措施的替代治疗方案，包括不治疗的选择
医生对这项特定的治疗措施的本人的学习及经验
患者的费用和其他种类的责任
医生方面的任何利益冲突（如患者的护理管理计划的财政奖励或惩罚方案）
医生对可供选择的不同治疗措施的建议
提问和解释的时间

系统用药和知情同意

在处方系统用药前应该对潜在的不良事件的风险进行充分评估，包括药物的风险和患者在监测药物不良反应时应发挥的必要监督作用。用药前告知患者可能会发生的常见的和严重的不良反应是很重要的。另外，告知患者监督措施也是很有必要的，包括实验室检查、特殊检查和监测该治疗的其他方法。

记录医患沟通的文件十分必要[19]。问题 68-6 不同的临床情况可以选择适合的不同文件。带有患者和证人签名的知情同意书在实验性药物的研究中是必要的，对非常规风险用药也是必要的。书面形式的知情同意书的内容应该是针对具体研究的药物或被处方的药物。

一种知情同意书的可选方式是用详细的病程记录写下知情同意讨论，附有患者的签名或缩写。对大多数用于皮肤科的系统性药物，医生应该记录对风险、好处、限制和相应替代治疗方案的讨论，而且还可能记录监督药物不良反应的计划。在那种情况下，医疗记录的文件只有医生的签名。对于不良反应很小的药物，一个总结性的图表记录常规和患者的谈话就够了。

问题 68-7 当使用单独的书面同意书时，证人的签名只能证明患者已经签署同意书。一次证人应该见证了实际的医患对话，才能够证明患者签署知情同意时是自愿的、明智的、有精神承受能力的，而不只是见证了一张纸上签过了名。签署知情同意书的证人应该是除主治医生以外的人。

优化患者的认识

患者对医生提供的信息的接受理解需要有对现实的清晰认识和一定程度的长时记忆力。问题 68-8 为改善患者理解和长期保留信息的能力，我们可以尝试各种可能。包括提供书面材料、分类组织材料、让患者用她（他）自己的话重述刚才介绍的内容和使用语言或视觉等多种渠道进行交流[20]。重复关键点也会有帮助。

提供信息尽量做到无压力和有感情。告知的时候应该做到用明确的、专业化不强、可理解的语言，医生应该考虑到特定患者的价值观和社会背景，用开放的方式分配提问的时间。让患者的家属在场（在患者同意的前提下）可能会对交流的过程和长期保留信息有帮助[21]。

框 68-2　不需要知情同意的情况
危急重症
治疗优先权
普遍知晓的风险
患者放弃知情同意权

知情同意要求之例外

框 68-2 列出了一般的知情同意要求以外的 4 种情况。问题 68-9 ①一项适用于紧急治疗的例外情况：当患者面临死亡风险或者不及时治疗就会遗留严重残疾，而患者目前无法做出或表达自主决定，而且没有其他可供选择的替代治疗方案。②"医疗特权"的原则适用于那些极为罕见的疾病，隐瞒病情对患者更有利，因为告知相关的信息可能会给患者带来快速和严重的后果。③人们普遍知道的风险可以不必再明确地告知。④当患者自愿放弃知情同意权时。在皮肤科的系统用药和外科手术中，上述情况不多见。

更困惑的问题是如何用适当的方法来获得未成年人的诊疗知情同意[22]。谨慎的做法是让未成年人父母参与治疗的决策过程，并将任何治疗的重要潜在风险都进行告知。

但有一些例外情况存在。一个独立的未成年人定义为完全自食其力不依靠父母，和（或）者已经结婚、已为人父母或者正在服兵役。相对而言，成熟的未成年人通常是指 14 或 15 岁或更年长的年轻人，他们的成熟程度使他们能够理解相关的信息并能理智地决定是否接受无风险的医疗干预。对不成熟或成熟的未成年人的情况，如果他们不希望父母参与到治疗决策，可以在医生足够的沟通后，由未成年人自己做出决定。但让患者的父母参与到诊断或治疗的决策通常是最保守也是法律上最安全的方法。

医学法律学的风险管理

仅仅因为医生未获得患者的知情同意而诉讼成功者很少见。原告必须能够列出框 68-3 里的每一个要素，争取索赔成功。大多数成功的医疗事故索赔的是源于患者治疗不够标准的证据，而不是缺乏知情同意的证据。

问题 68-10 但医生应该尽职尽责地从患者身上获得有意义的知情同意，良好的风险管理来自于此，

框 68-3　基于无效知情同意提出诉讼时原告必须证明的要素
医生没有提到合理的可预见的风险
没有告知的风险实际上已经成为现实
发生的风险对患者造成了伤害
如果患者被充分地告知了该风险发生的可能，将不会同意该项治疗措施，那么伤害也就不会发生

因为某些医生行为加上患者性格会增加治疗不当的风险。医生拙劣的沟通技巧、没有人情味的关心、缺乏聆听患者的抱怨和担忧的同情心以及个性冲突倾向等性格特征都可能会加重患者的不满情绪。医生在处理问题时一般要特别小心，特别是和有不切实际期望和精神障碍的患者，更应该有充分的沟通和记录。

皮肤科的医疗事故

迄今为止尚未发表足够多关于研究皮肤科医生事故索赔的文章。一项研究发现，由皮肤科医生支付职业责任保险的保费金额远低于风险较高的其他专业（尽管地理因素和国家侵权行为法的改变似乎影响皮肤科的保险金额，就像影响整个医疗领域一样[23]）。另一项研究发现，手术部位错误和术后功能受影响是 Mohs 手术医疗事故诉讼最常见的原因，研究者推测对美容及皮肤外科越来越多的强调会使皮肤科医生的医疗事故责任增加[24]。显然，带有潜在不良反应风险的系统用药也可能会加重皮肤科医生的责任。

总结

极少有医学治疗完全没有任何不良反应并能完全规避由此产生的潜在医疗法律责任。尽管有不同程度的风险，皮肤科仍有许多重要的临床适应证可以系统性应用有潜在益处的药物。建立积极、开放和良好的医患关系是积极防御性医疗的基础。详细的评估和对法律风险的清晰认识、采取减少风险的措施，并由医生和患者共同监督以早期发现药物重要的不良反应，都是皮肤科医生选择最佳系统性药物治疗的关键。深入理解和实施知情同意的法律和伦理基础是临床治疗成功的关键。

参考文献

见本书所附光盘。

第 69 章　皮肤科复方制剂

Linda F. McElhiney

罗晓燕　译　仓田　李邻峰　审校

概述

复方制剂是医药学的重要组成部分。整个 19 世纪，直到美国工业革命开始，所有药物均为混合配制。但到了 20 世纪 70 年代年初期，不到 1％ 的处方药物为复方配制。20 世纪 80 年代和 90 年代，复方制剂开始增多，截止到 1995 年，约 11％ 的处方药为复方制剂[1]。**问题 69-1** 复方制剂药物增加有如下原因：

- 家庭保健。
- 临终关怀和疼痛管理。
- 制药商通过减少药物剂量以增加利润。
- 上市的新药剂量规格种类有限。
- 药品制造商缺货。
- 超适应证用药。
- 缺乏儿童用药所需规格。

皮肤科需要复方制剂因为皮肤科患者所需药品不能在市面上买到。医生一般根据病情给患者开具不同的药物剂型来简化治疗方案或提高某种药物的吸收，由有经验的药师配制不同药物制剂。

使用复方制剂药物一直存在争议。因为使用复方制剂过程中曾发生少数不良事件，一些团体和政府机构开始禁止或限制复方制剂[2]。**问题 69-2** 反对者认为医疗机构配制药物不够专业，并且认为复方制剂未被合理检验。但美国药典制定了复方制剂的配制标准，这被联邦法律和药理学会所认可。美国药典对制药商制定了药物标准，以确保市售药品和复方制剂的质量和安全。患者使用复方制剂有 4～15 条基本原则。这些原则包括使用复方制剂的三主体，即制剂配制、处方、管理治疗结果的能力。这些原则的目标是：

1. 确保患者、医生、药师三者的协同医疗关系，即复方制剂三主体的协同医疗关系。

2. 发展一种临床上满足不同患者需求的稳定的复方制剂模式。

3. 为了使复方制剂满足医生的特别要求，应该合理书写处方。

4. 合理记录、管理复方制剂对患者的利弊，以便改进制剂方法。

以下将举例说明 15 个主要原则。每部分末有 1 个简要讨论，讨论不同皮肤病复方制剂的用法。

复方制剂三主体

美国药学会将复方定义为基于执业医师-患者-药师三方医疗关系基础上为患者配制药物成分的制剂[3]。执业医师-患者-药师三方的关系即是制剂三主体。

问题 69-3 这种关系中，每一方都要和另两方密切联系（图 69-1）。这种关系的目的是保证复方制剂的安全性和有效性。三方关系是区别复方制剂与药厂产品的法律基础，也是处方和配制复方药物的必要因素。三方关系的中断会导致复方制剂不合格，也可能影响治疗效果和患者安全。

患者

原则 1

问题 69-4 如果患者病情复发或患有慢性疾病，应该根据患者治疗史制订更加准确合适的方案。

● 使用复方制剂之前应该使用过常规治疗。

● 患者应该告知其对市售药品的过敏史。复方制剂应避免其过敏成分、提高疗效。例如，一些患者对羊毛、羊毛脂过敏，外用药物如含有这类成分会导致患者致敏。羊毛脂过敏的患者应使用不含羊毛脂的复方制剂。

● 患者需要不同浓度的药物，因此需要药师配制。例如，患儿需要大面积外用皮质类固醇，但常规药物因效价太强、浓度高可能会导致系统吸收问题，因此需要稀释使用。

● 根据患者病情，可能无合适的市售药物，例如，对于阿昔洛韦治疗抵抗的单纯疱疹患者，需要配制含西多福韦的凝胶、乳膏或软膏，其同样也可用于治疗尖锐湿疣或传染性软疣[4-5]。对于黏膜皮肤的单纯疱疹病毒（HSV）感染使用配制的曲氟尿苷白凡士林油剂则更加方便[6]。

原则 2

问题 69-5 患者对使用复方制剂治疗自己的病情有知情权。

● 复方制剂经常是通过超适应证用药的方式使用。超适应证用药的意思是该药物未进行临床试验，未被食品药品监督管理局（FDA）批准用于某种用途。患者应该被告知：①使用的复方制剂是未被核准的药物；②告知药物的用法和预期；③患者自行决定使用或不使用建议的复方制剂治疗。

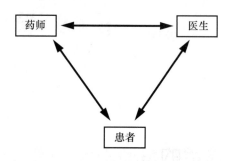

图 69-1　复方制剂三主体

● 并非所有药剂科都有复方制剂，因此患者可能有时候因购买不到复方制剂而失望。但是如果提前告知患者需要的复方制剂，患者可提前咨询当地医药机构是否可配制，从而避免走不必要的路。另外，不同医药机构的复方制剂价格也不一样。

药师

原则 3

问题 69-6 药师负责依照医生的处方或药物订单来配制稳定的高质量的复方制剂。

● 药师是唯一的经过药物制剂教育培训的专业医疗人员。但药师经过的制剂学培训差异较大，不是所有药师都上过制剂学课程。找到独立专业制剂药房并与之合作是非常重要的。一些制剂药房已经通过药物制剂授权协会认证。拥有这种资质的药房严格执行美国药典（USP）标准和配药学认证协会/药物复方制剂认证协会（PCAB）要求[7]。

● 当开出复方制剂药物时制剂药师是很重要的人员，制剂药师可以优化、精简不必要的资源、文字说明、设备等。制剂药师可以帮助医生开发复方制剂模式，帮助医生研制性状稳定、符合 USP 标准的复方制剂。

● 制剂药师负责配制的复方制剂需符合：①选择合适的储存容器；②有清晰的标签说明用法；③告知患者合理的用法和存放方法。

医生

原则 4

问题 69-6 医生负责诊断病情、选择合适的治疗、开具复方制剂的处方或药单。

● 大多数医疗保健工作者无诊断疾病的合法资质。只有医生可以诊断疾病、选择合理的药物，制剂药师可以帮助医生选择复方制剂，因此最大化的医生-药师沟通交流是必要的。

● 复方制剂的处方需要包括告知药师正确的配制方法、告知患者详细的使用方法。处方上需列明所有活性成分、合适的溶剂及其含量。缺乏精确、详细的信息可能导致治疗延迟，或导致药师需要电话询问。

构建稳定的复方制剂模式

建设复方制剂的模式需要医生和药师的共同努力。诊断确定后基于临床证据选择正确的复方制剂，接着医生和药师共同决定将某一药物或成分混合至一稳定、可溶性好的溶媒中。必须考虑以下几点，选出最优方案：①混合制剂中各成分的来源；②混合制剂的稳定性；③赋形剂和主药的使用；④性价比；⑤患者依从性。

临床证据

原则 5

问题 69-7 复方制剂的使用应基于现有临床证据。

● 因复方制剂药物未进行大量的临床试验来检测其安全性和有效性，已出版的文献和其他参考信息应作为皮肤科使用复方制剂的理论依据，保存好这些文献以备参考。

● 对于治疗可能出现的结果，临床证据（比如治疗指南）可提供参考信息。

可行性

原则 6

问题 69-8 选择理化性质相溶的药物成分。一般来说油和水不能相容，除非两者经过一系列理化操作（比如乳化）。

● 当混合两种药品形成一种复方制剂时，选择类似的基质，如软膏与软膏混合、乳膏和乳膏混合。一种水包油乳膏与油脂基质混合将导致混合物分解为水相和油相，活性成分将会溶解在一相中，之后并会浓聚。如果患者不知晓并使用了混合物中的此相的部分，将可能导致不良反应产生。

● 水溶性成分可以混于亲水性矿脂或吸收性基质（如 Aquaphor 或 Hydrophor），一旦亲水成分混合于吸收性基质后，此时的初始混合物就可以与其他非水溶性基质混合。这就是用在"1-2-3"软膏复合物的技术[8]。

醋酸铝溶液先混于吸收基质，再与氧化锌糊剂混合。

● 如一种活性药物成分（API）是粉剂，用一种疏水性研磨剂或溶液来溶解粉剂，这样活性成分可以与基质混合。研磨粉剂过程中加入湿润剂来做成糊剂。糊剂再混合研磨，减小粉剂的颗粒，然后再与合适的基质混合。表 69-1 列出了配制软膏常用的研磨剂。注意有的患者可能对这些基质过敏。

原则 7

问题 69-8 选择与活性成分相配伍的基质，选择可达到要求皮肤浓度和范围的基质。

● 表 69-2 总结了不同乳膏和软膏基质的性质。

● 洗剂是流动的乳剂或混悬液，含干燥成分且对皮肤有润滑作用。

● 凝胶可使某些药物具有高渗透性，尤其是抗炎药。因为皮肤对凝胶制剂有较高的吸收率，同时活性药物可被系统吸收而增加不良反应发生的风险。如果不希望发生过多的系统吸收，如外用皮质类固醇制剂，凝胶剂型应当避免。凝胶是常用的吸收性基质，是可以清洗的、亲水性的、不含油脂的。表 69-3 列出了常用的凝胶。

● 有的药物在亲水性基质中可能会很快水解，因此这类药物需要使用亲脂性基质。氮芥配制需要使用油性基质，用于治疗蕈样肉芽肿。氮芥容易水解，药师需先用无水乙醇溶解氮芥，然后再溶于亲水性介质（如白凡士林），以形成稳定的复方制剂。如果配制不当，会导致失效或出现不良反应。

● 活性成分的吸收受基质、载体的影响，因此其浓度和效能需要监测和校准。例如，水杨酸作为角质溶解药物常用于去疣治疗，当用弹性火棉胶溶解水杨酸时，水杨酸最大浓度为 17%，如大于 17% 会有刺激性。当用亲水性软膏作为基质时，水杨酸的浓度 60% 可能也是安全的。

表 69-1　配置软膏所需研磨剂列表

试剂	亲水性系统	亲脂性系统
蓖麻油		×
棉籽油		×
甘油	×	
矿物油（重）		×
矿物油（轻）		×
聚乙二醇 400	×	
丙二醇	×	
吐温 80		×

表 69-2　不同乳膏和软膏基质

基质类型	性状	渗透性	举例 *	用途
亲脂性	不溶于水 不能水洗 不吸水 润滑的 密闭的 油脂性	表皮[1]	白凡士林 白软膏	保湿，护肤，外用药
吸收性	不溶于水 不能水洗 不吸水 润滑的 密闭的 油脂性	皮内的[2]	亲水凡士林 *Aquabase* *Aquapho* *Hydrophor*	保湿；护肤；干燥，用于渗出皮损
油包水	不溶于水 不能水洗 吸水 润滑的 密闭的 油脂性	透皮的[3]	冷霜 含水羊毛脂 *Hydrocream* *Eucerin* *Nivea*	保湿；护肤；干燥，用于渗出皮损
水包油	不溶于水 能水洗 含水 透气的 非油脂性	透皮的[3]	亲水性软膏 *Dermabase* *Velvachol* *Unibase*	干燥，用于渗出皮损
水溶性	溶于水 能水洗 吸水 不含水或含水 透气的 非油脂性	透皮的[3]	聚乙二醇（PEG）软膏	渗透性好的混合制剂

* 特殊产品的商品名为斜体字。
[1] 表面、表皮。
[2] 血管周围的皮肤内层。
[3] 透过皮肤的多层结构

表 69-3　凝胶分类

分类	类型	举例
有机凝胶	碳水化合物	凡士林、矿物油、聚乙烯凝胶、*Plastibase*
	动物或植物油脂	猪油、可可脂油
	肥皂基质油脂	硬脂酸铝和矿物油凝胶
	亲水性或非离子性	*Carbowax* 基质（PEG 软膏）
水凝胶	天然或合成的凝胶	果胶糊剂、黄蓍胶、藻酸钠
	有机的	甲基纤维素、羧甲基纤维素钠、*Pluronic F-127*
	无机的	10%～25% 皂黏土凝胶、*Veegum*、二氧化硅、氧化铝

* 特殊产品的商品名为斜体字

原则 8

问题 69-9 添加赋形剂来维持复方制剂性状的稳定

● 添加增稠剂防止制剂用到身体时融化变稀。常用的增稠剂包括蓖麻油、十八烷醇、石蜡。

● 渗透剂增加制剂的经皮吸收，最常用的是水、二甲基亚砜（DMSO）。但 DMSO 有一种蒜样味道不太受人欢迎。其他渗透剂有乙醇、脂肪醇、脂肪酸、多元醇、卵磷脂类、表面活性剂、有机酸、胆盐、酰胺类。

● 问题 69-10 最近应用的磷脂类渗透剂之一是 pluronic 卵磷脂有机凝胶（PLO 凝胶）。它是一种二相凝胶，包含亲水剂 pluronic 和亲油剂卵磷脂。水溶性活性成分可溶解于其亲水相。高切力使 pluronic 和卵磷脂结合形成一种油脂样含微胶的渗透剂。这样的一个约大水滴大小的微胶含有油层包裹的活性成分，皮肤对此剂型容易吸收。当皮肤吸收了微粒，水相的药物就可释放了。对于雷诺综合征、甲床感染，这是一个极好的局部药物吸收系统。

- 防水剂（如硅油）常用于减轻一些乳膏或洗剂的黏度、提高泡沫稳定性。

- 软膏基质常不需要防腐剂，而亲水性的外用药需添加防腐剂防止细菌生长。常用的防腐剂有乙醇、苯甲醇、对羟苯甲酸、苯扎溴铵。

正确书写处方

医生有责任写好复方制剂的处方。处方应该包括制剂的详细信息，患者合理的用药说明。处方是患者永久医疗记录和制剂药房记录的一部分，因此必须精确。

复方制剂用药说明

原则 9

避免写简写或通称。列明每一种活性成分及其剂量、最终浓度，写明基质。

- 文献中写制剂的简写或通称常会被误解为类似的成分，读者处方时可能会开具类似制剂替代。医生更不能认为药师了解处方中复方制剂的变动。

- 问题 69-11 医生需要写明每个活性成分的量或最终浓度，以确保患者获得正确的、医生确想开具的制剂。

原则 10

问题 69-12 当两种市售药品混合使用时警惕稀释现象。经皮吸收与活性成分的最终浓度成正比。

- 临床上对于大面积用药时常将一种市售药品与另一种市售基质混合外用，这时药物会被稀释。

- 举例，1%氢化可的松乳膏与优色林乳膏按1:4比例外用意味着氢化可的松被稀释了4倍。1:4是一个常用的比例。如果处方中制剂的总量为240g，复方制剂中则包括 60g 的 1%氢化可的松乳膏、180g 优色林乳膏，氢化可的松最终浓度为 0.25%，仅为原来的$1/4^9$。

复方制剂用药说明

原则 11

用药说明应该通俗易懂、写明剂量

- 复方制剂说明应包括剂量、用药部位、频率。患者不能够通过看医用参考书或网络用药说明来获得用药方法。

- 用药说明应该通俗易懂，避免专业术语。

原则 12

问题 69-13 医生、药师除了给患者提供书面的用药指南外，还应当面向患者解释用药方法。

- 大多数患者和监护人员都乐于既得到书面的也得到口头的有关复方制剂的说明。医生及相关辅助人员应该就复方制剂的使用方法向患者及监护人员提供建议。医生的辅助人员不应单独向患者发放药物或负责咨询，这样的行为违反复方制剂的三方主体原则，可能会导致不理想的治疗效果。

- 让患者或家属复述如何用药可评估他们是否理解和能够使用复方制剂。就诊结束或出院之前询问患者是否还有疑问。

- 药师负责审查药物使用和储存的说明书。复方制剂可能需要特殊储存条件，如冷藏、避光等，以使其保持稳定和延长保存时间。

患者的管理

复方制剂是根据患者具体病情的处方药物，因此药师和医生应该做好患者管理和病情评估工作，以观察药物的有效性、不良反应和患者依从性。如果治疗未达到期望效果，制剂方案可能需要修改，或者患者需要调整用法、储存方法。在患者病历中要记录治疗结果和对药物的评价。

治疗的评估

原则 13

按设计的时间评估治疗结果和依从性

- 应该评估患者对药物的反应。如果患者部分好转，制剂方案可能需要修改，如增加效能。

- 复方制剂的优选过程可能会经过试验阶段或也可能出现出错环节。一种复方制剂的失败不意味着另一种制剂对患者无效。要认识到复方制剂是为个体患者的具体病情而配制的。

原则 14

使用开放话题来评估患者和制剂治疗

- 与患者交流并非总能达到最佳预期。医生和药师要采用开放提问的方式，以便为患者提供更多的详细信息。

● 提高制剂三主体关系中患者参与的积极性。复方制剂治疗的顺利与否和患者提供的药物效果和不良反应密切相关。

文档记录

原则 15

记录治疗经过，包括良性结局和不良事件

● 药师和医生应该记录复方制剂的所有方法。优良的复方制剂可继续使用，不成功的复方制剂不能再使用。

● 确保记录任何不良反应，如对某种成分或赋形剂过敏。这些信息有利于将来复方制剂的优化。

常用的外用复方制剂

对于许多皮肤病，包括银屑病、疣、雷诺现象、痤疮、脂溢性皮炎、真菌或病毒感染、恶性肿瘤、斑秃、慢性溃疡，患者使用复方制剂可获益。多数皮肤病有市售外用药，但不是对所有患者都有效。框 69-1 列举了部分外用复方制剂。

总结

要知道，复方制剂是为对常规治疗抵抗的患者而准备，可根据具体病情做出选择。本章将用药原则重点概述如下：

● 应当确立和维持医生、患者、药师之间的三主体关系，以确保复方制剂的安全有效。

● 医生和药师应当根据临床证据制定优化稳定的复方来满足患者的个体需求。

● 医生有责任提供准确的制剂名称和明晰的处方，以便药师配药、核对。

● 医生、药师、患者之间应该有开放的交流，以便观察患者对药物的反应或及时进行必要的更改。

复方制剂是被食品药品监督管理局、最高法院、国会法律认可的。全国药学委员联合会在提供优质医疗服务中也起着重要作用。

框 69-1　常用的外用复方制剂

疣
1％方形酸二丁酯溶液
20％鬼臼毒素凝胶
10％乳酸和 15％水杨酸（基质为弹性火棉胶）

银屑病
0.25％煤焦油硬棒
5％煤焦油软膏
5％煤焦油和 2％水杨酸复方乳膏或洗剂
1％地蒽酚软膏
0.3％甲氧沙林溶液

真菌和病毒感染
2％氟康唑溶液（溶剂为 DMSO）
8％环吡酮凝胶
0.1％伊曲康唑溶液（溶剂为 DMSO）
0.3％西多福韦凝胶

痤疮
4％烟酰胺凝胶
15％羟基乙酸凝胶
2％盐酸四环素溶液

癌前病变和恶性肿瘤
5％氟尿嘧啶蜡棒
0.4％卡莫司汀软膏

雷诺现象
含有 160mg／ml 硝苯地平的 PLO 凝胶制剂
0.2％硝酸甘油软膏

皮肤溃疡
1％甲硝唑溶液
2％酮洛芬
2％利多卡因
2％苯妥英
0.0024％米索前列醇

斑秃
二苯基环丙烯酮（DPCP）的丙酮溶液（多种强度）

本章使用的英文缩写

API	活性药物成分
DMSO	二甲基亚砜
FDA	食品药品监督管理局
HSV	单纯疱疹病毒
PCAB	配药学认证协会/药物复方制剂认证协会
PLO	pluronic 卵磷脂有机凝胶
USP	美国药典

参考文献

见本书所附光盘。

第 70 章 皮肤科儿童用药

Brandie T. Styron，Anita N. Haggstrom

罗晓燕 译 仓 田 李邻峰 审校

概述

众所周知，进行儿童药物试验有诸多困难。尽管药物代谢（包括药物吸收、蛋白结合、代谢、分布、排泄）在儿童和成人不同，医生一般根据成人用药指南来给儿童用药。皮肤科医生常开具超适应证处方，这在儿童皮肤科可能更多见些。本章主要阐述儿童用药的原则，介绍一些药物安全有效的用法。

一般考虑

儿童用药剂量的考虑

成人用药一般是给予标准剂量。在儿童，要注意体重、体表面积、体重指数。表 70-1 列举了一些皮肤科儿童常用药物的剂量。

皮肤科大多数系统性药物都有根据体重计算的儿童用量。由于体重、身高、年龄的不同，仅按平均体重计算用药剂量的方法并不完美。某些特殊药物是根据体表面积（BSA）用药的，如化疗药、高剂量皮质类固醇。这些药物有一个"窄治疗窗"，血药浓度的治疗量和毒性剂量比较接近。根据体表面积用药很有必要，下面的网址提供了方便的计算器：http://www. pediatriconcall. com/fordoctor/pedcal/body _ surface _ area. aspx.

问题 70-1 儿童外用药的剂量也需要个体制定。一般来说，婴儿和幼儿有相对较高的体表面积-体积比，大面积外用药物可能导致风险增大。例如，有的儿童外用水杨酸制剂可能导致水杨酸中毒。曾有报道发现个别儿童外用皮质类固醇、免疫抑制剂制剂后有明显较高的血药浓度，因此皮肤屏障受损的患儿外用药物时可能会导致系统并发症。为避免滥用外用药，药物剂量必须准确，宣教工作必须做好。

提高用药依从性的技巧

问题 70-2 影响患儿依从性的因素包括给药方法或药物味道，患儿可能因为这些而拒绝用药。某些药物除了口服，可改用其他用法。比如，甲氨蝶呤不用口服制剂，改为注射。如果一种口服药物有两种以上的产品，医生应选择口感较好的那种。普通泼尼松片剂很难口服，而另一种品牌则易于口服。口味好的制剂可遮盖药品本身味道。很多药厂用各自的调味系统来配制药品，比如 FlavoRx 系统。以下这个网站可帮助药厂使用 FlavoRx 系统：www. falvorx. com/home. html.

频繁服用一种药物是不可取的。原则上应将服药次数最小化，如泼尼松每日 1 次要优于每日 2 次。有些药物有不同浓度的规格。例如，头孢氨苄 250mg/5ml 的规格要比 125mg/5ml 规格用药方便。口味稍差的药物可在婴儿饥饿的喂食初期喂药，喂药后立即喂食。其他比较稳定的药物可与牛奶、果汁、布丁、苹果泥或冰淇淋等混合喂给，但要考虑这些食物对药物稳定性及吸收性的影响。

表 70-1 皮肤科儿童常用药物用法

药物	规格	用量
对乙酰氨基酚	160mg/5ml	40～60mg/(kg·d)，q4～6h
阿昔洛韦	200mg/5ml	HSV 感染（免疫力正常者）： 3 个月～2 岁：15mg/(kg·d)，静脉，tid，5～7 天 2～12 岁：1200mg/d，口服，tid（原发 5 天；复发 7～10 天） HSV 感染（免疫力受损者）： 3 个月～2 岁：30mg/(kg·d)，静脉，tid，7～14 天 3～12 岁：30mg/(kg·d)，静脉，tid，7～14 天；或 1000mg/d，口服，分 3～5 次，7～14 天 水痘（免疫力正常者）： ＞2 岁：80mg/(kg·d)，口服，q6h，5 天 或 30mg/(kg·d)，静脉，tid，7～10 天 水痘（免疫力受损者）： ＞2 岁：30mg/(kg·d)，静脉，tid，7～10 天
硫唑嘌呤	无液体制剂	1～2.5mg/(kg·d)，顿服或 bid
头孢氨苄	125mg/5ml、250mg/5ml	25～50mg/(kg·d)，tid 或 qid 体重＞45kg 者同成人
西咪替丁	300mg/5ml	疣：40mg/(kg·d)，tid
克林霉素*	75mg/5ml	25～40mg/(kg·d)，bid 或 tid
环孢素	100mg/ml	2.5～5mg/(kg·d)
氨苯砜	无液体制剂	0.5～2.0mg/(kg·d)
苯海拉明	12.5mg/5ml	2～6 岁：6.25mg，q4～6h；6～12 岁：12.5～25mg，q4～6h；＞12 岁：25～40mg，q4～6h
多塞平	10mg/ml	1mg/(kg·d) qh
氟康唑	10mg/5ml、40mg/5ml	3～6mg/(kg·d)
灰黄霉素	125mg/5ml	10～20mg/(kg·d)，bid
羟嗪	10mg/5ml	1～2mg/(kg·d)，qh 或 tid
甲氨蝶呤	注射液果汁混合液：2mg/ml、25mg/ml	每周 0.2～0.7mg/kg
泼尼松龙#	5mg/5ml、15mg/5ml（Orapred）	根据病情，最大 1～2mg/(kg·d)
泼尼松	5mg/5ml	根据病情，最大 1～2mg/(kg·d)
普萘洛尔	20mg/5ml、40mg/5ml	根据病情，最大 2mg/(kg·d)，tid
雷尼替丁†	75mg/5ml	4～5mg/(kg·d)，bid
甲氧苄啶（TMP）/磺胺甲噁唑（SMX）	40mgTMP、200mgSMX/5ml	40mg/kg SMX 和 8mg/kg TMP，bid

* 克林霉素混悬剂口味不好，尽量可能用片剂，或用口味好的调味剂遮盖药物味道；

泼尼松龙一般是片剂，Orapred 是泼尼松龙的一种口感佳的品牌产品，较贵，只有一种规格 15mg/5ml，药物浓度较一般片剂高，使用时注意等剂量换算；

† 同皮质类固醇一样，作为食管炎的预防治疗

儿童特殊用药

局麻药

外用局麻药

外用麻醉药在一些情况下足以控制疼痛，或可作为麻醉前辅助用药，如激光治疗前可外用麻醉药，局部注射利多卡因前也可先外用麻醉药减轻注射痛。常用的外用麻醉药有利丙双卡因乳膏（局麻药共熔混合物，EMLA）、脂质体包裹的利多卡因乳膏（LMX）、丁卡因。本书其他地方已介绍这些药物，但以下两种值得重视。

问题 70-3 利丙双卡因乳膏有很好的耐受性和有效性，但比之 LMX，它可能发生局部不良反应和严重

的血液不良反应。文献报道的局部不良反应有短暂红斑、苍白、紫癜、瘀斑，还包括对利丙双卡因乳膏成分之一——丙胺卡因过敏的接触性皮炎。丙胺卡因也会导致 EMLA 最严重的不良反应——高铁血红蛋白血症。3 个月以下婴儿细胞色素 b5 还原酶水平低，此酶与丙胺卡因的代谢有关，因此 3 个月以下的婴儿禁用。还有许多药和利丙双卡因乳膏一起用时增加高铁血红蛋白血症发生的风险（见第 56 章）。

LMX4 和 LMX5 分别为由脂质体包裹 4％、5％ 的利多卡因乳膏。对于儿童，LMX4 和 LMX5 可能是更好的选择。LMX 不含丙胺卡因，因此避免了高铁血红蛋白血症的发生。LMX 安全，未见严重不良反应的报道。LMX 可快速起效，且有相对较长的麻醉期，但在对照试验中发现，LMX 持续时间为 30min，利丙双卡因乳膏则为 60min。LMX 是非处方（OTC）药品，利丙双卡因乳膏为处方药。

注射麻醉药的缓冲

注射麻醉药，尤其是利多卡因联合肾上腺素，可能出现烧灼样不适感。用碳酸氢钠缓冲这些麻醉药物引起的烧灼感是有效的。烧灼感的减轻归因于酸碱中和作用。缓冲的方法是利多卡因和肾上腺素的麻醉液 10ml 中加 8.4％ 碳酸氢钠溶液 1ml，这种方法轻微降低了肾上腺素浓度，使其稍低于 1∶100 000，但当肾上腺素浓度低至 1∶200 000 时仍有足够的缩血管活性，因此加入 1ml 碳酸氢钠对肾上腺素活性干预甚小。在加入碳酸氢钠的情况下，肾上腺素失效变慢。肾上腺素在此环境下 1 周内可保持 75％ 活性，因此建议不要存放超过 1 周。

外用皮质类固醇

一般原则

外用皮质类固醇在儿童皮肤科是主要用药，但在脆弱部位过度使用所发生的不良反应逐渐得到人们的警惕，这些顾虑也导致很多病例未得到充分的皮质类固醇治疗。儿童外用皮质类固醇需要仔细观察、密切随访有无不良反应，如萎缩纹、毛细血管扩张，如果明显则立刻停用。对于使用多种外用中强效皮质类固醇的患者和未规律进行皮肤检查的患者，护理人员应该警惕有无发生不良反应。

哪些因素会增强皮质类固醇的效能？

正常情况下，摩擦、洗涤可去除皮肤上 99％ 皮质类固醇外用药，仅 1％ 有治疗活性。这与制剂、脱屑、

摩擦等情况有关。因此，系统反应罕见，但曾有报道。潜在的系统不良反应包括高血糖、青光眼、HPA（下丘脑-垂体-肾上腺）轴功能减退、生长抑制。这些并发症多发生在长时间不当外用强效皮质类固醇却未监测的病例中。儿童外用弱-中效皮质类固醇是安全的，HPA 轴功能减退和生长抑制的可能性很小。曾有眼周外用弱效皮质类固醇发生青光眼和白内障的报道，因此应密切观察患者，眼周区域最好外用减少皮质类固醇用量的药物，如钙调磷酸酶抑制剂。

外用强效皮质类固醇更容易导致直接的副作用，包括萎缩纹、紫癜、刺激、色素减退等。外用强效皮质类固醇更易发生快速耐受。医生治疗接触性皮炎应该使用弱效皮质类固醇，并且制订治疗计划。还要提醒患者或监护者外用皮质类固醇不能替代保湿剂。

问题 70-4 注意婴幼儿尿布区是一个封闭空间，因此外皮质类固醇时吸收会增加。尿布区应尽量避免强于 1％ 氢化可的松的药物。需警惕复方制剂，如 1％ 克霉唑和 0.05％ 二丙酸倍他米松复方制剂，用于念珠菌性尿布皮炎就很不合适。尿布皮炎给予 1％ 氢化可的松制剂再加一种抗真菌制剂是更可取的方案，尽管稍不方便。

系统使用皮质类固醇

一般原则

在儿童皮肤科很多时候需要口服皮质类固醇以控制病情、维持治疗。泼尼松口服液体规格是 5mg/ml，泼尼松龙是 15mg/ml。泼尼松龙不同品牌产品中，Orapred 是口味较佳的产品。

系统使用皮质类固醇有几个主要不良反应（框 70-1），个别不良反应很严重、持续时间长。皮质类固醇一次晨服有利于维持体内激素的生理变化，减少 HPA 轴功能减退发生的可能性。隔天口服更能减少一些副作用，如发育滞后、体重增加。

4 周以上系统用药会增加并发症风险，如高血糖、高血压、发育滞后、体重增加、骨密度降低、青光眼、白内障等。有些副作用可用无创方法监测，如血液、体重、生长曲线，这些应定期检查。另一些不良反应需要有创检查才能评估，如血糖升高、骨密度降低、眼科情况等。目前仍未确定监测这些儿童并发症的标准方法。

长期系统使用皮质类固醇与骨密度降低、骨质疏松有关。风湿病学杂志的文献证实，儿童使用 6 月以上皮质类固醇发生骨质疏松、椎骨骨折的风险增加，而合用甲氨蝶呤的卧床患儿、发育迟缓的患儿发生骨

框 70-1　儿童系统使用皮质类固醇的不良反应

内分泌系统
　　HPA 轴功能减退
　　生长发育滞后
　　代谢方面
　　高血压
　　高血糖
　　体型改变
骨骼肌肉方面
　　骨质疏松
　　肌病
　　无菌性骨坏死
精神-神经系统
　　假性脑瘤
　　人格行为改变
皮肤
　　萎缩纹
　　伤口延迟愈合
　　多毛症
眼睛
　　白内障（后囊下）
　　青光眼
其他
　　增加感染风险
　　血液学异常

折的风险更高。对骨密度降低的患儿尚无标准治疗方案，推荐富含维生素 D 和钙的饮食。二膦酸盐可增加骨密度、减少病理性骨折，但对儿童仍不是标准治疗。一项关于二膦酸盐治疗儿童骨质疏松安全性和有效性的系统评价提示短期治疗（<3 年）是可耐受的。二膦酸盐一个主要的不良反应是下颌骨坏死，青少年拔取智齿、牙科正畸时要特别留心。

对于系统使用皮质类固醇 3~4 周或短期使用强效皮质类固醇的儿童，建议常规给予 H₂ 受体拮抗剂或质子泵抑制剂治疗，如雷尼替丁、奥美拉唑。

在口服高剂量皮质类固醇治疗婴儿血管瘤的病例中，文献报道至少有 2 例发生卡氏肺囊虫肺炎（PCP）。考虑到 PCP 高的死亡率，应予甲氧苄啶/磺胺甲噁唑（TMP/SMX）预防性治疗。

缺血性坏死（AVN）/骨坏死

系统使用皮质类固醇最大的不良事件是缺血性坏死/骨坏死，一般是不可逆的。长期使用皮质类固醇导致了许多骨坏死的病例，其病理机制详见第 12 章。大多数文献是关于成人 AVN，其结果是否适用于儿童还不确定，但比较确定的是，长期使用皮质类固醇的急

性淋巴细胞白血病患儿和幼年特发性关节炎（JIA）患儿有发生 AVN 的风险。通过宣教让家长早期观察是必要的。指导家长观察附着点疼痛、骨痛、跛行、活动减少。跟骨、髋关节是最常受累的部位，其他关节也会累及。如果发现可疑征象，推荐进行关节磁共振成像（MRI）检查。只有通过早期发现，受累关节才可能免于进展为 AVN。

系统应用皮质类固醇如何减量

皮质类固醇应尽早停用或以最小剂量维持。最早在皮质类固醇用药 4 天时，就有 HPA 轴功能减退的实验室证据[21]。**问题 70-5** 如果用药短于 7~10 天可直接停药，超过 10 天应逐渐减量，时间越长，越应缓慢减量。医生可行 ACTH 刺激试验判断是否有 HPA 轴功能减退[22]。

应激剂量皮质类固醇使用指征

外源性皮质类固醇对 HPA 轴的抑制减弱了机体对生理性应激的反应能力。使用皮质类固醇 4 周以上或者更早，这种应激反应能力变得迟钝[21]。

低剂量 ACTH 兴奋试验可用来评估 HPA 轴受抑制程度，还可评估是否达到了应激剂量。ACTH 刺激试验的方法是，静脉或肌内注射 1μg ACTH 静脉注射液，30min 后检测可的松的水平，如<18mg/dl，提示 HPA 轴功能减退。这种方法操作方便，不需要可的松基线水平或测量[22]。

问题 70-6 正在口服皮质类固醇、一年内口服皮质类固醇超过 30 天但未做 ACTH 兴奋试验或证实存在 HPA 轴功能减退的患儿，在遇到重大创伤、感染、牙科手术或其他外科手术时应给予应激剂量的皮质类固醇。

进行手术前应该告知麻醉医师患儿 HPA 轴功能减退。当发生其他疾病，如胃炎、中耳炎、感冒时，同样需要给予应激剂量。尽管这种做法在皮肤科不常见，但儿童内分泌科医生在以上情况下会给予应激剂量的氢化可的松，这种做法类似于皮肤科医生给有过敏史的患者处方肾上腺素。应激剂量一般为生理剂量的 2~4 倍，如 2~4 倍（每 12h 给予 2~3mg/m²）的口服泼尼松，肌内或静脉给予倍他米松生理替代剂量的 2~4 倍（每 6~12h 给予 0.25~0.4mg/m²）。一旦疾病治愈，即予逐渐减量，每 2 天减 25%，直到减至以前的基础用量。在使用皮质类固醇之初和家长讨论需要予应激剂量的情况，可减少家长的焦虑。

告知家长肾上腺危象的症状，包括恶心、呕吐、头痛、肌痛、体位性低血压。但这些肾上腺功能不全

的症状很容易和其他病毒感染混淆。及时发现这些症状对正确治疗非常必要。

普萘洛尔

普萘洛尔是非心脏选择性的β受体阻滞剂，现已广泛用于复杂婴儿血管瘤的治疗，Léauté-Labrèze 及其团队发表了一系列病例来阐述他们这一偶然发现，之后大量的文献支持了这一发现，这些文献包括普萘洛尔用于治疗皮肤、眼周、肝、气道的血管瘤。临床试验正在进行，但更多的是通过超适应证用药方式来治疗复杂婴儿血管瘤。

普萘洛尔治疗血管瘤的精确机制很难解释。问题 70-7 目前认为可能的机制主要有：①缩血管作用；②抑制血管形成：可能是通过减少血管生长因子，如 VEGF 血管内皮生长因子；③诱导凋亡[27]。

现尚无普萘洛尔用药的标准指南，但一般都建议密切监测。用药剂量和监测方法有很大变异，从住院用药密切监测到门诊用药观察生命体征，因病情而异。普萘洛尔口服剂型有两种规格，分别为 20mg/5ml 和 40mg/5ml，推荐剂量为 1～2mg/(kg·d)，分 2～3 次。一般来说，剂量由低到高缓慢增加。根据血管瘤本身的增殖周期，治疗周期一般为 6～12 个月。普萘洛尔要缓慢减量，以防血管瘤"反弹"生长，减量过程中密切监测生命体征。

问题 70-8 普萘洛尔潜在的副作用有乏力、虚弱、心动过缓、低血压、低血糖、噩梦，少见的副作用有胃肠道症状，如腹泻。普萘洛尔用药过程中要具备基本条件（如血压带、护士），以便很好地监测。皮肤科用药最大的困难就是监测。普萘洛尔最大的并发症还不确定，例如，因糖原储存少，小婴儿常发生低血糖，但也有年长儿发生低血糖的报道[30]。

问题 70-8 禁忌证包括气道高反应性疾病，因为普萘洛尔会导致气道收缩。另外，30％大的面部血管瘤会发生 PHACE 综合征，因此如果有脑部血管、大动脉的结果异常，在开始普萘洛尔治疗之前务必咨询神经科和心血管医生，以避免发生低血压和重要脏器的低灌注。

希望未来的临床试验结果能确定婴儿普萘洛尔治疗血管瘤的用药指南，包括用药前筛查、用药剂量和规范的监测方法。

外用钙调磷酸酶抑制剂（他克莫司和吡美莫司）

0.03％他克莫司软膏（Protopic）、1％吡美莫司乳膏（Elidel）是批准用于治疗 2～12 岁儿童特应性皮炎的钙调磷酸酶抑制剂。0.1％他克莫司软膏只批准用于 12 岁以上儿童和成人。研究提示这两种药物治疗特应性皮炎的效果和中效的皮质类固醇类似，且无皮质类固醇的副作用。外用钙调磷酸酶抑制剂尤其适用于薄嫩皮肤，如眼周、面部、颈部，但会阴部位的局部副作用稍多[33-35]。

尽管 FDA 未批准其用于 2 岁以下儿童，但 Patel 和同事的研究显示 0.03％他克莫司软膏超适应证用药对于 6～24 个月的儿童是安全有效的。

在近期一项多中心随机临床试验中，347 名特应性皮炎患者（其中 219 是儿童）随机使用 0.1％他克莫司软膏和 1％吡美莫司乳膏，通过评估皮疹面积、严重指数（湿疹面积严重指数，EASI）、瘙痒等指标，发现他克莫司较吡美莫司更有效，两者副作用发生率类似。

2006 年，FDA 因外用他克莫司和吡美莫司有发生淋巴瘤和其他恶性肿瘤风险给予黑框警告。这个警告是基于实验动物相关的肿瘤研究和 29 例外用钙调磷酸酶抑制剂的患者发生肿瘤的病例报告。但外用钙调磷酸酶抑制剂与发生这些肿瘤的因果关系还不确定。

问题 70-9 在 FDA 记录的淋巴瘤病例中，只有 1 例是儿童。通过比较淋巴瘤、皮肤癌的病例数（29 例）和一年内外用钙调磷酸酶抑制剂患者的数量（4 900 000 例），FDA 的黑框警告显得过分谨慎和不成熟。尽管许多人不同意这个黑框警告，但临床医生处方钙调磷酸酶抑制剂时仍有义务给患者和监护人阐释他们的担忧。通常推荐间歇、局部外用钙调磷酸酶抑制剂。

他克莫司和吡美莫司最常见的不良反应是局部反应和烧灼感。近期回顾性综述提示外用吡美莫司未增加系统或皮肤感染。

甲氨蝶呤

第 13 章详细叙述了药物甲氨蝶呤，在此讨论儿童用药时值得关注的几点

儿童用药剂量指南

临床医生应该了解奶制品会降低甲氨蝶呤的生物活性。同成人一样，从小剂量开始用药，起始可用每周 0.25mg/kg，在合理监测下逐渐增加至每周 0.7mg/kg，或加量至发挥治疗作用的剂量。对于儿童，片剂很难精确拆分成所需剂量。甲氨蝶呤注射液有两种规格，浓度分别为 2.5mg/ml 和 25mg/ml，一瓶 2ml。可将注射液与果汁混合给儿童口服，这种方法可以使口感更好，剂量准确，价格低廉。

不良反应和监测

因其潜在严重不良反应，甲氨蝶呤很少作为一线用药来治疗儿童皮肤病。所幸大多数不良反应轻微、调整剂量可以缓解。一般的不良反应包括胃肠道症状（恶心、呕吐、腹泻）、胃炎、脱发、辐射增强反应。严重的不良反应有血液学异常（血小板减少症、白细胞减少症、再生障碍性贫血）、肺纤维化、肝毒性。监测指南见第 13 章，但儿童与成人的监测指南有如下不同：①监测肝毒性；②保护骨密度；③警惕不常见的骨骼不良反应；④注意药物相互作用。

肝活检在成人是监测肝纤维化的标准，但在儿童不是常规方法。几项儿童低剂量用药研究未检测到不可逆的肝毒性（见第 13 章详述）。

比较确定的是，在儿童肿瘤科，长期、高剂量甲氨蝶呤用药会降低骨密度。短期、低剂量使用甲氨蝶呤对骨骼矿化的影响还不清楚。有病例报道提示每周 $7.5\sim12.5mg$ 的剂量、用药时间在 3 个月至 8 年会引起骨骼改变，这些报道是成人病例，无儿童病例。其他研究发现类似结果，类风湿关节炎患者使用低剂量甲氨蝶呤可引起剂量依赖性的骨皮质密度降低。

甲氨蝶呤引起的骨病包括骨痛、骨质疏松、压缩性骨折（常发生于远端胫骨）。儿童非关节处疼痛，特别是胫骨远端，应立即行影像学检查。同时使用皮质类固醇会增加甲氨蝶呤骨病发生风险。MRI 检查对早期诊断很有必要。锝骨扫描对诊断早期骨改变不敏感，因此是二线检查方法。

叶酸替代治疗用来减少胃肠道和血液系统副作用，大于 1 岁的儿童剂量为 $1mg/d$，婴儿为每天 $50mg/kg$。注意避免药物的相互作用，如解热镇痛药和甲氧苄啶/磺胺甲噁唑或非甾体消炎药。儿童用二膦酸盐缺乏安全性，应避免用于预防甲氨蝶呤骨病。每天至少补充 400IU 维生素 D 和钙剂（$1\sim3$ 岁 500mg，$4\sim8$ 岁 800mg，$9\sim18$ 岁 1300mg），可帮助维持全身骨密度。

硫唑嘌呤

硫唑嘌呤是一种免疫抑制剂，主要抑制嘌呤核苷酸的合成。文献提示硫唑嘌呤治疗多种皮肤病有效，包括超适应证用药治疗严重的特应性皮炎。2002 年 Murphy 等用硫唑嘌呤治疗 48 例患儿，剂量为 $2\sim3.5mg/kg$，每日 1 次，经过 3 个月治疗，28 例患儿的病情改善超过 90%，13 例患儿病情改善 $60\%\sim90\%$，7 例患儿对药物反应较差，病情好转的平均时间为 4 周。其中 15 例患儿出现短暂的淋巴细胞减少，5 例出现肝功能异常。硫唑嘌呤最重要的风险是出现骨髓抑制，尤其是缺乏硫代嘌呤甲基转移酶（TPMT）的人群（见第 14 章详细的用药指南）。

环孢素

环孢素也是一种免疫抑制剂，通过与环孢素受体结合形成复合物抑制钙调磷酸酶而减少 IL-2 的生成。IL-2 减少可抑制 T 辅助细胞和 T 调节细胞的活性和数量。环孢素对成人和儿童严重的特应性皮炎均有效，儿科临床试验显示儿童发生肾毒性和高血压的概率比成人更低，但尚无关于环孢素治疗特应性皮炎安全性和有效性的长期临床研究。儿童使用环孢素过程中的监测方案还未确定（用药指南见第 16 章）。

异维 A 酸

1982 年，因异维 A 酸的独特效果，FDA 批准其用于治疗囊肿结节性痤疮。异维 A 酸的致畸性一直引人注目，还有其他可能相关的事件，如抑郁、自杀、炎性肠病。因为广泛的竞争和高额的诉讼赔偿，2009 年 6 月 Roche 公司决定停止生产品牌产品异维 A 酸。绝大多数异维 A 酸用于青少年患者，因此告知用药注意事项和规律随访非常重要。

问题 70-10 绝大多数关于异维 A 酸的争论是以下并发症：①致畸性；②精神方面并发症，如抑郁、自杀倾向；③炎性肠病（IBD）；④永久夜盲症；⑤假性脑瘤；⑥骨骺过早闭合。上述并发症虽然不常见，但对儿童非常值得关注。用药详述见第 20 章。

致畸性

尽管要求所有使用异维 A 酸产品者都自愿采取避孕措施，但仍有妊娠者。在 2002 年 SMART（异维 A 酸致畸性管理系统）项目和 2006 年 iPLEDGE 项目之前，1995 年 Mitchell 和其团队调查显示，使用异维 A 酸的女性妊娠率为 0.34%。2009 年 Shonfeld 和其同事综合分析报道了 91894 例服用过异维 A 酸的育龄妇女，其中有 122 例妊娠，妊娠率为 0.133%，低于 iPLEDGE 项目之前报道的妊娠率（iPLEDGE 项目详见第 20 章）。iPLEDGE 项目强调了安全性行为的宣教，要求女患者每月确认她们已接受充分的咨询。

精神社会心理影响

痤疮对精神心理方面的影响有对外表不满意、害羞、缺乏自信、自省，很大程度上影响了大多数痤疮患者。Tan 和同事调查发现，痤疮患者治疗之前出现焦虑和沮丧情绪者分别为 18% 和 44%。长期随访研究证实有效的治疗伴随着精神、心理的改善。

抑郁和自杀与药物的关系是最受争议的话题。两项行业基金资助的研究得出结论认为抑郁和自杀与异维 A 酸无因果关系。而有其他研究提示可能存在潜在关系，但研究对象的数量很少，因此得出确定结果很困难。最终，数个研究结果提示异维 A 酸确定改善抑郁情绪。Rehn 等发表了一项前瞻性研究，调查了使用异维 A 酸和抑郁、自杀倾向之间的可能联系，结果发现患者中自杀倾向的比例是 13.5%，而异维 A 酸治疗最后随访时的比例为 7.1%。在随访过程中，1 例患者喝醉时出现了自杀倾向。

在人群中，异维 A 酸很可能不是抑郁、自杀倾向的原因，但的确有个别患者使用异维 A 酸后心境改变，这可能是他们独特的药物反应。2004 年，美国皮肤病学会发表了共识，认为现有的几个关于异维 A 酸和抑郁、自杀关系的研究是有缺陷的。在有更明确的结论之前，开具异维 A 酸的处方还应谨慎仔细权衡。建议有精神心理问题的患者在使用异维 A 酸治疗之前先看精神卫生专家。

炎性肠病

在痤疮的好发年龄，也易发生炎性肠病（IBD），一些研究和病历报道提示使用异维 A 酸和 IBD 发生可能有关，包括溃疡性结肠炎（UC）、克罗恩病（CD）。病历报道引起患者和医生的关注，但尚无结论性证据证实使用异维 A 酸的患者会增加发生 IBD 的风险。Crockett 和同事在美国胃肠病杂志发表了一篇关于异维 A 酸和 IBD 的大样本研究，发现溃疡性结肠炎与异维 A 酸的相关度指数为 4.36，而未发现异维 A 酸与克罗恩病有相关性。

最近，Margolis 和其团队针对英国疾控数据库中的 94487 例痤疮患者进行研究，发现大多数痤疮使用四环素类抗生素，多西环素的使用和克罗恩病的危险指数为 2.25（95% 置信区间为 1.27～4.0）。他们推测四环素类抗生素与 IBD 的发生有关，尤其是多西环素与克罗恩病有潜在联系。因此，将来研究异维 A 酸和 IBD 的关系时，要考虑抗生素的因素，因为抗生素可能是一种混杂因素。

仍需要更多的研究来阐明异维 A 酸和 IBD 的关系。但医生应该警惕并且告诉患者这个可能的副作用。

肿瘤坏死因子拮抗剂在儿童的使用

皮肤科用的三种肿瘤坏死因子（TNF）-α 拮抗剂——英利昔单抗（Remicade）、依那西普（Enbrel）和阿达木单抗（Humira）现已广泛用于治疗多种成人皮肤病，尤其是用于银屑病性关节炎。关于儿童用药的研究很少。FDA 还未批准这些药物用于儿童皮肤病的治疗。但文献提示这些药品已经在儿童使用，包括风湿病学和胃肠病学杂志的青少年用药文献，还有许多关于依那西普治疗儿童银屑病 Ⅱ 期临床试验的文献。因为这些药物一般需要长期使用，用细致的临床研究来评估药物的长期效果非常有必要。

英利昔单抗

英利昔单抗是人鼠嵌合性 TNF-α 抗体，英利昔单抗已经用于治疗儿童幼年特发性关节炎。FDA 已批准其用于儿童克罗恩病。其他疾病，如移植物抗宿主病、川崎病等，已在进行临床试验（www.clinicaltrials.gov）。还有少许文献报道英利昔单抗治疗其他皮肤病有一定效果，如硬斑病、SAPHO 综合征、汗腺炎。关于英利昔单抗治疗儿童银屑病，目前仍无随机对照临床试验。随着生物制剂的广泛使用，药物的适应证也会变多。

儿童用药过程中发生感染、脱髓鞘的风险和成人一样需要重视（TNF-α 拮抗剂用药详情见第 25 章）。TNF-α 拮抗剂理论上会增加恶性肿瘤的风险，尤其是淋巴瘤。2009 年 4 月，FDA 发布了 TNF-α 拮抗剂的警告。目前大约有 48 例恶性肿瘤发生的报道，一半是淋巴瘤。临床观察发现英利昔单抗、依那西普的肿瘤发生率更高。更需要警惕的是，大部分使用 TNF-α 拮抗剂的患者也同时在使用其他免疫抑制剂，如甲氨蝶呤、硫唑嘌呤。

最近，数例克罗恩病患者在接受英利昔单抗治疗时出现了银屑病[76]。有报道在其他 TNF-α 拮抗剂的治疗中也有类似的银屑病皮疹发生[77]。

依那西普

依那西普是可溶的人源性重组 TNF 受体 Fc 融合蛋白，FDA 已批准用于 JIA，但是和英利昔单抗一样，在儿童皮肤病是超适应证用药。JIA 的治疗经验为皮肤病用药提供了参考。有一些病例资料报道了依那西普成功治疗了银屑病患儿，用药剂量为 0.4mg/kg，每周 2 次。2008 年，一个多中心随机双盲 Ⅲ 期临床试验研究了依那西普儿童用药的安全性和有效性，剂量为 0.8mg/kg，每周 1 次。总体结果是耐受良好，其中 4 例出现严重不良反应，4 例中 3 例为感染。未发现长期不良后遗症。与英利昔单抗类似，感染、中枢神经系统脱髓鞘、恶性肿瘤的风险在第 25 章详述。

阿达木单抗

阿达木单抗也被 FDA 批准用于治疗 JIA、成人银屑病、银屑病性关节炎、克罗恩病和强直性脊柱炎，但是儿童用药的数据有限，在儿童银屑病仍是超适应证用药。用药时的注意事项同英利昔单抗和依那西普。

本章使用的英文缩写			
AVN	缺血性坏死（＝骨坏死）	MRI	磁共振成像
BSA	体表面积	OTC	非处方
CD	克罗恩病	PCP	卡氏肺囊虫肺炎
EASI	湿疹面积严重指数	SMART	异维 A 酸致畸性管理系统
EMLA	局麻药共熔混合物	TMP/SMX	甲氧苄啶/磺胺甲噁唑
HPA	下丘脑-垂体-肾上腺	TNF	肿瘤坏死因子
IBD	炎性肠病	TPMT	硫代嘌呤甲基转移酶
JIA	幼年特发性关节炎	UC	溃疡性结肠炎
LMX	脂质体包裹的利多卡因乳膏		

参考文献

见本书所附光盘。

附录 I 10种对皮肤科越来越重要的药物

庄紫伟 译 娜仁花 审校

新药

贝利木单抗	Benlysta
卡那奴单抗	Ilaris
艾替班特	Firazyr
丁烯英酯	Picato
Vismodegib	Erivedge

旧药

贝美前列素	Lumign、Latisse
奥马珠单抗	Xolair
奥昔布宁	Ditropan XL，其他

本书其他部分提到的新的黑色素瘤化疗药物

伊匹木单抗	Yervoy	（CTLA-4 单克隆抗体）
威罗菲尼	Zelboraf	（BRAF 抑制剂）

非专有名	贝利木单抗
商品名	Benlysta
生产厂家	Human Genome Sciences/ Glaxo-SmithKline
可用剂量	80mg/ml（调配后）。
用法用量	10mg/kg 静脉滴注，每 2 周一次，共 3 次，随后每 4 周一次。
作用机制	阻断 B 淋巴细胞刺激因子（BLyS，也称为 B 细胞活化因子）与 B 细胞表面受体的结合。
临床应用	FDA 批准的适应证——活动的、自身抗体阳性的系统性红斑狼疮患者（能够引起疾病活动度中度减轻——在系统性红斑狼疮的肾/中枢神经系统损害方面效果不详）。
不良反应	①最常见的包括恶心、腹泻、发热。②注射反应及过敏比较罕见。③有抑郁病史的患者会加重病情。

推荐阅读——贝利木单抗

Jacobi AM，Huang W，Wang T，et al. Effect of long-term belimumab treatment on B cells in systemic lupus erythematosus：extension of a phase II，double-blind，placebo-controlled，dose-ranging study. Arthritis Rheum 2010；62（1）：201-10.

Navarra SV，Guzman RM，Gallacher AE，et al. Efficacy and safety of belimumab in patients with active systemic lupus erythematosus：a randomised，placebo-controlled，phase 3 trial. Lancet 2011；377（9767）：721-31.

Stohl W，Scholz JL，Cancro MP. Targeting BLyS in rheumatic disease：the sometimes-bumpy road from bench to bedside. ［Review］ Curr Opin Rheumatol 2011；23（3）：305-10.

非专有名	卡那奴单抗
商品名	Ilaris
生产厂家	Novartis
可用剂量	180mg/ml 单次使用小瓶。
用法用量	成人 150mg，每 8 周一次；儿童 2mg/kg，每 8 周一次。
作用机制	具有抗 IL-1β 功能的 IgG1κ 人源单克隆抗体阻止 IL-1β 与 IL-1 受体的结合（不影响 IL-1α 或 IL-1 受体拮抗剂）。
临床应用	FDA 批准的适应证——冷热源相关周期综合征（CAPS），包括：①Muckle-Wells 综合征；②家族性寒冷自发炎症综合征。超适应证应用—— ①NOMID/CINCA 综合征；②Schnitzler 综合征。
不良反应	①注射部位反应。②眩晕。③流感样症状。

推荐阅读 ——卡那奴单抗

de Koning HD, Schalkwijk J, van der Meer JW, Simon A. Successful canakinumab treatment identifi es IL-1beta as a pivotal mediator in Schnitzler syndrome. J Allergy Clin Immunol 2011; 128 (6): 1352-4.

Feist E, Burmester GR. Canakinumab for treatment of cryopyrinassociated periodic syndrome. [Review] Exp Opin Biol Ther 2010; 10 (11): 1631-6.

Kuemmerle-Deschner JB, Ramos E, Blank N, et al. Canakinumab (ACZ885, a fully human IgG1 anti-IL-1beta mAb) induces sustained remission in pediatric patients with cryopyrin-associated periodic syndrome (CAPS). Arthritis Res Ther 2011; 13 (1): R34.

Lachmann HJ, Kone-Paut I, Kuemmerle-Deschner JB, et al. Canakinumab in CAPS Study Group. Use of canakinumab in the cryopyrin-associated periodic syndrome. N Engl J Med 2009; 360 (23): 2416-25.

非专有名	艾替班特
商品名	Firazyr
生产厂家	Shire
可用剂量	10mg/ml 注射液。
用法用量	30mg，每 24h 最多 3 次。
作用机制	缓激肽 B2 受体的竞争性拮抗剂，缓激肽使血管扩张及通透性增加。
临床应用	FDA 批准的适应证——遗传性血管性水肿（HAE）。
不良反应	①偶尔出现抗 icantibant 抗体。②理论上会诱发心肌缺血。③药物相互作用——血管紧张素转化酶抑制剂。④注射部位反应比较常见。

推荐阅读 ——艾替班特

Cicardi M, Banerji A, Bracho F, et al. Icatibant, a new bradykininreceptor antagonist, in hereditary angioedema. [Erratum appears in N Engl J Med . 2010; 363 (15): 1486] N Engl J Med 2010; 363 (6): 532-41.

Drake D. Towards evidence-based emergency medicine: best BETs from the Manchester Royal Infi rmary. Management of adult patients with icatibant in hereditary angioedema. [Review] Emerg Med J 2011; 28 (8): 720-1.

Longhurst HJ. Management of acute attacks of hereditary angioedema: potential role of icatibant. [Review] Vasc Health Risk Manage 2010; 6: 795-802.

非专有名	丁烯英酯
商品名	Picato
生产厂家	LEO Pharma
可用剂量	0.05％凝胶，0.015％凝胶。
用法用量	面部用 0.015％凝胶 3 天，躯干和四肢上用 0.05％凝胶 2 天（两种情况下覆盖面积均为 5cm×5cm）。
作用机制	提取自 Euphorbia peplus 植物的绿茶多酚提取物，作用机制不明。
临床应用	FDA 批准的适应证——光线性角化病。
不良反应	①眼睛——剧烈疼痛、眼睑及眼眶周围肿胀。②皮肤——红斑、肿胀、结痂、疼痛（与外用氟尿嘧啶的效果类似）。

推荐阅读——丁烯英酯

Ko CJ. Actinic keratoses: facts and controversies. Clin Dermatol 2010; 28 (3): 249-53.

Picato package insert-details 4 different phase III studies for ingenol mebutate for actinic keratoses.

Ulrich M, Drecoll U, Stockfl eth E. Emerging drugs for actinic keratoses. Expert Opin Emerg Drugs 2010; 15 (4): 545-55.

非专有名	Vismodegib
商品名	Erivedge
生产厂家	Genetech
可用剂量	150mg 胶囊。
用法用量	每天服用 150mg，直至疾病好转或有不可接受的毒性反应。
作用机制	与 hedgehog 信号传导通路中的关键穿膜蛋白 smoothened 相结合并抑制其功能。

临床应用	FDA 批准的适应证—— ①转移性基底细胞癌；②手术后复发的局部侵袭性基底细胞癌；③无法接受放疗或手术治疗的基底细胞癌。 超适应证应用——基底细胞痣综合征（痣样基底细胞癌综合征）。
不良反应：	①黑框警告——致畸性（治疗完成后7个月内不得献血）。 ②至少 2% 的患者存在Ⅲ级症状——食欲减退、体重减轻、肌肉痉挛、疲乏。 ③其他常见的不良反应——脱发、闭经、味觉障碍或味觉丧失以及胃肠道问题（恶心、呕吐、腹泻）。 ④药物相互作用——改变胃肠道 pH 值的药物会影响 Vismodegib 的吸收。

推荐阅读——Vismodegib

Ko CJ. Actinic keratoses：facts and controversies. Clin Dermatol 2010；28（3）：249-53.

Picato package insert-details 4 different phase III studies for ingenol mebutate for actinic keratoses.

Ulrich M，Drecoll U，Stockfl eth E. Emerging drugs for actinic keratoses.

Expert Opin Emerg Drugs 2010；15（4）：545-55.

非专有名	贝美前列素
商品名	Lumign、Latisse
生产厂家	Allergen（两种产品）
可用剂量	0.03% 溶液（一些研究中为凝胶制剂）。
用法用量	每晚 1 次，每次 1 滴；涂在上部睫毛上（擦干滴后溢出的液体）。
作用机制	前列腺素 F_{2a} 类似物，引起睫毛增长和色素沉着（停药可恢复）；具体机制不明。
临床应用	FDA 批准的适应证——睫毛稀毛症、青光眼。 超适应证应用——白癜风。
不良反应	①眼眶与眼睑的过度色素沉着（可能是可以恢复的）。 ②虹膜的褐色色素沉着（通常认为是不可恢复的）。 ③结膜刺激。

推荐阅读——贝美前列素

Metcalfe C，de Sauvage FJ. Hedgehog fi ghts back：mechanisms of acquired resistance against Smoothened antagonists.［Review］［Erratum appears in Cancer Res . 2011；71（18）：6087］Cancer Res 2011；71（15）：5057-61.

Sekulic A，Migden MR，Oro AE，et al. Effi cacy and safety of vismodegib in advanced basal-cell carcinoma.

N Engl J Med 2012；366（23）：2171-9.

Tang JY，Mackay-Wiggan JM，Aszterbaum M，et al. Inhibiting the hedgehog pathway in patients with the basal-cell nevus syndrome.

N Engl J Med 2012；366（23）：2180-8.

非专有名	奥马珠单抗
商品名	Xolair
生产厂家	Genentech
可用剂量	150mg。
用法用量	根据基线血清 IgE 水平，给予 150～375mg 每 2～4 周一次；因奥马珠单抗 -IgE 复合物会存在 1 年，所以复诊中的 IgE 水平值不可信。
作用机制	IgG1κ 人源单克隆抗体选择性地与 IgE 分子结合，阻止其进一步与肥大细胞和嗜碱性粒细胞的受体结合。
临床应用	FDA 批准的适应证——中度至重度持续性哮喘患者。 超适应证应用—— ①难治性特应性皮炎，结果有些不一致；②难治性荨麻疹。
不良反应	①黑框警告——过敏反应（甚至可能首次使用就出现）。 ②存在争议的多器官恶性肿瘤风险。 ③有不到 0.1% 的患者产生对奥马珠单抗的抗体。

推荐阅读——奥马珠单抗

Centofanti M，Oddone F，Chimenti S，et al. Prevention of dermatologic side effects of bimatoprost 0.03% topical therapy. Am J Ophthalmol 12006；42

（6）：1059-60.

Cohen JL. Enhancing the growth of natural eyelashes：the mechanism of bimatoprost-induced eyelash growth. ［Review］Dermatol Surg 2010；36（9）：1361-71.

Doshi M，Edward DP，Osmanovic S. Clinical course of bimatoprostinduced periocular skin changes in Caucasians. Ophthalmology 2006；113（11）：1961-7.

Wester ST，Lee WW，Shi W. Eyelash growth from application of bimatoprost in gel suspension to the base of the eyelashes.
Ophthalmology 2010；117（5）：1024-31.

Yoelin S，Walt JG，Earl M. Safety，effectiveness，and subjective experience with topical bimatoprost 0.03％ for eyelash growth. Dermatol Surg 2010；36（5）：638-49.

非专有名	奥昔布宁
商品名	Ditropan XL、其他
生产厂家	Janssen、其他厂家
可用剂量	5、10、15mg（快速释放剂型），30mg（持续释放剂型）。
用法用量	①膀胱过度活动症——30mg 持续释放剂型每天一次，5mg 每天 2～4 次；②多汗症——大多数研究的剂量范围在每天 5～10mg。
作用机制	胆碱能神经节后毒蕈碱受体竞争性拮抗剂，大多数效应针对 R-异构体（R-和 S-异构体的比例为 1：1），总体效果类似格隆溴铵（Robinul）。
临床应用	FDA 批准的适应证——膀胱过度活动症。
不良反应	①典型的抗胆碱能效应——口干、立位晕厥、便秘（较为常见），尿潴留（不常见）。②闭角型青光眼患者谨慎使用。③重症肌无力患者谨慎使用。

推荐阅读——奥昔布宁

Amrol D. Anti-immunoglobulin E in the treatment of refractory atopic dermatitis. South Med J 2010；103（6）：554-8.

Belloni B，Andres C，Ollert M，et al. Novel immunological approaches in the treatment of atopic eczema. ［Review］Curr Opin Allergy Clin Immunol 2008；8（5）：423-7.

Thaiwat S，Sangasapaviliya A. Omalizumab treatment in severe adult atopic dermatitis. Asian Pac J Allergy Immunol 2011；29（4）：357-60.

Velling P，Skowasch D，Pabst S，et al. Improvement of quality of life in patients with concomitant allergic asthma and atopic dermatitis：one year follow-up of omalizumab therapy. Eur J Med Res 2011；16（9）：407-10.

附录 II 服用氨苯砜的患者信息沟通及知情同意书

庄紫伟 译 娜仁花 审校

用氨苯砜治疗的疾病

☐ 疱疹样皮炎 ☐ 大疱性类天疱疮 ☐ 眼部/口腔类天疱疮
☐ 坏疽性脓皮病 ☐ 其他

黑框警告——药物最严重的风险

无

禁忌证—— 患者可能不选用这种药物的原因

☐ 之前对氨苯砜或其成分过敏 ☐ 之前对磺胺类抗生素有过敏反应

妊娠期间使用氨苯砜

C 级

可能的药物相互作用

☐ 去羟肌苷 ☐ 甲氨蝶呤 ☐ 甲氧苄啶
☐ 磺胺类抗生素 ☐ 利福平 ☐ 丙磺舒

最重要的副作用——发现这些及时报告医生

分类	症状及表现
☐ 超敏反应综合征	发热、疲劳、广泛皮疹、咽喉痛、淋巴结肿大
☐ 荨麻疹（风团）	出现不到 24h 的荨麻疹
☐ 周围神经系统疾病	手或脚肌肉无力（握力不足、站立不稳）
☐ 粒细胞缺乏	（白细胞计数非常低）持续发热以及其他局部症状
☐ 贫血	（血细胞计数低）整体虚弱、气短、容易疲劳

常见的副作用——不用太担心的

恶心、食欲不振 头痛 头晕 睡眠困难

罕见，但需要汇报医生的

皮肤或口腔起水疱 几乎没晒太阳就出现晒伤 黄疸——皮肤黄染
胡思乱想 皮肤或口唇出现蓝色

** 有任何异常的经历、症状及副作用一定要联系我们！

实验室检测

初始频率/持续时间_____ 长期频率_____

患者签名 医生签名 证明人签名
_____ _____ _____

日期_____

索　引

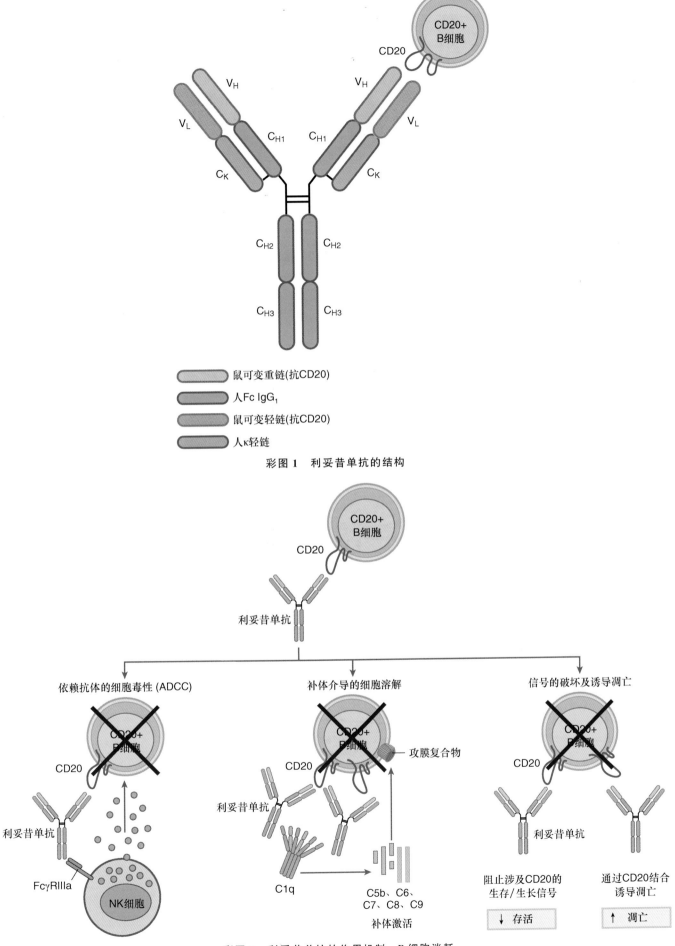

CD20+
B细胞

CD20

V_H V_H

V_L C_{H1} C_{H1} V_L

C_K C_K

C_{H2} C_{H2}

C_{H3} C_{H3}

鼠可变重链(抗CD20)

人Fc IgG$_1$

鼠可变轻链(抗CD20)

人κ轻链

彩图 1　利妥昔单抗的结构

CD20+
B细胞

CD20

利妥昔单抗

依赖抗体的细胞毒性 (ADCC)　　　　补体介导的细胞溶解　　　　信号的破坏及诱导凋亡

CD20+
B细胞

CD20

利妥昔单抗

FcγRIIIa

NK细胞

攻膜复合物

CD20

利妥昔单抗

C1q

C5b、C6、
C7、C8、C9

补体激活

CD20+
B细胞

CD20

利妥昔单抗

阻止涉及CD20的
生存/生长信号

↓ 存活

通过CD20结合
诱导凋亡

↑ 凋亡

彩图 2　利妥昔单抗的作用机制：B 细胞消耗

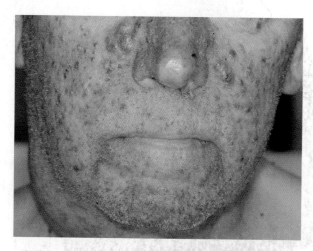

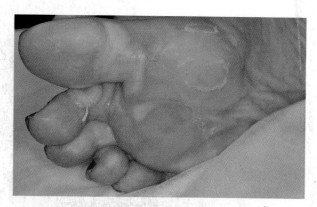

彩图3　表皮生长因子受体抑制剂导致的丘疹脓疱型皮疹　一例患头颈部鳞状细胞癌的58岁男性接受西妥昔单抗、紫杉醇和卡铂治疗。患者在开始西妥昔单抗治疗后2周出现面部和躯干部位丘疹脓疱型皮疹

彩图4　多靶点激酶抑制剂导致手足皮肤反应　一例72岁的女性甲状腺癌患者接受索拉非尼和依维莫司治疗。在开始索拉非尼治疗的2周内，患者足部压力增加部位出现伴有水疱的薄嫩皮疹

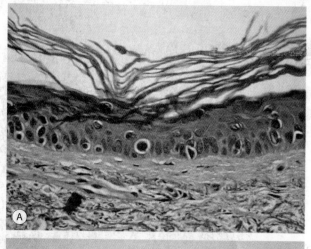

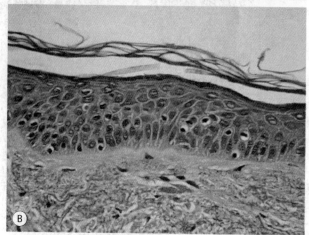

彩图5　AHA对表皮和真皮的作用[4]　对照组上肢皮肤（a）和AHA治疗后上肢皮肤（b）活检标本的显微照片。经过6个月25%AHA治疗后，角质层变薄、角质细胞黏附减少、黑素沉着群落减少、表皮增厚、真皮基质增加（HE染色，×400）